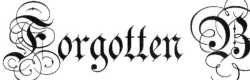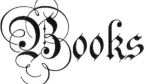

ISBN 978-0-265-65789-8
PIBN 11002296

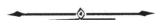

English
Français
Deutsche
Italiano
Español
Português

www.forgottenbooks.com

Mythology Photography **Fiction**
Fishing Christianity **Art** Cooking
Essays Buddhism Freemasonry
Medicine **Biology** Music **Ancient**
Egypt Evolution Carpentry Physics
Dance Geology **Mathematics** Fitness
Shakespeare **Folklore** Yoga Marketing
Confidence Immortality Biographies
Poetry **Psychology** Witchcraft
Electronics Chemistry History **Law**
Accounting **Philosophy** Anthropology
Alchemy Drama Quantum Mechanics
Atheism Sexual Health **Ancient History**
Entrepreneurship Languages Sport
Paleontology Needlework Islam
Metaphysics Investment Archaeology
Parenting Statistics Criminology
Motivational

REAL-ENCYCLOPÄDIE

DER

GESAMMTEN HEILKUNDE.

SIEBZEHNTER BAND.

Rückenmarks-Krankheiten — Schuls.

REAL-ENCYCLOPÄDIE

DER

GESAMMTEN HEILKUNDE.

MEDICINISCH-CHIRURGISCHES

HANDWÖRTERBUCH

FÜR PRAKTISCHE ÄRZTE.

HERAUSGEGEBEN

VON

PROF. DR. ALBERT EULENBURG
in BERLIN.

Mit zahlreichen Illustrationen in Holzschnitt.

Zweite umgearbeitete und vermehrte Auflage.

SIEBZEHNTER BAND.

Rückenmarks-Krankheiten — Schuls.

WIEN UND LEIPZIG.

Urban & Schwarzenberg.

1889.

Verzeichniss der Mitarbeiter.

42. Geh. Med.-Rath Prof. Dr. Gurlt	Berlin . . .	Chirurgie.
43. San.-Rath Docent Dr. P. Guttmann, Director des stadtischen Krankenhauses Moabit . . . . . }	Berlin . . .	Innere Medicin.
44. Prof. Dr. Heubner, Dir. der Districts-Poliklinik	Leipzig . . .	Innere Medicin.
45. Prof. Dr. Hirschberg	Berlin . . .	Augenkrankheiten.
46. Docent Dr. Hock	Wien . . .	Augenkrankheiten.
47. Hofrath Prof. Dr. E. v. Hofmann	Wien	Gerichtliche Medicin.
48. Primararzt Prof. Dr. Hofmokl	Wien . . .	Chirurgie.
49. Prof. Dr. Hollaender	Halle	Zahnkrankheiten.
50. Prof. Dr. Th. Husemann	Göttingen . .	Arzneimittellehre.
51. Prof. Dr. von Jaksch	Graz . . .	Innere Medicin.
52. Prof. Dr. Kaposi, Director der derm. Klinik .	Wien . . .	Hautkrankheiten.
53. Med.-Rath Prof. Dr. Kisch	{ Marienbad-Prag . . .	{ Balneologie u. Gynäcologie.
54. Prof. Dr. Klebs, Director des pathol. Instituts	Zürich . . .	{ Allg. Pathologie und path. Anatomie.
55. Docent Dr. S. Klein	Wien . . .	Augenkrankheiten.
56. Prof. Dr. Kleinwächter	Czernowitz . .	Geburtshilfe.
57. Prof Dr. Klemensiewicz	Graz . . .	Allg. Pathologie.
58. San.-Rath Dr. Th. Knauthe	{ Dresden früher Meran . .	} Innere Medicin.
59. Kgl. Rath Prof. Dr. v. Korányi, Director der med. Klinik . . . . }	Budapest . .	Innere Medicin.
60. San. Rath Prof. Dr. Küster, dir. Arzt am Augusta-Hospital . . . . }	Berlin . . .	Chirurgie.
61. Geh. Med.-Rath Prof. Dr. Landois, Director d. physiol. Instituts . . . . }	Greifswald . .	Physiologie.
62. Dr. Langgaard, Assistent am pharmacol. Institute	Berlin . . .	Arzneimittellehre.
63. Dr. Lersch, Bade-Inspector	Aachen . . .	Balneologie.
64. Geh. Med.-Rath Prof. Dr. G. Lewin, Director der Klinik für syphilitische Krankheiten . . }	Berlin . . .	{ Dermatologie und Syphilis.
65. Docent Dr. L. Lewin	Berlin . . .	Arzneimittellehre.
66. Geh. Med.-Rath Prof. Dr. Leyden, Director der med. Klinik . . . . }	Berlin . . .	Innere Medicin.
67. Prof. Dr. O. Liebreich, Director des pharmacol. Instituts . . . . }	Berlin . . .	Arzneimittellehre.
68. Prof. Dr. Loebisch, Vorstand des Laboratoriums für med. Chemie . . . . }	Innsbruck . .	Medicinische Chemie.
69. Docent Dr. Löbker	Greifswald . .	Chirurgie.
70. Docent Dr. Lorenz	Wien . . .	Orthopädie.
71. Prof. Dr. Lucae, Director der königl. Universitäts-Ohrenklinik . . . . }	Berlin . . .	Ohrenkrankheiten.
72. Prof. Dr. E. Ludwig, Vorstand des Laboratoriums für med. Chemie . . . . }	Wien . . .	Medicinische Chemie.
73. Prof. Dr. Marchand, Dir. des pathol. Instituts	Marburg . .	Path. Anatomie.
74. Docent Dr. Martin	Berlin . . .	Gynäcologie.
75. Geh. Ober-Med.-Rath General-Arzt Dr. Mehlhausen, Director der Charité . . . . . }	Berlin . . .	Hygiene.
76. Prof. Dr. Mendel	Berlin . . .	Psychiatrie.
77. Prof. Dr. Monti	Wien . . .	Pädiatrik.
78. Geh. Med.-Rath Prof. Dr. Mosler, Director der med. Klinik . . . . }	Greifswald . .	Innere Medicin.
79. Prof. Dr. H. Munk	Berlin . . .	Physiologie.
80. Docent Dr. J. Munk	Berlin . . .	{ Physiologie u. medic. Chemie.
81. San.-Rath Dr. Oldendorff	Berlin . . .	Medicinalstatistik.
82. Dr. Oppenheim, Assistenzarzt der Nervenklinik am Charité-Krankenhause . . . . . . }	Berlin . . .	Neuropathologie.
83. Primararzt San.-Rath Prof. Dr. Oser . . .	Wien . . .	Magenkrankheiten.
84. San.-Rath Dr. Pauly	Posen . . .	Chirurgie.
85. Docent Dr. Peiper, Assistent der med. Klinik	Greifswald . .	Innere Medicin.
86. San.-Rath Dr. Pelmann, Director der Rhein. Prov.-Heil- und Pflege-Anstalt . . . . . }	{ Grafenberg bei Düsseldorf .	} Psychiatrie.
87. Docent Dr. Perl	Berlin . . .	Balneologie.
88. Prof. Dr. A. Pick, Director der psychiatr. Klinik . . . . }	Prag . . .	{ Psychiatrie u. Neuropathologie.
89. Prof. Dr. A. Politzer	Wien . . .	Ohrenkrankheiten.
90. Prof. Dr. Freiherr v. Preuschen von und zu Liebenstein . . . . }	Greifswald . .	Gynäcologie.

91. Hofrath Prof. Dr. **Preyer**	Berlin . . .	Physiologie.
92. Prof. Dr. **Příbram**, *Director der med. Klinik*	Prag	Innere Medicin.
93. Oberstabsarzt Prof. Dr. **Rabl-Rückhard** . . .	Berlin . . .	Anatomie.
94. Prof. Dr. **Reichardt**, *Director des agricultur-chemischen Institutes* . . . . }	Jena. . . .	Hygiene.
95. Docent Dr. E. **Remak**	Berlin . . . {	Neuropathologie und Elektrotherapie.
96. Weil. Geh. San.-Rath Dr. **Reumont**	Aachen . . .	Balneologie.
97. Prof. Dr. v. **Reuss**	Wien . . .	Augenkrankheiten.
98. San.-Rath Docent Dr. **Riess**	Berlin . . .	Innere Medicin.
99. Reg.-Rath Prof Dr. **Alex. Rollett**, *Director des physiolog. Instituts* . . . . }	Graz . . .	Physiologie.
100. Prof. Dr. **Rosenbach**, *Oberarzt am Allerheiligen-Hospital* . . . . }	Breslau . . .	Innere Medicin.
101. Prof. Dr. M. **Rosenthal**	Wien . . .	Neuropathologie.
102. Prof. Dr. **Samuel**	Königsberg . {	Allg. Pathologie und Therapie.
103. Med.-Rath Docent Dr. W. **Sander**, *Director der städtischen Irren-Anstalt*	Dalldorf bei Berlin . . . }	Psychiatrie.
104. Prof. Dr. **Schauta**, *Dir. der geburtsh. Klinik*	Prag. . . .	Geburtshilfe.
105. Docent Dr. Jul. **Scheff** *jun.*	Wien . . .	Mundkrankheiten.
106. Prof. Dr. **Scheuthauer**	Budapest . .	Path. Anatomie.
107. Docent Dr. Ed. **Schiff**	Wien . . . {	Dermatologie und Syphilis.
108. Prof. Dr. **Schirmer**, *Director der ophthalmiatrischen Klinik* . . . . }	Greifswald . .	Augenkrankheiten.
109. Prof. Dr. **Schmidt-Rimpler**, *Director der ophthalmiatrischen Klinik* . . . . }	Marburg . .	Augenkrankheiten.
110. Dr. **Josef Schreiber**	Aussee . . .	Mechanotherapie.
111. Prof. Dr. M. **Schüller**	Berlin . . .	Chirurgie.
112. Prof. Dr. H. **Schulz**, *Director d. pharmacol. Instituts*	Greifswald . .	Arzneimittellehre.
113. Dr. **Schwabach**	Berlin . . .	Ohrenkrankheiten.
114. Geh. Med.-Rath Prof. Dr. **Schweigger**, *Director der ophthalm. Klinik* . . . . }	Berlin . . .	Augenkrankheiten.
115. Prof. Dr. **Schwimmer**	Budapest . .	Hautkrankheiten.
116. Prof. Dr. **Seeligmüller**	Halle . . .	Neuropathologie.
117. Geh. Med.-Rath Prof. Dr. **Senator**, *dir. Arzt am Charité-Krankenhause und Director der med. Universitäts-Poliklinik* . . . . }	Berlin . . .	Innere Medicin.
118. Prof. Dr. **Soltmann**	Breslau . . .	Pädiatrik.
119. Prof. Dr. **Sommer**, *Prosector*	Greifswald . .	Anatomie.
120. Prof. Dr. **Sonnenburg**	Berlin . . .	Chirurgie.
121. Prof. Dr. **Soyka**, *Director des hygienischen Instituts* . . . . }	Prag. . . .	Hygiene.
122. Geh. San.-Rath Prof. Dr. **Tobold**	Berlin . . .	Kehlkopfkrankheiten.
123. Hofrath Prof. Dr. **Vogl**, *Director d. pharmacogn. Instituts* . . . . }	Wien . . .	Arzneimittellehre.
124. Weil. Prof. Dr. P. **Vogt**	Greifswald . .	Chirurgie.
125. Prof. Dr. **Weigert**	Frankfurt a. M.	Path. Anatomie.
126. Reg.- und Med.-Rath Dr. **Wernich**	Cöslin . . . {	Med. Geographie, Endemiol. u. Hygiene.
127. Geh. Med.-Rath Prof. Dr. **Westphal**, *Director der psychiatrischen und Nerven-Klinik* . . . }	Berlin . . . {	Psychiatrie u. Nervenkrankheiten.
128. Kais. Rath Prof. Dr. **Winternitz**	Wien . . .	Hydrotherapie.
129. Prof. Dr. **Woelfler**, *Director der chirurg. Klinik*	Graz . . .	Chirurgie.
130. Prof. Dr. J. **Wolff**	Berlin . . .	Chirurgie.
131. Stabsarzt a. D. Dr. **Wolzendorff**	Wiesbaden .	Chirurgie.
132. Prof. Dr. **Zuckerkandl**, *Director des anatom. Instituts* . . . . }	Wien . . .	Anatomie.
133. Prof. Dr. **Zuelzer**	Berlin . . .	Innere Medicin.

1*

R.

Rückenmarks-Krankheiten (Rückenmarks-Abscess, -Agenesie, -Anämie, -Atrophie, -Compression, Halbseitenläsion, Hämatomyelie, Rückenmarksläsion in Folge plötzlicher Luftdrucksherabsetzung, Rückenmarks-Hyperämie, -Missbildungen, Myelitis (acute und chronische), Myelomalacie, Poliomyelitis (acute und chronische), Sclerose, multiple, Seitenstrangsclerose, Syringomyelie, Rückenmarks - Syphilis, -Trauma, -Tumoren). *Tabes dorsalis* und Spinallähmung sind in selbständigen Artikeln abgehandelt.

Rückenmarksabscess. Derselbe ist, wie in der Darstellung der acuten Myelitis und ihrer Ausgänge erwähnt wird, beim Menschen ein äusserst seltenes Vorkommniss, wird jedoch häufig als einer der Ausgänge experimenteller Untersuchungen über acute Myelitis bei Hunden gefunden, ein Verhältniss, das vom Standpunkte der neueren allgemeinen Pathologie leicht durchsichtig ist und bei Anwendung antiseptischer Cautelen auch vermieden werden kann.

Am häufigsten findet sich noch eitrige Entzündung des Rückenmarks im Zusammenhange mit eitriger Meningitis und bei traumatischen Verletzungen desselben; aber auch da kommt es nur selten zu einem wirklichen Abscess; so berichtet OLLIVIER (d'Angers) einzelne Fälle, so JACCOUD einen; NOTHNAGEL sah einen Fall, wo sich bei einem an Bronchiectasie Erkrankten neben *Meningitis cerebrospinalis suppurativa* ein das Brustmark einnehmender Abscess entwickelte; in neuerer Zeit fand DEMME in einem Falle spinaler Kinderlähmung neben Atrophie der Vorderhornganglienzellen mehrfache hirsekorngrosse Abscesse in den Vordersträngen und Vorderhörnern.

Die klinische Geschichte des Rückenmarksabscesses fällt zusammen mit der ihm zu Grunde liegenden, resp. ihm vorangehenden Affection.

Literatur: Ollivier (d'Angers), *Traité des mal. de la moëlle ép.* III. Éd. 1837, I, pag. 291 und 320. — Jaccoud, *Les paraplégies*, pag. 544. — Demmé, XIII. med. Jahresber. über die Thätigkeit des Jenner'schen Kinderspitals in Bern im Laufe des Jahres 1875. Bern 1876. — Nothnagel, Wiener med. Blätter. 1884, Nr. 10.

Rückenmarksagenesie. Mit diesem Namen, der richtiger für einen Theil der Fälle durch den der Hypoplasie zu ersetzen wäre, bezeichnen wir Hemmungsbildungen des Rückenmarks, ein Stehenbleiben desselben oder einzelner seiner Abschnitte auf einer gewissen Entwicklungsstufe, doch aber auch in einer etwas späteren Zeit, wo das Wachsthum des Rückenmarks noch nicht vollendet ist; wir fassen demnach den Begriff etwas weiter als FLECHSIG, indem wir nicht blos solche Fälle hierherziehen, wo bestimmte Theile überhaupt nicht zur Entwicklung gelangten, sondern auch solche, wo die Entwicklung eine mehr oder weniger unvollkommene gewesen; die Entwicklung einer solchen weiteren Fassung des Begriffes ergiebt sich daraus, dass die Grundlage dieselbe ist, die Entwicklungshemmung, und dass die Verschiedenheiten nur durch das frühere oder spätere Einsetzen derselben bedingt sind.

Die ersten diesbezüglichen Untersuchungen knüpfen an an die Rückenmarksbefunde bei Missbildungen, besonders der Gliedmassen, an die sich immer ein grosses Interesse knüpfte, da man schon früh von solchen Untersuchungen Aufschlüsse über die dunkle Frage nach dem wechselseitigen Abhängigkeitsverhältnisse von Peripherie und Centrum erhoffte. Zuerst fand SERRES bei Fehlen eines Extremitätenpaares jedesmal Fehlen der entsprechenden Rückenmarksanschwellung, ebenso TIEDEMANN; in neuerer Zeit knüpfte der erste mikroskopische Befund von TROISIER an die Frage von der Pathogenese der als Hemimelie bezeichneten Missbildung einer Extremität. Die entsprechende Rückenmarkshälfte fand sich in der Ausdehnung der entsprechenden Anschwellung beträchtlich kleiner, namentlich in ihrer grauen Substanz, die Vorderhornganglienzellen derselben Seite und Gegend waren viel geringer an Zahl als die der anderen Seite, aber normal in ihrer Structur. Einen gleichfalls hierhergehörigen Fall, der mit dem Befunde TROISIER'S ziemlich übereinstimmt, hat A. PICK von dem Rückenmarke eines Schweines, das gleichfalls Hemimelie gezeigt hatte, beschrieben. In einem Falle von Perobrachie — mangelhafte Entwicklung des Unterarms und der Hand — fand L. DAVIDA makroskopisch keine Differenz; die wesentlich differente Stärke der vorderen und hinteren entsprechenden Wurzeln machen eine mikroskopisch nachweisbare Differenz wahrscheinlich; dieselbe wurde auch von EDINGER in einem ähnlichen Falle nachgewiesen.

Während bis dahin nur Agenesien des ganzen Rückenmarks oder einer Hälfte desselben in einer gewissen Höhenausdehnung angenommen worden waren, hat zuerst P. FLECHSIG eine Agenesie der Pyramidenbahnen beschrieben. Dieselbe fand sich in zwei Fällen von Gehirnmissbildung; in dem ersten, Encephalocele und Mikrocephalie, fehlten ausschliesslich die Pyramidenbahnen, in dem zweiten war das Fehlen derselben der wesentlichste Befund; der Nachweis dieser Agenesien ist nur mikroskopisch und im Anschlusse an die Entwicklungsgeschichte des Rückenmarks zu führen und macht FLECHSIG namentlich aufmerksam, dass dieser Nachweis nicht aus den makroskopisch nachweisbaren Furchen in der Peripherie der Seitenstränge erbracht werden kann.

An diese Fälle knüpft an eine von A. PICK beschriebene Agenesie der Pyramidenbahnen, bei welcher es sich jedoch nicht um ein vollständiges Fehlen dieser Bahnen handelt, sondern um eine Hypoplasie, die sich darin manifestirt, dass die Fasern der betroffenen Bahn nicht entsprechend dem Alter des Individuums ausgebildet waren, was sich namentlich in dem nahezu völligen Fehlen der Markscheiden manifestirt; es handelt sich demnach hier um eine in ein späteres Stadium fallende Entwicklungshemmung. Einige weitere Untersuchungen über das Rückenmark bei Mikrocephalen bestätigten die fast a priori zu machende Annahme verschiedener Agenesien an demselben. Nachdem schon früher THEILE, AEBY, ROHON, FLESCH kurze einschlägige Mittheilungen gemacht, zeigte HERVOUET an dem Rückenmarke einer $3^1/_4$jährigen Idiotin eine Agenesie der Pyramidenbahnen und GOLL'schen Stränge; ALLEN STARR fand bei einem 7 Tage alten Kinde mit völligem Mangel des Vorderhirns und theilweiser Verkrümmung des Zwischenhirns Fehlen der Hinterseitenstränge und Kleinheit der Vorderhörner bei sonstigem normalen Verhalten; Frau ALEXANDRA STEINLECHNER GRETSCHISCHENIKOFF endlich wies durch genaue Zählungen und Messungen in zwei Fällen nach, dass vor Allem die Pyramidenbahnen und GOLL'schen Stränge, in dem höhergradigen Falle auch die Kleinhirnseitenstrangbahn, sowie die graue Substanz, diese durch Verminderung der Nervenzellen betroffen waren.

Eine principielle Differenz der von FLECHSIG und PICK zuerst beschriebenen Form von Agenesie gegenüber der ersten Form kann nicht zugegeben werden; der Grund dafür, dass hier nur ein Fasersystem, also nur ein Stück des Querschnittes, von der Hemmung der Bildung oder des Wachsthums betroffen ist, dagegen aber in der ganzen Länge des Rückenmarks an derselben participirt, während dort der ganze Querschnitt oder die entsprechende Hälfte in allen ihren Theilen an der Agenesie participiren, ist wohl einerseits in der Verschiedenartigkeit der der Hemmung zu Grunde liegenden Momente, andererseits aber gewiss ganz besonders in der verschiedenen Localisation der Angriffspunkte derselben zu suchen; nicht minder auch in dem zeitlichen Einsetzen derselben. FRIEDREICH und F. SCHULTZE, KAHLER und PICK haben zur Erklärung verschiedener, namentlich systematischer Erkrankungen eine Hemmungsbildung, Hypoplasie der später erkrankenden Elemente angenommen. SCHIFF hat solche, die weisse Substanz betreffende Zustände neuerdings mit dem wenig passenden Namen der Atelectase belegt, jedoch selbst in seinen thatsächlichen Angaben Widerspruch gefunden (WESTPHAL, SCHULTZE). Im Anschlusse an die Agenesie der Pyramidenbahnen ist noch hier zu erwähnen, dass diese Untersuchungen es wahrscheinlich machen, dass die Kleinheit einer Rückenmarkshälfte nach Hemiatrophie des Gehirns nicht immer, wie bisher angenommen, durch eine von dieser, resp. von der dieser zu Grunde liegenden Affection veranlasste secundäre Degeneration bedingt sei, sondern in einzelnen Fällen wenigstens durch Agenesie, Stehenbleiben der Entwicklung vom Zeitpunkte des Auftretens der *Hemiatrophia cerebri* zu erklären ist.

Literatur: S e r r e s, *Anat. compar. du cerveau.* 1824—1826, I, pag. 106. — T i e d e m a n n, Zeitschr. f. Physiol. 1829. — T r o i s i e r, Archiv de physiol. 1871/72, pag. 72. — A. P i c k, Archiv f. Psych. VII, pag. 178. — D e r s e l b e, Prager med Wochenschr. 1880. — S c h i f f, Pflüger's Archiv. XXI, pag. 328. — W e s t p h a l, Archiv f. Psych. XI. — S c h u l t z e, Archiv für Physiol. XXII und Archiv für Psych. XI. — H e r v o u e t, Archiv de physiol. 1884, pag. 165. — A l l e n S t a r r, Journ. of nerv. and ment. diseas. July 1884. — S t e i n l e c h n e r- G r e t s c h i s c h n i k o f f (Flesch), Archiv f. Psych. XVII, pag. 649 — D a v i d a, Virchow's Archiv. LXXXVIII, pag. 99. — E d i n g e r, Virchow's Archiv. LXXXIX, pag. 46.

Rückenmarksanämie. Wie die übrigen, die Frage von der Blutfülle behandelnden Capitel aus der Pathologie des Centralnervensystems, leidet auch das von der Rückenmarksanämie unter dem Umstande, dass nicht jedesmal ein sicherer Schluss aus dem Befunde am Todten auf den Zustand intra vitam gemacht werden kann, indem hier so vielfache Factoren, Art der Todesursache, Lagerung der Leiche, Fäulniss etc., die Verhältnisse wesentlich verwischen können; deshalb bewegen sich die Anschauungen der Autoren oft auf rein hypothetischem Boden; wie weit sich diese auf demselben verlieren, dafür sei nur die Anschauung HAMMOND's hierhergesetzt, der selbst Anämie einzelner Rückenmarksstränge, z. B. der hinteren, annimmt und sie von der der Seitenstränge scheidet, während Alles, was wir von der Blutversorgung des Rückenmarks wissen, gegen die Annahme partieller Anämien spricht.

Was wir Sicheres über den Einfluss der Rückenmarksanämie auf die Entstehung pathologischer Erscheinungen beim Menschen wissen, basirt zuerst auf Erfahrungen über die im Anschlusse an allgemeine Anämien auftretenden Affectionen; dieselben scheiden sich in zwei Gruppen, die anämischen (chlorotischen) Lähmungen und die Lähmungen nach grossen Blutverlusten. Die früher von GUBLER hierhergezählten Lähmungen nach acuten Krankheiten können jetzt mit Sicherheit aus der Reihe der hier zu besprechenden Affectionen ausgeschieden werden. Das Gleiche gilt für die von JACCOUD hier aufgeführten Schwangerschafts- und toxischen Lähmungen.

Die chlorotischen Lähmungen zeigen in der Regel einen allmäligen Beginn, indem zuerst eine mehr oder weniger auffallende Schwäche eines oder des anderen Beines auftritt, die sich allmälig steigert und dabei auf das andere Bein, aber auch oft im weiteren Verlaufe auf die Arme, in seltenen Fällen auf die Rumpfmusculatur übergreift; selten erreicht sie einen so hohen Grad, dass es zu völliger Paraplegie kommt. Die Sensibilität, ebenso wie die Functionen der Sphincteren, bleiben fast immer intact, zuweilen werden fibrilläre oder auch kräftigere Muskelzuckungen beobachtet; Atrophien der Muskeln im weiteren Verlaufe, soweit sie central bedingt sind, werden kaum jemals beobachtet; die Betheiligung des gesammten Centralnervensystems an der Chlorose muss es fraglich erscheinen lassen, wie viel von den geschilderten Erscheinungen thatsächlich spinalen Ursprunges sind; für die bei Chlorose nicht selten vorkommenden Störungen der Hautsensibilität ist durch LAPORTE (Pitres) deren cerebrale Genese wahrscheinlich gemacht.

Die Prognose ist eine günstige, eine energische Behandlung der Grundkrankheit bringt auch die spinalen Erscheinungen nach einiger Zeit zum Schwinden. Die Rücksicht auf die Häufigkeit der Combination von Chlorose und Hysterie wird natürlich bei der Diagnose der chlorotischen Lähmungen eine Rolle zu spielen berufen sein.

An diese schliessen sich an die Lähmungen nach profusen Blutungen; durch ihre Häufigkeit stehen an erster Stelle die nach profusen Uterinalblutungen. Weitere Fälle wurden beobachtet nach Darmblutung und Hämaturie. Die Lähmung tritt nicht immer unmittelbar nach der Blutung auf, ja im Falle GRISOLLE verfloss bis zum Auftreten der Lähmung ein Zeitraum von mehreren Wochen. Der Eintritt der Lähmung ist kein plötzlicher, sondern meist ein allmäliger und ebenso auch der Ausgang, der in den bisher beobachteten Fällen immer ein günstiger war. Die Erscheinungen betreffen meist nur die Motilität, doch fand LEYDEN in seinem Falle hochgradige Hyperästhesie der Haut und Schmerzhaftigkeit bei Bewegungen. Obzwar diese Form hierher gezählt wird, wird man doch angesichts der Beobachtungen über entzündliche Veränderungen im Opticus nach profusen Blutungen und im Hinblick auf das Fehlen anatomischer Untersuchung mit einem definitiven Urtheile über die anatomische Grundlage dieser Form von Lähmungen wohl noch zuwarten müssen. VULPIAN will einfache Rückenmarksanämie als Grundlage der hier besprochenen Lähmungen überall nicht gelten lassen, sondern nimmt für eine Reihe derselben hysterische oder hysteriforme Grundlage an, für eine andere ausgesprochene anatomische Läsionen.

Endlich wären zu erwähnen die ischämischen Lähmungen in Folge Verschlusses der Aorta, deren Verständniss zuerst durch den physiologischen Versuch von STENON (1667) gegeben wurde. Neuere Untersucher (SCHIFFER, WEIL) zeigten, dass es sich dabei thatsächlich um Lähmung als Folge der durch Unterbindung der *Aorta abdominalis* bedingten Anämie des unteren Rückenmarksabschnittes handle und EHRLICH und BRIEGER ist zuerst der Nachweis gelungen, dass an so behandelten und genügend lange am Leben erhaltenen Kaninchen der grösste Theil des Querschnittes der grauen Substanz, sowie die vorwiegend motorischen Abschnitte des weissen Markmantels zu Grunde gehen. J. SINGER und SPRONCK haben dann später die Entwicklung und den Ausgang dieser anämischen Necrose in seinen histologischen Details näher studirt.

Aus der menschlichen Pathologie sind eine Zahl einschlägiger Fälle (BARTH, ROMBERG, LEYDEN, TUTSCHEK u. A.) bekannt. Hierher gehört auch das zuerst an Pferden beobachtete intermittirende Hinken, das beim Menschen als nach kurzem Marsche zu beobachtende Schwäche, Taubheitsgefühl, Starrheit des betreffenden Beines sich manifestirt, die nach einigen Minuten wieder schwinden; als Ursache der bei Thieren später eintretenden Paraplegie findet sich Thrombose der hinteren Aorta in Folge von *Aneurysma dissecans*. Die Erscheinung des intermittirenden Hinkens ist von CHARCOT namentlich als Prodromalerscheinung schwerer Thrombose auch therapeutisch (absolute Ruhe) gewürdigt worden.

Die Therapie der reinen Rückenmarksanämie ist in erster Linie eine causale; sonst werden noch Hochlagerung der Beine, Wärmeapplication längs der Wirbelsäule, Strychnin, galvanischer Strom empfohlen.

Literatur: Sandras, *Traité pratique des mal. nerv.* 1862. — Bervliet, Annal. de la Soc. de Gand. 1861. — Grisolle. Gaz. des hôp. 1867. — Moutard-Martin, Soc. méd. des hôp. Paris 1852. — Abeille, *Etude clin. des paraplégies indépendantes de la myélite.* 1854. — Landry, *Recherches sur la causes et les indications curat. des mal. nerv.* 1855. — Leyden, Klinik der Rückenmarkskrankh. 1875, II, 1, pag. 31. — Vulpian, *Mal. du syst. nerv.* 1877, 4. livr. pag. 109. — Ehrlich und Brieger, Zeitschr. f. klin. Med. — A. Weil, Der Stenson'sche Versuch. Diss. Strassburg 1873. — Barth, Archiv gén. de méd. 1865. — Romberg, Lehrb. der Nervenkrankh. 1857, 3. Aufl., pag. 722. — Leyden, l. c. II, 1, pag. 36 ff. — Charcot, Progr. méd 1887, Nr. 32, 33. — J. Singer, Wiener Akademieschriften. Nov. 1887, XCVI, III. Abth. — Spronck, Archiv. de physiol. norm. et path. 1888, Nr. 1. — Laporte, *Rech. clin. sur les troubles de la sensibilité cutanée dans la chlorose.* Thèse de Bordeaux 1888.

Rückenmarksatrophie. Unter dieser Rubrik, von der jedoch die als Ausgang verschiedener Krankheitsprocesse beobachtete Atrophie ausgeschlossen bleibt, können wir verschiedene Vorgänge zusammenfassen, die nun einzeln abgehandelt werden sollen. Dieselben lassen sich eintheilen in die allgemeinen und in die partiellen Atrophien. Zu den ersteren gehört die senile Atrophie, über welche jedoch nur wenige Untersuchungen vorliegen. Oefters zeigt allerdings das Rückenmark im höheren Alter eine Dickenabnahme, aber weder ist dieselbe regelmässig vorhanden, noch besitzen wir über die Dimensionen, innerhalb deren das normale Volumen des Rückenmarks in den verschiedensten Lebensaltern schwankt, genügend zahlreiche präcise Angaben. Die Consistenz des senilen Rückenmarks ist in der Regel eine festere; die histologisch am häufigsten nachweisbaren Charaktere desselben sind das Vorkommen reichlicher *Corpp. amylacea* und Schrumpfung der Ganglienzellen der grauen Substanz. Die letzteren zeigen starke Körnung, Pigmentirung, nicht selten Fehlen ihrer Fortsätze; die weisse Substanz zeigt in einzelnen Fällen (LEYDEN) eine mässige Atrophie, die hauptsächlich in den Hinterseitensträngen localisirt und wahrscheinlich mit der Vorderhornzellenatrophie in Zusammenhang steht. Die Gefässe zeigen zuweilen diffus verbreitete endo- oder periarteritische Veränderungen (DEMANGE).

Zu den partiellen Atrophien gehört die in Folge von Inactivität einer Extremität in Folge einer in der Jugend acquirirten Gelenkaffection; es liegen darüber nur wenige Untersuchungen vor. LEYDEN fand in einem Falle entschiedene Verkleinerung der entsprechenden Rückenmarkshälfte, die weisse und graue Substanz beschlagend, deutliche Zellenatrophie, Alles in der Ausdehnung der entsprechenden Anschwellung. CHARCOT ist geneigt, die im Gefolge einer Gelenkaffection auftretenden secundären Veränderungen (Muskelatrophie, Steigerung der Reflexe, Contractur) durch Reflexwirkung auf das Rückenmark zu erklären, als deren pathologisch-anatomisches Substrat er wohl jene Atrophie im Rückenmark ansieht. (Vergl. hierzu oben über Rückenmarksagenesie.)

Aehnliche Befunde machte HAYEM nach Ausreissung des Ischiadicus bei jungen Thieren; BUFALINI und ROSSI fanden jedoch bei ihren Versuchen mit Nervendurchschneidungen keine Atrophie der grauen Substanz; FOREL dagegen stimmt HAYEM zu.

Zu den partiellen Rückenmarksatrophien gehören auch die Befunde nach alter Amputation. Dieselben bedürfen zu ihrer Ausbildung eines längeren Zeitraumes; sie betreffen, wie die vorangehenden, die entsprechende Rückenmarkshälfte in beträchtlicher, über die zugehörige Anschwellung hinausgehender Längsausdehnung; hauptsächlich betroffen erscheint das entsprechende Vorderhorn in seinen Ganglienzellen, dann der entsprechende Hinterstrang; meist sind es wohl atrophische Vorgänge, doch herrschen bezüglich der Details vielfache Differenzen zwischen den Einzelbefunden, die einer Deutung noch harren. Neuerlich behaupten KRAUSE und FRIEDLÄNDER, dass constant im Stumpfe nur sensible Nervenfasern atrophiren und dass oberhalb des Spinalganglions nur eine quantitative Veränderung nachzuweisen ist, welche sich in einer Verschmälerung der Hinterstränge in der entsprechenden Höhe und nach Beinamputationen in einer Verminderung der Ganglienzellen der CLARKE'schen Säulen, sowie der postero-lateralen Ganglienzellengruppe des Vorderhorns der Lendenanschwellung manifestirt. Doch lässt sich ihre Behauptung mit zahlreichen anderen Befunden nicht in Einklang bringen.

Literatur: Durand-Fardel, Die Krankheiten des Greisenalters. Uebersetzt von Ullmann. Würzburg 1868, pag. 8. — Leyden, Klinik. II, 1. pag. 43 ff u. II, 2, pag. 313. — Hayem, Archiv de physiol. 1873, pag. 504. — Bufalini et Rossi, Archiv de physiol. 1876, pag. 829. — Vulpian, Archiv de physiol 1868, pag. 443 und 1869, pag. 675. — Dickinson, Journ. of Anat. and Phys. Nov. 1868. — Zahlreiche Befunde nach Amputationen von Dickson, Genzmer, Webber, Kahler, Pick, Hayem, Mayser, Krause, Friedländer, Reynolds u. A. m — R. Schulz, Angaben über Grössenverhältnisse des Rückenmarksquerschnittes. Neurolog. Centralbl. 1883, pag. 559. — Forel, Archiv f. Psych. XVIII, pag. 176 und 180. — Friedländer u. Krause, Fortschr. der Medicin. 1886, pag. 749.

Rückenmarkscompression, langsame. (Die rasch eintretende Rückenmarkscompression wird unter Rückenmarkstraumen abgehandelt.) Mit diesem
Ausdrucke bezeichnet man einen mehr oder weniger hinsichtlich seiner Detail-
erscheinungen constanten Symptomencomplex, der durch verschiedenartige Affectionen
der Wirbel, der Rückenmarkshäute und des Rückenmarks selbst erzeugt wird, die
alle das gemeinsam haben, dass sie das Rückenmark durch langsame Compression
benachtheiligen.

Rücksichten der Diagnostik haben zur Aufstellung dieses Symptomen-
complexes geführt, in welchen nicht blos Symptome von Seite des Rückenmarks
eingehen, sondern auch solche von Seite der Meningen und der Nervenwurzeln;
ja in nicht wenigen Fällen geben die Symptome der beiden letzteren in frühen
Stadien dem Symptomencomplex ein differentialdiagnostisch wichtiges Gepräge.

Nach den hierbei in Betracht kommenden anatomischen Abschnitten lassen
sich die Ursachen der langsamen Compression in vier Kategorien scheiden: 1. Die
im Rückenmarke selbst sich entwickelnden, also die verschiedenen intramedullaren
Tumoren, denen sich einzelne Fälle von Syringomyelie anreihen; 2. die Erkrankungen der Rückenmarkshäute und Nervenwurzeln, Tumoren derselben, syphilitische
Affectionen, die *Pachymeningitis externa*, die *Pachymeningitis cervicalis hypertrophica;* 3. die Tumoren, welche sich im fibrösen, die Wirbel einhüllenden Gewebe
entwickeln und häufig durch die Wirbellöcher eindringen, an welche sich die durch
Aneurysmen, Abscesse und Hydatiden oft nach vorangegangener Zerstörung des
vorliegenden Wirbelkörpers herbeigeführte Compression anschliesst; 4. Erkrankungen der Wirbel selbst, das *Malum Pottii*, der Wirbelkrebs, Syphilis und
Exostosen der Wirbel.

Die letzte Abtheilung liefert die zahlreichsten Fälle von Rückenmarkscompression, in erster Linie das *Malum Pottii* (s. Spondylitis).

Der Rückenmarksbefund ist ein verschiedener, abhängig von der Art,
Dauer und Stärke der Compression. Nicht immer ist in Fällen, wo dieselbe von
aussen erfolgt, die Compression am Rückenmarke selbst deutlich sichtbar, so dass
man für einzelne Fälle vermuthen darf, dass weniger die Compression als die von
aussen angeregte Entzündung für eine Reihe von Erscheinungen verantwortlich
zu machen ist; GRASSET und ESTOR nehmen in einem Falle eine Fortpflanzung
einer Wurzelneuritis auf die Medulla an, die ihrerseits durch die Compression
Seitens der erkrankten Wirbel bedingt war; sehr häufig dagegen zeigt sich das
Rückenmark an der betroffenen Stelle etwas verschmächtigt; in einzelnen Fällen
wurde es bis zu Rabenfederkieldicke verdünnt, in seltenen Fällen in seiner Continuität völlig getrennt gefunden. Es bedarf nicht erst der Erklärung, dass in
Fällen von intramedullaren Tumoren die Section ein beträchtlich vergrössertes
Volumen des Rückenmarks an der betroffenen Stelle aufweisen kann. Der Zustand
der Meningen wird verschieden sein, je nach der Art der die Compression veranlassenden Krankheit und mag dessen Beschreibung der Darstellung der einzelnen
Affectionen überlassen bleiben; nur bezüglich des *Malum Pottii* sei erwähnt, dass
die der Dura sehr häufig reichlich aufgelagerten käsigen Massen, die *Pachymeningitis ext. caseosa,* es sind, welche das Rückenmark comprimiren, während die
Knickung der Wirbelsäule dies fast niemals direct thut.

Bei von aussen andringenden, comprimirenden Affectionen participiren
auch die Nervenwurzeln an den Veränderungen; sie erscheinen geqollen, geröthet,
in späteren Stadien grau, atrophisch.

Der Befund des Rückenmarksquerschnittes wechselt gleichfalls je nach
Dauer und Stärke der Compression; zuweilen ist die Consistenz an der betroffenen
Stelle hochgradig vermindert, die Substanz breiig erweicht, in anderen, meist
älteren Fällen ist sie aber im Gegentheil sclerosirt, derber als normal; die Configuration des Querschnittes ist oft verwischt, häufig verschoben, die weisse Substanz
fleckig, grau verfärbt, der Blutgehalt ein veränderter. Der histologische Befund
hat durch eine Experimentalarbeit KAHLER'S eine gesicherte Basis gefunden.

Zuerst, schon nach wenigen Stunden, finden sich fleckweise Veränderungen, zahlreiche Quellungen der Axencylinder, Markschwund, Ansätze von Körnchenzellen-
bildung, kleine Blutungen, später Zunahme der Quellung und des Zerfalls der
Axencylinder, Schwellung der Glia, reichliche Körchenzellenbildung, schliesslich
Sclerose. Diese Befunde entsprechen den an Menschen gemachten, welch letztere
nur insoferne eine Erweiterung erfahren, als, offenbar in Folge der differenten
Verhältnisse gegenüber dem Experimente, vom Compressionsherde mehr oder weniger
weit sich erstreckende myelitische Veränderungen vorliegen; im Gegensatze zu
diesen hat es KAHLER für die ersteren, die bis dahin auch als Compressionsmyelitis gedeutet worden, sehr wahrscheinlich gemacht, dass es sich um
Quellungsvorgänge in Folge von durch die Compression veranlasster Lymphstauung
handelt. Bezüglich des Befundes nach (klinisch) geheilter Compression liegen
einzelne sehr bemerkenswerthe Befunde vor; das Rückenmark war in einem Falle
(MICHAUD) an der betroffenen Stelle auf ein Drittel seines Volumens reducirt und
zeigte die Zeichen weit vorgeschrittener Sclerose; nach oben und unten fanden
sich secundäre Degenerationen; in der verdünnten Stelle fanden sich zwischen dem
dichten fibrösen Gewebe reichliche, normale, markhältige Nervenfasern; in einem
zweiten Falle (CHARCOT) fanden sich dem vorigen gleiche Veränderungen, in einem
dritten (KROEGER-SCHULTZE) ausser Trübung und Verdickung der Meningen nur
beträchtliche Verdickung der Gefässwände und perivasculäre Bindegewebsneubildung
in dem der Compressionsstelle entsprechenden Rückenmarksabschnitte.

Der Hinweis auf die so äusserst verschiedenen Ursachen der langsamen
Rückenmarkscompression wird schon an und für sich zur Erklärung der höchst
verschiedenartigen Symptomatologie derselben genügen, noch erklärlicher wird dieselbe, wenn man in Betracht zieht, dass die Art und Weise der Compression, die
Localisation der comprimirenden Affection, die Mitbetheiligung der Nervenwurzeln,
die verschiedensten Möglichkeiten offen lassen.

(Einer der hier in Betracht kommenden Typen findet sich selbständig als
sogenannte „Halbseitenläsion" abgehandelt.) Immerhin war es möglich, aus dem
Gewirre der Erscheinungen für die häufigste Form der langsamen Rückenmarkscompression, die von aussen erfolgende, eine Symptomenreihe herauszuschälen, welche
in der Mehrzahl der Fälle die Diagnose intra vitam richtigstellen lassen.

Die Erscheinungen derselben lassen sich im Allgemeinen in zwei Gruppen
scheiden, in sogenannte Wurzelsymptome, erzeugt durch Compression der Nervenwurzeln (doch spielt nach VULPIAN die Sensibilität der Dura dabei auch eine
Rolle), welche im Allgemeinen den anderen vorausgehen und in die durch Compression des Rückenmarkes selbst erzeugten.

Die ersteren sind hauptsächlich sensible Störungen, heftige excentrische
Schmerzen, zuweilen sich auch in einzelnen Gelenken localisirend, Pseudoneuralgien
(aber nicht immer mit Fehlen der Schmerzpunkte), die sich oft ganz scharf an
den Verlauf eines oder mehrerer Nerven halten, bald in das Bein oder den Arm
ausstrahlen, bald eine reine Intercostalneuralgie vortäuschen; der Schmerz ist bald
permanent, bald in Anfällen wiederkehrend. Die Haut über dem betreffenden
Abschnitte zeigt oft hochgradige Hyperästhesie oder auch Anästhesie *(Anaesthesia
dolorosa)*, nicht selten verbinden sich mit den sensiblen Erscheinungen auch
andere Symptome von Wurzelcompression, trophische Störungen, *Herpes Zoster,*
umschriebene Muskelatrophien. Diese letzteren sind zuweilen durch längere Zeit
das einzige Symptom und gestatten durch ihre oft ganz typische Localisation,
z. B. combinirte Schulterarmlähmung (VIERORDT), eine ganz präcise Diagnose
der betheiligten Wurzeln. Daneben findet sich eine auffallende Steifigkeit der
Wirbelsäule, die zuweilen dem Sitze der Geschwulst (bei diesen findet sich die
Erscheinung am häufigsten) entspricht. Alle diese Symptome treten oft schleichend
auf, bestehen nicht selten lange Zeit isolirt, doch findet man oft schon früh die
von den Franzosen sogenannte Pseudoparalyse, die von den Kranken beobachtete
Unterlassung jeder Bewegung, aus Furcht, die Schmerzen dadurch zu steigern.

Früher oder später schliessen sich allmälig, zuweilen jedoch relativ rasch die durch die directe Compression des Rückenmarks bedingten Erscheinungen an; es sind die der chronischen oder subacuten Myelitis. Doch treten die motorischen Erscheinungen derselben mehr in den Vordergrund, was VULPIAN, der auf diese Differenz gegenüber anderen Formen der Myelitis, grosses Gewicht legt, dadurch erklärt, dass zur Empfindungsleitung die graue Substanz genüge, welche wegen ihrer mehr centralen Lage später von der Compression betroffen werde; zuweilen kommt es zuerst überall nur zu motorischen Störungen. Doch können auch die verschiedensten Formen von Sensibilitätsstörung zur Beobachtung kommen, was namentlich von der Ausbreitung der Myelitis abhängen wird. Die motorischen Erscheinungen bedürfen keiner besonderen Darstellung, es kann bezüglich derselben auf das bei der Myelitis Gesagte verwiesen werden; die verschiedene Anordnung derselben, ob in paraplegischer, hemiplegischer Form, hängt zumeist von der Localisation und Ausdehnung des Rückenmarksprocesses ab.

Das Gleiche gilt auch bezüglich der übrigen Erscheinungen, Reflexerregbarkeit etc.

Nur eine Concurrenz von Symptomen der ersten und zweiten Reihe sei speciell hervorgehoben; es ist die *Paraplegia dolorosa*, die eben dann zu Stande kommt, wenn die Symptome der ersten Periode in die zweite mit eintreten; schon CRUVEILHIER hat aufmerksam gemacht, dass diese Vereinigung von Paraplegie und hochgradiger Schmerzhaftigkeit häufig in Fällen von Rückenmarkscompression in Folge von Tumoren vorkomme; seither ist dies vielfach bestätigt. Am häufigsten findet sich die Erscheinung bei Rückenmarkstumoren und Wirbelkrebs, seltener bei Wirbelcaries.

Ein eigenartiges, speciell der Caries der unteren Halswirbel zukommendes und wahrscheinlich durch die Compression des vorderen Rückenmarksabschnittes in Folge der *Pachymeningitis ext. caseosa* bedingtes Krankheitsbild hat KAHLER herausgehoben; im Anschlusse an die anfänglichen sensiblen Erscheinungen, zuweilen jedoch sofort, entwickelt sich einfache Atrophie der Binnenmuskeln der Hände, an die sich, nach zuweilen längerem Bestande derselben, in raschem, atypischem Verlaufe eine solche der Vorderarm-, Oberarm- und Schultergürtelmusculatur anschliesst. Die atrophischen Muskeln zeigen meist einfache Abnahme der Erregbarkeit, vereinzelt partielle oder complete Entartungsreaction, die Sehnenreflexe sind gesteigert, die Pulszahl vermehrt; seltener ist der Befund einer Muskelatrophie mit ausgesprochener Entartungsreaction und fehlenden Reflexen, welcher Complex durch Compression vorderer Wurzeln erklärt wird.

Der weitere Verlauf vom Eintritte der als myelitisch zu bezeichnenden Erscheinungen unterscheidet sich nur wenig von dem der eigentlichen Myelitis; bemerkenswerth ist jedoch zeitweilige Besserung der Erscheinungen in Fällen von Compression durch Tumor. Auch die Ausgänge stimmen überein, mit der Ausnahme, dass dieselben, soweit sie nach der günstigen Seite liegen, wesentlich von der die Compression bedingenden Grundaffection abhängen.

Dass die beschriebenen Typen in den verschiedensten symptomatologischen und zeitlichen Abänderungen vorkommen können, ergiebt sich aus dem Hinblick auf die Verschiedenartigkeit der Aetiologie; die verschiedene Symptomatologie, welche sich aus dem wechselnden Sitze der die Compression bedingenden Läsion in verschiedenen Höhen ergiebt, erhellt aus dem bei der Symptomatologie der Myelitis Gesagten.

Von Verschiedenheiten, welche sich ergeben, je nach dem Angriffspunkte der comprimirenden Affection hinsichtlich des Rückenmarksquerschnittes sei nur als sehr selten hervorgehoben ein Fall (KAHLER und PICK), in welchem die erste motorische Erscheinung hochgradige Ataxie war; KAST berichtet das Auftreten ausgesprochener Ataxie während des Ueberganges der Paraplegie in Heilung. Die Halbseitenläsion ist schon früher erwähnt.

Unnütz wäre es, die verschiedenen Möglichkeiten bei intramedullarem Sitze der comprimirenden Affection zu besprechen; dieselben werden nur selten etwas Typisches darbieten, am ehesten noch beim Sitz in der grauen Substanz, wo ziemlich gleichzeitig oder kurz hintereinander sensible und motorische Störungen auftreten, denen sich aber meist trophische Erscheinungen, rasch eintretende Muskelatrophie des betroffenen Körperabschnittes anschliessen werden (vergl. dazu S y r i n g o-m y e l i e). Die verschiedenen durch halbseitigen Sitz bedingten Modificationen ergeben sich aus der Anatomie und Physiologie des Rückenmarks.

An der Hand dieser, falls es vorerst gelungen, die Diagnose auf Rückenmarkscompression überhaupt zu stellen, wird die genauere Localisation der Affection zu machen sein. Zur Begründung der Wichtigkeit so feiner Diagnosen mag nur darauf hingewiesen sein, dass nur auf solche hin eine künftige locale, in specie chirurgische Behandlung dieser und ähnlicher Rückenmarksaffectionen angebahnt werden kann. Dass wir von einer solchen nicht mehr allzufern sind, beweist ein von GOWERS und HORSLEY erfolgreich durch Exstirpation des Rückenmarkstumors behandelter Fall von Rückenmarkscompression (Brit. med. Journ. 1888, 28. Jan.).

Die zweite Frage nach der Natur der die Compression bedingenden Affection wird, falls es überhaupt möglich ist, nach den Grundsätzen der allgemeinen Diagnostik sich beantworten lassen.

Die Therapie der Rückenmarkscompression zerfällt in die der einzelnen ihr zu Grunde liegenden Affectionen; dieselben finden sich gesondert abgehandelt. Die Behandlung der spinalen Erscheinungen selbst wird nach den allgemeinen therapeutischen Grundsätzen der Rückenmarkskrankheiten gehandhabt.

L i t e r a t u r. Da es sich hier nicht um eine umfassende Zusammenstellung aller auf die Rückenmarkscompression bezüglichen Literatur, deren Schwergewicht in der Casuistik liegt, handelt, seien nur die wichtigsten, zusammenfassenden Schriften genannt: T r i p i e r, *Du cancer de la colonne vertébrale*. Thèse. 1866. — M i c h a u d, *Sur l'état de la moëlle dans le mal. vertébral.* 1871. — C h a r c o t, *Leç. sur les mal. du syst. nerveux. De la compression lente.* — V u l p i a n, *Leç. sur les mal. du syst. nerv.* 1877. — M a s s e, *De la compression lente.* Paris 1878. — V i e r o r d t, Neurol. Centralbl. 1882, Nr. 13. — K a s t, Zeitschr. zur Naturf.-Vers. in Freiburg. 1883, pag. 151. — G r a s s e t et E s t o r, Revue de méd. 1887, I, pag. 113. — K a h l e r, Prager med. Wochenschr. 1883, Nr. 47—52 u. Zeitschr. f. Heilk. III, 3. u. 4. Heft. — K. F r e y, Klin. Unters. über Compressionsmyelitis. Diss. Zürich 1888. — K r o e g e r, Beitr. zur Pathol. des Rückenmarks. Diss. Dorpat 1883.

Halbseitenläsion des Rückenmarks.

Mit diesem Namen bezeichnet man einen Symptomencomplex, der den verschiedenartigsten Erkrankungen des Rückenmarks zukommt, jedoch wegen der Prägnanz seiner Erscheinungen, wegen der durch das Experiment klargelegten Pathogenese eine selbständige Darstellung verlangt.

Es handelt sich um jenen Symptomencomplex, der zu Stande kommt durch die (mehr oder weniger) totale Läsion einer seitlichen Hälfte des Rückenmarksquerschnittes, dessen genaues Verständniss wir namentlich den physiologischen und klinischen Untersuchungen BROWN-SÉQUARD'S verdanken; die Hauptzüge desselben sind die der Läsion gleichseitige Hemiplegie oder Hemiparaplegie und die Hemianästhesie der entgegengesetzten, unterhalb der Läsionshöhe gelegenen Körperabschnitte; daneben finden sich verschiedene, je nach der Höhe, in welcher die Läsion sitzt, wechselnde accessorische Erscheinungen, die jedoch an diesen Hauptzügen nichts Wesentliches modificiren. Aehnliche Fälle waren schon vor BROWN-SÉQUARD beobachtet, wurden aber erst durch ihn verständlich gemacht; die späteren Beobachtungen haben seine Ausführungen nur bestätigt.

Die Veranlassungen zum Auftreten der „Halbseitenläsion" werden nach dem in der Definition Gesagten sehr verschiedene sein können; eine Hauptrolle spielen darunter traumatische Verletzungen, hauptsächlich verursacht durch Messer- oder Degenklingen, welche durch die *For. intervertebralia* dringend, die eine Rückenmarkshälfte durchschneiden. Daran schliessen die verschiedenen ätiologischen Momente der Rückenmarkscompression, die, falls sie durch eine Rückenmarkshälfte ausschliesslich oder vorwiegend treffen, den in Rede stehenden Symptomencomplex mehr oder weniger rein erzeugen werden; dahin gehören: Tumoren, Wirbelfrakturen, und Luxationen, Exostosen, Wirbelcaries, Pachymeningitis spondylitica, Blutungen in die Meningen; endlich kann begreiflicher Weise durch alle Processe, welche sich in der Substanz des Rückenmarks entwickeln, falls sie der vorher gestellten Bedingung der Localisation entsprechen, die Halbseitenläsion erzeugt werden; Myelitis, Blutungen, Sclerosen, Tumoren, Syphilis werden in der Literatur als Ursachen aufgefuhrt. Neuerlich beschreibt M. ROSENTHAL einen Fall von Hysterie, der neben anderen auch die Erscheinungen der Halbseitenläsion aufwies.

Die typischen Erscheinungen der Halbseitenläsion sind folgende: Auf der der Läsion entsprechenden Seite: motorische Lähmung der unterhalb der Läsionsstelle gelegenen Abschnitte, verschieden je nach dem Sitze, Hyperästhesie meist für alle Empfindungsqualitäten und für Kitzel in denselben Abschnitten, vasomotorische Lähmung, sich ausprägend in einer höheren Temperatur der gelähmten Theile, Herabsetzung des Muskelgefühles und des Muskelsinnes, ebenso in einzelnen Fällen auch der elektromuskulären Sensibilität ebendort, in der Höhe der Läsion eine anästhetische Zone, oberhalb dieser in einzelnen Fällen noch eine schmale hyperästhetische Zone, welche auch die andere Seite umfasst. Das Verhalten der Reflexe wird verschieden angegeben; es hängt offenbar nicht blos von der Ausdehnung, sondern auch von der Art der Läsion ab. Auf der der Läsion entgegengesetzten Seite findet sich völliges Erhaltensein der Motilität, scharf in der Mittellinie abgegrenzte Anästhesie der unterhalb der Läsionsstelle liegenden Abschnitte für alle oder auch nur für einzelne Empfindungsqualitäten; nach oben findet sich die vorher erwähnte hyperästhetische Zone; die Reflexe sind meist normal, das Kniephänomen ist mässig erhöht, zuweilen fehlt es, ebenso normal ist auch das Verhalten der Hauttemperatur, doch wurde in einzelnen Fällen die anästhetische Seite wärmer gefunden als die motorisch gelähmte oder auch umgekehrt. Neben diesen Hauptsymptomen finden sich verschiedene, nicht immer zutreffende und gewiss vielfach von der Art der Läsion, von Complicationen abhängende Erscheinungen, Gürtelgefühl in der Höhe der Läsion, schmerzhafte Sensationen in einer oder beiden Seiten, Störungen von Seite der Blase oder des Mastdarmes, der Geschlechtsfunctionen, Atrophie mit Herabsetzung der faradischen Erregbarkeit, *Decubitis acutus*, Gelenkaffectionen, erstere localisirt auf der der Läsion entgegengesetzten, anästhetischen Seite, letztere auf der gleichen, motorisch gelähmten Seite, endlich eine Mitbewegung in Form von Dorsalflexion des Fusses der motorisch gelähmten Seite bei Beugung des Oberschenkels (STRÜMPELL).

Je nach dem Sitze der Läsion in verschiedenen Höhen des Rückenmarks ergeben sich natürlich Modificationen der soeben in ihren Grundzügen mitgetheilten Erscheinungen. Beim Sitz im Lendentheil wird die typische Hemiparaplegie mit Hemianästhesie der entgegengesetzten Seite dadurch modificirt, dass sich häufig anästhetische Plaques, der Ausbreitung der Lendennerven entsprechend, in der Anal- und Perinealgegend vorfinden, die auch auf die dem Schema nach nicht anästhetische Seite hinübergreifen. Ganz rein ist meist das Bild der Halbseitenläsion bei deren Sitz im Dorsalmark; wesentlich complicirt dagegen beim Sitz im Halsmark, indem es bei der grossen Zahl der hier weit auseinander liegenden Nervenwurzeln, welche sich an der Bildung der *Plexus brachiales* betheiligen, sowohl hinsichtlich der motorischen Lähmung als auch der Ausbreitung der Anästhesie von wesentlichem Einflusse sein wird, ob die Läsion in diesem oder jenem Spatium zwischen zwei Nervenwurzelabgängen oder gerade in gleicher Ebene mit einem solchen oder endlich oberhalb der Halsanschwellung sitzt.

Es wäre überflüssig alle Möglichkeiten theoretisch zu deduciren, nur einige der massgebenden Gesichtspunkte seien angegeben. In allen Fällen wird natürlich diese wechselnde Localisation auf das Verhalten der Störungen an Rumpf und Beinen keinen Einfluss haben, dagegen wird sich in den beiden zuerst angeführten Fällen, falls die Läsion eine reine ist und möglichst bald zur Beobachtung kommt, nicht eine völlige Lähmung des einen Armes und völlige Anästhesie des entgegengesetzten finden, sondern es werden sich, je nach der Höhe des Sitzes der

Läsion, Lähmungen und Anästhesien verschiedener, wechselnder Nervengebiete finden; dass das Bild, falls sich an die primäre Läsion secundäre Störungen anschliessen, wesentlich getrübt, ja völlig verwischt sein kann, gilt nicht blos für die hier erwähnten, complicirten, sondern auch für die reinen Fälle. Liegt die Läsion oberhalb des Abganges des *Plexus brachialis,* dann wird auch für die Arme der Typus der Halbseitenläsion rein zum Vorschein kommen. Ausserdem kommen beim Sitze der Läsion im Halsmark Erscheinungen zur Beobachtung, die auf Betheiligung des Halssympathicus zu beziehen sind: Röthung und Temperaturerhöhung der Haut der der Läsion entsprechenden Kopfseite, Injection der Conjunctiva, Thränenträufeln, Myosis, Hemicranie. — Es bedarf hier keiner weiteren Ausführung, dass entsprechend den verschiedenartigen ätiologischen Momenten oft nur anfänglich der Symptomencomplex der Halbseitenläsion deutlich ausgesprochen sein wird und sich später durch secundäre Processe (Myelitis, Erweichung etc.) mehr oder weniger verwischt.

Die Kenntnisse, welche wir gegenwärtig von den Functionen des Rückenmarkes und deren Gebundensein an einzelne Theile des Rückenmarkquerschnittes besitzen, geben eine halbwegs befriedigende Erklärung der besprochenen Halbseitenläsion. Für die psycho-motorischen Bahnen ist es mit aller jetzt erreichbaren Sicherheit beim Menschen nachgewiesen, dass dieselben ohne irgendwelche nennenswerthe Kreuzung im Rückenmarke selbst, von der in den Pyramiden entweder ganz oder theilweise erfolgten Kreuzung ab, entweder ausschliesslich im Seitenstrange der einen Hälfte (Pyramidenseitenstrangbahn, FLECHSIG) verlaufen oder zum Theil in diesem, zum Theile ungekreuzt in der Pyramidenvorderstrangbahn (FLECHSIG); die letztere Anordnung ist dafür verantwortlich zu machen, wenn nach Hemisection des Rückenmarks entweder unvollständige Hemiparaplegie (weil ein Theil der für diese Seite bestimmten psycho-motorischen Bahnen im Vorderstrang der anderen Seite verläuft) oder neben vollständiger Hemiparaplegie noch leichte Parese der anderen Seite eintritt, weil in der durchschnittenen Hälfte auch für die andere Seite bestimmte motorische Bündel im Vorderstrange der durchschnittenen Seite verlaufen; am häufigsten findet sich die völlige Kreuzung in den Pyramiden und damit reine Hemiparaplegie nach Hemisection.

Auch für die vasomotorischen Bahnen wird jetzt ziemlich allgemein angenommen, dass die für die eine Seite bestimmten auch in der entsprechenden Rückenmarkshälfte verlaufen.

Wesentlich geringer ist die Uebereinstimmung in Hinsicht der Anschauungen bezüglich des Verlaufes der sensiblen Bahnen im Rückenmarke; ziemlich allgemein acceptirt ist die Anschauung der partiellen Kreuzung; BROWN-SÉQUARD nimmt eine völlige Kreuzung für die Tast-, Schmerz- und Temperaturempfindung an, während die in den vorderen Wurzeln verlaufenden Bahnen für den Muskelsinn ungekreuzt verlaufen sollen; neuerlich behauptet jedoch FERRIER gegen BROWN-SÉQUARD, dass auch die Bahnen für den Muskelsinn sich wie die andern kreuzen, ohne jedoch von klinischer Seite Zustimmung zu finden.

Als bisher klinisch wenig verwerthete Angabe BROWN-SÉQUARD'S sei erwähnt, dass die Kreuzung der Bahnen nicht in derselben Horizontalen erfolgen soll, sondern in verschiedenen, und zwar ist die Reihenfolge von unten nach aufwärts: Berührung, Kitzel, Schmerz, Temperatur; ferner dass die Leiter für die Empfindungsqualitäten der Beine und einen grossen Theil des Stammes eine Gruppe constituiren, die hinter einer gleichen für die Arme bestimmten Gruppe liegt. Angesichts der hier vorgeführten Anschauung BROWN-SÉQUARD'S, dass für die verschiedenen Empfindungsqualitäten verschiedene Fasern bestimmt sind, muss hervorgehoben werden, dass auch über diesen Punkt noch wesentliche Differenzen bestehen. Die cutane Hyperästhesie auf der der Läsion entsprechenden Seite ist gleichfalls noch Gegenstand der Controverse; während sie Einzelne durch Reizung von der Wunde aus erklären, rufen Andere dafür die Lehre von den Hemmungsmechanismen an.

Die Anwendung der hier vorgeführten physiologischen Anschauungen auf die Lehre von der Hemisection, sowie die hier gegebenen Schemata (Fig. 1 und 2) werden zum Verständnisse der Erscheinungen genügen. Das Verständniss der übrigen

Fig. 1.

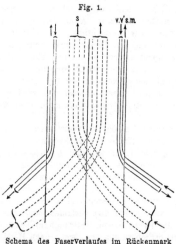

Schema des FaserVerlaufes im Rückenmark (nach Brown-Séquard).
v Willkürliche Bewegung, s Sensible Bahnen, v' Vasomotorische, s. m. Muskelsinn.

Fig. 2.

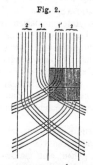

Schematische Darstellung nach Brown-Séquard zur Erklärung der anästhetischen Zone auf der motorisch gelähmten Seite; die von unterhalb der Läsion kommenden sensiblen Faserzüge der linken Seite sind alle unterbrochen durch die (quer schraffirte) Läsion; von den rechtseitigen sensiblen NerVenwurzeln nur die eine in der Höhe der Läsion eintretende, daher die schmale anästhetische Zone dieser Seite.

Erscheinungen, Decubitus, Arthropathien etc. ergiebt sich aus den in anderen Capiteln der Rückenmarkspathologie auseinandergesetzten Thatsachen.

Da es sich bei der Halbseitenläsion nur um einen Symptomencomplex handelt, so kann von einer Darstellung des Verlaufes, der Prognose, der Therapie keine Rede sein, vielmehr hängen alle diesbezüglichen Fragen von der Natur der dem Symptomencomplex zu Grunde liegenden Affection, zum Theil aber auch von den accessorischen Symptomen, Decubitus, Blasenlähmung, ab. Die Halbseitenläsion wird sich in reinen Fällen meist leicht von anderen Formen von Hemiplegie unterscheiden lassen. Von der cerebralen durch das Fehlen anderer cerebraler Erscheinungen, durch das differente Verhalten der Motilität und Sensibilität, die bei cerebralen Läsionen gleichseitig vorkommen; der letztere Umstand, sowie die Unvollständigkeit der Lähmung werden halbseitige Läsionen der *Cauda equina* erkennen lassen; an die Diagnose der Halbseitenläsion muss sich natürlich in jedem Falle noch die Diagnose der Art der Läsion anschliessen; die erstere wird nicht selten nützliche Anhaltspunkte für die letztere an die Hand geben.

Literatur: Brown-Séquard, *Course of lectures on the physiology and pathology of the central nervous system.* Philadelphia 1860. Compt. rend. de la soc. de biol. 1860. I, pag. 192. Jouin. de la physiol. VI, 1863 und Archives de physiol. 1868, 1869. — C. Müller, Beiträge zur pathologischen Anatomie und Physiologie des Rückenmarks. 1871. — Köbner, Deutsches Archiv f. klin. Med. XIX, pag. 169 (Zusammenfassende Mittheilung). — Ferrier, in Brain. 1884, April. — Gilbert, Archiv de neurol. 1887, Nr. 9. — Hofmann, Deutsches Archiv f. klin. Med. 1886. XXXVIII. — Rosenthal, Wiener med. Presse. 1887, Nr. 8 u. 9. — Rossolymo, Ref. in Mendel's Centralbl. 1887, pag. 292; Volkmann, Deutsches Archiv für klin. Med. XLII, pag. 432.

Hämatomyelie (*Haemorrhagia s. Apoplexia medullae spinalis*, Rückenmarksblutung) bezeichnet jene seltenen Fälle von Blutung in die Substanz des Rückenmarks, der keine Erkrankung der letzteren vorangegangen, im Gegensatze zu den früher vielfach damit zusammengeworfenen Fällen von Hämatomyelitis, Fällen von Myelitis mit späterer Blutung; ebenso sind davon auszuschliessen die

Falle von *Myelitis haemorrhagica,* wo die gleichfalls im Verlaufe einer Myelitis auftretenden Blutungen das klinische Bild wegen ihrer Kleinheit nicht beeinflussen. Dem pathologisch anatomischen Befunde nach kann man unterscheiden: 1. Die (mit Unrecht, weil nicht von den Capillaren ausgehend) sogenannten capillaren Blutungen, kleine punktförmige Blutungen, die sich von den gleichfalls punktförmig sich darstellenden Gefässdurchschnitten durch ihre Resistenz gegen den Wasserstrahl unterscheiden. 2. Die hämorrhagische Infiltration, die darin besteht, dass das reichliche ausgetretene Blut keine einzige zusammenhängende Masse bildet, sondern in verschieden starken Anhäufungen zwischen die dann nicht selten zertrümmerte und erweichte Substanz vertheilt ist, was dem Rückenmarksquerschnitte ein eigenthümlich roth gesprenkeltes Aussehen giebt; in älteren Fällen ist das Roth durch eine rostbraune, gelbrothe Farbe ersetzt. Von der ersten zur zweiten Form der Hämorrhagie finden sich vielfache Uebergänge. 3. Den hämorrhagischen Herd, wo das ergossene Blut eine grössere Ansammlung zwischen der auseinandergedrängten und zertrümmerten Substanz bildet; entsprechend der Gestalt des Rückenmarks wechselt die Grösse und Form zwischen zwei Haupttypen: entweder bildet das Blut einen klein bohnengrossen, bei günstiger Lage durch die Meningen durchschimmernden Tumor (CRUVEILHIER) oder es bahnt sich der Bluterguss in der grauen oder weissen Substanz einen Hohlgang und bildet dann einen oft ziemlich langen Cylinder, sogenannte Röhrenblutung (LEVIER); in beiden Fällen ist die umgebende Substanz zerrissen, blutig infiltrirt, häufig auch erweicht. Die Veränderungen, welche der Bluterguss und das ihn umgebende Gewebe allmälig eingehen, gleichen völlig denjenigen bei Gehirnhämorrhagien, auch hier kann es zur Ausheilung in Form einer hämorrhagischen Narbe oder Cyste kommen; nicht selten entwickeln sich jedoch in der Umgebung des Blutergusses eine mehr oder weniger weit fortschreitende Myelitis, in länger dauernden Fällen die typischen secundären auf- und absteigenden Degenerationen, endlich die sogenannte Randdegeneration, eine die Peripherie der Rückenmarkssubstanz in verschiedener Breite beschlagende Degeneration nicht systematischer Art. Als bisher sonst nicht beobachtet ist eine von LEYDEN beschriebene gelbrothe oder rostfarbene Färbung der Achsencylinder der markhaltigen Nervenfasern durch Hämatoidin bedingt zu erwähnen.

Schwerere Gefässveränderungen finden sich nur selten, in einzelnen Fällen wurden die im Gehirn die häufigste Ursache der Hämorrhagien bildenden aneurysmatischen Erweiterungen der kleinen Gefässe gefunden.

Der Sitz der Blutungen kann in den verschiedenen Höhen des Rückenmarks sich vorfinden, doch ist der Halstheil eine Prädilectionsstelle; mit Bezug auf den Querschnitt localisiren sie sich häufiger in der gefässreicheren grauen Substanz. Die Meningen in der Nähe der Hämorrhagien sind meist hyperämisch oder zeigen ähnliche Hämorrhagien; die peripherischen Nerven zeigten in einzelnen daraufhin untersuchten Fällen atrophische Vorgänge; zu erwähnen ist, dass sich in einzelnen Fällen neben der Hämorrhagie noch andere Läsionen des Centralnervensystemes vorfanden, Tumoren, Hydromyelie, Erweichungen und Hämorrhagien des Gehirns.

Für die Seltenheit der Hämatomyelie gegenüber den zahlreichen Fällen von Gehirnhämorrhagie ist vor Allem die wesentlich von der des Gehirns abweichende Anordnung der zuführenden Gefässe, dann die Seltenheit der oben erwähnten Erkrankung der kleinen Gefässe verantwortlich zu machen; das häufigste Vorkommen der spinalen Hämorrhagien in den mittleren Lebensaltern entspricht der Häufigkeit der in dieser Zeit thätigen ätiologischen Momente; aus dem gleichen Grunde werden Männer öfter befallen als Frauen. Man unterscheidet vom ätiologischen Standpunkte eine accessorische Rückenmarksblutung, die in Folge von Arteriosclerose, traumatische, spontane und als Anhang die in die schon erkrankte Substanz erfolgende Hämatomyelitis. (Die von einzelnen Autoren hier abgehandelten Rückenmarksveränderungen in Folge plötzlich verminderten Luftdrucks, siehe pag. 20.)

Accessorische Blutungen sind jene, welche als Folgeerscheinung anderer Krankheiten (jedoch mit Ausschluss der Hämatomyelitis) auftreten; sie entstehen im Gefolge der verschiedensten Krampfformen, in Folge von Störungen der Circulation oder der Blutbeschaffenheit; sie sind meist sogenannte capillare, deshalb in der Regel symptomenlos und werden meist erst bei der Section als zufälliger Befund constatirt. (So hat neuerlich PICK in dem Rückenmarke eines, bis dahin gesunden, 10monatlichen, an acuter Diarrhoe verstorbenen Kindes einen solchen gemacht.) Die traumatischen Blutungen in die Rückenmarksubstanz beanspruchen, je nachdem sie im Gefolge anderer Verletzungen des Rückenmarks, Quetschungen, Zerreissungen, einhergehen oder selbständig in Folge von Erschütterung des ganzen Körpers oder der Wirbelsäule auftreten, eine verschiedene Bedeutung; im ersteren Falle wird dieselbe meist nur eine accessorische sein, die Symptomatologie wird dann mit der der Rückenmarksverletzung zusammenfallen, im letzteren fällt das Schwergewicht auf die durch Grösse und Sitz der Blutung bedingte Läsion; den letzteren localisirt THERBURN meist in's Centrum der Medulla. Anhangsweise hier zu erwähnen sind die kleinen Blutaustretungen im Rückenmarke von Hunden, die nach MENDEL „gedreht" wurden.

Die Hämorrhagien aus Arteriosclerose kommen im Rückenmark ungleich seltener vor als im Gehirn, ja bis in die letzte Zeit wurde deren Vorkommen von einzelnen Autoren (HAYEM, CHARCOT) geleugnet, und behauptet, alle als solche aufgeführten Fälle wären nur Fälle von Hämatomyelitis; doch liegen jetzt wohlconstatirte Fälle vor, welche das Vorkommen jener ausser Zweifel stellen; in diese Kategorie gehören die zuweilen beobachteten Blutungen neben Hirnhämorrhagie, sowie solche mit gelungenem Nachweise der Gefässerkrankung.

Blutungen in Folge plötzlicher körperlicher Ueberanstrengung, in Folge von Fluxionen, durch Zorn, Aerger, ausgebliebene Menses oder unterdrückte Hämorrhoidalblutung bilden die Gruppe der spontanen Rückenmarksblutungen; daran schliessen sich einige Fälle ohne bekannte Ursache aufgeführt; hohe Kältegrade werden gleichfalls unter den Ursachen aufgeführt.

Die Symptomatologie der spinalen Apoplexie lässt sich wegen der verschiedenen Factoren, welche dieselbe so wesentlich beeinflussen, vor Allem Sitz und Ausdehnung der Blutung, nur im Allgemeinen geben, immerhin weist dieselbe einzelne Zeichen auf, welche namentlich in der Stellung der Diagnose im Allgemeinen leiten können, während die hinsichtlich des Sitzes und der Ausdehnung, die öfter erst später möglich ist, wenn die Erscheinungen des Shok gewichen, sich hauptsächlich auf unsere Kenntnisse von der physiologischen Dignität der einzelnen Abschnitte des Rückenmarkes stützen wird. Zu jenen gehört die Symptomatologie des Beginnes; derselbe ist meist ein plötzlicher, in seltenen Fällen in mehrfachen, ziemlich rasch aufeinander folgenden Schüben erfolgend, in einzelnen Fällen jedoch sich über mehrere Tage erstreckend; der Kranke stürzt unter heftigen Schmerzen, ohne das Bewusstsein zu verlieren, paraplegisch zusammen; doch sind auch Fälle bekannt, in welchen gleichzeitig Bewusstseinsverlust eintrat, ohne dass eine Gehirncomplication vorgelegen hätte; in einzelnen Fällen erfolgte die Blutung im Schlafe, so dass sie erst beim Erwachen des Kranken durch die Paraplegie offenbar wurde; in anderen Fällen gehen leise Vorboten voraus, abnorme Sensationen der verschiedensten Art, aber auch heftiger Schmerz meist in den später gelähmten Körperabschnitten. Schwerere Vorboten zeigen schon an und für sich ein centrales Leiden an, häufig handelt es sich dann um Fälle von Hämatomyelitis.

Die Paraplegie ist meist gleich anfangs eine vollständige oder erreicht diese Höhe innerhalb weniger Minuten (doch aber auch erst in Stunden), sie ist eine schlaffe, und wechselt ihr Bereich je nach dem verschiedenen Sitze; sie betrifft, und zwar in der Regel, beide Beine oder alle vier Extremitäten oder blos die Arme oder die der einen Seite, in diesem Falle oft nicht in gleichem Masse, oder endlich eine Extremität; bei höherem Sitze ist auch die Athemmusculatur betroffen; motorische Reizerscheinungen, Contracturen, Zuckungen in den gelähmten Extremitäten sind selten. Neben der motorischen besteht bei nur halbwegs grösseren Herden eine ebenso hoch hinauf reichende, meist vollständige, sensible Lähmung, daneben jedoch auch durch Druck zu steigernde Schmerzhaftigkeit der Wirbelsäule, zuweilen Gürtelgefühl, oder Schmerzen im Verlaufe der Samenstränge. Blase und Mastdarm sind gleichfalls meist gelähmt; Fieber ist nicht vorhanden; die Temperatur der gelähmten Extremitäten war in genauer beobachteten Fällen constant höher (bis zu 2°) als die Achselhöhlentemperatur; die Schweisssecretion der gelähmten Abschnitte in einzelnen Fällen auffällig gesteigert, in einem (LEVIER) vollständig fehlend; zuweilen wurden trophische Hautaffectionen (Erytheme) beobachtet. Das Verhalten der Reflexe wechselt je nach dem Sitze der Blutung; sie sind erhalten oder kehren bald zurück bei hohem Sitze, fehlen bei verbreiteter Zerstörung der grauen Substanz, im späteren Verlaufe sind sie häufig erhöht oder auch umgekehrt; in einzelnen Fällen wurde Priapismus beobachtet. In der unmittelbar folgenden Zeit ändert sich nur wenig an diesem Bilde, dagegen schliessen sich in den nur etwas schwereren Fällen bald acuter Decubitus, Cystitis an, die dann mehr oder weniger rasch durch septische Processe zum Tode führen; früher noch stellen sich bei tieferem Sitze der Hämorrhagie rasche Atrophie der gelähmten Extremitäten, Verlust der faradischen Erregbarkeit, Entartungsreaction ein; bei hohem Sitze bleiben diese Erscheinungen aus (GOLDTAMMER); bei mehr chronischem Verlaufe endlich schliessen sich meist Erscheinungen von Myelitis an, die gleichfalls je nach Sitz und Ausdehnung sich verschieden gestaltet.

Dem hier skizzirten Bilde der Hämatomyelie wären noch als durch den Sitz der Blutung bedingte Modificationen anzufügen, die Lähmung aller vier Extremitäten und der Athemmusculatur beim Sitz in der Halsanschwellung, neben welcher auch, jedoch nicht constante Pupillenerscheinungen beobachtet werden; beim Sitz im obersten Halstheil (Phrenicus) tritt meist sofortiger Tod ein, seltener nur bedeutende Athemnoth.

Eine Vielfältigkeit von Bildern ergeben natürlich die kleineren Blutungen, indem bei ihnen nicht blos der Sitz mit Bezug auf die Längsachse des Rückenmarks, sondern auch bezüglich ihrer Ausdehnung auf dem Querschnitte desselben wesentlich in Betracht kommt; die Symptome werden sich verschieden gestalten, je nachdem blos die eine Rückenmarkshälfte von der Blutung betroffen (BROWN SÉQUARD'sche Halbseitenläsion) oder blos die graue Substanz der einen Seite oder vielleicht blos das Vorderhorn derselben; die diesbezüglich erwachsenden Aufgaben der topischen Diagnostik werden sich an der Hand der Kenntnisse von den Functionen des Rückenmarks meist ziemlich befriedigend lösen lassen; dafür, dass nicht blos die Theorie, sondern auch die Praxis (namentlich bezüglich der Prognose) nach dieser Richtung hin von einer richtig gestellten Diagnose Vortheil ziehen könne, bietet auch die Literatur der Hämatomyelie genügende Beispiele.

Der Verlauf hängt in gleicher Weise von Sitz und Ausdehnung der Blutung ab; die Schwere desselben ergiebt sich aus der Symptomatologie; der Ausgang ist häufig ein letaler, bald rasch eintretend, bald auch Folge von Complicationen, doch kann selbst nach mittleren Blutungen Heilung mit Defect eintreten. Kleinere Blutungen können bis auf unbedeutende Störungen zur Ausheilung kommen (CRUVEILHIER). Die Dauer des Verlaufes modificirt sich in erster Linie nach der Schwere der Erscheinungen, wesentlich namentlich durch Complicationen und schwankt zwischen Minuten und Jahren.

Für die Diagnose der Hämatomyelie werden massgebend sein der plötzliche Beginn mit schweren Lähmungserscheinungen ohne Bewusstlosigkeit, das Fehlen anderer Gehirnerscheinungen, das Fehlen schwererer sensibler und motorischer Reizungen (gegenüber den Meningealblutungen, die eine viel bessere Prognose darbieten); sehr schwierig, ja häufig unmöglich wird die Differentialdiagnose gegenüber der Hämatomyelitis zu stellen sein; vor Allem wird man sich auf den durchaus plötzlichen Beginn der Erscheinungen ohne schwerere Prodrome, auf das Fehlen

2 *

einer Temperatursteigerung zu stützen haben; die Differentialdiagnose gegenüber
der Lähmung in Folge von Aortenverschluss wird sich durch Beachtung des Verhaltens der Circulation in den gelähmten Extremitäten leicht stellen lassen; sehr
schwer dagegen gegenüber der acuten Erweichung, die jedoch ungleich seltener
ist als die Hämatomyelie. An die Diagnose der Blutung knüpft sich dann die
Diagnose ihres Sitzes, bezüglich deren oben das Nöthige gesagt ist.

Die Prognose der Hämatomyelie ist immer eine schwere, modificirt je
nach Sitz und Ausdehnung, aber selbst bei kleinen Blutungen ist immer die Möglichkeit anschliessender Myelitis sowie das Hinzutreten von Complicationen im Auge
zu behalten.

Die prophylactischen Massnahmen ergeben sich aus den ätiologischen
Gesichtspunkten; die Blutung selbst giebt wohl keine besondere Indication; gegen
Wiederholung derselben würden sich ruhige Lagerung, Kälte, Ergotin, Laxantien
empfehlen; in der Folge wird die Behandlung der Myelitis einzutreten haben,
welche sich hauptsächlich gegen die rasch eintretenden trophischen Störungen,
Decubitus, Cystitis wenden wird; ist Stillstand und Heilung der Complicationen
eingetreten, dann tritt die Behandlung der Defecte nach allgemeinen Grundsätzen
in ihr Recht; laue Bäder und Thermen, der galvanische Strom kommen meist
in Verwendung.

Literatur: Levier, Beiträge zur Path. der Rückenmarksapoplexie. Dissert.
Bern 1864. — Hayem, Des hémorrhagies intrarhachidiennes. Paris 1872. — Cruveilhier,
Anat. path. Livr. III. pl. VI. — Eichhorst, Charité-Annalen. 1876. I, pag. 192. — Goldt-
ammer, Virchow's Archiv, LXVI. — Lefebvre, De l'apoplexie spinale. Thèse de Paris.
1877. — A. Pick, Prager med. Wochenschr. 1881, Nr. 45. — Leyden, Zeitschr. f. klin.
Med. 1887, XIII, Heft 3 u. 4. — Hebold, Archiv f. Psych. XVI, Heft 3.

In noch nicht völlig klargelegtem Zusammenhange mit der Hämatomyelie
stehen die neuerdings zur Erörterung gelangten **Rückenmarksläsionen in
Folge plötzlicher Verminderung des Luftdrucks.**

Seitdem in der neueren Zeit behufs unterirdischer und unterseeischer
Bauten Arbeiter durch längere Zeit unter einem bis zu 3 Atmosphären gesteigerten
Luftdrucke in Taucherglocken oder Caissons zubringen mussten, machte man
mehrfach die Beobachtung, dass solche Arbeiter, wenn sie plötzlich an die freie
Luft hinaustraten, unter apoplektischen Erscheinungen von schweren Lähmungen
befallen werden, die häufig bald rasch, bald nach kurzer Zeit, den letalen Ausgang
herbeiführen. Nachdem schon in den Fünfziger-Jahren mehrere derartige Beobachtungen von französischen Forschern gemacht worden, ohne dass die damals
ausgeführten Sectionen einen Anhaltspunkt zur Lösung der Frage nach dem pathogenetischen Vorgange gegeben hatten, wurden zahlreichere Beobachtungen im
Jahre 1863 von BABINGTON und CUTHBERT gemacht.

Die Arbeiter, welche aus dem mit comprimirter Luft gefüllten Raume an
die atmosphärische Luft treten, merken eine Steigerung der schon innerhalb der
comprimirten Luft verspürten Beschwerden; Schmerzen in den Ohren, im Kopfe,
in den Gelenken, Nasenbluten, Gefühl von Schwere in den Extremitäten; ausserdem
aber, und zwar namentlich, wenn die Betreffenden allzu rasch herausgetreten
waren, wurden Fälle von Hemiplegie mit und ohne Facialisbetheiligung beobachtet,
welche unter apoplectischen Erscheinungen auftraten und unter Erscheinungen von
Hirndruck zum Tode führten; mehrere Male wurden Paraplegien beobachtet, die
zum Theil tödtlich endeten, zum Theil (ebenso die Paraparesen) im Verlaufe
von 1—1½ Monaten in Heilung ausgingen; damals sprachen die genannten Autoren,
obgleich kein Sectionsbefund vorlag, die Ansicht aus, dass es sich wohl um
Blutungen in die Substanz des Rückenmarkes handle, während andere Autoren
eine Rückenmarkscongestion annehmen zu sollen glaubten. Die erstere Anschauung
wurde durch verschiedene experimentelle Untersuchungen gestützt. HOPPE zeigte
zuerst, dass in Folge schneller Verminderung des Luftdruckes die Blutgase frei
werden, durch Eintritt in die Lungencapillaren oder bei weniger rascher Verminderung in die kleinen arteriellen Gefässe die Circulation verhindern, zu

Blutaustretungen Veranlassung gebén; später wurde diese Angabe durch zahlreiche Versuche von P. BERT und J. ROSENTHAL, neuestens noch durch BLANCHARD und REGNARD bestätigt. Für den Menschen jedoch brachten erst die letzten Jahre zwei Untersuchungen, die von LEYDEN und FR. SCHULTZE geliefert wurden. In dem von LEYDEN mitgetheilten Falle trat ½ Stunde nach dem Verlassen des Caissons unter Druck in der Herzgrube und Athembeschwerden eine schwere motorische und sensible Paraplegie auf; die Bauchhaut war in etwas ungleicher Weise auf beiden Seiten bis zum Nabel anästhetisch, die Blase gelähmt; Tod nach 15 Tagen, in Folge von Cystitis und Pyelonephritis. Makroskopisch war an dem frischen Rückenmarke nichts wahrzunehmen. Die mikroskopische Untersuchung des gehärteten Rückenmarkes, welches in diesem Zustande schon mit freiem Auge im Brusttheil ein geflecktes Aussehen darbot, ergab in der Länge von 10 Cm. zahlreiche kleine, besonders in den Hinter- und Vorderseitensträngen liegende Herde, welche fast ausschliesslich aus Haufen grosser Zellen bestanden, welche zwischen der auseinandergedrängten Nervensubstanz lagen; Spuren von Gefässzerreissung, Blutaustretungen konnten nicht nachgewiesen werden; das umgebende Gewebe zeigte Zeichen einer frischen Myelitis. LEYDEN deutet unter Anlehnung an die Versuche von HOPPE und P. BERT den Befund so, dass die Blutgase nach Zerreissung der freien Capillaren ohne merkliche Blutung in das Gewebe austreten und in diesem die Zerreissungen bilden; die grossen in denselben liegenden Zellen, die er von den Körnchenzellen trennt, hält er für Granulationszellen, die Veränderungen in der Umgebung der Spalten für reactive Entzündung. In dem von SCHULTZE mitgetheilten Falle stellten sich beim Heraustreten aus dem Caisson Gelenkschmerzen ein, zu denen nach 20 Minuten eine Paraplegie hinzutrat; ausserdem wurden Blasen- und Mastdarmlähmung, sowie beträchtliche Herabsetzung der Sensibilität bis zur Höhe des Nabels, Hyperästhesie des Nackens und der Rückenwirbelsäule gefunden. Der Tod trat nach 2½ Monaten in Folge von Decubitus, Cystitis und Pyelitis ein. Makroskopisch war an dem frischen Rückenmarke nichts nachzuweisen. Mikroskopisch wies SCHULTZE im Wesentlichen das Bild einer *Leucomyelitis disseminata dorsalis* nach; die von ihm gefundenen Zellenanhäufungen entsprechen nicht den von LEYDEN gesehenen; ebensowenig fand er die von LEYDEN gesehenen Spalten, doch fällt die verschiedene Dauer der beiden Fälle bei Beurtheilung dieser Umstände in's Gewicht. Verschiedene Bedenken, welche SCHULTZE gegen die von LEYDEN gegebene Hypothese des pathogenetischen Zusammenhanges erhebt, lassen die Frage als eine offene erscheinen; doch darf man jetzt das Vorhandensein einer gröberen Läsion als gesichert betrachten. Die Therapie in solchen Fällen wird sich hauptsächlich gegen die Folgezustände und die Complicationen zu richten haben. Neuerlich nehmen PARISSIS und TETZIS (fraglich ob durch Section bestätigt) für den nach der Schwere der Erscheinungen in vier Grade gegliederten Erscheinungscomplex verschiedene localisirte und combinirte spinale, bulbäre und cerebrale Blutungen an. Einer eben im Erscheinen begriffenen grösseren Arbeit von CATSARAS, die sich auf zahlreiche, an griechischen Tauchern gemachte Beobachtungen stützt, ist zu entnehmen, dass die das Nervensystem treffenden Störungen in cerebrale, cerebrospinale und spinale sich theilen lassen, und dass die letzte Gruppe wieder verschiedene klinische Formen zeigt.

Literatur: Babington und Cuthbert, Dublin Quart. Journ. 1863, LXXII, pag. 312. — Hoppe, Müller's Archiv. 1857, ¡ag 63. — P. Bert, Compt. rend. ¡871 und 1872. — Leyden, Archiv f. Psych. IX, pag 316. — Fr. Schultze, Virchow's Archiv. LXXVI. pag. 124. — Blanchard und Regnard, Gaz méd. de Paris. 1831, Nr. 21. — Broschüre von Parissis und Tetzis. Nach dem Ref. in Neurol. Centralbl. 1883, pag. 48. — Charpentier, Union méd, 14. Aug. 1883. — Catsaras, Arch. de neurol. XVI, 1833, Nr. 47 ff.

Rückenmarkshyperämie. Bei den innigen Beziehungen zwischen dem Gefässsystem der Rückenmarkshäute und demjenigen des Rückenmarks, lässt sich die Hyperämie des letzteren nur im Zusammenhange mit derjenigen seiner Häute behandeln, aber hier gilt noch in erhöhterem Masse das, was früher bezüglich der pathologischen Anatomie der Rückenmarksanämie und ihrer Beziehungen zu den klinischen Erscheinungen gesagt worden. Makroskopisch stellt sie sich dar an der grauen, gefässreicheren Substanz als graurothe Färbung, an der weissen als leicht röthliche Nuance und stärkeres Hervortreten von Blutpunkten. Mikroskopisch erscheinen die Blutgefässe bis in die kleinsten Verzweigungen prall gefüllt, was, da in der Norm die feinen Gefässästchen wenig hervortreten, Gefässwucherung vortäuschen kann; weniger ausgesprochen sind die Erscheinungen an den Meningen; nur hohe Grade lassen eine sichere Beurtheilung zu. Die Farbe derselben ist eine hell rosige, die Gefässe erscheinen prall gefüllt, stark geschlängelt, nicht selten finden sich zahlreiche kleine Hämorrhagien; doch ist zu beachten, dass namentlich die pralle Füllung und Schlängelung der Gefässe auch Folge der Lagerung der Leiche oder der Agone sein kann.

Das klinische Gebiet, welches man der spinalen Hyperämie (wir fassen von jetzt ab unter dieser Bezeichnung diejenige des Rückenmarks und der Häute zusammen) zutheilte, anfänglich weit umfassend und alle diejenigen Fälle in sich begreifend, deren Section keinen makroskopisch greifbaren Befund darbot, wird mit dem Fortschreiten der pathologischen Histologie immer mehr eingeengt. Aber noch jetzt bewegt sich der Kreis der ihr zugeschriebenen Erscheinungen in weiten Grenzen, fast in Extremen; giebt es, abgesehen von leichteren Erscheinungen, die auf Rückenmarkscongestion bezogen werden, selbst schwere Affectionen, wie z. B. die acut aufsteigende Paralyse, welche von Einzelnen hierherbezogen werden, so leugnen Andere, z. B. VULPIAN, überhaupt das Vorkommen deutlicher klinischer Erscheinungen.

Wie überall dort, wo die Zweifel überwiegen, ist auch hier das Capitel der Aetiologie ein grosses; functionelle Reizung (körperliche Ueberanstrengung, übermässiger oder stehend selbst blos einmal ausgeübter Coitus), nutritive Reizung (bei entzündlichen Affectionen), Intoxicationen (Strychnin, Alkohol, Cocain), Trauma (Erschütterung), Erkältung, Retention normaler Ex- und Secretionen (Fussschweisse, Hämorrhoiden, Menses), gewisse fieberhafte Erkrankungen (Malaria), endlich die Erkrankungen der Brust- und grossen Baucheingeweide werden als Ursache von Rückenmarkshyperämie aufgezählt; nur wenig davon hält einer ruhigen Kritik Stand.

In der Symptomatologie werden wir uns kurz fassen, da für nichts von dem, was der Rückenmarkshyperämie von Symptomen zugeschrieben wird, eine genügende Begründung zu finden ist, Alles auf rein hypothetischer Basis ruht, die jeweils verschieden gewählt ist; zum grossen Theil sind es die Erscheinungen der Spinalirritation, die jedoch charakteristischer Weise für die ganze Sachlage von HAMMOND als Anämie der Hinterstränge gedeutet wird.

Indem wir auf den diese behandelnden Artikel verweisen, sei hier nur kurz erwähnt, dass namentlich sensible Erscheinungen der Rückenmarkshyperämie zugeschrieben werden: dumpfe Schmerzen, hauptsächlich localisirt längs der Wirbelsäule, zuweilen ausstrahlend in die Extremitäten, Ameisenlaufen in diesen, sowie das Gefühl des Eingeschlafenseins, Gürtelgefühl; von motorischen Erscheinungen: Spannungen, besonders der Rücken- und Nackenmusculatur, welche eine oft beträchtliche Steifigkeit der Wirbelsäule veranlassen. Als von den Autoren hier beschrieben, aber kaum hierher gehörig, sind noch zu erwähnen leichte paretische Zustände, dann die spinalen Erscheinungen während des Typhus und der Variola. Die Erscheinungen sind regelmässig bilateral und auf die unteren Extremitäten beschränkt, selten sind auch die Arme betheiligt. JUGE DE SEGRAIS beschreibt neuerlich als Congestion des Rückenmarks in Folge stehend ausgeübten Coitus eine sich rasch nach demselben entwickelnde, wenige Tage andauernde, nahezu vollständige Paraplegie, begleitet von leichten Harnbeschwerden und Schmerzen in der Lendengegend.

Als charakteristisch für Rückenmarkshyperämie will BROWN-SÉQUARD die Erscheinung ansehen, dass die Schwäche der Beine grösser in der horizontalen Lage als bei aufrechter Stellung sei und dass der Kranke einige Zeit nach dem

Aufstehen besser geht als unmittelbar des Morgens. Doch wird dies nicht bestätigt. Ueber den Verlauf lässt sich angesichts der geschilderten Sachlage etwas Bestimmtes nicht aussagen; doch wird man ihn als zumeist günstig hinstellen dürfen. Die *Paralysis ascendens acuta* mit ihrem so häufig ungünstigen Ausgange gehört gewiss nicht hierher.

Die Diagnose der Rückenmarkshyperämie wird immer eine zweifelhafte sein und sich begreiflicherweise hauptsächlich auf die Verwerthung der ursächlichen Momente stützen.

Die Therapie wird in Antiphlogose, localen Blutentziehungen, Ableitungen auf den Darm, Bäder, Hydrotherapie bestehen.

Literatur. Die ältere Literatur siehe unter Neurasthenie; ausserdem Ollivier's Traité. — Brown-Séquard, *Lect. on diagnosis and treatment of the princ. forms of paralysis of lower extremities.* London 1861. — Le Juge de Segrais, Arch. gén. de méd. Sept. 1888.

Rückenmarksmissbildungen. Unter dieser Rubrik fassen wir diejenigen angeborenen Bildungsfehler des Rückenmarks zusammen, welche nicht schon selbständig unter Rückenmarksagenesie, *Spina bifida,* Hydromyelie, Syringomyelie abgehandelt werden. Sie haben zum Theil nur pathologisch-anatomisches Interesse, wurden aber seit jeher mit Nutzen zur Aufhellung dunkler, entwicklungsgeschichtlicher Fragen benutzt und sind in der letzten Zeit in nähere Beziehung zu manchen wichtigen Fragen der speciellen Rückenmarkspathologie getreten. Zuerst ist zu nennen die Amyelie, das totale Fehlen des Rückenmarks, mit dem immer gleichzeitig auch ein Fehlen des Gehirns (Amyelencephalie), in einem älteren Falle (CLARKE, 1793) des gesammten Nervensystems beobachtet wurden. In der Regel sind die Hirn-Rückenmarkshäute vorhanden. Nicht selten ist combinirt damit eine complete oder partielle *Spina bifida.* Ueber die Genese dieser Missbildung ist man bisher zu keinem bestimmten Urtheile gekommen, doch ist es wahrscheinlich, dass es sich um nachträgliche Zerstörung des anfangs normal angelegten Rückenmarks durch Flüssigkeitsansammlung in dessen Höhlung handelt. Daran schliesst sich die Atelomyelie, das Fehlen eines mehr oder weniger grossen Stückes des Halsmarks, welches neben Anencephalie oder Acephalie beobachtet wird; der Rest des Rückenmarks ist in der Regel normal gebildet, zuweilen gleichzeitig eine *Spina bifida* vorhanden. Hierher gehören auch die in einzelnen Fällen beobachteten Deformitäten der Lendenanschwellung, welche verkümmert war und eine keilförmige Anschwellung an ihrem Ende zeigte; ebenso die Diastematomyelie, Spaltung des Rückenmarks in zwei Hälften, welche, mehr oder weniger von der Länge des Rückenmarks einnehmend, in dessen verschiedenen Abschnitten liegen können; sie ist bedingt durch mangelhafte Vereinigung der anfänglich doppelten Rückenmarksanlage; FÜRSTNER und ZACHER beschrieben eine 4—5 Cm. lange Verdickung des untersten Brust- und obersten Lendenmarks, welche auf dem Querschnitte zwei vollständig entwickelte Rückenmarke von nahezu gleicher Grösse zeigte, von denen das eine, ursprüngliche, rasch sich verjüngend nach abwärts verschwindet, während das zweite in normaler Configuration normal unten endigt; v. RECKLINGHAUSEN, der, ebenso wie BONOME, einen ähnlichen Fall beschreibt, nimmt an, dass es sich dabei um Theilung der ursprünglichen Anlage, nicht um wahre Doppelbildung handle. Endlich gehört hierher die Diplomyelie, doppeltes Rückenmark, gleichzeitig mit doppelter Wirbelsäule, kommt vor bei den verschiedenen Doppelmissbildungen. Die genaueren Details des inneren Rückenmarksbaues in solchen Fällen sind bisher nur wenig bekannt.

Unter die Bildungsfehler rangiren auch die verschiedenen Anomalien des Rückenmarks rücksichtlich seiner Länge und Dicke. Von der normalen Länge sind die verschiedensten Abweichungen bekannt; während das Rückenmark in der Norm etwa in der Höhe des zweiten Lendenwirbels endet, wurden Fälle beobachtet, wo es einerseits in der Hälfte des elften Brustwirbels endete und anderseits wieder solche, wo es bis in's Kreuzbein hinein reichte. Auch in der Dicke

sind weitgehende Differenzen beobachtet; doch fehlen genauere Angaben, in welchen
Grenzen zumal im Verhältniss zur sonstigen körperlichen Entwicklung sich das
Normale bewegt, und wenn, namentlich in früherer Zeit, mehrfach Hypertrophien
des Rückenmarks beschrieben wurden, so fehlen aus der neueren Zeit die bestäti-
genden mikroskopischen Befunde. Dagegen liegen solche vor über abnorme Kleinheit des Rückenmarks und seiner Elemente, welche von grossem Einfluss auf die
pathogenetische Auffassung einzelner Krankheitskategorien werden dürften. Nachdem
früher FR. SCHULTZE in einem Falle sogenannter hereditärer Ataxie (FRIEDREICH)
eine abnorme Kleinheit der nervösen Elemente beobachtet und die Frage aufgeworfen hatte, ob nicht diese mangelhafte Anlage eine Prädisposition zu späterer
Erkrankung bilde, wurde von PICK, zum Theil gemeinschaftlich mit KAHLER, der
Nachweis des Vorkommens solcher partieller Hemmungsbildungen einzelner Systeme
erbracht und durch den Erweis des Vorkommens solcher partieller Kleinheiten in
pathologischen Fällen (z. B. abnorme Kleinheit der Hinterstränge in Fällen von
Tabes) diese Anschauung auf breitere Basis gestellt und erhärtet (s. auch unter
R ü c k e n m a r k s a g e n e s i e).

   Zu den Missbildungen, welche auf Hemmungsbildung beruhen, gehört
auch die Hydromyelie, welche selbständig abgehandelt wird; eine gleiche Behandlung
erfährt auch die *Spina bifida*.

   Zu erwähnen bei den Missbildungen des Rückenmarks sind die nicht
selten zu beobachtenden Asymmetrien, die bisher jedoch nur zum Theil unserem
Verständniss nahe gebracht sind; dieselben betreffen häufig die Rückenmarkshälften
in toto und sind in einzelnen Fällen bedingt durch die von FLECHSIG nachgewiesene Variabilität der Pyramidenbahnen, welche zum Theil gekreuzt, zum
Theil ungekreuzt in's Rückenmark eintreten. Andererseits kommen Asymmetrien
vor, welche blos die graue Substanz in toto oder auch nur das eine oder das
andere Horn derselben betreffen, ohne dass der Nachweis pathologischer Veränderungen zu liefern wäre; endlich finden sich auch Differenzen in der Zahl und
Beschaffenheit der nervösen Elemente (ungleiche Zahl der Vorderhornzellen, abnorme
Anhäufung feiner Nervenfasern an einzelnen Stellen) zwischen den beiden Hälften;
alle diese Fälle werden genau in Betracht zu ziehen sein, wenn es sich darum
handelt, zu entscheiden, ob eine vorhandene Asymmetrie als pathologisch begründet
(s. A g e n e s i e) anzusehen ist.

   Als Anhang zu dem Capitel der Bildungsfehler sind noch verschiedene,
bisher genetisch nicht klar gelegte, meist mikroskopische Befunde von abnormer
Lagerung oder Conformation zu erwähnen; so wurden in neuerer Zeit Heterotopien
grauer Substanz beschrieben (wie im Gehirn zuerst von VIRCHOW), dann Missbildungen grauer Substanz; dieselbe zeigt z. B. drei Vorderhörner oder einen abnormen
Auswuchs, oder eine abnorme Lagerung der CLARKE'schen Säulen, oder Fehler
dieser letzteren u. a. Diesen Befunden kann Verfasser einen bisher nicht veröffentlichten, eines kleinen, hornartig über die Rückenmarksoberfläche hervorragenden Auswuchs der weissen Substanz anreihen. Es ist dieser Befund nicht
zu verwechseln mit den von einzelnen englischen Autoren als pathologisch
beschriebenen Kunstproducten, die dadurch entstehen, dass das im fauligen Zustande der Leiche entnommene Rückenmark aus einer oder mehreren durch Ruptur
der Pia entstandenen Lücken hernienartig sich ausstülpt. Analoge Bildungen finden
sich auch in der weissen Substanz; so z. B. streckenweise abnorme Verlaufs-
richtung einzelner Bündel derselben (HITZIG), unregelmässige Lagerungen der
grauen und weissen Substanzen zu einander, wodurch die Rückenmarksoberfläche
eine höckerige Gestalt erhielt; endlich kommen auch mehrere der bisher beschriebenen Anomalien gleichzeitig in einem Rückenmarke vor (SIEMERLING).

   Literatur: Ueber die gröberen Missbildungen siehe die Handbücher der pathologischen Anatomie und die Specialwerke über die Missbildungen. Für das Uebrige:
F r. S c h u l t z e, Virchow's Archiv. LXX, pag. 140. — K a h l e r und P i c k, Archiv für
Psych. VIII. — D i e s e l b e n, Beiträge zur Path. und pathol. Anatomie des Centralnervensystems. 1879. — S c h i e f f e r d e c k e r, Archiv für mikrosk. Anatomie. XII, pag. 87. —

Flechsig, Leitungsbahnen im Gehirn und Rückenmark des Menschen. 1876. (Siehe auch bei Rückenmarksagenesie.) — Fürstner und Zacher, Archiv f. Psych. XII, pag. 373. — Schultze, Wandervers. der südwestdeutschen Neurologen und Psychiater v. J. 1884. — v. Recklinghausen, Untersuchungen über die Spina bifida. Virchow's Archiv. CV, H. 2 u. 3 und auch separat. — Bonome, Archiv per le scienze médiche. 1887. XI, 4.

Myelitis. I. *Myelitis acuta* bezeichnet die acute, häufig von Fiebererscheinungen begleitete Entzündung des Rückenmarks in grösserer oder geringerer Ausdehnung. Auch hier hat man versucht, zwischen parenchymatöser und interstitieller Entzündung zu unterscheiden, allein es fehlen entscheidende Untersuchungen über die Berechtigung einer solchen Trennung. Ebenso wie nach dem Verlaufe unterscheidet man auch nach dem Sitze und dem dadurch bedingten klinischen Bilde verschiedene Formen; unter diesen ist speciell hervorzuheben die sich hauptsächlich in den Vorderhörnern der grauen Substanz localisirende Entzündung, welche, wie man jetzt weiss, das Substrat der essentiellen Kinderlähmung oder der dieser entsprechenden Lähmungsform der Erwachsenen ist. (Alles diese Form Betreffende findet sich unter Kinderlähmung, Spinallähmung und *Poliomyelitis anterior acuta* abgehandelt.)

Sehen wir von einigen Bemerkungen bei den classischen Autoren des Alterthums ab — nur GALEN ·ist etwas ausführlicher — so beginnt die Geschichte der acuten Myelitis mit P. FRANK (1791); zu Anfang unseres Jahrhunderts wurde ziemlich gleichzeitig durch italienische (MACARI, BERGAMASCHI), französische (DESFRAY, CLOT) und deutsche Forscher (HAEFNER, HEER, HARLESS und KLOHSS) der erste Versuch einer Trennung der bis dahin zusammengeworfenen acuten Affectionen des Rückenmarks und seiner Häute gemacht; um diese Zeit auch wird zuerst der Ausdruck Myelitis anstatt des früher üblichen der Spinitis gebraucht. Allein jene Versuche erlangen keine weitere Bedeutung und in der zusammenfassenden Darstellung JOSEF FRANK'S finden sich die Erkrankungen des Rückenmarks und seiner Häute zusammengeworfen mit den Deformitäten und Läsionen des Wirbelcanales. Mangelhafte Kenntniss der normalen und pathologischen Anatomie des Rückenmarks, aber nicht minder technische Schwierigkeiten bei der Herausnahme desselben spielen dabei eine ursächliche Rolle. Bald jedoch häuften sich die Arbeiten über unseren Gegenstand, dessen Erkenntniss in dem epochemachenden Werke von OLLIVIER D'ANGERS (1821) ihren vorläufigen Abschluss findet; in England leistet wenige Jahre später ABERCROMBIE etwas Aehnliches. Bald darauf wird die namentlich in Frankreich viel discutirte Frage von der entzündlichen oder nicht entzündlichen Natur der Erweichung auch auf das Rückenmark übertragen; auf jener Seite stehen L'ALLEMAND, BOUILLAUD, OLLIVIER D'ANGERS, auf der anderen RECAMIER, während die Mehrzahl der Zeitgenossen, ANDRAL, CALMÉIL und ROSTAN voran, beide Formen annehmen; die ·Untersuchungen VIRCHOW'S bringen endlich Licht in diese Frage.

Während so nach dieser Richtung hin die Erkenntniss sich mehr vertieft, bekommt die Lehre von der Rückenmarksentzündung einen neuen Anstoss durch die gleichzeitig damit einhergehenden normal·anatomischen und allgemein-pathologischen Untersuchungen, einerseits durch den von KEUFFEL und seinen Nachfolgern gelieferten Nachweis eines interstitiellen Gewebes im Nervensystem, andererseits durch die in VIRCHOW gipfelnde Umgestaltung der Lehre von der acuten Entzündung, an welche namentlich die Untersuchungen von FROMMANN und MANNKOPF anknüpfen; an diese schliessen sich weitere Forschungen über die normale Histologie des Rückenmarks, ermöglicht durch die neueren Untersuchungsmethoden, und der Aufschwung, welchen die physiologische Erkenntniss dieses Organes nimmt. Gestützt auf alle diese Errungenschaften beginnt ein erneuertes Studium der diesbezüglichen Fragen, das namentlich von der französischen Schule der Salpétrière, als deren Hauptvertreter für die in Rede stehende Affection HAYÉM und DUJARDIN-BEAUMETZ zu nennen sind, verfolgt wird, während in Deutschland neben den schon Genannten ENGELKEN, LEYDEN und WESTPHAL hervorzuheben sind. Das

Verdienst der neuesten Zeit liegt neben dem Versuche, den hier in Betracht kommenden Fragen auf experimentellem Wege näher zu treten, vor Allem in dem klinischen und histologischen Detailstudium der verschiedenen Formen der acuten Myelitis, während die jetzt zunehmende Erkenntnis von der Bedeutung der multiplen Neuritis namentlich der Differentialdiagnostik neue und schwierige Aufgaben stellt. — Vom ätiologischen Standpunkte aus scheiden sich die acuten Myelitiden in primäre und secundäre. Die ätiologischen Momente, welche bei den ersteren in Betracht kommen, sind weniger genau gekannt; am sichersten ist noch constatirt die längere Einwirkung der Kälte (auch experimentell durch FEINBERG; doch ergaben ähnliche Versuche in VULPIAN's Laboratorium negativen Erfolg); daran schliesst sich körperliche Ueberanstrengung; vielfach gehen beide Momente Hand in Hand, und Winterfeldzüge namentlich sind keine seltene Ursache zahlreicher Fälle von Myelitis; auch einmalige heftige Ueberanstrengung wird als ätiologisches Moment aufgeführt; doch ist es für diese noch nicht mit Sicherheit festgestellt, ob es sich nicht um eine an eine primäre Blutung anschliessende Myelitis handelt. Die übrigen ätiologischen Momente sind vorläufig noch controvers, so die plötzliche Unterdrückung der Menses, der Hämorrhoiden, habituellen Fussschweisses. Etwas mehr Wahrscheinlichkeit spricht für den Einfluss sexueller Excesse, doch ist es auch hier fraglich, ob dieses Moment nicht vielmehr nur eine erhöhte Prädisposition zum Ausbruche der Myelitis schafft; mit voller Sicherheit ist dagegen der Einfluss psychischer Momente, vor Allem Schrecke und Zorn, auf die Entstehung einer acuten Myelitis constatirt; in nicht wenigen Fällen ist ein ätiologisches Moment überhaupt nicht nachzuweisen.

Viel zahlreicher und auch genauer bekannt sind die Ursachen der secundären Myelitis. Von diesen stehen in erster Linie Wunden und Contusionen des Rückenmarks; unter diesen sind speciell, weil unserem Verständniss weniger zugänglich, hervorzuheben jene Fälle, wo Sturz auf den Rücken, heftige Schläge gegen die Wirbelsäule zur Ursache einer acuten Myelitis wurden, ohne dass immer eine Verletzung des knöchernen Wirbelcanals constatirt werden konnte. (Ueber diese Formen von Myelitis siehe R ü c k e n m a r k, T r a u m e n.) Ihnen folgen die verschiedenen Momente, welche eine Rückenmarkscompression nach sich ziehen, doch ist hier die chronische Myelitis häufiger als die acute; Erkrankungen der Wirbel, Tumoren des Rückenmarks sind als Ursachen acuter Myelitis bekannt, doch ist hervorzuheben, dass in solchen Fällen oft keine Myelitis vorliegt, sondern nur Befunde von Compression, Erweichung und Quellung. (Siehe R ü c k e n m a r k, C o m - p r e s s i o n.) An Häufigkeit ihnen vorausgehend sind zu nennen die acuten Entzündungen der Meningen; während man früher die Häufigkeit dieser Combination nicht näher gekannt, ist dieselbe jetzt nahezu als Regel nachgewiesen, wobei jedoch zu beachten, dass die dabei vorkommenden myelitischen Herde nur selten eine bedeutendere Grösse erreichen und deshalb die denselben entsprechenden klinischen Erscheinungen hinter den der Meningitis zukommenden zurückstehen; doch giebt es wohlconstatirte Fälle von Verbindung von *Meningitis acuta* mit schwerer acuter Myelitis, wo dann die klinischen Erscheinungen der letzteren entsprechend ihrer grösseren Schwere in den Vordergrund treten; als eine hierher gehörige Gruppe sind zu erwähnen die septischen Meningo-Myelitiden. (Das Pathologisch-anatomische der regelmässigen Combination siehe unter „*Meningitis acuta*".)

Hier anzureihen sind die noch seltenen Beobachtungen vom Hinzutreten einer acuten Myelitis zu einer chronischen Rückenmarksaffection, z. B. zu einer grauen Degeneration der Hinterstränge, sowie die bisher noch durchaus ungenügend erforschten acuten myelitischen Nachschübe in Fällen von Sclerose. Als eine wichtige Categorie der secundären Myelitiden, die man erst in neuerer Zeit genauer kennen gelernt, sind zu nennen die Entzündungen nach Affectionen der Harn- und Geschlechtsorgane sowie des Darmtractus; langwierige Gonorrhoen, Stricturen der Harnröhre, chronische Cystitiden, Prostata Erkrankungen, Blasensteine, Puerperalerkrankungen und Dysenterie sind als solche ätiologische Momente bekannt; in die gleiche Categorie gehört wahrscheinlich auch die von FEINBERG nach Ueberfirnissen der Haut bei Kaninchen erzielte Myelitis. (Das Weitere, namentlich auch die hierher gehörigen experimentell ermittelten Thatsachen siehe unter „Reflexlähmungen".) Dieser reiht sich an die Myelitis nach fieberhaften Allgemeinerkrankungen und Infectionskrankheiten, unter denen eine Form, die disseminirte Myelitis nach Variola, durch WESTPHAL genauer studirt ist; auch der acute Gelenksrheumatismus, der Typhus, die Diphtheritis werden aufgeführt; neuerlich hat BAUMGARTEN einen Fall von wahrscheinlicher Milzbrandinfection mit rasch tödtlicher Myelitis beschrieben. Für die Mehrzahl der Lähmungen nach acuten Infectionskrankheiten ist die neuritische Basis jetzt mit Sicherheit nachgewiesen, immerhin kann an der spinalen Natur einzelner derselben kein Zweifel bestehen und es bleibt der feineren Untersuchung vorbehalten, die Scheidung zwischen den beiden Formen im Einzelnen durchzuführen.

Unter den chronischen Infectionskrankheiten ist zu nennen die Syphilis, die wahrscheinlich Bedeutung als ätiologisches Moment der acuten Myelitis besitzt; unausgetragen ist noch die Frage, ob es sich dabei um specifische Veränderungen handelt. (Siehe Rückenmark, Syphilis.) Ferner ist zu gedenken der Tuberkulose, die ausser als grösserer Tuberkel noch in Form einer infiltrirten Myelitis oder als diffuse Myelitis mit einzelnen Tuberkelgranulationen vorkommt. Die früher gleichfalls hierher bezogene „Spinalaffection" Pellagröser ist nach neueren Untersuchungen wohl auszuscheiden (s. Pellagra).

In die Reihe der secundären Myelitiden sind auch zu stellen die bisher meist nur experimentell beobachteten Myelitiden nach Vergiftungen; SCOLOSUBOFF (bei VULPIAN) und POPOFF sahen Myelitis nach Arsenikvergiftung, doch hegte VULPIAN Zweifel bezüglich des anatomischen Befundes, und auch seither sind diese Befunde nicht unwidersprochen geblieben; doch hält POPOFF neuestens seine Befunde aufrecht. VULPIAN selbst sah Myelitis einmal nach Bleivergiftung; (siehe Näheres unter Bleilähmung) neuerlich wurde durch Phosphor erzeugte Myelitis in MIERZEJEWSKI's Laboratorium beobachtet; Lähmungszustände, durch Bromkaliumintoxication erzeugt, sah VULPIAN; ob die von ihm gefundene leichte Kernvermehrung im periependymären Gewebe als ein genügendes Aequivalent angesehen werden kann, darf man bezweifeln. Klinisch bekannt sind hierher gehörige Lähmungen nach Quecksilber-, Phosphor-, Schwefelkohlenstoff, Kohlenoxydgas-, Alkohol- und Arsenikvergiftung. Die neueren Untersuchungen über die Häufigkeit und Schwere der toxischen Neuritiden lassen nothwendig die peripherische Erkrankung in den Vordergrund treten; die Befunde am Rückenmarke werden überdies hinsichtlich ihres pathologischen Charakters angezweifelt.

Pathologische Anatomie: Die der acuten Myelitis zukommenden Veränderungen des Rückenmarks sind nicht immer makroskopisch deutlich an dem Präparate ausgesprochen, einerseits weil zuweilen die charakteristischeste Veränderung, die Erweichung, fehlen oder wenig ausgesprochen sein kann, andererseits weil die Herde in dem betreffenden Falle wohl zahlreich, aber zerstreut und zu klein sind, um dem freien Auge zu markiren; vielmehr sind selbst schwere Fälle bekannt, wo am frischen Präparate nichts zu sehen gewesen; viel deutlicher markiren sich die Veränderungen sehr bald an dem in einem Chromsalze gehärteten Präparate, an welchem sich dann die myelitisch veränderten Partien licht verfärbt darstellen; eine genaue Localisation der Herde ermöglicht erst die mikroskopische Untersuchung, da sich allerkleinste Herde myelitischer Veränderungen eingesprengt, oft weit entfernt von dem Hauptherde vorfinden, die für das freie Auge kaum selbst am gehärteten Präparate und nur für ein geübtes Auge merkbar sind. Zuweilen tritt die Erkrankung als ein Verwaschensein der Grenzen zwischen grauer und weisser Substanz, als eine fleckige Injection hervor. In denjenigen Fällen, welche sich schon makroskopisch deutlicher markiren, kann man entsprechend dem Vorgange an anderen Organen verschiedene Stadien des Processes

unterscheiden: 1. Die rothe (hämorrhagische) Erweichung; das Rückenmark ist
an der betreffenden Stelle über die Norm angeschwollen, beim Durchschnitte quillt
die in verschiedenem Grade erweichte Substanz über die Schnittfläche hervor, die
normale Zeichnung ist wenig deutlich, die Färbung bewegt sich in verschiedenen
lichten Nuancen des Roth. 2. Gelbe Erweichung. Die rothe Färbung schwindet
allmälig und macht einer gelblichen, gelblich-weissen Platz, die Consistenz ist nicht
mehr vermindert, die Substanz quillt klumpenförmig über die Schnittfläche empor,
die normale Zeichnung ist ganz verschwunden; 3. graue Erweichung (LEYDEN);
das Stadium der Resorption, der Herd ist atrophisch eingesunken, zeigt noch
weisslich-graue Farbe mit eingesprengten gelblichen Flecken. Die beiden erstgenannten Formen sind nicht immer streng von einander geschieden, einerseits
wegen wechselnder Betheiligung der Gefässe und der aus denselben resultirenden
Hyperämie und Extravasation, andererseits wegen des regellosen Nebeneinander-
vorkommens älterer und frischerer Herde. In frischen Fällen findet sich meist
eine Uebergangszone · vom myelitisch veränderten zum normalen Gewebe, in älteren
finden sich reactive der chronischen Myelitis entsprechende Veränderungen in der
Umgebung der acuten.

Als ein an die erstgenannten Stadien anschliessender Ausgang ist der in
Eiterung zu erwähnen, der jedoch beim Menschen in reinen, nicht traumatischen
oder septischen Myelitiden nicht beobachtet ist, dagegen bei der experimentell
erzeugten Myelitis an Thieren sich öfter findet, eine Differenz, die gegenwärtig
durch die Lehre von den Ursachen der Eiterung vollends aufgeklärt ist. (Siehe
den Artikel Entzündung.)

Bezüglich anderer Ausgänge ist zuerst mit Bezug auf die Frage, ob es
auch einen Ausgang durch Zertheilung gebe, zu. erwähnen, dass darüber keinerlei
anatomische Daten vorliegen, da der von MICHAUD mitgetheilte Fall von Wirbelcaries mit früher bestandener Lähmung keine bestimmte Deutung zulässt; das
Rückenmark erwies sich bei der späteren Untersuchung an der betreffenden Stelle
sehr verschmächtigt, aber in seiner Structur bis auf eine grössere Feinheit der
Nervenfasern völlig intact; es bleibt dabei vor Allem fraglich, ob wir es mit dem
Ausgange einer acuten Myelitis zu thun haben. In Fällen von Heilung wird man
berechtigter Weise eine Zertheilung annehmen dürfen. — Als der häufigste Ausgang kann die Sclerose bezeichnet werden; die betreffende Partie ist in einen
derben, grau gefärbten Strang verwandelt, der auf dem Schnitte keinerlei normale
Zeichnung mehr erkennen lässt; dann der Ausgang in Cystenbildung, meist in
Verbindung mit dem in Sclerose, in der Weise, dass sich kleine von einem derb
faserigen Gewebe umgebene Höhlen finden, die von einem feinfaserigen Bindegewebe durchzogen sind; bei longitudinaler Ausdehnung der myelitischen Veränderungen kann auch die Höhle eine derartige oft nicht unbeträchtliche Längen-
entwicklung zeigen.

DUJARDIN-BEAUMETZ nimmt noch eine Myelitis ohne Erweichung an, die
von ihm sogenannte *Myelitis hyperplastica,* die sich von den früher geschilderten
Formen durch das Fehlen der Erweichung und einer ausgesprochenen Verfärbung
unterscheidet, während der histologische Befund völlig dem der ersteren, und zwar
hauptsächlich dem Stadium der Schwellung entsprechen soll; deren Zugehörigkeit
zur acuten Myelitis ist fraglich, sie ist eher zur chronischen Myelitis zu stellen.

Hinsichtlich der Ausdehnung des Processes kann man verschiedene Formen
der Myelitis unterscheiden: Die centrale Myelitis, hauptsächlich die graue
Substanz betreffend, doch auch in die weisse Substanz mehr oder weniger weit
hinübergreifend und sich in grösserer oder geringerer Ausdehnung in der Längsrichtung verbreitend (ALBERS); gelegentlich findet sich eine Myelitis von grösserer
Längenausdehnung ausschliesslich auf die weisse Substanz beschränkt; ist die
graue Substanz in ihrer ganzen Längenausdehnung ergriffen, so spricht man von
diffuser centraler Myelitis (HAYEM); im Gegensatze zu diesen beiden
Formen bezeichnet man die Form, welche den ganzen oder einen grösseren Theil

des Querschnittes umfasst, dabei aber nur eine mässige Längenausdehnung besitzt, als H e r d m y e l i t i s oder *Myelitis transversa.* Ausserdem kennt man noch eine disseminirte Myelitis, *Myelitis acuta disseminata*, in kleinen durch das ganze Rückenmark zerstreuten Herden auftretend (WESTPHAL) und die in Combination mit acuter Leptomeningitis vorkommende periphere Myelitis, Myelomeningitis. (Auf das zum Theil wenig Zutreffende dieser durch den Gebrauch sanctionirten Bezeichnungen sei gelegentlich hingewiesen.)

Viel wesentlichere Aufschlüsse als durch das makroskopische Ansehen erhalten wir durch die mikroskopische Untersuchung sowol des frischen, vor Allem aber des erhärteten Präparates.

Es kann nicht genug davor gewarnt werden, auf den einfachen Befund einer Erweichung, namentlich der weissen Erweichung, hin eine Myelitis zu diagnosticiren, da, falls
die Section nicht recht frühzeitig vorgenommen wird, das Rückenmark, insbesondere in seinen
erkrankten Abschnitten, ziemlich rasch cadaverös erweicht, und zwar ganz besonders leicht
im Brusttheil und hier besonders gerne in den Hintersträngen; jedenfalls empfiehlt sich die
mikroskopische Untersuchung am frischen Präparate mit nachfolgender Härtung desselben;
an dem gehärteten Präparate lässt sich die wichtigste Frage der Ausbreitung für gewöhnliche
Zwecke auch ohne mikroskopische Untersuchung in genügender Weise beantworten. — Die
mikroskopische Untersuchung grösserer myelitischer Herde bereitet oft ungewöhnliche Schwierigkeiten, da es nur selten und bei sehr frühzeitiger Vornahme der Section gelingt, eine halbwegs
für feine Schnitte brauchbare Consistenz zu erzielen; häufig kann durch Einbetten in Celloidin
nachgeholfen werden.

Die mikroskopische Untersuchung des frischen Präparates aus einem Falle von acuter Myelitis in mittleren Stadien ergiebt folgenden Befund: Streift man von der erweichten Partie etwas ab und untersucht es in Glycerin oder Kali-glycerin, so findet man vor Allem meist in reichlicher Menge Körnchenzellen, die entweder zerstreut im Gewebe liegen oder auch, wie man sich an günstigen Zupf-präparaten überzeugen kann, den Gefässen aufsitzen, respective aus deren Kernen hervorgegangen sind; ausserdem finden sich Nervenfasern, deren Mark zum Theil verschwunden, zum Theil fettig verändert ist, während der Axencylinder stellen-weise auf das Doppelte und Dreifache angeschwollen erscheint, was, wenn man eine Nervenfaser in längerer Ausdehnung verfolgen kann, derselben ein rosen-kranzförmiges Aussehen giebt; dann findet man häufig auch reichliche prall gefüllte Gefässe oder auch freie Anhäufungen rother und weisser Blutkörperchen; hat man endlich auch etwas von der grauen Substanz zufällig abgestreift, so kann man schon am frischen Präparate sich von der beträchtlichen Quellung der Ganglienzellen, eventuell auch von der Vacuolenbildung in denselben überzeugen. Weitere Details werden durch die Untersuchung des frischen Präparates kaum festzustellen sein.

Die Untersuchung eines gut gehärteten Präparates bestätigt und erweitert die vorangeführten Befunde; über die Anfänge des ersten Stadiums der acuten Myelitis weiss man bisher sehr wenig, man abstrahirt die für dasselbe zutreffenden Befunde von solchen Fällen, wo sich verschiedene Stadien des Processes finden, oder von traumatischen und experimentellen. Wir wollen in dem Folgenden versuchen, den Gang der acuten Myelitis mikroskopisch zu verfolgen. Die Gefässe zeigen sich zuerst beträchtlich erweitert und mit Blutkörperchen prall gefüllt; vielfach sind auch die adventitiellen Lymphräume von diesen erfüllt, vielleicht auch dass schon diesem Stadium kleinere und grössere Blutaustretungen angehören; die Blut-körperchen sind dann bald in kleinen Gruppen verstreut im Gewebe um die Gefässe herum, bald auch in grösserer Menge angesammelt, so dass sie an diesen Stellen das Gewebe verdrängen; die ganze Neuroglia des Querschnittes ist verbreitet (daher ein dünner Querschnitt eines gefärbten Präparates stärker gefärbt erscheint als der eines normalen), um die Gefässe herum namentlich dort, wo sich Gefässlücken (in Folge der Schrumpfung durch die härtende Flüssigkeit) gebildet haben, dann im *Sulcus ant.,* im Centralcanal, aber häufig in das Gewebe der weissen und grauen Substanz ergossen nnd dort deutlich sichtbar findet sich ein matt glasiges, homogenes Exsudat, das nicht selten reichlich von Vacuolen durchsetzt ist. Alle weiteren Veränderungen darf man wohl dem zweiten Stadium zurechnen. Hier sind die Blutaustretungen reichlicher, die Gefässe sind in dem vorbeschriebenen Zustande, zeigen jedoch beträchtliche Kernwucherung und selbst Verdickung ihrer Häute, sie tragen reichlich Körnchenzellen und zeigen noch häufiger die Blutaustretungen in den Lymphraum; ausserdem findet sich reichlich das soeben beschriebene Exsudat; die Neuroglia ist noch stärker gequollen, die sternförmigen Elemente treten stärker hervor, sie sind vergrössert und stellen die sogenannten Spinnenzellen (DEITERS'sche Zellen) vor, namentlich reichlich finden sie sich in der grauen Substanz. Die reichlich vorhandenen Körnchenzellen sind durch das ganze Gewebe zerstreut, zum Theil, wie schon erwähnt, den Gefässen und deren Scheiden aufsitzend, zum Theil aber auch im interstitiellen Gewebe oder auch in den früher von Nervenfaserquerschnitten eingenommenen Maschenräumen liegend; weitgehende Veränderungen zeigen auch die nervösen Elemente; die Axencylinder sind stellenweise beträchtlich gequollen und füllen den für sie bestimmten Raum ganz aus, die Markscheide fehlt an diesen Stellen ganz; zuweilen enthält der gequollene Axencylinder, der gekörnt oder homogen ist, Vacuolen (lichte, wahrscheinlich mit farbloser Flüssigkeit gefüllte Hohlräume), auf Längsschnitten überzeugt man sich, dass die Schwellung des Axencylinders nicht seine ganze Länge betrifft, sondern nur Stücke desselben; dort, wo dies nicht der Fall ist, erweist sich die Markscheide als zerfallend, sie färbt sich leicht mit Carmin, was sie in der Norm niemals thut.

Die hier beschriebenen Veränderungen der Nervenfasern der weissen Substanz betreffen häufig nicht den ganzen Querschnitt gleichmässig, sondern sind fleckweise über denselben vertheilt.

Die graue Substanz zeigt deutliche Kernvermehrung, ihre Ganglienzellen sind beträchtlich gequollen, oft auf das Zweifache vergrössert, zeigen ein matt glasiges homogenes Aussehen, färben sich weniger stark mit Carmin; ihre Contouren sind nicht wie in der Norm nach aussen concav, sondern convex, ausgebaucht, der Kern ist häufig gegen die Peripherie gerückt, erscheint jedoch, wenn er noch sichtbar ist, meist nicht verändert; Kerntheilungen sind bisher beim Menschen nicht beobachtet. Die Fortsätze der Ganglienzellen sind häufig gleichfalls gequollen, oft abgebrochen und ihrerseits klumpig verändert, die Ganglienzellen selbst sind oft von mehr oder weniger zahlreichen und grossen Vacuolen durchsetzt, so dass sie im ersteren Falle ganz durchlöchert aussehen. WEBBER beschreibt aus diesem Stadium einzelne Ganglienzellen als stärker granulirt, geschrumpft, kern- und fortsatzlos.

In dem folgenden Stadium schreitet der Zerfall noch weiter, einerseits bedingt durch Resorption der Extravasate, andererseits durch den Fortgang der fettigen Entartung; die Extravasate machen die bekannten Stadien der Resorption durch, als Reste derselben findet man theils einfache Pigmentschollen, theils Pigmentzellen. Die Nervenfasern sind vielfach fettig zerfallen und geschwunden, ebenso ist der Zerfall der Ganglienzellen weiter gediehen, das Parenchym fehlt in Folge dessen stellenweise ganz und nur die Glia ist als lockeres faseriges Gewebe zurückgeblieben, dessen Hauptstütze die vielfach in den starken Bindegewebszügen liegenden Gefässe bilden; ist der Zerfall bis zu völliger breiiger Erweichung gediehen und bleibt das Leben noch länger erhalten, dann findet man meist die Reste des beschriebenen Stadiums, die nur in der Weise verändert sind, dass auch ein Theil der Glia einschmilzt, während der Rest derselben sclerosirt, sich retrahirt und ein mehr oder weniger festes, von Hohlräumen durchsetztes Narbengewebe bildet.

Damit häufig combinirt oder auch daraus hervorgehend ist der Ausgang in Cystenbildung, indem sich in dem narbigen Gewebe grössere Hohlräume aussparen, zum Theil wohl durch Retraction des umgebenden, stark verdickten Gewebes, welche von feinfaserigem Gewebe, das zuweilen noch einzelne Gefässe in sich schliesst, durchzogen sind.

Historisch ist hier zu erwähnen, dass Reeves annahm, dass die Induration ein dem Stadium der Erweichung vorausgehendes Stadium der acuten Myelitis sei; diese auf mangelhafte Untersuchung gestützte Anschauung ist jetzt allgemein verworfen und könnte nur insoferne aufrecht erhalten werden, als an eine chronische Myelitis sich eine acute anschlösse.

Bezüglich der oben erwähnten *Myelitis hyperplastica* ist histologisch anzuführen, dass DUJARDIN-BEAUMETZ angiebt, dass die Gefässe wenig entwickelt, das Exsudat, sowie die Veränderungen der Nervenelemente gering sind, während die Veränderungen hauptsächlich das interstitielle Gewebe betreffen; die Neuroglia verdickt sich und comprimirt die Nervenfasern; zahlreiche Uebergänge finden von hier zur chronischen (hyperplastischen) Myelitis statt.

Als einen sehr seltenen Ausgang haben wir schon oben den Abscess erwähnt; die Histogenese des Rückenmarkabscesses ist der gleiche wie bei den Abscessen aller andern Organe; genauer studirt ist derselbe von LEYDEN beim Hunde. Die histologische Beschaffenheit der kleinen oben erwähnten Herde, welche zerstreut oft in weiter Entfernung von dem eigentlichen grösseren Herde vorkommen, ist dieselbe wie die des letzteren; leichte Schwellung der Neuroglia, Exsudat, Quellung der Axencylinder, Anhäufung von Körnchenzellen, zuweilen selbst kleine Blutungen sind die denselben zukommenden Charakteristica; dasselbe gilt im Grossen und Ganzen auch von der disseminirten Myelitis WESTPHAL's, für welche KÜSSNER und BROSIN die stärkere Betheiligung der Elemente des in jedem kleinsten Herde nachweisbaren Gefässstämmchens nachwiesen.

An die grösseren myelitischen Herde schliessen sich endlich nach oben und unten die secundären Degenerationen an (eine ausführliche Darstellung derselben siehe unter „Degeneration, secundäre").

Auch in den Wurzeln, welche den myelitischen Herden entsprechen, finden sich Veränderungen, doch sind dieselben nicht genauer studirt; MANNKOPF beobachtete knopfartige Anschwellungen der austretenden erweichten Nervenwurzeln; bei der mikroskopischen Untersuchung zeigten sich dieselben breiter als normal und fettig entartet.

Man kann sich angesichts des ganz einzeln stehenden Befundes von M a n n k o p f einiger Zweifel deshalb nicht erwehren, weil es in dem Sectionsbefunde (v. R e c k l i n g h a u s e n) heisst: „Im oberen Brusttheil wölbt sich beim Durchschnitt an einer Stelle, der linken Hälfte der grauen Substanz entsprechend, eine brüchige blassgraue Masse hervor, die sich zum grössten Theil mit Hinterlassung einer ziemlich glattwandigen Höhle herausspülen lässt." (Berliner klin. Wochenschr. 1864, pag. 4.)

In den Muskeln, welche den myelitisch erkrankten Partien entsprechen, sind fettige und körnige Degeneration, sowie Wucherung der sogenannten Muskelkörperchen beobachtet. HAYEM fand in seinen Fällen von diffuser, centraler Myelitis trübe Schwellung der Muskelfibrillen, beginnende fettige Degeneration, Schwellung und beginnende Theilung der Muskelkörperchen. VULPIAN erwähnt ausserdem einfache Atrophie der Muskelfibrillen und verschieden hochgradige Wucherung des interstitiellen Bindegewebes.

In einem seiner zu erwähnenden Fälle von experimenteller Myelitis fand LEYDEN im *N. ischiadicus* zahlreiche entschieden fettig degenerirte Markfasern, deren Vorkommen bis weit in den *N. peronaeus* hinein verfolgt werden konnte. Die Muskulatur war leicht zerreisslich, einzelne Fasern zeigten fettig-körnige Trübung und Vermehrung der intramuskularen Kerne.

Von sonstigen wichtigeren pathologisch-anatomischen Befunden, welche in näherer Beziehung zur Myelitis stehen, sind zu nennen die entzündlichen Affectionen der Harnorgane, endlich die von BROWN-SÉQUARD experimentell erzeugten, von BOUCHARD auch beim Menschen beobachteten Blutungen in die Nebennieren.

Im Anschlusse müssen wir nun diejenigen Thatsachen kurz anführen, welche die Experimentalpathologie bisher geliefert und hätten zuerst der von DUJARDIN-BEAUMETZ veröffentlichten Resultate der Experimente von HAYEM, LIOUVILLE und GRANCHER zu gedenken; in einem Falle von acuter Meningomyelitis, hervorgerufen durch Einführung von Jodpartikelchen, fand sich am 13. Tage an der Läsionsstelle Hyperämie und bedeutende Kernvermehrung; 2 Ctm. tiefer ausserdem Verdickung der Neuroglia; keine Körnchenzellen, körniger Zerfall der Markscheiden. In einem ebenso behandelten Falle fand sich am 5. Tage oberhalb der Läsionsstelle körniger Zerfall und fettige Degeneration der Gefässe, unterhalb Hyperämie und Schwellung der sternförmigen Gliakörper.

Am zweiten Tage einer durch Injection von Glycerin erzeugten Myelitis fanden sich nur zerbrochene Nervenfasern, Blutkörperchen und Hämatoidin. — In einem anderen Fall (Excision eines Stückes und Cauterisation des oberen Schnittrandes) fanden sich am 6. Tage reichliche Füllung der Gefässe, zahlreiche Blutungen, Auflockerung der grauen Substanz, hochgradige Schwellung der Ganglienzellen.

JOFFROY'S Versuche gaben mehrfache Bestätigung der aus der menschlichen Pathologie gewonnenen Befunde; hervorzuheben wäre die fettige Degeneration und Atrophie von Muskelfibrillen in den gelähmten Beinen, das Vorkommen degenerirter Fasern im Ischiadicus, die Quellung der Axencylinder der Nervenfasern der weissen Substanz am 5. Tage (CHARCOT fand sie in einem traumatischen Falle schon nach 24 Stunden).

In neuerer Zeit hat LEYDEN diese Versuche fortgesetzt mit Injectionen von *Sol. arsen. Fowleri;* in dem so behandelten Rückenmarke eines Hundes fand er am 4. Tage mehrere Eiterherde, zerstreute Herde hämorrhagischer Myelitis mit den aus den früheren Beschreibungen bekannten mikroskopischen Veränderungen, ausserdem eine ziemlich weit reichende periependymäre Entzündung; der zweite Fall, gleichfalls eitrige Myelitis, Tod am 6. Tage, ist einerseits bemerkenswerth durch das beträchtliche Weiterschreiten der Myelitis von der Injectionsstelle aus und das Vorkommen von Körnchenzellen; beiden Fällen war eigenthümlich das Vorkommen kleiner disseminirter myelitischer Herde in beträchtlicher Entfernung von der Läsionsstelle. In gleicher Weise hat auch VULPIAN durch Injection von *Argent. nitr.* Myelitis erzeugt, die dadurch bemerkenswerth ist, dass sie sich zum Theile ausschliesslich auf das periependymäre Gewebe beschränkte.

Weiter hat LEYDEN an einzelnen, durch längere Zeit nach Erzeugung der Myelitis am Leben erhaltenen Hunden über die Ausgänge derselben Untersuchungen angestellt: dieselben sind: Chronische Myelitis (Sclerose), Bildung kleiner Cysten und als Uebergang dazu eine in kleinen Herden auftretende Rareficirung des Gewebes und endlich die Bildung sclerotischer Narben mit Gefässobliteration. Als ganz einzelnstehend und bisher nur von STRICKER bestätigt sind die Angaben HAMILTON'S über die ersten Stadien der traumatischen Myelitis zu erwähnen: die schon erwähnten Anschwellungen der Axencylinder lösen sich aus der Continuität der letzteren los und zerfallen entweder in kleinere, rundliche, colloïde Körper oder es entwickeln sich in denselben eine Menge kleiner rundlicher, leicht gekörnter Zellen, die, falls es zur Eiterung kommt, als Eiterkörperchen aus den „Mutterzellen" heraustreten; die übrigen Befunde HAMILTON'S stimmen mit denen der anderen Autoren überein.

Symptomatologie. Die Vielfältigkeit der Formen der acuten Myelitis, welche wir in dem Capitel der pathologischen Anatomie kennen gelernt, der Umstand, dass namentlich die *Myelitis transversa* sowohl in differenten Höhen sitzen kann, als sie auch verschiedene Abschnitte des Rückenmarksquerschnittes einnimmt, lassen es begreiflich erscheinen, wenn ein einheitliches Krankheitsbild der acuten Myelitis nicht gegeben werden kann; hier sollen nur die ihr im Allgemeinen zukommenden Symptome dargestellt und im Anschlusse daran die Typen der verschiedenen Formen etwas näher skizzirt werden, während die je nach Sitz und Ausdehnung des Processes schwankenden Details, sowie die Erörterung der einzelnen Erscheinungen der auf Anatomie und Physiologie des Organes gestützten Analyse überlassen bleiben müssen. Unter Hinweis auf das Capitel der Aetiologie sei nochmals erwähnt, dass hier nur die primären Formen der acuten Myelitis, mit Ausschluss der Myelitis der Vorderhörner, abgehandelt werden, während die übrigen dort aufgeführten ätiologischen Formen unter den betreffenden Rubriken zu suchen sind; der Rückenmarksabscess wird gleichfalls selbständig abgehandelt; bezüglich der durch Intoxication erzeugten Lähmungen ist das Nöthige, so weit es sicher als hierher gehörig zu betrachten ist, im Capitel der Aetiologie mitgetheilt; die Symptomatologie der auf Myelitis beruhenden, durch Intoxication bedingten Lähmungsformen unterscheidet sich nicht von der der primären Myelitis. (Vergl. auch unter Spinallähmung.)

Der Beginn der Erkrankung ist ein wechselnder, bald ein allmäliger, durch Prodrome, leichtes Unwohlsein, Abgeschlagenheit, mässige Fieberbewegungen eingeleitet, bald ein sehr rascher, häufig begleitet von schweren Fiebererscheinungen; im letzteren Falle eröffnet nicht selten Blasenlähmung die Reihe der dem Kranken auffälligen Erscheinungen, oder · diesen vorangehend vermehrter Harndrang mit krampfhafter Contraction des Sphincter, im ersteren Falle finden sich zuerst meist sensible Störungen, Schmerzen diffuser Natur oder auch localisirt an einer bestimmten Stelle der Wirbelsäule, auch als Gürtelschmerz, nicht selten eine Neuralgie vortäuschend, abnorme Sensationen, Brennen, Ziehen in den Extremitäten, in der Blase oder im Mastdarm. Doch dauern diese Reizerscheinungen meist nicht lange und können auch bis auf die Rückenschmerzen, ja selbst ganz fehlen; dann können sofort schwere sensible Lähmungserscheinungen eintreten. Andere abnorme Sensationen persistiren jedoch, so die verschiedensten Parästhesien, Gefühl von Taubsein, Pelzigsein, Ameisenlaufen, Kälte u. dergl., finden sich in verschiedener Ausdehnung vor; als Dysästhesie beschreibt CHARCOT eine eigenthümliche bei Berührung sich in weitem Umfange ausbreitende Empfindung von Vibriren, „Zingern". Nachdem sich noch zuweilen motorische Reizerscheinungen, Muskelzuckungen, welche selbst eine ganze Extremität in Bewegung setzen, Steifigkeit einer Extremität, bis zu tetanischer Starre sich steigernd, u. dergl. gezeigt, treten nun bald darauf, in seltenen Fällen den sensiblen Störungen überhaupt vorangehend, die motorischen Lähmungserscheinungen in den Vordergrund; bald ergreifen sie zu gleicher Zeit beide unteren Extremitäten oder blos eine, bald blos die Arme, und bilden sich sehr rasch bis zu völliger Lähmung aus; nicht selten erfolgt die Lähmung einzelner Abschnitte plötzlich, innerhalb weniger Stunden, nicht selten auch des Nachts, bei der hämorrhagischen Myelitis selbst innerhalb weniger Minuten; die Lähmung ist dann meist eine schlaffe, die früher vielleicht vorhanden gewesenen Steifigkeiten sind dann verschwunden oder es reiht sich diese Form der Lähmung an die früher vorhandene spastische Form; war die Blase bis dahin intact, so wird auch sie ebenso wie der Mastdarm von Lähmung ergriffen, die sich dann in verschiedener Weise, bald als Unmöglichkeit der Entleerung, bald als Incontinenz manifestiren kann; Obstipation ist im späteren Verlaufe eine häufige Erscheinung.

Meist geht damit Hand in Hand eine sensible Lähmung, die je nach Sitz und Querausbreitung des Processes die verschiedenste Ausdehnung erlangt; am häufigsten findet sich eine verschieden hoch nach oben reichende, ziemlich scharf begrenzte Anästhesie oder Analgesie der unteren Körperhälfte; aus den vielen Möglichkeiten ˙der Ausbreitung derselben sei wegen ihrer bestimmten Beziehungen zu einer genau präcisirbaren Ausbreitung des Processes die spinale Hemianästhesie hervorgehoben; nicht immer ist, namentlich im Anfangsstadium, die Anästhesie eine völlige, sie kann mässige Grade annehmen und auch aur einzelne Empfindungsqualitäten beschränkt bleiben; zuweilen finden sich auch Verlangsamung der Empfindungsleitung und Verlust des Ortsinns, auch können anästhetische Partien der Sitz mehr oder weniger lebhafter Schmerzen, sogenannter *Anaesthesia dolorosa*, oder wenigstens zeitweilig auftretender schmerzhafter Sensationen sein.

Verschieden verhält sich auch die Reflexerregbarkeit; von völliger Aufhebung durch Verlangsamung bis zu hochgradiger Steigerung wechselnd, hängt das Verhalten derselben zumal von der Höhe des Sitzes der Läsion ab; auf eine vorläufig meist nur theoretisch zu stützende Darstellung des Verhaltens der Reflexe, je nach dem Verhältnisse des Sitzes der Läsion zum Reflexbogen, braucht nicht eingegangen zu werden, sehr häufig ändert sich auch im Verlaufe der Krankheit das Verhalten, so dass die Reflexerregbarkeit anfänglich vorhanden, später völlig geschwunden ist. Dem letzteren ähnliches Verhalten zeigt auch die motorische Lähmung, die, entsprechend der Ausbreitung des Processes in der Längs- oder Queraxe des Rückenmarks, im Verlaufe der Krankheit sich steigert; es können auch wieder motorische Reizerscheinungen auftreten, Steifigkeiten, heftige, sich oft weit verbreitende Zuckungen, die beide sowohl bei Berührung, wie bei passiven Bewegungen sich enorm steigern und zu der unpassend von BROWN-SÉQUARD sogenannten *Epilepsie spinale* sich ausbilden.

In schweren Fällen stellen sich auch bald trophische Störungen der Haut ein, acuter Decubitus (bei dessen Entstehung jedoch Druck, mangelhafte Reinlichkeit gewiss eine wesentliche Rolle spielen), rascher Schwund der gelähmten Muskeln, deren elektrische Erregbarkeit sich ändert oder verloren geht (beides jedoch erst in späteren Stadien, während bei den rasch tödtlichen Formen von Myelitis die Zeit zur Entwicklung dieser trophischen Störungen nicht ausreicht); sehr bald treten auch Cystitis und Pyelonephritis hinzu, deren Folgezustände auch meist den tödtlichen Ausgang bedingen. Die sehr rasch eintretende Alkalescenz des Harnes und die Cystitis sind wohl nicht, wie man früher dachte, als trophische Störungen aufzufassen, sondern auf von aussen, nicht selten durch den Catheterismus hineingebrachte Fäulniss- und Entzündungserreger zu beziehen.

An den gelähmten Extremitäten zeigen sich bald auch Oedeme, zuweilen vermehrte, seltener verminderte Schweisssecretion; in einem Falle von Schreck-Myelitis blieb die an den übrigen Abschnitten deutliche Pilocarpinwirkung an den anästhetischen aus; die Haut zeigt zuweilen eine auffällige Cyanose, in anderen Fällen ist sie ausserordentlich blass und hat eine ungewöhnlich niedrige Temperatur. Gehirnerscheinungen gehören nicht in den Rahmen der einfachen acuten Myelitis; sind sie vorhanden, dann sind sie immer Folge von gleichartiger Erkrankung des Gehirns oder sonstiger Complicationen, nur bezüglich des in neuerer Zeit häufiger beobachteten Zusammenvorkommens von acuter *Myelitis* und *Neuritis opt.* wird man an einen engeren Zusammenhang denken dürfen; ob es sich dabei um coordinirte Effecte einer Ursache (GOWERS) oder um einen anders gearteten Zusammenhang handelt, ist vorläufig mit Sicherheit nicht zu sagen; ERB hat einen Fall von *Myelitis dorsalis transversa* mitgetheilt, in welchem eine später in Atrophie übergehende *Neurit. opt.* mit dem Zurückgehen der spinalen Krankheitserscheinungen gleichfalls verschwand.

Von Störungen sonstiger Functionen sind nur Respirationsbeschwerden zu erwähnen in Fällen, wo die Myelitis im oberen Cervicalmark sitzt oder in diese Höhe hinaufsteigt; in schweren Fällen führen dann die Störungen der Respiration rasch zum Tode; zu gedenken ist des gelegentlichen Vorkommens einer spinalen Myosis bei hohem Sitze des Herdes; bei diesem sind auch Abnormitäten der Schweisssecretion und der Pupillarfunction beobachtet.

Das Allgemeinbefinden des Kranken ist meist beträchtlich gestört, das begleitende Fieber, die Schmerzen, später die Cystitis (weniger der meist anästhetische Partien betreffende Decubitus) spielen dabei eine Hauptrolle; diese führen bald eine hochgradige Erschöpfung herbei, die auch an und für sich tödtet. Das Fieber ist in einzelnen Fällen im Beginne lebhaft, kann aber auch ganz fehlen, selten allerdings in späteren Stadien bei längerem Verlauf, wo es durch die septischen Complicationen bedingt wird.

In dem Vorangehenden haben wir die typische Form einer schweren Myelitis im Allgemeinen geschildert; zwischen ihr und jenen leichten Formen, wo sich nur geringe motorische Störungen, eine leichte Schwäche eines oder des anderen Gliedes, der Blase oder des Mastdarms, oder geringe Anästhesien entweder neben jenen oder auch isolirt, finden, giebt es eine Reihe von Zwischenstufen, die einer besonderen Schilderung entbehren können.

Verschieden je nach Sitz und Ausdehnung, aber auch nach der mehr oder weniger raschen Ausbreitung des Processes gestaltet sich der Verlauf. Am raschesten, innerhalb weniger Tage tödtlich, ist er in der acuten centralen Myelitis, langsamer in den anderen Formen, in denen er sich selbst über Wochen und Monate erstrecken kann; der tödtliche Ausgang wird meist durch die öfters erwähnten Complicationen, zuweilen auch durch Dysenterie oder andere Complicationen herbeigeführt; nicht selten ist der Ausgang in chronische Myelitis, endlich auch der in Besserung, indem der Process unter Zurücklassung gewisser Folgezustände, Lähmungen, Atrophien, ausheilt. Sehr selten ist der Ausgang in völlige Genesung und bleibt es bei einer Zahl der dafür angeführten Fälle in der Literatur noch immer zweifelhaft, ob man es dabei mit einer echten Myelitis zu thun gehabt; am ehesten dürfte dieser Ausgang noch vorkommen bei secundärer Myelitis nach acuten fieberhaften Erkrankungen; KAST berichtet einen in Heilung ausgehenden Fall, bei dem nach dem Zurücktreten der schweren Lähmungserscheinungen eine Zeit lang hochgradige Coordinationsstörung der Beine vorhanden war, nicht selten ist der Verlauf ein remittirender mit beträchtlichen Besserungen und Exacerbationen; in diese Verlaufsform gehört die später aufgeführte, von den Franzosen sogenannte *Myélite à rechutes.*

Im Anschlusse an die vorangehende allgemeine Darstellung hätten wir noch die Hauptformen der *Myelitis acuta* in ihren Hauptzügen als Gesammtbild zu schildern.

Myelitis acuta centralis (generalis seu diffusa). Der Beginn ist meist ein ganz brüsker, zuweilen bilden alle Prodrome und ist erste Erscheinung tritt eine völlige Paraplegie auf (Hämatomyelitis, HAYEM), in anderen Fällen gehen Gefühle von leichter Ermüdung, Rucke in den Beinen, Parästhesien, Harnbeschwerden durch kurze Zeit voran. Die Lähmung ist eine völlige, ebenso die gleichzeitig damit eintretende Anästhesie, die Reflexe fehlen vollständig oder sind blos herabgesetzt, Blase und Mastdarm sind gelähmt; der Patient zeigt beträchtliches Fieber, sehr rasch tritt auch beträchtliche Abmagerung der gelähmten Partien ein, Oedeme an denselben, *Decubitus acutus,* Cystitis; der tödtliche Ausgang kann in Folge der Complicationen schon am 2. oder 3. Tage eintreten oder er schiebt sich etwas weiter hinaus, die Myelitis verbreitet sich rapide über höher gelegene Abschnitte, die Anästhesie hält den gleichen Gang, Zwerchfell und Respirationsmuskeln werden von der Lähmung ergriffen, der Kranke stirbt asphyctisch; bezüglich der Sensibilität ist hervorzuheben, dass sie in einzelnen Fällen blos herabgesetzt, ja selbst erhalten sein kann. Während der hier skizzirte Typus für die genannte Form der gewöhnliche ist, sind doch auch einzelne Fälle bekannt, die einen absteigenden Verlauf hatten; die Affection begann dann mit sensiblen Reizerscheinungen in den Armen, denen motorische Lähmung folgte; an diese schliessen sich die gleichen, den Stamm betreffenden Erscheinungen, bis schliesslich auch die Beine ergriffen wurden; zuweilen auch ist der Beginn ein mehr oder weniger ausgesprochen halbseitiger, so dass z. B. die beiden Extremitäten der einen Seite, häufig in ungleichem Grade, von der Lähmung befallen sind (eine genaue Untersuchung wird in solchen Fällen vor Verwechslung mit vom Gehirn aus bedingten Lähmungen schützen).

Viel weniger einheitlich als bei der soeben geschilderten Form gestalten sich begreiflicherweise die Erscheinungen bei der transversalen Myelitis, da der verschieden hohe Sitz des Herdes, die verschiedene Ausbreitung desselben in der Quere viel differentere klinische Bilder erzeugen werden als dort, wo in rascher Folge alle Abschnitte des Rückenmarks ergriffen werden. Im Allgemeinen kann man dem Sitze nach zwei Typen aufstellen: den lumbo-dorsalen, beim Sitz von der Mitte des Dorsaltheils nach abwärts und den cervico-dorsalen, beim Sitz von der genannten Stelle nach aufwärts. (Der dritte von JACCOUD aufgestellte Typus fällt schon mehr zusammen mit der acuten Entzündung der Med. obl. und dem Bilde der acuten Bulbärparalyse.)

Die wichtigsten Erscheinungen beim Sitz in der erstgenannten Region sind sensible und motorische Paraplegie, bei etwas höherem Sitze auch die Bauchmusculatur betreffend, Gürtelgefühl in der Höhe des meist durch einen localen Schmerz über der betreffenden Stelle der Wirbelsäule markirten myelitischen Herdes, Blasen- und Mastdarmlähmung, Verlust der Reflexerregbarkeit bei tieferem Sitze, Erhaltenbleiben und selbst Steigerung derselben bei höherem; je nach der Schwere des Falles bald früher, bald später schliessen sich die mehrfach erwähnten trophischen Erscheinungen an.

3*

Der zweite Typus zeigt entweder Lähmung aller vier Extremitäten oder blos eine solche der Arme, sogenannte cervicale Paraplegie, eine Erscheinung, die von BROWN-SÉQUARD dadurch erklärt wird, dass die oberflächlicher gelegenen motorischen Bahnen für die Beine noch nicht betroffen sind, während dies mit denjenigen der Arme schon der Fall ist; doch kann die Erscheinung, wie HALLOPEAU ausgeführt, auch in der Weise erklärt werden, dass die die Arme versorgende vordere graue Substanz schon zerstört ist, während die in den Seitensträngen zu den Beinen verlaufenden motorischen Fasern noch intact geblieben sind; bezüglich der Reflexerregbarkeit ist das Erhaltenbleiben, selbst mit Erhöhnng derselben, die Regel. Neben den sonstigen der Myelitis zukommenden Erscheinungen finden sich hier zuweilen Erscheinungen von Seite des Sympathicus, und zwar anfänglich Reizerscheinungen, Blässe des Gesichtes, Pupillenerweiterung, später Lähmungs-erscheinungen desselben, Myosis, starke Röthung und Temperaturerhöhung des Gesichtes, erstere häufig contrastirend mit der Blässe der tiefer gelegenen Abschnitte; nicht selten beobachtet man Pulsverlangsamung, in einem Falle bis zu 28 Schlägen. In einzelnen, allerdings seltenen Fällen wurden endlich auch Erscheinungen beobachtet, die namentlich, so lange die übrigen nicht ausgesprochen sind, zu Täuschungen Veranlassung geben können, so in einem Falle von GULL, wo zuerst Husten, Dyspnoe, Schweisse, Abmagerung, Schmerzen im Rücken und zwischen den Schultern auftraten und erst zwei Monate später die Haupterscheinungen der Myelitis zu Tage traten.

Erstreckt sich der Herd in die obersten Abschnitte des Cervicalmarks, dann werden hauptsächlich frühzeitig auftretende Respirationsbeschwerden die Scene compliciren, denen sich bald bulbäre Symptome, Deglutitionsbeschwerden, anschliessen.

Als einen eigenen Symptomencomplex transversaler Myelitis, der in grösserer oder geringerer Deutlichkeit zu Stande kommen wird, wenn der Herd blos die eine Hälfte des Rückenmarksquerschnittes entweder völlig oder hauptsächlich betrifft, haben wir schon früher denjenigen der „Halbseitenläsion" bezeichnet.

Der Verlauf der Herdmyelitis ist ein wesentlich langsamerer als der der früher geschilderten Form; unter geeigneter Prophylaxe oder Behandlung der Complicationen, die, wie früher erwähnt, an und für sich sehr gefahrdrohend sind, findet sich gerade bei dieser Form nicht selten der Ausgang in chronische Myelitis oder in Heilung mit Defect

Als ein eigener Typus ist die von PIERRET sogenannte *Myélite à rechutes* zu erwähnen; der Gang des von ihm mitgetheilten Falles war folgender: December 1873 nach leichten Prodromen kurz dauernde Paraplegie, März 1874 neuerlicher Anfall von Paraplegie von grösserer Schwere und längerer Dauer, unvollkommener Rückgang; 6 Wochen später neuerliches plötzliches Auftreten der Paraplegie, Blasen- und Mastdarmlähmung, Anästhesie der Beine, *Decubitus acutus*. Die Section ergab eine dorsale Myelitis; inwieweit die gleichzeitig gefundene Entartung der GOLL'schen Stränge in ihrer ganzen Ausdehnung zu den Erscheinungen in Beziehung steht, muss dahingestellt bleiben.

Unter Verweis auf die unter S p i n a l l ä h m u n g abgehandelte spastische Spinalparalyse sei hier nur angeführt, dass dieser Symptomencomplex auch einer acuten oder subacuten dorsalen Myelitis zukommen kann.

Bezüglich der acuten Entzündung der grauen Vorderhörner ist schon früher gesagt, dass dieselbe unter K i n d e r l ä h m u n g und *Poliomyelitis ant. acuta* (pag. 52) abgehandelt wird; hier sei nur speciell hervorgehoben, dass es Fälle von central localisirter Myelitis giebt, die dadurch, dass hauptsächlich die vordere graue Substanz und nur in umschriebener Weise betroffen ist, vielfach den genannten sehr ähnliche Symptomencomplexe ergeben, und dass ferner, wie SCHULZ und SCHULTZE gezeigt, durch disseminirte, die vordere graue Substanz und die Seiten-stränge beschlagende Myelitis Uebergangsformen von der DUCHENNE'schen Lähmung zur LANDRY'schen acuten aufsteigenden Paralyse erzeugt werden.

Kurz ist noch der von WESTPHAL zuerst genauer beschriebenen disseminirten Form der Myelitis zu gedenken; dieselbe wird sich aus leicht ersichtlichen
Gründen im Allgemeinen nicht so typisch gestalten, wie die vorher beschriebenen;
die Zeit des Auftretens schwankt in weiten Grenzen zwischen der Incubation der
fieberhaften Erkrankung, der dieselbe ihre Entstehung verdankt (Pocken, Masern),
und der Reconvalescenz von derselben; neuerlich beschreiben KÜSSNER und BROSIN
einen Fall, der sich spontan entwickelte; die Erscheinungen entwickeln sich ziemlich
rasch, in der Regel handelt es sich um bald vollständig werdende Paraplegien, mit
denen meist Blasenlähmung verbunden ist; das Verhalten der Sensibilität wechselt
zwischen völliger Intactheit und Verlust derselben, ebenso verschieden verhalten
sich auch die Reflexe; Atrophien der Musculatur beobachtete WESTPHAL nicht,
ebenso wenig auch Abweichungen des elektrischen Verhaltens derselben; KÜSSNER
und BROSIN fanden Herabsetzung der faradischen Erregbarkeit.

Eine gesonderte Beschreibung müssen wir noch derjenigen Form acuter
Myelitis widmen, welche hauptsächlich die Peripherie des Rückenmarksquerschnittes
einnimmt und, weil regelmässig auch die weichen Rückenmarkshäute an der Entzündung theilnehmen, als Myelomeningitis aufgeführt wird. (Bezüglich derjenigen
Form, wo die Myelitis als Complication einer acuten Leptomeningitis auftritt, muss
auf das bei dieser Gesagte verwiesen werden.) Obzwar bei den engen Beziehungen
zwischen Pia und der peripheren Substanz des Rückenmarksquerschnittes die Pia
an der Entzündung dieser letzteren fast immer participirt, so sind doch die der
Entzündung der Pia zukommenden Symptome nicht immer so prägnant ausgesprochen,
so dass von einer Diagnose dieser bei der Section nachzuweisenden Complication
nicht die Rede sein kann; doch finden sich auch Fälle, wo dies durch das Hervortreten der meningitischen Erscheinungen ermöglicht ist; folgende Erscheinungen
werden namentlich den Verdacht der in Rede stehenden Complication erwecken;
intensive Schmerzen, namentlich dann, wenn sie längs der ganzen Wirbelsäule
verbreitet sind und auch in die Extremitäten ausstrahlen; Steifigkeit der Wirbelsäule, mag sie nun blos einen Theil derselben oder sie ganz betreffen; umschriebene
Hauthyperästhesien und Hyperästhesie der Muskeln, zuweilen vorübergehende
Contracturen, die später auch permanent werden können.

Ausser dieser Form von Myelomeningitis ist noch des Umstandes zu
gedenken, dass auch in Fällen von ausgebreiteter Myelitis des ganzen Rückenmarksquerschnittes die Meningen an der Entzündung theilnehmen können; in diesen
Fällen werden natürlich die der Myelitis zukommenden Erscheinungen noch viel
eher die meningitischen verdecken, doch aber werden einzelne der vorerwähnten
Erscheinungen die Möglichkeit geben, diese Complicationen zu erkennen.

Die Diagnose der acuten Myelitis wird meist keine ungewöhnlichen
Schwierigkeiten darbieten; genaue Erforschung der anamnestischen Momente und
der als typisch aufgeführten Erscheinungen werden meist die richtige Diagnose
an die Hand geben. Verwechslungen können vor Allem eintreten mit der Rückenmarksblutung, Hämatomyelie (s. d.), deren Selbständigkeit zu Gunsten der
Hämatomyelitis bekanntlich von HAYEM (CHARCOT), allerdings mit Unrecht, bestritten wird; der plötzliche Beginn der Lähmung, das Fehlen oder die Geringfügigkeit der Prodrome, der in den meisten Fällen ziemlich frühzeitig günstig
sich gestaltende Verlauf werden für die erstgenannte Affection sprechen; Blutungen
in die Rückenmarkshäute werden sich hauptsächlich durch das starke Hervortreten
der meningealen Reizerscheinungen, heftige Schmerzen, Steifigkeit, sowie durch
die geringere Schwere der Lähmungserscheinungen, der sensiblen wie der motorischen, nicht minder endlich auch durch den Verlauf kennzeichnen.

Schwieriger kann sich zuweilen die Differentialdiagnose gegenüber der
Leptomeningitis acuta gestalten, und zwar umsomehr, als die Combination beider
Affectionen eine nicht allzu seltene Erscheinung ist; der Gang des Fiebers, das
stärkere Hervortreten der meningitischen Erscheinungen, die geringe Schwere
der paretischen Erscheinungen werden für Meningitis sprechen.

Grosse, zuweilen kaum zu überwindende Schwierigkeiten kann die Unterscheidung der diffusen, centralen Myelitis und der acuten aufsteigenden (Spinal-) Paralyse darbieten; indem bezüglich der genaueren Darstellung der letzteren auf den Artikel S p i n a l l ä h m u n g verwiesen werden muss, seien als für sie charakteristische Symptome hervorgehoben: Geringfügigkeit oder Fehlen aller sensiblen Erscheinungen, Fehlen trophischer Störungen, Erhaltenbleiben der elektrischen Erregbarkeit der Muskeln, Verlust der Sehnenreflexe; vergl. übrigens das früher bezüglich Uebergangsformen Beider Gesagte.

Schliesslich wäre noch bezüglich der multiplen Neuritis, die sich ein nicht unbeträchtliches Gebiet von früher als spinale aufgefassten Krankheitsformen erobert hat, zu erwähnen, dass die Differentialdiagnose zuweilen grosse Schwierigkeiten bieten kann; die Kenntniss der typischen Erscheinungen Beider wird den Führer abzugeben haben.

Die P r o g n o s e der acuten Myelitis wird immer eine schwere sein; schon früher haben wir die Seltenheit völliger Heilung erwähnt und die Zweifel, welche die dafür angeführten Fälle zulassen; am häufigsten ist der Ausgang in sogenannte chronische Myelitis, aber nahezu ebenso häufig auch der tödtliche Ausgang, meist herbeigeführt durch Complicationen, Decubitus, Cystopyelitis.

Die Prognose des Einzelfalles hängt von den verschiedensten Factoren ab; in erster Linie von der Längsausdehnung des entzündlichen Processes; es ist im Verlaufe der Darstellung vielfach die Schwere der diffusen (centralen) Myelitis betont worden, implicite ist hier auch schon der zweite Factor, die Querausbreitung des Processes, in Betracht gekommen; die grössere oder geringere Betheiligung der grauen Substanz ist hier vor Allem schwerwiegend und sind dabei ganz besonders die Läsionen der hinteren und centralen Abschnitte derselben von den schwersten Symptomen gefolgt, während die blosse Betheiligung der Vorderhörner günstiger ist; von entscheidendem Einflusse auf die Stellung der Prognose ist endlich der Sitz des Herdes; sitzt derselbe im Lendentheile, so wird wegen der dann meist in Mitleidenschaft gezogenen Centren für Blase und Mastdarm die Prognose eine wesentlich schlechtere sein als bei höherem Sitze, doch werden auch solche Fälle mit günstigem Ausgange selbst nach längerem Bestande berichtet. Beim Sitze in den obersten Abschnitten des Halsmarkes werden wieder Respirations- und Deglutitionsbeschwerden Gefahr bereiten. Dass rasches Vorschreiten der Erscheinungen, frühzeitiger Eintritt trophischer Störungen die Prognose erschweren, bedarf keiner besonderen Ausführung; ebenso wenig bedürfen die Complicationen einer besonderen prognostischen Würdigung.

T h e r a p i e. Die causale Behandlung der secundären Formen der Myelitis übergehend, weil dieselbe sich aus der Therapie der betreffenden primären Erkrankungen ergeben wird, betrachten wir sofort die Therapie der acuten Myelitis, wie sie sich als entwickelte Krankheit dem praktischen Arzte meist darbietet. Vor Allem wird dieselbe in einer Antiphlogose bestehen, über deren Ausdehnung jedoch die Meinungen sehr getheilt sind; während noch im Allgemeinen unter der Rubrik derselben locale Blutentziehungen durch Schröpfköpfe, Blutegel, Kälte-Application angeführt werden, kann man sich doch nicht verhehlen, dass die Wirksamkeit dieser Agentien noch recht problematisch ist; in zweiter Linie werden Quecksilbereinreibungen gerühmt, die bis zur beginnenden Salivation fortgesetzt werden sollen; französische und englische Autoren geben gleichzeitig noch Calomel, 1·0 in 10 Dosen stündlich ein Pulver mehrere Tage hindurch; BROWN-SÉQUARD endlich empfiehlt Ergotin, ohne dass jedoch andere Forscher ebenso günstige Erfahrungen zu berichten hätten.

Unter den ableitenden Mitteln erfreut sich namentlich das *Ferr. candens* in Frankreich einer besonderen Empfehlung und es lässt sich nicht verkennen, dass in einzelnen Fällen nach Anwendung desselben günstige Erfolge eintraten, doch liegen auch von anderer Seite, MONNERET, LEYDEN, wiederum ungünstige

Berichte vor. Der letztere bevorzugt die milderen ableitenden Mittel: *Ungu. tartari stibiat.*, Jodtinctur, Vesicatoire; doch ist bei allen diesen Mitteln, namentlich bei der Anwendung des *Ferrum candens*, immer im Auge zu behalten, dass dieselben mechanisch namentlich das Liegen und den Schlaf stören, die Entwicklung von Decubitus sehr begünstigen; man wird deshalb weder hochgradig anästhetische, noch auch solche Stellen wählen, welche den meisten Druck beim Liegen zu erleiden haben. FRERICHS empfiehlt Ableitung auf den Darm, Andere die auf die Nieren.

Von grösster Wichtigkeit ist das allgemeine Verhalten des Patienten und die Behandlung etwa auftretender Complicationen. Bezüglich des ersteren empfiehlt sich absolute Ruhelage, die jedoch häufig gewechselt werden muss, um das Durchliegen zu verhüten; BROWN-SÉQUARD empfiehlt die permanente Bauchlage; dieselbe dürfte aber weder in dieser Weise zu erzielen sein, noch auch die Gefahr des Decubitus völlig beseitigen. Bezüglich der von den Complicationen drohenden Gefahren ist früher das Nöthige gesagt, ihre Verhütung oder passende Behandlung dringendste Indication; Verhütung des Decubitus, grösste Reinlichkeit, Sorge für rechtzeitige Entleerung von Blase und Darm, Verhütung der so gefährlichen Cystitis, die vielfach gewiss nur Infection durch von aussen eingebrachte Infectionsstoffe ist, werden die Hauptsorge bilden; in die Details dieser Aufgaben braucht hier nicht näher eingegangen zu werden. Dass die Diät des Kranken eine leichte, von Spirituosen und sonstigen erregenden Substanzen freie sein müsse, versteht sich von selbst; psychische Ruhe ist gleichfalls nothwendig. Symptomatisch wird man in diesen Stadien gegen etwaige Schmerzen, Schlaflosigkeit vorzugehen haben; diese, sowie sonstige Complicationen werden nach den Regeln der allgemeinen Therapie zu bekämpfen sein.

Hat man so den Kranken über die ersten Wochen hinausgebracht, zeigt sich ein Stillstand oder eine Besserung der Erscheinungen, dann wird es sich darum handeln, durch passende Behandlung diese Tendenz zu fördern. Unter den innerlichen Mitteln, welche in dieser Richtung Erfolge aufzuweisen haben, steht in erster Linie das Jodkalium, das durch längere Zeit gegeben werden kann; empfohlen werden auch das *Argent. nitr.* und das *Auro-Natrium chlorat.*; ausser diesen werden alle tonisirenden Mittel indicirt sein; die Diät wird in gleicher Weise anzupassen sein; vorsichtige Benützung der wiederkehrenden Motilität wird sich empfehlen.

An diese Methode schliesst sich an die sogenannte reizende Methode, unter welche das Strychnin, die Elektricität, die Muskelübung und die Bäder subsumirt werden.

Das Strychnin wird mit Vorsicht angewendet werden dürfen, wenn keine Erhöhung der Reflexerregbarkeit vorhanden; demselben werden von einzelnen amerikanischen Autoren, JEWELL, selbst in grösseren Dosen ganz besonders günstige Einwirkungen zugeschrieben. Bezüglich der Elektricität gehen die Ansichten selbst der competentesten Forscher weit auseinander. Während die Einen die frühzeitige Anwendung derselben perhorresciren, berichten Andere wieder günstige Erfolge von derselben; im Allgemeinen überwiegt für die frühen Stadien die Ansicht, den galvanischen Strom nicht anzuwenden und auch in späteren Stadien, nachdem die alleracutesten Erscheinungen nachgelassen, wird man jedenfalls mit schwachen galvanischen Strömen beginnen und sich hauptsächlich darnach richten, ob subjective oder objective Zeichen von Besserung oder Verschlimmerung zu merken sind; dreister kann man in späteren, chronischen Stadien vorgehen; bestimmte Indicationen sind bisher nicht zu stellen; auch mit der Faradisation wird man in diesem Stadium beginnen können, ebenso mit der Gymnastik der einzelnen Muskeln. Um die gleiche Zeit, keinesfalls früher, wird man auch Badecuren verordnen dürfen; in erster Linie werden von den Thermen Teplitz, Gastein, Wildbad, Ragaz günstige Erfolge berichtet; ihnen folgen die zahlreichen Sool- und Fichtennadelbäder; schliesslich für sehr späte Stadien als Nachcur Stahl-, Moor-

und Seebäder; in mittleren Stadien wird von verschiedenen Seiten auch Hydrotherapie empfohlen.

Literatur: Ausser den zahlreichen Hand- und Lehrbüchern, aus denen speciell für dieses Capitel Leyden's Klinik der Rückenmarkskrankheiten. II. 1, pag. 115 hervorzuheben ist: Harless, Dissert. inaugur. de myelitide. 1814. — Klohss, De Myelitide. 1820. — Ollivier (d'Angers) Traité des maladies de la moëlle épinière I. éd. 1821, II. éd. 1837. — Abercrombie, Krankh. d. Gehirns u. Rückenmarks. Deutsch von G. v. d. Busch. 1829. — Evan Reeves, Edinb. med. Journ. 1855—56, I, pag. 305 u. 416. — Oppolzer, Spitalsztg. 1860, Nr. 1—3 und Allg. Wiener med. Ztg. 1861. — Brown-Séquard, Lect. on the diagnosis and treatment of the princiqal forms of paralysis of the lower extremities. 1861. Lect. III. — Mannkopf, Berliner klin. Wochenschr. 1864, Nr. 1 u. Tagbl. der Naturforschervers. in Hannover. 1866. — Frommann, Untersuchungen über die norm. und pathol. Anatomie des Rückenmarks. 1864, pag. 79. — Jaccoud, Des paraplegies et de l'ataxie du mouvement. 1864. — Armin Levy, De myelit. spin. acuta. Diss. Berlin 1863. — Lockhart-Clarke, Lancet 1865 u. Archives of med. 1867. — Engelken, Beitr. z. Path. d. acut. Myelitis. Züricher Diss. 1867. — Charcot, Arch. de phys. 1872, IV, pag. 93. — Dujardin-Beaumetz, De la myélite aiguë. 1872. — Joffroy, Gaz. méd de Paris 1873, Nr. 36 — Raymond, Bull. de la soc. anat. 1873 und Gaz. méd. 1874. — Hayem, Archiv de phys. VI, pag. 603, 1874. — Westphal, Archiv f. Psych. IV, pag. 338, 1874. — Martineau, Union méd. 1874, Nr. 30. — Feinberg, Virchow's Archiv. 1874. LIX, pag. 270. — Hamilton, Quart. Journ. of microscop. Science 1875, pag. 334. — Vulpian, Bull. de la soc philom. 1875. — Webber, in Transactions of the American Neurological Society. 1875. — Pierret, Archiv de physiol. VIII, pag. 45, '1876· — Laveran, Progrès méd. 1876. — Bertrand, Esai sur la myélite aiguë centrale ascendante. Thèse de Paris. 1877. — Lausenstein, Dtsch. Archiv f. klin. Med. XIX, pag. 424, 1877. — Leyden, Charité-Annalen. 1877, III. Jahrg. — Webber, Journ. of nervous and mental Disease. Oct. 1880. — Moeli, Archiv f Psych. XI, pag. 757 u. Charité-Annalen. VIII. — Dejerine, Revue de méd. 1884. Janv., pag. 60. — Schulz und Schultze, Archiv. f Psych. XII, 2. Heft. — Kreissig, Virchow's Archiv. 102. — Grasset, Revue de méd. 1887, I, pag. 113. — Küssner und Brosin, Archiv f. Psych. XVII, pag. 238. — Vergleiche ferner die Literatur bei Hämatomyelie, Poliomyelitis ant. acuta, Spinallähmung.

II. *Myelitis chronica* bezeichnet im Allgemeinen die chronisch-entzündlichen Zustände des Rückenmarks, ohne dass jedoch bisher irgend eine Uebereinstimmung in der Anschauung der Forscher bezüglich dessen erzielt wäre, was Alles hierher zu zählen sei; der gleiche Mangel an Uebereinstimmung zeigt sich auch im Gebrauche der von Einzelnen damit als identisch hingestellten Bezeichnungen der grauen Degeneration und der Sclerose. Die Schwierigkeiten liegen einerseits darin, dass man zu verschiedenen Zeiten von verschiedenen Gesichtspunkten ausgegangen, also einmal die klinischen, ein andermal die anatomischen Erscheinungen als massgebend erachtete, andererseits darin, dass man jetzt, wo die Fortschritte der mikroskopischen Anatomie immer mehr in der letzteren Richtung hinleiten, sich noch keineswegs über den anatomischen Begriff der chronischen Entzündung des Nervensystems einigen konnte.

Dem entsprechend ist für die Einen die chronische Myelitis der Sammelkasten für nahezu alle chronischen Processe des Rückenmarks, während Andere wieder nur einige wenige Formen darin belassen. Eine dogmatische Entscheidung der Frage ist theils wegen des für einzelne Krankheitsformen noch mangelhaften pathologisch-anatomischen Materials, theils wegen der noch bestehenden Zweifel hinsichtlich des Begriffes der chronischen Entzündung nicht zu fällen; so dürfte es sich für unsere Zwecke am besten empfehlen, eine jener weitesten Zusammenfassungen hier aufzuführen, und nach Ausscheidung dessen, was man jetzt mit Sicherheit als nicht hineingehörig betrachten darf, als Richtschnur für die weitere Darstellung beizubehalten.

Französische Forscher sind es, die in dieser Richtung am weitesten gegangen, und HALLOPEAU hat ein in Frankreich unter gewissen Modificationen noch jetzt beibehaltenes, nahezu alle Rückenmarkaffectionen umfassendes, recht übersichtliches System aufgestellt, dessen die chronischen Affectionen darstellenden Theil wir hier wiedergeben.

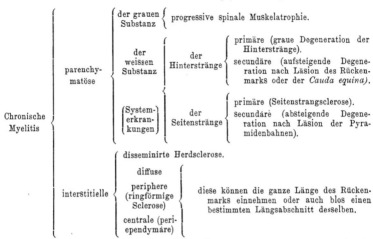

Der Ausgangspunkt des HALLOPEAU'schen Schemas ist, wie ersichtlich, die von VIRCHOW gemachte Trennung der Entzündungen in parenchymatöse und interstitielle; jene sollen von den nervösen Bestandtheilen, diese von der Neuroglia ausgehen; eine wesentliche Erweiterung hat diese Lehre, deren Erweis im Einzelfalle aus dem histologischen Befunde nicht selten mit kaum zu überwindenden Schwierigkeiten verknüpft ist, weil im Gefolge parenchymatöser Veränderungen später auch die interstitielle Substanz wuchert, erfahren durch die von VULPIAN und CHARCOT begründete Lehre von den systematischen Erkrankungen; die Verbreitungsweise dieser Erkrankungen weist nämlich unzweifelhaft darauf hin, dass der Beginn derselben in den parenchymatösen Bestandtheilen des betreffenden Rückenmarksabschnittes zu suchen ist. Entsprechend unserer (seither etwas erweiterten) Kenntniss von den Systemen im Rückenmarke, resp. von deren Erkrankungen, zerfallen dieselben in solche der grauen und der weissen Substanz und diese letzteren wieder in die der Hinter- und der Seitenstränge; die der weissen Substanz endlich noch in primäre und secundäre. In erster Linie unter den chronischen parenchymatösen Erkrankungen der grauen Substanz führt HALLOPEAU die progressive Muskelatrophie auf, als deren Substrat, insoweit es sich um die spinale Form derselben handelt, eine Erkrankung der Ganglienzellen der grauen Vorderhörner nachgewiesen ist, und zwar gestützt auf die Theorie CHARCOT'S, derzufolge der Process in den Ganglienzellen selbst, also parenchymatös, beginnt. Nun sind in der That Fälle bekannt, in welchen nur die Vorderhornzellen erkrankt waren, oder wenigstens in so hohem Grade neben geringer Betheiligung der übrigen Vorderhornsubstanz, dass die Annahme, es handle sich um einen in erster Linie in den Ganglienzellen einsetzenden Process, berechtigt erscheint; allein, dass es sich häufig oder gar immer um einen entzündlichen Process handle, ist keineswegs erwiesen, vielmehr scheint die Deutung der pathologisch-anatomischen Befunde oder einzelner derselben wenigstens als einfach atrophischer oder degenerativer wahrscheinlicher. (Das Nähere siehe unter Muskelatrophie, progressive.)

Zum Theil günstiger liegen die Verhältnisse bei den parenchymatösen Erkrankungen der weissen Substanz, indem hier der histologische Nachweis der parenchymatösen Natur derselben für einzelne wenigstens geliefert ist; dagegen fehlt auch hier die nöthige Uebereinstimmung, ob es sich um Entzündung oder degenerative Atrophie handelt; eine Entscheidung in dieser schwierigen Frage ist bisher mit Sicherheit nicht zu treffen. Doch neigt auch hier die neueste Forschung nach der Seite der degenerativen Atrophie.

Mit Sicherheit auszuscheiden sind aus der Reihe der chronischen Myelitiden die secundären Degenerationen, die man jetzt ziemlich allgemein, in Deutschland wenigstens, als degenerative Atrophien auffasst, veranlasst durch Abtrennung der betreffenden Systeme (resp. Bahnen) von ihrem Ernährungs- oder Erregungscentrum (s. Degeneration, secundäre).

Während bei den bisher betrachteten Formen von Erkrankung die Hauptschwierigkeit auf pathologisch-anatomischem Gebiete lag, sind die interstitiellen Formen der chronischen Myelitis nach dieser Richtung hin wesentlich klarer gelegt und es herrscht bezüglich derselben kaum ein Zweifel, dass wir es dabei mit dem zu thun haben, was man auch in anderen Organen als interstitielle Entzündung bezeichnet. Als den bestgekannten Typus derselben kann man die sogenannte disseminirte Sclerose hinstellen. An diese reiht sich die diffuse Sclerose, weiters die ringförmige (Randsclerose, *Sclérose corticale annulaire*, VULPIAN), die meist mit einer chronischen Entzündung der Pia vergesellschaftet ist; die centrale, das Ependym des Centralcanals hauptsächlich betreffende Sclerose HALLO-PEAU'S *(Sclérose periependymaire)* erhält jetzt insofern eine andere Stellung, als es immer sicherer wird, dass die früher als einheitlich aufgefasste Affection einen sehr verschiedenartigen pathogenetischen Ursprung haben kann (s. Syringomyelie); die letzterwähnten Formen können sich über die ganze Länge des Rückenmarks erstrecken oder auch nur einen Theil derselben einnehmen.

Eine Reihe der verschiedenen, in der vorstehenden Darstellung aufgeführten Formen chronischer Rückenmarkserkrankung hat sich sowohl vom pathologisch-anatomischen, als vom klinischen Standpunkte, zum Theil historisch, eine selbstständige Stellung in der Rückenmarkspathologie erworben, aus welchem Grunde dieselben nicht hier, sondern selbständig unter den verschiedenen ihnen zukommenden Bezeichnungen abgehandelt werden; es werden demnach hier nur die diffuse und die ringförmige Sclerose abgehandelt; aus gleichem Grunde unterbleibt hier eine Darstellung der Aetiologie und pathologischen Anatomie der chronischen Myelitis im Allgemeinen, und werden nur die den letztgenannten zukommenden pathologisch-anatomischen Thatsachen und Befunde angeführt; von einer speciellen Darstellung der Aetiologie kann abgesehen werden; sie ist, abgesehen von den im Folgenden zu berücksichtigenden Complicationen mit anderen Rückenmarkserkrankungen, die der chronischen Rückenmarksaffectionen im Allgemeinen.

Mit dem Ausdrucke der diffusen chronischen Myelitis *(Myélite transverse diffuse,* HALLOPEAU) bezeichnen wir die das Rückenmark in seinem ganzen Querschnitte oder in einem grösseren Theile desselben ergreifende chronische Entzündung, die noch, je nachdem blos ein Stück desselben in der Längen-ausdehnung oder nahezu das ganze Rückenmark von derselben ergriffen ist, sich in eine allgemeine *(Myélite diffuse généralisée,* HALLOPEAU; *Myélite envahissante complète,* BERNHEIM; *Myelitis universalis progressiva,* ERB) und eine partielle scheiden lässt; als eine Unterabtheilung der letzteren kann noch, weil ihr ganz besondere klinische Erscheinungen zukommen, jene herausgehoben werden, wo in mehr oder weniger scharf begrenzter Weise die Läsion blos die Hälfte des Rückenmarksquerschnittes ergriffen hat; die letztere, die übrigens nicht häufig ist (Fälle von CHARCOT), sei hier gleich vorweg genommen, indem dieselbe nicht gesondert abgehandelt werden muss, da sich die derselben zukommenden Erscheinungen, abgesehen von dem chronischen Verlaufe, nicht wesentlich von dem Erscheinungscomplex unterscheiden, der sich auf Grund der Forschungen BROWN-SÉQUARD'S als sogenannte Halbseitenläsion das Bürgerrecht in der Rückenmarkspathologie erworben.

Die partielle diffuse Myelitis hat ihren Lieblingssitz im Hals- und Dorsaltheil, doch ist zu bemerken, dass sich häufig neben dem durch seine Ausdehnung imponirenden Hauptherde noch ein und der andere kleinere Herd findet, der jedoch in der Symptomatologie meist völlig gegen jenen zurücktritt. In der ersteren Gegend findet sich damit häufig combinirt eine *Pachymeningitis hypertrophica,* in welchem Falle die den beiden Erkrankungen zukommenden Erscheinungen klinisch so mit einander verschmelzen, dass eine Scheidung derselben nur theoretisch möglich ist, weshalb diese Combination speciell abgehandelt wird als „*Pachymeningitis cervicalis hypertrophica*". Doch finden sich auch Fälle von partieller Sclerose, in welchen die Rückenmarkshäute nur unwesentlich verdickt sind. Nicht selten ist die partielle chronische Myelitis die Folge einer langsamen Rückenmarkscompression, sei diese nun bedingt durch einen langsam wachsenden Tumor oder durch eine Caries der Wirbel; endlich ist sie auch die Begleiterin einzelner Fälle von Syringomyelie, klinisch tritt dann der entsprechende Symptomencomplex in den Vordergrund.

Der pathologisch-anatomische Befund ist ein verschiedener; die sclerotische Partie zeigt häufig eine selbst nicht unbeträchtliche Verringerung des Volumens, das ganze betroffene Stück hat dann nicht selten die Dicke einer Federspule; reicht der Herd nur an einzelnen Stellen bis an die Peripherie, so zeigt das Rückenmark an der betreffenden Stelle öfters eine Einsenkung; die Consistenz ist häufig eine vermehrte und daher der Name Sclerose, doch wird sie in einzelnen Fällen auch als vermindert angegeben, was wohl zum Theil seine Ursache in der verschiedenen Dauer der Zeit vom Tode bis zur Vornahme der Section haben mag.

Makroskopisch geben sich die Herde, sobald sie die Peripherie erreichen, zuweilen schon durch eine durch die Pia hindurchschimmernde, umschriebene graue Verfärbung kund; der Querschnitt zeigt sich in grösserem oder geringerem Umfange verfärbt, lässt nur undeutlich die Differenz zwischen grauer und weisser Substanz hervortreten; die grau degenerirten Partien sinken oft auf dem Schnitte ein; in einzelnen Fällen sind die später zu beschreibenden Höhlungen schon makroskopisch sichtbar; in Folge der schrumpfenden Processe ist die Grösse und Form der Substanzen auf dem Querschnitte oft wesentlich verändert, die graue Substanz erscheint geschrumpft, einzelne Partien sind verzogen oder verkrümmt; als ein Accedens sind zu erwähnen die typischen secundären Degenerationen nach auf- und abwärts von dem Herde, andererseits die Atrophie der den sclerotischen Herden entsprechenden Wurzeln, die atrophischen Processe in den zugehörigen Muskeln, endlich die Arthropathien, Blasenaffectionen und der Decubitus. Das grosse Gehirn erscheint selbst nach Jahrzehnte langem Bestande frei, die *Med. obl.* in klinisch dann entsprechenden Fällen in der der Spinalaffection gleichen Weise betheiligt. Bezüglich des Rückenmarksbefundes muss aber hervorgehoben werden, dass es auch Fälle giebt, in welchen makroskopisch nichts sichtbar ist und erst die mikroskopische Untersuchung namentlich des gehärteten Präparates weitergehende Veränderungen erkennen liess.

Das mikroskopische Bild eines Herdes ist im Allgemeinen folgendes: Mässige Zahl von Körnchenzellen, meist an den Randpartien, Kernvermehrung im Gewebe, reichliche Wucherung eines kernreichen, fibrillären, zuweilen welligen Gewebes, Vergrösserung und Vermehrung der sogenannten Spinnenzellen, verschieden reichliche Anwesenheit von *Corpp. amylacea,* Schwund der Nervenfasern und Ganglienzellen; die Spuren der letzteren sind zuweilen nur noch als Pigmenthäufchen kenntlich, während von der ersteren (im Gegensatze zur multiplen Herdsclerose, wo dies Regel ist) in selteneren Fällen einzelne hypertrophische, ihrer Markscheide beraubte Axencylinder im fibrillären Gewebe persistiren; die Gefässe scheinen oft vermehrt, deren Wandungen sind verdickt, von reichlicher Kernwucherung, hie und da mit Fettgranulationen besetzt; in den oben erwähnten Fällen mit Höhlungen, zeigt das Mikroskop Lücken, namentlich in der grauen Substanz, die von einem feinfaserigen, nicht selten von Kernen besetzten Gewebe durchzogen sind; zuweilen zeigt die Umgebung der Lücken eine reichlichere Neubildung fibrillären, dichten Gewebes; bezüglich der Entstehung dieser Lücken herrschen verschiedene Ansichten; LOCKHART-CLARKE erklärt sie durch den von ihm sogenannten Process der *Granular disintegration,* LEYDEN, HALLOPEAU aus einer rareficirenden Myelitis.

Der histologische Befund der durch Compression bedingten chronischen Myelitis unterscheidet sich nicht von dem der primären.

Zu erwähnen ist die bei der pathologischen Anatomie der *Dementia paralytica* zu besprechende sogenannte Körnchenzellen-Myelitis, die jedoch nach neueren Ansichten nicht als Myelitis, sondern als ein Involutionsprocess, eine wohl primär auftretende degenerative Atrophie, anzusehen ist.

Ein von V o g e l als *Myelitis chronica hypertrophica* beschriebener Fall (Deutsches Archiv für klin. Med. 1878, pag. 198) ist offenbar eine mit chronischer Myelitis complicirte *Pachymeningitis hypertrophica*.

Während der pathologisch-anatomische Befund der partiellen Sclerose von demjenigen der allgemeinen nur insoweit sich unterscheidet, als bei der letzteren der Process eine weitere Ausbreitung erlangt, und dem entsprechend in weiterer Ausbreitung die verschiedenen Stadien des Processes darbieten wird, müssen sich natürlich die klinischen Bilder der beiden Affectionen wesentlich unterscheiden.

Für die Darstellung desjenigen der allgemeinen diffusen chronischen Myelitis liegen nur äusserst spärliche, durch die Section bestätigte Beobachtungen vor; dieselbe wird überdies noch dadurch erschwert, dass es sich dabei nicht um einen continuirlichen, das Rückenmark durchaus in allen seinen Dimensionen einnehmenden Process handelt, sondern dass es eben Fälle sind, in denen doch noch immer einzelne grössere oder kleinere Partien nicht in den Process einbezogen sind und deren verschiedene Localisation natürlich auch das Krankheitsbild zu modificiren im Stande ist.

Charakteristisch im Allgemeinen für die diffuse allgemeine Myelitis wird sein, dass die der chronischen Myelitis überhaupt zukommenden Erscheinungen, Lähmungen, Contracturen, trophische Störungen nicht blos einen oder den anderen Körperabschnitt einnehmen, sondern eben, der Ausbreitung des Processes entsprechend, über den ganzen Körper und alle Extremitäten verbreitet sind, ja meist entsprechend der Ausdehnung des Processes auf die *Medulla oblongata* auch die von dieser innervirten Abschnitte betreffen. Einer der bestgekannten Fälle dieser Art ist der von LEYDEN mitgetheilte, doch ist in demselben die Lendenanschwellung zum grossen Theile frei und überdies die Frage, ob nicht auch secundäre Degenerationen, ausgehend von dem im obersten Brusttheile sitzenden Hauptherde, dabei eine Rolle spielen, nicht in Betracht gezogen; die Krankheit begann nach Schreck mit Schwindel, Kreuzschmerzen, ziehenden Schmerzen in den Beinen; Parese der Beine, Steifigkeit und unwillkürliche Zuckungen derselben, Contracturen, Anästhesien, Blasen- und Mastdarmparese; an den Beinen zum Theil Atrophie der Musculatur, zum Theil wahre Hypertrophie; die Arme frei; später werden auch diese in leichterem Grade ergriffen, die Beine sind völlig gelähmt, contracturirt, Anästhesie bis zur Schenkelbeuge, Decubitus; Verlaufsdauer drei Jahre. LEYDEN erwähnt, ohne ihn ausführlicher mitzutheilen, noch eines zweiten gleichen Falles. Neuerlich beschreibt DÉJÉRINE eine ähnliche Form mit Ausgang in Genesung, die sich von jener prognostisch ungünstigen durch das Fehlen von Entartungsreaction und Steigerung der idiomusculären Zuckung unterscheiden soll.

Von der diffusen allgemeinen Myelitis zu trennen sind Fälle von allgemeiner, diffuser Sclerose, die zuweilen als letztes Stadium der disseminirten Sclerose vorkommt; hier kommt es durch die allmälige Ausbreitung der einzelnen Herde und durch chronisch myelitische Veränderungen zwischen den sclerotischen Herden zu einer wirklich allgemeinen Erkrankung des Rückenmarks, allein dieselbe wird sich mikroskopisch durch den Befund an den Nervenfasern der sclerotischen Herde unterscheiden lassen (s. multiple Sclerose).

Solche Fälle sind überdies nur in Verbindung mit multipler Sclerose des Gehirns beobachtet, und kommt ihnen das klinische Bild der multiplen cerebrospinalen Sclerose zu; ein von LEUBE (Klin. Bericht von der med. Abtheilung des Landeskrankenhauses in Jena. 1875, pag. 115 ffg.) mitgetheilter Fall ist nicht völlig beweisend, da die mikroskopische Untersuchung aussteht; der Gehirnbefund dieses Falles ist der der progressiven Paralyse.

Während sich angesichts der soeben gegebenen Sachlage die deutschen
Autoren meist gerade hinsichtlich dieser diffusen Form chronischer Myelitis sehr
reservirt verhalten, sind einzelne französische Autoren viel weiter gegangen; in
mehr schematischer Weise Krankheitsbilder aufstellend, unterscheiden sie zwei Formen,
je nachdem der Gang der Erkrankung ein auf- oder absteigender ist; dagegen
dürften sie wohl im Rechte sein, die von DUCHENNE DE BOULOGNE aufgestellte
klinische Form der *Paralysie gén. spinale diffuse subaiguë* als zu unserer Form
der Myelitis gehörig zu betrachten. So wird auch ein von JACCOUD (Clinique
méd., pag. 421) diagnosticirter Fall hierher gezogen und als ein solcher mit ascen-
direndem Gange der Erscheinungen angeführt: 53jährige Frau; nach einem Affecte
allgemeines Zittern und Lähmung der Beine; Anfälle von ausstrahlenden Schmerzen
längs der Wirbelsäule; nach einer zeitweiligen Besserung zunehmende Lähmung
der Arme, Atrophie und Abnahme der elektrischen Erregbarkeit einzelner Muskeln,
Blasen- und Mastdarmlähmung, Sensibilitätsverlust an den Armen; die vier Jahre
nach Beginn der Krankheit gemachte Section ergab: Diffuse Sclerose des Hals-
theils mit *Pachymeningitis cervicalis*, reichliche Kernvermehrung in der übrigen
grauen Substanz, Sclerose (wahrscheinlich als sec. Degeneration zu deuten) in den
Seitensträngen und leichte Randsclerose; Atrophie der Wurzeln des Cervicalmarks,
Atrophie bestimmter Muskeln, Sclerose der zu denselben gehörigen Nerven.

In einem gleichfalls hierher gezogenen Falle von LABOULBÈNE (Union
médicale, 1855) mit allmälig aufsteigender Lähmung findet sich Sclerose des Hals-
und oberen Brusttheils, an diese anschliessend wieder partielle Erweichung bis zum
6. Brustnerven. Endlich werden auch Fälle von Syringomyelie hierher gezogen.

Als einer nicht klinisch, sondern nur pathogenetisch differenten Form
chronischer Myelitis wäre der von DEMANGE sog. *Myélite interstitielle diffuse
et perivasculaire* zu gedenken, die auf den Boden einer allgemeinen Atheromatose
entwickelt, von den entsprechenden Gefässveränderungen ihren Ausgangspunkt nimmt.

Bemerkt sei endlich noch das Zusammenvorkommen einer Strangaffection
oder Systemerkrankung mit Herdmyelitis (WESTPHAL).

Während so die Symptomatologie der allgemeinen diffusen Myelitis an
zahlreichen Unklarheiten leidet und eine scharfe Abgrenzung gegen verschiedene,
theils blos klinisch definirte, theils aber auch schon pathologisch-anatomisch er-
gründete Formen von weit ausgebreiteter chronischer Affection gegenwärtig nicht
möglich ist, sind die partiellen Formen der chronischen transversalen Myelitis
wesentlich genauer bekannt, was zum Theil zu äusseren Verhältnissen seinen Grund
hat. Aber ganz ähnlich, wie bei der gleichen Form der acuten Myelitis, macht
sich auch hier der Umstand geltend, dass die Herde sowohl in differenten Höhen
sitzen, als in verschiedener Weise und Ausdehnung den Querschnitt desselben
beschlagen, so dass ein völlig einheitliches Bild dieser Form von Myelitis nicht
zu geben ist, wir uns vielmehr begnügen müssen, den Gang derselben im Allgemeinen
zu schildern und dann die Modificationen anzugeben, welche durch den verschiedenen Sitz in dieses Bild hineingetragen werden, wobei wir uns vielfach an
das bei der acuten Myelitis Gesagte werden anlehnen können, während eine Erörterung der einzelnen Symptome, wie dort, gleichfalls unterbleiben muss.

Unter den motorischen Störungen, die sowohl zeitlich als symptomatologisch
meist die erste Stelle beanspruchen, stehen die verschiedenen paretischen Zustände
obenan; dieselben betreffen anfänglich meist nur die Beine und können auch
während des ganzen Verlaufes auf diese beschränkt bleiben, aber fast ebenso
häufig werden entweder gleichzeitig oder nachfolgend auch die Arme ergriffen,
beide gleichzeitig oder auch einer nach dem andern; in selteneren Fällen beginnen
die paretischen Erscheinungen in den Armen und ergreifen später in geringerem
Grade die Beine (Andeutung von sogenannter cervicaler oder brachialer Paraplegie);
endlich kann auch blos ein Bein betroffen sein, Hemiparaplegie oder die beiden
Extremitäten der einen Körperseite, *Hemiplegia spinalis*. Die Lähmungszustände
haben alle Grade, von der dem Kranken eben merkbaren Schwäche der betroffenen

Extremitäten bis zur völligen Lähmung; doch sind die mittleren Grade viel häufiger, während die schwersten meist nur den Endstadien zukommen. Eine zweite Erscheinung von Seiten der Motilität ist die Rigidität der Muskeln, die gleichfalls von einer dem Kranken eben merkbaren, objectiv noch nicht nachweisbaren Steifigkeit bis zu hochgradigster, nur schwer passiv zu überwindenden Contractur der betroffenen Abschnitte gehen kann; sehr häufig finden sich solche Steifigkeiten an den Beinen, in der Adductoren- und Extensorengruppe, an der Arm- und Rückenmusculatur, endlich kann sie den grössten Theil der willkürlichen Musculatur beschlagen, so dass der brettsteife Kranke an einer Zehe emporgehoben werden kann; in den hochgradigsten Fällen kann es endlich zu Contracturen kommen; häufig sind Beugecontracturen, selbst bis zum völligen Schwund des Winkels zwischen beiden Hebelarmen, zuweilen auch Extensionscontracturen. Die Combination der beiden eben erwähnten Erscheinungen, der Lähmung und Rigidität, kann nun eine sehr verschiedengradige sein und werden dementsprechend auch die Bewegungen der betroffenen Extremitäten je nach dem Vorwiegen der einen oder anderen ein wesentlich verschiedenes Gepräge zeigen. Die extremen Grade berücksichtigend, wird man z. B. an den Beinen, die ja am häufigsten betroffen sind, zweierlei Gangarten zu unterscheiden haben, den paretischen Gang (falls Bewegung der Beine überhaupt noch möglich ist) und den spastischen Gang; bei jenem werden die schlaffen Beine auf dem Boden nachgeschleift, werden kaum vom Boden gehoben, selbst an unbedeutenden Hindernissen bleiben die Kranken haften; den spastischen Gang beschreibt schon OLLIVIER (D'ANGERS) treffend in seinen Grunderscheinungen: „Nur mit Mühe erhebt sich der Fuss vom Boden, bei jeder Anstrengung, welche der Kranke macht, um denselben zu heben und nach vorwärts zu bringen, wird der Stamm nach rückwärts geworfen, gleichsam um ein Gegengewicht gegen das Bein zu geben, das von einem unwillkürlichen Zittern ergriffen ist; bei dieser Art der Fortbewegung ist die Fussspitze bald gesenkt und schleift auf dem Boden, ehe sie erhoben wird, bald wird sie, indem der Fuss gleichzeitig nach aussen geworfen wird, nach aufwärts gerichtet.“

Eine andere Modification des Ganges, die sich namentlich durch eine zunehmende Neigung, auf den Zehenspitzen vorwärts zu schreiten, charakterisirt, findet ihre eingehendere Darstellung bei der spastischen Spinalparalyse.

Wir haben vorher schon eine häufig vorkommende Erscheinung erwähnt, das Zittern, das in der Mehrzahl der Fälle blos die Beine, doch aber seltener auch die Arme betrifft; dasselbe stellt sich namentlich häufig ein beim Uebergang aus Ruhe in Bewegung, seltener im umgekehrten Falle, in charakteristischer Weise auch beim Aufsetzen der Fusszehen; hier, sowie auch unter anderen Umständen erreicht es oft hohe Grade, welchen von BROWN-SÉQUARD der wenig passende Name „Spinalepilepsie“, *Epilepsie spinale*, beigelegt wurde. Seltener sind spontane Zuckungen, Rucke, die selbst Bewegungen eines ganzen Gliedes veranlassen können, aber auch wesentlich gesteigert, eine förmliche Muskelunruhe in einzelnen Gebieten erzeugen; ähnliche Erscheinungen werden auch durch selbst sehr leichte sensible Reize, leise Berührung, durch die Harn- und Stuhlentleerung hervorgerufen.

Die sensiblen Störungen sind meist weniger hervorstechend als die bisher geschilderten; schwere Reizerscheinungen fehlen meist, dagegen finden sich häufig die verschiedensten Formen von Parästhesien, CHARCOT'S Dysästhesie; früher oder später tritt auch Anästhesie hinzu, die nun die verschiedensten quantitativen und qualitativen Formen annehmen kann.

Die Reflexe sind meist erhöbt und verbreiten sich leicht über weit entfernte Gebiete, doch können sie auch vermindert sein und ganz fehlen, was wesentlich vom Sitze derselben abhängt. Die elektrische Erregbarkeit der Muskeln ist eine wechselnde; in der Regel ist sie quantitativ und qualitativ normal; zuweilen findet sich Steigerung der faradischen und galvanischen Erregbarkeit. LEYDEN erwähnt für einzelne Fälle Entartungsreaction; auch sind Fälle mit allmäligem oder raschem Verluste der elektrischen Erregbarkeit bekannt; bedingt sind diese Differenzen wohl hauptsächlich durch die jeweilige Betheiligung oder Nichtbetheiligung der vorderen grauen Substanz. Aehnlich schwankend zwischen der Norm und hochgradigem und weit verbreitetem Schwunde ist auch der trophische Zustand der willkürlichen Musculatur; trophische Störungen der Haut fehlen nur selten in späteren Stadien, auch Decubitus, der sich jedoch gerade hier durch entsprechende Vorsorge meist vermeiden lässt, kommt zuweilen vor, doch ist sein Verlauf wesentlich milder als der des *Decubitus acutus*, nicht selten heilt er, um sich später wieder einzustellen.

Den oben erwähnten Motilitätsstörungen sind auch die der Blase und des Mastdarms anzureihen; nur selten bleibt die Function der ersteren völlig verschont, meist leidet sie schon frühzeitig: ja deren Störung, verschiedene Grade der Blasenlähmung, kann längere Zeit die einzige hervorstechende Erscheinung bilden; bezüglich der consecutiven Erscheinungen kann auf das bei der acuten Myelitis Gesagte verwiesen werden. Der Stuhlgang bei der chronischen Myelitis ist meist retardirt. Die Potenz erlischt häufig schon früh, doch sind auch Fälle von langer Persistenz derselben beobachtet. Die allgemeine Ernährung leidet zuweilen erst mit dem Auftreten von Complicationen, namentlich der von Seite der Blase. Hirnerscheinungen fehlen in der Regel oder treten in Form von Bulbärsymptomen (Störung der Sprache, des Schlingens, der Respiration) im Stadium des allmälig auf *Medulla oblongata* übergreifenden Processes ein.

Die verschiedenen Formen, unter denen sich die eben im Allgemeinen vorgeführten Erscheinungen gruppiren, lassen sich nun unter drei Hauptgruppen bringen; wir können den lumbalen, den dorsalen und den cervicalen Typus aufstellen; dem ersteren entspricht volle Paraplegie mit Blasen- und Mastdarmlähmung, sensible Lähmung entsprechend der Ausbreitung der Nervenwurzeln des Lendenmarks, Fehlen der Reflexe, häufig Muskelatrophie und frühzeitiges Eintreten von Kreuzbeindecubitus.

Als dem Bilde des dorsalen Typus am nächsten kommend, kann man die sogenannte spastische Spinalparalyse betrachten, deren ausführliche Darstellung unter Spinalparalyse zu suchen ist.

Beim Sitze in der Cervicalanschwellung finden wir Lähmung meist aller vier Extremitäten, diejenige der Arme, mit Atrophie der Muskeln an denselben combinirt, meist stärker ausgesprochen und früher auftretend, Blasen- und Mastdarmlähmung, Steigerung der Reflexe, hochreichende sensible Lähmung; bei sehr hohem Sitze in den oberen Partien des Cervicalmarks treten noch oculo-pupilläre Symptome und Respirationsbeschwerden, bei Betheiligung der *Medulla oblongata* bulbäre Symptome hinzu.

Hier kann nur angedeutet werden, dass Leyden in mehrfachen Publicationen das Krankheitsbild der von Charcot aufgestellten *Sclérose latérale amyotrophique* (siehe unter Spinallähmung und Seitenstrangsclerose) für die *Myelitis cervicalis chronica* in Anspruch nimmt.

Der Verlauf kann ein dreifacher sein; entweder ist die chronische Myelitis der Ausgang einer acuten Myelitis, und wird ihr Beginn dann mit den späteren Stadien dieser zusammenfallen, oder der Verlauf ist von Beginn ab ein chronischer, progressiver, oder derselbe kann sich aus Schüben zusammensetzen, die durch Stillstände, ja zum Theile selbst durch Besserungen getrennt sind.

Die Dauer wechselt zwischen mehreren Monaten und einer Reihe von Jahren; der Tod erfolgt durch in der Krankheit selbst begründete Complicationen oder auch durch intercurrirende Krankheiten; völlige Heilung ist wohl kaum beobachtet, öfter Heilung mit Defect in Form von partiellen Lähmungen, Atrophien, Anästhesien etc.

Die Prognose quoad vitam ist Angesichts des meist sehr chronischen Verlaufes, falls es gelingt, schwere Complicationen fernzuhalten, eine nicht ganz ungünstige; bei der Beurtheilung derselben wird namentlich der Sitz des Herdes schwer in's Gewicht fallen. Erb erwähnt für leichtere Fälle den günstigen Einfluss intercurrirender, fieberhafter Erkrankungen (Ileotyphus, Scarlatina).

Die Differentialdiagnose der chronischen Myelitis wird sich hauptsächlich auf die hier skizzirte, allgemeine Charakteristik derselben stützen, Schwierigkeiten können entstehen bei der Unterscheidung derselben von jenen Formen der Hinterstrangsclerose, wo in späteren Stadien auch die Seitenstränge mitbetheiligt sind; hier wird vor Allem der Verlauf massgebend sein; die Unterscheidung von den combinirten strangförmigen Erkrankungen wird häufig nicht möglich sein. Die Differentialdiagnose gegenüber der Syringomyelie wird nur zu stellen sein, wenn der für die letztere vorläufig statuirte Symptomencomplex (s. Syringomyelie pag. 61) fehlt. Die Unterscheidung von Neurosen, Hysterie, Neurasthenie wird sich auf das Fehlen aller für organische Erkrankung sprechenden Symptome zu stützen haben; die Schwierigkeit der Unterscheidung, die sich gelegentlich zu vorläufiger Unmöglichkeit steigern kann, wird erhöht durch die Complication functioneller Störungen mit organischen Läsionen.

In der Therapie der chronischen, diffusen Myelitis wird eine Causalindication für die primären Formen kaum zu stellen sein; ebensowenig aber werden sich, wenigstens nach den Anschauungen der meisten deutschen Autoren, für die acuteren Stadien die Antiphlogose und Ableitungen in breiterem Masse empfehlen; nur von den leichteren Ableitungsmitteln, *Vésicatoire volant*, trockenen Schröpfköpfen längs der Wirbelsäule, wird man zuweilen erfolgreichen Gebrauch machen; in Frankreich werden von competenter Seite auch die eingreifenderen Methoden der Ableitung in Gebrauch gezogen.

BROWN-SÉQUARD empfiehlt die tägliche Anwendung einer heissen (37 bis 40° C.) Strahldouche auf den Rücken, 2—3 Minuten lang, aus einer Entfernung von 4—5 Fuss.

Hauptsächlich zur Anwendung kommen Bäder, Hydrotherapie und Elektricität. Unter den ersteren empfehlen sich die stärker reizenden, natürlich immer unter strenger Berücksichtigung aller aus der allgemeinen Therapie der Rückenmarkskrankheiten zu entnehmenden Gesichtspunkte; Soolbäder, Thermalsoolen mit mässiger Badetemperatur, die kohlensäurehaltigen Moor- und Eisenbäder, sowie die Seebäder; von den indifferenten Thermen werden (ERB) ungünstige Erfolge berichtet, und alle Temperaturen über 33° widerrathen; viel allgemeinerer Anerkennung erfreut sich die Hydrotherapie; es empfehlen sich namentlich die leichteren Proceduren; dass dieselben nur unter wirklich, auch bezüglich der Neuropathologie, sachverständiger Leitung in Anwendung kommen sollen, versteht sich von selbst.

Zur allgemeinen Anwendung kommt auch der galvanische Strom; die Anwendung desselben wird nach den allgemeinen Grundsätzen der Galvanotherapie zu erfolgen haben.

Mehr im Argen liegt die medicamentöse Therapie der chronischen Myelitis; BROWN-SÉQUARD empfiehlt auf Grund eigener Erfahrungen die Verbindung von *Secale cornutum* und Belladonna; ersteres 2mal täglich von 0·3—0·5, letztere entweder innerlich in Dosen von 0·01—0·02 2mal täglich oder (mehr für die frühen Stadien) als grosses Pflaster auf den Rücken; empfohlen wird auch das *Argent. nitric.;* dagegen sind vom *Kalium jodat.* keine günstigen Wirkungen verzeichnet.

Die symptomatische Behandlung ist nach allgemeinen Grundsätzen zu leiten; ähnlich auch die Lebensweise, auf die grosses Gewicht zu legen ist; namentlich wird selbst leichte Ueberanstrengung (im Gehen) zu vermeiden sein; speciell zu erwähnen ist, dass BROWN-SÉQUARD die Rückenlage perhorrescirt und für den Fall, als dieselbe doch eingenommen würde, ein hartes Lager und kein Federbett empfiehlt.

Von der von VULPIAN zuerst beschriebenen, die Circumferenz des Rückenmarkquerschnittes einnehmenden, ringförmigen Sclerose *(Sclérose corticale annulaire*, auch *Myélite chronique périphérique)* liegen nur wenige Fälle vor, welche die Aufstellung eines klinischen Bildes für diese Krankheitsform schon deshalb nicht erlauben, weil keiner der Fälle ausschliesslich blos den Befund der Randsclerose darbot.

Anatomisch erweist sie sich als eine chronisch-interstitielle Myelitis; nur selten ist sie schon makroskopisch als graue Verfärbung der Randzone merkbar, die Consistenz ist eine verschiedene; anscheinend in der Mehrzahl der Fälle ist sie mit einer chronischen Meningitis verbunden, und entsprechend der bekannten Thatsache, dass diese letztere an der Hinterfläche des Rückenmarks meist am stärksten ausgesprochen ist, reicht auch die Sclerose in dieser Gegend des Querschnittes am weitesten nach innen. Ueber das gegenseitige Verhältniss von Meningitis und Myelitis lässt sich eine bestimmte Entscheidung nicht treffen; einzelne Autoren nehmen an, dass diese letztere eine Folge jener sei.

Hier zu erwähnen, weil anatomisch hierher gehörig, sind die partiellen Randsclerosen, welche nicht selten mit verschiedenen strangförmigen oder systematischen, primären oder secundären Erkrankungen der weissen Substanz combinirt vorkommen, und sowohl das anatomische als auch das klinische Bild dieser Fälle trüben, ohne dass man jedoch bisher begreiflicherweise in der Lage wäre, die ihnen zukommenden Erscheinungen von den übrigen zu scheiden. Die gleiche Schwierigkeit bieten jene vereinzelten Fälle, wo in Verbindung mit fleckweise nachweisbarer chronischer Meningitis randständige partielle Sclerosen vorkommen.

In dem von VULPIAN beobachteten Falle begann das Leiden mit einer ganz allmälig zunehmenden Schwäche, die noch nach 14 Jahren das Gehen mit Hilfe von Krücken gestattete; 18 Monate nach diesem Termine kann sich Pat. nicht mehr im Bette aufrecht halten; die Hautsensibilität der Beine ist vermindert, keine deutliche Ataxie, nur das linke Bein wird etwas geschleudert; später treten in den Beinen lebhafte, aber nicht blitzartige Schmerzen auf, die zuweilen von convulsivischen Zuckungen begleitet sind; keine Störungen des Muskelsinns; schliesslich ein allgemeines Zittern beim Stehen und Gehen, Decubitus. Pathologischanatomisch fanden sich, abgesehen von der chronischen Myelomeningitis, auch die Hinterhörner von der Sclerose ergriffen und ausserdem in einem Schnitte eine beträchtliche Lücke in einem Vorderhorn.

Noch viel weniger rein ist der von FROMMANN beobachtete Fall, indem hier die Sclerose tief in die weisse Substanz hineinreichte. Die Hinterhörner sind gleichfalls ergriffen. Die Haupterscheinungen des Falles waren excentrische Schmerzen in den Beinen, Paraplegie mit Contracturen, Anästhesie, Zuckungen in denselben, Decubitus.

Die Diagnose dieser Form von chronischer Myelitis wird immer nur eine Wahrscheinlichkeitsdiagnose sein; sie wird sich gründen auf eine genaue Kenntniss der allgemeinen Pathologie und Diagnostik der Rückenmarkskrankheiten und ein vorsichtiges Abwägen der einzelnen Erscheinungen an der Hand derselben.

Als Anhang sind noch zu erwähnen einzelne Befunde von partieller Sclerose, die in keine der bisher aufgeführten Formen sich schicklich einreihen lassen; es sind meist Fälle, wo sich in einem Abschnitte der weissen Substanz (wohl zufällig war es bisher meist in einem Seitenstrange des Cervicalmarks) ein kaum den Querschnitt des betreffenden Stranges einnehmender Fleck von chronischer Myelitis findet, dessen Höhendurchmesser einen Centimeter meist nicht übersteigt. Derselbe ist ganz isolirt, die genaueste Durchforschung lässt keinen zweiten auffinden. Die Mehrzahl der bisher beobachteten Fälle betraf, was gleichfalls wohl dem Zufalle zuzuschreiben, Kinderrückenmarke; in einem Falle (SCHULTZE) handelte es sich um Tetanie, in einem zweiten (EISENLOHR) um Chorea, im dritten endlich wurden keinerlei Erscheinungen beobachtet, so dass es nicht angeht, irgendwelche Beziehungen zwischen den überdies wahrscheinlich in sehr früher Entwicklungsperiode entstandenen Herden und den klinischen Erscheinungen anzunehmen. Man darf diese Befunde den pathogenetisch wohl ähnlich zu deutenden gelegentlichen Befunden von kleinen oft klinisch nicht in die Erscheinung getretenen poliomyelitischen Herden an die Seite stellen, und in ihnen vielleicht die Kennzeichnung eines Locus minoris resistentiae erblicken.

Literatur: Ausser den gebräuchlichen Hand- und Lehrbüchern und der bei den verschiedenen, hierher gehörigen, aber als Specialartikel abgehandelten Affectionen nachzusehenden Arbeiten: Hallopeau, Archiv gén. de méd. 1871—72, 6. Sér., XVIII, XIX. —

Vulpian, Archiv de phys. 1869, II, pag. 279. — Troisier, Archiv de physiol. 1873, V, pag. 709. — Leyden, Klinik der Rückenmarkskrankh. II, 2, pag. 400 ff. — Derselbe, Annalen der Charité. 1877, III. Jahrgang. Discussion zwischen Leyden und Westphal, Berliner klin. Wochenschr. 1878, pag. 121. — Fr. Schultze, Centralbl. f. Nervenheilk. 1878, Nr. 8, pag. 185. — Kahler u. Pick, Beitr. zur Pathologie und pathol. Anat. des Central-nervensystems. 1879, pag. 86. — Leyden, Zeitschr. für klin. Medic. I, pag. 1 und II, pag. 455 — Westphal, Archiv f. Psych. IX, pag. 391 und XI, pag. 789. — Déjerine, Revue de méd. 1887, I, mars et avril. — Raymond, Gaz. méd. de Paris. 1884, Nr. 1 u. 3. — Demange, Revue de méd. 1884, pag. 753.

Myelomalacie bezeichnet die durch Thrombose oder Embolie von Rücken-marksgefässen erzeugte Erweichung des Rückenmarks. Dieselbe ist im Gegensatze zu der des Gehirns relativ sehr selten und bisher nur wenig erforscht. (Bezüglich der durch Verschluss der Aorta veranlassten Rückenmarkserweichung siehe unter Rückenmarksanämie.)

Erweichung durch Embolie. Die erste genauere Kenntniss der diesbezüglichen Thatsachen verdanken wir der experimentellen Pathologie, und zwar, nachdem schon früher VULPIAN durch Injection von Lycopodium oder Tabaks-körnern nach 20—30 Stunden eine rothe Erweichung der grauen Substanz erzeugt hatte, in erster Reihe den bekannten Versuchen von PANUM, der mittelst eines in die *Art. cruralis* eingeführten Catheters eine Emulsion schwarzer Wachskügelchen in den Kreislauf brachte; während der Injection zeigte sich ein Zittern in den Muskeln der Hinterbeine, das jedoch bald sistirte und einer völligen sensiblen und motorischen Lähmung der Hinterbeine und des Schweifes Platz machte; die Thiere überlebten in seinen Fällen nicht 22 Stunden. Bei der Section fanden sich in den arteriellen Rückenmarksgefässen die Wachskügelchen, und in den Fällen, die etwas länger als $^1/_4$ Stunde gelebt, zeigten sich die embolisirten Gefässe gegen das Herz zu erweitert und von kleinen Extravasaten umgeben, die Rückenmarkssubstanz des betroffenen Abschnittes war roth erweicht; in einem Falle fand sich eine erbsengrosse Hämorrhagie. COHN konnte diese Resultate PANUM's nicht bestätigen, während COZE und FELTZ die Untersuchungen VULPIAN's bestätigten und TILLAUX (kurz von DUJARDIN-BEAUMETZ angeführt) durch Einblasen von Luft Rückenmarks-erweichung erzeugte. Für den Menschen liegt bisher ein entsprechender Befund von TUCKWELL vor; bei einem 17jährigen Knaben, der unter Erscheinungen von schwerer Chorea und Herzaffection gestorben war, fand sich neben Vegetationen an den Mitral- und Tricuspidalklappen eine Erweichung des oberen Hals- und oberen Dorsaltheiles des Rückenmarks und in der Mitte derselben konnte man deutlich die Verstopfung einer kleinen Arterie nachweisen.

LEYDEN fand in zwei Fällen von schwerer ulceröser Endocarditis zahl-reiche, kaum sandkorngrosse, scharf abgegrenzte Herde, die aus einem Haufen dicht gedrängter kleiner Eiterzellen bestanden, in deren Mitte jedesmal ein kleines arterielles Gefäss nachweisbar war. WILLIGK fand in einem Falle von Embolie der *Art. basilaris* auch im Rückenmark einzelne kleine Gefässe mit theils fein-körnigem, theils homogenem kolloidähnlichem Material gefüllt; in der Umgebung derselben fand sich stellenweise reichliche Bindegewebswucherung, stellenweise mikroskopische Erweichungsherde, aus einem lockeren weitmaschigen Netzwerk bestehend; einzelne in der Nähe der embolisirten Gefässe liegende Ganglienzellen waren gequollen und kolloid degenerirt. N. WEISS fand in einem Falle von plötzlicher, vollständiger motorischer und sensibler Lähmung der Beine, der Blase und des Mastdarms in dem zu milchartiger Flüssigkeit erweichten Rückenmark thrombosirte Gefässe, die er der begleitenden Befunde wegen als sehr wahr-scheinlich durch Embolie veranlasst ansieht. ROVIGHI fand septische Embolie im Rückenmark von einem Decubitus ausgehend.

Erweichung durch Thrombose. Nicht viel mehr ist von den thrombotischen Erweichungen des Rückenmarkes bekannt, denn auch diese sind im Gegensatze zu deren Häufigkeit im Gehirn selten beobachtet. Die einzigen Untersuchungen über diesen Gegenstand rühren fast ausschliesslich von LEYDEN her. Derselbe fand in dem Rückenmarke eines 80jährigen Mannes mehrere mikroskopische Herde, in denen die Nervenfasern hochgradige Schwellung der Achsencylinder und Verlust der Markscheiden zeigten. In einem zweiten Falle, von einem 72jährigen Mann, dessen klinische Erscheinungen sich jedoch vorläufig in keine rationelle Beziehung zum pathologischen Befunde bringen lassen, fanden sich ausser verschiedenen anderen senilen Veränderungen (reichliche *Corpp. amylacea,* starke Pigmentirung der grossen Vorderhornzellen, Atrophie derselben, leichte Atrophie der Seitenstränge) kleine stecknadelkopfgrosse, scharf umschriebene Herde, die an Stelle der völlig verschwundenen Nervenfasern ein feinfaseriges, von stark sclerosirten, aber nicht thrombosirten Gefässen und zahlreichen *Corpp. amylacea* durchsetztes Gewebe zeigen; einzelne im Pons gelegene ähnliche Herde zeigten auch noch Körnchenzellen. VULPIAN giebt an, einige Male ähnliche Gefässlücken im Rückenmarke alter Leute gefunden zu haben, wie sie sich häufig im Gehirn derselben finden; auch von HAMILTON liegt ein Fall von multipler Thrombose kleiner Gefässe vor. Das Vorkommen grösserer Herde seniler, thrombotischer Erweichung ist bisher pathologisch-anatomisch nicht constatirt, doch machen klinische Beobachtungen dasselbe sehr wahrscheinlich. (Siehe auch unter R ü c k e n- m a r k s s y p h i l i s einen Fall von wahrscheinlich syphilitischer, obliterirender Arteriitis im Rückenmarke.) Es kann keinem Zweifel unterliegen, dass es sich in einzelnen Fällen von sogenannter acuter Myelitis theilweise um Erweichungs- vorgänge handelt, deren Nachweis bei der Schwierigkeit der betreffenden Unter- suchung oft unmöglich ist (vergl. zu dieser Anschauung SCHULTZE und HOCHE) und dass ferner theilweise die Mitbetheiligung der weissen Rückenmarkssubstanz an der spinalen Meningitis die Achsencylinderschwellungen bei Allgemeininfectionen und Dyscrasien des Blutes (SCHULTZE), sowie einzelne Befunde (KAHLER) in Fällen von Rückenmarkscompression, einfache Quellung und Zerfall der nervösen Elemente ohne Körnchenzellen- und ohne Bindegewebswucherung als Erweichung zu deuten sind. Neuestens veröffentlicht NAUWERCK einen Fall arteriosclerotischer Erweichung, bedingt durch hyaline Thrombose zahlreicher Arteriolen; die weisse Substanz zeigte Quellung und Zerfall der Nervenfasern, Fettkörnchenkugeln und gewucherte Neurogliazellen; die graue Substanz gleichfalls Zerfall einer Zahl markhaltiger Nervenfasern, keine wesentliche Veränderung der Ganglienzellen; eine kleine Erweichungshöhle zeigte Zerfall aller Gewebselemente und Umwandlung in einen fettigen Brei.

Der Diagnose eines bestimmten Falles werden natürlich zweierlei Auf- gaben zufallen; einerseits den Nachweis zu führen, dass es sich um Myelomalacie und nicht um apoplektiforme Myelitis handelt, mit der am ehesten Verwechslungen eintreten werden; dafür massgebend werden sein vor Allem das Alter und die etwa vorhandene Sclerose peripherer Gefässe, die jedoch nicht mit Sicherheit den Schluss auf gleiche Beschaffenheit der centralen Gefässe erlaubt; BROWN-SÉQUARD und HAMMOND wollen das Fehlen aller sensiblen und motorischen Reizerscheinungen als charakteristisch für Erweichung hinstellen, ohne sich dabei weiterer Zustimmung zu erfreuen. In dem von NAUWERCK pathologisch anatomisch sichergestellten Falle traten vielmehr zuerst Schmerzen, Parästhesien auf, an welche sich später ein Stadium der bald eingetretenen Lähmung der Beine, der Blase und des Darmes, auch motorische Reizerscheinungen, Zuckungen in den Beinen anschloss. Die zweite im concreten Falle zu lösende Aufgabe, die der Localdiagnostik, wird nach den Regeln der allgemeinen Diagnostik der Rückenmarksaffectionen zu lösen sein; die Therapie wird eine symptomatische sein, ähnlich der bei der acuten Myelitis; BROWN-SÉQUARD empfiehlt ausser den Tonica besonders Jodkalium, widerräth aber namentlich Secale und Belladonna.

Literatur: P a n u m, Virchow's Archiv. 1862, XXV. — D u j a r d i n - B e a u m e t z, *De la myélite aiguë.* 1872. pag. 144 fg. — T u c k w e l l, Brit. and foreign med. Review. Oct. 1867. — L e y d e n, Klinik der Rückenmarkskrankh. 1875, II, 1. Abth., pag. 38, 41, 51. — W i l l i g k, Prager Vierteljahrsschr. 1875, III, pag. 47. — V u l p i a n, *Mal. du syst. nerv.* Publ. d. Bourceret 1877, pag. 108. — H a m i l t o n, Brit. and foreign med.-chir. Rev. 1876,

I, VII, pag. 440. — N. W e i s s, Wiener med. Wochenschr. 1882, Nr. 42 u 43. — R o v i g h i, *Rivista sper. di Freniatria.* 1884. — J. T i e t z e n, Die acute Erweichung des Rückenmarks. Diss. Marburg 1886. — N a u w e r c k in Beiträge zur path. Anat. und Physiol. von Z i e g l e r und N a u w e r c k, 1887, II, 1, pag. 73. — H o c h e, Archiv f. Psych. XIX, pag. 326 fg.

Poliomyelitis. *Poliomyelitis anterior acuta.* Acute atrophische Spinallähmung der Erwachsenen. Mit diesem zuerst von KUSSMAUL vorgeschlagenen Namen (abgeleitet von πόλιος, grau) bezeichnen wir diejenige acute Entzündung des Rückenmarks, welche sich ausschliesslich oder wenigstens vorwiegend auf die vordere graue Substanz beschränkt; identisch mit dieser Bezeichnung wird von den meisten französischen Autoren nach CHARCOT der Name *Téphromyélite* (τέφρα, Asche, τεφραῖος, grau) gebraucht; VULPIAN endlich gebraucht, darin ziemlich alleinstehend, den Namen *Spodo-myélite* (von σποδός, Asche); englische Autoren gebrauchen vielfach die einfache, anatomisch localisirende Bezeichnung *Myelitis of the anterior horns* (SEGUIN).

Es ist jetzt mit aller möglichen Sicherheit festgestellt und allgemein anerkannt, dass wir diese Entzündung der grauen Vordersäulen als das patho-logisch-anatomische Substrat der zuerst von v. HEINE genauer beschriebenen, anfänglich als essentielle, später als spinale Kinderlähmung bezeichneten Krankheits-form anzusehen haben. Da in dem dieser gewidmeten Artikel auch die patho-logische Anatomie abgehandelt wird, so haben wir uns sofort einer zweiten Krankheitsordnung zuzuwenden, deren Zusammenhang mit der in Rede stehenden Entzündung in der neuesten Zeit zu grösserer Sicherheit erwachsen ist. Nachdem schon im Jahre 1858 VOGT bei Erwachsenen Fälle beobachtet hatte, „welche in allen Stücken der Kinderlähmung glichen", war es zuerst DUCHENNE (de Boulogne) Fils, der 1864 aus seiner und seines Vaters Beobachtung zwei Fälle von acut aufgetretener Lähmung bei Erwachsenen beschrieb, die sich in vielen Punkten völlig der spinalen Kinderlähmung an die Seite stellen liessen.

Ihm folgten in Deutschland MORITZ MEYER, in England ROBERTS, bis 1872 durch die Beobachtungen DUCHENNE'S (de Boulogne) die Uebereinstimmung über alle Zweifel erhoben wurde.

Seither haben sich eine Reihe von Autoren mit den klinischen Ver-hältnissen der Krankheit beschäftigt, deren Ergebnisse unter der Rubrik S p i n a l-l ä h m u n g abgehandelt werden. Hier soll nur kurz die pathologische Anatomie der bei Erwachsenen beobachteten Fälle ihre Darstellung finden.

Die Grundlagen für eine solche sind bisher äusserst spärlich, was uns zum Theil nicht Wunder nehmen kann, Angesichts der günstigen Prognose (quoad vitam) der *Poliomyelitis anterior acuta,* die nur höchst selten Gelegenheit bietet, pathologisch anatomische Untersuchungen, namentlich über die frühen Stadien der Erkrankung anzustellen. Wenige Jahre, nachdem DUCHENNE (de Boulogne) die Ansicht aufgestellt, dass auch für die acute Spinallähmung der Erwachsenen der gleiche Befund wie bei der spinalen Kinderlähmung angenommen werden müsse, veröffentlichte GOMBAULT den ersten Befund. Derselbe entstammt einer 65jährigen Frau, die im Jahre 1865 ziemlich rasch an allen vier Extremitäten gelähmt worden war, keinerlei sensible oder Sphincterenlähmung gezeigt hatte; in dem folgenden Jahre stellte sich eine gewisse Gebrauchsfähigkeit zuerst der Arme, später der Beine ein. Sieben Jahre nach dem Beginne wurde constatirt: Nahezu vollständige beiderseitige Atrophie der Daumenballen und der *Spatia interossea I.,* Klauen-hände, Atrophie der Vorderarm-Musculatur besonders an den Streckseiten, all-gemeiner Muskelschwund an den Oberarmen und Schultern; mässige Beweglichkeit der Arme und Hände, leichtes Zittern sowohl während der Bewegung derselben als in der Ruhe; reichliche fibrilläre Zuckungen. An den Beinen nur hervor-stechend eine mittelstarke Atrophie der linksseitigen Wadenmusculatur. Keine sensiblen Störungen, keine bulbären und trophischen Symptome; unbedeutende Schwierigkeit beim Uriniren. Die Section zeigte makroskopisch nichts Abnormes ; die mikroskopische Untersuchung des Rückenmarks ergiebt Folgendes : Die weisse

Substanz ist normal bis auf eine beträchtliche Verschmälerung der intraspinalen vorderen Wurzelabschnitte; auch die graue Substanz zeigt keine Veränderung bis auf die Ganglienzellen der Vorderhörner; diese zeigen die verschiedenen Stadien der Atrophie, von der Norm bis zur vollständigen Pigmentatrophie; die Atrophie ist im Allgemeinen diffus, betrifft aber hauptsächlich die hintere äussere Zellgruppe, namentlich im unteren Abschnitt des Halstheiles. Im Bulbus finden sich nur im Hypoglossuskerne eine Anzahl degenerirter Ganglienzellen; die vorderen Wurzeln sind bündelweise atrophisch, die hinteren sind völlig normal; die peripherischen Nerven zeigen auf Querschnitten eine fleckige Sclerose; die Muskeln zeigen wechselnd starken Schwund, veranlasst durch einfache Atrophie, stellenweise Kernwucherung, interstitielle Fettgewebs- und Bindegewebswucherung.

Gegen die von verschiedenen Seiten mit einer über diejenige GOMBAULT'S selbst hinausgehenden Sicherheit hingestellte Behauptung, dass nun das pathologisch-anatomische Substrat der spinalen Lähmung der Erwachsenen gefunden, haben sich LEYDEN und WESTPHAL kritisch ausgesprochen; es mag genügen, aus deren Ausführungen hervorzuheben, dass ein Theil der Veränderungen der Ganglienzellen sehr wohl auf das Alter der Patientin bezogen werden kann, dass ferner diese Veränderungen (was GOMBAULT übrigens selbst als different hingestellt) diffus verbreitet sind und nicht herdweise wie bei der spinalen Kinderlähmung.

An die Mittheilung GOMBAULT'S schlossen sich einige französischer Autoren (MARTINEAU, CHALVET und PETITFILS), die jedoch so vielen Einwürfen Raum geben, dass sie hier übergangen werden müssen.

Der neuesten Zeit entstammt ein nach jeder Richtung hin einwurfsfreier Fall, der von FR. SCHULTZE; derselbe, schon intra vitam als hierher gehörig diagnosticirt, ergab bei der 20 Monate später vorgenommenen Section folgenden Befund: Atrophie einer Reihe von Muskeln, sowohl an den Extremitäten als am Stamme; makroskopisch sichtbare Schrumpfung und umschriebene röthliche Verfärbung des linken Vorderhorns im Halstheil und im oberen Abschnitt der Halsanschwellung; ähnlicher Herd in der vorderen grauen Substanz der Mitte der Lendenanschwellung; Atrophie der beiderseitigen vorderen Wurzeln im Lendentheil und der linksseitigen im Halstheil. Die mikroskopische Untersuchung des frischen Präparates ergab den Befund der Sclerose. Das gehärtete Präparat zeigt mikroskopisch: Im Lendentheil nahezu völliges Fehlen der nervösen Elemente der Vorderhörner (zahlreiche gequollene Kugeln stellen vielleicht Reste derselben dar), Wucherung der Spinnenzellen, Verdickungen der Gefässwandungen, stellenweise Blutpigment; entsprechend dem oben erwähnten röthlichen Fleck ausserdem noch bedeutende Rareficirung des Gewebes. Die intraspinalen Abschnitte der vorderen Wurzeln beträchtlich atrophisch. Die weisse Substanz im Uebergangstheil vom Lenden- in das Dorsalmark zeigt besonders in den Seitensträngen zahlreiche gequollene Achsencylinder, normale interstitielle Substanz, im Dorsaltheil ähnliche Veränderungen der grauen Substanz wie unten, doch beträchtlich geringer; im Halstheil wieder stärkere Veränderungen, besonders links entsprechend der verfärbten Stelle; die vorderen Wurzeln links atrophisch; colloide (?) Degeneration der Capillaren derselben.

Eine Vergleichung dieses Befundes mit dem der acuten Myelitis kann es, wie auch SCHULTZE ausführte, nicht zweifelhaft lassen, dass wir hier die Residuen einer solchen vor uns haben, dass es sich demnach auch hier nicht, wie CHARCOT für die spinale Kinderlähmung annimmt, um acute parenchymatöse Entzündung handelt, dass wir es vielmehr mit einer wahrscheinlich diffusen Entzündung zu thun haben, die, hauptsächlich in der Längsrichtung der grauen Substanz verbreitet, doch auch die weisse betheiligt. Bestätigt wird diese Anschauung durch einen von PUTNAM gemachten Befund von einem nur 2 Monate alten Falle; auch in diesem handelte es sich um der diffusen Myelitis ähnliche Veränderungen. Die von LEYDEN auf die Analogie mit einzelnen seiner bei der spinalen Kinderlähmung gemachten Befunden gestützte Ansicht, dass auch für die acute atrophische Lähmung der Erwachsenen verschiedene und verschieden (selbst in den peripherischen Nerven) localisirte Processe anzunehmen seien, beruht vorläufig wenigstens eben nur auf diesem Analogieschlusse.

Eine weitere Bestätigung der bisher aufgeführten Anschauungen brachten Präparate, welche FRIEDLÄNDER im Jahre 1879 in der Berliner physiol.' Gesellschaft demonstrirte; dieselben, einem Manne entstammend, der 7 Jahre vorher eine schnell entstandene, in hochgradige Muskelatrophie übergegangene Paraplegie bekommen hatte, zeigten, wie LEYDEN berichtet, durchweg atrophische und verkalkte Ganglienzellen in der grauen Substanz.

Hier soll auch daran erinnert werden, dass der nicht seltene Befund eines alten, nicht mit der neuen Erkrankung in deutlichem Zusammenhange stehenden, poliomyelitischen Herdes bei Gehirn- oder Rückenmarkskranken die Anschauung nahe legt, dass das Nervensystem dadurch als Locus minoris resistentiae gekennzeichnet wird und dass vielleicht auch im Hinblick auf die als infectiös angenommene Aetiologie der Poliomyelitis noch engere Beziehungen zwischen alter und neuer Erkrankung bestehen. Schliesslich wäre zu bemerken, dass vorläufig noch nicht klargestellte Beziehungen, wahrscheinlich Uebergangsformen zur sogenannten LANDRY'schen acuten aufsteigenden Paralyse, bestehen, indem früher schon VON DEN VELDEN, FR. SCHULTZE und R. SCHULZ als Substrat der letzteren acute myelitische Veränderungen der Seitenstränge und grauen Vordersäulen nachgewiesen haben und neuerlich IMMERMANN nach 1½monatlichem Bestande der Krankheit der *Poliomyelitis acuta* entsprechende und eine auf die graue Substanz beschränkte Veränderung beschrieb.

Literatur: Vogt, Ueber die essentielle Lähmung der Kinder. 1858. Sep.-Abdruck aus der Schweizer Monatsschr. für prakt. Med. 1857, 1858. — Duchenne Fils, Archiv gén. de méd. 1864. — M. Meyer, Die Elektricität in der Medicin. 1868, pag. 210. — Duchenne, *Electris. localisée*. 1872. — Gombault, Archiv de physiol. 1873, V, pag. 80. — Fr. Schultze, Virchow's Archiv. 1878, LXXIII. Sep.-Abdruck. — Leyden, Zeitschr. f. klin. Med. I, Heft 3. Sep.-Abdruck. — Friedländer, Verhandl. der physiol. Gesellsch. 1878 - 1879, Nr. 20. — Fr. Müller, Die acute atrophische Spinallähmung der Erwachsenen. 1879 — Eisenlohr, Dtsch. Archiv f. klin. Med. XXVI; Brit. med. Journ. 1837, pag. 157. — James J. Putnam, Journ. of nerv. a. ment. dis. 1883, X, Nr. 1. — Immermann, Archiv f. Psych. XV, pag. 848. — Leyden, Verhandlungen d. Congresses f. innere Med. — S. ferner die Literatur bei Kinderlähmung und Spinallähmung.

Poliomyelitis subacuta und *chronica*. (Bezüglich des Klinischen vergl. Artikel: Spinallähmung.) Nachdem zuerst DUCHENNE für eine von ihm als sogenannte *Paralysie générale spinale antérieure subaigue* bezeichnete Krankheitsform eingetreten war, die durch ohne Fieber langsam sich entwickelnde Lähmung der Extremitäten (bald auf-, bald absteigend), später der Respirations-, Sprach- und Schlingmusculatur, Atrophie der gelähmten Musculatur, Fehlen jeder Sensibilitätsstörung, Fehlen von Blasen- und Mastdarmlähmung und wechselnden Verlauf charakterisirt ist, und als deren anatomische Grundlage in Analogie mit der spinalen Kinderlähmung subacut oder chronisch verlaufende, zu ähnlichem Ausgange führende Processe in den grauen Vorderhörnern postulirte, sind seither zahlreiche einschlägige Beobachtungen mitgetheilt worden; von deutscher Seite wurde bald die Bezeichnung *Poliomyelitis anterior subacuta* oder *chronica* vorgeschlagen.

Allein die spärliche pathologisch-anatomische Ausbeute der Siebziger-Jahre (CORNIL und LÉPINE, WEBBER, DÉJÉRINE) hielt theils weder vom pathologisch-anatomischen Standpunkte, noch die dazu gehörigen Fälle vom klinischen einer scharfen Kritik Stand, theils wurde es bei zunehmender Kenntniss der in der gleichen Zeit einhergehenden beachteten multiplen Neuritis immer sicherer, dass zahlreiche jener zugerechnete Fälle als Neuritiden aufzufassen sind, so dass es fast schien, als sollte die von DUCHENNE aufgestellte Krankheitsform völlig in der multiplen Neuritis aufgehen; trotzdem wurde die Scheidung von klinischer Seite noch immer festgehalten und eine Beobachtung der neuesten Zeit brachte die pathologisch-anatomische Bestätigung für die Berechtigung derselben bei. OPPENHEIM

wies in einem, dem typischen Bilde der DUCHENNE'schen Krankheitsform entsprechenden Falle eine ausschliesslich auf die Vorderhörner beschränkte, durch
nahezu totalen Schwund der Ganglienzellen in allen Höhen und Sclerose der
Neuroglia, bei Intactheit der übrigen grauen und der gesammten weissen Substanz,
beträchtliche diffuse Entartung der Musculatur (Verschmälerung der Fibrillen,
Kernwucherung in denselben), relativ geringe Atrophie der peripherischen Nerven
und wenig erhebliche Degeneration der vorderen Wurzeln charakterisirte Erkrankung nach.

Literatur: Duchenne, *Electris. local. 3. éd.* 1872, pag. 459. — Frey, Berliner
klin. Wochenschr. 1874, Nr. 44, 45. — Cornil et Lépine, Gaz. méd. de Paris. 1875,
Nr. 11. — S. G. Webber, *Transactions of the American neurol. association.* 1875. —
Déjérine, Archives de physiol. 1876, pag. 430. — Leyden, Charité-Annalen. 1880, V,
pag. 206 und Zeitschr. f. klin. Med. I. — Eisenlohr (Neurol. Centralbl. 1882, pag. 409 u.
1884, Nr. 7 u. 8). — Ross, *Diseases of the nervous system.* II, pag. 139. — Erb (Neurolog.
Centralbl. 1883, II, pag. 169). — Oppenheim, Archiv f. Psych. XIX, pag. 381.

Sclerose, multiple, des Rückenmarks.

Als eines sehr seltenen Vor-
kommnisses wäre hier nur kurz der blos auf das Rückenmark beschränkten Herdsclerose zu gedenken; auf Grund der wenigen einschlägigen Fälle sind die betreffenden Autoren geneigt, aus dieser Localisation das Fehlen des Intentionszitterns,
der scandirenden Sprache und der übrigen cerebralen Symptome herzuleiten; zieht
man in Betracht, dass in Fällen mit durch die Section nachgewiesener cerebraler
Localisation die genannten Symptome gefehlt hatten, dass ferner vereinzelte Herde
im Gehirne sich sehr leicht einer nicht durchaus minutiösen Untersuchung entziehen können, endlich die Thatsache, dass auch in den Fällen, welche durch ausschliesslich spinale, denen der spastischen Spinalparalyse oder der Tabes dorsalis ähnliche Symptome charakterisirt waren, cerebrale Herde nachgewiesen wurden, so
wird man die Berechtigung der Aufstellung einer spinalen Form der Herdsclerose als
nicht genügend begründet ansehen müssen. (S. Gehirn, multiple Sclerose).

Literatur: Ebstein, Deutsch. Archiv f. klin. Med. X, pag. 595. — Engesser,
Ibid. XVII, pag. 559. — Vulpian, Union méd. 1866. — Stephan, Archiv f. Psych. XIX,
pag. 18. — Kramer, Archiv f. Psych. XIX, pag. 667.

Seitenstrangsclerose *(Sclérose latérale).*

Mit dieser von CHARCOT
erfundenen Benennung bezeichnet man verschiedene, im letzten Jahrzehnt genauer
studirte Erkrankungen der Seitenstränge, von denen jedoch gleich hier bemerkt
sei, dass dieselben durchaus nicht in allen Stadien Sclerosen im eigentlichen Sinne
des Wortes vorstellen, sondern verschiedenen Processen angehören, jedoch alle das
gemeinschaftlich haben, dass die Seitenstränge, in der Regel beide, in ihrer ganzen
Längsausdehnung oder doch im grösseren Theile derselben primär erkrankt sind.

Da es sich um zum Theile noch in Schwebe befindliche Fragen handelt,
werden wir an eine in grossen Zügen gegebene historische Darstellung des Gegenstandes anknüpfen, der wir noch die Bemerkung vorausschicken, dass es sich hier
blos um eine Darstellung der anatomischen und pathologischen Fragen handelt,
während die klinische Seite der in Rede stehenden Affectionen unter den Rubriken
Spinallähmung (atrophische Spinallähmung, spastische Spinalparalyse) und Bulbärparalyse abgehandelt wird.

Die Kenntniss der hierher gehörigen Thatsache knüpft an die Untersuchungen
TÜRCK'S über secundäre Degeneration (s. V, pag. 134) nach Hirn- und Rückenmarksläsionen an, indem schon TÜRCK selbst einige Fälle von in der Längsrichtung
ausgedehnter Erkrankung der Seitenstränge beobachtete, die bei dem Fehlen jeder
anderen Hirn- oder Rückenmarksläsion als primäre angesehen werden mussten.
Auf ihn folgten die Untersuchungen der CHARCOT'schen Schule und die gleichzeitigen Untersuchungen WESTPHAL'S über den Zustand des Rückenmarks in der
progressiven Paralyse der Irren (Körnchenzellenmyelitis).

Nachdem CHARCOT selbst schon früher (1865) einen Fall von Seitenstrangsclerose publicirt hatte (bei einer durch lange Zeit contracturirt gewesenen
Hysterischen), dessen Deutung jedoch als unsicher hingestellt werden muss, lehrte

er seit 1869 eine Erkrankungsform kennen, die sich dadurch auszeichnet, dass
mit einer Sclerose der Seitenstränge eine Erkrankung der Vorderhörner einherging
(sogenannte *Sclérose latérale amyotrophique*, amyotrophische Lateralsclerose); kurz
darauf folgten die anatomischen Untersuchungen von LEYDEN über Bulbärparalyse,
welche die anatomische Zugehörigkeit zu der letzterwähnten Form von Seitenstrangsclerose erweisen.

Von massgebendem Einflusse für die ganze Auffassung dieser Erkrankungen
wurde die zuerst von VULPIAN eingeführte Gliederung der Rückenmarkserkrankung
in systematische und nicht systematische, welche Lehre jedoch erst in den durch
FLECHSIG zu einem gewissen Abschlusse gekommenen Untersuchungen über die
anatomische Gliederung der Leitungsbahnen im Rückenmarke eine gesicherte Basis
fand; denn erst diese Untersuchungen ermöglichten genauer festzustellen, einerseits,
was Alles zur Seitenstrangsclerose gehörte, andererseits, ob nicht die grossen
Reihen in verschiedene Unterformen zu differenziren wären.

Die späteren Untersuchungen haben nun vorerst die Erkenntniss gebracht,
dass ein grösserer Theil der hierher gehörigen Affectionen zu den Systemerkrankungen gehöre, was dahin geführt hat, dass man unter dem Ausdrucke der
Seitenstrangsclerose fast nur solche Erkrankungen versteht, welche den systematischen Kern der Seitenstränge, die sogenannten Pyramidenseitenstrangbahnen,
entweder ausschliesslich oder wenigstens doch vorwiegend betreffen; die Untersuchungen haben aber weiter kennen gelehrt, dass noch aus einem zweiten
Grunde die Bezeichnung nicht ganz dem Sachverhalte entspricht; FLECHSIG hat
entscheidend nachgewiesen, dass das schon von TÜRCK gekannte innere Bündel
der Vorderstränge zu den Pyramidenbahnen gehört und dem ungekreuzten Ver-
laufsstücke derselben entspricht, und die Untersuchungen der letzten Jahre haben
in der That auch Fälle von Seitenstrangsclerose kennen gelehrt, in welchen auch
dieses Bündel, die sogenannte Pyramidenvorderstrangbahn, mit erkrankt war; dem
Grundsatze a potiori fit denominatio entsprechend, bleibt doch auch für diese Fälle
die alte Bezeichnung aufrecht; schärfer präcisirend kann auf diese Fälle, bei
ausschliesslicher Beschränkung der Erkrankung auf die Pyramidenbahnen, die
Bezeichnung Sclerose des directen cortico-musculären Leitungssystems angewendet werden.

Dagegen wurde wieder die Zusammengehörigkeit der hier zu besprechenden
Affectionen durch die anatomischen Untersuchungen weiter präcisirt. Während
früher die französische Schule bezüglich der primären und secundären Pyramidenbahnerkrankungen gewisse topographische Differenzen gefunden haben
wollte, haben die Untersuchungen FLECHSIG'S nachgewiesen, dass die Differenzen,
sofern sie Fälle von Pyramidenbahnerkrankungen betreffen, nur durch individuelle Schwankungen in der Lagerung und Stärke der betroffenen Bahnen
bedingt sind.

Haben demnach die Untersuchungen nach diesen Richtungen hin eine
Erweiterung des Gebietes erzielt, so wurde dasselbe nach anderer Richtung hin
wesentlich verengt. Wie erwähnt, hatte CHARCOT in den Sechziger-Jahren einen
schon oben als nicht eindeutig bezeichneten Fall von selbständiger primärer
Seitenstrangsclerose publicirt, alle weiteren, bis in die letzte Zeit publicirten Fälle
betrafen solche von sogenannter *Sclérose latérale amyotrophique,* amyotrophischer
Seitenstrangsclerose. Niemandem war es seither geglückt, etwas Aehnliches in
befriedigender Weise nachzuweisen, und CHARCOT liess die Möglichkeit, dass
ihm in jenem Falle, bei den damals noch mangelhaften Untersuchungsmethoden,
andere Veränderungen entgangen sein mochten, offen; umsomehr wurde dagegen
seit 1875 von klinischer Seite die Seitenstrangsclerose urgirt und auf Grund
verschiedener theoretischer Erwägungen eine solche als Substrat der in den letzten
Jahren genauer studirten spastischen Spinalparalyse hingestellt; allein weder die
im Januar 1881 von zwei englischen Autoren, MORGAN und DRESCHFELD, als
ein reiner Fall von Sclerose der Pyramidenseitenstrangbahnen publicirte Beobachtung

noch die seither von JUBINEAU u. A. veröffentlichten Untersuchungen haben jene
Erwartung erfüllt.

Was wir demnach über systematische Seitenstrangsclerose wissen, basirt
zum grössten Theile auf den Untersuchungen der secundären Degeneration und
der *Sclérose latérale amyotrophique* und der Seitenstrangaffection in der progressiven
Paralyse der Irren; einige, bis jetzt ziemlich vereinzelt dastehende Formen von
systematischer Sclerose anderer in den Seitensträngen liegender Systeme werden
später mitgetheilt. Hier wäre noch weiter auszuführen, dass auch vom pathologisch-
anatomischen Standpunkte das Gebiet wesentlich einzuengen ist; von theoretischen
Erwägungen ausgehend, war man in der Deutung der Systemerkrankungen dahin
gekommen, dass dieselben in den parenchymatösen Bestandtheilen, also in den
Nervenzellen oder Fasern selbst beginnen, und die Untersuchungen der allerletzten
Zeit haben für die secundäre Degeneration und die *Sclérose latérale amyotrophique*
den histologischen Nachweis geliefert, dass in frühen Stadien dieser Erkrankungen
der Process sich einzig oder wenigstens vorwiegend an den Nervenfasern abspielt,
demnach von einer Sclerose im eigentlichen Sinne des Wortes nicht die Rede ist,
diese vielmehr (wie auch für andere Organe von WEIGERT nachgewiesen) ein
secundärer Process ist und dass demnach die hier in Rede stehenden Krankheitsformen erst in diesem zweiten Stadium der Sclerose mit Recht zugezählt
werden können.

Bezüglich der secundären Degeneration kann auf den derselben gewidmeten
Artikel verwiesen werden; hier wird nur von der primären Seitenstrangsclerose
zu handeln sein, für deren topographisches Verständniss die jenem Artikel bei-
gegebenen Holzschnitte heranzuziehen sind; mehrere andere Formen von Seiten-
strangerkrankungen, deren Stellung im System noch nicht klargelegt ist, sowie
die nicht systematischen Formen derselben werden später kurz behandelt.

Die der amyotrophischen Lateralsclerose zu Grunde liegende Erkrankung
beschränkt sich, wenn wir ihre Ausdehnung auf dem Querschnitte betrachten, in
einzelnen selteneren, aber als Grundtypus anzusehenden Fällen in der weissen
Substanz auf das den Pyramidenbahnen entsprechende Areale, also in den Seitensträngen auf die Pyramidenseitenstrangbahnen, sowie, falls ein Theil der Pyramidenbahnen ungekreuzt in's Rückenmark eingetreten, auch auf die entsprechende Partie
der Vorderstränge, die sogenannten Pyramidenvorderstrangbahnen; viel häufiger
als diese sind solche Fälle beobachtet, wo die Erkrankung mehr oder weniger
weit, aber immer in wesentlich schärferem Masse auf die vordere Hälfte des
Rückenmarksquerschnittes übergreift und selbst bis auf die Grundbündel der
Vorderstränge sich erstreckt. Schon an dem in einem Chromsalze gehärteten
Präparate ist die Anordnung des Processes meist deutlich zu erkennen; in den erst
geschilderten Fällen namentlich erscheint das licht verfärbte Areale der Pyramidenbahnen oft scharf abgesetzt gegen die umgebende Substanz der anderen intacten
Systeme, in den Fällen der zweiten Art prägt sich die geringere Betheiligung der
vorderen Abschnitte zuweilen in der ebenmässig schwächeren, lichten Verfärbung
derselben aus, doch giebt es auch Fälle, wo dies mit freiem Auge nicht mit
Sicherheit abzuschätzen ist und erst das Mikroskop sicheren Aufschluss über die
Ausdehnung der Zone schwächerer Erkrankung giebt.

Für die Beurtheilung gerade dieses Weitergreifens der Erkrankung und
der damit in Zusammenhang stehenden Frage, in welchem Verhältnisse die beiden
nach dieser Hinsicht vorher geschilderten Formen zu einander stehen, ist es nun
von schwerwiegender Bedeutung, dass die den Pyramidenbahnen (in den Seitensträngen) seitlich dicht anliegenden Kleinhirnseitenstrangbahnen und seitliche Grenzschicht der grauen Substanz, erstere niemals, letztere in seltenen Fällen Zeichen
eines solchen Weitergreifens der Erkrankung aufweisen; während dieser Umstand
mit Sicherheit dafür verwerthet werden kann, dass die Erkrankung der Pyramidenseitenstrangbahnen eine systematische ist, kann bezüglich der in den Vordersträngen
und Seitenstrangresten erkrankten Fasern nur als wahrscheinlich hingestellt werden,

dass auch sie eine gemeinsame systematische Stellung haben, ohne dass ihre Function näher bestimmt werden könnte; frei von Erkrankung in reinen Fällen sind auch jedesmal die Hinterstränge.

Regelmässig betheiligt sind auch die Vorderhörner, doch ist deren Erkrankung auch am gehärteten Präparate durch keinerlei Farbendifferenz gekennzeichnet.

Weniger genau orientirt als über die Querausdehnung des Processes sind wir in einigen Fällen über seine Längsausdehnung gegen das Gehirn zu, einerseits wegen der gegen das Gehirn zu steigenden Schwierigkeiten der Untersuchung, andererseits wegen des Umstandes, dass die Kenntniss des Verlaufes der zu untersuchenden Bahnen im Gehirn erst aus der allerjüngsten Zeit datirt; nachdem nun früher nachgewiesen, dass die Erkrankung die Pyramidenbahnen vor deren Ende im *Conus medullaris* bis in die Grosshirnschenkel beschlägt und mit Rücksicht auf einen Befund von KAHLER und PICK (Atrophie der Centralwindungen) es als wahrscheinlich hingestellt worden, dass, in einzelnen Fällen wenigstens, der Process auch bis an das centrale Ende der Pyramidenbahnen reicht, ist durch neue Untersuchungen von CHARCOT und MARIE, KOSHEWNIKOW festgestellt, dass die Degeneration durch die innere Kapsel und das Centrum semiovale hinaufsteigend auch die motorische Rindenzone beschlägt. Die Untersuchungen anderer Fälle machen es wahrscheinlich, dass hinsichtlich der Längenausdehnung gegen das Gehirn zu nicht unbedeutende Differenzen bestehen, deren klinische Aequivalente jedoch bisher nur zum Theil aufgehellt sind. (Vergl. das unten bei der Pathogenese des Processes Gesagte.) Bezüglich der Zellen der motorischen Nervenkerne in der *Medulla oblongata*, welche als gleichwerthig den Ganglienzellen der Vorderhörner des Rückenmarks anzusehen sind, ist es sichergestellt, dass dieselben dem gleichen Processe wie diese anheimfallen. (Siehe B u l b ä r p a r a l y s e.)

Wie schon vorhin erwähnt, gestaltet sich der Process in der weissen Substanz (bezüglich der grauen sind die Untersuchungen noch unvollkommener) histologisch verschieden, je nach dem Stadium, in welchem er zur Beobachtung kommt; bei der relativ kurzen Dauer der diesbezüglichen Untersuchungen ist wie bei so vielen anderen Rückenmarksaffectionen der Process selbst noch durchaus nicht in allen seinen Stadien beobachtet, noch weniger genetisch klargelegt, vielmehr kennen wir bisher eigentlich nur zwei Zustandsformen im Verlaufe desselben, eine frühe und eine späte, die aber wenigstens insoweit Aufklärung geben, dass sich der Process mit grosser Wahrscheinlichkeit den degenerativ-atrophischen anschliessen lässt; bezüglich der Sclerose ist schon oben das Nöthige gesagt.

In den bisher am frühesten untersuchten Fällen (nach mehrmonatlicher Dauer der Krankheit) fand sich bei der Untersuchung des frischen Präparates reichliche Anhäufung von Körnchenzellen in den den Pyramidenbahnen entsprechenden Abschnitten vom *Conus medullaris* ab durch das ganze Rückenmark, die Pyramiden, die vordere Brückenabtheilung bis in das mittlere Drittel der beiden Hirnschenkelfüsse, den entsprechenden Theilen der inneren Kapsel und des Marklagers, die vorderen Wurzeln waren beträchtlich atrophisch, stellenweise gänzlich degenerirt.

Bei der mikroskopischen Untersuchung des gehärteten Präparates erweist sich im Rückenmark das Areale der Pyramidenseitenstrangbahnen am stärksten ergriffen; dasselbe ist von Lücken ziemlich reichlich durchsetzt, zeigt nur wenig intacte Nervenfasern, meist sind dieselben im Zerfalle begriffen oder schon verschwunden und durch Körnchenzellen ersetzt; das interstitielle Gewebe ist nur wenig betheiligt, zeigt Schwellung der DEITERS'schen Zellen, leichte Verdickung und Kernvermehrung der Gefässwände; den gleichen Befund zeigen auch die betroffenen Abschnitte in der *Medulla oblongata* und im Mittelhirn. Die Hinterstränge, die Kleinhirnseitenstrangbahnen und die beiderseitige seitliche Grenzschicht der grauen Substanz sind meist völlig frei, während nach vorn zu in den Seitenstrangresten im Halstheil ein allmäliger Uebergang zur Norm standfand; im Dorsaltheile sind zumeist auch diese Abschnitte frei. Die Vorderhörner der grauen Substanz zeigen hochgradigen Schwund und Pigmentatrophie der Ganglienzellen, mässigen Schwund der nervösen Faserbestandtheile; das interstitielle Gewebe ist weniger betheiligt, zeigt mässige Wucherung von Spinnenzellen. Die Atrophie der Ganglienzellen beschlägt so ziemlich alle Gruppen. Die übrige graue Substanz ist intact.

Viel zahlreicher sind die Befunde aus späteren Stadien, als deren Typus etwa folgendes anzusehen ist: die Seitenstränge zeigen in dem Areale der Pyramiden-seitenstrangbahnen (falls Pyramidenvorderstrangbahnen vorhanden, auch in diesen), je nach dem Alter der Affection mehr oder weniger hochgradige Vermehrung des interstitiellen Gewebes, die sich schon bei schwacher Vergrösserung oder selbst bei Besichtigung mit freiem Auge durch stärkere Imbibition des betreffenden Abschnittes mit Karmin, Anilinfarben kundgiebt; die nervösen Bestandtheile in dem sclerosirten Areale sind mehr oder weniger vollständig geschwunden; bezüglich einer grösseren Anzahl intacter, starker Nervenfasern, welche dort verstreut liegen, ist es ziemlich sichergestellt, dass dieselben functionell und anatomisch dem hier intacten Systeme der Kleinhirnseitenstrangbahnen angehören; ebenso ist auch in der Mehrzahl der Fälle die beiderseitige Grenzschicht der grauen Substanz intact. Die Hinterstränge sind frei. Der Zustand der vorderen Hälfte der weissen Substanz ist verschieden, je nachdem es sich um Fälle handelt, wo die Erkrankung scharf auf die Pyramidenbahnen begrenzt bleibt oder nicht; im letzteren Falle zeigen die betreffenden Partien (Seitenstrangreste und Vorderstränge) eine mässige, immer aber im Verhältnisse zu der der Pyramidenbahnen geringere Vermehrung des interstitiellen Gewebes; in den Pyramiden ist gleichfalls beträchtliche Sclerose zu constatiren; Untersuchungen höher gelegener Partien liegen für die hier in Rede stehenden Stadien noch nicht vor.

Die vordere graue Substanz erweist sich in diesen Fällen hochgradig atrophisch, zeigt reichliche Wucherung von Spinnenzellen und Ansammlung von *Corpp. omylacea*, zuweilen die von den Engländern sogenannte, von den Franzosen acceptirte *granular disintegration;* die Gefässe erscheinen zuweilen vermehrt, zeigen verdickte Wandungen und Kernwucherung; die Ganglienzellen fehlen nicht selten vollständig oder sind noch als stark pigmentirte fortsatzlose Klümpchen zu erkennen. Die Erkrankung der grauen Vorderhörner ist jedoch nicht gleichmässig durch die ganze Länge des Rückenmarks verbreitet, nimmt vielmehr in einer Mehrzahl der Fälle gegen den Lendentheil zu beträchtlich ab. Die übrige graue Substanz des Rückenmarks ist in der Regel normal, einzelne Fälle sind beobachtet, in welchen auch die CLARKE'schen Säulen Zellenatrophie gezeigt. Das Verhalten der grauen Substanz der *Medulla oblongata* unterscheidet sich nicht wesentlich von demjenigen in dem früher geschilderten Stadium. (Das Nähere siehe unter Bulbärparalyse.) In den Fällen mit Betheiligung der motorischen Rinden-abschnitte des Gehirns fanden sich in diesen beträchtliche Verminderung der grossen Ganglienzellen der 4. und 5. Schichte, atrophische Veränderungen der vorhandenen, Neubildung von Spinnenzellen und Kernen, geringe Körnchenzellenentwicklung.

Die Pathogenese der hier beschriebenen amyotrophischen Lateralsclerose *(Sclérose latérale amyotrophique)* ist bisher nur wenig aufgeklärt; bezüglich der Art des Processes ist schon früher das darüber Bekannte erwähnt; es handelt sich in derselben offenbar um eine Erkrankung der Hauptbahn für die Auslösung der Willkürbewegungen oder eines Theiles derselben; die Thatsache, dass sowohl in verschiedenen Fällen die Längenausdehnung der Erkrankung eine verschiedene ist, als auch der Zusammenhalt mit anderen Formen von Rückenmarkserkrankungen, in welchen andere Theile der genannten Bahn, aber gleichfalls systematisch, erkrankt sind (progressive Muskelatrophie, Bulbärparalyse), machen es wahrscheinlich, dass wir es bei der amyotrophischen Seitenstrangsclerose mit einem durch seine specielle Localisation charakterisirten Gliede aus einer grösseren Krankheitsreihe zu thun haben, deren Differenzen darin begründet sind, dass entweder das ganze Hauptsystem von der Grossbirnrinde an bis in die willkürliche Musculatur oder nur dessen Theilsysteme erkrankt sind, oder, wie man aus einzelnen Beobachtungen schliessen darf, darin, dass in verschiedenen Fällen der Ausgangspunkt des Krankheitsprocesses ein verschiedener ist. KAHLER hat diese Anschauung seither auf Grund neuen Materials vertieft und durch die Hinzufügung des in dem verschieden raschen Ablaufe der Degeneration gelegenen Momentes erweitert. Bei überwiegender Betheiligung der motorischen Leitungsbahnen der weissen Substanz treten die spastischen Symptome hervor, sie fehlen bei vorwiegender oder ausschliesslicher Betheiligung der grauen Substanz.

Als Anhang zu den bisher beschriebenen Formen von Seitenstrangsclerose ist noch eine Anzahl von bisher mehr vereinzelt stehenden Erkrankungen von Systemen der Seitenstränge kurz zu erwähnen.

So zuerst mehrere Fälle, in welchen, abgesehen von anderen Veränderungen, mit denen das hier Hervorzuhebende nicht in ursächlichem Zusammenhange steht, sich eine symmetrische Sclerose der Kleinhirnseitenstrangbahnen und gleichzeitig Schwund der Ganglienzellen der CLARKE'schen Säulen fand; da wir der anatomische Zusammenhang dieses Fasersystems mit den genannten Zellen sichergestellt ist, haben wir es hier wahrscheinlich mit einem Analogon der amyotrophischen Lateralsclerose zu thun, in der Weise, dass auch hier zwei zu einem Hauptsysteme gehörige und in directem Zusammenhange stehende Theilsysteme erkrankt sind. — Zu erwähnen ist auch ein Fall von STRÜMPELL, in welchem sich neben fleckweiser Erkrankung der Hinterstränge und hochgradiger Hydromyelie eine systematische Erkrankung sowohl der Pyramiden- als der Kleinhirnseitenstrangbahnen vorfand.

Ferner hätten wir noch eine Reihe von Sclerosen der Seitenstränge zu gedenken, die jedoch bisher noch nicht genauer studirt sind. Zuerst derjenigen, welche sich an acute und chronische, in der vorderen grauen Substanz localisirte Processe zuweilen anschliessen. So ist in einzelnen als typisch anzusehenden Fällen von progressiver Muskelatrophie eine Seitenstrangsclerose beobachtet worden, die hauptsächlich oder wenigstens vorwiegend die Hinterseitenstränge beschlägt und die histologisch den späten Stadien der vorher geschilderten Formen entspricht; ähnliche Befunde sind auch von alten Fällen von Kinderlähmung berichtet; ob es sich in jenen Fällen jedesmal um systematisch beschränkte Processe handelt, ist wenig wahrscheinlich, in den letzteren handelt es sich wohl um ein Uebergreifen des myelitischen Processes von der grauen auf die weisse Substanz.   *

Anmerkungsweise ist hier noch zu erwähnen, dass in der neuesten Zeit Fälle von sogenannter combinirter Systemerkrankung mitgetheilt sind (Kahler und Pick, Strümpell u. A.), in welchen die Seitenstränge gleichzeitig mit den Hinterstrangen, und zwar in systematischer Weise, erkrankt sind, und die als das anatomische Substrat theils der hereditären Ataxie (Friedreich'sche Krankheit), theils einer Spinallähmung angesehen werden (siehe diese).

Von nicht systematischen Sclerosen der Seitenstränge wären zu erwähnen einzelne Befunde von multipler Sclerose, in welchen die Erkrankung in den Seitensträngen mehr oder weniger scharf gegen die graue Substanz abgegrenzt, durch die ganze Länge derselben verläuft; es war diese Thatsache früher einmal sogar dazu verwerthet worden, die multiple Sclerose im Gegensatze zur *Tabes dorsalis* als Erkrankung der centrifugalen motorischen Willkürbahnen hinzustellen.

Als Anhang zu diesen Sclerosen ist zu erwähnen, dass WESTPHAL neuerlich zuerst eingehendere gleichzeitige Erkrankungen der Hinter- und Seitenstränge strangförmige Erkrankungen beschrieben hat; bezüglich deren Symptomatologie siehe unter Spinallähmung.

Literatur: Türck, Sitzungsber. der k Akad. der Wissenschaft zu Wien. Math.-naturwissensch. Classe. 1856, XXI, pag. 112. — Charcot, Gaz. hebdom. 1865, Nr. 7. — Charcot und Joffroy, Archiv de physiol. 1869. — Charcot, *Leç. sur les malad. du syst. nerv.* 1874, Sér. II, Fasc. 3. — Gombault, *Étude sur la sclérose latérale amyotrophique.* 1877. — v. Stoffella, Wiener med. Wochenschr. 1878, Nr. 21, 23. — Flechsig, Archiv der Heilk. 1878, pag. 53. — Pick, Archiv für Psych. VIII. — Leyden, Archiv für Psych. VIII, pag. 641. — Kahler und Pick, Prager Vierteljahrschr. CXLII, pag. 72; Archiv für Psych. VIII, pag. 251. — Strümpell, Archiv für Psych. X, Heft 3 u. XI, pag. 26. — Morgan und Dreschfeld, Brit. med. Journ. 29. Jan. 1881. — Jubineau, Thèse de Paris. 1883. — Westphal, Archiv für Psych. VIII, pag. 469; IX, 413 u. 691 u. XV, pag. 224. — Ballet et Minor, Archiv. de neurol. VII, pag. 44. — Déjérine, Archiv. de physiol. 1885. — Charcot et Marie, Archiv. de neurol. 1885, X, pag. 1 u. 168. — Koshewinkow, Wjestnik psychiatrii in nevropath. 1885, II, u. Archiv. de neurol. 1885, Nr. 18. — Vierordt, Archiv f. Psych. XIV, pag. 391. — Stadelmann, Deutsches Archiv für klin. Med. XXXV, Heft 2. — Kahler, Zeitschr. für Heilkunde. V, pag. 169. — P. Marie, Archiv. de neurol. 1887, XIII, pag. 387. — Grasset, Archiv de neurol. XI, pag. 156 u. ff. XII. — Babinski et Charin, Rev. de méd. 1886. pag. 962. — Strümpell, Deutsches Archiv f. klin. Medicin. XLII. — Vergl. ferner die Literatur bei spastischer Spinal-lahmung, Kinderlahmung und Bulbärparalyse.

Syringomyelie, centrale Höhlenbildung im Rückenmarke. Trotzdem die Kenntniss der centralen Höhlenbildungen bis auf BONNET und MORGAGNI zurück-geht, blieben dieselben wie bei OLLIVIER d'Angers, so auch später noch anatomische Curiosa, die anfänglich den Bildungsanomalien zugezählt wurden; mit der Ver-besserung der histologischen Untersuchungsmethoden beginnt mit den Sechziger-Jahren eine Epoche, die man füglich als die pathologisch-anatomische bezeichnen kann, in welcher fast ausschliesslich die Pathogenese der Höhlenbildung in zahl-reichen Arbeiten (SIMON, HALLOPEAU, WESTPHAL, LEYDEN u. A.) discutirt wurde; den Uebergang zur klinischen Würdigung bildeten die Fälle, wo die Höhlenbildung nicht einen zufälligen Befund bildete, sondern in welchen entsprechend der ver-schiedenen Lagerung derselben auf dem Querschnitte (vordere graue Substanz, Hinterstränge) der Function des betroffenen Abschnittes entsprechende Störungen nachgewiesen werden konnten; die Anbahnung einer eigentlichen diagnostisch verwerthbaren Klinik der centralen Höhlenbildung erfolgte erst in den letzten Jahren durch FR. SCHULTZE und KAHLER, denen seither eine Reihe fast durchaus zustimmender Arbeiten gefolgt sind.

Der pathologisch-anatomische Befund stellt sich verschieden dar; in ein-zelnen Fällen ist äusserlich am herausgenommenen Rückenmarke nichts zu merken, in anderen ist der Dickendurchmesser des Rückenmarks in grösserer oder gerin-gerer Ausdehnung oder weniger beträchtlich vergrössert, zuweilen reicht stellenweise ein spaltförmiger Ausläufer der centralen Höhlenbildung bis unter die *Pia spinalis.* Die Längenausdehnung wechselt von mehreren Centimetern bis zu einer vom unteren Lendenmark bis in die *Medulla oblongata* sich erstreckenden; auf dem Querschnitte lässt sich schon makroskopisch, namentlich deutlich am gehärteten Präparate erkennen, wie die zuweilen bis über fingerdicke, meist in der centralen grauen Substanz gelegene Höhlenbildung mit ihren Ausweitungen, besonders häufig die vorderen Abschnitte der Hinterstränge, dann die vordere und hintere graue Substanz, seltener die anderen weissen Stränge betheiligt; zuweilen sind die seitlichen Abtheilungen durch verschieden starke Gewebsbrücken von der centralen Höhle getrennt; in einzelnen Fällen lässt sich erkennen, wie diese nach oben und unten allmälig in den Centralcanal übergeht. Die Höhlung erscheint zuweilen von einer glatten Membran ausgekleidet, in anderen Fällen erscheint deren Wandung von zerfallendem Gewebe gebildet, ihr Lumen von feinen Trabekeln durchzogen; das umgebende Gewebe erscheint in einzelnen Fällen nur in geringerem Grade verdichtet, die übrige Rückenmarkssubstanz nicht unwesentlich verändert; in anderen erscheint diese durch tumorartige Wucherung von ver-schiedener Consistenz ersetzt, die übrige Rückenmarkssubstanz in verschiedenem Grade erweicht oder sclerotisch. Dem entsprechend verschieden gestaltet sich auch der mikroskopische Befund: in einzelnen Fällen findet sich die Höhlenbildung von einer mässig dicken Schichte gewucherter Glia umgeben, der in wechselndem Umfange Cylinderepithel innen aufsitzt; in anderen erhebt sich die Gliawucherung in Form von zuweilen gleichfalls von Cylinderepithel bekleideten Papillomen in das Innere der Höhle; in anderen Fällen ist die Wucherung der Glia in der Umgebung der Höhle zu höherem Grade gediehen, reicht verschieden weit in die übrige Rückenmarkssubstanz, die ihrerseits chronisch-myelitische Veränderungen zeigt und zuweilen bei entsprechender Querschnittsausdehnung des Processes

secundäre Degeneration nach oben und unten erkennen lässt; in anderen Fällen
wieder erhält man direct den Eindruck eines die normale Rückenmarkssubstanz
ersetzenden Tumors, dessen Textur dem Gliom entspricht und dessen Centrum in
verschiedener Ausdehnung zerfallen ist.

Ueber die pathogenetische Deutung dieser Befunde ist zwischen den
Forschern eine Einigkeit bisher nicht erzielt; in einer Reihe von Fällen handelt
es sich unzweifelhaft um abnorme Erweiterung eines normal oder auch abnorm
gelagerten, verschieden configurirten, gelegentlich auch mehrfachen Centralcanals,
dessen Umgebung von einem chronisch entzündlichen Process betroffen erscheint;
das Verhältniss der beiden Befunde zu einander mag ein verschiedenes sein, bald
der eine Befund Ursache für den andern oder umgekehrt; die erste Ursache mag
einmal abnorme congenitale Anlage, in anderen Fällen wieder Stauung, z. B. durch
Geschwülste im Gebiete der *Medulla oblongata*, sein; man wird diese Fälle
berechtigter Weise als Hydromyelie zu bezeichnen haben.

In anderen Fällen liegt offenbar Tumorbildung, Gliomatose oder Gliose
vor, deren centraler Zerfall aus allgemein pathologischen Gesichtspunkten erhellt;
in anderen Fällen endlich liegt der Höhlenbildung eine myelitische, resp. hämorrhagische Genese zu Grunde; in seltenen Fällen handelt es sich um einfachen
regressiven Gewebszerfall. Ueber die Ursachen der Syringomyelie wissen wir vorläufig auch sehr wenig; Traumen, Infectionskrankheit spielen dabei eine Rolle,
doch liegen, abgesehen von den als Hydromyelie abzuscheidenden Fällen, auch der
Syringomyelie gewiss oft Bildungsanomalien des Centralcanals der centralen grauen
Substanz, oder auch der weissen Stränge, speciell der Hinterstränge, zu Grunde.

Die Thatsache, dass die klinischen Erscheinungen einer jeden Rückenmarksaffection sowohl durch den Sitz, wie durch die Art der Erkrankung bestimmt
werden, lassen es im Hinblick auf die pathologische Anatomie der centralen
Höhlenbildung begreiflich erscheinen, wenn es bisher noch nicht gelungen ist,
atypisch verlaufende Fälle und die etwaigen klinischen Differenzen zwischen
pathologisch-anatomisch different liegenden Fällen (centrale Höhlenbildung, centrales Gliom) irgendwie zu präcisiren, so dass die nachfolgende Darstellung eine
Zusammenfassung dessen bildet, was bezüglich der centralen Höhlenbildung
schlechthin bekannt ist. (Die gleichen Gesichtspunkte lassen aber auch jene Fälle
verständlich erscheinen, die im Leben keinerlei Krankheitserscheinungen gezeigt,
obwohl man sich der Vermuthung nicht entschlagen kann, dass einer allerdings
durch nichts motivirten Untersuchung sich doch einzelne Symptome, namentlich
Sensibilitätsstörungen, entdeckt haben würden.)

Die wichtigsten klinischen Erscheinungen sind durch die Ausbreitung der
zumeist vom centralen Ependym ausgehenden Processe auf die graue Substanz,
Vorder- und Hinterhörner und die Hinterstränge gegeben; der Function der
ersteren entsprechend ist die progressive Muskelatrophie in Gemeinschaft mit
fibrillären Zuckungen eine der hervorstechendsten Erscheinungen, die mit Rücksicht
auf die besonders häufige Localisation der Höhlenbildungen im Halsmark sehr oft
die oberen Extremitäten und besonders die Handmuskeln beschlägt; diesem Umstande, vereint mit der Thatsache, dass diese Erscheinung zuweilen die erste
ist und durch längere Zeit einzige bleibt, ist es offenbar zuzuschreiben, dass schon
frühzeitig Syringomyelie als pathologisch-anatomisches Substrat der progressiven
Muskelatrophie gefunden wurde; doch bleibt es nicht bei den durch Atrophie
bedingten Motilitätsstörungen, vielmehr gesellen sich ausgesprochene, mehr oder
weniger vollständige Lähmungen dazu; die Localisation derselben ist eine sehr
verschiedenartige.

Klarer wird das in diesem Stadium nur wenig der Diagnose zugängliche
Krankheitsbild durch das Hinzutreten eigenthümlicher, zuerst von FR. SCHULTZE
präcisirter Sensibilitätsstörungen, indem bei erhaltener Tastempfindung die Schmerz-
und Temperaturempfindung verloren gehen; erklärt sich diese Complication aus
dem Ergriffenwerden der Hinterstränge und Hinterhörner und speciell das differente

Verhalten der verschiedenen Empfindungsqualitäten aus der von SCHIFF aufgestellten Hypothese, dass die Tastempfindung in den Hintersträngen, die Schmerzempfindung in der grauen Substanz fortgeleitet werde, so erklärt sich ein durch Sensibilitäts-störungen markirter Beginn, ein von solchen vorwiegend beherrschter Verlauf durch das Einsetzen und vorwiegende Beschränktbleiben des Processes auf die hintere graue Substanz. Die Verbreitung der sensiblen Störungen über den Thorax und die Extremitäten ist eine sehr verschiedenartige, zuweilen findet sich aber auch das Gebiet des Trigeminus ein- oder beiderseitig einbezogen, was sich bei cervi-caler Localisation der Höhlenbildung aus der Betheiligung der aufsteigenden Quintuswurzeln erklärt; subjective Beschwerden der verschiedensten Arten treten gelegentlich hinzu; oft eine scharf localisirte Schmerzhaftigkeit der Dornfortsätze.

Neben diesen Erscheinungen treten entweder im Anschluss an dieselben oder durch längere Zeit denselben vorangehend verschiedenartige, trophische Störungen auf, schwere Panaritien mit ihren Folgeerscheinungen, indolente, vor-übergehende Schwellungen, Phlegmonen, Blasenbildungen, die sich in lang eiternde Geschwüre umwandeln und zu schwieliger Narbenbildung Anlass geben, Spontan-fracturen, Störungen der Schweisssecretion, Urticaria, die sich vorwiegend in den von der Muskelatrophie und den Sensibilitätsstörungen betroffenen Körpertheilen localisiren (in der älteren Literatur finden sich einige Fälle von Syringomyelie unter *Lepra mutilans* und *anaesthetica* subsumirt); endlich wäre zu erwähnen einseitige Myosis, einseitige oder doppelseitige Enge der Lidspalte, beide Erschei-nungen bei cervicaler Localisation des Processes beobachtet und auf Störung des Sympathicuscentrums im unteren Halsmark zurückzuführen.

Nach mehr oder weniger langem Bestande des Complexes der beschrie-benen Erscheinungen oder eines Theils derselben, zuweilen jedoch gleich von vornherein und neben jenen, treten spastische Parese, Paraplegie der Beine, ein, die unter dem Hinzutritt von Blasenlähmung, Decubitus zum Tode führen; in ein-zelnen Fällen kommt es zu ausgesprochenen Coordinationsstörungen, selbst zu typischer Ataxie, falls eben die entsprechenden Hinterstrangabschnitte in die Höhlenbildung einbezogen sind.

Die elektrische Erregbarkeit an den atrophischen Muskeln zeigt nur ein-fache Herabsetzung, das Verhalten der Hautreflexe und Sehnenphänomene ist ein verschiedenes; zuweilen findet sich Scoliose erwähnt; gelegentlich Hyperhidrose, Polyurie. Von W. ROTH wird das häufige Vorkommen von Hypochondrie bei den Kranken betont; zuweilen findet sich die Syringomyelie mit anderen Psychosen complicirt; gelegentlich kommt es bei Ausbreitung des Processes auf die *Medulla oblongata* zu Bulbärsymptomen. Der klinische Verlauf ist ein sehr verschieden-artiger, insofern als sowohl die Reihenfolge wie auch die Combination der beschriebenen Erscheinungen eine äusserst wechselnde sein können; bald sind durch lange Zeit die trophischen Störungen die ersten Erscheinungen, bald die sensiblen, und daher kommt es, dass einschlägige Beobachtungen oft weniger Neuropatho-logen als Dermatologen, Chirurgen beschäftigten. Der Beginn der Krankheit reicht oft bis in die Jugend zurück, öfter ist er nicht zu fixiren, weil erst ein Zufall zur gelegentlichen Erkennung einer vorhandenen Analgesie Anlass giebt; der Verlauf ist meist ein sehr langsamer, zuweilen remittirender; KAHLER spricht die Ansicht aus, dass die durch Hydromyelie bedingten oder mit solcher einbergehenden Fälle einen anscheinend wesentlich langsameren Verlauf haben, als die Fälle von centralem Gliom, die ihrerseits wieder stärkere Schmerzen zeigen.

Differentialdiagnostisch kommen vorläufig mit Rücksicht auf die häufigste Localisation der Höhlenbildung im Cervicalmark die *Pachymeningitis cervicalis hypertrophica*, die chronische Myelitis des Halsmarks und die ebenso localisirte langsame Compression in Betracht; die erstgenannte mit ihrem Verlaufe von typischer Aufeinanderfolge und Gestaltung sensibler und motorischer Störungen dürfte sich meist leicht ausscheiden lassen; die chronische cervicale Myelitis wird namentlich durch den Verlauf zu unterscheiden sein, während die letztgenannte

Affection beim Fehlen bestimmter Anhaltspunkte für die Diagnose des die Compression veranlassenden Processes, bei längere Zeit andauernder Beschränkung der Erscheinungen auf solche der progressiven Muskelatrophie (KAHLER) oft grosse Schwierigkeiten der Differentialdiagnose bieten kann.

Die Prognose der centralen Höhlenbildung wird sich vorläufig auf die Kenntniss des Verlaufes und die allgemeinen Principien der Prognostik der spinalen Affectionen zu stützen haben; die Therapie ist eine symptomatische, die in Spinalleiden oft gebrauchten Thermen scheinen hier contraindicirt (v. RENZ).

Literatur: Ollivier (d'Angers), *Traité des mal. de la moëlle épinière.* 3. éd. 1837, I, pag. 202. — Nonat, Archiv gén. de méd. 1838, I, pag. 287 und 1867, VIII. — Schüppel, Archiv f. Heilk. 1865, VI. — Lockhart Clarke, Med. chir. Transact. 1867, pag. 489 u. 1868. — Steudener, Beitr. zur Path. der *Lepra mutilans.* 1867, pag. 7. — Hallopeau, Gaz. méd. de Paris. 1870 u. Archiv gén. de méd. 1871. — Westphal, Archiv f. Psych. V; Brain, Juli 1883, VI. — Th. Simon, Archiv f. Psych. V. — Leyden, Virchow's Archiv. 1876, LXVIII, pag. 1. — Fr. Schultze, Archiv f. Psych. VIII; Virchow's Archiv. 87 u. 102 und Zeitschr. f. klin. Med. XIII. — Remak, Berliner klin. Wochenschr. 1877, pag. 644. — Kahler und Pick, Beitr. zur Path. und path Anat. des Centralnervensystems. 1879. — Langhans, Virchow's Archiv. LXXXV. — Hitzig, Archiv f. Psych. 1885, XVI. — Kahler, Prager med. Wochenschr. 1882, Nr. 42—45. — Harcken, Beitr. zur Syringomyelie. Dissert. Kiel 1883. — Bäumler, Archiv f. klin. Med. 1887, XL. — Joffroy und Achard, Archiv. de physiol. 1887. — Chiari, Zeitschr. f. Heilk. 1888. — Kahler, Prager med. Wochenschr. 1888, IX, Nr. 6—8. — Roth, Archiv. de neurol. XV, XVI.

Rückenmarkssyphilis. Obzwar seit ULRICH V. HUTTEN, der zuerst Lähmung in Folge von Syphilis erwähnt, mehrfach (PORTAL, HOUSTET) auch Lähmungen beobachtet worden waren, welche auf das Rückenmark, als den Ausgangspunkt derselben, hinwiesen, war doch bis vor wenigen Jahrzehnten der Satz HUNTER'S zu fast allgemeiner Herrschaft gelangt, dass ebenso wie eine Reihe anderer Eingeweide auch das Gehirn (und zugleich damit wohl auch das Rückenmark) niemals von dem venerischen Gifte ergriffen werde; und gestützt auf diesen Satz wurden die Fälle von Lähmungen durch Erkrankung der umgebenden Knochenhüllen erklärt.

Auf die Geschichte des Umschwunges in diesen Anschauungen, soweit sie das Gehirn betreffen, kann hier nicht eingegangen werden; für das Rückenmark scheint KNORRE der Erste gewesen zu sein, der Fälle von spinaler Lähmung mittheilte, die nicht durch syphilitische Knochenerkrankung zu erklären waren.

Während nun für das Gehirn seit den bahnbrechenden pathologisch-anatomischen Arbeiten VIRCHOW'S und WAGNER'S und zahlreicher Anderen die einschlägigen Fragen in der Mehrzahl befriedigend gelöst sind, kann das Gleiche für das Rückenmark noch nicht behauptet werden; denn wenn auch in neuester Zeit die Kenntniss der pathologischen Anatomie der spinalen Syphilis wesentliche Fortschritte gemacht, sind doch eine Reihe vom ätiologischen Standpunkte aufgeworfener Fragen über die Beziehungen der Syphilis zu verschiedenen acuten und chronischen Rückenmarksaffectionen noch ungelöst; es kann sich daher im Folgenden nicht um eine dogmatische Darstellung des Gegenstandes handeln, sondern nur um eine Präcisirung des gegenwärtigen Standes unserer diesbezüglichen Kenntnisse. Sehen wir von syphilitischen Knochen und Meningealaffectionen ab, so gliedert sich das pathologisch-anatomische Substrat der vom ätiologischen Gesichtspunkte aus als syphilitisch bezeichneten Lähmungen in zwei Abtheilungen; die erste umfasst das Syphilom des Rückenmarks, die zweite die nicht als Tumor imponirenden, makroskopisch den Befunden der übrigen acuten, subacuten und chronischen Rückenmarksaffectionen gleichenden Erkrankungen; dieselben können zusammengefasst werden, weil in der Mehrzahl der Fälle auch hier wie bei den anderen Spinalaffectionen die verschiedenen Erscheinungsformen nur Stadien desselben Processes sind.

Die Zahl der bekannt gewordenen Fälle von Syphilom des Rückenmarks ist eine geringe, und auch von diesen erregen einzelne gerechte Bedenken. MAC DOWELL und WAGNER, WILKS und HALES berichten solche Fälle von intraspinalem Syphilom; in dem von M. ROSENTHAL mitgetheilten Falle geht die Geschwulst von der Dura aus.

Weder makroskopisch noch histologisch unterscheidet sich das Syphilom des Rückenmarks von dem der übrigen Organe.

Hierher beziehen kann man noch einen Fall von MOXON, in welchem es sich um gummöse Einlagerungen handelt, und der wegen der genaueren histologischen Untersuchung werthvoll ist. Die Einsprengungen zeigten eine äussere, aus einer dunklen, weichen, zähen Masse bestehende Zone und eine innere, gelbliche, elastische; jene zeigte mikroskopisch Hyperplasie des Bindegewebes mit reichlicher Kernwucherung, diese nach innen von einer Uebergangszone fettigen Zerfall.

Zahlreicher als die Fälle der ersteren Art sind die Befunde der zweiten Gruppe, doch übersteigt auch hier die Zahl der in genügender Weise mikroskopisch untersuchten Fälle nur wenig ein Dutzend (WINGE, HOMOLLE, PIERRET, JOULIARD, FR. SCHULTZE, RUMPF, GREIFF, JÜRGENS). Makroskopisch gleichen die Befunde völlig den acuten und chronischen Myelitisformen. Die Analyse der mikroskopischen Befunde — von den Details sehen wir erwähnt ausser den gewöhnlichen myelitischen Veränderungen die fast immer beobachteten Wucherungen kleinzelliger Elemente, namentlich in der Nähe der Gefässe, reichliche Gefässentwicklung, die peri- und endarteritischen Wucherungen der Arterien, zuweilen auch der Venen, zuweilen bis zur Thrombosirung gehend, sowie die zelligen und fibrösen Wucherungen in den weichen Häuten — ergiebt, dass, obwohl den syphilitischen Affectionen ein specifisches Gepräge mit Sicherheit nicht zugesprochen werden kann, doch allen Fällen eine constante und verbreitete Betheiligung der Gefässe und der weichen Häute zukommt, wodurch sich die Syphilis des Rückenmarks zum Theil der des Gehirns nähert.

Als eine eigenthümliche, wahrscheinlich der Syphilis zuzurechnende parenchymatöse Erkrankung ist noch ein Befund von WESTPHAL zu erwähnen; in den Rückenmarkshintersträngen eines constitutionell syphilitischen Mannes, die makroskopisch nur durch lebhafte Röthung, im gehärteten Zustande jedoch durch fleckweise lichte Verfärbung aufgefallen waren, fand sich folgende, den Flecken entsprechende Veränderung: Bei normalem Verhalten des interstitiellen Gewebes waren die Nervenfasern in der Weise verändert, dass die Markscheiden ganz fehlten oder wesentlich verdünnt waren; dort, wo sie ganz fehlten, fand sich um die Achsencylinder eine schwach lichtbrechende, leicht mit Carmin imbibirte Substanz; die Achsencylinder der betroffenen Partien waren theilweise voluminöser und färbten sich alle stärker durch Carmin. Die Gefässe zeigten verdickte Wandungen, pralle Füllung; hier und da fanden sich freie Anhäufungen von Blutkörperchen. Sonst werden noch einzelne Sclerosen ·mit Syphilis in Zusammenhang gebracht; so berichtet POTAIN von einem 6monatlichen Fötus einer syphilitischen Frauensperson, dessen Rückenmark völlig sclerosirt war und keinerlei nervöse Elemente mehr aufwies. An diesen schliesst sich an ein von CHARCOT und GOMBAULT mitgetheilter Fall von multiplen Herden, bei deren Deutung als syphilitischen die Autoren das Hauptgewicht legen auf die Anwesenheit zahlreicher grosser Spinnenzellen, auf das Fehlen der bei multipler Sclerose constant vorhandenen verdickten Achsencylinder und das Vorhandensein secundärer Degeneration, welche bei der multiplen Sclerose fehlt. Keines dieser Argumente spricht unzweifelhaft für Syphilis, die Ansicht von der specifischen Natur der Spinnenzellen ist völlig fallen gelassen. Bezüglich des Ausganges hierher gehöriger Myelitisformen ist zu erwähnen, dass LEYDEN geneigt ist, einen von ihm neben frischer Myelitis gemachten Befund, narbige Sclerose mit obliterirender Arteritis, so zu deuten. Endlich wäre noch zu gedenken eines Befundes von DEJERINE, der sich blos über die graue Substanz erstreckt und eine pigmentöse und vacuoläre Degeneration der Vorderhornganglienzellen darstellte; doch ist die Beziehung zwischen Syphilis und Rückenmarksaffection auch in diesem Falle zweifelhaft.

Die Symptomatologie der syphilitischen Lähmungen bedarf keiner besonderen Beschreibung; denn da es sich nicht um eine eigenartig localisirte Krankheit handelt, werden sich, je nach der Art der zu Grunde liegenden Krankheit, entweder die Erscheinungen eines Tumors oder einer der Myelitisformen einstellen; im letzteren Falle sind am häufigsten die subacuten und chronischen Myelitisformen; ausserdem sind noch vom ätiologischen Standpunkte eine Reihe anderer Rückenmarksaffectionen zur Syphilis in Beziehung gesetzt worden, denen im Folgenden einige Sätze gewidmet werden müssen.

Die Diagnose wird demnach hauptsächlich auf der Kenntniss vorausgegangener Infection und früherer oder gleichzeitiger syphilitischer Erkrankungen anderer Organe, sowie auf den Erfolgen antisyphilitischer Behandlung beruhen, doch ist bezüglich der letzteren im Auge zu behalten, dass unter einer solchen (ob auch propter hoc ist dahingestellt) auch nicht specifische Spinalaffectionen zurückgingen; bezüglich der Erfolglosigkeit antisyphilitischer Behandlung in sicheren Fällen von spinaler Syphilis siehe weiter unten.

Aus der Reihe der acuten Affectionen, welche noch mit der Syphilis in Zusammenhang gebracht werden, ist herauszuheben die acute aufsteigende Paralyse (Fälle von CHEVALET, BAYER); es stützt sich diese Ansicht auf die durch Quecksilber erzielten Erfolge; aber gerade von dieser in ihrem Wesen nach dunklen Erkrankungsform kennen wir einzelne Fälle, die unter einer Therapie heilten, welche die Annahme einer Spontanheilung nicht ausschliesst; es muss demnach die Entscheidung dieser Frage dahingestellt bleiben; das Gleiche gilt auch von den wenigen Fällen von Muskelatrophie, die auf spinale Syphilis bezogen werden; in einzelnen Fällen scheint Lues die Basis einer Poliomyelitis ant. subacuta zu sein (RUMPF, EISENLOHR u. A.); auch zur acuten Myelitis steht die Lues in einem bisher noch nicht klar gelegten Verhältnisse (s. *Myelitis acuta*). In erster Linie unter den chronischen Affectionen, welche mit Syphilis in Beziehung gebracht werden, steht aber die *Tabes dorsalis*, resp. die ihr zu Grunde liegende graue Degeneration der Hinterstränge; der Stand dieser Frage findet eingehende Besprechung bei der Aetiologie dieser Krankheit; zu erwähnen ist weiter, dass einzelne Fälle von Seitenstrangsclerose mit Lues in Zusammenhang gebracht werden, und neuerlich WESTPHAL auf Beziehungen dieser zur multiplen Sclerose hingewiesen hat.

Die Frage, in welchem Stadium der Syphilis das Rückenmark in Mitleidenschaft gezogen wird, lässt sich dahin beantworten, dass dieser Zeitpunkt zwischen dem Momente des Auftretens der ersten Allgemeinerscheinungen und Jahrzehnte schwankt; in dem von RODET mitgetheilten, übrigens zweifelhaften Falle (Muskelatrophie) soll die Spinalaffection gleichzeitig mit einem frischen Chancre aufgetreten sein. Nach einer von WALDEMAR aufgestellten Statistik über 88 Fälle, hatten 8 noch secundäre Erscheinungen, bei 10 waren dieselben seit einigen Monaten, bei 22 seit mindestens 2 Jahren verschwunden, 48 hatten secundäre und tertiäre Erscheinungen gehabt. Die Form der Secundäraffectionen soll auch von Einfluss auf das Auftreten spinaler Affectionen sein, doch findet die Anschauung BROADBENT'S, dass gerade die leichten Secundäraffectionen mehr zu solchen disponiren, wenig Anhänger. Auch eine voraufgegangene specifische Behandlung soll von Einfluss auf das Auftreten spinaler Erscheinungen sein, doch ist darüber nichts Sicheres bekannt. Schliesslich ist zu erwähnen, dass anscheinend Frauen selten syphilitische Spinalaffectionen zeigen.

Die Prognose ist wohl im Allgemeinen günstiger als die der mit ihnen klinisch zumeist übereinstimmenden Myelitisformen, aber immerhin wird man dieselbe nicht allzu sanguinisch günstig stellen, wenn man in Betracht zieht, dass ausser den der specifischen Therapie zugänglichen syphilitischen Veränderungen doch sehr häufig auch einfach myelitische Veränderungen vorhanden sind, namentlich in der Umgebung; immerhin wird es in frühen Stadien häufig gelingen, Stillstand, Besserungen, ja selbst Heilungen herbeizuführen.

Die Therapie, soweit sie eine specifische sein wird, hat sich nach den allgemeinen Grundsätzen der Behandlung der Syphilis zu richten; wie bei den entsprechenden Gehirnaffectionen wird es sich auch hier darum handeln, energisch vorzugehen; dass nebenher, namentlich im Stadium der Besserung, die der betreffenden Myelitisform im Allgemeinen zukommenden therapeutischen Maassnahmen nicht zu verabsäumen sind, ist selbstverständlich.

Die zuweilen zu beobachtende Erfolglosigkeit antisyphilitischer Curen in Fällen, bei welchen bezüglich des syphilitischen Ursprungs kein Zweifel besteht, ist wohl zum Theil auf die oben hervorgehobene Thatsache des Vorhandenseins rein myelitischer Veränderungen neben solchen syphilitischer Natur zu beziehen, zum Theil der bekannten Erfahrung an die Seite zu stellen, dass auch in anderen Organen (HEUBNER'sche Arteriendegeneration) in einem gewissen Stadium jede specifische Behandlung wirkungslos bleibt. Dies wird natürlich nicht hindern, in jedem Falle, wo nur irgendwie gegründeter Verdacht auf Syphilis besteht, einen Versuch in dieser Richtung unter Beobachtung der nöthigen Vorsicht zu machen. Kurz zu gedenken wäre hier noch der congenitalen Rückenmarkssyphilis; sie ist bisher nur in wenigen Fällen durch mikroskopische Untersuchung sichergestellt und fand sich jedesmal mit intensiverer Erkrankung des Gehirns vergesellschaftet; MONEY berichtet eine diffuse Sclerose des ganzen Rückenmarks, JÜRGENS fand ausser diffusen Processen und Mitbetheiligung der Häute auch einmal intraspinal einen hirsekorngrossen Gummiknoten; der mikroskopische Befund der congenitalen Syphilis stimmt mit dem der acquirirten insofern völlig überein, als auch bei jener die starke Betheiligung der weichen Häute, der Gefässe und der Glia in den Vordergrund tritt, die parenchymatösen Veränderungen secundärer Natur sind. Klinisch treten die spinalen Symptome hinter den schweren Cerebralsymptomen ganz zurück.

Literatur: Knorre, Deutsche Klinik. Nr. 7, 1849. — Wagner, Archiv der Heilk. 1863. — Wilks, Guy's hosp. Rep. 3. ser., IX, pag. 1. — Moxon, Ibid. XVI, pag. 217. — Mac. Dowell, Dublin Quarterly Journ. 1861, XXXI, pag. 321. — Winge, Dublin. med. Press. 1863, XI, pag. 659. — Ladreit de Lacharrière, Des paralysies syphilitiques. 1861. — Homolle, Progrès méd. 1876. — Déjerine, Archiv. de phys. 1876, pag. 430. — Bayer, Archiv der Heilk. 1867. — Rodet, Gaz. de Lyon. 1859. — Charcot et Gombault, Archiv de phys. 1873, pag. 143. — Fr. Schultze, Archiv für Psych. VIII, pag. 222. — Leyden, Charité-Annalen. III. Jahrg. 1877. — Julliard, Étude critique sur les localisations spinales de la syphilis. 1879. — Westphal, Archiv für Psych. XI, 1. Heft. — Jürgens, Charité-Annalen. 1885, pag. 729. — Zusammenfassende Darstellung: Rumpf, Die syphilit. Erkrankungen des Nervensystems. 1887, pag. 336. — Greiff, Archiv für Psych. XII, pag. 564. — Déjérine (Vulpian), Revue de méd. 1884, pag. 60. — Money, Brain. Oct. 1884, pag. 406. — Jürgens, Charité-Annalen. X. Jahrg., pag. 729. — Siemerling, Archiv f. Psych. XX, pag. 103.

Rückenmarkstrauma. Zu den häufigsten Ursachen spinaler Erkrankungen gehören die traumatischen; je nachdem dieselben indirect oder direct auf das Rückenmark wirken, lassen sie sich in zwei Hauptgruppen scheiden; die erste bilden die Rückenmarkstraumen in Folge von Verletzung der Wirbelsäule, Frakturen, Luxationen und Schussverletzungen der Wirbel; zur zweiten gehören die Schussverletzungen ohne Betheiligung der Wirbel, die Verletzungen durch Stich und Schnitt, die Erschütterung und Zerrung des Rückenmarks; der von LEYDEN als Anhang hierzu behandelte Shok, der durch eine Concurrenz von cerebralen und spinalen Symptomen gebildet wird, wird besser selbständig abgehandelt. Anmerkungsweise ist zu erwähnen, dass die verschiedensten Formen chronischer Rückenmarksaffection, *Tabes dorsalis,* progressive spinale Muskelatrophie, Seitenstrang-, diffuse und multiple Sclerose zuweilen Trauma als ätiologisches Moment erkennen lassen. Die indirecten Verletzungen können hier übergangen werden, da dieselben bei den ihnen zu Grunde liegenden Wirbelaffectionen abzuhandeln sein werden.

Eine zusammenfassende Darstellung der Symptomatologie lässt sich weder für die Rückenmarkstraumen im Allgemeinen, noch auch für deren einzelne Kategorien geben, da, ganz abgesehen von den durch die Art der Verletzung und des

5 *

verletzenden Instrumentes bedingten Differenzen, die hierbei in Betracht kommenden
Factoren, Sitz der getroffenen Stelle, Ausdehnung der Verletzung im Querschnitte
so verschiedenartige Symptomencomplexe bedingen werden, dass sich höchstens eine
Darstellung der verschiedenen Möglichkeiten geben liesse; besser als eine solche
wird die Kenntniss des anatomischen Baues und der Functionen des Rückenmarks die
nöthigen Anhaltspunkte liefern; es kann überdies auf das bei den Myelitisformen
und der Halbseitenläsion Gesagte verwiesen werden. Dagegen wird sich allerdings
Einiges über den Verlauf und Ausgang der Verletzungen, je nach ihrer Ausdehnung,
soweit sie den verschiedenen Formen gemeinsam sind, beibringen lassen.

Die directen Schussverletzungen des Rückenmarks sind im Ganzen selten;
einen solchen Fall theilt STEUDENER mit, wo die gegen die Brust abgeschossene
Kugel durch das Intervertebralloch, zwischen dem 10. und 11. Brustwirbel eingedrungen war, das Rückenmark völlig quer durchtrennt hatte und im Wirbelbogen
sitzen blieb. Die Symptomatologie entspricht den aus der experimentellen Pathologie über Durchtrennung des Rückenmarks in dieser Höhe bekannten Daten:
Völlige sensible und motorische Paraplegie, Blasenlähmung, später Decubitus,
Abmagerung der gelähmten Extremitäten.

Doch nicht immer ist die Durchtrennung eine völlige; in dem berühmten
Falle von FERREIN blieb das Geschoss im Rückenmark stecken; in einem von
DEMME mitgetheilten Falle war das Rückenmark quer durchschossen, aber nicht
durchtrennt. Der pathologisch-anatomische Befund in allen diesen Fällen ist der
der Zerreissung mit mehr oder weniger ausgebreiteter Quetschung, Blutung, con-
secutiver Erweichung, Quellung und Myelitis; die ersten Erscheinungen der beiden
letzten, Quellung der Nervenfibrillen, Färbungsdifferenzen der Ganglienzellen, sind
schon wenige Stunden nach dem Trauma nachweisbar. Nach langem Bestande entspricht der Befund theils dem der Sclerose, theils dem der Erweichung, diese
letztere zuweilen mit Höhlenbildung verbunden. — In ähnlicher Weise können
auch Stich und Schnitt wirken, doch sind, entsprechend dem topographischen Verhalten der in Betracht kommenden Partien, die partiellen Verletzungen dieser Art
viel häufiger und dem entsprechend gerade für diese Fälle der als Halbseitenläsion bekannte, selbständig abgehandelte Symptomencomplex in grösserer oder
geringerer Reinheit der häufigste klinische Typus. — Zu den seltensten Verletzungen
gehören die Zerreissungen des Rückenmarks, in Folge von Erschütterung; ein
von MC. DONNEL mitgetheilter Fall ist nicht ganz zweifellos; sicherer constatirt
sind die durch Zerrung, besonders bei schweren Geburten (PARROT) bedingten.
Viel häufiger sind bei der Rückenmarkserschütterung die partiellen Zerreissungen,
combinirt mit Blutung in die Rückenmarkssubstanz oder in den Wirbelcanal. —
Der Verlauf der totalen Durchtrennungen des Rückenmarks, sei er bedingt durch
welche Ursache immer, ist immer ein schwerer; selbst abgesehen von den
Fällen, wo durch Shok oder andere gleichzeitige Verletzungen der Tod sofort
herbeigeführt wird, erfolgt derselbe sehr bald, namentlich bei hohem Sitze der
Zerreissung, schon in den ersten Stunden, nur selten, dass derselbe, wie in
dem oben erwähnten Falle von STEUDENER, bis auf 15 Wochen hinausgeschoben
wurde. In diesen Fällen sind es allerdings meist die secundären Erscheinungen,
Decubitus, Cystitis, Sepsis, welche zum Tode führen und die Möglichkeit einer
Regeneration ist nicht auszuschliessen; aber bisher liegen keinerlei beglaubigte
Beobachtungen einer solchen nach völliger Durchtrennung beim Menschen vor.
Nachdem DENTAN (NAUNYN) und EICHHORST eine solche experimentell nachgewiesen
zu haben glaubten, leugnete SCHIEFFERDECKER dieselbe später, während neuerdings
EICHHORST dieselbe wieder aufrecht hält. KAHLER hat festgestellt, dass nach
Durchquetschung der hinteren Wurzeln die extramedullaren Abschnitte derselben
sich regeneriren, ihre intramedullaren Fortsätze jedoch degenerirt bleiben. Die
hierher gehörigen Erfahrungen von GOLTZ über die Lebensdauer von Hunden,
denen das Lendenmark durchschnitten war, lassen die Möglichkeit, auch bei
Menschen mit völliger Durchtrennung des Rückenmarks das Leben zu erhalten,

nicht ganz von der Hand weisen; doch ist in Betracht zu ziehen, dass die Erfahrungen über experimentelle Durchschneidungen in höheren Abschnitten, wo ja zumeist die den Menschen betreffenden Läsionen sitzen, doch auch anders lauten, als die eben angeführten der GOLTZ'schen Versuche. HOMÉN spricht sich auf Grund seiner Experimente gegen die Annahme einer Regeneration aus.

Die Therapie in solchen Fällen wird eine rein symptomatische sein; passende Lagerung, Verhütung des Decubitus und der Cystitis werden die Hauptaufgabe derselben bilden. — Viel günstiger ist der Verlauf der partiellen Läsionen, doch lässt sich über dieselben nichts Einheitliches sagen, da namentlich auch die Secundärerscheinungen von wesentlichem Einflusse sein werden; die Literatur weist solche Fälle mit Ausgang in Heilung auf. Am günstigsten sind natürlich die Fälle, wo die Läsionen nur kleine sind und die anfänglichen, nicht selten schweren Erscheinungen durch begleitende Blutungen in die Rückenmarkssubstanz bedingt sind; die Symptomatologie und der Verlauf schliesst sich zumeist an diejenigen der Rückenmarksblutungen an (s. Hämatomyelie). Bei der Diagnose solcher Fälle ist immer im Auge zu behalten, dass eine nicht seltene Form von Rückenmarkserschütterung Blutungen in die Rückenmarkshäute sind (s. Hämatorrhachis, pag. 77). Endlich ist hier noch zu erwähnen, dass Rückenmarkserschütterung auch eine der Ursachen von Myelitis sein kann.

An die vorhin erwähnten Läsionen durch Erschütterung reihen sich die nicht seltenen Fälle von solcher, wo der Sectionsbefund ein negativer ist und auch die mikroskopische Untersuchung (LEYDEN) zuweilen nichts nachweisen kann. Es sind diese Fälle zuerst nach dem Vorgange der Engländer als Railway-spine beschrieben worden; in der Folge jedoch zeigte sich, dass an dem Symptomencomplexe dieser häufig durch Eisenbahnunfälle erzeugten und daher benannten Fälle die cerebralen und speciell psychischen Erscheinungen hervorragenden Antheil haben, so dass man von Railway-brain sprach; unter dem Einflusse theils polemischer Arbeiten hat der Einblick in diese traumatische Neuropsychose (OPPENHEIM) eine wesentliche Vertiefung erfahren und muss jetzt aus dem Rahmen der Rückenmarkskrankheiten ausgeschieden werden. Hier wäre noch zu erwähnen, dass es doch aber auch eine spinale Erschütterung giebt, deren Symptomatologie in einer mehr oder weniger lang andauernden, in uncomplicirten Fällen meist partiellen Paraplegie besteht; zumeist ist mit derselben Blasen- und Mastdarmlähmung verbunden, der Puls ist häufig beschleunigt. Die Prognose dieser Form von Rückenmarkserschütterung ist regelmässig günstig, der Ausgang in Heilung erfolgt langsam, das Haupttherapeuticum ist Ruhe, im Uebrigen wird die Behandlung nach den allgemeinen Principien der Rückenmarkstherapie zu leiten sein, auf vorsichtige Verwerthung der allmälig wiederkehrenden Motilität ist streng zu achten.

Vorläufig als Anhang zur Rückenmarkserschütterung wären zu erwähnen die von FÜRSTNER an Hunden in der zuerst von MENDEL angegebenen Weise neben andern hier nicht näher zu beschreibenden cerebralen Veränderungen erzielten Degenerationen der Pyramidenseitenstrangbahnen und eines Theiles der Hinterstränge, dass die Thiere mit dem Kopf·nach der Peripherie auf einer Drehscheibe durch mehrere Monate täglich einige Minuten 60—80mal gedreht wurden.

Literatur: Steudener, Berliner klin. Wochenschr. 1874. — Demme, Militärchirurgische Studien. 1860. — Mc. Donnel, Dublin quart. Journ. 1871. — Parrot, Union méd. 1870, Janv. — Goltz in Pflüger's Archiv. VIII, pag. 460. — Eichhorst und Naunyn, Archiv für exp. Path. und Pharmakologie. II. — Dieselben, Zeitschr. für klin. Med. I. — W. Gull, Guy's Hosp. Rep. 1858. — Erichsen, *Railway-spine and other injuries of the nervous system.* 1866. Deutsch von Kelp. — Leyden, Archiv f. Psych. VIII. — Bernhardt, Berliner klin. Wochenschr. 1876, Nr. 20. — Westphal, Berliner klin. Wochenschr. 1879, Nr. 9. — Derselbe, Charité-Annalen. 1878 und 1880, V, pag. 379. — Rigler, Ueber die Folgen der Verletzungen auf Eisenbahnen. 1879. — Seifritz, Beitrag zur Kenntniss von Railway-spine. Diss. Berlin 1880. — Moeli, Berliner klin. Wochenschr. 1881, Nr. 6. (Siehe ausserdem die Literatur über Hamatomyelie, Halbseitenlasion, Gehirnerschütterung und Railway-spine) — Duménil & Petel, Archiv. de neurol 1885, Nr. 25 u. 26. — Fürstner, Berliner klin Wochenschr. 1886. — Kahler, Prager med Wochenschr. 1884, Nr. 31. — Homén, *Contrib. à la pathol. et à l'anat. path. de la moëlle épinière.* 1885.

Rückenmarkstumoren. Bei der Darstellung dieses Capitels können
wir uns kurz fassen, da wir bezüglich der Histologie der verschiedenen Tumoren,
welche hier zu behandeln sind, auf die allgemeine Beschreibung der betreffenden
Species hinweisen können, während die Symptomatologie der Rückenmarkstumoren
zum grossen Theil unter die der langsamen Rückenmarkscompression zu subsumiren
ist. (Das Syphilom als pathologisch-anotomische Species ist überdies unter Rückenmarkssyphilis abgehandelt.)

Neben den Tuberkeln stehen, was die Häufigkeit anlangt, in erster Linie
die Gliome und Gliomyxome; einzelne gefässreichere Formen derselben werden
als telangiectatische Gliome beschrieben. Neuerdings bezeichnet KLEBS die hierher
gehörigen Geschwulstformen als Neurogliome. Sehr selten dagegen sind offenbar
Sarcome (ZIEGLER); VIRCHOW, der nie Eines gesehen, hält auch die älteren Fälle
für zweifelhaft. Myxosarcome, Angiosarcome, Cylindrome, Cholesteatome und Gliosarcome sind vereinzelt beobachtet. Ein gesicherter Fall von primärem Carcinom
des Rückenmarks scheint nicht beobachtet.

Sehen wir ab vom Tuberkel, der auch hier in der gleichen andernorts
beobachteten Form vorkommt, so schwankt die Form der Rückenmarkstumoren
in den weiten Grenzen zwischen der eines sphärischen Körpers von geringeren
Dimensionen als die des Rückenmarksquerschnittes bis zu derjenigen, wo die Längen-
dimension mit derjenigen des Rückenmarkes zusammenfällt, und der Tumor dasselbe in seiner ganzen Länge durchsetzt, ja selbst noch in die *Medulla oblongata*
hinaufreicht; in diesen letzteren Fällen zerfällt zuweilen die centrale Partie des
Tumors, was zu mehr oder weniger ausgebreiteter Syringomyelie Anlass giebt.
Sowohl in Fällen von sphärischen als von langgestreckten Tumoren zeigt das
Rückenmark in dem den Tumor entsprechenden Abschnitte häufig eine beträchtliche Verdickung; auf dem Querschnitte ist oft Tumor und Rückenmarksubstanz nicht
mehr von einander zu sondern. Bezüglich des Verhaltens des den Tumor umgebenden
Gewebes ist nur wenig zu sagen; meist findet sich mehr oder weniger weit verbreitete
myelitische Erweichung, zuweilen mit Hämorrhagien (namentlich in Fällen mit
telangiectatischen Tumoren), in einzelnen Fällen findet sich Uebergang in Sclerose.

Die Symptomatologie fällt zum grössten Theil mit derjenigen der langsamen Rückenmarkscompression zusammen; die typischen Fälle entsprechen aus
leicht ersichtlichen Gründen besonders den sphärischen Tumoren, doch wird die
Diagnose zuweilen durch deren mehrfache Zahl erschwert oder unmöglich gemacht.
Von dem Sitze des Tumors wird namentlich die Reihenfolge der Erscheinungen
abhängen; bei peripherem Sitz wird dieselbe sich noch am ehesten dem Typus
anschliessen, nicht selten auch in einem gewissen Stadium das Bild der Halbseitenläsion aufweisen; bei centralem Sitz wird sowohl der Beginn wie der weitere
Verlauf verschieden je nach dem Ausgangspunkt der Geschwulst, der Art ihres
Wachsthums und ihrer Einwirkung auf die umgebende Rückenmarkssubstanz gestalten; die letztgenannten Factoren lassen es auch verständlich erscheinen, dass
endlich centrale Tumoren auch symptomenlos verlaufen können; die Symptomatologie
der zweiten Tumorform entspricht meist dem Bilde einer progressiven auf- oder
absteigenden, oder auch gleichzeitig ziemlich diffus verbreiteten, chronischen Myelitis
unter Erscheinungen, welche die Betheiligung des ganzen oder des grössten Theils
des Rückenmarksquerschnittes erschliessen lassen (s. unter S y r i n g o m y e l i e).
Doch kann auch da die Symptomatologie in Folge besonders hervorragender Betheiligung eines Theils des Rückenmarksquerschnittes vorwiegend das der Läsion
dieses Abschnittes zukommende Gepräge tragen, z. B. Ataxie bei besonderer Betheiligung der Hinterstränge, Muskelatrophie bei einer solchen der vorderen grauen
Substanz. Andererseits ist aber zu erwähnen, dass in der Literatur sich Fälle
verzeichnet finden, die anscheinend symptomenlos verliefen, was bei kleinen Tumoren
durchaus verständlich ist.

Die Aetiologie der Rückenmarkstumoren ist dunkel; Puerperium und
Schwangerschaft, aber namentlich Trauma scheinen von Einfluss. Von Therapie,

soweit sie auf Heilung abzielt, kann bis auf die des Syphiloms nicht die Rede sein; man wird im Allgemeinen symptomatisch vorgehen. Vergl. jedoch das unter Rückenmarkscompression bezüglich der operativen Behandlung von Rückenmarkstumoren Gesagte.

Literatur: Virchow, Die krankh. Geschwülste. I u. II. — Schüppel, Archiv der Heilkunde. 1867, VIII, pag. 113. — John Grimm, Virchow's Archiv. 1869, XLVIII, pag. 445. — E. K. Hoffmann, Zeitschr. f. rat. Med. 3. R. 1869, XXXIV, pag. 188. — Hayem, Archiv. de phys. 1873, V, pag. 431. — Westphal, Archiv f. Psych. V, pag. 90. — Simon, Ibid., pag. 120. — Lionville, Archiv. gén. 1875, Janv. — Klebs, Beiträge zur Geschwulstl. 1877, pag. 89. — Fr. Schultze, Archiv f. Psych. VIII, 2. Heft. — Reisinger, Virchow's Archiv. XCVIII, 3. Heft. — Gaupp, Diss Tübingen 1887.

Rückenmarkshäute (Pathologie der), Hyperämie, *Perimeningitis spinalis acuta*, *Perimeningitis chronica*, *Pachymeningitis cervicalis hypertrophica*, *Pachymeningitis int. haemorrhagica*, *Pachymeningitis spin. ext. haemorrhagica*, *Haematorrhachis*, *Meningitis spinalis acuta*, *Meningitis spinalis chron.*, Syphilis, Tumoren.

Hyperämie der Rückenmarkshäute findet sich entsprechend den Gefässverhältnissen derselben kaum jemals selbständig ohne gleichzeitige Betheiligung des Rückenmarkes; sie findet sich nach Convulsionen, Vergiftungen durch Narcotica; FRONMÜLLER beschreibt sie neben Hyperämie der Hirnhäute in einem Falle von anscheinend tödtlicher Hysterie; hier wie dort ist offenbar die Asphyxie die Ursache der Congestion. *Suppressio mensium*, Erkältung als Ursache von Congestion der Rückenmarkshäute bleiben fraglich; eine gesonderte Symptomatologie ist wohl kaum aufzustellen (s. Rückenmarkshyperämie).

Literatur: Fronmüller, Schmidt's Jahrb. 1883, Nr. 7.

Perimeningitis spinalis. *a) Perimeningitis spinalis acuta.* Mit diesem Ausdrucke, mit dem gleichbedeutend auch *Pachymeningitis spinalis externa acuta* und *Peripachymeningitis spinalis* gebraucht werden, bezeichnet man die acut entzündlichen Affectionen des lockeren Bindegewebes, welches sich zwischen Dura und Wirbelcanal findet; sicher bekannt sind nur die eitrigen Entzündungen dieses Zellgewebes. Sieht man von einigen älteren zweifelhaften Fällen ab, so rührt die erste sichere Beobachtung von OLLIVIER her, die noch dadurch bemerkenswerth ist, dass sie gleichzeitig eine (partielle) eitrige Arachnitis und basale Meningitis aufweist. An diese schliesst sich ein Fall von SIMON, der im Verlaufe einer mehrwöchentlichen Paraplegie starb und bei der Section mehrfache Abscesse an der Aussenseite der Wirbelsäule zeigte, von denen aus sich eitrige Infiltration durch die Intervertebrallöcher bis auf die Aussenfläche der Dura erstreckte; auch im Arachnoidealsack fand sich Eiter angesammelt.

In neuerer Zeit haben namentlich TRAUBE, MANNKOPF, LEYDEN (durch H. MÜLLER mitgetheilt), LEMOINE und LANNOIS hierher gehörige Beobachtungen publicirt. — Die Ausdehnung der intraspinalen Eiterung ist eine verschiedene und wechselt von der Höhe eines Wirbelkörpers bis zu solcher über die ganze äussere Durafläche, ebenso auch die Menge des sich anhäufenden Eiters, die in einzelnen Fällen selbst zu höhergradiger Compression des Rückenmarks Anlass geben kann; an der Dorsalfläche ist die Ansammlung meist eine stärkere wegen der dort lockeren Beschaffenheit des periduralen Zellgewebes.

Primäre Entwicklung dieser Eiterung ist unbekannt, vielmehr ist sie immer eine secundäre; sie kann ausgehen von cariösen oder nekrotischen Processen der Wirbel, von syphilitischen Affectionen derselben, wie in dem Falle OLLIVIER'S, wo der Ausgangspunkt eine syphilitische Ulceration des Pharynx gewesen, endlich von Abscessen ausserhalb des Wirbelcanals, in welchem Falle der eitrige Process durch die Intervertebrallöcher weiter greift; in dem Falle MANNKOPF'S war eine *Angina Ludovici*, in dem TRAUBE'S ein Psoasabscess die Ursache; STRÜMPELL erwähnte einen Fall ausgehend von eitriger Entzündung des Beckenzellgewebes; weiter findet sich Peripachymeningitis nicht allzu selten im Anschluss an tiefgreifenden Decubitus, selbst ohne Eröffnung des Wirbelcanals, oft in Verbindung mit eitriger Leptomeningitis, und schliesslich sind Fälle in Folge eines Sturzes bekannt, in denen selbst durch die Section die Ursache der Eiterung nicht klar gelegt werden konnte.

Sieht man von denjenigen Fällen ab, wo in Folge stärkerer Eiteransammlung Compressionserscheinungen von Seiten des Rückenmarks auftreten, was in dem Symptomenbilde der Rückenmarkscompression abzuhandeln ist, so bieten die hierher gehörigen Fälle das Bild der *Meningitis spinalis*, die auch im Allgemeinen nicht schwer zu diagnosticiren sein wird; eine eingehende Darstellung der ihr zukommenden Erscheinungen kann hier unterbleiben; es mag genügen als die wichtigsten zu bezeichnen localisirte und ausstrahlende Schmerzen, Steifigkeiten, Sensibilitätsstörungen, namentlich in Form von Hyperästhesie, Lähmungserscheinungen von Seiten der Extremitäten, der Blase, Fieber.

Der Verlauf kann sich so verschiedenartig gestalten, wie der der eitrigen Meningitis überhaupt; es können bald die Erscheinungen von Seiten der Sensibilität, bald die der Motilität vorangehen oder überwiegen, bald auch können die einen oder anderen ganz fehlen.

Der Ausgang war in den bisher durch die Section bestätigten Fällen immer ein letaler, doch zeigt ein Fall von LEYDEN, in welchem die Diagnose mit grösster Wahrscheinlichkeit gestellt werden konnte, dass auch ein günstiger Ausgang möglich ist. Die Prognose wird jedenfalls in erster Linie von dem Ort der Primäraffection abhängen. Die Diagnose der hier besprochenen Form von Meningitis zu stellen, wird nur dann möglich sein, wenn es gelingt, eines der vorher genannten ursächlichen Momente nachzuweisen; meist völlig unmöglich wird die Beantwortung der Frage sein, ob es bei der einfachen Perimeningitis geblieben oder eitrige Leptomeningitis sich angeschlossen.

Die Therapie wird, abgesehen von derjenigen der primären Processe, im Allgemeinen die der Meningitis sein.

Literatur: Ollivier, *Traité des malad. de la moëlle épinière.* III. Éd. 1837, II, pag. 272. — Traube, Gesammelte Beiträge. II, pag 1039 und 1043. — Mannkopf Berliner klin. Wochenschr. 1864, Nr. 4 ff. — H. Müller, Ueber *Peripachymeningitis spinalis.* Königsberger Dissert. 1868. — Leyden, Klinik der Rückenmarkskrankh. 1874, I, pag. 385. — Lewitzky, Berliner klin. Wochenschr. 1877, Nr. 17. — Putzel, New-York med. Record. 1878, Nr. 4. (Virchow-Hirsch, Jahresbericht für 1878, II, pag. 110.) — Cantani, Il Morgagni. disp. 1878, pag. 308. (Virchow-Hirsch's Jahresbericht f. 1878. II, pag. 111.) — Lemoine et Lannois, Revue de méd. 1882, I, pag. 533.

b) Perimeningitis spinalis chronica. Unter diesem Namen, den er gleichbedeutend mit dem der *Pachymeningitis chronica* gebraucht, versucht LEYDEN aus der Reihe der auf Grund der Symptomatologie als unzweifelhaft meningitische Affectionen zu bezeichnenden Symptomencomplexe eine Anzahl von Fällen abzusondern, welche die chronische Form der *Perimeningitis spinalis acuta (Pachymeningitis spin. ext.* oder *Peripachymeningitis)* darstellen.

Da dieses Capitel von anderer Seite noch nicht die genügende Beachtung erlangt, folgen wir völlig der Darstellung LEYDEN'S, die sich hier noch vielfach im Gebiete allerdings sehr berechtigter Annahmen bewegt. Ebenso wie bei der acuten Form sind auch hier die Erscheinungen immer secundäre, sie schliessen sich an chronische Entzündungen im Thorax- oder Beckenraume, an chronische Pleuritiden, Peripleuritiden, aber auch an Neuritiden und LEYDEN glaubt, dass der entzündliche Process durch die Intervertebrallöcher auf das perimeningitische Gewebe fortkriecht.

Die Erscheinungen sind die der chronischen Meningitis überhaupt, Hyperästhesie der Haut und der Muskeln, besonders an den unteren Extremitäten, heftige Schmerzen excentrischer Art, sowie über der Wirbelsäule zuweilen Steifigkeiten, keine schwerere Lähmung der Beine, Freibleiben der Sphincteren; häufig fehlt ein oder das andere Symptom.

Der Verlauf ist ein chronischer, fieberloser, der Beginn jedoch kann auch ein ziemlich rascher sein; der Ausgang ist meist abhängig von der Primäraffection, doch können auch die Schmerzen und der Kräfteverfall an und für sich den Tod herbeiführen, wie in einem Falle LEYDEN'S. Die zwei bisher zur Section gekommenen Fälle ergaben keine völlig sichere Bestätigung der von LEYDEN gestellten Diagnose; es bedarf offenbar nach dieser Richtung noch eingehender Forschungen; namentlich auch bezüglich der Frage, inwieweit Adhäsion sowohl der Dura an den Wirbelcanal als zwischen Dura und Pia in die Breite der Norm fallen. Abgesehen von der Therapie der Primäraffection empfiehlt LEYDEN für sehr heruntergekommene Kranke Tonica, für Kranke, die noch kräftig sind, Jodkalium, ausserdem noch Bäder, sowie den Gebrauch der Thermen von Teplitz, Gastein, Wildbad Ragatz.

Für ältere Fälle Soolbäder, für hartnäckige kalte Bäder, Seebäder und Hydrotherapie; für frische Fälle Antiphlogose, sowie ableitende Mittel; schliesslich symptomatische Behandlung zur Linderung der Schmerzen.

Literatur: Leyden, Klinik der Rückenmarkskrankheiten. 1874, I, pag. 393.

Pachymeningitis spinalis (vergl. auch Perimeningitis). 1. *Pachymeningitis cervicalis hypertrophica.* Mit diesem von CHARCOT und JOFFROY geschaffenen Namen bezeichnet man eine chronische Affection der Rückenmarkshäute, welche in einer mehr oder weniger hochgradigen, in der Mehrzahl der bisher bekannten Fälle auf den Halstheil beschränkten, bindegewebigen Wucherung besteht, zu meist inniger Verwachsung der Rückenmarkshäute und zur Compression des betreffenden Rückenabschnittes führt; nur wenige Fälle sind bekannt, in welchen andere Abschnitte, namentlich der Lendentheil, Sitz der Affectionen gewesen.

Einzelne Fälle sind schon früher von ABERCROMBIE, OLLIVIER (D'ANGERS), GULL, KOEHLER mitgetheilt, aber erst mit den Veröffentlichungen CHARCOT'S und JOFFROY'S ist die in Rede stehende Affection in die am Krankenbette verwerthete Rückenmarkspathologie eingereiht worden. Die Aetiologie derselben ist bisher noch wenig aufgehellt; länger dauernde Einwirkung von Nässe und Kälte, Syphilis spielen mit Wahrscheinlichkeit eine Rolle in derselben; auch Alkoholmissbrauch wird angeschuldigt.

Bei der Eröffnung des Rückenmarkscanals präsentirt sich die erkrankte Partie beträchtlich verdickt, nicht selten den Canal völlig ausfüllend; meist hat sie eine spindelförmige Gestalt und adhärirt mehr oder weniger fest an die Wand des Canals. An einem durch die ganze Anschwellung gelegten Querschnitte zeigt sich, dass die Vergrösserung Folge einer hochgradigen, bis zu 5 Mm. und mehr betragenden Verdickung der mit einander meist innig verklebten Rückenmarkshäute ist; häufig kann man auch noch die (zuweilen lockere) concentrische Schichtung der fibrösen Wucherung constatiren. Der Rückenmarksquerschnitt zeigt an dieser Stelle häufig den Befund einer subacuten oder chronischen Myelitis, in einzelnen Fällen auch den der Syringomyelie. Nicht selten adhärirt die fibröse Wucherung innig dem Umfange des betreffenden Rückenmarksabschnittes, so dass eine Ausschälung des Rückenmarks nicht möglich ist, es kann dies bei flüchtiger Untersuchung den Anschein einer Hypertrophie des betreffenden Rückenmarksabschnittes erzeugen, eine Täuschung, die selbst in neuerer Zeit noch vorgekommen.

Die mikroskopische Untersuchung zeigt, dass die Verdickung durch reichliche Wucherung eines fibrösen Gewebes bedingt ist; die des Rückenmarks ergiebt eine Bestätigung der schon makroskopisch gewonnenen Anschauung über den Zustand desselben; nach oben und unten von der in mehr diffuser Weise erkrankten Partie kann man meist secundäre Degeneration constatiren. Die Nervenwurzeln, welche durch die fibröse Wucherung häufig constringirt sind, zeigen entzündliche und atrophische Befunde: ebenso, wenn auch nicht so constant, die peripherischen Nerven; die denselben entsprechenden Muskeln zeigen die bekannten degenerativen Vorgänge.

Das Krankheitsbild, das diesem Befunde entspricht, ist für die cervicale Form folgendes: die Krankheit beginnt meist mit mässigen, aber sich bald zur grossen Heftigkeit steigernden, meist continuirlichen, zeitweise exacerbirenden Schmerzen, die meist im Hinterhaupte und in der Nackengegend localisirt sind und sowohl durch Druck auf die Dornfortsätze, wie durch Bewegungen des Halses gesteigert werden. Dieselben irradiiren entweder längs der Wirbelsäule oder noch häufiger in die Arme, in seltenen Fällen aber auch bis in die Beine; sie betreffen nicht immer beide Seiten gleichmässig, zuweilen sogar nur eine ausschliesslich; zuweilen treten die excentrischen Schmerzen mehr in den Vordergrund. Nicht selten tritt gleichzeitig mit jenen Nackensteifigkeit auf. Die Kranken sind nicht selten schon jetzt an's Bett gefesselt, Schlaflosigkeit, Ernährungsstörungen führen oft frühzeitige Erschöpfung herbei. Allmälig mischen sich zwischen die sensiblen Erscheinungen auch solche von Seite der Motilität und solche trophischer Natur, in selteneren Fällen ist diese zweite Periode von der ersten scharf getrennt. Die Paresen betreffen meist die Arme, und zwar in erster Linie denjenigen, der zuerst Sitz der sensiblen Erscheinungen gewesen; bald treten auch fibrilläre Zuckungen an denselben auf, denen sich Muskelatrophien mit den denselben zukommenden elektrischen Befunden anschliessen; die Atrophie betrifft meist einzelne Muskelgruppen, während andere intact bleiben; so atrophiren die Handmuskeln, während die Strecker am Vorderarme intact bleiben; oder am Oberarme der Deltoides, Supra- und Infraspinatus; zuweilen zeigt sich jedoch auch eine sogenannte Atrophie en masse; im ersteren Falle treten Deformitäten auf, so zum Beispiel die von den Franzosen sogenannte *main de prédicateur*, Klauenhand mit gleichzeitiger Streckung derselben. Diese Deformität scheint bedingt durch den Sitz der Pachymeningitis vorwiegend im unteren Cervicaltheil, wodurch die höher oben localisirten Centren für die Extensoren frei bleiben; das Gegentheil findet sich bei hohem Sitz der Erkrankung. In einzelnen Fällen können die Parese, die sensiblen und trophischen Störungen an den Armen durch längere Zeit, selbst mehrere Jahre ziemlich streng einseitig bleiben. Zuweilen, aber immer viel später, ergreift die Parese auch die Beine, das Gehen wird sehr beschwerlich, später nahezu unmöglich, dann zeigen sich zeitweilig Contractionen in den Beinen, Erscheinungen von sogenannter *Epilepsie spinale*. Die Atrophie greift in seltenen Fällen auch auf den Thorax, die Beine, die Zunge und Lippen über.

Die späteren sensiblen Erscheinungen zeigen keine Gleichförmigkeit; zuweilen ist zu Beginn Anästhesie vorhanden, später gleichzeitig auch Hyperästhesie, zuweilen beide ziemlich halbseitig begrenzt. In späteren Stadien finden sich auch zuweilen trophische Störungen der Haut, meist blos an den Armen, blasige Eruptionen, *glossy skin*, in Fällen, wo die Myelitis eine weitere Ausbreitung erlangt, auch Decubitus am Kreuzbein, an den Trochanteren und Fersen. Harn- und Stuhlentleerung bleiben meist bis an's Ende frei; in einzelnen Fällen sind auch Erscheinungen von Seite des Kopfes und seiner Nerven beobachtet, so Gesichtsschmerzen, Pupillendifferenz, oft nur zeitweise auftretend, Diplopie, Bulbärsymptome, endlich psychische Störungen.

Der Ausgang ist meist ein tödtlicher, herbeigeführt durch intercurrente Affectionen, Tuberculose, Decubitus, doch sind Fälle von Heilung nach längerem Verlaufe von Joffroy, Berger, Charcot und Hirtz mitgetheilt und Remak theilt neuerlich einen abortiv verlaufenen Fall mit. Die Dauer ist meist eine lange, kaum dass der Tod vor Ablauf mehrerer Jahre eintritt, doch sind auch Fälle mit 15—20jähriger Dauer bekannt. Die Deutung der Erscheinungen wird für die erste Reihe von Erscheinungen, die sensiblen, die Meningitis und Compression der hinteren Wurzeln, für die übrigen, die oberen Extremitäten betreffenden, die Compression der vorderen Wurzeln und die Druckmyelitis für die die Beine beschlagenden Symptome die letztere und die durch sie bedingte secundäre Myelitis verantwortlich machen dürfen. Die Franzosen unterscheiden dementsprechend das Stadium der Neuralgien, das der atrophischen cervicalen Paraplegie und das der spasmodischen Paraplegie.

Die Differentialdiagnose in frühen Stadien gegenüber der Torticollis dürfte nicht immer leicht zu stellen sein, doch wird eine aufmerksame Beobachtung der Erscheinungen dieselbe ermöglichen; sehr schwierig, ja vielfach unmöglich wird dieselbe dagegen sein gegenüber der Annahme einer cervicalen Myelitis, sei sie nun genuin oder bedingt durch Compression, *Malum Pottii*, Tumor u. a.; die amyotrophische Lateralsclerose wird sich schon anfänglich durch das Fehlen der sensiblen Störungen unterscheiden.

Die Therapie wird nach den allgemeinen Grundsätzen der Therapie der Rückenmarkskrankheiten zu leiten sein; einer besonderen Empfehlung erfreuen sich von Seite JOFFROY'S Cauterisationen mit dem Glüheisen, die auch in den geheilten Fällen CHARCOT'S, PETRONE'S zur Anwendung kamen, in dem Falle REMAK erwiesen sich Jodkalium und Galvanisation als entschieden wirksam. Für das erste Stadium empfiehlt BERGER gegen JOFFROY prolongirte warme Bäder. Die Behandlung der etwa restirenden Contracturen erfolgt nach den Grundsätzen der Chirurgie. Eine Symptomatologie der *Pachymengitis hypertrophica* anderer Regionen ist bisher nicht aufgestellt.

Literatur: Charcot et Joffroy, Archiv. de physiol. 1869. — Joffroy, *La pachymeningitis cervicale hypertrophique.* Thèse de Paris. 1873. — Joffroy, Archiv. gén. de méd. 1876. — Berger, Deutsche Zeitschr. für prakt. Med. 1878. — Charcot, Progrès méd. 1883, Nr. 19. — Hirtz, Archiv. gén. de méd. Juin 1886, pag. 641. — Remak, Deutsche med. Wochenschr. — Petrone, Annali univ. de med. 1883, Febr.

2. *Pachymeningitis spinalis interna haemorrhagica.*

Die Darstellung dieser Affection schliesst unmittelbar an jene der cerebralen *Pachymeningitis interna haemorrhagica* an, nicht blos hinsichtlich des Befundes sondern auch mit Bezug auf die Aetiologie und Pathogenese. Je nach dem Standpunkte der Forscher sind auch für die spinale Form der *Pachymeningitis haemorrhagica* die Ansichten, ob Blutung oder Entzündung das primäre ist, getheilt, für beide liegen auch hier Beweisstücke vor.

Der pathologische Befund an der *Dura spinalis* bedarf keiner gesonderten Beschreibung, er gleicht völlig dem der cerebralen Form.

Am häufigsten findet sich die *Pachymeningitis haemorrhagica spinalis* bei Geisteskranken, und zwar wohl ausschliesslich bei solchen mit paralytischem Blödsinn, welche bekanntlich häufig auch eine *Pachymeningitis haemorrhagica cerebralis* als Sectionsbefund aufweisen, mit welcher häufig combinirt dann die der *Dura spinalis* vorkommt; der Befund im Rückenmark ist bald der der Körnchenzellen-Myelitis, bald der grauen Degeneration der Hinterstränge. Dies sowohl, wie nicht minder der Umstand, dass bisher eine genauere Trennung dessen, was dem Gehirnbefunde in der Symptomatologie der *Dementia paralytica* zukommt und was dem Rückenmarksbefunde kaum durchführbar ist, lassen eine klinische Scheidung der in diesen Fällen der *Pachymeningitis spinalis interna haemorrhagica* gesondert zukommenden Erscheinungen völlig unthunlich erscheinen.

Ein zweites ätiologisches Moment für die Entstehung der *Pachymeningitis haemorrhagica* ist der chronische Alkoholismus, das klinisch zuerst von MAGNUS HUSS erwiesen, später auch experimentell constatirt wurde. Meist sind es Alkoholpsychosen, bei denen dieser Befund häufig in Verbindung mit der cerebralen Form, doch aber auch isolirt oder in Verbindung mit Gehirnblutung gemacht wird. Die dieser Pachymeningitis etwa zukommenden Erscheinungen sind vorläufig nicht differenzirt, dass sie mit den häufig vorkommenden sensiblen und motorischen Störungen der Alkoholiker nichts zu thun hat, kann jetzt als sicher angenommen werden.

Als eine dritte Quelle der *Pachymeningitis haemorrhagica spinalis* sind Traumen zu nennen; da es bisher der einzige durch die Section nachgewiesene Fall dieser Art der Entstehung ist und auch eine auf zahlreichere Fälle zu stützende klinische Darstellung der Symptomatologie der *Pachymeningitis haemorrhagica spinalis* nicht möglich ist, wollen wir den von LEYDEN beobachteten Fall kurz hierhersetzen. 61jähriger Mann, mässiger Trinker, in den letzten 20 Jahren vielfach rheumatische Beschwerden, 14 Tage vor der Aufnahme schlagähnlichen Anfall mit Sturz auf der Strasse, darnach Schmerzen im Kreuz und in den Beinen, Schwäche der Beine; 10 Tage nach dem Falle undeutliche Sprache, soporöser Zustand, Lähmung der Sphincteren. Bei der Aufnahme Coma; aus demselben aufgerüttelt, spricht Patient langsam, aber mit guter Articulation; keine Lähmung im Gesichte, Hyperästhesie dort sowohl wie an den Beinen, lebhafte Reflexe an den letzteren, besonders links, beträchtliche Genickstarre, Steifigkeit der Wirbelsäule, kein Fieber; in den folgenden Wochen nach kurzer Verschlimmerung Besserung des Sensoriums, Nachlass in der Steifigkeit der Wirbelsäule, Besserung der Motilität, Decubitus; Tod durch gangränöse Pneumonie einen Monat nach der Einbringung. Sectionsbefund: Basale Fissur, *Pachymeningitis interna haemorrhagica cerebralis et spinalis.* LEYDEN deutet den Fall so, dass im Anschlusse an die durch den Fall acquirirte Fissur eine vielleicht langsam nachsickernde Blutung aufgetreten war, welche später entzündliche Erscheinungen veranlasste. Er stützt sich bei dieser Deutung auf die bei der Besprechung der Pathogenese der cerebralen Form näher zu erörternden Arbeiten von LABORDE, LUNEAU, SPERLING und VULPIAN, über die entzündungserregenden Eigenschaften von Bluterguessen in den Sack der Dura; doch lässt sich nicht verkennen, dass der Fall eventuell auch einer der anderen Theorie günstigen Deutung nicht unfähig ist.

Als eine vierte Form der *Pachymeningitis haemorrhagica spinalis* ist zu nennen die in Combination mit einer *Pachymeningitis externa* oder *Peripachymeningitis spinalis* auftretende, schliesslich zu erwähnen die Complication mit tuberkulöser Cerebrospinalmeningitis (REY).

Die Diagnose der *Pachymeningitis haemorrhagica interna spinalis* wird im gegenwärtigen Zeitpunkte kaum zu stellen sein, während dagegen die Blutungen in den Sack der Dura dies schon eher gestatten.

Die etwaige Therapie wird nach den allgemeinen Grundsätzen der Therapie der Rückenmarkskrankheiten zu erfolgen haben.

D. W e i s s beschreibt als primare *Pachymeningitis int. tuberculosa* einen Fall, dessen Section Adhärenz der verdickten Dura, deren Innenfläche eine dicke graugelbliche sulzig-körnige Auflagerung und leichte Adhäsionen an die tuberkulöse Arachnoidea zeigte; die Symptomatologie erschien durch Complicationen verwischt. H e s c h l und L u d w i g beschreiben als Verkalkung der Dura eine nur nach dem 60. Jahre vorkommende als kleine gelbliche Flecken imponirende Veränderung des inneren Drittels der Dura, die aus phosphorsaurem und kohlensaurem Kalk besteht.

L i t e r a t u r: A. M e y e r, *De pachymeningitide cerebro-spinali interna.* Diss. Bonn 1861. — W e s t p h a l, Virchow's Archiv. XXXIX, pag. 383. — S i m o n, Archiv für Psych. II, pag. 137 u. 347. — M a g n u s H u s s, Die chronischen Alkoholkrankh. Deutsch v. G. v. d. Busch. 1852. — M a g n a n u. B o u c h e r e a u, Union méd. 1869, pag. 342. — H a y e m, *Des hémorrhagies intrarachidiennes.* 1872. Vergl. ausserdem die Artikel: *P a c h y m e n i n g i t i s i n t e r n a h a e m o r r h a g i c a c e r e b r a l i s*, H ä m a t o r r h a c h i s. D. W e i s s (Wiener med. Wochenschr. 1883, Nr. 7). Rev. Archiv. de neurol. 1883, Nr. 14, pag. 219. H e s c h l und L u d w i g, Wiener med. Wochenschr. 1881, Nr. 1.

3. P.a c h y m e n i n g i t i s s p i n a l i s e x t e r n a h a e m o r r h a g i c a.

Diese Form bildet fast nur einen Anhang zur *Pachymeningitis spinalis haemorrhagica interna.* Während Blutungen zwischen Wirbelkörper und *Dura spinalis* nicht selten vorkommen, sind Fälle von dort anzutreffender echter, hämorrhagischer Pachymeningitis nur äusserst spärlich und liegen dafür nur zwei von HAYEM beobachtete Fälle vor. In dem einen handelte es sich um einen Paraplegischen, der dann ziemlich rasch starb. Es fanden sich sarcomatöse Wucherungen um zahlreiche Nervenwurzeln, die eine *Pachymeningitis externa* und Blutungen veranlasst hatten. Dann sah HAYEM noch hämorrhagische *Pachymeningitis externa* bei zwei Kaninchen, von denen er dem einen den Ischiadicus resecirt, dem andern ausgerissen hatte.

4. P.a c h y m e n i n g i t i s e x t. c a s e o s a.

Dieselbe bildet einen häufigen Befund beim *Malum Pottii.* Siehe dieses und R ü c k e n m a r k s c o m p r e s s i o n.

L i t e r a t u r: H a y e m, Soc. de biol. 1873, pag. 322. Vergl. ferner den Artikel H ä m a t o r r h a c h i s.

Hämatorrhachis (französisch *hémorrhagies extra-medullaires*) bezeichnet alle Blutungen in den Wirbelcanal mit Ausnahme jener, welche in die Substanz des Rückenmarkes selbst (Hämatomyelie) erfolgen, also alle in und um die Rückenmarkshäute erfolgenden Blutungen, M e n i n g e a l a p o p l e x i e.

Je nach dem Sitze mit Bezug auf die Rückenmarkshäute unterscheidet man verschiedene Formen von Hämatorrhachis : Blutungen zwischen *Dura mater* und Wirbelcanal (französisch *Hém. extra-méningées)*. Blutungen zwischen *Dura mater* und Arachnoidea (in den sogenannten Arachnoidealsack) und Hämorrhagien in die weichen Rückenmarkshäute, subarachnoideale Blutungen. Die häufigste Ursache der Meningealblutungen sind Traumen, directe Verletzungen der Wirbel- und Rückenmarkshäute oder blos Contusionen, Dehnung des Ischiadicus als Therapeuticum bei Tabes dorsalis, Erschütterungen der Wirbelsäule durch Fall, allzu heftige Muskelanstrengung, schwere Entbindungen bei Neugeborenen; dann Blutungen in die Hirnhäute oder Hirnventrikel, deren beider Räume mit dem Subarachnoidealraum des Rückenmarks communiciren und demgemäss ein Abfliessen des in sie ausgetretenen Blutes in den Rückenmarkscanal erklärlich machen, Congestionen des Rückenmarkes und seiner Häute, in Folge unterdrückter Hämorrhoidealblutungen, ausgebliebener Menses, in Folge von toxischen oder anders gearteten Krampfzuständen (Strychninvergiftung, Epilepsie, Eclampsie, Tetanus u. a.), Durchbruch von Aortenaneurysmen in den Wirbelcanal oder Ruptur eines Aneurysma der *Art. basilaris* oder *vertebralis,* Tumoren der Rückenmarkshäute, verschiedene Allgemeinerkrankungen, wie Scorbut, Purpura, perniciöse und Gallenfieber, Typhus, *Variola haemorrhagica ;* eine häufige Ursache von Blutungen in den Arachnoidealsack ist die *P a c h y m e n i n g i t i s int.* (siehe diese); endlich werden auch heftige psychische Erregungen unter den ätiologischen Momenten genannt.

Die häufigsten sind die Blutergüsse in das Zellgewebe zwischen Wirbel und *Dura mater,* welches sie in verschiedener Ausdehnung durchsetzen; nur äusserst selten ist die Menge des ausgetretenen Blutes so gross, dass sie das Rückenmark comprimirt; es ist nicht geronnen und bedeckt in unregelmässiger Anordnung die *Dura mater* an ihrer Hinterfläche; die Dura ist ausserdem in verschiedener Ausdehnung mit Ecchymosen oder Suffusionen bedeckt.

Die Blutungen in den Arachnoidealsack nehmen zweierlei Formen an : entweder sind es ganz kleine Hämorrhagien, welche dann die Cerebrospinalflüssigkeit blutig färben (auch als Begleiterscheinung der *Meningitis spinalis acuta)* oder sehr beträchtliche, die dann nicht selten den Arachnoidealsack ausfüllen; häufig hängen sie mit gleichen Blutgüssen in die Schädelhöhle zusammen; das Blut ist meist geronnen und bildet eine mehr oder weniger dicke, die ganze Innenfläche des Sackes, sowie die Nervenwurzeln bedeckende Schicht, deren Farbe je nach dem Alter der Blutung von roth bis dunkelrothbraun wechselt, die Cerebrospinalflüssigkeit ist von Blutpigment gefärbt. Die subarachnoidealen Blutungen sind meist von geringem Umfange und bilden auch weniger dicke Schichten im subarachnoidealen Gewebe. Als eine Folgeerscheinung nicht allzu grosser Blutungen kennt man Verklebung der Meningen, Pigmentirung derselben. Der Zustand des Rückenmarkes ist ein verschiedener und hängt, falls nicht gleichzeitig mit der Meningealblutung das Rückenmark entweder durch die die Blutung veranlassende Ursache geschädigt oder selbständig von einer Erkrankung betroffen ist, namentlich von der Grösse der Blutung ab, bei grösseren Blutungen kann es comprimirt, erweicht sein.

Der Beginn der Erscheinungen ist meist ein plötzlicher, markirt durch heftige Schmerzen und durch die Seltenheit von Bewusstseinsstörungen, zuweilen gehen jedoch selbst durch mehrere Tage (HITZIG) Vorboten leichter oder schwerer Art, Kreuzschmerzen, Hyperästhesie der Wirbelsäule, neuralgiforme Schmerzen u. dergl. voraus; die hervorstechendsten Erscheinungen sind die von der Reizung der Meningen bedingten sensiblen und motorischen Reizerscheinungen : heftige Schmerzen längs der meist steifen Wirbelsäule, am heftigsten entsprechend dem Sitze der Hämorrhagien,

meist ohne Steigerung derselben durch Druck auf die Wirbelfortsätze, ausstrahlende, schmerzhafte Sensationen in den Partien, welche den von der Blutung
betroffenen Wurzelabschnitten entsprechen, Hyperästhesien, Zuckungen, Contracturen
der Muskeln, zuweilen förmliche Krampfanfälle; zuweilen jedoch fehlen die Reizerscheinungen fast gänzlich und es schliessen sich alsbald an jene Prodrome
Lähmungserscheinungen an, die nicht selten allmälig sich entwickeln und zuweilen
bei grösseren Blutergüssen bis zur völligen motorischen und sensiblen Paraplegie
gedeihen; ist die Sensibilität in geringerem Grade betroffen, herabgesetzt, so
haben die Kranken das Gefühl von Taubsein der betroffenen Partien, die
Reflexerregbarkeit ist herabgesetzt oder ganz aufgehoben, Blase und Mastdarm
nur in schwereren Fällen stärker betheiligt; in den späteren Tagen tritt zuweilen
Fieber in mässigem Grade auf. Je nach dem Sitze des Blutergusses gestalten sich
die Erscheinungen verschieden: beim Sitze im Halstheil betreffen die motorischen
und sensiblen Erscheinungen (sowohl die der Reizung als die der Lähmung) vorwiegend die Arme, daneben finden sich bei sehr hohem Sitze Nackenstarre, oculo-
pupillare Symptome, Athembeschwerden; beim Sitze im Brusttheil Lähmung der
Beine, deren Reflexe erhalten bleiben, sensible Erscheinungen, besonders im Bereiche
der Brustnerven, in dieser auch Herpeseruption; beim Sitz im Lendentheil sensible
Erscheinungen namentlich in den Beinen und im Bereiche des *Plexus sacralis*,
Verlust der Reflexe, Lähmung der Blase und des Mastdarmes. Die Erscheinungen
bleiben in den ersten Tagen meist stationär, zuweilen beobachtet man schon in
dieser ersten Periode kurzdauernde Besserungen der motorischen und sensiblen Erscheinungen selbst in ungünstig ausgehenden Fällen; später tritt in der Regel, falls
derselbe nicht durch die Zeichen einer reactiven Entzündung, Krampferscheinungen,
Contracturen, stärkeres Hervortreten sensibler Erscheinungen, unterbrochen wird, allmälig Rückgang der Erscheinungen auf; der Ausgang ist meist ein günstiger und
selbst die Anästhesien, welche oft alle übrigen Erscheinungen überdauern, verschwinden oft nach langer Zeit gänzlich; zuweilen ist jedoch auch tödtlicher Ausgang beobachtet, bedingt durch hohen Sitz oder auch Grösse des Blutergusses
und dann meist rasch durch Respirationslähmung eintretend, oder durch Complicationen im späteren Verlaufe, Decubitus, Cystitis.

Die Diagnose der selbständig auftretenden Meningealblutung wird sich,
abgesehen von der Betrachtung der ätiologischen Momente, hauptsächlich auf die
vorher beschriebenen Anfangserscheinungen stützen; doch kann bei kurzer mit
Tod endigender Dauer des ersten Stadiums die Diagnose unmöglich sein, wie in
einem Falle von DIXON, der das Bild einer Strychninvergiftung zeigte; gegenüber
der Hämatomyelie werden die Reizerscheinungen in der sensiblen und motorischen
Sphäre, die zumeist geringere Schwere der Lähmungserscheinungen, der Verlauf
massgebend sein, gegenüber der Commotion, die bei dieser meist fehlenden Reizerscheinungen; die übrigen Rückenmarkserkrankungen werden im Allgemeinen keine
Schwierigkeiten in der Differentialdiagnose bereiten, doch ist einerseits im Auge
zu behalten, dass Meningealapoplexie häufig blos eine Complication anderer Erkrankungen ist, andererseits dass auch Myelitis ganz acut beginnt; fehlendes
Rückgängigwerden der Erscheinungen im Verlaufe wird immer den Verdacht auf
Compression, hinzutretende Erweichung wachrufen. Eine Differentialdiagnose der
in den verschiedenen Rückenmarkshäuten localisirten Blutungen dürfte kaum
möglich sein.

Die Prognose ist im Allgemeinen eine günstige; sie ergiebt sich aus dem
Sitze der Blutungen, aus der Schwere der anfänglichen Erscheinungen, dem Ver-
halten in den folgenden Tagen bezüglich der reactiven Entzündung, sowie aus dem
Fehlen oder Vorhandensein von Complicationen; beim Sitze der Blutung im obersten
Halstheile kann der Tod auch sehr rasch in Folge von Störung der Athmung eintreten.

Die Therapie wird unmittelbar nach der Blutung in Bettruhe, Kälte-
application auf die Wirbelsäule, Ableitung auf den Darm, Ergotininjection, in einzelnen Fällen in localer Blutentziehung bestehen. LEYDEN empfiehlt unmittelbar

nach der Blutung bei halbwegs kräftigen Leuten einen Aderlass, beim Eintreten reactiver Entzündung Einreiben von *Ung. ciner.* 1—2 Gr. und Calomel 2—3mal täglich 0·7. Die Resorption des Blutergusses wird unterstützt durch Jodkalium, später laue Bäder, Hydrotherapie und galvanischer Strom; gegen die Schmerzen, sowie die Complicationen wird symptomatisch vorzugehen sein.

Literatur: Boscredon, *De l'apoplexie meningée spinale.* Thèse de Paris 1855. — Levier, Beiträge zur Pathologie der Rückenmarksapoplexie. Dissert. Bern 1864. — Hayem, *Des hémorrhagies intrarchachidiennes.* Thèse de Paris 1872. — Rabow, Berliner klin. Wochenschr. 1874, Nr. 52. — Litzmann, Archiv für Gynäkologie. 1880, XVI, pag. 87. — Hitzig, Hämatorrhachis etc. Tagebl. d. Nat.-Vers. zu Magdeburg. 1884, pag. 134.

Meningitis spinalis. Mit dem Namen der *Meningitis spinalis,* obgleich derselbe streng genommen alle Entzündungen der Rückenmarkshäute, also auch diejenigen der *Dura mater* einschliesst, bezeichnet man meist diejenige der weichen Rückenmarkshäute und gebraucht ihn häufig synonym mit den Ausdrücken *Leptomeningitis spinalis* und *Arachnitis spinalis.*

Früher vielfach mit den Affectionen der Rückenmarkssubstanz zusammengeworfen und verwechselt, wurde erst zu Beginn dieses Jahrhunderts durch BERGAMASCHI der erste Versuch einer Trennung der beiden Krankheitsreihen gemacht; allein trotz zahlreicher Arbeiten verdanken wir erst den mikroskopischen Untersuchungen der neuesten Zeit entscheidende Aufklärungen auf diesem Gebiete, namentlich über die Betheiligung der Rückenmarkssubstanz an acuten und chronischen Processen der Meningen.

Im Allgemeinen unterscheidet man dem klinischen Verlaufe nach zwei Formen von Entzündung der weichen Häute: die acute und die chronische.

Meningitis spinalis acuta bezeichnet die unter acuten fieberhaften Erscheinungen auftretende exsudative Entzündung der Pia und Arachnoidea. Die innigen anatomischen Beziehungen der Rückenmarkshäute mit denjenigen des Gehirns erklären es, wenn sich häufig die acute Spinalmeningitis mit der acuten *Meningitis cerebralis* combinirt findet; am häufigsten ist dies der Fall mit der epidemischen Cerebrospinalmeningitis, sowie in der selteneren sporadischen *Meningitis cerebro-spinalis;* auch für die tuberkulöse Meningitis ist dies in neuerer Zeit als Regel nachgewiesen worden. Da diese Formen besonders behandelt wurden, haben wir uns hier nur mit den auf die Rückenmarkshäute beschränkten Formen zu beschäftigen.

Unter diesen ist die häufigste die durch Verletzung der das Rückenmark umgebenden Knochenhüllen bedingte; die veranlassende Ursache derselben wurde früher in der mechanischen Reizung durch Splitter und Aehnliches gesehen; die allgemein-pathologischen Anschauungen der letzten Zeit werden mehr in der Ansicht übereinkommen, dass das Eindringen entzündungserregender Organismen, resp. der an solche gebundenen Substanzen die Ursache ist; doch werden in der Literatur auch Fälle angeführt, wo als ätiologisches Moment eine einfache Erschütterung der Wirbelsäule beschuldigt wird; dass auch diese der Infectionstheorie sich fügen, bedarf hier nicht des Beweises.

An diese schliessen sich an die durch Erkrankungen der Wirbel bedingten Meningitiden; eine häufige Ursache ist Decubitus, seltener das Eindringen von Eiter durch die Wirbellöcher aus in der Rückenmusculatur gelegenen Abscessen, Vereiterung einer spontan oder operativ eröffneten *Spina bifida,* äusserst selten endlich der von CRUVEILHIER beobachtete Durchbruch einer Lungencaverne in den Rückenmarkscanal; öfter finden sich dagegen Tumoren der Rückenmarkshäute als Ursache.

Von ähnlichen Gesichtspunkten aus lassen sich diejenigen Fälle auffassen, wo die Meningitis im Gefolge fieberhafter und infectiöser Processe auftritt: nach Pneumonie, Scharlach, Variola, Cholera, Typhus, endlich im Puerperium.

Bezüglich der viel selteneren nicht secundären Meningitiden ist hervorzuheben, dass sich in der Literatur mehrfach mehrstündige Einwirkung von

Feuchtigkeit oder Kälte, plötzliches Cessiren der Menses als Ursache verzeichnet finden.

Bezüglich der pathologischen Anatomie, sowohl der einfach eitrigen als
der tuberkulösen Spinalmeningitis kann im Allgemeinen auf das bei der *Meningitis
cerebralis* und *cerebro-spinalis* Abgehandelte verwiesen werden; hier sei nur die
Betheiligung der Rückenmarkssubstanz bei acuten Krankheiten der Rückenmarkshäute berührt, die, für die epidemische Meningitis durch MANNKOPF, KLEBS und
STRÜMPELL bekannt, in ihren feineren Details speciell für die tuberkulöse Meningitis
zumeist FR. SCHULTZE zu danken sind. Er zeigte, dass bei Erwachsenen wenigstens
diese Betheiligung die Regel ist; gewöhnlich findet sich seröse Durchtränkung mit
exsudativer Flüssigkeit, häufig auch eine Perimyelitis. Die Consistenz der peripheren
Schichten des Rückenmarks ist häufig vermindert. Die mikroskopische Untersuchung
zeigt in denselben häufig eine deutlich nachweisbare zellige Infiltration, besonders
in den Seiten- und Hintersträngen (vorwiegend im Brust- und unteren Halstheil),
die in Fällen von tuberkulöser Meningitis selbst zu kleinen Tuberkelherden an-
wächst; bei eitriger Entzündung werden namentlich die grösseren Gefässe ergriffen,
die graue Substanz bleibt meist bis auf die Spitzen der Hinterhörner frei; ausserdem aber finden sich in der weissen Substanz der Hinter- und Seitenstränge
kleine, mit freiem Auge (am erhärteten Präparate) kaum merkbare Herde, die als
Erweichung bezeichnet werden dürfen; die Achsencylinder in denselben sind beträchtlich gequollen, oder auch ohne vorangehende Quellung körnig zerfallen (ähnlich
beschaffene Nervenfasern finden sich auch einzeln zerstreut, oft in grosser Zahl,
in den genannten Strängen), die Neuroglia ist gleichfalls gequollen, sie zeigt
nicht mehr den faserigen Bau; dadurch erscheinen die Spatien zwischen den
Nervenfasern verbreitert; die Glia der grauen Substanz liegt in Folge der Quellung
den Ganglienzellen dichter an, die Ganglienzellen sind zuweilen etwas gequollen.
In einzelnen Fällen mit schweren Lähmungserscheinungen kommt es auch zu weit-
gehenderem Zerfall grösserer Rückenmarksabschnitte (HOCHE). Bezüglich des
Mikrococcus der Cerebrospinalmeningitis kann auf den einschlägigen Artikel verwiesen werden.

Wie bezüglich der pathologischen Anatomie kann auch bezüglich der
Symptomatologie auf die verschiedenen Formen der *Meningitis cerebro-spinalis*
verwiesen werden; hier sollen blos die wichtigsten Symptome der spinalen Meningitis angedeutet werden.

Dem Beginne derselben gehen nicht selten leichte Vorboten, unbestimmte
Schmerzen, ein Gefühl von Schwäche, leichtes Fieber voran; in selteneren Fällen
ist der Beginn ein plötzlicher, eingeleitet durch hohes Fieber (mit Schüttelfrost),
heftige Schmerzen im Rücken und Steifigkeit der bei Druck schmerzhaften Wirbelsäule, die zuweilen bis zu Opisthotonus sich steigern kann; ähnliche Erscheinungen,
wenn auch seltener zu solcher Höhe sich steigernd, finden sich an den Extremitäten-
muskeln. Daneben finden sich an diesen häufig lähmungsartige Zustände, Paresen,
zu schwereren Lähmungen kommt es relativ selten und nur in späteren Stadien;
häufiger dagegen zu Störungen der Sphincteren, endlich, wenn auch seltener, zu
Störungen der Respiration; nach der sensiblen Seite finden sich häufig Hyperästhesie der Hautdecken, Erhöhung der Reflexe (wenigstens in den ersten Stadien),
doch hat neuerlich FR. SCHULTZE gezeigt, dass in dem Symptomenbilde der
Meningitis cerebro-spinalis die auf Meningitis deutenden Symptome der Muskelrigidität und Hyperästhesie deutlich ausgeprägt sein können, ohne dass eine Mitbetheiligung der Rückenmarkshäute mikroskopisch nachgewiesen ist; der Verlauf
ist seltener ein sehr rascher, in wenigen Stunden oder Tagen zum Tode führender,
meist dehnt er sich über eine Woche und länger aus und ist dann oft ein exquisit
remittirender; der Ausgang ist meist ein tödtlicher, doch ist auch der Uebergang
in eine chronische Form und allmäliger Ausgang in Heilung beobachtet.

Die Differentialdiagnose der secundären, acuten Spinalmeningitis wird,
falls die primäre Erkrankung klargelegt ist, Angesichts der meist charakteristischen

Erscheinungen keine besonderen Schwierigkeiten bereiten, wenn dieselben nicht etwa bei schwächerer Ausprägung durch die Erscheinungen der Grundkrankheit maskirt sind. Schwieriger kann sich diejenige der primären Formen gestalten; gegenüber der mit ähnlichen Symptomen auftretenden Hämatorrhachis dürfte vor Allem der rasche Beginn und das Fehlen von Fiebererscheinungen bei dieser massgebend sein. Die Unterscheidung vom Tetanus, der doch wohl nur zu Beginn in Frage kommen könnte, wird sich auf den fehlenden Trismus und die gleich Anfangs vorhandenen Fiebererscheinungen zu stützen haben; eine zuwartende Stellung wird man einzunehmen haben in der Periode der Vorläufererscheinungen, die kaum etwas Charakteristisches haben und vielleicht mit dem Rheumatismus der Rückenmusculatur verwechselt werden könnten; ebenso auch bei der Beurtheilung meningitischer Erscheinungen im Verlaufe einzelner Infectionskrankheiten, z. B. Typhus, deren Ursache vielleicht in Mikroparasiten (Fall CURSCHMANN) oder deren Stoffwechselproducten zu suchen ist. Gegenüber der Myelitis, die, wie oben gezeigt, eine wichtige Rolle bei der Meningitis spielt, und der gewiss bei stärkerer Betheiligung der Rückenmarkssubstanz verschiedene der Symptome zukommen, wird vor Allem das stärkere und meist frühe Hervortreten motorischer Lähmungserscheinungen bei jener in's Auge zu fassen sein; in späteren Stadien wird die Unterscheidung meist leichter sein. Hierbei ist zu erwähnen, dass Fälle von Meningo-Myelitis (HOFFMANN-SCHULTZE) bekannt sind, die kein einziges Symptom von Meningitis zeigten, vielmehr unter dem Bilde einer subcutan aufsteigenden Lähmung verliefen.

Die Prognose der *Meningitis spinalis acuta* wird sich in den verschiedenen Formen verschieden gestalten; bezüglich der mit der Entzündung der Hirnhäute verbundenen Formen ist auf das dort Gesagte zu verweisen; schlecht ist die Prognose bei durch schwere Traumen oder tiefen Decubitus bedingter Form, etwas günstiger in den sogenannten rheumatischen Formen. Die Prognose im weiteren Verlaufe wird sich nach der Schwere der Erscheinungen zu richten haben; sie wird immer zweifelhaft bleiben müssen, und selbst bezüglich der Residuen in Fällen mit günstigem Ausgange sei man vorsichtig.

Bezüglich der Therapie, soweit sie nicht die ätiologischen Momente betrifft, kann auf das bei der Cerebrospinalmeningitis Gesagte verwiesen werden.

Meningitis spinalis chronica (besser *Leptomeningitis spinalis chronica)* bezeichnet die chronisch verlaufende, fieberlose Entzündung der weichen Rückenmarkshäute, welche entweder einen gleichfalls chronischen Beginn aufweist, oder auch aus einer acuten Entzündung derselben hervorgeht. Die Ursachen der ersteren sind, so weit es sich nicht um die Ausbreitung der Entzündung der umgebenden Theile auf die weichen Häute handelt (bei Wirbelcaries, Tumoren der Häute), noch wenig bekannt. Längerer Aufenthalt in feuchten oder kalten Räumen spielen eine Rolle unter denselben, leichte Traumen, Erschütterungen; unter den constitutionellen Erkrankungen die Syphilis, unter den Infectionskrankheiten die Lepra, die Gonorrhoe, unter den Intoxicationen der Alkoholismus; ausserdem werden plötzliches Cessiren von Hämorrhoidalflüssen, der Menses, von Fussschweissen angeführt; schliesslich bildet die chronische Leptomeningitis eine häufige Complication verschiedener Rückenmarkserkrankungen, der Hinterstrangsclerose, der multiplen Sclerose, der der progressiven Paralyse der Irren angehörigen Rückenmarksveränderungen.

Bei der Section zeigen sich die weichen Häute in grösserem oder geringerem Umfange mit einander verwachsen, in Formen von Plaques getrübt, undurchsichtig, weisslich glänzend und selbst bis auf mehrere Millimeter verdickt; zuweilen an diesen Stellen dann ihre Consistenz bis auf Knorpelhärte angewachsen, was in höhergradigen Fällen und bei günstiger Lage der Plaques zur Compression der Nervenwurzeln führt; ob die häufig beobachtete Auflagerung von oft beträchtlich grossen Knochenplättchen auf der Arachnoidea jedesmal als Zeichen chronischer Meningitis angesehen werden darf, ist noch fraglich; in

Fällen von Syphilis ist die Pia oft auf grössere Strecken hin sehnig verdickt; eine Prädilectionsstelle der chronischen Meningitis ist die hintere Fläche des Rückenmarks.

Immer sind die auch normaler Weise in mässigem Grade vorhandenen Adhäsionen an die *Dura mater* sehr reichlich und oft über weite Strecken verbreitet, so dass eine Abtrennung der Dura an diesen Stellen gar nicht möglich; ebenso adhärirt die Pia fester an die Rückenmarkssubstanz; daneben finden sich häufig venöse Hyperämie und reichliche Pigmentirung (wobei jedoch zu bemerken, dass auch normaler Weise eine mässige Pigmentirung, namentlich am Halstheil, vorkommt). Bezüglich der Menge und Beschaffenheit der Spinalflüssigkeit wird angegeben, dass dieselbe entweder klar, oder auch getrübt und von Faserstoffgerinnseln durchsetzt, immer vermehrt sein soll.

Die Dura selbst zeigt gleichfalls häufig Verdickungen, Trübungen an der Innenfläche, Auflagerungen miliarer Knötchen, welche sich mikroskopisch als Bindegewebswucherungen ausweisen, die im Innern concentrisch geschichtete Kalkconcretionen zeigen (LEYDEN, v. RECKLINGHAUSEN).

Sehr häufig zeigt sich auch das Rückenmark betheiligt, meist in Form einer die Peripherie in grösserer oder geringerer Ausdehnung betreffenden, sogenannten ringförmigen Sclerose, dann aber auch in Form von kleinen disseminirten Herden, endlich finden sich gleichzeitig strangförmige Degenerationen; doch ist das Verhältniss dieser Processe zur Meningitis noch nicht sichergestellt, wahrscheinlich handelt es sich um die Ausgänge einer gleichzeitigen Erkrankung beider, Myelomeningitis; von anderen, namentlich französischen Autoren wird das Verhältniss als ein causales, von der Meningitis anhebendes angesehen. Ebenso häufig ist die schon oben hervorgehobene Coincidenz von *Leptomeningitis spinalis chronica posterior* mit grauer Degeneration der Hinterstränge. Die Beziehungen beider zu einander sind gleichfalls noch nicht sichergestellt; während einzelne Autoren die Rückenmarksaffection als die Folge der Meningitis ansehen, leugnen andere hauptsächlich auf Grund der neueren pathogenetischen Anschauungen über die Hinterstrangsclerose dieses Verhältniss; man wird wohl berechtigt sein, die Meningitis als das Secundäre anzusehen. LEYDEN giebt überdies an, dass die Meningitis in früheren Stadien der *Tabes dorsalis* fehle. Schliesslich ist noch zu erwähnen, dass JACCOUD einen Fall von multipler Neuritis berichtet, die er entstanden erklärt durch Migration von den entzündlichen Plaques der Meningen.

Ein exactes klinisches Bild der chronischen Leptomeningitis zu geben, ist einerseits wegen der im Vorangehenden hervorgehobenen Complicationen, deren Erkenntniss wir erst den Untersuchungen der letzten Zeit verdanken, nicht möglich, andererseits weil die oft ganz regellose Ausbreitung der meningitischen Veränderungen ein ebenso regelloses, klinisches Bild erzeugt; überdies ist man in Folge des meist jahrelangen Verlaufes kaum jemals in der Lage, klinische Beobachtung und Sectionsbefund mit einander zu vereinigen; immerhin ist es möglich, die der in Rede stehenden Affection zukommenden Symptome im Allgemeinen festzustellen. Doch kann man sich nicht verhehlen, dass mit der zunehmenden, namentlich auf mikroskopischer Untersuchung basirten Kenntniss der Rückenmarkspathologie jener Symptomencomplex, insoweit es sich um eine primäre chronische Leptomeningitis handelt, sich noch mehr einengen dürfte, als dies schon jetzt der Fall ist.

Haben wir es mit dem Ausgange einer acuten Meningealerkrankung zu thun, dann wird dieselbe markirt durch das Persistiren einer Reihe von Erscheinungen über den Abfall des Fiebers hinaus; verschiedene schwere, sensible Erscheinungen, Steifigkeit, Paresen und rapide zunehmende Atrophien (BOURCERET) sind beobachtet. Der primär auftretenden chronischen Spinalmeningitis im Allgemeinen kommen zu die Schmerzhaftigkeit und Steifigkeit der Wirbelsäule, welch erstere durch Bewegungen derselben, weniger häufig durch Druck gesteigert wird; verschiedene, zum Theil schmerzhafte Sensationen in den Extremitäten; ziehende Schmerzen, Kribbeln, Ameisenlaufen etc., die sich bei Kälte steigern, zuweilen

Gürtelgefühl. Auch bei der Meningitis findet sich die von G. FISCHER beschriebene Polyästhesie, das Wahrnehmen mehrerer Spitzen, wenn nur eine aufgesetzt wird. Vollständige Anästhesien sind seltener als Herabsetzung der Tastempfindung. Das Verhalten der Reflexe und speciell der Sehnenreflexe ist ein wechselndes; motorisch zeigt sich an den Extremitäten Zittern, Zucken derselben, in späteren Stadien leichte Paresen, die jedoch auch bis zu vollständiger Lähmung sich steigern können; zuweilen tritt Blasen- und Mastdarmlähmung hinzu; auch trophische Störungen, namentlich der Musculatur (selbst schwere Atrophien), kommen vor. Mit Rücksicht darauf, dass die verschiedenen beschriebenen Symptome durch die von der Meningitis ausgehende Schädigung, Compression der vorderen und hinteren Wurzeln bedingt sind, wird deren Localisation von der Localisation des Processes abhängig sein.

Neuerdings hat G. FISCHER verschiedene Veränderungen der elektrischen Erregbarkeit an Muskeln und Nerven beschrieben; er fand wohl niemals ausgesprochene Entartungsreaction, dagegen oft herabgesetzte Erregbarkeit für beide Stromesarten, selbst fehlende faradische Contractilität, namentlich häufig Fehlen der A Oe Z an Nerv und Muskel, frühes Eintreten der A S Z und Ueberwiegen derselben über K S Z, manchmal A D Te. Das Fehlen von Sectionsbefunden in seinen Fällen muss es unentschieden lassen, ob es sich immer um reine Fälle von *Leptomeningitis spinalis chronica* handelte; in späteren Stadien steigern sich die Erscheinungen immer mehr, und falls nicht in Folge von anderen Complicationen tritt der Tod in Folge von Cystitis, Decubitus ein. Die Localdiagnose umschriebener Meningitiden wird nach den Principien der allgemeinen Diagnostik der Rückenmarkskrankheiten zu erfolgen haben: auf Grund eines von EISENLOHR mitgetheilten Falles von wahrscheinlich syphilitischer *Meningitis spinalis chronica* der *Cauda equina* wird man eine so localisirte Meningitis bei Beginn mit entsprechend localisirten sensiblen Reizerscheinungen und visceralen Störungen und mit Lähmungserscheinungen der Beine, partiellen Muskelatrophien, umschriebenen Nervengebieten, entsprechenden Anästhesien an denselben im weiteren Verlaufe vermuthen dürfen, jedoch Tumoren der *Cauda equina* kaum ausschliessen können.

Der Verlauf ist immer ein sehr chronischer, meist über Jahre sich erstreckender; in frischen Fällen tritt zuweilen Genesung ein; nach längerer Dauer ist meist nur ein Stillstand der Erscheinungen herbeizuführen; es bleiben dann einzelne der Erscheinungen stehen, meist schwinden die sensiblen früher, doch bleiben auch nicht selten umschriebene Anästhesien, Parästhesien u. dergl. zurück, während die motorischen und trophischen meist länger persistiren; später kommt es dann wieder zu chronischen Nachschüben, doch schliesst sich zuweilen auch eine acute eitrige Leptomeningitis an.

Die Differentialdiagnose in einzelnen Fällen mit Bestimmtheit zu stellen wird gewiss in vielen Fällen bedeutende, zuweilen kaum überwindbare Schwierigkeiten verursachen; sie wird sich in erster Linie auf das Fehlen der für die genauer bekannten speciellen Affectionen charakteristischen Symptome und Verlaufsformen stützen. Am schwierigsten ist wohl die Frage zu beantworten, ob eine einfache Meningitis oder eine Myelomeningitis vorliegt. Die Frage, ob es sich um eine primäre oder secundäre Affection handelt, wird nach den Besonderheiten des Falles zu entscheiden sein. Gegenüber den nicht selten damit confundirten Muskelrheumatismen werden die sensiblen, motorischen und trophischen Erscheinungen, hauptsächlich der Extremitäten, zu berücksichtigen sein.

Die Therapie der chronischen Leptomeningitis umfasst den ganzen, gegen die chronisch-entzündlichen Affectionen des Rückenmarks in Verwendung kommenden Apparat. Die Antiphlogose in Form örtlicher Blutentziehungen wird nur selten bei sehr kräftigen, gut genährten Individuen in Anwendung kommen. Von französischen Autoren namentlich werden gerühmt die Derivantien, grosse Vesicantien, Moxen und das *Ferrum candens*. Unter den Resorbentien steht in erster Linie das Jodkalium; Quecksilberpräparate werden hauptsächlich in Fällen sicherer oder vermutheter Syphilis in Anwendung kommen. Mehr symptomatisch werden die

6*

Wärme in Form von warmen Einhüllungen, Oeleinreibungen, endlich warme Bäder in Anwendung gezogen; meist empfiehlt sich eine mässige Temperatur, doch werden auch heisse Sandbäder gerühmt. Ebenso günstige Erfolge werden auch von verschiedenen Formen der Kaltwasserbehandlung berichtet. Sehr empfohlen wird endlich der galvanische Strom, dessen Erfolge wahrscheinlich in seinen katalytischen Wirkungen begründet sind.

Die symptomatische Behandlung einzelner Erscheinungen, sowie die Diätetik richten sich nach den allgemeinen Grundsätzen der Rückenmarkstherapie.

Literatur: Ausser den gebräuchlichen Hand- und Lehrbüchern und der bei der *Meningitis cerebrospinalis* und den syphilitischen Erkrankungen der Rückenmarkshäute aufgeführten Literatur: Leyden, Klinik der Rückenmarkskrankh. 1874, I, pag. 441. — Fr. Schultze, Berliner klin. Wochenschr. 1876, Nr. 1; Virchow's Archiv. LXVIII und Deutsches Archiv f. klin Med. XXV, pag. 292. — Lionville, Archiv de phys. norm. et path. III, pag. 490. — Debove, *Note sur la meningite tuberc. spinale.* Union méd. 1879, Nr. 40. — Fälle von angeblicher geheilter Meningitis, welche die Literatur alljährlich bringt, siehe in den Jahresberichten. — Eisenlohr, Neurol. Centralbl. 1884, Nr. 4. — Ribail, Gaz. méd. de Paris. 1885, Nr. 3 u. 4. — Hoffmann, Archiv f. Psych. XV, pag. 140. — Fr. Schultze, Zur Diagnostik der acuten Meningitis. Verhandlungen d. VI. Congr. f. innere Med. Wiesbaden 1887. — Hoche, Archiv f. Psych. XIX, pag. 200.

Syphilis der Rückenmarkshäute.

Wie an den Hirnhäuten kommen auch hier zwei Formen syphilitischer Affection vor; das Syphilom und die syphilitische Verdickung oder Infiltration. Als ein Beispiel des ersteren sei die von M. ROSENTHAL in seiner Klinik der Nervenkrankheiten mitgetheilte Beobachtung eines von der Dura ausgehenden Syphiloms angeführt, welches das Rückenmark in der Höhe des mittleren Halsmarkes comprimirte.

Die klinischen Erscheinungen des meningealen Syphiloms fallen unter diejenigen der langsamen Rückenmarkscompression; in typischen Fällen wird es bei Berücksichtigung der Aetiologie gelingen, eine Wahrscheinlichkeitsdiagnose zu stellen; bezüglich der Therapie ist nichts Besonderes zu erwähnen.

Von der zweiten Art der meningealen Syphilis sind verschiedene Formen bekannt; einmal sehnige Verdickungen der weichen Häute, wie sie GRIESINGER für das Gehirn beschrieben, und dann Verdickungen, welche alle Rückenmarkshäute, auch die Dura, in ihr Bereich ziehen und die syphilitische·Form der *Pachymeningitis hypertrophica* darstellen; diese letztere Form ist die weitaus häufigere, endlich ist hier noch die Thatsache zu erwähnen, dass die Betheiligung der Pia ein typischer Befund in Fällen von erworbener und congenitaler Rückenmarkssyphilis ist.

Allen diesen Veränderungen, die entweder diffus verbreitet oder in circumscripter Anordnung vorkommen, entspricht keine von der *Meningitis spinalis chronica* gesonderte Symptomatologie; nur die hochgradigeren Fälle werden überhaupt der Diagnose zugänglich sein, die dann nach den allgemeinen Grundsätzen der Rückenmarksdiagnostik zu stellen sein wird, die leichteren Formen stellen oft nur zufällige Befunde bei den Sectionen dar. Die Zeit des Austretens der Meningealaffection nach der syphilitischen Infection schwankt zwischen wenigen Monaten und 20 Jahren; in den meisten Fällen handelt es sich um nicht oder nicht genügend behandelte Lues. Die Diagnose der syphilitischen Natur der nachgewiesenen Meningealaffection erfolgt nach den Principien der allgemeinen Diagnostik; weder die günstige, noch der ausbleibende Erfolg einer in zweifelhaften Fällen unternommenen antisyphilitischen Cur kann als Beweis der Richtigkeit oder der irrthümlichen Diagnose angesehen werden. Der antisyphilitischen Behandlung ist naturgemäss noch die sonstige Behandlung der spinalen Meningitis, Bäder, Elektrotherapie etc. anzuschliessen.

Literatur: Lanceraux, *Traité de la syphilis.* 1866. — Bruberger, Virchow's Archiv. 1874, LX. — Westphal, Charité-Annalen. 1876, pag. 420. Vergl. ferner unter Gehirnsyphilis und Rückenmarkssyphilis.

Tumoren der Rückenmarkshäute.

Unter dieser Rubrik vereinigen wir alle von den verschiedenen Umhüllungsmembranen des Rückenmarks ausgehenden Geschwülste, sowie auch die in denselben sich ansiedelnden Parasiten, die alle das gemeinsam haben, dass sie erst dann der klinischen Diagnose zugänglich werden, wenn sie raumbeschränkend, comprimirend wirken.

Unter den vom perimeningealen Binde- und Fettgewebe ausgehenden sind bemerkenswerth Lipome, Psammome und Carcinome; VIRCHOW hat einen Fall von gemischtem Enchondrom beschrieben; ebendort sitzen auch häufig die Parasiten, die häufigeren Echinococcen, die selteneren Cysticercen. Im Innern des Durasackes finden sich am häufigsten entwickelt Myxome und Sarcome (auch Melanosarcome und Cystosarcome), selten Lipome und Lymphangiome, endlich Fibrome, Neurome, von der Scheide der Nervenwurzeln ausgehend; namentlich häufig finden sich diese letzteren an der *Cauda equina*, oft in grösserer Zahl als zufälliger Befund, wo sie bei ihrer Kleinheit meist keine Erscheinungen machen.

Die Symptomatologie der meningealen Tumoren bedarf keiner besonderen Besprechung, sie fällt, falls überhaupt klinische Erscheinungen durch dieselben erzeugt werden, völlig mit derjenigen der Rückenmarkscompression zusammen; alles über Diagnose, Prognose und Therapie bei der langsamen Rückenmarkscompression und bei den Rückenmarkstumoren Gesagte gilt auch hier.

Literatur: Hauptwerk Virchow's Onkologie und die Handbücher der path. Anatomie. Die Casuistik, welche jedes Jahr bringt, siehe in den Jahresberichten und Centralblättern.

A. Pick.

Rückgratsverkrümmungen (französ. *Déviations du rachis;* engl. *Deviations of the spine).*

Unter Rückgratsverkrümmung versteht man jede permanente Abweichung des Rückgrates oder eines Segmentes desselben von der normalen Richtung. Für die Bezeichnung der Verkrümmung ist immer die Convexität der Abbiegungscurve massgebend. Eine Verkrümmung mit nach hinten gerichteter Convexität heisst Kyphose, eine solche mit vorderer Convexität bezeichnet man als Lordose, während Verkrümmungen mit seitlicher Convexität Scoliosen genannt werden. Bei rechtsseitiger Scoliose ist demnach die Convexität des verkrümmten Wirbelsäulesegmentes nach rechts gewendet. Die früher namentlich von französischen Autoren beliebte Bezeichnung der Verkrümmungen nach der Concavität, resp. nach dem Krümmungscentrum geräth sehr in Abnahme. Diese verschiedenartige Benennung hatte viele Missverständnisse zur Folge.

Zum leichteren Verständniss der zum Theil sehr complicirten Verhältnisse der Wirbelsäulenverkrümmungen empfiehlt sich eine kurze Betrachtung der anatomisch-physiologischen Eigenschaften und der postembryonalen Gestaltveränderung der Wirbelsäule. Um die Klarstellung vieler hierher gehörender Fragen haben sich die Gebrüder WEBER, H. v. MEYER, HENKE u. A. hervorragende Verdienste erworben.

Die Wirbelsäule ist ein gegliederter, elastischer Stab, der als aus zwei Hauptantheilen bestehend gedacht werden kann, nämlich aus 'der Reihe der Wirbelkörper mit den dazwischen gelagerten Bandscheiben und aus der Reihe der Wirbelbogen. Die Wirbelkörperreihe ist der eigentlich lasttragende Antheil der ganzen Columna, die eigentliche Tragsäule des Rumpfes. Die Wirbelbogen stellen einen Adnex der Wirbelkörper vor und bilden in die Aufeinanderfolge ihrer knöchernen Ringe den zur Aufnahme des Rückenmarkes bestimmten Canal. Die Wirbelbogenreihe wird zur Tragfunction nur in nebensächlicher Weise herangezogen. Namentlich in dem nach hinten zu convexen Brustsegmente der Wirbelsäule kann von einer Tragfunction kaum die Rede sein, da die *Lgta. flava* sich hier im Zustande einer gewissen Spannung befinden.

Hingegen wird durch die diarthrotischen Gelenkverbindungen der Wirbelbogen untereinander das allseitige und zunächst durch das Verhältniss der Höhe der Intervertebralscheiben zur Breite und Höhe der Wirbelkörper bestimmte Mass der Beweglichkeit der Wirbelkörpersäule nicht nur eingeschränkt, sondern auch in gewisse Bahnen gelenkt.

Man unterscheidet nach HENKE Drehungen um Achsen, welche in der sagittalen Medianebene liegen, auf den Facetten der Gelenkfortsätze senkrecht stehen und durch den Kern der Syndesmose gehen. Um diese Achsen geschieht

die seitliche Neigung der Wirbelsäule. In dem Lendenabschnitte derselben verlaufen diese Achsen direct von hinten nach vorne, in den oberen Abschnitten der
Wirbelsäule aber sind die medianen Gelenkachsen zugleich etwas nach vorne
geneigt. Dementsprechend sind die seitlichen Flexionen der Lendenwirbelsäule
reine Seitenbiegungen, während am Brust- und namentlich am Halssegmente, entsprechend der senkrechten Achsencomponente, sich ein gewisser Grad von Drehung
der Wirbel mit der seitlichen Flexion verbindet. Bei einer rechtsconvexen Seiten-
biegung würden demnach die Vorderflächen der Wirbelkörper etwas nach rechts sehen.

Ausserdem geschehen Bewegungen um quere Achsen, welche hinter den
Kernen der Syndesmosen und vor den Gelenken verlaufend zu denken sind. Um
diese Achsen geschehen die Flexionen mit hinterer Convexität (Beugung) und jene
mit vorderer Convexität (Streckung).

Die Beweglichkeit des Brustsegmentes ist wegen der geringen Höhe der
Zwischenknorpel, der festen Bandverbindungen und der durch den Brustkorb
gegebenen Hemmung sehr gering. Am beweglichsten ist der Lenden-, namentlich
aber der Halsabschnitt der Wirbelsäule.

Die Wirbelsäule des Erwachsenen zeigt gewisse physiologische, in der
Medianebene sich bewegende Curven, welche allerdings vielfachen individuellen
Verschiedenheiten unterliegen. Bei der strammen militärischen Haltung des Rumpfes
liegt das Atlasgelenk, der 6. Cervical-, der 9. Brust- und der 3. Kreuzbeinwirbel
in einer senkrechten Linie (Schwerlinie). Der 9. Brustwirbel bezeichnet zugleich den
Schwerpunkt des Rumpfes, des Kopfes und der Arme. Das vor der Schwerlinie
gelegene Hals- und Lendensegment zeigt eine nach vorne convexe (lordotische),
das hinter der genannten Linie gelegene Brustsegment eine nach hinten convexe
(kyphotische) Biegung. Das Becken ist bei dieser Körperhaltung stark geneigt,
die Hüftgelenke befinden sich in einer unvollständigen, durch Muskelwirkung
fixirten Strecklage. Die ganze Wirbelsäule zerfällt durch die physiologischen
Krümmungen in drei federnde Bogen, welche H. v. MEYER zutreffend mit den
Schwanenhalsfedern der altmodischen Wagen vergleicht. Jeder der Bogen trägt
federnd einen Theil der Last des Körpers. Der Lendenbogen trägt den ganzen
Rumpf, der Brustbogen die oberen Extremitäten, der Halsbogen den Kopf. Diese
stramme Körperhaltung wird nur durch ziemlich angestrengte Wirkung der Rückenmusculatur erhalten. Zwar hat dieselbe keinen wesentlichen Antheil an der Tragfunction der Wirbelsäule, da namentlich an den lordotischen Segmenten einzig
und allein die elastische Festigkeit des Gefüges der Columna dafür aufzukommen
hat; aber das starke nach Rückwärtslegen des Oberkörpers (Lordose der Lende)
und die musculäre Fixirung der Hüftgelenke haben unvermeidlich baldige Muskelermüdung zur Folge. Deshalb bevorzugen wir im Allgemeinen jene mittlere,
minder anstrengende Haltung der Wirbelsäule, bei welcher die angedeuteten normalen
Krümmungen etwas modificirt vorhanden sind. Dabei ist die kyphotische Rück-
biegung des Brustsegmentes auf Kosten der lordotischen Einsattelung der Lende
etwas prononcirter, die Beckenneigung ist eine geringere. Diese mittlere Haltung
bildet den Uebergang zu jener nachlässigen Ermüdungshaltung, bei welcher die
Lordose der Lende fast völlig verschwindet und die ganze Wirbelsäule bis zum
Halssegmente einen flachen kyphotischen Bogen bildet. Das Becken ist dabei fast
horizontal gestellt, die Hüftgelenke befinden sich in maximaler (passiver) Streckstellung. Zur Erhaltung dieser Stellung gehört ein sehr geringer Aufwand von
Muskelarbeit.

Uebrigens bieten die in der sagittalen Medianebene verlaufenden Krümmungen der Wirbelsäule die grössten individuellen Verschiedenheiten. VIRCHOW
fand die Rückgratslinien lebender Menschen überraschend different. Das vom
vordersten Punkte der Halskrümmung gefällte Loth ging bald vor, bald hinter
der Lendenkrümmung herab, bald traf es dieselbe gerade. VIRCHOW hält dafür,
dass die Haltungsunterschiede nicht durch Eigenthümlichkeiten des Skeletaufbaues
bedingt sind, sondern dass auch die Muskeln dabei eine Rolle spielen.

Die physiologischen Krümmungen der Wirbelsäule werden sowohl durch keilförmige Umgestaltungen der Wirbelkörper (HORNER, NUHN), als auch durch entsprechende Formveränderungen der Bandscheiben bleibend erhalten.

Die Wirbelsäule des Neugeborenen lässt bei der Rückenlage keinerlei Krümmung erkennen, ist also ein vollständig gerader, gegliederter Stab. In der Seitenlage beobachtet man häufig eine Flexionsstellung des ganzen Rumpfes, eine schwache Totalkyphose, entsprechend der intrauterinen Haltung desselben. Die physiologischen Krümmungen entwickeln sich erst während des Wachsthums sowohl in Folge der Wirkung der Musculatur auf das Skelet, als auch in Folge der Einwirkung der Belastung auf jene dauernden Einstellungen der Wirbelsäule, welche durch die Muskelwirkung gegeben werden.

Diese Einwirkungen beginnen in dem Momente, wo das Kind eine aufrechte Körperhaltung einnimmt, sei es vorläufig auch nur die Sitzhaltung. Bei derselben nimmt das noch muskelschwache Kind, namentlich wenn es wie gewöhnlich auf breiter Unterlage sitzt und die Kniegelenke weniger gestreckt gehalten werden, eine kyphotische Haltung ein, an welcher vornehmlich der Lendenabschnitt betheiligt ist. Schliesslich würde das Kind vornüberfallen, wenn die Spannung der hinteren Wirbelsäulenbänder und die Spannung der Bauchwand, gegen welche die von dem Zwerchfell herabgedrückten Eingeweide andrängen, der Schwere nicht ein Gegengewicht bieten würde (v. MEYER). Durch die dem aufrechten Stehen und Gehen vorangehende Sitzperiode, welche Monate, bei rachitischen Kindern Jahre umfasst, wird der Wirbelsäule ein gewisser kyphotischer Charakter aufgeprägt. Das am wenigsten bewegliche Brustsegment behält die kyphotische Krümmung für immer bei.

Beim Einnehmen der aufrechten Stellung muss sich die Wirbelsäule aus äquilibristischen Gründen anders einstellen als beim Sitzen.

Allerdings kann der Rumpf, wie schon erwähnt, auch beim Stehen eine der kyphotischen Sitzhaltung analoge Stellung einnehmen, indem das horizontal gestellte Becken der total kyphotischen Wirbelsäule auf den *Lgtis. ileo-femoralibus* gewissermassen aufgehängt wird. Doch ist dies nur eine Ermüdungshaltung. Der Oberkörper wird bei der aufrechten Haltung über die queren Hüftgelenkachse (der Verbindungslinie der Mittelpunkte der beiden Pfannen) balancirt. Zu diesem Zwecke muss die Schwerlinie zunächst v o r die quere Hüftgelenkachse gebracht werden. Dies geschieht durch Steilstellung (Neigung) des Beckens. Um ein Nachvornefallen des Rumpfes zu verhüten und ein stabiles Gleichgewicht zu erzielen, wird bei der aufrechten Haltung der Rumpf durch lordotische Einsattlung der Lende nach rückwärts geworfen. Dabei werden die Hüftgelenke in einer nicht extremen Strecklage durch Muskelwirkung fixirt. Die cervicale Lordose ergiebt sich aus der Nothwendigkeit, den Kopf mit gerade nach vorne gewendetem Gesichte zu tragen. Die schon in der Sitzperiode eingeleitete Brustkyphose erfährt durch die musculäre Lordose des Hals- und Lendensegmentes eine schärfere Prägung.

Die Belastung der Curven mit dem Körpergewichte bedingt schliesslich jene Anpassungen der Bänder, Knorpelscheiben und Knochen, durch welche die Krümmungen etwa vom 6.—7. Lebensjahre ab bis zu einem gewissen Grade bleibend werden. In je stärkerer Neigung das Becken gehalten wird, desto grösser muss auch die Lendenlordose ausfallen, durch welche der Schwerpunkt nach rückwärts verlegt wird. Gewisse Beinstellungen (starke Abduction oder Rotation) bedingen durch vermehrte Anspannung der *Lgta. ileofemoralia* eine vermehrte Beckenneigung und damit eine verstärkte Lendenlordose.

Länger andauernde Belastung verschärft die physiologischen Krümmungen der Wirbelsäule, längere Ruhe in horizontaler Lage verflacht sie; daher die grössere Körperhöhe des Morgens (nach Abbé FONTENU'S Messungen um 6 Linien) als des Abends, das scheinbare Gewachsensein der Patienten, welche sich von einem längeren Krankenlager erheben etc. Die Körperhöhe kann indess auch durch willkürliche Muskelaction eine momentane geringe Steigerung erfahren. Bei der strammen militärischen Haltung erfährt nämlich die Brustkyphose durch die Wirkung der Rückenstrecker eine gewisse Verflachung. Die lordotischen Segmente sind einer Verflachung durch Muskelwirkung nicht unterworfen. Ganz im Gegentheile muss die Lordose durch vermehrte Muskelaction eine Steigerung erfahren, da die Musculatur in der Sehne des Bogens wirkt.

Die physiologischen Krümmungen der Wirbelsäule können durch abnorme Verschärfung der Krümmungscurven pathologisch werden.

I. Die Kyphose ist eine dauernde übermässige Krümmung des Rückgrates mit hinterer Convexität. Wir unterscheiden eine habituelle oder myopathische und eine osteopathische Kyphose, je nachdem die Ursache derselben auf eine Insufficienz der Musculatur oder auf abnorme Verminderung der Widerstandsfähigkeit der Knochen zurückzuführen ist.

a) Die habituelle Kyphose. Zur Erhaltung der aufrechten Stellung des Rumpfes gehört ein gewisser Aufwand von Muskelkraft, deren Aufbringung bei insufficienter Musculatur zu baldiger Ermüdung führt. Man darf sich aber nicht vorstellen, dass die aufrechte Stellung des Rumpfes eine ununterbrochene, angestrengte Muskelzusammenziehung erfordert. Vielmehr befinden sich nach ADAMS treffender Bemerkung die Muskeln im Zustande „einer wachsamen Ruhe", welche jeden Moment in eine das Gleichgewicht der belasteten Wirbelsäule erhaltende Action übergehen kann. Bei eintretender Ermüdung ist das Individuum instinctiv bestrebt, die zur aufrechten Haltung nothwendige Muskelaction auf ein Minimum zu reduciren. Es lässt die belastete Wirbelsäule solange in sich zusammensinken, bis die Bänder- und Knochenhemmungen derselben eingreifen und eine relativ aufrechte Haltung bei mindester Muskelanstrengung möglich geworden ist (VOLK- MANN). Namentlich die an die kyphotische Curve des Brustsegmentes tangential angelagerte Musculatur ist der rascheren Ermüdung ausgesetzt. Das Nachlassen der Thätigkeit derselben ist von einer schärferen Ausprägung der Rückenkyphose gefolgt, welche auf Kosten der Lendenlordose zunimmt, woraus schliesslich die schon beschriebene nachlässige oder schlaffe Haltung mit geringer Beckenneigung und passiv extrem gestreckten Hüftgelenken resultirt. Diese Ermüdungshaltung wird schliesslich habituell und entwickelt sich zu einer Ermüdungsdifformität (WITZEL) durch Anpassung der Knochen und des Bandapparates, so dass das Individuum schliesslich nicht mehr im Stande ist, die kyphotische Curve des Brustsegmentes durch die Wirkung der Rückenstrecker zu verflachen. Es entsteht der sogenannte runde Rücken (dos voûté) der Kinder, welcher namentlich während des schulpflichtigen Alters derselben häufig zur Beobachtung kommt. Die Aetiologie dieser Haltungsanomalie, welche unter Umständen schliesslich zu einer dauernden Deformität führt, fällt vielfach mit jener der Scoliose zusammen. Das stunden- lange Sitzen der Kinder auf mangelhaft construirten Schulsubsellien, welche wegen zu geringer Differenz zu einer kyphotischen Schreibhaltung zwingen, mangelhafte Beleuchtung oder Kurzsichtigkeit, namentlich das Sitzen ohne Lehne bei den ver- schiedenen Handarbeiten oder das Sitzen auf Bänken mit senkrecht stehender niedriger Kreuzlendenlehne, welche den ermüdeten Muskeln keinerlei Entlastung gewähren, sind lauter Gelegenheitsursachen, welche dem übermüdeten Kinde die Inanspruchnahme der natürlichen Hemmapparate der Wirbelsäule behufs passiver Fixirung des Rumpfes bei minimalster Muskelarbeit als vortheilhaft erscheinen lassen. Kinder, welche rasch wachsen, eine dünne und leistungsschwache Musculatur haben und dabei ausserdem, wohl in Folge einer gewissen Schlaffheit und Dehn- barkeit des Bandapparates, eine grosse Beweglichkeit der Wirbelsäule zeigen, sind zur Entstehung der habituellen Difformitäten besonders disponirt.

Bei kleinen schwächlichen Kindern, welche zu früh im Bettchen aufgesetzt werden, entsteht ebenfalls häufig eine kyphotische Verkrümmung des Rückgrates, welche jedoch, wie schon erwähnt, namentlich die lumbalen und lumbodorsalen Antheile desselben betrifft. Dabei braucht keine ersichtliche rachitische Erkrankung des Skeletes vorhanden zu sein. In der Regel verschwindet diese Kyphose später von selbst, wenn bei der Aufnahme des Stehens oder Gehens eine lordotische Biegung des Lendensegmentes angestrebt wird.

Die Diagnose der habituellen Kyphose oder des runden Rückens hat keine Schwierigkeit. Wegen der höchst auffälligen Haltungsanomalie wird gewöhnlich frühzeitig ärztlicher Rath eingeholt. Man findet das Becken nur mässig geneigt, die lordotische Einsattlung der Lende fehlt oder ist doch auffallend verflacht, die ganze Columna verläuft in einem flachen kyphotischen Bogen, in welchem auch das Halssegment zum Theil aufgegangen ist. Der Kopf ist gewöhnlich nach vorne geneigt. Die Schulterblätter sind beiderseits nach vorne und abwärts gesunken und ihre Spitzen stehen nicht selten flügelförmig vom Thorax ab. Die genauere Untersuchung zeigt, dass in der Mehrzahl der Fälle keine Niveaudifferenzen der seitlichen Rückenhälften vorhanden sind. Nichtsdestoweniger findet man den runden Rücken auch nicht gerade selten mit Scoliose combinirt, so dass die vielfach behauptete und auch von mir selbst eine Zeit lang angenommene Immunität der rundrückigen Kinder gegen Scoliose keineswegs vorhanden ist. Bis zu einem gewissen Grade, je nach der vorhandenen Rigidität der vermehrten Dorsalkyphose sind die Kinder im Stande, durch forcirte Muskelaction eine bessere Haltung einzunehmen. Meist sind solche Mädchen, denn um diese handelt es sich meistens, in ihrem ganzen Wesen schlaff, energielos und träge. Die habituelle Kyphose entsteht vollkommen schmerzlos. Eine Verwechslung des runden Rückens mit der angulären Kyphose der Brustwirbelsäule ist kaum möglich. Im Falle sich die tuberkulöse Erkrankung auf eine ganze Reihe benachbarter Wirbelkörper erstreckt, kommt allerdings manchmal auch eine bogenförmige Kyphose zu Stande. Dieselbe zeigt aber kaum je die gleichmässig gerundete Convexität des runden Rückens, sondern stellt eine gewöhnlich mehrfach gebrochene Curve dar. Im Uebrigen wird der charakteristische Symptomencomplex des *Malum Pottii* jeden Zweifel leicht ausschliessen.

Die habituelle Kyphose wird von der rachitischen unter Umständen schwieriger zu unterscheiden sein. Die Anamnese wird darüber Aufschluss geben, ob die Difformität erst während des Schulbesuches entstand oder schon aus der Kindheit übernommen wurde. Im letzteren Falle wird man nach etwaigen Residuen einer überstandenen Rachitis fahnden und in der Anamnese auf diesen Punkt eingehen.

Man wird bei der Diagnose auf habituelle Kyphose auch nicht ausser Acht zu lassen haben, dass der runde Rücken, namentlich in seiner scharf gewölbten und dabei starren Form, vielfach eine ererbte Familieneigenthümlichkeit vorstellt, gegen welche nicht therapeutisch vorgegangen werden kann. Ferner muss daran erinnert werden, dass ein stark gewölbter Rücken auch in Verbindung mit einer tief gesattelten Lende und verstärkter Halslordose vorkommt. Es handelt sich in diesen Fällen um eine gleichmässige Verschärfung der normalen Krümmungen einer gewöhnlich sehr flexiblen Wirbelsäule.

Die Prognose der eigentlichen habituellen Kyphose ist günstig. Vielfach geben die Mädchen bei erwachender Eitelkeit die unschöne Haltung von selbst auf.

Die Therapie hat in erster Linie die Aufgabe zu erfüllen, die Rückenmusculatur zu kräftigen und die mehr weniger rigide Wirbelsäule im Sinne der Streckung beweglicher zu machen, damit die auf die Brustkyphose in tangentialer Richtung wirkenden Rückenstrecker bei der Aufrichtung derselben leichtere Arbeit haben. Soweit active und duplicirt active Uebungen der Rückenmuskeln, Massage, kalte Abreibungen etc. zur allgemeinen Kräftigung des Muskelsystems in Anwendung zu kommen haben, ist die Therapie der habituellen Kyphose vollständig identisch mit jener der Scoliose. Was das passive Redressement der Brustkyphose anlangt, so empfiehlt sich die Rückenstreckung auf dem zur seitlichen Suspension bestimmten Apparate (vide Scoliose) in der durch Fig. 3 angedeuteten Art und Weise. Die energisch redressirende Wirkung dieser Uebung, welche selbstverständlich in höchst schonender Weise begonnen werden muss, kann später noch wesentlich verstärkt werden, wenn man die Patientin beiderseits an den Schultern fasst und diese mässig nach abwärts drückt. Dabei soll abwechselnd tief eingeathmet werden. Als Dauerübung empfiehlt sich die passive, aber durch kräftige Action der Rückenmuskeln zu verstärkende Streckung der Brustwirbelsäule, welche in Fig. 4 zur Anschauung gebracht wird. An einem starken, senkrechten Pfahle wird in variabler, den vorderen Darmbeinstacheln entsprechender Höhe ein T förmiges, gut gepolstertes Eisen angebracht, gegen welches das Becken durch einen Riemen befestigt wird.

Fig. 3.   Fig. 4.

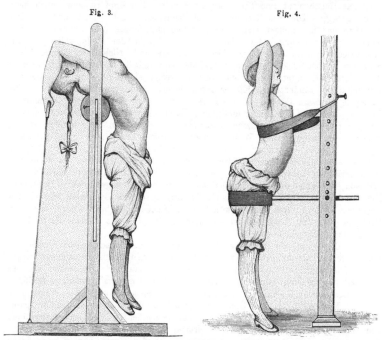

Der Rücken des Patienten wird in der Höhe der Axillen durch einen verkürzbaren Gurt gegen den Pfahl angezogen, so dass der Oberkörper sich gegen denselben nach vorne zu neigen muss. Mit Aufgebot aller Kräfte soll nun die Patientin bei erhobenen Armen gegen die Wirkung des Gürtels ankämpfen und wird hierbei von dem etwas höher stehenden Orthopäden durch kräftigen Zug an den Schultern nach rückwärts und zugleich durch umkrümmenden Druck nach abwärts unterstützt etc. Bald gelingt das anfangs schwierige und schmerzhafte Redressement mit leichter Mühe und ohne Belästigung des Patienten. Je mobiler die kyphotische Curve wird, desto leichter vermag das Kind aus eigener Kraft den runden Rücken zu verflachen. Zur Unterstützung des Redressement wird die Patientin, am besten nach dem Mittagstische, durch eine Stunde und darüber auf ein genügend langes und breites Brett gelagert, welches entsprechend der grössten Convexität der Brustcurve eine der Länge nach verschiebbare, gut gepolsterte, nicht zu hohe Walze trägt. Zur Sicherung der Lage dienen Achselriemen und ein Beckengurt (Fig. 5).

Als portativer Apparat kann zur Unterstützung der Streckhaltung des Rückens der BOUVIER'sche Geradehalter (Fig. 6, welcher aber den Nachtheil hat, dass er am Becken keine Stütze findet), NYROP'S Rückenschiene mit Federwirkung oder noch einfacher ein stark gearbeitetes (Stahlplanchetten) Corset mit

gut gepolsterten Achselträgern verwendet werden. Als Muster dieser Art Corsets
sind die von BEELY angegebenen zu bezeichnen. Obgleich alle derartigen Gerade-
halter von nicht zu unterschätzender Wirkung sind, so bleibt die erste Grundbedingung zur Aufrichtung der rigiden kyphotischen Brustwirbelsäule doch immer
die Muskelkräftigung und das Gelenkigwerden der Columna durch fleissig fortgesetzte active und passive Umkrümmungen. Wenn die Bogenkyphose bis tief in
die Lende hinabreicht, so habe ich mit Vortheil die gymnastische Behandlung
mit dem Tragen eines abnehmbaren Gypsverbandes oder Holzcorsets combinirt.
Derselbe wird bei aufrechtem Stande des Patienten in der durch Fig. 4 angedeuteten Vorrichtung angelegt, während die Lendenwirbelsäule möglichst stark
lordotisch gekrümmt und die Brustwirbelsäule aufgerichtet ist. Das Zurücknehmen
der Schultern wird durch zwei an dem Verbande entsprechend befestigte Achselbänder unterstützt. In der Regel bessert sich die habituelle Kyphose der Kinder
im weiteren Verlaufe der Körperentwicklung.

Der Vollständigkeit halber sei hier noch der runde Arbeitsrücken des
Lastträgers und der kyphotisch verkrümmte Rücken des Greises erwähnt, welcher

Fig. 5.   Fig. 6.

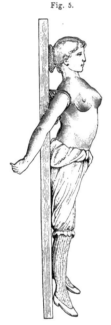

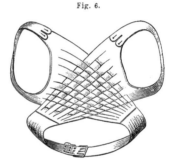

die gebräuchliche Redensart: „er geht stark zusammen"
sehr anschaulich illustrirt. Die cicatricielle und rheumatische
Kyphose müssen hier ebenfalls noch genannt werden.

b) Die osteopathische Kyphose entsteht in
Folge krankhafter Resistenzverminderung des Skelettes der
Wirbelsäule, besonders der Wirbelkörper. Bei Erweichung,
resp. Zerstörung nur eines oder mehrerer benachbarter
Wirbelkörper entsteht eine scharfe Knickung der Columna
mit hinterer Spitze (anguläre Kyphose, POTT'sches Uebel,
Spondylitis tuberculosa), aus einer über die ganze Wirbelkörperreihe verbreiteten, mehr gleichmässigen Resistenzverminderung in Folge rachitischer Erkrankung (oder Osteomalacie bei Erwachsenen) resultiren gleichmässig geschweifte,
bogige Kyphosen. Die rachitisch erweichte Columna ist den
Belastungsverkrümmungen viel früher ausgesetzt als die unteren Extremitäten, da
rachitische Kinder bekanntlich das Stehen und Gehen erst zu Ende des 2. oder
gar erst während des 3. und 4. Lebensjahres aufnehmen. Die schon besprochene
kyphotische Sitzhaltung kleiner Kinder im Bettchen kann bei der rachitischen
Erweichung des Wirbelsäulenskeletes selbstverständlich leicht zu bleibender Difformität führen und dies um so eher, als auch der Ernährungszustand der Musculatur
bei rachitischen Kindern ein sehr schlechter zu sein pflegt. Die rachitische Kyphose
ist in der Regel eine dorsolumbale und betrifft demnach den unteren Theil der
Brustwirbelsäule und die Lende. Die kyphotische Deformität wird durch keilförmige Umgestaltung der Knochenkerne, der Epiphysenknorpel und der Zwischen-
wirbelscheiben zu einer bleibenden (BOULAND). Der *Nucleus pulposus* der letzteren

weicht in Folge der Compression der vorderen Antheile der Wirbelkörper und Bandscheiben nach rückwärts aus.

Die Diagnose wird durch das gleichzeitige Vorhandensein anderer charakteristischer Symptome der Rachitis, namentlich an den Epiphysengegenden, gesichert.

Die Prognose der rachitischen Kyphose ist nach der vollständigen Ausheilung des rachitischen Processes eine ungünstige. Zum Glück begegnet man solchen Fällen in der Praxis nur selten, da die Deformität vor ihrer vollständigen Fixirung durch die beim aufrechten Stehen und Gehen der Kinder angestrebte Lendenlordose sich häufig wieder zurückbildet. Die meisten Fälle starker bogiger Kyphose bei Erwachsenen sind, wie die Beobachtung und Anamnese lehrt, auf ausgeheilte Caries der Wirbelsäule zurückzuführen und man wird selten das stärkere Hervortreten eines und des anderen Dornfortsatzes aus der kyphotischen Curve vermissen.

Die Therapie der rachitischen Kyphose hat während des floriden Stadiums der Rachitis in erster Linie der *Indicatio morbi* durch entsprechende Regelung der Diät und durch pharmaceutische Massregeln (vergl. Rachitis) zu genügen. Die wichtigste Forderung, die Sanirung der ganzen Lebensverhältnisse des Patienten, bleibt wegen Armuth der

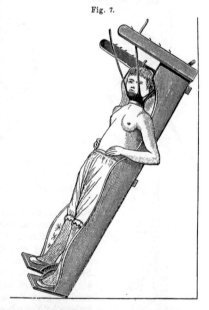

Fig. 7.

Eltern leider gewöhnlich unerfüllt. Die mechanische Behandlung muss sich vielfach auch nur auf die dauernde Horizontallage des Kindes beschränken. Zur Sicherung derselben kann man das Kind mit Beckengurt und Achselbändern auf eine hart gepolsterte Matratze schnallen, eventuell unter dem kyphotischen Wirbelsäulensegmente eine prall gestopfte Rolle unterschieben und an der Matratze annähen lassen. Zur zeitweisen Lagerung während mehrerer Stunden des Tages empfiehlt sich auch die Anwendung des Stehbettes (Fig. 7) (vergl. *Spondylitis tubercul.*). Selbstverständlich darf das Kind beim Ausführen an die Luft etc. auch nur liegend getragen werden etc. Haben sich die rachitischen Symptome gebessert und zeigt das Kind bei späteren Sitzversuchen eine aufrechtere Haltung, so wird man die horizontale Lagerung oder die Strecklagerung in dem Stehbette auf einige Stunden einschränken und während des Verweilens in aufrechter Sitzhaltung ein Stützcorset anlegen. Hat das Kind einmal das Stehen und Gehen aufgenommen, so ist von der rachitischen Kyphose nicht mehr viel zu fürchten, während die Gefahr der rachitischen Scoliose bei solchen Kindern nach wie vor bestehen bleibt.

II. Die Lordose ist die Verkrümmung eines Rückgratsegmentes mit vorderer Convexität. Tritt sie an dem kyphotischen Brustsegmente der Wirbelsäule auf, so bewirkt sie meist eine Verflachung (relative Lordose), in selteneren Fällen eine deutliche Umkehrung der kyphotischen Curve in eine schwache Concavität. Meistens stellt die pathologische Lordose eine excessive Zunahme der normalen Lenden- und Cervicallordose vor. Man kann eine osteopathische, myopathische und statische Form der Lordose unterscheiden, je nachdem dieselbe durch (rachitische) Knochenerweichung, Muskelinsufficienz (resp. Parese oder Paralyse) oder durch eine Gleichgewichtsstörung hervorgerufen wird. Auch cicatricielle Lordosen wurden beobachtet.

a) Die osteopathische Lordose wird zuweilen bei rachitischer Affection des Wirbelsäulenskeletes beobachtet und stellt eine Verschärfung der normalen Lendenlordose vor, welche als Belastungswirkung aufzufassen ist. Diese Form ist übrigens selten und von keiner praktischen Bedeutung.

b) Die myopathische Lordose wird zunächst als eine allerdings seltenere Form der Ermüdungshaltungen beobachtet. Bei outrirter lordotischer Einstellung der Lende und gleichzeitiger Vorwärtsschiebung des Beckens, wobei die Symphyse stark prominent wird, kann die Last des Rumpfes den gespannten *Lgts. ileofemoralibus* und dem elastischen Bogen der lordotischen Lendenwirbelsäule ohne weitere Muskelanstrengung überantwortet werden. Diese Art der Ermüdungshaltung geht aus der strammen militärischen Haltung hervor, wenn dieselbe bis zur Erschöpfung der Kräfte erfordert wird. In einer Familie habe ich diese eigenthümliche, unschöne Haltung bei Vater und Sohn habituell gesehen.

Bei Parese oder Paralyse der Rumpfmuskeln kann ebenfalls vermehrte Lendenlordose entstehen (DUCHENNE). Ist die Leistungsfähigkeit der Rückenmuskeln herabgesetzt, so würde der Patient bei vorausgesetzter Intactheit der Bauchmuskeln bei seinen Bewegungen Gefahr laufen, nach vorne umzufallen. Instinctiv verlegt er den Schwerpunkt durch Vermehrung der Lendenlordose nach rückwärts und balancirt nun den Oberkörper zwischen der Wirkung der Bauchmuskeln und jener der Schwere. Aber auch bei Parese oder Paralyse der Bauchmuskeln wird das Balancement des Oberkörpers durch vermehrte lordotische Einsattlung der Lende erleichtert. Der Gefahr, wegen Ausfalles der Wirkung der Bauchmuskeln nach hinten überzufallen, begegnet der Patient instinctiv durch Verschärfung der Lendenlordose, indem er das Becken durch Zusammenziehung des *M. ileopsoas* stark neigt und den Oberkörper zurückwirft. Der Oberkörper balancirt nun zwischen den Wirkungen des *M. ileopsoas* und der Rückenmuskeln, während die Schwere des vortretenden Bauches und des rücktretenden Oberrumpfes sich gegenseitig ausgleichen (F. BUSCH, O. WITZEL). Von EULENBURG wurde indess auch die Beobachtung gemacht, dass der Kranke bei Lähmung der Rückenmuskeln vollständig unfähig sein kann, sich auch nur einen Moment aufrecht zu erhalten. Bei vollständiger Paralyse der Rückgratsstrecker dürfte das wohl die Regel sein. Die Lähmungslordose fixirt sich niemals.

Die Lendenlordose kann auch durch secundäre Muskelcontractur bedingt sein. Bei narbiger Schrumpfung des *M. ileopsoas* nach Eiterungen oder Eitersenkungen, welche in der Scheide des Muskels oder durch dessen Substanz ihren Weg nehmen, tritt in Folge der durch die Muskelverkürzung bedingten Verstärkung der Beckenneigung vermehrte Lendenlordose auf. Von DUCHENNE wurde eine Halslordose in Folge von Schrumpfung des Splenius beobachtet.

c) Die statische Lordose ist die häufigste und wichtigste Form der in Rede stehenden Deformität. Dieselbe tritt ein, um einer gesetzten Gleichgewichtsstörung zu begegnen und ist die nothwendige Folge einer zu diesem Zwecke eingeleiteten Verstärkung der Beckenneigung. Dickbauchige oder hochschwangere oder mit grossen Unterleibstumoren behaftete Frauen compensiren die durch das vermehrte Bauchgewicht herbeigeführte Gleichgewichtsstörung durch Zurücklegung des Oberkörpers bei tief gesattelter Lende. Ganz dasselbe gilt für Leute, welche schwere Lasten vor sich hertragen. Ein eclatanter Fall von Gleichgewichtsstörung liegt bei der angeborenen beiderseitigen Hüftluxation vor. Die mangelhaft ausgebildeten Schenkelköpfe finden in der rudimentären, flachen Pfanne keinen festen Halt und gleiten unter dem Belastungsdrucke an der äusseren Darmbeinfläche nach oben und hinten empor. Die quere Hüftachse erfährt dadurch eine Verschiebung nach rückwärts, das Becken wird deshalb an zwei weiter nach hinten gelegenen Punkten unterstützt, neigt sich darum stärker nach vorne und der Patient muss den Oberkörper zurückwerfen, um dem Nachvornefallen zu begegnen. In Folge des Hinaufrückens der Trochanteren erscheinen die Beine zu kurz und die beiderseitigen, oft knapp unter den Darmbeinkämmen befindlichen Trochanteren-Prominenzen lassen die Lende noch tiefer gesattelt erscheinen. Der watschelnde Entengang der Patienten wird durch die schlotterige Verbindung der Schenkelköpfe mit dem Becken verursacht. Bei einseitiger Verrenkung verbindet sich mit der verstärkten Beckenneigung auch eine Beckensenkung nach Seite der Luxation. Die Lordose der Lende combinirt sich in diesem Falle mit einer seitlichen Abweichung der Lendenwirbelsäule, deren Convexität nach der kranken Seite gewendet ist. Bei Ausgleichung der Beckensenkung durch eine Sohleneinlage verschwindet die seitliche Abweichung bis zu einem gewissen Maasse, während die Lordose bestehen bleibt.

Eine compensatorische Lordose tritt ferner ein bei alten, in Beugestellung ausgeheilten Coxitiden. Die beim Stehen und Gehen wünschenswerthe aufrechte Körperhaltung erfordert wegen der durch Verkürzung der Weichtheile bedingten oder synostotischen Beugestellung der Hüftgelenkes eine vermehrte Beckensenkung, resp. eine verstärkte Lendenlordose. Ist bei der Zerstörung des Hüftgelenkes eine Erweiterung der Pfanne nach hinten, oben (Pfannenwanderung) und in Folge dessen eine sogenannte spontane Luxation des Schenkelkopfes in derselben Richtung eingetreten, so werden hierdurch analoge statische Verhältnisse geschaffen, wie bei der angeborenen Hüftluxation und es tritt aus demselben Grunde wie dort vermehrte Lendenlordose, combinirt mit statischer Scoliose ein. Schliesslich kann es zu einer gewissen Starrheit der Lordose kommen, obwohl dies seltener beobachtet wird, als die durch Knochenveränderungen bewirkte Fixirung der statischen Scoliose bei einseitiger Gleichgewichtsstörung. Vermehrte Lendenlordose tritt neben statischer Scoliose auch bei Beugecontracturen des Kniegelenkes ein. Während die Scoliose eine directe Folge der Beinverkürzung ist, wird eine Beugestellung der Hüftgelenke, resp. eine Lendenlordose durch das Bestreben des Patienten herbeigeführt, beide Füsse nebeneinander auf den Boden aufzustellen (WITZEL).

Höchstgradige und fixirte Lordosen, denen selbst das kyphotische Brustsegment keinen Widerstand entgegenzusetzen vermag, entstehen als Compensationsverkrümmungen bei der angulären Kyphose. Durch das winkelige Zusammensinken der Wirbelsäule wird eine Gleichgewichtsstörung verursacht, welche nur durch eine entgegengesetzte, also lordotische Gegenkrümmung der benachbarten Rückgratssegmente compensirt werden kann. Diese Lordose wird einzig und allein durch Muskelwirkung eingeleitet und durch Belastungswirkung weiter entwickelt. Bei Kyphose des Cervical- und obersten Brustabschnittes bildet sich eine vermehrte Lendenlordose aus, in welcher schliesslich auch die normale Brustkyphose aufgeht, so dass die Wirbelsäule vom Becken bis zur Spitze des Gibbus in einem flach lordotischen Bogen verläuft. Auch das supragibbäre Halssegment zeigt in dem supponirten Falle eine verstärkte Lordose. Winkelige Kyphose des Brustsegmentes hat zunächst eine Vermehrung der Hals- und Lendenlordose zur Folge. Bei schärferem Gibbuswinkel reichen die lordotischen Biegungen der anschliessenden Segmente schliesslich bis an den Gibbus heran. Das Becken ist bei dem Brustgibbus steil gestellt. Bei angulärer Lendenkyphose tritt Horizontalstellung des Beckens, Vermehrung der Halslordose bei Verflachung der Brustkyphose auf.

Eine Therapie der Lordose ist in vielen Fällen unmöglich und häufig nicht einmal wünschenswerth, da die lordotische Einstellung eines Rumpfsegmentes bei den angedeuteten pathologischen Verhältnissen die Grundbedingung zur aufrechten Körperhaltung vorstellt. Jedenfalls wird die Therapie zunächst das Grundleiden in's Auge zu fassen haben.

III. Scoliose (französ.: *Déviation latérale de la taille*; engl.: *Lateral curvature of the spine* oder *rotary-lateral curvature*) ist jede permanente seitliche Abweichung der Wirbelsäule aus der Medianebene. Man bezeichnet die seitliche Verkrümmung der Wirbelsäule nach der Richtung der Convexität des Abweichungsbogens. Die linke Dorsal-, Dorsolumbal-, Lumbalscoliose ist demnach die seitliche Verkrümmung des betreffenden Rückgratsegmentes mit nach links gerichteter Convexität etc. Die Scoliose ist eine einfache, wenn nur ein seitlicher Abweichungsbogen vorhanden ist; eine zusammengesetzte oder complicirte, wenn mehrere, abwechselnd nach entgegengesetzter Seite gerichtete Abweichungscurven gezählt werden (z. B. *Scoliosis sinistra lumbalis, dorsalis dextra*). Die einfache Scoliose ist eine totale, wenn die ganze Wirbelsäule, vom Becken bis zu den Halswirbeln einen flachen, bald nach rechts, bald nach links gewendeten Bogen darstellt, hingegen eine partielle, wenn nur ein bestimmtes Segment derselben von einer seitlichen Abweichung betroffen wird.

Es giebt verschiedene Formen von Scoliose, von denen ich die minder wichtigen nur kurz berühren will. Die r h e u m a t i s c h e S c o l i o s e entsteht temporär durch Muskelschmerz oder vielmehr aus Scheu vor den durch *Myositis rheumatica* bei Bewegungen zu gewärtigenden Schmerzen. Die Wirbelsäule wird durch Muskelaction in einer seitlichen Abweichungsstellung fixirt, um die erkrankten Muskeln vor jeder Inanspruchnahme zu schützen. Gewöhnlich wird die Columna durch Action der gesunden Muskeln nach der kranken Seite hin convex ausgebogen. Da die Erkrankung meist rasch vorübergeht, entstehen keine weiteren Veränderungen an der Wirbelsäule. Ob die rheumatische Scoliose nicht auch manchmal durch acut arthritische Processe bedingt sein mag, bleibt dahingestellt.

Die c i c a t r i c i e l l e S c o l i o s e entsteht durch den Zug sich verkürzender Narben der Haut, der Muskeln, nach Verbrennungen, Phlegmonen, in Folge von Rippendefecten nach Caries, Necrose etc. Die durch Verkürzung eines Kopfnickers (vide *Caput obstipum musculare*) eingeleitete Scoliose gehört in gewissem Sinne hierher.

Die t r a u m a t i s c h e S c o l i o s e ist selten, da durch Traumen gewöhnlich kyphotische Deviationen bedingt sind. Nicht reponirte Halswirbelluxationen können Cervicalscoliosen nach sich ziehen.

Die e n t z ü n d l i c h e S c o l i o s e kommt zuweilen als seitliche Knickung der Wirbelsäule bei Caries der Wirbelkörper vor. Der kyphotische Gibbus zeigt übrigens sehr häufig eine leichte seitliche Abweichung. Von Scoliose sollte man eigentlich in den hierher gehörigen Fällen gar nicht sprechen. Das *Caput obstipum osseum* stellt eine entzündliche Cervicalscoliose vor, deren Convexität der kranken Seite entspricht.

Die e m p y e m a t i s c h e S c o l i o s e ist in gewisser Beziehung den Narbenscoliosen beizuzählen, da sie durch Schrumpfung der Pleuraschwarten nach einseitigen pleuritischen Exsudaten bei mangelhafter Ausdehnungsfähigkeit der kranken Lunge entsteht. In der Regel entspricht die Concavität der Abweichung der kranken Seite.

Die a n g e b o r e n e S c o l i o s e hat kein praktisches Interesse. Dieselbe ist bedingt durch keilförmige Ausbildung eines oder mehrerer Wirbelkörper, durch Muskelspasmen in Folge von Missbildungen des Centralnervensystems, fötale Rachitis etc.

Die seltene p a r a l y t i s c h e S c o l i o s e verdankt ihre Entstehung dem gestörten Muskelantagonismus in Folge von Kinderparalyse, Meningitis, Apoplexien etc. In jüngster Zeit wurden von ALBERT, NICOLADONI, WÖLFLER Fälle von Scoliosis beigebracht, welche neuritischen Affectionen ihren Ursprung verdankten. NICOLADONI beobachtete bei l i n k s seitiger Ischias l i n k s convexe Lumbodorsalscoliose m i t e i n e r f ü r d a s S t e h e n g e r a d e n o c h e r l a u b t e n R e c h t s-n e i g u n g d e s R u m p f e s. Zur Erklärung dieser Thatsache nimmt NICOLADONI an, dass die entzündliche Schwellung des *Nervus ischiadicus* sich bis in den Wirbelcanal fortsetzt und dass der Patient die scoliotische Stellung einnimmt, um dadurch für die linke geschwollene Hälfte der *Cauda equina* mehr Platz zu schaffen. In den von ALBERT mitgetheilten Fällen combinirte sich mit r e c h t s seitiger Ischias eine l i n k s convexe und linksgeneigte Totalscoliose. Gegenwärtig habe ich einen möglichst hochgradigen Fall dieser Art in Beobachtung. Bei rechtsseitiger Ischias wird der Oberkörper vollständig über dem linken Beine getragen. Dies wird durch eine rechtsconvexe Lumbal- und linksconvexe Dorsalkrümmung möglich gemacht. Auf diese Fälle kann die von NICOLADONI gegebene Erklärung keine Anwendung finden. Ich glaube, dass zur Erklärung dieser Fälle ein Moment hervorgehoben werden muss. Bei der ischiadischen Scoliose verlegt der Patient, wie die beobachteten Fälle darthun, den Schwerpunkt des Rumpfes immer nach der Seite der gesunden Extremität, um die kranke von der Tragfunction zu entlasten. Bei linker neuritischer Affection entsteht eine rechtsgeneigte, bei rechtsseitiger Ischias eine linksgeneigte Scoliose. Die Richtung der Convexität des Lumbal-segmentes kommt hierfür nicht in Betracht, denn die Verlegung des Schwerpunktes des Rumpfes auf das gesunde Bein kann ebensogut bei convexer Einstellung des Lendensegmentes nach der kranken als nach der gesunden Seite erfolgen.

Von ungleich grösserer praktischer Wichtigkeit als alle bisher genannten Formen der seitlichen Rückgratsverkrümmungen sind die habituelle, die statische und die rachitische Scoliose. Unter diesen drei Formen hinwieder gebührt der habituellen Scoliose wegen ihrer exorbitanten Häufigkeit der entschiedenste Vorrang. Die statische Scoliose kann von der habituellen Scoliose nicht so scharf getrennt werden als es gewöhnlich geschieht und ich möchte dieselbe als jene besondere Form der habituellen Scoliose betrachten, bei welcher die scoliotische Haltung die nothwendige Folge der Compensirung einer vorhandenen Gleichgewichts-störung ist. Der vielfach betonte principielle Unterschied der beiden Scoliosen-formen von einander, dass nämlich bei der statischen Scoliose niemals die der habituellen Scoliose zukommenden Veränderungen der Knochen etc. beobachtet werden, dass sich mit anderen Worten die statische Scoliose niemals fixire, wird durch die tägliche praktische Erfahrung widerlegt.

Die habituelle Scoliose ist jene Form der seitlichen Rückgrats-verkrümmung, welche bei meist rasch heranwachsenden und muskelschwachen Kindern durch habituelle seitliche Flexionshaltungen der Wirbelsäule, namentlich während der Sitzarbeit eingeleitet, durch diese habituellen (Sitz-) Haltungen in ihrer Form bestimmt und durch die bei der einseitigen Belastung excentrisch wirkende Schwere weiter fortentwickelt wird.

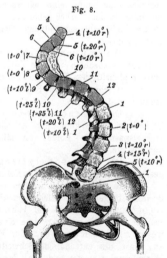

Fig. 8.

Pathologische Anatomie. An der scoliotischen Wirbelsäule finden sich Krüm-mungen, welche nicht wie bei der normalen Wirbelsäule in der medianen Sagittalebene verlaufen, sondern in diagonalen Ebenen ge-lagert sind. In halbschematischer Darstellung zeigt Fig. 8 (nach E. FISCHER) den Verlauf der scoliotischen Krümmungen. Die nach links convexe Lendenwirbelsäule ist zum Theil vor der Ebene des Papiers gelegen zu denken, während sich die Brustcurve hinter die Ebene des Papiers erstreckt. Die Punkte der grössten seitlichen Abweichung heissen Scheitelpunkte der Krümmungen. Die an den Scheitelpunkten befindlichen Wirbel heissen Scheitelwirbel, Cul-minationswirbel (E. FISCHER) oder Keilwirbel (TH. KOCHER), weil an ihnen die Keilform besonders ausgesprochen erscheint. Fig. 8 zeigt drei Ausbiegungen mit drei Scheiteln, einem oberen (7.—8. Brustwirbel), einem mittleren (2. Lendenwirbel) und einem unteren (1. Kreuzbeinwirbel). Die den Krümmungsübergängen entsprechenden Wirbel werden vom E. FISCHER als Stütz- oder Basalwirbel, von NICOLADONI als indifferente Wirbel, von KOCHER als Schrägwirbel bezeichnet (Fig. 8, 5. und 11. Brust-, 4. Lenden-, 3. Kreuzbeinwirbel). Die zwischen Scheitel- und Stützwirbel gelegenen, demnach je einen Bogenschenkel zusammensetzenden Wirbel heissen Zwischenwirbel (intermediäre Wirbel). Die Bezeichnung der von der Senkrechten geschnittenen Wirbel als Stützwirbel ist nach KOCHER, welcher eher die Keilwirbel mit dieser Bezeichnung belegen möchte, nicht glücklich gewählt. Als unverfängliche Bezeichnung würde ich vorschlagen, von einem Scheitelwirbel, den Interferenzwirbeln und von den Bogenschenkelwirbeln oder kurz Schenkelwirbeln (oder auch Zwischenwirbeln) zu sprechen, je nachdem die betreffenden Wirbel am Scheitelpunkte oder an den Interferenzpunkten (Krümmungsübergängen) liegen oder den Bogenschenkel zusammensetzen.

Es muss besonders betont werden, dass die scoliotischen Abweichungen keineswegs in einer F r o n t a l e b e n e liegen, vorausgesetzt, dass sich die Krümmungen nicht zu dem denkbar höchsten Grade entwickelt haben. Dadurch würden die normalen mediosagittalen Krümmungen vollständig aufgehoben. Durch die diagonal gelagerten scoliotischen Curven werden die normalen mediosagittalen Krümmungen nur verflacht. Dementsprechend bleibt auch bei keilförmiger Deformirung der Lendenwirbel die vordere Körperhöhe derselben noch grösser, als jene der convexseitigen Keilbasis, während an den Brustwirbeln das umgekehrte Verhältniss stattfindet (KOCHER). Zeigen die Scheitelpunkte der aufeinanderfolgenden scoliotischen Bogen eine gleichgrosse Abweichung von der Mittellinie, so trifft die von der *Spina occip. externa* gefällte Senkrechte die Mitte der Kreuzbeinbasis. Man spricht in diesem Falle von einer verticalen oder aufrechten Scoliose. Weicht die genannte Senkrechte von der Mitte des Kreuzbeins seitlich ab, so entsteht eine geneigte Krümmung.

Die anteroposterioren Durchmesser der einen scoliotischen Bogen zusammensetzenden Wirbel behalten die normale sagittale Richtung nicht bei, sondern sind mit ihren vorderen Enden gegen die convexe, mit ihren hinteren Enden gegen die concave Seite der Krümmung gerichtet, demnach gedreht. Man bezeichnet dies als Torsion (unrichtig Rotation) der scoliotischen Wirbelsäule. Die Wesenheit derselben soll später erörtert werden. Der Scheitelwirbel zeigt die grösste Seitendrehung. Die Interferenzwirbel sind sagittal gerichtet. Zum nächsten Scheitelwirbel nimmt die Drehung zu, vom maximal gedrehten Scheitelwirbel zum nächstoberen Interferenzwinkel nimmt die Drehung wieder ab, erfolgt also oberhalb des Krümmungsscheitels in entgegengesetzter Richtung, als unterhalb desselben.

V e r ä n d e r u n g e n d e r W i r b e l. Diese lassen sich zunächst davon ableiten, dass die Wirbel als Bausteine permanent seitlich flectirter Wirbelsäulensegmete fungiren (Inflexionsveränderungen); gewisse andere Formveränderungen sind von der Torsion abhängig (Torsionsveränderungen). Die Inflexionsveränderungen bestehen zunächst in der Keilgestalt der Wirbel. Die Zuschärfung der concavseitigen Keilspitze kann (am Krümmungsscheitel) soweit gehen, dass die Ränder mehrerer aufeinanderfolgender Wirbel mit einander ossär verschmelzen. Die keilförmige Zuschärfung der Wirbel erreicht an den Krümmungsscheiteln den höchsten Grad und nimmt von hier gegen die Interferenzpunkte ab. Aber nicht nur der Wirbelkörper, sondern die ganze concavseitige Wirbelhälfte, die Bogenwurzel, der Gelenktheil und Schlusstheil des Bogens ist atrophisch. Die concavseitige Bogenwurzel (Fig. 9 c d) ist nicht nur dünner, sondern auch k ü r z e r als die convexseitige (Fig. 9 a b). Die concavseitigen Gelenkfortsätze können zu dünnen, durchscheinenden Knochenblättchen atrophiren. In weniger hochgradigen Fällen sind die Gelenkfacetten der aufsteigenden *Processus articulares* concavseitig vergrössert, resp. verlängert, die absteigenden Gelenkfortsätze hingegen sind etwas abgestumpft. An der convexen Seite werden die Gelenkfacetten wegen der Abhebelung der Wirbel von einander verkleinert.

Die Torsionsveränderungen der Wirbel beziehen sich zunächst auf die Stellungsveränderungen der Wirbelbogen, resp. der Bogenwurzeln zum Wirbelkörper. Fig. 9 stellt einen Keilwirbel aus einer linksconvexen Brustkrümmung vor. Das Wirbelloch ist nicht kreisrund, sondern eiförmig. Der breite Pol des

Ovoids entspricht der convexen Seite, der schmale Pol liegt am hinteren Ende der concavseitigen Bogenwurzel. Die Linien des Ovoids zeigen drei Knickungen. Die Knickung bei *e* entspricht der Mitte des Wirbelkörpers, dem Venenemissarium, die Knickung *g* der Insertionsstelle des Dornfortsatzes, die Knickung *h* dem hinteren Ende der concavseitigen Bogenwurzel. Die Ursache der Gestaltveränderung des *Foramen vertebrale* liegt in der Stellungsveränderung der Bogenwurzeln zum Wirbelkörper. Die convexseitige Bogenwurzel (Fig. 9 *a b*, Linie *k m*) hat nicht mehr die normale Richtung nach hinten aussen, sondern ist mehr oder weniger sagittal gestellt. Die concavseitige Bogenwurzel (Fig. 9 *c d*, Linie *k n*) hingegen nähert sich der frontalen Richtung.

Bei stärkeren Krümmungen nehmen selbst die seitlichen Körperabschnitte an der Stellungsveränderung der Bogenwurzeln Antheil. Der convexseitige Antheil des Wirbelkörpers ist etwas nach sagittaler Richtung ausgezogen (Fig. 9 *r*), während der concavseitige Körperantheil in der Richtung der gleichnamigen Bogenwurzel, also an entschieden frontaler Tendenz sich erstreckt (Fig. 9 *s*). Wegen dieser Abweichung der seitlichen Körperenden von der normalen Richtung entsteht in der Hinterfläche des Wirbelkörpers eine Furche (Fig. 9 *e*), in welcher die Venenemissarien liegen. Während diese an der Hinterfläche des normalen Wirbelkörpers die Mitte bezeichnen, scheinen sie an dem scoliotischen Wirbel gegen die convexe Seite verschoben zu sein und theilen demnach die hintere Wirbelfläche in

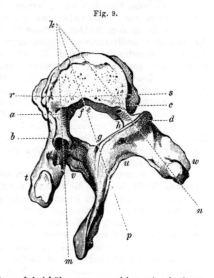

Fig. 9.

zwei ungleiche Hälften ab, eine schmälere, dabei höhere convexseitige, eine breitere, aber niedrigere concavseitige Hälfte.

Die anatomische Wesenheit der Torsion der scoliotischen Wirbelsäule erblicke ich in der beschriebenen Abknickung der Wirbelbogen, resp. der Bogenwurzeln nach der concaven Seite der Krümmung und in der Antheilnahme der seitlichen Körperabschnitte an der Stellungsveränderung der Bogenwurzeln. Unter diesen Umständen muss der Wirbelkörper gegen die Convexität der Krümmung gedreht erscheinen.

Von dieser Torsion durch Abknickung der Bogenwurzeln verschieden oder mit derselben, wie ich heute glauben möchte, wenigstens nicht in ersichtlichem Zusammenhange stehend, ist die an den Wirbelkörpern selbst, namentlich an jenen der intermediären, am allerdeutlichsten aber an jenen der Interferenz- oder Basalwirbel bemerkbare spiralige Drehung, auf welche meines Wissens v. DITTEL als einer der ersten hingewiesen hat. E. FISCHER in Strassburg hat für die Art dieser Windung folgende Sätze aufgestellt. Die zur unteren, nach dem Beckenende zu gelegenen Hälfte einer rechtsconvexen Wirbelsäulenverkrümmung gehörigen Stütz- und Zwischenwirbel besitzen linksspiralige, die zur oberen Hälfte gehörigen rechtsspiralige Achsendrehung (Drehung der gewöhnlichen Korkzieher); bei linksconvexer Seitenkrümmung ist die untere Bogenhälfte rechtsspiralig, die obere linksspiralig gewunden. Am besten vergegenwärtigt man sich diese in dem spiraligen Verlaufe der Corticalisfasern zum Ausdruck gelangende schraubenförmige Windung, wenn man beachtet, dass an einem unteren Bogenschenkel (von Interferenz- bis zum nächstoberen Scheitelwirbel) die Faserung der Corticalis gegen die Convexität der

Krümmung zu aufsteigt, während an dem zugehörigen oberen Bogenschenkel die Faserung der Corticalis gegen die Convexität der nächstoberen Gegenkrümmung gerichtet ist und dass sich derselbe Typus an den nächstoberen Bogenschenkeln wiederholt (vergl. Fig. 8).

Die beschriebenen anatomischen Veränderungen der keilförmigen Deformirung, der Abknickung der Bogenwurzeln nach der Krümmungsconcavität und die Torsionsfaserung der Corticalis kommen den verschiedenen Wirbeln in verschiedenem Masse zu. Die Scheitelwirbel zeigen nebst der stärksten seitlichen Abweichung die grösste keilförmige Verbildung mit Concavbiegung der ·Knochenbälkchen, sind am meisten nach der Convexität rotirt und die Abknickung der Bogenwurzeln nach der concaven Seite ist dementsprechend am stärksten entwickelt. Die Knochenleisten der Corticalis hingegen sind senkrecht zur oberen und unteren Randlinie des Wirbelkörpers und die Gefässlöcher haben alle ihren Längsdurchmesser in derselben Richtung (E. FISCHER). Da diese Corticalisleistchen bis zu einem gewissen Masse als Ausdruck des Aufbaues der Spongiosa gelten können, so weicht demnach die Structur der Spongiosa der Scheitelwirbel gar nicht von der normalen Structur ab (FISCHER). Die Keilwirbel haben ferner dieselbe aufrechte Stellung beibehalten, welche sie an der normalen Wirbelsäule einnehmen (KOCHER).

Die Interferenzwirbel, welche zwei Bogenschenkel entgegengesetzter Convexität mit einander verbinden, zeigen vornehmlich die spiralige Drehung der Corticalisfasern und sind ausserdem nach jener Seite hin schiefgedrückt, nach welcher sie spiralig gewunden sind (FISCHER). Es fehlt ihnen ferner die keilförmige Verbildung; ihr Höhendurchmesser steht aber nicht senkrecht wie jener der Keilwirbel, sondern seitlich geneigt, bei hochgradigen Scoliosen sogar wagrecht. Der anteroposteriore Durchmesser ist sagittal gerichtet, der Wirbel steht demnach frontal und eine Abknickung der Bogenwurzeln ist nicht vorhanden.

Die intermediären Wirbel ähneln den Interferenzwirbeln, zeigen aber schon andeutungsweise die Keilform des Körpers und die Abknickung der Bogenwurzeln, und zwar um so ausgeprägter, je näher sie dem Scheitelwirbel liegen, während die spiralige Drehung der Corticalisfasern in gleichem Masse abnimmt.

Nach Wegnahme der Corticalis erscheinen auch die oberflächlichen Spongiosabälkchen schräg gerichtet und in ihrem Verlaufe mit der Corticalisfaserung übereinstimmend. Weiter in der Tiefe stehen die Bälkchen wieder senkrecht zur oberen und unteren Fläche des Wirbels. Ein endgiltiger Entscheid über das Verhalten der tieferen Spongiosabälkchen steht übrigens noch aus. KOCHER bestätigt nur die spiralige Corticalisfaserung und führt dieselbe auf eine Einwirkung des vorderen Längsbandes der Wirbelsäule auf das Periost zurück, da bei der Abweichung der Wirbelsäule nach entgegengesetzten Richtungen das Längsband in schräger Richtung gezerrt wird und bei seiner festen Verbindung mit dem Knochen (LUSCHKA) diese Zerrungsrichtung auf das Periost überträgt.

Die Gelenkfacetten der Wirbel zeigen keine auf eine Rotationsstellung der letzteren hinweisenden Veränderungen. Die Querfortsätze haben eine der Richtungsänderung der Bogenwurzeln entsprechende Stellung. Der convexseitige Querfortsatz ist sagittal (Fig. 9 t), der concavseitige (Fig. 9 w) frontal gestellt. (Hieraus resultirt eine Verschmälerung, resp. Verbreiterung des *Sulcus paraspinosus*.) Die Dornfortsätze haben in Folge der Abknickung der Bogenwurzeln nach Seite der Concavität eine veränderte Stellung zum Wirbelkörper, da hierdurch auch der Insertionspunkt des *Proc. spin.* (Fig. 9 g) nach der concaven Seite der Wirbelkörper verlagert wird. Die nach abwärts gerichteten Spitzen der Brustwirbel-Dornfortsätze machen in Folge der Inflexion der Wirbelsäule einen seitlichen Ausschlag und sind ihrer ganzen Länge nach in leichter Schweifung nach der concaven Seite der Krümmung hin abgebogen.

Die Veränderungen der Rippen stellen in der Mehrzahl der Fälle eines der ersten klinischen Symptome der Scoliosenentwicklung vor. Auch hier kann man Torsions- und Inflexionsveränderungen unterscheiden. Die Torsions-

7*

veränderungen der Rippen bestehen in Krümmungsänderungen derselben (Knickung-Krümmungsvermehrung der convexseitigen [Fig. 10 g], Streckung-Krümmungsverminderung der concavseitigen Rippenwinkel [Fig. 10 h]). Die Ursache dieser Gestaltveränderung ist darin zu suchen, dass die hinteren Enden der Rippen die Richtung der nach der concaven Seite hin abgeknickten Bogenwurzeln annehmen müssen. An dem geschlossenen Thoraxreife hat die Knickung, resp. Streckung der Rippenwinkel nothwendig eine schärfere Krümmung des dem geknickten Rippenwinkel diametral gegenüberliegenden Antheiles des Thoraxringes zur Folge (Fig. 10 bei k). Die Aufeinanderfolge dieser schärfer gekrümmten Rippensegmente bildet den vorderen Rippenbuckel. Die Reihe der geknickten Rippenwinkel stellt den hinteren Rippenbuckel dar. In hochgradigsten Fällen kann es zur Verödung des convexseitigen *Sulcus pulmonalis* kommen, wenn nämlich die geknickten Rippen mit ihrer Innenfläche die Vorderseite der Wirbelkörper berühren. Die Inflexionsveränderungen der Rippen sind durch die seitliche Abbiegung der Wirbelsäule bedingt und bestehen in Stellungsveränderungen der Rippen zu den Wirbelkörpern. An der convexen Seite der Krümmung sind die Rippen im Allgemeinen gesenkt, was durch den Widerstand der Rumpfmuskeln gegen eine durch die seitlich convexe Ausbiegung der Wirbelsäule intendirte Hebung der oberen Rippen zu erklären ist. An der concaven Seite bestimmen sich die Rippen gegenseitig zu mehr weniger horizontalem Verlauf. Die convexseitigen Rippen sind divergent, jene der Concavität einander genähert, verschmälert, in hochgradigen Fällen synostotisch verbunden. Beiderseits haben die Rippen gleiche Länge. Bei rechtsconvexer Krümmung des Brustsegmentes erstreckt sich der Thorax im rechten (Fig. 10 k g), bei linksconvexer Krümmung im linken Diagonaldurchmesser. Die convexseitige Thoraxhälfte ist in allen Dimensionen verkleinert, die Capacität des concavseitigen Thorax ist im Ganzen grösser geworden. Die auffälligste Veränderung des Thoraxskeletes, der hintere Rippenbuckel, wird in erster Linie durch die vermehrte Winkelkrümmung der Rippen bedingt. In Etwas trägt die convexseitige Rippensenkung zur Vermehrung der Deformität des Rippenbuckels bei.

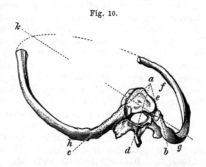

Fig. 10.

   Wesentliche Veränderungen der Gestalt des Beckenringes werden nur in höchstgradigen Fällen habitueller Scoliose beobachtet und entstehen durch ersichtliche Theilnahme des Kreuzbeins an der scoliotischen Verkrümmung der Wirbelsäule. Bei vorausgesetzter linksseitiger Lenden- und rechtsseitiger Brustscoliose ist der linke Diagonaldurchmesser des Beckeneinganges verlängert, der rechte verkürzt. Die Schiefheit des Beckens und des Thorax ist daher einander entgegengesetzt. Die Abplattung des Beckens im rechten Diagonaldurchmesser ist nach ROKITANSKY sowohl durch die Atrophie des linken Kreuzbeinflügels als auch durch den Umstand bedingt, dass die Körperlast von der linksconvexen Lendenkrümmung aus auf die linke Extremität übertragen wird. An einem scoliotischen Skelette sind demnach alle vorhandenen kreisrunden Knochenringe ellipsoid gestaltet, die Thoraxreife, die Wirbellöcher und der Beckenring.

   Veränderungen der Bänder. Die auffallendsten Eigenthümlichkeiten bietet das *Lgt. longitud. ant.* Dasselbe verläuft nicht über die am meisten gegen die Convexität prominente Theile der Wirbelkörper, sondern bildet mit seiner Hauptmasse an der concaven Seite der Wirbelkörper einen dicken concaven Rand, während es sich gegen die convexe Seite zu auffallend verdünnt und ohne marcante Grenze mit dem Periost verschmilzt (NICOLADONI). Das hintere Längsband zeigt keine Veränderungen seiner Gestalt. Es überbrückt, wie normal, die Emissarien.

Nur an den indifferenten Wirbeln liegt es in der Mitte der hinteren Fläche der Wirbelkörper. An den intermediären und Keilwirbeln ist das Band, sowie die von ihm gedeckten Gefässlöcher von der Basis der concavseitigen Bogenwurzeln weiter entfernt als von jener der convexseitigen Bogenwurzeln. Die Ursache liegt in der Abknickung der convexseitigen Bogenwurzeln zur Mittellinie und in der Abknickung der concavseitigen Bogenwurzeln von der Mittellinie, sowie in der Theilnahme der den Epiphysenfugen zunächst gelegenen lateralen Körperabschnitte an dieser Torsionsknickung. Die Zwischenwirbelbandscheiben sind in ähnlicher Weise keilförmig verbildet, wie die Keilwirbel. Der unelastische und weiche *Nucleus pulposus* behält an den indifferenten Wirbeln seine centrale Lage bei; gegen den Krümmungsscheitel zu wird derselbe immer mehr excentrisch gestellt und nach Seite der Convexität hinausgepresst. — Anatomische Veränderungen der Muskeln finden sich nur in veralteten und hochgradigen Fällen von Scoliose, als Atrophie und Verfettung namentlich an der convexen Seite. In derartigen Fällen findet sich zuweilen eine Subluxation der convexseitigen Längsmuskeln über die Dornfortsätze hinüber nach Seite der Concavität.

Die Torsion der scoliotischen Wirbelsäule. Im Vorhergehenden wurde die Wesenheit der Torsion in der Abknickung der Bogenwurzeln nach der concaven Seite hin erkannt, wodurch die Wirbelkörper nach der convexen Seite hin gedreht erscheinen. Es handelt sich also nicht um eine Rotation in den Gelenken, sondern um Torsion durch Umgestaltung der Knochenformen. NICOLADONI leugnet die Torsion ganz und erklärt dieselbe als eine optische Täuschung, hervorgerufen durch die grössere Massenentwicklung der Wirbelkörper an der convexen Seite und das Alterniren dieser Massenentwicklung ober- und unterhalb eines indifferenten Wirbels. Diese Thatsache mag in Etwas zur Ueberschätzung der Torsion beitragen, die Knickung der Bogenwurzeln ist aber in erster Linie für den Eindruck der Drehung verantwortlich zu machen. Die Mechanik der Scoliose hat zunächst die Erklärung von der Entstehung der Torsion zu geben. Die von HENKE vertretene Auffassung, welche in der Torsion eine Gelenkrotation erkennt, entspricht ebensowenig den anatomischen Thatsachen, wie die ROSER- und MEYER'sche Theorie, welche die Torsion von einer verschiedenen Compressibilität der Wirbelkörperreihe und der Bogenreihe ableitet. (Die wenig oder gar nicht comprimirbare Körperreihe müsse in die Convexität des seitlichen Bogens verlagert werden.) Zahlreiche andere Erklärungsversuche von MALGAIGNE, LORINSER, EULENBURG, SCHENK, DRACHMANN (vergl. LORENZ, Pathol. und Therap. der seitl. Rückgratsverkrümmungen) halten der pathologisch-anatomischen Kritik ebensowenig Stand. Am besten vereinbar mit dem anatomischen Befunde ist die von ROGERS HARRISON und PELETAN gegebene Erklärung, welcher sich DITTEL und viele Neuere (darunter auch ich) anschlossen. Der Tenor dieser Erklärung geht dahin, dass die Bogenreihe wegen ihrer festen Verbindung durch die Bänder, die Gelenkverzahnung, die Rippen, durch die Anordnung der mächtigen Wirbelsäulenmusculatur in der unmittelbaren Umgebung des hinteren Wirbelantheiles sicherer fixirt und zu seitlicher Abweichung weniger disponirt sei, als die mit ihrem ganzen vorderen Umfange frei in die Körperhöhlen hineinragende Reihe der Wirbelkörper. Ich habe (vergl. auch F. BUSCH) dieser Erklärung hinzugefügt, dass die Reihe der Wirbelkörper die eigentlich lasttragende Säule darstellt, während die Bogenreihe, namentlich jene der kyphotischen Brustwirbelsäule, mit der Tragfunction direct nichts zu thun hat. Die Belastungsabweichung der Wirbelsäule wird also immer zuerst die Körperreihe betreffen müssen, während die Bogenreihe, zumal bei ihrer grösseren Fixirung, hinter der seitlich abweichenden Körperreihe zurückbleibt und als Ausdruck dieser ungleichmässigen Abweichung die Abknickung der Bogenwurzeln nach der Mittellinie und nothwendig auch die Krümmungsveränderung der Rippenwinkel eintritt. Die Knickung findet in den Bogenwurzelepiphysen, den *Puncta minoris resistentiae* statt. NICOLADONI hat nachgewiesen, dass bei beginnender rachitischer Scoliose die concavseitige Bogenwurzelepiphyse in der Verknöcherung überhaupt zurückbleibt. Der im

Scheitel der Krümmung gelegene Wirbel, welcher die stärksten Inflexionsveränderungen (Keilform) und die stärkste Torsion aufweist, dreht ausserdem durch Zug
die anstossenden Wirbel, aber abnehmend mit (KOCHER). Die Torsion lässt sich
von einer mit keilförmiger Knochenverbildung einhergehenden Belastungsinflexion
gar nicht trennen, sie gehört zur Wesenheit einer derartigen seitlichen Abweichung,
ja sie ist die seitliche Abweichung selbst, da sie der Ausdruck
der primären Abweichung der Wirbelkörper ist. — In jüngster
Zeit will E. FISCHER gefunden haben, dass das Wachsthum des Organismen (ja
der thierischen Zelle selbst) unter beständigen spiraligen Achsendrehungen stattfindet und scheint geneigt, auch die Torsion bei Scoliose damit in Zusammenhang
zu bringen. Ein Urtheil lässt sich vorläufig darüber nicht abgeben.

Die verschiedenen Theorien über die Entstehung der Scoliose
bilden ein recht langes und unerquickliches Capitel. Die meisten derselben haben
nur noch ein geschichtliches Interesse, so die Athmungstheorien STROMEYER'S und
WERNER'S (nach welcher die primäre Brustscoliose durch vermehrte Action des
rechten *M. serratus major* bedingt sein soll), die GUÉRIN'sche Theorie von der
concavseitigen activen Muskelretraction *(Myotomie rachidienne),* die MALGAIGNE'sche
Bändererschlaffung und die HUETER'sche Wachsthumsscoliose, welche durch den
einseitig vermehrten Wachsthumsdruck der Rippen entstehen soll. LORINSER führte
die Scoliose auf eine Erweichung der Knochen durch diffuse schleichende Entzündung zurück, weshalb der Patient instinctmässig jene Stellung einnehme, bei
welcher die erweichten Partien vor Druck geschützt seien. So unglücklich diese
Theorie auch ausgeführt sein mag (LORINSER ist mit derselben allein geblieben),
so gewiss ist es, dass zu geringe Widerstandsfähigkeit der Knochen gegenüber
den Belastungseinflüssen ohne Zweifel das wichtigste prädisponirende Moment für
die Entstehung der Scoliose abgiebt. Die Theorie von der sogenannten physiologischen Scoliose erklärt die seitlichen Rückgratsverkrümmungen für eine pathologische Steigerung einer angeblich normalen physiologischen Seitwärtskrümmung
der Brustwirbelsäule, welche von der linksseitigen Lage der Aorta (SABATIER,
BOUVIER), von der Rechtshändigkeit (BÉCLARD), von stärkerem Wachsthum der
rechten Körperhälfte (MALGAIGNE, VOGT, BUSCH, VOLKMANN etc.), von dem Mehr-
gewicht (15 Unzen) der rechtsseitigen Organe (DESRUELLES, STRUTHERS), von
der asymmetrischen Thoraxentwicklung (HUETER), von den Pulsationen des Herzens
(BÜHRING) etc. abgeleitet wurde. Abgesehen von der Thatsache, dass diese Theorie
mit der klinischen Thatsache der grösseren Häufigkeit der primären Lendenscoliose ganz unvereinbar ist, erweist die anatomische Untersuchung die völlige
Haltlosigkeit derselben. Betrachtet man die Brustwirbelsäule von Leichen nach
Abpräparirung der hinteren Mediastinalblätter, so erhält man in einer Anzahl von
Fällen (vielleicht 7 unter 50) den Eindruck, als ob eine Rechtsabweichung dieses
Segmentes vorhanden wäre. Dieser Eindruck erweist sich indess als eine Täuschung,
da die vordere Kante (First) der dreieckigen Brustwirbelkörper in Folge der
grösseren Flachheit der linksseitigen vorderen Körperhälfte der Wirbel eine Verschiebung nach rechts erfährt. Die Abplattung kommt wahrscheinlich auf Rechnung
der linksseitigen Lage der Brustaorta. An den betreffenden Wirbeln fehlt jedwede
Andeutung der charakteristischen Veränderungen scoliotischer Wirbel und auch
die klinische Untersuchung lässt eine physiologische Krümmungsvermehrung der
rechtsseitigen Rippenwinkel vermissen. Die sogenannte physiologische
Scoliose ist demnach als eine Sinnestäuschung anzusehen, welche
durch die Abplattung der linken Körperhälften der mittleren Brustwirbel hervorgerufen wird. An der Lendenwirbelsäule fehlt jede Spur auch dieser scheinbaren,
sogenannten physiologischen Scoliose. In jüngster Zeit hat PAUL ALBRECHT aus
der embryonalen Entwicklung des Gefässsystems den Nachweis zu führen gesucht,
dass die pathologische Scoliose nur als eine Accentuirung der normalen Scoliose
zu betrachten ist. Bei den Vögeln besteht nach ALBRECHT eine linksseitige
Anfangsscoliose der Brustwirbel. Da nämlich das Verbindungsstück zwischen dem

rechten 4. und 5. Aortenbogen bestehen bleibt, während das linke eingeht, erhält die rechte *Arteria subclavia* der Vögel ein arterio-venöses Blut, während die linke *Arteria subclavia* derselben ein rein arterielles Blut empfängt. Die linke vordere Extremität wird also beim Vogelembryo besser ernährt als die rechte und der ausgebrütete Vogel ist ein Linkser. Bei Säugethieren besteht eine rechtsseitige Anfangsscoliose der Brustwirbel, da hier die anatomischen Verhältnisse gerade umgekehrt liegen, wie bei den Vögeln. Die linke vordere Extremität erhält schlechteres Blut als die rechte, daher die rechtsseitige Brustscoliose. Sowenig die anatomischen Thatsachen bezweifelt werden dürfen, ebenso unvereinbar ist dessenungeachtet die physiologische Scoliose in der ALBRECHT'schen Fassung mit der klinischen Beobachtung des überwiegend häufigen Auftretens der primären Lendenscoliose.

Heute gilt bei uns nur eine Theorie der Scoliose, nämlich die von ROSER und VOLKMANN sogenannte Belastungstheorie, welche die seitlichen Rückgratsverkrümmungen als eine Folge ungleichmässiger Belastung der Wirbelsäule auffasst. Ohne die ungeheuere Wichtigkeit der Muskelwirkung zu unterschätzen, welche den deformirenden Einflüssen der ungleichmässigen Belastung entgegenwirken, ja diese schädlichen Ursachen paralysiren kann, müssen wir uns doch entschieden gegen jene rein myopathische, namentlich von EULENBURG vertretene Scoliosentheorie aussprechen, welche in der Annahme einer primären Störung des Antagonismus der Rückenmuskeln gipfelt. Die Schwächung der Muskeln auf der einen Seite erfolge durch ihre passive Dehnung bei gewissen Flexionshaltungen der Wirbelsäule und in Folge dieser einseitigen Muskelinsufficienz würden diese Haltungen habituell. Die Muskelbefunde an hochgradigen, veralteten Scoliosen können für diese Deutung nicht ausgenützt werden und an beginnenden Fällen hat Niemand eine Insufficienz der convexseitigen Muskeln durch Dehnung nachgewiesen. Diese Annahme ist um so unbegründeter, als ja nicht die hinteren Antheile der Wirbelsäule (Dornfortsätze mit den angelagerten Muskeln), sondern vielmehr die vordere belastete Körperreihe zuerst von der seitlichen Abweichung betroffen erscheint. Sofern wir auch in der Musculatur ein ätiologisches Moment zu suchen haben, können wir dieses nur in einer gleichmässigen Insufficienz einer allgemeinen Schwäche der Muskeln, wie sie namentlich bei rasch wachsenden Adolescenten so gewöhnlich ist und in der hierdurch rasch eintretenden Muskelermüdung bei durch längere Zeit geforderter aufrechter Rumpfhaltung erblicken. Die habituelle Scoliose kann daher mit Recht eine Ermüdungsdeformität genannt werden (WITZEL). Rasche Muskelermüdung wird viel weniger durch die Grösse, als vielmehr durch die Dauer einer aufzubringenden Leistung bedingt. Minutenlanges Erheben der Arme zur Horizontalen ermüdet viel mehr, als stundenlange, aber abwechslungsreiche schwere Arbeit mit denselben Armen. Das Gehen selbst unter Belastung ist weniger anstrengend als das Habtachtstehen des Soldaten. Die ermüdendste Körperhaltung ist unter gewissen Umständen das Sitzen. Bei geforderter aufrechter (militärischer) Sitzhaltung ist die Anstrengung der Rückgratsstrecker wegen der mit dem Sitzen verbundenen Horizontalstellung des Beckens eine weit grössere als bei der Habtachthaltung im Stehen. Wir vermeiden deshalb im täglichen Leben diese Sitzhaltung und ziehen es vor, zum Zwecke der Muskelentlastung den Oberkörper entweder nach vorne (gegen einen Tisch) zu stützen (vordere Sitzhaltung) oder aber denselben gegen die nach rückwärts geneigte, entsprechend hohe Lehne unserer modernen Sitzvorrichtungen zu legen (hintere Sitzhaltung). Fehlt die Lehne, so geräth die Lendenwirbelsäule bei eintretender Ermüdung in eine durch die Horizontalstellung des Beckens begünstigte kyphotische Haltung, der Rumpf verfällt in eine Totalkyphose, welche durch Knochen- und Bänderhemmung schliesslich passiv oder bei geringster Muskelaction in sich festgestellt wird. Die kyphotische Kauerhaltung wird wegen der durch dieselbe bedingten Athmungsbehinderung bald unangenehm. Bei einer relativ aufrechten Rumpfhaltung erreicht indess der Sitzende bei eintretender Muskelermüdung eine

Entlastung von Muskelarbeit, wenn er die Bänder- und Knochenhemmungen der Wirbelsäule durch eine Seitenflexion derselben in Anspruch nimmt (VOLKMANN) und den Rumpf demnach in eine scoliotische Kauerhaltung verfallen lässt. Ausser durch Muskelermüdung wird die scoliotische Haltung vor Allem durch die Eigenart der professionellen Beschäftigung der Schulkinder — nämlich des Schreibens — geradezu heraufbeschworen und die Scoliose dadurch neben der Kurzsichtigkeit zu der wichtigsten Schulkrankheit gestempelt. Die Augenärzte haben darauf hingewiesen (es seien hier BERLIN, REMBOLD, ELLINGER, COHN in Breslau, PFLÜGER, SCHUBERT etc. genannt), dass die scoliotische Haltung durch die Lage der Schrift und der Zeilen, resp. des Schreibheftes geradezu nothwendig gemacht werden kann. Nach dem BERLIN-REMBOLD'schen Gesetze wird der Kopf beim Schreiben s o gehalten, dass die Grundlinie (Verbindungslinie der Bewegungscentren) der Augen senkrecht zu den Grundstrichen der Schrift steht. (Im Gegensatze hierzu hält SCHUBERT die Stellung der Augen und die Haltung des Kopfes von der Richtung der Zeilen abhängig.)

Bei der schrägen Mittellage des Heftes (wobei der untere Heftrand mit der Tischkante einen Winkel von etwa 30^0 einschliesst) stehen die Grundstriche unserer Schiefschrift senkrecht zur Grundlinie der Augen und man empfindet unter diesen Umständen kein Bedürfniss, den Kopf seitlich zu neigen. Bei jeder anderen Heftlage, z. B. bei zu schräger Mittellage, muss man nothwendig den Kopf nach links neigen, um die nothwendige Relation zwischen der Grundlinie der Augen und den Grundstrichen der Schrift herzustellen. Länger dauernde Linksneigung des Kopfes zieht nothwendig eine rechtsconvexe Ausbiegung der Brustwirbelsäule, also eine scoliotische Schreibehaltung nach sich. Derartige Stellungen anderer Art ergeben sich in gleicher Weise aus anderen Heftlagen.

Aber nicht nur die Augen dictiren gewissermassen die scoliotische Sitzhaltung, sondern die Eigenart des Schreibegeschäftes führt dieselbe noch in anderer Art herbei. Nach den exacten Untersuchungen von F. SCHENK in Bern wählt das Kind bei der subtilen Arbeit des Schreibens mit Vorliebe jene Körperhaltungen, bei welchen der schreibende Arm durch das Körpergewicht nicht belastet und demnach in seinen Bewegungen nicht gehindert ist. Die beliebteste Haltung ist jene mit nach links verschobenem Oberkörper, wobei der linke Vorderarm ausschliesslich die Stützung desselben übernimmt. Die Kinder bieten bei dieser Haltung das Bild einer linksconvexen Lumbal-, resp. Totalscoliose. Die zunächst wichtige scoliotische Sitzhaltung ist jene mit rechtsseitiger Biegung des Oberkörpers bei gleichzeitiger Drehung desselben nach links. Diese Haltung entspricht dem Typus der rechtsseitigen Dorsalscoliose. Die Drehung des Oberkörpers nach links ist wohl darauf zurückzuführen, dass der rechte Arm bis zum Ellenbogen auf den Tisch gelegt wird, während der linke sich nur mit dem Handgelenke gegen den Tischrand stemmt. Ausserdem kommt noch in Betracht, dass bei gleichzeitiger Combination von Seitwärtsbiegung und Drehung die passive Feststellung der Wirbelsäule noch früher erfolgt. Uebrigens kann ich den Torsionshaltungen beim Sitzen nicht jene grosse Bedeutung zuerkennen, wie KOCHER; vielmehr kommt Alles darauf an, dass bei den seitlichen Flexionshaltungen die vornehmlich belastete Wirbelkörperreihe z u n ä c h s t von der seitlichen Abweichung betroffen erscheint. Bei schlecht construirten Subsellien, namentlich bei zu grosser Entfernung der Bank von dem Tische, sind scoliotische Haltungen um so unvermeidlicher, obwohl gerade in diesem Falle weniger schädlich, als bei der relativ aufrechten Körperhaltung, da durch das Nachvornewerfen des Oberkörpers die verticale Belastung der Wirbelsäule vermindert wird. Bei der vorwiegend sitzenden Lebensweise der Schulkinder, namentlich jener der besseren Stände, werden die scoliotischen Sitzhaltungen endlich habituell, d. h. sie werden auch ausserhalb der sitzenden Beschäftigung beibehalten. Es ist aber eine willkürliche Annahme, dies auf eine functionelle Schwäche gerade nur der convexseitigen Muskeln zurückzuführen. Vielmehr kommt die fehlerhafte Haltung den Kindern schliesslich nicht mehr zum Bewusstsein, da sie sich allmälig an dieselbe gewöhnt haben. Nur zu bald haben sich auch die Constituentien der Wirbelsäule, zunächst die Bandscheiben durch seitliche Verschiebung des *Nucleus pulposus* der dauernden Flexionshaltung angepasst und auch ˇeine intendirte Ausgleichung derselben übersteigt rasch die Leistungsfähigkeit der Musculatur, welche zu gleichmässig anhaltenden Dauerleistungen am allerwenigsten befähigt ist. Man darf auch nicht vergessen, dass eine solche Leistung gegen die Schwere des ganzen Körpers anzukämpfen hat, welche die durch eine habituelle Flexionshaltung eingeleitete Seitwärtsbiegung der Wirbelsäule mit ihrer ganzen Wucht fixirt.

Ausser der allgemeinen Muskelschwäche stellt die Plasticität der jugendlichen wachsenden Knochen, namentlich um die Zeit der zweiten Dentition (P. VOGT), das wichtigste ätiologische Moment der Scoliose dar. Während die Knorpelscheiben der Körperepiphysen bei ungleichmässiger Belastung der Wirbelsäule die keilförmige Deformirung der Wirbelkörper vermitteln, liegt in dem Vorhandensein der Bogenwurzelepiphysen die Prädisposition zu der besprochenen Abknickung der Wirbelbogen gegen die Mittellinie. Nachdem aber alle heranwachsenden Schulkinder bei ihrer sitzenden Lebensweise den schädlichen Einflüssen ungleichmässiger Belastung ausgesetzt sind und doch nur ein (allerdings nicht unbedeutender) Procentsatz derselben scoliotisch wird, so war man bestrebt, eine ganz specielle pathologisch-anatomische Prädisposition zur Entwicklung der Scoliose aufzufinden. RUPPRECHT nimmt an, dass 90% aller habituellen Scoliosen auf rachitischer Basis entstehen. Wenn es auch wahr ist, dass manche Fälle von Scoliose wegen der raschen und durch kein Mittel aufzuhaltenden Zunahme der Verkrümmung zur Annahme einer spätrachitischen Knochenerweichung auffordern, so muss hervorgehoben werden, dass diese Fälle zum Glück doch nur die Ausnahmen bilden und dass man häufig in der Lage ist, eine erbliche Belastung derselben zu constatiren. Ich kenne eine weitverzweigte Familie, deren sämmtliche (blutsverwandte) weibliche Angehörige zum Theil sehr hochgradig scoliotisch sind. EULENBURG berechnet die erbliche Belastung bei der habituellen Scoliose mit 25%. Wenn man bedenkt, dass die Scoliose im Gegensatze zu den meisten erworbenen Verkrümmungen doch im grossen Ganzen sicher eine Prärogative der mit Sitzarbeit überhäuften Mädchen der besseren Stände ist, deren Ernährung und sonstiger Gesundheitszustand nichts zu wünschen übrig lässt, so wird man annehmen dürfen, dass es zur Entstehung der Scoliose keiner besonderen pathologischen Disposition bedarf, dass vielmehr die äusseren veranlassenden Ursachen in ihrer Cumulativwirkung für sich allein zur scoliotischen Deformirung der in raschem Wachsthum begriffenen und deshalb plastischen Wirbel ausreichen. Dass nicht alle Mädchen scoliotisch werden, kann nebst der Verschiedenheit der Wirkungsdauer der äusseren veranlassenden Ursachen doch wohl nur auf wechselnde, noch innerhalb der normalen Breite fallende individuelle Disposition (zartere Knochen, rascheres Wachsthum, grössere Beweglichkeit der Wirbelsäule etc.) zurückgeführt werden.

Die überwiegende Häufigkeit der Scoliose bei Mädchen ist allgemein bekannt. Nach den meisten Schätzungen kommen 8—10 scoliotische Mädchen auf einen scoliotischen Knaben (EULENBURG u. A.). Diese Zahlen sind indess gewiss unrichtig und das Verhältniss stellt sich nach neuerer Statistik so heraus, dass die Mädchen mehr als doppelt so häufig befallen erscheinen (DRACHMANN 0·8% Knaben, 2% Mädchen; KÖLLIKER 1% zu 4% etc.). Das genaue Verhältniss ist deshalb schwer festzustellen, weil Knaben seltener der ärztlichen Untersuchung unterworfen werden. Bei den schweren und schwersten Scoliosen ist die Anzahl der männlichen und weiblichen Individuen annähernd die gleiche (KÖLLIKER). Die Ursache der häufigeren Vorkommens der Scoliose bei Mädchen ist sowohl in der schwächeren Körperconstitution, dem zarteren Knochenbau, der grösseren Muskelschwäche derselben, als auch in den verkehrten Erziehungsprincipien der Töchter, namentlich der besseren Stände, begründet. Die moderne Hochdruckerziehung der Mädchen, diese ununterbrochene Hetzjagd des Geistes in einem zu

daüernder Ruhe und Bewegungslosigkeit verurtheilten Körper macht die habituelle
Scoliose ja eben zu einer Prärogative der Mädchen aus den besseren Gesellschafts-
ständen. Ferner darf nicht ausseracht gelassen werden, dass die Wachsthumsentwicklung der Mädchen von jener der Knaben sehr verschieden ist. Die Entwicklung des Knaben zum Jüngling ist ein langsamer und stetiger Werdeprocess,
während sich das Erblühen des unreifen Mädchens zur erwachsenen Jungfrau mit
einer ganz unverhältnissmässigen Raschheit vollzieht. Gerade in die kritische Zeit
der energischesten Wachsthumsvorgänge fallen die mechanischen Schädlichkeiten
einer fast ausschliesslich sitzenden Lebensweise. Ich möchte darauf aufmerksam
machen, dass die israelitischen Mädchen wegen ihrer rascheren, förmlich überstürzten
Entwicklung ganz besonders häufig von der habituellen Scoliose befallen werden.
Das Uebel beginnt während der ersten Jahre des Schulbesuches. Unter 1000 Fällen
entstauden nach EULENBURG $56 \cdot 4^0/_0$ zwischen dem 7. und 10. Lebensjahre. KETSCH
berechnet die vom 1. bis 12. Jahre auftretenden Scoliosen mit $52^0/_0$, die vom
12. bis 18. Jahre mit $41^0/_0$, während die Zahl der sich noch später entwickelnden
Verkrümmungen nur $3^1/_2^0/_0$ beträgt. Flachrückige Kinder sind zu habitueller
Scoliose besonders disponirt. Doch darf nicht vergessen werden, dass der flache
Rücken wegen der durch die Torsion bedingten Abschwächung der mediosagittalen
Krümmungen häufig genug schon die beginnende Scoliose vorstellt. Andauernde
ungleichmässige Belastung der Wirbelsäule bei professionellen Beschäftigungen
(namentlich der Lastträger) erzeugt auch noch in späterem Alter seitliche Ver-
krümmungen mit keilförmiger Deformirung der Wirbelkörper (ARBUTHNOT LANE).

Die statische Scoliose ist jene Form der habituellen Scoliose,
welche als nothwendige Folge des Ausgleiches einer vorhandenen Gleichgewichtsstörung auftritt. Diese letztere wird durch eine abnorm von oben her wirkende
Belastung oder durch ungleichmässige Unterstützung des Beckens und Schiefstand
desselben veranlasst. Die Beckensenkung kann bedingt sein durch angeborene
oder erworbene Längendifferenz der Beine. Die primäre Verkürzung kommt
namentlich am linken Beine (nach NEBEL gleichmässig an beiden Beinen) zur
Beobachtung, ihre Häufigkeit wird jedoch sehr verschieden angegeben. STAFFEL
fand bei 230 Scoliosen 62mal Wachsthumsverkürzung des linken, 4mal des rechten
Beins und hebt hervor, dass dieselbe oft deutlich ererbt sei. H. L. TAYLOR,
SKLIFOSOWSKI u. A. geben einen noch höheren Procentsatz von linksseitiger Beinverkürzung an, nach TH. G. MORTON ist die Asymmetrie der unteren Extremitäten
eher die Regel als die Ausnahme. GARSON fand nach Skeletmessungen nur in
$10^0/_0$ die Extremitäten gleich. Die Ungleichheit variirte von 1 : 13 Mm. Soweit
beträchtlichere, durch Messung am Lebenden sicher constatirbare Verkürzungen
des linken Beins als statische Ursache einer linksconvexen Lumbalscoliose vorkommen, wird deren Häufigkeit nach meinen hundertfältigen Beobachtungen sicher
überschätzt. Es muss diesbezüglich hervorgehoben werden, dass jede linke Lumbalscoliose wegen der Verschwommenheit der Contour des convexseitigen und der
stärkeren Prominenz des concavseitigen Darmbeinkammes den Eindruck einer linksseitigen Beckensenkung, resp. einer linksseitigen Beinverkürzung macht. Nähere
Untersuchung lässt diesen Eindruck weitaus am häufigsten als eine Täuschung erkennen.

Einseitige Beinverkürzung kann ferner durch spinale Kinderlähmung, dann
in Folge eitriger Zerstörung der Epiphysenfugen des Kniegelenkes (Osteomyelitis),
nach Diaphysenfracturen, bei einseitig stärker entwickeltem *Pes valgus, Genu
valgum, recurvatum,* ungleichmässigen rachitischen Verkrümmungen etc. eintreten.
In selteneren Fällen wird Wachsthumsverlängerung nach Osteomyelitis beobachtet.
Ebenso giebt die einseitige, angeborene Hüftluxation, sowie die stark winkelige
Kniegelenkscontractur eine häufige Ursache von Beckensenkung ab. In Abductions-
stellung ausgeheilte Coxitiden ziehen eine Beckensenkung auf Seite der Erkrankung
nach sich. Bei fixirter Adductionsstellung hingegen ist das Becken bei Parallelstellung
der Beine nach der gesunden Seite gesenkt. Der ungleiche Höhenstand der Darm-
beinschaufeln kann auch eine Folge von ungleichmässiger Entwicklung der Becken-

schaufeln sein (E. FISCHER, STAFFEL). Der gesenkte Hüftkamm liegt flacher als jener der anderen Seite, der vordere Hüftbeinstachel steht tiefer. Die betreffende Hüfte ist stärker prominent und kann, obwohl tiefer stehend, sehr leicht für eine hohe Hüfte gehalten werden.

Es muss besonders betont werden, dass in jenen Fällen von Beinverkürzung, welche durch pathologische Processe bedingt wurden, ni cht die Beckensenkung in erster Linie als das die Scoliose bedingende Moment aufzufassen ist. Vielmehr ist in diesen Fällen das verkürzte Bein auch das schwächere und functionsuntüchtigere Bein. Der Kranke benutzt das gesunde Bein als Standbein und belastet es ausschliesslich oder vornehmlich mit dem Körpergewicht. Unter diesen Umständen kann sich eine primäre statische Dorsalscoliose entwickeln, deren Convexität dem gesunden Bein entspricht.

Ausser den durch pathologische Verhältnisse bedingten sind noch die sogenannten habituellen Beckensenkungen zu erwähnen, welche bei gewohnheitsmässiger Benutzung eines und desselben Beines als Standbein eintreten. BUSCH führt die entschiedene Neigung der Mädchen, auf e i n e m Bein zu stehen, auf die durch grössere Breitenentwicklung des Beckens bedingte stärkere Convergenz der Oberschenkel zurück, wodurch die Kniee aneinanderstossen und deshalb mit Vorliebe ein Bein vor das andere gesetzt wird. Bei habituellem Stand auf dem rechten Bein und links hängender Hüfte *(se hancher)* nimmt die Lendenwirbelsäule eine linksconvexe Biegung an, während durch eine Rechtsneigung des Oberrumpfes die Schwere des Körpers dem Standbeine überantwortet wird. Aber auch beim habituellen Linksstande kann eine linksconvexe Totalausbiegung der Wirbelsäule eintreten, durch welche die Körperlast auf das Standbein übertragen wird. In diesem Falle kommt es zu keiner rechtsseitigen Beckensenkung, ganz im Gegentheil wird das rechte Hüftbein dabei nach oben gezogen. Habituelle Beckenschiefstellungen treten auch beim schiefen Sitzen auf nur einem Sitzhöcker ein. Es zeigt sich demnach, wie innig verwandt die Aetiologie der statischen und habituellen Scoliose ist. Man pflegt nur insolange von einer statischen Scoliose zu sprechen, als keine Fixirung der seitlichen Abweichung durch Inflexions-, resp. Rotationsveränderungen der Knochen eingetreten ist. Namentlich in jenen Fällen von Gleichgewichtsstörung, welche nach mehr weniger vollständig vollendeter Wachsthumsentwicklung des Skeletes eintreten, kommt es häufig niemals zur Fixirung der statischen Abweichung. Bei dauernder Einwirkung der statischen Schädlichkeiten auf die in ihrer floridesten Wachsthumsentwicklung begriffene Wirbelsäule entstehen jedoch im Laufe der Zeit fixirte Lumbalscoliosen mit Gegenkrümmung des Brustsegmentes bei typischer Ausbildung der beschriebenen Inflexions- und Torsionsveränderungen. Die vielfach aufgestellte Behauptung, dass statische Scoliosen niemals permanent werden, wird durch die tägliche Erfahrung ebenso oft widerlegt. In die Rubrik der statischen Scoliosen gehören auch die hemiplegischen Totalscoliosen, auf welche BOUVIER aufmerksam gemacht hat. Der Kranke belastet durch eine Lateralverschiebung des Rumpfes nach Seite des gesunden Beines ausschliesslich dieses letztere, wobei die Wirbelsäule einen flachen seitlichen Bogen beschreibt, dessen Convexität nach der gesunden Seite gerichtet ist. Hierher gehören auch die durch abnorme Belastung von oben her bei aussergewöhnlich grossen Geschwülsten oder nach hohen Oberarmamputationen (STROMEYER) eintretenden Krümmungshaltungen, welche durch die Gleichgewichtsbestrebungen des Kranken eingeleitet werden.

Da durch Beckensenkung zur Ausgleichung der hierdurch bewirkten Gleichgewichtsstörung zunächst eine Lumbalscoliose eintreten muss, deren Convexität der tiefer stehenden Beckenhälfte entspricht, so wird eine absichtliche und künstliche Schiefstellung des Beckens in ausgedehntester Weise als therapeutisches Mittel bei der Behandlung auch der habituellen Scoliose in Anwendung gezogen.

Da die einzig rationelle Therapie der statischen Lumbalscoliose in einer Hebung der gesenkten Beckenhälfte (durch Sohleneinlagen, Sitzpolster etc.) besteht, so wird man jede Scoliose auf das Vorhandensein eines statischen Momentes sehr eingehend untersuchen müssen. Eine beträchtlichere Differenz der Beinlänge kenn-zeichnet sich bei blosser Inspection durch den ungleichen Hochstand der Gluteal-falten, welchen stets eine besondere Aufmerksamkeit zugewendet werden muss oder durch die ungleiche Hochlage der Hände, welche man von rückwärts, die Weichen des Patienten tief eindrückend, auf die beiden Darmbeinkämme legt. Zur appro-ximativen Bestimmung der Differenz legt man unter den der gesenkten Becken-hälfte entsprechenden Fuss Brettchen von $1/2$—1 Cm. Dicke, bis die Glutealfalten, resp. die Darmbeinkämme gleich hoch stehen. BEELY stellt den zu Untersuchenden vor einen Tisch und vergleicht die Höhe der beiden *Spin. ant. sup.* über der horizontalen Tischkante miteinander. In ähnlicher Weise verwendet F. BUSCH zur Bestimmung der Höhendifferenz der Spinae ein mit einem Ausschnitt versehenes Brett, welches an die entsprechenden Punkte des Beckens angelegt wird. Die Luftblase einer auf dem Brett angebrachten Wasserwaage zeigt einen ungleichen Höhenstand der Spinae an. Durch unterlegte Fussbrettchen wird derselbe ausgeglichen.

Einfacher ist das Verfahren, bei aufrechter Stellung des Patienten von der *Spin. ant. sup.* ein Senkloth zum Boden fallen zu lassen. E. FISCHER schlägt vor, den Höhenstand jener Punkte mittelst Wasserwaage zu vergleichen, welche den Uebergang des äusseren zum mittleren Drittel des POUPART'schen Bandes bilden, weil diese bei aufrechter Körperstellung mit dem Scheitel der Hüftgelenks-pfanne in einer Höhe liegen. Zu diesem Zwecke misst er vom vorderen oberen Hüftstachel aus beiderseits $4^{1}/_{2}$, bei grossen Personen 5 Cm. (3 Querfinger) ab und betrachtet die so erhaltenen Punkte als etwa in gleicher Höhe mit den Scheiteln der Hüftgelenkspfannen gelegen. Bei Messung der Beinlänge in Horizontal-lage muss jede Beckensenkung, sowie jede Adduction oder Abduction der Beine vorher beseitigt werden. Man legt den Patienten auf eine schmale Bank, parallel den Seitenrändern derselben und lässt ihn vor der Messung (vom vorderen Hüftstachel zum äusseren Knöchel) sich aufsetzen und dann vorsichtig wieder niederlegen. LORINSER hat eine sehr genaue, aber für praktische Bedürfnisse zu complicirte Messungsmethode angegeben. Das anatomische Bild der statischen Scoliose weicht in nichts von jenem der habituellen ab.

Die rachitische Scoliose hat mit der habituellen Form der seit-lichen Rückgratsverkrümmung eine verwandte Aetiologie. Die durch gesteigerte Wachsthumsvorgänge schon normalerweise verminderte Widerstandskraft der epi-physären Zonen der Wirbelkörper und Wirbelbogen gegenüber den Belastungs-einflüssen erfährt durch epiphysäre Rachitis eine pathologische Steigerung. Die epiphysären Wachsthumszonen sind in diesem Falle in einer förmlichen Wachsthums-blähung begriffen und die Tragfähigkeit der Knochen ist durch die Erweichung derselben herabgesetzt. Sowie die habituelle, wird auch die rachitische Scoliose vorzugsweise in der Sitzhaltung erworben. Speciell in dem letzteren Falle wirkt die mechanische Schädlichkeit des Sitzens, namentlich auf schiefer Unterlage oder in einer Ermüdungs-haltung wegen verspäteter Aufnahme der Steh- und Gehversuche der Kinder durch mehrere Jahre hindurch auf die widerstandslose Wirbelsäule ein. Bei der atrophischen Musculatur rachitischer Kinder wird die relativ aufrechte Sitzhaltung vornehmlich durch Inanspruchnahme der Bänder- und Knochenhemmungen erhalten.

Die rachitische Scoliose kommt mit überwiegender Häufigkeit als links-convexe Abweichung des dorsolumbalen Segmentes der Wirbelsäule zur Beobachtung, namentlich wenn sie ganz kleine, 2—3jährige Kinder betrifft. An älteren, 4- bis 5—6jährigen Kindern habe ich ebenso häufig eine Rechtsabweichung gefunden und bin geneigt, die Rechtshändigkeit als richtungsbestimmendes Moment der Abweichung anzusprechen. EULENBURG berechnet das Häufigkeitsverhältniss zwischen Rechts- und Linkskrümmung mit 5 : 9, HEINE mit 2 : 3, P. VOGT fand den Unter-schied noch geringer, F. BUSCH hält die beiden Krümmungsrichtungen für gleich häufig. Ausser dem langen Sitzen auf dem Bettchen, also auf meist schiefer Unterlage wird namentlich das Tragen der Kinder auf dem linken Arme als richtungsbestimmendes Moment in der Entstehung der rachitischen Scoliose angenommen. Der linke Vorderarm des Tragenden bietet dem Kinde eine abschüssige Sitzfläche, wodurch eine Senkung der linken Beckenhälfte desselben, resp. eine Linksbiegung der unteren Abschnitte der Wirbelsäule bedingt wird. Mit dem Oberrumpfe lehnt sich das Kind nothwendig gegen die Brust seines Trägers nach rechts und vervollständigt damit den linksconvexen Bogen der Wirbelsäule. Bei spitzwinkeliger Beugung des tragenden linken Armes oder beim Tragen des Kindes mit dem rechten Arm werden entgegengesetzte statische Verhältnisse geschaffen. Constanter als die Richtung der Abweichung und für die rachitische Scoliose geradezu charakteristisch ist der Umstand, dass der Scheitel der durch Rachitis bedingten primären Deviation d e r M i t t e d e r W i r b e l s ä u l e entspricht, während bei der habituellen Scoliose entweder der obere (Brust-) Abschnitt oder das untere (Lenden-) Segment von der primären Abweichung betroffen erscheint. Die primäre Krümmung ist also immer eine dorsolumbale. Die Gegenkrümmungen liegen hoch oben im dorsocervicalen Segmente und tief unten im lumbosacralen Abschnitte. Die höchste Prominenz des primären Rippenbuckels

Fig. 11.

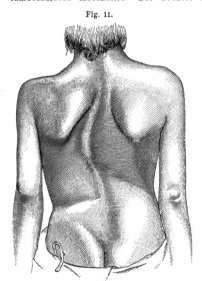

liegt demnach unterhalb des betreffenden Schulterblattes, die kleinere Prominenz des secundären dorsocervicalen Rippenbuckels bewirkt ein nur sehr mässiges Hervorragen der oberen Hälfte der anderen Scapula. Das Befallenwerden g e r a d e d e s m i t t l e r e n Abschnittes der rachitischen Wirbelsäule von der primären Abweichung deutet darauf hin, dass die statischen Schädlichkeiten sich mit den Wirkungen einer Ueberlastung der wenig tragfähigen Wirbelsäule durch das Körpergewicht combiniren. Sowie ein in der Richtung seiner Längsachse von oben her überlasteter Stab i n s e i n e r M i t t e z u e r s t sich ausbiegt, so entsteht an der rachitischen Wirbelsäule in Folge der Disharmonie zwischen Belastung und Tragfähigkeit bald die bogige Kyphose, bald die scoliotische Seitenkrümmung mit einem der Mitte der Wirbelsäule entsprechenden Krümmungsscheitel. Ein charakteristisches Beispiel für die rachitische Scoliose zeigt Fig. 11.

Die linksconvexe Krümmung des mittleren Abschnittes der Wirbelsäule hat eine mässige Linksverschiebung des Rumpfes auf dem Becken zur Folge, der linke Arm pendelt frei in der Luft. Der primäre Rippenbuckel liegt unterhalb des linken Schulterblattes, daher ragt dasselbe nicht nach hinten vor. Hingegen ist eine ausgesprochene rechtsconvexe Gegenkrümmung im dorsocervicalen Segmente vorhanden, daher die verticale Elevation und mässige Prominenz der rechten Schulter nach hinten.

Bei dem meist gleichzeitigen Befallenwerden der Beckenknochen von dem rachitischen Processe kommen Beckenverengerungen im Gefolge der rachitischen Scoliose ungleich häufiger vor als bei den habituellen Verkrümmungen.

Die charakteristische Form der rachitischen Scoliose wird auch in späterer Zeit, wenn etwaige andere Symptome der Rachitis auch längst verschwunden sind, nicht leicht diagnostische Zweifel aufkommen lassen. Wenn eine im relativ späteren Kindesalter entstandene (rechtsconvexe) rachitische Scoliose auch die Form der habituellen Verkrümmung imitirt, so wird die Schärfe und Rigidität der Curven doch den rachitischen Ursprung verrathen.

GUÉRIN berechnet die Häufigkeit der Scoliosen bei mit rachitischen Krümmungen behafteten Kindern auf 9·7%. Knaben und Mädchen werden in gleichmässiger Häufigkeit betroffen. Nach einer von EULENBURG gelieferten werthvollen Statistik entstehen mehr als die Hälfte der rachitischen Scoliosen während des zweiten Lebensjahres, also gerade in jener Zeit, in welcher die statischen Schädlichkeiten des Sitzens einzuwirken beginnen. Gegen das 6. Lebensjahr vermindert sich die Häufigkeit der Verkrümmungen.

Die pathologische Anatomie der durch Rachitis bedingten Scoliose unterscheidet sich in Nichts von jener der habituellen Form der Verkrümmung. Nur das klinische Bild erhält durch die primäre Abweichung gerade der mittleren Antheile der Wirbelsäule einen etwas anderen Charakter. Leider besteht jedoch ein grosser Unterschied in dem klinischen Verlaufe der beiden Krümmungsformen. Gegenüber dem exquisit chronischen und nur selten zu hochgradigen Verunstaltungen führenden Entwicklungsgange der habituellen Scoliose nehmen die rachitischen Verkrümmungen rasch zu und erreichen wegen der grossen Plasticität des Skeletes die denkbar höchsten Grade. Der Rippenhöcker täuscht schliesslich einen Gibbus vor, der in sich zusammengeschobene Rumpf lastet auf relativ zu langen Beinen, neben welchen die affenartig langen Arme tief herabpendeln, während der grosse Kopf sich zwischen die Schultern einzwängt. Niemals bildet sich eine rachitische Scoliose im weiteren Verlaufe des Wachsthums zurück.

Die Therapie ist womöglich noch schwieriger als bei der habituellen Scoliose. Nach Sclerosirung der Knochen ist selbst die Aussicht auf Erreichung einer Besserung illusorisch. Das erste Gebot bei florider Rachitis ist dauernde Horizontallage, wodurch sicher eine Verschlimmerung der Verkrümmung verhütet werden kann. Selbstverständlich muss die Behandlung des Allgemeinleidens in möglichster Ausdehnung eingeleitet werden (vergl. R a c h i t i s). Das Kind darf nur in horizontaler Lagerung herumgetragen werden. Um die Horizontallage nicht nur prophylactisch, sondern auch correctiv zu verwerthen, pflegt man zu verordnen, das Kind mit der linken Seite über ein Rollkissen zu legen. Doch wird der Zweck durch die Unthunlichkeit und Schwierigkeit einer sicheren Fixirung niemals erreicht. Verlässlicher ist jedenfalls die Lagerung des Kindes in einer kleinen Hängematte, deren Aufhängepunkte einander möglichst nahe sind. Bei rechtsseitiger Lagerung muss die Wirbelsäule einen rechtsconvexen Bogen beschreiben. Mit Vortheil wird die Horizontallage mit Extension der Wirbelsäule combinirt. Man verwendet dazu am besten das vom PHELPS, NÖNCHEN, NEBEL u. A. empfohlene Stehbett. Dasselbe ist im Wesentlichen eine den Körperdimensionen entsprechend zugeschnittene, gepolsterte, in verschiedenem Neigungswinkel aufstellbare schiefe Ebene, gegen deren oberes Ende der Kopf des Kindes mittelst einer Kinnhinterhauptbinde befestigt wird (Fig. 7, pag. 92). Häufig sträuben sich die Kinder gegen diese Lagerung. In vielen Fällen habe ich den Zweck einer sicheren Fixirung und einer corrigirenden antiscoliotischen Lagerung durch Anwendung eines Detorsions-Lagerungsapparates erreicht (vergl. Therapie der Scoliose). Ist das Kind in einer dauernden Horizontallage nicht mehr zu erhalten, so ist die zeitweilige Einnahme der aufrechten Körperhaltung nur unter Anwendung eines Stützmieders zu gestatten. Bei älteren Kindern weicht die mechanische Therapie der rachitischen Scoliose in nichts von jener der habituellen ab. Nicht unwichtig scheint es mir, dass solche Kinder beim Gehen immer an jener Hand geführt werden sollen, welche der Concavität der primären Curve entspricht.

Die ersten klinischen Symptome der beginnenden Scoliose sind durch die primäre seitliche Abweichung eines bestimmten Segmentes der Wirbelsäule bedingt. Bevor wir darauf eingehen, seien dem Abhängigkeitsverhältniss der einzelnen Krümmungen von einander einige Worte gewidmet. Als primäre Krümmung bezeichnet man diejenige, welche zuerst auftritt. Der Scheitelpunkt derselben ist von der Medianlinie seitlich abgewichen. Die Schenkel des seitlichen Bogens kehren in geschwungenem Verlaufe zur Medianlinie z u r ü c k. Jede seitliche Abweichung eines Segmentes der Wirbelsäule bedingt daher d r e i Convexitäten in dem Verlaufe der ganzen Columna. Die eine dieser Convexitäten repräsentirt die seitliche Abweichung (Krümmungsscheitel), die beiden andern vermitteln die Rückkehr des seitlich abgewichenen Segmentes zur Mittellinie (Schenkelkrümmungen). Die letzteren heissen auch c o m p e n s i r e n d e Krümmungen und entwickeln sich allmälig zu G e g e n k r ü m m u n g e n, durch welche die bei Zunahme der primären Krümmung allmälig nach der entgegengesetzten Seite übergreifenden Krümmungsschenkel wieder in die Mittellinie zurücklaufen. Jede beginnende Verkrümmung zählt also d r e i Convexitäten, darunter e i n e Abweichungskrümmung und zwei compensirende Krümmungen. Haben sich diese letzteren im weiteren Entwicklungsgange zu Gegenkrümmungen herausgebildet, so zählt man an einer solchen Wirbelsäule fünf Convexitäten mit d r e i Abweichungen von der Mittellinie. Bei jenen Thieren, deren Wirbelsäule wagrecht liegt, entstehen niemals Gegenkrümmungen nach der anderen Seite hin, sondern das abgewichene Segment kehrt einfach in geschwungenem Verlaufe zur Medianlinie zurück (E. FISCHER).

Die Entstehung der Gegenkrümmungen hat man sich nicht i n d e r W e i s e vorzustellen, dass das betreffende Individuum bei Zunahme der primären Krümmung instinctive das gestörte Gleichgewicht wieder herstellende Gegenbewegungen ausführt. Vielmehr wird durch die primäre Krümmung der Schwerpunkt des Rumpfes s e i t l i c h v e r s c h o b e n und die Schwerlinie schneidet als S e c a n t e sowohl den primären Abweichungsbogen, als auch die anschliessenden Convexitäten, mittelst welcher die Schenkel des primären Bogens zur Mittellinie zurückkehren. In Folge dessen werden die in der Concavität der drei Krümmungen gelegenen Wirbelantheile stärker belastet, bleiben im Wachsthum zurück; sämmtliche Krümmungen werden g l e i c h m ä s s i g u n d g l e i c h z e i t i g schärfer und die Schenkel derselben verbinden schliesslich dies- und jenseits der Mittellinie gelegene Scheitelpunkte. Die primäre Abweichung ist bei nicht zu alten Scoliosen wohl immer auch die Hauptkrümmung. Im späteren Verlaufe jedoch kommt es vor (SCHILDBACH), dass die Nebenkrümmungen auf Kosten der Hauptkrümmung sich stärker entwickeln, so dass bei sehr alten Scoliosen die primäre Krümmung aus dem anatomischen Bilde nicht immer mit Sicherheit zu erkennen ist.

Der Streit, ob die Torsions- oder Inflexionserscheinungen im klinischen Bilde der initialen Scoliose zuerst auftreten, ist ziemlich gegenstandslos, da nach unserer Auffassung Inflexion und Torsion eigentlich völlig identisch sind, indem die Torsion nur die Erscheinungsform der primären, i. e. stärkeren seitlichen Abweichung (Inflexion) der Wirbelkörperreihe ist. Doch bietet das klinische Bild der Anfangsscoliose zwei von einander etwas verschiedene Bilder. In einer Reihe von Fällen bemerkt man eine leichte Verschiebung des Oberkörpers gegen das Becken nach der einen oder anderen Seite. Dies gilt namentlich für jene Fälle, bei denen die zarte Wirbelsäule e i n e g r o s s e B e w e g l i c h k e i t besitzt. Dann tritt die seitliche Abweichung der Wirbelsäule sofort als auffälligstes Symptom in Erscheinung, da nicht nur die Wirbelkörper, sondern auch die Dornfortsätze einen seitlichen Bogen beschreiben. Der eine Arm liegt dem Körper an, der andere pendelt frei in der Luft (Fig. 12). Man spricht von scoliotischer Haltung, Anlage zur Scoliose (BOUVIER), seitlicher Biegung *(lateral-bending* — F. R. FISCHER), scheinbarer Scoliose (LORINSER) etc. Ganz mit Unrecht leugnen manche Autoren jeden ätiologischen Zusammenhang dieser scoliotischen Haltung mit der eigentlichen Scoliose. Meine Erfahrungen haben mich gelehrt, dass allerdings manchmal aus dieser scoliotischen Haltung, die beim ersten Anblick zuweilen eine erschreckende Deformität vortäuscht, bei näherer Untersuchung aber vielleicht noch keine merkliche Knochenveränderungen erkennen lässt, wirklich keine sogenannte Knochenscoliose mit Skeletverbildung wird. Aber als Regel kann dies keineswegs gelten. Vielmehr treten in der M e h r z a h l d i e s e r F ä l l e rasch genug auch unschwer erkenntliche Niveauverschiedenheiten des Rückens und der Lende auf, als Ausdruck der Torsion, i. e. der

stärkeren seitlichen Abweichung der Wirbelkörper gegenüber den Wirbelbögen.
Fig. 12 zeigt einen hierhergehörigen Fall mit nicht unbeträchtlichen Rippenverkrümmungen und Torsionswulst der Lende. Doch möchte ich glauben, dass die
Prognose dieser Fälle eine bessere ist, als bei dem anderen Typus der Anfangsscoliose, welcher keineswegs durch eine abnorm schlechte, scoliotische Haltung der

Fig. 12.

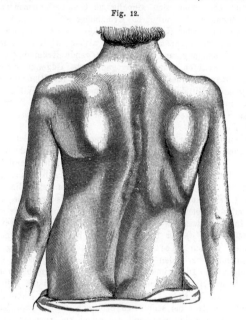

Kinder charakterisirt ist. Vielmehr findet man nicht selten eine puppenhaft gerade
Haltung des flachrückigen Kindes ohne Spur einer seitlichen Abweichung der
Dornfortsatzlinie. Die nähere Untersuchung ergiebt jedoch deutliche Symptome der
seitlichen Abweichung der Wirbelkörperreihe (seitliche Niveaudiffer enzen). Fälle
dieser Art sind von vornherein ernster zu beurtheilen. Gewöhnlich ist unter diesen
Umständen die Beweglichkeit der Wirbelsäule eine geringere.

Die wichtigste Form der initialen Scoliose ist nach meiner durch die
tägliche Erfahrung immer mehr sich festigenden Ueberzeugung d i e p r i m ä r e
l i n k s c o n v e x e L u m b a l s c o l i o s e. Dieselbe ist bei Untersuchung des e n t -
k l e i d e t e n Körpers leicht zu erkennen, wird aber in der Kleidung fast immer
übersehen. Ein auffallendes Symptom dieser Krümmungsform ist die Incongruenz
der Taillendreiecke (Lichtung zwischen den beiderseitigen Tailleneinschnitten und
der Innenfläche der herabhängenden Arme). Die linksseitige Tailleneinsattlung ist
verflacht (bis zum völligen Verschwinden des Taillendreieckes), die rechtsseitige
Tailleneinsattlung ist vertieft (Fig. 13). Der Lendenrumpf ist etwas Weniges
linksconvex geschweift, die linke Lumbalgegend voller. Der linke Darmbeinkamm
ist verstrichen, der rechte stärker vorstehend (hohe Hüfte). Die leicht nach links
geschweifte Dornfortsatzlinie gewinnt in der Gegend der Schulterblattspitzen wieder
die Mittellinie. Bei Vornüberneigung des Rumpfes fehlen die paraspinalen Niveaudifferenzen in der Lende (Torsionswulst) und jene an der Brustwirbelsäule (Knickung,
resp. Verflachung der Rippenwinkel) bei ganz initialen Fällen entweder vollständig
oder man kann bei vorgeschrittener Entwicklung schon die Andeutung einer
Knickung der rechtsseitigen Rippenwinkel constatiren, während der linksseitige

Torsionswulst der Lende weniger leicht bemerkt wird. Die klinische Thatsache, dass bei linksconvexer Einstellung des Unterrumpfes und fehlender Rechtsabweichung des Brustsegmentes (Fig. 13) schon eine Krümmungsvermehrung der rechten Rippen (Prominenz des rechten Schulterblattes) auftritt und leicht zu erkennen ist, während der Torsionswulst der linken Lende auch einer aufmerksamen Untersuchung entgehen kann, ist offenbar die Ursache, dass die hierhergehörigen Fälle fälschlich

Fig. 13.

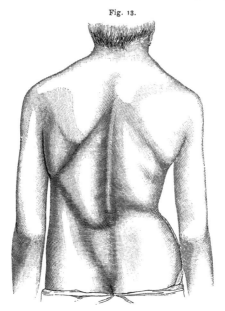

als primäre Brustscoliosen aufgefasst werden. Die raschere Entwicklung der Torsionsveränderungen am Thorax ist darin begründet, dass die Rippen als lange Hebelarme schon bei geringer Lateralabweichung der Körperreihe der Brustwirbel einen grossen Ausschlag machen und daher die Knickung, resp. Verflachung der Rippenwinkel rasch in auffällige Erscheinung tritt, während an der Lendenwirbelsäule die Rückgratsstrecker durch die kurzen Hebelarme der *Processus costarii* der Lendenwirbel nur eine verhältnissmässig geringe Rückwärtsverschiebung (Torsionswulst) erfahren.

Bei weiterer Entwicklung der Verkrümmung zeigen die Dornfortsätze der Brustwirbelsäule eine leichte Rechtsausbiegung, während die Rippenverkrümmungen zugenommen haben und auch der Torsionswulst der Lende sich stärker manifestirt. Wenn aus der ursprünglich einfachen Lendenkrümmung im Laufe der Zeit eine zweifache Abweichung geworden ist, so bleibt das Bild dieser Doppelkrümmung doch noch genügend charakteristisch, um von einer Doppelkrümmung, welche sich aus der primären Rechtsabweichung des Brustsegmentes herausbildet, unterschieden zu werden, da im letzteren Falle niemals jenes vollständige Verschwinden der linken Tailleneinsattlung vorhanden ist (vergl. Fig. 17).

Nicht immer entwickelt sich die primäre linksconvexe Lumbalscoliose zu einer Doppelabweichung (mit rechtsconvexer Brustkrümmung). Nicht selten entsteht aus der genannten Krümmungsform die linksconvexe Totalscoliose. Der linksconvexe Bogen der Lendenwirbelsäule erstreckt sich auch auf das Brustsegment. Es besteht nur ein einseitiger Torsionswulst, indem der paraspinale Längswulst der Lende in die linksseitige Prominenz der geknickten Rippenwinkel übergeht. Die linke Schulter ist meist auch in verticaler Richtung elevirt, die rechte Schulter hängt herab (Fig. 16).

Die primäre rechtsconvexe Lumbalscoliose hat die klinische Symptomatologie des Spiegelbildes der primären linksconvexen Lumbalscoliose und verhält sich auch bezüglich ihrer weiteren Entwicklung der letzteren vollkommen analog, d. h. sie wird entweder zur Doppelkrümmung, indem sich an die Rechts-abweichung der Lende eine Linkskrümmung der Brustwirbelsäule anschliesst oder sie bleibt eine einfache Abweichung und wird zur rechtsconvexen Totalscoliose. Fig. 14 stellt eine primäre rechtsconvexe Lumbalscoliose mit Gegenkrümmung des Brustsegmentes nach links dar. Das vollständige Verstrichensein des rechten und die Vertiefung des linken Tailleneinschnittes sichert vor Verwechslung mit der primären linksconvexen Dorsalscoliose. Fig. 15 bringt die seltene Form der

Fig. 14.   Fig. 15.

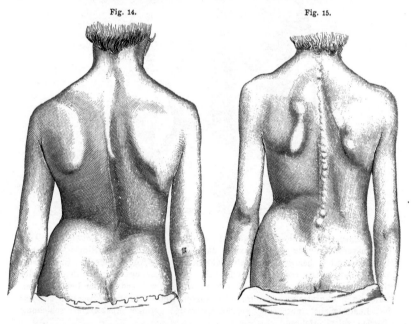

rechtsconvexen Totalscoliose zur Anschauung. Die Dorsalfortsatzlinie der Lende beschreibt einen flachen rechtsconvexen Bogen (Torsionswulst der convex-seitigen lumbalen Paraspinalgegend vorhanden), welcher zwischen den Schulterblatt-winkeln zwar schon wieder die Medianlinie erreicht, aber die beginnende Rechts-verkrümmung der Brustwirbelsäule wird durch die in der Vorbeugehaltung constatirbare, nicht unbeträchtliche Krümmungsvermehrung der rechtsseitigen Rippen-winkel angezeigt. Entsprechend dem lumbalen Beginne der Verkrümmung ist die rechte Tailleneinsattlung vollständig verstrichen, die linke entsprechend vertieft.

Die primäre rechtsconvexe Dorsalscoliose (Fig. 17) bean-sprucht neben der primären linksconvexen Lumbalscoliose den Vorrang vor allen übrigen Formen. Die ersten Symptome derselben treten am mittleren Antheile der rechten Thoraxhälfte auf und bestehen in einer eben merklichen Krümmungsver-mehrung der betreffenden Rippenwinkel, neben Verflachung jener der linken Seite. Die Incongruenz der beiderseitigen Rippenwinkel bedingt das stärkere Hervortreten der rechten Schulter nach rückwärts (hohe Schulter). Die Dornfortsätze zeigen häufig noch nicht die geringste Abweichung von der Mittellinie oder doch nur eine kaum bemerkbare Rechtstendenz. Durch die Niveauverschiedenheiten der hinteren Thoraxfläche werden charakteristische Stellungsveränderungen der Schulterblätter bedingt. Das linke Schulterblatt liegt auf depressionirter, frontal gestellter Unterlage, ist demnach gleichfalls depressionirt und frontal gestellt, ausserdem (besonders mit der unteren Spitze) der Dornfortsatzlinie genähert (Fig. 17). Das rechte Schulterblatt hingegen liegt seiner stark gewölbten Unterlage in der Art auf, dass sein spinaler Rand sich auf der Höhe jener Wölbung befindet, während die Fläche des Knochens die Seitentheile des Rippenbuckels deckt. Das rechte Schulterblatt ist dementsprechend prominent, die Contouren desselben sind scharf gezeichnet, seine Fläche ist etwas sagittal gestellt und der innere Rand etwas weiter von der Dornfortsatzlinie entfernt, als der gleichnamige Rand der linken Scapula (Fig. 17). In weiterem Verlaufe bilden sich Gegenkrümmungen in der Lende und

Fig. 17.

Fig. 16.

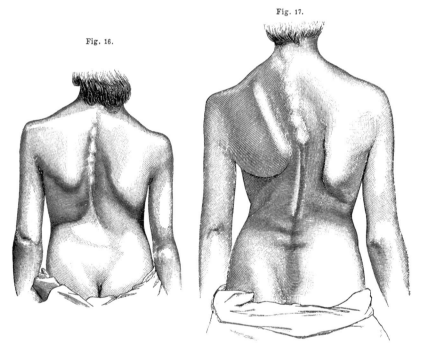

im dorsocervicalen Segmente nach links aus. Dementsprechend findet man einen Torsionswulst in der paraspinalen Gegend der linken Lende, doch kommt es niemals zu einem solchen Verstreichen der linken Tailleneinsattlung, wie bei der primären Linksabweichung der Lende. Die seitliche Contourlinie der linken Rumpfhälfte zeigt in ihrer ganzen Länge eine flachconcave Schweifung; auf der rechten Seite ist dieselbe convex, erfährt jedoch durch Vertiefung des rechten Tailleneinschnittes (hohe Hüfte) eine Unterbrechung. Selten zeigt die obere dorsocervicale Gegenkrümmung jene stärkere Entwicklung, wie bei der rachitischen Scoliose. Ist es der Fall, so werden die linken oberen Rippenwinkel und mit ihnen der obere Rand der linken Scapula prominent, die linke Nackenschulterlinie wird verflacht und die rechte verläuft in vertiefter concaver Schweifung. Gewöhnlich entsteht bei der mindergradigen habituellen rechtsseitigen Dorsalscoliose gar keine Gegen-

8*

abweichung im oberen Brust- und Halstheil und dementsprechend ist die rechtsseitige Schulter auch in verticaler Richtung etwas elevirt (Fig. 15). Beim Vorhandensein der genannten Gegenkrümmung steht die linke Schulter in verticaler Richtung höher als die rechte. Gewöhnlich ist der Kopf ganz leicht nach rechts geneigt. EULENBURG hat (1862) auf die Asymmetrien des Schädels bei Scoliose aufmerksam gemacht und dieselben auf eine permanente Compression der in der Concavität der Hals-krümmung verlaufenden Nerven und Blutgefässe bezogen. Scoliotischer Bau des Gesichtsschädels wird nur bei hochgradigen dorsocervicalen Krümmungen und niemals in jener Entwicklung beobachtet, wie bei *Caput obstipum musculare.* Die der Concavität der Halskrümmung entsprechende Gesichtshälfte ist kleiner und wird von der gegenständigen Gesichtshälfte gewissermassen nach der anderen Seite hinübergedrängt. Eine ebenso geistreiche, als nach meiner Ansicht unbedingt richtige Erklärung dieser merkwürdigen Thatsache hat NICOLADONI gegeben. Bei der seitlich geneigten Haltung des Kopfes wird das ganze Gewicht desselben vorzüglich von einem *Processus condyloideus* des Hinterhauptbeins getragen. In Folge dessen erfährt die eine Hälfte des Keilbeins, die *Pars basilaris* und der Gelenktheil des Hinterhauptbeins eine Wachsthumshemmung, während der prävalirende Wachsthumsschub der anderen entlasteten Seite von hinten nach vorne die stärkere Entwicklung der gegenständigen Schädel-basis und der zugehörigen Gesichts-hälfte zur Folge hat.

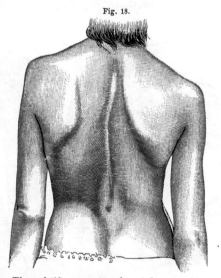

Fig. 18.

Bei der habituellen Dorsal-scoliose (und auch bei anderen Formen derselben) lässt sich frühzeitig eine Ungleichheit der queren Durchmesser der beiden seitlichen Rumpfhälften constatiren. Der Querdurchmesser des linken Lendenrumpfes wird wegen der Linksabweichung der Wirbel-säule kürzer. Dementsprechend sollte auch der Querdurchmesser der rech-ten Thoraxhälfte in der Länge ab-nehmen. Häufig findet jedoch das Gegentheil statt. Die Ursache liegt in der starken Lateralverschiebung der convexseitigen Scapula, wodurch eine Verbreiterung der convexseitigen Thoraxhälfte vorgetäuscht wird.

Die primäre linksconvexe Dorsalscoliose ist das Spiegelbild der primären rechtsconvexen Dorsalscoliose. Fig. 18 stellt einen derartigen Fall vor. Die linksseitigen Rippenwinkel zeigen Knickung, die rechtsseitigen Streckung, das linke Schulterblatt ist nach hinten prominent, die linke Schulter auch in verticaler Richtung elevirt. In der rechten Lende findet sich ein Torsionswulst.

Ausser diesen typischen Formen der habituellen Scoliose finden sich ab und zu auch atypische; so befällt eine primäre habituelle Brustabweichung manchmal den unteren Theil der Brustwirbelsäule und diese Krümmungsform gemahnt dann an den Habitus der rachitischen Scoliose. Selten wird eine stärker entwickelte dorsocervicale Krümmung ohne entsprechend entwickelte untere Gegenkrümmungen beobachtet. Derartige Fälle gehören zu den Ausnahmen und namentlich die letzteren bieten der Therapie noch grössere Schwierigkeiten als die gewöhnlichen Formen der Scoliose.

Die Häufigkeit der verschiedenen Formen der Scoliose wurde bis in die neuere Zeit sehr widersprechend beurtheilt. Man unterschied

wohl auch nicht genau zwischen den einzelnen Formen. Die Entscheidung der
Frage nach der Häufigkeit der typischen Formen der habituellen Scoliose kann
nur durch genaue Beobachtung beginnender Fälle angebahnt werden, da in veralteten Fällen die primäre Abweichung häufig nicht erkannt werden kann. Bisher
galt es als Regel, dass die rechtsconvexe Dorsalscoliose weitaus die häufigste, ja
so zu sagen die einzige Form der initialen Scoliose sei. EULENBURG berechnete
ihre Häufigkeit mit 92·7%, ADAMS mit 84%, J. v. HEINE mit 81% u. s. w.
Unter den neueren Statistiken hält nur jene von KÖLLIKER an der weitaus überwiegenden Häufigkeit der rechtsconvexen Dorsalscoliose fest. Obwohl schon CHRIST.
GOTTL. LUDWIG (1757) und JOHN SHAW (1825), wenn auch irrthümlich, behaupteten,
dass die Scoliose stets mit der Lumbalkrümmung beginne, so wurde das Vorkommen derselben von MALGAIGNE und HÜTER u. A. geradezu in Abrede gestellt,
bis KLOPSCH (1861) wieder die Aufmerksamkeit auf die sogenannte ascendirende
Scoliose lenkte. Mehrere neuere Statistiken zeigen, dass die primäre linksconvexe
Lumbalscoliose als Initialform hält jene vom mindesten ebenso häufig sei, als die rechtsconvexe Brustkrümmung. W. MAYER fand bei der Untersuchung von 336 Schulmädchen, dass die Scoliose als eine einfache, linksseitige Ausbiegung der Lende
beginnt und dass erst bei den älteren Jahrgängen Doppelabweichungen sich finden.
B. SCHMIDT hält die primäre Lendenscoliose für das Gewöhnliche. Nach der
DRACHMANN'schen Statistik überwiegt die Häufigkeit der primären linken Lendenkrümmung (47·7%) über jene der rechtsseitigen Dorsalscoliose (42·3%). Unter
136 beginnenden Scoliosen fand ich 62 Fälle primärer linksconvexer Lendenkrümmung und 64 Fälle rechtsseitiger Dorsalscoliose. Je mehr beginnende Scoliosen
ich seither zu Gesicht bekam, desto mehr festigte sich meine Ueberzeugung, dass
die beiden in Rede stehenden Scoliosenformen nicht nur etwa gleich häufig sind,
sondern dass die linksconvexe Lumbalscoliose an Häufigkeit überwiegt. Bei der
Beurtheilung wird man sich nur immer gegenwärtig halten müssen, dass die einfache primäre Lumbalscoliose sehr häufig in jener Uebergangsform zur Doppelabweichung zur Untersuchung kommt, bei welcher die Dornfortsatzlinie im aufrechten
Stande einen ganz leichten linksconvexen Bogen beschreibt, welcher im Brustsegmente wieder die Mitte erreicht. Nun findet man in der Vorbeugehaltung schon
eine Knickung der rechtsseitigen Rippenwinkel als erstes Anzeichen der nicht
direct sichtbaren beginnenden Rechtsabweichung der Körperreihe der Brustwirbelsäule, während der Torsionswulst der Lende (aus schon erörterten Gründen) nicht
so deutlich ist. Man ist nun geneigt, eine beginnende Dorsalscoliose anzunehmen,
während man doch eine primäre Lendenkrümmung vor sich hat.

  Gegenüber der Häufigkeit dieser beiden Formen verschwindet die Bedeutung der übrigen. Die linksconvexe Dorsalscoliose wird mit 7·9%, die rechtsconvexe Lumbalkrümmung mit nur 2·1% Häufigkeit berechnet (DRACHMANN).
Hingegen ist die linksconvexe Totalscoliose (abgesehen von beginnenden rachitischen
Verkrümmungen) bei Schulmädchen recht häufig, wogegen ich ausgesprochene
rechtsconvexe Totalscoliose unter hunderten von Fällen nur 4mal constatiren konnte.

  Der Verlauf der habituellen Scoliose ist ein exquisit chronischer.
Die Verkrümmung kann sich zu den denkbar höchsten Graden entwickeln, kann
aber auch auf jeder beliebigen geringgradigsten Entwicklungsstufe Halt machen.
Je früher in der Wachsthumsperiode dieselbe beginnt, um so länger dauert ihre
wichtigste Entwicklungsbedingung und um so höhere Grade kann die Verkrümmung
erreichen. Mit dem Abschlusse der energischen Wachsthumsperiode, mit der vollständigen Verknöcherung der Wirbelepiphysen ist auch der Weiterentwicklung der
Verkrümmung in der Regel ein Ziel gesetzt. Aber auch noch im späteren Leben,
namentlich bei durch rasch hintereinander folgende Puerperien herbeigeführter
Osteomalacie ist eine weitere Steigerung der Verkrümmung nicht ausgeschlossen.
Auch die senile Involution des Skeletes kann denselben Effect haben.

  Die Erfahrung lehrt, dass die habituelle Scoliose bei muskelschwachen,
rasch aufschiessenden Mädchen mit gracilem Knochenbau und laxen Gelenkverbin-

dungen manchmal enorm rasche Fortschritte macht und im Verlaufe eines Jahres schon eine bedeutende Rigidität erlangt haben kann. Die höchsten Grade der scoliotischen Verkrümmung (Kyphoscoliosen) sind meist rachitischen Ursprungs. Das Allgemeinbefinden der Scoliotischen ist selbst bei beträchtlicheren Verkrümmungen nicht gestört. Höchstgradige Verkrümmungen führen bei Circulationsstörungen, Cyanose etc. häufig durch Herzermüdung zu frühzeitigem Tode (E. NEIDERT). Nach BOUVIER sind Apoplexien und Herzfehler die häufigsten Todesursachen der Scoliotischen. Verkrümmungen mittleren Grades bergen die Disposition zur Lungenschwindsucht in sich (NEIDERT), während geringgradige Verkrümmungen die Lebensdauer durchaus nicht beeinflussen. Compression der Intercostalnerven führt bei hochgradigen Fällen manchmal zu heftigen neuralgischen Schmerzen. Aber auch bei beginnenden und in der Entwicklung rasch fortschreitenden Scoliosen beobachtet man zuweilen heftige Schmerzen in der Gegend des primären Krümmungsscheitels.

Aus vorwiegend praktischen Gründen unterscheidet man drei Entwicklungsstadien der habituellen Scoliose, welche selbstverständlich nicht strenge von einander gesondert werden können. Das erste Stadium der Scoliose stellt die habituelle scoliotische Haltung dar. Häufig zeigt sich eine Lateralverschiebung des Rumpfes auf dem Becken. In anderen Fällen halten die Dornfortsätze noch völlig die Mittellinie ein, aber in der Vorbeugehaltung ist eine leichte Niveaudifferenz zu beiden Seiten der primären Abweichung der Wirbelkörperreihe eben schon zu erkennen. Die Wirbelsäule ist völlig mobil und kann mit Leichtigkeit sogar nach der entgegengesetzten Seite umkrümmt werden. Es besteht in diesem Stadium nur e i n e e i n z i g e Abweichung von der Mittellinie. Der zweite Grad der Scoliose ist zunächst durch das deutliche und unzweifelhafte Auftreten der Torsionsveränderungen (Niveaudifferenzen) zu beiden Seiten der primären Abweichung sowohl, als auch durch beginnende Niveauverschiedenheiten neben den compensirenden Convexitäten, deren Dornfortsatzreihe nicht nothwendig von der Mitte abgewichen sein muss, gekennzeichnet. Es handelt sich also hier schon um b e g i n n e n d e Gegenabweichungen. Geben sich dieselben auch schon durch leichte Abweichungen der entsprechenden Dornfortsatzreihe zu erkennen, so sind diese, sowie die seitliche Deviation der Dornfortsatzreihe der primären Abweichung durch Suspension völlig corrigirbar. Doch bleiben die Niveaudifferenzen durch die Suspension in ihrem Bestande vollkommen unbeeinflusst. Bei der Scoliose dritten Grades sind die seitlichen Abweichungen der Dornfortsatzreihe der primären Krümmung und jene der Gegenkrümmungen vollständig ausgebildet, die Niveaudifferenzen zu beiden Seiten der primären und der secundären Krümmungsscheitel haben beträchtliche Grade erreicht, die Columna ist starr geworden und die Suspension bewirkt nur eine Verflachung, keineswegs eine Ausgleichung der seitlichen Abweichung der Dorn-, fortsatzreihe (viel weniger selbstverständlich jener der Wirbelkörper). Die höchstgradig entwickelten, vollkommen starren Scoliosen gehören gar nicht in den Rahmen einer klinischen Betrachtung und haben vielmehr nur ein pathologischanatomisches Interesse.

Bei der künstlichen Eintheilung der Scoliose in verschiedene Grade sollte nach dem Gesagten keineswegs n u r die Ausgleichbarkeit der seitlichen Abweichungen der Dornfortsatzlinie durch Suspension massgebend sein (denn selbst vorgeschrittene Scoliosen brauchen eine derartige Abweichung gar nicht zu zeigen); vielmehr kommt nach obiger Darstellung der Scoliose des ersten Grades eine primäre e i n f a c h e Abweichung eines bestimmten Segmentes der Wirbelsäule mit fehlenden oder doch nur eben erkennbaren Niveaudifferenzen zu beiden Seiten des Scheitels der Abweichung zu. Bei der Scoliose des zweiten Grades sind diese Niveaudifferenzen deutlich erkennbar und zeigen sich auch schon an den b e g i n n e n d e n Gegenkrümmungen m i t oder vorläufig noch o h n e Abweichungen des betreffenden Abschnittes der Dornfortsatzlinie. Im ersteren Falle sind diese Abweichungen durch Suspension ausgleichbar. Bei drittgradigen Scoliosen sind die Niveaudifferenzen mit grösseren Abweichungen der Dornfortsatzlinie combinirt und diese letzteren nicht mehr völlig ausgleichbar.

Die Prognose der Scoliose ist in Anbetracht der bedeutenden, die centralsten und periphersten Theile der Columna gleichmässig treffenden Veränderungen der Knochen im Allgemeinen eine ziemlich ungünstige. Im Besonderen hängt sie ab von dem Grade der Verkrümmung, der speciellen Form derselben und von der inneren Ursache der Scoliose. Die beginnenden Scoliosen des ersten Grades sind vollkommen heilbar. Selbst in dem Falle als sich schon leichte Niveauunterschiede constatiren lassen, können diese im Laufe der Zeit vollständig verschwinden. Bei Scoliosen des ersten Grades kommen auch Spontanheilungen vor. v. MOSENGEIL hat mehrere unzweifelhafte Fälle beobachtet. BEELY vertritt ebenfalls die Ansicht, dass geringgradige Scoliosen unter günstigen Umständen sich spontan bessern können. Von vielen älteren Autoren (DELPECH, MALGAIGNE, STROMEYER, EULENBURG u. A.) wurde die Möglichkeit einer Spontanheilung vollständig geleugnet. Wenn eine Verkrümmung während der ganzen Dauer der Wachsthumsperiode allmälig zunimmt und erst mit dem Abschlusse derselben stabil wird, dann ist allerdings eine Spontanheilung nicht mehr denkbar. Es ergeben sich aber Fälle genug, bei denen die weitere Entwicklung einer geringen Verkrümmung noch innerhalb der Wachsthumsperiode sistirt wird; sei es, dass das Individuum schädlichen Einflüssen entzogen wurde, sei es, dass die Weichheit des Knochengewebes durch einen Umschwung in den Ernährungsverhältnissen des Körpers abgenommen hat. Dann ist es denkbar, dass in Folge der weiteren Wachsthumsexpansion die bestehenden geringen Krümmungsungleichheiten der Rippenwinkel sich wenigstens einigermassen vermindern. Ebenso kann sich ein leichter seitlicher Bogen der Wirbelsäule durch das Längenwachsthum des sich kräftiger entwickelnden Individuums etwas verflachen, besonders wenn die Haltung des muskelkräftigeren Körpers eine dauernd bessere wird.

Bei Scoliosen des zweiten Grades mit ausgesprochenen Niveauunterschieden sowohl der Primärabweichung als der beginnenden Gegenkrümmung kann eine vollständige Heilung nicht mehr erwartet werden. Die Therapie muss sich bescheiden, die Weiterentwicklung solcher Fälle zu sistiren und in gewisser Beziehung dieselben zu bessern. Die Zunahme der seitlichen Abweichungen kann nicht nur aufgehalten werden, sondern es gelingt im Laufe der Zeit eine entschiedene Verflachung derselben, in günstigen Fällen einen vollständigen Ausgleich der Deviationen zu erreichen, was in dem Verlaufe der Dornfortsatzlinie zum Ausdruck kommt. Soweit aber die seitliche Abweichung bereits mit Niveaudifferenzen (Torsionsveränderungen) complicirt war, entziehen sich diese letzteren nach meiner Erfahrung bisher jedweder Beeinflussung durch die Therapie. Es ist leider durchaus unmöglich, an den Krümmungsverhältnissen der Rippen etwas zu ändern, da dieselben ja als Folge der unnahbaren Stellungsveränderung der Wirbelbogen zu den Wirbelkörpern betrachtet werden müssen.

An den vollständig rigiden Scoliosen des dritten Grades ist auch eine leichte Besserung vollständig ausgeschlossen und dieselben können nur insoferne noch als Objecte der Therapie gelten, als etwa bestehende Schmerzen (Neuralgien) durch entsprechende Stützapparate zu erleichtern sind.

Was die verschiedenen initialen Formen der Scoliose anbelangt, so muss den primären Lendenabweichungen eine bessere Prognose zuerkannt werden, als den primären Dorsalscoliosen, da im ersteren Falle die Torsionsveränderungen sich in der Regel langsamer entwickeln und bei dem Fehlen der Rippenringe keine so hochgradigen Skeletveränderungen im Gefolge haben. Dazu kommt noch, dass die antistatischen Mittel (künstliche Schiefstellung des Beckens) auf die lumbalen Krümmungen einen sehr entschiedenen Einfluss ausüben, während die dorsalen Abweichungen davon meist unberührt bleiben.

Manche, zum Glück nur seltene Fälle (bei mehreren Hunderten von Patienten habe ich nur zweimal diese Erfahrung gemacht), sind durch kein Mittel in ihrer Entwicklung aufzuhalten und verschlimmern sich unter den Augen des hingebendsten Arztes. Nur dauernde Horizontallage (antiscoliotische Lagerung) könnte die Fortentwicklung aufhalten. Diese Fälle können nur durch die Annahme einer pathologischen (spätrhachitischen) Erweichung des Knochengewebes erklärt werden und haben eine noch schlechtere Prognose als die starre rhachitische Scoliose des Kindesalters.

Die Untersuchung auf beginnende Scoliose ist eine Aufgabe, die namentlich an den Hausarzt täglich herantritt. Durch Gewissenhaftigkeit in der Lösung derselben kann sich derselbe ebensogrosse Verdienste erwerben, als er durch das zumeist beliebte Beschwichtigungssystem gegenüber angeblich zu ängstlichen Müttern oftmals spätere bittere Vorwürfe auf sich häuft. Unsicherheit im Urtheile ist meist die Triebfeder dieser Art „se tirer d'affaire". Und doch ist die Erkennung des Uebels zu einer Zeit, wo noch weiterem Schaden vorgebeugt werden kann, durchaus nicht schwierig.

Der Untersuchende stellt sich so, dass er die natürliche oder künstliche Lichtquelle hinter sich hat, und der Rücken des unter Wahrung der Decenz bis unter die Hüftkämme (wo die Röcke festgebunden werden) entkleideten Mädchens voll beleuchtet ist. Die Zöpfe werden am Scheitel befestigt. Die Fersen sollen geschlossen, die Fussspitzen mässig nach auswärts gekehrt sein. Man achte darauf, dass der eine Fuss nicht etwas vorgesetzt wird, da hierdurch eine Beckensenkung veranlasst wird. Aus etwas grösserer Entfernung ist nun die Lagebeziehung des Oberkörpers zum Becken leicht zu beurtheilen. Eine Lateralverschiebung kennzeichnet sich sofort durch das freie Pendeln eines Armes. Eine allfällige Incongruenz der Taillendreiecke wird einer aufmerksamen Betrachtung nicht entgehen. Es ist aber nothwendig, das Kind längere Zeit hindurch zu beobachten, da es häufig zuerst eine Reihe unnatürlicher Stellungen einnimmt, namentlich wenn man den Rücken unnöthig betastet. Nach Beendigung der Inspection in aufrechter Stellung streicht man mit zwei Fingern mehrmals zu beiden Seiten der Dornfortsatzreihe nach abwärts. Der durch den Hautreiz entstehende rothe Streifen zeigt eine etwa schon bestehende seitliche Abweichung der Dornfortsatzreihe an.

Leider legt man diesem Untersuchungsmaneuvre einen zu grossen, vielfach einen ausschliesslichen Werth bei. Man beschränkt sich auf die Untersuchung des Verlaufes der Dornfortsatzlinie, findet diese median verlaufend und schliesst sofort Scoliose aus. Mit dem Nachweis des medianen Verlaufes der Dornfortsatzlinie ist keineswegs gesagt, dass auch die Wirbelkörperreihe die Mitte hält. Vielmehr kann diese letztere von einer Seitenabweichung betroffen sein, als deren unmittelbare Folgen schon Niveaudifferenzen der seitlichen Rückenfläche leicht zu constatiren sind, ohne dass die obige Untersuchung eine Abweichung der Dornfortsatzreihe erkennen lässt.

Bei der Untersuchung auf beginnende Scoliose hat man in erster Linie nach einer permanenten Abweichung der Wirbelkörperreihe (und nicht der Dornfortsätze) zu fahnden. Da die Niveaudifferenzen der seitlichen Rückenhälften der Ausdruck der permanenten Seitenabweichung der Wirbelkörperreihe sind, so bleibt der wichtigste Act der Untersuchung die Constatirung dieser Niveauverschiedenheiten. Zu diesem Zwecke lässt man den Patienten die Arme über der Brust kreuzen und jede Hand auf die gegenständige Schulter legen. Dadurch entfernen sich die beiden Schulterblätter von der Dornfortsatzlinie nach aussen und die von ihnen gedeckten Partien der Rippenwinkel werden der directen Inspection zugänglich. Hierauf lässt man den Patienten bei gestreckten Kniegelenken sich nach vorne beugen, so dass die Wirbelsäule in ihrer ganzen Länge einen flach kyphotischen Bogen bildet. Die Lichtquelle hinter dem Rücken des Kindes vorausgesetzt, stellt sich der Untersuchende zum Kopfende desselben und visirt die Rippenkrümmungen in horizontaler Richtung, indem er bei den obersten Thoraxringen beginnt und durch entsprechende Hebung seines Kopfes die beiderseitigen mittleren und unteren

Rippenwinkel in horizontaler Perspective mit einander vergleicht. Auf diese Weise kann die geringste Asymmetrie der Rippenwinkelgegend und der paraspinalen Lendenregionen dem einigermassen geübten Auge nicht entgehen.

Um Täuschungen zu vermeiden, ist es unbedingt nothwendig, dass bei der Vorbeugehaltung die Fersen nicht nur nebeneinander stehen, sondern dass auch die Kniegelenke gleichmässig durchgestreckt werden. Die geringste Beckensenkung durch Vorstellen eines Beines, oder durch leichte Beugung eines Kniegelenkes hat sofort zur Folge, dass auch die der Beckensenkung entsprechende Rückenhälfte tiefer steht als die andere Seite und dadurch eine Niveaudifferenz der beiden Seiten sich ergiebt, welche n i c h t durch Krümmungsasymmetrien der Rippenwinkel bedingt ist. Um diese Fehlerquelle, welche namentlich bei ungleicher Beinlänge trotz der angegebenen Cautelen eine Rolle spielt, möglichst auszuschalten, empfiehlt es sich, die horizontale Visirung der seitlichen Rückenhälften in der Vorbeugehaltung b e i m S i t z e n des zu Untersuchenden auf einer mittelst Wasserwage horizontal gestellten, harten und lehnenlosen Sitzplatte oder bei Bauchlage des Patienten vorzunehmen.

Man berücksichtige auch die Stellung der Schulterblätter. Vielfach findet man dieselben asymmetrisch gelagert, ohne dass Krümmungsveränderungen der Rippen vorhanden sind. Ist dies aber der Fall, so werden Andeutungen der in der Symptomatologie geschilderten charakteristischen Stellungsveränderungen der Schulterblätter kaum vermisst werden. Ferner hat man die Breitendimensionen der beiderseitigen Rumpfhälften einer Vergleichung zu unterziehen (vergl. S y m p t om a t o l o g i e). Wurden an der Rückenfläche keine Niveauverschiedenheiten gefunden, so fehlen sie an der Brustfläche des Rumpfes um so gewisser. Sonst achte man bei rechtsseitiger Verkrümmung des Brustsegmentes auf die Prominenz der linken Mamma. Zum Schlusse prüfe man die Ausgleichbarkeit seitlicher Abweichungen der Dornfortsatzlinie durch verticale Suspension, und die Elasticität der Rippenringe durch Compression des Thorax in der Richtung des verlängerten Diagonaldurchmessers.

Wurde das Vorhandensein einer seitlichen Abweichung der Dornfortsatzlinie und einer Asymmetrie der seitlichen Rückenhälften durch die Untersuchung festgestellt, so erübrigt nun noch die

M e s s u n g d e r S c o l i o s e, eines der schwierigsten Probleme der ganzen Orthopädie, da es geradezu unmöglich ist, a l l e Details der durch die Knochenveränderungen bedingten Umgestaltungen der Rumpfform durch exacte Messung festzuhalten.

In jüngster Zeit hat Dr. WILHELM SCHULTHESS in Zürich eine erschöpfende Darstellung aller Messungsmethoden gegeben und alle bisher bekannten Verfahren durch Construction eines allerdings ebenso complicirten, als theuren (1060 Fr.) Präcisionsinstrumentes in den Schatten gestellt.

SCHULTHESS bringt die Messungs- und Zeichnungsmethoden und die Apparate hierzu in mehrere Gruppen. 1. Die directe Messung entweder von Ausgangspunkten am Körper selbst (mit Messband und Tasterzirkel), oder mit Ausgang von ausserhalb des Körpers gelegenen Linien, namentlich von der Lotlinie oder von einer Lotebene. Die Lotlinie bildet den Ausgangspunkt der Messung bei dem HEINECKE'schen Pendelstab und dem MIKULICZ'schen Scoliosometer. Der Apparat von HEINECKE besteht aus einem Beckengurt, welcher an einer Kreuzbeinpelotte einen um die Sagittalachse drehbaren Stab trägt, dessen senkrechte Stellung durch eine an seinem unteren Ende angebrachte Kugel gesichert wird. Der Apparat gestattet nur die Messung der seitlichen Deviationen der Dornfortsatzlinie. Der Scoliosometer von MIKULICZ giebt a u s s e r d e m noch Aufschluss über den Stand der Schulterblätter, die Höhe der Wirbelsäule und drückt die Torsion derselben in Graden aus. Der Apparat besteht aus einem vertical und einem horizontal gestellten schmalen Stahlband mit Millimetereintheilung. Der Querstab lässt sich an dem Längsstab sowohl seitlich, als auch von oben nach unten ver-

schieben. Das Stabkreuz ist an einem Beckengurt befestigt. Durch entsprechende
Verschiebung des Querstabes auf dem senkrechten Stabe kann die Höhe der
Wirbelsäule, die Abweichung der Dornfortsatzlinie, die Stellung der inneren Ränder
der Scapulae leicht gemessen werden. Das Stabkreuz ist indess auch um die
senkrechte Achse drehbar. Die Abweichung des an den Rücken angedrückten
Querstabes von der frontalen Richtung bei Niveauverschiedenheiten der seitlichen
Thoraxhälften bedingt eine Drehung des Längsstabes um die senkrechte Achse,
welche als Ausdruck der Torsion in Graden abgelesen werden kann. Von den
Apparaten, welche die Messung in mehreren Ebenen gestatten, ist jener von
HENRY HEATHER BIGG und der ZANDER'sche von NEBEL in Hamburg verbesserte
Messapparat zu nennen. Der erstere besteht aus einem niedrigen Stuhl, an dessen
vorderer und hinterer Kante zwei senkrechte Säulen aufsteigen. Beide tragen
einen an einer verschieblichen Hülse auf und ab zu bewegenden Querstab, dessen
Enden mit verschieblichen Tastern versehen sind. Die vordere Säule steigt zwischen
den Knien, die andere hinter dem Rücken des sitzenden Patienten auf. Sind
Asymmetrien im frontalen Verlaufe der Vorder- oder Hinterfläche des Truncus
vorhanden, so werden diese durch von den Tastern vermittelte Drehungen der
Querstäbe angezeigt. Bei der Messung mit dem bei uns durch NEBEL bekannt
gewordenen ZANDER'schen Apparate steht der Patient an den Hüften fixirt auf
einer horizontal gestellten Metallscheibe. Auf einem um dieselbe drehbaren Ringe
ist ein eiserner Galgen angebracht, dessen beide Säulen einander diametral gegenüber stehen. Von diesem Galgen aus können nun von oben und von der Seite
her Peloten und Zeiger vorgeschoben und dadurch alle Punkte am Körper in ihrer
Lage im Raume bestimmt werden. Aus der Messung vieler wichtigster Punkte
wird schliesslich das Bild construirt.

Die zweite Gruppe der Apparate liefert Contourenzeichnung, allein oder
mit Messung combinirt. Hierher gehört der Bleidraht, DOLLINGER'S Gypsstreifen
und der Cyrtometer, welche besonders zur Abnahme horizontaler Contouren der
Rückenfläche dienen. Der VIRCHOW'sche Notograph liefert im absolut senkrechtem
Verlauf der Wirbelsäule ein Längenprofil der Dornfortsatzlinie und kann nur
physiologischen Zwecken dienen. Hierher gehören der Tachygraph von PANSCH
und die Glastafelapparate von BÜHRING und GRAMCKO, die Anwendung der *Camera
obscura* (SCHILDBACH) zum Nachzeichnen der Contouren der Luftfigur im perspec-
tivischen Bilde (Aufrisse). Der von WALTER-BIONDETTI auf Anregung SOCIN'S
construirte und von BURKART vereinfachte Thoracograph liefert horizontale Contouren. Der Apparat ist eine dem Zwecke angepasste Hutmachermaschine. Dieselbe liegt auf einem Tisch, der in der Mitte die nöthige Lichtung besitzt und
sich auseinander klappen lässt, so dass der Patient hinein- und heraustreten kann
(SCHULTHESS). Die Contouren werden in starkem Papier ausgeschnitten und mit
den späteren verglichen. Unabhängig von SOCIN habe ich die Hutmachermaschine
zur Gewinnung von Thoraxcontouren schon früher in Anwendung gezogen, war
aber mit der Leistung derselben sehr wenig zufrieden.

3. Das vollkommenste Instrument zur Gewinnung horizontaler Contouren
und zur Messung beliebiger Punkte ist der Thoracograph von F. SCHENK in
Bern (Fig. 19). Patient wird in das Centrum eines massiven Ringes *(b)* gestellt
und dort durch Becken-, Schulter- und Kopfhalter fixirt. Eine Scheibe *(a)*, welche
um den Ring *(b)* herumgeführt werden kann und sich dabei gleichzeitig um ihre
eigene Achse dreht, trägt das Zeichnungsblatt. Zwischen Ring *(b)* und Scheibe *(a)*
ist eine in Centimetern eingetheilte, um ihre Längsachse drehbare verticale Stange *(d)*
angebracht. Dieselbe trägt einen, bis zum Mittelpunkt der Drehscheibe *(a)* reichenden, unbeweglich angebrachten Hebel mit Zeichenstift, und gegen den Ring *(b)*
zugekehrt einen in eine Spitze *(e)* auslaufenden Bogen, der sich nicht um die
Verticalstange *(d)* drehen, wohl aber an derselben sich hinauf- und hinunter-
schieben lässt. Steht die Bleistiftspitze genau im Centrum des Ringes *(a)*, so
steht die Spitze des Bogens im Centrum des Ringes *(b)* und die Längsachse der

Verticalstange (d) fällt immer genau senkrecht auf die Mitte der Verbindungslinie zwischen Bleistift und Bogenspitze. Die Bleistiftspitze (a) muss daher immer genau denselben Weg beschreiben, wie die Bogenspitze (e). Fährt man mit dieser um die Contouren des Körpers herum, so beschreibt die Bleistiftspitze auf dem Papier denselben Weg und man erhält eine ganz genaue Querschnittszeichnung.

Fig. 19.

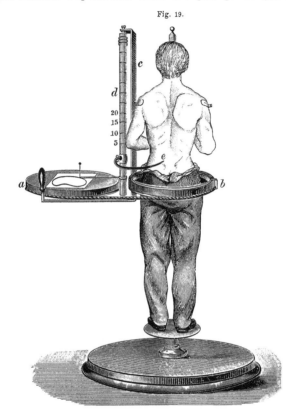

Die Verstellung des Bogens an der Verticalstange ermöglicht die Zeichnung von in verschiedener Höhe gelegenen Horizontalcontouren. Ebenso kann jeder beliebige Punkt der Körperoberfläche in seiner Projection auf die horizontale Ebene, fixirt werden. SCHENK misst die Dornfortsatzlinie von 5 zu 5 Cm. und projicirt die Lage der einzelnen Punkte auf die Zeichnungsebene. Hieraus kann die Abweichung der Dornfortsatzlinie in sagittaler und frontaler Richtung construirt werden.

4. Die plastische Darstellung des Rumpfes zu Messungen durch Gypsabguss kann wohl nur in Ausnahmsfällen Anwendung finden.

Gleichzeitig mit SCHENK hat SCHULTHESS in Zürich seinen Messapparat angegeben, der Zeichnungen in drei aufeinander senkrechten Ebenen, sowie die Messung und Projection beliebiger Punkte erlaubt und offenbar alle anderen Messvorrichtungen übertrifft, indem er der plastischen Darstellung am nächsten kommt. Der Apparat besteht (Fig. 20) aus einem schweren, gusseisernen Gestell, welches die Mess-, resp. Zeichnungs- und Fixationsvorrichtungen trägt. Die letzteren bestehen aus 4 Peloten, zwei für die Spin. ant. sup. und zwei für den hinteren

Umfang des Beckens (Fig. 20, 4 u. 5). Die Peloten sind für die verschiedensten Grössenverhältnisse einstellbar. Die Spinae werden parallel der Messebene eingestellt. Das Sternum des zu Untersuchenden wird durch einen gepolsterten Eisenstab fixirt. Die Grundlage der Mess- und Zeichnungsvorrichtung ist ein Eisenrahmen (Fig. 20, 12, 13). Ein Messingbügel (Fig. 20, 15) lässt sich zwischen den Seitenschienen (12, 13) des Rahmens auf- und abschieben. Auf dem Bügel sitzt ein Reiter (Fig. 20, 16), welcher hin- und hergeschoben werden kann. Um auch den Tiefendimensionen zu folgen, ist der Reiter senkrecht zu seiner Bewegungsrichtung durchbohrt und in die Bohrung ein Stahlstift eingelegt. Mit der Spitze dieses Tasters kann man daher jeder mit derselben erreichbaren Linie im Raume folgen. Der Messingbügel (Fig. 20, 15) ist zur leichteren Bewegung durch Gewichte äquilibrirt. Die Bewegungen des Tasters werden nun auf drei mit Papier bespannte, senkrecht zu einander gestellte Glastafeln übertragen.

Fig. 20.

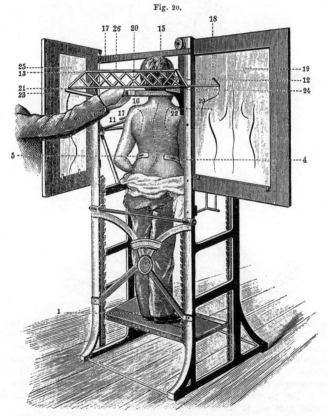

Von dem Reiter geht ein horizontaler, 50 Cm. langer Hebel seitwärts (Fig. 20, 18) und zeichnet auf der in gleiche Flucht mit dem Messrahmen gestellten Tafel (Fig. 20, 19) die Projection des Messobjectes auf die Messebene (Verlauf der Dornfortsatzreihe, Seitencontouren des Körpers, ohne Rücksicht auf deren Biegungen in der Sagittalebene). Die Bewegungen des Tasters von vorne nach hinten werden durch ingeniöse Vorrichtungen auf die kleinere, sagittale Glastafel (Fig. 20, 25) geschrieben, wobei auf derselben eine Curve entsteht, welche den kyphotischen, resp. lordotischen Krümmungen des Rumpfes in dem betreffenden Sagittalschnitt entspricht.

Auf einer zwischen die vom Messingbügel balconartig nach hinten vorspringenden schienenförmigen Träger (Fig. 20, 23, 24) eingeschobenen horizontalen Glasplatte werden horizontale Halbcontouren des Rückens in jeder beliebigen Höhe geschrieben, wenn man den Taster entlang den Contouren von links nach rechts oder umgekehrt führt. Durch eine Zeigervorrichtung können auch einzelne Punkte der Vorderfläche des Körpers in ihrer Lage bestimmt werden.

Man verfügt nach der Messung: 1. Ueber eine Frontalansicht des Rückens mit Luftfigur, Einzeichnung der Contouren der Scapulae, der Dornfortsatzlinie, der Projection des Sternum etc. 2. Ueber eine Ansicht der Kyphose und Lordose der Dornfortsatzlinie (eventuell anderer beliebiger senkrechter Profile). 3. Ueber Ansichten beliebiger horizontaler Profile. Diese verschiedenen Linien ermöglichen in ihrer Zusammenfassung eine richtige Vorstellung von der bestehenden Difformität. Die Messung nimmt bei einiger Uebung 16—20 Minuten in Anspruch. Bei ausgebreiteter Praxis wird man viel Zeit mit Messungen zubringen müssen.

Den gewöhnlichen Bedürfnissen der Praxis genügt nach meiner Meinung folgendes einfache Messverfahren, welches ich zu üben pflege. Die erste Frage,

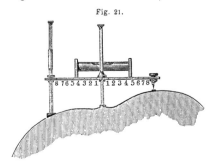

Fig. 21.

welche durch Messung gelöst werden muss, ist jene nach der seitlichen Abweichung der Dornfortsatzlinie (die kyphol-ordotischen Krümmungen derselben haben nur untergeordneten praktischen Werth). Jedes einfache Lot (eventuell HEINECKE's Pendelstab) giebt darüber Aufschluss. Man notirt die Interferenzpunkte und den Abstand des Scheitelpunktes der seitlichen Bogen von dem Lot. Fällt dieses mit einer von der *Vertebra prominens* zur Analspalte gezogenen Linie nicht zusammen, so wird der Winkel bestimmt, welchen das Lot mit dieser Linie bildet.

Die zweite praktische Frage lautet: Wie gross ist die Niveaudifferenz zwischen der rechten und linken Rippenwinkelgegend, resp. zwischen der rechten und linken paraspinalen Lendengegend? Die Abnahme der horizontalen Thoraxcontouren liefert gekrümmte Linien, welche nur schwer miteinander verglichen werden können, und giebt keine directe Antwort auf die praktische Frage nach der Niveaudifferenz. Ich bestimme die Niveaudifferenz mit einer Wasserwage. Dieselbe wird an einer linealartigen Messingplatte (Fig. 21, halbschematisch) angebracht, deren Länge etwa der Distanz der beiderseitigen Rippenwinkel beim Erwachsenen entspricht. In einem mit Centimetereintheilung versehenen Längsschlitze der Messingplatte sind zwei seitlich verschiebbare, mit Fussplatten versehene Säulchen angebracht. Ebensolche Füsschen, welche fix, aber verlängerbar sind, befinden sich in der Mitte der Seitenränder des Lineals. Von den beiden seitlichen und in der Richtung der Länge der Messingplatte verschieblichen Säulchen ist das eine durch ein Schraubengewinde verlängerbar und trägt eine Millimetereintheilung. Bei der Verwendung des Instrumentes sitzt der Patient auf einer horizontalen Sitzplatte und beugt den Rumpf möglichst stark nach vorne über, wobei die Arme zu beiden Seiten der Knie schlaff herabhängen. Man sucht nun durch horizontales Visiren den prominentesten Punkt des Rippenbuckels, oder des Torsionswulstes, zählt dann von unten nach oben die Rippen ab, bestimmt den Rippenwinkel, welcher der grössten Elevation entspricht, und bezeichnet sich denselben mit einer Marke. Man findet durch Zählung die zugehörige Rippe der anderen Seite und markirt an derselben einen Punkt, welcher dieselbe Entfernung von der Dornfortsatzlinie hat, wie der bereits gefundene Punkt an der convexen Seite. Nach diesen Vorbereitungen lässt man den Patienten sich ausruhen und dann wieder die erwähnte Körperhaltung einnehmen. Der Apparat wird nun in der Weise auf den Rücken des Patienten gelegt, dass das verlängerbare seitliche Füsschen dem bezeichneten Punkte der Depression, das andere seitliche Füsschen aber dem markirten Punkte der Elevation entspricht, während das mittlere Füsschen auf der Dornfortsatzlinie ruht. Das verlängerbare Füsschen wird nun solange höher geschraubt, bis die Blase der Wasserwage genau die Mitte hält oder um die Mitte schwankt. Die Millimetereintheilung an dem Füsschen giebt an, wie gross die Niveaudifferenz der Fusspunkte der beiden seitlichen Säulchen ist. Diese Niveaudifferenz in Millimetern gemessen, ist der Ausdruck der Torsion. Da zum Zustandekommen derselben die Knickung der convexseitigen und die Streckung der concavseitigen Rippenwinkel in gleichmässiger Weise beiträgt, so braucht man die Niveaudifferenz nur zu halbiren, um zu finden, wie viele Millimeter der Rippenbuckel die normale Frontalebene des Rückens überragt, und um wie viele Millimeter die gestreckten Rippenwinkel der concaven Seite unter, respective vor dieser Ebene liegen.

Man notirt sich z. B. VIII Br, 6 Cm. D, 9 Mm. ND, d. h. der Rippenwinkel der rechten 8. Rippe ist an einem 6 Cm. von der Dornfortsatzlinie entfernten Punkte um 9 Mm. prominenter als der entsprechende Punkt der linken Seite. Bei wiederholten Messungen müssen selbstverständlich die nämlichen Punkte vorher wieder bestimmt werden. Die Resultate variiren bei wiederholten Messungen allerdings um 2—3 Mm., da man nur schwer absolut dieselben Punkte wieder findet und manche Patienten nicht im Stande sind, ohne Schwanken ruhig zu stehen. Man kommt dann zu einem Durchschnittsmaasse und dieses giebt ein bequemes praktisches Hilfsmittel zur Hand, um zu beurtheilen, wie weit eine Scoliose in der Entwicklung schon vorgeschritten ist. Denn auf die Niveaudifferenz kommt es schliesslich doch am meisten an. Nöthigenfalls nimmt man bei Unruhe des Körpers die Messung in der Bauchlage der Patienten vor.

Die gefundenen Maasse (Interferenzpunkte, Abstand der Scheitelpunkte von der Senkrechten, und die Niveaudifferenz zwischen grösster Elevation und grösster Depression) werden nun unter einer guten Photographie des Rückens des betreffenden Patienten verzeichnet und das Alles zusammen ermöglicht eine viel bessere Vorstellung von der Charakteristik und dem Entwicklungsgrade einer Deformität, als ein ganzes System gekrümmter Linien, aus denen man sich erst den Rumpf im Geiste reconstruiren muss, abgesehen davon, dass diese von den Luftlinien umschriebenen Bilder sich schliesslich so sehr ähneln, dass man aus einer grösseren Anzahl nur schwierig ein bestimmtes wieder herausfinden kann.

Die Prophylaxe der Scoliose ist bei den mangelhaften Leistungen der Therapie gegenüber den entwickelten Formen der Verkrümmung von der grössten Bedeutung. Die zunehmende Häufigkeit der habituellen Rückgratsverkrümmungen, namentlich unter den Töchtern der besseren Stände, ist ein eindringlicher Beleg für die Wichtigkeit vorbeugender Massregeln. Gewiss ist die eine Thatsache, dass die moderne Hochdruckerziehung mit ihrer sinnlosen Ueberbürdung der weiblichen Jugend die Aetiologie der grassirenden Epidemie der Rückgratsverkrümmungen zum Theile wenigstens erschöpft. Wenn auch die fast ausschliesslich sitzende Lebensweise unserer weiblichen Jugend, resp. die eigenartige Sitzarbeit, in vielen durch pathologische (spätrhachitische) Erweichung des Skeletes besonders prädisponirten Fällen nur als das richtungsbestimmende Moment der unvermeidlichen Belastungsverkrümmung aufgefasst werden kann, so scheint auf der anderen Seite doch, dass wohl die Mehrzahl der habituellen Scoliosen ihren Ursprung den angedeuteten Schädlichkeiten verdankt, ohne dass eine andere anatomische Prädisposition dazu vorhanden wäre, als die Plasticität der im energischen Wachsthum begriffenen Wirbel gegenüber ungleichen Belastungseinflüssen. Leider bedeutet die Prophylaxe der habituellen Scoliose einen Kampf gegen die herrschende Erziehungsmode unserer weiblichen Jugend, und gegen die M o d e kämpfen Götter selbst vergebens.

Von Kindesbeinen an wird der Bewegungstrieb des Mädchens als unweiblich unterdrückt und je mehr es heranwächst und der kritischen Periode der Geschlechtsreife entgegengeht, desto grösser wird die Ueberbürdung mit gesundheitsschädlicher Sitzarbeit, welche durch die eingebildeten Postulate der sogenannten feinen Erziehung zum nothwendigen Uebel wird. Die Pflege der gesundheitlichen Körperentwicklung wird über der vielumfassenden und im Grunde doch seichten Bildung des Geistes vollständig ignorirt. Die Mädchen der Volksschulen sind in dieser Beziehung viel besser daran, als die sogenannten höheren Töchter, bei welchen die Hauptarbeit nach dem 6—7stündigen täglichen Schulsitzen erst recht beginnt. Reducirung der Schulstunden, Vereinfachung des Lehrplanes, Einschränkung der Hausaufgaben, regelmässiger, vornehmlich auf die Beweglichkeit der Wirbelsäule und die Kräftigung besonders der Rückenmusculatur abzielender methodischer Turnunterricht, Spiele im Freien, überhaupt regelmässige und ausgiebige Bewegung in frischer Luft, Schwimmen u. dergl. körperliche Uebungen bilden den Inhalt der allgemeinen Prophylaxe.

Ein besonderes Augenmerk hat dieselbe jedoch der Hygiene des Schulsitzens, speciell der Verhütung scoliotischer Sitzhaltungen, zuzuwenden. Es ist von vorneherein einleuchtend, dass eine gute Sitzhaltung in unpassenden Sitzvorrichtungen zur Unmöglichkeit wird und als erste Forderung muss daher die richtige Dimensionirung der Subsellien bezeichnet werden. Die Sitzhöhe wird nach der Länge der Unterschenkel ($^2/_7$ der Körperlänge), die Sitzbreite nach jener der Oberschenkel ($^1/_5$ der Körperlänge) zu berechnen sein. Zwischen der Tischhöhe und der Sitzhöhe muss ein richtiges Verhältniss (Differenz) bestehen. Die senkrechte Entfernung der hinteren Pultkante von der Sitzfläche muss gleich sein dem Abstande der Ellbogen bei frei herabhängendem Oberarm von der Sitzfläche. Man berechnet die Differenz gewöhnlich mit $^1/_7$ der Körpergrösse bei Knaben, mit $^1/_8$ der Körpergrösse bei Mädchen, weil in letzterem Falle die Sitzfläche durch die bauschigen Kleider eine gewisse Erhöhung erfährt. Zu dieser Entfernung schlägt man eine Correction (von 3—5 Cm.) hinzu, da die Ellenbogen etwas nach vorne aussen gehoben werden, wenn sie auf das Pult gelegt werden sollen. Die Tischplatte muss geneigt sein. Als geringste Neigung wird 2 Zoll auf 12 Zoll angegeben; doch ist jene stärkste Neigung zu empfehlen, bei welcher die Tinte noch nicht in der Feder zurückfliesst, und Bücher und Hefte von der Pultplatte nicht herunterrutschen. Eventuell kann diesem letzteren Uebelstande durch eine Leiste längs des mittleren Dritttheils des unteren Pultrandes vorgebeugt werden. Den ärztlichen, sowie den pädagogischen Anforderungen entspricht am besten eine Neigung der Pultplatte von 15 Grad.

Das wünschenswerthe Maass der Pultbreite ist 15 Zoll. Von der grössten Wichtigkeit ist die sogenannte Distanz, nämlich die horizontale Entfernung der von der hinteren Pultkante gefällten Senkrechten von dem vorderen Bankrande. Eine zu grosse Distanz zwingt das Kind beim Schreiben den Oberkörper nach vorne, oder nach vorne und zugleich nach der Seite auf das Pult zu werfen, also eine scoliotische Haltung einzunehmen. Aus der übergrossen Annäherung der Augen zum Hefte bei Ermüdung der den Kopf haltenden Nackenmuskeln resultirt ausserdem Kurzsichtigkeit. Die Urtheile der Hygieniker lauten einstimmig dahin, dass die Distanz zum mindesten Null, noch besser eine negative, am besten die grösstmöglich negative sei, d. h. die horizontale Entfernung des hinteren Pultrandes von der Lehnenfläche sei nur unwesentlich grösser als der antero-posteriore Durchmesser des Rumpfes in der Gegend der Magengrube. Das gilt selbstverständlich nur während des Schreibens. In den Schreibepausen, beim Aufmerken etc. soll die Distanz vergrössert werden können, um eine freie Bewegung des Oberkörpers zu gestatten, beim Aufrufe soll das Kind sogar bequem in der Bank stehen können, was eine beträchtliche, positive Distanz erfordert. Diesen Forderungen wird entweder dadurch Genüge geleistet, dass die Bänke nur zweisitzig construirt werden, und das gerufene Kind aus seiner Bank heraustritt, oder dass ein Mechanismus die Verwandlung der Distanz ermöglicht. Man unterscheidet demnach fixe (zweisitzige) und bewegliche Banksysteme. Als Beispiel für die ersteren sei hier angeführt die Bank von BUCHNER, jene von BUHL-LINSMEYER, die sächsische Schulbank, jene von KLEIBER, BAPTEROSSES, GREARD, LENUL, CARDOT, LECOEUR, das System nach LÖFFEL, LENOIR etc.

Die Distanzverwandlung wird entweder durch Beweglichkeit der Pultplatte, oder des Sitzes, oder beider ermöglicht. Die Pultplatte wurde durch Klapp- und Schiebevorrichtungen mobil gemacht. Unter den Klapppulten ist zu erwähnen das System nach H. KOHN, LIEBREICH, WOLF & WEISS, HAMMER, ERISMANN, PAROW, HERMANN, SIMMET, STEWENS, HAWES, CALLAGHAM, F. SCHENK u. s. w. Zu den bekannteren Schiebpulten gehört jenes von KUNZE-SCHILDBACH, die Olmützer Bank, jene von ALBERS-WEDEKIND, PAUL, DOLLMAYR, KRETSCHMAR etc.

Bei den beweglichen Sitzen unterscheidet man Pendel-, Schieb-, Klapp- und Rotationssitze. Mit Pendelsitzen ausgestattet ist die KAYSER'sche Bank, jene von Dr. BUCHMÜLLER, ELSÄSSER, LICKROTH, VOGEL, SIMON, KRETSCHMAR, HIPPAUF etc. Schiebsitze haben die Bänke von SCHEIBER & KLEIN, BEYER, WACKENRODER, BITTHORN etc. Der Rotationssitz ist durch ein einziges System von VANDENESCH vertreten. Die Klappsitzconstructionen hingegen sind sehr mannigfach. Hierher gehören namentlich viele amerikanische und schwedische Subsellien.

Obwohl die Distanzverwandlung von vielen Mechanismen in befriedigender Weise besorgt wird, sprechen hygienische Rücksichten doch nur für die beweglichen Pulte, da bei den beweglichen Sitzen die beengende negative Distanz auch während der Schreibepausen beibehalten werden muss, was sehr unbequem werden kann.

Der in hygienischer Beziehung sozusagen wichtigste Bestandtheil einer Sitzvorrichtung ist die Lehne. Unzweckmässige Construction derselben macht ein Subsell zum Marterstuhl. Die Lehne hat den Zweck, dem Oberkörper eine Stütze zu gewähren und den Muskeln die mit der aufrechten Sitzhaltung verbundene Anstrengung zu erleichtern oder ganz abzunehmen. Das kann nur dann geschehen, wenn die Lehne etwas nach rückwärts geneigt ist, wenigstens bis zur Schulterblattgegend reicht und sich der Form der Rückenfläche (durch einen flachen Lendenbauschen und durch mässige Querhöhlung des oberen Lehnenrandes) gut anschmiegt, um eine möglichst grosse Unterstützungsfläche zu bieten. Diesen Anforderungen entsprechen die Lehnen der meisten modernen Rohrstühle (Firma THONET in Wien) und diese Lehnenform gewinnt wegen der augenscheinlichen Zweckmässigkeit und Bequemlichkeit eine immer grössere Verbreitung. Leider werden die Lehnen der Schulbänke nicht nach diesem Muster construirt. Vielmehr sind die Mehrzahl der Schulbanklehnen niedrige, bis in die Concavität der Lendenwirbelsäule reichende, sogenannte Kreuz- oder Kreuzlendenlehnen, welche auf der Sitzfläche senkrecht stehen. Es ist ohneweiters klar, dass die senkrechte Kreuzlendenlehne ein Ausruhen des Rumpfes, eine Entlastung von ermüdender Muskelarbeit absolut nicht erlaubt. Nimmt das Kind beim Schreiben (wie fast immer, selbst bei negativer Distanz) die sogenannte vordere Sitzhaltung (mit etwas nach vorne geneigtem Oberkörper) an, so kommt die Lehne selbstverständlich nicht in Betracht, mag sie wie immer beschaffen sein. Bei der senkrechten, militärischen Sitzhaltung, welche als die Normalhaltung von dem Kinde bei allen seinen Beschäftigungen verlangt wird, kommt es, die richtige Dimensionirung der Lehne vorausgesetzt, zu einer flächenhaften Berührung der senkrecht stehenden Lehne mit dem senkrecht gehaltenen Oberkörper. Dieser Contact ist aber keineswegs gleichbedeutend mit Stützung, mit Entlastung von Muskelarbeit. Diesen Zweck erfüllt eine solche Lehne gar nicht. Nun ist aber gerade die militärische, senkrechte Sitzhaltung die anstrengendste, anstrengender selbst, als die aufrechte Habtachtstellung, bei welcher die Lordose der Lende die stramme

Haltung erleichtert. Rasche Muskelermüdung ist beim Gebrauche einer solchen Lehne unvermeidlich. Mag dieselbe beim Schreiben die senkrechte Haltung des Oberkörpers auch einigermassen erleichtern, so ist dieselbe als Ruhelehne während der Schreibepausen geradezu ein Unding. Der Mangel an Entlastung von Muskelarbeit führt zu scoliotischen Ermüdungshaltungen auch in den Schreibepausen, während die durch das Schreibegeschäft an und für sich nahegelegten scoliotischen Haltungen durch eine derartige Lehne nicht verhindert werden. Um sich nur einigermassen auszuruhen, rutscht das Kind auf der Sitzfläche vor, so dass der zurückgelehnte Oberkörper wenigstens eine lineare Unterstützung findet.

Eine wichtige prophylactische Massregel ist demnach die Abschaffung der senkrechten niedrigen Kreuzlendenlehne der modernen Schulsubsellien (welche vornehmlich den theoretischen Erwägungen H. v. MEYER's ihre Verbreitung verdanken) und die Einführung der geneigten, hohen Schulterlehne mit Lendenbauschen. Durch diese letztere wird der untere Theil der Lehne von der Sitzfläche bis zur Lende senkrecht, während der obere Theil der Lehne eine Neigung von wenigstens 10 Grad nach rückwärts haben soll (combinirte Lehne). Dann findet der Oberkörper wenigstens während der Schreibepausen Ruhe und Erbolung von der ermüdenden Arbeit der Rückenmuskeln, und die scoliotischen Ermüdungshaltungen werden wenigstens während der Schreibepausen vermieden (Reclinationslage).

Um auch den scoliotischen Schreibehaltungen zu begegnen, ist es namentlich für Mädchenschulen dringend zu empfehlen, dass in der hinteren Sitzhaltung (Reclinationslage) geschrieben werde.

Soferne die Muskelermüdung einen Grund für die kyphotische oder scoliotische Sitzhaltung abgiebt, wird dieses wichtigste veranlassende Moment für die Entstehung der Rückgratsverkrümmungen durch die Reclinationslage unschädlich gemacht. Soferne diese Körperhaltung nicht nur der Muskelermüdung vorbeugt, sondern durch dieselbe sogar eine theilweise Entlastung der Wirbelsäule stattfindet, könnte der Reclinationslage sogar ein gewisser therapeutischer Werth zuerkannt werden.

Auch die durch die Eigenart der Schreibebeschäftigung herbeigeführten scoliotischen Haltungen (vergl. Aetiologie) werden durch die Reclinationslage verhindert, da die durch Schieflage der Schrift, resp. des Heftes, eingeleiteten seitlichen Kopfneigungen sich auf den Rumpf aus dem Grunde nicht fortpflanzen können, weil derselbe durch sein eigenes Gewicht gegen die geneigte Lehne angepresst und dadurch fixirt wird. Ferner enthebt die Reclinationslage den linken Arm der Aufgabe, den Oberkörper beim Schreiben vornehmlich zu unterstützen und es entfällt dadurch eine weitere Veranlassung zu scoliotischer Sitzhaltung (F. SCHENK).

Auch vom augenärztlichen Standpunkte bietet die Reclinationslage beim Schreiben nur Vortheile, da es für das Kind höchst anstrengend, wenn nicht unmöglich ist, den Oberkörper nach vorne über das Pult zu werfen, und die Augen der Schrift übermässig zu nähern. Bereits stärker kurzsichtige Kinder dürften allerdings in dieser Körperhaltung nicht schreiben können, insolange der pathologische Refractionszustand ihrer Augen nicht durch entsprechende Gläser corrigirt ist.

Allerdings befindet sich das Kind während des Schreibens in einer gewissen Zwangslage. Man darf aber nicht vergessen, dass jedwede bestimmte Beschäftigung bis zu einem gewissen Grade eine Zwangshaltung nothwendig macht, dass aber in dem vorliegenden Falle der Begriff des Zwanges sich keineswegs mit jenem der Unbequemlichkeit deckt. Da aber auch die bequemste Haltung durch ihre Dauer unangenehm werden kann, so muss die Möglichkeit einer Distanzverwandlung während der Schreibepausen gegeben sein. Die Distanzverwandlung bietet bei einer Bank mit reclinirter Schreiblehne grössere Schwierigkeiten, da die zum Schreiben mit nach rückwärts angelehntem Rücken erforderliche negative

Distanz eine beträchtlich grössere ist, als bei den gewöhnlichen Subsellien, in welchen in der vorderen Sitzhaltung geschrieben wird.

H. SCHENK (in Bern) hat in richtiger Würdigung der Reclinations-Schreibe-haltung als prophylactische Massregel gegen Scoliose als eine der ersten ein Reclinations-Subsellium zum Schulgebrauch empfohlen, welches nach überein-stimmender Aussage von Aerzten und Schulmännern sich vorzüglich bewährt und in Prof. KOCHER einen Lobredner von hervorragendster Bedeutung gefunden hat. Das SCHENK'sche Subsell (Fig. 22) ist zweisitzig. Die Lehne trägt das Pult der nächst hinteren Bank. Sitzbank und Lehne sind durch eine breite Spalte getrennt, welche für die bauschigen Kleider der Mädchen Raum bietet. Die Sitzfläche ist um 15 Grad r ü c k w ä r t s geneigt, um das Herabrutschen von derselben zu verhüten. (In der Zeichnung (Fig. 22) ist diese Neigung des Sitzbrettes i r r t h ü m l i c h eine entgegengesetzte.) Eine gleich grosse Neigung zeigt das breite ebene Lehnenbrett,

Fig. 22.

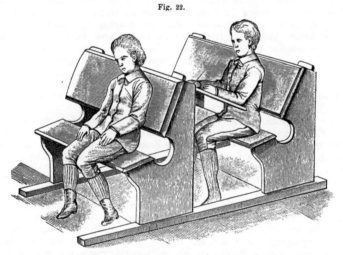

Anmerkung. Die Sitzfläche fällt in der Zeichnung irrthümlich nach vorne statt nach rückwärts ab.

welches die geneigte hohe Rückenlehne repräsentirt. Der hintere Pultrand überragt die vordere Bankkante um 12 Cm. Diese grosse negative Distanz ist nöthig, wenn bei der reclinirten Körperhaltung geschrieben werden soll. Durch leichten Fingerdruck auf einen Metallknopf kann der ganzen Pultplatte, deren vorderer Abschnitt durch eiserne Streben gestützt ist, sofort eine senkrechte Stellung gegeben werden, so dass die negative Distanz von 12 Cm. in eine positive von 18 Cm. verwandelt wird, bei welcher auch ein bequemes Stehen in der Bank möglich ist. Die eigen-thümliche Art der Pultbewegung unterscheidet die SCHENK'sche Bank ausserdem von allen bish er bekannten Klappvorrichtungen. Bei senkrecht gestellter Pultplatte sieht der hintere Pultrand nach oben, der vordere nach unten. Fig. 22 zeigt die Sitz- und Schreibhaltung in der SCHENK'schen Bank.

Auf meine Veranlassung wurden mehrere Wiener Schulbanksysteme zu Reclinationssubsellien umconstruirt (WACKENRODER-SCHEIBER-KLEIN'sche Bänke). Am besten scheint mir ein Reclinations-Subsell mit KRETSCHMAR'schem Pulte (Fig. 23) zu entsprechen, welches letztere bei seiner Verschiebung eine leicht schwingende Bewegung macht, und sich niemals klemmt, wie die anderen in Führungsrinnen laufenden Schiebepulte. Die Sitzfläche ist etwas nach hinten abfallend, die mit vorspringender Lendenbausche versehene Lehne ist 11 Grad nach rück-

wärts geneigt, die Pultplatte ist 20 Grad geneigt. Die Distanzverwandlung erfolgt
von 10 Cm. positiver auf 7 Cm. negativer Distanz sehr leicht, sicher und geräuschlos.

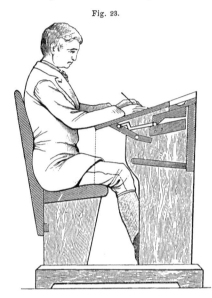

Fig. 23.

Viel leichter als für die Schule
kann eine hygienisch ent-
sprechende Sitzvorrichtung
für den Hausgebrauch im-
provisirt werden.
Man geht dabei auf folgende
Weise vor. Das Kind wird auf
einen gewöhnlichen Rohrstuhl (mit
entsprechend geneigter Lehne) in
grösstmöglicher negativer Distanz
vor einen viereckigen Tisch von
gewöhnlicher Höhe gesetzt, so
dass der vordere Rand der Sitzfläche in die Kniekehlen des
Kindes zu liegen kommt. Für
ein kleines Schulmädchen ist der
Sessel natürlich zu niedrig. Man
erhöht die Sitzfläche desselben
durch unter die Stuhlbeine ge-
schobene Brettchen so lange, bis
die zwanglos herabhängenden
Ellbogen auf dem hinteren Tischrande aufruhen. (Ein Schraub-
sessel ist zu dieser Höhenbe-
stimmung der Sitzfläche sehr
bequem.) Man misst nun die Dicke der Unterlage unter den Stuhlfüssen, den
Abstand der Fusssohlen des Kindes von dem Boden. und die Entfernung der

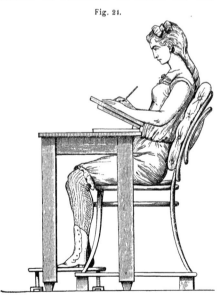

Fig. 24.

Rückenfläche desselben von der
Lehne. Nach den gefundenen
Massen lässt man vom Tischler
Leisten an die Stuhlfüsse, einen
Fussschemel und vom Tapezierer
einen nach der Stuhllehne geformten harten Rückenpolster
machen. Auf den Tisch wird ein
gewöhnliches Pult von wenigstens
15 Grad Neigung gelegt. Bei der
Benützung wird der Sessel bis
zur Berührung des Tischrandes
mit der Magengrube unter den
Tisch geschoben und das Pult
herangezogen, so dass das Kind
nur mit voll angelehntem Rücken
der Schreibebeschäftigung obliegen kann (Fig. 24).
Ueber dem Bestreben, durch
zweckmässige Subsellien den Er-
müdungs-Sitzhaltungen und den
scoliotischen Schreibehaltungen
wirksam zu begegnen, darf aber
nicht ausser Acht gelassen werden,
dass der kindliche Organismus
andauerndes Sitzen überhaupt nicht verträgt, und ich glaube, dass der Schwerpunkt

9*

der Prophylaxe weit eher in der Entlastung der Mädchen von übermässiger Sitzarbeit, als in der Construction zweckmässiger Sitzvorrichtungen zu suchen ist.

Die Therapie der Scoliose hat je nach dem Entwicklungsgrade
eines vorliegenden Falles bald nur einen Theil, bald das ganze Arsenal ihrer
Hilfsmittel aufzubieten. Diese letzteren werden repräsentirt: 1. durch die Gymnastik,
2. durch die portativen Apparate (Mieder) und die Lagerungsvorrichtungen. Die
gymnastische Behandlung verfolgt zwei Ziele, vor allem die Kräftigung der
Musculatur (vornehmlich der Rückenmuskeln), um den scoliostischen Ermüdungshaltungen zu begegnen, dann die Lockerung und Beweglichmachung (Mobilisirung)
schon vorhandener permanenter und mehr weniger rigider seitlicher Abweichungen
der Wirbelsäule durch Umkrümmungen derselben.

Allgemeine Kräftigung besonders der Rückenmuskeln (ohne Rücksicht auf
die Lage derselben an der concaven oder convexen Seite der scoliotischen Abweichung) wird erreicht durch Massage und vermehrte Bethätigung derselben mittelst
heilgymnastischer Uebungen (schwedische Heilgymnastik).

Fig. 25.

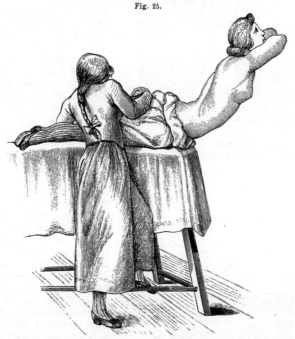

Die Anwendung der Massage wurde schon von SHAW empfohlen, der zur
Erleichterung der anstrengenden Handgriffe eine eigene Rolle angab, und von
allen Orthopäden mehr weniger ausgiebig angewendet. In jüngster Zeit hat
V. MOSENGEIL die Wichtigkeit der Massage als Heilmittel namentlich gegen
beginnende Scoliose betont. Wenn LANDERER indess in der Massage so zu sagen
das einzige, das wichtigste und am schnellsten zum Ziele führende Kräftigungs-
mittel der Rückenmusculatur erblickt, so muss hierin eine Ueberschätzung der
Wirkung dieses Heilmittels erblickt werden, welches für sich allein angewendet,
doch wohl nur in den allerersten Stadien der Scoliosenbildung sich als ausreichend
erweisen dürfte. Vorzüglich müssen die zu beiden Seiten der Dornfortsatzlinie
gelegenen Muskelmassen den Massage-Handgriffen (Klopfen, Streichen, Kneten,

Walken der in die Höhe gehobenen Muskelbäuche) unterzogen werden. Man bedient sich mit Vortheil dabei einer Massirkugel. Die hintere Hals-, sowie die Schulterblattmusculatur muss ebenfalls gründlich bearbeitet werden.

Die duplicirten oder Widerstandsbewegungen der schwedischen Gymnastik fanden eine begeisterte Aufnahme bei den Anhängern der Theorie von der primären Störung des Antagonismus der Rückgratsstrecker (EULENBURG), da sie damit ein Mittel hatten, die angeblich functionsuntüchtigen Muskeln der Convexitäten ohne gleichzeitige Mitbethätigung ihrer leistungsfähigen Antagonisten in übende Thätigkeit zu versetzen, sie dadurch zu stärken und so die Störung in dem Muskelantagonismus aufzuheben.

Da eine solche Störung aber nicht besteht, sondern es sich vielmehr um allgemeine Muskelschwäche handelt, so kann die schwedische Gymnastik nur den Werth eines allerdings sehr schätzbaren muskelkräftigenden Heilmittels im Allgemeinen für sich in Anspruch nehmen. Aber auch ohne dass ein geschulter Gymnast zur Erzeugung eines zu überwindenden Widerstandes die nöthigen Hilfen giebt, können speciell die Rückenmuskeln in gleichmässiger Weise zu gesteigerter Kraftleistung dadurch herangezogen werden, dass man das ganze Gewicht des Rumpfes von denselben erheben lässt. Zu diesem Zwecke läst man den Patienten am besten im Anschluss an die Massage der Rückenmuskeln auf dem Tische soweit vorrücken, dass der Oberkörper bis zur Hüftbeuge frei schwebt, während die Beine auf dem Tische irgendwie fixirt werden. Durch forcirte Anstrengung der Rückenstrecker wird der nach abwärts hängende Oberkörper nach Massgabe der Uebung und Muskelkraft beliebig oft bis zur Horizontalen und darüber erhoben (Fig. 25). In ähnlicher Weise wird der gleiche Zweck durch eine Uebung im Stande erreicht,

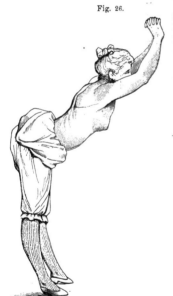

Fig. 26.

bei welcher der bei durchgestreckten Knieen stark vorgebeugte Oberkörper unter möglichster Ausgleichung der Brustkyphose, also in künstlicher Totallordose, zur aufrechten Stellung erhoben wird (Fig. 26).

Die redressirende Gymnastik greift die seitlichen Deviationen der Wirbelsäule direct an und sucht auf dem Wege der Beweglichmachung der verkrümmten Segmente einen Ausgleich, ja eine Umkrümmung derselben nach der entgegengesetzten Seite zu ermöglichen.

Die Mobilisirung der Wirbelsäule ist zunächst eine passive und bereitet die Möglichkeit activer Umkrümmungen vor. Der Zweck derselben ist als erreicht zu betrachten, wenn der Patient im Stande ist, entgegengesetzte Abweichungen aus eigener Muskelkraft gleichzeitig auszugleichen oder in leichteren Fällen in ihr Gegentheil zu verkehren.

Die passive Mobilisirung geschieht mit Hilfe einfacher Apparate, deren Benutzung leicht erlernt und später auch ohne besondere Aufsicht fortgesetzt werden kann. Hierher gehört zunächst der Apparat zur „seitlichen Suspension" (Fig. 27). Zwei Pfosten *(a d)* von etwa 120 Cm. Länge werden circa 1 Meter von einander entfernt auf einem Holzrahmen *(c b e f)* solide befestigt und tragen eine durch untergeschobene Holznägel in variabler Höhe einstellbare Querleiste *(g)*. Das Mittelstück derselben erhält durch aufgenagelte Holzleisten die Gestalt eines etwa 45 Cm. langen und 10 Cm. breiten Halbcylinders *(i)*. Dieser wird

mit Rosshaar gepolstert und mit Sammt überzogen. Um eine Querstange des Holz-
rahmens wird ein Riemen *(l)* gelegt, welcher eine Handhabe *(k)* trägt, die in
beliebiger Höhe an dem Riemen eingeschnallt werden kann. Das Selbstredressement
z. B. einer linken Brustkrümmung geschieht durch „seitliche Suspension" in folgender
Weise. Der Patient tritt an den Redressionsapparat heran, erfasst mit der rechten
Hand die Handhabe und setzt den linken Fuss auf den Steg (Fig. 27 *m*), welcher die
Pfosten mit einander verbindet. Indem er nun mit dem Kopfe und mit dem Oberkörper mittelst einer Drehbewegung unter dem rechten Arme hindurchschlüpft, legt

Fig. 27.

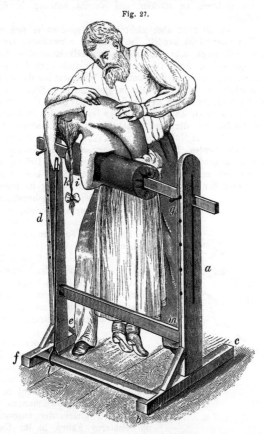

er sich mit der linken Thoraxhälfte, knapp unterhalb der Axilla, so auf das
gepolsterte Mittelstück der Querleiste, dass der prominente Rippenkamm mit seiner
grössten Convexität gerade senkrecht auf der Unterlage lastet. Der scoliotische
Rumpf ist dann gewissermassen auf dem Rippenbuckel aufgehängt. Das Redressement
erfolgt mit einer Kraft, welche der Gesammtlast des Körpers entspricht. Durch
Belastung der Füsse mit Schrotschläuchen kann die redressirende Kraft gesteigert
werden. Ebenso kann die im linken Diagonaldurchmesser senkrecht auf den
Rippenbuckel wirkende Redressionskraft durch die flach aufgelegte Hand des Arztes
beliebig verstärkt werden. Während sich der Patient in der „seitlichen Suspension"
befindet, legt der Arzt seine Hände auf die rechte vordere Thoraxhälfte desselben
(Fig. 27), demnach auf die Gegend des rechtsseitigen vorderen Rippenbuckels,

und übt in der Richtung des linken schiefen Diagonaldurchmessers einen kräftigen Druck aus. Durch die seitliche Suspension verbunden mit entsprechender manueller Druckwirkung kann der im linksseitigen Diagonaldurchmesser sich erstreckende scoliotische Thorax im rechten Diagonaldurchmesser erweitert werden. Anfänglich sind die Umkrümmungen mittelst seitlicher Suspension einigermassen schmerzhaft; doch gewöhnen sich auch kleinere Kinder ohne Schwierigkeit in kürzester Zeit vollkommen an diese ungewohnten Bewegungen, welche bald ganz schmerzfrei werden.

Fig. 28.

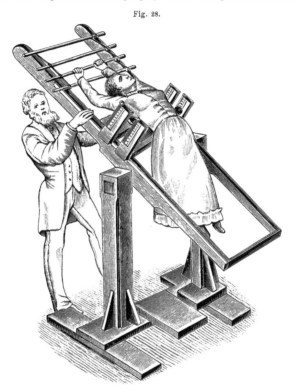

Durch die seitliche Suspension wird demnach das Brustsegment der Wirbelsäule nach der entgegengesetzten Seite umgekrümmt und der Thorax im Sinne einer entgegengesetzt gerichteten Krümmung umgeformt, während die Krümmung des Lendensegmentes unter den correctiv wirkenden Einfluss der verticalen Suspension gebracht wird. Es entspricht also die seitliche Suspension der Aufgabe, gleichzeitig auf die Thoraxform und auf die beiden Krümmungen in correctivem Sinne zu wirken. Die Lendenwirbelsäule kann indess durch die seitliche Suspension auch direct umgekrümmt werden. Der Patient nimmt bei vorausgesetzter linker Lumbalscoliose die Handhabe in die rechte Hand, setzt den linken Fuss auf den Steg, rotirt seinen Körper unter dem rechten Arme und legt sich in halber Rückenlage, knapp oberhalb des linken Darmbeinkammes auf den gepolsterten Cylinder. Der seitlich suspendirte Körper stellt dann gewissermassen einen gleicharmigen Hebel vor.

BEELY hat jüngst einen gleiche Zwecke verfolgenden (Fig. 28) „Apparat zur gewaltsamen Geraderichtung scoliotischer Wirbelsäulen" angegeben. Derselbe

besteht aus einem Rahmen in der Gestalt eines langgezogenen Rechteckes, der
sich auf zwei kräftigen Ständern um eine horizontale, in der Mitte der beiden Längsseiten befindliche Achse dreht. Zwei Peloten lassen sich vermittelst eines einfachen
Mechanismus auf den Längsseiten des Rahmens verschieben und in jeder beliebigen
Richtung schräg stellen. Am oberen Ende des Rahmens befindet sich eine Anzahl
paralleler Querstangen an Stricken befestigt. Bei der Anwendung (Fig. 28)
ergreift der Patient das seiner Grösse entsprechende Querholz, wobei er seinen
Rücken dem Rahmen zuwendet. Der hinter ihm stehende Arzt schiebt die Peloten
in die richtige Höhe und stellt sie s o ein, dass der Rippenbuckel und der Torsionswulst der Lende mit ihrer grössten Convexität darauf zu liegen kommen. Nun
wird der obere Theil des Längsrahmens langsam nach hinten gesenkt, so dass
die pathologischen Niveau-Elevationen der Rückenfläche des Rumpfes einer sagittal
gerichteten Druckwirkung ausgesetzt werden, deren Grösse dem Gewichte des
ganzen Körpers entspricht.

Fig. 29.

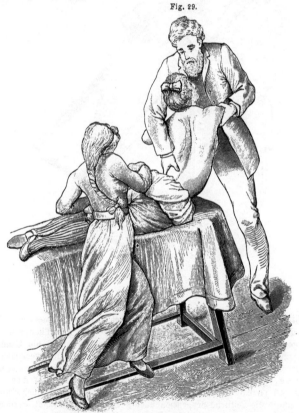

          Ohne Hilfe eines besonderen Apparates kann das passive Redressement
je einer seitlichen Krümmung mit berechneter Kraft und in wirksamster Weise
in der Art vorgenommen werden, dass der Patient bis zu den Hüftstacheln über
den Rand einer gepolsterten Bank vorgeschoben wird und mit seinen Armen den
Arzt um die Mitte fasst, während das Becken durch einen Assistenten fixirt wird.
Es ist von Wichtigkeit, dass die Fläche der Bank der Höhe der *Cristae ilium*

des Arztes beiläufig entspreche. Durch entsprechenden Druck auf den Scheitel der seitlichen Abweichung wird die Umkrümmung eingeleitet, durch Zusammenschiebung des Rumpfes des Patienten in der Richtung der Längsachse wird die Umkrümmung vollendet. Der Arzt lässt dabei das Gewicht seines Körpers wirken, und spart mit seiner Muskelkraft. Es ist selbstverständlich, dass die redressirende Kraft je nach dem vorliegenden Falle entsprechend zu dosiren ist. Beim Redressement einer (linken) Lendenkrümmung legt der Arzt seine rechte Hand auf den lumbalen Krümmungsscheitel und drückt denselben nach der entgegengesetzten Seite, während er mit dem Gewichte seines Körpers den Rumpf des Patienten zusammenschiebt (Fig. 29) und die Umkrümmung eine Zeit lang erhält. Beim Redressement einer Brustkrümmung (Fig. 30) wird der Patient weniger weit vorgezogen, der

Fig. 80.   Fig. 31.

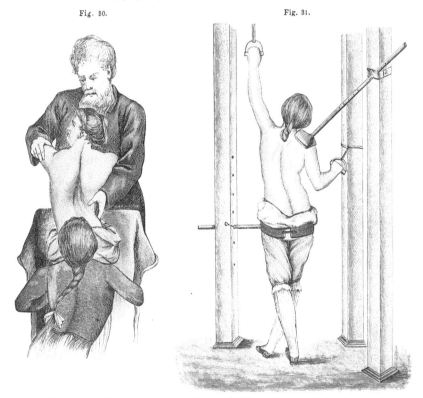

Arzt legt seine linke Hand auf den (rechten) Rippenkamm und drückt denselben nach abwärts, während die linke Thoraxhälfte des Patienten von der rechten Hand des Arztes von unten her in die Höhe erhoben und das Körpergewicht in derselben Weise wie oben zur Umkrümmung benutzt wird. Im Anfange ist ein derartiges Redressement schmerzhaft, bald aber wird es vollkommen schmerzlos. Hat sich der Patient daran gewöhnt, so lässt man denselben durch längere Zeit hindurch passive Umkrümmungshaltungen einnehmen. Dies geschieht mit Vortheil in der durch (Fig. 31) angedeuteten Weise. Eine Beckengabel besorgt die Fixirung der Stellung. Die linke Beckenhälfte wird durch eine Sohlenunterlage von 4—5 Cm. (oder durch Beugung des rechten Kniegelenkes) erhöht und die Lendenwirbelsäule mit Leichtigkeit in eine Umkrümmungshaltung überführt. Während

die linke Hand des Patienten eine von dem Querbalken des Gerüstes herabhängende
Handhabe erfasst und die linke Rumpfhälfte elevirt, erfährt die rechte Schulter
durch eine Hohlpelote einen kräftigen Druck in der Richtung von oben, aussen,
hinten, nach unten, innen, vorne. Diese Stellung wird unter allmäliger Verstärkung
der redressirenden Kräfte schliesslich durch je eine Viertelstunde mehrmals hintereinander eingenommen. Das passive Redressement der Brustkrümmung kann auch
sehr wirksam auf folgende Art vorgenommen werden (Fig. 32). Patient wird
bei gesenktem Becken mittelst der bekannten Gabel fixirt. Gegen die rechte Rippenwinkelgegend wird eine Pelote vorgeschoben, deren Fläche eine ganz bestimmte
Richtung und Neigung hat. Bei der aus Fig. 32 ersichtlichen Stellung des

Fig. 32.

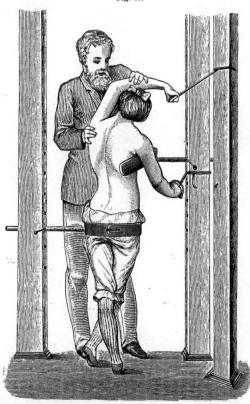

linken Armes kann Patient durch Thätigkeit seiner Armmuskeln die rechte Rippenwinkelgegend gegen die Pelote heranziehen und wird hierin von dem Arzte
unterstützt, welcher gleichzeitig die linke Thoraxhälfte des Patienten nach hinten
wälzt, wodurch die concavseitigen verflachten Rippenwinkel zum Vorspringen
gebracht werden.

In allerjüngster Zeit hat F. FISCHER eine neue Methode passiver Umkrümmung angegeben, welche darin besteht, dass die horizontal gestellte Wirbelsäule durch an Schlingen befestigte Gewichte belastet wird, welche im Wesentlichen
eine gewaltsame Detorsion der scoliotischen Wirbelsäule bezwecken.

Der Zweck des p a s s i v e n Redressements ist, wie schon erwähnt, die Ermöglichung a c t i v e r Umkrümmungen. Dieselben betreffen zunächst das Lenden- oder Brustsegment für sich allein und später beide gleichzeitig. Die active Umkrümmung des Lendensegmentes erfolgt durch gegenständige Beckensenkung unter gleichzeitiger Anspannung der convexseitigen Lumbalmuskeln (Fig. 33). Die active Umkrümmung des Dorsalsegmentes bereitet grössere Schwierigkeiten. Dieselbe erfolgt (eine rechtsseitige Convexität vorausgesetzt) durch Verschiebung des Oberkörpers auf dem Becken nach links bei kräftiger Anspannung der rechtsseitigen Rücken- und Rumpf-Schultergürtel-Musculatur, während die Hände über dem Kopfe gefaltet werden. Die gleichzeitige Umkrümmung b e i d e r Segmente (Fig. 34) setzt schon grosse Uebung bei entsprechender Muskelkraft und beträchtlicher Beweglichkeit der Wirbelsäule voraus.

Fig. 33.   Fig. 34.

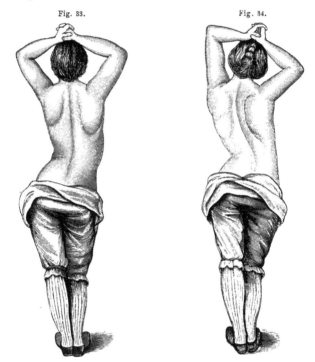

Durch Nachhilfe des Arztes, welcher die rechte Schulter des Patienten mit seiner rechten Hand nach abwärts und links herabdrückt, während seine linke Hand den lumbalen Krümmungsscheitel nach rechts bewegt, werden die activen Umkrümmungen erleichtert.

Durch die Mobilisirung der Wirbelsäule, bei welcher die Kräftigung der gesammten Rumpfmusculatur nach dem Obigen keineswegs ausser Acht gelassen wird, erreicht man bei vorgeschrittenen Verkrümmungen eine viel bessere Ausgleichung derselben durch die verticale Suspension (Fig. 35). Aber auch die antistatische Behandlung erlangt nach vorausgegangener Mobilisirung eine erhöhte Wirksamkeit. Bei Erhöhung jener Beckenhälfte, welche der convexen Seite einer vorhandenen Lumbalkrümmung entspricht, durch eine 2—3 Cm. hohe Sohleneinlage, oder durch ein Keilsitzpolster mit ebenso hoher Keilbasis erfolgt eine entschiedene Umkrümmung des Lumbalsegmentes. Daraus ergiebt sich die ausserordentliche

Wichtigkeit der Antistatik für die primären Lumbalscoliosen von selbst. Es muss jedoch besonders betont werden, dass die künstliche Beckenerhöhung k e i n e s w e g s sowohl auf die Lumbal- als auch auf die Dorsalabweichung umkrümmend einwirkt,

Fig. 35.

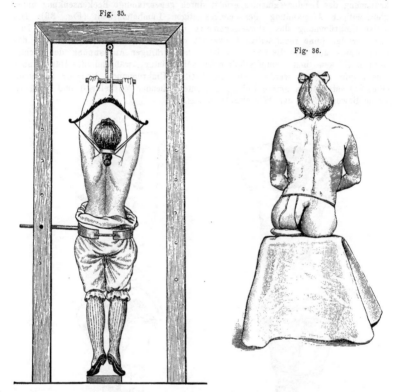

Fig. 36.

wie aus den schematischen Abbildungen von BARWELL, VOLKMANN u. A. hervorzugehen scheint. Vielmehr hat eine linksseitige Beckenerhebung in der Regel eine Rumpfeinstellung mit rechtsseitiger Totalscoliose zur Folge (Fig. 36). Eine rechtsconvexe Brustkrümmung wird demnach durch eine linksseitige Beckenerhebung keineswegs im Sinne einer Umkrümmung beeinflusst. Bei primärer rechtsseitiger Brustscoliose und noch fehlender Gegenkrümmung der Lende empfiehlt es sich, die künstliche Beckenerhebung auf der rechten Seite einzuleiten, um eine Einstellung des Rumpfes in linksconvexer Totalscoliose herbeizuführen. Entspricht der primäre Krümmungsscheitel der Mitte der Wirbelsäule, wie es namentlich bei der rachitischen Scoliose der Fall ist, so wird ebenfalls die der Convexität desselben entsprechende Beckenhälfte zu erheben sein. Das Maass der Beckenerhebung bestimmt man durch unterlegte Brettchen von je 1 Cm. Dicke bis zum Eintritt der gewünschten Wirkung.

Die gymnastisch-redressirende Behandlung der Scoliose erfährt durch die mechanische Behandlung mit Stützapparaten eine Ergänzung.

Wenn auch zugestanden werden muss, dass man, wie B. ROTH, F. FISCHER, ASCHER u. A. hervorheben, in sehr vielen Fällen mit der gymnastischen Behandlung allein zum Ziele kommt, so kann dies doch immer nur für die beginnende Scoliose gelten.

In vorgeschritteneren Fällen mit permanenter seitlicher Abweichung gelingt es der Musculatur allerdings, einen Ausgleich derselben durch vermehrte Kraftanstrengung herbeizuführen. Die Wirkung hält aber immer nur kurze Zeit vor, da die Musculatur zu gleichmässigen, wenn auch an sich nicht gerade bedeutenden Dauerleistungen viel weniger befähigt ist, als zur Aufbringung momentaner, grösserer Krafteffecte. Es darf auch nicht vergessen werden, dass die unablässig wirkende Schwerkraft auf die vorhandenen seitlichen Abweichungen im Sinne einer Vermehrung derselben einwirkt, und dass die Muskelwirkung gegen die excentrisch wirkende Schwerkraft auf die Dauer nicht aufkommen kann. Wir müssen daher, Initialformen der Scoliose ausgenommen, die Behandlung mit Stützapparaten als eine unentbehrliche Ergänzung der gymnastischen Behandlung betrachten.

Fig. 37.   Fig. 38.

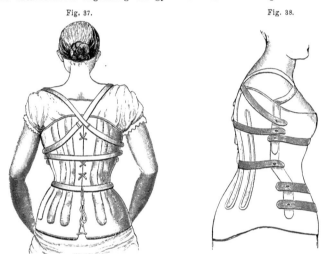

Die Unzahl der verschiedenen portativen Scoliosenapparate gehört zum allergrössten Theile der Geschichte an. Ausführliches hierüber findet sich in E. FISCHER'S „Geschichte und Behandlung der seitlichen Rückgratsverkrümmungen". Es seien die Apparate von HOSSARD, EULENBURG, SCHILDBACH, LORINSER, JOERG. NYROP besonders hervorgehoben. Dieselben werden zum Theile noch gegenwärtig angewendet oder bildeten das Muster für neuere Modificationen. Im Allgemeinen muss betont werden, dass bei der Construction derartiger Apparate immer mehr und mehr einfachste Principien zur Geltung kommen, da man schliesslich zur Einsicht gekommen ist, dass die scoliotischen Rippenverkrümmungen durch Druckpeloten und sonstige complicirte Vorrichtungen nicht geändert werden können. Die gegenwärtig vorzugsweise in Gebrauch stehenden Scoliosenmieder sind keine Redressionsapparate im eigentlichen Sinne, sondern verfolgen vornehmlich den Zweck, die in sich zusammensinkende Wirbelsäule zu stützen. Dieselben entsprechen um so besser, je passender sie dem Rumpfe und vornehmlich der Beckenperipherie anliegen. Muster derartiger Stützapparate sind die von BEELY mit minutiöser Sorgfalt angepassten Corsets (Fig. 37). Die Grundlage derselben bildet ein genau anliegendes, mit gutem Taillenschluss versehenes Corset aus Drill, das bis auf die Gegenden der Mammae und der Hüftbeinkämme dicht mit Fischbeinstäben besetzt und zum Schnüren eingerichtet ist. Die wichtigste Stütze erhält der Rumpf durch starke Seitenschienen, welche von der Mitte beider Achselhöhlen vertical nach abwärts verlaufen, einige Centimeter oberhalb der Hüftkämme nach vorne abbiegen und im Bogen bis vor die *Spin. ant. sup.* verlaufen. An ihrem oberen Ende tragen sie stellbare, gepolsterte Armstützen (Fig. 38). Der Rückentheil des

Corsets wird ausserdem mit vertical verlaufenden federnden Stahlschienen versehen. Die beiden Seitenschieuen werden durch Rücken- und Bauchriemen miteinander verbunden (Fig. 38). Unter den portativen Scoliosenapparaten, welche
nicht sowohl eine Stützung des Rumpfes, als vielmehr das Redressement der seitlichen Abweichungen bezwecken, ist die STAFFEL'sche Modification des HOSSARD'schen
Gürtels zu erwähnen (Fig. 39). Derselbe besteht aus einem Beckengurt, der hinten
einen senkrechten Mast trägt, von dessen oberem Ende eine breite Gummibandage
rechtwinkelig abgeht, sich um die convexe Seite der Dorsalkrümmung herumschlingt,
vorne über den Leib schräg abwärts zur entgegengesetzten Körperseite läuft, die
Convexität der Lumbalkrümmung umfasst und hinten am Beckengurt wieder befestigt wird. Der Mast ist in seiner Stellung regulirbar. Das Hinaufschieben des
Beckengurtes an der linken Seite wird durch einen Schenkelriemen verhindert. Der
Mast ist durch ein federndes Zwischenstück in der Lendenbiegung unterbrochen.
Ueber dem Apparate wird ein Geradehaltercorset getragen.

    Namentlich für schwere Fälle von Scoliose hat H. WOLFERMANN jüngst
ein aus zwei Theilen bestehendes Corset angegeben. Das Beckenstück und das
Thoraxstück desselben sind derartig miteinander
verbunden, dass das letztere gegen das erstere,
um die Längsachse der Wirbelsäule und um die
sagittale Achse gedreht und sowohl in der
Höhenrichtung als auch in frontaler Richtung
nach rechts oder links verschoben werden kann.
Die Drehung des Thoraxstückes um die Längsachse der Wirbelsäule wird durch eine am
Beckenstück angebrachte Spiralfeder ausgelöst.
Es handelt sich demnach um eine Detorsion
der Wirbelsäule.

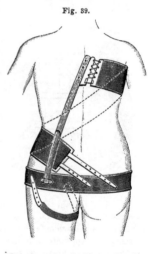

Fig. 39.

    Die FISCHER'sche Scoliosenbandage mit
elastischer Drehkraft entfaltet bei beweglichen,
geringgradigen Scoliosen in sehr energisches
und richtig wirkendes Redressement. Bei vorausgesetzter rechtsconvexer Dorsalscoliose wird auf
die rechte Thoraxseite ein Schulterhalter gelegt,
von welchem elastische, die vordere Rumpffläche
diagonal kreuzende Gurte ausgehen, die an dem
linken Schenkel befestigt werden. Durch diese
Gurte wird die rechte Schulter beständig nach
vorwärts und abwärts gezogen, während die linke Schulter durch einen mit seinen
beiden Enden an dem Schulterhalter befestigten elastischen Gurt beständig nach
hinten gezogen wird (Fig. 40).

    Die FISCHER'sche Spiralbandage eignet sich vorzüglich für die beginnende
primäre Dorsalscoliose. Für die primäre Lumbalscoliose ist sie hingegen selbst bei
möglichster künstlicher Beckenerhebung nicht zu empfehlen. Die elastischen Züge
sind auch räumlich zu weit von der Lendenwirbelsäule entfernt, als dass sie eine
entsprechende Einwirkung auf dieselbe haben könnten.

    E. FISCHER betrachtet augenscheinlich den scoliotisch deformen Rumpf
als etwas vollständig Passives, er verzichtet auf die Mitwirkung der Muskeln bei
der Stellungscorrectur und sucht einzig durch die Anordnung der elastischen Züge
der bestehenden Skeletverbildung entgegenzuwirken.

    KÖLLIKER in Leipzig hingegen hat bei der Construction seiner elastischen
Scoliosenbandage, einer Modification von BARWELL'S Dorsolumbarbandage, das
Muskelmaneuvre im Auge gehabt, mittelst dessen hierzu abgerichtete Kinder ihre
Brustkrümmung activ corrigiren. Sie nehmen die rechte Schulter stark zurück und
pressen dieselbe möglichst kräftig gegen die Rippen an. KÖLLIKER hat wie BARWELL,
die Züge seiner Spiralbandage so angeordnet, dass der Patient in diesem Bestreben

unterstützt wird. Die elastischen Züge greifen an einem FISCHER'schen Schulterring an und verlaufen von hier diagonal über den Rücken zu einem gegenständigen Schenkelring. Um das Abrutschen des Ringes nach rückwärts zu verhüten, ist derselbe durch eine unelastische Binde, welche über die vordere Rumpffläche nach abwärts verläuft, an dem Schenkelgurte befestigt. Dies gilt für einfache bewegliche Dorsalscoliosen. Ist auch eine Lendenkrümmung vorhanden, so führt KÖLLIKER die elastischen Züge von der rechten Schulter über den Rücken zu einer der Convexität der lumbalen Abweichung entsprechenden Pelote und von dieser gehen wieder elastische Züge zu einem rechten Schenkelgurt.

Wenn auch die FISCHER'sche Bandage in ihrer Anwendung theoretisch zweifellos richtig gedacht ist, so dürfte die BARWELL-KÖLLIKER'sche Spiralbandage in der Praxis doch den Vorzug verdienen, da sie das active Redressement unterstützt, während die Züge der FISCHER'schen Bandage demselben eher entgegenarbeiten. Dazu fällt in's Gewicht, dass die BARWELL-KÖLLIKER'sche Bandage einen ausgezeichneten cosmetischen Effect hat, indem das nach rückwärts prominente Schulterblatt bei entsprechend beweglichen Scoliosen ganz entschieden dem Niveau der gegenständigen Scapula näher gebracht wird. Dieser Effect wird dadurch verständlich, dass die Schulter in ihrer äussersten Ausladung zwar nach rückwärts gezogen, das Schulterblatt hingegen durch die Wirkung der Spiralbandage gegen den Rippenkamm angepresst wird. Noch einfacher kann man die KÖLLIKER'sche Bandage auf die in Fig. 41 angedeutete Art und Weise anlegen. Eine etwa 6 Cm. breite Gummibinde, deren Länge der doppelten Spannweite der ausgestreckten

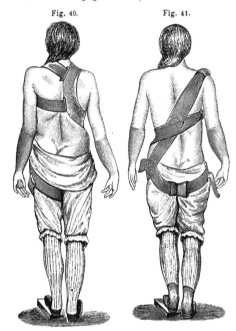

Fig. 40.   Fig. 41.

Arme des Patienten entspricht, wird mit ihrer Mitte auf die prominente (rechte) Schulter gelegt. Der hintere linke Zügel der Binde wird diagonal über den Rücken zum linken Oberschenkel geführt, von vorne her um denselben herumgeschlungen und mit einer starken Sicherheitsnadel befestigt. Der rechte Zügel läuft von der rechten Achselhöhle aus über die prominente Thoraxhälfte, überkreuzt den linken Zügel und wird über den linken Tailleneinschnitt nach vorne über die untere Bauchgegend zum rechten Schenkel geführt, den sie von aussen her umschlingt und in analoger Weise befestigt. Am Beginn ihrer Kreuzung werden beide Bindenzügel mit einander vernäht. Die Schulterschlinge wird mit Peluche unterfüttert. Ueber die Zugvorrichtung kann ein Stützmieder getragen werden. Für primäre Lumbalscoliosen ist die Bandage nur unter gleichzeitiger, möglichst beträchtlicher und durch vorauszuschickende Mobilisirung wirksamer gemachter Beckenerhebung zulässig. Im Ganzen können derartige Bandagen nur als Surrogat der Corsets während der heissen Monate betrachtet werden.

Bei den vorgeschrittenen Formen der Scoliose mit permanenter und bis zu einem gewissen Grade rigider Abweichung der Dornfortsatzlinie, bei schon auffälligeren Niveauverschiedenheiten der Rückenfläche, namentlich bei rascher sich entwickelnden Fällen kann die gymnastisch-redressirende Behandlung nur in der Anwendung des Sayre'schen Gypsmieders, oder noch besser eines nach Gypsmodell gearbeiteten Holzmieders eine zweckentsprechende Ergänzung finden. Aus der Unentbehrlichkeit der gymnastischen Behandlung ergiebt sich von selbst die gänzliche Unzulässigkeit der Behandlung mit unabnehmbaren Gypspanzern, wie sie namentlich von Petersen geübt und empfohlen wird, ganz abgesehen von anderen schwerwiegenden Unzukömmlichkeiten dieser Behandlungsweise.

Die Verurtheilung, welche auch das abnehmbare Sayre'sche Gypsmieder von vielen Seiten erfahren hat, beruht nach meiner vielfachen Erfahrung einzig und allein auf dem Mangel an der entsprechenden Technik, welche nicht nur Geschick, sondern auch grosse Uebung voraussetzt.

Ich halte es für angezeigt, auf diese von mir mehrfach modificirte Technik des Sayre'schen Verbandes näher einzugehen. Die erste Vorbedingung zum Gelingen ist ein tadelloses Verbandmaterial. Nur der feinste und möglichst frische Alabastergyps kann verwendet werden. Als Gypsträger dient gut appretirter, feinmaschiger Organdin. Derselbe wird zu 12—15 Cm. breiten Binden gerissen, welche ganz leicht durch Gypspulver hindurchgezogen werden. Dieselben werden unmittelbar vor dem Gebrauche verfertigt. Der Gyps wird in wohlverschlossener Blechbüchse an einem trockenen Orte aufbewahrt. Patient wird mit zwei faltenlos anliegenden Tricotstrümpfen bekleidet. (Derartige Schafwollschläuche verschiedener Lichtung liefert Firma Hanf & Söhne, Wien, I. Renngasse 17.) Der äussere Strumpf dient zum Ueberzuge des Gypsmieders, über dem inneren Strumpfe wird dasselbe später getragen. Durch angenähte Bändchen werden dieselben über den Schultern festgeknüpft und über das Becken herunter glattgezogen. Unter die Strümpfe schiebt man ein flaches Polster auf die Magengrube. Patient wurde vorher eingeübt, in der Beely'schen Schwebe zur Selbstsuspension 10—12 Minuten auszuharren, wobei darauf zu achten ist, dass die Hände kräftig festhalten, während der Rumpf bei gänzlicher Erschlaffung der Rückenmusculatur passiv gestreckt wird. Dabei müssen die Fussspitzen durch eine Unterlage gestützt sein. Um das Rotiren des hängenden Körpers während der Umwicklung der Binden zu verhüten, fixirt man das Becken in einer passenden schliessbaren Beckengabel (Fig. 35). Ist der Patient gehörig suspendirt, so schiebt man unter die Strümpfe von oben her je ein flaches, dreieckiges Wattapolster auf die rechte und linke Scapulargegend. Man schafft dadurch in dem Verbande für die Schulterblätter Raum und verhindert den epanlettenartigen Hochstand der Schultern, welcher an den Sayre'schen Originalmiedern sehr störend auffällt. Nun wird mittelst Blaustift auf dem äusseren Tricot die obere und untere Verbandgrenze gezeichnet. Unten verläuft die Grenze in der Höhe der vorderen Darmbeinstachel, rückwärts über die grösste Convexität der Nates. Ueber der Symphyse reicht die Grenze etwas unter die Höhe der Spinae herab, so dass in der Schenkelbeuge eine leichte, nach unten concave Schweifung entsteht, durch welche ein zwangloses Sitzen im Verbande ermöglicht wird. Die obere Linie verläuft hinten über die Mitte der Schulterblattgegend, steigt unter der Axilla beiderseits etwas herab und hält sich vorne an die untere Peripherie der Mammae, so dass diese selbst ganz ausserhalb des Verbandes zu liegen kommen.

Nun legt man auf beide Spinae je ein weiches Filzplättchen und beginnt mit der Umwicklung der Binden, welche aus warmen Wasser (ohne Zusatz) gereicht werden. Das Anlegen der Binden muss mit grosser Accuratesse geschehen, jede Falte ist sorgfältig zu vermeiden. Die Binden werden, wenn nöthig, abgeschnitten, nicht umgelegt. Man beginnt mit der Umwicklung des Beckens und steigt ganz allmälig nach oben hinauf. Die einzelnen Touren verlaufen abwechselnd circulär und diagonal. Ueberschüssiger Gyps wird mit einer stumpfrandigen ovalen Metallplatte sorgfältig abgestrichen. Man überschreitet beim Anlegen der Binden die gezogenen Grenzlinien zwei Finger breit, um auch an den Rändern des Verbandes eine gleichmässige

Stärke zu erzielen. Bei der ausreichenden Verbanddicke von 3 höchstens 4 Mm. kommen 8—10 Bindentouren über einander zu liegen. Nach Beendigung der Anwicklung, welche etwa 10 Minuten in Anspruch nimmt, ist der Verband schon so weit erhärtet, dass er abgenommen werden kann. Das Aufschneiden desselben erfolgt in der vorderen Mittellinie mit einer starken, der Kante nach gekrümmten Scheere, auf deren geknöpftes Blatt der Verband (mit Ausschluss des inneren Strumpfes) aufgeladen wird. Nach Lösung der Achselbändchen erfolgt die vorsichtige Abnahme des Verbandes von der Schmalseite des Rumpfes. Etwaige Ungleichheiten der Schnittränder werden durch Kneten mit den Fingern ausgeglichen, die Schnittränder genau aneinander gepasst und durch eine straff umwickelte Calicotbinde in ihrer Lage erhalten. Etwaige Falten der Innenfläche sind mit einem runden Hammer vorsichtig auszuglätten. Nun löst man am oberen und unteren Rande des Verbandes den Tricotstoff bis zu der gezeichneten Grenzlinie ab, welche sich auf der Innenfläche der Gypshülse abgeklatscht hat und schneidet mit einer starken Hohlscheere die überflüssigen Theile ab. Die Schnittränder werden durch Streichen zwischen den Fingern geglättet und hierauf das obere und untere Ende des Tricotstoffes über die äussere Fläche des Verbandes herab-, beziehungsweise hinaufgeschlagen und aneinander befestigt. Der

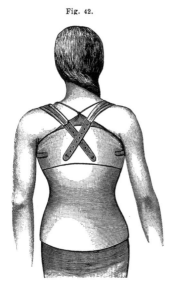

Fig. 42.

Verband wird nun in einem Trockenofen möglichst langsam getrocknet. Hat man Zeit genug, so ist die Lufttrocknung vorzuziehen, weil das Mieder dann härter und haltbarer wird. Der Bandagist überzieht nun die äussere Fläche des Verbandes mit dem überschüssigen Tricotstoff, deckt die Nahtlinie mit einer Borte, füttert die Schnittränder mit weichem Rehleder und näht die Schnürung (Lederstreifen mit Häkchen) auf. Zwei mit Peluche gepolsterte Achselschlingen vollenden das Ganze (Fig. 42). Was die Dauerhaftigkeit betrifft, so kann ich aus Erfahrung versichern, dass die Verbände nach 5—6 Monaten nur aus dem Grunde erneuert werden müssen, weil sie zu eng werden. Ein gelungener Verband ist nicht schwerer als ein orthopädisches Mieder mit Stahlschienen. Auch über den leichtesten Druck darf nicht geklagt werden. In diesem Falle hilft man sich einfach mit Weichklopfen des betreffenden Randes.

Der SAYRE'sche Verband übt auf die seitlichen Deviationen der Wirbelsäule eine derartig redressirende Wirkung aus, wie kein anderer portativer Scoliosenapparat. Das ergiebt sich schon aus der nicht unbeträchtlichen Vermehrung der Körperhöhe in dem Verbande.

Die Bestrebungen, den Gyps durch ein anderes Material zu ersetzen, wurzeln nach meiner Ansicht weniger in einer mangelhaften Verwendbarkeit des Gypses, als vielmehr in der mangelhaften Beherrschung der Verbandtechnik. Zum allerwenigsten vermag das Filzmieder einen Ersatz für den Gypsverband zu bieten. Nicht nur ist dasselbe kostspieliger, in seiner Herstellung complicirter, und in seiner Verwendung für den Patienten wegen vollständig mangelnder Porosität unangenehmer, sondern es passt auch niemals so absolut genau wie der Gypsverband und was die allergrösste Fehler ist, es behält seine Form nicht, giebt vielmehr bald nach und seine Wirkung wird illusorisch. Diese Erfahrung habe i c h wenigstens gemacht. Auch durch aufgenietete Stahlschienen kann man die Form nicht beständig machen. Bei kleineren Kindern, welche sich heftig sträuben, ist die Anlegung eines abnehmbaren Gypsmieders manchmal unthunlich, dann mag man immerhin ein nach abgenommenem Maasse angefertigtes Filzmieder dem Körper anformen. Für diese Fälle ist die Widerstandsfähigkeit des imprägnirten Filzes eine ausreichende.

Zur Gewinnung von Rumpfmodellen für die genaue Formung des plastischen Filzes hat BEELY sogenannte Modellverbände angegeben. Es wird ein dünner Gypsverband ohne Unterlage auf dem eingeölten Rumpfe angelegt, welcher sofort nach dem Erstarren abgenommen und mit Gypsbrei ausgefüllt wird. Aehnlich ist das Verfahren von BRAATZ und KAREWSKI.

HEYDENREICH und SCHENK umgiessen den mit einem Leinwandsack, oder Zinkblechmantel umgebenen, suspendirten Rumpf mit Gypsbrei und gewinnen so das Negativ des herzustellenden Mo-

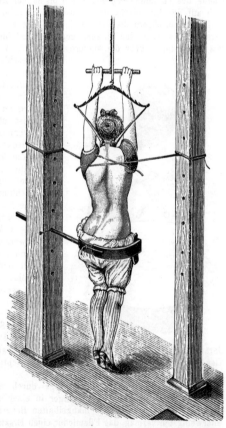

Fig. 43.

delles, welches auch zur Anfertigung eines Wasserglascorsets
dienen kann. KAREWSKI empfahl
Corsets aus engmaschigem ver-
zinkten Drahtgeflecht, welches
durch Wasserglasbinden verstärkt
wird, MÜNTER, PANUM u. A.
Corsets aus Leder etc. Ich habe
mich vielfach überzeugt, dass
alle diese Ersatzmittel von dem
mit exacter Technik hergestellten
abnehmbaren Gypsmieder an Einfachheit und Zweckmässigkeit
übertroffen wurden.

An der Wirkung des SAYRE-
schen Verbandes kann man aussetzen, dass nur die seitlichen
Abweichungen der Wirbelsäule,
keineswegs auch die Krümmungsveränderungen der Rippen in
correctivem Sinne beeinflusst werden. Diesem Mangel suchte ich
durch Einlagen in den Verband
über dem hinteren und vorderen
Rippenbuckel zu begegnen. Neuerdings habe ich einen anderen,
einfacheren Weg eingeschlagen,
um die prominenten Theile des
Thorax unter einen starken sagittal wirkenden Druck zu setzen.
Ich verbinde nämlich die verticale Suspension mit einer gleichzeitigen Detorsion des Rumpfes
gegen das Becken (Fig. 43).
Während dieses letztere in einer
Beckengabel fixirt wird, dreht·
man durch die in Fig. 43 angedeuteten Schulterzüge den Thorax dergestalt gegenüber dem Becken, dass die prominenten Rippenwinkel nach vorne, die ver-flachten Rippenwinkel hingegen nach rückwärts bewegt werden, und legt den Verband in dieser modificirten (Detorsions-) Suspension an. Man erzielt dadurch, dass die rechte hintere und linke vordere Thoraxgegend in dem Verbande sich unter starker Pressung befinden, während die analogen Stellen der anderen Seite vom Druck entlastet sind.

Um die seitlichen Deviationen der Wirbelsäule etwas energischer zu beeinflussen, als es durch die verticale Suspension geschieht, kann der Hang auch in der durch Fig. 44 angedeuteten Weise modificirt werden. Der Körper wird dadurch nicht ad maximum gestreckt, sondern es wird der Oberrumpf zum Becken seitlich verschoben. Dies geschieht einerseits dadurch, dass die Suspensionsrolle nicht senkrecht über der Mitte des Beckengürtels, sondern seitlich davon angebracht ist und dass die der Concavität der Dorsalkrümmung entsprechende Hand

Fig. 44.

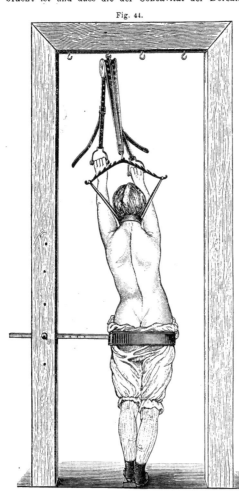

höher fasst als die andere. Die der Convexität der Lumbalkrümmung entsprechende Beckenhälfte wird durch Erhöhung der Sohle gehoben, während der andere Fuss voll auf dem Boden ruht. Bei rechtsconvexer Brust- und linksconvexer Lendenkrümmung würde die Suspension mit Seitenverschiebung des Oberkörpers in der durch Fig. 44 dargestellten Art und Weise vorzunehmen sein. Dabei wird der Hängende angewiesen, den Oberkörper gegen das Becken derart zu drehen, dass die rechte Schulter nach vorne, die linke nach rückwärts bewegt wird. Bei einiger Uebung gelingt dies sehr leicht auch ohne die Anwendung der in Fig. 43 abgebildeten Bandage. Während der Anlegung des Verbandes wird die linke Tailleneinsattlung gut anmodellirt und der rechte Scapularantheil desselben fest an den Körper angedrückt. Unmittelbar nach Abnahme des Verbandes kann derselbe in dem rechten Diagonaldurchmesser etwas comprimirt werden.

K. M. Schwarz in Prag verbindet die seitliche Verschiebung des Oberkörpers zum Becken und die Detorsion mit der Suspension in folgender Weise. Patient wird mit Hilfe einer Glisson'schen Schwebe und zweier Axillarschlingen suspendirt. An dem Schwebeapparat ist in Schulterhöhe des Hängenden ein ovaler Eisenring (Fig. 45 Z) angebracht, an dessen vorderen Umfang ein Riemen R befestigt ist, durch welchen der Eisenring in Z nicht nur seitlich verschoben, sondern auch um eine verticale Achse in der Richtung des entsprechenden Pfeiles gedreht werden kann. Der Thorax ist mit dem ovalen Ringe durch zwei Riemen K K' und k k' verbunden, welche auf den hinteren und vorderen Rippenbuckel in der Richtung der Pfeile einen corrigirenden Druck

10*

ausüben. Das während dieser modificirten Suspension angelegte Gypscorset reicht nur bis zu den Schulterblattspitzen.

Trotz aller Exactheit der Technik kann den abnehmbaren Gypscorsets doch der Vorwurf nicht erspart bleiben, dass sie ein relativ grosses Gewicht haben und hierdurch namentlich im Sommer ihren Träger belästigen. Dr. J. WALTUCH aus Odessa hat durch diesen Uebelstand angeregt, an Fällen meines Ambulatoriums Versuche gemacht, Corsets aus zusammengeleimten Holzstreifen herzustellen.

Fig. 45.

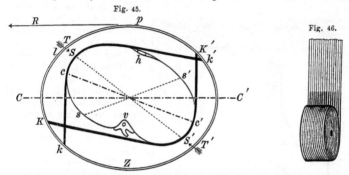

Fig. 46.

Diese Versuche müssen als vollständig gelungen bezeichnet werden. Ich habe in meiner Praxis bisher bereits weit über 100 derartige Holzmieder anfertigen lassen und bin ausserordentlich zufrieden mit denselben. Die Technik des Holzcorsets ist in Kürze die folgende: Was zunächst das Material betrifft, so werden zum Aufbau der Verbände Holzstreifen verwendet, welche durch Hobeln von Fichten-holzbrettern von gewisser Länge und Dicke nach besonderer Technik gewonnen werden. Dieselben sind 4—5 Cm. breit, 0·5—1 Mm. dick und werden zu Binden aufgerollt (Fig. 46). Die Verbindung der Holz-bindenstreifen untereinander ist eine Fournier-arbeit und geschieht über einem vom suspendirten Körper gewonnenen Gypsabgusse. Das Modell wird zunächst mit feinem Baumwollstoff über-spannt und darüber die Holzbinden nach ge-wissen Regeln aneinander geleimt. Es wird zur Verbindung der Binden der beste Tischlerleim (Kölnerleim) verwendet, welchem etwas Glycerin zugesetzt ist. Die Gesammtfläche des Modells wird durch drei verticale — eine vordere mediale und zwei hintere axillare Linien — in drei gleichgrosse Abschnitte getheilt. Diese verticale Theilung der Modellfläche geschieht mit Rücksicht auf die horizontalen und diagonalen Holzbinden-schichten. Durch eine circuläre Linie um die Taille wird die Modellfläche weiters in eine obere und untere Hälfte abgetheilt, mit Rücksicht auf die verticalen Holzbindenschichten. Jeder Abschnitt wird für sich aus horizontalen, verti-calen und diagonalen Fournierstreifen zusammen-gesetzt (Fig. 47, 48, 49). Zwischen die Holz-

Fig. 47.

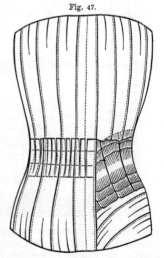

lagen kommt eine Schichte von dünnem festen Segeltuch zu liegen, mit welchem auch die äusserste Holzlage überzogen wird. Am Rücken genügen vier, vorne zwei Holzschichten. Das Corset trocknet auf dem Modell, wird mit Stoff überzogen, dann vorne aufgeschnitten, an den Rändern mit Handschuhleder eingefasst, mit Achselträgern und Schnürung versehen etc.

Die Holzmieder sind nach genauem Vergleiche des Gewichtes wenigstens 3 mal s o l e i c h t wie die leichtesten Gypsmieder und viel leichter als Filzmieder. Die Festigkeit derselben ist eine mehr als ausreichende und die Dauerhaftigkeit so gross, dass ein Corset nach halbjährigem täglichen Gebrauche noch vollständig wohlerhalten ist. Das Corset verändert seine Form auch in der Sommerhitze nicht, selbst wenn es zum Zwecke besserer Ventilation gelocht wird. Das Aeussere des Mieders ist ausserordentlich gefällig und elegant.

Durch die modificirte Suspension mit seitlicher Verschiebung des Oberkörpers suche ich auf einfachere Weise als durch die früher angewendeten Umkrümmungsverbände den Zweck einer Veränderung der Belastungsverhältnisse der in scoliotischer Abweichung begriffenen Wirbelsäule zu erreichen.

Fig. 48.

Fig. 49.

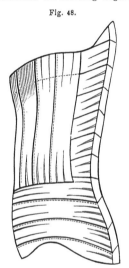
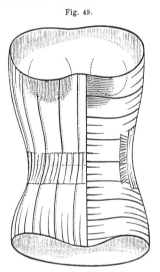

Der Vollständigkeit halber sei hier der Versuch PETERSEN's erwähnt, den horizontal gelagerten Körper gewaltsam zu umkrümmen und einzugypsen. Ganz abgesehen davon, dass unabnehmbare Verbände als unzulässig bezeichnet werden müssen, ist es kaum möglich, m e h r e r e Krümmungen bei horizontal gelagertem Körper g l e i c h z e i t i g zu redressiren. Die Gefahr des Decubitus ist namentlich bei Anwendung der beliebten Bindenzügel nicht von der Hand zu weisen.

Die Behandlung der Scoliose muss sich bei vorgeschritteneren und sich rasch entwickelnden Fällen auch auf die Nachtruhe der Patienten erstrecken. Diesem Zwecke entsprechen die orthopädischen Betten. Man unterscheidet die sogenannten Streckbetten von den Lagerungsapparaten. Die orthopädischen Streckbetten kann man in einfache und complicirte unterabtheilen. VENEL war (1788) der erste Autor des einfachen Streckbettes (Zug an den Achseln, Gegenzug an den Schenkeln). In unwesentlichen Details verschieden sind die Streckbetten von MAISONNEUVE, HARE, JALADE-LAFOND etc. DARWIN benutzte zur Extension eine schiefe Ebene, auf welcher der Patient durch eine am Kinn und Hinterhaupt angreifende Kopfschwinge fixirt war. Ganz ähnlich ist der neuerlich von BEELY empfohlene Streckrahmen für Scoliose.

Die complicirten Streckbetten sind mit Vorrichtungen versehen, mittelst welcher auf die in ihrer Längsachse extendirte Wirbelsäule auch seitliche Zugkräfte zur Wirkung kommen, welche an der Convexität der Brust- und Lendenkrümmung angreifen. Das Original der zahlreichen Streckbetten mit Seitenzugvorrichtungen stammt von HEINE (1821). Die Streckung der Wirbelsäule erfolgt durch elastische Federwirkung am Kopf- und Fussende des Bettes, während seitliche Züge an der gestreckten Wirbelsäule angreifen, um die Krümmungsscheitel der Brust- und Lendenabweichung in die Mittellinie zurückzuführen. Alle übrigen derartigen Apparate, ich nenne die Constructionen von LEITHOF, DELPECH, LANGENBECK, HEIDENREICH, BIGG, SCHILDBACH etc., haben das seinerzeit so berühmte Streckbett von HEINE zum Muster. Bei dem Streckbett von KLOPSCH gelangt neben der Extension je ein Keilpolster (schiefe Ebene mit median gerichteter Keilspitze für Brust- und Lendenkrümmung) zur Anwendung.

Die orthopädischen Lagerungsapparate entbehren der Streckvorrichtungen. Der Rumpf des Patienten befindet sich in einer indifferenten Rückenlage. Ein Musterbeispiel der hierher gehörigen Apparate ist das BÜHRING'sche Bett. Eine gepolsterte Eisenplatte trägt einen Beckengurt und für den Krümmungsscheitel der Brust- und Lendenkrümmung je eine Hohlpelote, welche einen Druck von der Seite und von unten her auf die Convexitäten ausüben. Der Apparat wurde vielfach modificirt, so von HUETER, GOLDSCHMIDT, STAFFEL u. A.

Der Lagerungsapparat von BEELY (Fig. 50) sucht durch die Wirkung schiefer Ebenen die pathologischen Prominenzen unter sagittal wirkende, starke Pression zu setzen. Auf einem rechteckigen Brett sind vier rechteckige, senkrecht stehende gepolsterte Seitenwände angebracht. Zwischen den zur Aufnahme des Oberrumpfes bestimmten Abschnitten derselben sind Lederriemen mit eingeschalteten Gummibändern in der Weise angebracht, dass sie vom oberen Rande des der rechten Thoraxwand entsprechenden Brettes zum unteren Rande der gegenständigen Seitenwand verlaufen. Die elastischen Riemen bilden in dieser Anordnung schiefe Ebenen, auf welchen der in indifferenter Rückenlage befindliche Rumpf ruht. Die schiefen Ebenen üben einen elastischen corrigirenden Druck auf die am meisten prominenten Theile des Rückens in sagittaler Richtung (rotirend) aus.

Fig. 50.

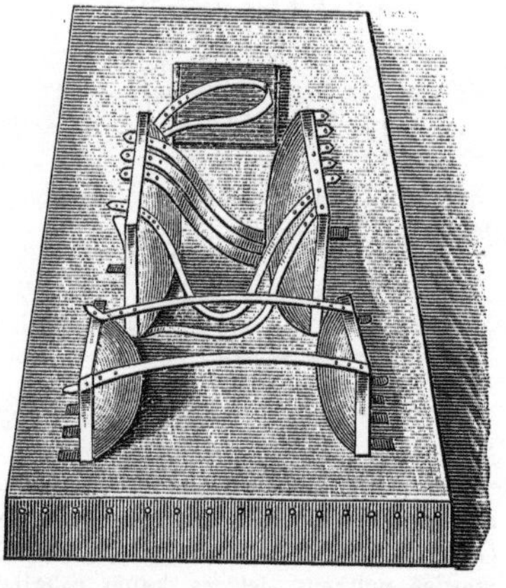

Bei allen diesen Lagerungsapparaten wirken die corrigirenden Kräfte auf den in indifferenter Rückenlage befindlichen Oberkörper.

Mein Bestreben bei der Construction eines in seinem Principe vollständig neuen Lagerungsapparates war darauf gerichtet, die corrigirenden Kräfte nicht auf den in indifferenter Rückenlage befindlichen Rumpf wirken zu lassen, sondern einzig und allein in einer gewissen differenten Lage des Körpers selbst ein Mittel zu finden, die seitlichen Abweichungen der Wirbelsäule zu beeinflussen. Durch Seitenlagerung des Körpers in Umkrümmungshaltung kann die Lendenwirbelsäule in eine der Verkrümmung entgegengesetzte Abweichung gebracht werden. Um gleichzeitig auch auf die Brustwirbelsäule einen, wenn auch nicht umkrümmenden, so doch in zweckmässiger sagittaler Richtung auf die Knickungswinkel der convexseitigen Rippen wirkenden Druck durch die Lagerung des Körpers allein zu erzielen, ist es nothwendig, dass der Oberrumpf gegenüber dem in umkrümmter Seitenlage befindlichen Lendensegmente durch eine Drehung um 90° in volle Rückenlage gebracht und bei vorausgesetzter rechtsconvexer Dorsalkrümmung nur in seiner rechtsseitigen Rückenfläche unterstützt wird, während die linke Rückenhälfte ohne Unterlage bleibt. Durch diese Torsionslagerung wird ein sagittaler Druck auf die geknickten rechtsseitigen Rippenwinkel ausgeübt, dessen Grösse der Eigenschwere des Oberkörpers plus jener Kraft entspricht, mit welcher der um 90 Grad torquirte Rumpf in die vom Becken bestimmte Seitenlage des Körpers zurückzufedern sucht. Um diese letztbezeichnete Grösse ist der sagittale Druck, welchen die rechtsseitigen Rippenwinkel bei der Torsionslagerung auszuhalten haben, stärker als derjenige, welcher bei indifferenter Rückenlage auf einer schiefen Ebene (Keilpolster etc.) auf die Knickungswinkel der convexseitigen Rippen ausgeübt wird.

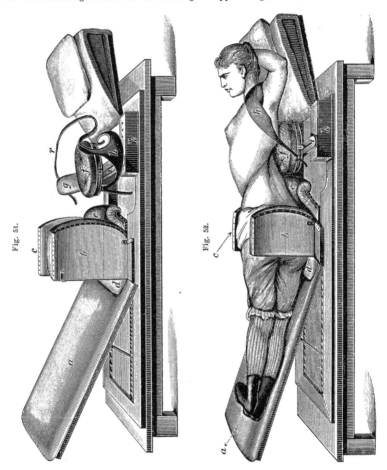

Die Umkrümmung der Lendenwirbelsäule und die gleichzeitige Torsionshaltung des Oberrumpfes behufs Ausübung eines sagittal wirkenden und durch die künstliche Detorsion potenzirten Druckes auf die rechtsseitigen Rippenwinkel wird durch meinen „Detorsionsapparat" erzielt. Fig. 51 stellt diesen Apparat in seiner dermaligen Gestalt dar. Auf einem viereckigen, den Längendimensionen des Patienten entsprechenden Holzrahmen sind die vier wesentlichen Bestandtheile des Lagerungsapparates angebracht, und zwar: 1. Der Fusstheil (Fig. 51 *a*), ein in beliebigem Winkel aufstellbares, gepolstertes Brett. 2. Der Beckentheil aus zwei senkrecht stehenden, gegeneinander stellbaren Wänden (Fig. 51 *b, c*) und der gepolsterten Rolle *(e)* bestehend. Derselbe dient zur Fixirung des Beckens in Seitenlage. 3. Der Brusttheil, eine oblonge, gepolsterte Platte (Fig. 51 *f*) zur Aufnahme der convexseitigen Thoraxhälfte. Ihre Länge entspricht nahezu dem Längendurchmesser des Brustkorbes, ihre Breite dem halben Frontaldurchmesser desselben. An der Rückenplatte finden die 3 Enden einer für die linke Schulter bestimmten Kappe (Fig. 51 *h*) ihre Befestigung. 4. Der Kopftheil zur Unterstützung des Kopfes. Zur Unterstützung der Arme werden rechts und links in entsprechender Höhe gepolsterte Brettchen angebracht, welche in der Zeichnung fehlen. Fig. 52 zeigt den Lagerungsapparat in Verwendung. Der Körper, von der Mitte der Lendenwirbelsäule nach abwärts, befindet sich in fixirter Seitenlage. Das Becken ruht in der Tiefe der Beckengabel. Da die Beine und ebenso der Oberkörper gegenüber demselben sich in erhobener Lage befinden, so wird die Lendenwirbelsäule, besonders der an das Becken sich anschliessende untere Antheil derselben rechtsconvex ausgebogen, also umkrümmt. Der linke Darmbeinkamm und der Rand des linken Rippenbogens berühren einander entweder vollständig oder es bleibt zwischen denselben nur eine schmale Furche. Der Thorax befindet sich in voller Rückenlage, ist also gegen das Becken um 90° gedreht, detorquirt. Zur Sicherung dieser Lage wird die linke Schulter durch eine Lederkappe nach abwärts gezogen. Die rechte convexseitige Thoraxhälfte ruht voll auf der Rückenplatte (Fig. 52 *f*) und wird dabei einem in sagittaler Richtung wirkenden Druck ausgesetzt, welcher durch das Eigengewicht des Körpers bestimmt und durch die Tendenz des Oberkörpers, in die Seitenlage zurückzukehren (Torsionselasticität) vermehrt wird. Sind die Kinder vorher an passive und active Umkrümmungen der Wirbelsäule gewöhnt worden, so · vertragen sie die antiscoliotische Lagerung sehr gut. Eine derartige differente Rumpflagerung ist auch viel wirksamer, als ein circumscripter Pelotendruck auf die pathologischen Prominenzen bei indifferenter Rückenlage des Rumpfes.

Literatur: Albert, Lehrb. der Chirurg. II. — Volkmann, Pitha-Billroth's Handbuch. II. — Eulenburg, Die seitlichen Rückgratsverkrümmungen. — Drachmann, Mechanik und Statik der Scoliose. Berliner klin. Wochenschr. 1885, Nr. 18. — Schenk, Zur Aetiologie der Scoliose. Centralbl. für orthop. Chirurg. 1884, Nr. 8. — Rokitansky, Lehrbuch. II. — Hueter, Klinik der Gelenkskrankheiten. III. — Dornblüh, Virchow's Archiv. 1876. — Werner, Zur Aetiologie der seitl. Rückgratsverkrümmungen bei jungen Mädchen. Wiener med. Presse. 1869. — Vogt, Moderne Orthopädie. Stuttgart 1883. — Fr. Busch, Allgemeine Orthopädie. Ziemssen's Handb. 1882, II. — Toldt, Die Knochen in gerichtsärztlicher Beziehung. Maschka's Handb. der gerichtl. Med. III. — Schenk, Zur Aetiologie der Scoliose. Berlin 1885. — Sklifosowsky, Chirurg. Centralbl. 1834. — Rupprecht, Ueber Natur und Behandlung der Scoliose etc. Jahresber. der Gesellsch. für Natur- und Heilk. zu Dresden. 1884—1885. — W. Mayer, Untersuchungen über die Anfänge der seitl. Wirbelsäulen-Verkrümmung der Kinder. Aerztl. Intelligenzbl. 1882. — B. Schmidt, Chirurg. Centralbl. 1882. — J. Mikulicz, Scoliosometer. Centralbl. für Chir. 1883. — E. Albert, Eine eigenthüml. Art der Totalscoliose. Wiener med. Presse. 1886. — J. Staffel, Zur Hygiene des Sitzens etc. Centralbl. für orthop. Chirurg. 1885. — E. Fischer, Geschichte und Behandl. der seitl. Rückgratsverkrümmung etc. Strassburg 1885. — Staffel, Berliner klin. Wochenschr. 1884, Nr. 24. — Heinecke, Compend. der Operat. und Verbandl. Erlangen 1876. — Sayre, *Lectures on orthopedic surgery*. 1886. — P. Bruns, Ueber plastischen Filz zn Contentivverbänden. — A. Lorenz, Pathol. und Therap. der seitl. Rückgratsverkrümmungen. Wien 1886. — Langerhans, Beiträge zur Architectur der Spongiosa. Virchow's Archiv. LXI. — Beely, Ueber Anfertigung von Modellverbänden. Orthop. Centralbl. 1884. — Braatz, Die Anfertigung der Filzcorsets. Centralbl. für Orthop. 1884, I. — A. B. Judson, Med. Record. 1884. — Karewsky, Ein neues orthop. Corset. v. Langenbeck's Archiv. XXX, Heft 2. — Baudry, *Traitement de la Scoliose*. Paris 1883. — Noble Smith, *Curvature of the spine*. Lancet. 1883. — F. Petersen, Ueber Gypspanzerbehandl. Archiv für klin. Chirurg. 1885. — Beely, Stützapparat für die Wirbelsäule. Orthop. Centralbl. 1885. — Staffel, Ueber die statischen Ursachen des Schiefwuchses. Deutsche med. Wochenschr. 1885, 32. — Arbuthnot Lane, *Three forms of spinal deformity*. Med.-chirurg. Transact. 1884, LXVII. — Karewski, Zur Technik abnehmbarer orthop. Corsets. Centralbl. für Chirurg. 1886, Nr. 14. — A. Fraenkel, Ueber Gypspanzerbehandlung der Scoliose. Wiener med. Wochenschr. 1886, Nr. 19. — F. Staffel, Verbesserter Hossard'scher Gürtel mit Spiralgummibandage zur Behandluug der Scoliose. — E. Fischer, Ueber das Winden (Achsendrehung). Centralbl. für Chirurg. 1886. — C. Nicoladoni, Ueber den Zusammenhang von Wachsthumsstörung und Difformitäten. Wiener med. Jahrb. 1886. — P. Albrecht, Ueber den anatomischen Grund der Scoliose. Hamburg 1887. — E. Fischer,

Das Drehungsgesetz bei dem Wachsthume der Organismen. Strassburg 1886. — R. Virchow, Demonstrat. eines Apparates zum Anschreiben der Rückenkrümmung des Lebenden. Berliner klin. Wochenschr. 1886, Nr. 28. — B. Roth, *Two hundred consecutive cases of lateral curvature of the spine etc.* Brit. med. Journ. Oct. 1885. — F. Beely, Apparat zur gewaltsamen Geraderichtung scoliotischer Wirbelsäulen. Centralbl. für Orthop. 1886. — Schildbach, Einige Bemerkungen über die Entstehungsweise der Scoliose. Centralbl. für Orthop. 1886. — J. R. Fischer, Lancet. Febr. 1885. — v. Heidenreich, Zur Technik der Gewinnung von Gypsmodellen etc. Centralbl. für Chirurg. 1886, Nr. 21. — Dollinger, Zur Gypspanzerbehandl. der Scoliose. Wiener med. Wochenschr. 1886, Nr. 39. — H. Nebel, Betrachtungen über Scoliose, anknüpfend an eine Besprechung der Lorenz'schen Monographie. Deutsche med. Wochenschr. 1887, Nr. 26 ff. — Th. G. Morton, *On unrecognised assymmetrie of the lower limbs etc.* Philad. med. Times. 1886. — Kölliker, Zur Statistik der Scoliose. Centralbl. für Chirurg. 1886, Nr. 21. — Th. Kocher, Ueber die Schenk'sche Schulbank, eine klin. Vorlesung über Scoliose. Correspondenzbl. für Schweizer Aerzte. 1887, Nr. 11. — C. Nicoladoni, Ueber eine Art des Zusammenhanges zwischen Ischias und Scoliose. Wiener med. Presse. 1886, Nr. 26 ff. — Derselbe, Ein weiterer Fall von durch Ischias bedingter Scoliose. Ibid. 1887, Nr. 39. — E. Albert, Eine eigenthümliche Art der Totalscoliose. Ibid. 1886, Nr. 1 ff. — L. Ascher, Zur orthop. Behandlung der habit. Scoliose. Centralbl. für Orthop. 1887, Nr. 6. — A. Landerer, Die Behandlung der Scoliose mit Massage. Deutsche Zeitschr. für Chirurg. 1886, Nr. 2. — W. Schulthess, Ein neuer Mess- und Zeichnungsapparat für Rückgratsverkrümmungen. Centralbl. für orthop. Chir. 1887, Nr. 4. — E. Neidert, Ueber die Todesursachen bei Deformitäten der Wirbelsäule. Inaug.-Diss. München 1886. — Sigfeld Lewy, Klin. Beiträge zur Aetiologie der Scoliose. Orthop. Centralbl. 1887. — E. Fischer, Ueber die seitl. Rückgratsverkrümmungen. Berliner klin. Wochenschr. 1886, Nr. 20 ff. — A. Lorenz, Der Detorsions-Lagerungsapparat zur Behandlung der Scoliose. Wiener med. Presse. 1887. — Derselbe, Die heutige Scoliosenfrage. Vorschläge zur Reform des hygien. Schulsitzens. Wien 1888, Alfred Hölder. — van Staveren, *De torsie en architectur van de verwels by Scoliosis habitualis.* Amsterdam 1887. — O. Witzel, Verkrümmungen der Wirbelsäule. Gerhardt's Handb. der Kinderkrankh. 1887, VI. — Schildbach, Die Behandlung der Scoliose im elterlichen Hause. Jahrb. für Kinderheilk. 1886, XXV. — v. Mosengeil, Die Behandlung der scoliotischen Wirbelsäulenverkrümmungen. Gerhardt's Handb. für Kinderkrankh. 1887, VI. — F. Beely, Lagerungsapparat für Scoliotische. Centralbl. für Orthop. 1886. — B. Schmidt, Ueber die Achsendrehung der Wirbelsäule bei habit. Scoliose etc. Leipzig 1887. — Wölfler, Verein der Aerzte in Steiermark. Sitzung 12. März 1888 — Fexier, *Déformation particulière du tronc causée par la sciatique.* Thèse. Paris 1888. Ref. in Wiener klin. Wochenschr. 1888, Nr. 3, von Nicoladoni. — E. Ipsen-Münster, Ledercorsets. Zeitschrift für ärztliche Polytechnik. October 1888. — Barwell (ibid.), *On lateral curvature of the spine etc.* — K. M. Schwarz, Eine neue Art von Suspension Scolioticter etc. Wiener med. Presse 1888, Nr. 40 ff. — F. Fischer, Ueber eine neue Behandlungsweise der Scoliose. Berliner klin. Wochenschr. 1888 — H. Wolfermann, Ueber eine neue Behandlungsmethode der seitlichen Rückgrats-Verkrümmungen. Centralbl. für Chirurgie. 1888, Nr. 42.   Adolf Lorenz, Wien.

Rückstosselevation, s. Puls, XVI, pag. 252.

Rügenwalde, Prov. Pommern, Ostseebad „Friedrichsseebad". Auch warme See- und Soolbäder.   B. M. L.

Rütihubelbad (736 Meter über M.), Canton Bern, mit erdiger Quelle, worin etwas Eisen.   B. M. L.

Ruhla in Sachsen-Weimar, 1½ Stunden von der Eisenbahnstation Wutha, eine beliebte Sommerfrische Thüringens, 418 Meter hoch gelegen, in einem engen, dichtbewachsenen Bergkessel, bietet Gelegenheit zu Molkencuren, Fichtennadel- und Kaltwasserbädern. Auch ist daselbst ein schwaches, erdiges Eisenwasser.   K.

Ruhr, Dysenterie (ἡ δυσεντερία, der Durchfall). I. Aetiologie.

Als Ruhr bezeichnet man eine Infectionskrankheit, welche sich vornehmlich durch Entzündung der Dickdarmschleimhaut äussert.

Die Natur des Ruhrgiftes ist unbekannt. Sollte man nach Analogie mit anderen Infectionskrankheiten schliessen dürfen, so wird man wohl auch hier an specifische Ruhrpilze zu denken haben, doch scheint bemerkenswerth, dass sich auch sehr begeisterte Anhänger des Contagium animatum gerade bei der Ruhr sehr vorsichtig und zurückhaltend äussern. Eine autochthone Entstehung des Ruhrgiftes kommt nicht vor, sondern da, wo Ruhr entsteht, muss zuvor die Ruhrnoxe eingedrungen sein. Man hat namentlich in kleinen Beobachtungskreisen verfolgen können, dass ein zugereister Ruhrfall zum Ausgangspunkte einer grösseren Ruhrepidemie in einem Dorfe oder in einer Ortschaft wurde, wo die Krankheit bisher unbekannt war. Der Ansteckungsstoff der Ruhr ist ohne Frage in den Darmabgängen enthalten, und Jedermann ist daher der Ansteckungsgefahr ausgesetzt, der mit nicht desinficirtem Stuhl eines Ruhrkranken irgendwie in Verbindung kommt; dagegen steckt die Berührung eines Ruhrkranken an sich nicht an. Es hat den Anschein, als ob sich der Infectionsstoff sehr lange Zeit in den Fäces wirksam zu erhalten vermag. Uebrigens sei noch darauf hingewiesen, dass, wenn Ruhrstuhl in undichten Abtritten aufgefangen ist, eine Infection benachbarter Brunnen und Wohnhäuser und dadurch wieder eine weitere Verbreitung von Ruhr stattfinden könnte. Eine Pflege von Ruhrkranken auf allgemeinen Krankenabtheilungen ist nur dann statthaft, wenn auf's Peinlichste für Desinfection der Stühle, Bettschüsseln, Klystierspritzen und Wäschestücke der Ruhrkranken gesorgt wird. Da dergleichen viel Uebung und Sorgfalt erfordert, so ist es immer am zweckmässigsten, Ruhrkranke zu isoliren, wobei freilich Desinfection der vorhin angegebenen Gegenstände noch immerhin zu beobachten ist.

Von neueren Angaben über die organische Natur des Ruhrgiftes seien folgende erwähnt: Prior[1]) fand im Darminhalt und im Gewebe des Darmes zahlreiche Mikrococcen, doch fehlen Cultur- und Uebertragungsversuche. Schon vordem hatte übrigens Ziegler[2]) auf das Vorkommen von Mikrococcen in den Lymphgefässen des von Dysenterie betroffenen Darmes in seinem Lehrbuche der pathologischen Anatomie hingewiesen. Sehr ungenügende Untersuchungen hat Babes[3]) mitgetheilt, indem er verschiedene Spaltpilzformen an der Oberfläche der dysenterischen Darmverschwärungen morphologisch beschrieb. Besser[4]) war zwar nicht im Stande, durch Infusion von Ruhrstuhl bei Thieren Dysenterie zu erzeugen, doch will er aus dem Blute Mikrococcen gewonnen haben, die sich mit Erfolg auf Thiere übertragen liessen(?). Klebs[5]) beobachtete in den Drüsen der Darmschleimhaut Bacillen, die er für specifisch hält, doch liegen leider weder Cultur- noch Uebertragungsversuche vor. Auch Aradas & Condorelli-Manglei[6]) trafen im Stuhl Bacillen an, welche auf Thiere übertragen, zu entzündlichen Veränderungen auf der Darmschleimhaut führten. Denselben Bacillen begegneten sie auch im Wasser, von welchem Ruhrkranke getrunken hatten. Endlich hat Kartulis[7]) gewisse Amöben als Erzeuger der Ruhr angesprochen. Uebrigens hat man nicht ohne ein gewisses Recht die Frage aufgeworfen, ob die Ruhrnoxe eine einheitliche sei, und nicht vielmehr verschiedene Spaltpilze gleiche anatomische und klinische Bilder hervorrufen könnten.

Ruhr ist zunächst eine exquisite Tropenkrankheit. An vielen Orten unter den Tropen kommt sie endemisch vor und bringt sie fast ohne Unterbruch gewaltige Verheerungen hervor. Vielfach kommen neben Ruhr schwere Malariakrankheiten vor, so dass derjenige, welcher vielleicht der einen Krankheit glücklich entronnen ist, dennoch der anderen zum Opfer fällt. Wie mancher kühne Forscher wurde durch eine dieser heimtückischen Krankheiten hingerafft, nachdem er mit Glück allen anderen Gefahren entgangen war. Wurden doch wiederholentlich grössere Expeditionen durch Ruhr bis auf den letzten Mann aufgerieben.

Unter tropischen Ländern, in welchen Ruhr endemisch herrscht, nennen wir Ostindien, Westindien, die Küsten Afrikas, die Antillen, Ceylon, Java u. s. f.

Auch auf europäischem Boden giebt es einzelne Gegenden, in welchen Ruhr endemisch vorkommt; dahin sind namentlich gewisse Theile von Spanien, Italien, Griechenland und der Türkei zu rechnen.

In unserem Klima zeigt sich Ruhr bald vereinzelt, also sporadisch, bald tritt sie, in ihrer Entwicklung und Ausbreitung durch gewisse, noch zu besprechende Umstände begünstigt, in Gestalt von Epidemieen auf. Ja! man hat sogar wiederholentlich Ruhr in pandemischer Ausbreitung auftreten gesehen, wobei weite Landstriche der Seuche tributpflichtig wurden. Uebrigens schwillt auch an den tropischen Ruhrorten zeitweise die Krankheit mächtig an, und auch hier kommen die gleichen begünstigenden Umstände in Betracht, die auch in kühleren Gegenden das Umsichgreifen der Krankheit begünstigen.

Gehen wir diese Hilfsmomente durch, so erweist sich zunächst hohe Temperatur als von grossem Einfluss, der sich sowohl in den Tropen als auch in Ländern der gemässigten Zone geltend macht. Die meisten Ruhrepidemieen bei uns fallen in die heissen Sommermonate und hören mit dem Einzug des Winters auf. Freilich sind Winterepidemieen nicht unbekannt, namentlich zur Zeit von milden Wintern. Auch zu Sommerszeiten findet Ruhr um so günstigeren Boden zum Fussfassen und zur Ausbreitung, je wärmer der Sommer ist. Ueberall sind jene Zeiten gefürchtet, in welchen heisse Tage von kalten Nächten gefolgt werden. Auch Hitze, welche sich an Regengüsse oder Ueberschwemmungen anschliesst, befördert das Umsichgreifen von Ruhr.

Dem B o d e n fällt in Bezug auf geologische Beschaffenheit keine nachweisbare Bedeutung zu, aber feuchtes, sumpfiges und modernes Terrain ist für Ruhr als ausserordentlich günstiges Hilfsmoment anzusehen. Ueberall da, wo die Malarianoxe gut gedeiht, kommt auch die Ruhrnoxe gut fort, ein Umstand, welcher sogar lange Zeit zu dem Aberglauben verführt hat, dass Malaria- und Ruhrkeime innigst miteinander verwandt seien und ineinander übergehen könnten. Die grosse ätiologische Bedeutung des Erdbodens erhellt unter Anderem daraus, dass man bei benachbarten Heereslagern wiederholentlich nur in dem einen Ruhr ausbrechen sah, während in dem anderen nahen Lagerplatz trotz fast gleicher äusseren Umstände kein Ruhrfall vorkam. Oder in Heereslagern hörte sehr schnell die Seuche auf, wenn der Lagerplatz gewechselt wurde. Auch hat man mehrfach in Ortschaften bei verschiedenen Ruhrepidemieen immer in dem gleichen Hause die ersten Erkrankungen auftreten gesehen.

U n s a u b e r k e i t im H a u s e begünstigt gleichfalls die Verbreitung von Ruhr, und ebenso U e b e r f ü l l u n g v o n W o h n r ä u m e n und nahes Beieinanderwohnen.

Ruhr gehört wie Abdominaltyphus und Flecktyphus zu den Kriegskrankheiten, und es liesse sich mancher Feldzug ausfindig machen, in welchem Ruhr mehr Soldaten hinraffte als die feindlichen Geschosse. Auch erklärt sich aus dem Gesagten, dass die Krankheit namentlich in der ärmeren Bevölkerung zahlreiche Opfer findet.

Die individuelle Prädisposition wird durch alle E x c e s s e i m E s s e n u n d T r i n k e n, sowie durch den Genuss von verdorbenen Nahrungsmitteln und unverdaulichen Speisen befördert, weil dadurch Entzündungen der Darmschleimhaut herbeigeführt werden, die wieder ihrerseits dem Haften des Ruhrkeimes auf der Darmschleimhaut Vorschub leisten. Es gehört daher auch Ruhr zu den Krankheiten herrschender Hungersnoth. Erklärlich wird es erscheinen, dass auch V e r- s t o p f u n g zu Ruhr prädisponirt.

Nicht selten geben E r k ä l t u n g e n, namentlich wenn dieselben den Unterleib treffen, den Grund zur Erkrankung von Ruhr ab. Besonders verhängnissvoll ist häufig für Soldaten Bivouakiren auf freiem feuchten Felde und bei kalter Nacht geworden. Aber auch plötzliche Durchnässung, unvorsichtige kalte Bäder und unzweckmässiger Wechsel der Leibwäsche können zur Zeit von Ruhrepidemieen verhängnissvoll wirken.

Man will beobachtet haben, dass p s y c h i s c h e E i n f l ü s s e bestehen. So berichtet FR. SEITZ, dass in dem letzten deutsch-französischen Kriege Ruhr namentlich unter den gedrückten französischen Soldaten reichlich verbreitet war.

G e s c h l e c h t u n d L e b e n s a l t e r lassen keinen besonderen Einfluss erkennen. Dagegen kommt die C o n s t i t u t i o n oder noch besser die Resistenzfähigkeit des Individuums in Betracht, indem geschwächte, herabgekommene Personen, Brightiker, Phthisiker und Krebskranke besonders leicht von Ruhr betroffen werden

Einmaliges Ueberstehen von Ruhr schützt nicht vor w i e d e r h o l t e m E r k r a n k e n. Auch kommt es vor, dass n e b e n R u h r a n d e r e I n f e c t i o n s- k r a n k h e i t e n gleichzeitig an ein und derselben Person bestehen, in den Tropen namentlich Malariakrankheiten, bei uns Abdominaltyphus.

Die A u f n a h m e d e s R u h r k e i m e s geschieht wohl meist durch die Mund- oder durch die Nasen-Rachenhöhle; daneben kommt noch ein mehr directer Weg durch den After in Betracht. Bei der Ruhrinfection handelt es sich zunächst

um eine Localkrankheit des Dickdarmes, die unter Umständen schwer die Allgemeinerscheinungen nach sich zieht.

Ruhr ist vielfach eine Hauskrankheit und tritt namentlich oft in
Anstalten mit vielen Insassen auf, z. B. in Gefangenenanstalten, Casernen, Waisen-
häusern, Irrenanstalten u. s. f., wo bei mangelnder oder mangelhafter Desinfection
der Fäces und Abtritte eine Weiterverbreitung der Krankheit ausserordentlich
leicht geschehen kann.

Ob eine Ruhrepidemie zum Ausbruche kommt oder nicht, hängt ausser
von den angeführten Hilfsmomenten namentlich davon ab, ob zufällig ein Ruhrkeim
verschleppt wird. Daher die Erfahrung, dass viele Orte 20, 30 Jahre und noch
viel länger von der Seuche verschont bleiben. Je früher und strenger man den
ersten Krankheitsfall isolirt und seine Abgänge und Gebrauchsgegenstände desinficirt,
um so grösser gestaltet sich die Aussicht, den Ausbruch der Krankheit zu verhindern. Mitunter gelingt es nicht, den Ursprung einer Ruhrepidemie nachzuweisen.
Aller Wahrscheinlichkeit nach kommen so leichte Ruhrfälle vor, dass die Kranken
damit im guten Glauben, es höchstens mit einem leichten Darmcatarrh zu thun
zu haben, umherreisen und sich ungenirt im allgemeinen Verkehr bewegen, wobei
sie hier und dort Ansteckungsherde absetzen.

Ruhr ist im Alterthum nicht unbekannt gewesen, denn man findet Schilderungen
über sie bereits in den Schriften des Hippokrates, und auch Herodot erzählt, dass die
persischen Truppen bei dem Durchmarsche durch Thessalien von Ruhr befallen worden seien.
Auch andere ältere Autoren haben der Krankheit mehrfach Erwähnung gethan, und namentlich sind die klinischen Erscheinungen nicht selten von ihnen mit bewunderungswürdigem
Scharfsinne beobachtet und beschrieben worden. Im Vergleich dazu blieben die Kenntnisse
über die anatomischen Veränderungen auffällig zurück. Erst den modernen Forschungen,
namentlich von Rokitansky und Virchow, blieb es vorbehalten, auch hier bahnbrechend
einzugreifen.

Ruhrähnliche Erkrankungen kommen mitunter sporadisch vor. So können Genuss
von unreifem Obste und Diätfehler überhaupt Veränderungen im Dickdarme erzeugen, welche
klinisch und anatomisch der infectiösen Ruhr vollkommen gleichen. Aehnliches sieht man
nach hartnäckiger Obstipation, relativ oft nach Virchow[5]) bei Geisteskrankheiten. Auch
gewisse Vergiftungen sind im Stande, ruhrartige Erscheinungen hervorzurufen. Allein diese
Dinge stellen eine reine Localerkrankung des Dickdarmes dar, sind nicht ansteckend und
sollen bei der nachfolgenden Besprechung unerörtert bleiben.

II. Anatomische Veränderungen. Es hat sich vielfach die Unsitte
eingeschlichen, Dysenterie und diphtherische Entzündung der Dickdarmschleimhaut
zu identificiren. Das ist ganz und gar unrichtig, denn einmal ist die Diphtherie
der Dickdarmschleimhaut keineswegs die einzige und regelmässige Veränderung
des Ruhrprocesses, sondern es bleibt in vielen Fällen die Ruhrerkrankung bei der
catarrhalischen Entzündung stehen, und ausserdem muss man eingedenk sein, dass
es sich nicht etwa um eine Diphtherie im ätiologischen Sinne handeln soll, hervorgebracht durch specifische Diphtheriepilze, sondern um Diphtherie in anatomischer
Beziehung, d. h. um eine fibrinöse necrosirende Entzündung. In manchen Fällen
findet sich vorwiegend eine Erkrankung des Follikelapparates im Dickdarm, so
dass man alsdann von einer Dysenteria follicularis gesprochen hat. Am häufigsten
kommt dies dann vor, wenn die Dickdarmschleimhaut einer catarrhalischen Entzündung verfallen ist.

In den meisten Fällen beschränkt sich der Ruhrprocess ganz ausschliess-
lich auf den Dickdarm, und nur ausnahmsweise dehnt er sich noch auf einen
Theil des Dünndarmes, oder mit seinen obersten Ausläufern selbst bis zum Magen
aus. Gewöhnlich ist seine Intensität um so stärker ausgesprochen, je mehr man
sich vom Coecum aus dem Mastdarme nähert. Eine besondere Disposition zu
Ruhrerkrankung zeigen, wie zuerst VIRCHOW hervorgehoben hat, die sogenannten
Flexuren des Colons, also die Flexura iliaca, hepatica, lienalis und Fl. sigmoidea.
Es steht dies damit in Zusammenhang, dass gerade hier die Kothmassen lange
stagniren und dadurch die entzündete Schleimhaut noch mehr reizen.

Der Dickdarm erscheint bald aufgetrieben, bald collabirt. Er enthält
schleimige oder schleimig-eitrige oder mit Blut untermischte und dem rostfarbenen

Sputum der Pneumoniker gleichende Massen. In manchen Fällen ist sein Inhalt rein blutig oder er stellt ein putrid riechendes, schwärzliches und mit Schleimhautfetzen untermischtes Fluidum dar.

Der c a t a r r h a l i s c h e Ruhrprocess auf der Darmschleimhaut leitet sich fast immer durch auffällige Röthung und Hyperämie ein. Ganz besonders tritt dieselbe auf der Höhe der Zotten und der horizontal gestellten Schleimhautfalten zu Tage, wobei die Röthung bald diffus und gleichmässig, bald mehr streifenartig und fleckweise zu Stande gekommen sein kann. Auch werden nicht selten punktförmige bis erbsengrosse subepitheliale Hämorrhagien angetroffen. An den Darmfollikeln giebt sich die abnorm starke Injection der Blutgefässe in Gestalt eines rothen Ringes kund, welcher die Follikel umrahmt.

Zu der Hyperämie gesellt sich sehr schnell lebhafte Exsudation hinzu. Dieselbe verräth sich durch starke Schwellung der Schleimhaut, vor Allem aber des submucösen Gewebes. Das submucöse Gewebe springt an vielen Stellen in Form von Prominenzen und vielfachen Buckeln in das Darmlumen vor, so dass die Innenfläche des Darmes ein fast zottenartiges Aussehen annehmen kann. Auch wird von sehr guten Autoren (ROKITANSKY) berichtet, dass zuweilen stellenweise das Epithel in Gestalt kleiner Blasen emporgehoben wird.

An die beschriebenen Veränderungen schliesst sich Hypersecretion der Schleimhaut an; man findet die Innenfläche des Darmes mit reichlichem, mehr oder minder zähem, nicht selten mit Blut untermischtem, zuweilen auch eiterartigem Schleime bedeckt. Bei sehr reichlicher Eiterproduction sprechen Manche von eiteriger Ruhr.

Geht man den beschriebenen Veränderungen mit Hilfe des Mikroskopes nach, so findet man die Blutgefässe der Mucosa und Submucosa auffällig weit, wozu sich späterhin reichliche Auswanderung farbloser Blutkörperchen hinzugesellt, welche theilweise die Mucosa und Submucosa durchsetzen, zum Theil aber auch auf die Schleimhautoberfläche gelangen und sich dem Darmsecrete zugesellen.

Bei der f o l l i c u l ä r e n Ruhr werden vorwiegend die Darmfollikel betroffen; es kommt an diesen zu Substanzverlusten. Der Ulcerationsprocess nimmt in der Regel von der Mitte der Follikel den Anfang und zieht schliesslich die ganze Follikelsubstanz in Mitleidenschaft. Es gehen daraus Geschwüre hervor, welche sich durch scharfe Begrenzung und durch auffällig tiefe und kraterförmig aufgeworfene Ränder auszuzeichnen pflegen. Die umgebende Schleimhaut ist zwar anfänglich im Stande, dem Ulcerationsprocesse Widerstand zu leisten, späterhin jedoch wird auch sie in den Verschwärungsprocess hineingezogen, und so kann es sich ereignen, dass durch Zusammenfliessen mehrerer, anfänglich circumscripter Follikulärgeschwüre grössere Substanzverluste auf der Darmschleimhaut zu Stande kommen.

In der Mehrzahl der Fälle stellt die catarrhalische Entzündung nur eine Art von Vorstadium für die nachfolgende d i p h t h e r i s c h e Ruhr dar. Bei derselben bildet sich anfänglich ein gelblicher oder graugelblicher, punktförmig vertheilter Belag auf der Schleimhaut, welchen man um seines Aussehens und seiner Vertheilung willen als kleienförmig oder aschartig bezeichnet hat. Jedoch hat man es hier nicht mit einer abhebbaren Auflagerung zu thun, denn fährt man mit der Messerklinge über die Schleimhaut hinüber, so lässt sich die Auflagerung nicht ohne zurückbleibende Substanzverluste entfernen. Man wird daraus mit Recht den Schluss ziehen, dass das gerinnungsfähige Exsudat nicht allein auf die Oberfläche, sondern auch in die Substanz der Schleimhaut selbst abgesetzt ist.

Die ursprünglich zerstreuten Auflagerungen nehmen mehr und mehr an Umfang zu und confluiren theilweise mit einander. Es entstehen dadurch auf der Oberfläche der Schleimhaut unregelmässig gestaltete erhabene Figuren, welche man nicht unpassend mit dem Aussehen von erhaben gearbeiteten Gebirgskarten verglichen hat. Gewöhnlich nehmen dabei die Exsudatmassen eine graugrüne Farbe an, welche als moosartig benannt zu werden pflegt.

Auf Durchschnitten durch die Darmwand erkennt man leicht, dass sich die Exsudation nicht auf die eigentliche Schleimhaut beschränkt, sondern in sehr hervorragender Weise auch das submucöse Gewebe in Mitleidenschaft gezogen hat. Das ganze Gewebe erscheint schwartenartig verdickt und mit gerinnungsfähigem Exsudate durchsetzt.

Man wird unschwer begreifen, dass, wenn das mucöse und submucöse Gewebe selbst von geronnenen Massen durchsetzt sind, sehr leicht schwere Störungen der Blutcirculation und damit der Ernährung zu Stande kommen. An solchen Stellen, an welchen die Blutgefässe vollkommen comprimirt werden, tritt Gangrän und Losstossung der gangränösen Massen ein. Es bilden sich also dysenterische Geschwüre der Darmschleimhaut. Die Abstossung von necrotischem Schleimhautgewebe erfolgt gewöhnlich in jener Form, welche die Chirurgen als Exfoliatio insensibilis bezeichnen würden. Seltener stossen sich umfangreiche Schleimhautstücke auf einmal ab, doch hat man namentlich in den Tropen Beobachtungen gemacht, in welchen handtellergrosse Schleimhautstücke und darüber in den Stuhlgängen zum Vorschein kamen.

Die Muscularis und Serosa des Darmes bleiben von dem diphtherischen Entzündungsprocesse der Darmschleimhaut gewöhnlich nicht unberührt. Die Muscularis erscheint verdickt, die Serosa injicirt, mitunter getrübt und mit entzündlich-fibrinösen Auflagerungen bedeckt. Durch letztere kann diffuse Bauchfellentzündung angeregt werden, oder es treten Verklebungen und Verwachsungen zwischen benachbarten Darmschlingen ein. Auch setzt sich mitunter der Entzündungsprocess von der Schleimhaut des Mastdarmes auf das periproctale Bindegewebe fort und es gesellen sich die Erscheinungen von Periproctitis zu dem dysenterischen Processe hinzu oder bleiben nach demselben zurück, die ihrerseits zur Bildung von Mastdarmfisteln führen.

Auch der Vorgang der Geschwürsbildung auf der Darmschleimhaut ist nicht ohne Gefahr. Einmal kann es zu sehr starken Darmblutungen kommen, welche schon wegen ihrer Menge gefährlich sein können. In anderen Fällen greift der Ulcerationsprocess auf die tieferen Schichten der Darmwand über, es entwickelt sich Bauchfellentzündung, oder die Darmwand wird eröffnet und es kommt zu Perforationsperitonitis. Weiterhin können die Geschwüre der Darmschleimhaut lange Zeit bestehen bleiben. Es kommt für viele Jahre zu chronischem Durchfall, die Patienten magern mehr und mehr ab und gehen durch sogenannte chronische Ruhr schliesslich an Entkräftung zu Grunde. Auch bilden sich mitunter Fistelgänge aus, welche die Submucosa und Mucosa untergraben und auf längere Strecken unterwühlen. Aber auch dann, wenn Vernarbung der Geschwüre eintritt, sind die Gefahren keine geringen. Denn haben die Substanzverluste einigen Umfang erreicht, so tritt an Stelle der Narbe eine allmälig zunehmende Constriction und Verengerung, und es bilden sich schliesslich Zeichen von Darmverengerung aus. Oft erfolgt der Vernarbungsprocess derart, dass der frühere Geschwürsgrund kleiner und kleiner wird, so dass sich die Geschwürsränder einander nähern und schliesslich eine mehr oder minder tiefe peripherwärts zum Theil unterminirte Rinne lassen.

Bei der mikroskopischen Untersuchung der diphtherisch entzündeten Darmschleimhaut findet man die Mucosa und Submucosa von zahllosen, rothen Blutkörperchen und von Eiterkörperchen durchsetzt; daneben faserstoffiges Exsudat. RAJEWSKI [9] fand bei seinen Untersuchungen, dass die Blutgefässe hyaline Degeneration eingehen. Auch traf er in dem veränderten Gewebe Mikrococcen an, welche theils gruppenförmig, theils zerstreut lagen und in der Submucosa theilweise die Lymphgefässe erfüllten. HEUBNER [10] hat ebenfalls Mikrococcen gefunden, setzt aber hinzu, dass sie nicht zahlreicher vorkommen, als bei der Untersuchung von nicht dysenterischen Därmen. Dass auch ZIEGLER und PRIOR den gleichen Befund erhoben, ist schon früher erwähnt worden.

Bei Kaninchen gelang es RAJEWSKI Darmdiphtherie dadurch zu erzeugen, dass er den Thieren bacterienhaltige Flüssigkeit in das Blut injicirte. Aber sehr bemerkenswerth erscheint es, dass der Versuch nur dann gelang, wenn die Darm-schleimhaut zuvor durch dünne Ammoniaklösung in einen catarrhalischen Ent-zündungszustand versetzt worden war.

Die übrigen Organe zeichnen sich in vielen Fällen durch Blut- und Fettarmuth aus.

Ziemlich constant findet man die dem Dickdarme zugehörigen m e s e n t e-r i a l e n L y m p h d r ü s e n intumescirt, hyperämisch und im Zustande entzündlicher Hyperplasie. Zuweilen kommt es in ihnen zu Necrose und Erweichung oder auch zu Verkäsung und Verkalkung.

In der L e b e r kommen Abscessbildungen vor, welche man besonders oft bei der Ruhr der Tropen angetroffen hat. GLUCK [11]) hat neuerdings über 151 dysenterische Männer berichtet, welche in Bukarest behandelt worden waren. Unter ihnen starben 28 und bei 16 fand man Leberabscess. Der Verf. führt auch viele Autoren vor ihm, die Abscesse auf Thromben der Darmvenen zurück, von denen abgebröckelte Theile als Emboli in das Gebiet der Pfortaderäste trans-portirt worden sein sollen. Er hebt hervor, dass die Gefahr zur Abscedirung namentlich dann eine sehr grosse ist, wenn die Leber in Folge von vorausgegangener Intermittens amyloide oder cirrhotische Veränderungen erlitten hat. Doch muss bemerkt werden, dass die Beziehungen zwischen eitriger Hepatitis und Dysenterie vielfach bestritten worden sind. Namentlich ist es aufgefallen, dass in kälteren Climaten Leberabscesse im Verlauf der Dysenterie ausserordentlich selten beobachtet worden sind. Da nun in den Tropen Leberabscesse an und für sich häufig vor-kommen, so hat man mit Recht behauptet, dass ein von Dysenterie abhängiges Vorkommen suppurativer Hepatitis vielfach überschätzt worden sei. Jedenfalls ist das Abhängigkeitsverhältniss keineswegs mit unumstösslicher Sicherheit bewiesen. Hat doch ANNESLEY [12]) sogar behauptet, dass die Hepatitis das primäre, die Dysenterie dagegen das secundäre Leiden sei.

Die M i l z ist in ihrem Volumen in der Regel unverändert; auch sonstige specifische oder constante Veränderungen werden an ihr vermisst.

An den N i e r e n lassen sich in manchen Fällen Zustände von venöser Hyperämie erkennen. Handelt es sich um chronische Ruhr, so kommen paren-chymatöse Entzündungen an ihnen vor. Auch eitriger Catarrh des Nierenbeckens ist vielfach beobachtet worden.

L u n g e n und H e r z bleiben ohne charakteristische Veränderung.

SAVIGNAC [13]) berichtet, in zwei Fällen Erweichung des R ü c k e n m a r k s gefunden zu haben, doch erscheint uns seine Angabe durchaus nicht einwurfsfrei, und wohl kaum wird er auf viele Anhänger seiner Ansicht rechnen dürfen, nach welcher der ganze Ruhrprocess auf einer primären Erkrankung der Rückenmarks-substanz beruhen soll.

Zuweilen machen die Leichen den Eindruck von P y ä m i s c h e n. Man findet in vielen Organen Abscesse und in den serösen Höhlen eitrige Entzündungen vor. In anderen Fällen trifft man an vielen Orten B l u t a u s t r i t t e an, Fälle, welche man früher als eine Combination von Ruhr und Scorbut angesehen hat.

Etwaige weitere Veränderungen werden bei Besprechung der Symptome Berücksichtigung finden.

III. S y m p t o m e. Die I n c u b a t i o n s z e i t der Ruhr, d. h. derjenige Zeitraum, welcher zwischen den ersten Symptomen der ausbrechenden Krankheit und der vorhergegangenen Infection verflossen ist, giebt man auf 3—8 Tage an.

Nur selten tritt Dysenterie mit ihren charakteristischen Symptomen plötzlich und unvermittelt ein. In der Regel gehen ihr als P r o d r o m e gastrische und enterische Erscheinungen voraus, welche sich durch Appetitmangel, Aufstossen, Erbrechen, Kollern und Schmerzen im Leibe und durch wiederholte dünne Stühle äussern. In manchen Fällen leitet sich die Krankheit durch ein Gefühl grosser

Abgeschlagenheit ein oder sie hebt mit Frösteln, wiederholten Schüttelfrösten und Fieberbewegungen an.

Die Hauptsymptome der Ruhr bestehen in der eigenthümlichen Beschaffenheit der Stühle, in charakteristischen Beschwerden bei der Stuhlentleerung und in der Art der Stuhlentleerung, sowie in Schmerz und Dämpfung in der linken Fossa iliaca.

Die dysenterischen Stühle sind dünn und von fast wässeriger Beschaffenheit. Bald besitzen sie ein schleimiges oder mehr eitergelbes Aussehen, bald zeigen sie wegen reichlicher Beimengung von rothen Blutkörperchen ein blassröthliches und fleischwasserfarbenes Colorit. Man hat daher auch von einer Dysenteria alba und Dysenteria rubra gesprochen. In beiden Fällen lassen die Stühle nach einigem Stehen in der Regel eine sedimentartige Schicht absetzen, welche man als Darmgeschabsel bezeichnen hört. Bei der Dysenteria alba können bald mehr Schleim, bald mehr Eitermassen vorwiegen. Auch trifft man hier nicht selten eigenthümliche glasig-durchsichtige, gequollenem Sago oder Froschlaich ähnliche Massen an, die man — nicht immer mit Recht — als Producte einer Darmfollikelentzündung aufgefasst hat, da sie, wie VIRCHOW zeigte, auch aus einer eigenthümlichen Quellung von Stärkekörnchen hervorgehen können, wobei sie sich alsdann auf Jodtincturzusatz blau färben. Bei reichem Gehalte der Stühle an Schleim und Blut nehmen sie zuweilen das Aussehen des rostfarbenen Sputums an, welches bei fibrinöser Lungenentzündung gefunden wird. Die tägliche Menge unterliegt grossen Schwankungen und pflegt sich zwischen 800—1000 Grm. zu halten.

Unter Umständen werden die Stühle bei der Dysenterie rein blutig. Dieses Ereigniss deutet immer auf eine sehr ernste Complication hin, nämlich auf Bildung von Darmgeschwüren, und es kann der Verblutungstod eintreten. Jedenfalls führt die Blutung ein schwächendes Moment ein, dessen Bedeutung bei der Schwere der Grundkrankheit nicht zu unterschätzen ist.

Der Geruch der Stühle kann den fäculenten Charakter ganz und gar einbüssen und fade und spermaartig werden. Ihre Reaction ist am häufigsten alkalisch, seltener neutral oder gar sauer.

Bei der mikroskopischen Untersuchung der Stühle findet man zahlreiche Eiterkörperchen, die zum Theil verfettet, gequollen und im Zustande beginnenden oder vorgeschrittenen Zerfalles sind. Auch rothe Blutkörperchen, gequollene und verfettete Epithelien der Darmschleimhaut, Fettkrystalle, Gallenfarbstoffklümpchen, körniger Detritus, Schizomyceten, mitunter auch Fadenpilze, Speisereste und Tripelphosphatkrystalle kommen vor.

Chemisch zeichnen sich Ruhrstühle, wie namentlich OESTERLEIN [14] zeigte, durch grossen Eiweissgehalt aus, so dass man sie für einen schweren Säfteverlust des Körpers erachten muss. Hat man doch im Blute direct Eiweissverarmung nachweisen können (C. SCHMIDT).

Nehmen im Verlauf der Ruhr die Stühle wieder fäculente Eigenschaften und breiartige Consistenz an, so hat man dies als günstiges Zeichen aufzufassen, welches die beginnende Genesung anzeigt. Freilich muss man anfangs bei der Beurtheilung noch mit einiger Vorsicht zu Werke gehen, denn mitunter werden auf der Höhe der dysenterischen Entzündung Kothmassen durch sphincterenartige Contraction des Darmes zurückgehalten, die dann plötzlich zur Entleerung kommen und trügerische Hoffnung erwecken. Nur dann, wenn die fäcale und breiartige Beschaffenheit der Stühle zunimmt und bestehen bleibt, hat man es mit einem günstigen Zeichen zu thun.

Der Entleerung der Stühle gehen in der Regel Kollern im Leibe und colikartige Schmerzen voraus. Zu einer fast unerträglichen Heftigkeit wachsen die letzteren kurz vor, aber namentlich während der Stuhlentleerung an. Dabei haben die Kranken die Empfindung unstillbaren Stuhlzwanges (Tenesmus), so dass manche Patienten fast ununterbrochen das Steckbecken unter sich haben. Stuhlentleerungen zu 30—40 des Tages gehören keineswegs zu den Seltenheiten, aber man will sie mehrfach über 200 innerhalb 24 Stunden gezählt haben. Begreiflicher-weise kann unter solchen Umständen die Menge des jedesmal entleerten Stuhles nur eine sehr geringe sein, und oft stehen die Kranken um einiger wenigen Tropfen willen die grösste Marter aus. Man hat letztere Fälle auch als Dysenteria sicca benannt. Sind die Schmerzen beim Tenesmus sehr bedeutend, so kann Ohnmacht eintreten. Besonders gesteigert werden sie durch Fremdkörper, welche in den Mastdarm eingeführt werden, z. B. durch die Digitaluntersuchung des Rectums oder durch die Clystierspritze.

Bei der objectiven Untersuchung des Abdomens findet man den Leib in frischen Fällen mitunter aufgetrieben, in länger bestehenden meist mehr oder minder tief eingesunken.

Die linke Fossa iliaca ist dem Verlaufe der Flexura sigmoidea entsprechend in der Regel druckempfindlich. Auch erhält man hier nicht selten bei der Palpation Gargouillement, und bei der Percussion findet man meist Dämpfung. Führt man den Finger in den After ein, was für den Kranken schmerz-haft, für den Arzt, falls er nicht seinen Finger auf Freisein von Wunden genau untersucht hat, nicht ohne Gefahr ist, so fühlt man krampfartige Umschnürungen durch den Sphincter ani. Häufen sich die dünnen Stühle, so bleibt der Anus offen stehen, und es sickert ununterbrochen dünner, dysenterischer Stuhl nach Aussen. Wird die Aftergegend von den Stühlen umspült, so bildet sich hier Röthung der Haut aus, die Epidermis schält sich ab, und es kommt die nässende Cutis zum Vorschein; es hat sich ein Eczema intertrigo ausgebildet. Auch kommt es nicht zu selten zur Entstehung von Prolapsus ani, welchem man namentlich oft im kindlichen Alter begegnet.

Wenn der Tenesmus sehr stark ausgesprochen ist, so findet man bei Männern in Folge der Irradiation der Schmerzen die Hoden durch Kremaster-krampf nach oben gezogen. Auch stellt sich nicht selten Harnzwang ein, obschon der Urin von normaler Beschaffenheit sein kann. In manchen Fällen freilich enthält der Harn Eiweiss.

In Folge des Ruhrprocesses treten an den Secreten des Ver-dauungstractes sehr schwere Veränderungen ein, auf welche namentlich UFFELMANN [15]) genauer aufmerksam gemacht hat. Der Speichel bleibt nur in leichten Ruhrfällen unverändert. In schweren Fällen, namentlich wenn dieselben unter Fieber verlaufen, nimmt er saure Reaction an, verliert den Gehalt an Rhodankalium und büsst theilweise seine saccharificirenden Eigenschaften ein. Auch mikroskopische Veränderungen werden an ihm nachweisbar, indem er wenig Speichelkörperchen, dagegen viel Epithelien, körnigen Detritus und Pilze enthält. Der Magensaft reagirt in leichteren Fällen stärker sauer als normal und setzt noch Albuminate in Peptone um, während er in schwereren alkalische Reaction zeigt und seine peptonisirenden Eigenschaften einbüsst. Bei einer mit Gallenfistel behafteten Frau konnte UFFELMANN beobachten, dass schon am zweiten Krank-heitstage der Gallenausfluss aufhörte. Erst nach eingetretener günstiger Wendung der Krankheit kam am neunten Tage von Neuem Galle zum Vorschein, doch besass dieselbe anfangs nicht die ehemalige braune, sondern eine grüne Farbe. Man wird unschwer verstehen, dass die beschriebenen Veränderungen auf den Verdauungsprocess grossen Einfluss haben, und dass sie danach angethan sind, den dysenterischen Process im Dickdarm zu begünstigen.

Ebenso wird man leicht begreifen, dass Erbrechen — namentlich zu Anfang der Krankheit — nicht selten beobachtet wird. Die Zunge ist in der Regel mit einem dicken, weissen oder graugelben Belage bedeckt. In schweren Fällen wird die Zunge trocken und rissig; es kommt zu Blutungen, welche ein-trocknen und schwärzliche, russartige Beläge, sogenannten Fuligo, bilden. Die Kranken kommen häufig überraschend schnell von Kräften und bieten ein blasses und tief eingefallenes Gesicht dar. Zuweilen erscheint die Gesichtsfarbe ikterisch — Dysenteria biliosa.

Ruhr kann vollkommen fieberfrei verlaufen; es treten mitunter sogar subnormale Temperaturen auf. In anderen Fällen stellt sich Fieber ein, welches jedoch keinem bestimmten Typus folgt und meist remittirenden Charakters ist. Damit treten auch andere Fiebersymptome auf: Pulsbeschleunigung, vermehrter Durst, Appetitmangel u. s. f., Dinge, welche zum Theil durch die Folgen der Dysenterie mit erzeugt werden.

Ruhr kann in wenigen Tagen glücklich verlaufen. In anderen Fällen zieht sie sich über zwei, vier, selbst über noch mehr Wochen hin und in einer dritten Reihe von Fällen bleiben Nachkrankheiten zurück, die für das ganze spätere Leben einen vollkommenen Gesundheitszustand nicht mehr aufkommen lassen.

Complicationen der Ruhr lassen sich in der Regel leicht erkennen.

In ganz vereinzelten Fällen hat man Diphtherie des Rachens gefunden, und VIRCHOW [16]) hat neuerdings wieder mit Recht hervorgehoben, dass Diphtherie in anderen Organen ganz ausserordentlich selten bei Dysenterie zur Entwicklung gelangt.

Auf der Haut werden von WUNDERLICH [17]) Roseolaflecken erwähnt.

Sind die Stuhlgänge sehr häufig und reichlich, so können sich Erscheinungen ähnlich der asiatischen Cholera einstellen; die Kranken verfallen, klagen über Wadenkrämpfe und bekommen eine hohe und heisere Stimme, — Vox cholerica. Auch soll zuweilen Blutbrechen eintreten, nach ABERCROMBIE ein Beweis dafür, dass der dysenterische Process bis in das Ileum vorgedrungen ist. Hinzugetretene Peritonitis wird an der auffälligen Schmerzhaftigkeit des Leibes, an der Aufgetriebenheit, an dem meist bestehenden Erbrechen unschwer zu diagnosticiren sein.

Hat sich Perforationsperitonitis ausgebildet, so erkennt man das daran, dass neben den Zeichen acuter Peritonitis die Leberdämpfung verschwunden ist. Bei Periproctitis stellen sich lebhaftes Fieber und vermehrter Schmerz in der Aftergegend ein; es kommt zu Röthung und Infiltration der perinealen Gegend; späterhin treten Fluctuation und Aufbruch von Eiter ein.

Nimmt die Ruhr putriden Charakter an, so stellen sich Zeichen grossen Kräfteverfalles ein, denen man meist vergeblich zu begegnen sucht. Zugleich werden die Stühle von aashaftem Gestanke und bilden eine schwärzliche und mit Schleimhautfetzen untermischte Jauche. Auch begegnet man nicht selten pyämischen Erscheinungen, welche sich durch Schüttelfröste mit nachfolgender hoher Temperatursteigerung, durch eitrige Entzündung der serösen Höhlen und durch pyämische Hautentzündungen verrathen. Zuweilen zeigen sich Zeichen von Blutdissolution, wobei auf der Haut und auf den Schleimhäuten zahlreiche Blutergüsse auftreten.

Die Diagnose von Leberabscessen ist nicht immer leicht. Sie entwickeln sich mitunter vollkommen latent und werden erst bei der Section entdeckt.

Unter den Nachkrankheiten der Ruhr erwähnen wir einmal, dass der Darm für immer reizbar und zu Durchfällen geneigt bleibt.

Oder es führt die acute Ruhr in den Zustand der chronischen Ruhr über, welcher in der Regel nicht verheilte Geschwüre der Dickdarmschleimhaut zu Grunde liegen. Die Kranken leiden an unstillbaren Durchfällen, kommen mehr und mehr von Kräften und gehen schliesslich unter marastischen Erscheinungen zu Grunde.

Auch können sich Zeichen von Darmstenose im Anschlusse an Ruhr ausbilden, welche mit der Zeit wegen zunehmender Constriction des Narbengewebes der Darmschleimhaut mehr und mehr hervortreten.

Auch Bildung von Mastdarmfisteln ist unter die Nachkrankheiten der Dysenterie zu rechnen.

Zuweilen treten im Anschlusse an Ruhr Lähmungen auf. Man hat dieselben früher als sogenannte Reflexlähmungen auffassen wollen, doch hat es LEYDEN [18]) wahrscheinlich zu machen versucht, dass es sich um neuritische Processe handelt, die von den Entzündungsstellen am Darme ausgehen, längs der peripheren Nervenstämme zum Rückenmarke aufwärts kriechen und schliesslich das Rückenmark selbst in Mitleidenschaft ziehen.

KRÄUTER [19]) beschreibt in einer von ihm beobachteten Epidemie Auftreten von Conjunctivitis, theils catarrhalischer, theils blennorrhoischer Form.

Vielfach hat man im Anschlusse an Ruhr Gelenkerkrankungen entstehen sehen, worüber aus neuerer Zeit namentlich Beobachtungen von HUETTE [20]), GAUSTER [21]), KRÄUTER [19]), RAPMUND [22]), QUINQUAUD [23]) und KORCYNSKI [25]) vorliegen. Es sind darüber bereits Berichte aus dem vorigen Jahrhundert bekannt, so von ZIMMERMANN, 1765 und STOLL, 1766.

Die Gelenkaffection tritt in der Regel in der zweiten Krankheitswoche und dann ein, wenn die Erkrankung des Darmes der Heilung entgegengeht. Meist befällt sie mehrere Gelenke zugleich, wobei mit Vorliebe das Kniegelenk betroffen wird.

Die Erscheinungen ähneln einem gewöhnlichen Gelenkrheumatismus (Schwellung und Röthung der Gelenke, Schweisse, mitunter Erkrankung des Herzens), dass man es jedoch nicht mit einer zufälligen Complication zu thun hat, erkennt man daran, dass sich gerade bestimmte Ruhrepidemieen durch Complication mit Gelenkerkrankung auszeichnen, und dass Gelenkrheumatismen bei Anderen, ausser bei Ruhrkranken, nicht gefunden werden. Die Krankheit zieht sich durchschnittlich über 4—6 Wochen hin und kann in seltenen Fällen zu Vereiterung und Ankylose führen. Die Heftigkeit der Gelenkentzündung steht zu der Intensität der Dysenterie in keiner Beziehung. Wahrscheinlich beruht die Gelenkentzündung auf einer Secundärinfection mit Eitercoccen.

Zu den häufigeren, aber meist bedeutungslosen Nachkrankheiten hat man Hydrops zu rechnen, der sich in der Reconvalescenz entwickelt und Folge der vorausgegangenen Säfteverluste ist.

IV. Diagnose. Die Diagnose der Ruhr ist in der Regel leicht; Beschaffenheit der Stühle, lästiger Stuhlzwang, Schmerz und Dämpfung in der linken Fossa iliaca, Bestehen einer Epidemie sollten vor groben Irrthümern schützen.

Mitunter findet man bei Darmsyphilis schleimig-eitrige Stühle, welche dem Stuhle bei Dysenteria alba gleichen, doch fehlt hier der Tenesmus vollkommen, oder er ist nur wenig ausgesprochen, man findet ausserdem gewöhnlich syphilitische Narben auf der Haut und bei der Untersuchung des Mastdarmes können häufig Verengerungen und syphilitische Geschwüre palpirt oder speculirt werden.

Bei Mastdarmpolypen stellen sich nicht selten schleimig-blutige Stühle ein, doch hat man es hier in der Regel mit einem chronischen Zustande zu thun, bei welchem ebenfalls Tenesmus vermisst wird.

Blutungen bei Hämorrhoiden fördern ziemlich unverändertes Blut zu Tage, und ausserdem ist man durch Digitaluntersuchung im Stande, Hämorrhoidalknoten nachzuweisen.

Mitunter hat man bei Gegenwart des Paramäcium im Darme blutige und der Dysenterie gleichende Stühle gefunden, wofür neuerdings TREILLE [25]) Beispiele mitgetheilt hat, doch kann man sich durch mikroskopische Untersuchung der Fäces vor Irrthum bewahren. Auch andere Darmschmarotzer, welche ruhrähnliche Symptome hervorrufen könnten, würden mit Hilfe des Mikroskopes leicht zu erkennen sein; dahin gehören Distomum und Anchylostomum.

V. Prognose. Mit der Prognose bei der Ruhr hat man sich sehr vorsichtig zu verhalten. Manche Epidemieen zeichnen sich durch grosse Mortalität aus, welche zuweilen 60—80% der Erkrankten erreicht hat. Im Durchschnitt wird man die Todesziffer auf 7—10% anzunehmen haben. Ausser von dem Charakter der Epidemie ist die Prognose abhängig vom Lebensalter und von der Constitution. Besonders grosse Gefahren bringt die Krankheit dem Greisenalter und solchen Personen, welche durch vorausgegangene Erkrankungen

11*

in beträchtlichem Grade entkräftet worden sind. Ungünstig muss man die Prognose dann stellen, wenn die Dysenterie putriden Charakter annimmt.

Unter allen Umständen wird die Prognose durch eintretende Complicationen verschlechtert, unter welchen einzelne, beispielsweise Perforationsperitonitis, kaum noch Hoffnung auf günstigen Ausgang gewähren.

Endlich ist die Prognose noch wegen möglicher Nachkrankheiten ernst zu bemessen, denn auch unter ihnen können einzelne (Lähmungen, Darmverengerung) sich zu unheilbaren Zuständen umgestalten.

VI. Therapie. Bei der Behandlung fasse man zunächst prophylaktische Maassnahmen in's Auge. Am besten würde es sein, wenn Ruhrkranke sofort aus ihren Wohnungen entfernt und in isolirten Krankenhäusern (Ruhrlazarethen) untergebracht würden. Zugleich sind die von den Kranken benutzten Aborte und Wäschestücke sorgfältig zu desinficiren, resp. zu vernichten. Die Verlegung von Ruhrkranken auf allgemeine Abtheilungen hat mehrfach zum Ausbruche schwerer Hospitalepidemieen geführt.

Zur Zeit von Ruhrepidemieen beobachte man mässige Lebensweise, vermeide jede Speise, welche erfahrungsgemäss Durchfall erzeugt, und suche einem ausgebrochenen Durchfalle möglichst bald in zweckmässiger Weise entgegenzuarbeiten. Auch muss man sich vor Erkältungen, namentlich vor solchen des Unterleibes, zu schützen suchen.

Ist Ruhr zum Ausbruch gekommen, so sei man eingedenk, dass es sich vorwiegend um eine specifische Entzündung der Dickdarmschleimhaut handelt, der man am rationellsten mit localer Behandlung entgegentreten wird. Seitdem man durch die sogenannte HEGAR'sche Trichtervorrichtung gelernt hat, grosse Flüssigkeitsmengen ohne Gewalt in den Dickdarm einzuführen, ist man im Stande, die gesammte Dickdarmschleimhaut mit Flüssigkeit zu umspülen. Man wähle zur Injectionsflüssigkeit Eiswasser, in welchem salicylsaures Natron zu 2—4% aufgelöst ist. Die Injectionen sind im Verlaufe eines Tages 2—3mal zu wiederholen. Zwar hat man auch mehrfach Carbolsäurelösung als Injectionsflüssigkeit benutzt, doch sind gerade bei Ruhr wiederholentlich schwere und selbst tödtliche Carbolvergiftungen vorgekommen, veranlasst durch plötzliche Resorption grösserer Carbolsäuremengen, obschon die Lösungen an sich nicht zu concentrirt gewählt worden waren. Gegen heftigen Tenesmus geben wir Suppositorien aus Opium oder Cocaïn.

Ausserdem lege man andauernd warme Cataplasmen auf den Leib oder, was mitunter weniger gut vertragen wird, man überdecke die linke Fossa iliaca, als den Hauptsitz der Erkrankung, mit einer Eisblase. Es werden dadurch die lästigen Colikschmerzen wesentlich gelindert. Blutegel auf die Bauchdecken sind meist überflüssig, häufig sogar bei einem langwierigen und schwächenden Verlauf der Krankheit wegen des Blutverlustes schädlich.

Wesentlich unterstützt kann die hier empfohlene locale Behandlung durch gewisse innere Mittel werden. Enthalten die Stühle harte Kothmassen, so reiche man eine grössere Gabe Calomel (0·5) oder Oleum Ricini, um die im Dickdarm noch restirenden Kothballen zu entfernen, welche die entzündete Dickdarmschleimhaut stärker zu reizen im Stande sind.

Enthalten die Stühle nur dünne Massen, so suche man der häufigen Stuhlgänge Herr zu werden. Am meisten Vertrauen verdient nach unseren Erfahrungen eine Verbindung von Radix Ipecacuanbae (auch Ruhrwurzel genannt) mit Opium. Man gebe entweder Pulvis Ipecacuanhae opiatus (0·3, Calomel 0·03, 3stündl. 1 Pulv.) oder ein Infusum radicis Ipecacuanhae (1·5 : 200 mit *Extract. Opii* 0·1, stündl. 1 Esslöffel). Man setze den Patienten zugleich auf flüssige, nahrhafte Kost: Milch, Fleischsuppe, dünnes Ei, gute Rothweine oder griechische Weine. Gegen chronische Ruhr ordne man Trinkcuren in Carlsbad, Marienbad, Kissingen oder Tarasp an.

Die Reihe der gegen Ruhr empfohlenen inneren Medicamente ist eine sehr grosse und wir müssen uns hier mit einigen wenigen Andeutungen begnügen.

Es kommen in Betracht: *a)* A d s t r i n g e n t i e n : Acidum tannicum, Plumbum aceticum, Argentum nitricum, Alumen, Colombo, Cascarilla, Catechu, Ergotin u. s. f. Auch hat man diese Mittel als Clysmata gegeben. *b)* N a r c o t i c a , vor Allem Opiumpräparate und Strychnin. Auch empfahl W o o d r u f f Morphium in Verbindung mit Kochsalz, während C u r c i von Chloralhydrat überraschende Erfolge gesehen haben will. *c)* A b f ü h r m i t t e l : Calomel, Oleum Ricini, Rheumpräparate, Tamarinden, Tartarus u. s. f. *d)* B r e c h m i t t e l , namentlich am Anfange der Ruhr. *e)* B a l s a m i c a , namentlich Oleum Terebinthinae, will man in einzelnen Ruhrepidemieen als nützlich befunden haben. *f)* A n t i s e p t i c a , innerlich. *g)* S ä u r e n , wie Schwefelsäure und Salpetersäure. *h)* C h i l i s a l p e t e r , von R a d e m a c h e r und C a s p a r i empfohlen, u. s. f.

Complicationen und Nachkrankheiten der Ruhr sind nach den Regeln zu behandeln, welche in den betreffenden Abschnitten dieses Buches angegeben sind.

Literatur: Literarische Angaben sind nachzusehen bei: W u n d e r l i c h, Handb. der Path. und Ther. III, C, pag. 266. — C a n s t a t t, Handb. der med. Klinik. I, pag. 504. — B a m b e r g e r, Krankheiten des chylopoëtischen Systems, pag. 354. — H e u b n e r, v. Ziemssen's Handb. der spec. Path. und Ther. II, Th. I, pag. 507. — Von Specialarbeiten sind im Text aufgeführt: [1]) P r i o r, Centralbl. f. klin. Med. 1883, Nr. 17. — [2]) Z i e g l e r, Lehrbuch der allgemeinen und speciellen pathologischen Anatomie. 1883, Th. II. — [3]) B a b é s, Journal de l'anatomie. Janvier 1884. — [4]) B e s s e r, Centralbl. 1884, pag. 879. — [5]) K l e b s, Allgemeine Pathologie. I, pag. 206. — [6]) A r a d a s & C o n d o r e l l i - M a n g l e i, Deutsche med. Wochenschrift. 1886, pag. 906. — [7]) K a r t u l i s, Virchow's Archiv. CV, pag. 520. — [8]) V i r c h o w, Charité-Annalen. 1877. — [9]) R a j e w s k i, Centralbl. für die med. Wissensch. 1875, 41. — [10]) H e u b n e r, l. c. — [11]) G l u c k, Inaugural-Dissert. Berlin 1878 —. [12]) A n n e s l e y, *Sketches of the most prevalent diseases of India.* London 1831. — [13]) D e S a v i g n a c, Bullet. de thérap. 1876, 73. — [14]) O e s t e r l e n, Zeitschr. f. ration. Med. VII. — [15]) U f f e l m a n n, Deutsches Archiv für klin Med. 1874, XIV. — [16]) V i r c h o w, Charité-Annalen. 1877. — [17]) W u n d e r l i c h, l. c. — [18]) L e y d e n, Volkmann's Sammlung klin. Vorträge. Nr. 2. — [19]) K r ä u t e r, Ueber einige Nachkrankheiten der Ruhr. Cassel 1871. — [20]) H u e t t e, Arch. gén. de méd. Août 1869. — [21]) G a u s t e r, Memorabilien. 1869, 3. — [22]) R a p m u n d, Deutsche Klinik. 1874, 17. — [23]) Q u i n q u a u d, Gazette des hôpitaux. 7. Mai, 18. Juli 1874. — [24]) K o r c y n s k i, Przeglad lekarski. 1874, 52. — [25]) T r e i l l e, Arch. de méd. navale. 1875, XXIV, pag. 129.

Hermann Eichhorst.

Rumex. *Radix rumicis s. Lapathi acuti (racine de patience sauvage*, Pharm. Franç.), von *Rumex acutus L.*, Polygonaceae; Gerbsäure und Chrysophansäure enthaltend, als Adstringens und Catharticum (der *Radix Rhei* ähnlich) benutzt. Auch Wurzel und Blätter anderer Rumexarten *(R. obtusifolius L.*, *R. sanguineus L., R. aquaticus L., R. alpinus L.)* haben in ähnlicher Weise Verwendung gefunden; jetzt meist obsolet. *R. acetosa*, s. A c e t o s a, Bd. I, pag. 148.

Rumination *(ruminatio)*, Wiederkäuen, das Wiederaufsteigen der Ingesta in die Mundhöhle (vergl. D y s p e p s i e, D y s p h a g i e).

Runcorn, Grafsch. Lancaster, Seebad, an der Westküste Englands.

B. M. L.

Rupia hat seit BATEMAN als Bezeichnung für eine besondere Krankheitsform gegolten, ohne dass es jedoch den zahlreichen Autoren, welche in diesem Sinne den Namen gebraucht haben, gelungen wäre, für denselben einen distincten pathologischen Begriff festzustellen. Wie die Erörterungen von HEBRA und mir (Lehrb. der Hautkrankh. von HEBRA-KAPOSI, 1. Th., 2. Aufl., pag. 690 u. 2. Th., pag. 528; KAPOSI, Vorlesungen, pag. 793) darthun, ist der Name eigentlich doch zu jeder Zeit nur im Sinne LORRY's gebraucht worden, zur Bezeichnung von konisch, „felsenartig" *(„Rupium adinstar"*, LORRY) sich aufthürmenden Krusten, war es aber stets ein Fehler, diese äussere Erscheinungsweise eines blossen Eintrocknungsproductes von Blut, Serum und Eiter als eine wesentliche Krankheitserscheinung anzusehen und daraufhin Krankheitsformen eigener Art zu fundiren.

Es entstehen nämlich jedesmal Krusten von der genannten Form, d. i. im Centrum konische und gegen die Ränder dachförmig abfallende, aus concentrischen Ringen sich aufbauende Krusten, wenn ein Eiter, Blut- und Serumaustritt bedingender Process von einem centralen Punkte peripher fortschreitet, dabei zugleich das Secret so langsam und spärlich geliefert wird, dass die sich bildenden Krusten nicht wieder abgehoben und weggeschwemmt werden: demnach bei Pemphigus und *Herpes circinnatus*, bei Ecthyma und Impetigo und vor Allem beim knotigulcerirenden Syphilid. In all diesen Fällen können also Rupiaformen entstehen. Sobald also durch Maceration (Bad, Pflaster) oder mechanisch die Kruste abgehoben wird, ist auch die „Rupia" beseitigt, nicht aber der sie bedingende Process, der Pemphigus, die Syphilis.

Es ist demnach auch klar, dass weder die Diagnose Rupia, noch deren Unterscheidung als *Rupia non syphilitica* und *Rupia syphilitica* einen inneren Halt oder praktischen Werth besitzt. Praktisch wird man beim Vorkommen von Rupiaformen, Krusten, erst die letzteren beseitigen und sich behufs der Diagnose der diesen Krusten zu Grunde liegenden Krankheit die blossliegende Basis ansehen, ob sie einer entzündlich excoriirten Fläche entspricht, wie bei Pemphigus, Herpes, Ecthyma, oder einem zerfallenden und serpiginös fortschreitenden Syphilisknoten. Darnach wird eine der oben genannten nicht syphilitischen Krankheiten oder *Syphilis ulcerosa* zu diagnosticiren sein.   K a p o s i.

Ruptur (von *rumpere*), Zerreissung. Ruptur der Blase, s. B l a s e, III, pag. 19; des Magens, s. M a g e n, XII, pag. 455; der Speiseröhre, s. O e s o p h a g u s, XIV, pag. 543; des Uterus, s. U t e r u s u. s. w.

Ruscus. *O l e u m   r u s c i*, Birkenöl, Birkentheer, durch trockene Destillation der Rinde von *Betula alba L.* — in derselben Weise wie *Pix liquida* besonders bei Hautaffectionen benutzt (vergl. T h e e r). — *R h i z o m a   R u s c i*, das Rhizom von *R. aculeatus L. (petit-houx* oder *fragon épineux* der Pharm. Franç.), innerlich in Pulver oder Decoct als Purgans und Diureticum, Antihydropicum; Bestandtheil der *Species diureticae (Espèces diurétiques; cinq racines apéritives)* der Pharm. Franç.

Rusma, s. C o s m e t i c a, IV, pag. 578.

Ruta. *F o l i a   R u t a e*, Rautenblätter, *H e r b a   R u t a e (Feuilles* oder *sommités de rue*, Pharm. Franç.), die noch vor der Blüthe gesammelten Blätter von *Ruta graveolens L.*, Rutaceae. — In Deutschland und Oesterreich nicht officinell.

Die gestielten, fast dreifach gefiederten, etwas dicken, grüngrünen, reich mit Oeldrüsen versehenen Blätter; frisch von strengem Geruch, beim Kauen brennend scharf, von bitterem Geschmack; getrocknet milder riechend und schmeckend. Bestandtheile: ein farbloses oder gelbliches ätherisches Oel (R a u t e n ö l) und ein gelbes Glycosid (R u t i n).

Die Rautenblätter galten früher als Nervinum, Stomachicum und Carminativum, ähnlich wie Fol. Rosmarini, Melissae u. s. w.; auch besonders als Emmenagogum und Antaphrodisiacum; das Oel wirkt hautreizend und excitirend. — Man benutzte sie innerlich in Pulver oder Infus (1 : 10) oder als *Succus expressus*; äusserlich (in Infus) als Verbandwasser, zu Umschlägen, Wund- und Gurgelwässern u. dergl. — Sie bildeten einen Bestandtheil zweier Präparate der ersten Pharm. Germ., der *Aqua vulneraria spirituosa* („weisse Arquebusade") und des *Vinum aromaticum.* — Die Pharm. Franç. hat ausser den gepulverten Blättern noch drei Präparate: ein alkoholisches Extract (1 Theil getrocknete Blätter auf 6 Theile 60°₀ Alkohol), ein durch Digestion wie *Oleum Chamomillae* bereitetes Oel, und das durch Destillation gewonnene flüchtige Oel; ferner bilden die Rautenblätter einen Bestandtheil des *„Baume tranquille" (Balsamum tranquillans).*

S.

Sabadilla. *Sabadilla officinarum* BRANDT *(Schoenocaulon officinale
Asa Gray, Asagraea offic.* LINDL), eine auf den mexikanischen Anden, in
Guatemala und Venezuela vorkommende Melanthacee, ist die Stammpflanze der in
verschiedenen Ländern officinellen Sabadillfrüchte, *Fructus Sabadillae*, resp.
der Sabadill- oder Läusesamen, *Semen Sabadillae*.

Erstere bestehen aus drei länglichen, nach oben zugespitzten, nur im unteren Theile
der Bauchnaht mit einander verwachsenen, im oberen Theile freien, aufgesprungenen, gelblich-
braunen, papierartigen, 1—6samigen Carpellen, welche nicht selten am Grunde noch von
dem aus sechs lineal-lancettlichen Blättchen gebildeten Perigon und sechs Staubgefässen
begleitet sind. Im Handel kommen meist nur die enthülsten Samen vor, welche länglich
oder lancettlich, unregelmässig kantig und 6—8 Mm. lang sind. Die glänzend braunschwarze,
längsrunzelige Samenschale umschliesst einen weisslichen, hartfleischigen Eiweisskörper, in
dessen Grunde der kleine Keim liegt. Sie sind geruchlos, von anhaltend bitterem und scharfem
Geschmacke; das Pulver erzeugt leicht heftiges Niesen.

Neben dem bereits 1818 in den Samen von MEISSNER entdeckten (in
ganz reinem, krystallisirtem Zustande aber erst von MERCK dargestellten) Alkaloid
V e r a t r i n (siehe diesen Art.) und dem 1834 von COUERBE aufgefundenen S a b a-
d i l l i n kommt nach Untersuchungen von WEIGELIN (Dorpat. Dissert., 1871) darin
noch ein drittes amorphes Alkaloid, S a b a t r i n, vor, welches leichter in Wasser
löslich ist als Sabadillin und noch mehr als Veratrin. Das käufliche Veratrin
enthält (wohl nicht immer) mehr weniger Sabadillin und Sabatrin und kommt das
Veratrin selbst, von dem die Samen nach älteren Angaben 0·3—0·4% liefern
(MASING, 1876, fand durch Titriren 3·6%), in zwei Modificationen vor, einer in
Wasser löslichen und einer darin unlöslichen. (Vergl. auch SCHMIDT und KOEPPEN,
Berichte der Deutschen chemischen Gesellsch., 1876 und E. BOSETTI, Arch. Pharmac.
1883, XXL).

Nach W r i g h t und L u f f (1878) ist in den Sabadillsamen enthalten: 1. Veratrin
(C o u e r b e's), amorph, aber krystallisirbare Salze gebend. 2. Cevadin (Veratrin M e r c k's),
krystallisirbar und 3. eine neue, amorphe Base, Cevadillin. W e i g e l i n's Sabatrin soll ein
Gemenge von harzartigen Zersetzungsproducten sein.

Ausser den Alkaloiden enthalten die Samen noch eine besondere Fettsäure,
S a b a d i l l s ä u r e und die gleichfalls eigenthümliche V e r a t r u m s ä u r e; ihr
Gehalt an F e t t beträgt 20—24%.

Die Wirkung der Sabadillsamen ist hauptsächlich abhängig von ihrem
Gehalt an V e r a t r i n (s. diesen Artikel). Vergiftungen mit denselben, wie solche
sowohl nach externer als interner Anwendung, resp. Einführung, vorkamen, zeigten
im Wesentlichen die Symptome der Veratrinvergiftung.

Sabadillin und Sabatrin wirken nach WEIGELIN gleich; vom Veratrin
sollen sie sich dadurch wesentlich unterscheiden, dass sie kein Niesen erzeugen
und statt Retardation Beschleunigung der Herzaction bewirken.

Die Läusesamen kamen zuerst in der zweiten Hälfte des 16. Jahrhunderts aus Mexiko nach Europa. Früher hatte man sie auch intern angewendet als Anthelminthicum (gegen Ascariden und Taenien). Pharm. Germ., ed. I, führt als Maximaldosis (unter *Fructus Sabadillae*) 0·25! pro dos., 1·0! pro die an. Jetzt nur noch extern, und zwar als Läusemittel, zur Vertilgung der Kopfläuse (Streupulver, Salbe, Decoct: 2·0—5·0 : 100·0—200·0, mit Wasser oder Essig). Die Anwendung erheischt Vorsicht! (Vergiftungsfälle von PLENK und LENTIN, letzterer letal, in Folge der Anwendung als Streupulver, bei MURRAY, Apparat. med., V, pag. 172.) Pharm. Austr. hat ein *Unguentum Sabadillae, Unguent. contra pediculos,* Mischung von gepulvertem *Sem. Sabad.* mit *Unguent. simpl.,* 1 : 4, mit *Oleum Lavandulae* parfumirt. — Sonst als Material zur Darstellung des Veratrins.   Vogl.

Sabbatia. Die in Florida einheimische *S. Eliotii (Ouinia flower)* soll angeblich stark antipyretische und antitypische Eigenschaften besitzen und als Chininsurrogat mit Nutzen verwandt worden sein. Ein daraus bereitetes flüssiges Extract wird in Amerika (zu 10—20 Tropfen pro dosi innerlich) gegeben.

Sabina. Die im April und Mai gesammelten und getrockneten Zweigspitzen des Sadebaumes, *Sabina officinalis Garcke (Juniperus Sabina L.),* eines immergünen, meist niedrigen Baumes oder Strauches aus der Familie der Coniferae-Cupressineae, im mittleren und südlichen Europa, einem Theile von Asien und Nordamerika, in Bauerngärten und Gartenanlagen nicht selten gezogen, sind als *Summitates Sabinae (Herba, Frondes Sab.),* Sadebaumspitzen, Sadebaumzweige, Sevenkraut, officinell.

Dicht gedrängte Zweige mit sehr kurzen, steifen, auf dem Rücken mit einem länglichen vertieften Oelbehälter (Drüse) versehenen Blättern, von denen die jüngeren vierzeilig dachziegelförmig, rautenförmig, stumpflich, die älteren mehr weniger von einander entfernt, abstehend und spitz sind. Geruch eigenthümlich, stark, unangenehm, lange haftend, Geschmack widrig, balsamisch, zugleich herbe und bitter. Dürfen nicht verwechselt werden mit den mehr abstehenden Aesten von *Sabina Virginiana Berg,* welche einen schwächeren Geruch besitzen (Pharm. Germ.).

Der wirksame Bestandtheil des Sevenkrautes ist ein dem Terpentinöl isomeres ätherisches Oel, *Oleum aether. Sabinae,* zugleich der Träger des Geruches und (zum Theile) des Geschmackes desselben. Frische Zweige geben davon bis 4⁰/₀, die an kurzen gekrümmten Zweiglein einzeln sitzenden, rundlich-eiförmigen, blau bereiften, schwarzen Beerenzapfen circa 10⁰/₀. Es ist frisch fast farblos, höchstens blassgelb, hat ein specifisches Gewicht von 0·88—0·94, einen Siedepunkt bei circa 160⁰, dreht stark rechts und löst sich in jedem Verhältniss in Alkohol.

Husemann hebt zur Begründung des Ausspruches, dass das ätherische Oel der alleinige Träger der (toxischen) Wirkung der Sabina sei, hervor, dass älteres, trockenes Kraut viel schwacher (toxisch) wirke als frisches Kraut und ebenso Decocta und Infusa weniger intensiv als *Herba Sab.* in Substanz. Nach Buchheim dagegen enthält Sabina neben dem ätherischen Oele noch einen anderen Stoff, vielleicht ein Säureanhydrid, welches schon in ziemlich kleiner Menge tödtlich ablaufende Vergiftungen hervorrufen könne.

Oertlich wirkt *Oleum Sabinae* wie andere verwandte ätherische Oele und ebenso auch das Sevenkraut reizend und entzündungserregend.

Nach der internen Einführung kleiner oder mässig grosser Gaben beobachtet man allenfalls unbehagliches Gefühl im Magen und bei wiederholter Anwendung zuweilen grössere Frequenz des Herzschlages, vermehrte Harnabsonderung oder häufiger blos Drang zum Uriniren, unter Umständen Vermehrung oder Hervorrufung der Menstruation. Auf grosse Gaben treten die Erscheinungen einer mehr weniger heftigen Magendarmentzündung auf (Unterleibsschmerzen, Erbrechen, Durchfall, beide manchmal blutig), verbunden mit solchen einer Reizung der Urogenitalorgane (Strangurie, selbst Hämaturie, unter Umständen Metrorrhagie und Abortus). In schweren Vergiftungsfällen können Convulsionen auftreten, es kommt zur allgemeinen Anästhesie und im Coma erfolgt der Tod, seltener inner-. halb der ersten 12—24 Stunden, meist erst nach einigen (4—5) Tagen.

Die Erscheinungen bei Thieren sind ganz ähnlich jenen beim Menschen. Nach Mitscherlich (1843) wurden Kaninchen durch 8·0 *Ol. Sab.* in 7½ Stunden, durch 15·0 in 6¼ Stunden getödtet. Die Vergiftungserscheinungen bestanden anfangs in heftiger Aufregung (Puls und Athmung beschleunigt) , vermehrter Harnentleerung, später in Mattigkeit, Unempfindlichkeit, Lähmung der Extremitäten, Dyspnoë etc.; der Tod erfolgte nach langer Agonie. Die Section ergab blos starke Abstossung des Epithels und starke Füllung der Blutgefässe des Darm; die Nieren waren sehr blutreich und die Reizbarkeit der Muskeln dauerte sehr lange nach dem Tode an. V. Schroff bestätigt Mitscherlich's Befund und giebt noch an, dass die von Harn strotzende Blase Blutkörperchen und Faserstoffcylinder enthielt.

Vergiftungen mit Sevenkraut kommen bei Menschen nicht selten vor in Folge der Benützung desselben (Pulver, Aufguss oder Abkochung), seltener des Oeles in verbrecherischer Absicht als A b o r t i v u m.

Als volksthümliches Abortivum ist es in manchen Gegenden sehr bekannt. Dass es als solches wirken kann, ist wohl nicht zweifelhaft, wohl aber, wie diese Wirkung zu Stande kommt. Manchmal mag der Abortus Folge sein des durch das genommene Mittel hervorgerufenen starken Erbrechens, in der Regel aber ist er, wie Husemann hervorhebt, abzuleiten von dem Andrange des Blutes zu den Beckenorganen und der Hyperämie des Uterus, welche zur vorzeitigen Ablösung der Placenta führt. Jedenfalls ist aber die abortive Wirkung keine sichere, indem namentlich jene Fälle beweisen, wo nach grossen Gaben schwere Vergiftung und selbst der Tod erfolgte, ohne dass es zum Abortus gekommen wäre (unter 4 von Taylor angeführten letalen Vergiftungsfällen 3 ohne Abortus).

Ueber die Grösse der letalen Dosis lassen sich aus den bekannt gewordenen Vergiftungsfällen keine sicheren Anhaltspunkte gewinnen. Für die Diagnose der Sabinavergiftung wichtig ist der Geruch des Erbrochenen nach Sabinaöl, eventuell der histologische Nachweis von Theilen der *Herba Sabinae* in demselben.

T h e r a p e u t i s c h e A n w e n d u n g. Selten mehr intern als Emmenagogum bei Amenorrhoe und Menostasie. PEREIRA rühmt sie als das sicherste unter allen bekannten emmenagogen Mitteln. Früher ausserdem auch als Diureticum und Anthelminthicum. Häufiger extern als örtlich reizendes Mittel.

I. *Herba Sabinae.* Intern zu 0·3—1·0! pro dos., 2·0! pro die (Pharm. Germ.), Pulv., Pillen, Infus. (5·0—15·0 : 200·0 Col., 2—3stündl. 1 Essl.). Extern als Streupulver oder in Salben zur Beseitigung von Condylomen, Warzen etc., seltener im Infus zu reizenden Injectionen, Bähungen, Waschungen etc.

P r ä p a r a t e : 1. *Extractum Sabinae,* Sadebaumextract. P h a r m. Germ., wässerig-weingeistiges, grünbraunes Extract von gewöhnlicher Consistenz, in Wasser fast unlöslich. Intern : 0·02—0·2! pro dos., 1·0! pro die. P h a r m. Germ., edit. I, in Pillen. Pharmaceutisch zur Bereitung der officinellen Sadebaumsalbe.

2. *Unguentum Sabinae,* Sadebaumsalbe. Mischung von 1 Th. *Extr. Sab.* mit 9 Th. *Unguent. cereum.* P h a r m. G e r m. Ex tempore unmittelbar vor der Dispensation zu bereiten. E x t e r n als reizende Verbandsalbe (Condylome, torpide Geschwüre), zu reizenden Einreibungen etc.

II. *Oleum Sabinae (aethereum),* Sadebaumöl (s. oben). Intern zu ½—3 gtt. (circa 0·03—0·2) pro dosi, 2—4mal tägl., im Elaeosaccharum, Pillen, alkoholischer Lösung. Extern zu reizenden Einreibungen (Liniment, Unguent.), Einpinselungen, zur Application in hohle Zähne (alkoholische Lösung) etc.

Von ähnlich wirkenden und zum Theile auch analog benützten Coniferen seien hier hervorgehoben:

1. *Juniperus Virginiana L. (Sabina Virginiana Berg;* siehe oben), in Nordamerika einheimisch, bei uns in Gartenanlagen häufig gepflanzt; seine Zweige riechen weit schwächer als jene unseres Sadebaumes, werden übrigens gleich dem aus ihnen gewonnenen ätherischen Oel, sogenannten Cedernöl, in ähnlicher Art, namentlich auch als Abortivum benützt; ferner der allbekannte Lebensbaum

2. *Thuja occidentalis L.,* auch aus Nordamerika stammend und gleich dem aus China und Japan eingeführten morgenländischen Lebensbaume, *Biota orientalis Endl.,* bei uns sehr häufig angepflanzt. Die Zweige, als *Frondes Thujae* ehemals officinell, geben circa 1°/₀ eines scharfen ätherischen Oels, endlich der Eibenbaum.

3. *Taxus baccata L.,* in Gebirgswaldern des mittleren und südlichen Europa wild vorkommend, sonst sehr häufig cultivirt. Seine Zweige *(Frondes Taxi)* sind nach von Schroff's Untersuchungen (1859) in nicht geringem Grade giftig und ist diese Eigenschaft abhängig von einem scharfen und einem narcotischen Bestandtheil. Nach Lukas ist der

wirksame Bestandtheil der Taxuszweige das T a x i n , welches M a r m é (1876) als ein weisses, krystallinisches, geruchloses, sehr bitter schmeckendes Pulver, mit den sonstigen Eigenschaften eines Alkaloids erhielt.

'V o g l.

Sables d'Olonne, sehr besuchtes Seebad in der Vendée, der Strand gilt als der schönste der französischen Küste.

B. M. L.

Sabura, *saburra* (eigentlich der schmutzige Schiffssand), *S. gastrica,* veralteter humoralpathologischer Ausdruck für vermeintlich als Krankheitsursachen fungirende „Unreinigkeit" im Magen und Darm. — S a b u r r a l a m a u r o s e (veraltet) für die transitorische Amaurose in Folge von *Status gastricus,* wovon jedoch ein sicherer Beweisfall nicht vorliegt.

Saccharin, ein von FAHLBERG und REMSEN vor einigen Jahren dargestelltes, durch süssen Geschmack ausgezeichnetes und deswegen zu medicinischer Verwendung gelangtes Derivat der Benzoësäure (B e n z o ë s ä u r e s u l f i n i d ; O r t h o - sulfaminbenzoësäureanhydrid) von der Zusammensetzung $C_6 H_4 \left\langle {}^{C\,O}_{S\,O_2} \right\rangle N H$.

Die Darstellung geschieht durch Erhitzen von Toluol ($C_6 H_5 . C H_3$) mit concentrirter Schwefelsäure bei einer Temperatur von nicht über 100^0 C., Ueberführen der dabei entstehenden Sulfonsäuren in die entsprechenden Chloride: Ortho- und Paratoluolsulfochlorid, Trennen der beiden letzteren von einander mittelst Phosphorpentachlorid; das flüssige Orthotoluolsulfochlorid wird durch trockenes Ammoniakgas in O r t h o t o l u o l s u l f a m i d umgewandelt, letzteres durch vorsichtige Oxydation mit Kaliumpermanganatlösung in O r t h o s u l f a m i n b e n z o ë - s ä u r e und unter Abspaltung von Wasser in das Anhydrid der letzteren, d. h. in S a c c h a r i n nach der Formel:

$$C_6 H_4 \left\langle {}^{CO\,OH}_{SO_2 NH_2} \right. = H_2\, O + C_6\, H_4 \left\langle {}^{CO}_{SO_2} \right\rangle N H.$$

Der auf diese Weise erhaltene Körper bildet ein weisses, amorphes, schwach nach Bittermandelöl riechendes Pulver, ist in kaltem Wasser sehr schwer, in kochendem Wasser, Alkohol und Aether leicht löslich; aus der Lösung in kochendem Wasser scheidet sich das Saccharin beim Erkalten in nadelförmigen Krystallen aus. Die wässerige Lösung zeigt saure Reaction und einen intensiv süssen Geschmack, der noch in ausserordentlich starker Verdünnung (1 : 70.000 ; Rohrzucker dagegen nur 1 : 250) deutlich hervortritt. Wegen dieser Eigenschaft ist das Saccharin in den letzten Jahren als Z u c k e r s u r r o g a t z u m V e r - s ü s s e n d e r S p e i s e n b e i D i a b e t i k e r n vorgeschlagen und vielfach in Anwendung gebracht worden. Die bei Diabetikern angestellten Versuche haben ergeben, dass das Saccharin in den hierfür in Betracht kommenden Dosen meist keinen oder jedenfalls keinen evident ungünstigen Einfluss auf die Zuckerausscheidung und das Allgemeinbefinden ausübt. Während nach ABELES Einzeldosen von $0\cdot1—0\cdot5$ keinen Einfluss auf die Zuckerausscheidung besitzen, constatirten KOHLSCHÜTTER und ELSASSER in einem Versuchsfalle bei Tagesdosen von $0\cdot6$ bis zu $2\cdot0$ eine der gereichten Saccharinmenge entsprechende vorübergehende Herabminderung der Harnmenge und der Zuckerausscheidung, nach dem Aussetzen des Saccharins ein mehr oder weniger rasches Wiederansteigen beider. Die vorübergehende Herabsetzung scheint jedoch nur der Ausdruck der bei den grösseren Saccharindosen eintretenden Appetitstörung und verminderten Nahrungsaufnahme zu sein, hervorgerufen durch den widerlich süssen Geschmack im Munde, der sich beim Fortgebrauche des Mittels andauernd bemerkbar macht und durch den eingeflössten Widerwillen gegen Speisen die Ernährung benachtheiligt. Indessen wird in der Mehrzahl der Fälle das Mittel von Diabetikern in der ausserordentlich kleinen, zur Versüssung der Speisen und Getränke genügenden Quantität — höchstens $0\cdot1—0\cdot2$ täglich — lange Zeit ohne Unbequemlichkeit und Nachtheil ertragen. Bei Gesunden haben sich selbst Einzeldosen bis zu 5 Grm. (ADUCCO und MOSSO) als unschädlich herausgestellt und die neuerlichen Behauptungen einiger französischer

Aerzte (GIRARD u. A.) über vermeintlich gesundheitsschädigende Wirkungen des Saccharins — die kürzlich sogar zu einem Verbote der Saccharineinfuhr in Frankreich die Handhabe boten — haben sich als durch verfälschtes*) Präparat hervorgerufene Irrthümer oder als tendenziöse Verdächtigungen des in Deutschland fabricirten Mittels erwiesen. Uebrigens hat man das Saccharin auch seiner antiseptischen Eigenschaften wegen unter Anderem bei Cystitis mit ammoniakalischer Harngährung (CLEMENS, LITTLE) benutzen wollen, doch scheint nach neueren Versuchen von J. DOUGALL das Mittel in solchen Fällen kein grosses Vertrauen zu verdienen, da durch den alkalischen Harn die antiseptische Wirkung des Saccharins aufgehoben wird. Immerhin sind die Erfolge, wie sie LITTLE beim Gebrauche von 0·15—0·18 täglich erzielte, bemerkenswerth. — Zur Anwendung des Saccharins eignen sich am besten die kleinen, mit Mannit hergestellten, je 0·03 enthaltenden Pastillen, deren eine zum Versüssen einer Tasse Kaffee, Thee u. s. w. hinreicht; auch kann man das Mittel in Form von Pulvern, Pillen und Kapseln verabreichen. — Neuerdings wurde von der Firma FAHLBERG, LIST & Co. ein den bitteren Geschmack des Alkaloids beseitigendes *Chininum saccharinicum* hergestellt; dasselbe (64⁰/₀ Chinin enthaltend) bildet ein weisses, in Wasser schwer lösliches, gleichfalls süss schmeckendes Pulver. Dieselbe Fabrik liefert auch leicht lösliches (neutrales) Saccharin und Saccharin-Tabletten.

Literatur: Aducco und Mosso, Archivie par le scienze mediche. IX, pag. 407. — Salkowski, Virchow's Archiv. CV, pag. 46. — Clemens, Allgem. med. Centralztg. 1887, Nr. 75. — Abeles, Wiener med. Wochenschr. 1887, Nr. 24. — Kohlschütter und Elsasser, Archiv für klin. Med. XLVI. — Pollatschek, Pester med.-chir. Presse. 1887, Nr. 8. — Salkowski, Virchow's Archiv. CX, Heft 3. — Dougall, Glasgow med. Journ. April 1888, pag. 292. — Girard, *Les nouveaux remèdes.* 24. Juli 1888. — Little, Dubl. med. Journ. Juni; Practitioner. Aug. 1888.

Saccharolat, s. Confectiones, IV, pag. 445.

Saccharolum, s. Pastillen, XV, pag. 263.

Saccharum, Zucker. — Während die Pharm. Germ. I. und ebenso

die Pharm. Austr. das unter diesem Namen bezeichnete Präparat nur als „sehr weiss und trocken" charakterisirte, enthält dagegen die Pharmacopoea Germ. II. folgende Angaben: „Weisse, krystallinische Stücke oder weisses, krystallinisches Pulver. Mit der Hälfte seines Gewichtes Wasser gebe der Zucker ohne Rückstand einen farblosen, geruchlosen, rein süss schmeckenden Syrup, welcher sich in allen Verhältnissen klar mit Weingeist mischt. Wässerige und weingeistige Zuckerlösungen dürfen Lackmuspapier nicht verändern. Eine wässerige Lösung (1 = 20) gebe mit Silbernitrat und Baryumnitrat kaum eine Trübung." — Mit diesen Bestimmungen soll der an einigen Orten überhand nehmenden Verunreinigung des Rübenzuckers entgegengewirkt werden.

Saccharum lactis, Milchzucker (Pharm. Germ. II.). Weissliche Krystalle oder weisses, krystallinisches Pulver, bei 15⁰ in 7 Theilen, bei 100⁰ in seinem gleichen Gewichte Wasser zu schwach süss schmeckender, nicht syrupartiger Flüssigkeit löslich. Giebt man 0·2 Grm. Milchzucker in die siedende Auflösung von 4 Grm. Natriumcarbonat in 4 Grm. Wasser, so färbt sich die Füssigkeit gelb; 0·2 Grm. Wismutnitrat, welches man ferner beifügt, schwärzen sich, wenn man das Sieden 5 Minuten länger andauern lässt. In einer heissen Mischung von 4 Grm. Bleiessig und 2 Grm. Ammoniak wird durch 0·2 Grm. Milchzucker ein rein weisser, nicht rother Niederschlag hervorgerufen. 1 Grm. Schwefelsäure mit 0·2 Grm. Milchzucker bestreut, darf nach einer Stunde keine, oder nur röthliche, nicht braunschwarze Färbung geben.

*) Das im Handel vorkommende Saccharin enthält nach Salkowski immer noch in verschiedenem Procentsatz Parasulfaminbenzoësaure, daneben auch Orthosulfobenzoësäure; erstere wird als solche durch den Harn ausgeschieden.

Sacedon, oder la Isabela (Guadalajara), unter 40⁰ 30′ nördl. Br., in 634 M. Seehöhe, etwa 83 Km. östlich von Madrid, 5,6 Km. von der gleichnamigen Stadt gelegener Badeort, der schon unter der arabischen Herrschaft berühmt war, mit geruchloser Therme von 28⁰ C., worin vorzugsweise Erdsulphate enthalten sind und welche bei Haut- und Nierenleiden, Hysterie, Ischias etc. zur Anwendung kommen.   B. M. L.

Sachverständige, s. Augenscheinbefund und Gutachten.

Sacrallähmung (der Frauen). Dieser Ausdruck wurde von LEHMANN (Oeynhausen) für eine angeblich noch nicht beschriebene Lähmungsform vorgeschlagen, die bei Multiparae, meist solchen mit beträchtlichem Fettpolster, beobachtet wird. Die Patientinnen klagen nicht über Schmerz, können im Sitzen Ober- und Unterschenkel ab- und adduciren, extendiren und flectiren; aber sie können nur mühsam unter Zuhilfenahme der Hände und Arme sich erheben. Stehen ist ohne Stütze möglich, aber nicht Gehen. Stehend kann Patientin nicht eine Fusssohle von Boden erheben. Das Gehen geschieht mühsam unter Stützung auf einen Anderen, oder auch auf einen Stock so, dass der Körper um seine Längsaxe im Hüftgelenk sich dreht und dabei ungefähr einen halben Quadranten beschreibt. Die Fusssohlen sind am Boden festgeklebt und werden bei jedem Schritt losgezerrt. Alle sonstigen Functionen sind normal. LEHMANN führt das Leiden auf den seitens des schwangeren Uterus auf den Sacralplexus geübten Druck zurück, während V. RENZ dasselbe mit osteomalacischer Lähmung als identisch betrachtet.

Sacraltumoren (congenitale) heissen im Allgemeinen alle in der Gegend des *Os sacrum* und am *Os coccygis*, also überhaupt am unteren Ende des Rumpfes vorkommenden congenitalen Geschwülste. Sie zerfallen in drei Hauptkategorien:

1. Cystische Geschwülste, welche mit dem hinteren Ende des Rückenmarks und seinen Häuten in Verbindung stehen. Diese stellen in der Regel die sogenannte *Meningocele sacralis* dar, in Bezug auf welche auf den Artikel *Spina bifida* verwiesen werden kann.

2. Solide Tumoren, meistens Lipome und Fibrome, welche sich gelegentlich in fester Verbindung mit dem Kreuz- und Steissbein vorfinden und aus der Tiefe hervorwachsen. Dieselben sind zweifellos auf Anomalien der ersten Bildung zurückzuführen.

Dahin gehören auch die schwanzartigen Anhänge der Steissgegend, welche bereits in einer ziemlich grossen Zahl von Fällen beobachtet worden sind. Diese sitzen meistens in der Verlängerung des unteren Endes der Wirbelsäule und bestehen aus einem mit glatter oder behaarter Haut überzogenen fibrösen Strang, welcher auch knorpelige Theile einschliessen kann; ihre Form ist entweder die eines wirklichen thierischen Schwanzes oder, häufiger, eines rundlichen lappigen Anhanges mit breiter oder schmaler Basis.

3. Die sogenannten Sacralteratome, das heisst Geschwülste der Sacral- und Coccygealgegend, welche in ihrer Entstehung im Allgemeinen auf eine unvollkommen ausgebildete fötale Anlage zurückgeführt werden. In der Regel bilden diese Teratome bei der Geburt bereits ziemlich umfangreiche Geschwülste, welche von der Haut überzogen sind und keine charakteristischen Formen erkennen lassen; sie sind rundlich, mehr oder weniger stark nach hinten prominirend, oder herabhängend, höckerig und lassen beim Zufühlen meistens verschieden consistente Theile, feste und weiche, deutlich cystische erkennen. In seltenen Fällen kommen indess auch vollständig ausgebildete Theile eines zweiten Individuums vor, welche in der genannten Gegend fixirt sind, theils von Haut umgeben, theils frei hervorragend. Dahin gehören die überzähligen Extremitäten (meist eine hintere Extremität), welche bei Menschen und Thieren in dieser Gegend vorkommen. In einzelnen Fällen waren auch Bestandtheile mehrerer Extremitäten vereinigt vorhanden.

Häufig lassen sich in dem Teratom indess keine erkennbaren fötalen Organe nachweisen; die Hauptmasse der Geschwulst besteht aus derbem, fibrösem, mit reichlichem Fett durchwachsenem Gewebe, oder es sind Cysten darin vorhanden, welche mit besonderen Wandungen versehen sind und flüssigen, wässerigen oder auch mehr breiartigen fettreichen Inhalt einschliessen. Nicht selten finden sich in den festen Massen Knochen von verschiedener Gestalt, welche mit dem *Os sacrum* oder dem Steissbein in Verbindung stehen. Ausserdem kommen aber auch Weichgebilde vor, welche in ihrem Bau mit bestimmten Organtheilen überein·stimmen, cystische oder schlauchförmige Gebilde, deren Wand die Beschaffenheit der Darmwand besitzt, andere, welche mit Flimmerepithel ausgekleidet sind u. s. w. Seltener kommt eine Anhäufung quergestreifter Muskelfasern vor, noch seltener Nervensubstanz. In einigen Fällen dieser Art konnten bei Lebzeiten durch die Haut hindurch selbständige Bewegungen in der Geschwulst wahrgenommen werden; eines der bekanntesten Beispiele dieser Art ist das in Deutschland vielfach gezeigte Schliewener Kind.

Für die Herleitung dieser Geschwülste von teratoiden Anlagen ist das analoge Vorkommen am (vorderen) oberen Ende der Körperaxe von Wichtigkeit (Epignathus, s. M i s s b i l d u n g e n, XIII, pag. 313).

Diese Teratome, welche von Haut überzogen sind, bilden somit eine Art der „*Inclusio foetalis*"; von den einfachsten Formen dieser Art, welche in ihrem Bau sich ähnlich verhalten, wie die *Acardii amorphi* (s. den Artikel M i s s-b i l d u n g e n), lassen sich stufenweise alle Uebergänge bis zu einer mehr selbst-ständigen Entwicklung verfolgen. Stets handelt es sich um das ursprüngliche Vorhandensein zweier Fruchtanlagen, welche mit den einander zugekehrten unteren Rumpfenden verschmolzen sind. Sind beide Fruchtanlagen gleichmässig ausgebildet, so entsteht die als Pygopagie bekannte Form der Doppelmissgeburt (cf. Artikel M i s s b i l d u n g e n, XIII, pag. 310). Ist nur eine der beiden Anlagen zur völligen Ausbildung gekommen, so bildet sie den Ernährer (Autosit) der rudimentär gebliebenen Anlage, welche somit zu ersterem in einem parasitären Verhältnisse steht („S a c r a l p a r a s i t").

Diejenigen Fälle von Sacraltumoren, welche sich durch das Vorhanden-sein zahlreicher und häufig sehr umfangreicher Cysten in einem mehr oder weniger derben, sarcom- oder fibromähnlichen Gewebe auszeichnen, werden auch als s a c r a l e Cystosarcome, sacrale Cystome oder Hygrome bezeichnet. Einen wirklich sarcomatösen Bau besitzen dieselben nicht.

Diese Geschwülste scheinen sich entweder aus dem *Hiatus sacralis* hervorzudrängen, oder sie sind an der Spitze, auch an der Vorderfläche des Steiss- und Kreuzbeins fixirt und umschliessen das Steissbein an ihrer Basis. Mit den genannten Knochen steht die Geschwulst durch derbes, fibröses Gewebe in Ver-bindung, welches unmittelbar in das Periost, zuweilen auch deutlich in die *Dura mater spinalis* übergeht. Zuweilen reicht die Geschwulst an der vorderen Fläche des Kreuzbeins weiter nach aufwärts, so dass noch ein beträchtlicher Theil der-selben in der Höhle des kleinen Beckens gelegen ist. Die Hauptmasse entwickelt sich jedoch nach abwärts, indem sie sich die Afteröffnung und den Damm vor sich herdrängt. In der Regel findet man daher die auseinandergezogene Afteröffnung an der vorderen Fläche oder selbst am unteren Umfang der Geschwulst, deren Bedeckung nach oben hin ganz allmälig in die stark ausgedehnte Haut des Scrotum oder der grossen Schamlippen übergeht. Diese Tumoren scheinen häufiger beim weiblichen, als beim männlichen Geschlecht vorzukommen. Das Rectum verläuft an der vorderen Fläche nach der abwärts gelegenen Afteröffnung.

Wenn auch nun im Allgemeinen diese Tumoren auf einen teratoiden Ursprung zurückzuführen sind, so lässt sich doch nicht in a l l e n Fällen mit Sicherheit entscheiden, ob es sich um eine solche rudimentär gebliebene Anlage einer zweiten Frucht oder vielleicht um eine excessive Wucherung gewisser Theile am unteren Ende des Rumpfes handelt. Unter diesen kann namentlich das untere

Ende des Rückenmarkes in Frage kommen, welches bekanntlich normaler Weise in einem frühen Stadium des Fötallebens bis an das hintere Ende des Spinalcanales reicht und hier (an der Stelle des späteren *Hiatus sacralis*) fixirt ist. Erst später rückt das Mark in die Höhe, wobei sich das *Filum terminale* ausbildet; es bleibt aber an dem unteren Ende noch ein Rest der Anlage zurück, welcher hier fixirt ist. Die Möglichkeit ist zu erwägen, ob aus diesem Rest nicht ebenfalls umfangreiche Geschwülste hervorgehen können, welche dann genau an derselben Stelle, das heisst aus dem *Hiatus sacralis*, hervortreten würden. Eine gewisse Analogie mit solchen Geschwülsten bieten Neubildungen im Bereiche des *Filum terminale* oder am *Conus medullaris* des Rückenmarks, welche den Bau der Neuroglia besitzen. Auf diese Weise würde man sich das Zustandekommen von Geschwülsten nervöser Natur oder auch die Ausbildung von Flimmerepithelcysten (aus dem Centralcanal) erklären können. Allerdings muss es auffallen, dass die meisten Sacraltumoren bereits bei der Geburt eine sehr beträchtliche Grösse besitzen, während Geschwülste, welche aus kleinen, aus den späteren Entwicklungsperioden stammenden Anlagen entstehen, sich in der Regel erst nach der Geburt zu entwickeln pflegen. Jene Geschwülste würden den Uebergang zu den rein cystischen sacralen Meningocelen darstellen.

     Eine Reihe von Sacraltumoren, deren Entstehungsweise man nicht zu erklären vermochte, hat man nach LUSCHKA'S Vorgang auf die von diesem entdeckte Steissdrüse zurückzuführen gesucht, doch jedenfalls mit Unrecht.

     In Bezug auf die sehr reichhaltige Literatur und Casuistik dieses Gegenstandes sei hier nur auf das Hauptwerk von W. Braune, Die Doppelbildungen und angeborenen Geschwülste der Kreuzbeingegend, Leipzig 1862, und auf Ahlfeld, Die Missbildungen des Menschen, Abschn. I, pag. 52, und Atlas Taf. VII verwiesen.   Marchand.

Sacrocoxalgie. s. Becken, II, pag. 488.

Sadebaumöl, s. Sabina, pag. 168.

Säuerlinge, s. Alkalische Mineralwässer, I, pag. 286.

Säuferwahnsinn, s. Delirium tremens, V, pag. 165.

Säuglingsernährung, s. Amme, I, pag. 341 und Ernährung, VI, pag. 552.

Säuren. Angesichts der grossen Zahl sauer reagirender chemischer Verbindungen und ihres vielfach abweichenden, chemisch-physiologischen Verhaltens, welches von vielen derselben an den betreffenden Orten bereits gewürdigt worden, kann hier nur noch von solchen die Rede sein, welche bei ausgesprochen s a u r e n E i g e n s c h a f t e n auch in ihren Beziehungen zum Organismus ein analoges Verhalten äussern. Unter den Säuren anorganischer Constitution (Mineralsäuren) sind es besonders die S c h w e f e l s ä u r e , P h o s p h o r s ä u r e , S a l p e t e r s ä u r e und S a l z s ä u r e , welche toxisch, wie auch arzeneilich viel Gemeinsames besitzen und deren Verhalten in dieser Beziehung einerseits von der Höhe ihres jeweiligen Concentrationsgrades, andererseits von ihrer chemischen Constitution abhängt. Ihnen zunächst stehen in der Reihe der organischen Säuren, schon vermöge des ihnen eigenen hohen Aciditätsgrades, die M i l c h s ä u r e und die bereits abgehandelte E s s i g s ä u r e . An sie schliessen sich die in säuerlichen Früchten vorkommenden stärkeren Pflanzensäuren (Fruchtsäuren) an, namentlich die O x a l s ä u r e , W e i n s ä u r e , C i t r o n s ä u r e und A p f e l s ä u r e , indem sie gleich jenen den hier genannten, mit Wasser entsprechend verdünnten Mineralsäuren sowohl physiologisch, als auch arzeneilich in den meisten Beziehungen entsprechen.

     Man unterscheidet S a u e r s t o f f s ä u r e n (Schwefelsäure, Salpetersäure, Phosphorsäure, Jodsäure, Kohlensäure, Oxalsäure, Cyansäure etc.) und W a s s e r s t o f f s ä u r e n (Salzsäure, Flusssäure, Schwefelwasserstoffsäure, Blausäure etc.), je nachdem sie Verbindungen chemischer Elemente oder Radicale mit Sauerstoff oder Wasserstoff von entschieden saurem

Charakter bilden. Nach der durch Metalle ersetzbaren Atomzahl typischen Wasserstoffs werden die Sauerstoffsäuren in einbasische (Salpetersäure, Essigsäure), zweibasische (Schwefelsäure, Oxalsaure, Weinsäure), dreibasische (Orthophosphorsäure, Citronsaure) und mehrbasische unterschieden. In den wasserfreien Sauren ist der ganze typische Wasserstoff durch negative Elemente, bezüglich Radicale vertreten. Dieselben weichen in ihren chemischen Eigenschaften wesentlich von den Hydratsäuren ab, in die sie bei Berührung mit Wasser mehr oder weniger rasch unter Annahme saurer Reaction übergehen. Man nennt die Sauren concentrirt, so lange sie kein anderes, als das chemisch gebundene Wasser oder doch nicht erheblich darüber besitzen.

I. Wirkungsweise der Säuren im Allgemeinen. a) In concentrirtem Zustande: Sowohl die hier genannten Mineralsäuren, wie auch die erst erwähnten organischen Säuren wirken um so energischer, mit je weniger Wasser sie zur Action gelangen. Concentrirt ätzen und entzünden sie in hohem Grade die Theile, mit denen sie in unmittelbare Berührung kommen und werden die Wirkungserscheinungen unverdünnter Mineralsäuren fast ausschliesslich durch die von ihnen hervorgerufenen Veränderungen der Gewebe bedingt. Je concentrirter sie daher zur Action gelangen, um so ähnlicher erscheint das durch ihre caustische Einwirkung veranlasste Intoxicationsbild, während die aus ihrer Aufnahme in das Blut sich ergebenden Störungen in demselben Verhältnisse zurückbleiben. Die zerstörenden Wirkungen, welche die Säuren in solcher Form auf allen Applicationsstellen verursachen, werden vor Allem durch ihre innige Verwandtschaft zu den Basen bedingt, mit denen sie sich direct, und wenn diese gebunden sind, nach erfolgter Zersetzung vereinigen; doch nicht blos die meisten Salze, auch die Mehrzahl organischer Verbindungen werden von ihnen zerlegt, so die für die Constitution der Gewebe wesentlichen eiweissartigen Substanzen und Fette, aus denen die fetten Säuren abgespalten werden, während den Albuminaten das Alkali entzogen und zugleich ein Theil der Säure, wenn auch nur locker, von ihnen selbst gebunden wird. Ausserdem macht sich noch die wasserentziehende Eigenschaft hoch concentrirter Säuren, insbesondere der Schwefelsäure, sowie die Temperatursteigerung nach Aufnahme von Wasser geltend, bei anderen, wie deren der Salpetersäure und Chromsäure, überdies noch ihre oxydirende Einwirkung.

Symptomatologie. Die Erscheinungen der Giftwirkung, inbesondere der hier genannten concentrirten Mineralsäuren machen sich sofort bemerkbar. Schon während des Verschluckens treten ätzend saurer Geschmack und unerträglich brennende Schmerzen auf, welche vom Schlunde längs des Oesophagus zur Magengrube und über diese hinaus sich verbreiten; bald darauf heftiges Erbrechen und oft auch, in Folge von Würgbewegungen nach Berührung des oberen Kehlkopfabschnittes mit der Säure, krampfhafter Husten mit hochgradigem Constrictionsgefühl und kann der Tod, wenn ein Theil der Säure in die Larynxhöhle eingedrungen, in kurzer Zeit durch Glottiskrampf und Oedem erfolgen. Das Erbrechen wiederholt sich in kurzen Pausen, besonders beim Versuche, zu schlingen, wobei reichliche Mengen sauer reagirender, mit braunem Blut und Epithelialfetzen gemengter Flüssigkeit, späterhin auch grössere oder kleinere Schleimhautpartien ausgeworfen werden. Das Schlingen wird sehr schmerzhaft, schwierig oder es ist gänzliches Unvermögen hierzu vorhanden, das Athmen erscheint unregelmässig, oberflächlich und auch bei Nichtbetheiligung der Luftwege mehr oder weniger erschwert, theils als Folge der durch die Säurewirkung bedingten Zerstörung der Blutkörperchen und herabgesetzten Herzaction, theils von Seite der am Kehlkopfeingang sich ansammelnden Secrete, deren Auswurf des heftigen Schmerzes wegen vom Patienten möglichst unterdrückt wird; meist ist auch Stimmlosigkeit und Schluchzen vorhanden, ausserdem hochgradiges Durstgefühl bei vermehrter Absonderung eines dünnflüssigen, sauer reagirenden, später albuminreichen Speichels. Der Unterleib ist meteoristisch aufgetrieben und sehr empfindlich.

Stuhl und Harnentleerung fehlen im Anfange gänzlich; in den meisten Fällen besteht Obstipation, später zuweilen Durchfall, bedingt von secundärer Enteritis oder Dysenterie. Die Harnabsonderung bleibt sehr gering und kann so

wochenlang bestehen, ohne dass Oedem oder Urämie auftreten (LITTEN). Der bald
nach der Vergiftung entleerte Harn reagirt sauer und zeigt ein hohes specifisches
Gewicht von der Menge der an Alkalien und bei Sulfoxysmus nachweisbar auch
an Kalk gebundenen, in grösserer Menge zur Ausscheidung gelangenden Säure;
doch schon am folgenden Tage sinkt das Eigengewicht mit der Abnahme der
Harnsalze. Bei weniger rapidem Verlaufe trifft man in dem einige Zeit nach der
Vergiftung entleerten Urin Albumin, auch Blut, viel Epithel, granulirte und Faserstoffcylinder. Bei alledem bewahrt das Blut in den Gefässen seine alkalische
Reaction und erst nach dem Tode bei raschem Verlaufe der Vergiftung, zumal
nach Schwefelsäure, kann es neutral oder selbst sauer reagirend angetroffen werden.

Das anfänglich stark geröthete, später blasse und eingefallene Gesicht des
Patienten ist von ängstlichem Ausdrucke, die Augen liegen tief in den Höhlen,
ihre Pupillen meist erweitert; an den Lippen und ihrer Umgebung machen sich
Aetzerscheinungen bemerkbar, Mund und Rachen sind stark belegt; dabei grosse
Unruhe, nicht selten anhaltende Krämpfe als Reflexerscheinung heftiger Schmerzen,
zeitweise auch Verlust des Bewusstseins. Die Haut erscheint kühl und mit Ausnahme
des Gesichtes mit klebrigem Schweisse bedeckt; der Puls klein, sehr frequent,
unregelmässig, kaum fühlbar, in schweren Fällen wohl auch verlangsamt, mitunter
dicrotisch.

Unter steigendem Kräfteverfall und Coma stellt sich bei acutem Verlaufe der Vergiftung der Tod meist in der Zeit von 1—3 Tagen ein, zuweilen
früher, schon nach wenigen Stunden, unter den Symptomen hochgradiger Dyspnoë
und Asphyxie nach A n ä t z u n g d e r K e h l k o p f s c h l e i m h a u t, oder unter
Erscheinungen von heftigem Collaps und Erbrechen, sowie Auftreten von Peritonitis bei tympanitischem Percussionsschall, namentlich im Bereiche des linken
Leberlappens, wenn P e r f o r a t i o n d e s M a g e n s (meist am Pylorustheile und
der vorderen Magenwand) mit Austritt der Contenta in die Bauchhöhle erfolgt
ist; doch giebt es Fälle, wo das in verhältnissmässig kurzer Zeit eingetretene
letale Ende sich nicht auf jene Veränderungen beziehen lässt, sondern als Folge
von Resorptionswirkung durch massenhaften Untergang rother Blutkörperchen und
die durch Säuren veranlasste Herzlähmung aufgefasst werden muss. Bei weniger
rapidem Verlaufe kann es zu fettiger Degeneration des Nierenepithels, der
Leber und in einem gewissen Grade auch der Muskeln kommen. Wirkliche
Nephritis ist, namentlich bei Sulfoxysmus, nie in der ersten Zeit wahrzunehmen,
sondern nur ein vorübergehender Reizzustand der Nieren; erst später, in der zweiten
Woche, kommt es zu secundärer Entzündung derselben und mit der Wiederkehr
der Albuminurie zum Tode (LITTEN).

Die Aetzung durch conc. Mineralsäuren im Gebiete des Verdauungscanales
ist keine continuirliche (LESSER). Einzelne Abschnitte des Oesophagus (namentlich
in der Höhe des Ringknorpels und an der Kreuzungsstelle des linken Bronchus),
sowie des Magens *(Pars pylorica)* können vorwiegend oder ausschliesslich geätzt
erscheinen oder auch die Aetzerscheinungen im Magen fehlen, während sich solche
im Oesophagus und Darme finden. Das Nähere über die anatomisch-pathologischen
Veränderungen in Folge von Säurevergiftung Bd. VIII, pag. 425.

Unterliegen die Vergifteten nicht schon in den ersten Tagen, so machen
sich unter allmäligem Ansteigen des Pulses und der Temperatur die Symptome
eines mehr oder weniger starken Reactionsfiebers bemerkbar, welches zu der nun
beginnenden entzündlichen Schwellung und Infiltration der angeätzten Theile tritt
und die später folgende Eiterung und Bildung von Geschwüren begleitet. Mit
zunehmender Schwellung steigt die Dysphagie und schwindet auch nicht nach
dem Abstossen der Brandschorfe, da die angeätzten Theile, ihrer schützenden
Decke beraubt, sehr schmerzhaft bleiben. Dabei hält die hochgradig gesteigerte
Empfindlichkeit des Magens an, so dass selbst geringe Flüssigkeitsmengen nicht
vertragen werden, Schmerz und Erbrechen verursachen, wodurch die Ernährung,
abgesehen von dem die secundären Processe begleitenden Consumtionsfieber, mehr

und mehr behindert wird und die Patienten schliesslich, selbst bei Anwendung
ernährender Clystiere, nicht mehr am Leben erhalten werden können. Zu den
bestehenden Leiden gesellen sich oft Hyperästhesien, namentlich gegen den 6. bis
7. Tag Neuralgien der Intercostal- und Abdominalnerven, oft auch Schmerzen in
der Nierengegend und Albuminurie während der ganzen Dauer der Affection mit
Epithelialcylindern und oft auch Blutelementen im Harne. In einzelnen Fällen
stellt sich der Tod früher ein in Folge von Hämatemesis nach dem Abstossen
der Schorfe über grösseren Blutgefässen des Magens. Mit der Vernarbung der
durch Aetzung bewirkten Substanzverluste kommt es schliesslich zur Bildung folgen-
schwerer Stricturen, besonders an den hinter dem Kehlkopfe und über der Cardia
befindlichen, an den engsten Oesophagusstellen, desgleichen am Pylorus, so dass
die Patienten wegen behinderter Ernährung nach Monaten, mitunter erst nach Jahren
an Inanition zu Grunde gehen. Die G e n e s u n g geht in der Regel langsam von
statten; das Erbrechen wird seltener, Schmerzen und Dysphagie lassen allmälig
nach und endlich hört auch jenes auf. Lange jedoch erhalten sich Unverdaulichkeit
und gesteigerte Empfindlichkeit der verletzten Organe, nachdem fast alle übrigen
Erscheinungen geschwunden sind.

    V e r l a u f und A u s g a n g der Vergiftung hängen einerseits von dem
Concentrationsgrade und der Menge der verschluckten Säure, andererseits von dem
Umstande ab, ob diese bei vollem oder leerem Magen genossen und in welcher
Menge sie mit dem ersten Erbrechen ausgeworfen wurde, ausserdem von dem
Zeitpunkte, in dem die erste Hilfe geleistet und den Mitteln, welche zu diesem
Zwecke in Anwendung gebracht wurden. Das nächstliegende Mittel ist W a s s e r,
welches in grösserer Menge zu reichen ist, um die genossene Säure zu verdünnen
und durch Erbrechen zu entfernen, bevor Milch, Seifenwasser, durchgeseihte
Lösung von Asche in Wasser oder darin vertheilte gepulverte Kreide, sowie Magnesia-
hydrat gereicht werden können.

    b) V e r d ü n n t e S ä u r e n. Im Munde veranlassen dieselben, insbesondere
die Mineralsäuren, einen herben sauren Geschmack und das Gefühl von Stumpfsein
der Zähne, deren Substanz sie stark angreifen. Schwefelsäure zerstört sehr bald
das Cement und Dentin, während Salpetersäure und Salzsäure, ebenso Königswasser den Schmelz schnell vernichten, das Dentin aber nur allmälig alteriren
(BEIGEL). Selbst jene geringen Mengen von Säure, welche sich durch Gährung
und Fäulniss von Speiseresten und Schleim an der Zahnoberfläche bilden,
werden zur Ursache der ersten Veränderungen des Zahngewebes. Mineralsaure
Arzeneiflüssigkeiten sollen darum nie anders als mittelst eines Glasrohres genossen werden.

    Säuren, in verdünnter, wässeriger Lösung in den Magen gebracht, erregen
nach Untersuchungen JAWORSKI'S bei Personen, deren Magensaftsecretion theils
normal, theils gesteigert oder fehlend war, bedeutend die Secretion des Pepsins
im Gegensatze zu den Alkalien, welche in entgegengesetzter Weise, nämlich
s ä u r e e r r e g e n d wirken (Bd. XIV, pag. 104). Milchsäure, Essigsäure spalten
wie Salzsäure aus der Magenschleimhaut erhebliche Quantitäten von Pepsin, während
sie die Säuresecretion im Magen nicht stärker als eine entsprechende Menge
destillirten Wassers von gleicher Temperatur beeinflussen. In einem normal verdauenden Magen gebracht, lieferten Milch- und Essigsäure eine Magenflüssigkeit,
die Eiweiss zu verdauen nicht im Stande war, sondern erst nach Ansäuerung mit
Chlorwasserstoffsäure. Selbst in den Fällen, wo der mit H Cl versetzte Mageninhalt sich verdauungsunfähig erwies, war man im Stande, nach dem Einbringen von
Säurelösung in den Magen, eine mit Salzsäure kräftig verdauende Magenflüssigkeit
zu produciren. Einfuhr von Salzsäure vermag sonach nicht nur das Fehlen derselben im Magen zu ersetzen, sondern auch zur Ausscheidung von Pepsin zu
verhelfen. Hat die Säuresecretion im kranken Magen aufgehört, so kann er noch
immer die Fähigkeit haben, Pepsin zu bilden. Der Unterschied zwischen der

Wirkung der Säuren und der Salze der Alkalien besteht sonach darin, dass letztere den Schleim lösen, die Ausscheidung des Pepsins jedoch behindern, während die Säuren den Magensaft niederschlagen, die Pepsinausscheidung aber befördern.

Aus JAWORSKI'S Versuchen geht ferner hervor, dass der Magen gegen Säurelösungen auffallend tolerant sich verhält; selbst 500 Ccm. mit $^{1}/_{10}$ Normalsäure werden ohne oder nur mit geringer Beschwerde vertragen. Von stärkerer Concentration oder in grösserer Menge eingeführt, bewirken Säurelösungen in der Mehrzahl der Fälle Gallenerguss und Veränderung des Gallenfarbstoffes. Im Duodenum angelangt, ruft der saure Mageninhalt antiperistaltische Bewegungen hervor, wodurch Rücktritt von Speisen sammt Galle bewirkt werden kann, was die Verzögerung der Elimination des Mageninhaltes in's Duodenum, sowie die oft vorkommende gallige Färbung desselben bei saurem Magencatarrh erklärt.

Ueber Acidität des Magensaftes, Auftreten und chemische Qualität der freien Säure zur Zeit der Verdauung, sowie deren Verhalten bei krankhaften Zuständen s. Bd. V, pag. 482 und Bd. XII, pag. 421.

Ein kleiner Theil der dem Magen zugeführten Säuren wird in den Nieren wieder frei und mit dem Harne ausgeschieden. Die saure Reaction desselben steigt daher bei Fleischfressern mit der Säurezufuhr, während die normal alkalische Reaction des Harnes bei Pflanzenfressern aufgehoben oder selbst in die saure übergeführt wird. Man hat darum versucht, phosphatische Steine durch Steigerung des Säuregehaltes des Harnes zur Auflösung zu bringen; doch vermag der Organismus eine länger fortgesetzte Einverleibung grösserer Säuredosen nicht zu ertragen. Bessere Erfolge haben Blaseninjectionen sehr verdünnter Salzsäure, sowie der Milchsäure ergeben, welche den alkalisch reagirenden Harn sofort neutralisiren, die nachtheilige Einwirkung desselben auf die Blase und das Blut hindern, wie auch der Bacterienentwicklung wirksam entgegentreten.

Fortgesetzter Genuss verdünnter Säuren, auch in relativ kleinen Mengen, wirkt störend auf die Verdauung, Blutbildung und Ernährung. In grösseren Dosen verabreicht, stellen sich, selbst bei starker Verdünnung der Säure, sehr bald Magenschmerzen, Colik und Durchfall ein. Zusatz von Säuren erhöht die abführende Wirkung der Purgantien, insbesondere der salinischen (Bd. XII, pag. 478). Höhere Säuregrade rufen Gastroenteritis hervor und findet sich bei der Autopsie damit Vergifteter oft fettige Degeneration der Leber, Nieren und Muskeln. Bei Vergiftungen mit verdünnten Mineralsäuren kann die Magenschleimhaut intact erscheinen, während im Darme Spuren corrodirender Wirkung sich zeigen (LITTEN).

Im Verhältnisse zur Säurezufuhr muss, namentlich bei Anwendung von Mineralsäuren, deren alkalische Verbindungen nicht wie solche mit organischen Säuren im Blute und den Geweben zu kohlensaurem Alkali verbrannt werden, in Folge der zu ihrer Sättigung dem Organismus entzogenen alkalischen und erdigen Basen, nothwendig die Alkalescenz des Blutes sinken; doch ist diese Abgabe an Alkali, insbesondere bei Fleischfressern, eine ziemlich beschränkte. Die alkalische Reaction des Blutes erhält sich, wie Fütterungsversuche mit verdünnter Schwefelsäure lehren, noch dann, wenn die eingeführte Säuremenge mehr als ausgereicht haben würde, dem gesammten Blute seine Alkalien zu entziehen (LASSAR). Der gesteigerte Bedarf an Basen wird bei Fleischfressern durch Ammoniak, das sonst zur Bildung von Harnstoff im Körper dient, gedeckt (GAETHGENS, SCHMIEDEBERG und WALTER). CORANDA hat dies auch für den Menschen bestätigt. Für Herbivoren besteht eine solche Compensation nicht, sie unterliegen daher weit eher der Säurewirkung. Diese Abhängigkeit der Ammoniakausscheidung mit dem Harne zeigt sich in entgegengesetzter Richtung, wenn statt Säuren fixe Alkalien in's Futter der Thiere gebracht werden, indem jene sinkt (HALLERVORDEN).

Bei fortgesetzter Zufuhr grösserer Gaben verdünnter Säuren, wie auch nach Aufnahme toxischer Dosen muss es schliesslich zu einer das Leben gefährdenden

Alkalientziehung des Blutes kommen. Fr. Walter glaubt diese als Todesursache um so eher anzusehen, als die Obduction der mittelst verdünnter Säuren (Salzsäure zu 0·53—1·14, Phosphorsäure 3·56 pro 1 Kgrm. Thier) vergifteten Versuchsthiere (Kaninchen) keine andere Todesursache ergab, anderseits durch subcutane Injection von Natriumcarbonat, selbst noch nach dem Eintritte der durch die Säurewirkung hervorgerufenen Muskelparalyse, des Athem- und Herzstillstandes, die Thiere wieder hergestellt werden konnten. Walter fand, dass bei Einverleibung der genannten Säuren in den Magen der Gehalt der Kohlensäure im Blute neben Abnahme der Alkalescenz desselben beträchtlich (von 27·72—23·77 Vol. Proc. auf 16·4, 8·83—2·86) sinke, während Sauerstoff- und Stickstoffgehalt des Blutes nichts von der Norm Abweichendes zeigen. Zu einer weiteren Abnahme der Kohlensäure kann es nicht kommen, da schon bei so gesunkenem Gehalte der Tod eintritt. Bei Zufuhr der doppelten Säuremenge pro Kgrm. Körpergewicht fand sich bei Hunden noch immer ein Gehalt von 18·04 Vol.-Proc. Kohlensäure, was sich einerseits aus der oben gedachten reichlichen Bildung von Ammoniak im Körper der Carnivoren, andererseits daraus erklärt, dass ein Theil der Säure in den Nieren frei wird, welche in den Harn als solche übergeht. Pathognomisch für die Vergiftung mit verdünnten Säuren sind die Störungen der Respiration und der Herzbewegung; die Athemzüge werden tief und mühsam. Den Tod durch Säurevergiftung betrachtet Walter als Folge von Lähmung des anfänglich erregten respiratorischen Centrums, während das Herz nur secundär ergriffen erscheint. Bei directer Berührung lebender Muskeln mit verdünnten Säuren werden dieselben starr in Folge von Myosingerinnung.

Bei trächtigen Thieren, die mit Säuren vergiftet werden, setzt sich die Alkaliarmuth des mütterlichen Blutes nicht auf das des Fötus fort, vielmehr zeigt letzteres normale Alkalescenz. Der Sectionsbefund bei der Frucht ist ein solcher wie beim Tode der Mutter durch Kohlensäurevergiftung oder Halsmarkdurchschneidung (Runge).

Einspritzungen verdünnter Säuren in die Venen, insbesondere eine schnelle Ausführung des Actes, selbst bei Anwendung erheblicherer Verdünnungen, führen Thrombose und den Tod durch Lungen- und Hirnembolien herbei. Sonst bewirken stark verdünnte Mineralsäuren, wie auch die Essigsäure weder eine Coagulation des Blutes, noch auch eine mikroskopisch erkennbare Alteration der rothen Blutkörperchen (Oré, Guttmann). Durch verdünnte Säuren wird das Serumalbumin in Acidalbumin überführt, wozu es jedoch längerer Zeit bedarf (Johannsohn). Mittelsalze verlangsamen diese Umsetzung (Eichwald). Wird Blut mit gewöhnlicher Phosphorsäure gemischt, so bleibt es dünnflüssig, färbt sich aber dunkel, wobei die Blutkörperchen zerstört und das Hämoglobin verändert werden. Mit der Zersetzung des letzteren bildet sich im Blute ein Körper, der sich im statu nascendi höher oxydirt und den Blutsauerstoff dabei so fest bindet, dass die Thiere in Folge von Mangel activen Sauerstoffs unter dyspnoischen Erscheinungen sterben (L. Meyer, Pflüger, Zuntz und Strassburg). Siehe auch bei Phosphorsäure.

Verdünnte Mineralsäuren löschen gleich der Essigsäure, der Milchsäure und den Fruchtsäuren den Durst der Fieberkranken und rufen bei diesen deutliche Pulsverlangsamung, sowie Temperaturabfall hervor (vergl. Bd. VI, pag. 631), wahrscheinlich in Folge von Verminderung der Alkalescenz des Blutes und dadurch bedingten Herabsetzung der Oxydationsvorgänge im Körper (Salkowski), wozu noch die contrahirende Wirkung kommt, welche die in die Säftemasse tretenden Säuren auf die Gefässe üben (Blake). Die hier genannten Säuren beruhigen, intern genommen, die hochgesteigerte Herzaction, mässigen bestehende active Congestionszustände im Gebiete der Centra des Nervensystems, wie auch anderer Organe, mindern die durch sie bedingte Neigung zu Blutungen (aus Lungen, Uterus) und tragen auch zur Stillung derselben bei. Am meisten eignet sich von Mineralsäuren für diese Zwecke die Phosphorsäure. Kobert hält sie überhaupt dann angezeigt, wenn es auf die Regelung, Verstärkung und Verlangsamung der Herzthätigkeit ankommt. Vereinzelte, selbst grössere Gaben derselben (10 Grm. mit 90·0 Syr. und 200·0 Aq. innerhalb 16 Minuten genommen) liessen bei Gesunden eine allerdings nur geringe Abnahme in der Frequenz des Pulses und der Körperwärme (Kobert) bemerken. Verdünnte Mineralsäuren wirken ausserdem noch nach Art der Adstrin-

12 *

gentien, vielleicht dadurch, dass sie den contractilen Geweben freies Alkali entziehen.
Unter ihrem Einflusse vermengen sich die feineren Gefässe; die Applicationsstellen,
wie auch entferntere Organe erscheinen in Folge dessen blässer, Se- und Excre-
tionen, mit Ausnahme des Urins, werden vermindert und Blutungen leichter zum
Stehen gebracht.

Bedeutender als die antipyretischen sind die antiseptischen Eigenschaften verdünnter Säuren. Im Zusammenhange mit ihrer adstringirenden Wirksamkeit scheinen sie den therapeutischen Nutzen bei scorbutischen und septischen
Erkrankungszuständen, wie auch in externer Anwendung auf brandigen und Quetschwunden *(Aqua vulneraria acida)*, sowie geschwürigen Zerstörungen mit fauliger
und übermässiger Absonderung zu bedingen.

Schwefelsäure vermag bei einem Procentgehalte von 0·66 die Entwicklung
und bei 0·63 das Fortpflanzungsvermögen der Bacterien zu hemmen (BUCHOLTZ).
Milch- und Buttersäuregährung werden durch sie bald sistirt und beginnen erst
dann auf's Neue, wenn die Säure durch Alkalien neutralisirt worden ist (SCHOTTIN).

Schon in einer Stärke von 0·5% sind Mineralsäuren, wie auch die Essigsäure,
weniger die Buttersäure und die Milchsäure im Stande, die Fäulniss von bei 40—45° mit
Wasser digerirtem Pancreas zu hindern. Borsäure steht ersteren in dieser Beziehung nicht unbedeutend nach. Schimmelpilze wachsen jedoch in einer Säurelösung von 0·5% unbehindert fort
(Sieber). Die Salzsäure scheint in dieser Beziehung die Schwefelsäure zu übertreffen. Nach
Krajewsky wird die Wirksamkeit septischen Blutes durch erstere im Verhältniss von 1 : 180,
durch Schwefelsäure im Verhältniss von 1 : 160 aufgehoben.

Der Säuregehalt normalen Magensaftes reicht schon hin, um Fäulnissvorgänge im
Magen zu hindern, keineswegs aber, um Tuberkel- und Anthraxbacillen, erstere bei 0·3% HCl
und 0·1% Pepsin (selbst nach 6stündiger Einwirkung) zu tödten. Letztere blieben, 1 Stunde
der Einwirkung 0·2%iger HCl ausgesetzt, infectiös (Frank); s. a. V, pag. 226. Wird bei
Thieren der Mageninhalt alkalisch gemacht, so erkranken sie nach dem Einnehmen von Bacillen-
Bouillon an choleraähnlichen Erscheinungen (R. Koch). Milzbrandbacillen und noch mehr
Milzbrandsporen zeigen eine erhebliche Resistenz gegen Salzsäure (Nencki). Geringer ist die
Widerstandsfähigkeit der Cholerabacillen, welche gegen Säuren empfindlicher, gegen Alkalien
weniger empfindlich als Typhusbacillen sind.

Nach Versuchen Kitasato's weiden Typhusbacillen durch Schwefelsäure bei
einem Procentgehalte von 0·065, durch Salzsäure von 0·158 in ihrer Entwicklung gehemmt,
bei 0·08SO₃, bzgl. 0·20 HCl vernichtet, während die Entwicklung der Cholerabacillen durch
SO₃ schon bei einem Procentgehalte von 0 032, durch HCl von 0·08 gehemmt wird, ihre
Vernichtung bei dem von 0·049, bzgl. 0·132 HCl erfolgt. Die Phosphorsäure, Essigsäure und
Oxalsäure stehen in dieser Beziehung der Salzsäure beiläufig um 50 Proc, die Milchsäure, Weinsäure und Citronensäure fast um 100 Proc. nach.

Injectionen verdünnter Mineralsäuren (Schwefelsäure, Salz-
säure etc.), wie auch stärkerer organischer Säuren (Essigsäure, Weinsäure, Milchsäure u. a.) in's subcutane Bindegewebe führen, selbst in relativ schwacher
Lösung, leicht zu brandigem Absterben der Haut an den Einstichsstellen.

Dumoulin stellt beim Menschen für Schwefelsäure als Verdünnungsgrenze 2 pro Mille
auf (X, pag. 155). Die Salzsäure äussert nicht nur keine geringere Einwirkung, sondern auch der
durch sie bedingte Schmerz ist grösser als bei Anwendung äquivalenter Verdünnungsgrade der
Schwefelsäure. Bei gleichem Stärkegrade ist noch das Volum der Säurelösung von wesentlichem
Einflusse für das Zustandekommen der Gangränescenz nach subcutaner Injection. Bei Einfuhr
geringer Sauremengen findet der Ausgleich durch die Alkali aber mit ihnen in Berührung
kommenden Ernährungsflüssigkeiten statt. Die nach einiger Zeit an den Einstichstellen auftretende locale Anästhesie und Lividität ist eine Folge der in den imprägnirten Gewebstheilen
auftretenden Ischämie, hervorgerufen durch die Einwirkung der Säure auf die Gefässe und das
in ihnen circulirende Blut.

Therapeutische Anwendung. I. Concentrirte Säuren, vor
Allem die Salpetersäure zur Zerstörung flacher, plexiformer Angiome (BILL-
ROTH), condylomatöser und polypöser Wucherungen, zur Cauterisation giftiger
Bisswunden, schwammiger, phagedänischer und krebsiger Geschwüre, Erosionen
der Vaginalportion mit papillären Wucherungen und granulären Excrescenzen,
wie auch, besonders die Essigsäure, zur Erweichung und Ablösung von Epidermisauflagerungen und warzigen Wucherungen (Bd. IV, pag. 570); seltener zu epi-
spastischen Zwecken, wozu man sich der mit Wasser oder Fetten mehr

oder weniger verdünnten Säuren, namentlich der Schwefelsäure und der Essigsäure (Bd. VI, pag. 632), als entzündungserregender, bläschenziehender und schorfbildender Substanzen für die Bekämpfung chronischer Gelenkleiden, veralteter rheumatischer, paralytischer und anderer hartnäckiger Nervenleiden, namentlich gegen Ischias bedient. II. Verdünnte Säuren. Intern: 1. Bei verschiedenen krankhaften Zuständen des Verdauungsapparates, insbesondere bei dyspeptischen Leiden, Schwerverdaulichkeit blutarmer, sowie fiebernder Kranker (MANASSEIN), namentlich die Salzsäure, Milchsäure (saure Molken), dann die Citronensäure und Essigsäure, welche in Folge von Steigerung der Pepsinsecretion wesentlich dazu beitragen, die Verdaulichkeit der Fleischspeisen zu erhöhen und sie auch schmackhafter zu machen. Die betreffenden Säuren dürfen jedoch nur in mässigen Dosen und nicht zu lange genossen werden. Eine besondere Wirksamkeit entfalten kohlensäurereiche Wässer bei Magenleiden mit Ekel, Erbrechen und cardialgischen Zuständen; ebenso erweisen sich Citronen- und Essigsäure, stark verdünnt, von Nutzen bei Hyperemesis und biliösen, zumal von Fieber begleiteten Zuständen, während den verdünnten Mineralsäuren, der Salzsäure insbesondere in manchen Fällen von Diarrhöen, namentlich bei Kindern, dann der Schwefelsäure bei colliquativen Durchfällen (NELIGAN u. A.) von manchen Aerzten ein günstiger Einfluss zugeschrieben wird. 2. In Fällen von Allgemeinerkrankungen, insbesondere typhösen und septischen von Fieber begleiteten Affectionen, besonders Citronensaft, Essig und von Mineralsäuren die Phosphorsäure, theils zur Mässigung der fieberhaften Erscheinungen, theils zur Entfaltung ihrer fäulnisswidrigen, adstringirenden, hämostatischen Eigenschaften. Gegen Scorbut und WERLHOF'sche Blutkrankheit stehen jedoch die verdünnten Mineralsäuren dem Citronensafte nach. 3. Als Unterstützungsmittel des antipyretischen Heilverfahrens und im Allgemeinen dann, wenn eine Herabminderung der Oxydation in den Geweben angezeigt erscheint. Die Säuren mässigen die Fieberhitze, setzen die erhöhte Pulsfrequenz herab und tragen zur Beschwichtigung des hochgesteigerten Durstgefühles bei. Für diese Zwecke werden die Phosphorsäure, dann der Essig und Citronensaft, da sie die Verdauungswege bei fortgesetzter Anwendung weniger belästigen, den übrigen Säuren vorgezogen, ausserdem die kohlensäurereichen Wässer, welche verschiedene krankhafte Beschwerden zugleich beschwichtigen, während die verdünnten Mineralsäuren in Anbetracht ihrer mehr ausgesprochenen adstringirenden, secretionsbeschränkenden, hämostatischen und antiseptischen Eigenschaften gegen die ersterwähnten fieberhaften Erkrankungszustände vorzugsweise angezeigt erscheinen. 4. Zum Zwecke der Beschwichtigung vorhandener Aufregungszustände, zumal plethorischer Subjecte, wie auch als Folge congestiver Hirnleiden oder entzündlicher Affectionen mit gesteigerter Herzaction, ausserdem gegen nervösen Cardiopalmus und in gewissen Fällen von Nervenerethismus, insbesondere die Phosphorsäure und Schwefelsäure (Elixir Vitrioli Mynsichti). 5. Als Styptica, hauptsächlich die jetzt genannten, bei Blutungen innerer Organe, wie auch, um deren Zustandekommen zu verhüten, zumal bei Neigung zu Hämoptoë und im Beginne derselben, bei Metrorrhagien und Blutungen aus den Harnwegen. Keinen oder nur geringen Nutzen bietet ihre Anwendung zum Zwecke der Beschränkung colliquativer Schweisse und übermässiger Harnabsonderung bei Diabetes (Phosphorsäure), selbst nach fortgesetztem Gebrauche grösserer Dosen (GRIESINGER). 6. Behufs Steigerung der Säurereaction des Harnes zur Verhütung der Bildung phosphatischer Steine, sowie ihrer Zunahme in der Blase und den Nieren (vergl. oben); mit mehr Erfolg bei ammoniakalischer Harngährung und deren Folgen. 7. Als Antidota bei Vergiftungen mit ätzenden Alkalien (Bd. I, pag. 495). Contraindicirt ist ihre interne Einverleibung bei Reizungszuständen und entzündlichen Affectionen der Luftwege, des Magens und Darmcanales, um nicht Steigerung derselben und andere nachtheilige Folgen herbei zuführen. — Die externe Anwendung verdünnter Säuren findet sich bei den betreffenden Säurepräparaten auseinandergesetzt.

II. Wirkungs- und Anwendungsweise der einzelnen Säuren.

a) *Acidum sulfuricum*, Schwefelsäure. Officinell ist die Schwefelsäure in concentrirtem, sowie in verdünntem Zustande; die concentrirte Säure als reine, *Acidum sulfuricum* und als rohe Schwefelsäure, *Acidum sulfuricum crudum*. Erstere ist eine klare, farb- und geruchlose Flüssigkeit, von öliger Consistenz und einem spec. Gew. von 1·836—1·840 (mit 94—97% Schwefelsäure), welche, erhitzt, ohne Rückstand sich verflüchtigt. Das Präparat der Pharm. Austr., von 1·845 spec. Gew., entspricht in Hinsicht seines Wassergehaltes fast genau dem Monohydrate der Schwefelsäure ($H_2 SO_4$). Die rohe concentrirte Schwefelsäure, auch *Acidum sulfuricum anglicanum*, *Oleum Vitrioli* genannt, stellt eine klare, farblose oder bräunlich gefärbte, ölige Flüssigkeit vor, deren spec. Gew. nicht weniger als 1·830 betragen darf, was einem Gehalte von 91% Schwefelsäure entspricht.

Die gemeine Schwefelsäure kommt im Handel in zwei verschiedenen Sorten vor. Die eine ist die rauchende Schwefelsäure, *Acidum sulfuricum fumans*, auch Nordhäuseröl, böhmische oder sächsische Schwefelsäure genannt. Sie ist das Product trockener Destillation von basisch schwefelsaurem Eisenoxyd (verwittertem oxydirten Eisenvitriol) und daher von schwefliger Säure meist stark verunreinigt. Sie stellt eine braungefärbte, an der Luft (durch Wasseranziehung und Hydratbildung) dicke Nebel bildende Flüssigkeit vor, von der Consistenz des Baumöls und 1·854 spec. Gewicht, welche beim Erkalten unter 0⁰ Krystalle von Anhydroschwefelsäure ausscheidet, bei 50—60⁰ destillirt und Schwefelsaureanhydrid (SO_3) in Form langer, asbestartiger Krystalle liefert, welche, mit Wasser in Berührung gebracht, unter Detonation und starker Warmeentwicklung zu Schwefelsaurehydrat (H_2SO_4) zerfliessen. Unrein und Wasser haltend, kommt letzteres im Handel unter dem Namen: Englische Schwefelsäure, *Acidum sulfuricum anglicanum vel crudum* vor. Man erzeugt diese fabriksmässig durch Verbrennen von Schwefel bei Zutritt von Luft zu schwefliger Säure und Oxydiren derselben in Bleikammern unter Mitwirkung von Stickstoffsäuren und Wasserdämpfen zu Schwefelsäure, worauf die noch stark wässerige Saure (Kammersäure) durch Verdunsten, schliesslich mit Hilfe von Destillation bis zum spec. Gewicht 1 83—1·84 concentrirt wird, was 92—94% Schwefelsäure entspricht. Die englische Schwefelsäure ist farblos, in Folge von Verunreinigung mit organischen Substanzen jedoch häufig gelblich gefärbt und von Blei nicht unerheblich verunreinigt. Durch zweckmässig geleitete Destillation lässt sie sich von ihrem Wasserüberschusse, sowie von den ihr anhaftenden Verunreinigungen vollständig befreien. Die so gereinigte Säure, *Acidum sulfuricum concentratum purum (Oleum Vitrioli depuratum)* entspricht bis auf einen geringen Wasserrest ihrer Zusammensetzung nach genau der reinen Hydratsäure $\left(\frac{SO_2}{H_2}\right) O_2 = S H_2 O_4$. Sie erstarrt erst in sehr niederen Temperaturgraden, siedet bei 325⁰, zieht Wasser sehr begierig aus der Luft an und erhitzt sich bei Vermischen damit sehr stark, am meisten beim Verdünnen mit der gleichen Wassermenge. Das Schwefelsäurehydrat wirkt verkohlend auf organische Substanzen so lange, bis es durch Aufnahme von Wasser sich zum Trihydrat verdünnt hat. Lösend auf thierische Gewebe wirkt die Hydratsäure noch in starkeren Verdünnungen.

Präparate: 1. *Acidum sulfuricum dilutum, Spiritus Vitrioli*, Verdünnte Schwefelsäure, eine Mischung von 1 Th. Schwefelsäure mit 5 Th. Wasser. Sie hat das spec. Gew. von 1·110—1·114, was einem Gehalte von 15—16% des Monohydrats entspricht. Das Präparat der Pharm. Austr. besitzt das spec. Gew. von 1·117 mit 16·6% Schwefelsäurehydrat.

Die österr. Pharm. hat sämmtliche verdünnten Mineralsäuren in Rücksicht auf ihre interne Anwendung auf's Aequivalent gestellt, so dass je 10 Grm. derselben genau 34 Grm. der acidimetrischen Flüssigkeit (in je 1 Grm. 40 Mgrm. Natriumhydrat) neutralisiren, mithin jede derselben ihrer Reaction nach genau die gleiche Säurestärke besitzt.

2. *Mixtura sulfurica acida*, Schwefelsaure Mixtur, *Liquor acidus Halleri*, *Elixirium acidum Halleri*, HALLER'S saure Flüssigkeit (Pharm. Austr.), richtiger: *Acidum sulfuricum spirituosum*, eine Mischung, welche durch Eintragen reiner concentrirter Schwefelsäure in 3 Gew.-Th. Alkohol mit der Vorsicht bereitet wird, dass die Temperatur der sich erhitzenden Mischung nicht 50⁰ übersteigt. Ihrer chemischen Zusammen-

setzung nach besteht dieselbe aus einem Gemisch von Aetherschwefelsäure, Alkohol und Wasser.

Wirkungsweise: Vermöge ihres höheren Concentrationsgrades und des damit zusammenhängenden Quellungs- und Lösungsvermögens für die unter ihrer Einwirkung stehenden Gewebe übertrifft die unverdünnte Schwefelsäure wohl sämmtliche Mineralsäuren in Hinsicht ihrer zerstörenden Wirkung. Selbst die verhornten Epidermiszellen vermögen ihr nur einen geringen Widerstand entgegenzusetzen, sie schwellen bei Berührung mit der Säure an und werden rundlich. Beschütten der Haut mit concentrirter Säure ruft sehr bald heftigen Schmerz und bei nur kurz dauernder Berührung eine intensive Röthung der Haut, bei einigermassen längerer Einwirkung Mortification derselben hervor. Die Flecke werden grau und nehmen einen schwärzlichen Farbenton an, je länger die Berührung dauert. Die Epidermis wird bis zu einem gewissen Grade transparent und lässt theilweise die Papillen durchschimmern. Die Brandschorfe sind gewöhnlich von einem grauweissen Ring umgeben (RIBAUD). Bei grosser Ausdehnung der Anätzung kann es, wie nach umfänglicher Verbrennung, zum Tode kommen. Die Behandlung besteht in reichlicher Anwendung frischen, am besten alkalischen Wassers. Schädlich ist die Application von Oel, da dieses an den Brandstellen einen hohen Wärmegrad erzeugt. Mässig verdünnte Schwefelsäure bewirkt auf der Haut Blässerwerden derselben in Folge von Gefässcontraction, später Brennen, Entzündung, Blasenbildung und Eiterung.

Pathognomonisch für die Schwefelsäurevergiftung ist die anfangs weisse, später braune Färbung der Lippen und benachbarten Hautpartien, der weisse Beleg an den schleimhäutigen Mundtheilen, die copiöse bräunliche Secretion im Munde und Rachen, die Anwesenheit freier Schwefelsäure im Erbrochenen, wie auch freier Phosphorsäure im Magen in Folge der zersetzenden Einwirkung der Schwefelsäure auf die Phosphate der Gewebe und Secrete daselbst (GARNIER), endlich die Veränderungen, welche der Leichenbefund, besonders des Magens, bietet. Trotz des qualvollen Zustandes, den die Vergiftung mit Schwefelsäure nach sich zieht, gehört sie doch nicht zu den selteneren Ereignissen. Bei der leichten Zugänglichkeit der technisch und ökonomisch vielfach benützten Säure wird solche besonders von niederen Volksclassen zu Selbstmordversuchen häufig genug benützt. Doch sind auch Fälle bekannt, in denen sie zur Verübung von Giftmord, namentlich an Kindern, Trunkenen und Schlafenden, Verwendung gefunden. Die *Dosis letalis* lässt sich nicht genau feststellen. 40 Tropfen Schwefelsäure, welche einem einjährigen Kinde statt Ricinusöl verabreicht worden sind, führten den Tod desselben herbei, während Gaben bis zu 100 Grm. unter günstigen Umständen einen tödtlichen Ausgang nicht zur Folge hatten.

Sämmtliche Säuren zerstören das Hämoglobin und lösen, concentrirt dem Blute beigemischt, die Blutkörperchen, wobei das Blut zu einer schmierigen Masse verwandelt wird. Nach Untersuchungen von C. Ph. Falck und Vietor bewirkt schon 5⁰/₀ Schwefelsäure Gerinnung des Blutes, der Eiweisslösungen und Schwärzung des Hämatins. Die Gerinnsel lösen sich auf Zusatz der Säure und um so eher, je concentrirter sie ist. Blutfibrin wird von 60⁰/₀ Schwefelsäure zu einer durchsichtigen, gelblichen Flüssigkeit gelöst. Muskelfleisch quillt in der concentrirten Säure zuerst gallertartig auf und zerfliesst hierauf zu einem rothbraunen Liquidum. 60⁰/₀ Schwefelsäure farbt das Gewebe des Schweinemagens sehr bald weiss, bringt es zum Quellen und löst in weniger als 24 Stunden den Magen zu einer trüben Flüssigkeit. Dieses Verhalten erklärt die Perforation des Magens bei Einwirkung eines gewissen Concentrationsgrades der Säure. 5—20⁰/₀ Schwefelsäure grösseren Hunden bis zu 10 Ccm. in die Jugularis eingespritzt, tödtet dieselben in kurzer Zeit unter Erscheinungen schwerer respiratorischer Störungen und Asphyxie. Blutgerinnen finden sich im Herzen und den grösseren Gefässen, und bei Anwendung der höheren Säuregrade auch das Pericardium verätzt.

Vom Magen aus gelangt die Schwefelsäure wahrscheinlich als saures Salz, auch an eiweissartige Substanzen gebunden, zur Resorption. In arzeneilichen Dosen genommen, stört sie weit eher und nachhaltiger die Verdauung als die in äquivalenten Säuregaben genossene Phosphorsäure und Salzsäure; weit mehr noch ver-

dauungsstörend wirkt die Salpetersäure. Die dem Organismus zugeführte, sowie
die daselbst aus der Eiweisszersetzung oder nach Aufnahme schwefelhaltiger Substanzen in Folge von Oxydation entstandene Schwefelsäure wird ausschliesslich mit
dem Harn ausgeführt, in welchem sie in zwei Formen erscheint, als schwefelsaures
und ätherschwefelsaures Alkali. Ueber den Einfluss der Schwefelsäure auf die
Ernährung und ihre Ausscheidungsweise unter normalen und pathologischen Verhältnissen s. Bd. VI, pag. 540 und Bd. IX, pag. 19.

Schwefelsaure Dämpfe, wenig verdünnt eingeathmet, reizen heftig
die Nasen-, Rachen- und Kehlkopfschleimhaut. Geringere, in der Inspirationsluft
vertheilte Mengen werden durch den Wassergehalt des jene Membranen über-
ziehenden Schleimes ausreichend verdünnt. In schwefelsäurehältiger Luft längere
Zeit Beschäftigte leiden ebenso wie der Einwirkung schwefligsaurer oder salzsaurer
Dämpfe Ausgesetzte an Verdauungsbeschwerden.

Therapeutische Anwendung. Zu Heilzwecken wird die Schwefel-
säure gegenwärtig verhältnissmässig wenig benützt. Als Aetzmittel zieht man ihr
die Salpetersäure und Chromsäure vor. POLLOK empfiehlt sie zur Beschleunigung
der Abstossung cariöser und necrotischer Knochen, pur oder mit gleichviel Wasser
verdünnt. Auch als Epispasticum und Derivans (Aufpinseln oder Einreiben
in die Haut der mit Wasser [1 : 5—20], Alkohol [HALLER'sche Säure] oder mit
Fetten verdünnten Säure) wird die Schwefelsäure (s. oben) jetzt v el seltener
gebraucht. Dasselbe gilt von der internen Anwendung der verdünnten Säure,
statt welcher die ihr therapeutisch nahe stehende Phosphorsäure, namentlich als
Unterstützungsmittel des antipyretischen Heilverfahrens und zur Beschwichtigung
übermässig gesteigerter Action des Herzens und der Gefässe mit Neigung zu
Blutungen u. s. w. vorgezogen wird.

Man reicht die verdünnte Schwefelsäure zu 0·2—0·5 (5 bis
10 Tropfen), bis 1·0! p. d einige Mal, bis 10·0! im Tage, mit Wasser (schwefelsaure Limonade) oder schleimigen Vehikeln stark verdünnt (1 : 150—200 Aq.) zum
Getränke und in Mixturen; in gleicher Tropfenzahl auch *Mixtura sulfurica
acida (Liquor acidus Halleri)*, aber in einer um $^1/_3$ kleineren Gewichtsmenge
(mit Rücksicht auf die geringere Schwere der Tropfen im Vergleiche zur ersteren)
bis 6·0! pro die und auch in denselben Formen.

Von älteren Zubereitungen verdienen Erwähnung:

a) Mixtura vulneraria acida, Aqua vulneraria Thedeni, Aqua sclopetaria,
Saures Wundwasser, Theden's Schusswasser *(Aceti 6 , Spir. Vini dil. 3, Acidi sulfur.
dil. 1, Mel depur. 2);* einst ein sehr beliebtes und wirksames Antisepticum für den Verband
von Schuss- und Quetschwunden, zur Sepsis neigenden Necrosen und auch bei Blutungen.

b) Tinctura aromatica acida, Saure Gewürztropfen *(loco Elixirii
Vitrioli Mynsichti vel Anglicani).* Eine Mischung von 1 Th. conc. Schwefelsäure mit 25 Th.
*Tinctura aromatica (e cort. Cinnam. p. 5, rhiz. Zingib. 2, rhiz. Galang., Caryophyll., Fruct.
Cardam. ana 1, Spir. dil. 50 paranda).* Intern zu 0·5—2 0 (15—60 Tpf.) p. d. m. M.
tägl., ad 10·0 p. die, als Stärkungsmittel bei Schwächezuständen mit gesteigerter Reizbarkeit
des Nervensystems, dann bei Neigung zu Blutungen und Ausflüssen.

c) Causticum sulfurico-carboneum (Ricord) und *Causticum sul-
furico-crocatum (Caustique sulfo-safrané*, Velpeau), Gemenge von conc. Schwefelsäure mit fein gepulverter Kohle (Kienruss), bezüglich Safran), um der Säure die zur Cauterisation nöthige Breiform zu geben. Statt dieser Consistenzmittel kann auch Süssholzpulver oder
feine Charpie dienen.

Literatur. Ueber Schwefelsäure und Säuren im Allgemeinen: Aeltere
in F. V. Mérat et A. J. de Lens, Dict. univ. de mat. méd. Paris 1829. — Wibmer, Wir-
kung der Arzeneien und Gifte. München 1831, V. — G. A. Richter, Ausf. Arzeneimittell.
Wien 1826—1832, IV. — Pereira, Vorles. in Mat. med. 1835—1836, I, übersetzt von
F. J. Behrend. Leipzig 1838—1839, II. — C. G. Mitscherlich, Lehrb. der Arzeneimittell.
Berlin 1851, III. — L. Krahmer, Aerztl. Heilmittell. Halle 1864. — Orfila, Toxikologie;
übers. von Krupp. 1852—1853. — Christison, Abhandl. über die Gifte; aus dem Engl.
Weimar 1831—1832. — Miquel, Archiv für physiol. Heilk. 1851, pag. 479. — Schottin,
Archiv der Heilk. 1860. — Legroux, Gaz. des hôpit. 1860, Nr. 48. — Th. und A. Huse-
mann, Handb. der Toxicol. 1862; Supplem.-Bd. 1867. — F. Mannkopf, Wiener med.

Wochenschr. 1862, Nr. 31—52 (SO₃-Vergift.). — H ö p p n e r, Inaug. - Diss. Dorpat 1863. —
B. B o b r i c k, Diss. inaug. Regiomont. 1863; Centralblatt für med. Wissenschaft. 1864. —
S c h u l t z e n, Archiv für Anat. und Physiol. 1864. — B a m b e r g e r, Wiener Med. - Halle.
1864. — F a l c k und V i e t o r, Deutsche Klinik. 1864, Nr. 4—15. — W y s s, Klin. Wochen-
schr. 1864, Nr. 49—50; Archiv für Heilk. 1869. — K ü h n e, Unters. über das Protoplasma.
Leipzig 1864. — D. M u n k und E. L e y d e n, Virchow's Archiv. 1861, XXII; Berliner klin.
Wochenschr. 1864, Nr. 50—51. — L o e w e r, Klin. Wochenschr. 1864, Nr. 49. — B. D e l v o s,
Inaug.-Diss. Bonn 1866 (Vers. über die Wirk. auf d. Temper.). — G a m g é e, Proceed. of the
roy. soc. of Edinb. 1867, VI. — B e i g e l, Transact. of the pathol. soc. 1867, XVII. —
G. G o l t z, Inaug. - Diss. Berlin 1868; Virchow's Archiv. XXVI. — L e g r o u x, Gaz. des
hôpit. 1868. — B l a k e, Edinb. Med. and Surg. Journ. Nov. 1869; Journ. of anat. and physiol.
Nov. 1869. — O. L. G r u h n, Ueber Mineralsäurevergiftung. Berlin 1878. — P a p p e n h e i m,
Handbuch der Sanitätspolizei. Berlin 1870, II. — B e n c e J o n e s, St. Georg's Hosp. Rep.
1870, IV (Einfluss des Harnes). — G. P o l l o k, The Lancet. Mai 1870 (Wirk.
auf Knochen). — S a m u e l, Virchow's Archiv. 1871, LI (Therap.) — L. K a t z, Inaug.-
Diss. Berlin 1872 (SO₃ - Vergift.). — H e r t w i g, Handb. der Thierheilmittellehre. 1872. —
S t r a s s b u r g, Pflüger's Archiv. 1872, IV. — H o f f m a n n. Zeitschr. für Biolog. 1872. —
G a e t h g e n s, Centralbl. für med. Wissensch. 1872, pag. 833; Zeitschr. für physiol. Chem.
IV, pag. 36 (Einfluss auf NH₃-Ausscheid.). — S a l k o w s k i, Virchow's Archiv 1873, LVIII. —
H e i t z m a n n, Wiener med. Presse. 1873, pag. 1035. — V a n H a s s e l t, Handb. der Giftlehre;
übers. v. Henkel. Berlin 1874. — L. H e r r m a n n, Lehrb. der experim. Toxikol. Berlin 1874. —
D. L a s s a r, Pflüger's Archiv. 1874, IX. — J. K u r t z, Inaug.-Diss. Dorpat 1874; Centralbl.
für med. Wissensch. 1874, pag. 569. — V o g t, Berliner klin. Wochenschr. 1875, Nr. 34. —
T a r d i e u, Étude de méd. lég. sur l'empoisem. Paris 1875, II. — H. E u l e n b e r g, Handb.
der Gewerbehygiene. Berlin 1876; Lehre von den schädlichen Gasen; Handb. des öffentlichen
Gesundheitswesens. Berlin 1881. — H e i s s, Zeitschr. für Biolog. 1876. — O. S c h m i e d e-
b e r g und F r. W a l t e r, Archiv für experim. Pathol. und Pharm. 1877, VII; Virchow's
Archiv. LXIX. — R. B u c h h e i m, Pflüger's Archiv. 1876, XII, pag. 326. — B u c h o l t z,
Inaug.-Diss. Dorpat 1876. — Ch. R i c h e t, Compt. rend. 1877, 10. Gaz. hebdom. Nr. 10 und
Gaz. de Paris. 1877, Nr. 25 (Vers. über Acid. des Magensaftes). — G u t t m a n n, Virchow's
Archiv. 1877, LXIX. — D u m o u l i n, Presse méd. Belge. 1877, Nr. 42—45. — E. H a l l e r-
v o r d e n, Archiv für experim. Pathol. und Pharm. 1878, X. — P h. H o f b a u e r, Würzburger
physik.-med. Verhandl. XII; Rossbach's pharmakol. Unters. 1878, II (Einfluss auf Temperatur
und Kreislauf). — E. R. K o b e r t, Schmidt's Jahrb. 1878, CLXXIX (Desgl.). — M. R u n g e,
Archiv für experim. Pathol. und Pharm. 1879, X. — S i e d a m g r o t z k y und H o f m e i s t e r,
Archiv für Thierheilk. 1879, pag. 243 (Wirk. auf's Knochengew.). — S e e m a n n, Virchow's
Archiv. 1879, LXXVII. — S i e b e r, Journ. für prakt. Chem. 1879, N. F., XIX. — J. N e u-
m a n n, Inaug.-Diss. Dorpat 1879. — B ö h m, Intoxicat. der Säuren, in v. Ziemssen's Handb.
der spec. Pathol. und Ther. Leipzig 1880. — U f f e l m a n n, Deutsches Archiv für klin. Med.
1880, Nr. 5—6. — F. A. F a l c k, Lehrb. der prakt. Toxikol. Stuttgart 1880. — R. K o c h,
Zeitschr. für rat. Med. XXIV; Archiv für experim. Pathol. u. Pharm. 1881. — L i t t e n, Berliner
klin. Wochenschr. 1881, Nr. 42—45. — K r a j e w s k y, Archiv für experim. Pathol. und Pharm.
1881, XIV. — A. B a g i n s k y, Virchow's Archiv. 1881, LXXXVII. — R o l o f f und
B a g i n s k y, Prakt. Beiträge zur Kinderheilk. 1882, Heft 2. — A. W e r n i c h, Desinfections-
lehre. Wien 1882, 2 Aufl. — L. H i r t, Handb. der Hygiene und der Gewerbekrankh. Leipzig
1882. — W. J a w o r s k i, Zeitschr. für Biolog. 1883, XIX, Nr. 3; Przeglad lekarski orsb ;
St. Petersb. med. Wochenschr. 1887, Nr. 10; Deutsche med. Wochenschr. 1887, Nr. 36—38;
Münchner med. Wochenschr. 1887, Nr. 33; Zeitschr. für Ther. Aug. 1887. — E. F r a n k,
Deutsche med. Wochenschr. 1884, Nr. 20. — L e u b e, Deutsches Archiv für klin. Med. XXXIII,
pag. 14. — J. E. J o h a n s s o n, Ursala läkarefor. förb. 1885, XX; Virchow und Hirsch'
Jahresber. für 1885. — N e n c k i, Archiv für experim. Pathol. und Pharm. 1886, XXI. —
M u n k und U f f e l m a n n, Die Ernährung des gesunden und kranken Menschen. Wien 1887. —
S. K i t a s a t o, Zeitschr. f. Hygiene. 1887, III, 3. — L. G a r n i è r, Annal. d'Hygiène. 1887,
XVII; Schmidt's Jahrb. 1888, CCXVIII.

b) D i e s c h w e f l i g e S ä u r e, *A c i d u m s u l f u r o s u m*, ist im Gegensatze zur Schwefelsäure eine sehr schwache Säure. Wasserfrei (Schwefeldioxyd, SO_2)
bildet sie sich direct beim Verbrennen des Schwefels an der Luft in Gestalt eines
erstickend wirkenden Gases von eigenthümlich stechendem Geruche, welches einen
höchst feindlichen Einfluss auf alle, selbst die niedersten pflanzlichen und thierischen
Organismen, sowie deren Keime ausübt. Milben, Läuse, Wanzen, Motten, sowie
anderes Ungeziefer unterliegen sofort der vernichtenden Einwirkung dieser Säure
(CZERNICKI u. A.). Schon bei einem Gehalte von 0·04⁰/₀ bewirkt sie bei Thieren
Dyspnoë und in der Menge, die noch nicht ¹/₂ Vol.-Proc. beträgt, nach einigen
Stunden den Tod (PETTENKOFER) unter allmäliger Abnahme der Erregbarkeit des
Athmungscentrums durch Lähmung desselben. Bei relativ geringem Gehalte der Säure

in der Einathmungsluft bleiben die Arbeiter (in Schwefelsäure- und Bleichfabriken, beim Rösten von Schwefelkiesen etc.) gesund und machen sich höchstens vorübergehende Reizungszustände der Respirationsschleimhaut bemerkbar, die in reiner Luft bald schwinden; bei stärkerem Gehalte, besonders dann, wenn die Säure auch noch von Chlor begleitet wird, kommt es bald zu chronisch entzündlichen Processen in den Bronchien und Lungen, ausserdem zu Störungen der Verdauung, wie nach Einwirkung von schwefelsauren und salzsauren Dämpfen (Bd. VII, pag. 479).

Nach Inhalation grösserer mit Luft wenig verdünnter Mengen schwefliger Säure hat Sury-Binz bei zwei Arbeitern baldiges Eintreten psychischer Benommenheit, Verwirrung, rasch zunehmender motorischer Schwäche, Verlust zu sprechen und schlingen, Athemnoth, Nackenstarre und Convulsionen beobachtet. Tod nach 39 Stunden und rasche Fäulniss.

Gegenüber von Fäulnissbacterien äussert die schweflige Säure eine verhältnissmässig geringe desinficirende Wirksamkeit; sie vermag selbst bei einem Gehalte von 3·3 Vol.-Proc. die in Baumwoll-, Schafwoll- und anderen Stoffen vorhandenen Bacterien noch nicht zu tödten, resp. fortpflanzungsunfähig zu machen und gelten nach Feststellungen R. KOCH's schwefligsaure Räucherungen für sporenhaltige Objecte als ein unzuverlässiges Desinfectionsverfahren. Trotzdem wird dieses von vielen Seiten (PASTEUR, DUJARDIN-BEAUMETZ, ROUX u. A.) und nach eigener Erfahrung (bei 1850 epidemisch auftretendem *Typhus exanthematicus)* als ein sehr wirksames Mittel für die Abwehr contagiöser Krankheiten angesehen.

Die Desinfection mittelst schwefliger Säure geschieht in der Weise, dass in dem hierzu bestimmten Raume (Krankensäle, Casernzimmer etc., kleine Kämmerchen und Räucherkästen für inficirte Gegenstände) grob zerschlagene Schwefelstücke in einer Schale entzündet und in der Menge verbrannt werden, dass die Luft des Desinfectionsraumes von dem sich entbindenden Gase völlig erfüllt ist, wozu 16 Grm. für je 1 Cbm. ausreichen (André, Geschwind). In 1 Cbm. Luft verbrennen 68·0 Schwefel vollständig, wobei 47 Lit.' = 136·0 Grm. SO₂ gebildet werden.

Indem die schweflige Säure Schimmelpilze energischer als Fäulnissbacterien tödtet, vermag sie Gährungsprocesse zu sistiren, sowie das Zustandekommen derselben zu hindern. Man bedient sich ihrer darum als Conservirungsmittel für Hopfen, Wein und bei gewissen Fabrikationszweigen.

Die schweflige Säure ist eines der besten Hefengifte. Schon im Verhältniss von 0 33 : 100 hindert sie die Hefe in Folge von Lähmung ihres Protoplasmas, Gährung zu erregen. Das Gleiche gilt von Schimmelbildung, während Emulsin und Synaptase grosse Widerstandsfähigkeit gegen die Säure zeigen (Wienkiewicz, Baierlacher). Bucholtz fand, dass die Fortpflanzungsfähigkeit der Bacterien in einem Verhältnisse von 1 : 666 Nährflüssigkeit (0·15%) im Laufe einiger Stunden vernichtet werde.

Rein gewinnt man die schweflige Säure durch Erhitzen von Schwefelsäure mit Kohle, Kupfer oder anderen Metallen, welche die Schwefelsäure desoxydiren und SO₂ in Gestalt eines farblosen, sauer reagirenden Gases von 2·24 spec. Gewicht frei machen. Wasser absorbirt dasselbe in bedeutender Menge, bei mittlerer Temperatur etwa 25 Vol. davon. Die so erhaltene wässerige schweflige Säure (SH₂O₂), *Acidum sulfurosum aquosum*, ist klar, ungefärbt, riecht stechend sauer von dem sich verflüchtigenden Gase und zeigt ein spec. Gewicht von 1·020—1·025, was 35·8—44·4 Grm. gasförmiger Säure in 1 Lit. Wasser entspricht. Das Präparat ist wenig haltbar, da sich die Säure in Folge Aufnahme von Sauerstoff bei Gegenwart von Wasser nach und nach in Schwefelsäure umwandelt. Für den arzeneilichen Gebrauch muss es in kleinen, vollgefüllten Flaschen an entlegene kalten Orte aufbewahrt werden.

In Wasser gelöst, *Acidum sulfurosum aquosum*, wirkt die schweflige Säure als ein vorzügliches Desinfectionsmittel auf Wunden und erkrankten Schleimhäuten; sie beseitigt den üblen Geruch fauliger Absonderungen, vermindert dieselben und trägt damit zur Förderung des Heilungsprocesses bei. Bei Puerperalkranken schwindet der üble Lochiengeruch unter dem Einflusse derselben sofort und in dem injicirten Geschlechtsorgan lässt sich nach Stunden noch eine saure Reaction nachweisen. Innerlich gereicht, äussert jedoch die wässerige schweflige Säure in keiner Weise die Allgemeinwirkungen einer Säure, dafür jene des Schwefels in seinen löslichen Verbindungen. Die von der Säftemasse aufgenommene schweflige Säure wird durch das Alkali derselben gebunden und ruft nun im Wesentlichen die Erscheinungen alkalischer Sulfite, resp. Hyposulfite hervor (s. d. Artikel Schwefel).

Von einer Umwandlung in Schwefelsäure können die nach Einverleibung der schwefligen Säure auftretenden toxischen Zufälle nicht bedingt werden, da die daraus hervorgehenden Sulfatmengen hierzu viel zu gering sind. Schon kleine Dosen der wässerigen Säure wurden, insbesondere von fiebernden Kranken, sehr schlecht vertragen, obschon täglich nicht mehr als 2 Grm. des Präparates (entsprechend 8 Ctgrm. gasförmiger Säure) verabreicht worden sind. Bei den meisten mit Puerperal-fieber behafteten Patientinnen traten darnach zahlreiche flüssige Darmentleerungen, Uebelkeit und Erbrechen ein, so dass eine energische Einverleibung dieses Mittels zur Bekämpfung dieser und anderer zymotischer Erkrankungen, gegen welche die Sulfite und Hyposulfite von POLLI u. A. empfohlen wurden, kaum möglich erscheint. Die gleichen schädlichen Wirkungen waren auch bei Verabreichung der s a u r e n s c h w e f l i g s a u r e n A l k a l i s a l z e zu bemerken (BERNATZIK und G. BRAUN). T h e r a p e u t i s c h e A n w e n d u n g. In jüngster Zeit hat man die in Wasser gelöste schweflige Säure, doch ohne grossen Nutzen, gegen Pyrosis und durch Gährung bedingte Flatulenz, dann gegen Heufieber (FERGUS), Aphten (DEWAR) und Scharlach (WATERMANN) zu 5—10—20 Tropfen p. d., mit Wasser verdünnt, 1—4stündlich in Anwendung gebracht; e x t e r n dieselbe in Mischung mit Glycerin zum Bepinseln bei Diphtheritis und zur Behandlung syphilitischer, sowie parasitärer Hautaffectionen (BAIERLACHER); ausserdem zu antiseptischen Verbänden (LAWSON, DEWAR u. A.), zu Injectionen und Tamponaden der weiblichen Geschlechtswege bei puerperalen Erkrankungen (G. BRAUN), und in Form von Inhalationen bei Lungenphthise, chronischer Laryngitis, catarrhalischen Affectionen der Luftwege (DUJARDIN-BEAUMETZ, SOLLOUX, AURION u. A.), wie auch gegen Keuchhusten (MARTEL, MOHN; Bd. X, pag. 390) verwendet.

Das Inhalationsverfahren gegen die hier gedachten Lungenaffectionen besteht darin, dass in einem abgeschlossenen Zimmer in den ersten Tagen 4—5 Grm., in den folgenden nur 2·5—3 Grm. Schwefel verbrannt werden und der Raum 10—12 Stunden darnach betreten wird, in dem der Patient 3—6 Stunden täglich verweilt. Selbst bei schwächerer Durchräucherung stellen sich anfänglich Husten, Oppression, Reizung der Conjunctiva und der Schleimhäute der Nase und Luftwege ein; die Expectoration soll Anfangs zunehmen, aber bald darauf sich vermindern, auch der Appetit sich steigern. Der Patient verlässt das Zimmer, wenn blaues Lackmuspapier sich zu röthen beginnt (D a r i e x). Kehlkopfphthise, tuberkulöse Geschwüre, auch Neigung zu Hämoptoe und Fieber bilden Contraindicationen. Behufs Entwicklung schwefliger Säure kann man auch schwefligsaure Alkalien, in einem Teller in Wasser gelöst, mit einer Säure ver-setzen (J. L e y), oder Schwefelkohlenstoff in einer hierzu construirten Lampe verbrennen und die mit Zimmerluft gemengten Dämpfe von schwefliger Säure inhaliren lassen; auch mit Schwefel versetzte Kerzchen hat man hierfür empfohlen (D e s c h i e n s). Es bestehen aus einem mit Wachs überzogenen Docht, der in concentrische Lagen von Salpeter- und Schwefelpapier eingeschlossen ist. Wie M o h n behauptet, sollen s c h w e f l i g s a u r e I n h a l a t i o n e n den Keuchhusten mit einer an's Wunderbare grenzenden Geschwindigkeit beseitigen. Man verbrennt im Schlafzimmer für je 1 Cubikmeter Rauminhalt 25 Grm. Schwefel und lässt, nachdem man Bettzeug, Kleider und andere Effecten ausgebreitet hatte, die schweflige Säure eine Zeit lang wirken; dann wird durch einige Stunden gelüftet. Die Patienten bringen die Nacht in den so zu desinficirenden Schlafzimmern zu, legen am Morgen frische Wäsche und Kleider an und halten sich tagsüber in einem anderen Zimmr auf.

V i l l i benützte die Eigenschaft flüssigen Vaselins, schweflige Säure aufzunehmen, (0·62—1·5 : 100·0) für s u b c u t a n e I n j e c t i o n e n für die Behandlung der Lungenphthise. Dieselben verursachten heftige Schmerzen und entzündliche Reaction an den Einstichstellen, und war der Erfolg darnach geringer noch als nach Inhalationen.

N e u e r e L i t e r a t u r: J. D e w a r, Med. Tim. and Gaz., Mai 1867. — B e r n a t z i k und G. B r a u n, Wiener med. Wochenschr. 1869, Nr. 94—100. — H e r r m a n n, Petersb. med. Zeitschr. 1870, Nr. 50 (Desinfect.). — B a i e r l a c h e r, Sitzungsber. der 48. Versamml. der Deutschen Naturf. und Aerzte in Graz. 1876; Bayer. ärztl. Intelligenzbl. 1876, Nr. 38—40. — B u c h o l t z, l. c. — F e r g u s, Practition. Mai 1877. — W a t e r m a n n, Ibid. March 1878; Brit. med. Journ. 1871. — A. W e r n i c h, l. c.; Virchow's Archiv. 1879, LXXVIII; Centralbl. für med. Wissensch. 1879. — C z e r n i c k i, Recueil de mém. de méd. 1880; Virchow und Hirsch' Jahresber. für 1880, I; Archiv de méd. mil. 1884, Nr. 20. — W. W e n k i e w i c z, Inaug.-Diss. Dorpat 1880. — G e s c h w i n d, Gaz. méd. de Paris. 1881, Nr. 31. — W o l f f h ü g e l, Mitth. aus dem k. Gesundheitsamte. 1881, pag. 188; Virchow und Hirsch' Jahresber. für 1881, I. — A n d r e, Recueil de mém. de méd.; Virchow und Hirsch' Jahresber. für 1881, I. — L. H i r t, l. c. — H. E u l e n b e r g, l. c. — K. A n a n u m, London med. Record. 1883. — M a s s a n o r j

Ogata, Archiv für Hygiene. 1884, II (Wirkungsw.). — Ladureau, Annal. de Chim. et Phys. XXIX, pag. 427; Jahresber. für Pharmakol. 1883—1884 (Hygiea). — W. Mohn, Norsk. Magaz. for Laegevid. Nov. 1886; Wiener med. Bl. 1887. — Kratschmer, Mitth. des Wiener med. Doct.-Coll. 1887. — Villi, Bull. de thérap. 1887, Août. — J. Ley, Les nouv remèdes. 1887; Med-chir. Rundschau. 1888, 2. H. — Dujardin-Beaumetz, Bull. de thérap. 1887, Août. Soc. de Thérap. Jan. 1888. — M. Mendelsohn, Therap. Monatsh. 1888. Juni (Intoxic.). — Ribaud, Internat. klin. Rundschau. 1888, Nr. 32. — Dariex, Bull. génér. de thérap. 1888, 8. — Sury-Binz, Eulenberg's Vierteljahrsschr. f. prakt. Med. N. F. XLVII, 1888.

c) *Acidum phosphoricum*, Phosphorsäure. Zum Arzeneigebrauch wird nur die Orthophosphorsäure (Trihydrophosphorsäure) im verdünnten Zustande verwendet, eine klare, farb- und geruchlose, stark sauer schmeckende Flüssigkeit, nach Pharm. Germ. von 1·120 spec. Gew., was $20^0/_0$ der reinen Säure entspricht. Das Präparat der Pharm. Austr. besitzt nur $16\cdot6^0/_0$ von dieser Säure mit dem spec. Gew. von 1·117. Auf den 5., bezüglich 4. Theil ihres Gewichtes verdampft, bleibt eine honigdicke oder halbflüssige Masse, *Acidum phosphoricum siccum*, trockene Phosphorsäure (äquivalent $72^0/_0$ Phosphorsäureanhydrid) zurück, welche statt der früher benützten glasigen Phosphorsäure, *Acidum phosphoricum glaciale*, bei Verordnung in Pillen verwendet werden kann.

Die officinelle Phosphorsäure wird nach Pharm. Austr. durch Erhitzen des Phosphors mit Salpetersäure erhalten, in der sich dieser unter Oxydation und Entwicklung von salpetriger Säure zu Phosorsäure löst. Die durch Einleiten von H_2S arsenfrei gewordene Flüssigkeit wird zu dem oben erwähnten spec. Gewichte verdunstet. Als Orthophosphorsäure (H_3PO_4) vermag sie 3 Reihen von Salzen zu bilden, je nachdem 1, 2 oder 3 At. H durch Metalle ersetzt werden. Sie heissen dann mono-, bi- und trimetallische Phosphate oder auch saure, neutrale und basische. Diese 3 verschiedenen Salze gehen bei Anwesenheit chemisch different reagirender Körper leicht in einander über und auf diesem leichten Uebergange, der sich im Organismus fortwährend vollzieht, beruht wesentlich ihre hohe physiologische Wichtigkeit (XIV, pag. 123).

Wasserfreie Phosphorsäure (P_2O_5) bildet sich beim Verbrennen des Phosphors in Gestalt einer schneeweissen Masse, die bei Zutritt von Feuchtigkeit sofort unter starker Wärmeentwicklung schmilzt und sich hierbei in Metaphosphorsäure (HPO_3) umwandelt. Letztere lässt sich auch aus der abgedampften officinellen Säure durch Erhitzen bis zum Rothglühen erhalten. Früher noch, bei 210^0, bildet sich aus letzterer (doch nicht gänzlich frei von der vorigen) die Pyrophosphorsäure ($H_4P_2O_7$), welche, wie ihre Salze (XIV, pag. 123) unter den Säuren des Phosphors am giftigsten sich verhalten und nach Art der Herzgifte wirken soll (Gamgee). Die einst officinelle, aus gebrannten Knochen durch Zersetzen mit Schwefelsäure gewonnene käufliche, glasige Phosphorsäure, *Acidum phosphoricum glaciale*, war kein chemisch reines Sauerpräparat, sondern ein Gemisch von Meta- und Pyrophosphorsäure, welches von den Natronsalzen dieser Säuren überdies stark (bis zu $50^0/_0$) verunreinigt war, und denen sie ihr schönes glasiges Aussehen verdankte. Die phosphorige Säure, *Acidum phosphorosum* (H_3PO_3). sowie die unterphosphorige Säure, *Acidum hypophosphorosum*, Acid. subphosphorosum (H_3PO_2), stellen, concentrirt, dicke, stark sauer schmeckende Flüssigkeiten dar, von denen erstere giftige Eigenschaften, ähnlich jenen des Phosphorwasserstoffgases (H_3P), äussert, das sich aus ihr (analog dem H_2S aus schwefliger Säure) im Blute durch Reduction daselbst zu bilden scheint, während die giftige Wirkung der unterphosphorigen Säure vom Säuregrad und nicht vom Phosphor abhängt. Das Gleiche gilt von den Salzen dieser Säuren (l. c.).

Die dreibasische oder Orthophosphorsäure steht in ihrer Aetzwirkung der Schwefelsäure, Salz- und Salpetersäure weit nach. Sie coagulirt weder Eiweiss- noch Leimlösungen, zerstört aber in gleicher Weise wie jene die rothen Blutkörperchen und verändert das Hämoglobin. Die Giftwirkung der in den Magen eingebrachten concentrirten Säure ist weder bei Thieren näher untersucht, noch auch an Menschen beobachtet worden. Die officinelle Phosphorsäure entspricht bei ihrem Verdünnungsgrade hinsichtlich ihres Wirkungsvermögens den officinellen verdünnten Mineralsäuren. Selbst von höherer Concentration ruft sie bei Thieren, in den Magen gebracht, nur die Erscheinungen der Gastritis, aber keine ausgesprochenen Aetzwirkungen hervor (ORFILA, GLOVER). Sowohl die Säure als auch ihr Natronsalz wirken nach Versuchen an Thieren zunächst erregend auf das Athmungscentrum, die Säure stärker als das Salz (LEHMANN).

Injection $10^0/_0$iger Phosphorsäure in den Magen bewirkt nach Versuchen Kobert's bei Kaninchen Sinken der Temperatur und der Pulsfrequenz, entzündliche Reizung, Hämorrhagien und Geschwürsbildung im Magen. Bei starker Verdünnung der Säure bleiben jene schweren Erscheinungen aus. Der Tod erfolgt jedoch nicht durch die genannten Störungen, sondern in Folge der lähmenden Wirkung der Säure auf die Thätigkeiten der Centralorgane des Nervensystems.

Einspritzung verdünnter Phosphorsäure in das Gefässsystem ist wie auch die anderer entsprechend verdünnter Säuren relativ wenig gefährlich. Warmblütern können nach Versuchen Kobert's 0·62 reine Orthophosphorsäure in 5—10%iger Lösung, grösseren Thieren selbst 0·89 pro 1 Kilogrm. Körpergewicht eingespritzt werden, ohne schwere toxische Zufälle herbeizuführen. Die giftigen Wirkungen der in den Blutstrom eingeführten Phosphorsäure erstrecken sich auf das Grosshirn, verlängerte Mark und Herz. Zuerst kommt es zu Reizerscheinungen jener Centren, die sich durch respiratorische und andere, partielle sowohl als allgemeine Krämpfe, durch Pulsverlangsamung und Steigerung des Blutdruckes (als Folge centraler Vagusreizung) äussern, worauf Sinken desselben, Bewegungslosigkeit, schliesslich Lähmung der Athmungscentren und der automatischen Ganglien des Herzens folgen.

Die dem Magen zugeführte Phosphorsäure wandelt sich darin zunächst zu saurem Phosphat um und wird, wie die als Product der Organzersetzung hervorgegangene Phosphorsäure, an Kalium, Natrium, Calcium und Magnesium gebunden, hauptsächlich durch die Nieren ausgeschieden. Die mit dem Harn innerhalb 24 Stunden ausgeführte Phosphorsäuremenge schwankt bei gesunden Erwachsenen zwischen 2·0 bis 4·5 Grm., wovon beiläufig $^2/_3$ auf die alkalischen und $^1/_3$ auf die Erdphosphate entfallen. Die Ausscheidung der Phosphorsäure steht nicht wie die der Schwefelsäure in einem parallelen Verhältnisse zur Stickstoffausscheidung, sie hängt überwiegend vom Nervenstoffwechsel ab. Im Uebrigen zeigt die Säure das den verdünnten Mineralsäuren im Allgemeinen zukommende arzeneiliche Verhalten. Ueber ihre sonstigen physiologischen Beziehungen s. Bd. VI, pag. 540 und Bd. IX, pag. 17.

Die Anzeigen für die therapeutische Anwendung der Phosphorsäure bilden vornehmlich fieberhafte Zustände im Gefolge typhöser und septischer Erkrankungen vermöge ihrer fäulnisswidrigen, adstringirenden und hämostatischen Eigenschaften. Ausserdem bedient man sich der Säure intern gleich der Schwefelsäure zur Mässigung krankhaft gesteigerter Reizbarkeit des Nervensystems, zumal herabgekommener Individuen, dann bei Phosphaturie und Alkalescenz des Harns, selten noch gegen cariöse und andere Knochenleiden; äusserlich in jüngster Zeit zum Einträufeln und Bepinseln der kranken Schleimhaut bei Kehlkopfphthise (SCHNITZLER) gleich dem von KOLISCHER empfohlenen sauren Calciumphosphate; ausserdem bei Auflockerung des Zahnfleisches und als Reinigungsmittel der Zähne in Form von Zahnwässern und Tincturen.

Man reicht die Phosphorsäure innerlich zu 0·5—1·5 (10—30 Tropfen) p. d. einigemale im Tage, mit Wasser oder schleimigen Flüssigkeiten (Decoct. Hordei, Decoct. Salep etc.) stark verdünnt, zum Getränk als phosphorsaure Limonade (1 : 100 Aq.) mit Zucker oder Syrupen (Syr. Rub. Idaei, Syr. Ribium etc.) versüsst und in Mixturen, selten in Pillen (die durch Verdampfen concentrirte Säure) mit gut bindenden Constituentien (Pulv. Tragac., P. Althaeae u. a.).

Aeltere Literatur wie bei Schwefelsäure. — Krumsieg, Diss. inaug. Dorpat 1825. — A. Boyer, Gaz. méd. de Paris. 1834. — Weigel und Krug, Casper's Wochenschrift. 1844, Nr. 28. — Howard, Brit. med. Journ. Juli 1865. — Juds. Andrews, Annal. de la soc. de méd. d'Anvers. 1871. — E. Mendel, Archiv für Psychiatrie. III, 3; Med.-chir. Rundsch. 1874 (P₂O₅-Ausscheid.). — W. Zuelzer, Charité-Annal. 1876, I. J.; Virchow's Archiv. 1876, LXVI (Desgl.). — Strübing, Archiv für experim. Pathol. und Pharm. 1876, VI (Desgl.). — O. Langendorf und J. Mommsen, Virchow's Archiv. 1877, Heft 3—4 (Desgl.). — J. Putmann, Boston Med. and Surg. Journ. 1876, Nr. 16 (Acid. subphosphor.). — Edlefsen, Centralbl. für med. Wissensch. 1878, Nr. 29. — E. R. Kobert, Schmidt's Jahrb. 1878, CLXXIX. — Paquelin et Jolly, Journ. de thérap. Août 1878; Virchow und Hirsch' Jahresber. für 1879, I (Pyro- und Hypophosphate). — A. Gamgée, J. Pristley und L. Larmuth, Journ. of Anat. XI; Canstatt's Jahresber. für 1877, I (Ortho-, Pyro- und Metaphosphors.). — Gamgee, Centralbl. für med. Wissensch. 1879. — H. Eulenberg, l. c. (Phosphorige Säure). — H. Schulz, Zeitschr. fur Biolog. 1884, XX (Sauerstoffverb. durch Phosph.). — S. Ringer, Brit. med. Journ. Juli 1884 (Desgl.). — G. Politis, Zeitschr. für Biolog. 1884 (P₂O₅-Ausscheid.). — A. Mairet, Compt. rend. 1884; Virchow und Hirsch'

Jahresber. für 1884, I (Desgl.). — Ralfe, The Lancet. Jan. 1887; Allgem. med. Central-Zeitung. 1887, Nr. 64 (Phosphaturie). — J. Schnitzler, Internat. klinische Rundschau. 1887, Nr. 51. — C. Lehmann, Archiv d. ges. Physiol. 1888. XLII.

 d) Acidum hydrochloricum, Acidum hydrochloratum, Acidum muriaticum, Chlorwasserstoffsäure, Salzsäure. Die Chlorwasserstoffsäure ist als rohe und reine Säure, letztere in zwei Stärkegraden, officinell. Die reine Chlorwasserstoffsäure, *Acidum hydrochloricum* (Pharm. Germ.), *Acidum hydrochloricum concentratum purum* (Pharm. Austr.), ist eine klare, farblose, beim Erwärmen ohne Rückstand flüchtige Flüssigkeit von 1·124 spec. Gew., welche in 100 Th. 25 Gew.·Th Chlorwasserstoff enthält (nach Pharm. Austr. von 1·12 mit 24·24% H Cl) und von der 2 Grm. durch 13·7 Ccm. der Normalkaliumlösung neutralisirt werden. Mit dem gleichen Gewichte Wasser verdünnt, stellt sie die hauptsächlich für den internen Gebrauch bestimmte verdünnte Chlorwasserstoffsäure, *Acidum hydrochloricum dilutum, Spiritus salis acidus,* dar, welche vom spec. Gew. 1·061 in 100 Gew.-Th. 12·5 Th. Chlorwasserstoffgas besitzt.

 Die rohe Chlorwasserstoffsäure, *Acidum hydrochloricum crudum, Acidum Salis fumans, Spiritus Salis fumans,* ist eine klare oder opalescirende, mehr oder weniger gelb gefärbte Flüssigkeit, deren spec. Gew. nicht geringer als 1·158 sein darf, was 29 Gew.-Proc. Chlorwasserstoffgas entspricht.

 Fast alle Salzsäure des Handels rührt von der Sodafabrikation her (XIV, pag. 103) und wird gemeine oder rohe Salzsäure genannt. Aus der mit ¹/₃ Wasser verdünnten arsenfreien Säure wird nach Pharm. Austr. durch Destillation bei gelindem Feuer und guter Kühlung die reine Säure bereitet und das erhaltene Destillat auf das vorgeschriebene specifische Gewicht durch Zusatz von Wasser gebracht.

 Die käufliche Salzsäure raucht stark, dabei sauer riechende Dämpfe verbreitend. Vergiftungen mit derselben sind deshalb, ungeachtet ihrer vielfachen Verwendung zu chemisch-technischen und ökonomischen Zwecken, verhältnissmässig selten und der Mehrzahl nach in selbstmörderischer Absicht verübt worden. Eingeathmet erregen die Dämpfe rasch entzündliche Reizung aller zugänglichen Schleimhäute mit den sie begleitenden functionellen Störungen. Die ihrer Einwirkung ausgesetzten Arbeiter leiden daher häufig an solchen Affectionen, wie auch an Verdauungsstörungen (Bd. VII, pag. 479). Mit der Haut in Contact gebracht, ruft die concentrirte Säure Gefühl von Wärme und Prickeln, später lebhaftes Brennen, Bildung von Knötchen mit superficieller Entzündung der Cutis, bei stärkerer Einwirkung Dermatitis und Anätzung hervor. Der durch die Säure auf Schleimhäuten und wunden Theilen bewirkte Aetzschorf ist weissgrau, diphtheritischem Belage nicht unähnlich (C. PAUL).

 Symptome, Verlauf, Ausgänge und pathologischer Befund der Salzsäurevergiftung zeigen viel Aehnlichkeit mit der durch Schwefelsäure bewirkten. Obgleich starke Salzsäure nicht über 35 Gew.·Proc. Chlorwasserstoffsäure besitzt, so ist doch aus einzelnen der bisher bekannten Intoxicationsfälle zu entnehmen, dass 10—20 Grm. der concentrirten Säure einen letalen Ausgang und bei acuter Giftwirkung den Tod binnen wenigen Stunden (NAGER) mit Perforation des Magens herbeizuführen vermochten. Doch wurde auch Genesung in verhältnissmässig kurzer Zeit beobachtet. Als unterscheidende Merkmale gegenüber der Vergiftung mit concentrirter Schwefelsäure und Salpetersäure kann der Mangel brauner oder gelber Flecke auf der Haut, am Munde und den Lippen gelten, welche bei Salzsäureintoxication ein mehr graulichweisses Aussehen bieten, dann die Beschaffenheit des Inhaltes und der Wandungen des Magens, welche nie schwärzlich, wie verkohlt, viel eher grünlichgelb erscheinen können, so dass in einzelnen Fällen die Vermuthung einer Salpetersäurevergiftung nicht ganz ausgeschlossen erscheint; ausserdem machen sich neben den durch die localen Veränderungen bedingten Wirkungserscheinungen häufiger und auffälliger Hyperästhesien und Krämpfe, als nach Vergiftungen mit anderen Mineralsäuren bemerklich (Bd. VIII, pag. 426).

Nächst den der verdünnten **Chlorwasserstoffsäure** gleich anderen Säuren zukommenden Wirkungserscheinungen ist ganz besonders der wichtige Einfluss hervorzuheben, den sie in ihrer Eigenschaft als Magensäure auf die Verdauung ausübt. Das Nähere über ihre Bildungsweise und Verhalten als freie Säure des Magensaftes und ihren Einfluss auf die Verdauung s. Bd. XII, pag. 472 und Art. **Verdauung.** Ueber die Prüfungsweise des Magensaftes auf freie Chlorwasserstoffsäure und seine Verdauungsfähigkeit s. Bd. XII, pag. 421 und über die Ausscheidung der Salzsäure, bezüglich der alkalischen Chloride mit dem Harne Bd. IX, pag. 15 und Bd. XIV, pag. 111.

Therapeutische Verwendung: Verdünnte Salzsäure kann **intern** als kühlendes, fieberwidriges und antiseptisches Mittel in Gabe und Form wie die Phosphorsäure verordnet werden, doch zieht man ihr diese vor; ausserdem hat man sie bei Phosphaturie, Chlorose (ZANDER), Gicht (DUNCAN) und in jüngster Zeit prophylactisch gegen Cholera (ROSSBACH, WEISS u. A.) empfohlen. Am häufigsten bedient man sich der Säure als Pepticum in Fällen von Dyspepsie mit ungenügender oder fehlender Pepsinsecretion. Letztere kommt hauptsächlich im Verlaufe schwerer fieberhafter Erkrankungen vor, dann bei mit reichlicher Schleimabsonderung verbundenen Magencatarrhen und Gastrectasien von stenosirenden Pyloruscarcinomen. Die Salzsäure ersetzt nicht nur die fehlende Magensäure, sie bewirkt auch Ausscheidung von Pepsin (JAWORSKI).

Die Dosis der in diesen Fällen zu verabreichenden Säure hängt einerseits von der Quantität und Qualität der genossenen Nahrung, andererseits von der Productionsmenge der Säure im Magen ab. Sichere Anhaltspunkte vermögen nur quantitative Säurebestimmungen zu geben. Wird die Verdauung durch Verabreichung der Salzsäure nicht verbessert, so ist von ihrer weiteren Verwendung abzusehen (Riegel). Die häufige Erfolglosigkeit der Anwendung dieser Säure und des Pepsins glaubt Leube aus dem Umstande zu erklären, dass durch die Zufuhr von künstlichem Magensaft die Secretion des natürlichen noch mehr reducirt werde.

Man reicht die **reine** (25%ige) **Säure** zu 5—10 Tropfen p. d. in Wasser als Getränk (1 : 150—200 Aq.), in Mixturen (2·0—4·0 : 200·0 Aq.), Bissen und Pillen (mit gut bindenden pflanzlichen Excipientien); vom *Acidum hydrochloric. dil.* das Doppelte. Angesichts der hemmenden Wirkung der Salzsäure auf die Amylumverdauung lässt man sie circa $\frac{1}{2}$—1 Stunde nach der Mahlzeit nehmen. Zur Schonung der Zähne empfiehlt BETTELHEIM das Einziehen der Säure in den Rachen mittelst einer Glaspipette und bei sehr empfindlichem Rachen das Einnehmen in Gallertdeckkapseln, die sich der Patient selbst füllen kann. Als Prophylacticum gegen Cholera sollen 8—10 Tropfen der verd. Säure vor jeder Mahlzeit genommen und nach dieser die Gabe nochmals wiederholt werden.

Obgleich die an Thieren angestellten Versuche die Vernichtung des Commabacillus unter dem Einflusse der genossenen sauer reagirenden Magensaftes bestätigen (Ermengen), erwartet trotzdem Oser nicht viel von der prophylactischen Verwendung der Salzsäure, da man damit nicht eine beständig saure Reaction des Mageninhaltes erreichen, dafür bei anhaltendem Gebrauche nur die Disposition zur Cholera steigernde Affection des Verdauungscanales verursachen kann; auch leidet die Salzsäurereaction des Magensaftes bei längerem Gebrauche von Säuren (Jaworski).

Aeusserlich: Die reine Chlorwasserstoffsäure als Pinselsaft (1·0 bis 2·5 : 250 *Mel rosat.* oder *Syr. Rubi Idaei)* bei diphtheritischen Affectionen im Munde und Rachen, besonders als Begleiterscheinung des Scharlachs (VAJTAY), dann bei aphthösen, scorbutischen und gangränösen Leiden dieser Organe, zu Waschungen (1 : 20—25) bei Scorbut, zu Injectionen in die Blase (1 : 200 bis 500 Aq.) bei ammoniakalischer Harngährung, wie auch behufs Lösung phosphatischer Ablagerungen und stärker verdünnt zu Eingiessungen in den Darm bei Cholera. Die **rohe** (30%ige) **Salzsäure** zu Aetzungen und (wegen ihres billigen Preises) zu Bädern (100·0—150·0 für ein allgemeines Bad, 25·0—50·0 für ein Fussbad) in den Fällen wie Königswasser (s. unten), ausserdem als chemisches Zersetzungsmittel für die Entbindung von Chlor zu Inhalationen und Desinfectionen (Bd. IV, pag. 193), sowie von Kohlensäure bei Bereitung moussirender Bäder (Bd. III, pag. 333).

Jodwasserstoffsäure, s. Bd. X, pag. 473 und 476; Fluorwasser-
stoffsäure, Bd. VII, pag. 298.

Aeltere Literaturangaben s. bei Schwefelsäure. — Duncan, Med.
Times and Gaz. March 1865; Wiener med. Wochenschr. 1866, Nr. 30. — Manassein, Cen-
tralbl. für med. Wissensch. 1871, pag. 852; Virchow's Archiv. 1874, LV, H. 3—4. —
A. Köhler, Ueber Vergiftung mit Salzsaure. Berlin 1873. — R. Maly, Sitzungsber. der
Akad. der Wissensch. Wien 1873, Abth. 3; Ber. der chem. Gesellsch. 1876; Zeitschr. für
physiol. Chem. 1877, I. — Bettelheim, Med.-chir. Rundsch. 1874, Art. 882 (Therap.). —
F. Peters, Jahrb. für Kinderheilk. 1876, Nr. 3—4 (Desgl.). — H. Brossard, Lyon méd.
1879, Nr. 37 (Intox.). — Smith, The Lancet. Dec. 1880 (Desgl.). — Zander, Virchow's
Archiv. 1881, LXXXIV. — Jaworski, l. c. — A. Vajtay, Wiener med. Blätt. 1882,
(Therap.). — Hirt, l. c. — Eulenberg, l. c. — H. Weiss, Wiener med. Wochenschr.
1884, Nr. 36. — Warfvinge, Arsberátt fran Sabbatsb. sjuk. Stockholm 1883; Schmidt's
Jahrb. 1885, CCI (Intox.). — Gehle, Berliner klin. Wochenschr. 1884, Nr. 22 (Desgl.). —
S. Talma, Zeitschr. für klin. Med. 1884, VIII (Desgl.). — A. Kay, Swenska Sällsk. förh. 1885
(Intox.). — F. Riegel, Zeitschr. f. klin. Med. 1886, XI (Desgl.). — C. A. Ewald, Berl. klin.
Wochenschr. 1886, Nr. 3 u. 4 (Desgl.). — K. B. Lehmann, Archiv für Hygiene. 1886, Nr. 1
(Wirkung der HCl-Dämpfe). — Oser, Sitzungsber. des Wiener med. Doct.-Coll. 1886. —
Literaturangaben über die Beziehungen der Salzsäure zur Verdauung im Art. Dys-
pepsie, V, pag. 488; Magenkrankheiten, XII, pag. 462 u. 463 und Verdauung.

   c) *Acidum nitricum*, Salpetersäure. Dieselbe ist als reine
und als untersalpetersäurehältige Säure officinell.

   1. *Acidum nitricum* ist eine klare, farblose, in der Wärme flüchtige
Flüssigkeit von 1·185 spec. Gew., was 30 Gew.-Proc. Salpetersäurehydrat ent-
spricht. 3 Grm. derselben erheischen zur Neutralisirung 14·3 Ccm. der acidimetrischen
Kaliumhydratlösung.

   2. *Acidum nitricum fumans*, *Acidum nitrico-nitrosum*, *Spiritus
Nitri fumans*, rauchende Salpetersäure, eine klare, rothbraune, erstickend
wirkende, gelbrothe Dämpfe ausstossende Flüssigkeit von 1·45—1·50 spec. Gew.
Sie besteht aus der von salpetriger und Untersalpetersäure verunreinigten, nahezu
wasserfreien Hydratsäure (NHO_3). Beim Vermischen mit Wasser veranlasst sie
eine deutliche Wärmeentwicklung.

   Die österr. Pharm. führt die Salpetersäure in 3 Formen an: 1. Rohe Salpetersäure, *Acidum nitricum crudum*, im Handel auch Scheidewasser, *Aqua fortis*,
genannt, mit dem spec. Gewicht 1·35, entsprechend 50—54% Salpetersäurehydrat. Man erzeugt
sie fabriksmässig durch Destillation von Natronsalpeter mit verdünnter Schwefelsäure. Sie ist
von anderen Stickstoffsäuren, von Chlor, Schwefelsäure, erdigen und alkalischen Salzen, wie
auch von Eisen mehr oder weniger stark verunreinigt, daher von gelblicher Farbe. 2. Reine
concentrirte Salpetersäure, *Acidum nitricum concentratum purum*,
Spiritus Nitri acidus. Sie wird durch Rectificiren der vorigen nach Zusatz von Salpeter bereitet, wobei das zuerst abgehende Destillat so lange beseitigt wird, als es mit salpeter-
saurer Silberlösung noch eine Chlorreaction giebt, das später folgende gesammelt und zum
spec. Gewicht 1·30 mit Wasser verdünnt. Sie enthält daher in 100 Gew.-Th. 48 Gew.-Th.
Salpetersäurehydrat. 3. Reine verdünnte Salpetersäure, *Acidum nitricum
dilutum purum*. Sie wird durch Mischen der vorigen mit 1·2 Gew.-Th. destillirtem Wasser
erhalten und hat daher bei einem spec. Gewicht von 1·13 in 100 Gew.-Th. 21·42 Gew.-Th.
Salpetersäurehydrat.

   Reine Salpetersäure (unverdünntes Salpetersäurehydrat, NHO_3) ist eine farblose Flüssigkeit von 1·55 spec. Gewicht bei 20° C., welche schon bei 86° siedet. Sie ist
eine energisch oxydirende Substanz, besonders dann, wenn sie die nächst niederen Stickstoffsäuren (wie in rauchender Salpetersaure) enthält. Unter Einwirkung des Lichtes setzt sie sich in
Untersalpetersäure (NO_2), freies O und H_2O um. Die Dämpfe der Untersalpetersäure sind
rothbraun; in Wasser geleitet, gehen sie allmalig in Salpetersaure und Stickstoffoxyd (NO)
über. Letzteres ist ein farbloses Gas von 1·039 spec. Gewicht, das an der Luft unter Aufnahme von O sofort in Untersalpetersäure übergeht. Durch Einwirkung von Kupfer und
anderen leicht oxydablen Körpern auf Salpetersäure entsteht salpetrige Säure (N_2O_3),
die bei Gegenwart von Wasser in Salpetersäure und Stickstoffoxyd sich umsetzt. Eiweisskörper und thierische Gewebe werden von Salpetersäure rasch und unter Gelbfärbung
(von Xanthoproteïnsäure) oxydirt, Glycerin sofort in Nitroglycerin, Baumwolle, Charpie etc. unter
Bildung von Colloxylin in eine gallertartige Masse (*Acidum nitricum solidefactum
Rivallié*) verwandelt und die Glyceride (Olivenöl, Schweinefett etc.) unter Bildung von
Elaidinsaure gespalten, in Folge dessen die flüssigen Fette Ceratconsistenz annehmen.

   Charakteristisch für die Intoxication mit Salpetersäure ist die
gelbe Färbung der mit der Säure in Berührung gekommenen Hautstellen und

anderer Organtheile, welche durch Ammoniak deutlicher noch hervortritt. Im Anfange zeigt oft auch das Erbrochene eine gelbliche Farbe und den eigenthümlichen Geruch der Säure. Der Kehlkopf ist häufig mitafficirt und baldiger Tod durch Anätzung desselben beobachtet worden. Magen sehr zusammengezogen, Perforation desselben weit seltener als nach Intoxication mit Schwefelsäure oder Salzsäure. Trotz vielfacher Verwendung der Salpetersäure zu technischen Zwecken bleiben Vergiftungen damit weit hinter jenen mit Schwefelsäure zurück. Noch seltener sind die mit Salzsäure. Meist waren es Selbstmordversuche, ausnahmsweise zufällige Vergiftungen. Bei dem schwankenden und nur in wenigen Fällen genauer ermittelten Stärkegrade der Säure lässt sich die *Dosis letalis* kaum annähernd feststellen, doch steht diese hinter jener der Schwefelsäure nicht sehr zurück.

Einathmen von Dämpfen der salpetrigen und Untersalpetersäure ruft Reizungserscheinungen der Schleimhaut der Nase und der Luftwege, quälenden Husten, hochgradige Dyspnoë und Bronchitis von bedeutender Ausdehnung und acutem Verlaufe hervor. Nach Inhalation grösserer Mengen tritt der Tod in verhältnissmässig kurzer Zeit unter Erscheinungen ein, die auf eine durch Resorption jener Dämpfe verursachte Blutalteration schliessen lassen. Bei der Section: Gehirn und seine Häute stark hyperämisch, Bronchien mit grossblasigem Schleim gefüllt, hochgradiges Oedem der Lungen; Blut chocoladefarben. Vergiftungen durch Einathmen jener gasförmigen Säuren wurden nach plötzlicher Entbindung derselben bei Arbeitern wiederholt beobachtet (TÄNDLER, F. HERRMANN, POTT). SCHMITZ schildert einen chronischen Vergiftungsfall, der sich durch Erscheinungen von Abgespanntheit, Ermüdungsgefühl, Kopfschmerz, Schwindel, Schlingbeschwerden und Diarrhoe charakterisirte (Bd. VII, pag. 479).

Salpetersäure wirkt innerlich, selbst in starker Verdünnung genommen, weit mehr störend auf die Verdauung als Schwefelsäure und eignet sich auch nicht zur Anwendung gegen die bei dieser und der Phosphorsäure angeführten Krankheitszustände. Man hat sie von verschiedenen Seiten gegen Albuminurie und Morbus Brightii (HANSEN u. A.), Amyloiderkrankung der Nieren (BUDD), chronische Leberleiden, veraltete Syphilis u. a. m. empfohlen, ohne besondere Heilresultate erzielt zu haben. Man reicht die (30%ige) Salpetersäure zu 0·2—0·5 (5 bis 10 Tropfen) p. d. mehrere Male täglich, stark verdünnt und eingehüllt, in denselben Formen wie *Acid. sulfuric. dil.;* die verdünnte Salpetersäure (Pharm. Austr.) in kaum halb so grosser Dosis.

Concentrirte, insbesondere rauchende Salpetersäure erzeugt bei einigermassen längerer Berührung der mit Epidermis bedeckten Haut unter heftigem Schmerz einen gelben, auf Schleimhäuten nnd wunden Stellen sofort einen ziemlich tief gehenden Schorf, der am 8.—9. Tage sich ablöst und eine gewöhnlich reine Wunde hinterlässt. Bei mehr oberflächiger Einwirkung der Säure auf der Haut bildet sich ein trockener Schorf, nach dessen Ablösung die geätzte Stelle pigmentirt erscheint.

Man bedient sich der concentrirten Säure *(Acid. nitric. fumans)* vorzugsweise zu Aetzungen der Vaginalportion des Uterus und des Cervicalcanales bei *Endometritis fungosa,* papillären und solchen Wucherungen, die nach Entfernungen von Polypen und Myomen auftreten (E. BRAUN), sodann zur Cauterisation varicöser Geschwüre daselbst (Reaction, Schmerz und Blutung darnach gering, BETZ, BRAITWAITH), plexiformer Angiome und Hämorrhoidalvorfälle (bis die vorliegende Schleimhaut eine gelblichgrüne Farbe angenommen und ziemlich starr geworden ist, BILLROTH), ausserdem zur Application auf Atherome der Kopfhaut (in Streifen von Messerrückenbreite, KUMAR), auf Frostbeulen (mit *Aq. Cinnam.* verdünnt, RUST), Carcinome (Einreibungen, Bepinseln und Verband mit einem Liniment aus *Acid. compos. Reitzii* [*Acid. nitr.* 120, *Acid. hydrochlor., Aether.* ana 7·5, *Borac.* 5·5] mit fetten Oelen im Verhältniss von 3 : 50) und Krebsgeschwüre (Application von RIVALLIE's *Acid. solidefact.* durch 15 Minuten und Verband mit gesättigter Alaunlösung), selten die mit Wasser stark verdünnte reine Säure zu Pinselungen

(1 : 25—50) in Fällen wie *Acid. hydrochlor.*, zu Waschungen gegen juckende
Hautausschläge und Injectionen in Harnröhre (0·1 : 50) und Vagina (1 : 100) bei
chronischen Blennorrhagien. Salpetrigsaure Räucherungen (Bd. X, pag. 616)
wurden sonst häufig zu Desinfectionen benützt; auch Inhalation ihrer Dämpfe ist
gegen Cholera empfohlen worden (DE LUNA u. A.).

Nicht mehr officinelle, doch arzeneilich oft noch verwendete Präparate der Salpetersäure sind:

1. *Acidum chloro-nitrosum, Acidum nitrico-muriaticum, Aqua regia,*
chlorhältige Untersalpetersäure, Königswasser, eine Mischung von 3 Th. Chlorwasserstoffsäure mit 1 Th. Salpetersäure. Die Bestandtheile des Präparates sind: Chlor, Chlor-
azotyl (NO Cl) und Bichlorazotyl (NO Cl$_2$). Es soll cholagoge Eigenschaften besitzen (Annesley,
Rutherford und Vignal). Intern selten, in Dosen wie *Acid. nitric.;* extern zu Fuss-
bädern (30·0—60·0) bei Gelbsucht, Status biliosus, Stirnkopfschmerz etc

2. *Unguentum oxygenatum*, Alyson's oxygenirte Salbe, eine Mischung
von 3 Th. Salpetersäure mit 50 Th. geschmolzenem Schweinefett; gelb, von Ceratconsistenz.
Zu Einreibungen und gestrichen auf Leinen gegen chronische, insbesondere pruriginöse Hautausschläge, auch zum Verbande septischer und phagedänischer Geschwüre.

Acidum chromicum, Bd. IV, pag. 289; *Acidum boricum,*
Bd. III, pag. 294; *Acidum silicicum,* Bd. XIV, pag. 108, 109; *Acidum
carbonicum,* Bd. XI, pag. 222.

Aeltere Literatur s. bei Schwefelsäure. — Blake, Edinb. med. Journ.
1839, LI. — Hansen, Die Salpetersäure innerlich als Heilmittel der Albuminurie. Trier
1843. — Rivallié, Ueber die Anwend. der Salpetersäure bei Behandl. des Krebses; übers.
von J. Schwabe. Weimar 1851. — Purcell, Philadelph. Med. and Surg. Report. 1862, XXVI
(NO-Vergift.). — Wunderlich, Archiv der Heilk. 1863, H. 2 (Intox.). — L. Herrmann,
Archiv für Anat. und Physiol. 1865 (Wirk. von NO auf's Blut). — G. Budd, Brit. med.
Journ. Sept. 1863. — Gamgée, Proceed. of the roy. soc. of Edinb. 1867, VI. — J. Erichsen,
Petersb. med. Zeitschr. 1867, Nr. 4 (Intox.). — Th. Billroth, Wiener med. Wochenschr. 1871,
Nr. 35. — F. Herrmann, Petersb. med. Zeitschr. 1872, Nr. 8. — Betz, Memorab. 1872,
XVII, Nr. 11. — Stevenson, Guy's hosp. Report. 1872, XVII. — J. Braithwaite, Obstetr.
Journ. Oct. 1875. — O. Hjelt, Finska läkare sällsk. handl. 1875, XVII; Schmidt's Jahrb. 1876,
CLXX (Intox.). — Tardieu et Roussin, Annal. d'Hygiène publ. Oct. 1875 (NO$_2$-Inhal.). —
Faye, Norsk Magaz. 1875, V, Nr. 2 (Desgl.). — Tändler, Archiv für Heilk. 1878, XIX. —
E. Braun, Centralbl. für Gynäkol. 1879, III, Nr. 10; Med.-chir. Rundsch. für 1881. —
E. Fränkel, Breslauer ärztl. Zeitschr. 1879, Nr. 7—8. — Hirt, l. c. — Eulenberg, l. c. —
H. Krannhals, Petersb. med. Wochenschr. 1884, Nr. 40 (Intox.). — A. Schmits, Berliner
klin. Wochenschr. 1884, Nr. 27. — R. Pott, Deutsche med. Wochenschr. 1884, Nr. 29—30. —
Lauder-Brunton, Textbook of Pharm., Ther. etc. 1885. — Torres Munos de Luna,
Berliner klin. Wochenschr. 1886, Nr. 9.

Acidum chloro-nitrosum. Ch. Bell, Surgic. observ. London 1817. —
Daulop, *A treatise of the nitro-muriatici etc.* London 1820. — Wallace, Samml. aus-
erlesener Abhandl. XXIX, pag. 543. — J. R. Köchlin, Med.-chir. Zeitg. 1822, II (Anwend.
bei Scorbut). — W. L. Bernhard, Diss. inaug. *De utilitate acidi nitrici et muriatici etc.*
Lipsiae 1825. — Szerlecki, Deutsche Zeitschr. für Ther. und Pharmakodyn. 1844, I. —
Rutherford et Vignal, Brit. med. Journ. Mai-Aug. 1877 (Wirk. auf die Gallensecret.).

III. Pflanzensäuren. Von diesen kommen hier mit Rücksicht auf
ihre Säurewirkung ausser der Milchsäure und der bereits abgehandelten Essigsäure
hauptsächlich die eingangs erwähnten Fruchtsäuren, namentlich die Oxalsäure, Weinsäure, Citronensäure und Apfelsäure in Betracht. Sie
zeigen in ihren Beziehungen zum Organismus manche Analogien mit den verdünnten
Mineralsäuren. Wesentlich unterscheidend für die organischen Säuren, insbesondere
die letztgenannten, ist auch die in concentrirter Form weit geringere locale Einwirkung und deren abweichendes Verhalten nach erfolgter Aufnahme in das Blut.
Die nach ihrer Einverleibung von den alkalischen Basen der Körpersäfte gebundenen
Säuren werden im Blute und den Geweben zu kohlensaurem Alkali verbrannt.
In Folge dessen steigern sie, in mässigen Mengen genossen, verhältnissmässig
wenig die saure Reaction des Harnes, während die Mineralsäuren ohne auffällige
Aenderung ihrer chemischen Constitution mit von ihnen gebundenen alkalischen
Basen bei deutlicher Zunahme des Säuregehaltes des Harnes ausgeschieden werden.

Unter dem Einflusse der Milch-, Essig- und Kohlensäure schwindet, ebenso
wie unter dem der Salzsäure, im Magen die etwa vorhandene Schleimreaction, der
Schleim wird niedergeschlagen, die Pepsinausscheidung hingegen stark angeregt,

während die Salzsäurereaction nicht vermehrt wird, ja nach längerem Gebrauche der Säuren leidet. In grösseren Gaben, längere Zeit genossen, setzen Säuren wie Alkalien die Salzsäurereaction des Drüsenapparates herab oder bringen sie endlich zum Schwinden. Eine Ausnahme bietet die Kohlensäure, welche sowohl die Pepsin-, wie die H Cl-Ausscheidung anregt und somit die Verdauungsthätigkeit des Magensaftes befördert (JAWORSKI).

Auf den Darm üben auch die Säuren organischer Constitution eine relativ starke Reizwirkung aus und sind somit die im Darme aus den Ingestis sich bildenden Säuren für die Aufrechthaltung normaler Peristaltik von Bedeutung. Treten sie jedoch unter pathologischen Verhältnissen in grösserer Menge im Darminhalte auf, so können sie wohl auch, wie Schwefelwasserstoff, diarrhoische Entleerungen hervorrufen (BOKAI).

Schon $^1/_2$ — 1 Ccm. einer $1^0/_0$igen Lösung von Essigsäure oder Ameisensaure mit einer Pravaz'schen Spritze in die Darmhöhle injicirt, bewirkt nach Versuchen Bokai's an Saugern eine peristaltische Bewegung längs des ganzen Ileums, im Dickdarme eine lange anhaltende Muskelthatigkeit, in grösseren Dosen diarrhoische Entleerungen, Catarrh und selbst Entzündung des Darmes. Nicht viel geringer ist die Wirksamkeit der Propion-, Capron-, Capryl- und Valeriansäure, während die Milch- und Bernsteinsäure in dieser Beziehung letzteren nachstehen.

Von den hier genannten Fruchtsäuren ist es die K l e e s ä u r e oder O x a l s ä u r e , *Acidum oxalicum, Acidum subcarbonicum,* welche alle anderen in Hinsicht ihrer Giftwirkung übertrifft. In ihrer sonstigen Wirkungsweise stimmt die besonders mit vegetabilischer Nahrung dem Körper als Calcium- und saures Kaliumsalz beständig zugeführte Säure mit den anderen organischen Säuren im Wesentlichen überein. Zu 1 Grm. stündlich genommen, soll sie selbst nach Verbrauch von 7—8 Grm. noch keine nachtheiligen Zufälle hervorrufen (BUCHHEIM). Doch schon in dieser Gesammtmenge, insbesondere in concentrirter Lösung genossen, bewirkt sie gastroenteritische Erscheinungen und kann den Tod vermöge ihrer lähmenden Wirkung auf das Herz in kurzer Zeit verursachen. 3·75 Grm. Oxalsäure führten denselben bei einem 16jährigen Knaben in 9 Stunden herbei (BARKER). Als wesentliche Symptome der S ä u r e v e r g i f t u n g machen sich neben jenen der Gastroenteritis rasch eintretender Collaps, Gefühl von Ameisenkriechen und Taubsein in den Fingerspitzen, Athemnoth, tonische und clonische Krämpfe, zuweilen Schmerzen in der Nierengegend und beim Uriniren, auch Anurie bemerkbar. In Folge ihrer localen Einwirkung findet sich bei einiger Concentration der Säure die Schleimhaut der Mund- und Rachenhöhle, der Zunge und des Oesophagus weiss, die Magenschleimhaut blass, erweicht, der Mageninhalt braun, gallertig (TARDIEU); doch können bei reichender Verdünnung der genossenen Säure, ebenso des sauren oder neutralen Kaliumoxalats, welche beide entschieden toxisch wirken, auffällige anatomisch-pathologische Veränderungen fehlen. Vergiftungen mit Oxalsäure, sowie mit dem erwähnten, technisch und ökonomisch benutzten K l e e s a l z , *Kalium bioxalicum, Sal Acetosellae* kamen in grösserer Zahl, namentlich in England vor, meist in Folge von Verwechslung mit Abführsalzen (Weinstein, Bittersalz). Als Antidota sind Kalkmittel, kohlensaurer, nach HUSEMANN Zuckerkalk anzuwenden.

Nach Versuchen Mitscherlich's wurde an Kaninchen mit 8·0 Grm. Oxalsäure in $^1/_4$ Stunde, mit 2·0 Grm. in $^1/_2$ Stunde getödtet; 1·0 Grm. hatte nur Erkrankung des Thieres zur Folge. Die Oxalate wirken nach Koch's Versuchen primär lähmend auf das centrale Nervensystem und ist im Kaliumoxalat die Oxalsäure das giftige Princip. Auf Grund experimenteller Untersuchungen an Thieren heben Kobert und Küssner besonders hervor das Auftreten von Zucker im Harne und ganz constant das Vorkommen von meist schon makroskopisch, stets aber mikroskopisch wahrnehmbaren Einlagerungen von Kalkoxalatkrystallen in den Nieren.

Die Oxalsäure hat nur ein toxikologisches Interesse; als Arzeneimittel spielt dieselbe keine Rolle. Man hat sie einst als kühlendes und durstlöschendes Mittel gleich der Citronen- und Weinsäure, namentlich in Pastillen, verwendet, vor mehreren Jahren auch gegen Scorbut (TAYLOR) und Lungenphthise (HASTINGS, 1854) in kleinen Gaben zu 0·01, steigend auf 0·05 p. d. mehrere Male täglich empfohlen. Die im Pflanzen- und Thierreiche weit verbreitete zweibasische Oxalsäure

$(C_2 O_4 H_2)$ wird im Grossen durch Zersetzen des Zellstoffes (Schmelzen von Säge-spänen) mittelst eines Gemisches von Natrium- und Kaliumhydroxyd gewonnen. Im Handel kommt sie in luftbeständigen, farb- und geruchlosen, kleinrhombischen Prismen vor, von stark saurem Geschmack, in 9 Th. kaltem Wasser, auch Alkohol und Aether löslich. In den Pharmakopoen erscheint sie unter den Reagentien zur Herstellung des Titres für *Liquor Kalii hydrici volumetricus,* von dem 15·9 Ccm. 1 Grm. der Säure neutralisiren.

Ungleich seltener als mit Oxalsäure sind Vergiftungen mit Weinsäure vorgekommen. Ihre Erscheinungen gleichen im Wesentlichen jenen der Kleesäure; doch bedarf es bedeutend grösserer Gaben, um einen letalen Ausgang herbei-zuführen. Bis zu 60 Grm., in getheilten Gaben genommen, erwies sich die Weinsäure noch nicht als schädlich (BUCHHEIM). In einem Falle aber, wo 30 Grm. der Säure statt eines Abführsalzes genommen worden sind, trat der Tod am 9. Tage ein (TAYLOR). Es kommt in toxischer Beziehung wesentlich auf die Menge und den Concentrationsgrad der auf einmal genossenen pflanzlichen Säuren an. Fort-gesetzter Genuss der Weinsäure, selbst in verdünnter Lösung als Limonade und in relativ kleinen Einzeldosen ruft leicht Dyspepsie, chronischen Magen- und Darmcatarrh hervor (s. d. Art. Weinsäure). Besser als diese Säure wird die Citronensäure vertragen und noch mehr der Citronensaft, in welchem die Säure grösstentheils als saures Kaliumsalz enthalten ist. Diese Verbindung dürfte vorzugsweise die anti-scorbutischen und diuretischen Eigenschaften dieses Saftes bedingen, da die reine Säure solche in weit geringerem Grade besitzt (Bd. IV, pag. 312).

Die stark sauer reagirende Apfelsäure, *Acidum malicum,* ver-hält sich der Weinsäure physiologisch ähnlich und erleidet wie diese durch das Pepsin des Magensaftes eine theilweise Umsetzung in Bernsteinsäure, *Acidum succinicum* (MEISSNER, KOCH). Letztere wirkt, dem Magen einverleibt, nach Art der Fruchtsäuren und wird gleich diesen, an Alkali gebunden, zu Kohlen-säure verbrannt (HALLWACHS, HERMANN u. A.). Im Harne wurde sowohl die direct eingeführte, wie auch als Spaltungsproduct hervorgegangene Bernsteinsäure aufge-funden, hingegen nicht die Citronensäure, selbst nicht nach Dosen von 30 Grm., was sich wohl aus der unter dem Einflusse verschiedener Agentien (Gährungs-körper) leicht erfolgenden Spaltung dieser Säure in Oxalsäure und Essigsäure erklärt, während die Oxalsäure, die Weinsäure und Milchsäure nach Genuss grösserer Dosen im Harne, dessen saure Reaction sie erhöhen, sich nachweisen lassen; doch beträgt ihr Quantum daselbst nur wenige Procente (BUCHHEIM). In Hinsicht auf Circulation und Wärmebildung zeigen die hier erörterten organischen Säuren ein ähnliches Verhalten wie die verdünnten Mineral-säuren. Gleich diesen setzten sie die fieberhaft gesteigerte Pulsfrequenz und Eigenwärme herab, wirken kühlend und durstlöschend. In ihren adstringirenden und hämostatischen Eigenschaften stehen sie jedoch den Mineralsäuren erheblich nach.

Die säuerlichen Früchte, *Fructus aciduli* (Weintrauben, Tama-rinden, Pflaumen, Kirschen, Johannisbeeren u. a. m.) verdanken ihre arzenei-liche und diätetische Bedeutung einerseits dem Gehalte theils frei vorhandener, theils an Kali und Kalk gebundener Fruchtsäuren, namentlich der Apfel-, Wein-und Citronensäure, andererseits den sie begleitenden Kohlehydraten, Eiweiss- und Pectinsubstanzen, deren Mengenverhältnisse in den verschiedenen Obstsorten und selbst in einer und derselben Art, je nach Klima, Standort, Jahresbeschaffenheit etc. mehr oder weniger stark variiren. Ihre therapeutische Verwerthung richtet sich vornehmlich nach der Menge der in ihnen vorhandenen Säuren und sauren Salze, ferner den oft beträchtlichen Mengen von Zucker (Dextrose und Levulose, zum Theile auch Rohrzucker), welchen sie bei gleichzeitig grossem Wasserreichthum hauptsächlich die ihnen eigenthümlichen Wirkungen, in grösseren Mengen genossen, ihre abführende Eigenschaft verdanken, im Uebrigen als kühlende, die Harn-absonderung vermehrende und den Stoffumsatz fördernde Nahrungsmittel angesehen werden. Einzelne davon, wie die Weintrauben, weniger die Erdbeeren, werden zu methodischen Curen benützt, andere, wie die Tamarinden, Pflaumen, Himbeeren, Johannisbeeren u. a. m. finden eine häufige Verwendung in Form von Syrupen, Roobs, Musen etc. zu arzeneilichen Zwecken.

Der Gehalt der säuerlichen Früchte an den einzelnen Bestandtheilen ist, abgesehen von ihrer botanischen Abstammung, ein sehr wechselnder, je nach ihrem Reifezustande, dem Standorte, den klimatischen Cultur- und anderen Verhältnissen. Der mittlere Wassergehalt der in Rede stehenden Früchte schwankt zwischen circa $78-87^{0}/_{0}$, ihre Gehalt an freier Säure zwischen circa $0\cdot8-2\cdot65^{0}/_{0}$, jener an Zucker ungefähr zwischen $4-20^{0}/_{0}$.

Acidum lacticum, Milchsäure. Officinell ist die gewöhnliche oder Gährungsmilchsäure, in concentrirter Form eine farblose oder gelbliche, syrupdicke, geruchlose, rein sauer schmeckende und stark sauer reagirende Flüssigkeit von $1\cdot21$ bis $1\cdot22$ spec. Gew., mit Wasser, Alkohol und Aether in jedem Verhältnisse mischbar, auch in Glycerin löslich. Ueber Darstellung, chemisches Verhalten, Vorkommen im Organismus, Nachweis und quantitative Bestimmung: Bd. XIII, pag. 106.

Die Milchsäure vermag Eiweiss zu coaguliren; in sauer gewordener Milch bedingt sie die Ausscheidung des Caseïns; fibrinöse Exsudate (Croupmembranen) vermag sie leicht zu lösen. Die Wirkungen grosser Dosen concentrirter Milchsäure bei Menschen sind nicht bekannt. Bei ihrem hohen Lösungs- und Diffusionsvermögen dürfte sie in ihrer toxischen Wirkung der Essigsäure nicht bedeutend nachstehen. Die concentrirte Säure, auf pathogene Gewebe, namentlich auf fungöse Granulationen gebracht, zerstört dieselben, während (bei richtiger Anwendung) im Uebrigen gesunde Gewebe, mit Ausnahme der Epidermis, geschont werden. Die ziemlich heftige, mehrere Stunden anhaltende Schmerzen bedingende Aetzung hinterlässt weiche und glatte Narben (MOSETIG, BUM). Verdünnt genossen, äussert die Milchsäure im Allgemeinen die arzeneilichen Eigenschaften der Säuren. Sie geht, an Alkali gebunden, in's Blut über und wird im Organismus bei Einfuhr kleinerer Mengen vollständig verbrannt, nach grösseren Dosen zum geringen Theile unverändert im Harne wiedergefunden. Energischer noch als die Fruchtsäuren, Oxalsäure ausgenommen, wirkt sie vernichtend auf Typhus- und Cholerabacillen (s. oben). Fortgesetzter interner Gebrauch der Säure stört die Verdauung, bewirkt leicht Durchfall und Abmagerung gleich anderen Säuren.

Thieren in's Blut gespritzt, ruft die Milchsäure der Essigsäure ähnliche Zufälle hervor und tödtet, gleich den Fruchtsäuren, durch Herzstillstand. Sie geht in den Harn als solche und nicht als Fleischmilchsäure über; neben ihr tritt auch Zucker darin auf (Goltz). Nach Versuchen Heitzmann's führt durch längere Zeit mit dem Futter verabreichte Milchsäure bei verschiedenen Thieren in Folge von Lösung des in den Knochen abgelagerten Kalkes zur Entstehung einer der rachitischen ähnlichen Knochenverbildung, eine Erscheinung, die auch von Anderen, insbesondere von Baginsky bestätigt wird, der zugleich eine Verminderung der Gesammtasche der Knochen der so behandelten Thiere constatirte, ebenso bei Fütterung derselben unter Ausschluss von Kalksalzen. Injectionen von Milchsäure in die Markhöhle der Knochen bedingen nach Beobachtungen Vogt's eine erhebliche Dickezunahme derselben durch Hyperplasie des Knochengewebes, während sie im Längenwachsthum zurückbleiben.

In Hinsicht auf ihre Betheiligung bei der Magenverdauung haben die darüber angestellten Untersuchungen ergeben, dass sie im Beginne der Verdauung sich im Mageninhalte ausschliesslich oder vorherrschend finde (EWALD und BOAS), doch auch bis zu Ende derselben in bestimmter Menge (im Mittel zu $0\cdot3^{0}/_{00}$) daselbst vorhanden sei (ROSENHEIM).

Man hat die Milchsäure gegen dyspeptische Zustände analog der Salzsäure, dann bei hartnäckiger chronischer Diarrhoe, wie auch gegen grüne Durchfälle der Säuglinge (HAYEM), und mit Rücksicht auf ihr beträchtliches Lösungsvermögen für Erdphosphate bei Lithiasis von Phosphatconcrementen, bei Gicht, Phosphaturie und auch bei Diabetes, allerdings nicht ohne Widerspruch empfohlen. Als Temperans und gleichzeitiges Unterstützungsmittel der Ernährung wird sie zumal bei von Fieber begleiteten Consumtionskrankheiten in Form von s a u r e r M i l c h und s a u r e n M o l k e n in Anwendung gebracht. Man reicht die Säure i n t e r n zu $0\cdot3-0\cdot5$ ($5-10$ Tropfen) pro dosi mehrere Male täglich, bis $10\cdot0$! pro die in Tropfen, mit Wasser stark verdünnt und versüsst, in Mixturen ($1:150$), Brausemischungen ($5\cdot0-10\cdot0:5\cdot0$ Natriumbicarbonat) und Pastillen ($0\cdot1-0\cdot2$ mit *Sacch. Lact.* und

Pulv. Tragac.). Extern wird die Säure concentrirt zur Zerstörung fungöser Bildungen, Ulcerationen und gegen Lupus, wobei die sie umgebende Haut durch ein impermeables Medium geschützt werden muss (MOSETIG, BUM) in Anwendung gebracht, verdünnt zu Pinselungen (1 : 5—20 Aq. oder Syr.) bei Larynxphthise (HERYNG u. A.), in 2—5⁰/₀iger wässeriger Lösung zerstäubt zu Inhalationen bei Croup und Diphtheritis, doch ohne Erfolg in schweren Fällen, abgesehen von der darnach sich ergebenden entzündlichen Reizung der Luftwege (B. WAGNER, STEINER), zu Injectionen in die Blase (0·2—0·5 : 100·0) in Fällen wie verdünnte Salzsäure, wie auch in's Parenchym von Neubildungen (Bd. X, pag. 422), selten in Clysmen und als Zusatz für Zahnpulver zur Beseitigung des Weinsteines an den Zähnen.

Die milchsauren Alkalien wirken analog den citronen- und weinsteinsauren in Dosen wie Kaliumtartrat abführend und Alkalescenz des Harnes bedingend. Französische Aerzte (Petréquin et Corvisart) u. A. haben sie, namentlich milchsaures Natrium, *Natrium lacticum*, eine syrupdicke, gelbliche, neutral oder schwach sauer reagirende Flüssigkeit, bei Verdauungsschwäche und Dyspepsie in Lösung und Pastillen (zu 0·25, 2 bis 3 Stück, 2—3 Stunden vor der Mahlzeit) und W. Preyer, von der Anschauung ausgehend, dass natürlicher Schlaf nach Muskel- und Nervenermüdung leicht einzutreten pflegt und durch die sie bedingende Thätigkeit gewisse Stoffe, namentlich Milchsäure, gebildet werden, die in's Blut übergehen, wie auch auf Grund einschlägiger experimenteller Untersuchungen als mildes Schlafmittel in relativ grossen Dosen zu 10·0—30·0, in Zuckerwasser gelöst, sowie die mit *Natr. carbonic.* bewirkte Saturation von 5·0—20·0 *Acid. lactic.*: 100·0 − 200·0 Aq. empfohlen. Extern in Klysmen (5 0 —20·0).

Aeltere Literatur über Fruchtsäuren in Merat et de Lens, wie bei Schwefelsäure. — L. Gmelin, Handb. V, pag. 336 (Aepfelsaure). — C. G. Mitscherlich, *De effect. acidi acet., oxal., tartar. etc.* Berlin 1845. — Th. Eylandt, Inaug.-Diss. Dorpat 1855 (Einfluss auf den Urin). — Schottin, Archiv für physiol. Heilk. 1852, pag. 96 (Bernsteinsaure). — Piotrowski, Inaug.-Diss. Dorpat 1856; Schmidt's Jahrb. 1857, XCVI. — Buchheim, Archiv für physiol. Heilk. 1857 (Uebergang in den Harn). — Magawly, Inaug.-Diss. Dorpat 1856. — Durand-Fardel, Bull. de Thérap. 1865, LXVIII, pag. 289. — W. Hallwachs, Annal. d. Chem. u. Pharm. CVI, pag. 163 (Bernsteinsäure). — A. Bokai, Archiv für exper. Path. und Pharm. 1887, XXIV (Wirk. organ. Säuren auf die Darmbeweg.). Oxalsäure. I. Perey, *De acidi oxalici vi venenata.* Edinburgh 1821. — Venales, *A lect. which the nature of oxalic acid etc.* London 1822. — Ch. u. O. Kühn, Erfahrungen und Beobachtungen über Oxalsaure. 1824. — Wöhler in Tiedemann's Zeitschr. für Physiol. I, pag. 138. — Christison und Coindet, Edinb Med. and Surg. Journ. XIX, pag. 163 u. 233 — W. Taylor, The Lancet. 1869, Nr. 23; Centralbl. für med. Wissensch. 1869, Nr. 41. — J. Onsum, Virchow's Archiv. 1863, VIII. — D. M. Cyon, Archiv für Anat. und Physiol. 1866. Nr. 2. — R. Kobert und B. Küssner, Virchow's Archiv. Nov. 1879, LXXVIII. — R. Koch, Archiv für experim. Pathol. u. Pharm. 1881, XIV. Milchsäure. Gay Lussac et Pelouze, Pharm. Centralbl. 1833. — Eberle, Physiol. der Verdauung. Würzburg 1834. — v. Liebig, Pharm. Centralbl. 1857, pag. 660. — Müller, Königsberger Jahrb. 1861, II. — Corvisart, Gaz. hebdom. de méd. 1862, IX. — Ranke, Reichert und Dubois' Archiv. 1862, pag. 422. — Burin de Buisson, Gaz. hebd. Mars 1863. — Foltz, L'Union. 1864; Schmidt's Jahrb. CXXIV, pag. 284 (Milchs. Alkal.). — Mantegazza, Gaz. ital. Lomb. 1867, Nr. 36—37. — G. Goltz, Diss. inaug. Berlin 1868; Virchow's Archiv. XXI. — A. Weber, Centralbl. für med. Wissensch. 1869, Nr. 22. — Wagner, Ibid. 1870, pag. 207. — Cantani, Abeille méd. 1871; Graevell's Notiz. 1871, I. — W. Preyer, Med. Centralbl. XIII, Nr. 35; Schmidt's Jahrb. 1875, CLXV. — Bum, Wiener med. Presse. 1885, Nr. 47. — v. Mosetig-Moorhof, Sitzungsber. der Gesellsch. der Aerzte in Wien. 20. Nov. 1885. — A. Bloch, Centralbl. für die ges. Therapie. Oct. 1886. — Rafin, Soc. des sc. méd. de Lyon. Nov. 1887; Schmidt's Jahrb. CCXIX (Ther.). — v. Brunn, Deutsche med. Wochenschr. 1887, Nr. 19 (desgl.). — Heryng, Die Larynxphthise und ihre chir. Behandl. Stuttgart 1887; Schmidt's Jahrb. 1888, CCXVIII. — Hayem, Soc. des hôpit. S. 3. Jan. 1888; Therap. Monatsh. April 1888.

Bernatzik.

Safran, s. Crocus, VI, pag. 593.

Safren, Safrol, s. Sassafras.

Sagapenum, Sagapen, ein dem Galbanum ähnliches Gummiharz, der eingetrocknete Milchsaft einer persischen Umbellifere *(Ferula Persica?* WILLDENOW). Im Handel gewöhnlich in weichen, halbdurchsichtigen Massen, mit Unreinigkeiten, Samen von Umbelliferen u. s. w. vermischt, von einer der Asa ähnlichen Farbe, aber nicht (wie letztere) am Licht geröthet; etwa 50%/₀ Harz, 32%/₀ Gummi enthaltend. In der franz. Pharmakopoe dient das gereinigte Sagapen unter Anderem als Bestandtheil des Diachylon gommé *(Emplastrum diachylum gummatum)* und des Thériaque.

Sagard, kleines Ostseebad auf Insel Rügen, Prov. Preussen.

B. M. L.

Sagomilz, s. Milzkrankheiten, XIII, pag. 231.

Saidschitz in Böhmen, unweit der Eisenbahnstation Brüx, hat ein viel versendetes Bitterwasser von mittelstarkem Salzgehalte, welches sich durch das Vorwiegen der schwefelsauren Magnesia vor allen anderen Salzen auszeichnet. Es enthält in 1000 Theilen Wasser:

Schwefelsaure Magnesia	10·961
Schwefelsaures Natron	6 091
Schwefelsauren Kalk	1·322
Jodnatrium	0·005
Kohlensaure Magnesia	0·715
Salpetersaure Magnesia	3·278
Summe der festen Bestandtheile. .	23·210

K.

Sail les Bains (oder Sail lès Château Morand) und **Sail sous Couzan,** beide kleine Orte im Loire-Depart., jenes 6 Kil. von St. Martin d'Estréaux, dieses Station der Bahn von Clermont-Ferrand.

1. S. les Bains, 250 Meter über Meer, besitzt mehrere Thermen (20 bis 34º C.), mit etwa 4—5 Salzen in 10 000, namentlich Chloriden, Sulphaten und Erdcarbonaten, theils auch Eisen; in einer Quelle H_2S. Neun Anstalten, eine mit completer, hydrotherapeutischer Einrichtung und einer weiten prachtvollen Piscine (28º C.) mit beständigem Zufluss des Thermalwassers; 15 Personen können gleichzeitig darin schwimmen. Gebrauch bei Neuralgien, Dyspepsie, Eczemen, chronischen Uterusentzündungen.

Baranger 1880, Delisle's Monographie, 1847. — Annal. d'hydrol. 1881, XXVI.

2. S. sous Couzan, 400 Meter über Meer, ist ausgezeichnet durch einen kalten Eisensäuerling, der fast nur Bicarbonate, namentlich das von Natron (20 in 10 000) enthält. Douchen, Dampf-, Gasbäder, Hydrotherapie.

Goins' Monographie, 1867.

B. M. L.

Saillon, s. Saxon.

Saint-Alban, s. Alban, I, pag. 252.

Saint-Amand, — Schwefelschlammbad — im Departement du Nord, ohnweit Valenciennes und 3 Km. von der Stadt gleichen Namens (Station), in der Nähe eines grossen Waldes und inmitten schöner Promenaden gelegen. Die vier Quellen gehören zu den kalten Gypswassern mit etwa 5 Festgehalt in 10 000 (meist Erdsulphaten); die kleine Quelle hat eine Spur Schwefel-Temperatur 19·5º C.; etwas höher temperirte (?) Quellen entspringen dem Torf und verwandeln denselben in Schlamm, welcher 25º C. Wärme haben soll. St. Amand ist, ausser Ax und Barbotan, das französische Schlammbad par excellence; das Wasser wird ausserdem zu allgemeinen Bädern und Douchen verwandt. — Der Schwefelschlamm von St. Amand ist, wie der von Nenndorf, Eilsen etc., eine mit Algen und anderen Pflanzenstoffen, mit ausgeschiedenem Schwefel und Salzen, namentlich schwefelsaurem Kalk, vermischte Thon- und Kieselerde. — Die dortigen Bäder und ganz besonders die Schwefelschlammbäder werden hauptsächlich in chronisch-rheumatischen Gelenk-exsudaten und rheumatischen Lähmungen mit Vortheil benutzt; nicht minder bei den Folgen von Verletzungen aller Art, indem sie hier wie dort die Bedingung zur Heilung, die Resorption von halbweichen und selbst starren Ablagerungen in den verletzten Theilen und deren Umgebung begünstigen; ausserdem bilden die

Affectionen des lymphatischen Systems und chronische Hautkrankheiten eine Indication für diese Schlamm- und Wasserbäder und Douchen.

Die Badeanstalt wird als eine der besten in Frankreich gerühmt; sie hat den Vortheil, zugleich Logirhaus für circa 100 Curgäste zu sein; für die Schlammbäder bestehen 68 Abtheilungen, deren jede nur von derselben Person während ihrer Cur benutzt wird, eine gewiss zu lobende Einrichtung, die man nicht überall findet.

Literatur: Charpentier (1852); Isnard (1869); Desmont (1874).

A. R.

Saint-Honoré — Schwefel-Therme — im Nièvre-Département. Der kleine Ort, 272 Meter über Meer, in welchem sich das Bad befindet, hat eine pittoreske Lage inmitten des Morvan, der Vorberge des weinreichen Côte d'or, und mildes Klima. Die, schon von den Römern unter dem Namen Aquae Nisenci benutzten ungemein reichlich fliessenden Thermen entspringen aus einer feldspathaltigen Breccie, welche sich zwischen rothen Porphyren und Muschelkalk befindet; man zählt deren 5 : Source des Romains, de la Marquise, de l'Acacia, de la Crevasse und de la Grotte, mit einer Temperatur zwischen 26 und 31° C.; das Wasser wirft nach Schwefel riechende Blasen auf.

Diese Thermen werden vielfach als alkalische Schwefelwässer angesehen, als die einzigen dieser Art im Innern Frankreichs, doch schwerlich mit Recht, da schwefelsaurer Kalk in hinlänglicher Menge zur Zersetzung der Alkalien verhanden zu sein scheint. — Die schon ältere Analyse weist eine schwache Mineralisation nach 6·74 auf 10000 (immerhin mehr als die Pyrenäenthermen haben), die sich hauptsächlich auf geringe Mengen von Schwefelalkali, Kochsalz, kohlensaurem Kalk etc. beziehen; an $H_2 S$ ist das Wasser ziemlich reich: 70 Ccm. in 10000 Ccm.; an freier CO_2 enthält es 1110 in 10000 Ccm.; neuerdings hat PERSONNE die Gegenwart von Arseniksäure in demselben entdeckt; die Source Crevasse enthält davon 1 Ctgr. in 10000, die anderen Quellen weniger. — Das Wasser wird zur Trinkcur, zu allgemeinen und Douchebädern, zur Inhalation und Pulverisation verwendet. Für die Bäder muss es künstlich erwärmt werden, wobei das $H_2 S$ verloren geht.

In der Wirkung, namentlich auf die Respirationsorgane, hat das Schwefelwasser von St. Honoré die grösste Aehnlichkeit mit der Source Vieille von Eaux-Bonnes; wenn seine Wirkung für weniger excitirend denn das der Pyrenäen-Thermen gehalten wird, so ist dieselbe weniger auf seine geringere Temperatur und Schwefelung, denn auf die niedrigere Lage des Ortes zu beziehen. — Es werden in diesem Bade vorzugsweise die Erkrankungen der Schleimhaut des Pharynx, Larynx, der Bronchien und des Uterus behandelt; ausserdem rheumatische Affectionen und solche des Drüsen- und Lymphsystems. Die Phthise bildet in ihrem zweiten Stadium nach ALLARD eine Indication für St. Honoré, wenn es sich um Beseitigung des concommittirenden Catarrhs und des „Herpetismus" (!) handelt; COLLIN legt dem Wasser eine Wirkung gegen die Lungencongestion bei, namentlich wenn sie „arthrischen Ursprungs" sei.

Die Thermalanstalt wird als eine der vollständigsten in Frankreich gerühmt; sie enthält, ausser grossen Sälen und sogenannten „Promenoirs", Einzelbäder mit Doucheapparaten, Inhalationssäle, Trinkquellen und eine Schwimmpiscine von 10 M. Länge, 5 M. Breite und 1·16 M. Tiefe; ausserdem hydrotherapeutische Vorrichtungen. — Das Bad liegt unweit der Station Cercy-la-Tour der Linie Nevers nach Autun.

Literatur: O. Henry (1855), Allard (1857), Collin (1864 und 1877).

A. R

Saint-Jacut de la Mer, Côtes du Nord, fast eine Halbinsel bildend. Seebad.

B. M. L.

Saint-Louis, im Michiganstaate, besitzt eine sogenannte magnetische Quelle, d. h. eine Bohrquelle, deren Eisenrohr sich magnetisch erweist (wie es jedes senkrecht gehaltene Eisen mehr oder minder thut). Deshalb ist das Wasser unverdienter Weise in Ruf gekommen. Es enthält kein Chlor, viel Kalk und Natron, an Schwefelsäure und Kohlensäure gebunden.   B. M. L.

Saint-Lunair, Ile et Vilaine, 4 Km. von Dinard, neu entstandenes Seebad, mit schönem Strand, Villas, immensem Casino-Hôtel.   B. M. L.

Saint-Malo, Dep. Ile et Vilaine. Diese in geschichtlicher Hinsicht und wegen ihrer Bauten so merkwürdige Stadt — nebenbei bemerkt Geburtsort von FR. BROUSSAIS — bietet ein ausgezeichnet sanft abfallendes, feinsandiges Badeufer, das in der hohen Saison gleich einem brillanten Pariser Boulevard belebt wird.   B. M. L.

Saint-Nectaire, s. Nectaire, XIV, pag. 144.

Saint-Quay, Côtes du Nord, eines der schönsten Seebäder der Bretonischen Küste.   B. M. L.

Saint-Raphael, zwischen Hyères u. Cannes gelegene gepriesene Winterstation, die noch nicht lange in Aufnahme gekommen, und Seebadeplatz mit grosser Badeanstalt und Hôtels.   B. M. L.

Saint-Sauveur — Schwefelnatriumtherme — das besuchteste Frauenbad Frankreichs, liegt im Département des Hautes-Pyrénées, $1/_2$ Meile von Baréges, zwischen diesem Bade und Cauterets, am Eingange des Luzthales, 770 M. hoch. Die nächste Station ist Pierrefitte-Nestalas; von dort mit Wagen in zwei Stunden zum Bade.

Der kleine Ort wird nur von einer abhängigen, regelmässigen Strasse gebildet; Alles ist hier einfach, reinlich und von gutem Geschmack. Die Umgebung ist pittoresk, namentlich durch die Nähe des weltbekannten „Cirque de Gavarnie", der höchst merkwürdigen Cascaden des Have, und der „Fontaine pétrifiante". Das Thal ist gegen West und Ost geschützt, wodurch das Klima wenig veränderlich ist; die mittlere Temperatur der Badesaison (vom 1. Juni bis 1. October) beträgt 20° C., die höchste 32° C.

Man unterscheidet zwei Thermen: die Source des Dames (oder S. des Bains) mit 34° C. und die Source de la Hontalade (Feenquelle) mit nur 20·9° C. Wärme. Dieselben versorgen zwei verschiedene Badehäuser mit Wasser. Saint-Sauveur ist im Vergleich mit Luchon und Baréges eine schwach geschwefelte Therme; die Source des Dames enthält nach FILHOL nur 0·218 Schwefelnatrium in 10000; demnach, wie Eaux-Bonnes, an übrigen Bestandtheilen nur geringe Mengen von Kochsalz (0·695), schwefelsaurem Natron (0·4), aber etwas mehr von Natronsilicat (0·704) und anderen Kieselsäureverbindungen (0·163 in 10000), die Summe der fixen Bestandtheile incl. 0·32 organische Materie beträgt nur 2·5 in 10000. Das Wasser übt als Bad auf die Haut einen seifenartigen, besänftigenden Einfluss aus, daher seine nervenberuhigende Wirkung, worin es Aehnlichkeit mit unserem Landeck, aber auch mit mehreren Wildbädern hat; getrunken, vermehrt es stark die Absonderung der Schleimhäute namentlich in den Bronchien, im Anfange ist es zuweilen abführend. — Hauptindicationen für Saint-Sauveur sind: Frauen- und Nervenkrankheiten, vorzugsweise Anschoppungen (chronische Metritis) des Uterus mit und ohne Granulationsbildung und Ulceration des Collum; gewisse Neurosen, namentlich Neuralgien, Hysterie, Blasencatarrh; die Hontalade wird speciell bei catarrhalischen Affectionen der Athmungsorgane gerühmt. CHARMASHON betont noch die günstige Wirkung von Saint-Sauveur bei einigen Darmleiden (Hypersecretion der Darmschleimhaut).

Die Badeanstalt der Source des Dames enthält Wannenbäder, ab- und aufsteigende Douchen, namentlich auch Rectaldouchen, und eine Piscine; eine zweite Anstalt wird von der Hontalade versorgt; letztere, die Aehnlichkeit mit der Source Vieille von Eaux-Bonnes hat, wird vorzugsweise als Trinkquelle benutzt; ihr Wasser wird auch versendet.

In einer Entfernung von 3 Km. von Saint-Sauveur entspringen mehrere Schwefelquellen, die als Unterstützungsmittel in den dortigen Badeanstalten verwendet werden: Viscos, Saligos und Bué; die letztere ist nach FABAS die einzige Schwefelquelle der Pyrenäen, welche, wie mehrere deutsche Wässer, Eisen enthält. — Im Luzthale, zwischen Saint-Sauveur und Baréges, liegt noch die kalte Schwefelkalkquelle Visos (s. d. A.), welche eines gewissen Rufes zur Heilung von Wunden und Geschwüren geniesst.

Literatur: Charmasson (1860), Lécorché (1865), Caulet (1877), dann in Ann. d'hydrol. XXV u. XXVI, über die elektive Wirkung der Therme auf Ovarien und Uterus, ihre Wirkung bei periuterinen Phlegmasien. (Vergl. Pyrenäen-Schwefelthermen.) Analyse von Byasson, 1877.

A. R.

Salaamkrämpfe, s. *Spasmus nutans*.

Salamandarin, s. Krötengift, XI, pag. 376.

Salbe, *Unguentum*, *Pomatum* (Pharm. franç.) wird jede Arzenei-

mischung von der beiläufigen Consistenz des Schmalzes genannt, welche zur Application auf die Haut, oder von dieser sich fortsetzende wunde, wie auch schleimhäutige Körpertheile bestimmt ist. Man wendet die Salbe, gleich dem Liniment, in den meisten Fällen zu dem Zwecke an, um bei krankhaften Veränderungen der genannten oder darunter gelegenen Theile therapeutisch auf dieselben zu wirken, seltener in der Absicht, um durch die der Salbe einverleibten arzeneilichen Stoffe (Quecksilbersalben) Allgemeinwirkungen oder mit Hilfe entzündungserregender Substanzen (Reizsalben) auf epispastischem Wege Heilerfolge zu erzielen. In der Regel bilden Fette die Grundlage der Salben, allein oder in Verbindung mit harzigen und balsamischen Mitteln. Die französ. Pharm. unterscheidet die Harzsalbe *(Onguent)* von der Fettsalbe *(Pomade)* und bezeichnet jede, auch mit einem geringen Zusatze von Wachs bereitete Fettsalbe ohne Rücksicht auf deren Consistenz als Cerat (vergl. Bd. IV, pag. 97).

Je nach Beschaffenheit der Salbengrundlage unterscheidet man:

a) Fettsalben am häufigsten aus Schweineschmalz *(Adeps suillus)*, allein (im *Unguent. Zinci* und *Unguent. Plumbi*, Pharm. Germ.) oder mit einem Zusatz von Talg *(Sebum bovinum vel ovillum)* als Verdickungsmittel (im *Unguent. simplex* älterer Vorschriften). Frisches Schweinefett zeichnet sich vor anderen schmalzartigen Fetten *(Oleum Palmae, Ol. Cocois etc.)* durch seine Geruchlosigkeit und Haltbarkeit aus. Letztere lässt sich noch weiters durch Behandeln mit Benzoë, *Adeps suillus benzoatus* (Bd. I, pag. 198) erhöhen; auch *Oleum Caryophyllorum* besitzt diese Eigenschaft.

Unna hat die Fette in Betreff ihrer Verwendung als Salbengrundlage in 3 Abtheilungen gebracht: *a)* butterartige mit einem Schmelzpunkt von 30—40° C. (Palmöl, Butter, Lanolin), an diese reiht sich Schweinefett mit 41·5—42°; *b)* talgartige mit dem Schmelzpunkt von 40—50° (Rinds- und Hammeltalg, Wallrath) und *c)* wachsartige mit dem Schmelzpunkt von 50—60° (japanisches, gelbes und weisses Wachs). Eine Sonderstellung nimmt die Cacaobutter ein, welche nach ihrem Schmelz- und Erstarrungspunkte den butterartigen, in ihrer Consistenz den talgartigen Fetten entspricht. Cacaobutter mit einem Zusatz von 5°/₀ Wachs zeigt einen Consistenzgrad, der sich den wachsartigen Fetten anreiht, aber bei 37° C. gleich den butterartigen zerfliesst; dabei gehört Cacaobutter zu den haltbarsten Fetten und bildet zugleich eine völlig reizlose, arzeneiliche Mittel gut aufnehmende Masse.

b) Wachssalben, Gemenge der oben genannten Fette oder der fetten Oele mit Wachs. Ein solches Präparat ist das officinelle *Unguentum cereum* (aus 9 Th. Olivenöl und 3 Th. gelbem Wachs). Gelbes Wachs hat als Salbenconstituens vor dem weissen den Vorzug, dass es nicht wie dieses vermöge seines Gehaltes an freien Fettsäuren verändernd auf arzeneiliche Substanzen wirkt. Gemische von Wallrath mit fetten Oelen bilden die meist nur cosmetisch benützten Wallrathsalben (IV, pag. 564).

c) Honigsalben, *Unguenta mellita*, Ceromel, Mischungen der vorigen mit einem Zusatz von Honig; nur noch zu cosmetischen Zwecken in Anwendung (Bd. IV, pag. 566).

d) Harzsalben, *Unguenta resinosa*, Mischungen von Fetten mit Harzen und Balsamen, namentlich mit Terpentin und Fichtenharz, seltener mit Elemi *(Balsamum Arcaei)*, mit Perubalsam u. a. Officinelle Salben dieser Art sind *Unguentum Terebinthinae* (aus gleichen Theilen Terpentin, Terpentinöl und gelbem Wachs) und *Unguentum basilicum* (Bd. XV, pag. 263).

e) Lanolinsalben, aus wasserhaltendem oder wasserfreiem Lanolin allein, oder mit einem Zusatz von Schmalz, Talg und Wachs als Consistenzmitteln. Das erstere nahezu weisse, geruch- und geschmacklose, ca. $25^0/_0$ Wasser einschliessende, salbenartige Lanolin vermag überdies noch nahezu sein eigenes Gewicht Wasser aufzunehmen und damit eine homogene Masse zu bilden; dabei adhärirt es besser als andere Fette auf der Haut, wird rascher von dieser aufgenommen und ertheilt ihr auch einen höheren Grad von Weichheit und Geschmeidigkeit als andere Salben-grundlagen, ohne sie im mindesten zu reizen, so dass es dieser Eigenschaft wegen, wie auch mit Rücksicht auf seine grössere Resorptionsfähigkeit und erhöhte Auf-nahmsfähigkeit für ihm einverleibten medicamentösen Mittel einen gewissen Werth für die Therapie besitzt (Bd. XI, pag. 463); dabei hat es noch die Eigenschaft, bis $50^0/_0$ Perubalsam aufzunehmen und überraschend schnell die Exstinction des metallischen Quecksilbers bei Bereitung grauer Salbe zu ermöglichen (LIEBREICH). Metallische Präparate lässt jedoch das in die Haut leicht eindringende Lanolin zurück (E. BOCK). Ist ein höherer Consistenzgrad erforderlich, so ist das gewöhn-liche Lanolin durch einen Zusatz von Sebum, Wachs etc. in seiner Consistenz zu verstärken, oder durch wasserfreies, *Lanolinum anhydricum*, zu er-setzen, ebenso auch dann, wenn durch Wasser eine Zersetzung der dem Lanolin zu incorporirenden arzeneilichen Substanzen zu besorgen wäre. In den Conjunctival-sack gebracht, wirken Lanolinsalben reizend; in noch höherem Maasse gilt dies von den Mollinsalben.

f) Vaselin- und Paraffinsalben. Von diesen ist officinell *Unguentum Paraffini* (Bd. XV, pag. 164). Vor den Fettsalben haben die Hydrocarbürfette den Vorzug, dass sie durch atmosphärische Einflüsse nicht verändert werden, daher nicht wie jene sich zersetzen, noch auch bei reiner Beschaffenheit irritirend wirken und auf empfindlichen Schleimhäuten (Urethra, Conjunctiva) keinerlei unangenehme Empfindungen wie Glycerinsalben veranlassen, daher als Deck- und Verbandsalben vielfach den Vorzug vor anderen Salben-grundlagen bei Behandlung von Dermatosen verdienen. Dagegen wird ihnen jede Resorptionsfähigkeit abgesprochen, wie auch der Vorwurf gemacht, dass sich ihnen nur geringe Mengen von Flüssigkeiten incorporiren lassen und dem *Unguent. Paraffini* überdies, dass es sich bei längerem Stehen, besonders im Sommer, in einen flüssigen und festen Theil scheidet (DIETERICH).

g) Glycerinsalben. Es sind Mischungen aufgequollenen Amylums oder Traganthgummis mit Glycerin von Salbenconsistenz. Das officinelle *Unguentum Glycerini* wird mittelst Traganthgummi (Bd. VIII, pag. 474), das der Pharm. Austr. mit Hilfe von Stärke dargestellt, indem 1 Th. derselben mit 15 Th. Glycerin im Wasserbade zu einer gallertig durchscheinenden weichen Masse verwandelt wird. Glycerinsalben werden nicht ranzig, noch durch Temperaturwechsel oder den oxydirend wirkenden Einfluss der Luft verändert und, indem sie viele medica-mentöse Mittel lösen, ermöglichen sie eine energischere Action derselben an den von Epidermis nicht bedeckten Applicationsstellen; dagegen erschweren sie das Eindringen arzeneilicher Stoffe in die Haut, sowie deren Aufnahme in's Blut und eignen sich nicht in den Fällen, wo eine Absorption arzeneilicher Substanzen in Absicht steht (Bd. VIII, pag. 470), ebenso wenig auch zur Anwendung auf sehr empfindliche Stellen, wo jede Reizwirkung möglichst vermieden werden soll.

h) Oleatsalben. Sie bestehen aus Mischungen fettsaurer Metalloxyde *(Oleate)* mi. Fetten, namentlich mit fetten Oelen, in denen sich jene lösen. Man stellt die Oleate durch Behandeln von Oelsäure mit Metalloxyden in der Wärme oder durch Wechselzersetzung von Metallsalzen mit ölsaurem Natron dar (s. den Art. Seife).

Oleatsalben dringen leicht in die Follikel und Drüsenmündungen der Haut ein, so dass ihre wirksamen Bestandtheile: Quecksilber, Blei, Kupfer, Silber etc. besser zur Action bei Behandlung von Dermatosen zu gelangen vermögen (SHOE-MACKER). Officinell ist die Bleioleatsalbe unter dem Titel: *Unguentum diachylon* (HEBRA), eine Lösung von (durch Auswaschen mit Wasser von Glycerin befreitem) Bleipflaster in der gleichen Gewichtsmenge Olivenöl, nach älteren Vorschriften in Leinöl.

i) Salben, deren Grundlage ausschliesslich oder zum grösseren Theile die Seife bildet, insbesondere Kaliseife (Schmierseife), seltener Mischungen gepulverter Seife mit Wasser oder durch Erhitzen damit bereiteter Seifenleim, wie in den Schwefel- und Theerseifen *(Unguentum sulfuratum* Pharm. Austr.). In jüngster Zeit hat man mit Fett übersättigte Seife (Mollin), bezüglich Mischungen von Kaliseife mit Fetten, *Sapones unguinosi,* Mollinsalben (Bd. XIII, pag. 370), als geschmeidige Salbenkörper empfohlen, welche in vielen Fällen für die Aufnahme von Quecksilber, Schwefel, Schwefelalkalien, Styrax, Perubalsam, Thymol, Kreosot, Theer, Ichthyol etc. den Vorzug verdienen, zu Mischungen mit Jodalkalien, weissem Präcipitat, Bleioxyd u. a. jedoch nicht geeignet sind (DIETERICH). S. a. d. Art. Seife.

k) Kühlsalben, *Unguenta refrigerantia,* nach UNNA Salbenmischungen, deren Fettgemenge noch Wasser einschliesst und die in den Fällen, wo eine kühlende Wirkung angezeigt ist, Anwendung finden sollen. Sie rufen nicht wie andere Fettsalben und die Salbenmulle Wärme und Hyperämie der Haut hervor, auch werden sie von Patienten, die sonst kein Fett auf der Haut vertragen, tolerirt. Dicker aufgetragen, hält deren kühlende Wirkung länger an. Starkes oder länger fortgesetztes Einreiben derselben, besonders auf trockener Haut, ist zu vermeiden. Eine Kühlsalbe ist *Unguentum emolliens,* Pharm. Germ. (Bd. I, pag. 389), eine schneeweisse, flaumige, zu dermocosmetischem Gebrauche unter den Namen: *Cold-Cream, Crème céleste, Crème neige* etc. wohl bekannte Salbenmischung (Bd. IV, pag. 564). Blei- und Zinkgehalt derselben trägt weiters zur Kühlung bei.

Das Mischungsverhältniss für Kühlsalben giebt Unna mit 40 Th. Schweinefett, 10 Th. Wachs und ebensoviel Wasser an. Nach Liebreich vermögen 100 Th. Lanolin noch mit 105 Th. Wasser eine homogene Mischung zu geben, während 100 Th. *Unguent. Paraffini* nur 4 Th., *Adeps suillus* 15 Th., *Unguent. cereum* 23 Th., letzteres mit weissem Wachs bereitet, 31 Th. Wasser bei noch homogener Mischung zu binden im Stande sind. Cetaceum, wie auch Harze setzen die Aufnahmsfähigkeit der Salbenkörper für Wasser erheblich herab (Dieterich).

UNNA'S Salbenmulle, *Unguenta extensa,* sind auf feine und lockere Baumwollgewebe gestrichene, medicamentöse Substanzen enthaltende Salben, deren Grundlage benzoisirtes Schweinefett und Talg bilden. Er empfiehlt dieselben wie die Pflastermulle als sehr einfache, wirksame und ökonomische Verbandmittel, besonders für die ambulatorische Behandlung der Kranken, namentlich Quecksilbermulle bei syphilitischen Exanthemen; doch bedarf ihre Verwendung jedenfalls genauer Ueberwachung, zumal bei Eczemen, auch kennt man ihr Alter nicht (BLOCH).

Von Unna besonders empfohlene Salbenmulle sind: Zinksalbenmull, *Unguentum Zinci extensum (Adipis benzoati 20, Sebi benz. 70, Zinci oxyd. 10)* bei Abschürfungen, Erosionen, Erythemen und Eczemen, wie auch als Deckmittel nach hautreizenden Stoffen; Bleisalbenmull, *Unguent. Plumbi ext. (Seb. benz. 70, Adip. benz. 8, Glyc. 4, Liq. Plumbi subacet. 8);* noch mehr kühlend und austrocknend, im Uebrigen wie das vorige, desgleichen Bleiweisssalbenmull, *Unguent. Cerussae ext. (Seb. benz. 50, Adip. benz. 20, Cerussae 30);* Bleipflastermull, *Unguent. diachylon ext. (Empl. Plumb. simpl. 50, Seb. benz. 30, Adip. benz. 20),* in Fällen wie oben, auch zur Erweichung dicker Hornschichten etc.; Carbolsalbenmull, *Unguent. carbolicum ext. (Sebi benz. 90, Acidi carbol. 10)* und Bleipflaster-Carbolsäuremull, *Unguent. diachylon carbolic. ext.,* bei Pruritus, stark juckenden Eczemen, zu Schutzverbänden etc., Salicylsalbenmull, *Unguent. salicylicum ext. (Sebi benz. 85, Adip. benz. 10, Ac. salicyl. 5),* wie auch Thymolsalbenmull und Borsäuresalbenmull zu antiseptischen Verbanden, bei Verbrennungen und Pilzaffectionen der Haut; Zusatz von Zinkoxyd oder Bleipflaster (Zink-Thymol-Salbenmull, Carbol-Bleipflaster-Salbenmull, mit 5 und 10°/₀) ertheilt diesen antiseptischen Verbandmitteln überdies entzündungswidrige Eigenschaften; Theersalbenmull, *Unguent. piceatum ext.,* bei Psoriasis, Eczemen, Pilzaffectionen, Scabies, Pruritus und trage überhäutenden Wunden, ebenso Perubalsamsalbenmull, *Ung. Balsami Peruviani ext.*; Jodoformsalbenmull *(Seb. benz. 85, Adip. benz. 10, Jodof. 5)*, bei syphilitischen Efflorescenzen, Ulcera genitalium, schlecht granulirenden Wunden etc.; Grauer Quecksilbersalbenmull, *Unguent. Hydrargyri cinereum ext. (Unguent. Hydrarg. 60, Seb. benz. 40)*, bei Drüsentumoren, chronischen Exsudationen in's Unterhautzellgewebe und in seröse Säcke, dann bei Acne pustulosa, Furunkeln und Carbunkeln etc.; in denselben Fällen auch Weisser Präcipitatmull, *Unguent. Kalii jodati ext. (Seb. benz. 70, Adip. benz. 20, Hydrarg. praec. albi 10)*, gegen Acne und Sycosis, stark infiltrirte Eczeme, Syphiliden, Pilzaffectionen, Pigmentflecke und die vorerwähnten Fälle; Jodkaliumsalbenmull, *Unguent. Kalii jodati ext. (Seb. benz. 70, Adip. benz. 5, Kali jod. 10, Natr. hyposulfur. 1, Aq. 5, Glycer. 9)*, als zertheilend und resorptionsfördernd wie Quecksilbersalbenmull; Campher-Chloralsalbenmull, *Unguent. Chlorali camphorati extensum*, als locales Anodynum bei Neuralgien, rheumatischen und gichtischen Schmerzen (s. auch den Art. Sparadrap).

Zur Darstellung kleiner Mengen von Salbenmullen empfiehlt Mylius die Salbenmasse auf einen Streifen Verbandmull von 15—20 Cm. streichen, der glatt geglättet und auf feuchtes Pergamentpapier geheftet ist; mittelst eines Pinsels zu streichen. Auch kann der Mull, auf einem Rahmen gespannt, vorerst mit der dünnflüssigen Salbenmasse, um die Oeffnungen des Mulls zu schliessen, und nach dem Erkalten nochmals mit der halb erkalteten Salbe überstrichen werden. Die der Ausdehnung der Localaffection entsprechend zugeschnittenen Mullstücke werden durch Streichen von der Mitte nach Aussen auf die betreffenden Körperstellen geklebt, mit einem hinreichend grossen Stück Verbandmull oder einem undurchlässigen Stoff (Guttapercha-, Pergamentpapier) belegt und der äussere Abschluss durch einen passenden Verband bewirkt. Salbenmulle eignen sich besonders für die Behandlung von Eczemen auf stark gekrümmten Flächen.

Salbenstifte, *Stili unguentes*, nennt Unna medicamentöse, aus einer consistenten mit arzeneilichen Mitteln imprägnirten Fettmasse geformte Stängelchen. Wie Pastenstifte (Bd. XV, pag. 253) sind auch die Fettstifte schon vor längerer Zeit von französischen Aerzten zu Heilzwecken empfohlen und Vorschriften für deren Bereitung gegeben worden (Bd. II, pag. 305). Unna hat jedoch die Form arzeneilicher Stängelchen auf eine weit grössere Zahl medicamentöser Mittel ausgedehnt und auch präcise Indicationen für deren Anwendung aufgestellt. Die Salbenstifte werden nur auf mit der Hornschichte bedeckte Hautstellen gestrichen oder in dieselben eingerieben und eignen sich besonders für umschriebene trockene Dermatosen. Ihre Consistenz muss eine solche sein, dass sie bei ihrer Anwendung ohne Mühe und ohne die Form zu verlieren, einen Salbenstrich auf der Haut hinterlassen. Dieser Anforderung wird durch ein der Beschaffenheit der medicamentösen Substanz angemessenes Verhältniss von Oel oder Schweinefett mit Wachs und Colophonium entsprochen. In ihrer Form und Grösse gleichen sie den Pastenstiften. Als Umhüllung dient Stanniol.

Nach den von Unna aufgestellten Indicationen finden Salbenstifte Anwendung *a)* bei rauher, spröder, aufgesprungener Haut des Gesichtes und der Hände, bei Abschuppungsanomalien, umschriebenen Xerodermen etc., und zwar: Einfache Salbenstifte, *Stili unguentes simplices* (aus einfacher Ceratmasse), dann der Zinkoxydsalbenstift, *Stilus Zinci oxydati unguens (Zinci oxyd. 2, Cer. flav. 4, Colophon. 0·5, Ol. Oliv. 3·5)*, Schwefelsalbenstift, *St. Sulfuris ung. (Sulfur. praec. 2, Cer. flav. 4, Ol. Oliv. benz. 3·5, Coloph. 0·5)*, Borsäuresalbenstifte, *St. Acidi borici ung.* (Bereitung analog); *b)* bei schmerzhaften und juckenden Affectionen, zumal bei trockner Haut (Pruritus, Urticaria, Eczemen etc.), namentlich *Stilus Cannabis unguens (Extr. Cannab. Ind. 1, Colophon. 0·5, Cer. flav. 4·5, Ol. Oliv. benz. 4)*, *Stilus Belladonnae ung.*, *St. Cocaini ung.* (ebenso bereitet mit *Extr. Belladon.*, bezüglich mit 0·5 *Cocain. hydrochl.)* und *St. Kreosoti ung.*; *c)* bei entzündlichen und exsudativen Processen (Erythemen, trockenen Eczemen, Frostbeulen etc.), besonders Salbenstifte aus Zinkoxyd, Bleioleat, Resorcin. — *St. Resorcini ung. (Resorc. 3, Colophon. 0·5, Cer. flav. 3·5, Ol. Oliv. benz . 3)*, aus Schwefel oder Jod — *St. Jodi ung. (Jodi 2, Colophon. 0·5, Cer. flav. 4, Ol. Oliv. benz. 3·5)*; *d)* gegen verschiedene Pilzaffectionen (Favus, Herpes tonsurans, Pityriasis versicolor, Sycosis parasitaria), namentlich Salbenstifte aus Chrysarobin, *St. Chrysarobini ung. (Chrysarob. 3, Colophon. 0·5, Cer. flav. 3·5, Ol. Oliv. benz. 3)*, aus Pyrogallol, *St. Pyrogalloli ung. (Acid. pyrogall. 3, Colophon. 5, Extr. Orel. aeth. 0·2, Cer. flav. 3·5, Ol. Oliv. benz. 2·8)*, Resorcin, Ichthyol — *St. Saponis cum Pice et Ichthyolo ung. (Sapon. kalin. anhydr., Picis liq. ana 1, Natr. sulfoichthyol., Colophon. ana 0·5, Cer. flav. 4, Oliv. benz. 3)*, aus Thymol, Salicyl, Jod, Quecksilbersublimat, *St. Hydrarg. bichlor. ung. (Hydrarg. bichl. corr. 1, Pulv. Sapon. 2·5, Colophon. 0·5, Cer. flav. 3·5, Ol. Oliv. benz. 3·4)* und Quecksilberoxyd, *St. Hydrargyri oxydati ung. (Hydrarg. oxyd. rubr. 5, Sapon. in pulv. 1, Colophon. 0·5, Cer. flav., Ol. Oliv. benz. ana 4)*; *e)* bei trockenen Eczemen und Parakeratosen (Psoriasis, Lichen obtusus et planus)

soweit sie umschrieben auftreten: Salbenstifte aus Chrysarobin, Pyrogallol
Sublimat, Salicyl, Ichthyol, Resorcin, Theer und Theerichthyolseife (wie
oben) ; *f)* bei Hyperkeratosen (Schwielen, Hühneraugen, Acne etc.): Salben- und Pastenstifte mit Salicylsäure, Schwefel; *g)* zur Beseitigung von Pigmentflecken: Salbenstifte mit Sublimat, Carbolsäure, Salicylkreosot; *h)* bei Neubildungen (spitze
und breite Condylome, Epitheliome, Warzen und Mäler): Resorcin-, Pyrogallol-,
Salicylkreosot- und Sublimatstifte; *i)* blasenziehende Stifte mit Canthariden,
Crotonöl und *f)* Anisölstifte, aus Wallrath, Wachs und *Ol. Anisi* erzeugt, gegen Fliegen-,
Wespen- und andere Insectenstiche.

Erwähnung verdienen noch die Nervenstifte aus reinem Menthol, *Stil.
Mentholi ung.*, mit 5°/₀ Paraffin oder Cacaobutter und Zusatz von 3—5°/₀ Wachs, um die
Masse haltbarer zu machen, bereitet (Canzler, Vulpius), als Antineuralgicum, wie auch mit
Chloralhydrat *(Mentholi, Chlorati hydr. ona 1, Ol. Cacao 2, Cetacei 4)*, dann die Senf-
stifte, *Stili sinapinati ung.* aus *Ol. Sinapis aeth.* (gelblichweiss, durchscheinend) von
Wittich und Benkendorf, endlich die Lippenstifte, *St. Cabiales ung.* aus *Cer. fl. 30,
Cetacei 3, Ol. Oliv. 45)*, mit Alkanin gefärbt und mit *Ol. Bergamottae* aromatisirt.

Als Geruchscorrigentien für Salbenmischungen werden ätherische
Oele *(Ol. Rosae, Ol. Bergamottae, Ol. Amygd. amar. aeth.* etc.) und verschiedene
Zubereitungen angenehm duftender Substanzen, namentlich *Vanilla, Sem. Tonco* etc.,
dann *Mixtura oleoso-balsamica, Aqua Coloniensis* u. a. m. verwendet. Die
Färbung der Salben ist ganz ausser Gebrauch gekommen. Nach älteren Vor-
schriften wurden sie gelb durch Digeriren mit Curcumapulver *(Unguentum
flavum)* oder roth mittelst Alkanawurzel *(Unguentum ad labia)* gefärbt.
Ueber Salben zu dermocosmetischem Gebrauche Bd. IV, pag. 564.

Die Gesammtmenge der verordneten Salben ist eine sehr variable. Sie
schwankt zwischen 5 und 200 Grm. Die Grösse der jeweilig anzuwendenden
Dosis pflegt man in der Gebrauchsanweisung mit den Worten: stecknadelkopf-,
linsen-, bohnen- und haselnussgross, genauer dem Gewichte nach anzuzeigen.
Heroisch wirkende Salben, wie *Ung. mercuriale* u. a., werden auch, in Dosen
abgetheilt, verordnet.

Das Mischen der Salbenconstituentien wird in einem, am besten aus Porcellan
geformten Mörser vorgenommen. Um eine homogene Mischung zu erzielen, dürfen die Fette den
arzeneilichen Substanzen nicht auf einmal, sondern nur portionsweise unter fortgesetztem
Reiben zugesetzt werden. Starre Fette (Wachs, Wallrath, Paraffin, Cacaobutter) müssen durch
gelindes Erwärmen zuvor flüssig gemacht werden, feste Arzeneisubstanzen auf's Feinste zerrieben sein, bevor sie mit den verordneten Excipientien gemischt werden, da von der höchst
feinen Vertheilung ihre arzeneiliche Leistung abhängt. Lanolin darf bei Bereitung von Salben,
wegen seines Wassergehaltes nicht geschmolzen werden. Mittel von hervorragender Wirksamkeit (Quecksilberoxyd, Alkaloide etc.) reibt man, besonders dann, wenn sie zur Anwendung
auf das Auge bestimmt sind, vorerst mit ein Paar Tropfen Olivenöl sorgfaltig ab und setzt
unter fortgesetztem Reiben mehr und mehr von dem verordneten Fettconstituens zu. Salze und
andere Arzeneisubstanzen, die sich schon in geringen Wassermengen zu lösen vermögen (Jodalkalien, Opium, narcotische Extracte etc.), wie auch in Weingeist leicht lösliche Pflanzenstoffe
werden in den betreffenden Menstruen zuvor verflüssigt, ehe man sie mit den Fetten verbindet.
Wässerige, ebenso weingeistige Flüssigkeiten mischen sich schwierig und nur in beschränkter
Menge mit Fetten, Lanolin ausgenommen. Erstere werden, namentlich bei Anwendung weicher
Salbenmischungen, leichter noch als letztere aufgenommen. Sollen fettlösende Arzeneiflüssigkeiten,
wie Aether, Chloroform, ätherische und andere Oele, in Salbenform verordnet werden, so
müssen steife Fettconstituentien (Talg, Wachs, Cerate) gewählt werden. Caustische Flüssigkeiten
verdicken in Folge von Seifenbildung die Salbenmischung und um so erheblicher, je concentrirter sie sind. Auch unverdünnte Mineralsäuren, salpetersaure Quecksilberlösung und andere
flüssige Metallsalze verändern sie in Folge Bildung von Elaidinsäure in gleicher Weise.

Bei Bereitung von Harzsalben, wie *Unguentum basilicum* und *Unguent. Terebinthinae*, schmilzt man die Fette und harzigen Substanzen für sich und mischt sie durchgeseiht bis zum Erkalten. Sind die wirksamen Bestandtheile der in Salbenform zu über-
führenden Arzeneisubstanzen in Fetten löslich, so werden sie, wie es für die Bereitung des
Unguent. Cantharidum lautet, mit den Fetten im Wasserbade digerirt und der erhaltene
Auszug hierauf mit den nöthigen Consistenzmitteln gemischt. An harzigen und ätherisch-
öligen Bestandtheilen reiche Pflanzentheile werden behufs Ueberführung ihrer wirksamen
Stoffe in Salbenform mit fetten Oelen, Schweinefett, ausnahmsweise mit Rindsmark oder Butter,
nachdem sie mit Weingeist befeuchtet worden sind, bis zum Verbrauche aller Feuchtigkeit
digerirt und der Fettauszug sodann durchgeseiht. Auf solche Weise werden nach Vorschrift
der Pharm. Austr. *Unguent. aromaticum vel nervinum (Herb. Absinthii 125, Spir. Vini
dil. 250, Axung. porc. 100, Coq. ad consumt. humidi. In colat. liquesc. Cer. flav. 250,*

Ol. Lauri 125. *Cola et refrig. adde Ol. Menth. crisp., -Junip., -Lavand., -Rosmar. ana* 10) und *Unguent. Juniperi* (X, pag. 575) bereitet.

Literatur: Dorvault, L'Officine. Paris 1870. — W. Bernatzik, Handb. der allgem. und spec. Arzeneiverordnungslehre. Wien 1875, I. — H. Hager, Handb. der pharm. Praxis. Berlin 1877—1878, II. — M. Kaposi, Wiener med. Wochenschr. 1878, Nr. 17 (Vaselin). — P. G. Unna, Volkmann's Samml. klin. Vortr. 1887, Nov.; Kurze Anweisung zum Gebrauche der Salben- und Pflastermulle. Kassel 1831; Berliner klin. Wochenschr. 1881, Nr. 27—28; Monatshefte für Dermat. 1884, III und 1885, Nr. 4; Pharm. Centralhalle. 1884, Nr. 31. — Vigier, L'Union pharmac. 1883, XXIV, Nr. 3 *(Unguent. Glycer.).* ?— Canzler, Pharmac. Zeitg. 1883. — H. Gelpke, Pharmac. Zeitg. 1884, Nr. 37 (Mollin). — Shoemacker, Brit. med. Journ. 1884; Virchow und Hirsch' Jahresber. für 1884, Nr. 1 (Oleate); Ibid. Oct. 1886 (Lanolin); Med. and Surg. Report. Philadelphia 1886. — O. Phillip, Pharm. Centralhalle. 1885, XXVII (Lanolin). — W. H. Mielk, Monatsschr. für prakt. Dermat. 1885 *(Unguent. Paraff.).* — Jarisch, Mittheil. des Wiener med. Doct.-Coll. 1885, Nr. 3. — O. Liebreich, Berliner klin. Wochenschr. 1885, Nr. 47; Deutsche med. Wochenschr. 1884, Nr. 26. — Berliner klin. Wochenschr. 1886, Nr. 5 (Discuss. O. Lassar, Bachmann Köbner, Fraenkel, Liebreich über Lanolin). — E. Dieterich, Pharmac. Zeitg. 1883, Nr. 37 *(Unguent. Paraff.);* 1886, Nr. 3; Archiv d. Pharm. von Reichhardt. 1886, Nr. 3; Ibid. Juni 1887 (Mollin) — F. Bloch, Inaug.-Diss 1887; Therap. Monatsh. Jän. 1888. — Mylius in Hager's Pharm. Central-Halle und Beburt's Jahresber. über die Fortschr. der Pharm. etc. 1886. — E. Bock, Centralbl. für Therapie. März 1888. — R. Kobert, Compend. der Arzeneiverordnungslehre. Stuttgart 1888.

Bernatzik.

Salbei, s. Salvia.

Salbenmulle, Salbenstifte, s. Salbe, pag. 204, 205.

Salep, *Tubera Salep, Radix Salep.* Die getrockneten Knollen verschiedener Orchideen aus der Gruppe der Ophrydeen (von einheimischen besonders von *Orchis fusca Jacq., O. militaris, mascula, Morio, ustulata, latifolia maculata L., Ophrys arachnites L., Gymnadenia conopsea R. Br., Platanthera bifolia Rich.* u. A.).

Eiförmige, längliche oder fast kugelige, seltener handförmige, bis 4 Cm. lange, $^{1}/_{2}$—2 Cm. dicke, etwas durchscheinende, hornartig harte Knollen von schmutzig-weisser oder bräunlicher Farbe und fadem schleimigem Geschmack, fast geruchlos, gepulvert mit heissem Wasser einen Schleim gebend, welcher mit Jod sich blau färbt. Pharm. Austr. führt mit Rücksicht auf eine mögliche Verwechslung mit oder ohne Beimengung von Herbstzeitlosenknollen als Unterscheidungsmerkmal an, dass ein Theil Saleppulver mit der vierzigfachen Menge siedenden Wassers eine steife Gallerte giebt, während man aus in derselben Weise behandelten gepulverten Colchicumknollen eine solche nicht erhält.

In der That zeichnet sich der Salep durch einen sehr beträchtlichen Gehalt an Schleim (nach DRAGENDORFF bis 48$^0/_0$) aus und beruht darauf, sowie auf seinem erheblichen Reichthum an Stärke (ca. 27$^0/_0$) neben Eiweissstoffen (5$^0/_0$) und etwas Zucker seine häufige interne und externe (Clysma) therapeutische Anwendung als einhüllendes und reizmilderndes Mittel bei Reizungs- und Entzündungszuständen der Schleimhäute, namentlich bei Durchfällen aller Art, als schleimiges Vehikel für scharfe Stoffe etc., sowie als Nährmittel (in Verbindung mit Suppe, Milch, Cacao etc.) besonders bei Kindern, am häufigsten in Form des officinellen ex tempore zu bereitenden Salepschleims, *Mucilago Salep*, Pharm. Germ. 1 Th. *Pulv. Salep.* mit 10 Th. kaltem Wasser in einer Flasche geschüttelt, dann 90 Th. kochendes Wasser hinzugefügt und bis zum Erkalten geschüttelt, oder 1 Theelöffel Saleppulver auf 250—500·0 Wasser, Suppe, Milch etc., seltener als Gallerte (1:20—04).

Als Ersatzmittel des Salep wurden einmal die getrockneten unterirdischen Theile einer in den Gebirgen Syriens häufig vorkommenden Asphodelus-Art, unter der Bezeichnung Nurtoak (Nähr)-Wurzel *(Radix Corniolae)*, empfohlen. Ihr Pulver giebt schon mit kaltem Wasser eine dickliche, schleimige, klebrige Flüssigkeit; mit Wasser aufgekocht giebt es einen klebenden Schleim, beim Erkalten aber keine Gallerte. Im Decoct könnte diese Drogue, die, wie es scheint, im Orient eine ausgedehnte Anwendung findet und die nach Dragendorff unter anderen Dextrin und Arabin (zusammen 52$^0/_0$), Pflanzenschleim (10$^0/_0$) und Zucker (8$^0_{,0}$) enthält, immerhin den Salep ersetzen, obwohl sie, ihrer Klebekraft wegen, sich mehr zu technischen Zwecken eignet.

Vogl.

Salicin. Salix, Weide; französisch Saule; englisch Willow.

Der mehr als fünfzehnhundertjährigen therapeutischen Verwendung mehrerer Arten der Weidenrinde, besonders der *Salix laurea*, folgte um das Jahr 1825 der medicinische Gebrauch des in der Rinde vieler Species der Gattung Salix und Populus zu 1—3%, sowie auch im Castoreum enthaltenen und zu jener Zeit entdeckten Bitterstoffes, des Salicins. Dasselbe wird dargestellt, indem man eine Abkochung von Weidenrinde mit Bleiglätte digerirt, filtrirt, durch Schwefelwasserstoff entbleit und das Filtrat verdampft, bis Krystallisation eintreten kann.

Das reine Glycosid Salicin ($C_{13} H_{18} O_7$) stellt farb- und geruchlose, prismatische Krystalle von sehr bitterem Geschmack und neutraler Reaction dar, die sich etwas schwer in Wasser (1 : 28), leichter in Alkohol und Alkalien lösen. Das Salicin lenkt die Polarisationsebene nach links ab. Es sublimirt bei 150—200°. Mit concentrirter Schwefelsäure übergossen, färbt es sich roth. Mit verdünnten Mineralsäuren erwärmt, spaltet es sich in Saligenin und Zucker. Das Gleiche findet statt, wenn Salicinlösungen an der Luft schimmeln oder mit Emulsin zusammenkommen. Durch Hefe wird es nicht zerlegt, vielmehr sind es Fäulnissvorgänge in einer solchen Gährungsflüssigkeit, die eine Zerlegung des Salicins herbeiführen. Auch der Speichel und der Magensaft extra corpus zerlegen nicht Salicin. [1]

Wirkungsweise. Das Salicin geht zum Theil unverändert in den Harn über, zum Theil findet es sich im letzteren als Saligenin, salicylige Säure, Salicylursäure, Salicylsäure. [2] Der Harn wird dadurch auch reicher an gepaarten Schwefelsäuren. Sein hoher Gehalt an Aetherschwefelsäuren wird auf eine Paarung mit Saligenin bezogen. [3] Schon 10 bis 30 Minuten nach der Einnahme des Mittels und noch nach 68 Stunden beim Menschen (RANKE) und 96 Stunden beim Hunde [1]) gab der Harn die Eisenchloridreaction. Sicher ist, dass die Niere und die Leber der Herbivoren eine spaltende Kraft fermentartiger Natur für Salicin besitzen, wobei sich eisenchloridbläuende Stoffe bilden. [1] Im Darm [4]) wird Salicin durch die Fäulniss zerlegt. [1] Ebenso spaltet dasselbe das Blut der Herbivoren und Kaltblüter [4]), wahrscheinlich auch das der Fleischfresser. [1] Im Allgemeinen zerlegen Pflanzenfresser das Glycosid schneller als Fleischfresser. [4] Auf Fäulniss und Gährung wirkt es fast gar nicht behindernd ein. Thiere vertragen grosse subcutan oder selbst direct in die Blutbahn eingebrachte Mengen (4 Grm.) ohne Vergiftungserscheinungen. Die Milz soll durch das Mittel verkleinert werden. Nach Einführung von grossen Mengen, selbst 15—20 Gramm pro dosi und 96 Gramm in 3 Tagen (RANKE) werden keine Giftwirkungen beobachtet. Nur gewisse Personen reagiren in Folge nicht zu bestimmender, individueller Verhältnisse auch nach kleinen Dosen auf das Salicin mit Nebenwirkungen, die sich als Kopfschmerz, Schwindel, Tremor, Taubheit, Ohrensausen, Nebel- und Funkensehen, Heiserkeit, Puls- und Athembeschleunigung, Angst und Verwirrtsein, in seltenen Fällen auch als Diarrhoe und Erbrechen darstellen und mehrere Tage anhalten können. BUCHWALD [5]) beobachtete bei einem typhösen Mädchen nach zweimaliger Dosis von 12 Gramm sehr schweren Collaps. Dagegen wird meistens nach kleineren Dosen, 2—3 Gramm, die Speichelsecretion angeregt, und wie nach allen Bittermitteln ein subjectives Wärmegefühl im Magen wahrgenommen. Die künstliche Verdauung wird unter dem Einflusse des Salicins nach Versuchen von BUCHHEIM und ENGEL [6]) nicht gehemmt.

Während sich der medicinische Gebrauch der Weidenrinde in Dosen von 20—30 Gramm auf das hectische Fieber, auf centrale Nervenleiden, Schwächezustände, chronische Catarrhe, Wurmkrankheiten und Intermittens erstreckte, wurde das Salicin hauptsächlich gegen Wechselfieber angewendet. Die Angaben über seine temperaturherabsetzende und milzverkleinernde Wirksamkeit waren zum Theil so widersprechend, dass dadurch eine dauernde Einverleibung des Mittels in den Arzneischatz unmöglich wurde. Nichtsdestoweniger sprach sich MACARI [7]) im Jahre 1855 dahin aus, dass das Salicin als ein schwächer wirkendes

Surrogat des Chinins gute Dienste leiste, wenn es in gelöstem Zustande mehrmals in grösseren Dosen in der Apyrexie gereicht werde, dass es keine Nebenwirkungen wie das Chinin erzeuge und dass es aus ökonomischen Gründen in vielen Fällen dem Chinin vorzuziehen sei. Diesem Urtheile schloss sich GUIBERT an. SENATOR [8]) prüfte, veranlasst durch die nachgewiesene Wirksamkeit der Salicylsäure in fieberhaften Krankheiten und auf Grund der Thatsache, dass sich Salicin im Körper zum Theile in Salicylsäure umwandelt, die antipyretische Wirksamkeit des Salicins. Es wurde in Dosen von 6—10 Grm. für Erwachsene verordnet.

Bei Abdominaltyphus schien, wie auch bei anderen Mitteln, der grösste Temperaturabfall durch Abenddosen erzielt zu werden. Er betrug in einem Falle 2° C., stand aber nicht immer im Verhältniss zur Menge des einverleibten Medicamentes. In anderen Fällen war die Wirkung daran zu erkennen, dass, wenn das Mittel Vormittags gegeben wurde, die abendliche Temperatursteigerung ausblieb oder sehr gering ausfiel. Sowohl hier als in anderen fieberhaften Krankheiten dauerte die Wirkung des Salicins oft 24—36 Studen an. Temperaturerniedrigung um 3° C. nach 12 Grm. Salicin beobachtete BUCHWALD.

Bei *Phthisis pulmonum* fand SENATOR die Wirkung des Mittels inconstanter. Doch gelang es ihm, das Fieber dauernd und noch einige Zeit über den Tag der Verabreichung hinaus auf einem geringen Grad zu erhalten, wenn das Salicin zwei oder mehrere Tage hintereinander gegeben wurde. Vorhandene Diarrhoen wurden nicht gesteigert, eher vermindert, und die Verdauung erlitt keine Beeinträchtigung.

Gegen Intermittens ist die Wirkung eine dem Chinin weit nachstehende; dauernde Heilung besonders leichterer, nicht complicirter Fälle kann jedoch durch Dosen von 8—12 Grm. bei Erwachsenen und entsprechend kleineren bei Kindern unzweifelhaft herbeigeführt werden.

Auf eine specifische Einwirkung des Salicins auf acute Rheumarthritis hat zuerst MACLAGAN [9]) aufmerksam gemacht. Er wandte zweistündlich 1·2—1·5 Grm. an, und behauptet, dass durch rechtzeitige und lange genug fortgesetzte Anwendung des Mittels Herzcomplicationen verhütet werden können und die Reconvalescenz schneller eintritt. In ihrem ganzen Umfange hält SENATOR diese Angaben für nicht zutreffend, da trotz einer derartigen Salicinmedication Herzfehler nicht selten zurückbleiben. Indessen auch er schliesst sich dem günstigen Urtheile MACLAGAN'S hinsichtlich des therapeutischen Nutzens, der bei diesem Leiden durch Salicin erzielt wird, an. Die Gelenkschmerzen und die Schwellung lassen nach kurzem Gebrauche des Mittels nach und auch Entfieberung kommt zu Stande. Aehnlich günstige Erfolge sind nach Verabfolgung von 2—6 Grm. Salicin bei leichter Gicht, sowie chronischem Gelenkrheumatismus beobachtet worden.

Ausser den genannten Affectionen ist das Salicin noch bei vielen anderen, wie atonischer Verdauungsschwäche, chronischen Diarrhoen, catarrhalischen Zuständen der Luftwege versucht, aber wegen theilweiser oder gänzlicher Erfolglosigkeit wieder verlassen worden. Neuerdings [10]) wurde angegeben, dass die Verabfolgung von dreimal täglich 3—6 Grm. Salicin vor dem Essen eine günstige Wirkung auf die Zuckermenge und das Allgemeinbefinden der Diabetiker ausübe.

Form und Gabe. Das Salicin kann in Solution, in Pulverform (Oblaten), in Pillen (Salicin. 2·0, Extr. Absinthii q. s. ut f. pilul. 10) und als Syrup verordnet werden. Die Dosen schwanken zwischen 1—2 Grm. (Rheumarthritis) und 6—12 Grm. in fieberhaften Krankheiten. Gegen Intermittens der Kinder wird in Frankreich ein Sirop de Salicine von folgender Zusammensetzung verschrieben: Salicine 5·0, Aq. fervid. 50·0, Sacchari 100·0. Esslöffelweise zu nehmen. [11])

Literaturverzeichniss: [1]) Grisson, Ueber das Verhalten der Glycoside im Thierkörper. Inaug.-Dissert. Rostock 1887, pag. 54. — [2]) Scheffer, Das Salicin. Inaug.-Dissert. Marburg 1860. H. Ranke, Journ. für prakt. Chemie. 1852, LVI. Bertagnini, Liebig's Annalen. 1856, XCVII. — [3]) Baumann, Pflüger's Archiv. 1876, XIII, pag. 301 und Baumann u. Herter, Zeitschr. für physiol. Chemie. I, pag. 244. — [4]) Marmé, Nachrichten der königl. Ges. d. Wissensch. zu Göttingen. 1878, Nr. 7 u. 9. — [5]) Buchwald,

Ueber Wirkung und therapeutischen Werth des Salicins. Breslau 1878. — [6]) B u c h h e i m
und E n g e l , Beiträge zur Arzneimittellehre. Leipzig 1849, pag. 83. — [7]) M a c a r i , Refer.
in Guibert-Hagen, Arzneistoffe. Leipzig 1863, pag. 136. — [8]) S e n a t o r , Berliner klin.
Wochenschr. 1877, pag. 181. — [9]) M a c l a g a n , The Lancet. 4. März 1876. — [10]) D o r n b l ü t h ,
Zur Praxis und Theorie der Arzneimittelbehandlung des *Diabetes mellitus.* Inaug.-Dissert.
Rostock 1884. — [11]) B o u c h a r d a t , *Nouveau formulaire,* Paris 1881, pag. 326.

L. L e w i n .

Salicylsäure. *Acidum salicylicum;* französisch *Acide salicylique;*
englisch *Salicylic acid.* Die Salicylsäure, Orthooxybenzoësäure $(C_7 H_6 O_3)$ oder
$(C_2 H_4 OH COOH)$ findet sich natürlich in den Blüthen von *Spiraea Ulmaria,*
ferner als Salicylsäuremethyläther im ätherischen Oel der *Gaultheria procumbens,*
aus der Familie der Ericeen, dem sogenannten Wintergreenöl und in dem von
Andromeda Leschenaulsii, ferner in dem flüchtigen Oele von *Monotropa hypopitys*
und in cultivirten Varietäten von *Viola tricolor* und den Violaceen überhaupt.

Die Darstellung aus · der S p i r a e a   U l m a r i a geschieht durch Destillation der
Blüthen mit Wasser, Neutralisation des Destillats mit causticchem Kali, Verdampfen desselben unter möglichster Abhaltung von Luft und Destillation des Rückstandes mit einem
Ueberschusse von Phosphorsäure. Es sublimirt dann, nachdem zuvor salicylige Säure über-
gegangen ist, die Salicylsäure in langen Nadeln.

Aus G a u l t h e r i a ö l stellte L a u t e m a n n die Salicylsäure durch Einleiten von
gasförmiger Jodwasserstoffsäure dar. Da das Gaultheriaöl die Salicylsäure als Methylsalicylsäure enthält, so bildet sich hierbei krystallinische Salicylsäure und Jodmethyl. Letzteres
kann durch Destillation entfernt werden.

Aus S a l i c i n , dem in der Rinde vieler Weidenarten enthaltenen Glycoside, wird die
Salicylsäure dadurch gewonnen, dass man dasselbe in schmelzendem Kali einträgt, die Lösung
der Schmelze durch Salzsäure zerlegt und die sich bildenden Salicylsäurekrystalle umkrystallisirt.

Diesen theuren Darstellungsmethoden der Salicylsäure steht die von KOLBE
entdeckte gegenüber, die allein jetzt benutzt wird. Sie besteht in der Einwirkung von
Kohlensäure auf trockenes Phenolnatrium bei allmälig bis auf 180—250⁰ steigender
Temperatur. Das so erhaltene Natriumsalicylat wird durch Salzsäure zerlegt, um
die Säure zu erhalten.

Die S a l i c y l s ä u r e krystallisirt aus heisser, wässeriger Lösung in feinen
Nadeln, beim freiwilligen Verdunsten ihrer alkoholischen Lösung meist in vier-
seitigen Prismen. Sie schmilzt bei circa 160⁰ C., ist farb- und geruchlos, schmeckt
unangenehm süsslich-sauer und erregt im Munde und Schlunde Brennen oder
Kratzen. Sie löst sich leicht in Alkohol (1 : 4—5), Aether, Alkalien und heissem
Oel oder heissem Glycerin (1 : 50—60). Die Säure fällt nicht aus, wenn man
davon 1 Th. in 10 Th. Alkohol löst und 150 Th. Wasser hinzufügt. Im Wasser
von Zimmertemperatur löst sie sich so, dass die Lösung dauernd klar bleibt, nur
etwa im Verhältniss von 1 : 538. Eine in der Wärme bewirkte Lösung von 1 Th.
der Säure in 350 Th. Wasser bleibt auch beim Erkalten bis zur mittleren Temperatur
klar. Es löst 1 L. Wasser von 20⁰ C. 2·5 Grm. Salicylsäure, und diese Lösung
bleibt noch bei einer Abkühlung auf 4⁰ C. klar (HAGER). Es ist indessen hervorzuheben, dass höhere Wärmegrade in wässerigen Lösungen der Säure die Bildung
von Phenol, wenn auch in geringer Menge, veranlassen. Die Gegenwart von Borax
erhöht die Löslichkeit der Salicylsäure in Wasser. Beim vorsichtigen Erhitzen
(200⁰ C.) kann sie sublimirt werden; bei höheren Temperaturen zerfällt sie in
Carbolsäure und Kohlensäure. Durch Sublimation gereinigte Salicylsäure erleidet
nach einiger Zeit freiwillig dieselbe Zersetzung und färbt sich rötlich. Eine
solche Säure soll deshalb medicinisch nicht gebraucht werden.

Für die P r ü f u n g   d e r   S a l i c y l s ä u r e   a u f   R e i n h e i t kommt nach der Pharm.
Germ. Folgendes in Betracht: 1. Die Lösung derselben im 6fachen Gewicht kalter Schwefelsäure sei fast farblos. Färbung deutet auf fremde organische Stoffe. 2. Wird die Saure in
überschüssigem Soda aufgelöst und mit Aether geschüttelt, so darf dieser beim Verdunsten
keinen Rückstand hinterlassen, andernfalls bleibt Carbolsäure zurück, die sich auch durch
den Geruch verräth. 3. Beim freiwilligen Verdunsten einer concentrirten alkoholischen
Salicylsäurelösung müssen die bleibenden Krystalle farblos sein. Eine Färbung, besonders an
den Spitzen, deutet auf Carbolsäure. 4. Die Lösung der Säure in 10 Theilen Weingeist werde
nach Zusatz von etwas Salpetersäure durch Silbernitrat nicht verändert. Weissliche Trübung
deutet auf Salzsäure.

Die Salicylsäure bildet Salze, die gut krystallisiren und in Wasser löslich sind. Das officinelle s a l i c y l s a u r e N a t r o n (Na C₇ H₅ O₃) stellt ein weisses Krystallpulver dar, das bei gleichem Gewicht weniger voluminös als die Salicylsäure ist, schwach süsslich schmeckt, aber kein Kratzen erregt und im Wasser leicht löslich ist (1 : 0·9 Wasser). Sowohl die reine Substanz, als ihre Lösungen färben sich durch Licht und Luft je nach der Länge der Zeit röthlich oder grau oder auch braun. Die saure Reaction geht dabei verloren. Ganz trocken bei Lichtabschluss aufbewahrt, soll es keine Veränderung erleiden. Eine mit Quellwasser bereitete Lösung bräunt sich in einigen Stunden, mit destillirtem Wasser dagegen tritt keine Veränderung ein. [1]

Von nichtofficinellen Salzen der Salicylsäure haben einiges Interesse gewonnen: das s a l i c y l s a u r e W i s m u t h (B i s m u t h u m s a l i c y l i c u m), kommt als saures und basisches Salz - in den Handel. Das saure Wismuthsalicylat ist weisskörnig, krystallinisch, wenig in Wasser löslich und enthält, ebenso wie das amorphe, in Wasser ganz unlösliche, schwach gelbliche basische Salz, je nach der Provenienz, bald weniger bald mehr bis 20% freie Salicylsäure. In den M e r c k'schen Präparaten sind nur Spuren von freier Säure vorhanden. Das saure Salz enthält ca. 40% Oxyd, das basische 62—63%. D e s p l a t s wandte salicylsaures Wismuth zuerst gegen Abdominaltyphus an, und L. L e w i n[3] empfahl es auf Grund theoretischer Ueberlegung gegen Darmcatarrhe. Später wurde es in der That bei dieser Affection nützlich befunden.[4]

Neuerdings ist auch s a l i c y l s a u r e s Q u e c k s i l b e r für die Syphilistherapie empfohlen worden. Es ist ein amorphes, weisses, geruch- und geschmackloses Pulver von neutraler Reaction. Dass es die Syphilis rascher und energischer heilt als ein anderes Quecksilberpräparat kann nur Jemand behaupten, der über die Wirkungsweise der Quecksilberverbindungen nicht viel Erfahrung besitzt. Dass es antiseptisch und antizymotisch wirkt, woran Niemand zu zweifeln wagte, ist auch zum Ueberfluss noch nachgewiesen worden.

Einen besonderen Werth beanspruchten die B o r s a l i c y l s ä u r e *(Acidum borosalicylicum)* und deren Salz, das b o r s a l i c y l s a u r e N a t r o n, die gut antiseptisch und antiparasitisch wirken und oft besser auch äusserlich als Salicylsäure vertragen werden.

Wässerige Lösungen der Salicylsäure oder ihrer Salze werden durch Eisenoxydsalze tief violett gefärbt. Auf diese Weise kann die Violettfärbung noch in Lösungen von 1 : 50.000 deutlich erkannt werden, während bei 1 : 10.000 die Färbung schön ausgesprochen ist. Versetzt man Harn mit Salicylsäure oder salicylsaurem Natron, so kann man erst bei einem Verhältniss von 1 : 5000 deutliche, aber selten reine Violettfärbung nachweisen.[2]

Von e l e m e n t a r e n E i n w i r k u n g e n der Salicylsäure ist zu erwähnen, dass ihre wässerigen Lösungen Eiweisslösungen nur unvollständig coaguliren, dass aber der Zusatz von fester Säure Eiweisslösungen stark gerinnen macht. Bei Zusatz von 1% Salicylsäure zu B l u t sollen die weissen Blutkörperchen doppelte Contouren zeigen[5]; bei Zusatz von 5% zu gewöhnlichem und 3% zu defibrinirtem Blut bildet sich ein erhärtendes Coagulum. Das Oxyhämoglobin der rothen Blutkörperchen geht hierbei in Hämatin über.

Eine besondere Bedeutung beansprucht die g ä h r u n g s - u n d f ä u l n i s sw i d r i g e E i g e n s c h a f t der Salicylsäure. Die nahen Beziehungen derselben zur Carbolsäure legten die Möglichkeit nahe, in ihr gleichfalls antifermentative und antiseptische Fähigkeiten zu finden. Die Versuche, die in dieser Hinsicht angestellt wurden[6], ergaben die Richtigkeit der Voraussetzung. Man fand, dass die Menge Hefe, welche durch Salicylsäure unwirksam gemacht wird, in einem viel grösseren Verhältnisse zunimmt, als den wachsenden Salicylsäuremengen direct entspricht. Während in einem Versuche die letztere im Verhältnisse von 1 : 2 : 3 wuchs, standen die davon getödteten Hefemengen in einem Verhältnisse von 1 : 15 : 55. Es wurde ferner constatirt, dass die gährungshemmende Wirkung einer bestimmten Menge Salicylsäure auch ein bestimmtes Verhältniss zu einer Zuckerlösung im umgekehrten Verhältnisse zu der Menge der Gährungsflüssigkeit steht, während der Zuckergehalt in gewissen Grenzen darauf ohne Einfluss ist. Auch eine bereits eingeleitete Gährung wird durch geringe Mengen Salicylsäure sistirt. Die einmal durch Salicylsäure unwirksam gemachte Hefe kann selbst durch vollständiges Auswaschen der Salicylsäure nicht mehr wirkungsfähig gemacht werden.

14*

Die Salicylsäure selbst erleidet durch ihre antifermentative Thätigkeit keine chemische Veränderung. Die absolute Menge, die davon zur Gährungsbehinderung nothwendig ist, ist gering. Schon durch 5·5 Grm. Salicylsäure wird die Gährung in 1000 Liter Most verhindert. [7]) Von dem salicylsauren Natrium ist hierzu die zwanzigfache Menge erforderlich.

In analoger Weise hemmend wirkt die Salicylsäure auf die Zersetzung des Amygdalins durch Emulsin ein. Sie vermag in 1proc. Lösung das in dem fünf- bis siebenfachen Gewicht entölter süsser Mandeln enthaltene Emulsin unwirksam zu machen. Wahrscheinlich kommt dies in Folge der Coagulirung des Emulsins durch die Salicylsäure zu Stande. Dagegen wird die Senfgährung nicht wesentlich durch dieses Mittel beeinflusst.

Die spontane Gerinnung der Milch wird durch das salicylsaure Natrium hinausgeschoben. Diese Wirkung wurde dem Einflusse des Natriums und der dadurch bedingten stärkeren Alkalinität zugeschrieben. [8])

Der Einfluss der Salicylpräparate auf Fäulnissorganismen und den Fäulnissprocess ist vielfach untersucht worden. So stellte BUCHOLZ [9]) fest, dass die Bacterienentwicklung durch die Salicylsäure in einer Verdünnung von 1 : 666·6, durch das salicylsaure Natron in einer Verdünnung von 1 : 250, durch die Methylsalicylsäure in einer Verdünnung von 1 : 1000 gehindert wird, während das Fortpflanzungsvermögen von Bacterien durch die Salicylsäure in einer Verdünnung von 1 : 312·5 und durch die Methylsalicylsäure in einer Verdünnung von 1 : 200 vernichtet wird.

Eine Behinderung des Milzbrandbacillenwachsthums führt die Salicylsäure nach den Untersuchungen von KOCH [10]) in einer Verdünnung von 1 : 3300 und eine Aufhebung derselben in einer Verdünnung von 1 : 1500 herbei. Faulige Zersetzung des Fleisches, der Fleischflüssigkeit und anderer zerfallener, thierischer Substanzen werden nach FESER durch die Salicylsäure in 0·4⁰/₀ Lösung verhindert und bereits begonnene und fortgeschrittene Fäulniss sofort sistirt. Er betrachtet die Säure als ein wirkliches Desinficiens, insoferne sie die zum Leben der Fäulnissorganismen nöthigen, löslichen Eiweisssubstanzen gerinnen macht, die Fäulnisserreger tödtet und die Fäulnissproducte verändert. (?) Gleichzeitig schreibt er ihr desodorirende Eigenschaften zu. Für die gleichen Zwecke wirkt nach ihm das salicylsaure Natrium weit schwächer — erst in 5—10⁰/₀ Lösung — vielleicht weil es nicht die Fähigkeit, Eiweiss zu coaguliren, besitzt. Es kann deshalb die freie Säure nur unvollkommen ersetzen. Diesen Angaben gegenüber stehen die exacten Versuche von SALKOWSKI [11]), welcher darthat, dass in gehacktem, anfangs einer Temperatur von 25—30⁰ C., später der gewöhnlichen Temperatur ausgesetztem Fleisch, unter dem Einflusse einer 0·1⁰/₀ Salicylsäurelösung die Fäulniss zwar um acht Tage und in concentrirter Lösung noch länger aufgehalten wurde, dass dieselbe aber schliesslich doch eintritt. Desodorirende Eigenschaften spricht er der Salicylsäure ganz ab. Zu berücksichtigen ist noch bei derartigen antiseptischen Versuchen der Gehalt der Flüssigkeiten an Phosphaten und Carbonaten, da die Salicylsäure durch dieselben zum grossen Theile gebunden wird. [12])

Die Resorption der Salicylsäure erfolgt im Thierkörper in jeder Form, im pulverförmigen, gelösten und in Wasser vertheiltem Zustande rasch und in grosser Ausdehnung nicht nur vom Magen und Dickdarm, sondern auch von Schleimhäuten, serösen Höhlen, dem Unterhautzellgewebe und Wundflächen aus. Auch von der intacten Haut sollen die Salicylsäure und das salicylsaure Natron aufgesogen werden, und zwar die erstere leichter und rascher als das letztere. [13]) Schon nach Einreibung von 0·2—0·4 Grm. der in Alkohol gelösten Säure, oder von 0·6 Grm. des in Wasser gelösten Salzes auf die Haut soll eine Ausscheidung durch die Nieren zu Stande kommen. Minimal soll die Aufnahme der Salicylsäure im Bade sein. Auf ein 500 Liter fassendes Bad von 32⁰ C. mit 60 Grm. in Alkohol gelöster Salicylsäure zeigte sich nach einem halbstündigen Verweilen in demselben nur eine sehr geringe Menge im Harne. Meiner Ansicht nach ist ein Durchgehen von wässerigen Lösungen der Säure oder des Salzes durch die unverletzte Haut, wenn es sich nicht um absolut ätzende Concentrationen handelt, ausgeschlossen. Ein gegentheiliger Befund beruht auf einem Irrthum.

Die Ausscheidung derselben erfolgt als Salicylsäure und Salicylursäure zum grössten Theile durch die Nieren. In den Koth soll keine Salicylsäure übergehen. Im Speichel und dem Schweiss[20]) ist sie von einigen Untersuchern gefunden. Im Secret der Bronchien wurde sie nachgewiesen. In die Milch gehen nach Darreichung grosser Dosen geringe Mengen über. An Thieren wurde die Beobachtung gemacht, dass nach Injection von Natriumsalicylat in die Venen eine Ausscheidung von Salicylsäure in den Magen hinein stattfindet. Auch im Pancreassafte und der Galle ist nach intravenöser oder subcutaner Anwendung das Mittel gefunden worden. Es lassen sich ferner innerlich verabfolgte Salicylpräparate in fast allen Ernährungsflüssigkeiten und Transsudaten nachweisen. Dahin gehört unter Anderem das Blut, Pericardial-, Pleural- und Peritonealtranssudate und die Cerebrospinalflüssigkeit. Vergebens wurde die Salicylsäure im Caverneninhalt, dem Empyemeiter und der Galle gesucht. In dem Serum einer Vesicatorblase ist sie nach ihrem internen Gebrauche nachgewiesen worden.

Der Uebergang der Salicylsäure von der Mutter auf das Kind ist sicher constatirt. [16]) Der Urin der Neugeborenen enthielt unter 25 Fällen 23mal Salicylsäure, nachdem die betreffenden Mütter nach Beginn der Wehen die Säure in Dosen von 2 Grm. erhalten hatten. In dem Fruchtwasser liess sie sich niemals nachweisen. Auch von anderer Seite[16]) wurde gefunden, dass die Salicylsäure und das salicylsaure Natron die Placenta bei einer Dosis von 0·4 Grm. mitunter schon 20 Minuten nach der Eingabe, constant aber 30 Minuten später passiren.

Eine Stunde nach Einnahme von 0·5 Grm. Salicylsäure fand sie sich im Duodenum und bis zur Mitte des Jejunum. Von da ab war sie nicht mehr vorhanden.

Die Ausscheidung der Salicylsäure scheint durch Kohlensäure gefördert zu werden[12]), da nach zuvorigem Einnehmen von kohlensaurem Natron der Harn schneller als gewöhnlich von der Säure frei wird. Die Schnelligkeit, mit der die Ausscheidung beginnt, zeigt bei Gesunden und Kranken beträchtliche Schwankungen. Bei Anwendung reiner Salicylsäure gelingt der Nachweis im Harne mitunter schon nach 20 Minuten von der Einverleibung an gerechnet. Nach einer einmaligen kleinen Dosis (0·1 Grm.) erhält man im günstigsten Falle nach $1^{1}/_{2}$—12 Stunden eine Reaction auf Salicylsäure. Nach Einführung von salicylsaurem Natron (5 Grm.) vollzieht sich der Uebergang in den Harn schon nach circa 10 Minuten. Auch die Dauer der Salicylausscheidung variirt je nach der Eigenart des Individuums und der Höhe der Dosis. Nach Einnahme von 1 Grm. Salicylsäure kann der innerhalb 36 Stunden gelassene Harn und nach 0·04 Grm. salicylsaures Natron der nach 24 Stunden entleerte Salicylsäure enthalten. Als der längste Zeitraum für den unzweifelhaften Nachweis der Salicylsäure im Harn nach deren sistirten Aufnahme können fünf Tage angesehen werden. Ganz besonders ist hervorzuheben, dass jede Nierenläsion die Ausscheidung der Salicylsäure vermindert.

Der Nachweis der Salicylsäure im Harne kann entweder durch die bereits angegebene Reaction mit Eisenchlorid, welches direct zugesetzt wird, oder in besserer Weise so geführt werden, dass man den Harn stark ansäuert, destillirt und das Destillat zur Farbenreaction benutzt. Eine auch für andere Secrete verwendbare Methode besteht darin, die angesäuerte, fragliche Substanz mit Aether auszuschütteln, den Aether zu verjagen, den Rückstand mit Wasser aufzunehmen und die Eisenchloridreaction anzustellen. Nach Salicylsäuregebrauch soll der Harn, angeblich wegen des Gehaltes an Salicin, die Polarisationsebene nach links ablenken. [17]) Kleine Mengen Salicylsäure lassen sich auch so nachweisen, dass man die betreffende Substanz mit Schwefelsäure in Alkohol erhitzt. Der gebildete Salicylsäureäther giebt sich durch den charakteristischen Geruch des Gaultheriaöles kund (CURTMANN).

Die locale Wirkung der Salicylsäure in pulverförmigem Zustande auf Schleimhäute stellt sich als eine entzündungserregende dar. Es bilden sich schon nach wenigen Minuten weisse Aetzstellen aus, die mehrere Stunden hindurch bestehen bleiben können, um dann einer Loslösung des mortificirten Gewebes Platz zu machen. Das Gleiche bewirkt die in Wasser (1:15) vertheilte Säure. Die subjectiven Empfindungen auf der Mund- und Rachenschleimhaut bestehen im Brennen und Stechen, sowie Kratzen. Auch bei der Inhalation verdünnter Lösungen (1:500) können diese Reizerscheinungen auftreten. Der Salicylsäure soll nach UNNA auch eine hornlösende Wirkung zukommen, die sich nur auf die Hornschicht beschränke.

Nach innerlicher Aufnahme der Salicylsäure oder deren Salze sollen Aenderungen in den Stoffwechselvorgängen des Körpers eintreten. An Hunden wurde eine erhöhte Stickstoffausscheidung durch den Harn beobachtet, während am gesunden Menschen ein gesteigerter Eiweisszerfall aus der Vermehrung der Schwefelsäure nach Salicylsäuregebrauch erschlossen wurde. Freilich geht mit dieser erhöhten Stickstoffausscheidung eine vielfach nachgewiesene bedeutende Vermehrung der Harnmenge einher, und es wäre daher denkbar, dass die verstärkte Diurese, wenn vielleicht auch nicht die einzige, so doch eine wesentliche Ursache der Stoffwechselveränderung sei. Einige Beobachter wollen bei Typhuskranken, sowie Phthisikern eine Verminderung des Harns beobachtet haben. Dem gegenüber steht die Angabe von BÄLZ und Anderen, dass auch bei Typhösen, sowie bei Polyarthritikern fast constant eine Vermehrung der Harnsecretion, manchmal bis auf drei Liter pro die, vorkommt. Es ist dies a priori von einer Substanz anzunehmen, die mit local reizenden Eigenschaften versehen, zum Theil unverändert die Nieren passirt. Unter dem Einflusse von 1—4 Grm. salicylsaurem Natron nimmt bei Hunden die Concentration der Galle und damit die Menge der festen Bestandtheile für mehrere Tage ab. [21])

An Thieren ist nach Verabfolgung von Salicylsäure eine beträchtliche Athmungsverlangsamung beobachtet worden, der mitunter eine Beschleunigung voraufgeht. Die Verlangsamung rührt von einer Herabsetzung der Erregbarkeit der Vagusäste in den Lungen her. Ebenso sinkt der Blutdruck. Die Pulsfrequenz wird beim Menschen entweder gar nicht oder nur in sehr engen Grenzen verändert. Ein Einfluss der Salicylsäure und ihrer Salze auf die normale Temperatur bei Thieren und Menschen fehlt ganz oder macht sich höchstens in sehr geringfügiger Weise bemerkbar. Es gelingt selbst durch grosse Gaben (5 Grm. der reinen Säure) nur selten, eine Temperaturerniedrigung um einige wenige Gradtheile herbeizuführen. Dagegen ist eine antifebrile Wirkung derselben bei gewissen fieberhaften Zuständen zweifellos und in mancher Beziehung dem Chinin als ebenbürtig anzusehen. Wodurch diese Einwirkung zu Stande kommt, ist nicht sicher erwiesen. Während die Einen annehmen, dass durch stärkeren Blutzufluss zur Peripherie der Wärmeverlust an der Körperoberfläche vermehrt wird, meinen Andere, dass die Salicylsäure verminderte Oxydation ·und dadurch Temperaturerniedrigung veranlasse. Die Temperatur von Thieren, die künstlich in ein septisches Fieber versetzt wurden, sinkt unter dem Einflusse der Salicylsäure ganz bedeutend, während diejenige von künstlich erzeugtem Entzündungsfieber unverändert bleiben soll. Bei fiebernden Menschen bleibt sowohl nach Eingabe der Salicylsäure als des salicylsauren Natrons selten die antipyretische Wirkung aus. Dieselbe tritt besonders nach dem Salze meist aussergewöhnlich rasch ein — meist schon nach 30—40 Minuten — und ungleich rascher als auf Chinin. Die Wirkungsdauer ist bei leichten Fieberzuständen nach mittleren Dosen (4—6 Grm.) ausgedehnter als bei ganz heftigen Fieberstadien. Bei Typhösen können nach Verabfolgung des salicylsauren Natrons in einmaligen Dosen von 2·5—5·0 Grm. oder in Tagesmengen von 5·0 Grm., welche auf je zwei Stunden vertheilt werden, Temperaturabfälle bis zu 4° innerhalb 5—10 Stunden eintreten. Eine Abschwächung der antifebrilen Wirkung bei wiederholter Verabfolgung. des

Mittels findet nicht statt. Kurz vor Beginn des Sinkens der Temperatur erscheint sehr häufig profuse Schweisssecretion. Die letztere bedingt jedoch nicht die Fieber-remission, da bedeutende Remissionen ohne Schweiss und auch schon vor Eintritt desselben zu Stande kamen. Wenn ungefähr drei Stunden nach dem Einnehmen von salicylsaurem Natron keine Temperaturerniedrigung erfolgt, so ist das Mittel für diesen Fall als wirkungslos zu betrachten.

Ein grosser Theil der bisher genannten Eigenschaften der Salicylsäure und des salicylsauren Natrons ist zu therapeutischen Zwecken verwandt worden. Im Vordergrunde steht die Anwendung derselben im Fieber. Bei Abdominal-typhus sind nach Dosen von 6 Grm. (besser wird das Mittel bei dieser Krank-heit überhaupt nicht gegeben) Temperaturabfälle von $6^{1}/_{2}^{0}$ C. beobachtet worden, ohne dass jedoch eine Abkürzung des Processes dadurch herbeigeführt wurde. Als Beispiel für den Gang des Temperaturabfalls hierbei führen wir folgenden von BÄLZ beobachteten Fall an:

S. S., 17jähriges Mädchen, an Abdominaltyphus leidend, zeigt am 14. Januar 1878, Abends 8 Uhr 41^{0} C.

Abds.	8	Uhr 41^{0} C. *Natr. salicyl.* 6·0 Grm.	15. Januar	1 Uhr Früh	$35·4^{0}$ C.
	9	„ $40·9^{0}$ C.	2	„ „	$35·4^{0}$ „
	10	„ $39·5^{0}$ „	3	„ „	$35·2^{0}$ „
	11	„ $39·4^{0}$ „	4	„ „	$35·4^{0}$ „
	$11^{1}/_{2}$	„ $37·0^{0}$ „	5	„ „	$35·0^{0}$ „
	12	„ $35·8^{0}$ „			

Dieser Abfall von $5·8^{0}$ C. wurde ganz gut vertragen.

Aehnliche Einwirkungen sind bei Scharlach, localen Entzündungen, Eite-rungsfiebern, sowie bei Erysipel, Puerperalfieber und Pneumonien zu erreichen. Bedeutende Abfälle werden auch bei Phthisis durch diese Medication erzielt. Die abendliche Exacerbation kann ausbleiben, wenn Morgens oder im Laufe des Tages 4—5 Grm. des Salzes erreicht werden. Bald nach dem Aussetzen des Mittels steigt jedoch die Temperatur wieder zu ihrer früheren Höhe an. Die vielfach ventilirte Frage, ob die Salicylsäure ein Specificum gegen Wechselfieber darstelle, ist im negativen Sinne entschieden worden. Sie kann bei dieser Affection in keiner Weise mit dem Chinin concurriren. Es gelingt wohl, die Temperatur jedesmal herabzusetzen, ohne dass jedoch eine Heilung erreicht wird. Einen in dieser Beziehung lehrreichen Fall theilte RIEGEL [18]) mit:

Einem an einer äusserst hartnäckigen Intermittens mit anteponirendem, tertianem Typhus leidenden Kranken wurden am ersten Tage nach dem letzten Anfalle 6 Grm. und an den beiden folgenden Tagen je 8 Grm. Salicylsäure gegeben. Nur am ersten Tage der Salicylsäureanwendung trat noch ein Anfall ein, sodann keiner mehr. Nun wurde die Salicylsäure ausgesetzt. Bereits am ersten Tage nach dem Aussetzen trat wieder ein heftiger Anfall ein, dem bald noch ein stärkerer folgt. So konnte auch ferner constatirt werden, dass die An-fälle unter dem Gebrauche der Salicylsäure ausblieben, nach dem Fortlassen zurückkehrten. Die darauffolgende Chininmedication brachte dagegen definitive Heilung und damit Rückkehr der Milzdämpfung zur Norm zu Stande.

Während die Salicylsäure also für die bisher genannten pathologischen Zustände nur als symptomatisches Mittel anzusehen ist, stellt sie für den acuten Gelenkrheumatismus *(Polyarthritis rheumatica)* ein wirkliches Specificum dar. [19]) Die Temperatur sinkt in 24—48 Stunden zur Norm herab und auch der locale Process wird entweder durch eine ein- oder zweimalige Dosis von 5 Grm. des salicylsauren Natrons in 24 Stunden, wie angegeben wird, coupirt, oder geht nach Verabfolgung von 4—8 Grm. bei Erwachsenen, 2—3 Grm. bei Kindern unter 5 Jahren und 3—6 Grm. bei Kindern von 5—12 Jahren in 4 Einzeldosen innerhalb 24 Stunden im Verlaufe von 1—3 Tagen seinem Ende entgegen. Besonders die Gelenkschmerzen lassen bald an Intensität nach, oft schon vor

Herabsetzung der Temperatur, und damit tritt auch Euphorie und die Möglichkeit ein, die Gelenke wieder bewegen zu können. Die Schwellung derselben nimmt auch gradatim ab. Es ist jedoch sicher constatirt worden, dass einzelne Individuen sich refractär gegenüber dem Mittel verhalten und dass selbst sehr grosse, nach und nach genommene Dosen (bis zu 70 Grm.!) bei solchen eine Einwirkung auf das Gelenkleiden vermissen liessen. Ausserdem zeigen die verschiedenen erkrankten Gelenke eines Individuums, sowie die gleichen Gelenke bei verschiedenen Individuen nicht selten graduelle Unterschiede bezüglich der Reaction auf Salicylsäure. Recidive werden durch diese Behandlungsmethode bei einzelnen Personen nicht ganz vermieden, selbst wenn man prophylactisch noch eine Zeit hindurch kleine Salicyldosen fortgebrauchen lässt. Die günstigen Erfolge der Salicylsäure und deren Salze bei acutem Gelenkrheumatismus wurden von einigen Autoren auf die directe schmerzstillende Einwirkung auf die Gelenknerven zurückgeführt. Es bleibt jedoch hierdurch die Abschwellung der Gelenke unerklärt. Sehr wenig, resp. gar nicht von Erfolg hat sich die Salicylsäure gegen Diphtheritis erwiesen. Es sind zwar Angaben verschiedener Autoren vorhanden, die auch hier Heileffecte gesehen haben wollen, nachdem sie Lösungen von 2·0 : 200·0, stündlich zu 1 Theelöffel verabfolgt hätten. Indessen haben sorgfältige Beobachtungen anderer Untersucher an grossem Krankenmaterial die Nutzlosigkeit dieser Medication überzeugend dargethan. Selbst die antipyretische Wirkung des Mittels ist, wie BÄLZ fand, hierbei von untergeordneter Bedeutung, da ja die Krankheit in der Regel mit mässigem Fieber verläuft. Ohne wesentlichen Erfolg hat sich die Salicylsäure auch bei Diabetes gezeigt. Auch gegen die Schmerzen der Tabetiker ist wenig dauernd Gutes von den Salicylaten zu erhoffen.

Intern wurde das Mittel bei Blasencatarrh mit ammoniakalischer Harngährung gebraucht. [2]) Erfolge sah man nur in denjenigen Fällen dieses Leidens, wo tiefergreifende anatomische Läsionen der Schleimhaut nicht bestehen. Aber auch hier scheint ein dauernder Erfolg nicht gesichert. Zu Irrigationen der Blase benutzt man anfangs $^1/_{10}$ % und steigt allmälig auf $^1/_5$ und $^1/_4$ % Lösungen. Dasselbe gilt vom Irrigiren von Empyemhöhlen. Auch die Anwendung der Salicylsäure in Klystierform (0·5 — 1·0 : 300·0 Wasser) ist zur Bekämpfung von chronischem Darmcatarrh mit fauliger Zersetzung der Contenta des Darmcanals empfohlen worden.

Gegen übelriechende Fussschweisse kann die Salicylsäure in folgender Form: Acid. salicyl. 8·0, Talc. praep. 15·0, Amyli 10·0, Sapon. 5·0, oder in Gestalt des officinellen Pulv. salicylicus cum Talco benützt werden. Man streut diese Gemische des Morgens zwischen und unter die Zehen, sowie in die Strumpfspitzen ein. Der Geruch verschwindet hiernach ganz und die durch den Schweiss macerirte Haut wird trocken.

Den ausgedehntesten äusserlichen Gebrauch erfährt die Salicylsäure zu antiseptischen Verbandwässern und als Imprägnirungsstoff für Verbandmaterial. Sowohl Jute als Watte werden damit zur Herstellung von Dauerverbänden getränkt. THIERSCH [28]) stellte Salicyljute so dar, dass er 2500·0 Grm. Jute einträgt in eine auf 70—80° C. erwärmte Lösung von 75 Grm. Salicylsäure, 500 Grm. Glycerin und 4500 Grm. Wasser. Man erhält so einen weichen, geschmeidigen, dem Flachs ähnlichen Verbandstoff, der wenig stäubt und Eiter in sich aufnehmen kann. Eine grössere Löslichkeit wird erzielt, wenn der Salicylsäure Borax zugesetzt wird. Man kann so zur Tränkung von Verbandstücken eine Lösung von 5 Th. Salicylsäure, 5 Th. Borax und 100 Th. Wasser herstellen. Zu Pulververbänden wurde die Salicylsäure oder deren Natronsalz entweder rein oder mit Amylum gemischt auf Wunden oder auf Schleimhäute gebracht. Hierbei entsteht jedesmal eine so unangenehme Aetzung, dass es vorzuziehen ist, eine derartige heroische Manipulation zu unterlassen. Die Verwendung der Salicylsäure zu Mund- und Gurgelwässern, Zahntincturen und Zahnpulvern soll eine Schädigung der Zähne herbeiführen, die um so bedeutender ausfällt, je weniger normal die Zähne sind.

Ausser den bisher angeführten Wirkungen der Salicylsäure und ihrer Salze erscheinen noch ziemlich häufig nach dem Gebrauch derselben unbeabsichtigte Nebenwirkungen. Ihr Auftreten hängt zum Theil von individuellen Verhältnissen ab. Dieselben können localer oder allgemeiner Natur sein. So beobachtet man unter Anderem bei der Verwendung der Salicylsäure zum Wundverbande, dass sich die Epidermis im Umfange der Wunde ablöst, oder sich als Blase mit klarem Inhalt erhebt. Bei und nach dem Einnehmen des Mittels wird die Empfindung des Kratzens und Brennens im Munde und Rachen wahrgenommen. Seltener sind Schwellung der Pharynxschleimhaut, oder gar hämorrhagische Pharyngitis. Die Möglichkeit des Entstehens dieser Nebenwirkungen ist umso grösser, je weniger eingehüllt die Salicylsäure diese Theile passirt. Weit häufiger sind Reizungen im Magen und Darm, welche Uebelkeit oder Erbrechen, Magendrücken, Kolikschmerzen, Diarrhoen bedingen. Tiefere anatomische Lösungen sollen nach der Meinung einiger Beobachter hierbei im Magen zu Stande kommen. Andere leugnen dies. Ziemlich häufig wird Albuminurie[22]) beobachtet. Dieselbe ist auf eine Reizung, resp. Entzündung des Nierenparenchyms zurückzuführen. Gleichzeitig hiermit können Oedeme an den Extremitäten, den Augenlidern, den Lippen und sonst im Gesicht, sowie eine bedeutende Vermehrung der Harnmenge auftreten. Auch Blutharnen wird hier und da wahrgenommen. [23]) Nach dem Aussetzen des Mittels schwinden diese Symptome schnell. Nach protrahirtem Gebrauche wurde Impotenz beobachtet, die erst nach dem Aussetzen des Mittels schwand. Von entfernteren Wirkungen ist zu erwähnen die starke, den Kranken belästigende und besonders bei Phthisikern unangenehme Schweisssecretion, die sich in ungefähr $^2/_3$ aller Fälle einstellt und die sich an Reichlichkeit manchmal mit dem Schweisse nach Jaborandi vergleichen lässt. Dieselbe erscheint 10—30 Minuten nach dem Einnehmen des Mittels, seltener erst nach einigen Stunden. Sie kann einige Stunden, aber auch mehrere Tage anhalten. In selteneren Fällen wird auch die Haut selbst nach Einspritzung von Salicylsäure in Körperhöhlen pathologisch verändert Es erscheinen, gewöhnlich auch noch von anderen Nebenwirkungen begleitet, meist polymorphe, aber auch wohl einfache Exantheme in der Form des Erythems, bisweilen der Urticaria, des bullösen Exanthems, des Pemphigus, oder von juckenden, verschieden grossen Petechien, die über einzelne Körpertheile oder über den ganzen Körper verbreitet sein können. Dieselben schwinden meist nach dem Aussetzen der Medication, indem sich meistens an den erkrankten Stellen die Epidermis in grossen Fetzen abschält. In manchen Fällen wird die Haut trotz Fortgebrauches des Mittels wieder normal. Die Ursache dieser Ausschläge liegt in einer Beeinflussung des vasomotorischen Apparates. Als begünstigend wirkt zweifellos eine bei manchen Menschen vorhandene besondere Reizbarkeit der Haut. [24]) Die Höhe der Dosis scheint hierbei nicht in Betracht zu kommen.

Einigemale wurde nach voraufgegangenen Schmerzen nach dem Gebrauche von salicylsaurem Natron Gangrän, resp. Phlebitis, constatirt. Ob das Mittel wirklich die Schuld an diesem Vorkommen trägt, ist nicht entschieden.

Flimmern vor den Augen und vorübergehende Schwachsichtigkeit und selbst Blindheit werden als Folgen der Salicylanwendung angegeben. Knapp fand bei verminderter Sehschärfe eine Verengerung der Netzhautgefässe. Auch Ohrensausen, manchmal mit intermittirendem Charakter, und selbst jahrelang bestehen bleibende und einer Therapie nicht oder nur wenig zugängliche Schwerhörigkeit und Taubheit kann aus demselben Anlass entstehen. Thierversuche, die daraufhin angestellt wurden, ergaben als Folge der Salicylsäureanwendung Hyperämie im knöchernen Gehörgange in der Nähe des Trommelfelles, auch letzteres selbst zuweilen in der oberen Partie geröthet und entzündet. Die Schleimhaut der Paukenhöhle zeigte sich getrübt und an einzelnen Stellen fanden sich Ecchymosen. Bei Menschen, die am Gehör durch Salicylsäure gelitten, fand man Trübung und Verdickung des Trommelfelles und bei einem Taubgewordenen

in den Bogengängen den ganzen perilymphatischen Raum mit Bindegewebs-
bündeln erfüllt.

Heiserkeit und schwerfällige Sprache, ferner A b o r t und B l u t u n g e n
(Nase, Schlund, Magen und Gebärmutter) sind als weitere, nicht gar häufige Neben-
wirkungen anzuführen. Man beobachtet weiter Erhöhung und Irregularität des
Pulses, sowie Collaps, letzteren auch, wenn das Mittel von Wundflächen aus zur
Resorption kam. Eigenthümlich ist die vielfach beschriebene [27]) S a l i c y l d y s p n o e,
die als charakteristisch eine bedeutende Vertiefung der Athemzüge meist mit
erhöhter Frequenz aufweist. Die accessorischen Athemmuskeln sind mitthätig. Die
Athmung ist hörbar, keuchend mit activer Exspiration.

Wie bei anderen antifebril wirkenden Stoffen, so ist auch bei der Salicyl-
säure öfters eine p a r a d o x e T e m p e r a t u r s t e i g e r u n g m i t F r o s t festgestellt worden [28]), die meist mit anderen Nebenwirkungen (Sehstörungen, psychische
Erregung etc.) einherging.

Seitens des C e n t r a l n e r v e n s y s t e m s beobachtete man Depressions-
und Exaltationszustände : Schwindel, Kopfschmerzen, Druck im Kopfe, Benommenheit, Mattigkeit, Gedächtnissschwäche, Unbesinnlichkeit, auch Beängstigungen,
Gesichtshallucinationen, kürzere oder längere Zeit anhaltende Delirien mit Wahnvorstellungen heiterer oder trüber Natur. Bisweilen gesellt sich ein oder das
andere dieser Symptome zu motorischer Excitation (abnormer Bewegungstrieb,
clonische oder tetanische Krämpfe) oder Depression (Herüberhängen des Körpers
nach einer Seite, Anstossen an Gegenstände etc.). Vereinzelt werden auch Herabminderung der Sensibilität an der Peripherie des Körpers gefunden (Füsse,
Gaumensegel, Urethra).

Im Allgemeinen ist keine besondere T h e r a p i e f ü r d i e s e N e b e n-
w i r k u n g e n einzuleiten, da sie nach dem Aussetzen des Mittels von selbst
schwinden. Um die Gehörstörungen prophylactisch zu vermeiden, sollte die Salicylsäure zugleich mit *Secale cornutum* (im Infus 10 : 180) gegeben werden. [29]) Auch
Digitalis wurde gegen das Ohrensausen empfohlen. Bestehende Gehörsstörungen
sind antiphlogistisch und ableitend zu behandeln. Auch die Luftdouche und Einspritzungen von einigen Tropfen einer $3^0/_0$igen Chloralhydratlösung per tubam in
die Paukenhöhle wurde empfohlen. [31])

Als C o n t r a i n d i c a t i o n für den Gebrauch der Salicylate kann man
ansehen : Nierenerkrankungen, bestehende Cerebralerscheinungen, auch Typhus
abdominalis und Mittelohraffectionen. Kinder reagiren überhaupt schlecht auf diese
Mittel, welche überhaupt Säugenden wegen des Uebergangs in die Milch nicht verabfolgt werden sollen.

Dass die Salicylverbindungen auch an sich, unabhängig von der Individualität dessen, der sie einnimmt, wenn die Dosen eine gewisse Höhe erreichen,
a l s G i f t e a n z u s e h e n s i n d, bedarf keiner besonderen Betonung. Es sind
Todesfälle bekannt, die auf diese Weise entstanden sind. [29]) Die Vergiftungssymptome unterscheiden sich wenig von den vorstehend geschilderten. Entweder
verlaufen sie wie jene, in denen aus Versehen 15 , resp. 22 Grm. salicylsauren
Natrons genommen waren, unter Erbrechen, Bewusstlosigkeit, Delirien, während
die Respiration keuchend und tief, der Puls in der Frequenz inconstant ist, oder
es treten Krämpfe, resp. schwerer Collaps auf. Ein besonderes Interesse hat die
Frage, ob die chronische Aufnahme der Salicylsäure in Nahrungs- und Genussmitteln,
denen sie zu Conservirungszwecken hinzugefügt wurden, als gesundheitsschädlich
anzusehen ist? Neuere Versuche am Menschen [90]) ergaben, dass $^1/_2$ Grm. Salicylsäure pro Tag in reichlicher Flüssigkeit genommen, unschädlich ist. Dem gegenüber ist hervorzuheben, dass das Comité consultatif d'Hygiène publique sich gegen
den Gebrauch der Säure für diese Zwecke ausgesprochen hat. Meiner Ansicht nach
ist das letztere das richtige, schon mit Rücksicht auf das Factum, dass unter
dem Salicylsäuregebrauch eine grössere Zersetzung stickstoffhaltiger Materialien im
Körper stattfindet. Es kommt aber unter Anderem ferner in Betracht, dass die Ver-

suchsobjecte für den Nachweis der Unschädlichkeit der Salicylsäure im Bier gesunde
Individuen waren, dass aber sehr viele'Menschen Bier trinken, die scheinbar nicht
krank, aber doch vielleicht Nierenläsionen besitzen, die an und für sich vorübergehend und bedeutungslos, doch zu einer zeitweiligen Cumulation und dadurch
bedingten Giftwirkung der Salicylsäure Anlass geben können.

Dosirung, Präparate und Form der Anwendung. An Stelle
der Salicylsäure sind wegen der leichteren Löslichkeit und um angeblich die Unzuträglichkeiten, welche sich bei deren interner Anwendung mitunter einstellen, zu
vermeiden, ausser dem salicylsauren Natron noch andere Salicylverbindungen
empfohlen worden, und zwar das s a l i c y l s a u r e A m m o n, das sich leicht in
Wasser löst; ferner der s a l i c y l s a u r e K a l k und die s a l i c y l s a u r e
M a g n e s i a. Dieselben haben in antipyretischer Beziehung keinerlei Vorzüge vor
dem salicylsauren Natron, zumal die beiden letztgenannten Salze schwieriger im
Magen zersetzt werden als das Natronsalz und die Nebenwirkungen auch darnach
auftreten können.

Die Salicylsäure wird wegen ihrer geringen Löslichkeit kaum zu inner-
lichem Gebrauche in rein wässeriger Lösung verordnet. Gehaltreichere Lösungen
erhält man durch Zusatz von Borax, Alkohol und Glycerin, Cognac, Rum und
Wein. Die drei letzten Zusätze eignen sich als Corrigentien auch für das *Natrium
salicylicum.*

In Form der Schüttelmixtur, welcher als Corrigens *Succus Liquiritiae*
zugesetzt wird, lassen sich beliebige Mengen in den Körper einführen. Die localen
Reizerscheinungen sind indessen hierbei so bedeutend, dass von dieser Form besser
Abstand genommen wird. Verordnet man die Salicylsäure oder besser das *Natrium
salicylicum* in Form von Pulvern, so müssen diese in gewöhnlichen Oblaten oder
LIMOUSIN'schen Kapseln gereicht werden. Um locale Reizwirkungen zu vermeiden,
empfiehlt es sich, den Pulvern viel Wasser nachtrinken und dieselben, wie überhaupt die Salicylpräparate nicht bei leerem Magen nehmen zu lassen. Diese
Cautelen sind auch beim Verordnen des der Salicylsäure vorzuziehenden *Natrium
salicylicum* zu beachten. In Amerika nimmt man die Salicylsäure ausschliesslich
mit moussirenden Getränken (Vichy-Selterwasser, bisweilen Champagner). Bei
Kranken, welche nicht schlucken können oder die Salicylsäure immer wieder
erbrechen, ist die Einführung per anum zu empfehlen. Man bringt hier eine
Lösung von 2—5 Grm. *Natron salicylicum* in 200—300 Ccm. Wasser mit etwas
Mucilago Gummi arabici mittelst Irrigator in den Mastdarm. Die Resorption
erfolgt ziemlich schnell.

Bezüglich der Dosirung ist festzuhalten, dass eine Einzeldosis über 5 Grm.
des salicylsauren Natrons trotz der in der Literatur verzeichneten gegentheiligen
Meinung als nicht zulässig erachtet werden darf.

P u l v i s s a l i c y l i c u s c u m T a l c o Pharm. Germ. (3 Th. Salicylsäure, 10 Th. Amylum, 87 Th. Talk) als Streupulver.

L i t e r a t u r: [1]) Pharmaceut. Centralhalle. 1886, pag. 9. — [2]) F ü r b r i n g e r, Zur
Wirkung d. Salicylsäure. Jena 1875, pag. 83. — [3]) L. L e w i n, Berliner klin. Wochenschr. 1884,
pag. 707. — [4]) S o l g e r, Deutsche med. Wochenschr. 1886, Nr. 22. — [5]) C o t t o n, Lyon. méd.
1877, pag. 557. — [6]) K o l b e, Journ. fur prakt. Chem. X, pag. 108; XI, pag. 9 und XII. —
[7]) N e u b a u e r, Ebenda. XI, pag. 1 u. 354. — [8]) S t u m p f, Deutsches Archiv für klin. Med.
XXX, Heft 3. — [9]) B u c h o l z, Archiv für exper. Pathol. und Pharm. IV, pag. 1. — [10]) K o c h,
Mittheil. aus dem kaiserl. Gesundheitsamte. 1881, I, pag. 271. — [11]) S a l k o w s k i. Berliner
klin. Wochenschr. 1875, Nr. 22. — [12]) F l e i s c h e r, Deutsches Archiv für klin. Med. XIX,
pag. 59. — [13]) D r a s c h e, Wiener med. Wochenschr. 1876, Nr. 43. — [14]) B ä l z, Archiv für
Heilk. XVIII, pag. 63. — [13]) B e n i c k e, Zeitschr. für Geburtsh. I, Heft 3. — [16]) P o r a k,
Journ. de Thérap. 1879, Nr. 1. — [17]) B y a s s o n, Ibid. 1878, pag. 721. — [18]) R i e g e l,
Berliner klin. Wochenschr. 1876, pag. 196. — [19]) S t r i c k e r, Ibid. 1876, Nr. 1. — [20]) B i n e t,
Etude sur la sueur et la salive...., Thèse. Paris 1884 — [21]) L e w a s c h e w, Zeitschr. f. klin.
Med. VII, pag. 609 und VIII, pag. 48. — [22]) B a l z, Archiv der Heilk. XVIII, pag. 73. —
[23]) L e o n h a r d i-A s t e r, Deutsche Zeitschr. für prakt. Medicin. 1876, pag. 367. L o e b,
Centralbl. für klin. Med. 1883, pag. 593 und Andere. — [24]) E r b, Berliner klin. Wochenschr.
1884, pag. 445. — [25]) W a t e l e t, Bulletin gén. de Thérap. 1877, ·XCIII, pag. 324. —

[26]) Kirchner, Berliner klin. Wochenschr. 1881, pag. 725. — [27]) Weckerling, Deutsches Archiv für klin. Med. 1877, XIX, pag. 319. —ᴸ Quincke, Berliner klin. Wochenschr. 1882, pag. 709. London, Ibid. 1883, pag. 241. Lürmann, Ibid. 1876, pag. 477. — [28]) Schilling, Bayer. ärztl. Intelligenzbl. 1883, Nr. 3. — [29]) Küster, Berliner klin. Wochenschr. 1882, pag. 233. — [30]) Lehmann, Archiv f. Hygiene. 1886, V, Heft 4. — [31]) Schwabach, Deutsche med. Wochenschr. 1884, Nr. 11.

L. Lewin.

Salies-de-Béarn, Städtchen, Departement Basses-Pyrénées, 8 Km. von Puyôo, 30 M. über Meer, mit Soolquelle, Mutterlauge und Badeanstalt. Die Soole enthält 2579 in 10000, darunter Chlornatrium 2293, Chlorcalcium 65, Chlormagnesium 68, schwefelsaures Natron 91, schwefelsaure Magnesia 37,5, Brommagnesium 4,7 etc.

Monographie von De Coustalé, 1864, anonyme von 1865 und 67.   B. M. L.

Salins, Stadt mit Salinen, im Jura-Departement, 340 M. über Meer. Mehrere Soolquellen (woran Frankreich bekanntlich arm ist), auch Bohrquellen. Nach REVEIL's Analyse (1865) einer Bohrquelle von 14⁰: fester Gehalt 260 in 10000, nämlich Bromkalium 0,306, Chlorkalium 2,57, Chlornatrium 227,452, Chlormagnesium 8,701, schwefel-aures Kali 6,808, schwefelsaurer Kalk 14,167. Andere Brunnen sind viel reicher an Salzen. Die Mutterlauge enthält zumeist Chlornatrium, auch Chlormagnesium, Kali- und Natronsulphat; sie wird viel als Umschlag (Compresse) gebraucht. Grosse Badeanstalt, schöne Piscine von 86 Cubikmeter Inhalt, 28—30⁰ warm, Kaltwasseranstalt. Anwendung gegen Scropheln, Chlorose etc., auch gegen Diabetes.

Monographien: Germain 1858, Durand-Fardel 1856, Carrière 1856, Reveil et Dumoulin 1863, Dumoulin 1877.   B. M. L.

Salins, 1¹/₂ Km. von Moutiers und- 4 Km. von Brides, kleiner Curort in Savoyen, etwa unter 45⁰ 30′ n. Br., 492 M. über Meer gelegen, hat eine Salztherme von 35⁰ C., deren fester Gehalt in 10000 nach BOUIS (1863) 151,43 beträgt, zumeist Chlornatrium (113), Sulfate von Natron, Magnesia, Kalk (28), nach LAISSUS auch 0,15 Chlorlithium. In Frankreich gilt dieses Wasser als vollgiltiges Ersatzmittel von Kreuznach; es mangelt ihm aber der Bromgehalt des letzteren. Auch muss die Mutterlauge ganz anders beschaffen sein. Die Badeanstalt wird gelobt; sie enthält u. A. auch eine Piscine mit fliessendem Wasser. Bergklima. Mittlere Temperatur von 100 Sommertagen 15⁰.

Literatur: Girard, Étude 1877, Laissus 1863 auf 1880 und 81 mehrere Abhandlungen über den combinirten Gebrauch von Brides (s. d. Bd. III, pag. 342) u. Salins, Trésal 1858.   B. M. L.

Salivation (von *saliva*, Speichel), s. Secretionsanomalien.

Salmiak, s. Ammoniakpräparate, I, pag. 358.

Salmiakgeist, Ibid. pag. 352.

Salol (= Salicylsäure-Phenyläther, $C_6H_4{<}^{OH}_{COOC_6H_5}$), von NENCKI durch Einwirkung von Phosphorpentachlorid auf salicylsaures Natrium und Phenolnatrium bei 120—130⁰, unter Abspaltung von Chlornatrium und Phosphorsäure erhalten und durch Umkrystallisiren aus Alkohol gereinigt. Das so gewonnene Salol bildet ein weisses, schwach aromatisch riechendes, in Tafeln krystallisirendes Pulver, das zwischen 42 und 43⁰ C. schmilzt, in Wasser fast unlöslich, in Alkohol, Aether, fetten Oelen dagegen löslich; die alkoholische Lösung erfährt durch Eisenchlorid nur eine Trübung, aber keine Blau- oder Violettfärbung (Unterschied von Carbol- und Salicylsäure). Die medicinische Verwendung des Salols an Stelle von Salicylsäure beruht auf der von NENCKI festgestellten Thatsache, dass das Salol durch den Magensaft nicht gespalten wird, somit den Magen in der Regel unverändert passirt und erst im Darme unter Einwirkung des pancreatischen Saftes in seine Componente (Salicylsäure und Phenol) zerfällt, um als Salicylursäure und Phenylschwefelsäure durch den Harn ausgeschieden zu werden. Jedoch kann das

Salol auch schon durch den Speichel bei Bluttemperatur zerlegt werden; ebenso im Magen durch Spaltpilze oder durch die organische Substanz der Magenschleimhaut (LESNIK). Die Wirkung des Mittels bei innerer Darreichung ist im Ganzen die der Salicylsäure, vor welcher es sich jedoch durch die verminderte Belästigung des Magens auszeichnet; als Nebenerscheinungen werden, wie bei Salicylsäure, hauptsächlich Ohrensausen, geringe Taubheit, Kopfcongestion, Frostanfälle, nur in einzelnen Fällen auch Schweisse, Magenbeschwerden, Erbrechen (ROSENBERG) beobachtet; der Urin zeigt — der Abspaltung grösserer Carbolsäuremengen entsprechend — die dunkle Beschaffenheit des Carbolharns. Therapeutisch bewährte sich das Salol am meisten beim acuten Gelenkrheumatismus, in ähnlicher Weise und unter ähnlichen Verhältnissen wie Salicylsäure; auch bei chronischem Gelenkrheumatismus soll es (nach AUFRECHT) die Salicylsäure an Wirksamkeit sogar übertreffen und länger fortgebraucht werden können als diese. Einige rühmen das Salol auch als Antipyreticum bei Ileotyphus und Lungenphthise, sowie bei pathologischer und gonorrhoischer Cystitis und Pyelitis. Bei Cystitis mit alkalischer Harnzersetzung ist das Mittel nach KÖSTER (zu 3·0—5·0 pro die) unübertrefflich. Aeusserlich wurde Salol bei Schanker, Gonorrhoe, Decubitus, Eczem, Pruritus, Scabies (SAHLI), bei Unterschenkelgeschwüren, vereiterten Inguinalbubonen (FEILCHENFELD) mit günstigem Erfolge applicirt, auch zu Mund- und Gurgelwässern bei Affectionen der Mund-, Rachen- und Nasenhöhle (SEIFERT) empfohlen. EWALD empfahl das Salol diagnostisch bei Magenkranken, um die mit verzögerter Austreibung der Ingesta verbundenen Functionsstörungen der musculösen Elemente des Magens zu ermitteln; ist nämlich nach $^3/_4$—1 Stunde der charakteristische Harnbefund noch nicht nachweisbar, so ist auf ein verlängertes Verweilen im Magen, resp. auf musculäre Insufficienz des letzteren zu schliessen.

Dosis und Form der Anwendung. Innerlich als Antirheumaticum und Antipyreticum zu 1·0—2·0 pro dosi, 4·0—6·0—8·0 pro die, am besten in Pulverform (nach SAHLI 1·0 mit *Ol. Menth. piperit.* q. s. zur Geruchsverbesserung, das Pulver auf die Zunge zu legen und mit einem Schluck Wasser hinunterzuspülen); auch in Pillen oder comprimirten Tabletten mit Milchzucker oder Amylumzusatz, welcher das Zusammenbacken des Medicamentes hindert. Aeusserlich zu Streupulver (1 : 10—100) mit Amylum; zu Salben in gleichem Verhältnisse mit *Ol. olivarum* oder Adeps und Lanolin ana; zu Injectionen (10·0 Salol mit 5·0 *Gummi arab.* auf 200 Wasser, als Emulsion); zu Mund-, Zahn- und Gurgelwässern in $^1/_2$—5°/$_0$iger spirituöser Lösung. Vaginalkugeln, Bougies, Seifen etc.) (5°/$_0$ enthaltend) von SAUTER.

Literatur: Sahli, Correspondenzbl. f. Schweizer Aerzte. 1886, Heft 12 u. 13; Therapeut. Monatsh. 1887. — Klefeld, Berliner klin. Wochenschr. 1887, Nr. 4. — Georgi, Ibid. Nr. 9—11. — Bielschowsky, Rosenberg, Feilchenfeld, Herrlich, Therapeut. Monatsh. 1887, Nr. 2. — Seifert, Centralbl. für klin. Med. 1887, Nr. 14. — H. Köster, Upsala Läkareförenings Förhandl. 1888, XXIII, Heft 6, pag. 428. — Aufrecht, Deutsche med. Wochenschr. 1888, Nr. 2.

Salpeter, s. Kaliumpräparate, X, pag. 614.

Salpeteräther, s. Aether nitrosus, I, pag. 213.

Salpeterpapier, s. Kaliumpräparate, X, pag. 616.

Salpetersäure, s. Säuren, XVII, pag. 192.

Salpingitis (von σάλπιγξ, Trompete); fast nur noch im Sinne von Entzündung der *Tuba Fallopii*, s. Puerperium und Tubenkrankheiten.

Salpingotomie (σάλπιγξ und τομή), Tubenschnitt; Exstirpation der Tube, s. Tubenkrankheiten.

Salpinx (σάλπιγξ), Trompete; besonders für die *Tuba Fallopii*, vergl. Tubenkrankheiten.

Salvatorquelle bei Eperies im Sároser-Comitate in Ungarn, ein in jüngster Zeit zur Versendung kommender jod- und lithionhaltiger Säuerling. Das Wasser enthält in 1000 Theilen:

Schwefelsaures Kalium	0·053
Schwefelsaures Natrium	0·180
Chlornatrium	0·168
Jodnatrium	0·009
Borsaures Natrium	0·280
Kohlensaures Natrium	0·176
Kohlensaures Lithium	0·088
Kohlensaures Calcium	0·806
Kohlensaures Magnesium	0·468
Kieselsäure	0·039
Summe der festen Bestandtheile	2·271
Gesammte Kohlensäure	3·738
Schwefelwasserstoffgas	Spuren

K.

Salsola, das an Salzen, namentlich Kalisalzen, sehr reiche Kraut von *S. Soda* und *S. Tragus L.* *(soude commune* und *soude épineuse* der Pharm. franç.), Chenopodaceae; früher im Infus oder als Bestandtheil von Kräutersäften als resolvirendes Mittel nach Art von Taraxacum u. s. w. verwerthet.

Saltatorischer Krampf, s. Convulsionen, IV, pag. 530.

Saltflod, s. Radesyge, XVI, pag. 364.

Salvia. *Folia Salviae,* Salbeiblätter (Pharm. Germ. II und Austr.). Blätter der cultivirten und wildwachsenden *Salvia officinalis;* von meist eiförmigem Umrisse, bis beinahe 1 Dcm. lang, oder sehr viel kleiner, bisweilen am Grunde geröthet. Das sehr verzweigte, runzelige, engmaschige Adernetz ist graufilzig, behaart, von aromatischem, zugleich bitterlichem Geschmacke, ätherisches Oel *(Oleum Salviae)* und geringe Mengen von Gerbsäure enthaltend. Die Wirkung ist dem entsprechend die der leichten *Adstringentia tannica* und der *Oleosa aetherea.* Besondere Benutzung fand das Mittel früher innerlich als styptisches, secretionsbeschränkendes, besonders bei profusen Schweissen der Phthisiker; ferner als Mund- und Gurgelwasser bei aufgelockerter, leicht blutender Mundschleimhaut, in Folge entzündlicher und dyscrasischer Affectionen der Mundhöhle, bei Mund- und Pharynxcatarrhen. Man giebt für diese Zwecke die Blätter gewöhnlich im Infus (10—15 Theile Species auf 100—150 Colatur); innerlich auch in Pulverform (0·5—2·0 pro dosi); äusserlich noch hier und da als Zusatz zu aromatischen Bädern, zu Einspritzungen und Cataplasmen. (Die Pharm. Germ. I enthielt eine *Aqua Salviae* und *Aqua Salviae concentrata,* beide wie die entsprechenden Präparate von *Flores Chamomillae* bereitet, nicht mehr officinell.)

Salzburg (Vizakna) in Siebenbürgen, Station der Ungarischen Staats-eisenbahn, 128 Meter hoch gelegen, hat jodhaltige Kochsalzbäder in drei Teichen: Tököly-Teich, Rother Teich und Grüner Teich (Frauenteich), welche sehr tief sind und eine Temperatur von 22·5—30⁰ C. haben. Man badet in den Teichen selbst; ausserdem ist eine Badeanstalt, wo das Wasser in Badewannen zur Anwendung kommt. Das Wasser des Tököly-Teiches enthält in 1000 Theilen: 203·007 feste Bestand-theile, darunter Chlornatrium 757·64, Chlormagnesium 23·33, Chlorcalcium 6·30, Chlorkalium 1·96, Schwefelsaures Natron 10·35, Schwefelsauren Kalk 3·14, Jod-natrium 0·2502. Das Wasser des Rothen Teich enthält in 1000 Theilen: 88·205 feste Bestandtheile, darunter Chlornatrium 71·00, Chlormagnesium 8·79, Jodnatrium 0·110. Das Wasser des Grünen Teich in 1000 Th.: 67·688 feste Bestandtheile, darunter Chlornatrium 53·38, Chlormagnesium 7·08, Jodnatrium 0·083.   K.

Salzdetfurth bei Hildesheim, Provinz Hannover, hat eine fast sieben-procentige Soole, die zu Bädern benutzt wird. Es sind in 1000 Theilen Wasser

65·609 feste Bestandtheile enthalten, darunter Chlornatrium 57·794, Chlormagnesium 2·183, schwefelsaurer Kalk 4·973.   K.

Salzhausen in Hessen, bei der Station Nidda der oberhessischen Staats-
Eisenbahn, 145 Meter hoch gelegen in einer nach Süden offenen, nach Norden und
Osten durch Basalthöhlen geschützten Mulde, besitzt eine kalte kochsalzhaltige
Quelle von 1¹/₂ Proc. Gehalt an festen Bestandtheilen. Es sind in 1000 Theilen
Wasser enthalten: Chlornatrium 9·43, Chlormagnesium 0·80, kohlensaurer Kalk 0·56,
schwefelsaurer Kalk 0·80, im Ganzen feste Bestandtheile 11·72, freie Kohlensäure
61·8 Cm. Zur Verstärkung werden den Bädern in Salzhausen 20—40 Liter gradirte
Soole von 14⁰/₀ oder 6—12 Liter Kreuznacher oder Nauheimer Mutterlauge zu-
gesetzt. Ausserdem sind auch Fichtennadel- und Dampfbäder in Anwendung. Da
Salzhausen vielfach als Sommerfrische benutzt wird, so lässt man das Kochsalz-
wasser auch mit Milchzusatz trinken.   K.

Salzsäure, s. Säuren, XVII, pag. 190.

Salzschlirf in der preussischen Provinz Hessen-Nassau, Station der
oberhessischen Staatseisenbahn, 240 Meter hoch gelegen, besitzt jod- und brom-
haltige Kochsalzwässer: Der Bonifacius-, Tempel-, Kinderbrunnen und ein
Schwefelnatriumwasser, den Schwefelbrunnen. Die drei letztgenannten
Quellen werden zum Trinken, der Bonifaciusbrunnen zur Trink- und Badecur
benutzt. Es enthalten in 1000 Theilen Wasser:

	Bonifacius- brunnen	Tempel- brunnen	Kinder- brunnen
Jodmagnesium	0·0049	0·0055	0·0025
Brommagnesium	0·0047	0·0058	0·0021
Chlornatrium	10·24	11·14	4·30
Chlormagnesium	0·98	1·36	0·45
Kohlensauren Kalk	0·66	1·03	0·60
Kohlensaures Eisenoxydul . . .	0·009	0·051	0·005
Schwefelsauren Kalk	1·55	1·68	0·76
Summe der festen Bestandtheile .	15·65	18·03	7·51
Kohlensäure in Cm..	872·9	1029·6	545·3

Es ist auch Gelegenheit zu Molkencuren geboten.   K.

Salzuflen, bei Herford, an der Cöln-Mindener Bahn, besitzt eine vier-
procentige Soole, die zum Baden und durch Zusatz von Süsswasser zum Trinken
benutzt wird. Das Wasser enthält in 1000 Theilen 41·916 feste Bestandtheile,
darunter Chlornatrium 33·978, Chlormagnesium 1·934, schwefelsaures Natron 2·791,
schwefelsauren Kalk 2·026.   K.

Salzungen im Herzogthum Sachsen-Meiningen, Station der Werrabahn,
250 Meter hoch gelegen, besitzt kräftige Kochsalzquellen mit 26⁰/₀ Salzgehalt.
Das Wasser des zweiten Bohrbrunnen enthält in 1000 Theilen 265·08 feste Bestandtheile, darunter 256·59 Chlornatrium, 2·72 Chlormagnesium, schwefelsauren
Kalk 3·54, freie und halbgebundene Kohlensäure 133·53 Cm. Die Mutterlauge
enthält 311·9 feste Bestandtheile, darunter 97·6 Chlornatrium, 172·02 Chlormagnesium und 2·8 Brommagnesium. Ausser den Soolbädern ist die Inhalations-
anstalt mit zerstäubter, concentrirter Soole von Wichtigkeit. Die günstige Lage des
Ortes im Werrathal, zwischen dem südwestlichen Abhange des Thüringer Waldes
und der Rhön, macht den Ort zu einer belebten Sommerfrische für scrophulöse
und catarrhalische Individuen.   K.

Sambucus. *Flores Sambuci*, Hollunderblüthen (Pharm. Germ. II
und Austr.); *fleurs de sureau*. Die Blüthenstände von *Sambucus nigra*.

„Jeder der 5 Zweige der Trugdolde theilt sich in 3—5 Aeste, welche, wiederholt gabelig getheilt, zuletzt in feinen, bis 6 Mm. langen Stielchen mit einer Endblüthe abschliessen; Staubzähne, Kronlappen und Kelchzähne, je 5 an der Zahl. Die weisslichen Lappen der Blumenkrone, ursprünglich flach ausgebreitet, sind durch das Trocknen stark eingeschrumpft; mit ihnen wechseln die viel kürzeren Kelchzähne ab. Der schwache Geruch eigenartig, der Geschmack unbedeutend. Die Hollunderblüthen dürfen nicht braun aussehen." (Ph. Germ., ed II.)

Bestandtheile: Schleim und ätherisches Oel. — Die *Fl. Sambuci* bilden ein beliebtes, viel benutztes Diaphoreticum und Carminativum; die ihnen zugeschriebene diaphoretische Wirkung ist, sofern sie innerlich im Infus (1 : 10) zur Anwendung kommen, wahrscheinlich wesentlich von der zugeführten Menge warmen Getränkes abhängig. Aeusserlich (ebenfalls im Infus) wegen des Schleimgehaltes als Emolliens, zu Mund- und Gurgelwässern, Umschlägen, Cataplasmen. Die Pharm. Germ. I hatte eine aus den *Fl. Sambuci* bereitete *Aqua Sambuci* und *Aqua Sambuci concentrata*, beide wie die entsprechenden Präparate von *Flores Chamomillae).*

Die Pharm. Austr. und Gall. benützen ausser den Blüthen auch die (reifen), säuerlich-süss schmeckenden Früchte: *Fructus (s. baccae) Sambuci*, Hollunderbeeren. Dieselben liefern, frisch ausgepresst, eingedampft und mit etwas Zucker versetzt, den *Roob Sambuci, rob de sureau (Succus Juniperi inspissatus*, Pharm. Germ. 1872), eine braunröthliche Masse von dicker Extractconsistenz, in Wasser trübe löslich; dient als Diaphoreticum (innerlich theelöffelweise), als Zusatz zu diaphoretischen Arzneiverordnungen, als Constituens für Latwergen *(Electuarium lenitivum* der Pharm. Austr.). — Die französische Pharmacopoe verwendet auch den uneingedampften Presssaft *(suc de sureau)* und benutzt in gleicher Weise die Früchte von *Sambucus Ebulus L. (hièble);* ferner von *Sambucus nigra* auch die cathartisch und diuretisch wirkende Rinde.

Samen, s. Sperma.

Samencanälchen, s. Hoden, IX, pag. 540.

Samenfistel, Ibid., pag. 554.

Samenflecke (forensisch).

Der Nachweis von Spermaflecken ist in Nothzuchts-, eventuell auch in anderen Unzuchtsfällen von begreiflicher Wichtigkeit. Selten sind die Fälle so frisch, dass man das ejaculirte Sperma noch in den betreffenden weiblichen Genitalien oder bei päderastischer Unzucht im After aufzufinden erwarten kann. Am günstigsten sind die Verhältnisse in dieser Beziehung dann, wenn sofort nach dem Missbrauche oder während desselben der Tod des Opfers eingetreten war, in welchem Falle natürlich der Untersuchung des Scheiden- und Uterusinhaltes das grösste Augenmerk geschenkt werden müsste. In derartigen Fällen wären auch die äusseren Genitalien, resp. die Aftergegend (Scham- und Afterhaare) einer genauen Untersuchung auf Sperma zu unterziehen.

Meistens handelt es sich um ausserhalb der Genitalien befindliche Spermaspuren, resp. als solche verdächtige Flecke, und zwar in erster Linie um solche auf Wäsche- und Kleidungsstücken, auf welche bei den betreffenden geschlechtlichen Acten, oder nach denselben, Sperma gekommen sein konnte. Dass an diesen insbesondere jene Theile in Betracht kommen, die in der Nachbarschaft der Genitalien, eventuell des Afters sich befinden, oder mit diesen Partien in unmittelbarer Berührung stehen, ist selbstverständlich. Ausnahmsweise können auch anderwärts derartige Spuren sich finden, beziehungsweise Object gerichtsärztlicher Untersuchung werden, so z. B. auf Bettwäsche, Sophaüberzügen u. dergl. LANGIER (*Ann. d'hyg. publ.,* 2. Ser., XLVII, 130) hatte sogar Gelegenheit, auf Dielen gefundene verdächtige Spuren zu untersuchen und als Spermaflecke zu constatiren.

Das äussere Aussehen der Spermaflecke bietet nichts Charakteristisches, denn die graue, gegen die Ränder dunkler werdende Färbung, die landkartenartige Contur des Fleckes und die wie gestärkte, steife Beschaffenheit der betreffenden Stelle des Wäsche- oder Kleidungsstückes kommt auch anderweitigen insbesondere blennorrhoischen Flecken zu. Der Geruch des Sperma ist zwar im frischen Zustande eigenthümlich, und kann auch durch Befeuchtung und Reibung der trockenen Substanz wieder theilweise hervorgerufen werden, ist aber nicht charakteristisch genug, um für sich allein zur Diagnose verwerthet werden zu können.

Chemische charakteristische Eigenschaften, die dem Sperma und den davon herrührenden Flecken zukommen würden, sind nicht bekannt. Einer Mittheilung LIÉGEY'S zu Folge *(Testament médical. Recueil de cas de médecine légale. Journ. de méd. de Bruxelles* 1881) sollen Spermaspuren beim Annähern glühender Kohlen eine fahlgelbe *(fauve)* Farbe erhalten, eine Eigenschaft, die wohl auch Schleimflecken u. dergl. zukommen wird. Von geringem Werthe ist auch die Beobachtung von PETEL und LABICHE *(Ann. d'hyg. publ.* 1880, Nr. 21, pag. 224) dass Samenflecke auf Wäsche sich durch ammoniakalische Carminlösung rosenroth färben und diese Färbung erst nach 12stündigem Liegen in Sodalösung verlieren, während andere, z. B. von Eiweiss herrührende Flecke schon in 6 Stunden entfärbt werden.

Entscheidend ist nur die mikroskopische Untersuchung, resp. der Nachweis der charakteristischen Spermatozoiden, der daher jedesmal angestrebt werden muss. In frischen Spuren können diese Formelemente noch lebend, d. h. sich bewegend gefunden werden. Dies könnte namentlich der Fall sein, wenn sich das Sperma noch in den Genitalien ergeben würde, da bekanntlich im alkalischen Schleime des Uterus (weniger im sauren der Vagina) die Samenfäden tagelang ihre Bewegungsfähigkeit bewahren. Ueberhaupt ist die Lebenszähigkeit dieser Elemente unter günstigen äusseren Bedingungen eine verhältnissmässig grosse, da man dieselben an männlichen Leichen, besonders an jenen plötzlich Verstorbener, gar nicht selten am zweiten und selbst am dritten Tage nach dem Tode in Bewegung treffen kann. Durch Eintrocknung geht natürlich die Beweglichkeit verloren, dafür erhalten sich in der eingetrockneten Substanz, wenn keine weiteren Schädlichkeiten einwirken, die Samenfäden eine unbegrenzt lange Zeit, so dass sie noch nach Jahren darin nachgewiesen werden können.

Die mikroskopische Untersuchung erfordert zunächst ein Aufweichen der angetrockneten Substanz, und zwar am einfachsten mit destillirtem Wasser. Zu diesem Zwecke wird entweder ein Schüppchen der von der Unterlage abgelösten Substanz unmittelbar auf einen Objectträger gebracht, mit einem Tropfen Wasser befeuchtet und in diesem während des Aufweichens mit Nadeln zerzupft, mit einem Deckgläschen bedeckt und untersucht, oder man weicht eine herausgeschnittene Partie des Gewebes, auf welchem sich der verdächtige Fleck befindet,

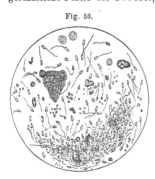

Fig. 53.

mit einigen Tropfen destillirten Wassers in einem Uhrschälchen so lange auf, bis sich die Substanz von der Unterlage löst, was sich durch molkige Trübung des Wassers kundgiebt, wobei man durch Zerzupfen oder Pressen des Gewebes mit Nadeln nachhilft und bringt dann die betreffende Flüssigkeit unter das Mikroskop. Man kann auch aus dem aufgeweichten und zerzupften Gewebe einen Faden herausziehen und diesen mikroskopisch durchmustern. Am zweckmässigsten ist die erstgenannte Methode, weil dabei am wenigsten störende Fremdkörper in das Object kommen, doch ist sie begreiflicher Weise nicht immer anwendbar. Unter allen Umständen ist es angezeigt, dem Aufweichen der angetrockneten Substanz längere Zeit zu gönnen, denn man überzeugt sich leicht, dass viele Untersuchungen auf Spermatozoiden einfach nur deshalb misslingen oder schwierig sich gestalten, weil man die macerirende Flüssigkeit nicht lange genug einwirken liess. Je älter der Fleck ist, desto länger muss zugewartet werden, und es ist dann am besten, die ausgeschnittene und mit Wasser befeuchtete Gewebspartie unter einer Glasglocke mehrere Stunden stehen zu lassen, bevor man zur mikroskopischen Untersuchung schreitet. Fig. 53 zeigt das Bild, welches man bei Untersuchung älterer Samenflecke und stärkerer Vergrösserung erhält.

Tinctionsmethoden, die vielfach empfohlen wurden, bieten keine besonderen Vortheile. Am meisten empfiehlt sich noch ausser der Carminfärbung die von ROUSSIN *(Ann. d'hyg. p.,* 1867) und neuestens wieder von VOGEL (Wiener med. Blätter 1882, pag. 367) angegebene Färbung mit LUGOL'scher Solution (1 Theil Jod und 4 Theile Jodkalium auf 100 Theile Wasser) oder mit gewöhnlicher Jodtinctur, UNGAR (Vierteljahrschr. f. ger. Med. XLVI, 2) empfiehlt die Färbung der Spermatozoen entweder durch Aufweichung des zu untersuchenden Objectes in der Färbelösung oder durch Anwendung der von KOCH für die Untersuchung von Mikrozymen eingeführten Trocken- resp. Deckglas-Präparate. Doppelfärbungen erhielt er durch Combination von Eosin- und Hämatoxylinfärbung durch Carminalaun und Eosin, sowie durch Vesuvin und Eosin. Besonders aber empfiehlt er die Färbung der Samenfäden durch eine mit 3—6 Tropfen Salzsäure versetzte Lösung von Methylgrün, 0·15—0·3 auf 100·0 Theile Aq. destillata. Lässt man ein mit Wasser bereitetes Präparat eintrocknen, so treten, wie zuerst PINKUS (Vierteljahrschr. f. ger. Med., N. F. V, 347) beobachtete, die Samenfäden wegen der stärkeren Lichtbrechung, in den unter dem Deckgläschen befindlichen eingetrockneten Netzen deutlicher, aber in der Form etwas verzerrt, hervor. Solche Präparate können ohneweiters dauernd aufbewahrt werden.

Vollkommen ausgebildete Spermatozoiden sind absolut charakteristisch. Eine Verwechslung anderer Gebilde mit diesen kann wohl nur bei ganz Ungeübten vorkommen. Die ersten Entwicklungsstadien der Stäbchenbakterien aus Mikrococcen haben eine gewisse Aehnlichkeit mit Samenfäden, da sie aus einem Kopf und einem schwanzförmigen Fortsatz bestehen. Letzterer ist jedoch steif und gleichmässig dick und die ganzen Gebilde sind ungleich kleiner als Spermatozoiden, sonach die Unterscheidung nicht besonders schwierig. Von den einzelnen Theilen eines Samenfadens ist der Kopf das Charakteristischste durch seine verkehrt birnförmige Gestalt und die starke Lichtbrechung. Trotzdem wird man, wenn etwa blos ein solches als Kopf eines Samenfadens imponirendes Gebilde sich finden sollte, mit positiven Behauptungen vorsichtig sein, noch mehr aber bezüglich der Deutung fadenförmiger Gebilde als abgebrochene Schwänze von Samenfäden, da diverse Dinge, insbesondere die von dem Gewebe, auf welchen der Fleck war, stammenden Fäserchen solche Bilder vortäuschen können. Die grosse Resistenzfähigkeit der Samenfäden gegen Säuren und Alkalien kann einerseits zur Aufhellung des Präparates, anderseits zur Unterscheidung der Spermatozoiden und ihrer Bruchstücke von anderen Bildungen benützt werden.

Meistens findet man, wenn der betreffende Fleck wirklich von Sperma herrührt, massenhaft Spermatozoiden. Da jedoch der Gehalt des Samens an letzteren variirt, so kann es vorkommen, dass ein zweifelloser Samenfleck nur wenig derselben enthält. Auch ist eine ungleiche Vertheilung der Zoospermien in der angetrockneten Masse möglich, so dass es angezeigt ist, wenn die erste Untersuchung kein positives Resultat ergiebt, noch andere vorzunehmen und mehrere Stellen der verdächtigen Spur zu durchmustern. Finden sich auch nach wiederholter Untersuchung keine Spermatozoiden, dann wäre allerdings noch an die Möglichkeit einer Aspermatozie zu denken; in der Regel kann man sich aber dahin aussprechen, dass der Fleck nicht von Sperma herrührt, besonders wenn die mikroskopische Untersuchung Elemente ergab, die anderen Substanzen, z. B. Scheidenschleim, Koth etc. zukommen. Dagegen wird man sich hüten, in Fällen, wo vielleicht schon mikroskopisch der betreffende Fleck Eigenschaften zeigt, die auf letzterwähnte Provenienz hinweisen, schon in Folge dieses

Umstandes jede weitere Nachforschung nach Samenfäden aufzugeben; man wird vielmehr nicht vergessen, dass ein und derselbe Fleck durch Sperma und durch irgend eine andere Substanz und zwar sowohl gleichzeitig als in verschiedener Aufeinanderfolge entstanden sein könnte. Dieses gilt speciell von Blutspuren, die einestheils durch Menstrualblut und Sperma erzeugt worden sein konnten, aber auch durch letzteres und das bei der Defloration aus den Hymeneinrissen geflossene Blut.

Im Allgemeinen sind derartige Untersuchungen ungleich leichter, wenn die verdächtigen Flecke auf reiner Wäsche sitzen, als wenn lange getragene, schmutzige und vielfach besudelte Hemden u. dergl. vorliegen. Dass aber gerade letzteres häufig der Fall ist, ist begreiflich, da ungleich seltener Individuen aus besseren Ständen, als solche aus niederen und niedersten Objecte von Nothzuchts-attentaten werden, wie schon CASPER in treffender Weise hervorgehoben hat.

Literatur: Ausser den im Texte angegebenen und den einschlägigen Capiteln in den verschiedenen Lehrbüchern der gerichtlichen Medicin: H. Bayard, *Examen micro-scopique du sperme desséché sur le linge ou sur les tissus de nature et de coloration diverses.* 8, Paris 1838, und Ann. d'hyg. publ. 1859, XXII, pag. 134. — Koblank, Zur Diagnostik der Samenflecke. Vierteljahrsschr. f. gerichtl. Med. 1853, III, pag. 140, und Pinkus, Ibidem 1866, pag. 347. — B. Ritter, Ueber die Ermittlung von Blut-, Samen- und Excrementen-flecken in Criminalfällen _ 2. Aufl., Würzburg 1854, 8 — Roussin, *Examen des taches de sperme.* Ann. d'hyg. publ. 1867. — Gosse, *Des taches au point de vue médico légal.* Thèse de Paris 1863. — C. Robin, Annales d'hyg. publ. 1857, VII, pag. 350. — Langier, *Contri-bution à l'étude médico-légale des taches spermatiques.* Ibid. 2. Serie, XLVII, pag. 110. — Longuet, *Recherches médico-légales des spermatozoïdes.* Ibid XLVI, pag 154. — A. Tardieu, *Attentats aux moeurs.* 7. Aufl., Paris 1878, pag. 123.   E. Hofmann.

Samenstrang, s. Brüche, III, pag. 492.

Samenverluste
sind selbstverständlich nur als krankhafte Gegen-stand der speciellen Pathologie und Therapie; wir sagen krankhafte, da die gangbare Bezeichnung „unfreiwillige", beziehungsweise „unwillkürliche" Samen-abgänge wohl eine Trennung von den aus eigenem Antriebe bewirkten (Coitus, Onanie), nicht aber von den physiologischen Pollutionen ausspricht.

Wir handeln sonach unter obigem Titel sowohl die krankhaften Pollutionen, als auch die sogenannte Spermatorrhoe ab und suchen die Kriterien der Begriffs- und Grenzbestimmung in folgender

Definition: Unter physiologischen Pollutionen verstehen wir von Zeit zu Zeit erfolgende copiöse Samenentleerungen durch den unter dem Namen der Ejaculation bekannten krampfhaften Act während des Schlafes, in welchem Bewusstsein und Willenswiderstand fehlt, unter Erection des Gliedes und fast ausnahmslos specifischen, wollüstigen Empfindungen (nur selten wird die Pollution „verschlafen"), sowie meist erotischen Träumen. Die letzteren halten wir für primär. Selbstverständlich erfolgen die Pollutionen zumeist zur Nachtzeit *(Pollutiones nocturnae)*, in seltenen Fällen indess auch während des Schlafes am Tage (so während der Nachmittagsruhe), weshalb streng genommen nicht die Bezeichnung der „nächtlichen", sondern der „Schlafpollutionen" die zutreffende ist im Gegensatz zu den stets hochpathologischen Pollutionen im wachenden Zustande *(Pollutiones diurnae)*.

Krankhaft werden die Pollutionen durch die Häufigkeit und ihre Rück-wirkung. Absolute Zahlen lassen sich bei dem bestimmenden und überaus schwankenden Einfluss der Constitution, des Temperaments, der Lebensweise u. s. w., bei der Vermittlung der Physiologie mit der Pathologie durch ganz allmälige Gradabstufungen nur schwer geben (im Grossen und Ganzen schwanken die normalen Intervalle zwischen 10 und 30 Tagen), vielmehr kommt es auf die relative Häufigkeit (CURSCHMANN) an mit Rücksicht auf die Eigenthümlichkeit und Wider-standsfähigkeit des betreffenden Individuums im Verein mit dem Auftreten von Störungen, besonders geistiger und körperlicher Mattigkeit an Stelle der spurlos oder gar mit dem Gefühl der Erleichterung vorübergehenden Normalpollution.

15 *

Stets handelt es sich aber um krankhafte Pollutionen, wenn sie durch längere
Zeitabschnitte wöchentlich oder gar in einer Nacht mehrmals auftreten. In solchen
Fällen pflegt eine Abnahme der Erection und des Orgasmus, der guten Beschaffenheit des Samens nicht zu fehlen; immer aber bleibt der Begriff der krampfhaften Ejaculation, der spastischen Motilitätsneurose gewahrt. Die höchste Steigerung
stellt die krankhafte Pollution dar als Tagespollution, wie sie im wachenden Zustande
erfolgt, ohne Coitus oder Onanie, entweder auf minimale mechanische Einwirkung (kurzes Sitzen auf den Genitalien, Berührung derselben, leichte Erschütterung) oder auf rein psychische Irritationen hin (Lesen schlüpfriger
Bücher, Anschauen „aufregender" Objecte, ja selbst unmittelbare Vorstellung
sexueller Dinge). Diese Tagespollutionen, welche mit dem Begriffe der Impotenz
(s. d.) engste Beziehungen darbieten, sind keineswegs ein häufiges Vorkommniss,
viel seltener jedenfalls, als es die Bücher darstellen. Es kann hier Erection und
Orgasmus fehlen, an Stelle des letzteren sogar das Gefühl der Unlust oder des
Schmerzes erweckt werden, niemals aber wird nach unseren Erfahrungen der Act
der Ejaculation vollständig vermisst.

Spermatorrhoe ist unseres Erachtens eine wenig glückliche Bezeichnung
unserer Literatur; denn ein durch diesen Namen bezeichneter Zustand, der etwa
dem Begriffe der Gonorrhoe, Leucorrhoe entspräche, d. i. ein continuirliches Abfliessen von Samen, gehört, wie eine kritische Durchsicht der Literatur ergiebt,
zu den grössten Seltenheiten; wir haben eine solche Rarität bei schwerer traumatischer Rückenmarksläsion genauer beschrieben und später wiederholt als vorübergehendes Symptom schwerer Myelitiden, einmal auch bei einem Hysteroneurastheniker
während einzelner Untersuchungen beobachtet. Wir halten es für nicht richtig,
wie die meisten Autoren, selbst CURSCHMANN, dies gethan, krankhafte Samenverluste überhaupt mit Spermatorrhoe im weiteren Sinne und die höheren Grade
der Tagpollutionen mit Spermatorrhoe im engeren Sinne zu bezeichnen; vielmehr
erscheint es durchaus geboten, wie wir früher bereits vorgeschlagen und näher
begründet, den Namen „Spermatorrhoe" auf jene von der Pollution unabhängige Samenverluste zu beschränken, wie sie meist während der Defäcation und Harnentleerung erfolgen, und zwar ohne Erection und Orgasmus,
ohne schlüpfrige Vorstellung. Diese Fälle sind von fast allen Autoren als Gipfel-
punkt, letzte Consequenz der krankhaften Pollution beurtheilt worden — anscheinend
eine einfache Fortschleppung der übertriebenen Angaben LALLEMAND'S. Das ist
nach unseren eigenen zahlreichen Erfahrungen falsch; denn die genannten Formen
kommen einmal sehr häufig, wie auch TROUSSEAU und ULTZMANN gefunden haben,
zur Entwicklung, ohne dass jemals krankhafte Pollutionen bestanden, und haben
nicht im Entferntesten die schwere Bedeutung der krankhaften, bereits an der
Grenze der Tagpollution stehenden ejaculativen Samenergüsse. Es ist also die
Defäcations- und Miktionsspermatorrhoe keineswegs nothwendig das Endstadium
der krankhaften Pollutionen. Zudem ist in den meisten Fällen die Geschlechts-
kraft erhalten, bisweilen sogar ganz intact.

Vom wissenschaftlichen und praktischen Standpunkte aus, namentlich mit
Rücksicht auf die Prognose, sind also die abnormen Pollutionen mit ihren Endstadien von der Spermatorrhoe im engeren Sinne zu trennen, und es entspricht
den Thatsachen mehr, als CURSCHMANN glaubt, wenn TROUSSEAU und ULTZMANN
die krankhaften Pollutionen als motorische Neurose mit Krampf der Samenblasen,
die Spermatorrhoe als solche mit Parese der *Ductus ejaculatorii* auffassen, und
der von dem letztgenannten Autor gezogene Vergleich zwischen Pollution und
Blasenkrampf, sowie Spermatorrhoe und Blasenlähmung (*„Incontinentia seminis"*)
entbehrt nicht einer guten Begründung. Damit sollen Uebergangs- und Mischformen,
welche auch wir vielfach beobachtet, keineswegs geleugnet werden.

Für jene Fälle, in denen der Begriff des Samenflusses nur unter der
Form einer (selbstverständlich von freiwillig bewirkten Abgängen und den Pollutionen unabhängigen) Beimischung von Sperma zum Harn gegeben, ziehen

wir den GRÜNFELD'schen Terminus „Spermaturie" der Bezeichnung der Sperma-torrhoe vor.

Es ist endlich ein Irrthum, wenn Defäcationsspermatorrhoe als seltenes Er-eigniss gegenüber der Prostatorrhoe (s. d.), wie fast alle Autoren belieben, angesehen wird. Die letztere ist vielmehr weitaus seltener als die erste. Wenn BLACK gar ganz unzweifelhaft echten Samenfluss mit massenhaftem Spermatozoeneinschluss des Ausflusses mit der Prostatorrhoe zusammenwürfelt, so bezeichnet das einen Rückschritt in der Forschung.

Aetiologie und Pathogenese. Wie vor Allem CURSCHMANN in seiner kritischen und klaren monographischen Darstellung der krankhaften Samen-verluste gezeigt, stellen letztere keine bestimmte Krankheit, sondern ein Symptom dar von örtlichen, wie allgemeinen Leiden, derart, dass der Symptomencomplex nicht von den Samenverlusten veranlasst wird, sondern diesen coordinirt ist und beide ihre Entstehung der dritten Ursache verdanken. In der Mehrzahl der Fälle „bilden sich zunächst gewisse allgemeine oder locale Störungen aus, die dann entweder direct die Samenverluste als ein neues, sehr auffallendes und dann an sich schon sehr einflussreiches Glied in die Kette der Erscheinungen einfügen oder nur eine Disposition zu dem Uebel schaffen".

Wenn wir die wichtigsten ätiologischen Momente der Uebersicht halber in fünf Hauptgruppen bringen, so müssen wir ganz besonders hervorheben, dass Uebergangsformen und Combinationen der einen mit der anderen etwas ganz Ge-wöhnliches sind. Es handelt sich

1. Um angeborene Neurasthenie, jene allgemeine, gewöhn-lich mit Körperschwäche und Blutarmuth einhergehende Reizbarkeit der Nerven, die „reizbare Schwäche" der älteren Autoren mit ihren mannigfachen Beziehungen zur „neuropathischen Disposition" (vergl. Krankheitsbild). TROUSSEAU betont in dieser Hinsicht einen innigen Zusammenhang zwischen *Enuresis nocturna* im Kindes- mit unserem Leiden im späteren Alter.

2. Um erworbene Neurasthenie, insbesondere die durch sexuelle Excesse bedingte, also selbstverschuldete krankhafte Zustände. Obenan steht die Onanie, über deren unheilvolles Wirken wir in einem besonderen Abschnitt (Bd. XIV, pag. 594) ausführlich gesprochen. Wir haben daselbst auch die Frage beantwortet, ob diesem Laster und warum anders geartete Wirkungen auf den Organismus als der natürlichen Befriedigung des Geschlechtstriebes zuzuschreiben sind. Dass selbst die intensivste Onanie spurlos an Geist und Körper ablaufen kann, muss für eine sehr beschränkte Kategorie von Fällen zugegeben werden. Gegenüber stehen die onanistischen Neurosen schwersten Charakters, welche besonders die neurasthenisch Veranlagten darbieten. Diese Thatsache vermittelt die vorliegende ätiologische Gruppe mit der ersten, wie überhaupt der *Circulus vitiosus* unserer Erfahrung nach sich kaum drastischer äussert als im Bereiche der functionellen Geschlechtsstörungen genannten Ursprungs.

In zweiter Linie kommt der in Bezug auf die betreffende Individualität übermässige Coitus. Dass er hartnäckigere und schlimmere Formen erzeuge, als die Masturbation, wie HYDE beobachtet haben will, müssen wir mit aller Bestimmt-heit ablehnen.

Die Art und Weise, auf welche die krankhaften Samenverluste durch den *Abusus sexualis* zu Stande kommen, hat sicher nichts mit dem Verlust des Samens als solchem zu thun, auch wenn der Erguss täglich mehrmals bewirkt wird. Vielmehr handelt es sich um eine Rückwirkung auf das Nervensystem, zunächst um eine Steigerung, häufige Wiederholung der schon vielfach unter physiologischen Verhältnissen beobachteten Reaction, der so mächtigen Aufregung des Gesammtnervensystems, besonders unmittelbar vom Moment der Ejaculation. Auf diese Weise werden die im Rückenmark und Gehirn gelegenen Centren für Erection und Ejaculation (ECKHARD, GOLTZ, BUDGE) Sitz dauernder Irri-tabilität, derart, dass schon ganz geringe von der Peripherie (den Geschlechtsorganen) oder dem Centrum (der Psyche) ausgehende Reize die Ejaculation auslösen. Immerhin mögen locale Zustände eine abnorme Steigerung der Samenproduction (*„Plethora seminis"*) mit Reflexwirkung durch die Spannung der Samenblasen-wände und sonstige örtliche Reizbarkeit der Samenausspritzapparate fördernd wirken; dass jedoch durch sexuelle Excesse e n t z ü n d l i c h e Processe in den Samenwegen veranlasst würden, wie LALLEMAND und nach ihm verschiedene Autoren annehmen, vermögen wir nicht zuzugeben. Wenn hier und da im endoskopischen Bilde catarrhalische Schwellungen der hinteren Harnröhre, insbesonders des *Colliculus seminalis* beobachtet oder Urethralfäden im Harn als Ausdruck von Entzündung gefunden werden, so mag es sich um Reste von Gonorrhoe, um Catheterreizung, fortgeleitete Catarrhe u. dergl., also um ursächliche, beziehungsweise begleitende Processe, nicht aber um Folgezustände gehandelt haben. Dass, wie GRÜNFELD will, „fast immer" bei Spermatorrhoikern entzündliche Veränderungen des genannten Bezirks durch das Endoskop aufgefunden würden, steht durchaus nicht im Einklang mit unseren zahlreichen, grösstentheils ganz eindeutigen Erfahrungen, in denen von dem Begriffe auch nur einer mässigen catarrhalischen Reizung gar keine Rede sein konnte.

Die 3. ätiologische Hauptgruppe wird gebildet durch l o c a l e   a n a t o -m i s c h e Erkrankungen des unteren Urogenitalapparates und seiner Nachbarschaft. Gerade diese spielen gern die Rolle von Gelegenheitsursachen, wenn die unter 1. und 2. bezeichneten Zustände gegeben sind. An erster Stelle nennen wir die chronische Entzündung der *Pars prostatica urethrae* und der *Ductus ejacula-torii* mit Erweiterung und Erschlaffung dieser. Diese Form liegt besonders der D e f ä c a t i o n s - nnd M i k t i o n s s p e r m a t o r r h o e zu Grunde, ja wir stehen nicht an, für die letztere eine entschiedene Prävalenz der G o n o r r h o e als ätio-logischen Moments gegenüber jener der Onanie für die krankhaften Pollutionen zu behaupten. Eine ganze Reihe von Fällen, in denen n u r der Tripper ohne Excesse, ohne „rcizbare Schwäche" die Spermatorrhoe erzeugt hat, steht uns zu Gebote, um die Ansicht derer, welche die Entwicklung des Leidens aus der Gonorrhoe als solcher nicht zulassen wollen, zu widerlegen. Das hindert nicht, die Existenz einer wahren „Tripperneurasthenie" mit dem Localsymptom des Samen-flusses anzuerkennen. Wie wir an anderer Stelle mitgetheilt, haben unsere Beob-achtungen an 140 mit chronischer Gonorrhoe behafteten Männern unter sorgfältigem Ausschluss von Fehlerquellen (voraufgegangenem Coitus, Pollution, Onanie) gelehrt, dass 25 mit ihrem Harne, beziehungsweise Ausfluss (Tripperfäden) zahlreiche Spermatozoen entleerten, ohne dass irgend welche auf Neurasthenie deutende Symptome bemerkbar gewesen. U e b e r 20$^0/_0$ h a t t e n   a l s o   a n l a t e n t e r, graduell verschiedener S p e r m a t o r r h o e, beziehungsweise Spermaturie gelitten, deren keiner sich irgend bewusst war. In ausgesprochene Spermatorrhoe gehen freilich diese abortiven Zustände nicht häufig über. Ueber den Mechanismus s. u.

Nächst dem chronischen Tripper kommen Stricturen der Harnröhre, habitueller Catheterismus, reizende Injectionen (BENEDIKT), auch Entzündungen der Samenblasen, der Prostata, Balanitis, Phimose (welche nebenbei . bemerkt auch durch Veranlassung von Onanie wirksam werden kann), Blasensteinkrankheit, Mastdarmaffectionen (Hämorrhoiden, Fissuren, Oxyuren, Eczem), reizende Clys-mata u. dergl. m. in Frage. Da, wo Hypertrophie der Prostata ohne begleitende Entzündung zu Spermaturie führt — und es ist das nicht selten der Fall — hat die Drüsenwucherung die *Ductus ejaculatorii* insufficient gemacht.

Endlich hat man selbst die a n g e s t r e n g t e D e f ä c a t i o n als genügenden Grund für den Uebertritt von Sperma in die Harnröhre betrachtet (PICKFORD, DAVY, LEWIN). Hiergegen müssen wir mit CURSCHMANN Verwahrung einlegen, insofern unter physiologischen Verhältnissen, d. i. ohne Insufficienz des *Ductus ejaculatorius* wohl vereinzelte Spermatozoen, aber nicht reichliche Samenmengen den Ausspritzungsgang passiren können.

Den speciellen M e c h a n i s m u s der Samenentleerung bei Defäcations-spermatorrhoe anlangend erscheint uns ein einfaches Ausdrücken der Samenblasen durch die den Mastdarm passirenden Kothmassen wenig plausibel; mit Recht macht CURSCHMANN auf die Topographie der Samenblasen aufmerksam, welcher viel eher ein Ausweichen und Abklemmen der Mündungsstellen entsprechen würde. Ein wenig mehr Wahrscheinlichkeit hat ein Zustandekommen auf s y m p a t h i s c h e m Wege, wie das bereits LALLEMAND an verschiedenen Stellen ausgesprochen: an den Contractionen des Mastdarms nehmen die Samenblasen theil. Doch verdient ein dritter, bisher nicht hervorgehobener Factor, die Wirkung der allgemeinen B a u c h p r e s s e beim Drängen, für die Defäcations- wie Miktionsspermatorrhoe unseres Erachtens ganz besondere Beachtung, insbesondere für jene durch nervöse Symptome nicht complicirte Formen. Diese sind zum Theil an den Act der Defäcation und Miktion gebunden, sondern können auf rein mechanischem Wege durch einfache Anwendung der allgemeinen Bauchpresse beim Heben, Husten, Niesen etc. bewirkt werden, so dass wir den gesteigerten Druck als solchen als ursächliches Moment in Anspruch nehmen müssen. Wir glauben endlich bei dieser Gelegenheit an den von BERNHARDT neuerdings auf Grund genauer klinischer Erschliessung eines im Capitel S t e r i l i t ä t zu registrirenden Falles geführten Nachweis erinnern zu sollen, dass die dem Ejaculationsact, beziehungsweise der Austreibung des Samens dienenden Nervenbahnen ˙g e s o n d e r t von denen verlaufen, welche die Mastdarm (und Blasen-) Function beherrschen. Solche Beobachtungen sind der uncingeschränkten Annahme einer „Mitbewegung" der Samenblasen beim Defäcationsact wenig günstig. Endlich muss hervorgehoben werden, dass, während der Begriff der Pollution an eine Entleerung nicht nur der Samenblasen, sondern auch der Prostata und der ebenfalls zum Genitalapparat gehörigen COWPER'schen Drüsen gebunden ist (vergl. P r o s t a t o r r h o e, Bd. XVI, pag. 55), die rein mechanischen Formen der Spermatorrhoe auf einem Ausdrücken lediglich des Hauptreservoirs für die Spermatozoen, der Samenblasen beruhen. Wahrscheinlich existiren auch — die Beobachtung von Prostatasaft nicht führenden, von der Bauchpresse unabhängigen Samenabgängen bei Neurasthenikern, die niemals an Gonorrhoe gelitten, sprechen dafür — rein durch nervöse Irritabilität vermittelte i s o l i r t e Samenblasenergüsse.

4. C o n s t i t u t i o n e l l e E r k r a n k u n g e n. Die ersten Stadien der Lungenschwindsucht, gewisse, noch nicht vom allgemeinen Typus abzugrenzende Formen von Zuckerharnruhr und die Convalescenz von acuten fieberhaften Krankheiten, namentlich dem Abdominaltyphus, kommen hier besonders in Betracht.

5. Können krankhafte Samenverluste auftreten im Gefolge wohl charakteiisirter o r g a n i s c h e r E r k r a n k u n g e n d e s C e n t r a l n e r v e n s y s t e m s, so insbesondere von T a b e s d o r s a l i s unter der Form abnorm häufiger Pollutionen, wie auch richtiger Spermatorrhoe, sowie nach schweren R ü c k e n m a r k s t r a u m e n. Wir haben unter Anderem bei einem Greise c o n t i n u i r l i c h e Spermatorrhoe unter ungemein lebhafter S a m e n p r o d u c t i o n als Consequenz totaler Leitungsunterbrechung im Bereich des mittleren Dorsalmarks durch Fall zu Stande kommen sehen. Hier handelte es sich offenbar um ein Analogon der BUDGE'schen Thierversuche, nach denen ein im Lendenmark gelegenes „Centrum genito spinale" die Bewegungen der Musculatur der Samenblasen, Samenleiter und der Prostata vermittelt, während andererseits die reflexerregende Spannung der Wände der Samenbehälter durch fort und fort sich ansammelndes Secret bei gleichzeitigem Wegfall jedes cerebralen Hemmungsmechanismus im Wesentlichen die Bedingungen der im Schlafe durch „Samenplethora" eintretenden Pollutionen wiederholte.

Ueber die Beziehungen der f u n c t i o n e l l e n R ü c k e n m a r k s k r a n k h e i t e n zu den krankhaften Samenverlusten vergl. das „Krankheitsbild". Man hüte sich, die letzteren insgesammt als Folgezustände der centralen functionellen Störungen aufzufassen.

Die bei E p i l e p s i e und veritabeln P s y c h o s e n auftretenden Formen ragen schon stark in die erste ätiologische Gruppe; die Onanie scheint nicht selten das Mittelglied zu bilden. Hier fällt dem Psychiater noch ein dankbares Gebiet der Beobachtung zu.

Gelegentlich hat man wohl auch — wir selbst kennen einige drastische Fälle — das Eintreten von krankhaften Samenverlusten nach intensiven Affecten, zumal Schreck, beobachtet. Hingegen muss die besonders von LALLEMAND vertretene Ansicht von der Entstehung des Leidens in seinen s c h w e r e n Formen durch geistige Ueberanstrengung oder sexuelle Enthaltsamkeit a l l e i n in ernsteste Zweifel gezogen werden. Wir haben noch niemals eine solche Genese beobachtet. In der Mehrzahl der Fälle, wo sie zäh behauptet wird, dürfte es sich um verlogene Onanisten handeln.

Endlich fehlt es nicht an Formen, für welche sich durchaus keine Ursache auffinden lässt. Wir haben mehrfach Defäcationsspermatorrhoe in erheblichem Grade ganz vorübergehend, auf Wochen, bei jungen, robusten, wohlerzogenen, indess nicht besonders abstinenten Leuten ohne jede ersichtliche Gelegenheitsursache auftreten sehen.

Die krankhaften Samenverluste gelangen vom Eintritt der Mannbarkeit bis in's hohe Greisenalter hinein zur Beobachtung. Wenn HYDE die n ä c h t - l i c h e n Ergiessungen im Jünglingsalter zum grossen Theile als einfache Verluste von Prostatasaft beurtheilt, so vermögen wir dieser naiven Behauptung, welche der amerikanische Schiffsarzt seinen Lesern auftischt, kein ernstes Wort mehr zuzufügen.

P a t h o l o g i s c h e A n a t o m i e. Systematische Untersuchungen fehlen hier ganz. Die im vorigen Abschnitt genannten Localaffectionen, insbesondere chronische Catarrhe der *Pars prostatica urethrae* und der *Ductus ejaculatorii* sind wiederholt in der Leiche gefunden worden (LALLEMAND, KAULA, CURLING). Im Uebrigen hat die Neuzeit mit dem Endoskop viel werthvollere Aufschlüsse geliefert, obwohl auch hier die Gefahr einer falschen Interpretation des Gesehenen nicht weniger droht als das Bedenken, einige Begleitzustände als ursächliche oder consecutive Momente zu deuten. —

Wenden wir uns nunmehr zum K r a n k h e i t s b i l d e, so bemerken wir vorweg, dass von einer „Symptomatologie" im strengen Sinne des Wortes aus den oben erwähnten Gründen bei den krankhaften Samenverlusten nicht gut die Rede sein kann. Vielmehr wird es sich hier nur darum handeln können, neben dem Verhalten der unfreiwillig zu Tage geförderten Producte, des Ejaculats und Ausflusses, die B e g l e i t e r s c h e i n u n g e n des Leidens zu schildern.

Mit überwiegender Häufigkeit geben die an echter Spermatorrhoe leidenden Kranken an, dass die Samenverluste sich zunächst nur an den Act der Stuhlentleerung bei gleichzeitiger Obstipation knüpfen. Hier tritt dann der Ausfluss ganz gewöhnlich zum Schlusse der Urinentleerung auf, während die Bauchpresse behufs der Defäcation sich noch in voller Thätigkeit befindet. Späterhin können sich die Ergüsse auch bei normalen und diarrhoischen Stühlen, sowie am Schluss einzelner Harnentleerungen ohne Defäcation einstellen. Hier wird dann der Harnstrahl unmittelbar von dem Samenfluss fortgesetzt.

In den Anfangsstadien sowohl der krankhaften Pollutionen als der Spermatorrhoe pflegt, von den auf isolirten Samenblasenentleerungen beruhenden Formen (s. oben) abgesehen, der S a m e n dem Ejaculat des gesunden Mannes zu entsprechen, also ein Gemisch von Hodensecret, Samenblasenproduct, Prostatasaft und der Absonderung der COWPER'schen Drüsen darzustellen. Das Mikroskop ergiebt vor Allem zahllose S p e r m a t o z o e n mit ihren bekannten vitalen Eigenschaften, eine mässige Zahl grosser und kleiner, ein- oder mehrkerniger, runder, fein granulirter Hodenzellen (nicht selten mit unreifen Samenfädenköpfen) und zahlreichen Prostatakörnern, während die übrigen Bestandtheile, Pflaster-, Uebergangs- und Cylinderepithelien aus Samenblasen, Prostata und Harnröhre, hyaline Kugeln, geschichtete Amyloide, gelbes Pigment in Schollen und Körnern zurücktreten, ja nicht selten ganz vermisst werden. Im ganz frischen Producte fällt bisweilen das von uns genauer charakterisirte gelatinöse Product der Samenblasen unter der Form durchsichtiger, leicht gelblicher, gequollenen Sagokörnern ähnlicher Körper auf; doch pflegen sich letztere schnell zu lösen. BENCE-JONES und NEPVEU beschreiben ausserdem eigenthümliche, aus den Hodencanälen stammende voluminöse, hyaline Cylinder. Lässt man das Sperma auf dem Objectträger eintrocknen, so finden sich die, übrigens meist schon im flüssigen Product nach einigen Stunden nachweisbaren grossen BÖTTCHER'schen „Spermakrystalle", die, wie uusere Untersuchungen gelehrt haben (s. Prostatorrhoe, Bd. XVI, pag. 55, auch die Abbildung auf pag. 56) richtiger als „Prostatakrystalle" zu bezeichnen sind; der specifische Samengeruch steht in intimster Beziehung zu diesen Krystallen und hat nichts mit Hoden- oder Samenblasensecret zu thun.

Bei längerem Bestande des Leidens tritt in einer Reihe von Fällen, namentlich bei krankhaften Pollutionen, die Menge des äusserst visciden, sattweissen Hodensecrets zurück; in Folge dessen vermindert sich die Consistenz und entsprechend der Reduction der befruchtenden Elemente auch die Trübung des Sperma; es wird dünnflüssiger und klärt sich schneller durch Sedimentiren. Weiterhin erleidet ganz gewöhnlich auch die Beweglichkeit, die Lebensdauer, die Ausbildung der Samenfäden, selbstverständlich nicht ohne Beeinträchtigung der Befruchtungstüchtigkeit, eine Einbusse; insbesondere deuten den Samenfadenköpfen anhaftende Halskrausen, Membranreste, die Unreife der Elemente an, während die Veränderung der Grösse und die Existenz von ungeschwänzten, kugelförmigen Missgeburten als innerhalb des Organismus gebildet zum mindesten zweifelhaft bleiben muss. GUELLIOT beobachtete neuerdings wieder Blaufärbung der Samenabgänge („Cyanospermie"), als deren Ursache er kleine, entsprechend gefärbte, durch Alkohol, aber nicht Essigsäure zu entfärbende Körperchen auffand, die er als indigohaltende Gebilde oder chromogene Coccen anzusprechen schwankt. Bekannter ist der Einschluss von krystallinischen Indigoflittern im blauen Ejaculat.

Da, wo die Spermatozoen ganz fehlen und im Wesentlichen ein Gemisch von Samenblasen- und Prostatasecret vorliegt, handelt es sich nicht um Prostatorrhoe, sondern um den von uns als „Azoospermatorrhoe" bezeichneten Zustand (s. d. Art. Sterilität).

Zu den genannten Bestandtheilen des Spermas kommt, wo es sich um complicirende Catarrhe der Samenwege und der Harnröhre handelt, als fremdartige Beimischung Eiter, wohl auch Blut; der erstere färbt das Sperma trüb und gelb, das letztere röthlich bis rothbraun, himbeergeléeähnlich. Dass blutige Pollutionen und Hämatospermatorrhoe nothwendig mit einer Entzündung der Samenblasen zu thun hätten, ist längst widerlegt. Erosionen, beziehungsweise Hämorrhagien an jeder Stelle der Samenbahn bis zu ihrer Einmündung in die Urethra, ja selbst darüber hinaus, können das dem Kranken nicht selten arg ängstigende Schauspiel veranlassen.

Die Beschaffenheit der äusseren Genitalien pflegt keine wesentlichen Anomalieen darzubieten, am ehesten noch Schlaffheit des Scrotums, kleine Hoden, verminderte Sensibilität des Integument, hingegen Hyperästhesie der Harnröhre, letzteres besonders bei Neurasthenikern und noch bestehender *Urethritis posterior*. Nur selten findet man im Vorhautsacke eine reichliche Ansammlung von Samenflüssigkeit; vielmehr zeigt sich die *Corona glandis* da, wo zugleich Onanie vorliegt, gern trocken und glanzlos (vergl. Onanie, Bd. XIV, pag. 596). Balanitis gehört nicht zu den regelmässigen Zügen des Krankheitsbildes, wenn sie nicht schon vorher als Ursache des Leidens bestand.

Von Wichtigkeit sind die endoskopischen Befunde. Sie erschliessen entweder die Veränderungen, welche die chronische Gonorrhoe gesetzt hat, auf deren Darstellung hiermit verwiesen wird, nicht ohne auf die in neuester Zeit von OBERLÄNDER geförderten, gleich mannigfaltigen wie substantiellen Befunde besonders aufmerksam zu machen oder erweisen in ihrer Negativität, dass eben die Harnröhrenschleimhaut nicht anatomisch erkrankt ist und die Samenverluste ein nervöses Leiden — die mitunter hochgradige Hyperästhesie der hinteren Harnröhre spricht keineswegs zu Gunsten des entzündlichen Ursprungs — beziehungsweise örtliches Theilsymptom allgemeiner Neurasthenie darstellt.

Der Harn bietet, abgesehen von seinem Gehalte an Spermatozoen und Samenzellen, nur da wesentliche Veränderungen, wo zugleich Catarrhe bestehen. Der von einigen Autoren behauptete Samengeruch des Urins ist uns niemals bemerkbar geworden. In seltenen Fällen beherbergt der Harn die gallertigen, aus den Samenblasen stammenden Gebilde, deren Existenz, bereits von LALLEMAND und TROUSSEAU vertreten, mit Unrecht in Abrede gestellt worden ist. Wir haben sie mehrfach gesehen und ihre Identität mit dem eine Globulinsubstanz darstellenden Samenblasenproducte erwiesen. Die von DONNÉ, CURSCHMANN, BEARD u. A. hervorgehobene Oxalurie war auch uns öfters auffällig; indessen vermögen wir nicht, ihr irgend welche bestimmte Beziehungen zu der Krankheit zu vindiciren. Man fahnde nur methodisch auf die Gegenwart des oxalsauren Kalkes im Harnsediment bei nervösen und dyspeptischen Individuen überhaupt und man wird sicher keine Prävalenz der Briefcouvertkrystalle bei Spermatorrhoikern constatiren können. Gelegentlich gewinnt der Harn in Folge besonders reichlicher Beimischung von Sperma ein chylöses Aussehen (FRERICHS, EICHHORST), das wir indess selbst in den hochgradigsten Formen nur leicht angedeutet gefunden. Wie neuerdings POSNER an der Hand eigener Untersuchungen dargethan, enthalten Harne, welche Samenbestandtheile selbst in geringer Menge führen, das durch Salpetersäure nur in der Kälte fällbare Propepton. Die Wichtigkeit der Kenntniss des Vorkommens solcher Formen von *„Propeptonuria spuria"* liegt auf der Hand, wenn sie auch wenig die praktische Diagnose unseres Leidens bereichert. Wenn *Urina spastica* beobachtet wird, so ist diese abhängig von den begleitenden Allgemeinerscheinungen, zu denen wir jetzt übergehen.

Vorweg muss bemerkt werden, dass die Zahl der Pollutionisten, bei welchen **Allgemeinerscheinungen** fehlen, oder höchstens die eine oder andere sich leicht angedeutet zeigt, keine geringe ist, und dass nach unseren Erfahrungen geradezu bei der Mehrzahl der an Defäcationsspermatorrhoe leidenden Patienten und unter diesen wieder jener, die sich das Uebel lediglich durch einen chronischen Tripper zugezogen, wesentliche Störungen der Gesundheit vermisst werden. Insbesondere pflegt bei den oben erwähnten, durch methodische Untersuchung der pathologischen Harnröhrenabgänge der Gonorrhoiker erkannten abortiven Formen trotz der Hartnäckigkeit der Samenverluste weder die *Potentia generandi* noch *coëundi* in irgend bedenklichem Grade zu leiden. Ein anderer Theil klagt wohl über allgemeines Unbehagen, verdriessliche Stimmung, die ihrerseits besonders durch das hartnäckig sich wiederholende verhasste Schauspiel des unfreiwilligen Samenergusses unterhalten und gesteigert wird, ferner über die Abnahme von Erection und Ejaculation, nicht aber über die krankhaften Erscheinungen der gleich zu schildernden Art. Aber auch bei Pollutionisten zeigt sich kaum je der gesammte Complex derselben entwickelt; vielmehr ist bald diese, bald jene Sphäre betroffen, und die Combinationen der Erscheinungen im Verein mit ihrem Wechsel sind so mannigfaltig, dass an eine einheitliche Darstellung der Störungen gar nicht zu denken ist. Vielfach spiegeln sich in den letzteren die individuellen Züge der Kranken. Es kehrt hier das Gesetz von der äusserst varianten und ganz unberechenbaren Widerstandsfähigkeit des Nervensystems gegen die Einflüsse der Onanie (s. d.) wieder. Die unheimlichen Schilderungen LALLEMAND'S, die düsteren Zeichnungen TISSOT'S, nach denen die Mehrzahl unserer Kranken schliesslich in Impotenz, Rückenmarksdarre und Blödsinn verfällt, tragen den Stempel einer wüsten Uebertreibung auf der Stirn. Andererseits kann gar nicht genug gewarnt werden vor einer Unterschätzung der Bedeutung mehrjähriger übermässiger Pollutionen, deren Gefahren gegenüber keine kleine Zahl von Aerzten sich unbegreiflich blind zeigt und sich einfach mit einer Verspottung der Schreckgespenste LALLEMAND'S und seiner Schüler abfinden zu können glaubt.

Wir unterscheiden mit CURSCHMANN im Grossen und Ganzen n e r v ö s e Symptome und s e c u n d ä r e E r n ä h r u n g s s t ö r u n g e n. Die ersteren — nicht zu verwechseln mit den Folgesymptomen organischer Erkrankungen des Nervensystems — sind äusserst bunter Natur. Gerade bei Pollutionisten lassen sich vielfach neben dem vielgestalteten Ensemble der sensiblen, motorischen und vasomotorischen Störungen, psychische Krankheitssymptome auffinden, ausgeprägt genug, um die unter Anderem von BINSWANGER mit Nachdruck gerügte Trennung der „Neurasthenie" von den Geistesstörungen zu verbieten.

Die häufigsten Klagen beziehen sich auf Mattigkeit und Abgeschlagenheit, auch von den Kranken selbst peinlich empfundene Energielosigkeit, Gedächtnissschwäche, geistige Leere, Unfähigkeit zu scharfem Denken und ernster Arbeit. „Nicht das Wollen liegt darnieder, sondern das Können" (BINSWANGER). Wir verweisen auf unsere in dem Artikel O n a n i e (Bd. XIV, pag. 595) gegebene Schilderung der Allgemeinerscheinungen und localen Störungen. Erinnern wir uns, dass es ja in der grösseren Zahl der Fälle eben die übermässige unnatürliche Befriedigung des Geschlechtstriebes ist, welche die Symptome zeitigt, deren eines die Samenverluste darstellen. Das ganze Heer, um es zu wiederholen, der Zeichen einer functionellen Erkrankung des Centralnervensystems, der centralen wie spinalen Neurasthenie kommt hier in Betracht: Schwindel, Kopfwallungen, Kopfdruck, Kopfschmerz, Sprachstörungen (Stottern, schwerfällige mangelhafte Articulation), Spinalirritation, Kraftlosigkeit, Steifheit, Tremor, Formicationen, Taubheit, Kältegefühl, Muskelschmerz der Extremitäten, matter, kraftloser Gang, mannigfache Parästhesien auch im Bereich des Rückens, wie Ziehen, Reissen, Brennen, namentlich Frostgefühl (von der Mehrzahl unserer Kranken als „Rieseln" bezeichnet), Neuralgieen des Geschlechtsapparates, insbesondere der Hoden, die „reizbare Blase" in ihren bunten Erscheinungsformen, (von denen wieder in letzter Zeit PEYER eine lebhafte Anschauung geboten), *Pruritus ani;* endlich von Seiten der S nnesorgane Ohrensausen, Schmerzempfindung im Bulbus und dessen Umgebung, grosse Lichtempfindlichkeit, Photopsie, Blepharospasmus, Verminderung der Sehschärfe, wohingegen Amblyopie oder gar Amaurose als Resultat der krankhaften Samenverluste nicht gelten darf.

Ist einmal eine Reihe der genannten Erscheinungen entwickelt, dann pflegt auch die Erectionsfähigkeit und Potenz vermindert zu sein. Die Kranken sind wohl noch fähig, den Coitus zu leisten, aber ohne Befriedigung; die Ejaculation ist verfrüht; hochgradige Mattigkeit bleibt zurück. Um Wiederholungen zu vermeiden, verweisen wir auf unsere früheren Schilderungen der verschiedenen Kategorien der I m p o t e n z (Bd. X, pag. 316), eines der wichtigsten Folge-, beziehungsweise Begleitzustände der krankhaften Samenverluste überhaupt.

Eine Anzahl der Kranken verfällt schliesslich im Laufe der Jahre in schwere h y p o c h o n d r i s c h e Zustände; die Genitalien und ihre Function sind dann gern der Dreh- und Schwerpunkt des ganzen Sinnens und Trachtens. Solche Patienten können den Arzt mit ihren Klagen schier zur Verzweiflung bringen, die missliebigsten Gäste werden, welche schliesslich nur noch einen Wunsch, den ihrer Abwesenheit in der Gesellschaft erwecken.

Die D i a g n o s e der k r a n k h a f t e n P o l l u t i o n e n stösst, eine bona fide gegebene Anamnese vorausgesetzt, auf keine Schwierigkeiten. Es ist aber vor Allem der Thatsache Rechnung zu tragen, dass eine stattliche Zahl von Patienten, welche unfreiwillige Samenverluste angeben, keine Pollutionisten, sondern Onanisten und Lügner sind. Sie „glauben", wenn sie nur den Arzt von ihren Spermaverlusten in Kenntniss setzen, demselben genügende therapeutische Anhaltspunkte gegeben zu haben und das beschämende Geständniss, dass jene Ergüsse lediglich durch ihr eigenes Zuthun erfolgen, sich ersparen zu können" (CURSCHMANN). Die dem einigermassen Erfahrenen ganz unverkennbare Eigenart der Schilderung der nächtlichen Samenverluste hat uns häufig genug mit sofortigem Erfolg auf den Busch schlagen lassen (vergl. den Art. O n a n i e).

Die Diagnose des Samenflusses i. e. S., d. i. der Defäcations- und
Miktionsspermatorrhoe darf niemals ohne Mikroskop gestellt werden, weil
Gonorrhoe, Urethrorrhoea ex libidine, Prostatorrhoe in Frage kommen kann. Aber
auch, wenn Spermatozoen im Ausfluss vorhanden sind, steht die Diagnose noch
keineswegs fest. Es kann vielmehr, wie wir schon früher gezeigt, Pseudo-
spermatorrhoe vorliegen, d. h. ein beliebiger Harnröhrenausfluss mit zufälliger
Beimengung von Samenfäden als Resten vorher stattgehabter freiwilliger Samenergüsse oder normaler Pollutionen. Andererseits kann man ohne voraufgegangene
Cohabitation, Onanie, Pollution Spermatozoen im Verlaufe des Trippers im Aus-
flusse finden. Das sind, wie wir gesehen (vergl. Aetiologie), häufige Anfangs-
formen unseres Leidens, die abortiv bleiben und als solche sich zurückbilden oder
successive zu richtiger Spermatorrhoe sich entwickeln können. Die Auffassung des
Uebertritts zahlreicher Samenfäden in die Harnröhre als physiologischen Phänomens
ist unzulässig. Wo reichliche Spermatozoen im Ausfluss gefunden werden, und
jene Intermezzi nicht vorliegen, handelt es sich immer um Samenfluss.

Man verwechsle nicht Herz- und Magenkrankheiten mit den Folgezuständen
der krankhaften Samenverluste. Aber auch die gegentheilige Gefahr ist nicht gering,
dass die Erscheinungen schwerer Organleiden, die zufällig mit krankhaften Samenverlusten coincidiren, von letzteren abgeleitet werden. Eine methodische Untersuchung, Organ für Organ, wird meist vor unliebsamen Täuschungen bewahren.

Die Prognose ist in viel höherem Masse unberechenbar, als die Autoren
angeben. Nur ganz im Allgemeinen kann man sagen, dass die Jammergestalten
LALLEMAND'S und TISSOT'S zum mindesten eine seltene Ausnahme sind, und Tod
als unmittelbare Folge der durch die krankhaften Samenverluste bedingten Zer-
rüttung niemals eintritt. Je länger die krankhaften Pollutionen dauern, desto
intensiver gestalten sich die Allgemeinstörungen; solche Formen entwickeln im
Verein mit neuropathischer Disposition eine grosse Neigung zur Impotenz und zu
einem Grade von Hypochondrie, welche eine vollständige Heilung nicht so leicht
zulässt. Je widerstandsfähiger der Körper, je robuster die Constitution, je mehr
das Alter den Knabenjahren entrückt, um so günstiger die Prognose, ganz im
Allgemeinen. Gar nicht selten schwinden die Samenverluste bei Onanisten, sobald
sie ihr Laster zu bekämpfen vermögen, aber auch bei solchen, welche niemals
onanirt haben, ziemlich plötzlich spontan.

Dass der Nachweis localer Ursachen die Prognose bedeutend verbessere,
wie, ganz abgesehen von den LALLEMAND'schen Uebertreibungen, zu Gunsten
seiner Specialtherapie noch immer hervorgehoben wird, vermögen wir nach
unseren Erfahrungen nicht zu bestätigen, müssen vielmehr gerade für die Spermatorrhoe im engeren Sinne registriren, dass die auf Gonorrhoe beruhenden Formen
der Therapie einen viel grösseren Widerstand leisten, als die rein nervösen. Wir
warnen bei aller Anerkennung der wahrhaft glänzenden Resultate, welche in
gewissen Fällen das moderne, insbesondere durch das Endoskop geleitete rationelle
Vorgehen gezeitigt, allzu sanguinische Hoffnungen auf die Localbehandlung allein
zu gründen. Im Uebrigen geben wir der Defäcationsspermatorrhoe trotz ihrer
Hartnäckigkeit eine ungleich bessere Prognose als den eben beginnenden Tagpollutionen, entgegen den seit LALLEMAND fast in allen Büchern fortgeschleppten
Angaben, dass die ersteren zu den schwersten und schlimmsten Formen gehören.
Die Fälle, in welchen trotz jahrelanger Dauer Potenz und Kindersegen sich in
ungeschwächtem Masse erhält, sind nach unseren sich fort und fort mehrenden
Erfahrungen recht häufig. Für bedenklicher schon halten wir jene Fälle, in welchen
auch mit dem Urin Sperma verloren wird; indess auch ihre Prognose ist keines-
wegs die des Endstadiums der krankhaften Pollutionen, wenn auch eine starke
Herabminderung der Potenz nicht zu den Seltenheiten gehört. Die vollkommene
Impotenz verquickt sich mehr mit dem Begriffe der Tagespollution.

In einer recht stattlichen Reihe von Fällen endlich wird die an und für
sich nicht ungünstige Prognose lediglich durch die Inspiration von LALLEMAND'S

Werken getrübt und in viel böberem Masse von einigen modernen, in den Tages-
blättern ausgebotenen Schriften, über deren Verfassern der geistvolle französische
Autor thurmhoch emporragt. Gelingt es dem Arzt, bei solchen Patienten (mit
KOCHER finden wir das grösste Contingent aus Schullehrern bestehend, aber auch
Pastoren sind reichlich vertreten) die reellen Nachtheile überzeugungstreu und in
richtiger Darstellung den Patienten selbst von ihren imaginären Beeinträchtigungen
abzugrenzen — allerdings oft keine leichte Arbeit — so ist der wirkungsvollsten
Therapie bereits entsprochen. Niemals entwickeln sich Epilepsie, Melancholie,
Irrenparalyse als einfache Folgen von krankhaften Samenverlusten.

Ganz unbegreiflich erscheint uns andererseits der Optimismus, mit welchem
HYDE die gehäuften Pollutionen im Jünglingsalter als physiologisches Phänomen
proclamirt.

Therapie. Die Prophylaxe ergiebt sich aus der Aetiologie. Mittel
und Wege zur Verbütung des verderblichen Lasters der Masturbation, ingleichen
der „Gedankenonanie" haben wir in dem Artikel Onanie (Bd. XIV, pag. 596)
angegeben.

Die specielle Therapie hat zunächst der *Indicatio causalis* zu entsprechen, die vielfach mit der Prophylaxe zusammenfällt. Vorweg wollen wir
bemerken, dass wir noch immer dem „Samenfluss durch Abstinenz" recht sceptisch
gegenüberstehen, es daher auch niemals gewagt haben, Jünglingen den Coitus zu
empfehlen, sehr häufig aber dem positiven Rathe anderer Aerzte widersprochen
haben, wahrlich nicht zum Nachtheile der Patienten. Damit soll nicht ausgesprochen
sein, dass einer gewissen Förderung der Samenverluste, insbesondere der
häufigen Wiederkehr der Pollutionen durch eine dem Alter, Kraftmass und der
Lebensweise wenig entsprechende Enthaltsamkeit nicht hier und da mit dauerndem
Vortheil durch Regelung des Geschlechtslebens, insbesondere in der Ehe, vorgebeugt wird. Von schweren organischen Grundkrankheiten *(Tabes dorsalis* etc.)
sehen wir hier ab.

Von grosser Wichtigkeit ist eine rationelle Behandlung der Neurasthenie;
sie geschieht nach allgemeinen Grundregeln. Verbot körperlicher und geistiger
Ueberanstrengung, bestimmteste Anordnung einer geregelten Lebensweise, eine
kräftige reizlose Diät ohne völligen Ausschluss von Wein und Bier vermögen
oft Erstaunliches, zumal im Verein mit einer vernünftigen psychischen Therapie,
Anbahnen anderer geistiger Sphären, Belehrung über den Unwerth der bereits
mehrfach genannten Lieblingslectüren etc. Eheleuten ist der Coitus mit Maassen
nicht zu verbieten, wofern keine besonderen Beschwerden und hochgradige Er-
mattung durch ihn veranlasst werden. Sehr wirksam kann sich ein Land- oder
Gebirgsaufenthalt procul negotiis erweisen. Wir haben Defäcationsspermatorrhoen
auf Ferienreisen heilen sehen, nachdem die verschiedensten Medicamente und
Elektricität vergeblich versucht worden. In hohem Ansehen stehen Kaltwassercuren
von der kalten Abreibung an bis zur methodischen Hydrotherapie. Hingegen
müssen wir im Allgemeinen M. ROSENTHAL und CURSCHMANN beistimmen, wenn
sie die auf die Genitalien localisirte Kältewirkung (Sitzbäder, Douchen) für
bedenklich erklären. Andererseits haben wir manche methodische Curen in Kalt-
wasserheilanstalten mehrfach besten Erfolg äussern sehen. Seebäder sollte man
nur robuste Naturen gebrauchen lassen. Da, wo gehäufte Pollutionen sich mit
grosser Erregbarkeit der Patienten geeint fanden, haben wir mit unverkennbarem
Vortheil warme Wasser- oder Soolbäder verordnet. Möglich, dass hier reine
Formen von Samenblasenkrampf vorgelegen haben.

Weitgediehene Neurasthenie kann durch methodische Einleitung der
bekannten MITCHELL - PLAYFAIR'schen Mastcur in gut überwachten Anstalten auf
das Günstigste beeinflusst werden (vergl. Impotenz, Bd. X, pag. 320). Doch
erachten wir es für unsere Pflicht, zu wiederholen, dass auch hier die Indicationsstellung noch ganz im Argen liegt, und wir selbst nach sorglicher Abwägung
aller „bestimmenden" Eigenarten des Falles nach und nach uns zu bescheiden

gelernt haben, wenn wenigstens die Hälfte der also Berathenen wesentlich gebessert bis relativ geheilt aus der Cur hervorgegangen sind. Complete und dauernde Heilungen sind nicht häufig, Verschlimmerungen nicht selten! Nichtsdestoweniger beharren wir — in Ermangelung eines Besseren — den uns zugewiesenen Pollutionisten und Spermatorrhoïkern gegenüber auch bei geringerer Ausprägung der reizbaren Schwäche darauf, dass zunächst jene glücklich gewählte Combination von forcirter Ernährung, Massage, Elektricität und Hydrotherapie (beziehungsweise elektrischen Bädern) versucht wird. Auf den Factor der gleichzeitigen dauernden Ruhe, zumal im Bett, haben wir immer mehr verzichten gelernt, nicht, wie wir mit gutem Gewissen versichern zu können glauben, zum Schaden der Kranken. Sachverständige Leitung der Cur unter Vermeidung ihrer extremen Gestaltung, wie zu lauer Betreibung, bleibt die Hauptsache.

Selbstverständlich fehlt es nicht an einer stattlichen Reihe von M e d i c a - m e n t e n , welche man als Specifica gegen krankhafte Samenverluste gerühmt. Wir glauben ziemlich alle unter thunlichst rationeller Indicationsstellung (Krampf, Atonie) angewendet zu haben und bedauern, auch nicht eines als einigermassen sicher wirkend empfehlen zu können. Lupulin, Kampher, Strychnin haben uns völlig fast im Stich gelassen. Am ehesten schienen uns noch die Brompräparate in ziemlich grossen Abenddosen (bis zu 5·0 des Natronsalzes) gegen abnorme Nachtpollutionen zu wirken. Noch deutlicher war die Wirkung von Morphium; allein die lange Dauer der Krankheit verbietet das Gift. ROSENTHAL empfiehlt Arsen, NOVATSCHEK Atropin. Wesentliche Dienste sind uns nicht deutlich geworden.

Die L o c a l t h e r a p i e anlangend sollte man vor Allem sich klar machen, was freilich viel verabsäumt wird, dass eine Behandlung mit Aetzmitteln und Adstringentien nur da indicirt ist, wo E n t z ü n d u n g s z u s t ä n d e vorliegen; die chronische Gonorrhoe nimmt hier den ersten Platz ein, ihre Behandlung ist keine andere, als die der *Urethritis posterior* überhaupt. Es liegt uns fern, hier der unzähligen Methoden auch nur andeutend zu gedenken. Die einschlägigen Artikel geben ergiebige Auskunft. Dass die neueste Behandlung mit dem OBERLÄNDER'schen Dilatorium, zumal in der Hand des geübten Entdeckers, selbst vorzügliche Resultate zu geben vermag, habe ich mich wiederholt überzeugen können. Auch von zahlreichen Triumphen, welche die sachverständige, (von GUYON, ULTZMANN und GRÜNFELD warm empfohlene) Application von caustischen Medicamenten auf den durch das Endoskop erschlossenen Ort der Erkrankung mittelst der verschiedenen Aetzmittelträger, Porte-remèdes, Injectoren, Instillations- und Irrigationsapparaten, cannelirten Sonden, Anthrophoren etc. zu feiern vermag, haben wir uns an eigenen und fremden Fällen überzeugen können. Nichtsdestoweniger warnen wir nochmals eindringlich vor einer s y s t e m a t i s c h e n localen, „specialistischen" Behandlung der Harnröhre bei solchen Formen; in welchen die nervösen Symptome die ent- zündlichen Veränderungen überwiegen, und insbesondere bei rein neurasthenischen Fällen, die mit früherer Gonorrhoe gar nichts zu thun haben. Eine sehr reiche Eigenerfahrung hat uns, den ehemals wärmsten Vertreter einer „rationellen" Local- behandlung à tout prix, mit Nachdruck belehrt, dass die Vor- und Nachtheile einer topischen, zumal irritirenden Therapie auf das Scrupulöseste von Praktikern abgewogen werden müssen, soll anders nicht eine bedenkliche Verschlimmerung des Leidens zu beklagen sein. Man halte nur fest, dass die Geleise, welche ehe- malige sexuale Erkrankung in den Nervenbahnen gezogen, so tief sein können, dass die Heilung ersterer sie nicht mehr auszugleichen vermag, also ein nunmehr selbständig gewordenes Nervenleiden vorliegt. Die Fälle, die wir einfach durch Sistirung der von Localfanatikern geübten Misshandlung der armen Harnröhre, allenfalls unter Hinzufügung des Aufenthalts in einem geeigneten Curort sich von Tag zu Tag haben bessern, ja selbst heilen sehen, sind viel zu bedeutend, als dass wir nicht an dieser Stelle unserer durch breite Erfahrung gestützten Ueber- zeugung Ausdruck geben müssten. Besonders bedenkliche Instrumente in der Hand des Ungeübten sind LALLEMAND'S und alle in Bezug auf die Intensität der Cauterisation entsprechenden Aetzmittelträger, tödtliche Cystopyelonephritis mehr als einmal durch dieselben veranlasst worden.

Da, wo zwar eine grosse Reizbarkeit der *Pars prostatica* besteht, aber die endoskopische Besichtigung und Untersuchung des Harns Entzündungszustände ausschliesst, ist eine vorsichtige Bougiecur und der Gebrauch der WINTERNITZschen Kühlsonde (des „Psychrophors") bisweilen von guten Resultaten begleitet, denen nur eine etwas grössere Nachhaltigkeit zu wünschen wäre. Man vermeide eiskaltes Wasser und dehne die Störungen nicht zu lang aus. Wir möchten nach unseren Erfahrungen diese beiden Localmethoden für die einzigen bei rein nervösen Formen zulässigen erachten. Cocainbehandlung, unter Umständen von brillanter Momentwirkung, verbietet sich als dauernde Cur aus nahen Gründen.

Die weiterhin in der A e t i o l o g i e genannten Grundkrankheiten, wie Strictur, Blasensteine, Varicocele, Mastdarmaffectionen, Balanitis etc. verlangen natürlich ihre besondere Behandlung. Namentlich durch die operative Beseitigung der letztgenannten, mit Phimose einhergehenden Affection sind beste Erfolge erzielt worden. Von nicht zu unterschätzender Bedeutung ist bei der Defäcationsspermatorrhoe die Regelung der Stuhlverhältnisse. Selbst die geringsten Grade von Obstipation bekämpfe man. Salinischen Abführmitteln oder Aloë geben wir in solchen Fällen den Vorzug vor kalten Clysmaten und den modernen Glycerininjectionen. Nicht minder contraindiciren die *Pollutiones nimiae* jede stärkere Füllung des Mastdarms. Man verlege, wo möglich, die Stuhlentleerungen auf den Abend und halte auf thunlichste Abstinenz vom Essen und Trinken für das letzte Drittel des Tages.

TROUSSEAU, PITHA, STADLER empfehlen die Einführung keulen- oder halbkugelförmiger „Prostatacompressorien" in den Mastdarm oder deren äussere Application. Wir haben über ihre Wirkung keine Erfahrung, können aber versichern, dass von unseren Patienten eine nicht geringe Anzahl anderer Pollutionsverhinderungsinstrumente („W e c k e r") ohne allen Erfolg versucht worden ist. Die Mehrzahl fühlte sich erleichtert, nachdem wir die Apparate confiscirt hatten. TENDERINI'S „Warnungsgürtel" sollte vor Allem eine Warnung für Arzt und Kranken darstellen.

Die Castration ist ein gleich verwerfliches wie widersinniges Verfahren.

Besonderes Vertrauen verdient dagegen die e l e k t r i s c h e Behandlung der krankhaften Samenverluste, vornehmlich der abnormen Pollutionen. Im Allgemeinen wird der galvanische Strom vorgezogen, doch weist auch der faradische beste Erfolge auf. Eine präcise Indicationsstellung ist noch recht erwünscht. Nach ERB eignen sich besonders die mit „reizbarer Schwäche" einhergehenden Formen für die galvanische Behandlung. Die verschiedenen kleinen Abweichungen in der Methode halten wir für belanglos. Wir folgen ERB'S Vorschriften, der die Anode auf die Gegend des Lendenmarks applicirt, die Kathode stabil und labil längs des Samenstranges, des Penis, des Dammes wirken lässt. Bei gleichzeitiger Impotenz sind die Ströme nicht zu schwach zu nehmen; im Uebrigen verdient ULTZMANN'S Rath, ihre Intensität derart anzupassen, dass sie von dem Kranken eben noch empfunden werden, alle Beachtung. Directe Applicationen des Stromes auf die *Ductus ejaculatorii* vermittelst des Elektrodencatheters sind mit grösster Vorsicht der Gefahr der Verätzung halber vorzunehmen. MÖBIUS und ULTZMANN empfehlen die Anwendung der Rectalelektrode. In einer, leider nicht grösseren Reihe von Fällen tritt schon nach 1—2 Wochen ein eclatanter Effect auf. Andere Formen sind hartnäckiger, ein gut Theil widersteht der Elektrotherapie ganz, nach unserer Erfahrung besonders die Spermatorrhoe auf gonorrhoischer Basis. Wenn WAGNER für die nervösen Formen neuerdings als Indication den faradischen Strom aufstellt, während bei den mit urethralen Entzündungsprocessen verlaufenden Fällen „einzig und allein von einer localen Anwendung des galvanischen Stromes ein Erfolg zu erhoffen" sein soll (n. b. nachdem die Gonorrhoe nach Möglichkeit behoben), so ist zu bemerken, dass bei den dieser Ansicht zu Grunde gelegten (uns zum

Theil persönlich bekannten) Fällen rein allgemeine, auch psychische Behandlung eingeleitet worden, also der Beweis, dass nicht in dieser der mächtigste Heilfactor gegeben, nicht geführt ist. Hingegen giebt WAGNER sehr richtig an, dass verschiedene Fälle ohne Zuthun des Arztes (nach unserer Erfahrung; nachdem alle erdenklichen Mittel vergeblich angewandt) spontan heilen, selbst plötzlich auf Reisen, und dass schon die wachsende Entfernung von den Pubertätsjahren die Chancen der Heilung günstiger gestaltet.

Literatur: Beard-Rockwell, Die sexuelle Neurasthenie. Deutsche Ausgabe. Wien 1885. — Curschmann, Die functionellen Störungen der männlichen Genitalien. v. Ziemssen's Handbuch. 1878, IX; daselbst die hauptsächlichste, bis vor circa 10 Jahren erschienene Literatur, auf welche hiermit verwiesen wird. — Fürbringer, Ueber Spermatorrhoe und Prostatorrhoe. Volkmann's Samml. klin. Vorträge. 1881, Nr. 207. Krankheiten der Harn- und Geschlechtsorgane. Braunschweig 1884 Artikel „Kraukhafte Samenverluste", welcher der vorstehenden Abhandlung ausgiebig zu Grunde gelegt worden. Deutsche med. Wochenschr. 1886. — Grünfeld, Wiener med. Presse. 1884. — Oberländer, Volkmann's Samml. klin. Vorträge. 1886, Nr. 275. Vierteljahrsschr. für Dermat. und Syphilis. 1887, 1888, XIV und XV. — Peyer, Die reizbare Blase etc. Stuttgart 1888. — Ultzmann, Eulenburg's Real-Encyclopädie. 1. Aufl. Art. Samenverluste. — Wagner, Berliner klin. Wochenschr. 1887.

Vergl. auch die Literatur zum Art. Impotenz dieser Real-Encyclopädie. X.

Fürbringer.

Samoens, Städtchen im Depart. Haute-Savoie, in prächtiger Lage, mit Schwefelquellen.

B. M. L.

Sanatorien. Unter Sanatorien versteht man die zur Pflege von Kranken und Reconvalescenten dienenden Anstalten, Einrichtungen, Aufenthaltsorte, in denen Kranke und Schwächliche — und zwar insbesondere arme, kranke Kinder — geheilt, resp. gebessert und gekräftigt werden sollen. Gerade die Kindersanatorien sind neueren Erfahrungen gemäss besonders sehr geeignet, eine segensreiche Wirksamkeit zu entfalten.

Die allgemeine Organisation der Kinderpflege gehörte bis vor Kurzem zu den — im Verhältniss zu ihrer Bedeutung — wenig begünstigten Gebieten der Hygiene. Gegenwärtig dagegen erfreuen sich alle Culturstaaten mehr weniger zweckentsprechender Einrichtungen, Maassnahmen, Bestimmungen, Gesetze, die zum Schutze der Gesundheit der Kinder seitens der Behörde organisirt und angeordnet worden sind.

Erwähnenswerth sind z. B. die im Interesse der Wohnungshygiene erlassenen Bauordnuugen (*Public health act* 1876 in England; badische Verordnung 1874; baierische Verordnung 1877 etc.).

Bestimmungen über öffentliche Erholungs- und Spielplätze (*towns improvement clauses act* 1848 in England etc.); Gesetze, Verordnungen, Regulative über die Schulgesundheitspflege. (In Oesterreich: Verordnung vom 9. Juni 1873; in Württemberg: Regulativ vom 28. December 1870; im Grossherzogthum Hessen: vom 29. Juli 1876 etc.); Verordnungen zu Gunsten der in Fabriken und Werkstätten beschäftigten Kinder (in der Schweiz: die mustergiltigen Fabriksgesetze vom 23. März 1877, auf Grund deren Kinder unter 14 Jahren in Fabriken überhaupt nicht beschäftigt werden dürfen etc.)

Zu erinnern ist ferner an die gegenwärtig nicht blos in den Universitätsorten, sondern überhaupt in allen grösseren Städten bestehenden Kinder-Kliniken, -Polikliniken, -Stationen (diese letzteren als besondere Abtheilungen der grösseren Krankenhäuser); weiter an die „Krippen", „Säuglingsbewahranstalten", die zuerst in Frankreich von MARBEAU eingerichtet worden waren; „Kleinkinderbewahr-Anstalten" zur Aufnahme armer Kinder, die über zwei Jahre alt sind; „reorganisirte Waisenverpflegung", die in der Neuzeit aller Orten — im Princip wenigstens — auf dem „System der Familienpflege" basirt, dessen vorzügliche Resultate in hygienischer, socialer Hinsicht allbekannt sind.

Unter allen den zahlreichen und mannigfaltigen, zum Schutze der kindlichen Gesundheit in den letzten Jahren getroffenen Einrichtungen blieb aber relativ immer noch sehr ungenügend die Fürsorge für arme, unbemittelte, scrophulose und allgemeine schwächliche, durch mangelhafte Ernährung, ungesunde Wohnungsverhältnisse heruntergekommene Kinder, die überdies in vielen Krankenhäusern überhaupt nicht aufgenommen werden, oder im Falle ihrer Aufnahme in letzteren die für ihre Heilung erforderlichen entsprechenden Verhältnisse nicht finden. Hierzu kommt, dass auch für die in Rede stehende Art chronisch erkrankter Kinder eine ambulatorische Behandlung an und für sich überhaupt erfahrungsgemäss wenig erfolgreich meistentheils so sein pflegt, und zwar aus bekannten, leider gewöhnlich unabänderlichen Ursachen. Denn die in ihrer Häuslichkeit verbleibenden kleinen Patienten müssen der zu ihrer Heilung nothwendigen und unentbehrlichen Vorbedingungen in Form guter, reiner Luft, gesunder Wohnräume, kräftiger, angemessener Kost entbehren.

Demzufolge bemühte man sich nun in jüngster Zeit „Kindersanatorien" einzurichten, und zwar für scrophulose Kinder insbesonders in Sool- und Seebädern, und ferner für schwächliche oder zur Tuberculose disponirte auf dem Lande oder im Gebirge.

Diese Heilstätten für schwächliche, reconvalescente und scrophulose arme Kinder sind alle bisher in dankenswerther Weise durch den allgemeinen Wohlthätigkeitssinn auf dem Wege der Vereinsthätigkeit in's Leben gerufen worden. In rühmlichster Weise wetteiferten in dieser schönen Form der Humanitätsausübung z. B. die „Kinderschutz"-, „Frauen"-, „Häusliche Gesundheitspflege"-Vereine. Insbesonders hat der in Berlin in jüngster Zeit in's Leben gerufene Verein „für Kinderheilstätten an den deutschen Seeküsten" eine schöne Wirksamkeit entfaltet.

Obschon die Zahl dieser Wohlthätigkeitsanstalten im Verhältniss zu der grossen Menge der Bedürftigen und Kranken relativ noch gering erscheinen mag, so ist doch der durch dieselbe bereits thatsächlich erzielte Nutzen — allseitiger Uebereinstimmung gemäss — ein sehr grosser. Eine möglichst weite Verbreitung dieser Kindersanatorien ist auch schon deshalb anzustreben, weil dieselben nicht blos direct segensreich wirken für die armen Kinder und deren Angehörige, sondern selbstverständlich zugleich auch indirect für das gesammte Staats- und Gemeindewesen. Denn im Interesse des letzteren ist es nicht minder als durch die allgemeine Humanität geboten: „Der aus Dürftigkeit, Gleichgiltigkeit, Einfältigkeit der Eltern (zumal in den niederen Volksschichten) resultirenden Kindervernachlässigung möglichst zu steuern." Basirt doch auf der Gesundheit der Kinder diejenige der Erwachsenen. —

England ging, wie so oft in der Realisirung hygienischer Aufgaben, so auch in der Gründung von Kindersanatorien mit gutem Beispiel voran. Die erste Anstalt für schwächliche und scrophulose Kinder wurde zu Marpate an der Küste des Kanals errichtet *(Royal seabating infirmary and royal national hospital for scrophula).* — Turin folgte 1845 mit seiner Anstalt für rachitische und scrophulose Kinder *(di santa Filomena).* In Italien war es hauptsächlich BARELLAI, in Deutschland WERNER, die sich um die Errichtung dieser aus freiwilligen Fonds aufgebrachten und unterhaltenen Kindersanatorien hochverdient machten. Auch die Kosten dieser, z. B. in Frankfurt a. M., Wien, Stuttgart, Dresden, Berlin etc. organisirten Feriencolonien wurden ausschliesslich aus den privaten Mitteln von Wohlthätigkeitsvereinen bestritten.

Allerdings erscheint nicht blos aus Rücksichten der öffentlichen Gesundheitspflege, sondern insbesondere auch in eigenem Interesse aller dieser verschiedenartigen Humanitätsanstalten für schwächliche, arme, bedürftige Kinder „die Forderung einer staatlichen Controle über dieselben" eine sehr berechtigte zu sein. Insbesonders sollte aber jede Neuanlage von Sanatorien bezüglich der Wohnungsverhältnisse seitens der Behörde zuerst stets geprüft werden. Denn gerade in ländlichen Verhältnissen schläft man z. B. nicht selten in ungesunden, dumpfen, schlecht ventilirten Räumen, während man den Tag über sich im Vollgenuss guter Luft und vortrefflicher Ernährung befindet.

Die Zahl der gegenwärtig vorhandenen Sanatorien — und zwar in Form von Soolbädern, „Seehospizen", Thermen", „ländlicher Sanatorien" — ist bereits eine ausserordentlich grosse. — Vergl. auch Feriencolonien, VII, pag. 117; Spitäler.

San Bernardino (unter 46⁰ 28' n. Br., 26⁰ 51' ö. L. F.), Graubünden,

San Bernardino (unter 46⁰ 28' n. Br., 26⁰ 51' ö. L. F.), Graubünden, 1626 M. über Meer, von prächtiger Waldung und blumenreichen Wiesen umgeben. Bad mit kaltem Eisensäuerling. PLANTA-REICHENAU fand 1870 in 10000: Chlornatrium 0,095, Kalisulphat 0,14, Natronsulphat 0,682, Magnesiasulphat 3,064, Kalksulphat 12,649, Bicarbonat von Magnesia 0,934, von Kalk 7,711, von Strontian 0,116, von Eisen 0,35, Thonerdephosphat 0,018, Kieselsäure 0,222, im Ganzen 25,981. Freie CO_2 1,1 Vol. Tonisirendes Höhenklima.   B. M. L.

Sanct Moritz, s. Moritz (St.) XIII, pag. 494.

Sandarak, Sandaraca, *Resina Sandaraca*, das aus Mogador verschiffte Harz von *Callitris quadrivalvis Vent.*, einer im nördlichen und nordwestlichen Afrika auf Bergen wachsenden Conifere, vorwaltend längliche, kurzstengelige, blass citronengelbe, frisch klare, wasserhelle, durchsichtige, wenn alt weissbestäubte, im Bruche glasglänzende, beim Kauen pulverig zerfallende Körner von balsamischem, etwas terpentinartigem Geruche und schwach aromatischem, etwas bitterem Geschmacke darstellend, welche in heissem absolutem Alkohol und in Aether leicht, in Chloroform und ätherischen Oeleu nur theilweise, in Benzol nicht löslich sind. Besteht aus drei Harzen (α, β, γ Harz), etwas ätherischem Oel und einem Bitterstoff. Blos allenfalls als Zahnkitt und als ein Bestandtheil von Räucherpulvern verwendet.   Vogl.

Sandbäder. Als „Sandbad" bezeichnen wir das Bedecktsein eines Körpertheiles oder des ganzen Körpers (den Kopf ausgenommen) mit Sand; letzterer ist fast immer erwärmt, und zwar entweder auf natürlichem Wege durch die Sonne, oder künstlich. In den tropischen Gegenden Afrika's (Nubien) soll der durch die Sonnenstrahlen erhitzte und dann therapeutisch verwendete Sand um die Mittagszeit eine Temperatur von 36—54⁰ C. zeigen. In manchen Seebadeorten, namentlich des Südens, werden die Kranken ebenfalls in den von der Sonne erwärmten Dünensand eingegraben. In den, den Sandbädern gewidmeten Curanstalten muss eine künstliche Erwärmung des Sandes vorgenommen werden.

Was die Methodik der Sandbäder anlangt, so behandeln wir hier nur die in geordneten Anstalten, wie der zu Blasewitz bei Dresden, übliche. Hier legt, resp. setzt sich der Kranke in eine hölzerne, mit Wollenstoff ausgeschlagene Wanne, deren Grund kurz vorher mit einer 10—12 Cm. hohen Schicht ganz trockenen, erwärmten Sandes bedeckt wurde. Soll nur ein Halbbad genommen werden, so wird der Oberkörper mit einer wollenen Jacke bekleidet und auf die unteren Extremitäten und die Beckengegend eine circa 12 Cm. hohe Schichte Sand geschüttet; beim Vollbade wird Abdomen und Thorax mit einer ebenso dicken, Schultern und obere Extremitäten mit einer dünnen Sandschichte bedeckt. Um das Ablaufen des Sandes von den Körpertheilen zu vermeiden, muss sich der Badende absolut ruhig verhalten. — Die Temperatur des Bades kann im Allgemeinen nicht unerheblich höher genommen werden als beim Wasserbade, und zwar werden Bäder von circa 35⁰ bis über 50⁰ C. verwendet. Bäder mit Temperaturen von 40—42⁰ C. erscheinen dem Badenden, wenigstens im Beginne, sogar als kühl. Die Auswahl der Badetemperatur im gegebenen Falle wird sich nach der Erregbarkeit des Individuums, speciell auch nach der grösseren oder geringeren Reizbarkeit der Haut zu richten haben. Uebrigens kühlt sich der Badesand während des Bades nur wenig ab (innerhalb 30 Minuten um etwa 1·2—2·5⁰ C.). — Die Dauer des Bades beträgt etwa 25—50 Minuten; nach Beendigung desselben wird, behufs Reinigung des Körpers, ein kurz dauerndes lauwarmes Wasserbad genommen. Je nach der Erregbarkeit des Kranken wird täglich oder seltener gebadet; die Dauer der gesammten Badezeit beträgt 4 bis 8 Wochen.

Bei der Wirkung des Sandbades scheint nicht nur die hohe Temperatur desselben, sondern auch das hohe specifische Gewicht des Bademediums und die mechanische Insultirung der Haut (durch die Quarzkörnchen u. dgl., beim Seesandbad auch durch das beigemengte trockene Seesalz) von Wichtigkeit zu sein. Nach einem Aufenthalt im Sandbade von 5—15 Minuten tritt ein angenehmes Erwärmungsgefühl bei dem Badenden ein; bald darauf constatirt man an den vom Sande nicht bedeckten Körpertheilen einen sich beständig steigernden Schweissausbruch unter gleichzeitiger mässiger Röthung der Haut. Auf den von Sand bedeckten Partien wird durch die Schweisseruption ein Ankleben des Sandes bewerkstelligt; nach Entfernung dieser Krusten zeigt sich hier die Haut lebhaft geröthet und turgescirend. Die Temperatur der Achselhöhle soll bei einem Sandbade von mittlerer Dauer und Wärme bis zu 1·5°, ja selbst bis über 2° C., die Zahl der Pulsschläge um 5—8 in der Minute zunehmen. Durch die Schweisseruption, die übrigens wegen der Absorption des Schweisses durch den umgebenden Sand nicht unangenehm empfunden wird, kann der Körper bis zu $1/2$, ja selbst 1 Kilo Flüssigkeit verlieren.

Der therapeutische Werth der Sandbäder besteht darin, dass man hohe Temperaturen, die hier gut und lange Zeit hindurch vertragen werden, zur Anwendung ziehen, dass man ferner durch Benutzung verschieden grosser Mengen des Wärmeträgers und Anhäufung desselben um bestimmte Körperstellen die Einwirkung dieser hohen Wärmegrade localisiren kann, ohne eine zu bedeutende Erregung im Gefässsystem hervorzurufen. Unter den Indicationen für diese Badeform heben wir hervor: chronisch-rheumatische Affectionen der Muskeln und Gelenke, chronische Gicht, Neuralgien, namentlich Ischias. Auch bei verschiedenen Formen von Lähmungen, wo die Anwendung hoher Temperaturgrade ohne Gefahr geschehen kann, ferner bei einzelnen Hautkrankheiten (Lepra, Psoriasis), bei Anasarca u. s. w. wollen manche Autoren günstige Wirkungen gesehen haben.

L. Perl.

Sandefjord

Sandefjord (Seebad und Schwefelbad), Stadt mit 2500 Einwohnern im südlichen Norwegen unter 59° 8' nördl. Breite am Ende eines von Gebirgen umschlossenen, 11 Km. langen Fjords; mit Eisenbahn von Christiania in circa 4 Stunden erreichbar. Die Bedeutung Sandefjords beruht wesentlich auf dem „Schwefelwasser"; dasselbe gehört zur Gruppe der Schwefelkochsalzwässer und enthält nach der von STRECKER vorgenommenen Analyse in 1000 Grm. 21.8187 Grm. feste Bestandtheile, nämlich:

Chlornatrium	16,8877
Chlormagnesium	2,2149
Brommagnesium	0,0639
Schwefelsaures Kali	0,5282
Schwefelsauren Kalk	0,5821
Kohlensaure Magnesia	0,6814
Kohlensauren Kalk	.0,5446
Kohlensaures Eisenoxydul	0,0466
Kohlensaures Manganoxydul	0,0080
Thonerde	0,0068
Kieselsäure	0,0274
Organische Materie	0,2271

1000 Volum Wasser enthalten bei Normalbarometerstand und bei der Temperatur der Quelle (10,3° C.) 1 Vol. freie Kohlensäure und 12,017 Vol. Schwefelwasserstoffgas. — Vorzugsweise Benützung finden die Schwefelquellen von Sandefjord bei rheumatischen und deformirenden Arthropathien, Gicht, chronischen Catarrhen, besonders der Respirationsorgane, Neuralgien, chronischen Knochen-

16*

und Gelenkleiden, Scrophulose, constitutioneller Syphilis; bei letzterer kommt die sogenannte g e m i s c h t e C u r (Schwefelbäder und Mercurialien) wie in Aachen, vielfach zur Verwendung. Eine Specialität von Sandefjord bilden die sogenannten Medusencuren (örtlicher Gebrauch von *Medusa aurita,* besonders bei Neuralgien). — Curmonate sind Juni bis August.

C. A. Knutsen, Die Schwefelbäder bei Sandefjord (Christiania 1884). A. E.

Sandgeschwulst, s. Psammom, XVI, pag. 87.

Sangerberg in Böhmen, zwischen Carlsbad und Marienbad, 1¼ Stunden von der Eisenbahnstation Königswart, romantisch auf einem Plateau des „Kaiserwaldes", eines waldreichen, von Süden nach Norden sich erstreckenden Höhlenzuges gelegen, besitzt zahlreiche Mineralquellen, von denen zwei, die R u d o l f s q u e l l e und V i n c e n z q u e l l e sich als reine, kohlensäurereiche Eisenwässer von bedeutendem Gehalte an kohlensaurem Eisenoxydul charakterisiren. Die Rudolfsquelle hat in 1000 Theilen Wasser 0·099, die Vincenzquelle 0·012 kohlensaures Eisenoxydul und beide Quellen werden zum Trinken und Baden benützt. Ausserdem befindet sich daselbst ein ausgedehntes Moorlager, dessen Moor reich an Eisenbestandtheilen und Salzen ist und zu Moorbädern verwerthet wird. K.

Sang-shih-see. Chinesische und japanesische Drogue; die Früchte von *Gardenia florida L.* und verwandten Arten, 1 Zoll oder darüber lang, ³/₈ Zoll Durchmesser, von hellbrauner Farbe, zahlreiche kleine Samen von weniger als Leinsamengrösse enthaltend, die durch ein im getrockneten Zustande gelbes Mark miteinander verklebt sind. Der gelbe Farbstoff der Pulpe soll mit dem des Crocus identisch sein; die Früchte sollen in China als Emeticum, Stimulans und Diureticum benutzt werden.

Sanguinaria. *R a d i x S a n g u i n a r i a e,* die Wurzel von *S. canadensis L.,* enthält ein mit dem Chelerythrin identisches, amorphes, gelbes Alkaloid (S a n g u i n a r i n); wird in Amerika als Expectorans, Emeticum und in kleinen Dosen als Diaphoreticum benützt. Nach den neueren Untersuchungen von RUTHERFORD u. A. soll das gewöhnlich als „Sanguinarin" bezeichnete Resinoid der Wurzel besonders cholagogische und purgirende Eigenschaften besitzen, bei Hunden (zu 0·06 — 0·18) die Gallensecretion vermehren und wässeriger machen, zugleich mehr oder weniger intensive Reizung der Darmmucosa hervorrufen. Die Dosis des Resinoids ist beim Menschen 0·02—0·06.

Sanguis, s. B l u t, III, pag. 160.

Sanguis Draconis = *R e s i n a D r a c o n i s,* Drachenblut das von *Daemonorops Draco, Blume,* und anderen Palmenarten stammende, Gerbsäure und rothen Farbstoff enthaltende Harz; früher als Adstringens und als rothfärbendes Mittel für Cosmetica u. s. w. benutzt (Bestandtheil des *Pulvis arsenicalis Cosmi,* Pharm. Germ. 1872) — jetzt völlig obsolet.

Sanicula. *F o l i a S a n i c u l a e,* die Blätter von *S. europaea L. (sanicle,* Pharm. franç.). Umbelliferae; Bitterstoff und Gerbsäure enthaltend; im Infus, bei catarrhalischen Erkrankungen der Respirationsorgane, als Adstringens und Tonicum.

Sanies (= *ichor*): Jauche; putrider Eiter; s. Pyämie, Septicämie.

Sanitätsdetachement heisst diejenige Sanitätstruppe des deutschen Feldheeres, welche behufs sanitären Beistandes den Truppen unmittelbar in's Gefecht folgt und in Wirksamkeit tritt, sobald Verluste eintreten. Das Sanitätsdetachement (oder „Verbandplatzcompagnie", wie ich in der Allgem. mil.-ärztl. Zeitung 1871, Nr. 19 ff. es zu bezeichnen vorgeschlagen habe) ist Bestandtheil des mobilen Trainbataillons, und wird je eines jeder Division und der Corpsartillerie überwiesen. Es wird von einem Rittmeister befehligt und besteht personell aus Officieren, Aerzten, Krankenträgern, Beamten, Sanitäts- und Train-Mannschaften, sowie materiell aus 8 zweispännigen Krankentransportwagen, 2 zweispännigen Sanitätswagen, 2 Parkwagen und 1 Lebensmittelwagen. — Weiteres siehe unter Verbandplatz. Literatur: Kriegssanitätsordnung. 1878, §. 34. — Krankenträgerordnung. 1887.

Sanitätspersonal, s. Medicinalpersonen, XII, pag. 623.

Sanitätspolizei. Sanitäre Gesetzgebung. — Der nachfolgende

Artikel hat von der gegenwärtigen Entwicklung der *Politia hygienica* und *diaetetica* im althergebrachten engeren Sinne zu handeln. Er greift nur bei einigen unausweichlichen Anlässen auf die (Vergl. Artikel Medicinalpersonen [Sanitäts- personal, Medicinal- und Sanitätsbehörden] im XIII. Band dieses Werkes) bereits dargelegten Verhältnisse des Heilpersonals und der einzelnen staatlichen Organisationen der Sanitätsbehörden zurück, — und vermeidet besonders auch ein Zurückkommen und alle Wiederholungen aus den gegen 130 Artikeln der Real-Encyclopädie, welche sich mit Einzelheiten der Sanitätsgesetzgebung und Polizei bereits beschäftigen mussten.

Die hier zu lösende Aufgabe wird also damit erschöpft, die Gegenstände der Sanitätspolizei (wie sie nach den Spitzmarken jener Artikel bei jedem Haupt- abschnitt in Parenthese namentlich aufzuführen sind) unter den Gesichtspunkt zu bringen: „Inwieweit ist für die Gesundheit der Staatsbürger durch die Hinweg- räumung von Todes- und Krankheitsursachen am zweckmässigsten zu sorgen?" — und die Frage zu erledigen: „Was ist Seitens der einzelnen Staaten — immer abgesehen vom Heilpersonal — auf dem Gebiet dieser Fürsorge Thatsächliches geleistet worden?"

Die Sanitäts polizei ist nach Praxis und Ausübung ein Theil der staatlichen Sicherheitspolizei. Sie kann aber gesunde Wurzeln nur haben in Form einer wohlgeordneten sanitären Gesetzgebung; und derartige Wurzeln nur treiben auf dem Boden der Gesundheitslehre, der hygienischen Forschung und der Gesundheitspflege, der reinen und angewandten Hygiene. Sie braucht sich nicht ausschliesslich auf die öffentliche Gesundheitspflege beschränken, wenngleich sie bei jedem Plan und Versuch, die private Gesundheitspflege zu fördern, es sich gegenwärtig halten muss, dass alle jene Vorschriften und Anleitungen nicht eigentlicher Inhalt der Sanitätspolizei sein können, welche der einzelne Bürger selbst aufzustellen und auszuführen im Stande sein sollte, statt auf ihren Erlass von Staatswegen zu warten.

Hier verschieben sich die Grenzen des vom Einzelnen Erwarteten und des im Interesse der Gesammtheit nothwendig zu Verlangenden durch die Politik, durch die abwechselnden Phasen der allgemeinen Culturzustände unaufhörlich. Der strikte Widerstreit an diesen Grenzen drückt selten einen wirklichen Fortschritt aus; wohl aber haben erhebliche und dauernde, andere Nationen zur Nacheiferung begeisternde Leistungen stets diejenigen Entwicklungsabschnitte der friedlichen Völkergeschichte aufzuweisen gehabt, in welchen eine im besten Sinne populäre Erkenntniss und ein die breiten unteren Volksschichten mit erwärmender Gemeinsinn sich dem sanitätspolizeilichen Wirken als Boden darboten. Allerdings sind diese Vorbedingungen an und für sich nicht häufig gewesen, und nicht immer wurden die fruchtbringendsten Anregungen rechtzeitig auf einen derartigen Boden aus- gepflanzt; — nicht immer auch waren geschickte Köpfe und Hände in Bereitschaft, um gerade die gedeihlichsten Keime zu sanitätspolizeilichen Schutzmassregeln und jene Härten, Willkürlichkeiten und Missverständnisse auszusäen und zu entwickeln, welche ihr Festwurzeln wie ihre Fruchtbarkeit für das praktische Leben so oft verhindert und zerstört haben.

Somit kennzeichnet einen primitiven Zustand der Sanitätspolizei nicht allein P. FRANK's treffendes Wort: „der sichere ruhige Bürger lasse ohne Vorsorge

alles Bedrohliche, in erster Reihe schlimme Seuchen, nahe an sich herankommen;
wenn sie ihn aber direct bedrohen, rufe er kläglich nach der Polizei", sondern
es ist sicher als gleichfalls noch wenig befriedigende Stufe sanitätspolizeilicher
Erfolge zu bezeichnen, wenn eine zum Schutz der Bevölkerung angeordnete Massregel
dem grösseren Theil derselben unverständlich ist oder noch während ihrer Wirksamkeit eine grössere Last erscheint, als das drohende Uebel selber.

Naturgemäss hat sich — vollständig analog den Vorgängen bei der
Ausbildung der Sittengesetze — die negirende Seite der Sanitätspolizei, ihre
Thätigkeit durch Verbote gesundheitsschädlicher Handlungen viel früher entwickelt,
als ihre positive Thätigkeit; die mosaische Gesetzgebung wird mit Recht als ein
klassisches Beispiel dieses Parallelismus angeführt. Aber noch in der sanitären
Gesetzgebung der heutigen Culturstaaten nehmen die Verbote und die Warnungen
vor drohenden Gefahren, neben den positiven Vorschriften zum Schutze des Lebens
und der Gesundheit, den grösseren Raum ein.

Dies beruht nicht allein auf dem klareren Verhältniss, in welchem die
Strafandrohung sich dem übertretenen Verbot gegenüber fassen und durchführen
lässt, sondern auch auf dem entscheidenden Umstande, dass die hygienische Wissenschaft viel grössere Fortschritte machen musste, um positive Massnahmen für
gesundheitsgemässe Einrichtungen kennen zu lehren, als um die Hintanhaltung
von Schädlichkeiten und Missbräuchen zu verlangen. Zu Epidemiezeiten besonders
eilen die Anforderungen, welche schon der blinde Schrecken stellt, oft den rigorosesten
sanitätspolizeilichen Eingriffen weit voraus und drängen die gesetzgebenden und
die Verwaltungsbehörden dazu, über alle sich entgegenstellenden, wenn auch noch
so berechtigen Interessen weg zu schreiten.

Solche Ausfälle unmöglich zu machen, panikartigen Aufregungen vorzubeugen, alle Ausnahmeverordnungen, wo sie einmal unvermeidlich sein sollten, an
bereits bestehende und als wirksam erprobte positive Anordnungen anzuknüpfen, —
dieses sichere, zielbewusste Streben kann nur derjenigen Sanitätspolizei gelingen,
deren dauernde Grundlagen sich bereits mit einem breiten wissenschaftlich·hygienischen
Fundament decken, und deren sachverständige Organe in stetiger feiner Fühlung
mit dem Gange der Wissenschaft, dem Kern und der praktischen Lösung hygienischer
Aufgaben erhalten worden sind: beides die einzigen Mittel, die Härten aller Eingriffe in persönliche Rechte auf das nothwendigste Maass zu beschränken, —
Willkürlichkeiten auszuschliessen, — Irrthümer und Missverständnisse an ihren
Rückwirkungen prompt zu erkennen, unparteiisch zu beurtheilen und *sine ira* rück-
gängig zu machen. Die Sanitätspolizei muss denn blos Strafgewalt haben
gegenüber dem, was ihr gefährlich erscheint: durch den Amtsnimbus eines Polizei-
beamten oder Polizeiarztes werden die materiellen Nothstände, als die gleich
fruchtbaren wie furchtbaren Ursprünge der Volkskrankheiten, keineswegs gemildert,
die Vorurtheile des Volkes eher gegen die Gesundheitspflege aufgeregt.

Dagegen sollte jede sanitätspolizeiliche Verfügung und jedes sanitäre
Gesetz es klar erkennen lassen, dass es mit dem Staatsgrundsatz zusammenhängt:
„Die Gesundheit jedes einzelnen Staatsangehörigen ist eine Frage der all-
gemeinen Nützlichkeit," — und dass es sich auf dem Rechtsanspruch auch
des Besitzlosen, auf Schutz seiner Gesundheit begründet. Dem einfachen physischen
Menschenleben, womöglich schon vor der Geburt, ohne Unterschied des Ranges,
Standes und Glaubens die normale Entwicklung zu gewährleisten, der natürlichen
Arbeitskraft des Erwachsenen einen reellen Schutz darzubieten, ist die höchste
Aufgabe der Sanitätspolizei; zugleich eine nicht unerfüllbare Aufgabe, wenn ihrer
Lösung mittelst der Ausbreitung und Hebung der Volksgesundheitspflege schon
während der Jugendausbildung vorgearbeitet wird.

I. Ausgangspunkte für allgemeine sanitäre Gesetze und die sanitätspolizeiliche Thätigkeit sind neben besonderen Uebelständen die Beobachtungen auf
dem Gebiet der Gesundheitsstatistik (womöglich controlirt durch Leichenschau).
Wo sich die Verhältnisse der einzelnen Todesursachen, wie sie wenigstens ungefähr

durch allgemein-statistische und medicinisch-topographische Arbeiten festgestellt sind, wesentlich mit Ueberwiegen der einen oder anderen besonderen Todesursache verschieben; wo gleichartige Erkrankungen — ob acute oder chronische — sich local oder unter einzelnen Alters- und Berufsclassen zu häufen beginnen; wo und so oft sich die im ferneren oder näheren Auslande ihren Ursprung nehmenden Seuchen, sei es auf dem Land- oder Wasserwege, den Landesgrenzen nähern — ist der Ausgangspunkt und Anlass für mehr oder minder generelle sanitätspolizeiliche Vorkehrungen auch nach der älteren Observanz gegeben. Die Geschichte der Seuchen ist für die meisten Staaten auch die Geschichte des wesentlicheren Theils ihrer Sanitätspolizei, wenn man nicht blos die wandernden Volksseuchen, wie Pest, Cholera, Gelbfieber, oder die durch besondere Ereignisse (Krieg, Belagerungen, Nahrungsnoth) hervorgerufenen, wie Pocken, Ruhr, Scorbut, Abdominal- und Flecktyphen), — sondern auch die autochthon und schleichend entstandenen (Kinderdiarrhöen, Puerperalfieber, Syphilis, Lungenschwindsucht und viele Gewerbekrankheiten) — also neben den Epidemien aus besonderer Veranlassung auch die Endemien und neben beiden auch die stets wiederkehrenden Epidemien der acuten Kinderkrankheiten als Seuchen gelten lässt. Der Fortschritt der Neuzeit knüpft sich in Bezug auf diese Bedrohungen an die zu einem guten Theil bereits gelungene Charakterisirung der Krankheitserreger (Krankheitsgifte); — aber nicht an diese Erkenntnisse allein, sondern in nahezu ebenso hohem Grade an die Durchbildung der physischen Lebensgrundlagen zur Sicherung einer — wenn auch theilweise nur relativen — individuellen Seuchenfestigkeit.

Gegenstände der sanitären Gesetzgebung und sanitätspolizeilicher Bestimmungen sind schon aus diesem Grunde keineswegs allein die im engeren Sinne so genannten Schädlichkeiten oder Krankheitsursachen, die einzelnen Unfälle, die unorganischen oder organisirten Krankheitsgifte, beziehungsweise die Verhütung des Unfalles, der Schutz vor der Infection durch directe Bekämpfung oder Vernichtung ihres Erregers. Es bedarf nur der Erinnerung an die Beispiele der verschiedenen Schutzimpfungen, an den Kampf mit dem Alkoholismus, an die gesetzgeberischen Bestrebungen zur Erzielung gesunden Wohnens, um zu zeigen, dass auch die Sanitätspolizei genau so wie die wissenschaftliche Hygiene sich des Problems, die Seuchenfestigkeit zu fördern, nicht entschlagen kann. Die Vorwärtsbewegung, welche in dieser Beziehung das Militärsanitätswesen vollzogen hat, darf für den inneren Werth dieser Bestrebungen als Beweis angesehen werden. — Nach diesen Gesichtspunkten ist der Kreis der Aufgaben für die sanitätspolizeilichen Bestrebungen zu bemessen und er umfasst zunächst

1. den Schutz des ungeborenen Lebens. — Hier kommen in erster Reihe strafgesetzliche Bestimmungen über Abtreibung, Beschädigung des schwangeren Organismus durch zu schwere oder direct schädliche Arbeit, Lebensbedrohungen während der Geburt bei Unehelichen, Unterdrückungen des Personenstandes, Beschädigungen der Früchte durch Kunstfehler der Hilfeleistenden in Betracht. Um die intrauterinen Infectionen zu verhüten, fehlt es an den wissenschaftlichen Grundlagen noch ebensosehr wie an den gesetzlichen Handhaben, wenn sich auch vielleicht die Prophylaxe der Syphilis in diesem Sinne verwerthen lässt. (Vergl. Artikel: Fruchtabtreibung, Gebärhäuser, Geburt, Mortalität, Prostitution, Schwangerschaft, Syphilis.)

2. Die Gesundheitsbewahrung der Kinder im hilfsbedürftigsten Lebensalter basirt zu einem sehr beträchtlichen Theil auf der Herstellung gedeiblicher Ernährungsverhältnisse.

Somit gehört in diesen Abschnitt die Ueberwachung des Ammenwesens, die der künstlichen Kindernahrungsmittel, in erster Reihe der für Säuglinge abgegebenen Milch, der Saugapparate, das ganze Kost- und Haltekinderwesen, soweit es sich um unterjährige Kinder handelt, das Vorgehen gegen die sogenannte Engelmacherei, die Beaufsichtigung der Säuglingskrippen. Der sanitätspolizeilichen Ueberwachung unterliegt ferner die Thätigkeit der Hebeammen in Bezug auf die

Constatirung und ursprünglichste Behandlung der Augenentzündungen bei Neugeborenen, in Bezug auf die schweren Beschädigungen, welche Neugeborenen durch
falsche Badetemperaturen zugefügt werden können; endlich gehört hierher die
Ueberwachung der rituellen Beschneidung der Judenknaben, der Findelhäuser, wo
solche bestehen und der Ursachen der Sommerdiarrhoen, soweit sie etwa nicht
direct mit Ernährungsfactoren in Beziehung stehen, — sowie auch die Verbote,
welche die Ausschliessung kürzlich Entbundener von gewissen fabriksmässig und
mit Frauenarbeit betriebenen Industrien regeln. (Vergl. Artikel: A m m e , B e-
schneidung, Blennorrhoe, Diarrhoe, Fabrikhygiene, Findel-
pflege, Hebeammen, Kindersterblichkeit, Kindertödtung, Lebensdauer, Milch- und Milchcontrole, Morbidität und Mortalitäts-
statistik, Soor u. s. w.)

3. Die sanitätspolizeilichen Schutzmassregeln für das A l t e r v o r
beginnender Schulzeit begreifen die Ausführung der Vaccination, einen
grossen Theil der Waisenpflege und die Beaufsichtigung der Kleinkinder-Bewahr-
anstalten. In solchen Industriebezirken, welche viel Frauenarbeit consumiren,
kommen auch diesem Alter die auf Beschränkung der letzteren gerichteten gewerbe-
und fabrikpolizeilichen Bestimmungen zugute. Die specifischen Krankheiten dieser
Altersstufen sind von denen der folgenden kaum verschieden; nur Schutzmassnahmen
gegen Scrophulose würden, wo sie beabsichtigt werden sollten, vorwiegend bereits
dieser Altersstufe wesentlich nützen. (Vergl. F a b r i k s h y g i e n e , P o c k e n ,
Impfung, Scrophulose.)

4. Der Gesundheitsschutz in den Schulen. — Die lebhafte
Bewegung, in welcher sich die Frage der Schulgesundheitspflege gerade während
der Gegenwart befindet, gestattet keine Uebersicht darüber, welche Gegenstände
der Schuleinrichtungen und des Unterrichts der sanitätspolizeilichen Ueberwachung
direct zu unterstellen wären, in welchem Masse also Schulhausbauten, Schulzimmer, deren Heizung, Beleuchtung und Lüftung, Subselien, Aborte, Anlage der
Lehrerwohnungen oder besonderer Lehrerwohnhäuser, Spielplätze, Trinkwasser-
vorrichtungen, Turnhallen, — in weiterer Reihe etwa auch Schulstrafen, Zeit-
eintheilung des Unterrichts etc. neben der internen Beaufsichtigung etwa noch
einer amtsärztlichen oder mittelst einer sonstigen öffentlichen Organisation auszu-
übenden Controle zu unterstellen wären. Auf den genannten Gebieten scheint der
Hygiene und hygienischen Belehrung wohl im Ganzen der Vorrang zu gebühren
vor stricten sanitätspolizeilichen Verboten und Anweisungen, — während dagegen
auf dem Gebiet der Schulkrankheiten das Eingreifen directer und nach-
drücklicher sanitätspolizeilicher Aufsicht gar nicht dringend genug gefordert werden
kann. Rechtzeitige Schliessungen des Unterrichts bei ansteckenden Krankheiten,
zwangsweise Anzeigepflicht für die Lehrer, rigorösester Zwang bei der Durchführung
von Reinigungs- und Desinfectionsvorschriften, Vorbeugungsmassregeln gegenüber
der zu frühen Einfindung erkrankt gewesener Kinder in der Schule müssen hier
unter Berücksichtigung des Wesens und Charakters der (in der Klammer aufgezählten) einzelnen Schülerkrankheiten durch scharfe Bestimmungen der obersten
und stets wach zu erhaltende Gewissenhaftigkeit der unteren Aufsichtsbehörden
zu unentwegter Anwendung gelangen.

Die Beaufsichtigung der Alumnate, der Seminare und des Confirmanden-
Unterrichts schliesst sich nach Inhalt und Form derjenigen des schulpflichtigen
Alters an. (Vergl. B e s c h ä f t i g u n g s n e u r o s e n , Cerebrospinalmeningitis,
Diphtherie, Geisteskrankheiten, Keuchhusten, Kurzsichtigkeit,
Masern, Mumps, Myopie, Parotitis, Revaccination, Rötheln,
Scharlach, Schulbankfrage, Schulkinderaugen, Trinkwasser,
Ventilation.)

5. Der sanitätspolizeiliche Schutz, welchen beide Geschlechter w ä h r e n d
des geschlechtsreifen Alters vom Staat zu beanspruchen hätten, findet
ein Hauptcapitel seiner näheren Begründung in den Artikeln, welche über die

Geschlechtskrankheiten und über Prostitution handeln. Es decken sich jedoch beide Themata keineswegs. Die Sanitätspolizei muss hier ihre Hebel viel tiefer einsetzen und einige ihrer Hauptaufgaben in den Kampf gegen lüsterne, unmoralische Literaturerzeugnisse, bildliche und andere Darstellungen, verborgene Kuppler (Kartenschläger etc.), — ausserdem aber in einem Zusammenwirken mit denjenigen Humanitätsbestrebungen erkennen, welche besonders dem weiblichen Geschlecht einen Schutz gegen Verlockungen durch passende Vereinsbande und gemeinschaftliche Erholungsgelegenheiten zu schaffen bemüht sind. — Zum Schutz der jugendlichen Arbeiter an gemeinschaftlichen Arbeitsstätten gewähren die Gewerbeordnungen der meisten Culturstaaten einen breiten Boden, auf welchem die wichtigsten Anforderungen sanitätspolizeilicher Natur gesetzlich geregelt sind. Eine Ausnahme machen nach dieser Richtung noch jene flottirenden Arbeiterbevölkerungen, welche ihre Heimatsstätten behufs grösseren Verdienstes verlassend (zur Zeit der Ernten, aus Veranlassung von Eisenbahnbauten, Erdarbeiten etc.) andere Provinzen aufsuchen und hier oft unter Lebenseinrichtungen vegetiren, welche der Sanitäts- und Sittenpolizei in gleichem Grade Hohn spechen. (Vergl. Arbeiterhygiene, Infection, Prostitution, Syphilis, Tripper.)

6. Nachdem sich der Uebergang in die Altersstufe der selbstständigen Erwerbsbefähigung vollzogen hat, tritt beim Individuum derjenige Zustand der sittlichen Entwicklung — besonders unter den breiten niederen halbgebildeten Schichten grossstädtischer Bevölkerungen — ein, während dessen sanitätspolizeiliche Einmischungen aller Art (nicht blos die antiquirten in das Eherecht, in die Wahl des Subsistenzmodus und der Niederlassung) keineswegs als naturnothwendige Reactionen gegen das eigene Expansionsgefühl und Expansionsbestreben, sondern als Beeinträchtigungen angeborner oder erworbener persönlicher Rechte empfunden werden. Die starke Empfindung der zum höchsten Grade entwickelten Lebenssicherheit neben dem Selbständigkeitsbewusstsein an sich, treibt dazu, das Bedürfniss von besonderen Schutzmassregeln und Schutzvorrichtungen zu leugnen; sicherheitspolizeiliche Anordnungen werden als Willkür angefeindet; der Werth sanitätspolizeilicher Bevormundung nicht anerkannt, eher missachtet. Jede zwangsweise Durchführung selbst der nothwendigsten und der Allgemeinheit unentbehrlichen Massregeln veranlasst nicht nur passive Widerstände, sondern ruft heftige Reactionen gegen die verhassten „obrigkeitlichen Einmischungen" hervor. Trotzdem das Verständniss für die zu Grunde liegenden Absichten durch eine verständige socialpolitische Gesetzgebung, durch Krankencassen mit mehr oder weniger obligatorischem Beitritt, Unfallversicherungen etc. geweckt werden muss und geschärft werden kann, darf die Sanitätspolizei auf die idealen Erfolge dieser Bestrebungen nicht warten. Sie wird sich den Uebergriffen des Einzelnen theils mittelst der allgemeinen Strafgesetze, theils mittelst derjenigen Schranken, Handhaben und Verbote, welche die Verkehrs- und Gewerbegesetze darbieten, selbstverständlich hiermit nicht blos den verübten, sondern gerade den mit einiger Sicherheit vorauszusehenden unüberlegten Ausschreitungen — entgegenzustellen suchen. Eine gemässigtere, die Sanitätspolizei und ihre Bestrebungen anerkennende und mitthätige fördernde Anschauung befestigt sich beim weiblichen Geschlecht wohl früher, — beim männlichen vorwiegend durch den Vorgang der definitiven Niederlassung und Familiengründung. Selbstverständlich hängt die Werthschätzung der Schutzmassnahmen, welche gesetzlich oder polizeilich im Kreise der gefährdeten Gewerbe angeordnet werden, wie das Verständniss für dieselben im jugendlicheren und vorgeschritteneren Lebensalter, zum erheblicheren Theil von der individuellen Geistesrichtung und Bildung, gutem oder bösem Beispiel, von der Gewissenhaftigkeit der Arbeitgeber und Vorgesetzten, wie von allerlei localen Gewohnheiten und Missbräuchen ab. In manchen Gegenden versagen die besten Gewerbeordnungsparagraphen und die strengste polizeiliche Aufsicht bei den Bemühungen, auch nur die einfachsten und rationellsten Schutz- und Sicherheitvorrichtungen in Fabriksbetrieben, an gefahrdrohenden Maschinen etc. populär und ununterbrochen gangbar zu

machen. (Vergl. Arbeiterhygiene, Berufsstatistik, Beschäftigungsneurosen, Fabrikshygiene, Reconvalescentenpflege, Spitäler,
Staubkrankheiten, Trunksucht, Unfallstatistik.)

7. Die sanitätspolizeiliche Ueberwachung der Wohnungen und Wohnungs-
complexe. — Schlechten Constructionen der Wohnhäuser ist ebenso wie der Verwendung ungesunden Baumaterials nur durch locale Baupolizeiordnungen vorzubeugen,
welche eingewurzelten Missbräuchen nachgehend, an dem einen Platze die übermässig hohen, am anderen die Kellerwohnungen, am dritten den Missbrauch der
Entresols oder das Wohnen über Ställen und Abtritten, — hier das Aufhöhen des
Baugrundes durch Dung und Abfälle, dort den Missbrauch alten fauligen Schuttes
als Füllmaterial der Zwischendecken, anderwärts zu frühe Bauabnahmen und das
vorzeitige Beziehen eben fertiggestellter noch feuchter Wohnräume verbieten. Jedem
Hause einen freien zugehörigen Platz in Form eines Hofes oder Gartens (nicht
blos eines Luftschachtes) zu sichern, Abtritte mit Ventilation, sämmtliche zum
Schlafen dienende Räume mit directem Zutritt von Licht und Aussenluft zu versehen, gehört zu den Aufgaben der Sicherheits-, wie die Construction der Treppen aus
feuerfestem Material oder in mehrfacher Anzahl zur Feuerpolizei. Treten Ver-
bindungsrohre zur Mittheilung von Gas, heissem und kaltem Wasser, Heizluft,
Dampf in die einzelnen Häuser ein, werden die Effluvien aus ihnen in Sammel-
systemen abgeführt, sind die Abortauslässe an Canalisationswerke angeschlossen, —
so bedarf es besonderer Reglements zur Verhütung des irregulären Austrittes des
Leuchtgases, der Dämpfe, der heissen Luft und auch des Wassers, sowie polizeilich
controlirbarer Vorrichtungen gegen den Rücktritt von Canalgasen. — Mangelt
es an Canalisationsvorrichtungen, so bereitet die Fortschaffung der Effluvien —
und zwar auch der irrthümlich für indifferent gehaltenen, neben den menschlichen
und thierischen Fäcalien — oft grössere, ja unüberwindliche Schwierigkeiten durch
die Nothbehelfe der verschiedenen Fäcal-Sammel- und Abfuhrsysteme.

Complexe von Wohnhäusern machen die Regulirung der Gebäudeabstände
(auch im Sanitätsinteresse), die Beschaffung gefahrloser bequemer Zugänge und
sobald sie reihenweise den Baugrund bedecken sollen, alle an die Strassenregulirung
zu stellenden Anforderungen — Frontregulirung, Ableitungscanäle für Dach-,
Meteor- und Hauswässer, Befestigung und Regulirung des Strassengrundes mittelst
(undurchlässigen) Pflasters, Strassenbeleuchtung, Strassenreinigung der Sanitätspolizei
zur Aufgabe. Nur an grossen wohlhabenden Plätzen wird ihre Mitwirkung auch
bei der Anlage neuer Strassenzüge, beim Liegenlassen freier Plätze, bei den Fragen
der Baumanpflanzungen, Wasserspender, gartenmässig ausgestatteter Schmuckplätze
möglich sein, weil umfassende Neuanlagen, Communicationswege, welche Nieder-
legungen von Häusern bedingen und andere Anlässe den ausreichenden Boden
hierfür schaffen, wärend die Engräumigkeit kleinerer Städte meistens ein für
die besten sanitätspolizeilichen Bestrebungen unantastbares Uebel bleibt. — Neben
der oft nothwendig werdenden Beaufsichtigung der Beleuchtungs- und Heizungs-
quellen, (Gasleitungen, Petroleum, Kerosin etc. andererseits Ofenklappen, transportable
Oefen, Centralheizungen) ist der sanitätspolizeilichen Verantwortung für das Verbleiben der Hauseffluvien jeder Art noch in dem Sinne zu gedenken, dass
dieselben eine der bedrohlichsten Quellen für die Verunreinigung und Verpestung
der öffentlichen Wasserläufe bilden können.

Unter den der besonderen dauernden Controle der Sanitätspolizei unter-
liegenden Arten des Wohnaufenthalts nehmen (von den bereits aufgezählten Alumnaten
Seminaren, Schulpensionaten, Bewahranstalten und von den Militärcasernen abgesehen)
Gefängnisse, die Asyle für Arme und Obdachlose, die Polizei-Verwahrsame, Herbergen
und niederen Gasthäuser, — jeweilig auch höher stehende Gasthöfe und sogenannte
Garnies (als gelegentliche Schlupfwinkel der Prostitution) — besonders aber auch
die Arbeiter-Massenquartiere hervorragende Plätze ein. (Vergl. Bauhygiene,
Beleuchtung, Berieselung, Canalgase, Canalwässer, Desinfection,
Excremente, Fäulniss, Heizung, Intermittens, Malariakrank-

heiten, Städtereinigung, Strassenhygiene, Trinkwasser, Ventilation, Wasserbedarf, Wasserclosets, Wasserversorgung, Wohnungshygiene, Zuchthäuser.)

8. Der Schutz des Publicums gegen Schädigungen durch gewerbliche
Anlagen wird in allen Culturländern erstrebt durch gesetzliche Erschwerungen,
welche der Neuerrichtung feuergefährlicher, heftig wirkende Gase emanirender,
Fäulnissproducte verarbeitender und ähnlicher Industriestätten, auch aller derjenigen,
in welchen Dampfkessel zur Verwendung gelangen, entgegengestellt werden.
Meistens ist die Erlangung einer Betriebsgenehmigung von Seiten einer gemischt
zusammengesetzten, besonderen, nach den Landesgesetzen zuständigen Behörde
erforderlich, welche die drohenden Nachtheile, Gefahren und Belästigungen aus
eigener Initiative erwägt — und ausserdem ein Einspruchsverfahren für die Besitzer
und Bewohner der Nachbargrundstücke üblich. Werden keine besonderen Ein-
wendungen vor die Behörde gebracht, so beschränkt sich die Prüfung derselben
gewöhnlich auf die erheblichen Feuer- und gesundheitspolizeilichen Bedenken,
zuweilen bei besonderer Nähe von Kirchen, Schulen, Krankenanstalten auch auf
die Bedrohung durch besonders ungewöhnliche Geräusche und auf eventuelle Missstände baupolizeilicher und sittenpolizeilicher Natur.

Die Ueberhandnahme der Ableitungsflüssigkeiten aus gewerblichen Etablissements, deren Masse bei einer Häufung derselben selbst durch die Wassermasse
auch der grössten Ströme nicht mehr bewältigt und ohne Schädigungen der Ufer-
anwohner abgeführt werden kann, hat der Sanitätspolizei ganz neue Aufgaben
geschaffen, deren Lösung (auf dem Wege von Klärvorrichtungen, Rückgewinnungs-
methoden etc.) oft noch complicirter erscheint als das Problem der Fäcalienweg-
schwemmung, für welches wenigstens eine natürliche Lösung in Form der
Berieselungen dargeboten erscheint. Auch die Bergwerke verschiedener Art bereiten
der Sanitätspolizei durch die Ueberwachung der Schlammteiche, Klärsümpfe, Sand-
und Schlammfänge oft erhebliche Schwierigkeiten. — Unmittelbar an die letzteren
schliesst sich die Handhabung der Vorkehrungen zum Schutz gegen die schädliche
Nachwirkung der Ueberschwemmungen an, die allerdings noch erschwert und
complicirt werden durch die nicht von der Hand zu weisende Aufgabe, das
Wiederbeziehen noch nicht ausgetrockneter Wohnungen dadurch zu verhüten, dass
den vertriebenen Ueberschwemmten polizeilicherseits die nöthige Unterkunft verschafft werden muss. (Vergl. Ansteckende Krankheiten, Bergwerke,
Fabrikhygiene, Fabrikinspectoren, Flussverunreinigung,
Kohlenoxyd-Vergiftungen.)

9. Ein besonders dankbares aber auch schweres Ziel hat sich die moderne
Sanitätspolizei in der Auffindung von Massregeln zum Schutz gegen Schädigungen durch den Nahrungsmittelverkehr gestellt.

Es gliedert sich dieses Gebiet in Verbote, welche sich — unter Androhung
steigender Strafen — richten müssen: gegen das gewerbsmässige Verkaufen und
Feilhalten von Nahrungs- und Genussmitteln von einer bestimmten minderwerthigen
Beschaffenheit oder unter einer der wirklichen Beschaffenheit nicht entsprechenden
Bezeichnung (z. B. Vollmilch bei Magermilch; Butter, Kunstbutter, Mischbutter
bei Margarine etc.); — demnächst gegen das Verkaufen und Feilhalten von
Thieren, welche an bestimmten Krankheiten leiden, zum Zwecke des Schlachtens,
sowie gegen das Verkaufen und Feilhalten des bereits ausgeschlachteten Fleisches
von Thieren, welche mit bestimmten Krankheiten behaftet waren; — ferner gegen
bestimmte Arten der Herstellung, Aufbewahrung und Verpackung der zum Verkaufe
bestimmten Nahrungs- und Genussmittel, — und endlich nicht minder gegen die
Verwendung bedenklicher Stoffe und schädlicher Farben zur Herstellung von Ess-,
Trink- und Kochgeschirr.

Die Schwierigkeiten, bei dem sanitätspolizeilichen Vorgehen im Sinne der
Nahrungsmittelgesetze haben sich bei den gebräuchlichsten Lebensmitteln: Fleisch,
Milch, Cerealien — in fast gleich hohem Grade gezeigt, wie bei den Verfälschungen

der importirten Gewürze und der Genussmittel (besonders Wein). Nicht allein dass die Erfindungsgabe der Fälscher auf dem Gebiet der Entdeckung von Surrogaten der gerichtlichen Chemie und den von ihr zu verlangenden Aufklärungen stets vorauseilt, so hat es auch einer Reihe von juristischen Definitionen bedurft, um die Begriffe des Feilhaltens, Zumverkaufstellens, der Verdorbenheit, der Verfälschung und viele andere derart herauszuarbeiten, dass die Strafandrohungen sich anwendbar und zutreffend erwiesen.

Inzwischen hat das zunehmende populäre Verständniss gerade für die Fragen der Nahrungsmittelhygiene doch zu einer Stärkung des Sachverständigen-wesens, zur Gründung von Untersuchungsstätten (Schlachthäusern, chemischen Stationen) und zu einer Stimmung im Publicum geführt, welche die Bestrebungen der Sanitätspolizei bedeutend unterstützt, letzteres z. B. im Bier- und Milchverkehr. Polizeiverordnungen betreffend Trichinenuntersuchungen, strenge Controle auf Fisch-, Geflügel- und Wildmärkten, verdächtiges Brod, von Perlsucht befallenes und finniges Fleisch finden, wo sie sich eingelebt haben, ebenfalls meistens ein offenes Verständniss. Zur Verfolgung von Milch-, Butter-, Wein- und Bierverfälschungen reichen oft die bestehenden Untersuchungs- und Controlmethoden noch nicht genügend aus. — Eine lebhafte Bewegung hat sich in den bierconsumirenden Ländern zum sanitätspolizeilichen Schutz des Bieres gegenüber den Verunreinigungen. durch die Bierdruckapparate (Bierpressionen) bemerkbar gemacht. —

Es reihen sich diesem Abschnitt der Lebensmittelpolizei im engeren Sinne noch die Bestrebungen an, Gebrauchsgegenstände verschiedener Art, auch Bekleidungsgegenstände, der missbräuchlichen Herstellung aus gesundheitsbedrohen-den Materialien zu entziehen, so dass besonders schädliche Metallcompositionen und giftige Farben auch für diese Gebrauchsobjecte verboten und die Contra-venienten mit Strafen bedroht werden. Spielwaaren, Tapeten, Kindergeräthe, Kleiderzeuge etc. kommen hier besonders in Frage. — Das Sanitätswesen in Betreff der Gifte und Geheimmittel zu regeln, ist eine der ältesten Aufgaben der sicherheitspolizeilichen Bestrebungen gewesen und in den einzelnen Gesetz-gebungen meistens sehr früh zur Fragestellung gelangt. (Vergl. Apotheken, Apothekenwesen, Bier, Butter, Fischgift, Fleisch, Fleischbeschau, Gifte, Mehlverfälschungen, Milch, Milchcontrole, Milzbrand, Mineralwässer, Perlsucht, Schlachthäuser, Scorbut, Strahlenkrank-heit [Actinomycosis], Thierische Gifte, Trichinenkrankheit und Trichinenschau, Tuberkulose, Typhus abdominalis, Vergif-tungen, Wein.)

10. Mit steigender Aufmerksamkeit haben sich die hygienischen Bestrebungen der Neuzeit auf das Reisewesen gelenkt und einem grossen Theil der hier hervortretenden Fragen auch das Interesse einer geregelten Sanitätspolizei gesichert. Das oft wochenlange Wohnen auf Schiffen, wie es nicht allein Aufgabe der Bedienungsmannschaften und Marinesoldaten ist, sondern auch für die Passagiere jedes Alters und Standes zu ertragen sein muss, stellt bestimmte controlirbare Anforderungen an die Trocken- und Reinhaltung, die Assanirung des Kiel-raumes, die Diät, die Luft- und Wasserversorgung, ganz besonders aber auch an die Krankenbehandlung und -Isolirung an Bord — nicht weniger an die Entladung und Desinfection der Waaren. — Nicht weniger werden an die Eisenbahnunternehmungen gewisse Minimalforderungen, betreffend den Luftraum, die Entwärmung und Erwärmung der Wagen und deren Beleuchtung zu stellen sein. Auch Rettungsapparate an Stationen wie auf den Zügen gehören zu den unerlässlichen sanitätspolizeilichen Erfordernissen. Vor allem aber muss schon während der gewöhnlichen, nicht durch besondere Epidemien beunruhigten Zeit-läufte eine gewisse Uebung erlangt werden, Kranke oder auf der Reise erkrankte Reisende derart unterzubringen, beziehungsweise sie so rechtzeitig sachkundig untersuchen zu lassen, dass weder für sie selbst, noch für die Mitreisenden oder für die ganze Strecke eine Gefahr (durch Verseuchung) hervorgerufen wird.

(Vergl. Eisenbahnapparat, Desinfection, Cholera, Gelbfieber, Infection, Inspectionssysteme, Krankentransportwesen, Quarantänen, Sanitätszüge, Schiffshygiene, Seesanitätsdienst.) 11. Die Stellung der Sanitätspolizei zu den ansteckenden Krankheiten. — Die vornehmsten Massregeln der Vorbeugung übertragbarer Krankheiten bestehen in der richtigen Diagnose der allerersten, womöglich der thatsächlich primären Fälle — in der unnachsichtigen Ausführung scharfer, klarverständlicher Bestimmungen über die Anzeigepflicht — in der Absonderung der Erkrankten, besonders in Gestalt einer Trennung — von den am meisten infectionsbereiten, am wenigsten seuchenfesten Elementen der übrigen Bevölkerung — endlich in der sicheren zielbewussten Desinfection derjenigen Excrete, welche die Infectionserreger bergen und aller in gleichem Verdacht stehender (wie man sagt „inficirter") lebloser Gegenstände aus der Umgebung des Kranken.

Die Ausführung dieser Forderungen und Aufgaben ist nicht nur den einzelnen Infectionskrankheiten gegenüber eine verschiedene, sie weicht auch in den verschiedenen Culturländern sehr von einander ab und muss innerhalb der staatlichen Einrichtungen naturgemäss auf viele Schultern vertheilt werden. Hierbei hat es sich stets als am meisten erfolgreich erwiesen, den nächstbetheiligten Umgebungen (Familienhäuptern, Hausvorständen, Aerzten) die Anzeigepflicht subsidiarisch aufzuerlegen, die Aerzte für richtige und rechtzeitige Diagnosen verantwortlich zu machen, gemischte Sanitäts-Commissionen auch in kleineren Gemeinwesen zu Seuchenzeiten zusammentreten zu lassen und bei den Aufsichtsbehörden den Anzeigemodus auf's Aeusserste zu beschleunigen. Der Bau von Isoliranstalten, die Requisition ausreichenden ärztlichen und Pflegebeistandes sollte stets gleich von Seiten der communalen Sanitätskörper in die Wege geleitet, Absperrungsmassregeln dagegen nur durch centralere Aufsichtsbehörden, die eines weiteren Ueberblickes fähig sind, angeordnet werden.

Die grossen Wanderseuchen — Cholera in erster Reihe (weiter zurücktretend Pest und Gelbfieber, wenigstens für Europa) — beschäftigen mit Recht die internationalen Congresse für Hygiene, da zu richtiger Zeit und am richtigen Orte diesen nur durch internationale Epidemie-Regulative eine Eindämmung zutheil werden kann. Das „Réglement spécial, applicable au pélérinage du Hedjaz" von 1884/85 ist eine bemerkenswerthe Aeusserung internationalen Charakters gegenüber der Cholera; die Errichtung eines ständigen internationalen Sanitätsbureaus für ganz Europa würde als der nächste bedeutsame Schritt auf diesem Wege zu erwarten sein. Allerdings darf nicht unbetont bleiben, wie weit gerade in Bezug auf die für die internationale Vereinbarung hauptsächlich in Frage kommenden Massnahmen: See- und Landquarantänen, Sanitätscordons, Inspectionen, Ueberwachung der Desinfectionen etc. die Anschauungen und die im Gange befindlichen Methoden der Prophylaxe bei den einzelnen Nationen auseinandergehen. Findet doch selbst hinsichtlich der Postulate an die Behandlung inländischer Seuchen und wohlbegrenzter Epidemieheerde noch eine Theilung der Ansichten statt, so hinsichtlich des Isolirens bei Keuchhusten und Mumps, der Schulschliessungen bei Masern und Cerebrospinalmeningitis, der Absonderung empfänglicher Individuen von Ileotyphuskranken, der Vorsichtsmassregeln gegen Tuberculose und fast sämmtlicher in den Händen der Sanitätspolizei liegender Massregeln gegen die noch vollständig inattaquable Diphtherie. Darin nur ist eine befriedigende Einigung neuerdings hervorgetreten, dass die ärztliche Anzeige und auch die subsidäre Meldepflicht sowohl in Bezug auf die Verpflichteten, wie auf den Kreis der in ihren Bereich gehörenden Krankheiten (vergl. Puerperalfieber, Diphtherie, Cerebrospinalmeningitis) möglichst auszudehnen sei.

Die Oberaufsicht der Krankenanstalten ist ein wichtiges sanitätspolizeiliches Ressort, welches sich in allen wesentlichen Punkten mit den Seitens der hygienischen Wissenschaft aufgestellten Grundsätzen und Anforderungen

decken sollte. Jedoch harren die letzteren überall da, wo zu Krankenhäusern
ältere, ursprünglich für andere Zwecke bestimmte Bauten nachträglich eingerichtet
worden sind, noch vollständig der Erfüllung. Ein richtig den sanitären Principien
nach Lage, Nachbarschaft, Baugrund, Baumaterialien, Bauconstruction, Raumeintheilung, inneren Verkehrsvorrichtungen, Ventilations-, Beleuchtungs-, Erwärmungs-
und Entwässerungs-Apparaten entsprechendes Krankenhaus kann stets nur ein
mindestens als Krankenhaus überhaupt von Grund aus errichtetes Gebäude sein.
Selbst die Beschaffenheit der Decken, Fussböden, Wände, Thüren und Fenster,
die Aufstellung der Lagerstätten, die Disposition über die Krankenwartung hängen
in dem Masse mit den baulichen Grundeinrichtungen zusammen, dass die sanitätspolizeiliche Beaufsichtigung später an begangenen Fehlern kaum noch etwas
ändern kann. Dieselbe erstreckt sich dann wesentlich auf die rationelle Eintheilung
und Benützung der vorhandenen Räume, die Verwaltung in Bezug auf die
Ernährung der Kranken, die nothwendige Reinlichkeit (in allen Theilen), ihre
Vertheilung nach der Natur ihrer Leiden, Trennung nach den Geschlechtern, auf
das Vorhandensein des nothwendigen Heilapparates, der Desinfectionsvorrichtungen
und der Leichenkammer. Die Unterbringung ansteckender Kranker in Hospitälern
setzt die exacteste Beobachtung der Meldepflichten und geeignete Isolirvorrichtungen
(eigene Isolirhäuser, Baracken, auch separirtes Wartepersonal) voraus. — Das
Krankentransportwesen bildet eine sich hier anschliessende wichtige
Aufgabe der Sanitätspolizei.

Die Gesichtspunkte, welche zur Aufstellung besonderer Reglements für
Irrenanstalten, besonders für Privatirrenanstalten, für die Hospitäler frommer
Orden, für Reconvalescentenhäuser etc. geführt haben, liegen zum Theile den rein
sanitätspolizeilichen zu fern, um ausdrücklicher als durch die hierneben in Klammer
angezogenen Spitzmarken hervorgehoben zu werden. (Vergl. Ansteckende
Krankheiten, Cerebrospinalmeningitis, Cholera asiatica,
Desinfection, Diphtherie, Febris recurrens, Flecktyphus, Hydro-
phobie, Impfung, Irrenanstalten, Keuchhusten, Krankenhäuser,
Krankenpflege, Krankentransportwesen, Lungenschwindsucht,
Masern, Parotitis, Perlsucht, Pest, Pocken, Puerperalfieber,
Reconvalescentenpflege, Recurrens, Rötheln, Ruhr, Scharlach,
Spitäler, Sterblichkeitsstatistik, Tussis convulsiva, Typhus,
Variola, Ventilation.)

12. Auf dem Gebiete des Leichen- und Begräbnisswesens
wird die sanitätspolizeiliche Fürsorge vielfach in Anspruch genommen. Leichen
an nichtansteckenden Krankheiten verstorbener Personen bilden einen offensiven
Gegenstand durch zu langes Unbeerdigtbleiben, durch eine unzweckmässige Auf-
bahrung in Wohnräumen und nach der Richtung, dass sich für einen solchen
Zweck so absolut ungeeignete Hände wie die der Hebammen, noch häufig zum
Waschen der Leichname und anderweitigen Hantirungen mit ihnen bereit finden
lassen. Die Leichen der an Infectionskrankheiten Verstorbenen müssen unter
scharfe sanitätspolizeiliche Bestimmungen gestellt werden. Ihr Aufbahren in den
Trauerwohnungen und Kirchen, sowie das Abhalten von Leichenfeierlichkeiten
mit derartigen Resten hat sich oft in hohem Grade bedenklich erwiesen. Auch
die Ertheilung der Leichenpässe ist an die Prüfung der Todesart vom Gesichtspunkt der Ansteckung zu binden. Alle Leichen bedürfen besonderer Transportvorrichtungen in Bezug auf ihre luftdichte Einsargung und ihre Absonderung in
eigenen Güterwagen. Beförderung von Leichen unter falscher Declaration ist
strafbar. — In einfachen Kisten und auf offenen Güterwagen dürfen Leichen an
öffentliche höhere Lehranstalten zu wissenschaftlichen Zwecken gesandt werden.
Ueber sonstige Einzelheiten des Transports disponiren die betreffenden Bestimmungen
der Eisenbahnbetriebsreglements.

Zur Verhütung des Begrabens von Scheintodten (so selten derartige
Vorkommnisse .bei Zuziehung ärztlicher Controle sich ereignen können) existiren

vielerorts noch ältere sanitätspolizeiliche Bestimmungen und hier und da auch wohl Rettungs-(Lärm-)Apparate in Leichenhäusern. Wichtiger erscheinen Einrichtungen in Form von ständigen Rettungsstationen und Sanitätswachen zur Wiederbelebung scheintodter Personen und Verunglückter, deren sich anzunehmen für die Sanitätspolizei eine ihrer dankbarsten Aufgaben ist.

Gegen unbefugtes Wegnehmen von Leichen und Leichentheilen aus dem Gewahrsam der dazu Berechtigten, Beerdigung von Leichen ohne Vorwissen der Behörden, Beiseiteschaffen von Leichnamen unter gleichen Umständen, gegen vorzeitige Beerdigung, sowie gegen das Beerdigen gefundener Leichen von Unbekannten oder beim Verdacht eines nicht natürlichen Todes ohne Mitwirkung dazu bestimmter Behörden wenden sich fast überall die einschlägigen Strafgesetze.

Auf dem Gebiet des Begräbnisswesens haben die jüngsten Jahre eine Bewegung eingeleitet, wissenschaftliche Beweise dafür beizubringen, dass die Erdbegräbnissmethode an sich nicht mit derartig erheblichen sanitären Gefahren verbunden ist, wie die kurz vorher angeregte Agitation für Feuerbestattung dies allgemein glauben machen wollte. Nichtsdestoweniger wird bei gesetzlichen Regelungen der Neuanlagen zu Begräbnissplätzen wie bei der sanitätspolizeilichen Erlaubniss zu denselben darauf zu halten sein, dass die projectirten Anlagen sowohl von bewohnten Ortschaften, als einzelnen Wohngebäuden und Brunnen einen gehörigen Abstand halten; dass der Zug ihrer Entwässerung bekannt und geregelt sei; dass Brunnen auf dem Terrain der Begräbnissanlage nicht zum Entnehmen von Trinkwasser benutzt werden, und dass die Bodenschichten in ihrer Zusammensetzung wie in ihrem regelmässigen Verhalten zur Grundwasserdurchspülung nicht für die Leichenverzehrung und für die Selbstreinigung der Erdbestandttheile absolut ungeeignet seien.

Der Begräbnissturnus, wie sehr seine Dauer auch von diesen und sonstigen localen Bodenverhältnissen abhänge, dürfte selten in Culturländern unter die Zeitlänge von 7 Jahren heruntergesetzt werden; die hinsichtlich der Verlegung und Aussergebrauchsetzung von Beerdigungsplätzen Seitens der Sanitätspolizei zu stellenden Anforderungen werden fast überall durch religiöse und Pietätsrücksichten weit überboten. (Vergl. Kirchhöfe, Leichen, Leichenbestattung, Leichenöffnung, Leichenschau, Scheintod, Todeszeichen, Todtenscheine, Wiederbelebung.)

II. Während die hiermit abgeschlossenen Darlegungen den Rahmen für die allgemeinen Ausgangspunkte der Sanitätspolizei, für ihre Gegenstände, Richtungen, Aufgaben und Ziele bilden, soll im Folgenden ein Bild des in den Culturstaaten auf diesem Gebiet thatsächlich Erreichten skizzirt werden. Denn eine wirkliche Ausführung eines solchen in Gestalt einer Sammlung, vergleichenden Zusammenstellung oder Kritik der in den einzelnen Staaten erlassenen, aufgehobenen, geänderten oder noch in Kraft befindlichen sanitätspolizeilichen Verordnungen wäre an dieser Stelle ein Unding. Der Ueberblick der leitenden sanitären Hauptgrundgesetze genügt auch dem gegenwärtigen Zwecke umsomehr, als auf dem durch sie geschaffenen Untergrunde, die aus besonderen dringenden Anlässen hervorgegangenen Verfügungen und Verordnungen verfassungsgemäss fussen müssen. — Ausnahmen finden sich bei den Staaten deutscher Nationalität, soweit und so lange die Reichsgesetzgebung die Landesgesetzgebung der Einzelstaaten nicht absorbirt, auch in der ungarischen und österreichischen Sanitätspolizei, sowie auf dem noch vielfach zerstückelten Bereich der sanitären Gesetzgebung der Schweiz und der Vereinigten Staaten, wofür die bezüglichen politischen Verfassungen, ja die vollständig zureichenden Erklärungsgründe bieten.

England. 1847: Gasworks clauses, — Towns improvement clauses, — Markets and fair clauses, — Waterworks clauses, — Cemeterie clauses act; — 1848: Public health act; — 1855: Passenger's act, — Nuisances removal, — Diseases prevention act; — 1858: Local Governement act; — 1860: Common lodging houses act; — 1863: Bakehouse regulation, — Alkali works regulation act; — 1865: Prisons act; — 1867: Workshop regulation, — Labouring classes dwelling houses, — Sewage utilization, = act; — 1868: Pharmacy act, — Sanitary act; — 1869: Contagious diseases act, — Sanitary loans act; — 1870: Factory and workshops, — Waterworks facilities act; — 1871; Gasworks clauses, — Petroleum, — Public parks, — Vaccination act; — 1872: Licensing, — Coal mines regulation, — Infant life protection, — Public health act; — 1874: Adulteration of food, — Factory extension, — Alkali nuisances prevention, — Sanitary law amendements, — Registration acts; — 1875: Artizans and Labourers dwelling, — Public health (hierin auch die Vorschriften für das Seesanitätswesen) act; — 1876: River pollution, — Merchant shipping act; — 1883: Electric lightening act; — 1885: Housing of the working classes, — Public health (ship), — Foreign animals act; — 1886: Regulation of dairies, — Shop hours regulation act, — Animals (Rabies Anthrax) order; — 1887: Animals (amending), — Margarine, — Open spaces act (In den Zwischenjahren weniger eingreifende Amendements).

Holland. (Die Gesetze betreffend die Regelung der ärztlichen Praxis, des Apotheken- und Hebeammenwesens sind aus dem Jahre 1865 datirt); demnächst: 1869: Begräbnissgesetz; — 1870: Veterinärpolizeigesetz; — 1872: Seuchengesetz; — 1874: Massnahmen gegen übermässige Arbeit von Kindern in Fabriken; — 1885, 1886: Viehseuchenverordnungen.

Belgien. 1831: Hauptgesetz über Abwehr von Epidemien; — 1844: Bausanitätsgesetz; — 1849, 1850, 1863: Gesetze über offensive Gewerbe; — 1829, 1856: Lebensmittelpolizeigesetze; — 1851: Gesetz über Epizootieen; — 1858: Gesetz über Assanirung ungesunder Wohnungen und Quartiere; — 1866: Rinderpestgesetz; — 1885: Schutzimpfung gegen Lungenseuche; — Kunstbuttergesetz.

Frankreich. (Die Gesetze, betreffend das Heilpersonal, stammen aus dem Jahre 1803: 19. Ventôse XI, abgesehen von den zahlreichen modernen Amendements.) 1845: Loi sur la vente des substances vénéneuses (dazu Ordonnance von 1846, Decret von 1850);.— 1856: Loi sur la conservation et l'aménagement des sources d'eaux minérales; — 1851: Loi tendant à la répression plus efficace de certains fraudes dans la vente des marchandises; — 1866: Décret sur les établissements dangéreux, insalubres et incommodes; — 1850: Loi des logements insalubres (dazu viele Ordonnances et décrets); — Gesetze über Verhinderung der Flussverunreinigungen datiren bereits aus den Jahren 1789—91; — 1874: Gesetz zum Schutze der Kinder (dazu neues Ausführungsgesetz von 1878); — das Gesetz von 1851 über die Anstellung von Epidemieärzten enthält die Bestimmungen zum Schutze gegen ansteckende Krankheiten; — 1822, 1850, 1876: Seesanitätsgesetze; — 1875: Ordonnance de police sur les animaux suspects ou atteints de maladies contagieuses; — 1886: Loi du 16. Juin (Gründung eines Instituts für Behandlung der Wuthkrankheit; — 1887: Ordonnance tendant à la coloration des jouets d'enfants.

Schweiz. Jeder Canton hat eine separate Sanitätsgesetzgebung; die Bundesregierung beherrscht durch ein besonderes Bureau die Statistik des Gesammtlandes und stellte nur Normen für einzelne Gesetze auf, welche als Bundesgesetze von ausgedehnter Wirkung zur Annahme gelangten. 1877: Bundesgesetz betreffend die Arbeit in den Fabriken; — 1882, 1886: Bundesgesetz betreffend Massnahmen gegen epidemische Krankheiten; — 1886: Bundesgesetz über Herstellung und Verkauf gebrannter Wässer; — Basel hat sein Sanitätsgesetz von 1864, — St. Gallen ein solches über die gesammte Gesundheitspflege von 1874 (einschliesslich eines solchen über Lebensmittelpolizei); — Zürich eine Organisation der öffentlichen Gesundheitspflege von 1876 (dazu als wichtige Ergänzung Züricherische Schulverordnung von 1886).

Italien. (Die auf das Heilpersonal bezüglichen Gesetze datiren von 1874). 1865: Legge sanitarie; — 1870: Regio decreto che provede al riordinamento del servicio sanitario marittimo del regno; — 1871: Dazu ein specielles Reglement; — 1874: Legge sanitarie; — 1884: Gesetz betreffend die Assanirung der Stadt Neapel; — .1886: Legge sul lavoro dei fauciulli negli opifici industriale, nelle cave e nelle miniere.

Portugal. 1855: Gesetz über Assanirung von Passagierschiffen; — 1862: Gesetz über Sümpfe und Reisfelder; — 1863: Decret über offensive Etablissements; — 1868: Allgemeines Gesetz über die öffentliche Gesundheitspflege und den Sanitätsdienst (organisirt auch die Prostitutionsüberwachung, das Quarantäne- und Begräbnisswesen).

Türkei. Die sanitäre Gesetzgebung geht in den Quarantänebestimmungen nahezu auf — ebenso, wie die bei weitem überwiegende Function der „Intendance sanitaire de la santé publique" die Ueberwachung und Leitung des Quarantänewesens ist. Dazu trat kürzlich (1884): ein „Loi sur les délits sanitaires".

Nord-Amerika. Die Bundesregierung verfügt über ein Censusamt, welches die Vital Statistics für das Gesammtgebiet der Union bearbeitet; wie in den verschiedenen Staaten die Pflege der öffentlichen Gesundheit und der Sanitätspolizei geübt wird, darüber emaniren Seitens der Bundesregierung weder allgemeine Normen betreffend die Organisation, noch oberaufsichtliche Vorschriften. Neben der Einsetzung des General-Inspectorats über die sämmtlichen Seemannshospize sind noch zu nennen 1848: das Gesetz betreffend die Importirung von Medicamenten und Droguen; — 1855: Passengers act; — 1867: Bestimmungen über den Verkauf von Petroleum und feuergefährlichen Oelen; — 1881: ein Gesetz betreffend die Verhinderung der Einschleppung ansteckender Krankheiten in die Vereinigten Staaten. Das gleiche Jahr brachte das Gesetz betreffend die Errichtung eines Staatsgesundheitsamtes für den Staat New-York, welcher letztere naturgemäss eine erhebliche Reihe Sanitätsgesetze von umfassender und einschneidender Wirksamkeit: Tenement houses act 1867, — und die auf dem Boden der Act relating to public health of the City of New-York (1850) weiter ausgebildeten sanitären Gesetze hinsichtlich der Wohnungen, über die Controle des Verkaufs von Nahrungsmitteln und Getränken, über offensive Gewerbe, über den Schutz gegen ansteckende Krankheiten nebst Quarantänevorschriften und die Vorschriften über die Registrirung der Todesfälle und Constatirung der Todesursachen (1866) — sein Eigen nennt.

Gesundheitsämter von über einzelne Grossstädte hinausgehender Legislative existiren noch für den District Columbia, Massachusetts, Missouri, Pensylvanien. Ueber die meisten Staaten erstreckt sich seit 1880 die Prohibitionsbewegung zur gesetzlichen Unterdrückung jeder Art des Verkehres mit geistigen Getränken. — In Südamerika trat, nachdem für Brasilien 1886 eine neue Reichsgesundheitsordnung erlassen worden war, dieses Reich mit Argentinien und Uruguay 1887 zu einem Sanitätsvertrage zusammen.

Dänemark. Seit 1858 besteht das Gesetz, welches die Regierung ermächtigt, die Städte und Communen zur Einrichtung einer geregelten Gesundheitspflege zu zwingen. Auf Grund des Quarantänegesetzes von 1868 fungirt die Hafengesundheitsbehörde von Kopenhagen. Neuerdings: Gesetz von 1885 betreffend Vorkehrungen gegen die Cholera, — sowie zur Regelung der Fabrication, des Verkaufs und Exports von Kunstbutter.

Schweden. 1874: Neues Organisationsgesetz der öffentlichen Gesundheitspflege, vielfach ergänzt durch das Zusatzgesetz von 1875. Das Hauptgesetz umfasst die organisatorischen Bestimmungen, demnächst die sanitätspolizeilichen über Wohnungen, Aborte, Ställe, offensive Gewerbe, Trinkwasser, Nahrungsmittel, Infectionskrankheiten; das Zusatzgesetz regelt besonders die Quarantänevorschriften und Cholerabestimmungen im Sinne der Wiener internationalen Conferenz. 1885: Amendements zu dem soeben genannten Gegenstande und ein Decret über feuergefährliche Oele; ferner über den Verkauf von Wein, Malzgebräu und anderen Spirituosen; — Decret über Margarinbutter; — 1886: nähere Details zu diesen

Verkaufsbestimmungen; — 1887: Massregeln gegen die Verbreitung von Thierseuchen, — Verordnung über das Centralinstitut für Gymnastik. N o r w e g e n. 1860: Gesetz über Gesundheitscommissionen für Stadt und Land; gleichzeitig sanitäre Bestimmungen über die Meldepflicht bei ansteckenden Krankheiten; — 1848, 1860, 1867: Quarantänevorschriften, Abwandlung derselben zu einem Inspectionssytem; — 1866: Schulgesetz gegen Epizootien. R u s s l a n d. 1864: Begründung und Einführung (in 30 Gouvernements) des sogenannten „Landschaftlichen Instituts", der Organisation der Selbstverwaltung, wodurch dieser nicht nur für Spitäler, Aerzteversorgung und Hebammenausbildung, sondern auch für die Ueberwachung der Ernährungsverhältnisse und der Volksgesundheit die Legislative anheimgegeben wurde.

O e s t e r r e i c h - U n g a r n. Nicht nur die Organisationsgesetze für die Medicinalpersonen (1753, 1770, 1773, 1812, 1827, 1831, 1834), sondern auch einige Zweige der sanitären Gesetzgebung reichen in alte Zeiten zurück. So die erste Pestpolizeiordnung aus dem Jahre 1728, welche durch das Gesundheitsnormativ von 1770 und die Reform von 1837 im Jahre 1851 zum allgemeinen Seesanitätsregulativ abgewandelt wurde; — 1816, 1817, 1836, 1840, 1871, 1872 bildeten sich in Form verschiedener Erlässe die sanitätspolizeilichen Schutzmassregeln gegen die Blattern, darunter die Impfung aus; — 1887 emanirte das Impfgesetz für Ungarn; — 1872, 1886: eingehende Verordnung des Statthalters von Niederösterreich über die Cholera. — Die Todtenschau war bereits 1766 obligatorisch gemacht worden, bis 1829 hatten die meisten Kronländer Todtenschauordnungen erhalten, — neuerdings sind 1861 specielle Instructionen für die Todtenschauer gesetzlich eingeführt worden. 1771, 1796, 1797, 1819 wurde die Einrichtung von Leichenkammern, 1784, 1825, 1870 die Anlage von Friedhöfen und der Begräbnissturnus, 1866, 1874 die Leichentransporte, 1874 die Bestimmungen betreffend Leichenausgrabung sanitätspolizeilich auf gesetzlicher Grundlage geregelt. — Gesetze über Findelanstalten stammen aus den Jahren 1824, 1870, 1872, 1873, — über Krippenanstalten von 1852, — über Kindergärten von 1872, — ein Schulgesetz, betreffend Baulichkeiten und die öffentliche Gesundheitspflege in den Schulen von 1873. — Umfangreich sind die Vorschriften über Thierseuchen 1859, 1865, 1868 (letzteres ein besonderes Rinderpestgesetz) und 1886, welche auch den grössten Theil des Abdeckereiwesens mit regeln helfen. Die Fleischbeschau ist gesetzlich geregelt durch die Viehbeschauordnung von 1838, resp. deren Vorläufer 1810; in den einzelnen Kronländern hat die Einführung dieser Verordnungen erst 1870 (mit Niederösterreich) ihren Abschluss gefunden. — Der sanitätspolizeilichen Beaufsichtigung der Milch liegt die noch gültige Marktordnung von 1770 zu Grunde, deren Ergänzung bereits ein Hofkanzleidecret von 1792 unternommen hat, während gesetzliche Bestimmungen über die Beaufsichtigung sonstiger Nahrungsmittel und Getränke (Bier, Branntwein), auch solche gegen die Anwendung giftiger Farben zum Bemalen, schädlicher Stoffe zur Herstellung von Ess- und Trinkgeschirren sich im Strafgesetz niedergelegt finden. Schlachtzwang wurde 1873 in Niederösterreich eingeführt. — Die Norm für die Handhabung der öffentlichen Gesundheitspflege im Rahmen der Gewerbesanitätspolizei bildet die Gewerbeordnung von 1859. — 1863, 1868 wurde der Verkauf und Transport von Petroleum und leicht entzündlichen Mineralölen gesetzlich geordnet. — Hauptgesetz über die Reinhaltung der Flüsse und des Wassers · ist § 398 des Strafgesetzes. Theils das letztere, theils eine allgemeine Instruction für die Polizei von 1850 regelt die Ueberwachung der Prostitution und die sanitätspolizeiliche Beaufsichtigung der Syphilis. In D e u t s c h l a n d unterliegen der Beaufsichtigung seitens des R e i c h e s und der Gesetzgebung desselben (auf Grund der Reichsverfassung vom 16. April 1871, Art. 4, Nr. 15): „Massregeln der Medicinal- und Veterinärpolizei", — wobei das Reichsamt des Innern die zuständige Behörde ist. Ihre n e u gestaltende Thätigkeit hat die Reichsgesetzgebung besonders entfaltet in den Jahren 1874

(Reichsimpfgesetz), — 1875 (Verordnung über den Verkehr mit Arzneimitteln), — 1876 (Gesetz betreffend die Beseitigung von Ansteckungsstoffen bei Viehbeförderung: Pflicht der Eisenbahnverwaltungen zur Desinfection), — 1879 (Vorschriften betreffend den Verkehr mit Nahrungsmitteln, Genussmitteln und Gebrauchsgegenständen) sowie verschiedene Bestimmungen über die Beschäftigung von Arbeitern jugendlichen Alters und Arbeiterinnen, — 1880 (Reichsgesetz über die Abwehr und Unterdrückung der Viehseuchen, — Reichseinfuhrverbot gegenüber zubereitetem Schweinefleisch und Würsten aus Amerika — und Kaiserliche Verordnung über den Verkehr mit Mineralwässern), — 1881 (Ergänzende Bestimmungen über jugendliche Arbeiter), — 1882 (Verordnungen betreffend das Petroleum und giftige Farben), — 1883 (— abgesehen von den Verordnungen über das ärztliche Prüfungswesen — eine Novelle zur Reichsgewerbeordnung; Verordnung zum Verkehr mit Honigpräparaten), — 1884 (Reichsgesetz über den Gesundheitsschutz in Zündholzfabriken), — 1885 (Bundesrathsbeschluss betreffend das Impfgeschäft und die Pockenstatistik), — 1886 (Beschluss der gleichen Behörde betreffend die Erlernung der Impftechnik Seitens der Medicinstudirenden und die Herstellung der animalen Lymphe; Bestimmungen zum Schutz weiblicher und jugendlicher Arbeiter in Drahtziehereien mit Wasserbetrieb; Aufnahme der Albuminpapierfabriken in den § 16 der Gewerbeordnung), — 1887 (Gesetze über den Verkehr mit blei- und zinkhaltigen Gegenständen, sowie über die Verwendung schädlicher Farben bei Herstellung von Nahrungs- und Genussmitteln und Gebrauchsgegenständen; Gesetz über den Verkehr mit Ersatzmitteln für Butter (Margarinbutter), — 1888 (Bundesrathsbeschluss betreffend eine Abänderung des Betriebsreglements für den Leichentransport auf den Eisenbahnen Deutschlands; Massnahmen zur Verhinderung des als „Impetigo contagiosa" bezeichneten Impfausschlages.)

Es berühren ferner die öffentliche Gesundheitspflege und Sanitätspolizei die folgenden für das gesammte Deutsche Reich erlassenen Gesetze. 1869: Das Gesetz über Gewerbebetrieb, damals nebst einer aus dem nämlichen Jahre stammenden „Anweisung" für den Norddeutschen Bund erlassen, jetzt für das Reich geltend (enthält neben den Vorschriften für die ärztliche Approbation, das Hebeammenzeugniss und den Apothekenbetrieb — besonders die Bestimmungen über die Anlage von gewerblichen Etablissements, über die Fabriksbeschäftigung der Kinder und jugendlichen Arbeiter); — 1870, 1871: die Gesetze über Armenpflege (Etablirung eines ständigen Centralamtes für das Heimatswesen, Schaffung der Landarmenverbände, gesetzliche Regelung des Unterstützungswohnsitzes und der Unterstützung hülfsbedürftiger Deutscher); — ferner 1883: Gesetz über die Krankenversicherung der Arbeiter und 1884: das Unfallversicherungsgesetz.

Auch darf hier nicht unerwähnt bleiben das Reichstrafgesetzbuch (1871, 1876) mit folgenden Paragraphen: Brunnenvergiftung, Lebensmittelverfälschung § 324, — Feilhalten verfälschter und verdorbener Getränke und Esswaaren § 367, — Uebertretung der zur Erhaltung der Sicherheit, Bequemlichkeit, Reinlichkeit und Ruhe auf öffentlichen Wegen, Strassen etc. erlassenen Polizeiverordnungen § 366, — Wissentliche Verletzung der Absperrungs- oder Aufsichtsmassregeln oder Einfuhrverbote, welche von der zuständigen Behörde zur Verhütung des Einführens oder Verbreitens einer ansteckenden Krankheit angeordnet worden sind § 327), — Gewohnheitsmässige eigennützige Gelegenheitsmacherei und Vorschubleistung bei Unzucht (Kuppelei) und hinterlistige Kunstgriffe bei Kuppelei, beziehungsweise solche, welche auf Unzucht mit in besonderem Verwandtschafts- oder Abhängigkeitsverhältniss stehenden Personen getrieben wird, §§ 180, 181, — Gewerbsmässige Unzucht in Zuwiderhandlung gegen die von den Aufsichtsbehörden erlassenen Vorschriften oder Betreibung gewerbsmässiger Unzucht ohne Stellung zur Polizeiaufsicht § 361, 7.

Aus einer Reihe von bereits im Jahre 1870, 1871 eingereichten Petitionen, noch unmittelbarer aus der Berathung über das Impfgesetz (1874) ergaben sich die

17*

Anlässe zur Gründung des (Reichs-) K a i s e r l i c h e n   G e s u n d h e i t s a m t e s. Gemäss seiner Bestimmung als einer dem Reichsamt des Inneren unmittelbar untergeordneten Behörde mit rein berathendem Charakter wurde das Kaiserliche Gesundheitsamt an der Ausarbeitung der diesseits des Jahres 1876 genannten sanitären Gesetzgebung betheiligt. Seine Aufgabe war dahin festgestellt (Denkschrift betreffend den Etat des R.-Ges.-A. auf das Jahr 1876), „das Reichskanzleramt sowohl in der Ausübung des ihm verfassungsmässig zustehenden Aufsichtsrechts über die Ausführung der in den Kreis der Medicinal- und Veterinärpolizei fallenden Massregeln, als auch in der Verbreitung der weiter auf diesem Gebiet in Aussicht zu nehmenden Gesetzgebung zu unterstützen, zu diesem Zwecke von den hierfür in den einzelnen Bundesstaaten bestehenden Einrichtungen Kenntniss zu nehmen, die Wirkungen der im Interesse der öffentlichen Gesundheitspflege ergriffenen Massnahmen zu beobachten und in geeigneten Fällen den Staats- und Gemeindebehörden Auskunft zu ertheilen, die Entwicklung der Medicinalgesetzgebung in den ausserdeutschen Ländern zu verfolgen, sowie eine genügende medicinische Statistik für Deutschland festzustellen".

Behufs Gewinnung eines vollständigen Ueberblickes über die Entwicklung der s a n i t ä r e n   G e s e t z g e b u n g in den Einzelstaaten erhält seit März 1886 das Kaiserliche Gesundheitsamt Kenntniss von den in diesen erlassenen generellen, sowie von den grundsätzlich wichtigen speciellen Bestimmungen und Verfügungen.

Diese letzteren auch nur in kürzesten Andeutungen vorzuführen wäre (schon wegen der unaufhörlichen Wiederholungen) unmöglich. Die hervorragendsten und umfassendsten sanitären Gesetze dürften sein: Das Preussische Regulativ über sanitätspolizeiliche Vorschriften bei ansteckenden Krankheiten der Menschen und der Thiere — 1835; — das Preussische Gesetz über Benützung der Privatflüsse — 1843; — das gleichsinnige Bayerische, das gleichsinnige Oldenburgische Gesetz — 1852, resp. 1868; — die Königlich Sächsischen Verordnungen über die Betheiligung der Sanitätsorgane bei der Handhabung der Baupolizei — 1869, 1871; — das Württembergische Regulativ über die Einrichtung der Schulhäuser und die Gesundheitspflege in den Schulen — 1870; — die Grossherzoglich Hessischen Gesetze betreffend den Schutz der in fremde Verpflegung gegebenen Kinder — 1872; — die Königlich Sächsische Verordnung betreffend die Anlage und innere Einrichtung von Schulgebäuden in Rücksicht auf die Gesundheitspflege — 1873; — das gleichsinnige Grossherzoglich Hessische Gesetz — 1874; — die Grossherzoglich Badische Verordnung, die Sicherung der öffentlichen Gesundheit und Reinlichkeit betreffend — 1874; — das Preussische Gesetz betreffend die Abwehr und Unterdrückung der Viehseuchen — 1875; — preussische Verfügung betreffend Flussverunreinigungen — 1877; — Reichskanzlerverordnung betreffend Massnahmen gegen die Pest — 1878; — Preussische Verfügung in Betreff der Ausführung des Nahrungsmittelgesetzes — 1879; — Preussische Verordnung über die Morbiditätsstatistik der Krankenhäuser — 1880; — Preussische Ministerialverfügung betreffend die Controle über Haltekinder — 1880; — Allgemeines Reglement über die Gefängnisse der Justizverwaltung — 1881; — Preussisches Gesetz über Schlachthausanlagen — 1881; — Preussische Ministerialverfügung betreffend den Schutz gegen die Schädlichkeiten bei Ueberschwemmungen — 1883; — Ausführliche Ministerialverfügungen betreffend prophylaktische Massregeln gegen die Cholera (in mehreren Einzelstaaten) — 1883, 1884, 1885; — Preussische Ministerialverfügung betreffend die Anzeigepflicht bei Diphterieerkrankungen — 1884; — von gleicher Stelle: betreffend die Schliessung der Schulen beim Ausbruch ansteckender Krankheiten — 1884; — Badische Verordnung über den Verkehr mit Kuhmilch — 1884; — Erlass des Bremischen Medicinalamtes über die öffentliche Reinlichkeit — 1884; — Bayerischer Ministerialerlass enthaltend Vorschriften über die Leichenschau und die Zeit der Beerdigung — 1885; — Sächsische Ministerialverordnung über Verunreinigung der Wasserläufe — 1885; — Einführung der Impfungen mit Thierlymphen, Ausbildung der Studirenden in der

Impftechnik und noch mehrere neue Impfbestimmungen in verschiedenen Einzelstaaten — 1886; — Preussischer Runderlass betreffend die Genehmigung zur Abführung von unreinen Abgängen bestimmter Canalisationsunternehmungen — 1886; — von gleicher Stelle: betreffend die Verhütung der Uebertragung von Infectionsstoffen in den Hebammenlehranstalten — 1887; durch die Hebeammen in ihrer Praxis — und Anzeige-, resp. Isolir-Pflicht für die Cerebrospinalmeningitis — 1888. —

Unter den vorstehend aufgeführten Leistungen, die ja zum Theile nicht von den grössten Bundesstaaten hervorgebracht sind, sondern auch den Gesetzgebungen der kleineren Staaten angehören, würde man den Instructionen für die beamteten Aerzte, wie sie Hessen und Sachsen im Jahre 1884, Schwarzburg-Rudolstadt 1885 mit Gesetzeskraft erlassen haben, eine ganz besonders hohe beispielgebende Bedeutung beizumessen befugt sein, wenn nicht für eine ähnliche Leistung im Grossen doch unbedingt als primäre Grundlage der hygienische Unterricht für die sanitätspolizeilichen Sachverständigen geregelt sein müsste. Das Reich hat mit der Einfügung der „Hygiene" als Prüfungsgegenstand in die Prüfungsordnung den Anstoss gegeben, welcher in Preussen bereits zur Gründung der zahlreichen Lehrstühle und Institute (1885 bis zum gegenwärtigen Zeitpunkt), sowie zur einheitlichen Regelung der Aufgaben für jene hygienische Prüfung geführt hat, und der die durchaus zweck-entsprechende Bewegung hervorgerufen hat, unter den wesentlichsten Choleraschutzmassregeln auch bacteriologische Curse für die Preussischen Medicinalbeamten in's Werk zu setzen. Der nächste Schritt auf diesem Wege kann nur die Masseneinberufung der Physiker in den grossen und kleinen Bundesstaaten sein, um an den hygienischen Lehrinstituten eine möglichst gründliche Durchbildung in allen Untersuchungsmethoden und auf allen Gebieten der modernen Gesundheitspflege in Form praktischer Unterweisungscurse nachzuholen. Die weiteren Schritte: eine alle einschlagenden Erfordernisse und Leistungen auf dem hygienischen und sanitätspolizeilichen Gebiet nach liberalen, weitsichtigen Directiven ordnende Dienstinstruction unter Gewährung einer, diese Beamten vom Druck materieller Nothstände erlösenden staatlichen Gegenleistung — verstehen sich von selbst. Die Hindernisse gegen diese Reformen werden, nachdem der Mangelhaftigkeit der sanitätspolizeilich-technischen Bildung bei der Mehrzahl der vorhandenen Beamten in der Hauptsache abgeholfen ist, auch nicht mehr in den Kosten liegen. Die Ausgaben, die in vielen Staaten für ungenügende Sanitätsverwaltungen aufgewandt werden, überschreiten oft den Betrag, den eine gute erfordern würde. Die Aufwände des Ueberganges zu einer vorzüglichen Sanitätsorganisation sind verhältnissmässig nicht erheblich, und die Volksvertretungen verweigern nicht leicht die unter allen Umständen nicht bedeutenden Ausgaben zu sanitätspolizeilichen Zwecken.

Literatur: Pappenheim, Handbuch der Sanitätspolizei Berlin, 1864. — Eulenberg, Handbuch des öffentlichen Gesundheitswesens Berlin, 1882. — Deutsche Vierteljahrsschrift für öffentliche Gesundheitspflege. I bis XX. — Uffelmann, Darstellung des auf dem Gebiete der öffentl. Gesundheitspflege etc., thatsächlich Geleisteten. Berlin, 1878. — C. Skrzeczka, Referate in den Virchow-Hirsch'schen Jahresberichten 1871—1880. — Wernich, Zusammenstellung der gültigen Medicinalgesetze. Berlin, 1887. — Börner, das deutsche Medicinalwesen. Berlin, 1885. — Obentraut, Systematisches Handbuch der österreichischen Medicinalgesetze. Wien, 1881. — Witkowsky, Oesterreichische Sanitätsgesetze und Verordnungen. Prag, 1885.   Wernich.

Sanitätszüge sind zu vorübergehender Aufnahme und Pflege von Kranken und Verwundeten eingerichtete Eisenbahnzüge, welche den Hauptzweck haben, Kranke und Verwundete von Ort zu Ort zu fördern und ständigeren Heilanstalten zuzuführen.

Geschichtliches.

Der Gedanke, die Eisenbahn zur Förderung Kranker und Verwundeter zu verwenden, drängte sich von selbst auf, als Schienenwege entstanden waren.

Die Unmöglichkeit, den Kranken auf dem Kriegsschauplatze selbst unter allen Umständen eine zweckmässige Pflege zu Theil werden zu lassen, und der damit verbundene Wunsch, die Kranken weithin in geordnete Heilanstalten zu vertheilen und zu zerstreuen, erzeugten in Verbindung mit dem Hemmnisse und der Gefahr, welche die Anstauung grosser Massen von für den Kampf nutzlos gewordenen Kranken in der Nähe des Kriegsheeres bereiteten, das Bedürfniss, wenigstens diejenigen Kranken, welche durch Ortsveränderung nicht zu Verbreitern von Seuchen werden konnten, in rascher Folge dem Bereiche des kämpfenden Heeres zu entrücken und in regelmässigem Strome nach den rückgelegenen Bezirken des Kriegsschauplatzes oder in das friedliche Leben des Heimatlandes hinzubringen.

Schon im Krimkriege 1854—1856 versah PIROGOFF die Eisenbahnwagen mit Transportvorrichtungen. Dasselbe thaten gleichzeitig die Franzosen. Systematisch transportirte 1857 LARREY Kranke sitzend oder liegend in für Friedenszwecke eingerichteten Eisenbahnwagen aus dem Lager bei Chalons s. M. nach dem in der Stadt selbst befindlichen grossen Militärlazareth. 1859 benutzte Oesterreich die Schienenwege für den Krankentransport, indem es seine Verwundeten bei Verona und Vicenza sammelte und von hier aus nach dem Innern des Landes schaffte; besondere Herrichtung der Wagen kannte man nicht, das Lager der Kranken bestand aus Strohsäcken oder Matratzen; längs der Bahnlinien richtete man Haltepunkte für die Erholung und Pflege der Kranken ein.

In Preussen gab die „Anleitung zur Ausführung der Beförderung verwundeter und kranker Militärs an Eisenbahnen" vom 1. Juli 1861 die erste kurze Anweisung über diesen Gegenstand. Darnach sollten die an den Obergliedmassen und sonst leicht Verwundeten, sowie Leichtkranke in Personenwagen 1. bis 3. Classe ohne weitere Vorrichtungen sitzend (die Verwundeten mit der verletzten Gliedmasse nach dem Wageninnern gekehrt) weiterbefördert werden; die an den Untergliedmassen oder schwer Verwundeten und Kranken in verdeckten, im Nothfalle auch offenen, hochwandigen, mit Strohsäcken und Strohkopfpolstern belegten Güterwagen. Für die Strohsäcke, auch die der Feldlazarethe, waren Gurtschlaufen zum Durchstecken der Tragestangen vorgeschrieben. Nöthigenfalls durften die Strohsäcke durch eine Streu aus Heu oder Stroh ersetzt werden. Die Ausstattung der Krankenwagen bestand für 100 Kranke in 15 Wasserkrügen, 15 Trinkbechern, 15 Esslöffeln zum Einnehmen der Arzneien, 5 Stechbecken und 16 Harngläsern. An Begleitpersonal waren für 100 Kranke zu stellen 1 bis 2 Aerzte, 1 Lazarethgehilfe und 13 Krankenwärter. Ueberdies sollten die Leichtverwundeten beim Mangel an Wärtern sich gegenseitig Beistand leisten und bei sofortigem Bedarfe ärztlicher Hilfe die Signalflagge zum Anhalten des Zuges schwingen. Nur für die rauhe Jahreszeit war bedürftigen Kranken die Mitnahme wollener Decken zugestanden.

Diese Bestimmungen blieben in der Zeit bis 1869, während welcher das Feld-Krankenpflegereglement vom 17. April 1863 erschien, in Kraft. Auch der deutsch-dänische Krieg 1864, welcher sich in so kleinem Raume abspielte, war zu förderndem Einflusse nicht geeignet; die Beförderungsweise unterschied sich hier nicht von jener Anleitung; das Verbinden und die Verpflegung der Verwundeten konnte nur auf den Bahnhöfen geschehen.

Eine bis 1863 ungesehene Ausdehnung nahm der Eisenbahntransport während des Nordamerikanischen Bürgerkrieges 1861—1865 an. Anfangs richtete man Personen- und Güterwagen zum Krankentransport einfach dadurch her, dass man sie mit einer Stroh- oder Heuschüttung versah. Bald gelang es, selbst Schwerverwundete aus den Feldlazarethen des nahen Schlachtfeldes bis in die für sie bestimmten weitesten zurückgelegenen Generalhospitäler auf einem und demselben Lager überzuführen. 1863 wurden auf Vorschlag von LETTERMANN und von Dr. E. HARRIS Personenwagen für den Transport umgewandelt, wozu die langen Wagen mit den an den Stirnseiten befindlichen Eingängen und Plattformen allerdings sehr geeignet erscheinen mussten. Man räumte die Wagen ganz

aus, errichtete in ihnen Holzpfähle, schlug in diese sowie in die Seitenwände
Nägel ein und hängte an denselben Tragbahren mit elastischen Ringen auf. Jeder
Wagen fasste etwa 30 Bahren. Die Lüftung wurde im Sommer durch Fenster

Fig. 54.

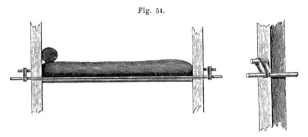

Aufhängung der Litters in Kautschukringen im Wagen von Harris 1863.
(Gezeichnet nach Evans 1865.)

und Dachreiter, im Winter durch Mantelöfen vermittelt. Solche Transport- oder
Hospitalwagen wurden nebst besonderen Wagen für das Pflegepersonal, für Lebens-,
Labe- und Heilmittel den nach dem Kriegsschauplatze abgehenden Eisenbahn-
zügen angehängt, oder man reihte sie zu Sanitätszügen aneinander, verband sie
durch ein Sprachrohr, fügte ihnen wohl auch einen Küchenwagen zu und versah
sie mit besonderem Sanitätspersonal. In solchen fahrenden Lazarethen sind während
des Feldzuges über 75.000 Verwundete und Kranke befördert worden.

Der Deutsch-Oesterreichische Feldzug 1866 folgte zu bald auf den Nordamerikanischen, als dass das Amerikanische Beispiel so wirksam, wie es wünschenswerth gewesen wäre, hätte werden können. Nur eines Versuches aus jener Zeit,
desjenigen der Oesterreichischen Nordbahn, ist zu gedenken. Dieselbe liess eine
Anzahl Güterwagen für Schwerverwundete herrichten, indem sie an 16 in einem
Güterwagen quer befestigten Pfosten 8 Bahren in Lederriemen und Stricken auf-
hängte und durch Seitenpolster gegen die Seitenstösse des Wagens schützte. Die
von den harten Federn der Wagen verursachten Erschütterungen aber schädigten
den Wundverlauf, die Sanitätseinrichtungen längs der Bahnlinien waren noch sehr
unvollkommen, und die Krankenzerstreuung wurde übertrieben. Ueber entsprechende, in Süddeutschland geübte Vorkehrungen theilt BECK 1867 mit: man kann
sich Waggons zweckmässig einrichten, „indem die Sanitätsmannschaft Lattenbahren
verfertigt, diese zu Betten herrichtet, in die Gepäckwagen aufhängt und sie untereinander verankert, oder sie wie andere Stangen-Nothbahren auf elastische Stroh-
rollen und Kissen in die gleichen Wagen legt".

Fig. 55.

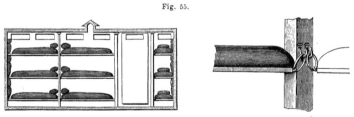

Dr. Landa's Krankentransportwagen und Bettaufhängung — 1866.
(Gezeichnet nach Otis 1875.)

Auch in anderen Staaten behielt man unausgesetzt die Frage des zweckmässigsten Eisenbahntransports im Auge und suchte den gebotenen Raum der
Bahnwagen nach Möglichkeit auszubeuten. Indem man sich in dieser Beziehung
zu sehr an das Amerikanische Vorbild anlehnte und sich sehnte, die Kranken in

3 Schichten unterzubringen, lief man Gefahr, die Kranken für die ärztliche Hilfe-leistung unzugängig zu machen. Ich erinnere hierfür an Dr. LANDA in Spanien, welcher 1866 die Güterwagen so einzurichten vorschlug, dass 18 Kranke in einen Wagen unterzubringen waren. Andererseits verträgt sich dieser Massentransport nicht mit dem für den einzelnen Kranken nöthigen Luftraum.

1867 empfahl die Berliner Militärsanitätsconferenz die Zusammenstellung von Krankenwagen nach Amerikanischem Muster zu Lazarethzügen. In demselben Jahre wurden gelegentlich der Pariser Weltausstellung Gegenstände zur Lagerung der zu Transportirenden ausgestellt; insbesondere stellte der Nordamerikanische Zahnarzt Dr. EVANS das Modell eines Amerikanischen Lazareth-Eisenbahnwaggons aus, welches allseitige Anerkennung fand. Der Pariser Congress bezeichnete die Lagerung der Verwundeten auf Krankenbahren als beste Lagerungsweise, konnte aber der Herstellungsweise für Lazarethzüge nicht näher treten, weil die Mehrzahl der Congressmitglieder die Umänderung der gebräuchlichen Personen- und Güter-wagen in durchgängige für unausführbar hielt. Die Pariser Vorgänge gaben den Anstoss zum Erscheinen des verdienstvollen Werkes von GURLT „Abbildungen zur Krankenpflege im Felde, auf Grund der internationalen Ausstellung der Hilfsver-eine für Verwundete zu Paris im Jahre 1867 (Berlin 1868)" und veranlassten ESMARCH, den Neubau von 60 Personenwagen 4. Classe nach dem Amerikanischen Durchgangssystem thatkräftig zu betreiben und das Preussische Handelsministerium von der Nothwendigkeit der Bereitstellung eines grösseren Wagenparks nach den Vorschlägen ESMARCH's zu überzeugen (vergl. Verordnung des Preussischen Handels-ministeriums vom 8. October 1867).

Weiterhin suchte das Preussische Kriegsministerium nach Mitteln, ausser Personenwagen auch andere Eisenbahnwagen zu schonendem Krankentransporte zu verwenden und entschied sich für die Annahme der noch zu beschreibenden GRUND'schen Blattfedern.

In Württemberg, dem einzigen deutschen Staate, welcher vom Beginne des Eisenbahnbaues an durchgängige Wagen besass, empfahl 1868 v. FICHTE die Einführung des Amerikanischen Transportsystems und stellte als Forderungen auf: 1. Staatliche Organisation eigener Eisenbahnambulancen für die Krankenabfuhr vom Heere; Ausrüstung derselben mit eigens eingerichteten Spitalwagen, sowie mit Küchen- und Kellerwagen (Proviantwagen), dazu gewöhnliche Personenwagen für sitzend zu Transportirende; Ausstattung dieser Eisenbahnzüge mit eigenem ständigen Personal. 2. Vertragsmässige Verwendung des gesammten Württem-bergischen rollenden Eisenbahnmaterials im Kriegsfalle für das gesammte Deutsche Heer. Dieser hierin enthaltenen Vorbereitung ist es zu danken, dass die Württem-bergischen Sanitätszüge als die ersten durchgängigen Sanitätszüge auf dem Kriegsschauplatze 1870/71 erschienen.

Dieser Stand der Erfahrungen war es, welcher der „Anleitung zur Beförderung verwundeter und kranker Militärs auf Eisenbahnen", wie sie in der Feldsanitätsinstruction vom 29. April 1869 erschien, aber auch der Kranken-beförderung im Feldzuge 1870/71 zu Grunde gelegt wurde.

Gemäss dieser Instruction sind vor Allem gewisse Kranke von dem Transporte gänzlich oder bedingt auszuschliessen, als da sind: Leichtkranke, deren baldige Herstellung zu erwarten ist, z. B. Krätzkranke, ferner an Durchfall Lei-dende aus Orten, wo Cholera oder Ruhr herrscht. Dagegen sind Trachomatöse, Syphilitische und der Simulation Verdächtige nur grösseren Lazarethen in Garnisons-orten, wo eine genaue Ueberwachung möglich ist, zu überweisen. Ferner ist bei Verwundeten während des Reactionsstadiums der Transport zu vermeiden; auf geringe Entfernungen dürfen Verwundete mit Kopf-, Brust-, Bauchhöhlen-, Ober-schenkelknochenbruch-, Becken- und Knieschüssen befördert werden; weniger gefährlich, aber auch nicht weit fortzusetzen ist der Transport Verwundeter mit Unterschenkelknochenbruch- und Obergliedmassenschüssen.

Betreffs des Transportes selbst unterschied die Feldsanitätsinstruction sitzend und liegend zu Transportirende. Erstere werden in den unveränderten Wagen 1., 2. und 3. Classe untergebracht. Zur Beförderung der schweren Leidenden und nur in liegender Körperhaltung zu Transportirenden dienen die Personenwagen 4. Classe und die Güterwagen. Die einfachste und im Nothfalle Platz greifende Transportherrichtung dieser Wagen besteht darin, dass man die gefüllten Strohsäcke der Feldlazarethe zur Lagerung verwendet. Durch die Gurtschlaufen der Strohsäcke werden 2 etwa 2¹/₄ M. lange Stangen gesteckt, damit die Verwundeten bahrenartig in den Eisenbahnwagen hinein- und herausgetragen werden können. Mittelst solcher Strohsäcke können in jedem Güterwagen von gewöhnlicher Grösse (ungefähr 6 M. lang und 2 M. breit) für sehr schwer Verwundete 7, sonst 8 Lager nach folgendem Schema bereitet werden:

Zum Transport Schwerverwundeter oder Kranker in den Güterwagen sind für jeden derselben 4 Paar Blattfedern von Stahl erforderlich, welche auf der einen Seite mit einem Schuh mit 4 Stacheln zur Feststellung der Lage im Wagen

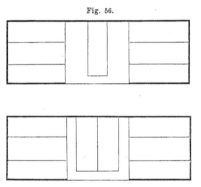

Fig. 56.

und auf der anderen Seite von zwei die Schwingungen der Feder erleichternden Rollen getragen werden. In die oben auf der Feder befindlichen Gabeln von zwei einander gegenüber aufgestellten Federn wird ein Querbaum gelegt. Zu beiden Seiten der Thür wird je 1 Paar solcher Federn, ein 3. und 4. an die Enden des Wagens gestellt, und auf die darüber gelegten Querbäume werden einfach rechts und links von der Thür je 3 Tragen aufgesetzt (GRUND's System). Jeder Güterwagen ist so im Stande, 6 Schwerverwundete aufzunehmen. Dieselben sind in der Regel mit dem Fussende nach der Mitte des Wagens hin zu legen; der in der Mitte bleibende Raum ist für das Dienstpersonal und den Ofen bestimmt. Diese Einrichtung kann auch unter Umständen in den Personenwagen 4. Classe Anwendung finden.

Fig. 57.   Fig. 58.

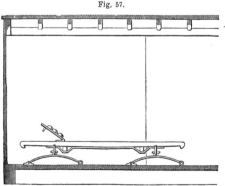
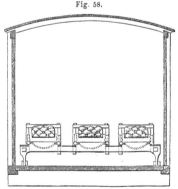

Von den Personenwagen 4. Classe kommen für den Krankentransport nur diejenigen in Betracht, welche seit dem Erlasse vom 8. October 1867 zugleich für den Transport verwundeter und kranker Militärs eingerichtet sind. Diese neueren Wagen haben ihre Eingänge an den beiden Enden; das Einsteigen geschieht hier mittelst der an denselben befindlichen Perrons durch zweiflugelige Thüren. An den Wagenperrons befinden sich Galerien, welche in der Mitte unterbrochen sind. Eine diese Lücke deckende Eisenplatte lässt sich herunter. klappen und wird durch Ketten in wagerechter Richtung erhalten. Auf diese Weise kann man den Zwischenraum zwischen den Perrons zweier Wagen über. brücken und durch einen ganzen Zug solcher Wagen hindurchgehen. Im Innern des Wagens befinden sich längs desselben 2 Reihen von je 4 Stielen, von welchen die 4 Stiele *a* gewöhnlich mit Haken zum Anschrauben von Barrièrebrettern in zwei verschiedenen Höhen versehen sind. Gleiche Haken befinden sich an den Stielen *b* und ebensolche Haken an den entsprechenden Stellen der gegenüber. liegenden Längswände des Wagens. Zur Herrichtung für den Krankentransport werden die Barrièrenbretter beseitigt, die Stiele *b*, falls sie etwa an den Stirnwänden aufgestellt sind, an ihre Stelle gebracht und in die Haken die Krankentragen mit den Holmenden ein- gehängt. Jeder Wagen ist so im Stande, an jeder Längswand 6 Krankentragen (je 2 übereinander) aufzunehmen, und

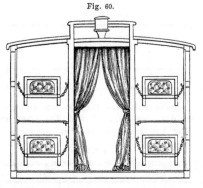

Fig. 59.

zwar wird die Aufhängung der Holmenden nicht unmittelbar an den Haken bewirkt, sondern jene werden durch Lederringe gesteckt, welche mittelst starker Gummi- ringe an den Haken aufgehängt sind. Da die Unterbringung verschiedener Geräth- schaften, z. B. eines Wasserfasses, auch eines Ofens vorzusehen ist, so fallen an einer Längswand die mittleren 2 Krankenbahren weg. In der Mitte des Wagens bleibt ein fast 1 M. breiter Längsgang frei.

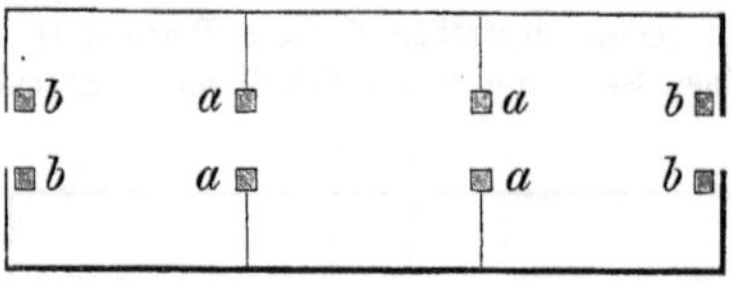

Fig. 60.

Wenn es die Umstände ge- statten, empfiehlt es sich, einzelne Züge nur aus solchen Personenwagen 4. Classe zusammenzusetzen.

Was die Ausstattung solcher Züge anlangt, so ist nach der Deutschen Feldsanitätsinstruction von 1869 ausser auf die erwähnten Lagerungsgeräthe auf Labe- und Heilmittel Bedacht zu nehmen. Als Labemittel sind zu wählen: Zwieback oder englisch Biscuit, Wein, Rum oder Arac; im Winter und bei längeren Transporten auch Kaffee, Thee und Fleischextract. Zur Zubereitung solcher Ge- tränke ist eine Berzelius-Lampe mit Theekessel zweckmässig. Von Instrumenten und Verbandmitteln ist das zur Blutstillung dienende zu berücksichtigen; von Arznei- mitteln ein Analepticum wie Spir. aethereus, ferner Chloroform, Liqu. ammon. caust., Liqu. ferr. sesquichlorati, Opiumtinctur, Morphiumlösung mit Pravaz-Spritze und Tart. depur., sowie Acid. citr. zu kühlenden Getränken. Endlich sind mit- zuführen 1 Handlaterne mit einer Kerze, 1 Signalflagge, 6 wollene Decken (bei rauher Jahreszeit mehr), 1 Steckbecken, 1 Weinglas (oder Gummibeutel), 2 Trink- becher, 1 graduirter Porzellanbecher zum Eingeben von Arzneien.

An Personal sind für je 100 liegend zu Transportirende erforderlich: 1 bis 2 Aerzte, 2 Lazarethgehilfen, 9—13 Krankenwärter. Von letzteren muss für jeden Krankenwagen einer verfüglich sein; in durchgängigen Zügen mit Wagen 4. Classe lässt sich die Zahl der Wärter verringern.

Für die Fahrt empfiehlt es sich, dass Wagen mit Schwerverwundeten nicht das Ende des Zuges bilden, damit sie nicht den Schleuderungen des letzten Wagens ausgesetzt werden. Das Fahrtempo ist möglichst schnell; ein Anhalten des Zuges ist nur zur Beköstigung, zur Wassereinnahme und auf ärztliches Erfordern angängig. Für die Lufterneuerung bleiben die nach der jedesmaligen Fahrrichtung hinteren Thüren der Personenwagen 4. Classe offen.

Da die Feldsanitätsinstruction von 1869 die leitenden Gesichtspunkte für den Feldsanitätsdienst enthielt, so gestaltete sich im Deutsch-Französischen Feldzuge 1870/71 die Auswahl der zu Transportirenden, die Construction und Ausstattung der staatlichen (Preussischen) Sanitätszüge, die Zutheilung von Personal und der Dienstbetrieb der Sanitätszüge im Grossen und Ganzen nach den eben entwickelten Bestimmungen.

Während des Krieges 1870/71 sind laut Kriegssanitätsbericht an Spitals-, Lazareth- oder Sanitätszügen seitens der D e u t s c h e n Staaten aufgestellt worden:

3 geschlossene Preussische, staatliche Züge aus durchgängigen Personenwagen 4. Classe mit zusammen 600 Lagerstellen, die Wagen wurden bald zerstreut und dienten später zur Bildung der Weissenburger Lazarethzüge,

2 Preussische, staatliche Züge aus nicht durchgängigen Güterwagen mit Blattfedervorrichtung und mit zusammen 240 Lagerstellen, sie kamen als g e s c h l o s s e n e Züge überhaupt nicht zur Verwendung,

3 Preussische, staatliche, sogenannte Weissenburger Lazarethzüge, sie wurden mit Beginn der rauhen Witterung, da sie einer Heizvorrichtung entbehrten, aufgelöst, und ihre Ausstattungen wurden für die Aufstellung der nachgenannten Preussischen Sanitätszüge I—IX verwendet,

10 Preussische, staatliche Sanitätszüge Nr. I—IX und (Hannover'scher Sanitätszug mit abweichender Einrichtung) Nr. X mit rund 2000 Lagerstellen in durchgängigen Personenwagen 4. Classe, beziehungsweise bei Nr. X in undurchgängigen Güterwagen,

1 Sächsischer Sanitätszug mit schliesslich 182 Lagerstellen in Güterwagen und Personenwagen 4. Classe,

4 Bayerische Spitalzüge mit zusammen 1136 Plätzen in Personenwagen 2. und 3. Classe,

1 Pfälzer Lazarethzug mit 160 Lagerstellen in durchgängigen Güterwagen,

3 Württembergische Spitalzüge mit 232 Plätzen in durchgängigen Personenwagen,

1 Badenscher Lazarethzug, hatte in theils durchgängigen, theils undurchgängigen Personen- und Güterwagen zu verschiedenen Zeiten verschiedene Belaggrösse, schliesslich 274 Plätze,

2 Lazarethzüge des Herrn V. HÖNIKA mit zusammen 184 Plätzen in undurchgängigen Güterwagen,

1 Frankfurter Sanitätszug, ähnelte dem Hannover'schen Sanitätszuge,

1 Kölner Sanitätszug mit je 120 Lager- und Sitzplätzen in theils durchgängigen, theils undurchgängigen Personen- und Pferdewagen,

1 Sanitätszug des Berliner Hilfsvereins mit höchstens 135 Verwundeten und Kranken in wechselnder Zahl von Personen- und Gepäckwagen,

1 Mainzer Sanitätszug mit 160 Lagerplätzen in nicht durchweg durchgängigen Güterwagen,

1 Hamburger Lazarethzug mit 150 bis 160 Lagerstellen in an Ort und Stelle (auf dem Kriegsschauplatze) requirirten Güterwagen,

1 Sanitätszug der Heinrichshütte bei Hattingen mit undurchgängigen Packwagen.

Somit sind, wenn man von den 3 erstgenannten Gruppen absehen darf, 28 Sanitätszüge aufgestellt worden. Von diesen Zügen hatten, was ihre Z u s a m m e n s e t z u n g nach Art und Zweck der Wagen anlangt, die 10 Preussischen Staats-Sanitätszüge je 20 Krankenwagen, 1 Küchenwagen, 2 (bei Nr. X nur 1) Vorraths- oder Depotwagen, 1 Wagen für Verwaltung und Apotheke (nicht bei Nr. X), 2 Personalwagen, 1 Kohlenwagen und 1 Gepäckwagen. Die anderen Züge zeigten verschiedene Abweichungen, von denen nur die wichtigeren erwähnt sein mögen. So hatten die Bayerischen Spitalzüge noch 1 besonderen Latrinenwagen und 1 Heizwagen für die Dampfheizung, der Baden'sche Lazarethzug 1 Salonwagen

zu 2 Betten für Officiere, der Köiner Sanitätszug 1 Salonwagen, und anderen
Zügen fehlten wiederum einzelne der vorbezeichneten Wagen.

Was die Einrichtung und Ausstattung der Wagen, und zwar
zunächst der Krankenwagen, betrifft, so richtete sich dieselbe bei den
Preussischen Zügen I—IX nach den vorgenannten, von der Feldsanitätsinstruction
von 1869 gegebenen Regeln. Zur Lagerung diente .die Preussische, 57 Cm. breite
und 250 Cm. lange Feldtrage mit einer Matratze, einem Keilkissen, einem Laken
und mit wollenen Decken. Die geringe Breite des Lagers konnte durch überragende Matratzen oder durch Ansatzstücke um 20 Cm. vergrössert werden. Die
Aufhängung der Tragen in den vorgeschriebenen Gummiringen bewährte sich
nicht, weil die letzteren durch Kälte spröde und durch Wärme zu dehnbar wurden,
weil sie mit ungleichem Material hergestellt sich ungleich

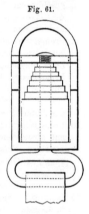

Fig. 61.

ausdehnten und eine Schieflage der Tragen verursachten, weil
sie oft schwache Stellen zeigten und weil sie beim Aushängen
der Tragen leicht verloren gingen. Man griff deshalb zu
cylindrisch gebogenen Metalldrahtfedern, und als diese sich
wegen ihrer ungleichmässigen Federkraft und ihrer Unfähigkeit, sich dauernd und schwer belasten zu lassen, als
unbrauchbar herausstellten, zu Evolutenfedern aus Stahlblech,
welche nach Art der Pufferfedern gefertigt waren und durch eine
Belastung von 100 Pfund gänzlich zusammengedrückt wurden.

Dank dieser Federn, empfanden die Schwerverwundeten von den seitlichen Wagenerschütterungen, welchen letzteren man auch durch Polster an den Seitenwänden begegnete,
aber auch von den senkrechten Erschütterungen fast nichts.

Der Hannover'sche Zug (Preussischer Nr. X) hatte
12 breitere Bahren mit Fussbrettern in seinen undurchgängigen
Güterwagen; diese Bahren hingen mit Schleifen von Tauen
oder Stricken in stählernen Haken; solcher Haken hatte
ein Wagen 16, diese trugen 12 Bahren, und zwar je 3 übereinander in den
4 Ecken des Wagens, so dass jeder Strick in 3 Schleifen zur Aufnahme der
Bahrenholme endete; die Haken waren die unteren Enden von Rundeisenstäben,
welche nicht nur 4 quer des Wagendaches angebrachte Spriegel, sondern auch
letzteres selbst aufwärts durchbohrten und oben in ein Schraubengewinde aus-

Fig. 62.

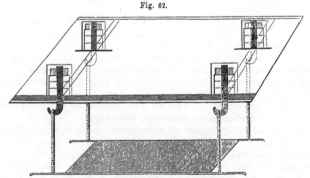

Bahrenaufhängung im Hannover'schen Sanitätszuge.

liefen, über welches drei durch Blechplättchen von einander getrennte Gummiringe
geschoben wurden und endlich die Schraubenmutter aufgeschraubt wurde. Die
freien Enden der Stricke waren mit Riemen an einem Ringe des Wagenbodens
befestigt und ausserdem waren gegen Seitenschwankungen Gummiringe in der

Mitte der äusseren Stricke angebracht (System MEYER). Die Federn zeigten sich
zu nachgiebig und die Taue zu dehnbar, so dass die unteren Bahren bisweilen
auf den Wagenboden aufstiessen und die Taue geknötet werden mussten. Zur
Herbeiführung grösserer Elasticität wurden aus den starken Wagenfedern hin und
wieder einzelne Blätter herausgenommen oder „todtgelegt".

Der Sächsische Sanitätszug brachte 8 Tragen in seinen 8 nicht durchgängigen Güterwagen und 10 in dem durchgängigen Personenwagen 4. Classe
unter. Die breiten Tragen hingen in starken, mit Lederriemen an der Decke
befestigten Gummiringen, theilweise ruhten sie auf Querbäumen, welche in Gummiringen schwebten. Die Kranken wurden mit seitlichen Lederbacken auf den
Bahren festgeschnallt.

In den Bayerischen Sanitätszügen lagen die Verwundeten in Betten, welche
auf 8 starken GRUND'schen Federn ruhten; solcher Betten konnten in den nicht
durchgängigen Güterwagen nur 4 aufgestellt werden. Später verwendete man
durchgängige Wagen 3. Classe, in welchen je 6 dieser breiten Feldbettladen
untergebracht wurden. Vergl. auch die im August 1870 vom Münchner Hilfs-
verein (Prof. RANKE) erstatteten, zum Theil verfehlten Vorschläge.

Der Pfälzer Lazarethzug verwendete Güterwagen, welche durch Einsetzung einer 90 Cm. breiten doppelflügeligen Thür an den beiden Stirnenden
durchgängig und deren zu starke, auf Belastung von 50 Centnern berechnete
Federn durch Herausnahme einzelner Federblätter (nach BROCKMANN in Stuttgart)
elastischer gemacht worden waren. Die Lagergestelle waren 195 Cm. lang und

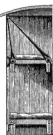

Fig. 63.

Bahrenbefestigung
im Pfälzischen
Lazarethzug.

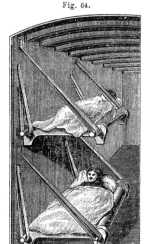

Fig. 64.

65 Cm. breit und waren zu
je 8 in 2 Schichten in einem
Wagen vorhanden. Sie befanden
sich an beiden Längsseiten, so
dass die untere Schicht auf
kleinen Polsterkissen ruhte und
durch in die Längswand ein-
geschraubte Haken festgestellt
wurde, während die obere in
kleinen, 7 bis 8 Cm. breiten,
und zwar jede Trage in 4 Hanfgurten hing, welche durch
Plättchen und Schrauben an
den Spriegeln des Wagendachs
befestigt waren und unten in
Schlaufen für die Aufnahme
der Holmgriffe ausliefen. Den Seitenschwankungen
mit ihren Erschütterungen zu begegnen, befanden
sich an den oberen Bahren seitlich Polsterkissen.

In den durchgängigen Krankenwagen der
Württembergischen Spitalzüge konnten an jeder
Seitenwand je 8 Lagerstellen in 2 Schichten Unter
kommen finden. Die Lager bestanden aus hölzernen,
mit Gurten überspannten Bahren, aus Matratze,

Bahrenaufhangung
im Württembergischen Spitalzuge.

Kopfpolster, Leintuch, Kopfkissen und wollenen Decken. Die Vereinigung der Lager
mit dem Wagen ähnelte derjenigen des Pfälzer Zuges; die Aufhängung der Bahren
in Hanfgurten übertrug man auch auf die Bahren der unteren Schicht. Ob diese
Art der Aufhängung gegen die Wirkung der Seitenstösse genügend schützt, ist
zweifelhaft; die Lage der Kranken war aber im Ganzen eine ruhige und die
Gurte, deren nur einer einmal schadhaft geworden ist, zeigten sich haltbar.

Der Baden'sche Lazarethzug bot verschiedene Arten der Krankenunter-
bringung dar; bemerkenswerth ist die Benützung von Wagen, in welchen gewöhnlich Luxuspferde transportirt wurden, und aus welchen die Stallgeräthe entfernt

wurden, um Raum zu gewinnen für Fischer-Lipowski'sche Universalschweben, deren man je 4 auf den Boden stellte und über welche je 4 Lattenhängebahren mit Gurten an der Wagendecke und den Seitenwänden befestigt wurden.

Die Lazarethzüge des Herrn von Hönika enthielten 4—5 eiserne Betten mit Spiralsprungfedern und Bettausrüstung in jedem Wagen.

Der Frankfurter Sanitätszug lagerte die Kranken nach der Art des Hannover-schen Sanitätszuges.

Betreffs des Kölner Sanitätszuges ist erwähnenswerth, dass in den Pferde-wagen mit je 8 Betten letztere auf seitwärts in die Wagenwand eingeschraubten Consolen ruhten und dass als Unterlage für die Matratzen ein leichtes Gestell mit kupfernen Spiralfedern diente.

Die Lagerungsvorrichtungen des Sanitätszuges des Berliner Hilfsvereins entsprachen denjenigen der Preussischen staatlichen Sanitätszüge I—IX.

Der Mainzer Sanitätszug bot, soweit bekannt, nichts besonderes betreffs der Krankenwagen, und der Sanitätszug der Heinrichshütte bei Hattingen bettete die Kranken auf Matratzen ohne weitere Vorrichtung.

Der Hervorhebung bedarf die Unterbringungsweise der Kranken im Hamburger Lazarethzuge. Dieselbe bestand in der vom Ingenieur Hennicke erfundenen Aufhängung der Tragen mittelst schmiedeisernen Zangen oder „Teufels-klauen". Vier solcher Zangen sind für je 2 zusammenlegbare übereinander schwebende Tragen nöthig. Die unteren Schenkel der Zange tragen Ringe, in welche ein in einen Haken endender Federapparat (Spiraldruckfeder) eingehängt ist; die oberen Zangenenden werden an die Spriegel der Wagendecken angelegt und haken sich bei Belastung der Tragen in dieselben immer fester ein; ihr Abgleiten wird durch eine die beiden unteren Schenkel zusammenhaltende Schraube verhindert; an den Haken im unteren Federende wurden durch hanfene Schlaufen (oder Gliederketten) 4 Stangen befestigt, welche je zwei viereckige Oesen zur Auf-nahme der Tragstangen der 8 übereinander schwe-benden Tragen besassen. Die Seitenschwankungen wurden dadurch verhindert, dass man die der Wagen-wand zugekehrten Tragestangen mit Riemen oder Gummiringen in Haken einhängte, so dass jene Riemen immer leicht angespannt blieben. Diese Vor-richtungen haben sich vortrefflich bewährt.

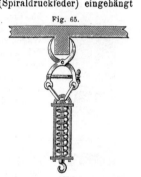

Wenn der Hamburger Sanitätszug von seinem Stationsorte abging, bestand er vorläufig nur aus 3—4 Wagen, von welchen einer ein Personalwagen, die anderen Güterwagen für Matratzen, Decken, Oefen, Geschirr, Proviant und Heil-mittel waren. Das Material war auf 100, später 160 Lagerstellen berechnet. Unterwegs nahm der Führer des Zuges so viele leere Güterwagen an sich, als er bekommen konnte und richtete sie zu Krankenwagen ein. Fehlende Wagen wurden auf Ersuchen von der Linien- oder Evacuationscommission gestellt. Löwer empfiehlt 1872 die Hamburger Sanitätszüge eindringlich, weil sie beim Kriegs-beginne rasch auf dem Kriegsschauplatze sein können, weil sie den Wagenraum mehr ausnützen, als die gleichfalls für den Nothtransport empfohlenen Züge mit Blattfedern, und weil sie endlich gestatten, Krankenzüge aus den Wagen des-jenigen Feindeslandes zu bilden, in welchem die Eisenbahnen eine andere Spur-breite besitzen.

Zur Heizung der Krankenwagen dienten in den Preussischen staatlichen Sanitätszügen einfache Oefen aus Eisenblech mit Chamottefütterung für Steinkohlen eingerichtet; sie standen in der Mitte der einen Längswand des Wagens auf Blechplatten; die Ofenröhre endete über der Wagendecke; die letztere schützte man vor Feuergefahr durch einen isolirenden Luftraum und durch einen mit Asche gefüllten Blechkasten; das Zurückschlagen des Rauches verhinderte eine über dem Rohre angebrachte bewegliche Glocke, eine Art Schornsteinhelm; zum Zwecke der Reinigung wurden später 2 Rauchköpfe zum Wechseln überwiesen. So gelang es auch bei strengster Kälte, eine Durchschnittswärme von 8 — 10⁰ R. zu unterhalten; freilich erkalteten die Oefen leicht, verbrauchten viel Heizmaterial und waren schwer zu reinigen.

Die Oefen im X. (Hannover'schen) Zuge waren nicht ausgefüttert, erkalteten sehr rasch, mussten daher immer geheizt werden und vermittelten keine gleichmässige Erwärmung.

Fig. 66.

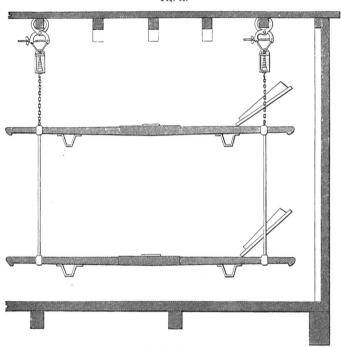

Bahrenaufhängung im Hamburg'schen Lazarethzuge.

In den Bayrischen Spitalzügen sollten Wärmerollen die Heizung vermitteln, sie versagten aber bei zunehmender Kälte; man griff daher später zur Dampfheizung, indem man den Dampf in einer, in einem besonderen Wagen aufgestellten, Dampfmaschine erzeugte und in Gummischläuchen in die Wagen führte, wo er sich in Schlangenröhren unter Sitzen und Lagern verbreitete; wesentliche Mängel hat man dieser Heizart nicht vorgeworfen; doch sollen die Rohre an den Biegungen bisweilen Löcher bekommen haben.

In den Württembergischen Sanitätszügen hatte man, um die Wärmeabgabe an die kalten Wände zu verringern, die Innenwände bis zur halben Höhe mit Teppichen ausgeschlagen.

Die Lufterneuerung wurde in den Krankenwagen des Preussischen Staates durch 2 oder 3 kleine laternenartige Dunstabzüge im Wagendache und durch Schieberöffnungen in den Seiten- und Stirnwänden bewirkt; wenn dies nicht genügte, liess man das bewegliche Fenster an der hinteren Wagenthür herab oder öffnete diese Thür selbst und vermied mit Vorziehung der Thürvorhänge die

Zugluft. Mängel haben sich nicht herausgestellt. In den anderen Sanitätszügen beschränkte man sich auf die natürliche Lufterneuerung durch Thüren und Fenster.

Die Beleuchtung der Preussischen Krankenwagen erfolgte bei Tage durch die vorhandenen Seiten- und Wagenthürenfenster, bei Nacht durch die in Dach und Stirnwände eingefügten, theils durch Oel gespeisten, theils Stearinkerzen enthaltenden Coupélaternen. Dieselben erhellten den Raum nicht genügend, die Kerzen brannten nicht über 6 Stunden, das Oel fror bei grosser Kälte ein, und Erneuerung fand nicht statt, weil die Laternen nur von aussen zugängig waren. Es wurde deshalb später die Zahl der Handlaternen eines Zuges von 20 auf 25 erhöht, und jeder Zug erhielt zwei Operationsleuchter.

Auch die übrigen Sanitätszüge hatten zumeist theils Coupélaternen, theils Handlaternen, theils beides.

Die bewegliche Ausstattung eines Preussischen Krankenwagens und eines solchen des Berliner Hilfsvereins bestand in Folgendem: 12, später 10 Krankentragen, 40 Gummiringen mit Lederriemen, 2 Coupélaternen, 1 eisernem Ofen mit 1 Kohlenkasten, 1 Schippe und 1 Feuerzange, 1 hölzernem Tisch mit Klappsitz, 8 Fenstervorhängen, 1 Läufer aus Wachsleinwand, 8 doppeltheiligen Vorhängen für die Stirnthüren, 9 Huthaken 5 Hutnetzen, nur über den oberen Krankentragen, 1 Handfeger, 1 Thermometer, 1 Wasserfass neben dem Ofen unter dem Tische, 1 Waschschüssel, 1 Wasserglas, 2 Wasserkasten mit Deckel für den eisernen Ofen. Im Sanitätszug Nr. X war noch ein Nachtstuhl mit Deckel und Wasserverschluss und ein als Trittleiter zu verwendender Stuhl.

Von Besonderheiten anderer Sanitätszüge ist zu erwähnen, dass die Württembergischen Spitalzüge an den Dächern befestigte Gurten mit Querhölzern zum Selbstaufrichten der Kranken hatten und als Läufer Stroh- oder Seegras-matten besassen.

Auch der Baden'sche Lazarethzug hatte Querhölzer über den Hängebahren und Cocosmatten zur Belegung des Mittelganges.

Uebrigens gebrach es den Sanitätszügen nicht an Nähr-, Labe- und Heil-mitteln; die Nährmittel insbesondere bildeten von der Zeit an einen wichtigen Gegenstand der Ausstattung, wo die Züge nicht mehr auf die Verpflegung durch die Etappenbehörden angewiesen wurden — was in den ersten Monaten für alle deutschen Sanitätszüge der Fall war.

Das Sanitätspersonale der Preussischen Sanitätszüge bestand in 1 Chef-arzt, 2 Assistenzärzten, 1 Materialverwalter, 1 Koch, 2 Küchenarbeitern, 10 Heil-gehilfen und 20 Krankenwärtern; auf die Mitnahme von Pflegerinnen verzichtete man später; endlich stellte die Eisenbahndirection für jeden Zug 1 Revisions-schaffner und das Personal für Locomotive und Tender. Im Uebrigen war das Sanitätspersonal theils dem civilärztlichen Stande, theils der freiwilligen Kranken-pflege entlehnt.

Für den Dienstbetrieb der Sanitätszüge fehlten anfangs amtliche Bestimmungen; letztere entwickelten sich erst im Laufe des Krieges. Die Züge wurden theils General-Etappen-Inspectionen, theils Evacuations-Commissionen über-wiesen. Die leer aus Deutschland nach dem Kriegsschauplatze zurückkehrenden Sanitätszüge wurden dazu benützt, Lazarethbedürfnisse zur Ergänzung der Vor-rathsstellen nach Frankreich zu bringen. Die Fahrgeschwindigkeit der Preussischen Sanitätszüge war auf 15 Minuten für die Meile bestimmt.

Die Leistung der sämmtlichen Sanitätszüge bestand, soweit bekannt, in 176 Fahrten von August 1870 bis August 1871, mittelst deren etwa 40.000 Mann nach Deutschland übergeführt worden sind. Die Eisenbahntrains oder Militärzüge, welche im Gegensatz zu den Sanitätszügen je nach Massgabe des Bedarfs und vorhandenen Materials an den Etappen-Hauptorten, z. B. von den Evacuations-Commissionen zusammengestellt und so zu „Krankenzügen" wurden, deren Insassen auf besonders hergerichteten Zwischenstationen verpflegt wurden und übernachteten, beliefen sich auf eine viel höhere Zahl. Sie betrugen z. B. auf der Hauptevacuationsstrasse vom 23. August 1870 bis 5. Mai 1871 über Nancy nach Frankreich 305 und die Zahl der Transportirten 127.582 (PELTZER).

Was Frankreich betrifft, so berichtet LE FORT in seiner Militär-chirurgie von 1872, pag. 149: „Unsere Verwundeten wurden auf Stroh gelagert, in Pack- und Viehwagen transportirt ohne Begleitung von Sanitätspersonal während der Fahrt." LE FORT gehört zu den französischen Aerzten, welche, gewitzigt durch die schlimmen Erfahrungen von 1870/71, ihr Augenmerk auf den Krankentransport lenkten; und so verdanken wir LE FORT hierauf bezüglich einen Vorschlag, betreffend die Bahrenaufhängung mittelst Haken-Sprungfedern (pag. 152).

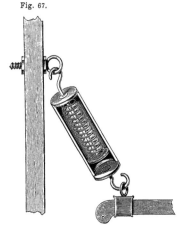

Fig. 67.

Bahrenaufhängung nach Le Fort — 1872.

Noch zur Zeit des Feldzuges 1870/71, aber unabhängig von den sanitären Erfahrungen dieses Krieges, erschien in Oesterreich 1870 eine „Vorschrift für den Militärtransport auf Eisenbahnen", welche auch für den Krankentransport feste Regeln aufstellte.

Im VIII. Abschnitte dieser Vorschrift heisst es: Personenwagen 1., 2. und 3. Classe sind zur Fortschaffung der an den Ober-gliedmassen und sonst leicht Verwundeten und Kranken zu benützen, welche in sitzender Stellung befördert werden können. Besondere Vorrichtungen sind in diesen Wagen nicht erforderlich. Zum Mannschafts-transport eingerichtete Güterwagen können zur Beförderung von Leichtkranken nur als Nothbehelf dienen. Zur Beförderung der an den Untergliedmassen Verwundeten und überhaupt der Schwerkranken dienen in der Regel die vierräderigen bedeckten Güterwagen. In die Güterwagen werden Tragbetten eingesetzt, welche aus einem hölzernen Traggestelle bestehen, das von 2 Querfedern getragen wird. Das Gestelle ist aus 2 Langbäumen und 2 Querhölzern zusammengesetzt, mit einer Plache überspannt und hat ein durch Riemen festgehaltenes Kopfpolster; die Lagerplache vertritt die Stelle der Matratze, im Winter wird gegen die Kälte Stroh, Seegras, Waldwolle und Aehnliches eingeschnürt. Da das Gewicht des Bettes (ohne Bettzeug 35¹/₂ Pfund — F.) gering ist, kann es auch als Trag-bahre benützt werden. In einen gewöhnlichen Eisenbahnwagen können 7 derartige Betten eingestellt werden, und zwar hat dies so zu geschehen, dass die Kranken mit den Füssen nach der Mitte des Wagens liegen. Als Nothbehelf für die Trag-betten werden schwach gefüllte Strohsäcke mit Strohpolstern vorräthig gehalten ; deren Ecken werden leer gelassen und so gebunden, dass sie als Handhaben beim Ein- und Ausladen benützt werden können (§. 61).

§. 62 handelt vom Begleitpersonal: 1 Arzt und für je 10—20 Mann 1 Wärter.

§. 63 bespricht die Bekleidung der Kranken, Lieferung der Kotzen, die grössere Fahrgeschwindigkeit, Rangirung, Lüftung durch Wagenfenster, ärztliche Ausstattung mit Verbandzeug, Blutstillungs- und Arzneimitteln, Ausrüstung für je 100 Kranke mit 15 Wasserkrügen, 15 Trinkbechern, 15 Esslöffeln, 5 Leib-schüsseln und 15 Harngläsern.

Nach §. 64 sind die Eisenbahnetappen in der Regel zugleich Kranken-haltstationen, wo die Kranken beköstigt und nöthigenfalls untergebracht werden ; jede Station hat 1 Arzt und 12 Sanitätssoldaten, wenn sie als Nachtunterkunft oder als längerer Krankenaufenthalt dient.

Die Erfahrungen des Feldzuges 1870/71 gewährten eine breite Unterlage für die weitere Vervollkommnung des Eisenbahntransports Kranker, und insbesondere war es Deutschland, wo die Instruction, betreffend das Etappen- und Eisenbahnwesen etc. vom 20. Juli 1872 die Sanitätszüge und Krankentransportcommissionen als Bestandtheile der Sanitätseinrichtungen behandelte.

In Russland stellte der Generalmajor Annenkoff 1873 den Eisenbahndirectionen anheim, versuchsweise Bahnwagen zu Krankenwagen einzurichten und zur vergleichenden Prüfung nach Petersburg zu senden; es kamen daselbst 7 Personenwagen und 1 Güterwagen zusammen, um hier mit anderen Wagen zu einem Sanitätszuge für 330 Kranke zusammengestellt zu werden. Am 13. März 1873 wurde eine Probefahrt unternommen, und gelangte der Prüfungsausschuss auf Grund der Versuche zu folgenden Ansichten: Es ist hauptsächlich von Güterwagen Gebrauch zu machen, da diese mehr als 90% des ganzen Wagenbestandes bilden. Die Herrichtungen sind schon im Frieden zu treffen. Zur Lagerung sind Tragen zu verwenden, nur im Nothfalle hohe Strohlagen. Da diese Güterwagen für Kranke unbequem sind, sind auch Personenwagen 1., 2. und 3. Classe zu besonderen Sanitätszügen im Voraus zusammenzustellen, um der Beförderung von Schwerverwundeten zu dienen. Es ist für Durchgängigkeit sämmtlicher Wagen zu sorgen; ihre Eingänge sind zu verbreitern. Die Tragen sind an senkrechten und schon im Frieden vorräthigen Ständern zu befestigen.

Diese Arbeit beeinflusste zweifellos den Plan, welchen der russische Ingenieur ZAVODOVSKY für die Bahnbeförderung der Kranken und insbesondere für die Befestigung der Tragen ersonnen hat. Zwar hat man schon im Nordamerikanischen Kriege in ähnlicher Weise improvisirt, und auch MUNDY*) hat 1870/71 in Paris aushilfsweise zu den einfachen Mitteln ZAVODOVSKY'S gegriffen, immerhin aber gebührt dem russischen Ingenieur das Verdienst, sehr einfache und darum leicht zu beschaffende Transporteinrichtungen seinem Ziele systematisch untergelegt zu haben. ZAVODOVSKY lässt an jeder Längsseite des Güterwagens dicht unter der Decke 4 starke eiserne Haken einschlagen; je 2 dieser Haken verbindet er durch quer übergeführte

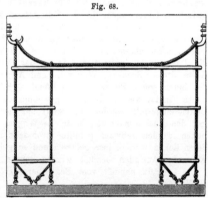

Fig. 68.

kräftige Stränge, an welche mittelst Querbaums und Brücke, nach der Weise hängender Treppen beiderseits 2 Tragen in 2 Schichten angebracht sind; zur Vermeidung von Schwankungen werden endlich die Tragen am Boden des Wagens festgeschnallt. Das einfache Strickwerk macht den Eindruck mangelhafter Haltbarkeit.

Einen internationalen Einfluss auf die Klärung der Ansichten hatte die Privatconferenz, die vom 6. bis 9. October 1873 an der Hand einer Ausstellung im Wiener Sanitätspavillon tagte und namentlich durch die Abhaltung von Probe-

Bahrenaufhängung nach Zavodovsky.

fahrten das Urtheil über die verschiedenen Transportwesen erleichterte.

Ausgestellt waren: Von der Niederschlesisch-Märkischen Eisenbahn in Berlin im Modell (1/5 der natürl. Gr.) ein Krankenwaggon und ein Küchenwaggon;

---

*) Mundy bemerkt in seinen Studien (Wien 1875), pag. 17: Genie-Oberst Zavodovsky sah ein Beispiel solch einer von mir im französischen Musterzuge in der Wiener Weltausstellung 1873 eingerichteten Suspension. Er brachte dieses System nach Russland und änderte daran die Suspensionsart durch einen hölzernen Querbalken (statt der Klammern); von dort gelangte dasselbe System als „russisches" wieder zu uns.

ersterer, ein Personenwagen 4. Classe, glich dem vorbeschriebenen des Preussischen
Staates. Von EVANS ein amerikanischer Krankenwaggon mit 30 Betten in
3 Schichten. Von PLAMBECK aus Hamburg ein aus Güterwaggons bestehender Zug,
wie er, als dem Hamburger Systeme zugehörig, im Vorausgehenden beschrieben
worden ist. Vom Bayerischen Generalstabe gemeinsam mit dem Landeshilfsverein
ein aus Personen- und Lastwagen zusammengesetzter Zug; er bestand aus 4 durchgängigen Waggons; der Krankenwagen war ein Personenwagen mit 5 Betten auf
je 4 Blattfedern, ebenso war der Küchendepotwagen mit dem Küchenbedarfe,
einer Schlafstelle und einer Arbeitscabine ein Personenwagen; Lastwagen waren
die Küche und der Magazinwagen. Die Ludwigshafener Waggonfabriks-Actien-
gesellschaft der Bayerischen Pfalz hatte einen nur aus 4 durchgängigen Lastwagen
bestehenden Zug ausgestellt; die Elasticität war hier durch Director S c h m i d t
dadurch erhöht, dass die ungleichen Federblätter herausnehmbar waren; sie waren,
wie es beim Pfälzischen Lazarethzuge bereits erwähnt worden ist, eingerichtet;
jedes Bett hatte ein an der Wagenwand befestigtes Tischchen; heizbar war jeder
Krankenwagen durch einen Mantelofen, welcher zur Lufterneuerung zugleich benützt
werden konnte, und hier in der Mitte befand sich noch ein Tisch und ein Nachtstuhl; erleuchtet wurde der Wagen durch Fenster in den Stirn- und Seitenthüren;
zu beladen war der Krankenwagen nur durch die Seitenthüren; die übrigen Wagen
waren der des Zugführers, der Küchenwagen und ein Aerztewagen mit 4 Betten
in 2 Etagen. Endlich hatte der Director der Französischen Eisenbahngesellschaft
in Paris, B o n n e f o n d, einen Sanitätszug für die Société de secours aux blessés
ausgestellt; die 4 Krankenwagen hatten je 4 Eingänge und für die Beleuchtung
je 3 Oberlicht gebende Glaslaternen, deren Fenster behufs der Lufterneuerung
beweglich waren; alle 4 Wagen konnten für Liegende oder Sitzende oder zu
anderem Zwecke benützt werden; für die Kranken war die Lagerung eine feste,
dazu waren wegnehmbare senkrechte Balken vorhanden, an welche Eisenspangen
eingehängt waren; diese letzteren passten andererseits in die Seitenwand des
Wagens und trugen die bettartigen Bahren in 2 oder 3 Schichten, und zwar je
10 Kranke in 2, oder 15 in 3 Schichten; die ganze Vorrichtung konnte, wenn
nur Sitzende transportirt gedacht wurden, entfernt werden, und wurden dafür
bislang an den Seitenwänden befestigte Bänke herabgeschlagen; endlich konnte
man auch durch wenige Veränderungen einen Speisesaal herstellen; die übrigen
Wagen waren ein üppig ausgestatteter Arztwagen, ein Proviant-, ein Magazin- und
ein Küchenwagen.

Die von der Wiener Conferenz in Bezug auf den Eisenbahntransport
Kranker gefassten Beschlüsse sind folgende:

1. Die Conferenz erklärt vom Standpunkte der freiwilligen Hilfe die
Ausrüstung von Sanitätszügen im Frieden für zu kostspielig und entbehrlich; sie
ist aber der Ansicht, dass im Interesse der Humanität es dringend wünschenswerth
sei, dass für die Eisenbahnunglücksfälle die Eisenbahndirectionen verhalten werden,
eine entsprechende Anzahl von zweckmässig construirten Transportwagen für Verwundete und zu allen Zeiten im Stande zu halten, und
dass die Regierungen aller Länder im Wege der Gesetzgebung darauf dringen,
dass die vorgeschlagene Massregel sobald als möglich zur Ausführung komme.

2. Es ist nicht nothwendig, einzelne Specialwagen, als Küchen, Vorraths-
und Proviantwagen schon im Frieden vorräthig zu halten; dafür aber soll deren
innere Einrichtung schon im Frieden hergestellt und bereit gehalten werden.
Aerztewagen jedoch (soweit die Eisenbahnen nicht schon bequeme Schlafwaggons
mit getrennten Cabinen und vollständigem Durchgang besitzen) sind eigens herzurichten und bereit zu halten.

3. Die Krankenwagen sollen folgende Einrichtungen besitzen:

a) Die Verladung soll von den Stirn- und den Längenseiten möglich
sein, wozu breite Plattformen, breite Thüren und bequeme Treppen nothwendig
sind. Geländer und etwaige Dachstützen sollen abnehmbar gemacht werden;

18*

b) die innere Verbindung der Wagen untereinander soll mit Stirnthüren vermittelt werden;

c) die Herstellung einer gleichmässigen Temperatur soll durch doppelte Decken, Fussböden und Seitenwände, Heiz- und Ventilationsvorrichtungen (Dachlaternen) ermöglicht werden; das Heizen soll eine Temperatur von + 12⁰ C. ermöglichen;

d) die Beleuchtung bei Tage genügt durch die Dachlaternen und bei den gewöhnlichen Wageneinrichtungen durch Thüren und Fenster. Bei Nacht wird eine künstliche Beleuchtung, welche die Orientirung im Wagen erlaubt, erfordert;

e) die Conferenz ist gegen j e d e S u s p e n s i o n, welche grössere Schwankungen zulässt;

f) für jeden Verwundeten ist unter Voraussetzung einer entsprechenden Ventilation ein Luftraum von 4 Cubikmetern erforderlich; auch ist eine Anzahl von mehr als 10 Verwundeten für einen Waggon nicht zulässig;

g) zur leichteren Reinigung des Wagens ist das Freilassen des Bodens nothwendig;

h) die Abtritte sollen vom Innenraum des Wagens abgeschlossen sein und sich direct auf den Bahnkörper leeren; nur für ansteckende Kranke sind eigene geschlossene Closets aufzustellen.

4. Ein Sanitätszug soll aus höchstens 50 Achsen bestehen und den Transport von 200 liegenden Kranken gestatten.

5. Mit Ausnahme der Fahrordnung der Züge ist deren Führung und Verwaltung nach den für die Feldlazarethe giltigen Normen zu regeln.

6. An Sanitätszüge dürfen weder beladene noch leere Waggons angehängt werden.

Diese Beschlüsse boten allen Betheiligten einen willkommenen Anknüpfungspunkt für die Untersuchungen, mit welchen man fast überall zu endgiltigen Regeln zu gelangen suchte. Die wichtigste Förderung erfuhren in der folgenden Zeit diese Bestrebungen durch die rege Theilnahme der privaten Hilfe, wie sie namentlich auf Seite Oesterreichs (MUNDY) hervorzuheben ist, sowie durch die Ausstellung in Brüssel und den russisch-türkischen Feldzug.

MUNDY stellte auf Grund seiner reichen Erfahrungen in seinen Studien von 1875, betreffend Umbau der Güterwagen in Sanitätswagen folgende Grundsätze auf: Zur Schonung der zu verladenden Kranken und der Träger sind breite Plattformen an beiden Enden des Wagens anzubringen und an die letzteren breite zusammenklappbare Stufen anzustellen. Die Verladung hat in der Regel durch die beiden Stirnthüren stattzufinden, welche für den Verkehr nach innen und aussen bestehen; die Plattformen ermöglichen den Verkehr von Wagen zu Wagen. Zur Lüftung und Heizung sind am Wagendache Laternen zu befestigen, welche mit jalousienartigen Ausschnitten schliessbar und mit Vorhängen verhängbar sind. Die Wagenfederung lässt sich durch Herausnahme von Federn erhöhen. Die Wagen dürfen nicht so verändert werden, dass sie ihrer Aufgabe als Güterwagen untreu werden müssen. Es sind 4 Stellagen einzustellen, auf welchen 10 Tragbetten mit Bettzeug festgestellt ruhen; ferner ein (Meidinger'scher) Ofen und Windfang, ein Water-Closet nach innen abgeschlossen, 1 Bank, 2 Feldsessel, 1 Tischchen mit 11 eingesetzten Blechbechern und einer strohumflochtenen Wasserflasche, 1 Thermometer, 2 Handlaternen, 1 Datumzeiger, für je 1 Mann 1 Kopf- und 1 Essbrett, 3 Teller und 1 Besteck; ferner 1 Staffel, 2 Hand-, 3 Abwischtücher, 3 Harnflaschen, 3 Leibschüsseln, 3 Mundschalen und 2 Eiterbecken. Die Kosten für die äussere Einrichtung eines solchen Ambulanzwaggons betragen 631 Gulden, für die innere Einrichtung 850 Gulden.

Der nach den Angaben MUNDY'S gebaute Sanitätszug des souveränen Malteser-Ritterordens enthält ausser Locomotive und Tender 1 Conducteurwagen mit Bremse, 1 Commandanten- und Arztwagen, 1 Vorraths-, 1 Küchen-, 1 Speisewagen mit Bremse, 5 Krankenwagen, 1 Magazinwagen mit Bremse und 1 Signalwagen mit Bremse. Die Wagen haben breite Stirnthüren, Plattformen mit Stufen und abnehmbarem eisernen Geländer, Klappenübergang, 3 Dachlaternen und ·Seitenthüren. Die Heizung geschieht durch Meidinger'sche Füllöfen. Die Lagerung der Kranken ist eine fixirte, in jedem Krankenwagen ruhen 10 Bahren aus hölzernen Rahmen mit Matratzen und Keilpolstern auf festen Ständern aus Holz oder Eisen.

Von den Ausstellungen habe ich derjenigen in Philadelphia 1876 nicht gedacht, weil hier die Sanitätszüge sehr schwach vertreten gewesen sind. In der Abtheilung des Rothen Kreuzes haben sich 2 Modelle der Niederschlesisch-Märkischen Eisenbahn, einen Küchenwagen und einen Wagen 4. Classe darstellend, sowie das eines Plambeck'schen Wagens mit Aufhängung der Tragen befunden. Endlich sind in dem von den Vereinigten Staaten aufgestellten Lazarethe schöne Modelle sichtbar gewesen, welche dargethan haben, wie man dort die Kranken in den Personenwagen gelagert und die Küchenwagen eingerichtet hat.

Brüssel bot 1876 eine Ausstellung für Gesundheitspflege, welche am 26. Juni eröffnet wurde, und vom 27. September bis 5. October dauernde Verhandlungen. Letztere wurden französisch geführt und erschwerten wegen der technischen Ausdrücke das Verständniss. Die Ausstellungsgegenstände gewährten auch nicht den gewünschten Nutzen, und zwar deshalb nicht, weil eine Probebenutzung derselben ausgeschlossen wurde.

Ausgestellt hatten das Preussische Kriegsministerium einen Küchenwagen und einen Krankenwagen mit Tragbahren, welche in Spiralfedern hingen. Die beiden Hilfsvereine Sachsens boten einen zu einem fahrenden Lazareth hergerichteten Heusinger'schen Eisenbahnwagen; dieser Wagen hat an einer Seite Coupés, an der anderen einen Corridor und an den Stirnenden Bremsgalerien oder Plattformen; im Frieden gehen solche Wagen als solche 2. Classe zu je 24 Personen, ausschliesslich der 7 Personen, welche zur Noth auf den Klappsitzen des Corridors Platz finden; Schlafstätten lassen sich ohne Umänderung der jetzigen Einrichtung 8 herrichten, mit einer geringen Veränderung jedes Coupés für 1 längs- und 2 quergestellte Schlafstätten kommen 12 Schlaflager heraus; die Erleuchtung geschieht mit Rüböllampen nach Silber's Construction, die Heizung mit Presskohlen aus einem Heizkasten unter dem Wagen, die Lüftung durch Luftschöpfer auf dem Wagendache mit Luftreinigung durch Filtration und Ruttan'sche Wasserkästen, der Luftschöpfer leitet die Luft in den Wagenboden, von wo sie abgekühlt, filtrirt und entgiftet in der Seitenwand aufwärts steigt und dicht unter dem Dache in das Wageninnere strömt.

Ausserhalb des Ausstellungsraumes selbst befand sich ein von der Bayerischen Staatsbahn gebotener Salonwagen mit einem transportablen Bett, einem Krankenwärterraum und mit Dampfheizung nach Haag, welche von der Maschine aus bewirkt wurde; die Verbindungsstücke des Dampfrohrs zwischen je 2 Wagen hatten ein selbstthätiges Ventil, welches sich bei anwesendem Condensationswasser öffnete und letzteres abliess.

Ferner sah ich den nach Meyer's System construirten und vom Provincialverein Hannover eingesendeten Krankenwagen, welchen ich bereits als Hannover'schen beschrieben habe. Ferner war ein Waggon 3. Classe der Elsass-Lothringischen Reichseisenbahn vorhanden; derselbe war hinten und vorn offen, mit Mittelgang, Plattform und umlegbarem Geländer; die Sitzbänke, je 8 an jeder Längsseite, lassen sich sämmtlich oder zum Theil herausnehmen, so dass man dafür 2—8 Lagerstellen anbringen kann; für die Feststellung der Bahren werden zusammenlegbare hölzerne, galgenförmige Gestelle benutzt, auf welchen die Tragen, und zwar auf je 4 aus Spiralfedern bestehenden und mit Pferdehaaren gestopften Polstern festgeschnallt werden; die Heizung erfolgt durch Becker'sche Mantelfüllöfen, die Lüftung durch Dachlaternen mit Lüftungsschiebern, das Closet, dem Ofen gegenüber, entleert sich auf den Bahnkörper.

Endlich sei noch des Pfälzischen Lazarethzuges und des Lazarethzuges der Hessischen Ludwigsbahn gedacht. Während letzterer nichts Unbekanntes bot, waren in dem bereits beschriebenen Pfälzischen Lazarethzuge die Lüftungsvorrichtungen neu; diese Vorrichtungen bestanden in der Luftröhrenleitung eines Mei dinger'schen Ofens (im Winter), in dem Wolpert'schen Luftsauger und dem Schmi·dt'schen Luft- schöpfer. Der Meidinger'sche*) Ofen besteht bekanntlich aus einem das Heiz- material enthaltenden gusseisernen Füllschachte und einem diesen in Abstand um- gebenden Blechmantel. Es lässt sich noch ein zweiter, kleinerer Blechmantel zwischen Kern und äusseren Mantel concentrisch einschieben, wodurch die Heiz- fläche vergrössert und die Erhitzung durch Strahlung des äusseren Mantels ver- ringert wird. Der Füllcylinder hat keine Roste (obschon ein solcher auf Verlangen angebracht werden kann), sondern einen Hals mit hermetisch aufgeschliffener Klappthür, welche verschiebbar ist und die Luftzufuhr zum Brennmaterial nach Belieben regeln lässt. Die Erwärmung des zu heizenden Raumes geschieht dadurch, dass die kältere Luft von unten her zwischen Mantel und Kern tritt, sich an dem heissen Kern erwärmt und am oberen Ende des Ofens aus- und aufwärts strömt (circulirt). Der Ofen wird zu einem Ventilationsofen, wenn der untere um- mantelte Raum zwischen Kern und Mantel nicht offen gelassen wird, sondern äussere Luft durch ein nach aussen in's Freie führendes Rohr nach dem Ofen hin angesaugt wird. Bei letzterem Verfahren ist die Zimmerluft reiner, der Kern wird fortwährend abgekühlt, die Heizung wird leichter regulirbar; aber die unteren Luftschichten des Raumes bleiben meist kalt, und der Verbrauch an Heizmaterial ist grösser. In Waggons kann man die Geschwindigkeit der Fahrt für die Ein- strömung der Luft in jenes in's Freie führende Rohr verwerthen, wie R. Schmidt

Fig. 69.

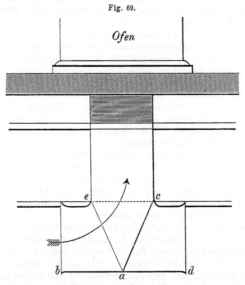

Seitenansicht des Luftrohres mit Lüftungszunge nach Schmidt.

gezeigt hat. Man lässt dann das zum Zwecke der Stromregulirung verschliessbare, rechteckige, unterhalb des Waggons endigende Rohr mit einem T-förmigen Auf· satze, dessen wagerechter Theil parallel der Längsachse des Wagens steht, ver- sehen; in der Mitte des wagerechten Theiles bringt man eine federleicht bewegliche,

---

*) Professor Meidinger construirte diesen Ofen auf Wunsch des Capitän Koldewey fur die zweite deutsche Nordpolexpedition 1870 und beauftragte das Eisenwerk Kaiserslautern mit der Ausfuhrung.   Fr.

zungenförmige Blechplatte an und giebt ihr bei a ein Gelenk; fährt der Wagen nach b zu, so legt sich die Zunge in die Linie ac, schliesst nach hinten ab und öffnet vorn der Luft den Zugang.

Das Rauchrohr des Meidinger'schen Ofens durchbohrt den Mantel wagerecht, bildet ein rechtwinkeliges Knie und wendet sich dann aufwärts, aber auch mit einem 0·10 M. langen Stücke, dem Ventilationsstutzen, senkrecht abwärts; dieser Stutzen besitzt mehrere verstellbare Seitenöffnungen, durch welche die Luft der Umgebung in das Rauchrohr treten kann, was schon bei mässiger Heizung geschieht; der Stutzen ist mittelst Drehschiebers zu öffnen und zu schliessen.

Für die Heizung des Meidinger'schen Ofens ist jedes Brennmaterial möglich, das beste aber ist passend zerkleinerter Coaks; Nachfüllung erfolgt etwa alle 12—24 Stunden.

Eine zweite Lüftungsvorrichtung des Pfälzischen Lazarethzuges bestand in dem Wolpert'schen Luftsauger. Derselbe ist zusammengesetzt aus der Deckplatte, dem Saugkessel und dem Ansatzrohr. Die runde Deckplatte ist 0·02 M. über dem oben offenen Saugkessel, welchen sie um 0·02 M. allseits überragt, so befestigt, dass die Luft überall zwischen ihrer Unterfläche und Saugkessel treten kann; der Saugkessel ist ein conisches Röhrenstück von 0·125 M. Höhe und 0·120 M. Breite mit einwärts geschweiften Seiten und so an das Ansatzrohr befestigt, dass letzteres in den Kessel hineinragt und die Luft allseits zwischen Saugkessel und Ansatzrohr abwärts entweichen kann; etwa 0·15 M. unter dem Saugkesselrande befindet sich eine ringförmige wagrechte Platte, welche das Ansatzrohr umgibt. Der Luftsauger ist aus Gusseisen gefertigt und überragt den Wagen um 0·35 M. Die Saugwirkung kommt so zu Stande, dass der durch den Sauger strömende Wind die Luft in dem Saugkessel verdünnt und so Luft aus dem Ansatzrohr zuströmt. Dieses verläuft durch das Dach hindurch in den Wagen, hat dicht unter dem Dache eine verschliessbare Oeffnung und endet, durch eine Klappe verschliessbar, etwa 0·10 M. über dem Wagenboden. Die Wirkung des Wolpert'schen Saugers hängt also von der Geschwindigkeit des Windes, der Fahrt und von dem Winkel ab, in welchem die Luft aufstösst, und hört auf, wenn Wagen und Wind mit gleicher Geschwindigkeit in gleicher Richtung sich bewegen. In jeder Ecke des Waggons wird man eine solche Ventilationsröhre mit dem Wolpert'schen Sauger vortheilhaft anbringen können.

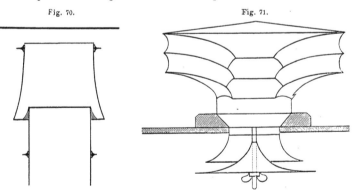

Fig. 70.   Fig. 71.

Wolpert's Luftsauger.   R. Schmidt's Luftschöpfer.

Die dritte Lüftungsvorrichtung des Pfälzischen Lazarethzuges bestand in dem in der Mitte des Wagendaches angebrachten R. Schmidt'schen Luftschöpfer oder Luftzuführungsapparate. Dieser Luftschöpfer besteht aus 3 concentrisch übereinander, mit den Spitzen abwärts gestellten Blechtrichtern, welche durch 4 senkrechte rechtwinkelig zu einander stehende Scheidewände so befestigt sind, dass zwischen je zwei Trichtern ein Abstand von 0·03 M. bleibt. Diese einwärts geschweiften Trichter sitzen auf einem Ansatzrohr, das durch eine 0·08 M. im Durchmesser haltende runde Oeffnung durch das Wagendach geht, unter welchem es 0·05 M. entfernt offen endet. Aus dem Apparat ragt eine Eisenstange durch das Ansatzrohr bis unterhalb desselben in den Wagen, an welche sich eine wagerechte runde Platte verschiebbar und durch eine Schraube verstellbar befindet. Der Luftschöpfer ist ausserhalb des Wagens etwa 0·25 M. hoch und die Trichter sind 0·30 M. breit. Auch diese Vorrichtung soll die bewegte Luft ausnützen: Trifft ein Luftstrom die schiefen Trichterwände, so wird er abwärts in das Ansatzrohr geleitet, stösst auf die dortige Platte und breitet sich von dieser aus wagerecht in das Innere des Wagens aus.

Aehnliche Lüftungseinrichtungen sind, wie hier beiläufig erwähnt sein mag, im Laufe der Zeit auch von Anderen construirt worden. Ich erinnere nur an den öfter genannten, mit einer die Stellung selbst regulirenden Windfahne versehenen Ventilationskamin Körting's (Hannover); seine Wirkung beruht darin, dass sich der Wind in einer keilförmigen Röhre fängt, die sich plötzlich erweitert, und dass an der Erweiterungsstelle Luft aus dem Wageninnern angesaugt wird.

Fig. 72.

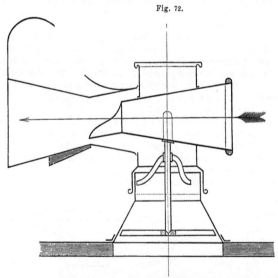

Körting's Ventilationskamin.

Oesterreich-Ungarn war in Bezug auf Eisenbahnkrankentransport in Brüssel durch einen vom Malteser-Orden eingerichteten Zug vertreten, welcher aus 8 Waggons bestand; die für den Bau der Krankenwagen leitend gewesenen Grundsätze sind im Vorausgehenden als solche MUNDY'S bereits erwähnt worden.

Russland hatte einen zum Krankentransport eingerichteten Personenwagen 3. Classe und einen ebensolchen Güterwagen ausgestellt. Der Personenwagen hatte Stirnthüren von nur 56 Cm. Breite für die Durchgängigkeit und in den diagonalen Ecken der Langseiten Seitenthüren, durch welche verladen wird; er nimmt 12 Kranke in 2 Schichten auf; die Tragen sind an 8 Holzständern mit Lederriemen und Kautschukringen befestigt; das Dach hat laternenförmige Lüftungseinrichtungen und ist innen gegen die Hitze mit Filz ausgeschlagen. Der Güterwagen war nach dem System ZAVODOVSKY eingerichtet, welches ich im Vorausgehenden beschrieben habe.

Für den Russisch-Türkischen Feldzug 1877/78 hatte man zur Regelung des Eisenbahn-Krankentransports kurz vor ersterem den Anfang gemacht. Das Kriegsministerium organisirte Züge aus gewöhnlichen Wagen und wurde damit erst gegen Ende des Krieges fertig, während 21 Züge durch Private ausgerüstet wurden. Die Waggons, welche die Fortschaffung der Verwundeten und Kranken innerhalb des 1. Bezirkes, zwischen der Donau und der Pruthlinie, zu besorgen hatten, waren nur nach dem bereits beschriebenen System ZAVODOVSKY's eingerichtet.

Der von der Eisenbahngesellschaft Moskau-Kursk aufgestellte Sanitätszug bestand aus 23 Wagen für 100 Kranke, und zwar aus 15 für Kranke, 3 für das Personal, 1 für Operationen, 1 für die Küche, 2 für Vorräthe und 1 theils für die Apotheke, theils für Leichen. Von den Krankenwagen waren 10 mit 6 eisernen Tragbetten und 5 mit 8 Tragen nach dem Systeme GORODETZKY's ausgestattet. Capitän GORODETZKY versuchte schon vor dem Kriege Güterwagen dem Krankenzwecke entsprechend einzurichten, indem er auf den Boden einen breiten Holzklotz mit einer Schraube befestigte, auf diesen 2, nur in der Mitte unterstützte, dicke Birkenstangen legte, an den 4 freien Enden dieser Stangen je eine aufrechtstehende Eisenstange anbrachte und an diesen in Abständen über-einander starke Haken so befestigte, dass er je 2 Krankentragen mit Matratzen und Wachstuchdecken über die Haken hineinstellen konnte; so vermochten 8, im Nothfalle 12 Verwundete in einem Güterwagen auf 4 oder 6 solchen Gestellen unterzukommen. Der russische Militärarzt GRIMM lobt dieses System GORODETZKY's auf Grund seiner Beobachtungen sehr, Andere dagegen sprechen sich weniger günstig aus. So lautet das Urtheil eines anderen wie folgt:

„Der auf der unteren Tragbahre befindliche Verwundete liegt ruhig und ist vor Stössen und Beuteln geschützt; der über ihm liegende Kranke dagegen ist in Folge übermässiger Elasticität der Eisenstäbe sehr heftigen Schwankungen ausgesetzt. Um diesen Uebelstand einigermassen zu lindern, hat man die der Waggonwand zunächst befindlichen Trägerstangen mittelst starker Kautschukringe an die Wand befestigt, ohne jedoch das starke Schaukeln beseitigen zu können."

Die in den übrigen 10 Krankenwaggons befindlichen eisernen Bettstätten sind zweckmässig construirt, u. zw. in der Art, dass durch blosse Verstellung einiger Eisenstützen das Bett in einen Fauteuil mit beliebiger Neigung für die Lagerung des Oberkörpers und der Füsse verwandelt werden kann, zu welchem Zwecke die Matratze dreitheilig eingerichtet ist.

Neben jeder Lagerstätte ist an der Waggonwand eine Vorrichtung zur Aufnahme eines Trinkgefässes angebracht. Ausserdem hängt bei jedem Kranken-lager ein Heftchen mit leicht trennbaren Blättern, bestimmt, das Nationale des Kranken und sonstige Notizen auf denselben zu verzeichnen.

Alle Waggons haben Doppeldächer, welche durch einen etwa 15 Cm. hohen leeren Raum von einander getrennt sind. Die Seitenwände dieses Zwischenraumes sind mehrfach durchbrochen, um der frischen Luft Zutritt zu gestatten. An beiden Stirnseiten der Waggons befinden sich Eingänge zur Ermöglichung der Inter-communication. Die nach GORODETZKY's System eingerichteten Waggons haben überdies auch an den Langseiten Thüröffnungen.

Bei jedem Zuge befinden sich 1 bis 2 chemische Feuerlöschgeräthe und 2 kleine Feuerspritzen, welche nebenbei zum Begiessen der Dächer bei grosser Hitze bestimmt sind.

Alle Waggons ohne Unterschied sind, obwohl sehr zweckmässig und bequem, mit einem überflüssigen Luxus eingerichtet; auch ist der Fassungsraum des Zuges bei der Grösse und den gewiss enormen Kosten desselben verhältniss-mässig ein unbedeutender.

Das Personale besteht aus 1 Officier als militärischem Commandanten, 3 Aerzten, von denen der Rangsälteste der eigentliche Chef oder Leiter des Trains ist, 5 Mann vom Eisenbahn-Bataillon, 12 Krankenwärtern, etwa 5 barmherzigen Schwestern und 1 Geistlichen.

Die Russischen Krankentransportzüge bewegten sich beim Donauheere über Frateschti und Jassy. Aus Frateschti wurden auf 140 Sanitätszügen 32.166 und auf 63 Militärzügen 28.443 Mann befördert; aus Jassy auf 177 Sanitätszügen, 96 Kranken-, und 82 Militärzügen 106.654 Mann, und zwar u. A. 30.000 Verwundete, 10.367 Typhöse, 6413 Ruhr- und 25.759 Wechselfieberkranke. KOSLOFF theilt mit, dass überhaupt 200.000 Kranke und Verwundete im Verhältniss von 1 : 6 während der Zeit vom Juni 1877 bis März 1879, und zwar 60·6% auf der Eisenbahn und 39·4% zur See nach dem Innern Russlands bis nach Finnland zerstreut worden sind.

Diese Ziffern bezeugen anscheinend eine bedeutende Leistung des Bahntransportdienstes; allein thatsächlich hat die ganze Krankenzerstreuung, wie dies bei dem erwähnten Mangel an Vorbereitung nicht gut anders möglich war, einen sehr unebenen Verlauf genommen. PIROGOFF wirft der ausgeübten Art der Krankenvertheilung hauptsächlich folgendes vor: Man begann mit letzterer viel zu spät, am 12. April begann der Krieg, und im Juli, beziehungsweise September ging man an die Krankenzerstreuung; man hatte ungenügende Transportmittel und dabei die Zerstreuung auf viel zu weite Gebiete ausgedehnt; die Auswahl der abzuschiebenden Kranken konnte aus Mangel an Aerzten nicht sorglich genug betrieben werden; es fehlte an Etappenlazarethen, und an den Hauptstellen für den Krankenabschub war man über den freien Raum entlegener Spitäler nicht ausreichend unterrichtet, so dass Sanitätszüge auch wohl dahin gewiesen wurden, wo keine Plätze für Kranke frei waren.

In den politischen Blättern ist viel Schauerliches über den russischen Eisenbahnkrankentransport mitgetheilt worden. So schreibt z. B. hier und da gewiss mit Uebertreibung aus Schmerinka ein Correspondent „dass er daselbst am 2./14. Februar einen sogenannten Sanitätszug angetroffen habe, in dessen Nähe sich keiner der Stationsbeamten wagen wollte. Der Zug, aus dem die schauerlich verzerrten Gesichter der Todtkranken entgegengrinsten, verbreitete weithin einen betäubenden, pestilenzialischen Gestank, die Trittbretter der Wagen waren mit Lappen, Excrementen etc. bedeckt und das Ganze glich eher einer Tod und Verderben führenden Höllenmaschine, als einem Sanitätszuge. Türkische Verwundete und Kranke transportirt man bis Grodno, Wilna, Dünaburg und selbst bis nach Riga. Die Transporte bewegen sich wochenlang und sterben diese armen Menschen, falls sie den Transport überhaupt überstehen, meist sehr bald am Ziele der vorgeschriebenen Route. Da man die meist mit ansteckenden Krankheiten behafteten Menschen im Lande herumfährt, wurde fast überall, wo solche Kranke untergebracht worden, die Bevölkerung von allerhand Krankheiten heimgesucht und pflanzten sich diese wegen Mangel an Aerzten in erschreckender Weise fort. Das die Sanitätszüge begleitende Bahnpersonal wurde fast in der Regel von tödtlichen Krankheiten ergriffen und hat dies, da dieses Personal schwer zu ersetzen, neuerdings Veranlassung zu einer Verordnung gegeben, welche verschiedene Vorsichtsmassregeln, wie Desinfection etc. befiehlt. In der Zeit vom 16. Juni bis Ende 1877 wurden aus Bulgarien und Rumänien im Ganzen 71.941 Mann in 221 Zügen nach Russland verbracht, und zwar 41.159 Mann in Sanitätszügen und 30.782 in gewöhnlichen Militärzügen."

Um den letzten in Betracht kommenden Feldzug hier anzuschliessen, sei nur noch kurz erwähnt, dass die österreichischen Sanitätszüge während des Occupationsfeldzuges 1878 ihren Ausgang vorzugsweise in Sissek nahmen und sich zumeist nach Wien, Graz, Pettau, Klagenfurt u. a. richteten. Mit 65 Fahrten wurden 6431 Kranke und Verwundete abgeschoben; die 2 Malteserzüge förderten mit 33 Fahrten 3258 Kranke und Verwundete.

Die Pariser Ausstellung fiel in eine Zeit (1878), in welcher gerade noch die jüngsten Kriegserfahrungen, insbesonders diejenigen des Russisch-Türkischen Feldzuges Verwerthung finden konnten. Sie war mit einem vom 9. bis 14. August 1878 abgehaltenen internationalen Congress verbunden, welcher, soweit die Sprachverschiedenheit das Verständniss des technischen Theils gestattete, wie der Meinungsaustausch auf der Wiener Ausstellung, so manche Klärung der Ansichten herbeiführte, ohne gerade für den Eisenbahn-Krankentransport einen Fortschritt anzubahnen. Was die Ausstellung anlangt, so war, wie vorauszusetzen war, die französische Abtheilung am reichhaltigsten. Hier bemerkte ich u. A. das vom Grafen d'Osmond construirte Modell einer Waggon-Ambulanz mit der Eigenthümlichkeit, dass die Seitenwände dreitheilig sind und an jedem Dritttheile 2 Krankenbahren, also im Ganzen 12 Krankentragen angebracht sind, welche sich durch die jedem Dritttheile innewohnende selbständige Drehbarkeit auf Eisenschienen nach aussen kehren lassen; es soll somit jeder Wagen mit Kranken beladen und entleert werden, ohne dass man ihn zu besteigen braucht; die Mitte des Waggons nahm eine Doppelbank für Leichtkranke ein. Ferner war der bereits in Wien vorgeführte Sanitätszug von BONNEFOND-MUNDY vorhanden. Nennenswerthes habe ich sonst auf dem Gebiete des Eisenbahnkrankentransports in Paris nicht gefunden; die Ausstellung hat ebensowenig wie der Congress vermocht, so reiche wissenschaftliche Ausbeute zu bieten, wie das gleiche Unternehmen in Wien und in Brüssel.

Gegenwärtiger Stand des amtlichen Eisenbahn-Krankentransportes.

Gegenwärtig haben alle civilisirten Heere den Feldeisenbahn-Kranken- transport in den Rahmen mehr oder weniger vollkommener Vorschriften gebracht. Unter den Kleinstaaten ist es die Schweiz, welche wie allen militärsanitären Ein- richtungen, auch derjenigen des Krankentransports mit Erfolg sich zugewendet hat. Das Schweizer Regulativ über die Einrichtung der Eisenbahnwaggons zum Militärkranken- transport (27. Aug. 1878) schreibt vor, dass alle neu erbauten Personenwagen III. Classe so eingerichtet werden, dass sie nach Fortnahme der Bänke und Zwischen- räume als Lazarethwagen benutzt werden können. Jeder vierachsige Wagen nimmt 20 Tragen auf, welche mit Hilfe von je zwei 65 Mm. breiten, 2·25 Mm. langen Hanf- gurten und eines eisernen Dreieckes an der Längswand, zwei übereinander, aufgehängt werden. Die Seitenwände werden durch 14 Holzständer, an welchen die 40 Auf- hängehaken befestigt werden, verstärkt. Das Lager besteht aus der Trage (Holz- gestell mit Segelleinwand überzogen), einer Matratze mit Kopfkissen, einem Leintuch und einer Wolldecke. Jeder Zug soll 7—10 Krankenwagen enthalten. Die Heizung soll gleichzeitig zur Ventilation dienen. Die Wagen sind alle nach dem Intercommunicationssystem gebaut; die Thüren und Perrongeländer müssen 0·96 M. geöffnet werden können.

Unter den Grossstaaten haben bisher am wenigsten Italien und England von sich hören lassen. Russland und insbesondere Frankreich stehen der in Rede stehenden Frage nicht theilnahmslos gegenüber und sind bemüht, sich die Arbeits- ergebnisse anderer Staaten zunutze zu machen. Russland hat dem Vernehmen nach einen Prüfungsausschuss eingesetzt, welcher zu folgenden Vorschlägen gelangt ist. Die Sanitätszüge werden vom Kriegsministerium im Einverständniss mit dem Verkehrsministerium hergestellt, die Unterhaltung liegt der Militärbehörde ob. Im Betriebe unterstehen diese Züge dem Feldcommando, resp. dem Generalstabe. Jeder Zug soll 250 Kranke und Verwundete fassen, von denen eine bestimmte Anzahl in liegender Stellung soll transportirt werden können. Die Betheiligung der Hilfsvereine und sonstiger Privaten soll nur im Einverständniss mit dem Kriegs- ministerium stattfinden, auch die von denselben gebildeten Züge gehen in die Verwaltung des Ministeriums über. In Friedenszeiten werden keine derartigen Sanitätszüge erhalten, zur raschen Bildung derselben sind aber stets bereit zu halten: Fahrpläne mit Bezeichnung der Sammelpunkte, Bestimmungen über die Betriebsmittel, Verzeichnisse des Personals, welche in der medicinischen Haupt- verwaltung geführt werden, das nöthige Intendantur- und medicinische Material, das gesammte Material der inneren Wagenconstruction, Bahren, Küchen etc. Die besonderen Vorrichtungen, welche für die Wagen bestimmt sind, sollen bei den Bahnverwaltungen im Auftrage des Generalstabs an vorher zu bezeichnenden Sammelpunkten in Verwahrung bleiben. Das Personal eines Sanitätszuges mit

250 Kranken besteht aus 1 Stabsofficier, 1 Oberofficier, 2 Aerzten, 20 Soldaten und 8 barmherzigen Schwestern. Die französische Kriegssanitätsordnung vom 24. August 1884 und das Reglement über die militärischen Transporte vom 29. October 1884 unterscheiden dreierlei Züge: Trains sanitaires permanents (Lazarethzüge), Trains sanitaires improvisés (Hilfs-Lazarethzüge) und Trains speciaux oder Convois de malades (Krankenzüge).

Jetzt will man in Frankreich Lazarethzüge construiren, welche aus 23 Wagen, und zwar 16 Krankenwagen zu je 8 Betten, 1 Arztwagen, 1 Gehilfenwagen, 1 Küchenwagen, 1 Küchentender, 1 Apotheker- und 2 Vorrathswagen bestehen sollen, als Typus soll der gewöhnliche Güterwagen dienen, welcher 20 Cm. höher gebaut und mit Federn und Stirnthüren versehen wird; Personenwagen 4. Cl. fehlen in Frankreich. Hilfslazarethzüge sollen im Nothfall ausgerüstet werden und aus höchstens 35 Wagen bestehen; in diesen sind die Tragen auf Querbalken gestellt, welche mit Federn an den Wänden aufgehängt sind, und von der Mitte jedes Tragbalkens gehen Spiralen nach dem Fussboden; die Heizung geschieht mittelst Heisswasser-Heizkörper, wie sie für die Personenwagen üblich sind, Durchgängigkeit der Wagen während der Fahrt ist ausgeschlossen, die Verpflegung geschieht auf den Etappen, während sie bei Lazarethzügen in diesen selbst bereitet wird. Kein Sanitätszug soll mehr als 40 Km. in der Stunde zurücklegen.

Am eifrigsten und selbständigsten sind das österreichische und deutsche Heer in der Regelung des Eisenbahn-Krankentransportes vorgegangen, aus welchem Grunde es gestattet sei, auf die in diesen beiden Heeren giltigen Bestimmungen noch näher einzugehen.

Oesterreich hat unter dem 3. Juni 1877 in der Hauptsache folgendes „Normale für Eisenbahn-Sanitätszüge" erlassen:

§. 1. Für den Sanitätsdienst im Kriege werden eigene Eisenbahnzüge beigestellt, welche speciell zum Transporte von Kranken und Verwundeten zu dienen haben.

§. 2. Für einen Eisenbahn-Sanitätszug sind nothwendig:

1 Arztwagen (4 räderiger Personenwagen 2. Classe mit Intercommunication und Bremsvorrichtungen);

13 Krankenwagen (ohne Bremse);

1 Personalwagen (4-räderiger Personenwagen 3. Classe mit Intercommunication und Bremsvorrichtung);

1 Küchenwagen
1 Küchenvorrathwagen } adaptirte Lastwagen;

1 Magazinwagen (adaptirter Lastwagen mit Bremse, daher nur mit einer Stirnthür);

1 Gepäckwagen (der von der Bahn zu stellende Sicherheitswagen).

§. 3. Die Aufstellung von Sanitätszügen erfolgt erst im Mobilisirungsfalle und werden die hierfür nöthigen Wagen erst dann vollständig für den Sanitätsdienst eingerichtet, wenn selbe zu diesem Zwecke zur Verfügung gestellt werden.

§. 4. Damit jedoch die Adaptirung ohne jeden Verzug durchgeführt werden könne, ist es nöthig, dass die zum Sanitätsdienste bestimmten Wagen schon von vornherein so beschaffen sind, damit dieselben einerseits im gewöhnlichen Eisenbahndienste unbeanstandet verwendet werden können, andererseits aber im Bedarfsfalle ohne wesentliche Umgestaltungsarbeiten in Sanitätswagen verwandelt werden können.

Demnach zerfallen die zu Sanitätszwecken an den Eisenbahnwagen erforderlichen Herstellungen in a) vorbereitende Adaptirung und b) endgiltige Einrichtung.

§. 8. Die vorbereitende Adaptirung wird seitens der Eisenbahn-Gesellschaften auf deren eigene Kosten übernommen.

§. 9. Bei Neuanschaffung oder Umgestaltung von Eisenbahnwagen werden die Gesellschaften darauf Bedacht nehmen, dass 5°/₀ des Standes an gedeckten Lastwagen mit Stirnthüren hergestellt werden.

§. 10. Die endgiltige Einrichtung der Last- und Personenwagen wird im Kriegsfalle in den Eisenbahn-Werkstätten stattfinden, welche hierzu nach Massgabe des Kriegsfalles vom Reichskriegsministerium jeweilig designirt werden. Die zur inneren Ausrüstung erforderlichen Gegenstände, z. B. die Heizvorrichtungen, Lüftungs-geräthschaften etc. werden seitens der k. k. Kriegsverwaltung beschafft.

§. 11. Damit die mit der vorbereitenden Adaptirung versehenen Wagen ohne Verzug der endgiltigen Einrichtung zugeführt werden, nehmen die Bahn-Verwaltungen darauf Bedacht, diese Wagen im Mobilisirungsfalle aus dem Verkehre zu ziehen und sie zur Absendung in die Ausrüstungsstationen zu bestimmen.

§. 12. Nach vollzogener Einrichtung werden die Sanitätszüge formirt und wie folgt rangirt: Hinter dem Tender: 1 Gepäckwagen mit Bremse, 6 Kranken-wagen, 1 Arztwagen mit Bremse, 1 Küchenvorrathswagen, 1 Küchenwagen, 1 Personal-wagen mit Bremse, 7 Krankenwagen und 1 Magazinwagen mit Bremse.

§. 17. Geeignet zum Sanitätsdienste sind nur solche Wagen, welche Schraubenkuppeln haben und deren Federn durch Herausnahme einzelner Blätter umgelagert werden können.

§. 18. Sämmtliche für den Sanitätsdienst bestimmte Wagen, mit Ausnahme des Gepäcks- und Magazinwagens, müssen so eingerichtet sein, dass sie von Wagen zu Wagen durchgängig sind; der Gepäckwagen bedarf keiner, der Magazin-wagen nur einseitiger Durchgängigkeit.

§. 19. Zum Zwecke der Durchgängigkeit sind an jeder Stirnseite ein-flügelige, nach innen rechtsseitig zu öffnende Thüren anzubringen.

§. 20. Die Stirnthüren erhalten eine lichte Weite von mindestens 60 Cm. und eine Mindesthöhe von 180 Cm., bei Neuanschaffungen von 190 Cm. (§. 32).

§. 22. Bis zur endgiltigen Einrichtung werden die Stirnthüren verschraubt oder verschlagen.

§. 23. Zum Zwecke der Durchgängigkeit gehört jedem Wagen eine bewegliche Brücke mit und eine ohne Verlängerungsklappe.

§. 24. Zum Schutze des Ueberganges werden 1·5 M. lange Kettengeländer aus 6 Mm. starkem Drahte eingebracht.

§. 25. Fenster sind am zweckmässigsten in den Stirn- und Seitenthüren. Jeder Wagen muss mindestens 1 Quadratmeter bis 1·5 Quadratmeter unverdeckte Lichtfläche erhalten, die Seitenfenster sind unbeweglich, die Fenster in den Stirn-thüren so herzustellen, dass die obere Hälfte umgeschlagen werden kann.

§. 29. Bei Wagen ohne gefalzte Fussböden müssen letztere von unten durch Deckleisten gegen Staub, Zugluft etc. verdichtet werden.

§. 30. Für jeden Krankenwagen sind zum Aufhängen der 8 Tragbetten 8 Kloben im Innern des Wagens anzubringen.

§. 35. Von den 8 Tragbetten werden die 4 oberen mit Gurten und Haken in Oesen eingehängt, die 4 unteren auf den Boden gestellt.

§. 41. Die Sanitätszüge werden möglichst nahe an die kämpfenden Truppen herangezogen, damit sie Schwerverwundete aus den Feldspitälern und den Divisions-Sanitäts-Anstalten übernehmen.

§. 42. Die Mindestzahl der im Falle einer allgemeinen Mobilisirung zur Aufstellung gelangenden Züge beziffert sich auf 26, und jeder Zug fasst 104 Ver-wundete. Der Personalstand ist: 1 Regimentsarzt, 1 Ober- oder Assistenz-Arzt, 1 Militär Medicamenten-Accessist, 1 San.-Unterofficier, 1 San.-Gefreiter, 18 Sanitäts-soldaten (einschl. 3 Köche), 2 Officiersdiener. Der rangältere Militärarzt ist Chef-arzt; der Medicamentenbeamte ist zugleich Rechnungsführer und Magazinverwalter.

Von der Beförderung in Sanitätszügen werden ausgeschlossen:

a) Leichtkranke oder Leichtverletzte, welche ohne Nachtheil sitzend in Personenwagen befördert werden können;

b) alle bis zu augenscheinlicher Lebensgefahr gesteigerten Krankheits-zustände;

c) hochgradige Erschöpfung durch Blutverlust;

d) alle ansteckungsfähigen Kranken: Typische Exantheme, Diphtherie, Ruhr, Cholera, Typhus, Hospitalbrand;

e) alle Kranke, welche eine besondere Ueberwachung fordern, z. B. unruhige Geisteskranke.

§. 43. Der Chefarzt hat den gesammten ärztlichen und administrativen Dienstbetrieb auf dem Sanitätszuge zu leiten und die Ordnung und Disciplin aufrecht zu erhalten. Er ist Vorgesetzter des zum Dienststande des Zuges gehörigen und zugetheilten Personals.

Beilage II. Das Eisenbahn-Tragbett hat zwei 234 Cm. lange Tragstangen mit Handhaben; der Mitteltheil ist durch eine Leiste verstärkt, auf welche Gurtstreifen quer und längs geflochten sind, ausserdem hat das Bett einen Kopf- und Fuss-Quertheil. Die Holztheile sind aus trockenem, astlosem Buchenholz hergestellt und mit heissem Leinöl zweimal überstrichen. Die Quertheile sind abnehmbar. Das Bett ist ausgestattet mit einer Matraze, welche 180 Cm. lang, 66 Cm. breit und mit 8 Kgr. Seegras gefüllt ist, ferner mit einem keilförmigen Kopfpolster, 2 Leintüchern, 1 Decke, 1 Rosshaarkopfpolster sammt Ueberzug. Aufgehängt werden die oberen Betten mit 2 Traggurten in Haken.

Ferner werden zur Milderung der Stösse Wandpolster angebracht: an der Seitenwand 3 einfache, an der Stirnwand ein doppeltes; sie sind aus Segeltuch gefertigt und mit Seegras gefüllt.

Wandbrettchen dienen zur Aufnahme eines Trinkbechers, einer Spuckschale und anderer kleiner Gegenstände; Riemenschleifen zum Sichaufrichten der Kranken und Kopftafeln.

Die sonstige Ausstattung des Krankenwagens besteht in einem Leibstuhle, der mit Winkeleisen am Fussboden festgeschraubt ist, und dessen Abfallrohr auf den Bahnkörper mündet, einem Waschtische, einer Schmutzkiste, zugleich als Schemel dienend, einem Klappsessel, beweglichen Stiegen, grünen Fenstervorhängen, einem Thermometer, einem Meidinger'schen Ofen und einem zugehörigen Luftfange mit beweglicher Klappe, welche sich je nach der Fahrrichtung stellt.

Hierzu sei nur noch bemerkt, dass gemäss Vereinbarung von den 26 Eisenbahn-Sanitätszügen 6, im Nothfalle 12 durch den Malteserorden gestellt werden.

Ein halbes Jahr nach dem in der Hauptsache vorausmitgetheilten Normale Oesterreichs erschien für das Deutsche Heer die Kriegs-Sanitäts-Ordnung (vom 10. Januar 1878)*) mit ihren neuen Bestimmungen (§. 139 u. ff.) für die Eisenbahn-Krankenförderung.

Der Hauptinhalt dieser Bestimmungen ist folgender:

Zur Beförderung der Kranken und Verwundeten, deren Auswahl sich nach den früheren und bereits erwähnten Grundsätzen richtet, dienen Sanitäts- und Krankenzüge. Die ersteren zerfallen in Lazareth- und Hilfslazarethzüge. Die Krankenzüge dienen für solche Kranke, beziehungsweise Verwundete, welche sitzend transportirt werden können; sie werden an Ort und Stelle aus Personen- oder auch aus Güterwagen zusammengestellt. Die Lazarethzüge sind geschlossene Formationen mit etatsmässigem, ständigem Personal und Material, sie werden im Inlande zusammengestellt und sind nichts Anderes als fahrende Lazarethe. Die Hilfslazarethzüge werden von der Krankentransport-Commission an Ort und Stelle mit den nöthigen Lagerungs-Vorrichtungen ausgerüstet.

Für die Lazarethzüge kommen zunächst diejenigen Personenwagen 4. Cl. in Betracht, welche schon im Frieden für den Krankentransport vorbereitet sind. Die Beschaffenheit der Krankenwagen des Lazarethzuges gleicht der in der Feldsanitätsinstruction von 1869 angegebenen und im Vorausgehenden bezeichneten.

---

*) Auch die Kriegstransportordnung vom 26. Januar 1887, Kriegsetappenordnung vom 3. September 1887 und die Krankenträgerordnung vom 21. Dec. 1887 enthalten einschlagende Vorschriften.

Zur Lagerung der Kranken dient die Krankentrage, mit Matrazen und Decken zur Lagerstelle hergerichtet. Für schwerere Verwundungen sind, wie dies schon im Feldzuge 1870/71 geschehen, den 3 unteren Krankentragen der einen Längsseite eines Wagens Ansatzstücke zur Verbreiterung der Tragen um 20 Cm. und entsprechend breitere Matrazen beigegeben. Die Krankentragen werden nicht in Gummiringe wie früher, sondern in Spiralfedern (im Feldzuge 1870/71 griff man bereits zu Evolutenfedern) aufgehängt.

Die Beleuchtung der Krankenwagen des Lazarethzuges geschieht durch die Wagenlaternen der Eisenbahn . oder durch Stearinkerzen in Laternen und durch Handlaternen.

Zur Lufterneuerung werden während der Fahrt die nach der jedesmaligen Fahrrichtung hinteren Thüren nach Bedürfniss geöffnet und angekettelt, die beweglichen Fenster offen gehalten, ebenso die Schieberventile in den oberen Theilen der Wände oder der Eingangsthüren; ausserdem werden, wo nicht Dachreiter bestehen, mindestens 2 Saugapparate in der Mitte der Wagendecke von je etwa 8 Cm. Ausströmungsöffnung angebracht.

Die Heizung der Krankenwagen geschieht durch eiserne Oefen mit Chamottefüllung und Mantel in der Mitte der einen Längswand; zwischen Mantel und Fussboden ist eine Oeffnung von 8 Cm. Durchmesser, die durch Schieber verstellbar ist, angebracht; auf dem Ofen steht ein blechernes gedecktes und immer gefüllt zu haltendes Wassergefäss.

Ferner gehört zur wichtigeren Ausstattung der Krankenwagen je 1 Thermometer, ein durchlöchertes Querbrett für Tassen und Löffel, ein Trinkfass mit 20 Liter Wasser, ein Zinkeimer, 2 Waschschüsseln, Trinkgeschirre, ein Klappsitz für den Wärter, dann für jeden Zug 5 tragbare Nachtstühle, Vorhänge an den Thüren, 1 Kokosdecke für jeden Wagen, Bindfadennetze für die kleineren Gegenstände der Kranken, Riemen für die Kranken zum Aufrichten, 4 verschliessbare Schränkchen in den Ecken jedes Wagens, 1 Schiefertafel und endlich ein Tritt zur Bedienung der oberen Tragen.

Die Beschaffenheit der übrigen Wagen des Lazarethzuges, nämlich des Arztwagens, der Wagen für Lazarethgehilfen und Wärter, der Küchen-, der Vorraths-, des Magazin-, des Verwaltungs- und Apotheken-Wagens, des Feuerungsmaterialien- und des Gepäck-Wagens kann hier übergangen werden, da diese Wagen nur die Hilfswagen eines Lazarethzuges bilden.

Zu einem Lazarethzuge, auf welchen übrigens andere Transporte als Lazarethbedürfnisse und Lazarethpersonal nicht angewiesen werden, gehören 30 Krankenwagen mit je 10 Lagerstätten, ausserdem 11 besonderen Zwecken dienende Wagen, die mit den ersteren in folgender Weise rangirt den Lazarethzug bilden: 1 Gepäckwagen mit Bremse, 1 Magazinwagen mit Bremse, 1 Arztwagen, 1 Wagen für Lazarethgehilfen etc. mit Bremse, 8 Krankenwagen, 1 Speisevorrathswagen mit Bremse, 1 Küchenwagen, 7 Krankenwagen, 1 Verwaltungs- und Apothekenwagen mit Bremse, 7 Kranken-, 1 Küchenwagen, 1 Speisevorrathswagen mit Bremse, 8 Krankenwagen, 1 Wagen für Lazarethgehilfen etc. mit Bremse und 1 Feuerungsmaterialienwagen mit Bremse. Mit Ausnahme des Gepäck- und des Feuerungsmaterialienwagens sind alle Wagen des Lazarethzuges nach dem Durchgangssystem gebaut und mit Plattform versehen, deren Geländer bei den Krankenwagen zum Niederlegen eingerichtet sind.

Werden Güterwagen oder Personenwagen 4. Classe seitens der Krankentransportcommissionen mit besonderen Transport- und Lagerungsvorrichtungen versehen, zu besonderen Zügen zusammengestellt und wird ihnen Sanitätspersonal beigegeben, so heissen diese Sanitätszüge H i l f s l a z a r e t h z ü g e . Die Tragen werden hier entweder, je 6 für einen Krankenwagen, auf Blattfedern nach GRUND'schem System aufgestellt, wie dies schon in der Feldsanitätsinstruction von 1869 beschrieben wird, oder sie werden nach dem Hamburger System aufgehängt, wie es im Feldzuge 1870/71 geschehen ist. Im letzteren Falle sind in einem Krankenwagen, wie wenn Strohsäcke als Lagerstätten benutzt werden, 8 Mann liegend unterzubringen. Auf je einen liegend zu befördernden Kranken rechnet man eine Fläche von 0·58 M. Breite und 2·51 M. Länge.

Von den bedeckten Güterwagen werden möglichst solche für Hilfslazareth- züge ausgewählt, welche keine festen Sitzvorrichtungen, aber an den Seitenwänden oder Thüren Fenster oder Luftschieber haben; nöthigenfalls müssen solche Oeffnungen mit Schonung der Wagen eingeschnitten und mit leichtem durchscheinenden Gewebe verschlossen werden; die Seitenthüren bleiben frei von Tragen zur Erleichterung des Verkehrs und des Luftzutrittes. Bei Aufhängung der Tragen ist darauf zu achten, dass die Füsse der unteren Trage nicht höher als etwa 8 Cm. über dem Wagenboden stehen und die Tragen wagerecht hängen. Die Ausstattung der Hilfslazarethzüge mit Labe- und Heilmitteln etc. ähnelt derjenigen, welche von der Feldsanitätsinstruction von 1869 für Sanitätszüge überhaupt vorgeschrieben ist.

Von Personenwagen 4. Classe eignen sich zu Hilfslazarethzügen solche nicht, welche feste Ständer im Innern haben und deren Plattformgeländer mit festen eisernen Stielen zum Tragen des Daches versehen sind; solche Stiele hindern das Einladen.

Die Zahl und Reihenfolge der Wagen eines geschlossenen Hilfslazareth- zuges hängt von den Umständen ab; ein solcher Zug soll aber wie der eigentliche Lazarethzug mit allen zugehörigen Wagen nicht mehr als 80 und einige Achsen stark sein und grundsätzlich, wie jener, unvermischt geführt werden.

Die Krankenzüge — im Gegensatze zu den Sanitätszügen — dienen zum Abschube von Leichtverwundeten und Leichtkranken in rückwärtige, nahe dem Kriegsschauplatze gelegene Lazarethe. Die Kranken, welche sich noch selbst in die Wagen zu begeben und eine längere Fahrt in sitzender Körperhaltung auszuhalten im Stande sein müssen, werden, wenn sie der Schonung bedürfen, in Personenwagen 1. und 2. Classe, sonst in solchen 3. Classe und in den mit Sitz- vorrichtungen versehenen Wagen 4. Classe oder bedeckten Güterwagen befördert. In diesen aus zeitweise verfügbaren, geeigneten Wagen zusammengestellten Kranken- zügen erhalten je 3 sitzende Kranke, und zwar in dem Wagen nach dem Coupé- system eine Querbank von 2·2 M. Länge, im Wagen nach dem Durchgangssystem eine sonst für 5 Sitzplätze bestimmte Bank. In Ermangelung von Sitzvorrich- tungen werden die Wagen mindestens mit gut gestopften Strohsäcken oder reich- licher Strohschüttung versehen. Als Strohsäcke werden solche mit Schlaufen wie in den Feldlazarethen benutzt, damit man Holme durchstecken und Kranke auf ihnen tragen kann.

Das Material der Krankenzüge wird von der Krankentransportcommission gestellt und verbleibt den Kranken bis zur Aufnahme in's Lazareth.

Die Krankenzüge werden an Ort und Stelle nach dem vorhandenen Wagenmaterial und nach Bedarf zusammengestellt und gehen geschlossen und gesondert nur, wenn sie die volle Leistung einer Fahrt beanspruchen.

Was das Sanitätspersonal und Sanitätshilfspersonal der Züge betrifft, so hat der Lazarethzug ein eigenes Personal, bestehend aus 1 Chefarzt (Ober- stabsarzt), Assistenzärzten, Rendant, Lazarethgehilfen, Krankenwärtern, Köchen, Küchenarbeitern und Trainsoldaten. Für den Dienst der Lazarethgehilfen auf dem Lazarethzuge sind zunächst die Studirenden der militärärztlichen Bildungsanstalten in Aussicht genommen; auch von geeigneten Anerbietungen seitens der freiwilligen Krankenpflege wird für die Ergänzung des Lazarethzugpersonals Gebrauch gemacht.

Für den Hilfslazarethzug wird das Sanitätspersonal von der betreffenden Krankentransportcommission jedesmal nach der Bedeutung der auf dem Zuge befindlichen Krankheitsfälle überwiesen. In der Regel werden auf je 100 Kranke und Verwundete 1 bis 2 Aerzte, 2 Lazarethgehilfen und 12 bis 15 Wärter erforderlich sein. Sofern staatliches Personal nicht ausreicht, wird zu freiwilligem gegriffen. Jedem Hilfslazarethzug wird wie jedem Lazarethzug ein Schlosser beigegeben.

Krankenzügen wird ein besonderes ärztliches Personal nicht gewährt; das Pflegepersonal stellt die Krankentransportcommission aus den freiwilligen Begleitcolonnen, welche durch die staatlichen Annahmestellen gewonnen worden sind, oder aus verfüglichem Kriegslazarethpersonal. Auf den Verpflegs- und Uebernachtungsstationen der Krankenzüge ist ein Arzt anwesend. Jedem geschlossenen Krankenzuge (nicht einzelnen an andere Züge angehängten Krankenwagen) werden 2 Feldgendarmen und ein militärisches Begleitcommando (für jeden Wagen 1 Mann) unter einem Unterofficier zur Beaufsichtigung der Kranken zugetheilt.

Der Dienstbetrieb im Eisenbahn-Krankentransport ist folgender: Zur Regelung des ganzen Transportwesens ist als besonderes Organ die Kranken-Transport-Commission eingesetzt, welche aus 1 Oberstabsarzt, 2 Stabs- und 4 Assistenzärzten, Verwaltungsbeamten und Unterpersonal besteht. Jeder Etappeninspection ist eine solche Commission unterstellt. Dieselbe hat kein eigenes Depôt, sondern soll stets im Voraus das Transportmaterial (Decken, Suspensionsvorrichtungen, Tragen etc.) aus dem nächsten Güterdepôt oder Lazareth-Reservedepôt heranziehen. Die Bestände sollen eisern erhalten werden, damit stets ausreichendes Transportmaterial vorhanden ist. Die Commission ist theilbar in 3 Sectionen. Das Personal zur Begleitung der Transporte besteht vorzugsweise aus der freiwilligen Begleitcolonne. Vom Sammelpunkte der Etappen-Inspection geht die Commission vor mit der Feldarmee und wählt ihre Standorte nach Grösse und Einrichtung der Bahnhöfe, und nach dem Vorhandensein von Räumlichkeiten zum vorübergehenden Unterbringen zahlreicher Verwundeter und Kranker. An diese Standorte werden einerseits die Eisenbahntransportmittel und andererseits die Verwundeten und Kranken gelenkt. Gehen nach einer Schlacht die Verwundeten nach einem anderen an der Eisenbahn gelegenen Orte, so begiebt sich die Commission sofort dorthin. Es werden an den Standorten Erfrischungs-, Verband- und Krankensammelstellen errichtet. Letztere sind einfache Warteräume, welche gelegentlich auch zum Uebernachten benutzt werden und für diesen Fall mit Lagervorrichtungen versehen sein müssen. Die ankommenden Kranken werden untersucht und erforderlichen Falls verbunden; die Nichttransportfähigen werden dem Etappenlazareth, die übrigen der Sammelstelle bis zur Abfahrt überwiesen. Ist gleichzeitig ein Sanitäts- und Krankenzug vorhanden, so bleibt ersterer den Schwerverwundeten gesichert. Leichtverwundete und Leichtkranke sind von den Sanitätszügen ausgeschlossen.

Den Linien-Commandanturen sind Reservelazarethe (im Inlande) zur Verfügung gestellt, welche theils für Schwerkranke, theils für einzelne Arten von Kranken bestimmt sind. Ueber die Belegungsfähigkeit dieser Lazarethe gehen der Linien-Commandantur fünftägige Rapporte zu; die Reservelazarethe ihrerseits werden von der Zahl der ihnen überwiesenen Kranken, behufs Empfangnahme derselben auf dem Bahnhofe und Ueberführung in die Lazarethe, möglichst frühzeitig benachrichtigt.

Wie die Reservelazarethe mit der Linien-Commandantur, so steht diese wieder mit der Krankentransport-Commission in Verbindung, welche durch fünftägige Mittheilungen über die Belegungsfähigkeit der Lazarethe stets unterrichtet ist. Die Chefärzte der absendenden Feld- oder stehenden Kriegslazarethe endlich geben die Zahl der Kranken, und zwar in der Gruppirung als Leicht- oder Schwerkranke, als Leicht- oder Schwerverwundete an. Erstere sind solche, welche ohne besondere Lagervorrichtungen in Krankenzügen befördert werden können; letztere sind solche, welche in liegender Stellung, und zwar nur in Sanitätszügen oder ausnahmsweise in Zügen mit hinreichenden Lagervorrichtungen fortzuschaffen sind.

Die Verfügung über die Lazarethzüge steht dem Chef des Feldsanitätswesens im Einvernehmen mit dem Chef des Feldeisenbahnwesens zu. Der Chefarzt des Lazarethzuges, ein Sanitätsofficier, führt den Befehl und hat über die Aerzte, Lazarethgehilfen, Militärkrankenwärter und die für den Dienst beim Lazarethzug

bestimmten Unterofficiere und Gemeinen die Strafgewalt eines nicht detachirten
Compagniechefs; gegen den Rendanten ist der Chefarzt Warnungen, einfache
Verweise, sowie Geldbussen bis zu 9 Mark zu verfügen berechtigt, ja bei groben
Pflichtverletzungen selbst zur Amtssuspension und gegenüber dem vertragsgemäss
angenommenen Personal zur sofortigen Entlassung.

Das Einladen der Kranken in die Lazarethzüge und die Vertheilung der
Kranken auf die Wagen und oberen oder unteren Tragen nach Art der Verletzung findet wie die Ausladung unter Leitung des Chefarztes statt. Für den
Dienst während der Fahrt ist im Ganzen die Ordnung, welche für Feldlazarethe
gilt, massgeblich.

Der Führer des Krankentransportes ist hinsichtlich der Fahrt und des
Aufenthaltes an den Stationen an die Anordnungen der Sanitätsvorsteher, sowie
der Bahnhofscommandanten gebunden. Stehen diese Anordnungen mit den Pflichten
des leitenden Arztes in Widerspruch, so hat der Stationsvorsteher auf Ersuchen
den Grund entgegenstehender Anordnungen schriftlich mitzutheilen. Kranke dürfen
nur, wenn sie gehfähig sind, und auch dann nur bei Halten über 8 Minuten,
aussteigen.

Die Verpflegung des gesammten, auf dem Lazarethzuge befindlichen Personals findet in der Regel auf diesem selbst statt, und zwar die der Kranken
i. A. nach den Festsetzungen für Feldlazarethe.

Den Dienst eines Hilfslazarethzuges leitet der älteste Arzt; die
Verpflegung des Zuges geschieht an dazu bestimmten und benachrichtigten Ver-
pflegungs- und Uebernachtungsstationen, ebenso diejenige eines Krankenzuges.

Sanitätszüge werden nach der Ausladung der Kranken im Bedarfsfalle
auf den Kriegsschauplatz zurückgesendet. Hilfslazarethzüge werden, wenn sie
nicht in ständige Lazarethzüge umgewandelt werden sollen, wie die Krankenzüge,
in der Regel jedesmal nach Abgabe der letzten Kranken aufgelöst. Die Wagen
werden gereinigt und derjenigen Bahnverwaltung, welche die Wagen gestellt hat,
zugeleitet; ein oder einige Wagen derselben werden jedoch erst zur Rückführung
der Lazarethausrüstung des Zuges nach demjenigen Orte benutzt, an welchem die
letztere zunächst gebraucht wird.

Nutzanwendung.

Gegenüber der Frage, welche Lehren man aus den Erfahrungen über
den Eisenbahnkrankentransport ziehen darf, ist zunächst die Auswahl der zu
transportirenden Kranken in's Auge zu fassen, und hier gilt es vor Allem,
zwischen Feind und Freund zu unterscheiden, wie wenig auch diese Unterscheidung
von dem Begriffe „Transportfähigkeit" beeinflusst sein kann, einem Begriffe,
welcher für Feind und Freund dieselben Grenzen beansprucht. Es ist ganz
natürlich, dass sich der Verwundete oder Kranke im Schosse des feindlichen
Heeres, möge er sich hier der vollkommensten Pflege erfreuen, nicht so wohl
befindet, wie in heimatlichen Verhältnissen. Zusammengenommen mit dem Umstande,
dass kein Heer ein Interesse daran hat, verwundete Gefangene bei sich zu bergen
und mit allen Mitteln bis zur äussersten Grenze der Möglichkeit soweit herzustellen, dass sie wieder waffenfähig werden oder wenigstens keiner Pflege mehr
bedürfen, erscheint es wünschenswerth, verwundete oder kranke Gefangene so
zeitig dem Gegner oder der gegnerischen Heimat wiederzugeben, wie es — die
ärztliche Zustimmung vorausgesetzt — militärische Rücksichten nur irgend gestatten.
Es ist begreiflich, dass nicht alle beliebigen Verwundeten etc., auch solche, welche
in wenigen Tagen die Waffen wieder ergreifen können, dem Gegner zurückzugeben
sind, und es enthalten somit die militärischen Rücksichten gewisse Einschrän-
kungen für den Rückschub kranker Gefangener, welche theils vom Genfer Ver-
trage festgesetzt sind, theils im besonderen nach dem gegebenen Falle angeordnet werden.

Der Genfer Vertrag bestimmt im 6. Artikel: den Oberbefehlshabern soll es frei stehen, die während des Gefechtes verwundeten Militärs sofort den feindlichen Vorposten zu übergeben, wenn die Umstände dies gestatten und beide Parteien einverstanden sind. Diejenigen, welche nach ihrer Heilung als dienstunfähig befunden worden sind, sollen in ihre Heimat zurückgeschickt werden. Die Andern können ebenfalls entlassen werden unter der Bedingung, während der Dauer des Krieges die Waffen nicht wieder zu ergreifen. Dieses „Können" ist durch spätere Bestimmungen in ein „Sollen" verwandelt worden, indem ein Zusatzartikel (5) besagt: In Erweiterung des Art. 6 der Convention wird hierdurch festgesetzt, dass mit Ausnahme derjenigen Officiere, deren Anwesenheit bei dem betreffenden Heere auf den Erfolg der Waffen von Einfluss sein würde, und innerhalb der durch den 2. Abschnitt dieses Artikels gezogenen Grenzen, die in die Hände des Feindes gefallenen Verwundeten, selbst wenn sie nicht als unfähig zum Fortdienen erkannt worden, nach erfolgter Herstellung, oder, wo möglich, noch früher in ihre Heimat zurückzusenden sind, unter der Bedingung jedoch, dass dieselben während der Dauer des Krieges nicht wieder die Waffen führen dürfen.

Diese Festsetzungen, welche so gut wie allgemein anerkannt und angenommen worden sind, bilden einen der Gesichtspunkte, welche beim Abschube von Verwundeten und Kranken massgeblich sind. Tritt also unmittelbar nach einer Schlacht der Fall ein, dass ein Massenabschub mittelst Eisenbahn stattfinden muss, so wird die Rücksendung verwundeter Gefangener, z. B. in die Heimat des vorgedrungenen Siegers, so lange zu beanstanden sein, bis ein hierauf bezüglicher Befehl vom Oberbefehlshaber eintrifft. Inzwischen bemühen sich die Aerzte, die fremdländischen Verwundeten nach dem Grade und den voraussichtlichen Folgen ihrer Verwundungen zu ordnen, soweit dies die Sorge für die eigenen Verwundeten gestattet, und diejenigen dem Feinde zu überlassen, welche voraussichtlich sterben oder dienstunfähig werden, oder deren Herstellung im Laufe des Feldzuges nicht vorauszusehen ist. Es ist hier nicht der Ort, des Breiteren darzulegen, welcher Weg für diese Auslieferung, welche z. B. die Deutsche Kriegssanitätsordnung in §. 125⁶ vorgesehen hat, zu wählen ist, da er selbstverständlich der denkbar kürzeste sein muss, im dreifachen Interesse des Verwundeten selbst und der beiden kämpfenden Heere. Anders aber ist das ärztliche Verhalten gegenüber Verwundeten, die heilbar erscheinen, und zwar so, dass ihre Dienstfähigkeit wieder hergestellt wird. Für diese muss der höhere Befehl umsomehr abgewartet werden, weil kein Oberbefehlshaber eine Unzahl Leichtverwundeter, die in wenigen Tagen wieder waffenfähig sein werden, ohne zwingenden Grund und ohne ein gleiches Verhalten des Feindes, auszuliefern wünschen wird. Diese meist Leichtverwundeten sind also bis auf weiteren Befehl möglichst gesondert und unter militärischer Aufsicht unterzubringen, thunlichst mit der Pflege gefangenen Sanitätspersonals zu versehen und gegebenen Falls in gewöhnlichen Eisenbahn-(Kranken-) Zügen in die Gefangenschaft abzuliefern. Eine zeitige, die Zahl mitbezeichnende Anfrage bei der höheren Instanz wird über den Zeitpunkt des Abschubes nicht lange im Unklaren lassen.

Anders gestaltet sich die Sachlage gegenüber den Verwundeten des eigenen Heeres. Diejenigen, welche nach ärztlichem Ermessen ihren Wunden sicherlich oder mit Wahrscheinlichkeit erliegen werden, sind von jedem Transporte auszuschliessen, aber auch solche, welche so leicht verwundet sind, dass sie sicherlich oder mit Wahrscheinlichkeit in kurzer Zeit wieder dienstfähig werden. Es sind also die Schwerstverwundeten und die Leichtestverwundeten, welche man zurückbehält. Die Entscheidung würde hier vielleicht vor einer leichteren Aufgabe stehen, wenn ihr ein Anhalt dafür gegeben wäre, wie gross die Frist bis zum Eintritte des Todes einerseits und der Dienstfähigkeit andererseits sein darf. Wenn nun aber der Tod eines Verwundeten in sicherer oder wahrscheinlicher Aussicht steht, so wird das Ableben, wenn es überhaupt eintritt, bei den Meisten wohl im

19*

Verlaufe einer oder höchstens zweier Wochen sich ereignen; und der Leichtest-
verwundete wird dann an Ort und Stelle in Pflege zu behalten sein, wenn, wie
ich anzunehmen vorschlagen möchte, die volle Dienstfähigkeit spätestens in zwei
Wochen erreichbar erscheint. Ich halte die Aufnahme einer solchen Zeitbestimmung
in den Transportbegriff für nützlich, weil sie die Erläuterung eines technischen
Sprachgebrauches enthält, welchen letzteren der kriegsungeübte Arzt nicht genügend
kennt. Demungeachtet wird man in manchen Fällen vor die Frage gestellt sein,
ob z. B. bei sehr weiten Entfernungen von der Heimat der Abschub eines so leicht
Verwundeten sich verlohnt. Freilich lassen sich nicht für alle Umstände bindende
Regeln im Voraus aufstellen; ich glaube aber, dass es, um nur einen ungefähren
Anhalt zu bieten, sich empfiehlt, diese Leichtverwundeten jedenfalls zurückzubehalten, wenn die Zeit für Hin- und Rückfahrt voraussetzlich mehr beträgt,
als etwa den vierten Theil der Zeit, welche vom Beginn der Fahrt bis zur
Wiederherstellung des zu Befördernden voraussichtlich vergehen wird. Man wird
also, je weiter man von der Heimat entfernt ist, desto mehr Leichtverwundete
zurückbehalten.

Während bei den Schwerst- und Leichtestverwundeten fast ohne jede
weitere Rücksicht die Zurückbehaltung an Ort und Stelle geboten erscheint, ist
bei den übrigen Verwundeten auf den Kräftezustand, den Sitz der Verwundung
und Art und Dauer der Beförderung besondere Rücksicht zu nehmen. Aus der
Pathognose und aus der den eben erwähnten Verhältnissen mitentlehnten Prognose
setzt sich die ärztliche Entscheidung über den Verbleib des Verwundeten zusammen.
Der Transport auch zur Bahn bleibt besonders für den Schwerverwundeten eine
Beunruhigung, ein Anspruch auf die Widerstandskraft des Verwundeten. Es sind
deshalb auch solche Schwerverwundete zurückzubehalten, welche durch Blutungen
oder Eiterungen in ihren Kräften schwer gelitten haben und ungewöhnlich blutarm
und schwach sind, ferner solche, welche in die grösseren Körperhöhlen verwundet
sind, sei es, dass die Verwundung frisch ist und man die Folgen nicht übersehen kann, sei es auch, dass die Verwundung schon älter ist und lebenswichtige
Organe in Mitleidenschaft gezogen hat. Alle schweren Verwundungen, bei welchen
das Reactionsstadium bereits eingetreten ist, fordern ebenfalls die Zurückbehaltung.
Die übrigen Verwundeten darf man je nach Art, Grad und Folgen der Verwundung transportiren, indem man die Transportweise dem Wundbefunde und
dem allgemeinen Befinden des Verwundeten anpasst; ich halte es daher auch für
unbedenklich, Leute mit Schussknochenbrüchen des Ober- oder Unterschenkels oder
mit Schusswunden der grösseren Gelenke zur Bahn (und zwar im Lazarethzug)
zu befördern, wenn man nur sich der vorbezeichneten Regeln erinnert und in der
Lage ist, Verbände anzulegen, welche den strengsten Anforderungen gerecht werden.

Was die Bahnbeförderung sonstiger Kranker betrifft, so finden die für
Verwundete gegebenen allgemeinen Regeln auch für Kranke Anwendung. Vom
feindlichen Heere gelangen Kranke meist nur vereinzelt in die Hände des Gegners;
gewöhnlich sind es nur Erschöpfte, welche in der Ruhe, die der Bahntransport
gewährt, und unter geordneterer Verpflegung sich erholen, oder es handelt sich
um Kranke eines Lazareths des Feindes, und diese wird man in der bisherigen
Pflege belassen und in der Hauptsache nur militärisch zu überwachen haben, oder
um Gefangene, welche als solche erkranken, also das Ziel ihres Rückschubes
bereits erreicht haben und in Lazarethen verpflegt werden, welche sich in der
Nähe der zur Aufnahme der Kriegsgefangenen bestimmten Orte befinden (vergl.
z. B. die Kriegssanitätsordnung §. 138[3]).

Man kommt also nur selten in die Lage, den Bahntransport feindlicher
Kranker zu erwägen, und wenn der Fall eintritt, so unterscheidet sich die Wahl
nicht wesentlich von der für den Bahntransport der eigenen Kranken zu treffenden.

Im Allgemeinen schliesst man die Schwerst- und die Leichtestkranken
vom Bahntransporte aus, ebenso auch die ansteckungsfähigen Kranken, als Typhus-,
Ruhr-, Cholera-, Pockenkranke, Augen- und Krätzkranke.

Syphilitische mit den ersten Erkrankungserscheinungen und Tripperkranke wird man in besonderen Stationen der Feldheilanstalten behandeln, wenn sich das Heer etwa weit von den heimatlichen Grenzen entfernt aufhält. Geisteskranke lassen sich in der Regel schwer befördern, und doch möchte ich keine Sicherheitsmassregel für zu umständlich halten, als dass man sie nicht zur Entfernung Geisteskranker aus dem Bereiche des Kriegsheeres anwenden sollte. Ferner muss man von allen Kranken, die voraussichtlich dienstuntauglich werden, sich frühzeitig entlasten. Simulanten aber behalte man an Ort und Stelle, versage ihnen den von ihnen ersehnten Rückschub und bringe sie in Heilanstalten des Kriegsschauplatzes, wo active Militärärzte dienstleisten; sie sind nicht einmal die Rückfahrt in einem Krankenzuge werth.

Bauliche Eigenschaften der Sanitätszüge. Während man ehedem das vorhandene Eisenbahnmaterial in unverändertem Zustande zur Beförderung Kranker und Verwundeter benutzte, versah man es später an Ort und Stelle mit zweckdienlichen Vorrichtungen, und endlich nahm man schon im Frieden darauf Bedacht, den Kranken für den Kriegsfall fertige Einrichtungen zu bieten. Es ist dies derselbe Entwicklungsgang, welchen alle Militärsanitätseinrichtungen genommen haben. Immer nahm man von Haus aus erst das sich zufällig darbietende wie es war, d. h. improvisirte, und endlich verwendete man die hierbei gesammelten Erfahrungen zum planmässigen Schaffen. Fasst man die Einrichtungen der verschiedenen Heere in's Auge, so wird es offenbar, dass wir nicht auf der Höhe, sondern mitten in jenem Entwicklungsgange stehen, und dass man sich noch nirgends vom Improvisiren gänzlich losgesagt hat. Dieses Improvisiren ist ein Arbeiten mit Nothbehelfen oder, wie ich es zu bezeichnen empfohlen habe, mit „Fundbehelfen", also mit Dingen, welche man an Ort und Stelle des Bedarfs zufällig vorfindet und einem Zwecke dienstbar macht, zu dem sie von Haus nicht da sind. Wenn man also im Felde Eisenbahnwagen sammelt und sie zu einem Krankenzuge zusammensetzt, in welchem man sitzende Leichtkranke befördert, so hat man ein fahrendes Lazareth improvisirt. Neuerdings nun hat man diesen Begriff des Improvisirens erweitert, indem man Lagerungsmaterial mit in's Feld nimmt und Bahnwagen mit diesem Material ausstattet, um dieselben, wie man sich ausdrückt, zu „Hilfslazarethzügen" zusammenzustellen. Nach obiger Begriffsbestimmung ist dies nur in Bezug auf die Benützung der Wagen, nicht aber betreffs ihrer Ausstattung eine Improvisation; die Ausstattung mit Bahre ist eine vorgesehene, eine vorbereitete, eine den Charakter reglementarischer Ständigkeit an sich tragende Einrichtung, welche zwar mit einfachen Mitteln, nicht aber mit Fundbehelfen rechnet. Gänzlich verlassen ist das Improvisiren bei den Lazarethzügen, welche bereits im Frieden selbst nach der baulichen Seite hin vorgesehen sind, so dass wir diese Lazarethzüge als das gegenwärtig vollkommenste Mittel der Krankenbeförderung anzusehen haben.

Wenn hier die zweckmässigsten Sanitätszugeigenschaften dargelegt werden sollen, so ist Dasjenige, was zum Bereiche der Improvisation gehört, als nicht hierher gehörig, zunächst auszuscheiden. Anders verhält es sich mit den Lazarethzügen, welche schon im Frieden für den Krieg planmässig und selbst mit baulichen Rücksichten vorbereitet werden. Allein die höchste Stufe der denkbaren Volikommenheit haben damit die Krankentransporteinrichtungen noch nicht erreicht. Denn vor Allem ist es klar, dass wir bei der Aufstellung von Sanitätszügen nicht von den höchsten Ansprüchen an die Krankenpflege, sondern vor Allem von dem erreichbaren Eisenbahnmateriale uns leiten lassen. Die Eisenbahnwagen aber sind nicht für den Krankentransport, sondern für Beförderung von Gesunden und von Fracht, also nach den Ansprüchen dieser gebaut. Will man einen solchen Wagen in einen Krankenraum umwandeln, so muss man sich mit seinen Ansprüchen daher ebenso bescheiden, wie wenn man sich gezwungen sieht, etwa aus einer Schule ein Lazareth herzustellen. Ein vollkommener Eisenbahnkrankenwagen ist nicht ein solcher, welcher dem vorhandenen Wagenmaterial entlehnt wird, sondern ein solcher, welcher lediglich zu sanitären Zwecken und insbesondere mit dem Gesichtspunkte gebaut wird, dass er dem Schwerkranken und Schwerverwundeten ohne die geringste Schädigung desselben eine Pflege bietet, wie sie derjenigen in einem wohlgeordneten Lazarethe am nächsten kommt.

Wenn man für ein Feld-Armeecorps je einen Sanitätszug für nöthig erachtet, so würde ein grossstaatliches Heer durchschnittlich etwa 20 Sanitätszüge brauchen, welche im Frieden fertiggestellt alle 20 Jahre einmal oder noch seltener in kriegerische Verwendung kommen würden. Es würde diese Friedensvorbereitung sich also auf einen sehr umfangreichen und theueren Wagenpark erstrecken, und das angeschaffte Material würde dem Verderben ausgesetzt sein und während langen Friedenszeiten erhebliche Unterhaltungskosten erheischen. Es sind finanzielle Rücksichten, welche von einem solchen Vorhaben abzusehen fordern. Nichtsdestoweniger geht meine Meinung dahin, dass jedes Heer sich im Frieden nur e i n e n solchen Sanitätszug oder Lazarethzug als Muster- oder Schulzug anschaffen sollte, nach welchem im Frieden Unterricht ertheilt und im Mobilmachungsfalle mit der Einrichtung der übrigen Züge vorgegangen wird. Wenn ein solcher Zug, oder Theile desselben, zur Zeit der jährlichen grossen Truppenübungen abwechselnd den Armeecorps zur Verfügung gestellt würde, so würden die Krankenwagen zugleich einen unmittelbaren Nutzen stiften, das gesammte Sanitätspersonal lernte Sanitätszugeinrichtungen schon im Frieden kennen, und es würde manche Erfahrung zu Gunsten der weiteren Verbesserung des Sanitätszuges gewonnen werden. Auch würde das allgemeine Interesse dadurch für Herstellung von Eisenbahnkrankenwagen geweckt werden, und würden letztere allmälig zu einer ständigen Einrichtung, zumal da für die Beschränkung der Lazaretheinrichtungen kleiner Garnisonen schon jetzt, z. B. in Deutschland, der Bahntransport Kranker umfänglicher geworden (Armee-Verord.-Bl., 1886, Nr. 14) und ebenda der Transport Amputirter schon längst (Armee-Verord.-Bl., 1880, Nr. 12) vorgesehen ist.

Ein solcher Schulzug würde nach folgenden Grundsätzen herzurichten sein: Der Lazarethzug besteht aus 40 Wagen, und zwar aus 30 Krankenwagen, 1 Arztwagen, 2 Wagen für Unterpersonal, 1 Heilmittelwagen, 1 Küchen-, 2 Vorraths-, 1 Gepäckswagen, 1 Magazinwagen und 1 Heizmaterialwagen. Mit Ausnahme des letzteren und des Gepäckwagens sind alle Wagen nach dem Durchgangssystem gebaut.

Zum Zwecke der Durchgängigkeit sind an jeder Stirnseite ein- oder zweiflügelige, anzukettelnde Thüren anzubringen, welche eine lichte Weite von mindestens 75 Cm. und eine Mindesthöhe von 190 Cm. erhalten. Zu gleichem Zwecke gehört zu jedem Wagen eine bewegliche Brücke mit- und eine ohne eine Verlängerungsklappe; für den sichereren Uebergang sind 1·5 M. lange Kettengeländer anzubringen, welche bei den Krankenwagen zum Niederlegen eingerichtet sind.

Was insbesondere die K r a n k e n w a g e n des Lazarethzuges anlangt — die diesen gegenüber untergeordneten Hilfswagen eines Lazarethzuges dürfen hier ausser Betracht bleiben — so müssen dieselben vor Allem so gebaut sein, dass ihr Bau mit dem Bahndienstbetriebe nicht in Widerspruch steht.

Die durch Unebenheiten der Schienen bedingten Seitenschwankungen der Wagen müssen gemindert werden können, indem man mittelst Schraubenkuppelung die Zughaken straff anzieht, so dass die Buffer der stehenden Wagen sich eben berühren. Die Längsstösse werden durch federnde Buffer und durch Einschaltung von elastischen Zügen in die Zugstangen, ausserdem für die laufenden Wagen durch allmäliges Uebergehen in den Stillstand vermieden. Die senkrechten Stösse werden durch schwache, lange, elastische und empfindliche Tragfedern weniger fühlbar gemacht.

Zur Krankenverladung sind bequeme Stiegen und lange Buffer erforderlich.

Das Dach des Wagens sei ein doppeltes, so dass es in sich eine stehende Luftschicht einschliesst. Der Fussboden sei gefalzt oder, wenn er es nicht ist, wenigstens von unten mit Deckleisten verdichtet. Fussboden und Seitenwände seien thunlichst doppelt. Die eingeschlossene Luft erhöht nicht nur die Gleichmässigkeit der Temperatur der Luft im Wageninnern, sondern auch, wie ich glaube und worauf noch nicht hingewiesen worden ist, vermöge ihrer Elasticität die Gesammtfederkraft des Wagens.

Zum Abtritt diene in abgesondertem Raume ein Leibstuhl, der mit Winkeleisen am Fussboden festgeschraubt ist, und dessen Abfallrohr auf den Bahnkörper mündet, oder es ist jedem Krankenwagen ein tragbarer Nachtstuhl zu überweisen, welcher, so lange er unbenutzt ist, auf der Plattform am Ende des Wagens steht.

Die T a g e s b e l e u c b t u n g geschehe durch laternenartige Oberlichtfenster, unbewegliche Seitenfenster und durch umklappbare Stirnfenster nach dem Grundsatze, dass jeder Krankenwagen mindestens 1·5 Quadratmeter unverdeckte Lichtfläche erhält. Die Nachtbeleuchtung geschehe mit feststehenden, durch Rüböl zu speisenden Dachlampen (S i l b e r's Patent) und zum Umherleuchten mit Stearinkerzen in Handlaternen. Sobald die Elektricität in den Dienst der Eisenbahnen gestellt werden kann, werden auch die Krankenwagen mit derselben erleuchtet; die bisherigen Versuche haben ergeben, dass die elektrische Beleuchtung zwar ausführbar ist, nur ist man noch zweifelhaft, welches der elektrischen Beleuchtungssysteme am betriebssichersten ist: ob dasjenige, bei dem die Quelle für den Strom eine im Zuge befindliche kräftige Batterie ist, oder das, bei dem die Quelle in Accumulatoren liegt, welche in einzelnen Stationen geladen und in die Wagen eingelegt werden, oder endlich dasjenige, bei dem der Strom von einer im Zuge mitgeführten Dynamomaschine ausgeht, die entweder von einem besonderen Motor oder von einer Wagenachse getrieben wird.

Die L u f t e r n e u e r u n g des Wagens für Kranke ist, da für einen Verwundeten nur etwa 4 Cbm. Luftraum entfallen können, ausgiebig zu betreiben. So oft es die Witterung gestattet, sind während der Fahrt die nach der jedesmaligen Fahrrichtung hinteren Thüren nach Bedarf offenzuhalten und anzuketteln. Wie diese, gestatten auch offene Fenster und Dachreiter und selbst die an den oberen Theilen der Wände anzubringenden Schieberschlitze dem Staube und Russe den Zutritt. Es ist daher auf solche Dachlaternen Bedacht zu nehmen, welche zum Zwecke der Lüftung geöffnet werden und zur Verhinderung des Eindringens von Staub, Rauch und Regen mit Schutzvorrichtungen, z. B. Jalousien, versehen sein müssen. Der Erneuerung und Reinigung der Luft dient am zweckmässig die Röhre R u t t a n's, welche sich theilweise auf dem Wagendache befindet, mit ihrer vorderen Oeffnung vorwärts gerichtet ist, mit ihrem hinteren Ende sich gabelt, beiderseits zum Wagenboden hinabgeht und von da in das Innere des Wagens führt; auf dem Wagendache ist innerhalb der Röhre ein Behälter mit Wasser angebracht, in welchem sich der Schmutz der Luft fängt. Andere Lufterneuerungsmittel (Sauger W o l p e r t's, Luftschöpfer S c h m i d t's, Kamin K ö r t i n g's etc.) sind im Vorausgehenden bereits beschrieben worden. Im Winter wird die Lufterneuerung zweckmässiger durch die Heizanlage vermittelt.

Die H e i z u n g der Krankenwagen kann eine centrale, eine Dampfheizung, und eine örtliche sein. Im letzteren Falle ist sie am besten eine solche durch ummantelte Regulirfüllöfen. Zur Zeit empfehlen sich die M e i d i n g e r'schen Oefen, welche zugleich die Wagenluft durch Ansaugung der äusseren freien Luft erneuern, am meisten, da sie im Winter alle sonstigen künstlichen Lüftungsgeräthschaften ersetzen. Die Ansaugung der Luft geschieht durch eine Oeffnung hindurch, welche sich zwischen Mantel und Fussboden befindet, einen Durchmesser von 8 Cm. hat und durch Schieber verstellt werden kann. Die Heizung muss eine Temperatur von + 12° C. ermöglichen; sie muss leicht, d. h. ohne besondere technische Kenntnisse zu bewerkstelligen sein, und das Heizmaterial muss ein solches sein, welches auch im Feindeslande zur Verfügung steht.

Die Ausstattung der Krankenwagen besteht hauptsächlich in den
Krankenlagern. Betreffs der Beschaffenheit dieser Krankenlager hat man den
bestechlichen Wunsch geäussert, dass man die Feldtragen, mit welchen man das
Schlachtfeld zu räumen pflegt, als Betten benutzen möge, damit man in die Lage
komme, den Verwundeten auf der Trage, welche ihn aus dem Bereiche des
Schlachtfeldes brachte, auf seiner ganzen Beförderung bis nach der Heimat liegen
lassen zu können; und man hat diesem Gedanken zuliebe sogar vorgeschlagen,
die gebräuchlichen Feldtragen mit constructiven Eigenschaften zu versehen, welche
diesem Zwecke entsprechen. Eine Feldtrage ist aber in erster Linie ein Trans-
portgeräth; sie darf und muss als solches einen hohen Grad von Einfachheit
besitzen; verliert sie letztere durch Hinzunahme von nur wünschenswerthen, nicht
nöthigen Eigenschaften, so verliert sie den Charakter einer Feldtrage und wir setzen
uns dadurch nur in den Besitz einer Geräthschaft, welche jedem der ihr aufge-
zwungenen Zwecke, auch dem ursprünglichen, unvollkommen genügt. Und so bin
ich gegen die Verwendung der Feldtrage als Krankenbett eines fahrenden Lazareths,
weil ich überzeugt bin, dass die nothwendigen Eigenschaften einer Feldtrage und
eines Krankenbettes sich niemals miteinander vertragen werden.

Als Krankenlager empfiehlt sich nur ein regelrechtes Krankenbett, welches
aus Eisen und aus einem elastischen Drahtgeflechtboden construirt ist. Die Länge
desselben betrage 2 M., die Breite 70 Cm., die Höhe 60 Cm., einschliesslich
20 Cm. für die Füsse. Das Kopfgestell, ebenfalls mit Drahtboden, sei stellbar.
In dem keilförmigen Hohlraum unter dem Kopfgestelle werden die kleinen Bedürfnisse des Kranken aufbewahrt, ebenso die abnehmbaren Handhaben (von je
20 Cm. Länge) für die 4 Bettfüsse, welche erstere nur dem Krankentransporte
zu dienen haben.

Was die Elasticität dieses Krankenbettes anlangt, so ist für dieselbe
durch den geflochtenen Drahtboden gesorgt. Obschon man in einem Krankenhause
für Beinbruchkranke von einem elastischen Bette mit Recht nichts wissen will
und hier einen Brettboden vorzieht, muss man in einem Bahnzuge auch für die
letztbezeichneten Kranken das Bett gegen die Wagenerschütterungen durch weitere
Vermehrung der Elasticität schützen. Man fasst deshalb eine dünne dreitheilige
Rosshaarmatratze mit Rosshaarkopfpolster in's Auge.

Neuerdings ist man der Frage näher getreten, ob ein in einem Wasserkasten schwimmendes Bett dem Zwecke entsprechen möge. Es ist nicht wissenschaftlich, mit theoretischem Urtheile dem Ergebnisse einschlagender Versuche
vorzugreifen; letzteres ist, obschon mir Wasser als ein zu schwankendes Element
erscheint, abzuwarten. Mehr Vertrauen aber habe ich zur Luft, welche, in die
Unterlage (Kopfkissen, Matratze) des Kranken eingefüllt, vermöge ihrer hochgradigen Elasticität günstige Erfolge verspricht.

Zur Bedeckung dienen wollene Decken, je nach der Jahreszeit 1, 2
oder 3, immer mit einem nach aussen umgeschlagenen Leintuche (Laken), welches
dieselbe Grösse besitzt, wie diejenige, auf dem der Kranke liegt, bedeckt.

Ueber dem Bett muss es eine Vorrichtung zum Selbstaufrichten für den
Kranken geben. Am Fussende des Bettes ist eine Fussbank zweckmässig, welche
dem Herabrutschen des Kranken entgegenwirkt, beim Beinbruchkranken am unverletzten Beine liegen muss und unter Umständen auch im sonstigen Dienstbetriebe
gut gebraucht wird.

Die Unterkunft des Bettes muss den Kranken gegen Zug, strahlende
Wärme und grelles Licht schützen, besonders aber auch eine nach allen Seiten
freie sein. Diesem letzteren Erfordernisse habe ich, obschon ihm sonst bisher
wenig oder kein Werth beigelegt worden ist, gerade gegenüber den Schwerverwundeten Rechnung tragen zu müssen geglaubt, wie aus den nachstehenden
Zeichnungen hervorgeht.

Mehr als 8 liegende Kranke mag ich in einem Wagen nicht unterbringen;
denn mehr beengen zu sehr den Verkehr und verschlechtern die Luft. Parallel

jeder Längsseite eines Wagens seien 20 Cm. von dieser entfernt 4 Lagerstellen angebracht, so dass durch die Freilassung der Mitte ein 50 Cm. breiter Längsgang für den Verkehr übrig bleibt. Von den beiden Stirnwänden bleiben die Betten je 30 Cm. entfernt, und in der Mitte des Wagens sei für den Verkehr, den Ofen, die Krankenwärterunterkunft und sonstige Ausstattung ein 1·50 M. breiter Mittelquergang übrig.

Wenn das Krankenlager im Eisenbahnwagen demjenigen eines Lazareths so sehr wie möglich ähneln soll, so erscheint diese Aufgabe gegenüber der wünschenswerthen Ruhigstellung des Lagers in den fahrenden Wagen unausführbar; an allen Erschütterungen, welche den Wagen treffen, nimmt nothwendig das Krankenlager des letzteren Theil. Die Wirkungen dieser Erschütterungen werden für das Krankenlager durch elastische Mittel auf ein Mindestmass abzuschwächen, durch kein Mittel aber gänzlich aufzuheben sein.

Es ist viel darüber geschrieben und gestritten worden, auf welche Weise man jenes Mindestmass wohl erreiche; man kann aber nicht sagen, dass das Nachdenken hierüber zu einem endgiltigen Abschlusse gekommen ist. Fest steht nur, dass man von elastischen Mitteln den grösstmöglichen Gebrauch machen muss; darüber aber, ob man die Krankenbahren im Wagen aufhängen oder aufsetzen soll, sind die Meinungen getheilt geblieben, so dass auch die meisten Staaten sich noch heute nicht blos der einen Art, sondern beider Arten der Bahrenunterbringung bedienen, und, wie es scheint, von der Zeit und Erfahrung entscheidende Klärung erhoffen.

Die Erschütterungen des Wagens, welche vermieden oder vielmehr dem Kranken unfühlbar gemacht werden sollen, bewegen sich bei Bahnwagen in drei Hauptrichtungen: senkrechte, längswagerechte und querwagerechte; die ersten kommen und treffen das Krankenlager vom Wagenboden her, die zweiten von einer der Stirnthüren her und die dritten von einer der Seitenwände her. Diejenigen Theile des Wagens, welche die Erschütterung auf das Krankenlager übertragen, sind diejenigen, welche mit letzterem in Berührung stehen; je unmittelbarer und unelastischer die Berührung und Verbindung ist, desto stärker werden diese Erschütterungen übergeführt, so dass z. B. eine Trage, welche auf dem Wagenfussboden steht, die senkrechten Erschütterungen stärker erfährt, als die Trage, welche an der Wagendecke aufgehängt ist, welch' letztere die senkrechten Stösse erst durch Vermittlung der Seitenwände erhält. Es können also nur die Lagerstellen unmittelbar erschüttert werden, welche auf dem Fussboden stehen, oder an die Seitenwände angedrückt sind; und es geht hieraus hervor, dass es das beste ist, die Wände des Wagens und den Fussboden ganz frei zu lassen (was sich übrigens schon dadurch empfiehlt, dass man den Kranken den Ausseneinflüssen z. B. kalter Luft, Staub etc. mehr entrückt und den Wagen leichter reinigen kann) und lieber alle Lagerstellen lediglich an der Wagendecke zu befestigen.

Sei es nun durch eine ähnliche Gedankenfolge oder sei es instinctmässig geschehen — genug, man hat überall entweder lediglich oder zugleich das Wagendach als Anknüpfungspunkt der Lagerstellen benützt und letztere am Wagendache auf verschiedene Weise aufgehängt, oder „suspendirt", wie man sich auszudrücken beliebt. In der That hat man dadurch, wie sich jeder, welcher eine Fahrt in einem solchen Lager unternimmt, überzeugen kann, die den Körper erzitternden Erschütterungen auf ein sehr geringes Mass herabgesetzt; allein ein Nachtheil musste dabei in den Kauf genommen werden, und zwar der, dass die Bahre die ihr mitgetheilten Erschütterungen in Schwankungen auflöst, dass sie zur Schaukel wurde bei allen Erschütterungen, welche ja immer, wenn auch mittelbar, das Wagendach mittreffen.

Man kam nun auf den Gedanken, diesem Schaukeln durch seitliche Feststellungen der Bahren an den Wänden und senkrechten Ständern zu vermindern; allein so sehr man auch diese Feststellung mit elastischen Zwischenkörpern zu bewerkstelligen sich bemühte — es gesellten sich nun zu den geringen mittelbaren Erschütterungen vom Wagendache her wieder die stärkeren, weil mehr oder weniger unmittelbaren, von den Wänden her, so dass auch diese Art der Bahrenunterbringung keineswegs allgemeinen Beifall gefunden hat.

Nach allem erscheint es mir deshalb angemessen, auf die alleinige Benützung des Wagendaches zurückzukommen, die Bahren aber so aufzuhängen, dass ihnen möglichst wenig eigene Bewegung gestattet ist, sie starr aufzuhängen. Diese starre Aufhängung, welche mit besonderen Ansprüchen an die Wagenconstruction nicht verbunden ist, nur etwa eine bestimmte Lage der Dachrippen fordert, denke ich mir so: für jede der acht Bahren werden vier Teufelsklauen in einer dem Rechteck des Lagers entsprechenden Entfernung in die Dachrippen eingeschlagen; an diese, dem beschriebenen Hamburger Systeme entlehnten, Klauen schliesst sich je eine elastische Feder, z. B. eine Spiralfeder unmittelbar an. Gerade die Spiralfeder, welche eine beträchtliche Tragkraft besitzt, scheint mir am angemessensten, weil sie fähig ist, nicht blos einseitigen Erschütterungen entgegenzuwirken, sondern zugleich den wagerechten und senkrechten Stössen wirksam zu begegnen. An das untere Ende jeder solchen Feder ist ein Eisenstab festgenietet, welcher senkrecht bis 10 Cm. über dem Fussboden herabreicht.

Wenn die Dachrippen nicht wagerecht verlaufen, so wird bei dieser starren Aufhängungsweise das Bett einseitig geneigt hängen, wenn man nicht an der einen Reihe der Stäbe, z. B. an der der Seitenwand zugekehrten, eine Schraubvorrichtung (unterhalb der Spiralfeder) zur Verkürzung und Verlängerung des Eisenstabes anbringt.

So würden in jeder Längshälfte des Wagens 8 Eisenstäbe — ich ziehe Eisen dem Holze vor, weil letzteres eintrocknet und dann an Haltbarkeit verliert — frei herablaufen und mit den Seiten- und Stirnwänden ebensowenig wie mit dem Fussboden in Verbindung stehen und vielmehr zwischen sich und diesen Wänden einen für das Aufheben und Einstellen der Bahren, sowie für die allseitige Zugänglichkeit des Kranken willkommenen Zwischenraum übrig lassen. Zwischen je 4 Stäben würden nun rechtwinkelig zu jenen in 2 Schichten die Bahren unterzubringen sein, und zwar auf je 2 weiteren quer verlaufenden, in ihrer Mitte 10 Cm. lang unterbrochenen Eisenstäben, welche fest, nicht gelenkig, mit den senkrechten Stäben verbunden sind und von denen der eine immer den Fussstab, der andere den Kopfstab bildet; die Füsse der Bahre würden allseits nach aussen von den Querstäben sichtbar werden, so dass eine ganze Lagerstelle auf je 2 Eisenquerstäben reitend erscheint.

Obwohl die Eisenconstruction fast jede Besorgniss ausschliesst, dass durch Bruch Kranke in Gefahr kommen könnten, so billige ich es gern, wenn man neben jeder Klaue einen Haken in die Dachrippen einschraubt und in diesen einen Riemen einhängt, so dass ebensoviele Stricke oder besser Riemen wie Eisenstäbe vom Dache abwärts laufen. Je 2 dieser Stricke würden neben dem Kopfquerstab einerseits und neben dem Fussquerstab andererseits durch einen Querstrick verbunden, so dass die etwa fallende Trage sich auf den beiden Querstricken fangen kann. Für die unteren Tragen könnten, da dieselben nur 10 Cm. über dem Fussboden stehen, die Querstricke wegfallen. Dagegen würden im Hinblick darauf, dass die Stricke zugleich zum Selbstaufrichten des Kranken dienen sollen, die Längsstricke des Kopftheils) bis nahe über die unteren Betten reichen und sämmtlich, zum festeren Halte der Hand, mit Knoten oder Querholz zu versehen sein.

Um zu veranschaulichen, dass sich diese Aufhängungsweise mit keiner der bisher bekannten deckt, sondern sich von jeder anderen wesentlich unterscheidet, habe ich durch Ingenieur EBHARDT, dessen dankenswerthe Winke mitverwendet worden sind, folgende Zeichnungen anfertigen lassen.

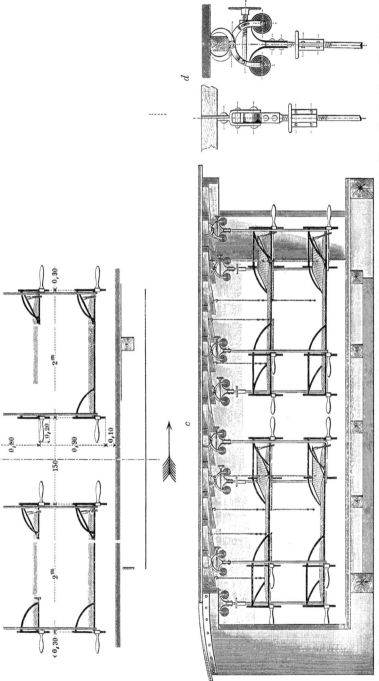

Frölich's Lazarethzug-Krankenwagen. a Längsschnitt. b Querschnitt. c Schrägschnitt. d Seitenansicht und Hinteransicht der Klaue mit schraubbarem Eisenstab.

Die elastischen Behelfe, welche man bis nun anwendete, um die Stösse des Fussbodens und der Wände des Wagens zu pariren: die Blattfedern, die Gummiringe, die Stossballen u. v. a. sind, mit der „starren und freien Aufhängung" der Bahren am Wagendache, völlig beseitigt, und wer die zweifelhafte Wirkung jener kennt, bedauert dies nicht.

Was die übrige Ausstattung eines Krankenwagens anbelangt, so muss dieselbe sich nach einem bestimmten Bedarfsetat richten, und zwar nach einem ähnlichen, wie er für Lazarethzwecke ausgeworfen ist; nur kommt dabei die kurze, auf zwei Fahrten beschränkte Dienstdauer eines Lazarethzuges in Betracht. Jedenfalls darf ein Lazarethzug in keiner Weise mit der Deckung seiner Bedürfnisse auf die Aussenwelt, z. B. auf Etappenbehörden, angewiesen sein; eine solche Deckung muss eine Ausnahme bilden; der Lazarethzug sei in jeder Beziehung selbständig.

Die nothwendigen Ausstattungsgegenstände beziehen sich auf die Unterkunft, Bekleidung, Ernährung der Kranken und auf die Verpflegung und den Dienst des Sanitätspersonales. Es würde zu weit führen, den gesammten Bedarf hier aufzustellen; die Deutsche Kriegssanitätsordnung giebt hierfür' genügende Anhaltspunkte.

An Sanitäts- und Sanitätshilfs-Personal würde der von mir vorgeschlagene Lazarethzug mit 240 Kranken oder Verwundeten nöthig haben: 1 Lazarethzug-Chef (Sanitätsofficier mit Hauptmannsrang), 1 älteren Assistenzarzt, 2 jüngere Assistenzärzte, 4 Sanitäts-Unterofficiere, und zwar 1 Sanitäts-Feldwebel für den Chef und die Verwaltung und je 1 Sanitäts-Sergeant oder -Unterofficier für 10 Krankenwagen, ferner 30 Sanitätssoldaten, und zwar je 1 für jeden Krankenwagen, endlich 3 Köche, 4 Burschen und das Zugspersonal. Das ganze Personal muss aus Personen des Soldatenstandes bestehen; freiwilliges Personal (insbesondere Frauen und Studenten) ist für Lazarethzüge selten nützlich.

Der Dienst des Lazarethzuges auf dem Kriegsschauplatze beginnt mit der Verladung der Kranken und Verwundeten. Sie erfolgt, wie der ganze übrige Dienst, unter Leitung und alleiniger Verantwortlichkeit des (ärztlichen) Zugschufs. Die Verladung nimmt ihren Weg durch die Stirnthüren, da in dem vorgeschlagenen Lazarethzuge Seitenthüren an den Krankenwagen nicht vorhanden sein sollen. Dass sie bei gewöhnlichen Bahnwagen unter Umständen auch von der Seite geschehen kann, daran hindert die von mir empfohlene Raumeintheilung nicht, da an der einen Seitenwand nur das Lager eines Krankenwärters sich befindet; es gehört jedoch dies nicht hierher, da diese seitliche Verladung, indem sie beliebiges Wagenmaterial braucht, zur Improvisationstechnik gehört. Wenn übrigens beide Arten der Verladung im Frieden gehörig geübt werden, so werden auch die Schwierigkeiten der Stirnverladung kaum grösser erscheinen, als diejenigen der Seitenverladung.

Vor der Verladung werden die Kuppelketten zwischen je zwei Wagen soweit gelöst, dass sich zwischen den Enden der Wagenkasten ein der Länge der Trage gleicher Raum herstellt, die Buffer aber nicht mehr gespannt sind, sondern sich nur berühren. Dann werden die Geländer der Plattformen heruntergeklappt und die Tragen werden neben dem Wagen rechtwinkelig der Zugrichtung so aufgestellt, dass das Fussende der Trage der Brücke zwischen dem Wagen zugekehrt ist. Die Einhebung der Kranken geschieht durch vier Sanitätsmannschaften nach besonderer Anweisung. Die oberen Bahren sind zuerst zu belegen, und zwar so, dass das Fussende nach dem Ende des Zuges gerichtet ist; wie dabei die verwundete Stelle zu liegen kommt, ist bei der von mir vorgeschlagenen Aufhängungsart, mit welcher der grosse Vortheil erreicht wird, dass das Krankenlager allseits zugänglich bleibt, gleichgiltig.

Der Krankendienst während der Fahrt bedarf einer Regelung, welche derjenigen der Feldlazarethe ähnelt. Jedes während der Fahrt vorgekommene Ereigniss, namentlich bezüglich der Kranken, z. B. die eingetretene Transportunfähigkeit eines Kranken, meldet der Lazarethzug-Chef bei Ankunft auf einer Haltstation der Bahnhofs- oder Etappen-Commandantur. Die Fahrgeschwindigkeit ist auf 14 Minuten für die Meile zu bestimmen. Kurze Züge wird man langsamer fahren lassen müssen, damit das grössere Schleudern derselben den Kranken nicht lästig fällt. Es ist bekannt, dass z. B. eine einzelne Locomotive seitwärts schlingernde Bewegungen macht, welche durch den Wechsel des Gestänges hervorgerufen werden und bei zu rascher Fahrt schliesslich Entgleisung herbeiführen. Durch den angehängten Zug wird diese Bewegung minder stark; und so legen z. B. die deutschen Schnellzüge 75 Km., die unter besonders günstigen Umständen selbst 90 Km. in der Stunde gefahrlos zurück.

Nach Abgabe der letzten Kranken an ihrem Bestimmungsorte hat der Lazarethzug alsbald nach dem Kriegsschauplatze zurückzukehren und zu neuer Aufnahme von Kranken die Wagen zu reinigen und nöthigenfalls zu entgiften.

Es ist bereits bemerkt worden, dass sich selbst ein grösseres Heer kaum entschliessen wird, die ganze Zahl der im Kriege nöthigen Lazarethzüge mit ihrer gesammten Ausstattung als solche schon im Frieden bereit zu halten. Aus diesem Grunde empfahl ich es, dass wenigstens Ein Lazarethzug als Musterzug oder Schulzug zu Unterrichts- und Uebungszwecken in den Friedensetat eingestellt werde. Es ist dies der Mindestanspruch, welchen der Sanitätsdienst an die Hilfsmittel für diesen Zweig des Krankendienstes stellen darf, und er wird dabei nicht ohne Erfolg unterlassen, auf die weitere Beschaffung von Friedens-Lazarethzügen hinzuwirken, wenn es ihm gelingt darzuthun, dass diese oder mehrere Lazarethzüge schon zu Friedenszeiten noch weiteren als blossen Unterrichtsnutzen stiften.

Thatsächlich ist das Verhalten das, dass derartige fertige Lazarethzüge im Frieden nur ausnahmsweise und in, den Kriegsbedarf deckender, Weise nirgends bestehen, so dass der Feldsanitätsdienst zur Zeit sich in anderer Weise, namentlich mit Improvisationen helfen muss. Hierzu nur noch wenige kurze Andeutungen.

Die einfachste Improvisation ist die Verwendung vorhandener Personenwagen zum Transport ohne besondere Vorrichtungen, also für sitzende Leichtkranke und die Benützung vorhandener Güterwagen, in welchen einfache Lager, wie sie an Ort und Stelle zu beschaffen sind, Platz finden, für liegende Kranke. Dieser Improvisation gegenüber kommt indess in Betracht, dass eine grosse Anzahl Verwundeter diese primitiven Transportvorrichtungen nicht vertragen, und so gerade die schwereren Kranken von einer für das kämpfende Heer und seine Verwundeten gleich segensreichen Massregel ausgeschlossen werden müssen.

Man hat deshalb versucht, in vollkommenerer Weise zu improvisiren und im Frieden sowohl an den Eisenbahnwagen selbst Einrichtungen getroffen, welche deren Benützung zu Sanitätszwecken — ohne dass sie den eigentlichen Zweck der Wagen stören — frommen, als auch Hilfsmittel namentlich für die Unterbringung der Krankenlager ersonnen, welche erstere schon im Beginne eines Krieges Verwendung finden können. Diese mannigfachen Versuche, wie sie die verschiedenen Staaten angestellt haben, sind im Vorausgehenden geschildert worden. Sie sind nützlich und lobenswerth. In einem Kriege bleibt Mangel nie aus, und so ist es auch für den Sanitätsdienst ein Gebot, unablässig zu erwägen, was in dem einen oder anderen fremden Lande oder überall von dem dem Feldsanitätsdienst zu statten kommen den etwa zur Verfügung steht. Wir müssen wissen, was voraussichtlich vorgefunden wird und wie diese „Fundbehelfe", wie ich diese Art der Hilfsmittel zu nennen vorgeschlagen habe, für den Sanitätsdienst geschickt gemacht werden können. Stellen wir nun aber derartige Hilfsmittel in den Etat, d. h. richten wir sie schon im Frieden her und nehmen wir sie mit in's Feld, um sie hier zweckentsprechend zu verwenden, so gehört dieses Verhalten nicht mehr zu den Improvisationen, nicht zu jenen findigen und erfinderischen Arbeiten, für welche die Noth zur Lehrmeisterin wird; vielmehr enthält dieses Verhalten nur ein anspruchloses Sichgenügenlassen mit minderwerthigen Hilfsmitteln. Es ist an diesem in der Mitte zwischen etatsmässiger Arbeit und Improvisation liegenden Gebahren nichts auszusetzen, wenn es nicht die allerdings zu fürchtende Gefahr bringt, dass wir auf das vollkommenste, wie es ein Musterzug bietet, dauernd verzichten und dass wir andererseits im sicheren Vertrauen auf die mitzunehmenden Noth-Hilfsmittel versäumen, die eigentlichen Fundbehelfe, die am Orte des Bedarfs sich darbieten, ganz und gar ausser Rechnung zu stellen.

Unstreitig gereicht es dem Feldsanitätsdienste zu besonderer Förderung, wenn er Eisenbahnwagen vorfindet, an welchen Einrichtungen vorgesehen sind, welche Improvisationen erleichtern; das zu Erstrebende bleibt jedoch für den Sanitätsdienst die Einführung von eigentlichen Lazarethzugwagen in den Eisenbahndienst des Friedens, sei es, dass man diese Wagen zum Theil ihrer sanitären Bestimmung überlässt, sei es auch, und das wird das Erreichbarere sein, dass man diese Sanitätswagen ohne Schädigung ihrer wesentlichen Einrichtung zu nichtsanitären Zwecken des gewöhnlichen Eisenbahndienstes in Gebrauch zieht.

Solche Lazarethzugwagen sind es, in welchen auch Improvisationen im Felde, falls es an Ausstattung mangelt, das leichteste Spiel haben. Hier, in einem mit sanitären Constructionseigenschaften gebauten Wagen, leisten Fundbehelfe, wie Stricke, Eisenstangen, Federn aus Bäumen etc., viel werthvollere Dienste als in einem beliebigen Güterwagen.

Ein Hauptmangel der Halbimprovisation, d. h. der Mitnahme von sanitärer Eisenbahnwagen-Ausstattung in erhoffte Wagen passender Einrichtung liegt in der räumlichen Trennung der Wagen und der für sie bestimmten Ausstattung: Jene müssen erst zur Hand sein, ehe die letztere in Wirksamkeit treten kann. Die eigentliche Improvisation aber hat sich auf jeden Wagen zu beziehen und jeden Fundbehelf sich dienstbar zu machen; sie ist unvollkommener als jenes Verhalten, aber sie ist nicht wie jenes ein die Regel bildendes Verfahren, sondern ein Ausweg in der höchsten Noth.

Wie wir uns nun in dieser Zwangslage höchster Noth helfen werden, wo ungeeignete Bahnwagen und keine Ausstattung, keine Lager für viele Schwerverwundete vorhanden sind — das ist eine Improvisationsfrage, die in Unterricht und Uebung des Friedensdienstes nicht oft genug gestellt werden kann. Was verändern wir an den gebräuchlichen Personen- und Güterwagen, wie bereiten wir Lagerstätten, wie bringen wir die voraussichtlich am ehesten verfüglichen Lager stellen in den Wagen unter — und dies Alles ohne die Voraussetzung, dass passendes Sanitäts-Material zu erlangen ist —, das sind Fragen, an deren Wichtigkeit zu zweifeln die Thatsache nicht berechtigt, dass sogenannte Improvisationsmittel mit in's Feld genommen werden; denn auch diese können versagen und fehlen!

RABL-RÜCKHARD meint: „Der Bedarf einer Krankentransportcommission (für Hilfslazarethzüge) ist von vornherein so unberechenbar, dass schon darin ein Grund liegt, sie nicht durch eine bestimmt etatisirte Ausstattung zu beschränken.“ Es ist dies ganz richtig. Wir fühlen uns vielleicht durch diese Behauptung zu dem Wunsche berechtigt, der Commission überhaupt möglichst viel aus der Heimat her zuzuwenden; aber wie wollen wir dann diese massenhafte Austattung an Ort und Stelle bringen? PELTZER hat ausgerechnet, dass man 10 Güterwagen beanspruchen müsste, wenn man 1000 für Hilfslazarethzüge bestimmte Tragen — nur Tragen! — fortschaffen wollte. Wenn wir nun auch in den Besitz von Güterwagen gelangt sind, so ist damit nicht ausgemacht, dass dieselben, in unsicherem Zugverbande mit ihrer Unselbständigkeit dorthin gelangen, wo wir ihrer bedürfen.

Auf der Grundlage der Noth-Lazarethzüge hat man in allen Ländern den weiteren Fortschritt angebahnt; in der Hochschätzung ihres Werthes hat man geglaubt, nur an sie die bessernde Hand legen zu dürfen, um den Eisenbahn-Krankentransport zu vervollkommnen. Ich meinestheils kann mich diesem Gedankengange nicht anschliessen; denn dort, wo die Improvisation auch nur einen Theil des Sanitätsdienstes in Beschlag nimmt, ist der Kranke in einer Lage, die sich anders gestaltet, als wir sie selbst sanitär fordern und als sie der Kranke verdient.

Geben wir einmal zu, das und jenes ist schädlich für den Kranken und Verwundeten, aber noch erträglich für ihn, und aus letzterem Grunde wollen wir uns mit Unvollkommenem begnügen, so errichten wir auf der logischen Bahn des Forschritts uns von Haus aus selbst ein gefährliches Sperrfort. C'est la guerre tröstet man sich freilich auch in ärztlichen Kreisen, in denselben Kreisen, über deren Genügsamkeit eine erleuchtetere Zukunft einst den Stab brechen wird. Ja der Krieg ist es, aber wir Aerzte sind es mit ihm, wenn wir im Glauben an unüberwindbare Schwierigkeiten befangen bleiben. Wir müssen es aussprechen, Laien können es nicht, dass wir die Vorbereitung von eigentlichen Lazarethzügen schon im Frieden für nöthig halten, und wir dürfen gern den Staatsfinanzen das Zugeständniss machen, dass diese sanitär gebauten Wagen im Frieden zum gewöhnlichen Bahnbetrieb mitverwendet werden — unter der Voraussetzung, dass die Organisation uns in den Stand setzt, im Mobilisirungsfalle sofort alle Lazarethwagen aus dem Dienstbetriebe zu ziehen und sie binnen 10 Tagen auf bestimmten Punkten zu Lazarethzügen zu vereinigen, zu mobilisiren.

Bietet ein so mobilisirter geschlossener und in die Fahrtdisposition des Aufmarsches aufgenommener Lazarethzug mehr Bürgschaft für die Erreichung des Ziels als ein auf Glücksumstände sich verlassender Nothlazarethzug, so wird es doch auch vorkommen, dass dort, wo Rettung vergebens erhofft wird, alle Hände zur Improvisation, zum Nothbehelf sich regen müssen. Ich möchte aber rathen, vor Fassung dieses Nothbeschlusses immer zu erwägen, ob nicht die kürzere Zeit, welche auf den mit rechten Hilfsmitteln beladen gedachten Lazarethzug gewartet werden muss, zweckmässiger mit einer lazarethmässigen Unterbringung und Verpflegung der Verwundeten ausgefüllt wird als mit Improvisationen. In zweiter Linie ist aber zu bedenken, ob sich nicht nach grösseren Schlachten diese Improvisationen des Krankentransports mehr auf Land- als auf die in einer entfernt gelegenen Endstation wartenden Bahnwagen zu beziehen haben werden.

Wie sehr also die Improvisationen von Bahnwagen mit der grösseren Anerkennung regelrechter Lazarethzüge sich vermindern werden, so mag man doch schon im Frieden emsig lernen, wie man improvisiren könnte. Man wird sich für dieses Lernen an die Einrichtungen des Musterzugs anlehnen — dabei freilich auf Alles verzichtend, was den Wagen in seinem wesentlichen Bestande beeinträchtigt, und was voraussetzlich an Ort und Stelle des Bedarfs nicht zu beschaffen ist.

Dieses Lernen und Uchen hat sich zunächst an die Wagen selbst zu wenden und zu erforschen, welche Wagen die bequemsten und kürzesten Improvisationsarbeiten gestatten. Die zweite Hauptaufgabe hat sich mit der Art des Krankenlagers und der Unterbringungsweise des letzteren zu befassen. Hierfür kommen die zahlreichen Hilfsmittel: Schrauben, Haken und Stricke zum Aufhängen, Holzfedern zum Aufsetzen der Feldtragen oder Feldbetten oder improvisirter Gestelle in Betracht. Alle diese Dinge werden an Ort und Stelle, wenn auch nicht immer in der erforderlichen Menge, zu haben sein. Einer besonderen Vorliebe auf Seite der Improvisationen scheint sich der Strick zu erfreuen, und noch einer der neuesten Vorschläge, der von GSCHIRHAKL, weist dem Stricke und dem Hanfseile eine hervorragende Rolle zu. Ich kann diese Darstellung nicht in die Werthschätzung der zahlreichen Improvisationsmittel und in die Würdigung aller möglichen und unmöglichen Fundbehelfe sich verlieren lassen; gegenüber der verbreiteten Liebe zum Stricke aber möchte ich wenigstens auf die grosse Verschiedenheit und theilweise sehr unzuverlässige Beschaffenheit der Stricke hinzuweisen mir erlauben. Ist man einmal beim Stricke angelangt, so kann man es obendrein bei ihm sich nicht bewenden lassen, sondern man muss weitere Mittel, welche dem Schaukeln der Stricke entgegenwirken, ersinnen. Hält man sich dagegen die von mir vorgeschlagene starre und zugleich freie Aufhängungsweise des Musterzugs vor, so wird man Eisenstäbe oder geflochtenen Draht, welcher nahezu ebenso häufig wie der Strick vorhanden sein wird, letzterem vorzuziehen haben. Der Strick sei also nur im Nothfalle ein selbständiges Aufhängemittel.

Es sind dies Gedanken, weiche feldärztliche Anschauung, Vergleichung
und Erwägung erzeugt haben. Ob sie werth sind, in die That umgesetzt zu werden,
das wird nur der Versuch entscheiden. Denn das Ergebniss des Versuchs führt
das entscheidende Wort im Streben der Technik! Die Glut des Eisens allein
hilft nichts; man muss sie auch auf den Ambos bringen.

Und so empfehle ich namentlich einestheils die Einstellung einer dem
Kriegsbedarf entsprechenden Anzahl von Bahnwagen, welche v o r z u g s w e i s e nach
feldsanitären Grundsätzen gebaut sind, in den Friedens-Dienstbetrieb der Eisenbahnen, und anderntheils die Einführung einer s t a r r e n und f r e i e n, die selbständige Bewegung und die Berührung der Fussböden und Wände vermeidende
A u f h ä n g u n g der Krankenlager lediglich an den Wagendächern der Lazareth-
Züge allen Betheiligten zur Versuchsprüfung.

L i t e r a t u r: H e r t e r, Besprechung der Bücher von Virchow, Wasserfuhr, Hirschberg und Sigel über Sanitätszüge in Deutsch. milit. Zeitschr. 1872, Heft 8. — M o s e t i g,
Militärarzt. 1874, Nr. 15 u. 16 (Besprechung des Buches von Billroth über den Krankentransport auf Eisenbahnen). Ebenda. 1877, Nr. 14 u. 15 (Normale für k. k. Eisenbahn-Sanitätszüge). — v. F i c h t e, Deutsche Vierteljahrsschr. für öffentl. Gesundheitspfl. 1868, H. 2
(Vorschläge für Einführung des amerikanischen Transportsystems). — Feldarzt. 1877, Nr. 2
(Aufhängung der Bahren). — Der erste Sanitätszug des Berliner Hilfsvereins für die Deutsche
Armee im Felde. Virchow. 1870, 34 S. — Memorandum über Spitalzüge. Prof. Ranke in München
in Allgem. milit.-ärztl. Zeitg. 1870, Nr. 44, 45 — M o l l, Die Sanitätszüge, ihr Werth und
ihre Uebelstande. Berliner klin. Wochenschr. 1871, Nr. 6. — M ü h l b a u e r, Erfahrungen aus
dem Feldzuge 1870/71. 1871. — D e v i l l i e r s, Bullet. de l'Acad. de méd. 1871, XXXVI,
Nr. 7 (Krankentransport von Paris nach Lyon und im Mittelmeere). — F r i e d r i c h, Jahresber.
der Gesellsch. für Natur- und Heilk. in Dresden. 1871/72 (Die Deutschen Sanitätszüge). —
L ö w e r, Deutsch. milit. Zeitschr. 1872, H. 3/4 (Hamburger Sanitätszüge). — P e l t z e r,
Ebenda. H. 8 u. 9 (Krankenzüge im Kriege gegen Frankreich). — R u e p p, Correspondenzbl.
der Schweiz. 1872, Nr. 20 (Bahn Krankentransport in der Schweiz). — R. S c h m i d t, Deutsche
Vierteljahrsschr. für öffentl. Gesundheitspfl. 1873, V, H. 3 (Lazarethzüge aus Güterwagen). —
M ü h l v e n z l, Militärarzt. 1874, 1—3 und Allgem. Milit.-Zeitg. 1874, Nr. 3 (Die in Wien
ausgestellten Sanitätszüge). — R a b l - R ü c k h a r d, Deutsch. milit. Zeitschr. 1874, H. 9,
pag. 402, 465 (Krankenzerstreuung mit Bahn). — F e r r e s, Allgem. Milit.-Zeitg. 1875, Nr. 33
und Militärarzt. 1875, Nr. 13, 15, 16, 17 (Güterwagen). — J. z. N i e d e n, Militär-Wochenbl.
1875, Nr. 83 ff. — R. S c h m i d t, Deutsche Vierteljahrsschr. für öffentl. Gesundheitspfl. 1875,
H. 4. — Wiener med. Presse. 1876, Nr. 40. Zeitschr. für Biologie. 1876, H 4 und Vierteljahrsschr. für öffentl. Gesundheitspfl. 1877, H. 4 (Lüftung und Heizung). — Militärarzt. 1877,
pag. 138 (Russisch-türkischer Krieg). — P e l t z e r, Deutsche milit. Zeitschr. 1879, H. 6
(Hilfslazarethzüge). — G r i m m, Ebenda. 1879, H. 10 (Hilfslazarethzüge). — M ü h l v e n z l,
Ebenda. 1873, H. 10 (Ausstellung in Wien). — P e l t z e r, Berliner klin. Wochenschr. 1872,
Nr. 2. — A. H a u s s e r, Militärarzt. 1872 und 1873, Nr. 1—7 (Erfahrungen von 1870/71 und
ihre Anwendung auf Oesterreich). — Militärarzt. 1873, Nr. 19 ff. (Internationale Privatconferenz
in Wien). — H i b s c h, Probefahrt mit dem R. Schmidt'schen Lazareth-Eisenbahnwagen und
Ventilationseinrichtungen. Deutsche milit. Zeitschr. 1876, H. 7. — H. F r ö l i c h, Feldarzt.
1877, Nr. 1 ff. (Ausstellung in Brüssel). — D e r s e l b e, Militärmedicin. Braunschweig 1887. —
G u r l t, Med. Zeitg. des Vereins für Heilk. in Preussen. 1859, pag. 232 (Benützung der Deutsche
bahn zum Krankentransport. Vorschläge). — H. L a r r e y, Bullet. de l'Acad. de méd. 1851/2,
XXVII, pag. 464 (Einfluss der Eisenbahnen auf die Krankenzerstreuung im Italien. Kriege). —
G a u v i n, Conférences internationales etc. Paris 1867, II, pag. 266. — Militararzt. 1868,
Nr. 13—17 (Krankenzerstreuung im Felde). Die Eisenbahnen zum Truppentransport und für den
Krieg im Hinblick auf die Schweiz. Th. H o f f m a n n - M e r i a n. Basel 1868. — Annal. d'hygiène
publique etc. 2. Sér., Paris 1871, XXXVI, pag. 190 (Krankenzerstreuung). Bremer Handelsbl.
1871, XX, pag. 998 (Die Sanitätszüge der Württembergischen Staatseisenbahn). — M u l l e r,
Berliner klin. Wochenschr. 1871, pag. 48 (Sanitatszüge). Leipziger illustr. Zeitg. 1871,
pag. 1420. — Studien über das Etappenwesen. C. H. B e c k, Nördlingen 1874. — R i e g e r t, Rec.
de mém. de méd. Paris 1872 (Wagons-Ambulances). — F o n t è s, Le monde illustré. 1873, Nr. 846
(S. d. französischen Bilfsvereins). — M. L e g r a n d, L'Union méd. 1874. — Deutsche milit. Zeitg.
1873, H. 6, pag. 344 ff. (Russische Versuche). — L ö f f l e r, Preuss. milit.-ärztl. Zeitg. 1860,
Nr. 3 (Schwerverwundete auf Eisenbahnen). — Organ des Vereins Deutscher Eisenbahnverwaltungen. 1870, Nr. 30, abgedruckt im Kriegerheil. 1870, Nr. 10, pag. 112. — C z e r n y,
Wiener med. Wochenschr. 1871. — K r a u s und F i l l e n b a u m, Oesterr. milit. Zeitschr.
1874, H. 2 (Sanitatspavillon 1873 in Wien). — M ü h l v e n z l, Organ des Wiener milit.-
wissenschaftl. Vereins. 1874, H. 1 (Wiener Ausstellung 1873). — P e l t z e r, Wiener med.
Wochenschr. 1876, Nr. 31 ff. (Ausstellung in Brüssel). — Vorschriften für den Militärtransport
auf Eisenbahnen. Wien 1870 (Krankentransport im VIII. Abschnitte). — Kriegerheil. 1874,
pag. 28 und 1876, pag. 26 (Sanitazug des Malteserordens). — Militärarzt. 1877, Nr. 17

(Russisch-türkischer Feldzug). — Deutsche med. Zeitschr. 1879, H. 11, pag. 587 (Gorodetzky's Hilfslazarethzug). — W. Roth, Deutsche Vierteljahrsschr. f. öffentl. Gesundheitspfl. (Russisch-türkischer Feldzug). — Myrdacz, Oesterr.-ungar. Wehrzeitung. 1880, Nr. 47 (Kranken-transport in Bosnien). — H. Frölich, Deutsche med. Wochenschr. 1878, pag. 40—42 (Pariser Weltausstellung). — Deutsche milit. Zeitg. 1886. H. 1 (Französischer Eisenbahn-Kranken-transport). — Gschirhakl, Organ des milit.-wissenschaftl. Vereins. 1887, XXXII (Impro-visation des Krankentransports in Güterwagen). — Deutsche milit. Zeitschr. 1887, H. 1 (Port's Weise, Bahren für Krankenzüge und Landwagen zu bauen). — Deutsches Reichsgesetzbl. 1887, Nr. 5 (Kriegstransportordnung vom 26. Januar 1887). — Deutsche Krankenträgerordnung vom 21. December 1887.

H. Frölich.

San Remo. Der in jüngster Zeit rasch in Aufnahme gekommene klimatische Wintercurort an der Riviera di Ponente in Italien liegt an einer halbkreisförmigen Bucht, nach Süden offen, nach West und Ost durch weit in das Meer auslaufende Vorgebirge, nach Norden durch eine dreifache Bergreihe von 150 und 200 Meter bis zu 2500 Meter emporsteigend, ausserordentlich geschützt. In Bezug auf Wind-schutz und Gleichmässigkeit der Wärme hat San Remo viel Analogie mit Mentone und übertrifft in Bezug auf diese Verhältnisse Nizza, Cannes und Hyéres.

Als Mitteltemperatur des Jahres wird + 16·5⁰ C. angegeben, als Mittel für die Wintermonate : November bis März 11·3⁰ C. Die mittlere Temperatur des Tages beträgt im November 12·7⁰, im December 9·5⁰, Januar 9·1⁰, Februar 11·5⁰, März 12·1⁰, April 19·7⁰; die mittlere Schwankung zwischen Maximum und Minimum unterhalb dieser Monate 2·28⁰, das Mittel der Extreme in denselben Monaten 8·34⁰. Luftdruck im Mittel 761·43 Mm., mittlere Differenz der Extreme 18·94 Mm. Die relative Feuchtigkeit ist im Mittel 66·7%, Mittags am geringsten mit 64·5%, Abends am höchsten mit 68·8%; März ist der trockenste Monat mit 64·3, September der feuchteste mit 68·2%. Die Schwankungen der Luftfeuchtigkeit während des Tages sind jedoch oft bedeutend.

Die Stadt ist im Allgemeinen gegen Winde, namentlich gegen den Mistral noch mehr geschützt, als Mentone. Die vorherrschenden Winde während der Winter-monate sind der Nordost und Ost. Einzelne Theile der Stadt sind gegen Wind weniger geschützt.

San Remo ist als Curort noch jung und darum lassen manche Einrichtungen zu wünschen übrig. Die Verpflegung ist gut, doch ebenso wie die Wohnungen recht theuer. Für Spaziergänge und staublose Wege bleibt noch zu sorgen übrig. Der Winteraufenthalt eignet sich besonders für chronische Catarrhe der Respirationsorgane, chronische Phthise, pleuritische Exsudate, chronische Rheuma-tismen, BRIGHT'sche Nieren.

Als Contraindication für den Aufenthalt in San Remo werden Phthisen mit Zerfall- und Resorptionsfieber, Neuralgien, nervöse Aufgeregtheit und psychische Erkrankungen angenommen.

K.

Santa Agueda, Prov. Guipuzcoa, in malerischer Lage, mit comfor-tabler Badeanstalt und kalter erdiger Quelle, worin 0,5 Schwefel auf 10 000 enthalten sein soll.

B. M. L.

Santalum, *Lignum Santali,* Sandelholz (*Santal citrin,* Pharm. franç.), das Holz von *Santalum album Roxb.,* Santalaceae; Harz und ätherisches Oel enthaltend, als Diureticum und Diaphoreticum in ähnlicher Weise wie *Lignum Guayaci,* Sassafras u. s. w., im Decoct, als Bestandtheil diuretischer und diapho-retischer Species. — Als „santal rouge" bezeichnet die Pharm. franç. das Holz von *Pterocarpus indicus Willd.,* Leguminosae-Papilionaceae, eines Baumes, welcher ein dem *Sanguis draconis* sehr ähnliches, aber selten nach Europa kommendes Harz liefert. Das Holz enthält Gerbsäure und rothen Farbstoff (durch Aether als „Santalin", durch Alkohol als kryst. „Santaleïn" ausgezogen); findet des letzteren halber zur Färbung von cosmetischen Mitteln, Zahnpulvern u. s. w. Verwendung.

Santa Venera. Diese prachtvolle Badeanstalt liegt etwa 20 Km. östlich vom Aetna, bei Aci-Reale, 106 Meter über Meer. Die Therme ist 24,6° C. warm. Sie enthält nach der Analyse von SYLVESTRI (1872) 30,24 festen Gehalt in 10 000; besonders Chlornatrium, etwas Jod, 0,125, Lithium 0,012, ferner H_2S 0,152. Die spontanen Gase bestehen grossentheils aus „Formène" CH_4, welches Protocarbonhydrogen neben CO_2 auch in Wasser gelöst vorkommt.

Literatur: Sylvestri, *Sulla comp. chim.* 1873; *Bagni termo-min. etc.* 1873. — Russo, *Thermes de S. V.* 1878.

B. M. L.

Santolina *(santoline* oder *aurone Femelle,* Pharm. franç.). Das Kraut von *S. Chemoecyparissus L.*, Synanthereae-Senecionideae (Heiligenkraut), ätherisches Oel und Bitterstoff enthaltend, der *Herba Artemisiae, Abrotani* etc. ähnlich.

Santonin, wichtigster Bestandtheil der sogenannten Wurm- oder Zitt- wer samen, *Flores Cinae (Anthodia Cinae, Semen Cinae, Semen Santonici, S. sanctum)*, worunter man die noch nicht geöffneten getrockneten Blüthen- körbchen von *Artemisia Cina Berg (Artemisia maritima L., Var. Stechmanniana Bess., A. pauciflora Web.)* versteht, einer massenhaft in der Kirgisen- steppe, nördlich von Turkestan, zwischen dem Aral- und Balkatschsee wachsenden Composite.

Sie sind länglich, höckerig oder gerundet-kantig, zum Theil gestielt, an 2 Mm. lang, kahl, höchstens die jüngsten ganz spärlich behaart, etwas glänzend, bräunlich-grün. Ihr Hüllkelch, 3—6 auf einem nackten Blüthenboden stehende Blüthenknospen einschliessend, besteht aus 12—18 entfernt-dachziegelig anliegenden eiförmigen bis länglichen, aussen gewölbten und mehr weniger deutlich gekielten Blättchen, welche in der Mitte bräunlich-grün und beider- seits des Kiels mit zahlreichen glänzenden Oeldrüsen besetzt, an der Spitze und am Rande breithäutig durchscheinend und farblos sind.

Sie besitzen einen starken eigenthümlichen aromatischen Geruch und einen gewürzhaft bitteren Geschmack. Die Waare soll nicht Blätter, Stengel und Stiele beigemengt enthalten.

Nur die beschriebene, als levantinischer Wurmsamen, *Flores Cinae Levantici (Semen Cinae Levanticum)* bezeichnete Sorte ist officinell. Nicht zulässig sind andere, jetzt bei uns selten mehr vorkommende, von anderen Artemisiaarten abstammende Sorten, wie der sogenannte Indische und der Berberische Wurmsamen.

Neben Harz, Fett, Zucker etc. enthalten die *Flores Cinae* als wichtigste Bestandtheile: *a)* ein ätherisches Oel (circa $2^1/_2°/_0$) und *b)* das merk- würdige, 1830 von KAHLER und gleichzeitig von A. ALMS entdeckte Santonin, $C_{15}H_{18}O_3$ (siehe weiter unten), von dem eine gute Waare 2°/_0 enthält (DRAGENDORFF).

Unter den Angehörigen der ausserordentlich artenreichen Gattung Artemisia ist bisher nur noch in *A. Gallica Willd. Santonin* (1885 von Heckel und Schlagdenhaufen) nach- gewiesen worden. Früher nur in einigen europäischen und nordamerikanischen Fabriken gewonnen, wird das Santonin seit einigen Jahren in Orenburg und seit 1884 auch in Tschim- kent (Provinz Taschkent), in der Heimat des Wurmsamens, in grossen Quantitäten hergestellt.

Das ätherische Oel ist blassgelb bis bräunlichgelb und ziemlich dünn- flüssig (frisch), von 0·925—0·945 spec. Gew., eigenthümlichem durchdringenden Geruch und brennend-gewürzhaftem Geschmack. Es besteht aus einem Kohlen- wasserstoff, Cinaeben ($C_{10}H_{16}$) und der Hauptmasse nach aus einem sauerstoff- haltigen Antheil, Cinaebenkampfer ($C_{10}H_{18}O$).

Es wirkt wohl ähnlich anderen ätherischen Oelen von analoger Zusammen- setzung. Nach E. ROSE tödten 2·0 Kaninchen unter Krämpfen mit folgenden Lähmungserscheinungen. Bei der anthelminthischen Wirkung der *Flores Cinae* scheint es nicht betheiligt zu sein. Diese ist vielmehr abhängig vom Santonin, welches ausser Ascariden auch Tacnien tödtet, nicht aber *Oxyuris vermicularis* und *Trichocephalus dispar* (ROSE). W. V. SCHROEDER dagegen kommt durch seine Versuche (1885) zu dem Schlusse, dass das Santonin nicht als ein den Spulwurm tödtendes, sondern als ein ihn nur vertreibendes Mittel aufzufassen ist, indem es diesem Parasiten den Aufenthalt im Dünndarme verleide und ihn zwingt, in den Dickdarm herabzuwandern, wo er dann durch ein Laxans herausgeschafft wird.

In Substanz genommen ist Santonin fast geschmacklos, in alkoholischer Lösung schmeckt es stark bitter. Kleine Gaben sollen die Verdauung fördern, etwas grössere (0·2—0·4 bei Erwachsenen, bei Kindern schon allenfalls 0·05) erzeugen als constanteste Erscheinung Farbensehen, Chromatopsie, meist als Gelbsehen, Xanthopsie — alle hellen Gegenstände werden gelb gesehen — auftretend, zuweilen mit voraufgehendem Violettsehen (besonders dunkler Objecte und Schatten). Die Chromatopsie tritt bald nach der Einführung des Mittels ein und dauert meist nur kurze Zeit, niemals über 24 Stunden; in manchen Fällen ist sie intermittirend (FARGUHARSON).

Diese merkwürdige Santoninwirkung hat man früher ableiten wollen von einer Gelbfärbung der durchsichtigen Augenmedien oder von einer Gelbfärbung des Blutserums; jetzt wird meist angenommen, dass es sich hierbei um eine Einwirkung des Santonins auf den N. opticus, resp. seine Endausbreitungen in der Retina handelt, und dass die Xanthopsie wesentlich als Violettblindheit aufzufassen ist. Die violettempfindenden Nervenfasern werden zuerst erregt, dann tritt Ermüdung (oder Lähmung) ein. Daher anfangs Violettsehen, dem dann Gelbsehen folgt.

In grossen Gaben wirkt Santonin auch auf höhere Thiere und auf den Menschen als Gift.

Vergiftungen (medicinale) mit Flores Cinae sowohl wie mit Santonin bei Menschen kamen, zumal in der letzten Zeit, wiederholt vor. Fast alle betrafen Kinder und die meisten waren durch Santonin (Pulver und Pastillen) veranlasst. Von 18 Fällen waren zwei tödtliche (FALCK).

Davon betrifft der eine (v. Linstow) ein 10jähriges Mädchen, welches nach dem Einnehmen von circa 10·0 Flor. Cinae (0·2 Santonin entsprechend) mit Syrup starb, der andere (Grimm) ein 4¹/₃jähriges Kind, das 0·36 Santonin (in 6 geth. Dosen) erhalten haben soll. (Bei Boehm etc., Handbuch der Intoxic. Siehe Literatur.)

Mehr weniger schwere Vergiftungen sind nach Santoningaben, welche zwischen 0·1—0·36 liegen, von Binz, Duclaux, Farguharson, Snijders, Sieveking und Anderen beobachtet worden.

Die hauptsächlichsten Vergiftungserscheinungen bestehen ausser in Chromatopsie, welche in den leichtesten Fällen oft das einzige Symptom darstellt, in wirklichen Gesichts-, auch wohl Geruchs- und Geschmackshallucinationen, verminderter Pulsfrequenz, Schwindel, Kopfschmerz, Benommenheit, oft Uebelkeit und heftigem Erbrechen, Leibschmerzen, rauschähnlichen Zustand, Zittern der Glieder, Zuckungen einzelner Muskelgruppen, besonders des Gesichtes, endlich auch allgemeinen Convulsionen (meist clonischen), zuweilen Trismus, Pupillendilatation; schliesslich, in letal endenden Fällen, vollkommene Bewusstlosigkeit, Sopor, mühsame stertoröse Respiration, Collaps, unwillkürliche Entleerungen, Tod.

Aehnliche Vergiftungserscheinungen werden auch bei warmblütigen Thieren beobachtet, die übrigens, wie dies auch beim Menschen vorkommt, eine verschiedene Empfindlichkeit gegen das Gift zeigen. So sind Kaninchen weniger empfindlich wie Hunde.

Aus von P. BECKER angestellten Thierversuchen (mit Natr. santon.) schliesst BINZ (1877), dass die Hauptwirkung des Santonin auf das Mittelhirn, auf den Bereich des 3.—7. (und mit Rücksicht auf die beim Menschen bekannten subjectiven Störungen auf jenen des 2.—7.) Hirnnerven gerichtet ist; erst später wird die Medulla ergriffen. Daraus würden sich allerdings die meisten der obigen Vergiftungserscheinungen erklären. Ein besonderer Einfluss auf das Herz wurde nicht, dagegen nach nicht zu kleinen Mengen vermehrte Diurese beobachtet.

Das intern eingeführte Santonin wird von der Schleimhaut des Magens und Darmcanals, durch den Speichel, Magensaft, resp. durch die Galle und den Pancreassaft in Lösung gebracht, resorbirt und durch die Nieren, vielleicht zum Theil auch in den Darm wieder eliminirt. Der Harn dreht links und enthält nach LEWIN das Santonin in einer Form, die durch molekulare Umlagerung in Folge von Wasserentziehung entstanden ist. Seine Farbe ist bei saurer Reaction intensiv gelb (citronen- bis safrangelb), wie sie auch der Harn nach dem Einnehmen von Radix Rhei (durch die Chrysophansäure) zeigt. Bei Eintritt der alkalischen Reaction des Harns oder bei Zusatz von Alkali verwandelt sie sich in purpurroth.

Die Gelbfärbung des Harns ist oft schon 1 Stunde nach dem Einnehmen des Mittels zu constatiren und kann bis 60 Stunden und darüber anhalten. Darnach scheint die Elimination des Santonins nicht sehr rasch stattzufinden.

Munk (Centralblatt für med. Wissensch., 1878; Dragendorff's Jahresber., XIII, pag. 612) macht auf folgende, unter Umständen praktisch verwerthbare Unterscheidung des Santoninharns von Rheumharn aufmerksam.

I. Rheumharn nimmt mit kohlensauren Alkalien die rothe Färbung sogleich an und ist dieselbe dauernd; mit Zinkstaub digerirt wird der (durch Alkalien) rothgefärbte Harn entfärbt; der mit Kalkmilch oder Barytwasser im Ueberschuss versetzte Harn giebt einen Niederschlag, der das Pigment enthält, während die von demselben abfiltrirte Flüssigkeit farblos ist.

II. Santoninharn. Die rothe Färbung durch kohlensaure Alkalien tritt langsam ein und verschwindet nach 24—48 Stunden; mit Zinkstaub wird der Harn nicht entfärbt; der Niederschlag nach Zusatz von Kalk- oder Barytwasser ist ungefärbt, das Filtrat gefärbt.

Für die Therapie der Santoninvergiftung kommen zunächst Emetica und Laxantia in Betracht; für die weitere symptomatische Behandlung Analeptica, künstliche Respiration, Aether- (oder auch Chloroform-) Inhalationen, welche nach P. BECKER'S (s. oben) Versuchen die Convulsionen bei Warmblütern zu coupiren oder abzukürzen vermögen.

Therapeutische Anwendung. Lediglich als sicheres Mittel gegen *Ascaris lumbricoides.*

1. *Flores Cinae,* meist nur noch als Volksmittel. Int. zu 0·5—2·0 m. t. (10·0 pro die) auf Brod gestreut mit Honig oder Syrup, mit Chocolade, Pfefferkuchen, in Wein etc., auch überzuckert *(Semen Cinae conditum,* in 2 bis 3fach grösserer Gabe), nachträglich ein Laxans.

2. *Santoninum, Acidum santonicum,* Santonin. Pharm. Germ. et Austr. Farb- und geruchlose, tafelförmige oder prismatische, im Lichte allmälig (unter Bildung von Photosantonin) sich gelbfärbende Krystalle, kaum in kaltem, schwer in kochendem Wasser, leicht in heissem Alkohol und Chloroform, schwer in siedendem Aether löslich. Auch Essigsäure und ätherische Oele lösen es. Auf dem Wasserbade sehr anhaltend, mit fein gepulvertem Santonin erwärmtes Mandeloder Ricinusöl nimmt, selbst bei fleissigstem Schütteln, nicht über 4% davon auf; in der Kälte krystallisirt der grösste Theil des Santonins wieder heraus (FLÜCKIGER).

Das hauptsächlich ärztlich verwendete Ascaridenmittel. Int. zu 0·02—0·1! pro dosi, 0·3! (Pharm. Austr. 0·5!) pro die, in Pulver, Pillen, Pastillen (vielfach in Verbindung mit Calomel, Rheum, Jalapa, Oleum Ricini etc.). Nicht nüchtern, weil wegen rascherer Resorption eher die toxische als die anthelminthische Wirkung hervortreten kann, am besten Abends, einige (2—3) Abende hintereinander, dann ein Laxans.

Präparat:

Trochisci Santonini, Santoninpastillen. Nach Pharm. Germ. aus Santonin und Zucker oder Cacaomasse, jede Pastille mit einem Gehalt von 0·025 Santonin; nach Pharm. Austr. aus Santonin und Sacchar. mit 0·05 Santonin in jeder Pastille.

Das nicht mehr officinelle *Natrum santonicum, Santoninum natronatum,* santoninsaures Natron, Santonin-Natron, bildet farblose, durchsichtige, tafelförmige Krystalle des rhombischen Systems, von salzig-bitterem Geschmack, leicht löslich in Wasser nnd Alkohol, von alkalischer Reaction der wässerigen Lösung, aus welcher durch Säuren Santonin ausgeschieden wird. Durch alkoholische Aetzkalilösung wird es roth gefärbt, im Lichte kaum verandert. Enthält 70·5% Santonin. Wurde zuerst von Hautz (1854) und Küchenmeister (zu 0·12—0·3 p. d. in Pulver) wegen seiner leichten Löslichkeit in Wasser empfohlen, aber von Anderen eben dieser Eigenschaft wegen, da es rascher resorbirt wird und leichter als das Santonin Vergiftung erzeugen kann, geradezu widerrathen.

Literatur: Binz, Ueber Santoninvergiftung und deren Therapie. Archiv für experim. Path. und Pharmakol. 1877, VI (Lit. der Intoxic.). — B. Frohnstein, Studien uber die Wirkung des Santonins. Bern 1877 (Dragendorff, Jahresber., XIII). — L. Lewin, Berliner klin. Wochenschr. 1883 (Caspari, Inaug.-Diss. Berlin 1883). — A. Battistini, Moleschott's Unters. 1885, XIII (Schmidt's Jahrb., 206, 235). — W. v. Schroeder, Archiv für experim. Path. und Pharmakol. 1885, XIX, 290. — B. Luchsinger, Archiv für die ges. Physiol. 1884, XXXIV, pag. 293. — Boehm, Naunyn, v. Boeck, Handbuch der

Intoxic. (in v. Ziemssen's Handb. der spec. Path. und Therap.), 1880, 2. Aufl. — F. A. F a l c k
Lehrb. der prakt. Toxikol. Stuttgart 1880. — A. et T h. H u s e m a n n und H i l g e r , Die
Pflanzenstoffe. 2. Aufl., Berlin 1884 und H u s e m a n n , Handb. der Toxikol. Berlin 1862 (1867). —
C. B i n z , Vorlesung. über Pharmakol. Berlin 1886, pag. 828. — L. L e w i n , Lehrbuch der
Toxikol. 1885, 327. — R. H a g e n , Die seit 1830 in die Therapie eingeführten Arznei-
stoffe etc. Leipzig 1863. — F. K ü c h e n m e i s t e r , Die in und an dem Körper des lebenden
Menschen vorkommenden Parasiten. Leipzig 1855, I. — F. A. F l ü c k i g e r , Pharmaceut.
Chemie. 2. edit., Berlin 1888, II, 364. — G. D r a g e n d o r f f , Pharm. Zeitschr. für Russland.
1885 (forens.-chem. Nachweis des Santonins), pag. 747 (A. N e u m a n n , Diss. Dorpat 1883).
V o g l.

Saoria, s. A n t h e l m i n t h i c a , I, pag. 487.

Saponaria. Von dieser zur Familie der Caryophyllaceen gehörenden

Pflanzengattung liefert *S a p o n a r i a   o f f i c i n a l i s   L.*, das gemeine Seifenkraut,
eine bei uns sehr häufig vorkommende ausdauernde Pflanze, die früher auch bei
uns officinelle S e i f e n w u r z e l , *R a d i x   S a p o n a r i a e   (R. Sap. rubrae)* , die
im Frühling oder Herbst gesammelten und getrockneten unterirdischen Theile.

Es sind verschieden lange. an 4—8 Mm. dicke, vorwaltend stielrunde, aussen rothbraune, längsrunzelige , glattbrüchige Wurzeln, untermischt mit Stengelresten mit gegenständigen Knoten, am Querschnitte mit weisser Rinde, die durch einen dunklen Ring von
dem nicht strahligen, blasscitronengelben Holzkörper getrennt ist.

Die Seifenwurzel ist geruchlos, von anfangs süsslich - bitterem , dann
anhaltend kratzendem Geschmacke. Neben reichlichem Schleim (35⁰/₀ nach Buch-
holz), Pectinsubstanzen etc. , enthält die Wurzel als wirksamen Bestandtheil die
als S a p o n i n bezeichnete, zu den Glycosiden gehörende Substanz (circa 4—5⁰/₀
nach Christophson), ein amorphes Pulver darstellend, von anfangs süsslichem,
dann anhaltend kratzendem Geschmacke, leicht in Wasser, schwer in kaltem
Alkohol, nicht in Aether löslich, durch verdünnte Säuren spaltbar in Zucker und
S a p o g e n i n. Die wässerige Lösung schäumt noch bei sehr starker Verdünnung
(¹/₁₀₀₀ Gehalt) stark, wie Seifenwasser.

Das Saponin scheint in der Familie der Carophyllaceen allgemein ver-
breitet zu sein und auch in anderen Pflanzenfamilien vorzukommen, so namentlich
in der Familie der Rosaceen *(Cortex Quillajae)* und Polygaleen *(Radix Senegae)*.
Von vielen Chemikern wird das Saponin der Seifenwurzeln und jenes aus der
Seifenrinde (siehe weiter unten) mit dem Githagin aus den Samen der Kornrade
(Agrostemma Githago L.) und mit dem Senegin aus der Senegawurzel *(von
Polygala Senega L.)* für identisch gehalten (vergl. Christophson, 1874). Nach
Natanson, 1876 , dagegen ist Githagin nicht identisch mit Saponin. Offenbar
aber handelt es sich nicht um identische, sondern um nahe verwandte Körper,
welche Glieder einer Reihe darstellen (Flückiger, 1877).

Vielleicht gehört auch T h i e l's Musenin aus der Abyssinischen Musenarinde (von
der Mimosee *Albizzia anthelminthica Brogn.)* hierher und verwandt ist das Saponin auch
mit dem Pariglin (Smilacin) aus der Sassaparillwurzel, dem Digitonin aus *Folia Digitalis*
und dem Cyclamin aus Cyclamen- und Primulaarten.

Nach Pelikan (1867) wirken Githagin, Saponin (aus *Cortex Quillajae)*
und Senegin wohl qualitativ , aber nicht quantitativ gleich , indem Githagin am
stärksten, Senegin am schwächsten wirken soll. Doch sind offenbar nicht ganz reine
Präparate benutzt worden, wie überhaupt in den meisten Versuchen anderer Autoren.

Die von Dragendorff ausgesprochene Ansicht, dass das käufliche Saponin
mit einem anderen Bestandtheil verunreinigt sei, erhielt Bestätigung durch Böhm's
Versuche mit den von Christophson dargestellten Präparaten, welcher fand, dass
das Saponin um so weniger energisch wirkt, je reiner es ist, dass die bei der
Reinigung des Rohsaponins abgeschiedenen Stoffe sämmtlich stärker wirken als
das Saponin und dass ihnen die letzteren zugeschriebenen Störungen der Herzthätigkeit zukommen, insbesondere aber durch die jüngst publicirten sorgfältigen
Untersuchungen von R. Kobert (1887). Er hat gefunden, dass das Saponin des
Handels ein wechselndes Gemenge von meist vier organischen (neben einigen
anorganischen) Substanzen sei. Von diesen sind z w e i unwirksam, nämlich das

im käuflichen Saponin in veränderlichen Mengen enthaltene eigentliche r e i n e
Saponin (geschmacklos, nicht Niesen erregend) und ein Kohlehydrat (wahrschein-
lich L a c t o s i n von ARTHUR MEYER, 1884); zwei dagegen e n o r m g i f t i g, von
KOBERT S a p o t o x i n und Q u i l l a j a s ä u r e genannt. Beide sind einander nahe-
stehende Glycoside und sind sie es, welche die Giftigkeit des gewöhnlichen käuf-
lichen Saponins bedingen. Das Saponin ist nach KOBERT als die unwirksame
Modification der Quillajasäure (eine schwache, stickstofffreie Säure) anzusehen. —
Die Quillajasäure ist nach KOBERT ein Protoplasmagift, welches die verschiedensten
Gewebe des Körpers bei directem Contact selbst in nur $^1/_2$%iger Lösung in
ihrer Vitalität schädigt.

Das Saponin wirkt örtlich reizend und entzündungserregend auf Schleimhäute, Wundflächen und bei subcutaner Application, sowie nach den Versuchen
von PELIKAN (1867) und KÖHLER (1873) an Thieren auch örtlich lähmend auf
die sensiblen und motorischen Nerven, sowie auf die Muskeln (willkürliche sowohl
wie glatte). Bei subcutaner Injection einer Saponinlösung (bei Fröschen) büssen
nach KÖHLER die Muskeln an der Applicationsstelle ihre Erregbarkeit binnen
20—25 Minuten gänzlich ein und verfallen in Todtenstarre, ohne Veränderung
ihrer feineren Structur.

Dagegen beobachtete P r y b y s z e w s k i kaum wahrnehmbare Querstreifung an der
Applicationsstelle, wie die Muskelfibrillen ihren regelmässigen Bau verloren hatten und
Erscheinungen darboten, welche sonst bei ausgesprochener Entzündung des Muskels be-
merkt werden.

Die Lähmung der sensiblen und der motorischen Nerven kommt unabhängig von den Nervencentren örtlich zu Stande und bleibt zunächst auf die vom
Saponin betroffene Partie beschränkt; erst später, bei Anwendung grösserer Giftmengen und nach deren Uebergang in die Blutbahn, werden auch die zwischen
der Injectionsstelle und dem Rückenmark gelegenen Nervenstrecken und schliesslich auch jenes selbst gelähmt. Bei directer Application auf das Rückenmark
(des Frosches) tritt heftiger Tetanus auf, Verlangsamung der Herzthätigkeit und
darauf vollständige Motilitäts- und Sensibilitätslähmung der hinteren Gliedmassen,
und wenn die Einwirkung des Giftes sich auch auf das Gehirn und die *Medulla
oblongata* erstreckt, hört die Respiration gänzlich auf.

Direct auf das Froschherz applicirt, bewirkt Saponin unter vorübergehenden Stillständen ein beträchtliches Sinken der Zahl der Herzcontractionen
und schliesslich tritt dauernder Herzstillstand ein. Die Darmmusculatur wird bei
Einführung grösserer Mengen in den Darm oder in die Peritonealhöhle eher
gelähmt als der Herzmuskel.

Auch bei Säugern bewirkt Saponin Verlangsamung der Herzaction, ferner
eine rasch in Lähmung übergehende Reizung des vasomotorischen Centrums. Damit
in Zusammenhang steht ein stetiges Sinken des Blutdruckes und der Temperatur.
Ebenso tritt nach grösseren Gaben rasch Lähmung des respiratorischen Centrums ein.

Ueber die Wirkung des Saponins bei Menschen liegt aus neuerer Zeit
ausser einigen Beobachtungen von A. EULENBURG (0·01—0·06 subcutan), welcher
die Anwendung des Mittels widerräth, auch ein sehr ernst verlaufender Selbst-
versuch von KEPPLER (1878) vor. Nach subcutaner Injection von 0·1 Saponin
an der Innenseite des Oberschenkels trat zuerst fast unerträglicher Schmerz, Entzündung und locale Anästhesie auf; Todtenblässe des Gesichtes, kalter Schweiss,
Schwindel, vorübergehender Verlust des Bewusstseins, Fiebererscheinungen, dann
vollkommene Bewusstlosigkeit, in einen todtähnlichen Schlaf übergehend; am
nächsten Morgen hochgradiger Exophthalmus) mühsame, oberflächliche Respiration,
kaum fühlbarer Herzschlag, Augenschmerzen, Lichtscheu, starke Verminderung
des Harns, später Speichelfluss, Nausea, vorübergehende Myose; Nachmittags:
Schlafsucht, Schlingbeschwerden, trockener Husten, Durst; am 3. und 4. Tage noch
grosse Apathie, schwacher Herzschlag und selbst am 5. Tage noch Ohrensausen,
Unregelmässigkeit des Herzschlages, bedeutende Depression der Pulsfrequenz und
Temperatur; erst am 6. Tage wieder ziemliches Wohlbefinden.

Die Wurzel soll in medicinalen Dosen ähnlich der Senegawurzel, doch schwächer, die Expectoration befördernd, auch anregend auf Diaphorese und Diurese wirken. Grosse Dosen erzeugen Uebelkeit, Erbrechen und Durchfall. Medicinisch wird sie jetzt kaum mehr benützt; früher diente sie als Expectorans, wie *Radix Senegae*, oder auch, meist in Verbindung mit anderen vegetabilischen Alterantien, bei Syphilis, chronischen Rheumatismen, Hautkrankheiten etc. (im Decoct 10·0—15·0 auf 100 Colat.). Häufiger benützt man sie technisch und ökonomisch als Reinigungsmittel für Zeuge (wie die levantinische Seifenwurzel, siehe unten).

Das Saponin ist, wenigstens vorläufig, therapeutisch unverwerthbar; seine von St. Ange gerühmte Anwendung bei Metrorrhagien ist ungerechtfertigt und jene als örtliches Anästheticum wegen der heftigen örtlichen Reaction (s. oben) unstatthaft.

Von analogen saponinhaltigen Drogen sind zu erwähnen:

1. *Radix Saponariae Levanticae* s. *Egyptiacae*, levantinische oder egyptische Seifenwurzel, angeblich von *Gipsophila Struthium L.*, einer in Südeuropa und Nordafrika einheimischen Caryophyllacee, kommt meist geschält, in schief geschnittenen, an 1—2 Cm. langen, 2—4 Cm. dicken Stücken vor, aussen von weisser oder zum Theile bräunlicher Farbe, am Querschnitte mit gelblichem, radial zerklüftetem, strahligem Holzkörper. Enthält weit mehr (13—15%) nach Christophson) Saponin als die officinelle und ist daher auch ungleich wirksamer.

2. *Cortex Quillajae*, Seifenrinde, Panamarinde, von *Quillaja Saponaria Mol.*, einer in Chile und Peru einheimischen baumartigen Rosacee, in rinnen- oder tafelförmigen, fast ganz von der Borke und grösstentheils auch von der Mittelrinde befreiten, an der Aussenfläche hellbraunen, am Bruche zähen, grobsplittrig-blättrigen, stäubenden Stücken. Geruchlos, von schleimigem, hintennach kratzendem Geschmacke. Enthält (nach Christophson) 9% Saponin (Quillajin). Empfohlen als Expectorans, wie Senega, im Infus. aus 10·0—15·0 auf 200·0 Colat. Sonst, wegen der Eigenschaft ihres wässerigen oder weingeistigen Auszuges, fette und harzige Körper zu emulgiren, wie die Seifenwurzeln zur Reinigung von Stoffen technisch und ökonomisch benützt, oder auch als Emulgens für ölige und harzige Substanzen, zum Zwecke ihrer localen Anwendung.

Literatur: E. Pelikan, Gaz. méd. de Paris. 1867; Wigg. Jahresber. II. — Koehler, Archiv für experim. Pathol. und Pharm. 1873, I. — Harnack, Ebenda. II. — Christophson, Vergl. Untersuchungen über das Saponin der Wurzel von *Gipsophila Struthium*, der Wurzel von *Sap. offic.*, der Quillajarinde und der reifen Samen von *Agrostemma Githago*. Dorpat 1874. — R. Kobert, Ueber Guillajasäure. Ein Beitrag zur Kenntniss der Saponingruppe. Archiv für experim. Pathol. und Pharmakol. XXIII, pag. 233 ff. R. Kobert, Arbeiten des pharmakolog. Instit. zu Dorpat. 1888, I. — A. Eulenburg, Hypodermatische Injection der Arzneimittel. 3. Aufl. 1875, pag. 261. — Przybiszewski, Archiv für experim. Pathol. und Pharmakol. 1876, V. — Keppler, Berliner klin. Wochenschr. 1878, XIV; Schmidt's Jahrb. 183. — Vergl. auch Schmidt's Jahrb. CCIII, pag. 13 (Ref. Kobert). Husemann, Pflanzenstoffe. Kobert, Jahresber. über die Fortschritte der Pharmakotherapie. Strassburg 1885, I, pag. 255. Buchheim, Lehrbuch der Arzneimittellehre. 3. Aufl. 1878. Vogl.

Sapones, Seifen, s. Cosmetica, IV, pag. 567, und Seifen.

Saponiment, s. Liniment, XII, pag. 99.

Saponin, s. Saponaria.

Saprin, s. Ptomaïne, XVI, pag. 173.

Saprophyt (σαπρός, faulig und φυτόν, Pflanze), = Fäulnissorganismen; vergl. Fäulniss, VI, pag. 68 und Ferment, VI, pag. 119.

Saratoga, s. Ballston und Congress-spring.

Sarcina, *Sarcina ventriculi*, GOODSIR, *Merismopoedia ventriculi*, eine im erbrochenen Mageninhalt, namentlich bei chronischen Catarrhen und Magenerweiterung nicht selten vorkommende Alge, welche durch die cubische Gestaltung ihrer vierfach getheilten und gewöhnlich in Haufen von 8, 16 oder 64 angeordneten Gonidien die bekannten eigenthümlichen, ballenartig abgeschnürten Formationen bildet, von 0·030—0·050 Mm. Länge und 0·016—0·020 Mm. Breite (Durchmesser der einzelnen Zellen ungefähr 0·008 Mm, des Kernes, falls ein solcher vorhanden, 0·002—0·004 Mm.), eine hellbraune, durchscheinende Masse darstellend. Eine pathogene Bedeutung als Gährungserreger, wie man nach dem

Bekanntwerden der Sarcina durch GOODSIR (1842) anfänglich annahm, kommt derselben nicht zu; ebensowenig ist dieselbe von irgendwelcher semiotisch-diagnostischen Bedeutung. Auch in den Sputis wird, hauptsächlich bei scleröser Zerstörung der Lungen, Sarcina zuweilen gefunden (vergl. Sputa).

Sarcocele (σάρξ, Fleisch und κήλη, wörtlich also Fleischbruch), früher üblicher Ausdruck für gewisse Formen der Hodenanschwellung, namentlich der *Elephantiasis scroti*, der Hodentuberculose und der syphilitischen Orchitis; eine ihrer Unbestimmtheit wegen mit Recht aufgegebene und vermiedene Bezeichnung.

Sarcom (Sarkom, Fleischgeschwulst, *Tumor carnosus*, Faserzellengeschwulst, *Tumeur fibroplastique, Fibro-nucleated tumour*).

Die Benennung Sarcom knüpft ursprünglich an gewisse polypöse Geschwülste der Nasenhöhle an, wie namentlich aus einer Stelle des GALEN hervorgeht: „*Sarcoma est incrementum carnis* (σαρκός αὔξησις) *in naribus naturae modum exedens*". Spätere Autoren verwendeten dann die Bezeichnung allgemein für solche Gewächse, welche nach Consistenz und Aussehen als fleischige bezeichnet werden konnten. Die Chirurgen rechneten vorzugsweise fleischige faserige Geschwülste von gutartiger Natur hierher. Von einzelnen Schriftstellern wurde der Begriff des Sarcoms derartig verallgemeinert, dass so ziemlich alle Gewächse, mit Ausnahme der knöchernen und der eigentlichen Balggeschwülste in demselben Platz fanden und natürlich stellte sich dadurch das Bedürfniss heraus, eine ganze Anzahl von Unterarten zu trennen. So unterschied ABERNTHEY [1]) ein vascularisirtes, ein Fettsarcom, das pankreatische, das medulläre, carcinomatöse, das Balgsarcom. Vielfach pflegen noch, namentlich englische Aerzte, als Sarcome die verschiedenartigsten Geschwülste zu benennen, indem sie zum Beispiel offenbar dem Carcinom angehörige Neubildungen, wenn sie in Form von Knoten oder von consistenteren, nicht ulcerirten Geschwülsten auftreten, hierher rechnen. Von LAENNEC wurde zuerst das Medullärsarcom (Encephaloid) als eine durch malignen Charakter ausgezeichnete Neubildung abgesondert und bald wurde dieses Marksarcom so ziemlich identisch mit dem Carcinom.

Sobald die mikroskopische Untersuchung der Geschwülste zu der Ueberzeugung führte, dass man bisher Gewächse von sehr verschiedenartiger Structur als Sarcome bezeichnet habe, machte sich eine gewisse Reaction geltend; es fehlte nicht an dem Versuch, die Bezeichnung Sarcom ganz fallen zu lassen, indem man einen Theil der bisher unter diesem Namen mit ganz differenten Geschwulstarten zusammengefassten Neubildungen, welche histologische Uebereinstimmung boten, unter neuer Benennung absonderte. So bezeichnete LEBERT [7]) die durch das Vorkommen reichlicher Spindelzellen ausgezeichneten Tumoren als fibroplastische Geschwülste. PAGET [5]) unterschied: maligne fibröse Geschwülste, recurrirende fibroide Geschwülste und Myeloidgeschwülste, indem er so histologische und klinische Kriterien unsystematisch vermischte.

Auch J. MÜLLER [3]), dessen histologische Untersuchungen im Uebrigen die Systematik der Geschwulstlehre so wesentlich förderten, vermochte nicht dem Begriff des Sarcoms eine klare und gleichzeitig umfassende Grundlage zu gewinnen. Da bei ihm das klinische Verhalten der Gewächse ein wesentliches Moment der Eintheilung bildete, so rechnete er eine grosse Reihe von Geschwülsten, welche wir gegenwärtig als Sarcome auffassen, zu den Carcinomen, so die Pigmentgeschwülste *(Carcinoma melanodes),* gewisse Knochengeschwülste *(Carcinoma osteoïdes),* den sogenannten Bündelkrebs *(Carcinoma fasciculatum).*

Die gegenwärtige Stellung des Sarcoms im System der Onkologie ist von VIRCHOW [9]) begründet worden. Indem dieser Autor sich gegen das Fallenlassen der Bezeichnung Sarcom aussprach, wies er nach, dass eine Anzahl der aus den Bindegewebe hervorgehenden Geschwülste auf Grund histologischer Verwandtschaft und in Berücksichtigung gewisser Uebereinstimmungen in ihrer Lebensgeschichte unter jener Benennung zusammen zu fassen seien.

Das Sarcom schliesst sich nach dieser, von den Pathologen der Neuzeit allgemein angenommenen Auffassung, eng an die typischen Geschwülste der Bindesubstanzreihe an; es unterscheidet sich von ihnen durch die vorwiegende Entwicklung der zelligen Elemente. Steht demnach jeder einzelnen Art der Bindegewebsgeschwülste eine entsprechende Sarcomart gegenüber, so scheint auf den ersten Blick die Annahme begründet, dass ein Sarcom nichts Anderes sei, als das Product der stärkeren Zellwucherung in einer typischen Bindegewebsgeschwulst; dass man also von einer sarcomatösen Entartung bestimmter Geschwülste sprechen könne, oder von einem *Myxoma sarcomatosum*, *Fibroma sarcomatosum* u. s. w. Es würde hiernach das Sarcom zu den Bindegewebsgeschwülsten im weiteren Sinne eine analoge Stellung einnehmen, wie das Carcinom zu den Epitheliomen und Adenomen. Insofern durch die stärkere Wucherung der zelligen Elemente unverkennbar eine gewisse Atypie des Geschwulstgewebes im Vergleich mit dem physiologischen Gewebe und der Structur der sogenannten typischen Geschwülste hervortritt, lässt sich das Sarcom als die dem mittleren Keimblatt angehörige atypische Neubildung bezeichnen, wie das Carcinom durch atypische Wucherung der Elemente des Horn- und Darmdrüsenblattes zu Stande kommt. Für die systematische Auffassung erscheint die eben dargelegte Beziehung brauchbar, nur darf man nicht folgern, dass nun auch jedes Sarcom zuerst ein typisches Stadium durchlaufen habe; im Gegentheil beginnen viele Sarcome sofort mit der Entwicklung des zellreichen Gewebes, wie auch die Töchterknoten eines primären Sarcoms von vornherein den Charakter der sarcomatösen Wucherung tragen.

Wenn wir demnach, dem Vorgange VIRCHOW's folgend, das Sarcom als eine zur Gruppe der Bindesubstanzgeschwülste gehörige Neubildung bezeichnen, welche durch vorwiegende Entwicklung der zelligen Elemente ausgezeichnet ist, so liegt es auf der Hand, dass in dem Zellreichthum ein Moment gegeben ist, welches das Analogon dieses histologischen Verhaltens weniger in den fertigen Typen der Bindesubstanzreihe erkennen lässt, als in dem unfertigen, noch in der Entwickelung begriffenen Bindegewebe. Es würde hier also einerseits das embryonale Gewebe, andererseits das Granulationsgewebe, wie es bei der Heilung von Wunden sich entwickelt, als Parallele heranzuziehen sein, wobei für das Sarcom als charakteristisch anzusehen, dass die Wucherung eben nicht zum physiologischen Abschluss, wie sie die fertige Gewebsbildung oder die Narbenbildung darstellt, gelangt.

Diese Auffassung giebt sich in der Definition kund, welche Cornil und Ranvier[11]) aufstellen, nach welcher die Sarcome als Geschwülste definirt werden: „welche aus rein embryonalem Gewebe bestehen, oder aus einem solchen, welches nur die ersten Modificationen, die beim Uebergang in definitives Gewebe eintreten, aufweist". Wenn die von Cohnheim vertretene Hypothese richtig ist, nach welcher die Geschwulstentwicklung aus überschüssigen, embryonalen Gewebskeimen hervorgeht, welche im fertigen Gewebe liegen blieben, so wäre die zuletzt angeführte Definition jedenfalls als die correctere anzuerkennen In der That lassen sich gerade beim Sarcom manche Gesichtspunkte finden, welche zu Gunsten dieser Hypothese verwerthbar sind (so das multiple Auftreten mancher Hautsarcome, die Myosarcome der Nieren, des Hodens, auch das nicht seltene Auftreten des Sarcoms in der Zeit früher Kindheit und selbst das Vorkommen angeborener Geschwülste dieser Gattung); indessen fehlt es noch an genügenden, positiven Grundlagen für die Allgemeingiltigkeit dieser Erklärung. In Rücksicht hierauf ziehen wir die in keiner Richtung prajudicirende Definition des Sarcoms vor, welche Virchow gegeben hat.

Die systematische Stellung des Sarcoms ergiebt sich aus den vorhergehenden Ausführungen; sie ist namentlich gegenüber dem Carcinom weit klarer geworden, seit man in neuerer Zeit den epithelialen Ursprung des letzteren immer allgemeiner anerkannt hat. So lange die Lehre VIRCHOW's von der Entstehung der Carcinomzellen aus den Bindegewebszellen unter den Pathologen die herrschende war, konnte lediglich ein morphologisches, aber kein histogenetisches Moment die Grenzlinie zwischen Carcinom und Sarcom bestimmen.

Für das Sarcom wurde hervorgehoben, dass seine Elemente stets mit dem Bindegewebe in directem Zusammenhange ständen, dass selbst bei den zellreichsten Formen fast immer eine gewisse Menge von Intercellularsubstanz zwischen

den Zellen nachzuweisen sei, dass endlich ein Gegensatz zwischen dem gefäss-
führenden Stroma und den eigentlichen Geschwulstzellen nicht in der Weise stattfinde wie bei dem Carcinom, dessen Zellen sich nach Art von Epithel- oder
Drüsenzellen scharf gegen das Stroma absetzen (alveolare Anordnung). Bei jeder
diagnostischen Geschwulstuntersuchung werden auch jetzt noch die eben berührten
Verhältnisse bedeutungsvoll sein; der Gegensatz zwischen beiden Geschwulstarten
erhält aber gegenwärtig eine tiefere Begründung, da wir ihn auf histogenetische
Unterschiede, hier auf Hervorgehen aus Elementen des mittleren Keimblattes,
dort aus Elementen des Epithel- und Darmdrüsenblattes, zurückführen. Nur eine
Schwierigkeit ist auch heute noch nicht beseitigt, sie betrifft gewisse endotheliale
Geschwülste, deren Structur ebenso sehr von den meisten Sarcomen abweicht, als
sie dem Bau echt epithelialer Geschwülste nahe kommt. In Rücksicht auf diese
Aehnlichkeit haben wir aus praktischen Gründen solche atypische, endotheliale
Geschwülste als Endothelkrebse in dem Artikel Carcinom besprochen (II,
pag. 689), ohne deshalb zu verkennen, dass vom rein systematischen Standpunkte
diese endothelialen Geschwülste als Abkömmlinge des mittleren Keimblattes dem
Sarcom näher stehen.

Auch nach einer anderen Richtung ist die Begrenzung des Sarcomgebietes
noch keine definitive. Berücksichtigen wir lediglich die histologischen Verhältnisse,
so ist es unverkennbar, dass der Bau mancher, durch Infectionsprocesse hervorgerufenen, vom Bindegewebe ausgehenden Neubildungen dem Sarcom sehr ähnlich
ist. Namentlich gilt das für die gummösen Geschwülste, welche in der That nicht
selten mit dem Sarcom verwechselt werden (wie namentlich für manche sogenannte
Sarcome des Gehirns, des Magens, der Hoden wahrscheinlich ist). Auch die Perl-
knoten der Perlsucht des Rindes, welche gegenwärtig der Tuberculose mit voller
Sicherheit zugerechnet werden und für welche die gleiche Ursache in dem von
KOCH entdeckten Bacillus nachgewiesen wurde, sind auf Grund der histologischen
Untersuchung früher von VIRCHOW dem Sarcom zugetheilt worden. Ferner ist auf
die in neuester Zeit erwiesene Thatsache hinzuweisen, dass eine pilzliche Infection
geschwulstbildend zu wirken vermag (Actinomyces). Bevor ihre specifische
Ursache erkannt wurde, hat man die betreffenden, namentlich an den Kiefern des
Rindes vorkommenden Geschwülste nach ihrem histologischen Verhalten als
fibrosarcomatöse Neubildungen auffassen müssen.

Es ist nun durchaus nicht unwahrscheinlich, dass noch manche Geschwülste,
die wir jetzt als Sarcome bezeichnen, ätiologisch auf ähnliche infectiöse Momente
zu beziehen sein möchten. Wir haben hierbei nicht so sehr das maligne Lymphom
im Auge, das von einigen Autoren auch als Lymphosarcom bezeichnet wurde,
welches wir aber, da es als eine im Wesentlichen auf das lymphatische System
beschränkte hyperplastische Wucherung sich darstellt, schon jetzt durchaus vom
Sarcom abtrennen, sondern manche Rundzellensarcome. Da nun der Nachweis einer
specifischen, infectiösen Ursache für irgend eine Geschwulstart nothwendigerweise
bewirkt, dass wir dieselbe von Geschwülsten, deren Ursprung nicht an die gleiche
Ursache anknüpft, trotz aller Aehnlichkeit des histologischen Baues scharf
absondern, so ist es wohl denkbar, dass in Zukunft das Gebiet des Sarcoms noch
wesentlich eingeschränkt wird, ja es ist nicht unmöglich, dass ein Zerfall in zwei
Hauptgruppen stattfinden wird, von denen die eine infectiösen Ursprunges ist,
während die andere im Sinne der oben berührten Hypothese die aus embryonalen
Gewebsüberschüssen hervorgehenden Tumoren umfasst.

Da unter dem Begriffe des Sarcoms sehr verschiedenartige Gewächse
zusammengefasst werden, so ist natürlich eine allgemeine anatomische
Beschreibung nicht leicht zu geben. Der Form nach sind alle Varietäten
möglich, welche überhaupt den Geschwülsten zukommen, so finden wir polypöse
(auch papilläre), fungöse Sarcome, wir begegnen scharf begrenzten, selbst abge-
kapselten und allmälig in ihre Umgebung übergehenden und selbst infiltrirten
Sarcomen. Hinsichtlich der Consistenz dürfen wir uns nicht an den Namen

Fleischgeschwulst halten; es kommen hier alle Zwischenstufen zwischen knochen-
artiger oder fest-fibröser Härte bis zu fast breiartiger, an das Hirnmark erinnernder
Weichheit vor, bei den weichen Formen lässt sich von der Schnittfläche häufig
Geschwulstsaft abstreifen.

Die harten Sarcome entsprechen den Steatomen der alten Autoren; die
weichen den eigentlichen Fleisch- und Markgeschwülsten. Im Allgemeinen sind die
zellreicheren Formen die weicheren und somit kann die grössere Weichheit als der Ausdruck grösserer Wachsthumsenergie und damit klinischer Malignität gelten; doch muss man
auch die Consistenz der Grundsubstanz berücksichtigen (Myxosarcome).

Die Farbe ist ebenfalls eine wechselnde, sie wird theils durch den
Gefässgehalt, theils durch bestimmte Metamorphosen, theils durch das Auftreten
von Pigment bestimmt.

Auch die histologischen Elemente zeigen bei den einzelnen Arten
des Sarcoms grosse Mannigfaltigkeit. Die Zellen des Sarcoms, die unzweifelhaft
als der wichtigste Bestandtheil anzuerkennen sind, entsprechen zwar den physiologischen Zellen der Bindesubstanzen, stellen gleichsam hypertrophische Zustände
oder weitere Entwicklungen der Bindegewebszellen dar, doch sind sie sehr verschieden, nach Zahl, Form und Grösse bei den einzelnen Varietäten des Sarcoms.
Der Gestalt nach sind als Hauptformen der Sarcomzellen zu
unterscheiden: Spindelzellen, Sternzellen, Rundzellen, endotheliale
Zellen. Die spindelförmigen Zellen gleichen in manchen Fällen den Endothelien
der Gefässe und der serösen Häute, sie erscheinen als kernhaltige, dünne, durchsichtige Platten, welche, im Profil gesehen, als zarte, dünne Spindeln erscheinen,
sie sind zuweilen unter einander förmlich hautartig verschmolzen. In anderen Fällen
sind die Spindelzellen verhältnissmässig dick, mit grossem Kern, ihr Protoplasma
erscheint körnig, die Fortsätze sind lang ausgezogen, zuweilen verzweigt. In
manchen Sarcomen kommen Zellen vor, welche theils aus körnigem Protoplasma,
theils aus fibrillärer Bindesubstanz bestehen (sogenannte Fibroblasten). Endlich
kommen, worauf VIRCHOW zuerst aufmerksam gemacht hat, in gewissen Sarcomen
Spindelzellen vor, deren Protoplasma eine feine Querstreifung nach Art willkürlicher Muskelfasern erkennen lässt, diese Zellen entsprechen embryonalen Muskelzellen.

Die Stern- oder Netzzellen sind durch mehrfache, oft sehr langgezogene Fortsätze charakterisirt, welche oft unter einander zusammenhängen. Die
Rundzellen kommen als vollständig kugelige oder als rundliche, ovale Körper
vor, deren Protoplasma oft so zart ist, dass man beim Zerzupfen der Geschwulst
anscheinend nur freie Kerne mit grossen Kernkörperchen zu Gesicht bekommt.

In einer auf den Vergleich des Verhaltens der Zellen von Sarcomen einerseits und
im entzündlichen Bindegewebe andererseits gerichteten genauen histologischen Untersuchung
von Henkelom [39]) ergab sich, dass die in Theilung begriffenen Spindelzellen im Sarcom
sich von den Zellen des wuchernden Bindegewebes nur durch ihre Grösse unterschieden, in
beiden Fällen liess sich indirecte Kerntheilung als vorwiegender Modus der Zellbildung
nachweisen. Auf atypisch verlaufende Kerntheilung wird die Entwicklung von Riesenzellen im
Sarcom bezogen.

E. Neumann [16]) hat darauf hingewiesen, dass die Spindelzellen des Sarcoms auf
Profilansichten endothelialer Zellen zu beziehen seien Für manche Fälle ist diese Deutung
offenbar richtig, so erscheinen die vom Gefässepithel ausgehenden Wucherungen mancher
Psammosarcome (der Dura mater) im Profil als Spindelzellen, von der Fläche als zarte,
platte Zellkörper. Dagegen kann man sich an den Zellen vieler Spindelsarcome sowohl an
Durchschnitten als an Zerzupfungspräparaten überzeugen, dass ihnen wirklich Spindel-
form zukommt.

Alle erwähnten Zellformen zeigen in der Grösse sehr bedeutende Schwan
kungen; es kommen Sarcomzellen vor von 5 Mikromm. bis zu 50 Mikromm
Durchmesser.

Nach der Form kann man also spindelzellige, sternzellige und
rundzellige und endotheliale Sarcome unterscheiden, der Grösse nach
grosszellige (resp. riesenzellige) und kleinzellige Formen.

Als Grundlage für eine systematische Uebersicht der einzelnen Unterarten
des Sarcoms sind aber diese Form- und Grössenverhältnisse der Zellen nicht gut

zu verwerthen; erstens kommen in einer Geschwulst häufig mehrere Formen gleichzeitig vor, z. B. Spindelzellen und Sternzellen, Riesenzellen und kleine Rundzellen;
zweitens kommen die gleichen Formen in Sarcomen vor, welche in Berücksichtigung
anderer Verhältnisse als verschiedenartige aufzufassen sind (z. B. Spindelzellen in
Melanosarcomen, Myosarcomen, Fibrosarcomen). Auch die Grösse der Zellen kann
in dieser Richtung nicht verwerthet werden, obwohl in praktischer Hinsicht zu
bemerken ist, dass im Allgemeinen die kleinzelligen Formen in ihrem klinischen
Verhalten bösartiger sind als die grosszelligen.

Die Intercellularsubstanz ist in den meisten Sarcomen noch
nachweisbar, obwohl sie in den zellreichen Geschwülsten gegenüber den Zellen
sehr zurücktritt. Sie kann von homogener, von körniger oder von fibrillärer
Beschaffenheit sein; zuweilen bildet sie (namentlich in manchen Rundzellensarcomen)
ein feines Netzwerk zwischen den Zellen, welches dem Reticulum der Lymphdrüsen
zu vergleichen ist. Ihrem chemischen Charakter nach ist sie selten rein bindegewebig (leimgebendes Gewebe), häufiger enthält sie albuminöse und mucinöse
Bestandtheile.

Nach den Untersuchungen von Bizzozero[22]) kommt allen rundzelligen Sarcomen
eine wahres interstitielles Stroma zu, bestehend aus einem Reticulum, versehen mit eigenen
Bindegewebszellen, bald enthält jede Masche eine Sarcomzelle (reticuläres Sarcom),
bald eine Gruppe solcher (alveoläres Sarcom). Die Spindelzellensarcome zeigen entweder
ebenfalls ein interstitielles Gewebe oder eine wahre interstitielle Substanz (bald amorph,
bald fibrillär), welche von den Sarcomzellen selbst abstammt.

Die Vascularisation der Sarcome pflegt im Allgemeinen eine ziemlich
reichliche zu sein, doch kommen auch gefässarme Tumoren vor (BILLROTH'S [6])
wachsglänzende, speckige Sarcome); zuweilen, besonders in weichen Sarcomen,
kommt eine förmlich teleangiectatische Entwicklung der Gefässe vor (Blutschwamm
der alten Autoren); ja, bei manchen Sarcomen bildet die Gefässneubildung derartig die Grundlage der Geschwulst, dass die übrigen Gewebselemente als
wuchernde Theile der Gefässscheide aufzufassen sind (Angiosarcome).

Die Entwicklung von reichlichen Lymphbahnen im Sarcomgewebe
wurde von PACINOTTI nachgewiesen, es lässt sich an manchen Sarcomen ein
oberflächliches *(capsuläres)* und ein die Tiefe des Geschwulstgewebes durch-
setzendes Lymphgefässnetz unterscheiden.

In Betreff der Lagerungsverhältnisse der Elemente des Sarcoms
wurde bereits hervorgehoben, dass eine eigentlich alveoläre Anordnung hier in der
Regel nicht beobachtet wird. VIRCHOW drückt dieses Verhältniss mit der Bezeichnung aus, es sei das Sarcom mehr von histioidem Bau, das Carcinom organoid.
In den Spindelzellensarcomen sind die Zellen meist in Zügen und Bündeln
angeordnet, welche mitunter so regelmässig in einer Richtung verlaufen, dass die
Geschwulst eine schon für die grobe Betrachtung des Durchschnitts erkennbare
strahlige Anordnung darbietet *(Sarcoma fasciculatum)*. Handelt es sich um
grosse protoplasmareiche Zellen, so kann durch die Anordnung der Bündel für
die mikroskopische Betrachtung leicht der Eindruck alveolärer Anordnung entstehen,
indem die querdurchschnittenen Bündel gegenüber den zwischen ihnen gelegenen,
im Längsdurchmesser getroffenen Zellzügen in Folge ihres rundlichen Durchschnitts den Eindruck epithelialer Zellhaufen machen. Auch die Zellen der Rundzellensarcome zeigen zuweilen reihenartige und selbst radiäre Anordnung, wie zum
Beispiel bei manchen Gliosarcomen gesehen wird.

Billroth[10]) hat darauf hingewiesen, wie bei manchen Sarcomen (vorzugsweise
wo die Zellen runde Form haben) durch Vermehrung der Zellen die Intercellularsubstanz fast
ganz schwinden könne. Finden sich nun in solchen Geschwulsten von Gefässen durchzogene
faserige Zwischenbalken, so entsteht ein alveolarer Bau. Auf diese Weise könne z. B. ein
Chondrosarcom sich in ein alveoläres Rundzellensarcom umwandeln.

Für die Aufstellung der Unterabtheilungen des Sarcoms ergiebt
sich die Gruppe der typischen Geschwülste des Bindegewebes als die natürliche
Grundlage. Wir können demnach die folgenden Species dieser Geschwulstgattung
unterscheiden.

1. Das **Fibrosarcom** (Spindelzellensarcom) unterscheidet sich vom Fibrom durch das reichliche Auftreten spindelförmiger Elemente. Es tritt diese Geschwulst meist in Form mehr umschriebener Massen von harter Consistenz auf, welche namentlich in subcutanen, intermusculären und im periostealen Gewebe ihren Mutterboden haben.

2. Das **Myxosarcom** *(Sarcoma mucosum)* schliesst sich an das Myxom an. Die Zellen sind sogenannte Sternzellen, häufiger jedoch Rundzellen, sie sind in einer **schleimigen Grundsubstanz** abgelagert. Auch diese Geschwulst geht häufig vom subcutanen und intermusculären Bindegewebe, doch auch von den Nervenscheiden, von den Hüllen der nervösen Centralorgane, vom Knochenmark aus. Nicht zu verwechseln mit den Myxosarcomen sind jene Geschwülste, wo durch **Schleimmetamorphose der Geschwulstzellen** ein gallertartiges Aussehen herbeigeführt wurde. Diese Metamorphose kommt an den endothelialen Geschwulstzellen mancher Angiosarcome, die man dann oft fälschlich als Gallertcarcinome bezeichnet hat, zur Entwicklung.

3. Das **Gliosarcom** *(Sarcoma gliosum)* ist dem Gliom gegenüber oft schwer abzugrenzen, da der grössere oder geringere Zellreichthum das Kriterium der Unterscheidung ist. Diese Geschwulst gehört natürlich zu den Rundzellensarcomen; sie geht aus dem Neurogliagewebe der nervösen Centralapparate, auch aus demjenigen der Retina hervor. Klar ausgesprochen ist der sarcomatöse Charakter solcher primärer Geschwülste dieser Organe, welche metastatische Knoten in anderen Organen hervorrufen.

4. Das **Chondrosarcom** *(Sarcoma cartilaginosum)* combinirt sich meist mit der folgenden Art. Es unterscheidet sich von dem typischen Chondrom eben wieder durch den progressiven Charakter der Zellbildung, wobei die Zellen sich in der Regel mehr und mehr von dem Typus der physiologischen Knorpelzellen entfernen. Durch den Schwund der Grundsubstanz kann Uebergang in Rundzellensarcom eintreten.

5. Das **Osteosarcom** *(Sarcoma osteoides)* ist eine Geschwulst, welche in grösserer oder geringerer Ausdehnung Tendenz zur Verknöcherung darbietet, wobei es theils zur Entwicklung eines wirklichen Knochengewebes kommt, theils nur zur Herstellung von sogenannten osteoiden Gewebe. Natürlich ist die Bezeichnung Osteosarcom nicht für jedes beliebige am oder im Knochen entstandene Sarcom zu verwenden. Es können einerseits Osteoidsarcome auch aus dem Bindegewebe anderer Organe entstehen, zweitens kommen an den Knochen auch andere, nicht verknöchernde Sarcome vor.

6. Das **Melanosarcom** *(Sarcoma melanoticum)* ist ausgezeichnet durch das Auftreten eines gelblichen bis bräunlichen Pigments in den Geschwulstzellen, welches der Neubildung eine graue bis bräunliche, ja selbst schwärzliche Färbung giebt, welche nicht selten ungleich vertheilt ist, so dass die Schnittfläche ein buntes Aussehen erhält. Die meisten Melanosarcome sind der Form der Zellen nach Spindelzellensarcome oder endotheliale Geschwülste. Das Melanosarcom geht am häufigsten von der Chorioidea oder von der äusseren Haut aus. Das bei mikroskopischer Untersuchung bräunliche Pigment liegt vorzugsweise in den Zellen selbst, während der Kern ungefärbt bleibt.

Ueber die Herkunft des Pigmentes der Melanosarcome ist noch kein sicherer Aufschluss gewonnen, die Mehrzahl der Autoren, welche dieser Frage näher traten nimmt eine Bildung des braunen Farbstoffes aus rothen Blutkörperchen an, welche durch Diapedesis im Bereich der Geschwulst austraten und von Sarcomzellen aufgenommen wurden, so z. B. in neuerer Zeit Birnbacher[33]), dagegen fanden Nencki und Beclez[37]) bei chemischer Untersuchung des Farbstoffes aus melanotischen Sarcomen vom Menschen, den sie als Phymatorhusin bezeichnen, denselben nicht eisenhaltig, aber durch hohen Schwefelgehalt ausgezeichnet. Virchow hat darauf hingewiesen, dass abgesehen von diesen mit körnigem Pigment versehenen Geschwülsten, manchen sarcomatösen Geschwülsten eine eigenthümliche Parenchymfarbe zukommt. Hierher gehört auch die von Lebert[7]) als Chlorom bezeichnete Neubildung; einen derartigen Fall, wo die Geschwulst (der primäre Sitz war die Mamma, ausserdem bestanden zahlreiche metastatische Knoten) durch gelbgrüne bis grasgrüne Farbe ausgezeichnet war, ist von Huber[25]) beschrieben. Die Neubildung war ein Rundzellensarcom: in den Zellen fanden sich schwach grünlichgefärbte Körnchen. Die hierher zu rechnenden Geschwülste, die durch ihre grüngelbe bis grasgrüne Farbe ausgezeichnet waren, gingen in der Mehrzahl der Fälle primär von den Gesichts- oder Schädelknochen aus, während sich secundäre gefärbte Knoten in verschiedenen Organen entwickelten. Auch die neueren Untersuchungen solcher Chlorome von Chiari[31]), Gade[35]) bestätigten die von Huber vertretene Ansicht, dass die an kleine stark lichtbrechende, in Aether lösliche, durch Osmiumsaure geschwärzte Körnchen gebundene Farbe auf der Bildung eines Fettpigments beruhe.

7. Das Myeloidsarcom besteht aus einem Gewebe, welches dem embryonalen Knochenmark entspricht und nicht selten vielkernige Riesenzellen enthält. Es findet sich vorwiegend am Knochen, vom Mark desselben ausgehend, aber auch in anderen Organen.

8 Das Lymphosarcom (BILLROTH'S Sarcom) mit granulationsartiger Structur) zeigt eine Anordnung der Rundzellen in den Lücken eines Reticulum nach Art des lymphatischen Gewebes. Es entwickelt sich namentlich im subcutanen und intermusculären Bindegewebe.

9. Das Fettsarcom *(Sarcoma lipomatosum)* stellt eine Combination des Lipoms mit sarcomatöser Wucherung, welche am häufigsten als Rundzellensarcom auftritt, dar.

10. Das Myosarcom ist eine Geschwulstart, welche sich von dem einfachen Myom durch die stärkere Wucherung der zelligen Elemente unterscheidet und auch dadurch, dass neben in der Entwicklung begriffenen oder selbst fertigen Muskelfasern eine Neubildung besteht, welche meist den Charakter des Spindelsarcoms trägt. Dem glattfaserigen Myom (Leiomyom) entsprechende sarcomatöse Geschwulstbildung ist bisher nur selten nachgewiesen. BRODOWSKI[21]) beschrieb ein zwölf Pfund schweres Myosarcom des Magens, welches metastatische Knoten in der Leber hervorgerufen hatte. Dem Verfasser dieses kamen neuerdings drei Fälle durch rasches Wachsthum ausgezeichneter Geschwülste der Uteruswand zur Beobachtung, welche reichliche Neubildung glatter Muskelfasern und gleichzeitig Uebergänge zwischen solchen und Spindelzellzügen darboten; auch waren wenigstens in einem dieser Fälle metastatische Knoten in den Inguinal- und Portaldrüsen entstanden. Sarcomatöse Geschwülste mit Neubildung quergestreifter Muskelfasern sind in neuerer Zeit mehrfach beschrieben worden. Namentlich sind hier gewisse Geschwülste der Nieren hervorzuheben; hiehergehörige Fälle sind von COHNHEIM[20]), HUBER und BOSTRÖM[27]), MARCHAND[26]), OSLER[28]) mitgetheilt. Es handelte sich wohl stets um congenitale Geschwülste.

11. Das Angiosarcom würde eine Geschwulst darstellen, welche als ein Angiom mit sarcomatöser Wucherung der Gefässwand zu charakterisiren ist. Diese Neubildung bildet an Oberflächen (z. B. an der Oberfläche des Peritoneum, wo sie von WALDEYER gesehen wurde) mitunter ein Geflecht, das aus zahllosen, mit mantelartig oder in Form von Knötchen vertheilter Geschwulstmasse besetzten Fäden besteht. Die Zellen dieser Geschwülste haben oft einen ausgesprochenen epithelartigen Charakter (entsprechend den sogenannten Perithelzellen), häufen sie sich nun reichlich zwischen den Gefässen an, so macht die Geschwulst den Eindruck alveolären Baues, indem die Gefässe mit ihrer verdickten Adventitia das Stroma darstellen (sogenannte endotheliale alveoläre Sarcome). In anderen Fällen erleidet die Adventitia der Gefässe eine hyaline Degeneration und es kann auf diese Weise eine Combination von Sarcom und Cylindrom entstehen. KOLACZEK[19]) erklärt neuerdings das Cylindrom für ein Angiosarcom mit hyaliner Degeneration der Adventitia.

In einem Falle von Rundzellensarcom wies Tillmann[14]) nach, dass die Gefässwände vollständig in Rundzellen aufgegangen waren, welche scheidenartig die Blutbahnen umgaben; in einer anderen sarcomatösen Geschwulst mit endothelialen Zellen liess sich deutlich verfolgen, wie die zelligen Gebilde aus den Gefässendothelien hervorgingen. Auch eine Beobachtung von Jaffé[17]) gehört hierher.

12. Als Neurosarcom kann man auf Grund der Untersuchungen von F. KRAUSE gewisse von demselben als maligne Neurome bezeichnete Ge-

schwülste auffassen, welche vom Perineurium ausgehend durch wuchernde Massen
von Spindel- und Rundzellen die Nervenfasern auseinander drängen; während nun
ein Theil der markhaltigen Nervenfasern durch Druckatrophie zu Grunde geht,
scheint in diesen Tumoren, wie aus der grossen Zahl der in manchen Theilen
auftretenden durch die WEIGERT'sche Methode nachgewiesenen markhaltigen Fasern
geschlossen wird, auch eine wirkliche Neubildung von Nervenfasern vorzukommen.
Auf das Vorkommen von den Nerven ausgehender und an denselben fortkriechender
maligner Sarcome hatten schon früher VIRCHOW[9]) und VOLKMANN[8]) hingewiesen.
Hinsichtlich der Histogenese des Sarcoms ist mit Sicherheit daran
festzuhalten, dass die Neubildung aus dem Bindegewebe hervorgeht. Bei der
mikroskopischen Untersuchung von Sarcomgeschwülsten, welche sich in lebhafter
Wucherung befinden, findet man in den peripheren jüngeren Theilen sehr oft
Bilder, welche für die Abstammung der Geschwulstzellen von den fixen Gewebszellen des Bindegewebes sprechen, indem man die verschiedenartigsten Uebergangsformen nachweisen kann. Gerade an in geeigneter Weise hergestellten Präparaten
aus rasch wachsenden Sarcomen lässt sich als Modus der Zellvermehrung an den
karyomitotischen Kernfiguren die indirecte Zelltheilung nachweisen.

Die Aetiologie des Sarcoms ist nicht viel klarer, als diejenige der
meisten übrigen Geschwülste. Zwar wird durch die Hypothese COHNHEIM's die
Bildung des Geschwulstkeimes auf eine Störung der embryonalen Anlage zurückgeführt, und wenn auch die Momente, welche solches Liegenbleiben überschüssigen
Baumaterials begünstigen, nicht genauer zu bezeichnen sind, so hat doch die
Vorstellung, dass eine solche Anomalie eintreten kann, an sich etwas Wahr-
scheinliches. Unzweifelhaft ist es jedoch, dass es noch eines neuen Einflusses,
einer besonderen Gelegenheitsursache bedarf, um nun den Geschwulstkeim zur
Bildung einer wirklichen Geschwulst anzuregen. Hier ist gerade für das Sarcom
nicht selten der Einfluss traumatischer Momente hervorgehoben worden,
wofür bei VIRCHOV eine Anzahl von Beweisfällen angeführt ist, welche sich leicht
noch aus der neueren Casuistik vermehren liessen. (Man vergleiche z. B. die Mittheilungen von STICH.[15]) Auch chronisch-entzündliche Reizungen sind mehrfach als
Gelegenheitsursache von Sarcomentwicklung angeschuldigt worden; es sei in dieser
Richtung zum Beispiel auf die Erfahrung hingewiesen, dass Melanosarcome des
Auges im Anschluss an chronisch-entzündliche Processe entstanden. Freilich muss
man gegenüber derartigen Angaben zugeben, dass sie anscheinend doch die kleinere
Zahl der Fälle umfassen, für die meisten Fälle ist eine bestimmte Gelegenheits-
ursache nicht festzustellen.

Nicht ohne Interesse ist die Erfahrung, dass man nicht gerade selten
Sarcomentwicklung beobachtete, welche vom Stroma angeborener typischer Geschwülste
ausging, so von Hautwarzen, von Pigmentmälern, von Teleangiectasien.

Angeboren ist das Sarcom verhältnissmässig selten beobachtet, häufiger
schon wurde seine Entstehung in früher Kindheit nachgewiesen, obwohl für die
Mehrzahl der Fälle jedenfalls VIRCHOW im Rechte ist, wenn er angiebt, das Sarcom
sei mehr eine Krankheit des mittleren Lebensalters.

Nach einer Zusammenstellung von Stort[23]) kamen unter 100 Fällen von Sarcom
die im Berliner pathologischen Institute secirt wurden, 56 Fälle auf Männer, 40 auf Frauen.,
Bis zum 20. Jahre: 5 Fälle; 20.—30.: 16 Fälle; 30.—40.: 15 Fälle; 40.—50.: 12 Fälle;
50.—60.: 15 Fälle; 60.—70.: 7 Fälle. (Ueber Knochensarcom im kindlichen Alter vergleiche
die Arbeit von Ost[34]).

Der Verlauf und der klinische Charakter des Sarcoms ist in
dem Grade verschiedenartig, dass man Repräsentanten vollkommen gutartigen und
höchst bösartigen Verlaufes innerhalb dieser Geschwulstgruppe finden kann. —
Unzweifelhaft ist es, dass in dieser Hinsicht die einzelnen Species der Sarcome
besondere Eigenthümlichkeiten haben. So sind im Allgemeinen die Pigmentsarcome
nicht nur wegen ihrer örtlichen Malignität, sondern besonders auch durch ihre
grosse Neigung zur Bildung secundärer Geschwülste gefürchtet; auch die markigen
kleinzelligen Sarcome sind in vielen Fällen sehr malignen Charakters. Zunächst

schliessen sich die Osteoidsarcome an, während die Myxosarcome im Allgemeinen weit gutartiger sind, und die Fibrosarcome, wenigstens was die Gefahr einer Allgemeininfection betrifft, geradezu den harmlosen Geschwülsten zugerechnet werden dürfen. Vergleicht man jedoch die Sarcome im Allgemeinen mit den verwandten Geschwulstarten der Bindesubstanzreihe, so liegt es auf der Hand, dass man den ersteren eine grössere Bösartigkeit, zunächst wegen ihrer Neigung zu örtlichen Recidiven nach operativer Entfernung zusprechen muss. Diese T e n d e n z zum R e c i d i v i r e n, selbst nachdem für die grobe Betrachtung die ganze Geschwulst entfernt worden, beweist, dass beim Sarcom die Abgrenzung gegen das gesunde Gewebe ihrer Umgebung weniger scharf ist, als bei den übrigen Geschwülsten der Bindesubstanzreihe.

In der That kann man sich durch mikroskopische Untersuchung der Peripherie sarcomatöser Geschwülste nicht selten überzeugen, wie die Geschwulstzellen oft viel weiter in die Gewebslücken der Nachbarschaft eingedrungen sind, als man nach der groben Betrachtung annehmen sollte. Es prägt sich eben hierin die grössere Proliferationsenergie aus, welche den Sarcomzellen zukommt und weiter auch der im Vergleich mit den typischen Geschwülsten mehr gelockerte Zusammenhang der Geschwulststellen, welcher diesen gestattet, in kleinen Gruppen zwischen das gesunde Gewebe einzudringen.

Da wir übrigens den Sarcomzellen mit grosser Wahrscheinlichkeit Eigenbewegung nach Art der sogenannten Wanderzellen zuerkennen dürfen, so wird die Thatsache verständlich, dass die Sarcome (namentlich kleinzellige Rundzellensarcome und Pigmentsarcome) eine entschiedene Neigung haben, in ihrer Umgebung detachirte Herde zu bilden, welche nicht mit der Hauptmasse zusammenhängen (sogenannte regionäre Infection).

Während VIRCHOW mit voller Bestimmtheit die Ansicht vertritt, dass die Sarcomzellen ihre Umgebung sowohl am Ort ihrer primären Entstehung, als an denjenigen Stellen, wohin sie verschleppt wurden, zu gleichartiger Wucherung anregen könnten, wird gegenwärtig von den meisten Autoren die Ansicht vertreten, dass eine solche Infection der fixen Gewebszellen nicht stattfinde, vielmehr alle Zellen der Neubildung Abkömmlinge von Geschwulstzellen seien. Nach der Hypothese COHNHEIM'S würden nur embryonale Zellen als Ausgang der Geschwulstbildung in Betracht kommen. Nach TAUSZKY [18]) sollen sich sogar die Epithelzellen und Drüsenzellen, nachdem durch das Vordringen der Neubildung die Kittsubstanz aufgelöst wurde, in Sarcomgewebe umwandeln.

Die Fähigkeit des Sarcoms zur Entwicklung s e c u n d ä r e r T o c h t e r- k n o t e n in den verschiedensten Organen ist durch zahlreiche Erfahrungen erwiesen. Ja, es kommt eine so allgemeine Verbreitung des Sarcoms in den verschiedensten Körpertheilen vor, dass man von einer a l l g e m e i n e n S a r c o m a t o s e sprechen kann und wieder sind es vorzugsweise die Melanosarcome und die markigen Rundzellenorgane, welche die häufigsten Beispiele in dieser Richtung bieten.

Was die W e g e d e r V e r b r e i t u n g betrifft, so kann man im Allgemeinen im Gegensatz zum Carcinom hervorheben, dass das Sarcom v o r w i e g e n d d u r c h d i e B l u t b a h n verschleppt wird, seltener durch Vermittlung der Lymphwege inficirt, wodurch natürlich nicht ausgeschlossen ist, dass doch hin und wieder auch eine secundäre sarcomatöse Infection von Lymphdrüsen stattfindet, wie sie zum Beispiel bei Knochensarcomen ziemlich oft constatirt wurde. Mit der vorwiegenden Verschleppung auf embolischem Wege hängt wiederum die Thatsache zusammen, dass die secundären Sarcome am häufigsten in jenen Organen sesshaft sind, in welchen die Einkeilung vom Blutstrom fortgeführter Theile am leichtesten erfolgt, also namentlich in den L u n g e n, der Milz, den Nieren, doch auch in der Leber, dem Gehirn, der Darmwand, dem Knochenmark.

Dass in der That die Entwicklung der secundären Sarcomknoten von verschleppten Geschwulstzellen ausgeht, spricht sich sehr klar in der Thatsache aus, dass die Tochterknoten den geweblichen Charakter der Primärgeschwulst wiederholen. So sind die Tochterknoten des Melanosarcoms gefärbt, wenn auch in der Intensität der Färbung zwischen den einzelnen secundären Knoten und im Vergleich mit der Muttergeschwulst erhebliche Schwankungen vorkommen. Die Osteosarcome bilden wieder verknöchernde Tochterknoten in den verschiedenen Organen. Begreiflicherweise hängt die k l i n i s c h e B e d e u t u n g einer sarcomatösen Geschwulst nicht blos von dem Charakter ihres Gewebes ab, sondern sie wird auch sehr wesentlich durch den Sitz bestimmt. Auf der Hand liegt es, dass ein Sarcom durch den Sitz in lebenswichtigen Organen für den Träger auch dann verhängnissvoll werden muss, wenn es keine besondere Neigung zur Bildung metastatischer Geschwülste hat. So sind die Gliosarcome des Gehirns, obwohl sie meist auf dieses Organ beschränkt bleiben, von sehr erheblicher Bedeutung; nicht minder bekannt ist es, dass die mediastinalen Sarcome durch den Druck, den ihr Wachsthum auf die grossen Gefässe (zunächst die Venen) der Brusthöhle und auf die Lungen selbst ausübt, die schwersten klinischen Erscheinungen bedingen. Umsomehr wird diese Beeinträchtigung der Nachbarschaft stattfinden, je rascher die Geschwulst wächst, und in dieser Hinsicht ist zu beachten, dass im Allgemeinen das Sarcom desto rascher an Grösse zunimmt, je z e l l r e i c h e r und je k l e i n - z e l l i g e r es ist. Auch in dieser Richtung können übrigens locale Einflüsse von bestimmender Wirkung sein. So ist es bekannt, dass die vom Knochenmark ausgehenden Sarcome gewöhnlich langsamer wachsen und keine Metastasen machen, so lange sie noch von der Knochenmasse umschlossen sind. Sobald jedoch der Knochen durchbrochen ist, zeigen sie oft ein sehr rapides Wachsthum und jetzt geben sie auch häufig zur Verschleppung von Geschwulstkeimen Anlass.

Muss nach dem Angeführten dem Sarcom unbedingt eine grössere klinische Bösartigkeit zuerkannt werden als den übrigen Gewächsen der Bindesubstanzreihe, so wird doch andererseits, sobald man einen Vergleich mit dem Carcinom unternimmt, das Sarcom im Allgemeinen als die wesentlich gutartigere Neubildung erscheinen. Es tritt dies schon, ganz abgesehen von der Neigung zu Metastasenbildung, in den verschiedenen Einfluss beider Geschwulstarten auf den Gesammtorganismus hervor. Während wir von einer carcinomatösen Cachexie als einer gewöhnlichen Folge des Krebses sprechen, welche oft genug auch dann schon sich geltend macht, wenn die Geschwulstbildung noch auf ein einzelnes Organ localisirt ist, so finden wir beim Sarcom nichts Analoges. Hier können wir oft bei localer Entwicklung geradezu enormer Geschwülste eine auffallend geringe Beeinträchtigung des Allgemeinbefindens constatiren. Es hängt dieses Verhältniss wahrscheinlich mit der geringen Neigung des Sarcoms zur Ulceration zusammen, welche darin hervortritt, dass solche Geschwülste selbst nach Durchbruch der Haut in der Regel nur oberflächliche Ulcerationen darbieten. Dieses Verhalten ist aber wiederum einerseits aus der meist reichlichen Vascularisation des Sarcomgewebes zu erklären, andererseits aus dem geweblichen Zusammenhang des Sarcoms, wobei auch zu berücksichtigen ist, dass die Epithelzellen und die Drüsenzellen, welche als die Mutterzellen des wesentlichen Bestandtheils des Carcinoms zu bezeichnen sind, schon physiologisch die Tendenz zu bestimmten Entartungen erkennen lassen.

Schliesslich ist noch auf ein Verhältniss Bezug zu nehmen, welches ebenfalls einen klinischen Gegensatz zwischen Sarcom und Carcinom bildet. VIRCHOW hat dasselbe mit den Worten charakterisirt, d a s s s e l b s t d i e j e n i g e n S a r c o m e, w e l c h e i m w e i t e r e n V e r l a u f d u r c h i h r e a l l g e m e i n e Ver- b r e i t u n g i m K ö r p e r s i c h a l s i n h o b e m G r a d e b ö s a r t i g e r w e i s e n, i n d e r R e g e l e i n e v o r h e r g e h e n d e u n s c h u l d i g e P e r i o d e h a b e n. Dagegen wissen wir vom Krebs, dass er von dem Moment an, wo er überhaupt als solcher erkannt wird, den Charakter einer höchst verdächtigen Geschwulst trägt, welche schon frühzeitig eine Infection, namentlich der nächsten Lymphdrüsengruppe bewirkt; ein Verhältniss, das leicht verständlich wird, wenn wir daran festhalten, dass die Zellen einer Neubildung, die wir als Carcinom bezeichnen dürfen, nothwendigerweise bereits die normalen Gewebsgrenzen durchbrochen haben müssen.

Die gutartige Periode des Sarcoms charakterisirt sich auch dadurch, dass sarcomatöse Geschwülste oft längere Zeit hindurch scheinbar stationär bleiben oder doch sehr langsam wachsen. Die maligne Wendung verräth sich dann durch rasche Grössenzunahme und Umsichgreifen der Neubildung. Uebrigens ist die Raschheit der örtlichen Entwicklung bei den einzelnen Sarcomarten wiederum sehr verschieden. In manchen Fällen findet das Wachsthum so rasch statt, dass man an den Verlauf acuter entzündlicher Wucherung erinnert wird, in anderen ist die Grössenzunahme eine ganz allmälige. Es wirken hier zwar äussere Momente mit, vorwiegend ist aber der Zellcharakter bestimmend. Die dem Granulationsgewebe in ihrem Bau gleichenden Sarcome wachsen im Allgemeinen am raschesten, während die Fibrosarcome bei langsamem, aber stetigem Wachsthum den bedeutendsten Umfang erreichen.

In praktischer Richtung ist das soeben berührte Verhältniss von entscheidender Wichtigkeit. Es enthält die Aufforderung, das Sarcom wenn möglich in der unschuldigen Lebensperiode zu entfernen (wobei allerdings die Exstirpation alles Krankhaften, also auch der für die grobe Betrachtung anscheinend noch freien, von den Vorposten inficirten Umgebung verlangt werden muss); ist aber dieser Forderung genügt, so ist mit weit grösserer Wahrscheinlichkeit als beim Carcinom zu hoffen, dass der Körper vor weiterer Gefährdung durch die Neubildung geschützt bleibt.

Eine spontane R ü c k b i l d u n g des Sarcoms kommt wahrscheinlich niemals vor, Nekrose des Geschwulstgewebes (zuweilen mit Bildung umfänglicher käseartiger Herde) tritt meist nur in centralen Theilen auf, während in der Peripherie das Wachsthum fortschreitet; zuweilen scheint (besonders bei Fibrosarcomen) ein Stationärbleiben auf einer gewissen Höhe der Entwicklung zu erfolgen; in den meisten Fällen ist jedoch das W a c h s t h u m ein p r o g r e s s i v e s.

R e g r e s s i v e M e t a m o r p h o s e n treten partiell sehr häufig im Sarcomgewebe auf, jedoch ohne dass dadurch das periphere Wachsthum der Neubildung aufgehalten würde. Am häufigsten findet sich Verfettung und schleimige Metamorphose. Durch fettige Erweichung umschriebener Geschwulstpartien bilden sich cystenartige Räume, doch können solche auch in anderer Weise entstehen.

Die Bezeichnung C y s t o s a r c o m wird von den Praktikern noch vielfach in recht unbestimmter Weise verwendet. Eine bestimmte Unterart des Sarcoms ist in dieser Bezeichnung nicht gegeben. Abgesehen von den eben erwähnten Erweichungscysten können cystenartige Erweiterungen auch von präformirten, von der Neubildung umfassten Höhlen ausgehen (Erweiterung von Milchcanälen bei Sarcom der Mamma); ferner kann sich aber auch wirkliche Cystenbildung mit sarcomatöser Neubildung combiniren. Namentlich ist in dieser Hinsicht auch an die zuweilen beobachtete Vermischung von cystischem Adenom und Sarcom zu erinnern.

Was den S i t z der p r i m ä r e n S a r c o m b i l d u n g betrifft, so kommt dieselbe am häufigsten an der H a u t und im s u b c u t a n e n G e w e b e vor (sogenannte Fleischwarzen, subcutane Fibrosarcome, Melanosarcome der Haut); ferner im intermuskulären und muskulären Bindegewebe (vorwiegend Fibrosarcome), an den Fascien, im subperitonealen Bindegewebe (zuweilen enorme Geschwülste der Bauchhöhle bildend), im Mediastinum (manche Mediastinalsarcome entwickeln sich wahrscheinlich von Resten der Thymusdrüse). Unter den Sinnesorganen ist namentlich am Auge die Neigung zu Sarcombildung bemerkenswerth; es handelt sich theils um Gliosarcome, Spindelzellensarcome, namentlich aber um Melanosarcome, welche am häufigsten von der Chorioidea, seltener von der Iris oder vom retrobulbären Gewebe ihre Entwicklung nehmen. Das Melanosarcom des Auges ist wegen seiner Tendenz zur frühzeitigen Metastase besonders gefürchtet, doch kommt diese Neigung ja überhaupt dem Melanosarcom zu (welches ausser an der Haut auch im Mastdarm primär beobachtet wurde).

Am P e r i o s t sowohl als in den K n o c h e n selbst ist Sarcombildung häufig beobachtet. Es kommen hier verschiedenartige Formen vor, namentlich rundzellige Sarcome, welche häufig Riesenzellen enthalten (bei Ausgang vom Alveolarfortsatz der Kiefer als Epulis bezeichnet), und osteoide Sarcome, oder auch Chondrosarcome, Myxosarcome, Spindelzellensarcome und Angiosarcome. Die osteoiden Sarcome sind durch Neigung zu Metastasenbildung ausgezeichnet. Dem Sitze nach kann man centrale (myelogene) und periphere (periostale) Sarcome des Knochens unterscheiden. Die ersteren substituiren nicht selten die ganze Dicke des ursprünglichen Knochens; indem sich nun an der Peripherie neue Knochenschalen vom Periost aus bilden, entstehen jene scheinbaren rundlichen Aufblähungen der Knochen, die man früher als *Spina ventosa* zu bezeichnen pflegte.

Von den Hirnhäuten ist namentlich die Innenfläche der *Dura mater* zu Sarcomentwicklung disponirt (Psammosarcome), auch in der Substanz des Gehirns und des Rückenmarks selbst wurde diese Neubildung häufig constatirt, zuweilen schon in den ersten Lebensjahren; es handelt sich sowohl um Gliosarcome als um Myxosarcome (letztere auch von den weichen Hirnhäuten ausgehend) und Spindelzellensarcome. Auch von den Nervenscheiden ausgehende Sarcome sind gerade nicht selten (sogenannte falsche Neurome), sie treten zuweilen multipel auf. In seltenen Fällen wurde Ausgang des Sarcom von der Wand grösserer Venen beobachtet (so in einem Fall von PERL[13]) ein grosses Rundzellensarcom von der *Vena cava*). Häufiger sind primäre Sarcome der Lymphdrüsen (es kommen hier namentlich Myxosarcome und alveolare Angiosarcome vor). An den Schleimhäuten ist das primäre Sarcom selten; die im Pharynx und im Retronasalraum, sowie in der Highmoreshöhle sesshaften Sarcome gehen wohl stets von Periost aus. VIRCHOW beschrieb ein Sarcom des Magens; LEBERT ein Melanosarcom des Mastdarms, auch primäre Sarcome des Dünndarms wurden beobachtet; VOLKMANN operirte ein Sarcom der Harnblase. Von den weiblichen Genitalorganen kommt dem Ovarium die grösste Neigung zur Sarcombildung zu, obwohl auch hier diese Geschwulstart im Vergleich mit anderen Tumoren (besonders den Dermoiden und den glandulären Cystomen) geringe Häufigkeit bietet. An der Uteruswand wurden sarcomatöse Geschwülste sehr selten nachgewiesen (SPIEGELBERG). In Betreff der männlichen Genitalorgane ist das Sarcom des Hodens zu erwähnen (sogenannte Sarcocele, das jedoch seltener rein, häufiger gemischt mit anderen Neubildungen (Adenom, Chondrom etc.) sich entwickelt; sehr selten ist das primäre Sarcom der Prostata. Unter den drüsigen Organen ist namentlich die weibliche Brustdrüse hervorzuheben, wo sowohl das Myxosarcom als das Spindelzellensarcom vorkommt; hier wurde wiederholt intracanaliculäre Wucherung der Sarcommassen constatirt. Eine besondere Stellung nehmen auch die Nieren ein, in denen namentlich in neuerer Zeit wiederholt sarcomatöse (theils congenitale) Geschwülste gefunden wurden, welche neben Rundzellen und Spindelzellen quergestreifte Muskelfasern enthielten (Beobachtungen von COHNHEIM, HUBER und BOSTRÖM, MARCHAND, OSER u. A.). Primäre Sarcome der Leber, der Lunge, des Herzens gehören zu den grössten Seltenheiten, während, wie hervorgehoben wurde, secundär am häufigsten die Lungen, dann aber auch die anderen eben genannten Organe den Sitz der Sarcomknoten bilden.

Literatur: [1]) Abernethy, Med.-chir. Beob. Deutsch von Meckel, Halle 1809, pag. 14. — [2]) Meckel, Path. Anat. II, pag. 297. — [3]) J. Müller, Ueber den feineren Bau der Geschwülste. 1838. — [4]) Robin, Comptes rend. de la Soc. de Biologie. 1849, pag. 117. — [5]) Paget, Lectures on surgical pathology. London 1853. II. — [6]) Billroth, Beiträge zur path. Histologie. pag. 94. — [7]) Lebert, Physiologie pathologique 1845. II. pag. 120. — [8]) Volkmann, Virchow's Archiv. XII. 1857; Bemerk. über einige vom Krebs zu trennende Geschwülste. Halle 1858. — [9]) R. Virchow, Die krankhaften Geschwülste. II, ✓ pag. 170; Virchow's Archiv. XIII. — [10]) Billroth und Czerny, Archiv für klin. Chir. XI, 1869. pag. 230. — [11]) Cornil et Ranvier, Manuel d'histol. path. I, pag. 112. — [12]) Rindfleisch, Lehrb. der path. Gewebelehre. 1873. pag. 103. — [13]) Perl, Virchow's Archiv. LIII, 1872. pag. 378. — [14]) Tillmann's Arch. der Heilk. 1873. XIV. pag. 530. — [15]) Stich, Berliner klin. Wochenschr. 1873, Nr. 47. — [16]) E. Neumann, Archiv der Heilk. XIII. 1872. pag. 305. — [17]) Jaffé, Archiv f. klin. Chir, XVII, 1874. pag. 91. — [18]) Tauszky,

21*

Sitzungsber. der Akademie der Wissensch. in Wien. 1876. 73. — [19]) K o l a c z e k, D. Zeitschr.
für Chir. IX. pag. 1 und 165. — [20]) C o h n h e i m, Virchow's Archiv. LXV, pag. 64. —
[21]) B r o d o w s k y, Virchow's Archiv. LXVII, pag 221. — [22]) B i z z o z e r o, Wiener med.
Jahrb. 1878. 4. — [23]) S t o r t, Ueber das Sarcom und seine Metastasen. Berliner Diss. 1878.
— [24]) O s t, Jahrb. für Kinderkrankh. XII, pag. 205. — [25]) H u b e r, Archiv der Heilk.
1878. pag. 129. — [26]) M a r c h a n d, Virchow's Archiv. LXXIII, pag. 289. — [27]) H u b e r
und B o s t r ö m, D. Archiv für klin. Med. XXIII, pag. 205. — [28]) O s l e r, Journal of Anat.
and Physiol. 1880. pag. 229. — [29]) C o h n h e i m, Vorlesungen über allg. Path. 2. Aufl. 1882.
I, pag. 723. — [30]) A c k e r m a n n, Die Histogenese und Histologie des Sarcom's, Volkmann's
Samml. klin. Vortr. 1883, Nr. 233. — [31]) C h i a r i, (Chlorom) Prag. Zeitschr. f. Heilk. 1883.
H. 3. — [32]) M a u r e r, Eigenthüml. Fall von Angiosarcom. Diss. Halle 1883. — [33]) B i r n -
b a c h e r, (Melanosarcom) Centralbl. f. Augenheilk. 1884. pag. 38. — [34]) G r e e n i s h, (Endothel-
sarcom d. Pleura) Am. Journ. of Anat. April 1883. — [35]) G a d e, (Chlorom) Nord. med.
Arkiv. XVI, Nr. 19. — [36]) D u r h a m, (Ossificirendes Narbensarcom der Haut) Transact. of the
path. Soc. London 1884. — [37]) B e r d e z und N e n c k i, Archiv f. exp. Path. XX, pag. 376. —
[38]) P a c i n o t t i, Lo Sperimentale. 1886. — [39]) H e n k e l o m, Virchow's Archiv. CVII. pag. 393.
— [40]) F. K r a u s e, Ueber maligne Neurome, Habilit.-Schr. Halle 1887.

                                                                      Birch-Hirschfeld.

Sarcoptes, *S. h o m i n i s,* Krätzmilbe, s. S c a b i e s.

Sarkolemma, s. M u s k e l, XIII, pag. 528.

Sarkoplasma, ibid. pag. 529.

Sarracenia. Die Wurzel von *Sarracenia purpurea L.,* Sarracineae,
einer in Amerika einheimischen Pflanzenfamilie, soll dort von den Eingeborenen
bei Variola angewandt werden. Wirksamer Bestandtheil ein in Alkohol und Aether
lösliches, weisses Alkaloid (Sarracenin), welches theilweise krystallisirbare Salze
(schwefelsaures Sarracenin) bildet; das letztere in Wasser leicht löslich und von bitterem
Geschmack. Die in Canada von ärztlicher Seite angestellten Versuche haben übrigens
die angebliche specifische Wirkung des Mittels nicht bestätigt. (Anwendung der
gepulverten Wurzel in Decoctform, 2·0—2·5 pro dosi.)

Sarsaparilla, Sassaparilla, *R a d i x S a r s a p a r i l l a e,* die getrockneten
Nebenwurzeln verschiedener central- und südamerikanischer S m i l a x arten (Familie
der Smilaceen), in mehreren Sorten im Handel vorkommend, von denen die Pharm.
Germ. blos die H o n d u r a s - Sassaparilla aufgenommen hat, die Pharm. Austr.
daneben auch die V e r a c r u z - Sassaparilla gestattet.

Sehr lange, bis 6 Mm. dicke, stielrunde, aussen längsgestreifte oder mehr weniger
tiefgefurchte, braune, gelb- oder braunrothe Wurzeln mit ziemlich dicker, mehliger, weisser
oder röthlichweisser, oder mit hornartiger, bräunlicher Rinde (Mittelrinde), welche einen
geschlossenen, porösen, gelben, von Markstrahlen nicht durchsetzten, nach aussen von einer
einfachen Kernscheide begrenzten Holzkörper und dieser ein weisses, mehliges Mark umgiebt.
Im Detailhandel kommen die Wurzeln fast immer gespalten und grobgeschnitten vor.

Als wirksamer Bestandtheil der Sassaparilla wird das von PALOTTA 1824
entdeckte P a r i g l i n (oder Parillin, wahrscheinlich identisch mit THUBEUF's
Salseparin, BATKA'S Parillinsäure und dem Smilacin späterer Autoren) angesprochen, ein krystallisirbarer, sehr schwer in kaltem, leichter in heissem Wasser
und Alkohol löslicher, in Aether unlöslicher Körper von anhaltend scharfem Geschmack, ein dem Saponin (s. S a p o n a r i a) verwandtes Glycosid darstellend, welches
gleich diesem stark schäumende Lösungen und bei der Behandlung mit verdünnter
Schwefelsäure, Zucker und das gleichfalls krystallisirte, vielleicht mit Sapogenin
identische Parigenin giebt. FLÜCKIGER erhielt im Mittel 0·19 ganz reines Parillin;
MARQUIS (1875), der wie OTTEN (1876) eine grössere Anzahl von Sassaparilla-
sorten untersucht hatte, fand den Parillingehalt wechselnd zwischen $1/2$ bis circa
1·8%; er fand ferner einen Schleimgehalt von 2—8% und einen Amylumgehalt
von circa 3—45%. OTTEN erhielt bis über 3% Parillin und ausserdem 1—3%
S a p o n i n (s. den Artikel S a p o n a r i a). Von sonstigen Bestandtheilen der meist
sehr stärkemehlreichen Wurzel findet man ein bitteres, scharfes Harz und Spuren
eines flüchtigen Oeles angeführt.

Ueber die physiologische Wirkung der Sassaparilla ist gar nichts Genaueres bekannt. Dass sie als solche eine besondere diaphoretische und diuretische Wirkung besitzt, wie man gewöhnlich annimmt, ist durchaus unerwiesen. Auch bezüglich des Pariglin fehlt es an genaueren Untersuchungen: die vorhandenen sind ganz ungenügend und ihre Resultate widersprechend, offenbar weil verschiedene Präparate benutzt wurden.

Palotta giebt nach Selbstversuchen an, dass das Pariglin zu circa 0·4 geringe Abnahme der Pulsfrequenz und Magenbeschwerden, zu circa 0·5 ausserdem rasch vorübergehenden Ekel, zu circa 0·6 Ueblichkeit, Erbrechen, Pulsverlangsamung, Mattigkeit und Schweiss und zu circa 0·8 überdies noch Husten und Ohnmacht erzeugte (Mitscherlich). v. Schroff dagegen fand in Versuchen mit Merck'schem Smilacin an zwei jungen Männern, dass Gaben von 0·2—1·0 ausser bitterem und scharfem Geschmack, Kratzen und Brennen im Schlunde, vermehrte Speichelsecretion und unbedeutender Abnahme der Pulszahl in der ersten Stunde, gar keine bemerkenswerthen Erscheinungen producirten. Namentlich fehlte auch jeder Einfluss auf Schweiss und Harnabsonderung. Eine von Merck neben Smilacin aus der Wurzel erhaltene Substanz, von schärferem bitteren Geschmack als jenes, rief stärkeres Brechreiz und stärkere Salivation, Abnahme der Pulsfrequenz und in der Magengegend einen fixen Schmerz hervor.

Die Sassaparilla ist noch immer ein viel gebrauchtes Mittel, zumal bei secundärer und tertiärer Syphilis, chronischem Rheumatismus, chronischen Hautaffectionen, meist in verschiedenen Combinationen mit anderen Mitteln (Bestandtheil vieler sogenannter Holztränke) in methodischer Anwendung, besonders in Form des officinellen *Decoctum Sarsap. compositum*, beziehungsweise *Decoctum Zittmanni*, von dem ein stärkeres und ein schwächeres unterschieden wird.

I. *Decoctum Sarsaparillae compositum fortius.* Stärkeres zusammengesetztes Sassaparille-Decoct. Pharm. Germ. 100 Th. zerschnittene *Rad. Sarsap.* werden mit 2600 Th. Wasser 24 Stunden digerirt, nach Zusatz von Saccharum und Alumen aa. 5 Theile 3 Stunden im Dampfbade gekocht, dann *Fructus Anisi vulgaris, Fructus Foeniculi* aa. 5 Th., *Fol. Sennae* 25 Th. und *Rad. Liquiritiae* 10 Th. hinzugefügt, eine Viertelstunde digerirt, ausgepresst und die decantirte Flüssigkeit durch Wasserzusatz auf 2500 Th. gebracht.

II. *Decoctum Sarsap. compos. mitius.* Milderes zusammengesetztes Sassaparille-Decoct. Pharm. Germ. 50 Th. *Rad. Sarsap.* werden mit 2400 Th. Wasser 24 Stunden digerirt und sodann 3 Stunden im Dampfbade gekocht. Dann *Cort. fructus Citri, Cort. Cinnamomi, Fructus Cardamomi* und *Rad. Liquiritiae* aa. 5 Th. zugesetzt, eine Viertelstunde lang digerirt uud schliesslich ausgepresst. Der decantirten Colatur ist soviel Wasser zuzusetzen, dass 2500 Th. resultiren.

Pharm. Austr. hat die ursprüngliche Verordnung Zittmann's (Leibarzt am sächsischen Hofe Anfang des vorigen Jahrhunderts) beibehalten (dieselben Ingredienzen wie oben beim *Decoct. fort.* mit Calomel und Zinnober), mit Reduction des Präparats auf die Quantität einer Dosis von 500 Grm.

Decoctum Zittmanni fortius, Pharm. Austr. 20·0 *Rad. Sarsap.*, Saccharum, Alumen aa. 1·0 (Calomel 0·8, Zinnober 0·2) 2 Stunden gekocht; dann zugesetzt Anis, Fenchel aa. 0·8, Senna 5·0, Süssholz 2·5.

Dococtum Zittmanni mitius, Pharm. Austr. *Rad. Sarsap.* 10·0, *Cort. fr. Citri, Cort. Cinnam., Fr. Cardam., Rad. Liquirit.* aa. 0·5.

Das nach ZITTMANN's Vorschrift bereitete Decoct enthält Spuren von Quecksilber und manche Praktiker legen bei der Anwendung desselben als Antisyphiliticum auf diesen Umstand einen besonderen Werth, während andere das quecksilberfreie *Decoctum Sarsap. composit.* vorziehen.

Hierher gehört auch *Rhizoma Chinae (Radix Chinae nodosae)*, Chinawurzel, Pockenwurzel, der knollige, von seinen Nebenwurzeln befreite Wurzelstock von *Smilax China L.*, einer süd- und ostasiatischen Smilacee, verschieden grosse, rundliche, längliche oder ganz unregelmässige, schwere, an der Oberfläche rothbraune, im Innern röthlichweisse Stücke darstellend, von schleimigem, etwas herbem und süsslichem Geschmack, sehr reich an Stärkemehl, aber nach Flückiger (1877) kein Pariglin enthaltend. Früher wie *Rad. Sarsap.* als Antisyphiliticum etc. gebraucht, jetzt fast ganz obsolet.   A. Vogl.

Sartenkrankheit. — Unter den ansässigen, wie den umherziehenden Steppenbewohnern kirgisischer und baschkirischer Abstammung, und zwar sowohl unter denen der Wolgasteppen, als unter denen der noch östlicheren Gouvernements kommen eigenthümliche Hautkrankheiten vor. Der noch vor wenigen Jahren viel-verbreiteten Anschauung, dass durchwegs in der Sartenkrankheit eine modificirte, eigenartige Form der Borkenkrätze wiederzuerkennen sei, dass sie mit dem Schorf von Mozambique, dem Malabar Itch und der Carracha sierrana unter eine Kategorie zu bringen sei, dass daneben vielleicht differentialdiagnostische Irrthümer leicht zu einer Vermischung mit anderen (impetiginösen) Hautkrankheiten hätten führen können, — dieser Auffassung stellen sich neuerdings Nachrichten von Seiten so sicherer Beobachter gegenüber, dass eine etwa ausführlichere Recapitulation derselben nicht umgangen werden kann.

Es seien zunächst die Schilderungen von GUILLAUME CAPUS aus „Médecins et médecine en Asie centrale" theils auszugs-, theils übersetzungsweise hier wieder-gegeben: „Die von den Russen Turkestans sogenannte Sartenkrankheit scheint identisch mit der von verschiedenen Localitäten bisher als Bouton (von Alep; Nilbeule, Beule von Bombay, Mal des dattes von Biskra, Kab-el-Selleh) und unter sonstigen Ortsnamen beschriebenen Hautkrankheit zu sein. In Turkestan selbst nennt man unter den Sarten das Uebel entweder „Pcba-chourda" (= mauvaise mouche) oder aber „Afghan-jara" (= Afghanische Pest), wobei indess die Vor-aussetzung, die Krankheit sei in Afghanistan häufig oder verbreite sich von dort her, durch Ursprungsforschungen keineswegs begründet ist. Sie besteht in der Bildung von Beulen, meistens einer Beule, die an den Händen oder im Gesicht zuerst auftreten. Von knotenartigem Aussehen, sondern diese Gebilde eine seröse Flüssigkeit ab, die bald zu einer weisslichen Kruste zusammentrocknet, so dass eine stetig sich vergrössernde Fläche des befallenen Theiles bedeckt wird. Schmerzen werden nicht empfunden, Schleimhäute oder tiefere Gebilde werden nicht ergriffen. Doch tritt auch nach der (sehr langsamen) sonst vollständigen Heilung die Narben-bildung in der Haut bedeutend hervor." Nasen-, Wangen- und Ohrentheile sollen — wie der Berichterstatter an vielen verstümmelten Gesichtern auf den Strassen von Taschkent bemerkte — doch nicht selten in Folge der Sartenkrankheit verloren gehen. Jede Uebertragung durch Contagion wird geleugnet, demnächst die Aetio-logie durch Berührung mit übel verunreinigtem Waschwasser, wie es die sogenannten „Aryks" in Taschkent liefern, besprochen und von CAPUS wahr-scheinlich gefunden. Die Scheidung in gesundbleibende Bewohner anderweitig mit Wasser versorgter Quartiere von den das Wasser aus den „Aryks" nehmenden, der Sartenkrankheit anheimfallenden Bewohnern des Quartiers „Ourda" sei zu augenfällig, auch finde die Waschwasserinfection in anderen, von endemischen Beulen heimgesuchten Ländern ihre Bestätigung. Das inficirende Agens sei übrigens in Taschkent so wirkungsvoll, dass selbst Linnen, in dem suspecten Wasser gewaschen, die Krankheit übertragen könne, und zwar bei diesem Modus auf verschiedene, sonst nicht befallene, bedeckt getragene Körperpartien. Im Uebrigen wird eine gewisse individuelle Prädisposition, die speciell die in Taschkent wohnenden Russinnen zu beklagen hätten, hervorgehoben und eines Inoculationsversuches durch einen dortigen Hospitalarzt gedacht, der indess ohne Erfolg verlief. Der zweite neue Beobachter und Beschreiber der Sartenkrankheit ist HEIMAN, neben welchem noch ein russischer Autor, TSCHEREPNIN, genannt wird, dessen Arbeit (wahrscheinlich nur in russischer Sprache erschienen) nicht aufzu-treiben war. HIRSCH, welcher den Namen nennt, die Arbeit jedoch nicht citirt, folgt anscheinend nur den Angaben von HEIMAN, wenn er sagt, es sei ihm aus Mittelasien nur eine Mittheilung über das endemische Vorherrschen von Beulen-krankheit „aus Taschkent und an den Ufern des Tschirtschick" bekannt geworden, wo sie den Namen „Sartenkrankheit" führe. Schon aus diesem Grunde verdienen auch HEIMAN'S Beschreibungen eine ausführlichere Wiedergabe. Das häufige Hautleiden, wie es endemisch an den Bewohnern von Taschkent und Umgegend (namentlich längs der Ufer des Flüsschens Tschirtschik) zur Beobachtung kommt, ist seit 1862 den russischen Aerzten (aber nur unvollkommen) bekannt. „Die Krankheit ist seit den letzten Eroberungen von Rudnjew in pathologisch-anatomischer Beziehung genauer erforscht." Nach Angabe der Sarten soll die „Paschachurda" (fressende Fliege), der „Jaman Dscharagan" (böses Geschwür) schon seit 400 Jahren in Taschkent bestehen, sich vererben, indem es auch bei anderwärts wohnenden Personen vorkommt, deren Eltern die Krankheit in Taschkent durchgemacht haben und seinen Ursprung dem Trinkwasser aus dem Flüsschen Tschirtschik verdanken, daher nur unter den Bewohnern von Taschkent entstehen, jedoch von diesen auch auf andere Menschen übertragbar sein, eine und dieselbe Person niemals zweimal befallen. — „Das Leiden zeigt sich vorwiegend im Gesicht, namentlich auf Stirn und Schläfen, seltener auf den Lippen, der Nase, dem Unterkiefer, der Ohrmuschel, am seltensten den Augenlidern, nächstdem den oberen und unteren Extremitäten, dem Hals und Rumpf, niemals auf behaarten Körpertheilen, der Hohlhand und der Sohle. Es beginnt ohne Vorboten als rosenrother Fleck, dessen Farbe sehr bald in's Dunkelrothe, Gelbe oder Bläuliche sich verwandelt, von runder, ovaler oder unregelmässiger Gestalt, von der umgebenden Haut scharf abgegrenzt, vereinzelt oder auf mehreren Stellen zugleich auftretend. Die Grösse der Flecke variirt von der eines Stecknadelkopfs bis zu der einer Kopeke und darüber. — Im Anfange schwindet die Röthe unter dem Fingerdruck, später persistirt sie, die Haut des Flecks indurirt allmälig, fühlt sich zunächst glatt an, wird später höckerig und macht, wenn die Knötchen näher aneinander rücken, den Eindruck einer Warze. Die Knötchen entwickeln sich entweder gleichzeitig oder periodisch, wo dann die später vorspringenden die älteren kranzartig umgeben. Mit dem Auftreten der Knötchen beginnt die Abschuppung der Epidermis, welche immer lebhafter wird, je jünger die neugebildete Epidermis ist. Gewöhnlich confluiren schliesslich die Knötchen in einem diffusen Knoten von kupferrother oder livider Farbe. Dieses hyperplastische Stadium kann 2—18 Monate dauern. Dann beginnt das ulceröse Stadium, indem vom Centrum des Knotens die einzelnen Knötchen nach der Peripherie zu zerfallen und schliesslich ein grosses Geschwür von unebenem Grunde, halbflüssigem, klebrigem, graugelbem Secret, welches allmälig zu gelbbraunen Borken eintrocknet, darstellen. Wenn es nicht zur Borkenbildung kommt, so schreitet die Knötchenbildung nach der Peripherie weiter vor, der Grund des Geschwürs ist dann glatt, während die Ränder ungleich und zuweilen unterminirt sind. Bei unzweckmässiger Behandlung kann das ganze Corium zerfallen. Anderenfalls oder bei spontaner Beschränkung des Processes kommt es unter der Borke zur Granulationsbildung, die je nach der Dauer des ulcerösen Zerfalles der einzelnen Knötchen in Form zerstreuter kleiner Inseln sich entwickelt. Schliesslich bedecken sich die Granulationen mit Epidermis und es bildet sich eine vertiefte, strahlen- oder netzförmige, seltener glatte Narbe. Zuweilen kommt es im Centrum zur Narbenbildung, während an der Peripherie der Process weiterschreitet, wodurch erhebliche Entstellungen des Gesichts zu Wege gebracht werden. Nur bei Kindern kommt eine Restitutio ad integrum der Haut zu Stande, im günstigsten Falle bleiben Verfärbungen derselben zurück. — Der Verlauf ist schmerzlos, erregt höchstens Hautjucken. Am häufigsten erkranken junge Individuen bis zum 50. Lebensjahre. Recidive kamen höchst selten vor, niemals an der schon einmal befallen gewesenen Stelle. Nach RUDNJEW besteht das Wesen des Leidens in einem Granuloma, dessen Elemente von einer ganz erheblichen Dauerhaftigkeit sind, welches sich in der Substanz des Coriums entwickelt. Zuerst beobachtet man eine reichlichere Vascularisation im papillaren und reticularen Gewebe. Dann entwickeln sich längs der erweiterten Gefässchen kleine Zellen mit sehr zart contourirten Körnern und feinkörnigem Protoplasma, ohne jegliches Intercellulargewebe, welche nach der Epidermisschicht aufsteigen und den Zerfall derselben zur Folge haben. Der ulceröse Zerfall des Coriums selbst reicht niemals bis in's Unterhautbindegewebe." — Sollte nach diesen Mittheilungen (wozu allerdings nach der Uebereinstimmung derselben in so vielen wichtigen Punkten wie nach der beipflichtenden Meinung von HIRSCH genügender Anlass vorliegt) die Sartenkrankheit aus der Reihe der unbestimmbaren Hautübel, beziehungsweise der Ausartungen der Krätze in die Zahl der jetzt bereits in grosser Menge beschriebenen endemischen Beulen übertreten, so würde sie fortab unter diesen noch wegen der so bestimmt behaupteten Wasserätiologie eine hervorragende Stelle einnehmen. Auffallend bleibt unter einigen anderen Punkten immerhin noch der, dass unter den neueren russischen Beschreibungen des Pendjdé- (Pendbe- oder Pendeh-) Geschwürs, wie sie durch die russischen Truppenconcentrationen im Transkaspi-Gebiet 1886 veranlasst wurden, als Beschreibungen, welche sich mit diesem endemischen Geschwür mit einem neuen und in ausserordentlich eingehender Weise beschäftigen und z. B. der Biskra-Beule ausdrücklich Erwähnung thun, der Sartenkrankheit und ihrer Zugehörigkeit zu den endemischen Beulen gar nicht gedacht wird. Es dürften daher über das Leiden noch weitere nosologische Aufschlüsse ebenso erwünscht, wie zu erwarten sein.

Literatur: A. Hirsch, Handb. der histor.-geograph. Pathol. 2. Aufl., III, pag. 469. — Guillaume Capus, Médecins et médecine en Asie centrale. Revue scientifique. 9. Févr. 1884. — Heiman, Die Sartenkrankheit, Taschkentgeschwür, Paschachurda. Gaz. lekarska. 1882, Nr. 39; Uebers. in Deutsche med. Wochenschr. 1883, Nr. 3. — Skuski, Kurze Bemerkungen über das Pendhe-Geschwür. Wratsch. 1886, Nr. 9. — Ljubetzki, Ueber das Pendhe-Geschwür. Ibid. Nr. 18. — T. Welitschkin, Pendhe-Geschwür. Ibid. Nr. 19. — Finkelstein, Das Pendeh-Geschwür. Prot-Kawk. Ob. 1885, Nr. 11. *L'Ulcere de Penjdé.* Gaz. hebd. de méd. et de chir. 1886, Nr. 22. Wernich.

Sassafras, *Lignum Sassafras,* Sassafrassholz (Pharm. Germ.), von *Laurus officinalis L., S. officinarum Nees* (Laurineae), Südamerika.

„Das zerkleinerte Holz der Wurzel von *S. officinalis,* mit oder ohne die dunkelrothbraune Rinde. Das leichte, lockere, gut spaltbare Holz ist bräunlich bis fahlröthlich. Rinde und Holz sind sehr aromatisch, mit süsslichem Beigeschmacke. Das fast gar nicht aromatische Holz des Stammes ist zu verwerfen." (Pharm. Germ. 1882.)

Hauptbestandtheil ist das ätherische Oel (Sassafrasöl), farblos oder röthlichgelb, von fenchelartigem Geruche, scharfem Geschmacke, in 4—5 Theilen Weingeist löslich; dasselbe scheidet in der Kälte ein kryst., farbloses Stearopten, Sassafrascampher, $C_{10}H_{10}O_2$, ab — enthält ausserdem damit isomeres Safrol (bei 230—236° siedend) und Safren· (letzteres rechtsdrehend, bei 155 bis 157° siedend). — Ausser dem Oel noch scharfes Harz und Farbstoff.

Das Sassafrasholz gehört pharmacodynamisch in die Gruppe der Acria, welche besonders als Diuretica und Diaphoretica Verwendung finden, wie *Radix Sarsaparillae, Lignum Guayaci* und ähnliche, mit denen es auch vielfach zusammen gereicht wurde. Es dürfte jetzt für sich allein bei uns kaum noch zur Verwendung gelangen, bildet jedoch einen Bestandtheil der *Species lignorum* (Pharm. Germ.). — Eventuell zu 0·5—2·0 in Pulvern oder Infus (1:10 Colatur). Die französische Pharmacopoe verwendet ausser der gepulverten Wurzel *(Poudre de Sassafras)* auch das flüchtige Oel *(Huil volatile de Sassafras),* durch Destillation der mit Wasser macerirten Wurzel, wie *Ol. Cinnamomi,* bereitet.

Sassalquellen, Eisensäuerlinge bei Chur, s. Passugg.

Sassaparilla, s. Sarsaparilla, pag. 324.

Sassnitz auf Insel Rügen, Ostseebad mit bequemen Einrichtungen, warmen Bädern. B. M. L.

Saturationen werden in der Receptur solche flüssige Mischungen genannt, welche aus der Sättigung kohlensaurer Alkalisalze, selten anderer basischer Verbindungen durch saure Arzneipräparate oder umgekehrt durch Neutralisiren letzterer mit jenen hervorgegangen sind. Die Verordnung von Saturationen bezweckt nicht immer, durch Vornahme sorgfältiger Sättigung ein völlig neutrales Salz zu schaffen, viel häufiger richtet sich das Ziel derselben dahin, aus dem zu ihrer Darstellung

verwendeten kohlensaurem Salze vermöge der zersetzenden Wirkung der Säuren
f r e i e K o h l e n s ä u r e zu bilden, um diese theils vom Menstruum, theils von Resten
der alkalischen Verbindung lose gebunden, als therapeutisches Agens zu verwerthen.
Bei solcher Bereitungsweise zeigt dann die Arzeneiflüssigkeit neben Resten doppelt
kohlensauren Alkalis eine von der zurückgehaltenen Kohlensäure deutlich s a u r e
R e a c t i o n. Erhitzt verliert die Saturationsflüssigkeit sowohl ihre freie, als die
Hälfte der gebundenen Kohlensäure, und die bestehende saure Reaction macht nun
einer alkalischen Platz. Da Saturationen die Kohlensäure sehr lose gebunden einschliessen, so kann es geschehen, dass beim ersten Oeffnen einer solchen Mixtur
die Kohlensäure unter Herausschleudern eines Theiles der Flüssigkeit stürmisch
entweicht. Viel zweckmässiger für die meisten Fälle ist daher die Anwendung solcher
Brausemischungen (III, pag. 332), bei der die Entwicklung der Kohlensäure sich
grösstentheils erst im Magen vollzieht.

Von b a s i s c h e n Verbindungen werden zu Saturationen einfach kohlensaures Kali, Natron und Ammoniak, dann doppeltkohlensaures Natron und Kali,
selten kohlensaures Magnesia, kohlensaures Eisenoxydul oder eine andere basische
Substanz verwendet, von S ä u r e n in der Regel solche von organischer Constitution, wie die Citronsäure, krystallisirt oder in Form von Citronsaft, die Weinsäure, das weinsaure Kaliumhydrat, dann die Essigsäure und die medicinischen Essige,
ausnahmsweise Valeriansäure, Benzoësäure und Salicylsäure, welche letztere erst
auf Zusatz von Alkali sich im Wasser leicht verflüssigen.

Als L ö s u n g s m i t t e l für Saturationen dient einfaches, destillirtes oder
ein aromatisches W a s s e r *(Aqua Amygdalar. amar. dil., Aq. Cerasorum nigr.,
Aq. Rubi Idaei, Aq. flor. Aurantior., Aq. Melissae* etc.). Die Menge des wässerigen
Menstruum darf nicht zu gering sein, da sonst zu wenig Kohlensäure gebunden
würde. Für 2—5 Grm. kohlensaurer Alkalien reichen 200 Grm. Wasser hin, um
bei gehöriger Manipulation den grössten Theil der Kohlensäure zurückzuhalten.
Man corrigirt Saturationsmixturen mit säuerlichen Syrupen, schwach aromatischen
Wässern und Zuckersäften. Färbige Syrupe *(Syrupus Rubi Idaei, Syr. Ribium* etc.)
ertheilen ihnen, wenn nicht die saure Reaction vorherrscht, eine schmutzige Färbung.
Saturationen werden in der Regel esslöffelweise genommen. Ihre Verordnung darf bei dem steten Entweichen der Kohlensäure nicht über den nächsten
Bedarf hinausgehen. Was die M e n g e n v e r h ä l t n i s s e der aufeinander wirkenden
Saturationsbestandtheile betrifft, so können mit Rücksicht auf die hier gedachten
arzeneilichen Beziehungen, die für die Neutralisation geltenden stöchiometrischen
Quantitätsbestimmungen selbstverständlich nicht massgebend sein, und hält man es
für zweckmässiger, etwas von dem entstandenen doppeltkohlensauren Salze unzer-
setzt, als die Säure vorherrschen zu lassen (vergl. III, pag. 331). Aus diesem
Grunde lässt man die Menge des Neutralisationsmittels im Recepte stets unbestimmt
mit den Worten q. s. Nur wenn, (bei offic. Saturationen) die Bildung eines völlig
neutralen Salzes aus der Saturation hervorgehen soll, darf aus Rücksicht für den
Geschmack der Arzenei das Säurequantum um etwas überschritten werden.

Zur Sättigung von 100 Grm. gemeinen Essigs oder officineller Arzeneiessige
(Acetum Scillae, Ac. Digitalis) werden nahezu 5·5 *Kalium carbonicum,* fast ebensoviel
Natrium bicarbonicum, 10·0 *Natrium carbonic. crystall.* oder 3·7 *Ammonium carbonicum*
erfordert (M o h r). 100 Grm. Essig sind in Hinsicht auf ihre Sättigungscapacität 55 Grm. von
colirtem Citronsaft, 5·8 Grm. Weinsäure und 5·25 Citronsäure äquivalent. 10 Grm. kohlensaure
Magnesia bedürfen von letzterer ca. 9·88 zur Sättigung. Umgekehrt erheischen 1·0 *Kalium
carbon. pur.* zur Neutralisirung ca. 1·0 *Acid. citric.,* nahezu ebensoviel *Acid. tartaricum* und
18·0 vom offic. Acetum, hingegen 1·0 *Natrium bicarbonic.* 0·9 von den beiden ersteren und
15·0 vom Essig, krystallisirtes kohlensaures Natron nur 0·5, bezüglich 9·0 und *Ammon. carbonicum* 0·8, resp. 14·0. Zur Saturation von 10 Grm. Salicylsäure reichen 5·5 Natriumbicarbonat oder 10·4 kryst. kohlensaures Natron aus. *Magnesium carbonicum* kommt als Saturation
in der Vorschrift der Pharm. Austr. für *M a g n e s i a c i t r i c a e f f e r v e s c e n s* vor, auch
Potio citrica purgans, Limonade purgative genannt (XII, pag. 477).

Zu den officinellen Saturationen zählen: *L i q u o r A m m o n i i a c e t i c i*
und *L i q. K a l i i a c e t i c i* (I, pag. 357 und X, pag. 612), dann *Potio*

Riveri, P. antiemetica. Man bereitet letztere durch leichtes Schütteln einer Lösung von 4 Th. Citronsäure in 190 Th. dest. Wasser in einer hinreichend weiten Flasche nach Zusatz von 9 Th. kryst. kohlensaurem Natrium (Pharm. Germ.). Wird eine Saturation ohne Angabe ihrer Bestandtheile verordnet, so ist *Potio Riveri* zu dispensiren..(S. a. III, pag. 332.)   Bernatzik.

Satureja. *Herba s. summitates Saturejae*, das blühende Kraut von *S. hortensis L., Labiatae (sarriette,* Pharm. franç.), Pfefferkraut, Gartenquendel. Es enthält ätherisches Oel und Gerbsäure, wurde früher im Infus oder Presssaft als Stimulans und Stomachicum benutzt, ist aber ganz obsolet.

Saturnismus (von Saturnus $=$ļBlei), Bleivergiftung; s. B l e i, III, pag. 97.

Satyriasis (σατυρίασις, von σάτυρος), der Zustand krankhafter geschlechtlicher Aufregung bei Männern, besonders als Symptom von Geisteskrankheiten (Manie) und unter Einwirkung aphrodischer Mittel beobachtet. Vergl. M a n i e, XII, pag. 530.

Sauerampfer, s. A c e t o s a, I, pag. 149.

Sauerhonig, s. E s s i g, VI, pag. 633.

Sauerklee, s. A c e t o s e l l a, I, pag. 149.

Sauerstoff, s. O z o n, XV, pag. 134.

Saugen. Diejenige Thätigkeit, mittelst deren der Mensch äussere Substanz in seine Mundhöhle „einzieht", soll der hauptsächliche Gegenstand dieser Besprechung sein. Doch dürfte es sich empfehlen, einige allgemeine Bemerkungen voranzuschicken.

Mit dem Worte Saugen bezeichnet man in der Wissenschaft wie im praktischen Leben mannigfache Vorgänge, welche aber alle das Gemeinschaftliche haben, dass unter w i r k l i c h oder s c h e i n b a r von einem Körper ausgehender A n z i e h u n g eine andere bewegliche Substanz, meistens tropfbare oder gasförmige Flüssigkeit in den ersteren Körper eindringt, sei es in einen oder mehrere grössere Hohlräume desselben oder auch in die Molecular-Interstitien.

Danach sind betreffs der wirkenden Kräfte z w e i w e s e n t l i c h v e r s c h i e d e n e Gruppen einschlägiger Thatsachen 'auseinanderzuhalten. In der einen ist m o l e c u l ä r e A t t r a c t i o n, als Adhäsion, Capillarität, chemische Affinität die unmittelbar bewegende Ursache, wie bei dem Aufsaugen von Flüssigkeiten durch poröse Körper, durch die Wurzeln und Blätter der Pflanzen, durch die lebenden Gewebe auch des thierischen Organismus. Hingegen ist eine zweite Classe von Saugwirkungen ganz anders bedingt, indem dabei die Vorstellung einer Attraction, so schwer man sich derselben entschlagen kann, doch auf Täuschung beruht, der Effect vielmehr m i t t e l b a r a u f h y d r o d y n a m i s c h e m W e g e herbeigeführt wird. In diesen Fällen ist es in Wirklichkeit eine vis a tergo, ein von der anderen Seite her wirkender D r u c k, der die eindringende Substanz bewegt, und die Thätigkeit des saugenden Körpers besteht nur in der Herstellung der nöthigen D r u c k d i f f e r e n z durch Verminderung oder gänzliche Aufhebung des Druckes in dem betreffenden Hohlraume, ausserdem zuweilen noch in dem Aufsperren einer Oeffnung, durch welche der äussere Ueberdruck bewegliche Substanz eintreiben kann. Die innere Entlastung aber, das Minus an Druck oder der sogenannte „n e g a t i v e D r u c k" kann wieder auf zweierlei Art erzeugt werden, entweder bei gleichbleibender Grösse des Hohlraumes durch Verminderung seines Inhaltes, respective wenn dieser Luft ist, durch directe He rabsetzung ihrer Spannung, etwa mittelst Abkühlung, wie bei der Saugwirkung der Schröpfköpfe, oder andererseits mittelst Erweiterung des Hohlraumes durch Auseinanderweichen seiner Wandungen, wofür Blasebalg und Saugpumpe Beispiele liefern.

Die letztere Art von Mechanismus findet nun auch in den Verrichtungen des menschlichen und thierischen Körpers mehrfache Anwendung, theils im Innern desselben unter Mitwirkung eines von ihm selbst erzeugten Flüssigkeitsdruckes, z. B. bei der etwaigen Saugwirkung des Herzens in der Diastole und derjenigen der Darmzotten durch active Erweiterung ihres centralen Lymphraumes, theils mit Benützung des von dem äusseren Medium, sei dies Wasser oder Luft, ausgeübten Druckes, wie an den Saugnäpfen niederer Thiere und im Acte der Einathmung, welche beim Menschen und den höheren Vertebraten ein wahres Einsaugen atmosphärischer Luft ist, obwohl sie, wenn respiratorischem Zwecke dienend, gewöhnlich nicht als Saugen bezeichnet wird.

Hieran reiht sich nun das im engeren Sinne sogenannte Saugen menschlicher und thierischer Individuen, mittelst dessen sie von aussen her ein Fluidum oder auch einen beweglichen festen Körper durch die Mundöffnung in die Mundhöhle einführen, meistens um dann das Aufgenommene durch einen Schlingact dem Magen zu überliefern, seltener um es nur eine locale Wirkung in der Mundhöhle selbst ausüben zu lassen, oder auch um nur nach aussen hin eine mechanische Wirkung hervorzubringen, z. B. in einem äusseren Hohlgefässe eine Flüssigkeit aufsteigen zu machen. Das mechanische Princip auch dieser Art von Action ist das oben in zweiter Reihe aufgeführte. Immer agirt dabei das Individuum so, dass in seiner Mundhöhle ein leerer oder luftverdünnter Raum entsteht und nimmt damit die Gegenwirkung des atmosphärischen Druckes in Anspruch, dem sich jedoch gelegentlich auch ein anderer äusserer Druck hinzugesellen kann, wie an der gespannten Mamma der in dieser obwaltende elastische und Secretionsdruck, bei Wasserthieren der Druck des über ihnen befindlichen Wassers, bei blutsaugenden Thieren der in den angebohrten Aederchen vorhandene Blutdruck. Die Art und Weise aber, wie dabei der innere negative Druck in's Werk gesetzt wird, ist nicht immer die gleiche; sie zeigt nicht blos je nach dem anatomischen Bau einer Gattung, sondern namentlich beim Menschen auch je nach dem Lebensalter und der Besonderheit der zu erfüllenden Aufgabe erhebliche Verschiedenheiten.

Diesen vom Menschen beim Saugen angewandten inneren Mechanismen verleiht aber ihre vielfache Verwendbarkeit eine nicht geringe Bedeutung. Liefern sie ihm doch nicht blos im Säuglingsalter die einzige naturgemässe Art der Nahrungsaufnahme, sondern auch weiterhin das vorherrschende Mittel, dem Körper Flüssiges zuzuführen, indem bei der menschlichen Weise des Trinkens die Hineinbeförderung des Getränkes in die Mundhöhle in der Regel durch Saugthätigkeit bewirkt wird. Aber auch das Einsaugen von Gasen ist in Form des Rauchens ein weit verbreitetes Genussmittel. Andere Anwendungen sind dann noch das Saugen an Röhren, Pipetten, Hebern zu technischen Zwecken, das Aussaugen vergifteter Wunden u. a. m. Es ist deshalb ein Einblick in das Physiologische dieser Actionen gewiss von Wichtigkeit.

Die dabei zu bestimmenden Verhältnisse beziehen sich auf folgende Fragen: An welcher inneren Stelle, durch welche Formveränderungen und specielle Muskelactionen, unter dem Einflusse welcher Nerven wird der negative Druck erzeugt? Ueber diese Punkte waren aber bis in die neueste Zeit hinein vielerlei sich widersprechende, ungenaue oder ganz unrichtige Vorstellungen aufgetaucht und zum Theile sehr verbreitet. Als solche seien erwähnt die Meinungen, dass die Wangen und besonders deren *M. buccinatores* thätig mitwirken, dass ausschliesslich Herabziehung des Unterkiefers den Effect herbeiführe, dass eine nach hinten gehende, stempelartige Bewegung der Zunge oder nach Anderen eine rinnenförmige Gestaltung derselben eine wesentliche Rolle spiele, dass die Saugwirkung von hinten, nämlich von der Spalte zwischen Gaumensegel und Zunge ausgehe und dass andererseits der vordere Unterzungenraum öfters als Saugraum fungire, ferner die Ansicht, dass immer beim Saugen und im Besondern auch beim Trinken eine inspiratorische Bewegung des Thorax alleiniger oder doch mithelfender Factor sei, neben der

entgegengesetzten Behauptung Anderer, dass dies niemals geschehe. Das Unhalt-
bare aller dieser Meinungen habe ich jüngst nachgewiesen und dasjenige beschrieben
und erörtert, was sich mir bei eingehender Untersuchung, die zum Theile mittels
eines eigenen, als S a u g s p i e g e l bezeichneten Instrumentes angestellt wurde,
als richtig ergeben hat. Das ist aber in Kürze das Folgende.

Es giebt thatsächlich zwei wesentlich verschiedene, fast immer gesondert
auftretende Arten des Saugens, deren eine, die gewöhnliche, kurzweg M u n d -
s a u g e n heissen mag, während die andere, nur in seltenen Fällen besonderer
Art angewandte sich als i n s p i r a t o r i s c h e s S a u g e n charakterisirt. Bezeichnen
wir als Saugraum denjenigen Raum, in welchem und durch dessen Ausweitung
ursprünglich der negative Druck erzeugt wird, so ist dieser bei dem ersteren
Modus ein Theil der Mundhöhle selbst, wobei eine Anzahl in dieser und in ihrer
Nachbarschaft liegenden Muskeln die Erweiterung und ausserdem auch den nöthigen
Abschluss gegen den Rachenraum und die mit diesem zusammenhängenden
luftführenden Höhlen besorgen. Hingegen dient bei dem zweiten Verfahren als
Saugraum die Höhlung der Lungen, deren Ausdehnung durch dieselben Mittel wie
bei der Athmung bewerkstelligt wird, und zwar unter Absperrung der Nasenhöhle,
hingegen offener Communication der Trachea mit der Mundhöhle, so dass die Luft
der letzteren mit verdünnt wird. Eine Combination dieser beiden Modi kommt nur
sehr selten vor und auch dann immer nur derart, dass in einem Falle wesentlich
inspiratorischen Charakters nebenher eine geringe und entbehrliche Beihilfe der
Mundsaugeorgane hinzutritt.

Während des regulären Mundsaugens aber, wie es der Säugling und der
Erwachsene beim Trinken, letzterer auch beim Rauchen, beim Gebrauch von
Pipetten, beim Aussaugen einer Frucht und in anderen ähnlichen Fällen ausübt,
ist es immer und allein der Z w i s c h e n r a u m z w i s c h e n d e m G a u m e n u n d
d e r Z u n g e, und zwar in erster Linie derjenige zwischen dem harten Gaumen
und der vorderen Hälfte der Zunge, welcher als Saugraum derart benutzt wird,
d a s s s i c h d i e Z u n g e v o m G a u m e n e n t f e r n t, d. h. i h r e R ü c k e n f l ä c h e
i m G a n z e n e i n e B e w e g u n g n a c h u n t e n m a c h t, während die Zungenspitze
ruhig an den unteren Schneidezähnen oder an dem entsprechenden Kieferrande liegen
bleibt, öfters sogar noch stärker an diese angedrückt wird. Gewöhnlich liegt
übrigens vor Beginn des Saugens fast der ganze Zungenrücken dem Gaumen an, so
dass der nöthige Zwischenraum erst durch A b l ö s u n g d e r Z u n g e v o m G a u m e n
geschaffen werden muss, u. zw. beginnt diese Ablösung über der Zungenspitze
und geht von hier aus mehr oder weniger nach hinten weiter. In den wichtigsten
Verwendungsfällen, namentlich beim Einsaugen tropfbarer Fluida überschreitet die
Ablösung nicht oder nur wenig die Grenzlinie zwischen hartem und weichem
Gaumen. Ueber den Gipfel der Zungenwölbung hinweg Flüssigkeit nach hinten
dringen zu lassen, wird während des Saugens deshalb vermieden, weil, wenn es
geschieht, reflectorisch Abhebung des Gaumensegels und Hinabfliessen des Fluidums
in den Kehlkopf, sogenanntes „sich Verschlucken" herbeigeführt wird. In diesen
Fällen wird also die Saugkammer n a c h h i n t e n d u r c h d i e Z u n g e s e l b s t
a b g e s p e r r t, welche hier an das Gaumengewölbe vom Luftdruck, eventuell auch
mit Beihilfe geeigneter Muskeln stark angepresst wird. Beim Einsaugen von Luft
hingegen und auch von Tabakrauch kann sich der Saugraum erheblich weiter
nach hinten ausdehnen, und d a n n l i e f e r t d e n A b s c h l u s s d a s G a u m e n -
s e g e l, welches senkrecht herabhängend durch den Ueberdruck der Rachenluft an den
hintersten Theil der Zunge angedrückt wird, so als K l a p p e n v e n t i l fungirend.

Die Abwärtsbewegung der Zunge aber wird auf zweierlei Art bewerkstelligt, die jede für sich oder auch mit einander verbunden benutzt werden können.
Das einfachste Hilfsmittel ist gleichwohl ein indirect wirkendes, nämlich
H e r a b z i e h u n g d e s U n t e r k i e f e r s, der die ihm adhärirende Zunge mit
sich nimmt, eine Bewegung, die bei der Nachgiebigkeit der Wangen und Lippen
auch bei geschlossenem oder dicht um ein Saugobject gepresstem Munde aus-

führbar ist. Dies darf als primitives Saugverfahren bezeichnet werden, weil es dasjenige ist, welches das neugeborene Kind in sehr auffälliger Weise und einige Monate lang, wie es scheint, ausschliesslich benutzt. Dann erst findet sich eine wirksame Eigenbewegung der Zunge hinzu, welche das Kind allmälig mehr und mehr vorwalten lässt und immer besser gebrauchen lernt, so dass sich im Laufe der ersten Lebensjahre die Mitbewegung des Unterkiefers für gewöhnlich verliert. Dass diese schliesslich ganz entbehrlich ist, beweisen am Besten die Fälle, wo das Saugobject zwischen den Zähnen gehalten wird, wie so häufig beim Rauchen. Aber auch beim Trinken bedient sich der erwachsene Mensch nur ganz ausnahmsweise der Beihilfe der Kieferbewegung, nämlich wenn er möglichst viel auf einmal in den Mund einziehen will; sonst vermeidet er sie möglichst, theils aus einem ästhetischen Widerstreben, theils weil sie doch nur eine vergleichsweise geringere Wirkung liefert sowohl in Ueberwindung von Widerständen, wie auch hinsichtlich des Quantums eingesaugter Substanz. Die geringe Kraftentwicklung erklärt sich genügend daraus, dass ja der Unterkiefer auf Kraftleistungen nur eingerichtet ist bei seiner Aufwärtsbewegung durch die mächtigen Kaumuskeln, während seiner Herabziehung nur einige an sich schwache und überdies in sehr ungünstiger Angriffsrichtung wirkende Muskeln dienen können, nämlich der vordere Bauch des Biventer, der Geniohyoideus und einige der hinteren Bündel des Mylohyoideus. Andererseits ist dabei nur eine mässige Hohlraumbildung im Munde möglich, und zwar deshalb, weil die Zunge mit ihrer ganzen Masse und in ihrer steil gewölbten Form darin bleibt und den Raum beengt. So kommt es, dass ein erwachsener Mann durch Unterkieferbewegung allein höchstens 25—30 Ccm. Wasser einziehen kann, d. h. nur etwa $^3/_8$ des überhaupt möglichen Maximums und nur $^3/_5$ des durch unmittelbare Zungenbewegung allein zu Erreichenden.

Diese letztere besteht aber darin, dass die Zunge sowohl als Ganzes senkrecht nach unten gezogen, wie auch gleichzeitig in eine erheblich abgeflachte Gestalt übergeführt wird, womit in doppelter Weise der Zungenrücken vom Gaumen entfernt und deren Zwischenraum vergrössert wird. Auch der vordere, freie Abschnitt der Zunge wird gegen den Boden des Unterzungenraumes angepresst und letzterer nach unten gedrängt. Die Abplattung aber erfolgt dadurch, dass in der angewachsenen Gegend der Zunge ein Theil ihres Fleisches unter den Boden der Mundhöhle hinaustritt, womit die im Innern verbleibende Masse eine Volumsverminderung erfährt, die zur Erweiterung des Hohlraumes wesentlich beiträgt. Sehen wir aber jetzt näher zu, durch welche Mittel diese Form- und Lageveränderung zu Wege gebracht wird.

Wenn ein Individuum kräftig Luft oder Tabakrauch einzieht, dann zeigt es sich, dass dabei ein complicirter, vom Brust- und Schlüsselbein bis in die Zunge selbst hineinreichender Muskelapparat zusammenwirkt. Aeusserlich am Halse ist zu beobachten, wie mit jedem solchen Saugzuge die Omohyoidei und die Gruppe der Sterno-Thyreohyoidei sich contrahiren und nebst dem Kehlkopfe auch das Zungenbein ein Stück nach unten rücken, während dieses zugleich durch die Geniohyoidei ein wenig nach vorn verschoben wird. Von dieser fixirten Stellung des Knochens aus vermögen jetzt die Hyoglossi den hintersten Theil der Zunge und mittelst ihrer divergirend in das Zungenfleisch eintretenden Bündel im Besonderen auch die Schleimhaut des hinteren Drittels des Zungenrückens niederzuziehen. Einen viel grösseren Antheil jedoch an dem Enderfolge hat ein anderes Muskelpaar, das von dem fixirten Zungenbein ganz unabhängig ist, nämlich die Genioglossi. Dieser Muskel ist ganz besonders geeignet, die vorderen zwei Drittel der Zunge nach unten zu ziehen und den ganzen Zungenrücken abzuflachen, dazu befähigt sowohl durch die Zugrichtung seines freien Anfangstheils wie durch die fächerförmige Ausstrahlung seiner die Zunge selbst durchsetzenden Bündel in einem ihrer Medianebene nahen und parallelen Streifen, bei überwiegender Länge der zur höchsten Wölbung des Organs streichenden Fasern.

So ist denn auch mittelst des Saugspiegels zu sehen, wie der hintere Abhang der Zunge sich nach vorn und unten, der vordere nach hinten und unten neigt, der Gipfel eine senkrechte ausgiebige Abwärtsbewegung macht. So wird fast der ganze Zwischenraum zwischen Zunge und Gaumen als Saugraum ausgenutzt. Die von vorn und von hinten her nach der Wurzelgegend heruntergewälzte Substanz und die Dickenanschwellung der genannten Muskeln machen sich übrigens äusserlich durch eine Hervorwölbung der Gegend hinter dem Kinne bemerkbar. Nebenbei hat die Betheiligung der hintersten, horizontal rückwärts streichenden Bündel des Genioglossus zur Folge, dass die Zunge im Ganzen etwas nach vorn verschoben wird, was bei stärkerem Saugen als ein Anpressen der Zungenspitze an die Schneidezähne zu verspüren ist.

Eines weniger ausgebreiteten Muskelapparates aber bedarf es, wenn nur ein kleinerer Saugraum vorn unter dem harten Gaumen gebildet wird, also in den gewöhnlichen Fällen des Einsaugens tropfbarer Flüssigkeit oder kleiner Quantitäten einer gasförmigen Substanz. Dann treten die zu dem Zungenbein in Beziehung stehenden Bewegungen sehr zurück oder bleiben ganz aus, und es sind dann vorzüglich oder allein die Genioglossi, welche den Effect vermitteln und sich auch hierdurch als die hauptsächlichen Motoren des Zungensaugens documentiren.

Dieses ist durch Verdünnung der Luft auch dann wirksam, wenn vor Beginn des Acts der Unterkiefer erheblich gesenkt und damit schon ein grösserer, lufthaltiger Raum hergestellt war. Viel stärker freilich wird der Effect, wenn die Zunge anfangs in ihrer ganzen Ausdehnung dem Gaumen anliegt, da dann durch ihre Abtrennung ein so gut wie luftleerer Raum gewonnen wird. Der Fortschritt dieser Ablösung von vorn nach hinten ist theils aus der successiven Einschiebung der Flüssigkeit erklärlich, theils auch aus dem in gleicher Richtung wachsenden elastischen Widerstande der Zungensubstanz, der nur unter Steigerung der Muskelverkürzung überwunden werden kann. \

In maximo kann bei erwachsenen Männern die Zungenbewegung an sich 45—50 Ccm. Wasser in den Mund befördern und mit der Kieferbewegung combinirt 75—82 Ccm. Die entwickelte Kraft andererseits, messbar durch ein Manometer, ist derart, dass von Erwachsenen mit einem Zuge 100—150 Mm. Hg, durch Summirung mehrerer rasch sich folgender Züge aber sogar einige hundert, bis 700 Mm. Hg gehoben werden können.

Man beachte übrigens, dass sämmtliche bisher erwähnte Muskeln, mit Ausnahme des *Biventer mandibulae* und des Mylohyoideus vom *Nervus hypoglossus* versorgt werden, welcher sich somit als der das Saugen fast allein vermittelnde Nerv darstellt. Schon bei einer einseitigen, noch mehr aber bei einer doppelseitigen totalen Lähmung desselben muss, wie das Sprechen und Schlingen, so auch das Mundsaugen in höchstem Maasse gestört oder ganz unmöglich gemacht sein, um so mehr, als ja auch die Herabzieher des Zungenbeines dem Willenseinflusse entzogen sind und in Folge dessen bei mangelhafter Fixirung dieses Knochens in einer tiefen Lage auch die Niederziehung des Unterkiefers durch den vom Trigeminus innervirten vorderen Bauch des Biventer und den Mylohyoideus sehr beeinträchtigt sein wird.

Noch sind einige Nebenerscheinungen zu erwähnen, welche wegen ihrer Auffälligkeit vielfach als ursächliche Momente betrachtet wurden, während sie thatsächlich nur Folgen des Saugactes sind. Hierzu gehört erstens die unter Umständen sich zeigende Einbuchtung der Wangen, welche indess nur als eine passive, durch den Ueberdruck der äusseren Luft bewirkte Formveränderung anzusehen ist, da sie mit der Schwierigkeit des Saugens und dem Grade der inneren Luftverdünnung wächst, hingegen zu dem erzielten Saugeffecte in umgekehrtem Verhältniss steht. Dieser Vorgang kann indess als regulatorischer nützlich werden durch Milderung einer übermässigen, der Schleimhaut schädlichen Luftverdünnung. Ich füge hinzu, dass eine solche mit schwierigem

Saugen verbundene innere Schröpfwirkung vielleicht bei Säuglingen gelegentlich mit Schuld haben könnte an Hyperämien und Ulcerationen ihrer Mundschleimhaut. — Eine ganz ähnliche Bewandtniss wie mit der Einstülpung der Wangen hat es aber auch mit der vielberufenen r i n n e n f ö r m i g e n A u f k r ü m m u n g der Zunge. Diese stellt sich auch nur bei absolut oder annähernd v e r g e b l i c h e m Saugen dann ein, wenn die Kiefer einander genähert sind; und zwar ist es wieder der äussere Luftdruck, welcher die Seitenränder des vorderen Zungenabschnittes in den leeren Raum hineinzwängt. Diese unwillkürliche Hohlkrümmung kann wohl gelegentlich zur Auspressung der mütterlichen Brustwarze oder eines anderen porösen Saugobjectes beitragen aber natürlich nicht den eigentlichen Saugact vermitteln. Auch kann in der Rinne nichts nach hinten fliessen, da sie nur das vordere Drittel der Zunge einnimmt, gegen deren Mitte hin blind mit einer tieferen Grube endet, in welcher das kleine Quantum eingedrungener Flüssigkeit sich ansammelt, um später durch einen Schlingact dem Oesophagus überliefert zu werden.

In den bisher erwähnten Fällen findet übrigens regulär niemals eine Beihilfe inspiratorischer Art statt, die ja schon dadurch ausgeschlossen ist, dass die Mundhöhle gegen die hinteren Luftwege abgesperrt sein muss. Bei der gewöhnlichen Art des Trinkens würde übrigens der Mensch von inspiratorischer Hilfe auch deshalb keinen Gebrauch machen können, weil damit fast unvermeidlich etwas von dem Getränk in den Kehlkopf gelangen müsste. Thatsächlich ruht selbst während länger anhaltenden Trinkens in der Regel die Athmung gänzlich, obwohl man andererseits während des Einsaugens von Flüssigkeit gleichzeitig durch die Nase athmen kann, ohne etwas von jener in den Kehlkopf zu bekommen, worin wieder ein Beweis für die luftdichte Absperrung der Mundhöhle gegen die Luftwege liegt.

Wohl aber ist eine I n s p i r a t i o n s b e w e g u n g das Wirksame bei dem sogenannten E i n s c h l ü r f e n, wie es z. B. beim Genuss heisser Getränke und beim Kosten von Weinen ausgeübt wird und in solchen Fällen deshalb inspiratorisch vermittelt werden darf, weil es nur auf ein winziges Quantum abgesehen ist, von dem nicht so leicht etwas in die Luftwege gerathen kann. An sich ist freilich das Schlürfen dadurch charakterisirt, dass die Mundöffnung nicht ganz durch Flüssigkeit gedeckt ist, so dass nebenher Luft unter Geräusch eintritt, was auch beim Mundsaugen vorkommen kann und öfters bei Thieren mit sehr breiter Mundspalte so geschieht. Der Mensch jedoch agirt erfahrungsgemäss dabei in der Regel durch Inspiration.

Ferner ist hier anzuschliessen eine besondere, seltene Art des Rauchens. Es giebt Menschen mit abgestumpfter Luftröhrenschleimhaut, welche gewohnheitsmässig den Tabak- und Opiumrauch in die Trachea und Bronchien einziehen. Bekanntlich ist das Gleiche mit dem Rauch arzneilicher Cigarren bei Asthma vielfach versucht worden. Dabei wird nun, wie ich beobachten konnte, die Einziehung des Rauches meistens in einem Acte ausgeführt, also direct inspiratorisch auf die Cigarre oder Pfeife eingewirkt.

Eine viel weiter verbreitete Anwendung jedoch, und zwar eine, die zu höchst ausgiebigen Leistungen führt, findet der inspiratorische Modus bei dem Gebrauche der S a u g h e b e r, besonders der g r o s s e n K u g e l h e b e r, wie sie von Küfern und in anderen Gewerben benutzt werden. Schon dass dabei sehr gewöhnlich mit einem einzigen Zuge $1^1/_2$—2 Liter Flüssigkeit gehoben werden, weist auf einen sehr grossen und sehr ausdehnbaren Saugraum, also auf den Thorax hin, und dies ist durch eingehendere directe Beobachtung zu bestätigen. Der Brustraum wird langsam durch die Thätigkeit sämmtlicher Inspirationsmuskeln erweitert, welche mit wachsender Anstrengung das Ansteigen der äusseren Last und zugleich der elastischen Widerstände des Athmungsapparates zu überwinden haben. Durch die Summe beider wird schliesslich der Leistung eine Grenze gesetzt. In Folge dessen kann das gehobene Quantum am grössten werden, wenn das Saugrohr tief eingetaucht, also die Hubhöhe gering ist, obwohl sie auch dann kaum je über 2400 Ccm. hinauszugehen scheint, jedenfalls weit zurückbleibt hinter der bei freiem Athmen sich zeigenden vitalen Capacität der Lungen. Die Arbeitsleistung im physikalischen Sinne hingegen, das Product aus Hubhöhe und Gewicht, wird am grössten bei einer gewissen bedeutenderen Hubhöhe und kann bei kräftigeren Individuen bis zu dem Betrage von 1·3 Meterkilogramm sich erheben. Offenbar werden durch professionelle Ausübung dieses Verfahrens die Inspirationsmuskeln sehr gestärkt, erweisen sich aber auch bei weniger geübten Personen als mächtige Motoren für derartige Aufgaben. Wie sich sowohl diese ihre Kraft als auch der Betrag der inneren Widerstände in verschiedenen Erweiterungsgraden des Brustraumes verhalten, lässt sich durch ein von mir angegebenes und Pneumergometer genanntes Instrument messen.

Bei jedem inspiratorischen Saugen durch die Mundöffnung muss natürlich der Zutritt von Nebenluft, namentlich auch auf dem Wege durch die Nase verhindert werden. Dies besorgt das Individuum von selbst durch Erhebung des Gaumensegels zur Horizontalen, in welcher sich seine Ränder der Pharynxwand anschmiegen, und es ist dieses Mittel nicht blos für leichtere Fälle ausreichend, sondern kann nach dem eben von den Leistungen der Küfer Erzählten auch bei schwierigeren Aufgaben und grosser Druckdifferenz weit hinaus genügen. Doch ist dies individuell verschieden, und es können maximale Leistungen dieser Art, z. B. bei messenden Versuchen, mit Sicherheit nur durch Verschliessung der äusseren Nasenlöcher erreicht werden.

Zuweilen wird während des inspiratorischen Saugens auch die Zunge niedergezogen, was den Nutzen hat, eine weite Communication zwischen Mundhöhle und Kehlkopf zu öffnen, sonst aber bei der Grösse des gesammten Innenraumes zur Verstärkung des Effectes nur äusserst wenig beitragen kann.

Im Ganzen aber spielt, wie sich gezeigt hat, die inspiratorische Saugweise doch nur eine kleine Rolle im Verhältniss zu der Häufigkeit und Wichtigkeit der vorerst beschriebenen Zungenbewegung.

(Ausführlicheres nebst Besprechung der früheren Literatur findet sich in meiner Abhandlung: „Zur Mechanik des Saugens und der Inspiration" in Du Bois-Reymond's Arch. f. Physiol. 1888, pag. 59—128).   Leopold Auerbach (Breslau).

Saxe (la) und Courmayeur, jenes 300 M. von diesem, südöstlich vom Montblanc, 45⁰ 43′ n. Br.; 500 M. von Courmayeur ist die Victoriaquelle, 13,7⁰ C., die gebräuchlichste Trinkquelle. Sie hat in 10000 nach Picco (1849) 26,5 festen Gehalt: Kalkcarbonat 13,36, Magnesiasulphat 6,07, Natronsulphat 2,17. In der Analyse ist das durch den Geschmack zu erkennende Eisen vergessen. Der Gehalt an CO_2 scheint ziemlich stark zu sein. Dieses Wasser wird viel exportirt. Mineralbäder sind nicht zu Courmayeur. — La Saxe, ein Dorf, 1216 M. über Meer liegend, hat Bäder, welche von der Schwefelquelle gespeist werden; diese ist 18,7⁰ C. warm. Zum Trinken dient eine Eisenquelle.

Literatur: Rotureau, *Eaux min. de l'Europe.* 1864.   B. M. L.

Saxon (les Bains) Curort im Rhonethale, zwischen Martigny und Sion, unter 46⁰ 8′ n. Br., 670 M. über Meer, in herrlichster Gebirgslandschaft, aber ungesund in der Nähe von Sumpfland (mit Mückenplage) gelegen, besitzt eine Therme von 24⁰ C. Diese enthält nach Morin (1852) in 10000 nur 6,67 festen Gehalt, meist Kalk- und Magnesiasulphat, nur 0,098 Chlor. Es ist in der sichersten Weise constatirt, dass der Gehalt an Jod von 0 bis fast 0,01 wechseln kann; derselbe geht wahrscheinlich häufig noch viel höher; zuweilen ist er direct mit Stärke nachweisbar. Dieser bisher unerklärliche, oft im Verlaufe weniger Stunden oder selbst einiger Minuten nachweisbare Wechsel ist für den praktischen Gebrauch dieses sonst gehaltarmen Wassers ein misslicher Umstand. Der therapeutische Gebrauch dieses Wassers, hauptsächlich bei Scrophulose hat Bezug auf den Jod- und Bromgehalt; der Jodgehalt wird häufig künstlich verstärkt. Auch wird das Wasser des nahen Eisensäuerlings bei Saillon oft getrunken: Man versendet auch das Wasser von Saxon.

Der grösste Theil der Literatur bezieht sich auf die chemische Analyse. B. M. L.

Scabies, Krätze (franz.: *gale)*, ist eine intensiv juckende, durch einen thierischen Parasiten, den *Sarcoptes scabiei*, veranlasste Erkrankung der Haut, bei der es sich neben den durch die Lebensbedingungen der Milbe erzeugten Veränderungen auf der Haut, um Eruptionen von Papeln, Bläschen und Pusteln von bestimmter Gruppirung und Localisation handelt.

Die G e s c h i c h t e dieser Erkrankung, welche besonders in BOURGUIGNON, HEBRA, GUDDEN, KÜCHENMEISTER ausführliche Darsteller gefunden hat, ist überaus lehrreich und verdient hier, allerdings nur in ihren hauptsächlichsten Punkten, Erwähnung, nicht allein weil sie einen Beleg dafür bietet, wie schwer oft der Kampf ist, welchen die Wahrheit gegen vorgefasste Anschauungen zu führen hat, sondern weil mit der Erkenntniss der parasitischen Natur der Krätze das humoralpathologische Lehrgebäude einer seiner stärksten Säulen beraubt wurde. Es ist schwer zu entscheiden, ob die Krätze im Alterthum erkannt und von anderen Hauterkrankungen unterschieden wurde. Das Wort „Scabies" findet sich bei den römischen Dichtern nur im figürlichen Sinne, während CELSUS sie für eine Erkrankung gebraucht, welche der Krätze nicht entspricht; die ψώρα der Griechen aber, welche mit Scabies gleichbedeutend ist, galt überhaupt nur als Bezeichnung für gewisse trockene Ausschläge. Eine besondere Beschreibung der Krätze finden wir erst bei den arabischen Aerzten und AVENZOAR erwähnt sogar das Vorhandensein eines thierischen Parasiten bei derselben *(animalcula tam parva, ut vix visu perspicaci discerni valeant)*, in welchem man vielleicht mit Recht die Krätzmilbe vermuthet, eine Ansicht, die HEBRA jedoch zurückweist.

Nach ihm findet sich die erste Angabe über die Milbe in der „Physica" der SANCTA HILDEGARD, Aebtissin des Klosters auf dem Rupertusberge bei Bingen (12. Jahrhundert), wo sie als *„sure"* bezeichnet wird. Von späteren Autoren beschrieben die Milbe u. A. GUY DE CHAULIAC (14. Jahrhundert), ALEXANDER BENEDICTUS (1533), AMBROISE PARÉ, RABELAIS, INGRASSIAS, SKALIGER, FALLOPIA, JOUBERT (16. Jahrhundert), bei denen sich gewöhnlich die Bezeichnung S y r o n e s, S c i r o n e s, C i r o n s, zuweilen auch P e d i c e l l i und B r i g a n t e s findet. PARÉ erwähnt ausdrücklich, dass man die Milbe mit einer Nadel entfernen könne, dass es jedoch in jedem Falle besser sei, sie durch Salben und Decocte zu tödten, ja JOUBERT (1577) berichtet, dass das Absuchen der Milbe aus der Haut in Frankreich im Publikum allgemein geübt werde. Aber auch in Deutschland war diese Operation allgemein verbreitet, wo man sie, wie SCHENK VON GRAFENBERG (1600) angiebt, „Seuren graben" nannte.

Wenngleich also die Milbe schon damals nicht allein von vielen Aerzten, sondern auch im Publikum ziemlich gut gekannt wurde, so war diese Kenntniss doch keineswegs eine allgemeine; denn viele Aerzte jener Zeit und unter ihnen auch MERCURIALIS, erwähnen sie nicht und betrachten die Krätze vom Standpunkte der HIPPOKRATES'schen und GALEN'schen Krasenlehre als eine constitutionelle Erkrankung, welche durch eine Verderbniss des Blutes oder eine fehlerhafte Mischung der Säfte zu Stande komme. Diese Vorstellung wich aber auch dann noch nicht aus den Köpfen selbst ganz berühmter Männer, als man nach der Entdeckung des Mikroskops (1619) genauere Vorstellungen von der Beschaffenheit der Milbe erhielt und Abbildungen derselben (namentlich von ETTMÜLLER) geliefert wurden. Obwohl aber auch von BONOMO und CESTONI (1687) eine mustergiltige Beschreibung nicht allein der Milbe, sondern auch ihrer Beziehung zur Krätze geliefert wurde, so waren doch im Laufe des nächsten Jahrhunderts nur wenige Aerzte, wie HUNTER, MORGAGNI, GEOFFROY, WICHMANN u. A., von der parasitären Natur der Erkrankung überzeugt, und während schon zu BONOMO'S Zeiten alte Weiber in Livorno die Krätze durch Ausgraben der Milben heilten, was man in Frankreich und Deutschland übrigens eine früher verstand, so konnte der gelehrte LORRY (1777) sie doch nur als ein constitutionelles Leiden betrachten; seine Erfahrungen bewiesen es, dass Unvorsichtigkeit in der Behandlung ein Zurücktreten der Krätze und Erkrankungen innerer Organe erzeuge, und dass Leute von

inneren Erkrankungen befreit wurden, wenn sie die Kleider Krätziger anlegten.
Das war überhaupt die Ansicht jener Zeit, die sich selbst noch bis tief in unser
Jahrhundert fortsetzte. Andere Autoren, unter diesen namentlich R. WILLAN,
betrachteten die Milbe als eine Folge der Krätze, andere wiederum als eine
zufällige Begleiterin, und so wurde im Beginne dieses Jahrhunderts an die
parasitische Natur derselben nicht mehr recht geglaubt.

Nicht überall verstand man die Milbe aufzufinden. So wurde 1812 in
Paris auf ihre Auffindung ein Preis ausgesetzt. GALÈS errang ihn, indess ergab
sich später, dass er eine Käsemilbe demonstrirt hatte. Erst RENUCCI, ein Pariser
Student aus Corsica, lehrte (1834) in Paris die Milbe aufsuchen. Unmittelbar darauf wurden in Berlin von STANNIUS und KÖHLER Untersuchungen angestellt und
von HEYLAND (1835) fortgesetzt. Sie zeigten durch zahlreiche Experimente, dass
die Milbe die Ursache der Krätze sei, indem diese sich durch Uebertragung der
Milbe erzeugen lasse, dass sich Efflorescenzen auch an milbenfreien Theilen entwickeln und dass es zur Heilung der Erkrankung ausreiche, die mit Milben versehenen Theile der Haut allein zu behandeln, wie dies auch später, namentlich
von HEBRA (1844), gezeigt wurde. Weitere Mittheilungen von EICHSTÄDT, KRÄMER,
BOURGUIGNON, G. SIMON, BERGH, GUDDEN, KÜCHENMEISTER, HARDY u. A.
betreffen Specialia.

Fig. 74.

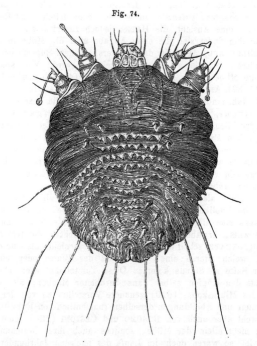

Weibliche Krätzmilbe, von der Rückenfläche gesehen.

An den Seitenwänden eingekerbt, an der Körperoberfläche mit wellenförmigen Querfurchen, schuppenförmigen Fortsätzen und dornenähnlichen Erhabenheiten versehen. Die zu beiden Seiten des Kopfes
befindlichen vorderen Fusspaare tragen Haftscheiben, von den hinteren beiden Fusspaaren sind nur
die Endborsten sichtbar.

Der Parasit der Krätze gehört zu den Milben, und zwar zur Familie
der Acaridae, der Grabmilben, die der Classe der Arachniden angehört. Sie führt
den Namen des *Acarus scabiei* oder *Sarcoptes hominis*. Mit blossem Auge ist

die Milbe als kleines, weisses, glänzendes Pünktchen noch eben sichtbar, besonders wenn man sie auf einer schwarzen Unterlage betrachtet, ja man kann sie schon mit blossem Auge sich fortbewegen sehen. Sie ist mit einer festen Hülle umgeben und lässt sich zwischen den Daumennägeln mit einem hörbaren Geräusch zerdrücken.

Fig. 75.

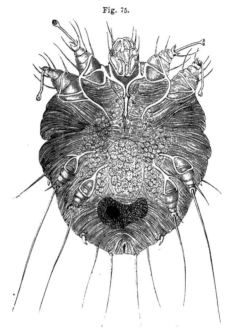

Weibliche Krätzmilbe, von der Bauchseite gesehen.
Die vorderen Fusspaare mit Haftscheiben, die hinteren mit Borsten versehen. Am hinteren Ende die spaltförmige Begattungsscheide, an der Bauchfläche, an welcher man ein reifes befruchtetes Ei hindurchsieht, die Lagescheide.

Bei Loupenvergrösserung sieht man an der Peripherie ihres längsovalen Körpers verschiedene feine Borsten hervorstehen und kann schon bei einer mikroskopischen Vergrösserung von 25—50 nähere Einzelnheiten ihres Körperbaues studiren. Das Weibchen, welches sich in Fig. 74 von der Rückenfläche, in Fig. 75 von der Bauchseite bei stärkerer Vergrösserung abgebildet findet, ist grösser als das Männchen (Fig. 76). Während die Länge des ersteren zwischen 0·27 und 0·45 Mm. bei einer Breite von 0·20—0·35 schwankt, ist letzteres nicht mehr als 0·23 bis 0·25 Mm. lang und 0·16—0·20 Mm. breit. An seinen Rändern zeigt sich der Körper mit Einbuchtungen und an seinen Flächen mit wellenförmigen Querfurchen versehen; der Rücken ist mit zahlreichen schuppenförmigen Fortsätzen und dornenähnlichen Erhabenheiten besetzt. Der Kopf, deutlich vom Rumpfe getrennt, trägt ein Gebiss, welches aus zwei Paar krebsscheerenförmigen, dreigliederigen Mandibeln besteht, neben denen, nach aussen gelegen, sich zwei gleichfalls dreigliedrige, mit Borsten besetzte Palpen befinden. Am ausgebildeten Thiere sieht man an der Bauchseite vier fünfgliedrige Fusspaare, von denen die beiden vorderen, neben dem Kopfe gelegen, mit Haftscheiben (Ambulacra) versehen sind, während beim Weibchen das dritte und vierte Paar in lange Borsten enden, beim Männchen dagegen nur das dritte Paar Borsten, das vierte aber, gleichwie die vorderen Fusspaare, Haftscheiben trägt.

22*

Abgesehen von dem Grössenunterschiede und der erwähnten Beschaffenheit des vierten Fusspaares weicht das Männchen vom Weibchen noch dadurch ab, dass es eine geringere Anzahl der schuppenförmigen Verlängerungen am Rücken zeigt.

Die Genitalien liegen an der Bauchseite des Thieres. Nach GUDDEN besitzt das Weibchen zwei Scheiden, von denen die eine, am hinteren Ende des Körpers, dem Begattungsacte dienen soll und von ihm als „Begattungsscheide" bezeichnet wird, während durch die andere, an der Bauchseite befindliche, die Herausbeförderung der Eier stattfindet, weshalb er sie als „Legescheide" bezeichnet. Die Genitalien der Milbenmännchen (Fig. 76) liegen an der Bauchfläche, und zwar in der Mittellinie zwischen den beiden letzten Fusspaaren. Der Penis hat eine hufeisenförmige Gestalt und befindet sich an einem gestielten, gabelförmigen Chitingerüste.

In welcher Weise die Begattung vor sich geht, ist bisher noch unbekannt. LANQUETIN und WORMS, ebenso HEBRA, beobachteten gelegentlich Männchen und Weibchen mit ihren Bauchflächen gegen einander liegend, und zwar das Weibchen über dem Männchen gelagert, und glauben, dass diese Position zum Zwecke der Begattung angenommen worden sei; indess hält GUDDEN dies nach dem Situs der Genitalien für unmöglich und auch BERGH ist der Ansicht, dass es sich hier nur um eine zufällige Uebereinanderlagerung handle. Wie dem aber auch sei, soviel ist sicher, dass zur Fortpflanzung der Gattung eine Befruchtung des Weibchens erforderlich ist. Hat dieselbe stattgefunden, so gräbt es sich in die Epidermis ein.

Die Art, in welcher dies geschiebt, kann bei der experimentellen Uebertragung der Milbe beobachtet

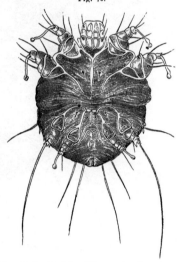

Fig. 76.

Männliche Krätzmilbe, von der Bauchseite gesehen.

Die beiden vorderen Fusspaare mit Haftscheiben versehen, das dritte Fusspaar mit Borsten, das vierte mit Haftscheiben. Zwischen den Hinterextremitäten das gabelförmige Chitingerüst, an welchem sich der hufeisenförmige Penis befindet.

werden. Wird ein befruchtetes Weibchen irgendwo auf die Haut gebracht, so bewegt es sich ziemlich schnell, nach WORMS mit einer Geschwindigkeit von 2 Cm. in der Minute, vorwärts, macht Halt, kehrt um, kurz, sucht sich scheinbar einen Ort aus, an welchem es sich am leichtesten einbohren kann. Ist ein solcher gefunden, so geht's an die Arbeit: indem es den Hintertheil des Körpers mit seinen langen Borsten stützt und emporrichtet, das Kopfende dagegen senkt, dringt es in schräger Richtung durch die Hornschicht bis in die tieferen Lagen des *Rete Malpighii*, geht dann in horizontaler Richtung weiter und arbeitet in dieser Weise einen Gang (s. unten) aus, in welchen es seine Eier legt. Wird ein solcher Milbengang mit der Scheere flach abgetragen und unter das Mikroskop gebracht, so sieht man an dem einen Ende die trächtige Milbe und hinter ihr neben kleinen, als schwarze, unregelmässig geformte Häufchen sich kennzeichnenden Kothmassen dicht aneinander liegend eine Serie von Eiern, die von ovaler Gestalt und glatthäutig, mit ihrer Längsachse quer zur Längsrichtung des Ganges liegen. Die jüngsten, welche sich der Milbe am nächsten befinden, sind klar und durchsichtig, die nächstälteren dagegen körnig getrübt und an den entfernteren lassen sich je nach Verhältniss ihres Alters mehr oder weniger Differenzirungsprocesse erkennen, welche zur Bildung der Milbe führen. Hat sich das Thier entwickelt, so verlässt es die Eihülle, geht an die Hautoberfläche und bohrt sich an einer anderen Stelle von Neuem in die Epidermis ein. Daher sieht man in solchen Gängen neben Eiern mit ihrem verschieden transformirten Inhalt als älteste Serie stets auch eine gewisse Anzahl leerer Eihüllen, wie dies in der von KAPOSI gegebenen Abbildung in Fig. 77 dargestellt ist.

Das Milbenweibchen legt in einem Tage 1—2 Eier, im Ganzen etwa 50. Hiermit ist es an das Ziel seines Daseins angelangt und stirbt ab.

Die aus den Eihüllen geschlüpften Thiere sind die Larven der Milbe. Haben sie sich einen Wohnort gesucht, so machen sie verschiedene Metamorphosen durch, welche sich unter Abstreifung ihrer alten Hülle vollziehen. Das junge Thier nämlich zeigt keine Geschlechtsdifferenzen und hat nur sechs Extremitäten (vier Vorder- und zwei Hinterbeine); indem es nunmehr in einen Zustand von Starrheit und Unbeweglichkeit verfällt, so dass es sich von einer todten Milbe nicht unterscheidet, streift es seine alte Hülle wie eine Eischale ab und kommt aus derselben mit 8 Extremitäten hervor. Dergleichen Häutungen, mit denen sich gleichzeitig die Zahl der Analborsten und Rückendornen vermehrt, finden mindestens zweimal, nach GUDDEN und FÜRSTENBERG viermal, nach BERGH dreimal statt; nach Letzterem tritt die Ausbildung des Geschlechtes erst bei der letzten Häutung ein. In Fig. 78 ist eine Milbenlarve, in Fig. 79 eine Milbe nach der zweiten Häutung abgebildet.

Fig. 77.

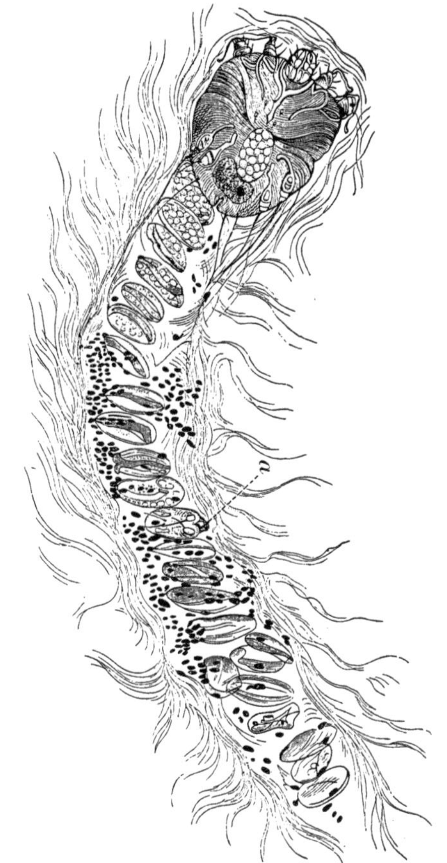

Eierlegende Krätzmilbe.

Im Innern des Thieres, welches sich am oberen Theile des Ganges befindet, ist ein befruchtetes Ei zu sehen; der übrige Theil des Ganges wird von Eiern und Eihäuten ausgefüllt, zwischen denen sich Kothmassen, als schwarze Punkte kenntlich, wahrnehmen lassen. Die der Milbe zunächst liegenden Eier sind unverändert, während an den übrigen, und zwar nach Verhältniss ihres Alters, sich bereits morphologische Veränderungen ausgeprägt haben. Im 12. Ei bei *a* ist schon die Form eines Thieres zu erkennen. Im unteren Ende des Ganges, seinem Anfangstheile, zwölf leere Eihüllen.

Einfacher als das Lebensschicksal der weiblichen Milbe gestaltet sich das der männlichen. Dieselbe gräbt keinen Gang, sondern nur eine kurze trichterförmige Höhle, in welcher sie lebt und Nahrung sucht, und stirbt wahrscheinlich nach der Begattung, also nachdem sie für Fortpflanzung der Species Sorge getragen hat, ab.

So ist also der Lebenslauf der einzelnen Krätzmilbe nur ein kurzer. Da eine weibliche Milbe in maximo 50 Eier legt, wovon auf jeden Tag 1—2 kommen, so können wir die Lebensdauer des geschlechtsreifen Thieres auf höchstens 50 Tage veranschlagen. Nehmen wir nun mit GUDDEN an, dass die Larve bis zur Geschlechtsreife drei Häutungen durchmacht, von denen jede 5 Tage dauert und dass zwischen je zwei Häutungen ein Zeitraum von 6 Tagen liegt, die erste aber erst nach 14—17 Tagen eintritt, so würde die Gesammtlebensdauer der Milbe, von ihrer Entwicklung aus dem Ei an gerechnet, etwa 3 Monate betragen. Dies dürfte aber auch das Maximum sein; da nach FÜRSTENBERG die Geschlechtsreife schon nach 14 Tagen eintritt, so müsste sich nach diesem Autor die Lebensdauer auf etwa 2 Monate reduciren. Die Entwicklung der Larve aus dem Ei nimmt etwa 12 Tage in Anspruch. Diese Thatsache, welche sich aus der Abbildung 77

Fig. 78.   Fig. 79.

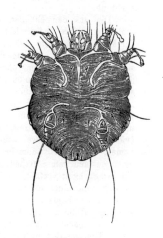

Milbenlarve
mit 6 Beinen (Bauchfläche).

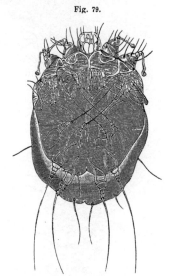

Zweite Häutung.
Innerhalb einer achtbeinigen Milbe erkennt
man das neu sich entwickelnde, ebenfalls
achtbeinige Thier.

ergiebt, wo im zwölften Ei eine fast völlig entwickelte Larve enthalten ist, hat eine praktische Bedeutung. Sie erklärt es nämlich, weshalb wir in einer bestimmten Zeit nach der Heilung der Krätze häufig ein Wiederauftreten der Erkranknng beobachten.

Symptomatologie. Die Erscheinungen, unter denen die Krätze auftritt, sind, wie bereits oben erwähnt, zweifacher Art: Sie bestehen einmal in Läsionen, welche durch die Milbe selber bedingt werden, sodann in Eruptionen an milbenfreien Theilen, zu welchen sich als subjectives Symptom ein intensives Jucken gesellt.

Das Jucken beginnt, wie man bei der experimentellen Uebertragung der Milbe beobachten kann, unmittelbar, nachdem sich dieselbe in die Epidermis eingebohrt hat. Sie dringt bis in die tiefsten Lagen der letzteren, bis in die unmittelbare Nähe des Papillarkörpers und übt hier mit ihrem Grabkürass einen fortwährenden Reiz auf die Endigungen der sensiblen Nerven aus; ja unter Umständen scheint sie selbst den Papillarkörper zu verletzen, da man gelegentlich Blut in ihrem Magen gefunden hat. Anfangs örtlich ziemlich beschränkt, nimmt das Jucken an Ausdehnung und Intensität stetig zu und wird besonders heftig, nachdem der Kranke sich zu Bette gelegt hat. Während es im Beginne durch ein leichtes Kratzen gelindert wird, erreicht es alsbald einen so hohen Grad,

dass der Kranke im Schlafe gestört wird und seine Haut bald hier, bald dort in
sehr energischer Weise mit seinen Fingernägeln bearbeitet. Die Erscheinung, dass
das Jucken unmittelbar nach dem Schlafengehen stärker wird, kann man übrigens
auch bei anderen Hauterkrankungen, wie bei Prurigo, Pruritus senilis u. A. beobachten. Man hat dies bei der Krätze dadurch zu erklären gesucht, dass man der
Milbe die Rolle eines Nachtwandlers, eines nächtlichen „Raubthiers", wie sich
KÜCHENMEISTER ausdrückt, zuschrieb. Andere glauben dagegen, dass die Wärme
des Bettes die Milben zu lebhafterer Bewegung anregt, da es Thatsache ist, dass
sie, wie man dies auf einem Objectträger beobachten kann, unter dem Einflusse
der Wärme, namentlich in der Sonne, weit agiler sind als in der Kälte. Jedenfalls ist die Steigerung der Juckempfindung zur Nachtzeit nicht, was der Krätze
ausschliesslich eigen ist; vielmehr glaube ich, dass das Jucken deshalb am Tage
weniger empfunden wird, weil die Aufmerksamkeit zu dieser Zeit mehr nach aussen
gerichtet und mehr von den Beschäftigungen des Berufes in Anspruch genommen
ist. Uebrigens lassen sich in Bezug auf diesen Punkt ziemlich weite individuelle
Schwankungen constatiren, indem manche Personen mit wenig ausgebreiteter Erkrankung sich über unerträgliches Jucken und Brennen beklagen, andere dagegen
mit ziemlich intensiven Formen das Jucken nur wenig empfinden; ja man trifft
zuweilen auch wohl ein Individuum, welches angiebt, gar keine oder nur geringe
sensible Erscheinungen zu haben, während man am Körper unzweifelhaft Kratzspuren findet; so sehr ist die Aufmerksamkeit mancher Personen von sich abgelenkt,
dass sie sich dessen nicht bewusst werden, was sie empfinden und was sie an
ihrem eigenen Körper ausführen.

Unter den von der Milbe erzeugten Läsionen sind die am
meisten hervortretenden und gleichzeitig für die Erkrankung in jedem Falle
charakteristischen Erscheinungen die von dem trächtigen Weibchen gegrabenen
Gänge (Cuniculi; Sillons der Franzosen). Sie präsentiren sich dem unbe-
waffneten Auge als graue, fein punktirte Linien bei Personen, welche sich häufig
waschen, bei unsauberen Personen dagegen, namentlich bei Kindern, besonders
die an den Händen befindlichen mit Staub und Schmutz imprägnirt und
zeigen sich in solchen Fällen als dunkle, ja geradezu schwarze Striche. Ihre
Länge ist ausserordentlich variabel. Bald messen sie nur 2—3 Millimeter, bald
aber erreichen sie auch eine Ausdehnung von zwei, drei und selbst fünf Centimeter
und bilden nur selten gerade Linien. Gewöhnlich stellen sie krumme oder wellig
gebogene Linien dar, bald zeigen sie sich in Form mehr oder weniger flacher
Kreisbögen, bald wiederum in S- oder hufeisenförmiger Gestalt, bald bilden sie
einen stumpfen, spitzen oder rechten Winkel mit geraden oder gebogenen Schenkeln,
bald endlich setzen sie sich aus geraden und krummen Linien zusammen, kurz,
man trifft hier die mannigfaltigsten Configurationen an. Der Punkt, an welchem
die Milbe zu graben begonnen hat, also der Anfang des Ganges, ist gewöhnlich
breiter und prominenter als das entgegengesetzte Ende, an welchem sich die
Milbe befindet und gewöhnlich als kleiner, weisser Punkt hindurchschimmert;
ersteres wird von HEBRA als Kopf-, letzteres als Schwanzende bezeichnet, welche
sich beide mit blossem Auge deutlich von einander unterscheiden lassen.

Gewöhnlich bleibt das Einbohren der Milbe in die Epidermis nicht ohne
Reaction, die einen verschiedenen Grad erreicht, je nachdem die Milbe sich mehr
oder weniger dem Corium nähert. So sieht man gar nicht selten am Kopfende
eines frischen Ganges die Epidermis durch entzündliches Exsudat in Form eines
kleinen Bläschens abgehoben, ja, der ganze Gang erscheint anfangs durch entzündliches Infiltrat etwas elevirt, sowie an seinen Rändern geröthet, und geht erst
später mit dem Nachlass des Reizes auf das Niveau der Haut zurück. In
manchen Fällen dagegen erreicht die Entzündung einen höheren Grad, indem die
Epidermis und mit ihr der Gang durch Eiteransammlung zu einer Pustel emporgehoben wird. Da in solchem Falle der Gang sich zwischen den Zelllagen der
Pusteldecke befindet, so wird man in dem Pustelinhalte niemals junge Milben,

Milbeneier oder gar das trächtige Weibchen finden, ja, das letztere ist während des Exsudationsvorganges, welches zur Abhebung der Epidermis führte, stets schon weiter geschritten und befindet sich jenseits der Pustel an einem Punkte, welcher wie eine kleine Ausbuchtung derselben erscheint. Daher schliessen auch in gewöhnlichen Fällen die Krusten, zu welchen diese Efflorescenzen eintrocknen, falls sie nicht vorher zerstört sind, wohl junge Milben, Eier und Larven, niemals aber entwickelte Milben ein. Haben sich aus den Eiern der Milbe Larven entwickelt, so verlassen dieselben sofort ihren Gang, und da inzwischen auch die alte Milbe abgestorben ist, so wird man gewöhnlich neben wohl erhaltenen auch eine gewisse Zahl verlassener und verödeter Gänge antreffen, deren Inhalt aus nichts weiter als Eihüllen, Kothmassen und von aussen eingedrungenen Schmutzpartikeln besteht.

Wenngleich Milbengänge überall an der Haut vorkommen können, so finden sie sich doch hauptsächlich an solchen Stellen, die mit einer zarteren Epidermis versehen sind, weil sich die Milben hier am leichtesten einbohren können. Man kann es mit Hilfe einer Loupe deutlich beobachten, wie eine auf die Haut gebrachte Milbe hier und dort Bohrversuche anstellt, bevor sie sich definitiv eingräbt. Daher finden sich an den Händen Milbengänge hauptsächlich in den Hautfalten zwischen den Fingern und an den Seitenflächen derselben, sowie an der Ulnarseite der Hand, man trifft sie ferner an der Beugeseite des Handgelenkes am Vorderarm, an der vorderen Begrenzung der Achselhöhle, bei Frauen in der Umgebung der Brustwarze, bei Männern häufig am Penis und Scrotum, ferner bei beiden Geschlechtern in der Gegend des Nabels, oberhalb der Trochanteren, in der Afterfalte, an den Fussrücken und am inneren Fussrande: bei jungen Kindern häufig an den Volarflächen der Hände, ja selbst im Gesicht und am behaarten Kopfe. Natürlich werden sie sich dort am frühesten und zugleich am zahlreichsten finden, wo die Uebertragung der Milbe ursprünglich stattgefunden hat, in manchen Fällen aber ist eine überaus sorgfältige Untersuchung des ganzen Körpers erforderlich, um überhaupt einen Gang an dieser oder jener Stelle aufzufinden.

Will man also eine Milbe fangen, so trifft man sie mit Sicherheit am Kopfende eines Ganges. Man braucht zu diesem Zwecke nur die Decke desselben seiner Länge nach mit einer Nadel vorsichtig aufzuheben und bis an das Ende vorzudringen, um alsdann auf der Nadelspitze das Thier herauszuheben, oder man kann, ohne den ganzen Gang zu eröffnen, die Decke desselben am Schwanzende mit einer Staarnadel einstechen und den Inhalt behutsam herausholen. Trägt man mit einem flachen Scheerenschnitt die oberflächliche Epidermisschicht, in welcher sich der Gang befindet, ab, so kann man unter dem Mikroskop seinen ganzen Inhalt betrachten, wie er in Fig. 77 abgebildet ist.

Auf diese Weise werden natürlich immer nur Weibchen gefangen, da die männliche Milbe keine Gänge gräbt. Diese sowohl wie die Milbenlarven bohren sich gewöhnlich in der Nachbarschaft der Gänge in einer kurzen schrägen Höhle in die Epidermis ein. Die Eingangsstelle derselben wird später nur durch eine kleine Epidermisschuppe bedeckt, oder es entwickelt sich hier ein kleines Knötchen oder ein Bläschen, an dessen Peripherie die Milbe als kleiner dunkler Punkt hindurchschimmert. Da sie jedoch kleiner ist als das Weibchen, kann sie gewöhnlich nur mit Hilfe der Loupe entdeckt werden.

Die anderweitigen Erscheinungen, welche in Gemeinschaft mit dem durch die Milbe bedingten das klinische Bild der Krätze vervollständigen, charakterisiren sich als ein artificielles Eczem, hervorgerufen, wie HEBRA gezeigt hat, durch die kratzenden Fingernägel. Durch das Kratzen nämlich werden nicht nur Milbengänge und vorhandene Bläschen zerstört, sondern auch neue exsudative Vorgänge an Stellen hervorgerufen, an denen sich keine Milbe findet. Daher sieht man bei Krätzkranken neben streifigen, erythemartigen Röthungen und linearen Excoriationen stets Knötchen in grösserer Anzahl, die je einem Haarbalg entsprechen und wie zerkratzte Prurigoknötchen an ihrer Spitze mit einer kleinen Blutkruste bedeckt sind. Ebenso häufig und gewöhnlich zwischen den Papeln und neben ihnen findet man hirse- und hanfkorngrosse Bläschen, mit einem hellen, durchsichtigen, zuweilen trüben Inhalt, die isolirt stehen und, selbst wenn sie in grosser Anzahl vorhanden sind, niemals confluiren. Sie finden sich fast ausschliesslich an den Händen, zumal an den Beugeflächen der Handgelenke, an den Seitenflächen der Finger, sowie zwischen denselben und an den Zehen. Wie die Knötchen, so werden auch die Bläschen durch fortgesetztes Kratzen zerstört, und es trocknet alsdann ihr Inhalt mit dem Reste ihrer Decke zu einer Kruste ein.

Wie erwähnt, sind diese secundären Veränderungen keineswegs ausschliesslich oder am zahlreichsten und intensivsten an denjenigen Stellen zu treffen, an denen sich Milben aufhalten, weil der Krätzkranke sich hier eben weniger kratzt als anderswo. Es ist dies eine von HEBRA zuerst ausgesprochene Thatsache, die, so sonderbar sie auch erscheinen mag, doch ihre Richtigkeit hat. Zu ihrer Erklärung muss man annehmen, dass die Qualität des von der Krätzmilbe erzeugten Reizes derart ist, dass der Kranke keine bestimmte Vorstellung von dem Orte der Irritation gewinnt, dass er nur eine allgemeine Juckempfindung, bei welcher das Gesicht und der Kopf nicht betheiligt sind, verspürt und sich deshalb auch an den Stellen am intensivsten und häufigsten kratzt, die den Fingernägeln gerade am leichtesten zugänglich sind. Daher finden sich bei derartigen männlichen Kranken die Kratzspuren mit grosser Regelmässigkeit hauptsächlich auf die vorderen Partien des Rumpfes und der Oberschenkel beschränkt, in einem Raum, der oben von einer durch die Brustwarzen gezogenen Linie und unten durch die Knie begrenzt wird (HEBRA), während sie sich bei Weibern hauptsächlich in den Achselhöhlen, sowie an der Brust- und den Unterschenkeln als den bei ihnen am besten zugänglichen Stellen finden. Bei beiden Geschlechtern dagegen ist die Rückseite des Körpers sehr wenig, das Gesicht dagegen niemals zerkratzt. Diese Localisation der secundären Symptome ist eine so constante, dass man sie als charakteristisch für Scabies betrachten und allein schon daraus mit grosser Wahrscheinlichkeit die Diagnose stellen kann.

Ausser diesen Papeln und Bläschen findet man bei einzelnen Kranken, bei Kindern fast immer, eine grössere oder geringere Anzahl mitunter umfänglicher Pusteln von kreisförmiger Begrenzung und von einem rothen Hofe umgeben, eine Combination, welche Veranlassung zu der Bezeichnung der *Scabies pustulosa* oder *purulenta* (BATEMANN) gegeben hat. Diese Pusteln kommen am häufigsten an den Händen und Füssen, zuweilen auch am Bauch, sowie an den Armen und Beinen vor, namentlich aber trifft man sie regelmässig, und zwar fast immer zu dicken Borken eingetrocknet neben umfangreichen Knoten und Hautinfiltraten an den Hinterbacken in der Gegend der Sitzknorren bei Personen, die, wie die Schuster, Schneider, Schulkinder etc. vermöge ihres Berufes genöthigt sind, anhaltend auf harten Stühlen oder Bänken zu sitzen. Desgleichen werden sie häufig an denjenigen Stellen, an denen Bänder, Bandagen und Kleidungsstücke fest anliegen, neben umfangreichen Knoten und Hautinfiltraten angetroffen, so dass HEBRA, der hierauf hinweist, diese Efflorescenzen in Verbindung mit ihrer Localisation für ein untrügliches Zeichen der Krätze hält, da sie bei keiner anderen Krankheit in dieser Weise vorzukommen pflegen.

Weit seltener sieht man als eine Folge des Kratzens kleine rothe, runde oder längliche Quaddeln *(Urticaria subcutanea)* entstehen, die zuweilen sogar als streifige Wülste noch die Bahnen bezeichnen, auf welchen sich die kratzenden Finger bewegten.

Je länger die Krätze besteht, desto intensiver und ausgebreiteter werden die durch das Kratzen erzeugten Veränderungen, und es bedarf kaum der Erwähnung, dass bei langem Bestande selbst Furunkel und Abscesse entstehen können, sehr häufig aber Pigmentirungen selbst nach vollkommener Heilung zurückbleiben.

Eine besondere, sehr seltene Form der Krätze, die zuerst von DANILSSEN und BOECK in Norwegen, seitdem aber auch an anderen Orten in vereinzelten Fällen beobachtet worden ist, stellt die von HEBRA sogenannte *Scabies norwegica Boeckii* dar. Bei dieser Varietät zeigen sich an verschiedenen Stellen der Haut neben den gewöhnlichen Erscheinungen der Krätze dicke schwielenartige, dunkler gefärbte Epidermisauflagerungen besonders an der Flachhand und Fusssohle, mit denen sich eine Auflockerung und klumpige Verdickung der Nägel, ja selbst eine Ablösung derselben vom Nagelbette verbindet. Daneben finden sich im Gesicht, an der behaarten Kopfhaut, an den Ohrläppchen, sowie an anderen Stellen der Körperoberfläche Auflagerungen von dicken, braunen oder schmutzig-grünen Borken, die denen des impetiginösen Eczems gleichen. In allen Krusten, in den schwielenartigen Verdickungen, in den krankhaft veränderten Nägeln lassen sich bei der mikroskopischen Untersuchung abgestorbene, meist männliche Krätzmilben, Larven, Eier und Excremente in grosser Zahl nachweisen, während in den unter den Borken befindlichen excoriirten Hautstellen eine grosse Anzahl lebender Krätzmilben beiderlei Geschlechtes neben Eiern, Larven und Excrementen angetroffen wird. HEBRA glaubte anfangs, dass diese Varietät der Krätze durch eine besondere Gattung des Acarus hervorgerufen würde, indess bei einer genaueren Untersuchung überzeugte er sich, dass es sich hier wie dort doch um dieselbe Milbe handele, und dass die Abweichung in der äusseren Form nur auf die grosse Anhäufung lebender Milben und ihrer todten Ueberreste zurückzuführen sei.

Ein sehr interessanter Fall dieser Art wird von BERGH beschrieben, der einen 60jährigen, zwei Jahre zuvor erkrankten Mann betraf. Es war fast die gesammte Haut pigmentirt und stellenweise so dunkel wie bei einem Mulatten, dabei verdickt, ihre normalen Furchen vertieft und ihre Oberfläche mit feinen Schuppen bedeckt. Abgesehen von einzelnen Papeln und Vesikeln fanden sich verschiedentlich Krusten, in denen Milben, Milbeneier und Excremente von Milben vorhanden waren. Der Kopf aber war von einer 4·5—1·5 Millimeter dicken borkenähnlichen, zerklüfteten und fest anhaftenden Borke bedeckt, unter welcher sich ein rothes, nässendes Corium befand. Der Kranke war zuvor bereits mehrmals, jedoch stets ungenügend behandelt worden.

Der Verlauf der Erkrankung ist in allen Fällen ein ziemlich gleichmässiger. Sehr bald nach der Uebertragung der Milbe tritt das Jucken auf, welches von Tag zu Tag zunimmt, und es zeigen sich schon nach wenigen Tagen die durch das Kratzen erzeugten secundären Symptome zuerst an den Händen und Armen, alsbald aber auch an der Brust in der Form isolirter Eczemknötchen. Dieselben werden zahlreicher, lassen aber stets ziemlich weite Strecken normaler Haut zwischen sich, wenngleich sie auch hie und da dichter bei einander stehen, und es treten zwischen ihnen, namentlich an den Händen, kleine Bläschen auf. Nicht immer befindet sich die Zahl dieser Efflorescenzen in geradem Verhältniss zur Anzahl der auffindbaren Gänge, d. h. zur Menge der vorhandenen Milben, und es können bei reizbaren Personen schon ausserordentlich wenig Milben Veranlassung zu sehr ausgedehnten Kratzeczemen geben. Bei Personen der besseren Stände, die an Sauberkeit gewöhnt sind, kann die Krätze monatelang bestehen, ohne eine erhebliche Ausdehnung und Intensität zu erreichen, dagegen findet bei unsauberen Personen der minder gut situirten Gesellschaftsclasse sehr schnell eine Vermehrung der Milben und eine Ausdehnung der Eruption statt; die Papeln gehen hier und da in Bläschen über, die an Zahl zunehmen, deren Inhalt eitrig wird, und so findet man dann den Körper mit Borken und Excoriationen in grösserer Ausdehnung bedeckt und nach Verlauf einiger Monate kann in derartigen Fällen, allein bedingt durch das Fehlen des Schlafes während der Nacht, sich ein kachektisches Aussehen einstellen, charakterisirt durch Blässe des Gesichtes, Abmagerung und Abnahme in der Leistungsfähigkeit des Körpers bei der Arbeit.

Sehen wir von den erwähnten Momenten ab, welche eine Modification in dem Verlaufe der Erkrankung nach der einen oder anderen Richtung herbeiführen, so lässt sich doch als allgemeine Regel der Satz aufstellen, dass die Ausdehnung der Krankheitserscheinungen und ihre Intensität im geraden Verhältniss zur Dauer der Erkrankung steht, und daher werden wir im speciellen Falle annehmen können, dass eine Scabies mit Pustel- und Krustenbildung schon längere Zeit besteht, als eine Scabies mit weniger vorgeschrittenen Formen.

Unter gewöhnlichen Verhältnissen dürfte eine spontane Heilung der Krätze wohl nie beobachtet werden. Denn die Milbe besitzt (wie oben gezeigt wurde) eine so ausserordentliche Fruchtbarkeit — KÜCHENMEISTER berechnet die Nachkommenschaft einer weiblichen Milbe in einem Zeitraume von 8 Monaten auf 1¹/₂ Millionen — dass hierdurch ein spontanes Aussterben aller Individuen auf einem bestimmten Träger derselben nicht denkbar ist. Dagegen hat man vielfach ein spontanes Erlöschen der Scabies unter dem Einflusse einer intercurrenten, fieberhaften Krankheit von längerer Dauer, einer Pneumonie, eines Erysipelas, eines Typhus etc. beobachtet. Mit der Entwicklung dieser letzteren vermindert sich das Jucken, die Eruptionen verschwinden, die Gänge veröden, die herausgenommenen Milben selber zeigen sich in ihren Bewegungen träge, sie sterben alsbald in der Epidermis ab und die Krätze ist definitiv geheilt. Zuweilen aber tritt während der Reconvalescenz das Jucken von Neuem auf, es erscheinen neue Gänge, neue Kratzeczeme: kurz, die Krätze ist nach einer Remission wieder aufgetaucht, sei es, dass die alten Milben ihre alte Lebenskraft wiedererlangt, oder dass sich aus den in den Gängen enthaltenen Eiern inzwischen junge Thiere entwickelt haben.

Mag dem aber sein, wie ihm wolle, soviel ist jedenfalls sicher, dass die Milbe am fiebernden Organismus nicht mehr die Bedingungen ihrer Existenz vollkommen erfüllt findet, und dass sie für eine längere Zeit diesen Zustand nicht zu ertragen vermag. Diese Erklärung für das Verschwinden der Krätze unter solchen Verhältnissen ist heute die einzig mögliche. Anders jedoch verhielt es sich früher, wo man sie für ein constitutionelles Leiden hielt, und gerade derartige Beobachtungen waren es, welche die erst in den letzten Jahrzehnten vollständig beseitigte Ansicht von Krätzmetastasen so sehr befestigten. Denn man nahm an, dass die inneren Erkrankungen die Folge der „zurückgetretenen" Krätze seien und begrüsste das Wiedererscheinen derselben während der Reconvalescenz als ein heilsames Ereigniss, weil man glaubte, dass sich die bösen Säfte wieder von den inneren Organen abgewandt und auf die Haut geworfen, also wiederum eine für den Organismus weniger gefährliche Localisation angenommen hatten.

A e t i o l o g i e. Die Krätze entsteht nur durch Uebertragung der Milbe von einer Person auf die andere oder von Thieren auf den Menschen. Denn auch bei vielen Thieren (Hunden, Katzen, Kaninchen, Pferden, Kameelen etc. etc.) können sich Krätzmilben einnisten und ein der *Scabies norwegica* ähnliches Krankheitsbild liefern, welches bei ihnen unter der Bezeichnung der Räude bekannt ist. Manche Autoren glauben zwar, dass es sich hier um eine andere Art von Sarcoptes handle, ja dass man bei verschiedenen Thieren verschiedene Arten *(Sarcoptes canis, felis, equi)* antreffe, indess stimmen dieselben sowohl in Bezug auf ihre Organisation als ihr Lebensweise so vollkommen mit einander überein, dass wir wohl mit HEBRA u. A. als ziemlich sicher annehmen können, dass die beschriebenen Abweichungen in der Form nur auf individuellen Eigenthümlichkeiten beruhen. Allerdings giebt es ausser dieser Sarcoptes-Räude bei Thieren noch andere Arten von Milbenräude, bei Pferden z. B. noch eine Dermatodectes-Räude und eine Symbiotes-Räude, deren Milben freilich auch auf den Menschen übertragbar sind und ein der gewöhnlichen Krätze ähnliches Krankheitsbild erzeugen, jedoch sehr bald absterben und hierdurch eine spontane Involution der Krankheitserscheinungen herbeiführen.

Wird eine Milbe absichtlich auf die Haut eines gesunden Menschen übertragen, so kommt hierdurch noch keineswegs immer eine wirkliche Krätze zur Entwicklung, und man hat, durch derartige Beobachtungen veranlasst, von einer grösseren oder geringeren Prädisposition der verschiedenen Personen für die Erkrankuug gesprochen. Diese Ansicht jedoch wird von HEBRA, und zwar mit vollem Rechte, zurückgewiesen. Denn ist die übertragene Milbe ein männliches oder unbefruchtetes weibliches Thier, so hat das negative Resultat nichts Auffallendes, weil das Thier eben in der Epidermis abstirbt, ohne neuen Nachwuchs und damit neue Krankheitserreger zu hinterlassen. Selbst wenn es sich um ein befruchtetes Weibchen handelt, ist die Uebertragung nicht immer erfolgreich, weil die Milbe gleichfalls zu Grunde geht und der von ihr gegrabene Gang mit seinem Inhalt verödet, wird aber ein ganzer Milbengang, d. h. Milben beiderlei Geschlechtes übertragen, so kommt es stets zur Entwicklung der Krätze (HEBRA).

Unter gewöhnlichen Verhältnissen kommt ein Uebergang der Milbe von einer Person auf die andere noch nicht durch eine einfache Berührung zu Stande. Die Aerzte, welche häufig in der Lage sind, Krätzkranke zu untersuchen, wissen, dass sie die Haut dieser Personen lange Zeit untersuchen und ganz dreist berühren können, ohne angesteckt zu werden, und die bange Besorgniss sehr vieler Collegen, welche einen solchen Kranken höchstens mit den Fingerspitzen berühren und Stühle und Thürklinken sofort desinficiren, kann heute nur noch einen etwas komischen Eindruck machen. In der That ist zur Uebertragung der Krätze ein dauernder und viel innigerer Contact erforderlich, und wir sehen einen solchen Uebergang fast nur bei Personen, welche in einem Bette zusammen schlafen. Auf diese Weise wird Krätze innerhalb einer Familie vom Manne auf die Frau und von dieser auf die Kinder übertragen, und so überträgt die Dirne sie auf ihren Cohabitanten. Dieser letzterwähnte Modus der Infection ist überaus häufig und daher sieht man gar nicht selten bei Männern Milbengänge am Penis, ohne dass sich solche an den Händen befinden. Dabei aber ist es nicht zweifelhaft, dass weiterhin Milben durch die kratzenden Finger von einem Körpertheil auf den anderen übertragen werden, so dass wir nach einer gewissen Zeit auch an entfernteren Stellen, an den Händen, den Füssen oder bei Frauen in der Umgebung der Brustwarzen, oder an der vorderen Wand der Achselhöhle Gänge antreffen.

Jedenfalls also dürfte durch den Händedruck eines Krätzigen oder durch ein längeres Sitzen neben einem solchen eine Uebertragung der Krankheit nicht erfolgen, dagegen ist die Frage, ob die Krätze durch Bekleidungsgegenstände, wie Handschuhe etc. oder durch Handwerkzeuge etc., welche Krätzige gebrauchten, übertragbar sei, noch nicht entschieden. Ich habe einen solchen Infectionsmodus niemals feststellen können; sollte derselbe aber wirklich vorkommen, so kann es sich nicht um Uebertragung lebender Milben, sondern höchstens von Eiern handeln, da die Milben in Kleidern oder an Gebrauchsgegenständen sich überhaupt nur kurze Zeit lebend erhalten.

Diagnose. Das Bild der Krätze ist, wie gezeigt wurde, das eines Eczems, welches durch die Anordnung und Localisation der Efflorescenzen ein charakteristisches Gepräge erhält und dessen richtige Beurtheilung durch das Vorhandensein von Milbengängen sehr wesentlich unterstützt wird. Sind die letzteren mit Bestimmtheit nachzuweisen, so wird hierdurch allein schon die Diagnose gesichert; indess bleibt immer ist ein solcher Nachweis schon gleich bei der ersten Untersuchung möglich, namentlich nicht bei einer erst kurze Zeit bestehenden Krätze, während sie andererseits nicht selten durch die gewerblichen Hantirungen der betreffenden Personen oder durch häufigeres Waschen mit Seife oder anderen Stoffen zerstört und daher nicht mehr aufgefunden werden. Für solche Fälle giebt die Gruppirung und Localisation der Efflorescenzen einen sicheren diagnostischen Anhaltspunkt. Eine stark juckende Hautkrankheit, die sich als solche durch Kratzspuren, namentlich an den Unterextremitäten, zu erkennen giebt, bei der isolirt stehende Efflorescenzen fast ausschliesslich an der vorderen Seite des Rumpfes, sowie an den Extremitäten, kurz in der oben beschriebenen Localisation vorkommen, und zwar isolirte Knötchen von der Beschaffenheit der Eczemknötchen am Rumpf, an Armen und Beinen, kleine, zerstreut stehende Bläschen an den Hautfalten zwischen den Fingern, an der Hohlhand und Fusssohle, Pusteln, namentlich bei jugendlichen Individuen, an Händen und Füssen und bei Personen, die durch ihren Beruf zu anhaltendem Sitzen genöthigt werden, an den Clunes, und zwar hier zu Krusten eingetrocknet, wozu häufig noch eine Entwicklung von Knoten und Pusteln an Stellen kommt, die durch Bruchbänder, Gurte, Stumpfbänder gedrückt werden: eine Krankheit dieser Art charakterisirt sich als Krätze. Denn beim gewöhnlichen E c z e m stehen die Knötchen und Bläschen dichter bei einander als bei der Krätze, und beim gewöhnlichen vesiculösen Eczem der Hände sind die Bläschen weit zahlreicher an den Fingern und Zehen, sowie an der Hohlhand und Fusssohle vorhanden, vor Allem aber lässt sich hier nicht eine vorzugsweise Gruppirung derselben zwischen den Fingern constatiren. Dieselben Efflorescenzen wie bei der Krätze finden sich aber auch bei L ä u s e n, indess sind sie bei Kopfläusen auf dem Kopf und Nacken, bei Kleiderläusen an den Stellen, wo diese ihren Sitz haben, nämlich dort, wo die Kleider in Falten dem Körper anliegen, und stets an der Rückseite des Rumpfes anzutreffen.

Sehr häufig wird eine Scabies für P r u r i g o und eine Prurigo für Scabies gehalten, wiewohl die Localisation der Efflorescenzen bei beiden Erkrankungen durchaus verschieden ist. Die Prurigoknötchen stehen am dichtesten und zahlreichsten an den Streckseiten der Unterschenkel, weniger zahlreich an den übrigen Körperstellen, welche in Bezug auf die Intensität der Erkrankung die Reihenfolge innehalten, wie sie sich im Artikel P r u r i g o angegeben findet. Jedenfalls ist der Rumpf bei derselben weit weniger betheiligt als die Unterextremitäten, während bei der Scabies gerade die Vorderfläche des Rumpfes in der oben bezeichneten Ausdehnung am intensivsten ergriffen ist. Hierzu kommt das Vorhandensein von Bläschen bei derselben an den Handrücken und in den Interdigitalfalten, das Vorhandensein von Efflorescenzen an den Beugeseiten der Gelenke, die bei Prurigo selbst in den hochgradigsten Fällen verschont bleiben, endlich aber die Verschiedenheit, welche zwischen beiden Erkrankungen in Bezug auf die Zeit ihrer Entwicklung herrscht; die Prurigo entsteht in der frühesten Kindheit, wo sie in Form einer Urticaria beginnt, die Scabies dagegen zu jeder Zeit, da sie eben von der zufälligen Uebertragung der Milbe abhängt.

T h e r a p i e. Bevor die parasitische Natur der Krätze bekannt und allgemein anerkannt war, gehörte ihre Heilung zu den schwierigsten und langwierigsten Aufgaben des ärztlichen Standes, da man sein Hauptaugenmerk auf die innere Behandlung wandte, während wir heute durch eine locale Therapie die Krankheit in 2—5 Tagen radical zu beseitigen vermögen. Zwei Indicationen sind hierbei zu erfüllen, nämlich einmal die Milben und ihre Eier zu zerstören, sodann die Krätzefflorescenzen zu beseitigen. Die Zahl der Mittel, durch welche die Krätzmilbe getödtet wird, ist sehr gross, hauptsächlich sind es der Schwefel, die Schwefelleber, gewisse Quecksilberverbindungen, namentlich das Sublimat, das schwefelsaure und salpetersaure Quecksilber, Kalk, Theer, Terpentin, Perubalsam, Styrax und viele andere. Gewöhnlich werden diese Stoffe in Form von Salben, sehr häufig unter Zusatz von Schmierseife, einzelne in Solutionen angewandt. Aus der grossen Zahl der Vorschriften für die Bereitung von Krätzsalben mögen nur einige Erwähnung finden:

Flores sulfuris 2 Theile, *Kali carbon.* 1 Theil auf 8 Theile Fett (HELMERICH'sche Salbe).

HARDY hat dieselbe nach folgender Formel modificirt:

Rp. *Flor. sulf.* 10·0, *Kali carbon.* (in *paux. aquae sol.)* 5·0, Axung. 60·0.

Rp. *Flor. sulf., Sapon alb., Axungia porci* ana 180·0, *Pulv. Hellebori albi* 8·0, *Kali nitricum* 0·5 (VEZIN'sche Salbe).

Rp. *Flor. sulf., Olei Fagi vel Cadini* ana 30·0, *Sapon. virid., Axung. porci* ana 60·0, Cretae 20·0 (WILKINSON'sche Salbe nach der Modification von HEBRA).

Rp. *Flor. sulf.*, *Zinci sulf.*, *Fruct. lauri* ana 15·0, *Olei lauri* q. s. (JASSER'sche Salbe).

Rp. *Flor. sulf.* 25·0, *Ammon. chlor.* 3·0, *Axung. porci* 50·0 (HUFE-LAND'sche Salbe).

Rp. *Flor. sulf.* 15·0, *Sapon. virid.* 30 0, *Aqua comm. ferv.* 90·0, m. f. *ungt. molle (Ungt. ad Scabiem.* Pharm. milit. Germ.).

Rp. *Flor. sulf.* 90·0, *Kali carbon.* 30·0, Glycerini 180·0, Tragacantae 4·0, *Ol. Lavandul.*, *Ol. Citri*, *Ol. Menthae*, *Ol. Caryophyll.*, *Ol. Cassiae* ana 1·0 (BOURGUIGNON'S Salbe).

Sehr gebräuchlich und namentlich von BAZIN vielfach angewandt war ferner einer Salbe, die aus Schiesspulver und Schwefel zu gleichen Theilen, mit Zusatz von Oel oder Fett bis zur Pastenconsistenz bereitet wurde.

An diese Salben, deren Zahl beliebig erweitert werden könnte, reihen sich verschiedene Aetztincturen und Flüssigkeiten an, von denen wir nur die VLEMINGKX'sche Solution (1 Theil gebrannter Kalk und 2 Theile Schwefel werden mit 20 Theilen Wasser bis auf 12 Gewichtstheile eingekocht und nach dem Erkalten filtrirt) besonders hervorheben müssen. Hieran reihen sich der Peru-balsam, der besonders durch GIEFFER'S Empfehlung (1862) in die Therapie der Krätze eingeführt worden ist, der Styrax, der, schon lange als Krätzmittel bekannt, sich seit V. PASTAU (1864) allgemeiner Anerkennung erfreut, ätherische Oele, von KÜCHENMEISTER empfohlen, ferner das Petroleum, Benzin und viele andere Stoffe. Endlich existirt noch eine grosse Anzahl von Seifen, denen Styrax, Peru-balsam, Bimstein, Schwefel, Jodschwefel und andere Stoffe beigemengt sind und die, besonders nach Vorschriften von AUSPITZ dargestellt, sich bei der Behandlung der Krätze als zweckmässig erweisen dürften.

In Bezug auf die Anwendungsweise dieser verschiedenen Mittel sind von den Autoren verschiedene Methoden angegeben worden, die übrigens nur in neben-sächlichen Dingen von einander abweichen und heute nur noch ein mehr histo-risches Interesse besitzen. Bei allen Methoden jedoch müssen der eigentlichen Cur Bäder zur Erweichung der Epidermis und kräftige Reibungen des Körpers mittelst Seife im Bade zur Zerstörung der Milbengänge voraufgehen, damit eine directe Einwirkung der Stoffe auf die Milben und ihre Eier ermöglicht wird. In allen Fällen würde es hinreichen, nur die mit Gängen besetzten Hautpartien mit Krätzmitteln zu behandeln, wie dies zuerst von KÖHLER und HEYLAND auf der Krätzstation der Berliner Charité nachgewiesen worden ist. Später ist alsdann auch von HEBRA bei der Behandlung der Krätze lange Zeit hindurch so verfahren worden, dass nur die Hände und Füsse, sowie die Genitalien und die Cluneal-gegend dieser Behandlung, und zwar mit vollkommenem Erfolge unterworfen wurden. So wünschenswerth es auch erscheint, die Application dieser Mittel auf einen möglichst kleinen Bezirk zu beschränken, weil fast alle neben der milbentödtenden Wirkung artificielle Eczeme erzeugen, so versteht sich von selber, dass ein der-artiges partielles Verfahren nur bei verhältnissmässig wenig ausgebreiteter Krätze, also in nicht zu alten Fällen, angewendet werden kann, in denen die Milbe noch auf diese Orte localisirt ist; hat die letztere dagegen ein grösseres Terrain occupirt, wie es bei inveterirter Krätze regelmässig der Fall ist, so empfiehlt sich stets eine allgemeine Behandlung der ganzen Körperoberfläche. In der Spital-praxis, wo die Anhäufung von Krätzekranken ein schnelles und billiges Verfahren erheischt, empfehlen sich die Methoden von HARDY, von HEBRA und von VLEMINGKX, von denen die letztere in die belgische Armee eingeführt ist und die Krätzstationen in den Militärlazarethen vollkommen entbehrlich gemacht hat.

HARDY lässt den Kranken zunächst 20 Minuten lang mit schwarzer Seife einreiben und sich alsdann eine Stunde lang in ein warmes Bad setzen, in welchem er sich gleichfalls mit Seife abreiben muss. Beim Verlassen des Bades werden abermals 20 Minuten hindurch Abreibungen des ganzen Körpers, und zwar mit der etwas verschwächten HELMERICH'schen Salbe vorgenommen. Die Kranken legen nunmehr, ohne sich abzutrocknen, ihre Kleider an mit der Weisung, die Salbe nicht vor 4 oder 5 Stunden von der Hautoberfläche zu entfernen, um die etwa in die Kleidungsstücke verirrten Milben durch den Salbenduft zu tödten. In dieser Weise wird die Krätze im Hôpital St. Louis in Paris behandelt und in einem Zeitraum von 1 Stunde und 40 Minuten geheilt, ohne dass es nöthig ist, die Kranken in's Hospital aufzunehmen. Dass aber der Schwefelgeruch, den ein so behandeltes Individuum um sich verbreitet, für die Umgebung, sowie für den Kranken nicht zu den Annehmlichkeiten gehört, braucht kaum gesagt zu werden.

Für die Privatpraxis hat HARDY dies Verfahren in der Weise modificirt, dass er zwei Einreibungen mit der Salbe im Zwischenraume von 24 Stunden machen lässt, nachdem jedesmal zuvor ein warmes Bad genommen worden ist.

HEBRA bedient sich zur Krätzebehandlung der VLEMINGKX'schen Solution und der WILKINSON'schen Salbe; ersterer in den Fällen, wo nur wenige Pusteln und Krusten, letzterer dagegen dort, wo diese Efflorescenzen zahlreicher vorhanden sind. Nachdem die Patienten sich im Bade mit Seife abgerieben haben, wird die VLEMINGKX'sche Solution an den mit Milbengängen versehenen Hautpartien mit einem Wolllappen eingerieben, an den übrigen Körperstellen aber nur einfach übergestrichen. Zwei derartige Einreibungen, die immerhin mit Vorsicht vorzunehmen sind, weil sie sonst intensive Eczeme erzeugen, genügen zur Heilung der Krätze. Die Einreibungen mit der WILKINSON'schen Salbe werden zwei Tage hinter einander, und zwar Morgens und Abends, vorgenommen und die anklebende Salbe am dritten Tage im warmen Bade entfernt.

In der Privatpraxis, wo wesentlich andere Verhältnisse mitsprechen als in der Spitalpraxis, wird man häufig genöthigt sein, zu anderen Behandlungsweisen zu greifen. Namentlich ist der Geruch der schwefelhaltigen Salben äusserst störend, und man könnte sich bei sehr wohlhabenden Patienten der BOURGUIGNON-schen Salbe bedienen; indess in neuerer Zeit hat man in dem Perubalsam und dem *Styrax liquidus* zwei Mittel kennen gelernt, die bei mässigem Preise und sicherer Wirkung nichts weniger als unangenehm riechen. In der Berliner Charité wird ausschliesslich die Behandlung mit Perubalsam geübt, die auch ich in meiner Privatpraxis mit sicherem Erfolge ausführe. Ich lasse den Kranken im warmen Bade sich mindestens 20 Minuten mit grüner Schmierseife am ganzen Körper, jedoch besonders an den Prädilectionsorten der Milbe kräftig abreiben, wobei er diejenigen Stellen zu schonen hat, die Sitz intensiverer Entzündungen (Pustelbildung etc.) sind. Hierauf verlässt er das Bad, trocknet den Körper ab und schmiert $\frac{1}{2}$ Stunde später den ganzen Körper, jedoch mit gehöriger Schonung der intensiver erkrankten Stellen ganz dünn, mit Perubalsam ein. Am nächsten Tage wird dieselbe Procedur wiederholt und hiermit ist die eigentliche Krätzbehandlung beendet, ohne dass, wie es bei den schwefelhaltigen Mitteln nur zu leicht geschieht, neue Eczeme entstehen. Freilich werden auch durch diese Einreibungen gleichfalls nur die Milben getödtet, und es erübrigt hier noch ebenso wie bei den übrigen Methoden, die durch das Kratzen entstandenen Efflorescenzen zu beseitigen. Dies geschieht durch dieselben Mittel, durch welche überhaupt Eczeme geheilt werden, weshalb wir in Bezug auf die weiteren Maassnahmen auf den Artikel Eczem verweisen.

Da der Perubalsam besser die aufgelockerte Epidermis durchdringt, wenn die Haut trocken ist, so empfiehlt es sich, denselben erst längere Zeit nach dem Bade einreiben zu lassen. Als die für die ganze Körperoberfläche erforderliche Quantität können 10 Grm. bezeichnet werden, so dass für die ganze Behandlung etwa 20 Grm. ausreichen und die Kosten selbst für grössere Spitäler keine sehr erheblichen sind.

Der Styrax wird in derselben Weise angewandt, gewöhnlich in der von v. PASTAU angegebenen Mischung mit Olivenöl (25 zu 100 Styrax), scheint jedoch nicht ganz so sicher zu wirken wie der Perubalsam.

In neuester Zeit ist von FÜRBRINGER das Naphthalin mit sehr gutem Erfolge gebraucht worden. Er wandte es in einer 10—12procentigen öligen Lösung an, von welcher im Laufe von 24—36 Stunden nach vorgängigem Bade 3—4 Einreibungen gemacht wurden. Das Jucken liess gewöhnlich schon nach der ersten Einreibung nach, und niemals wurden irgend welche Reizerscheinungen constatirt. Wiewohl von der erwähnten Lösung 100—150 Gramm verrieben wurden, trat nur einmal eine leichte, bald wieder schwindende Albuminurie auf. Bei der Billigkeit dieses Mittels dürfte der Vorzug desselben vor den meisten übrigen auf der Hand liegen, wenn durch weitere Versuche diese Resultate Bestätigung finden.

Das billigste Mittel ist natürlich das Petroleum, indess ist vor seiner Anwendung zu warnen, da es, abgesehen von der Gefahr, welche seine Resorption mit sich bringt, zuweilen intensive Entzündungen der Haut veranlasst.

Nicht selten bleibt nach Heilung der Krätze, besonders bei sensiblen Personen, noch längere Zeit ein mehr oder weniger intensives Jucken der Haut zurück, welches jedoch mehr in der Einbildung der Patienten als in Wirklichkeit besteht. Der Arzt muss von diesem Factum unterrichtet sein, damit er sich nicht bei seinen therapeutischen Maassnahmen zu irgend welchen Missgriffen verleiten lasse.

In früherer Zeit galt die Behandlung der Krätze niemals für vollendet, wenn nicht auch die Kleider der Patienten bis in ihre kleinsten Details einer ausgiebigen Desinfection unterworfen wurden, um die an ihnen etwa haftenden Milben zu zerstören und eine erneute Ansteckung zu verhüten. Hierbei scheint jedoch mehr eine Zerstörung der Kleidungsstücke als der Milben erreicht worden zu sein, weil eben Milben sich in denselben nicht vorfinden. HEBRA hat bei seinem ungeheuren Material von derartigen Maassnahmen stets ohne Nachtheil für den Patienten Abstand genommen, und ich auf seinen Rath stets das Gleiche ohne Nachtheil gethan.

Die Literatur der Krätze ist eine so umfangreiche, dass wir uns im Nachstehenden auf die hauptsächlichsten Arbeiten beschränken müssen.

a) Naturgeschichte der Milbe: H. Bourguignon, *Traité entomologique et patholog. de la gale de l'homme.* Mém. des savants étrangers. VII, Paris 1854. — Bourguignon und Delafond, *Recherches sur les animalcules de la gale de l'homme et des animaux.* Bullet. de l'académ. de méd. XXIII, Paris 1857. — C. Eichstädt, Froriep's Notizen. 1846. — Fürstenberg, Die Krätzmilbe der Menschen und Thiere. Leipzig 1861. — Gudden, Beitrag zur Lehre von der Scabies. Würzburg. 2. Aufl. 1863. — F. V. Raspail, *Mém. comp. s. l'histoire nat. de l'insecte de la gale.* Bullet. gén. de thérap. 1834, VII, pag. 169.

b) Pathologie der Krätze: Ch. Aubé, *Considérations gén. de la gale et sur l'insecte qui la produit.* Thèse de doctorat. Paris 1834. — Baum, Med. Centralzeitung. 1835, Nr. 29, pag. 132. — Bergh, Ueber Borkenkrätze Virchow's Archiv. 1860, XIX, pag. 16. — Boeck, *Une nouvelle forme de gale.* Annales de mal. de la peau. Febr. 1852. — Bonomo, *Osservazione intorno ai pellicelli del corpo umano.* Florenz 1687. — Büchner, Borkenkrätze. Deutsche Klinik. 1855, Nr. 4. — Burchardt, Ueber Krätze und deren Behandlung. Archiv für Dermatol. 1869. I. Jahrg., pag. 180. — Alb. Cohn, *Dissert. de scabie norwegica.* Bonnae 1856. — Danielssen und Boeck, *Traité de la spedalskhed ou éléphantiasis des Grecs.* Paris 1848 — J. C. Galès, *Essai sur le diagnostic de la gale, sur les causes et sur les conséquences médicales pratiques à deduire.* Paris 1812 Idem, *Mémoires, rapports et observations sur les fumigations sulfureuses.* Paris 1876, 2. édit. 1824. — A. Gras, *Recherches sur l'acarus ou sarcopte de la gale de l'homme.* Paris 1834. — A. Hardy, Gaz. des hôp. 1853, pag. 407 u. 411. Artikel Gale im Dict. de méd. et de chir. von Jaccoud. XV, pag. 563. — F. Hebra, Med. Jahrbuch der österr. Staaten. 1844, XLVI und XLVII. Idem, Zeitschr. der k. k. Gesellschaft der Aerzte in Wien. 1852, pag. 390. Idem, Lehrbuch der Hautkrankheiten 2. Aufl. I, pag. 495. Erlangen 1872. — Hemelot, *Recherches sur la gale et son traitement.* Thèse de doctorat. Paris 1813. — E. M. Heyland, *De acaro scabiei humano.* Dissert. inaug. Berolini 1836. — G. F. Hildebrandt, Beobachtungen über den Krätzausschlag. Hannover 1798. — Köhler, Med. Zeitschr. des Vereines für Heilkunde in Preussen. 1836, Nr. 9. — Krause, Ueber die Krätze bei Erwachsenen und bei Kindern. Casper's Wochenschrift. 1840, pag. 473. — J. H. Karsten, Ueber die Krätze und deren bequemste, schnellwirkendste und sicherste Heilung. Hannover 1818. — E Lanquetin, *Notice sur la gale et sur l'animalcule qui la produit.* Paris 1859. — Mouronval, *Recherches et observations sur la gale.* Paris 1822. — Piogey, *Mém. sur le diagnostique de*

la gale de l'homme par l'inspection du sillon à l'oeil nu. Gaz. des hôp. 1861, pag. 156. —
S. F. R e n u c c i, *Découverte de l'insecte qui produit la contagion de la gale.* Thèse de
doctorat. Paris 1835. — J. A. F. R o h d e, *De scabie et acaro humano.* Dissert. inaug.
Berlin 1836. — H. S o n n e n k a l b, *De scabie humana.* Dissert. inaug. Lipsiae 1841. —
S t a n n i u s, Medicin. Ztg. des Vereins für Heilkunde in Preussen. 1835, Nr. 29. — V e i e l,
Württemberg. Correspondenzbl. 1836, Nr. 25. — J. E. W i c h m a n n, Aetiologie der Kratze.
Hannover 1786, 2. Aufl. 1791. — W o r m s, Thèse de doctorat. Strassburg 1852.
F r i e d b e r g e r, Jahresbericht der Thierarzneischule zu München. 1873, pag. 43. —
A. C. G e r l a c h, Kratze und Räude. Berlin 1857. — G u r l t und H e r t w i g, Vergl. Unter-
suchungen über die Haut des Menschen und über die Krätz- und Räudemilben. Berlin
1844. — J o h n e, Archiv f. wissenschaftl. und prakt. Thierheilkunde. 1880, IV, Heft 3. —
K ü c h e n m e i s t e r und Z ü r n, Die Parasiten des Menschen. 2. Aufl. Leipzig, pag. 506. —
T h. S i m o n, Scabies beim Geparden. Archiv f. Dermatol 1873, I, pag. 134. — G. H. W a l z,
Natur und Behandlung der Schafräude Stuttgart 1809. — Z ü r n, Ueber Milben, die bei
Hausthieren Hautkrankheiten hervorrufen. Wien 1877.
    c) B e h a n d l u n g d e r K r ä t z e: A d o l f i, Schmidt's Jahrb. 1832, Heft 1, pag. 22. —
E. B a z i n, *Nouveau mode de traitement de la gale.* Union méd. 9 Juillet 1850. — I d e m,
Leçons sur les affect. cut. parasit. 2. édit. 1862. — H. B o u r g u i g n o n, *Avantages de la
substitution de la glycerine aux corps gras comme excipient des agents antipsoriques.* Bullet.
de thérap. 1855, XLIX, pag. 1. — I d e m, *Emploi de la benzine.* Archives gén. de méd.
1858, XI, pag. 628. — H. B o u r g u i g n o n, *De la contagion de la gale et de son traitement.*
Recueil de méd. vétérinaire. 1850, 3. Sér. VII, pag. 1009. und 1851, VIII, pag. 31. —
B u r d i n, *Méthode du docteur Helmerich pour guérir la gale.* Paris 1822 — D u s s a r t et
P i l l o n, *Traitement rapide de la gale.* Bulletin de thérap. 1855, XLIX, pag. 280. —
E m e r y, Bulletin gén. de thérap. 1835 — v. F r o h n m ü l l e r, Ueber die neue Behandlung
der Krätze in 2—3 Stunden. Fürth 1852. — F ü r b r i n g e r, Naphthalin gegen Scabies.
Berliner klin. Wochenschr. 1882, pag. 145. — G i e f f e r s, Perubalsam gegen Krätze.
(Burchardt, Berliner klin. Wochenschr. 1865, Nr. 19.) — H e l m e n t a g, Darstellung des neuen
Verfahrens bei der Behandlung des Krätzausschlages im Bürgerhospital zu Köln. Köln 1853. —
J a d e l o t, *Notice sur le traitement de la gale au moyen des bains sulfureux.* Paris 1813. —
v. P a s t a u, Styrax gegen Krätze. Berliner klin. Wochenschr. 1865, Nr. 42. — P e r c y,
*Rapport sur les expériences qui ont eu lieu à l'hôpital de l'Ourcine relativement à un
nouveau mode de traitement de gale.* Paris 1813. — P f e u f f e r, Beobachtungen über die
Kratze und ihre Behandlung durch Schmierseife. Bamberg 1833.— *Rapport sur le traitement
de la gale adressé au ministre de la guerre pour le conseil de santé des armées.* Paris
1852. — A. S c h i n z i n g e r, Zur Diagnose und Behandlung der Krätze. Freiburg 1852. —
W. S c h u l t z e, Berliner klin. Wochenschr. 1866, Nr. 19. — V e z i n, Ueber die Krätze und
ihre Behandlung nach der englischen Methode. Osnabrück 1843. — V l e m i n g k x, *Du
traitement de la gale etc.* Gaz. des hôp. 1853, pag. 366, 369.   G u s t a v B e h r e n d.

Scabiosa (Scabieuse; Scabiose, Grindkraut). Mehrere Arten dieser zu den
Dipsaceen gehörigen Pflanzengattung, namentlich *S. succisa L.* (Pharm. franç.),
auch *S. sylvatica L.* und *S. arvensis L.,* haben wegen des Gehalts an Bitterstoff und Gerbstoff medicinische Verwendung gefunden. (Die Blätter innerlich im
Infus, 1:10.) Jetzt ziemlich ausser Gebrauch.

Scammonium. *Gummi resina Scammonii ;* franz. *Scammonée;* engl.
Scammony.
    Die Wurzel der in Griechenland und Kleinasien wachsenden Winde *Con-
volvulus Scammonia (Convolvulaceae)* liefert beim Einschneiden einen weissen Milchsaft, welcher an der Luft erhärtet, meist aber noch mit einem Zusatz von Kreide,
Sand etc. versehen, als Scammonium in den Handel kommt. Man unterscheidet
je nach der Herkunft das Scammonium von Aleppo *(Sc. Halepense, Diagrydion)*
und Scammonium von Smyrna. Ersteres stellt verschieden grosse, leichte, undurch-
sichtige, löcherige, aschgraue oder grünlich-schwarze Stücke dar, die, mit Wasser
zerrieben, eine grau-grünliche Emulsion geben und in Wasser sich theilweise lösen.
Der Geschmack ist brennend. Das sehr minderwerthige Smyrna-Scammonium bildet
dagegen schwere, fast schwarze Stücke, die mit Wasser keine grünliche Emulsion
geben. Französisches Scammonium ist der eingedickte Wurzelmilchsaft von *Cynan-
chum monspeliacum.*
    Der wirksame Bestandtheil des Scammoniums, ferner des aus der Wurzel
von *Convolvulus Scammonia* durch Extraction mit Alkohol hergestellten Harzes
(Résina Scammoniae e radice), sowie schliesslich des Präparates, das mit Hilfe

von Alkohol und anderweitigen Proceduren aus Scammonium dargestellt wird *(Resina Scammonii e Scammonio)*, ist das Glycosid Jalapin. Dasselbe ist in Wasser unlöslich, löslich in wässerigen Alkalien, in Galle, Aether und Alkohol und besizt weder Geruch, noch Geschmack. Es ruft in Dosen von 0·1—0·2 Grm. in wenigen Stunden flüssige Entleerung hervor. Das Jalapin aus Scammonium soll etwas schwächer als das aus Jalape wirken. Nur bei Anwesenheit von Galle tritt diese Abführwirkung ein. Dieselbe hat ihren Grund in einer stärkeren Anregung der Peristaltik.

Therapeutisch wird das Scammonium nur noch selten gebraucht. Es erregt in Dosen von 0·3—1·0 in refracta dosi Grm. gewöhnlich Leibschneiden, nicht selten auch Erbrechen. Die drastische Wirkung ist sehr ausgesprochen, aber durch andere Drastica in besserer Weise zu erreichen. Die Indicationen für die Verwendung dieses Mittels sind die gleichen wie die der übrigen Drastica. Von der *Resina Scammonii e radice* werden 0·1—0·3 Grm. als Drasticum in Pillen oder Emulsion verordnet. Die für die Kinderpraxis in England benutzte *Mixtura Scammonii* besteht aus einer Emulsion von 0·2 Grm. *Resina Scammonii* in 60 Grm. Milch. Davon werden als Laxans 1—2 Kinderlöffel voll gegeben. Die *Tinctura Scammonii* (Pharm. franç.) ist eine alkoholische Scammoniumlösung.   L. Lewin.

Scapula, s. Schulterblatt.

Scarborough, Stadt und gutes Seebad an der Ostküste Englands, in weiter prächtiger Bucht, 54° 17′ n. Br., besitzt eine zur Trinkcur benutzte Sulphatquelle (Chlornatrium 2,6 in 10 000, Magnesiasulphat 18,3, Kalksulphat 11, Kalkbicarbonat 5,2. Etwas Eisen).   B M. L.

Scarification, s. Schröpfen.

Scarlatina, s. Scharlach.

Schädel, Cranium (topographisch-anatomisch). Der Schädel ist derjenige Theil des Kopfes, welcher das Gehirn in sich schliesst. Der andere Theil, welcher Augen- und Nasenhöhle, sowie den Anfang des Verdauungstractus birgt, ist das Gesicht. Im weiteren Sinne rechnen wir zum Schädel ausser dem eigentlichen oder knöchernen Cranium die Weichtheile ausserhalb — sowie den Raum (und Inhalt) innerhalb des letzteren. Der knöcherne Schädel kann mit demselben Rechte oder Unrechte als eine — jedenfalls stark veränderte — Fortsetzung der Wirbelsäule, wie das Gehirn als eine Fortsetzung des Rückenmarkes aufgefasst werden. Das Gebiet des Schädels kann gegen das Gesicht und den Nacken (Hals) abgegrenzt werden durch eine Linie, welche von der Nasenwurzel *(Sutura nasofrontalis)*, den Augenbrauen *(Margo supraorbitalis* des Stirnbeines) entlang nach dem Ohrläppchen und von da horizontal nach hinten verläuft. Am knöchernen Schädel kann man leicht die Basis und das Dach (Gewölbe, Fornix) unterscheiden, am Lebenden kommt eigentlich nur der letztere Abschnitt bei der Untersuchung von aussen zur Geltung, nur dieser ist dem Gesichts- und Tastsinn, — dafür aber desto vollständiger und leichter — zugängig.

Wir wollen zunächst die Schichten der Wandung des Schädelgewölbes im Ganzen, von aussen nach innen fortschreitend, untersuchen, dann die Form des Schädels („Kopfes") besprechen und zu der Topographie der einzelnen Regionen weitergehen. Schliesslich soll die Entwicklungsgeschichte und das postembryonale Wachsthum des Schädels abgehandelt werden.

Die Wandung des Schädels kann man in die Weichtheile und die knöcherne Kapsel trennen. Unter Weichtheilen versteht man gewöhnlich nur die äusseren, die Knochenkapsel bedeckenden Schichten, nicht die innerhalb der Kapsel gelegenen, das Gehirn umhüllenden Häute. Um Missverständnisse zu vermeiden, ist es indess besser, in äussere und innere Weichtheile zu scheiden.

A. Aeussere Weichtheile der Schädelkapsel.

Diese zerfallen in drei, an manchen Stellen in vier Schichten:
1. Haut.
2. Subcutaneum, nur stellenweise als besondere Schicht, eventuell als „Fascie" darstellbar.
3. Die Muskelschicht (Epicranius mit Galea), vorzugsweise die Gefässe und Nerven enthaltend.
4. Das äussere Periost.

1. Die äussere Haut des Schädels zeigt an dem grössten Theile desselben Besonderheiten, die sich im Wesentlichen auf die Durchwachsung mit Haaren beziehen. Soweit solche und so lange sie vorhanden sind, ist die Haut sehr dick, zumal an der oberen und hinteren Gegend, weniger an der Seite, nach der Schläfe zu. Am Scheitel misst die Haut etwa 4 Mm., an der Schläfe und an der Stirn nur 1 Mm.; nach dem Nacken hin nimmt die Dicke nur wenig ab, da auch die Rückenhaut des gesammten Körpers etwa 4 Mm. stark ist. Da die Haare durch die Kopfhaut hindurch bis in das Subcutaneum reichen, dieses sich überhaupt nur ausserordentlich schwer von jener trennen lässt, pflegt man als „Kopfhaut" die Haut einschliesslich des Subcutaneum, als „Kopfschwarte" („Skalp") diese Kopfhaut im weiteren Sinne nebst der folgenden Schicht, der *Galea aponeurotica,* zu bezeichnen. Der grösste Theil der Schädelhaut ist gewöhnlich sehr reichlich mit dicken und langen Haaren besetzt. „Behaart" ist bekanntlich fast der ganze Körper des Menschen wie der Säugethiere überhaupt, mit Ausnahme der Hohlhandfläche (Palma) und der Fusssohle.

Zu grösserer Stärke und Länge gelangen die Haare hauptsächlich am Kopfe (Haupt- und Barthaar). Am Schädel rechnet man auf den Quadratzoll durchschnittlich 1000 Haare, welche auch beim Europäer nicht einzeln und gleichmässig vertheilt, sondern in Gruppen oder Büscheln (2—5) stehen. Die grosse Menge der im Mittel 0·04 Mm. dicken Haare verleiht der Schädelhaut die bekannte Derbheit und Starrheit, welche sie wieder verliert, wenn die Haare ausgegangen sind. Im Uebrigen wird wegen der Haare auf den betreffenden Artikel verwiesen.

An den Haarbälgen befinden sich Talgdrüsen, meist je eine, gelegentlich zwei, auch drei; sie liegen innerhalb der eigentlichen Cutis, also oberflächlich. Es sind alveoläre, meist auch acinöse Drüsen. Tubulöse Knäueldrüsen sind die, besonders an den unbehaarten Theilen, vor Allem an der Stirn, sehr reichlich gesäeten Schweissdrüsen (auf den Quadratzoll 1258, TH. KRAUSE).

2. Das Subcutaneum. Das subcutane Binde- und Fettgewebe kommt am Schädel deswegen wenig in Betracht, weil der für dasselbe übrig bleibende Raum einmal von Hautgebilden. den Haarwurzeln eingenommen wird, während andererseits die musculösen Theile des Epicranius direct bis in die Cutis ausstrahlen oder seine sehnigen Theile mit dieser sehr straff und innig verwachsen sind. So ist es bekanntlich ausserordentlich schwierig — und eigentlich ja auch unnatürlich — eine saubere Trennung zwischen den Muskeln und der Sehne einer-, der Haut andererseits herzustellen; zweitens ist bekannt, dass wir Haut und Haare des Schädels durch den Epicranius, soweit wir ihn überhaupt in der Gewalt haben, bewegen können, — drittens ist es sehr schwer, ja fast unmöglich, eine irgendwie erhebliche Quantität einer Flüssigkeit zwischen Haut und Epicranius, also in den Raum des Subcutaneum hineinzupressen (eigene Versuche). Injicirte Flüssigkeit bildet dann ebenso, wie ein etwaiger Erguss von Blut oder dergl., eine scharf umschriebene Geschwulst, welche sich weder verschieben, noch zertheilen lässt.

3. Die Muskelschicht. Hierzu rechnen wir den Epicranius mit seinen Unterabtheilungen und seiner Sehne, sowie die grösseren Blutgefässe und Nerven. Der *Musc. temporalis* liegt eine Schicht tiefer, als der Epicranius, er gehört gewissermassen in die Schicht des Periosts, da die ihn bedeckende *Fascia*

23*

temporalis propria (profunda) mit der Beinhaut des Schädeldaches zusammenhängt (s. u. Periost).

Musculus epicranius, Schädelmuskel. Der Mensch besitzt, ausser dem kleinen *Palmaris brevis* und einigen Varietäten, Hautmuskeln nur noch an Kopf und Hals. Einige dieser Muskeln treten in Beziehung zum Skelet, so auch einzelne Theile des Epicranius, während andere nur mit der Haut oder der Ohrmuschel zu thun haben. Man unterscheidet am Epicranius 1. die musculösen Abschnitte: den *Frontalis, Occipitalis,* die *Auriculares, anterior, superior, posterior,* — 2. den sehnigen Theil, die *Galea aponeurotica,* in welche die Fleischfasern sämmtlich ausstrahlen.

Der *Epicranius frontalis* oder *Musc. frontalis* (inclus. des *Corrugator supercilii* und *Procerus s. dorsalis nasi*) entspringt vom Nasenbein, dem Stirnfortsatz des Oberkiefers, dem inneren und oberen Rande der Orbita, dem *Arcus superciliaris* des Stirnbeins; — der *Epicranius occipitalis s. Musc. occipitalis* über der oberen Nackenlinie *(Linea semicircularis s. nuchae superior)* des Hinterhauptsbeines; — der *Auricularis anterior s. Epicranius temporalis s. Attrahens auriculae* vom knöchernen und knorpeligen Gehörgange — der *Auricularis superior s. Attollens auriculae,* von der medialen Fläche des Ohrknorpels (oben) — der *Auricularis posterior s. Retrahens auriculae* von der medialen Fläche des Ohrknorpels (hinten). Alle diese Muskeln, welche individuell sehr variiren, inseriren in die *Galea aponeurotica,* die ähnlich dem *Centrum tendineum* des Zwerchfells, eine in der Mitte zwischen rechts und links, wie vorn und hinten gelegene, gleich den Muskeln selbst, platte Sehne darstellt. Der Frontalis inserirt aber ausserdem noch direct in die Stirnhaut, mit der er überhaupt in seiner ganzen Ausdehnung verwachsen ist (daher die Querfurchen oder Runzeln der Stirn, *Rugae,* die senkrecht zur Faserrichtung des Muskels sich entwickeln). Die Galea hängt, wie oben erwähnt wurde, mit der Haut sehr innig zusammen. Dagegen ist sie von dem Periost getrennt durch einen über das ganze Schädeldach sich erstreckenden Raum, gegen den sie eine ganz glatte Fläche besitzt. Dieser Raum, den wir als einen colossalen Lymphraum ansprechen dürfen, lässt sich leicht mit grossen Mengen von Flüssigkeit füllen, die sich schnell nach allen Seiten hin verbreitet. (Erysipelas, *Gangrène foudroyante* etc.)

Gefässe der Schädelwand.

a) Arterien. 1. *Art. frontalis,* 1—1·5 Mm. stark, ein Endast der *A. ophthalmica,* steigt, nicht ganz 1 Cm. von der Mittellinie, in den *Musc. frontalis* und durch diesen hindurch theils in die Tiefe, theils an die Oberfläche *(R. profundus, R. superficialis).* — Der andere Endast der Ophthalmica, die *Art. angularis,* welche hauptsächlich nach unten geht, um am Rande der Nase mit dem Endast der *Maxillaris externa* zu anastomosiren, sendet gleichfalls einen Ast nach oben „*R. ascendens glabellaris*".

2. *Art. supraorbitalis,* schwächer als die Frontalis, etwa 1 Mm. dick, kommt gleichfalls aus der Ophthalmica und geht durch die Incisura (häufiger!) oder das Foramen (seltener) gleichen Namens zur Stirngegend, meist gleichfalls in 2 Aeste sich theilend.

3. *Art. temporalis superficialis,* der eine Endast der *Carotis externa,* etwa 3 Mm. stark, steigt senkrecht über den Jochbogen, 1 Cm. vor dem Ohrknorpel in die Höhe und theilt sich in verschiedener Entfernung von jenem (1—3 Cm.) in zwei Hauptäste, den vorderen oder Stirnast, den hinteren oder Schläfenast. Beide zeichnen sich, wie der Hauptstamm der Arterie und die meisten Arterien des Gesichts, durch starke Schlängelungen aus, welche durch die abwechselnd nach vorn und hinten, in gleichen Abständen erfolgende Abgabe von Aesten hervorgerufen werden. Aus einem der Aeste oder aus dem Stamme kommt dicht über dem Jochbogen die *A. temporalis media,* welche die *Fascia temporalis propria* durchbohrt, in den Muskel dringt und dann in einer an der Schläfen-

beinschuppe sichtbaren Furche senkrecht aufsteigt. Die Hauptarterie oder der Stirnast giebt dann die *A. zygomatico-orbitalis* ab zur Augenhöhlengegend. Die beiden Hauptäste der Temporalis liegen auf der *Fascia propria* — leicht zu com- primiren und leicht zu verletzen, der vordere geht in starken Schlängelungen nach vorn und oben, dann nach hinten, oft bis in die Gegend des Scheitelhöckers, — der hintere Ast geht genau senkrecht in die Höhe und theilt sich nochmals in zwei gleich starke Nebenäste. Beide Hauptäste der Temporalis anastomosiren unter einander, der vordere ferner direct mit der *Frontalis* (und *Supraorbitalis*), der hintere mit der *Auricularis superior* und *Occipitalis*.

4. *Art. temporales profundae,* gewöhnlich zwei, kommen aus der *Maxillaris interna;* sie anastomosiren im Muskel (unter sich und mit der *A. temporalis media).*

5. *Art. auricularis posterior,* etwa 1·5—2 Mm. stark — indess sehr variabel — entspringt aus der *Carotis externa,* verläuft in der Einsenkung zwischen Ohrmuschel und Warzenfortsatz, giebt einige, hier nicht in Betracht kommende Nebenäste ab und versorgt den zwischen dem hinteren Aste der *Temporalis superficialis* und der *Occipitalis* frei bleibenden, je nach der Ent- wicklung dieser beiden Nachbargefässe verschieden grossen Bezirk der Schädelwand.

6. Die *Art. occipitalis* kommt gleichfalls aus der *Carotis externa;* sie ist 3—4 Mm. stark. Gedeckt vom *Sternocleidomastoideus* und *Splenius capitis,* verläuft die Arterie zunächst an der Schädelbasis in der nach ihr benannten, medial von der *Incisura mastoidea,* an der Grenze von Hinterhaupts- und Schläfenbein gelegenen Furche, gelangt dann am hinteren Rande des Sternocleido- mastoideus zwischen ihm und dem Trapezius (Cucullaris), etwa an der Grenze des inneren und mittleren Drittels einer von der Ohrmuschel nach der *Protuberantia occipitalis externa* gezogenen Linie, an die Oberfläche, um unter starken Schlänge- lungen und Abgabe von vielen Aesten am Hinterhaupte bis in die Scheitelgegend aufzusteigen und mit der *Temporalis superficialis,* sowie der *Auricularis posterior* zu anastomosiren.

Alle eben genannten Arterien des eigentlichen Schädeldaches anastomosiren nun nicht nur mit den Nachbarn d e r s e l b e n K ö r p e r h ä l f t e , sondern auch über die Mittellinie hinüber mit denen der a n d e r e n S e i t e.

Hierdurch und durch die Auflösung in ungezählte kleine Aeste kommt ein zusammenhängendes, in der Scheitelgegend ganz dichtes, engmaschiges N e t z von kleinen und kleinsten Arterien zu Stande, welches von a l l e n Seiten her gespeist wird und die Stillung von Blutungen so erschwert.

b) A e u s s e r e V e n e n d e r S c h ä d e l w a n d. Dem arteriellen Netze ver- gleichbar liegt a u f der Galea und den Muskeln, theilweise i n n e r h a l b derselben, im Ganzen aber oberflächlicher als jenes, ein v e n ö s e s N e t z, das sich indess durch grösseres Kaliber seiner Gefässe und weitere Maschen auszeichnet. In dieses *Rete venosum* oder diesen *Plexus venosus cranii externus* ergiesst sich das Blut aus den dem arteriellen Netze entstammenden Capillaren, ferner die Venen der Schädel- knochen (BRESCHET'schen Venen, s. u.) und ein Theil der *Emissaria Santorini,* welche die praktisch so wichtige Verbindung mit dem Sinus der *Dura mater* her- stellen. Eigentliche „B e g l e i t v e n e n" finden sich an den Arterien des Schädel- daches zwar auch — und zwar wie gewöhnlich in d o p p e l t e r Anlage, jedoch treten sie hinter den viel grösseren und oberflächlicheren, entschieden als H a u t v e n e n anzusprechenden Bestandtheilen des in Rede stehenden Netzes sehr zurück. Man kann folgende Venen des Netzes unterscheiden ::

1. *V e n a f r o n t a l i s,* die sogenannte Z o r n a d e r, auch „ *V. praeparata"* genannt, weil sie bei Anschwellung deutlich hervortritt. Auf jeder Seite geht aus den Venen des Scheitels und der Schläfe eine oder gehen zwei Stirnvenen hervor, aus denen schliesslich j e eine paarige oder durch Verschmelzung in der Mittel- linie e i n e e i n z i g e unpaare Vene wird, die sich aber am Nasenrücken wieder in eine rechte und linke Vene (Anfang der *V. facialis anterior)* theilt. Als Vor-

läufer zu der Verschmelzung in der Mitte sind die queren und schrägen Anastomosen zwischen rechts und links anzusehen.

2. *Vena supraorbitalis* sammelt Blut aus dem Knochen (*V. diploica frontalis)* und einem kleinen Bezirke über der Orbita und eventuell der Schläfe. Sie fliesst in die *V. frontalis.*

3. *Venae temporales.* Ausser den Begleitvenen der Arterienäste (Verf.) unterscheiden wir hier (eine vordere und eine hintere) o b e r f l ä c h l i c h e Schläfenvenen, welche mit den Nachbarn anastomosiren, das Blut aus der Tiefe erhalten und meist in die *V. facialis posterior* weiter geben, welche die Parotis zu passiren hat (Stauungen!).

4. *Vena auricularis posterior.* Der Bezirk dieser Hautvene ist erheblich grösser als der der gleichnamigen Arterie, indem ein grosser Theil des von der *Art. occipitalis* gelieferten Blutes hier abläuft. Das aus dem *For. mastoïdeum* kommende Emissarium mündet in diese oder die nächste Vene, gelegentlich auch direct in die *Jugularis externa* (LUSCHKA).

5. Die *Vena occipitalis* ist wesentlich eine (doppelt angelegte und mit vielen Anastomosen versehene) B e g l e i t v e n e der gleichnamigen Arterie. Sie entfernt sich aber schliesslich von ihr, um in die *V. cervicalis profunda* zu münden.

c) L y m p h g e f ä s s e und L y m p h k n o t e n d e r ä u s s e r e n W e i c h -
t h e i l e. Die Lymphgefässe verlaufen hier, wie im Allgemeinen, meist mit den Venen. Von der Stirn geht die Lymphe einmal an der Nase entlang zu den an der *Gland. submaxillaris* gelegenen Lymphknoten („Lymphdrüsen"), andererseits nach unten und hinten durch die Schläfe zu den am oberen Rande der Parotis gelegenen Lymphknoten. Aus der Schläfengegend wenden sich die Lymphgefässe vor und hinter dem Ohre nach unten, zu den am hinteren Rande der Parotis und zu den am vorderen Theile des Ansatzes des Sternocleidomastoideus gelegenen Lymphknoten. Die Lymphe der Hinterhauptgegend wird zur *Linea nuchae superior* befördert und von den hier an der *Art. occipitalis* gelegenen *Gland. lymphat. occipitales* aufgenommen. Die Lymphgefässe sollen desto zahlreicher sein, je weiter nach hinten wir am Schädeldach gehen.

Die Nerven der äusseren Weichtheile.

I. Die m o t o r i s c h e n Nerven. Der Epicranius wird, wie die gesammte Hautmusculatur von Kopf und Hals, vom F a c i a l i s innervirt, die vorderen Partien, *M. frontalis* und *attrahens* von Zweigen, die über den Jochbogen nach oben und vorn gehen (*R. frontales* und *temporales)*, die hinteren Abschnitte, Occipitalis, Retrahens, Attollens vom *Auricularis posterior (profundus).*

II. Die s e n s i b l e n Nerven. Der vordere Abschnitt der Schädelwand wird vom Trigeminus, der hintere und der seitliche von Aesten der Cervicalnerven versorgt. Aus dem Trigeminus stammen: 1. Aus dem ersten Aste der *N. frontalis,* — 2. aus dem zweiten Aste der *N. subcutaneus malae,* — 3. aus dem dritten Aste der *N. auriculo-temporalis.*

Der *N. frontalis* theilt sich schon in der Orbita in den *N. supraorbitalis* und *N. supratrochlearis,* der Supraorbitalis ist die Fortsetzung des Stammes, er geht durch die Incisur, resp. das Foramen — mit der Arterie — und gelangt bis über die Kranznaht nach oben und hinten, wenigstens mit dem grösseren seiner beiden Hauptäste (*R. frontalis* im engeren Sinne), während der andere (*R. supraorbitalis s. s.* — von Anderen, z. B. LUSCHKA, als „*N. frontalis" s. s.* bezeichnet) sich eher erschöpft. Der *N. supratrochlearis* versorgt ausser einem Theile des oberen Augenlides die sogenannte Glabella. — Der dem zweiten Trigeminusaste entstammende *N. subcutaneus malae* (Orbitalis, HENLE) giebt ausser dem am *Tuber zygomaticum* austretenden Gesichtszweige einen Ast zur Schläfengegend, *R. temporalis n. subcutanei malae.* — Aus dem d r i t t e n Aste kommt der *N. auriculo-temporalis*, der mit der *Art. temporalis superficialis* aufsteigend, die Gegend vor und über der Ohrmuschel versorgt.

Aus dem *Plexus cervicalis*, wesentlich aus dem vorderen Aste des 3. Cervicalnerven, entsteht der *N. occipitalis minor* (gelegentlich doppelt). Er geht zu der vorderen unteren Gegend des Hinterhauptes und steht mit dem folgenden Nerven in wechselseitigen Stärkebeziehungen. Der stärkste aller sensiblen Schädeldachnerven ist der *Occipitalis major s. magnus*, welcher aus dem hinteren Aste des 2. Cervicalnerven hervorgeht. Er gelangt am Rande des Trapezius oder, falls dieser breit ist, ihn durchbrechend, an die Oberfläche, etwa 2 Cm. von der Mittellinie, wendet sich dann nach oben und aussen. Die Nervenäste begleiten theilweise die Aeste der *Art. occipitalis* und gelangen bis in die Scheitelgegend.

4. Das Periost oder Pericranium. Das Schädelperiost ist durchgehends sehr dünn, aber fest. Seine Anheftung an den Knochen wird mit zunehmendem Alter immer inniger. Ganz fest ist es mit dem Bindegewebe der Nähte, sowie der Auskleidung der grossen Gefässlöcher (Emissaria) verwachsen; im Uebrigen lässt es sich ziemlich leicht ablösen, mit der Pincette abziehen oder mit einem stumpfen Instrumente abschaben. Das Pericranium besteht, wie das Periost der Knochen, überhaupt aus zwei Schichten, deren tiefere die eigentliche Knochenmatrix vorstellt. An der *Linea temporalis* trennen sich die beiden Schichten: die tiefe bleibt am Knochen, die oberflächliche setzt sich in die *Fascia temporalis propria* fort, die, in zwei Blätter gespalten, zwischen denen Fett liegt, am Jochbogen inserirt. Zwischen der Fascie und dem eigentlichen Periost liegt der nach unten allmälig an Stärke zunehmende *Musc. temporalis*, welches am *Proc. coronoides (muscularis, temporalis)* des Unterkiefers endet. Versorgt wird er vom 3. Trigeminusaste. — Die Gefässe des Pericranium sind sehr zahlreich und fein (netzförmig).

Die Dicke der gesammten Weichtheile des Schädeldaches beträgt etwa 3·5—4·5 Mm., nur wo die Knochenkapsel dünn ist, mehr (Schläfe, *M. temporalis*).

B. Knöcherne Schädelkapsel.

Wie bei der Beschreibung der Weichtheile, wird auch hier der Schwerpunkt auf die seitlichen und oberen Partien der Kapsel, das Dach oder Gewölbe, weniger auf die Basis zu legen sein, die sowohl den diagnostischen wie therapeutischen Massregeln so wenig zugängig ist.

Die Dicke der knöchernen Schädelwand ist ausserordentlich schwankend, — 1. nach dem Orte, 2. nach dem Alter, 3. nach dem Geschlecht, 4. nach Individuen. Dazu kommen noch die Einwirkungen von chronischen pathologischen Processen, deren Grenzen gegen die Gesundheit nicht scharf gezogen werden können. Beim Erwachsenen (Mann, Norm) schwankt die Dicke des knöchernen Schädels je nach der Stelle, zwischen 0·5 und 15 oder noch mehr Millimeter. Die dünnsten Partien finden wir an der Orbita, der *Lamina cribrosa* des Siebbeines, in der Mitte der Schläfenbeinschuppe, am grossen Keilbeinflügel *(Planum orbitale, Planum temporale), Tegmen tympani,* wo die Dicke zwischen 0·5—1·0 Mm. beträgt. An der Schläfenbeinschuppe verläuft häufig der vordere Ast der *Meningea media* über die ohnehin dünne Stelle, welche auch, abgesehen von diesem Umstande, manchmal einen normalen Defect im Knochen zeigt. Die dickste Stelle der Kapsel befindet sich an der *Protuberantia occipitalis externa*, wobei aber zu bedenken ist, dass diese nur einen sehr kleinen Umfang hat. Man findet dort, besonders wenn die Protuberanz in Form eines Höckers oder Stachels entwickelt ist, Dicken bis zu 15, 16, 17 Mm., dicht daneben dann aber nur 10 oder 12 Mm., die vordere Wand der Stirnhöhlen misst etwa 3—5, gewöhnlich 4 Mm., die hintere 1 Mm., der grosse Hohlraum dazwischen lässt die Wand hier im Ganzen bis zu 15 Mm. dick erscheinen. An den bisher nicht genannten Stellen beträgt die Dicke des Knochens durchschnittlich etwa 6 Mm., abgesehen von dem Bereiche des *Musc. temporalis*, dem *Planum temporale* (Schläfenbeinschuppe, Schläfenfläche des grossen Keilbeinflügels, ein Stück Stirnbein, der untere Theil des Scheitelbeins), in dem die Dicke des Knochens — abgesehen von der oben erwähnten ganz dünnen Stelle — allmälig auf 2 Mm. sinkt, während die Weichtheile (Muskeln) sich gleichzeitig verdicken. Die Verdickung des *Musculus temporalis* ist aber eine stärkere, als die Abnahme des Knochens, so dass hier die ganze Wand bis zu 3 Cm. dick wird, während sie weiter oben durchgängig etwa 1 Cm. misst.

Die knöcherne Schädelkapsel besitzt, wie der Knochen überhaupt (vergl. Artikel K n o c h e n) eine sehr bedeutende E l a s t i c i t ä t, die sie befähigt, nach Einwirkung stärkerer Gewalten alsbald wieder — ohne Schaden — in ihre frühere Form zurückzukehren. Da das Gehirn dieser Eigenschaft entbehrt, können bekanntlich Gehirnläsionen ohne die geringste anatomische Veränderung der Schädelkapsel eintreten. V. VON BRUNS (Die chirurgischen Krankheiten und Verletzungen des Gehirns und seiner Umhüllungen, Tübingen 1854), hat Compressionsversuche am Schädel mit dem Schraubstocke angestellt und hierbei Verringerung des Querdurchmessers beim Erwachsenen bis zu 15 Mm. erzielt. Bei einem 12jährigen Knaben erfolgte indess schon bei einer Verkleinerung des Querdurchmessers um 5 Mm. Bruch der Basis.

Die F o r m der hier wesentlich in Betracht kommenden Knochen des Gewölbes ist die von gebogenen Platten. Ihre äussere Fläche ist sonach convex, die innere concav. Die äussere Fläche ist, abgesehen von den Muskeltuberositäten am Hinterhaupt, glatt wie bei allen Knochen, die der Körperoberfläche nahe liegen (vergl. *Clavicula, Tibia*). So sind oft sogar die *„Tubera" frontalia* und *parietalia* schwer genau zu localisiren. An der Innenfläche finden sich erstens die den Grosshirnwindungen entsprechenden Gruben, *Impressiones digitatae,* — zweitens die den Furchen entsprechenden Erhöhungen oder Leisten, *Juga cerebralia;* drittens drücken sich die meist grossen *Sinus durae matris* in breiten, seichten Furchen, *Sulci venosi*, ab und viertens zeigt. die Innenfläche ein sehr deutliches Negativ der Verästelungen der Arterien der Dura, besonders der *Art. meningea media, Sulci meningei.* Dazu kommen schliesslich die Gruben für die oft, besonders bei Alkoholisten stark gewucherten Arachnoidealzotten, PACCHIONIsche Granulationen", auch *„Foveae glandulares"* genannt.

D.e Schädeldachknochen bestehen zum weitaus grössten Theile aus z w e i compacten Lamellen mit einer spongiösen Zwischensubstanz, welche in Folge von Resorption lufthaltigen Hohlräumen Platz machen kann. An bestimmten Stellen — es sind im Allgemeinen die oben schon genannten dünnsten — findet sich aber nur e i n e Platte von Knochensubstanz vor, so an der Schläfenbeinschuppe, an der Orbita (nur im Bereiche der Stirnhöhle 2 Platten), am Siebbein, am unteren Theile der Hinterhauptsschuppe. Die beiden Platten, Lamellen oder Tafeln der Schädeldachknochen unterscheiden wir als dickere äussere — *Lamina s. Tabula externa* und dünnere innere — *Lam. s. Tab. interna s. vitrea.* Jene misst etwa 1·5, diese nur 0·5 Mm. Zwischen beiden liegt die hier sogenannte D i p l o ë (ἡ διπλόη = die doppelte oder Duplicitas, einer von den vielen sinnlosen Namen in der Anatomie). Die *Lam. vitrea* hat ihren Namen von der grösseren „Sprödigkeit" oder Zerbrechlichkeit, welche man ihr nachsagt. Die ja sicher constatirte Thatsache, dass die eine Tafel zerbrechen, zersplittern kann, ohne dass sie äussere Läsionen zeigt, hat man auf verschiedene Weise zu erklären versucht. Es scheint aber weder eine chemisch-physikalische, noch eine histologische Differenz zwischen beiden Platten zu bestehen, noch auch darf man den nur wenig verschiedenen Krümmungsradius verantwortlich machen. Abgesehen von dem Umstande, dass die äussere Tafel mehr arterielles Blut erhalten soll als die innere, handelt es sich wohl einfach um die absolute Differenz in der Stärke beider.

Die Spongiosa zeigt am Schädel denselben regelmässigen oder typischen Bau wie im Knochensysteme überhaupt; auch hier sind die Knochenbälkchen nach bestimmten Gesetzen, in den Druck- und Zugcurven aufgebaut (vergl. Artikel K n o c h e n). Speciell untersucht wurde die Anordnung der Spongiosa hier von

C. TH. SCHIFFNER (VIRCHOW'S Archiv, LXXIV, pag. 320—380, 2 Taf., 1878). Derselbe fand eine weitgehende Uebereinstimmung mit dem Bau der Spongiosa in der Wirbelsäule (Verf.); die Balken der Diploë lösen sich in derselben Weise, wie anderswo von der compacten Rinde ab oder vereinigen sich zur Bildung einer solchen. Die Diploë sieht frisch roth oder röthlich aus, da sie viele Arterien und Venen enthält. Eine besondere Eigenthümlichkeit der Diploë stellen die *Canales diploici* dar, welche von BRESCHET zuerst genau beschrieben und nach ihm benannt wurden. Zu diesen, in die Substanz der Diploë eingegrabenen, von dünnen Knochenlamellen umgebenen Canälen verlaufen relativ grosse, ausserordentlich dünnwandige Venen, die *Venae diploicae* oder „BRESCHET'schen Venen". An den oberen Theilen des Daches sind die Canäle eng (1—2 Mm.), nach unten hin erweitern sie sich bedeutend, — 1 Cm. Die Venen ergiessen sich in die äusseren, theilweise auch in innere Venen (Sinus) durch besondere Oeffnungen *(Foramina diploica)*; die *Venae diploicae* bestehen eigentlich nur aus der Intima, d. h. einem Plattenepithel oder -Endothel und einer feinfaserigen Bindegewebsschicht. Die Muscularis fehlt vollständig. BRESCHET unterschied folgende Venen:

1. *Vena diploica frontalis*, verläuft im Stirntheil des Stirnbeines nach unten, mündet in die *Vena supraorbitalis* und in die *V. temporalis media;* 2. *V. diploica temporalis anterior* sammelt das Blut aus dem vorderen Theile des Scheitelbeines und der Nachbarschaft, mündet nach aussen in die *Venae temporales profundae*, nach innen in den *Sinus spheno-parietalis;* 3. *V. diploica temporalis posterior*, führt das Blut von der hinteren Hälfte des Scheitelbeines und der Nachbarschaft nach aussen in die *V. auricularis posterior*, nach innen in den *Sinus transversus;* 4. *V. diploica occipitalis* (manchmal zwei), sammelt das Blut der Hinterhauptsschuppe und führt es der *V. occipitalis profunda*, sowie dem *Sinus transversus* zu. Die eben genannten Venen sind rechts und links meist nicht ganz übereinstimmend angeordnet, wie denn überhaupt Zahl, Verlauf und Verästelung hier wie sonst im Venensysteme schwanken.

Beim Erwachsenen gehen die Aeste über die Knochengrenzen hinweg und bilden so Anastomosen mit den Nachbargefässen.

Sowohl die Basis wie das Dach des Schädels bestehen aus mehreren Knochen, von denen die meisten wiederum aus Theilen zusammengesetzt sind, welche bei Thieren besondere Knochen darstellen. Die Schädelbasis pflegt man in drei Gegenden oder Gruben zu zerlegen, die vordere, mittlere und hintere Schädelgrube. Die vordere wird von dem Orbitaltheil des Stirnbeines, der *Lamina cribrosa* des Siebbeines und dem kleinen Keilbeinflügel gebildet. Sie dient den Stirnlappen des Grosshirnes als Unterlage. Auf den beiden Hälften der Siebplatte liegen die *Bulbi olfactorii*, von denen die Riechfäden durch die Löcher der Platte zur Nasenhöhle gehen. In der Mittellinie erhebt sich die *Crista galli*, an die die *Falx cerebri* sich anheftet. Vor der Crista liegt das *Foramen „coecum"*, durch welches beim Kinde Venen, beim Erwachsenen nur Lymphgefässe durchtreten. Die Grenze zwischen vorderer und mittlerer Schädelgrube bilden die kleinen Flügel *(Alae orbitales)* des Keilbeines. Die mittlere Schädelgrube wird von den grossen Keilbeinflügeln *(Alae temporales)*, den Schläfenbeinschuppen und der vorderen Fläche der Schläfenbeinpyramide, in dem mittleren unpaaren Abschnitte vom Keilbeinkörper (Sattelgrube) gebildet. Nach vorn communicirt dieser mittlere, die Schläfenlappen und die Hypophysis beherbergende Theil der Basis mit der Augenhöhle durch die *Fissura orbitalis superior* und durch das *Foramen opticum*. Erstere dient dem *Oculomotorius, Trochlearis, Abducens*, ersten Trigeminusast und der *V. ophthalmica superior* zum Durchtritt. Durch das Sehloch geht der Sehnerv nebst der *Art. ophthalmica*. Nach der Flügelgaumengrube führt der *Canalis (Foramen) rotundum*, weiter nach hinten und aussen das *Foramen ovale*, jener für den 2., dieser für den 3. Trigeminusast. Noch weiter nach hinten und aussen liegt das *Foramen spinosum*, durch welches die *Art. meningea* in den Schädelraum gelangt. Am Keilbeinkörper liegt der *Sulcus caroticus* für die

Carotis interna, welche im Felsenbein die Basis durchbricht. — Die hintere Schädelgrube, von allen die grösste, wird von dem Clivus des Keilbeinkörpers, dem Hinterhauptsbein (Körper, Seitentheile, unterer Theil der Schuppe) und der hinteren Fläche der Schläfenbeinpyramide und der *Pars mastoidea* gebildet. In der Mitte liegt das grosse Hinterhauptsloch zum Durchtritt der *Medulla oblongata*, bezw. des Rückenmarkes, der *Art. vertebrales* u. a. An den Seitentheilen liegen die Hemisphären des Kleinhirns. Vom Hinterhauptsloche nach hinten und oben zieht eine Leiste, von der an der *Protuberantia occipitalis interna s. Eminentia cruciata* rechts und links je ein von Leisten begrenzter Sulcus für den betreffenden *Sinus transversus* abgeht. Diese Sulci verlaufen theilweise über das Schläfenbein, zum *For. jugulare s. Lacerum posticum*, in dessen hinterem grösseren Theile der *Bulbus venae jugularis* liegt, während vorn der 9., 10. und 11. Hirnnerv (Glossopharyngeus, Vagus, Accessorius) passiren. — An der hinteren Fläche der Pyramide liegt der *Meatus acusticus internus* für Acusticus und Facialis *(Canalis Falloppiae)*.

Das Schädeldach wird von dem oberen Theile der Hinterhauptsschuppe, den Scheitelbeinen, dem Stirnbein, der Schläfenschuppe (nebst Warzentheil) und dem grossen Keilbeinflügel zusammengesetzt. An den Seiten liegt jederseits das *Planum temporale*, von der *Linea temporalis* (eigentlich sind es zwei, eine obere und eine untere) gegen den Rest des Daches abgegrenzt. Hinten in der Mittellinie liegt die *Linea nuchae media* mit der *Protuberantia occipitalis externa*, sowie den nach beiden Seiten bogenförmig ausstrahlenden *Lineae (semicirculares) nuchae suprema, superior* und *inferior*. Alle diese Linien dienen zum Muskelansatze. Weitere Hervorragungen giebt es an der Aussenseite — abgesehen von den oben erwähnten *Tubera frontalia* und *parietalia* — nicht. Als Löcher für Emissaria sind zu nennen die *Foramina parietalia* (manchmal unpaar!), die *Foramina mastoidea* und *condyloidea postica*. Erstere gehen in den *Sinus longitudinalis* (für den *Sinus longitudinalis s. sagitalis superior*), letztere in den *Sulcus sigmoideus (Sinus transversus)*. Das *Foramen parietale* liegt meist ganz nahe der Mittellinie, an der Grenze zwischen 3. und 4. Viertel der Pfeilnaht (zwischen den Scheitelbeinen), das *For. mastoideum* zwischen *Pars mastoidea* und Hinterhauptsbein.

Verbindungen der Schädelknochen.

Wie die Form, so ist auch die Art und Weise, wie die Schädelknochen unter einander verbunden sind, eine ganz eigenthümliche, im Körper sonst nicht wiederkehrende. Zwischen den im Einzelnen verschieden gestalteten, nahe aneinander gelegenen, parallel verlaufenden, einander zugekehrten Rändern der Knochen befinden sich an der Schädelbasis Knorpel, am Dache Bindegewebe, beides in sehr geringfügiger Menge. Die Entwicklungsgeschichte (s. u.) lehrt, dass wir sowohl an der Basis, wie am Dache in dem echten hyalinen Knorpel, beziehungsweise dem sogenannten „Nahtknorpel", besser Bindegewebe der Nähte, die Reste der ursprünglichen Anlage, welche dort knorpelig, hier bindegewebig ist, vor uns haben. Dementsprechend finden wir beim Embryo und Kinde viel grössere Mengen von Zwischensubstanz, als beim Erwachsenen, deshalb ist noch beim Neugeborenen eine sehr erhebliche Verschiebung der Schädelknochen gegen und vor Allem über einander (Geburt!) möglich, während beim Erwachsenen von einer messbaren Verschiebung oder Verbiegung in den Nähten nicht die Rede ist. Man kann, wenn man will, die Nähte ebenso gut als Trennungen der sonst einheitlichen Schädelkapsel in Unterabtheilungen, wie als Vereinigungsmittel der einzelnen Elemente zu einem Ganzen auffassen. Die Festigkeit der Verbindung zwischen den Nachbarknochen wird noch erhöht durch die eigenthümlichen Formen der Nahtränder. Man unterscheidet eine — selten vorkommende — Naht mit glatten Rändern (Harmonia) und solche mit gezackten Rändern. Letztere Formen kann man in die gewöhnlichen oder wahren Nähte und in die Schuppennaht zerlegen. Wahre Nähte *(Suturae verae)* zeigen entweder gezähnelte Ränder *(Sutura dentata)*, in denen die „Zähne" s e n k r e c h t zur N a h t l i n i e stehen — oder sägeförmige Ränder *(Sutura serrata)*, wenn sie s c h i e f zu ihr stehen — oder Ränder mit unregelmässigen Zacken und Nebenzacken *(Sutura limbosa)*. Bei der Schuppennaht — *Sutura squamosa* — ähneln die Ränder jenen von Schuppen oder Muscheln, die rauhen, meist gestreiften, geriffelten Randflächen greifen weit — bis zu 1 Cm. und mehr — auf einander über, decken sich also, während die Randlinien im engeren Sinne meist regelmässig, gerade oder im Bogen *(Squama ossis temporum)* verlaufen. Ausser der eben genannten Naht finden wir vielfach Uebergänge oder Combinationen der „wahren" und Schuppennaht, z. B. in der *Sutura coronalis* zwischen dem Stirnbein und den Scheitelbeinen und besonders der *Sut. sphenofrontalis*.

Am Schädeldache des Erwachsenen finden wir die Kranznaht, *Sut. coronalis* — die Pfeilnaht, *Sut. sagittalis*, zwischen den Scheitelbeinen — die Lambdanaht, *Sut. lambdoidea* zwischen Scheitelbeinen und Hinterhauptsschuppe — die *Sut. „squamosa" s. s.* zwischen *Squama ossis temporum* einerseits, grossem Keilbeinflügel und Scheitelbein andererseits — ferner die sonstigen Verbindungen des grossen Keilbeinflügels : mit dem Jochbeine, dem Stirnbeine, dem Scheitelbeine (nur etwa 1·5 Cm. lang). Nicht ganz selten, an Sammlungsschädeln in Deutschland in circa 10%, in Wirklichkeit wohl etwa in 5% kommt noch eine Naht zwischen den beiden, ursprünglich getrennten Hälften des Stirnbeines vor, die *S u t u r a f r o n t a l i s   p e r s i s t e n s*. H. WELCKER hat solche Schädel *C a p i t a   c r u c i a t a* genannt, da er meinte, dass sich die medianen Nähte (Stirn- und Pfeilnaht) mit der Kranznaht einfach kreuzen. Nach den Untersuchungen des Verf. verlaufen aber die vier in Betracht kommenden Nähte stets so, dass entweder das rechte Stirn- und linke Scheitelbein — oder aber das linke Stirn- und rechte Scheitelbein, oft in erheblicher Ausdehnung (von einigen Millimetern bis zu 17 Mm.) an einander stossen, somit die anderen beiden Knochen an einer Anlagerung verhindern. Von einer „K r e u z u n g" der Nähte kann also nur cum grano salis gesprochen werden. Ferner findet sich hierbei — aber auch ohne Offenbleiben der Stirnnaht — eine a s y m m e t r i s c h e Lage der Pfeilnaht, wie der persistirenden Stirnnaht. „Kreuzungs"-Punkte — von den Anthropologen kurz „Bregma" genannt — weichen dann die longitudinalen Nähte nach entgegengesetzten Richtungen von der medianen Richtung ab. Auf die Asymmetrie des Schädels soll unten noch besonders eingegangen werden.

Betreffs der F o n t a n e l l e n s. u. Entwicklung des Schädels.

Auch über die N a h t k n o c h e n, Schaltknochen — *Ossicula Wormiana, Ossa epactalia* kann eigentlich nur die Entwicklungsgeschichte — beziehungsweise die vergleichende Anatomie Auskunft geben. Vielfach lassen uns aber auch diese Wissenschaften noch im Dunkeln über die morphologische Bedeutung, jedenfalls das W a r u m ? ihres Auftretens. Ein „Verständniss" für einige dieser Nahtknochen, besonders der grossen hinter dem Stirnbeine und vor Allem dem unpaaren oder paarigen Knochen zwischen den Scheitelbeinen und (dem Reste) der Hinterhauptsschuppe gewinnen wir durch die Vergleichung mit anderen Säugethieren oder anderen Wirbelthieren. Der letztere überzählige Knochen des Schädeldaches wird als „Interparietale" bezeichnet und umfasst den oberen Theil der Hinterhauptsschuppe, ist paarig oder unpaar, wird beim Embryo stets besonders angelegt und verschmilzt überhaupt — wie Nahtreste an fast jedem Schädel zeigen — eigentlich niemals ganz vollständig mit dem Hinterhauptsbeine. Ueber die meisten, gewöhnlich in grösserer Anzahl vorhandenen und demgemäss kleineren Nahtknochen wissen wir soviel wie nichts. Wenn man von dem Auftreten „mehrfacher Knochenkerne" und dergl. spricht, löst man das Problem auch nicht, sondern verschiebt es nur eine Stufe rückwärts. In vielen Fällen handelt es sich um p a t h o l o g i s c h e Vorkommnisse, um Nachwirkungen von Hydrocephalus. Jedenfalls erscheint es unmöglich, die Existenz von Dutzenden, ja Hunderten solcher kleiner Knöchelchen auf ein normales Schema zurückzuführen.

Gegenüber der Vermehrung der Nähte haben wir schliesslich noch auf die Verminderung derselben hinzuweisen, welche als Varietät, Abnormität oder pathologische Erscheinung im Kindesalter auftreten kann, während sie für das höhere, das Greisenalter wohl als Regel anzusehen ist. Das Bindegewebe und der Knorpel der Nähte haben die Neigung, allmälig zu verschwinden, die Knochen das Bestreben, sich auf Kosten der Weichtheile zu vergrössern. Pathologisch ist dieses Eingehen, Obliteration der Nähte, wenn es vor vollendetem Wachsthum eintritt („infantile Obliteration"). Abgesehen von anderen Störungen wird das weitere Wachsthum des Schädels und des Gehirnes gehindert und das Ergebniss ist entweder Mikrocephalie bei allgemeiner Obliteration oder abweichende Schädel- und Gehirnformen bei partieller Obliteration. Das Wachsthum wird in derjenigen Richtung gehindert, welche senkrecht zu der verknöchernden Naht steht (R. VIRCHOW). Das „Verstreichen" der Nähte im Greisenalter, die „senile Obliteration" ist mehr eine „Altersveränderung" als ein direct „krank- hafter" Vorgang. Es macht oft den Eindruck, als wenn man mit einem heissen Spatel über Wachs hinweggestrichen hätte. Die Ossification beginnt an den Schädel- dachnähten stets von der inneren Fläche, also von der *Dura mater* her. Nach der Häufigkeit wird folgende Reihenfolge angegeben: am häufigsten die Pfeilnaht, dann folgen Warzen-, Kranz-, Lambda-, Schuppennaht (LUSCHKA).

C. Die inneren Weichtheile.

Als innere Weichtheile der Schädelwand kann man die Gehirnhäute, wenigstens die *Dura mater* mit ihren beiden Schichten, dem Periost oder Endo- cranium und der eigentlichen Meninx betrachten. Ueber die Gehirnhäute und das Gehirn selber, also den Inhalt des Schädels s. Art. Gehirn, Bd. VII.

D. Form des Schädels. Deformitäten.

Die Form des Schädels mit den Weichtheilen entspricht ziemlich jener der Form des knöchernen Schädels. Dieser erscheint als eine von oben nach unten etwas zusammengedrückte ovale oder halbovale Kapsel mit einem schmalen vorderen und einem breiteren hinteren Ende. Die Basis des Schädels steht übrigens nicht horizontal, sondern gegen die wagrechte Ebene ziemlich stark nach hinten abfallend. Ueber die verschiedenen Varietäten der Schädelformen, die Dolicho-, Brachy-, Meso-, Hypsi-, Platycephalie und die Methoden, die Form des Schädels genau zu bestimmen, s. den Artikel Schädelmessung. Einige allgemeinere Gesichtspunkte sollen aber hier berührt werden. Es steht fest, dass das Geschlecht sich bis zu einem gewissen Grade im Schädel ausprägt. Der weibliche Schädel ist im Allgemeinen kleiner und besitzt — wie die Knochen des Weibes überhaupt — weichere, mehr abgerundete Formen. Vor Allem ist beim Weibe die Breite des Schädels geringer als beim Manne, oft recht bedeutend — weniger auffallend die Höhe. Die Geschlechtsverschiedenheiten sind übrigens in unserer Rasse — bei den Indogermanen — stärker ausgeprägt, als bei anderen Völkern.

Erheblichere Abweichungen von dem Rassentypus werden als Deformi- täten des Schädels bezeichnet. Soweit sie nicht angeerbt sind, lassen sie sich meist auf äussere Einflüsse zurückführen, oft verdanken sie — nicht gerade zur Ehre des Menschengeschlechtes — ihre Entstehung der Absicht und Willkür, dem Vorurtheil oder der Eitelkeit. Die absichtlichen Verunstaltungen des Schädels — wie des Körpers überhaupt — sind sehr verbreitet. Nicht nur in Peru, wo man vier verschiedene Kopfformen producirt — die cylindrische, die zuckerhutähnliche, die platte und die gesattelte — sondern auch in civilisirten Ländern werden, wie es scheint, noch heutzutage, die Köpfe, besonders der Schädel, willkürlich ver- unstaltet. So wird dieser Unfug nach dem Zeugniss französischer Forscher wie FOVILLE und GOSSE im Norden und Nordwesten Frankreichs, besonders in der Normandie und Bretagne, ferner in der Gascogne, im Limousin und in Toulouse geübt. Näheres hierüber ist bei RÜDINGER (Ueber die willkürlichen Verunstaltungen des menschlichen Körpers. VIRCHOW-HOLTZENDORFF, Sammlung gemeinverständlicher Vorträge. IX. Serie, Heft 215) nachzulesen.

Die angeborenen oder nach der Geburt unter Ausschluss äusserer mechanischer Einwirkungen entstandenen Varietäten und Missbildungen des Schädels kann man (VIRCHOW, 1856) folgendermaassen eintheilen: 1. Einfache Makrocephali: *a)* Wasserköpfe, *Hydrocephali*; *b)* Grossköpfe, *Cephalones.* — 2. Einfache Mikrocephali, Zwergköpfe, *Nanocephali.* — 3. Langköpfe, *Dolichocephali.* *a)* Obere mittlere Synostose: Einfache Dolichocephali (Synostose der Pfeilnaht); Keilköpfe, *Sphenocephali* (Synostose der Pfeilnaht mit compensatorischer Entwicklung der Gegend der grossen Fontanelle). *b)* Untere seitliche Synostose: Schmalköpfe, *Leptocephali* (Synostose der Stirn- und Keilbeine). Sattelköpfe, *Klinocephali* (Synostose der Scheitel- und Keil- oder Schläfenbeine). — 4. *Brachycephali*, Kurzköpfe. *a)* Hintere Synostose: Dickköpfe, *Pachycephali* (Synostose der Scheitelbeine mit der Hinterhauptsschuppe); Spitz- oder Zuckerhutköpfe, *Oxycephali* (Synostose der Scheitelbeine mit Hinterhaupts- und Schläfenbeinen und compensatorischer Entwicklung der vorderen Fontanellgegend). *b)* Obere vordere und seitliche Synostose: Flachköpfe, *Platycephali* (ausgedehnte Synostose von Stirn- und Scheitelbeinen). Rundköpfe, *Trochocephali* (partielle Synostose von Stirn- und Scheitelbeinen in der Mitte der Kranznaht). Schiefköpfe, *Plagiocephali* (halbseitige Synostose von Stirn- und Scheitelbeinen). *c)* Untere mittlere Synostose: Einfache Brachycephali (frühzeitige Synostose von Grund- und Keilbein). — Neuerdings hat man noch andere Formen kennen gelernt, so die Trigonocephalie, welche sich in Folge zu früher Synostose der rechten und linken Hälfte des Stirnbeins entwickelt u. a.

Besonders hervorgehoben zu werden verdient noch die A s y m m e t r i e des S c h ä d e l s, welche — falls sie in geringerem Grade vorhanden ist, als Regel oder Norm bezeichnet werden muss. Neuerdings hat HASSE die Asymmetrie des Gesichts zum Gegenstande eingehender Studien gemacht und gefunden, dass diese mit derjenigen des Schädels in Correlation steht. Bekanntlich ist der Körper im Ganzen asymmetrisch insofern, als bei den meisten Menschen die rechte Körperhälfte überwiegt. Dementsprechend ist die linke Grosshirnhemisphäre und damit die linke „Hälfte" (s. v. v.!) des Schädels die stärkere.

E. Regionen des Schädels.

Wie oben bereits gesagt wurde, theilen wir den Schädel in die Basis und das Dach. Das Schädeldach oder die *Regio fornicata* pflegt man in drei unpaare, eine vordere, mittlere und hintere — und je zwei paarige Regionen zu zerlegen. Die unpaaren sind: 1. *Regio frontalis;* 2. *R. verticalis, s. verticis, s. parietalis;* 3. *R. occipitalis.* — Die paarigen Regionen sind die *R. temporalis* und die *R. mastoidea,* welche man indess auch zusammenfassen kann. Die Grenze zwischen den paarigen und unpaaren Regionen bildet die *Linea temporalis.* Die *Regio frontalis* rechnen wir in der Anatomie bis zur Kranznaht, also erheblich weiter nach hinten, als die „Stirn" im gewöhnlichen Sinne zu gehen pflegt. Die Kranznaht findet man, wenn man bei horizontal gehaltenem Kopfe von der äusseren Ohröffnung eine Senkrechte aufsteigen lässt — oder durch Messung mit dem Bande; sie liegt etwa 13—14 Cm. von der *Sut. naso-frontalis* entfernt. Die *Regio verticis s. parietalis,* die „Scheitelregion", besser Scheitelb e i n region der topographischen Anatomie entspricht gleichfalls nicht ganz dem, was man im gewöhnlichen Leben „Schädel- oder Scheitelgegend" nennt. Vorn fällt ein Theil der Gegend auf das weit nach hinten reichende Stirnbein, hinten geben dafür die Parietalia über die Scheitelgegend hinaus. Die *Regio occipitalis* entspricht dem oberen Theile der Hinterhauptsschuppe, während der Rest derselben gewöhnlich zur Nackengegend gezählt wird. — Die Abgrenzung der S c h l ä f e n g e g e n d, sowie der *Regio mastoidea* — dem Warzenfortsatz entsprechend — ergiebt sich aus dem oben Gesagten.

Die verschiedenen Gebilde der einzelnen Regionen aufzuzählen erscheint
überflüssig, da es sich im Grossen und Ganzen nur um eine Wiederholung dessen
handeln müsste, was oben bei der Beschreibung der Schichten der Schädelwand
gesagt wurde. — Besonderen Hinweis verdient jedoch die eigenthümliche Bildung
von lufthaltigen Hohlräumen im Stirnbein. Während die *Partes orbitales*
dieses Knochens ganz oder fast vollständig aus e i n e r compacten, jedoch dünnen
Knochenplatte bestehen, finden sich zwischen den beiden Lamellen der *Pars
frontalis*, öfters bis in das Orbitaldach hineinreichend, die Stirnhöhlen, *Sinus
frontales*. Sie sind paarig vorhanden, communiciren mit der Nasenhöhle der
betreffenden Seite, indem sie mit einem ziemlich engen Canal in den mittleren
Nasengang münden. Ihre Auskleidung besteht aus einer Schleimhaut mit cylindrischen
Flimmerzellen, wohl auch Becherzellen und sparsamen Drüsen. Sie erstrecken sich
beim Erwachsenen (in den mittleren Lebensjahren) lateralwärts meist bis zu der
Grenze zwischen innerem und mittlerem Drittel des oberen Augenhöhlenrandes —
also etwa bis in die Gegend der *Incisura supraorbitalis* — nach oben bis 3—5 Cm.
weit, umfassen also den Bezirk der sogenannten *Glabella frontalis* in dem neueren
Sinne des Wortes. In der Medianebene, meist allerdings nicht genau in dieser, häufig
sogar recht asymmetrisch liegt das *Septum frontale*, welches die Stirnhöhlen der beiden
Seiten vollständig von einander abschliesst. Beim Embryo sind sie noch gar nicht,
beim Kinde, bis zum 6.—8. Jahre, nur in Spuren (etwa Erbsengrösse) vorhanden.
Es scheint, dass sie im Laufe des späteren Lebens stetig weiter wachsen. Jedenfalls
findet man sie im Allgemeinen im Greisenalter noch grösser als in mittleren Jahren.

F. Entwicklung und Wachsthum des Schädels. Fontanellen.

Aus der indifferenten Anlage heraus entwickelt sich das Skelet des Körpers
zunächst als knorpeliges und bindegewebiges — oder, wie man sich
gewöhnlich ausdrückt, ein Theil des Skelets ist knorpelig, ein anderer bindegewebig präformirt. Von den Schädelknochen sind knorpelig angelegt die der
Basis, bindegewebig die des Daches, d h. Stirnbein, Scheitelbeine, die Schuppe
des Schläfenbeines, der obere Theil der Schuppe des Hinterhauptsbeines, ein
Theil des grossen Keilbeinflügels (?). Die Schädelbasis entsteht aus dem knorpeligen
Primordialcranium, während die Schädeldachknochen als Deck- oder Belegknochen,
d. h. phylogenetisch betrachtet, aus Hautzähnen entstanden sind. Am Primordial-
cranium unterscheiden wir den chordalen und den prächordalen Abschnitt. Die
Chorda dorsalis, aus deren grösstem Theile sich die Wirbelsäule entwickelt,
erstreckt sich an der Schädelbasis bis in den Keilbeinkörper hinein (Sattelgrube,
Fossa hypophyseos), so dass der hintere Theil der Basis genetisch mit der
Wirbelsäule in sehr innigen Beziehungen steht (vergl. u.). Die Art und Weise, wie
sich Knochengewebe und Knorpel oder Bindegewebe entwickelt, ist im Art.
Knochen ausführlich geschildert worden. Hier sollen nur noch für die einzelnen
Theile des Schädels die speciellen Angaben über das Auftreten der Knochenkerne
und das fernere Wachsthum (nach TOLDT) folgen.

Das Hinterhauptsbein entsteht aus einer grossen Zahl von selbst-
ständigen Verknöcherungsherden. Der erste Knochenkern im Basilartheil erscheint
in der 11. embryonalen Woche, in den Gelenktheilen um die 12. Woche, im
Schuppentheil schon in der 8. oder 9. Woche, im oberen Abschnitte in der 12.,
später noch accessorische. In der grossen Mehrzahl der Fälle verschmelzen diese
Knochenherde im Laufe des 4. Monates miteinander; ein unpaarer, zu oberst
gelegener kann selbständig bleiben und dann zu dem oben erwähnten *Os interparietale* werden. Längere Zeit, bis in's 3. oder 4. Jahr, erhält sich (jederseits)
stets eine quere oder schräge Spalte zwischen dem oberen und unteren Theile
der Schuppe, die *Sutura (Fissura) occipitis transversa s. mendosa.* — Gegen
Ende des 1. Lebensjahres beginnt die Verknöcherung der Gelenktheile mit der
Schuppe, um etwa Mitte des 2. Jahres (manchmal erst im 3., 4., ja 7. Jahre)
vollendet zu sein. Die Fuge zwischen Gelenk und Basilartheil ossificirt im 6. Jahre.

Das Keilbein geht aus sechs Paaren von Kernen hervor, je 3 (jederseits) im Körper, je drei in den Flügeln. Gegen Ende des 3. Monats entstehen die Knochenkerne für die grossen Flügel, um die Mitte des 4. die für die innere Lamelle der Proc. pterygoidei, gegen Ende desselben Monats für die kleinen Flügel. Anfangs des 5. Monats tritt bald darauf das zweite Paar für den hinteren Keilbeinkörper auf, Ende des 5. oder Anfang des 6. Monates das Paar für den vorderen Körper. Die knöcherne Verschmelzung aller Elemente des Keilbeines ist zur Zeit der Geburt gewöhnlich noch nicht ganz vollendet. Dies erfolgt meist erst in den ersten Lebensmonaten. Im 16. bis 20. Lebensjahre verschmelzen dann auch noch Keilbein- und Hinterhauptskörper.

Das Stirnbein ist eigentlich ein paariger Knochen, da es erst gegen Ende des 2. Lebensjahres zu einem Stücke wird, oder (s. oben) auch getheilt bleiben kann. Der erste Knochenkern erscheint in der 7. oder 8. Woche als Belegknochen am oberen Augenhöhlenrande, von wo aus er sich nach oben und nach hinten (Orbitaldach) ausbreitet. Am Stirntheil tritt Anfangs des 5. Monats an der Stelle des späteren Tuber ein Kern auf. Im 7.—8. Monate nach der Geburt beginnt die Verschmelzung der beiden Stirnbeinhälften von den mittleren Partien aus, während unten (nach der Nase zu) und besonders oben (grosse Fontanelle) die Knochen noch divergiren.

Das Schläfenbein der Menschen entspricht einer grösseren Anzahl von Knochen bei Thieren, deren Selbständigkeit sich nicht nur beim menschlichen Embryo, sondern theilweise auch noch beim Erwachsenen geltend macht. Beim Neugeborenen sind Pyramide, Schuppe und Paukenring noch deutlich getrennt. Die knorpelig angelegte Pyramide ossificirt vom 5. Monate an aus einer grösseren Anzahl von — nicht ganz constanten — Kernen. Die Schuppe entsteht von drei Punkten aus: im Jochfortsatz, ein vorderer und ein hinterer in der eigentlichen Squama. Sie erscheinen in der 10.—11. Woche und sind um die Mitte des 4. Embryonalmonats verschmolzen. Die Zuschärfung des Randes der Schuppe erfolgt erst in den ersten beiden Lebensjahren. Der bei der Geburt noch fehlende Warzenfortsatz tritt im 5. oder 6. Monate auf und entwickelt sich erst von der Pubertätszeit an stärker.

Das Scheitelbein ossificirt nicht von einem, wie meist angegeben wird, sondern, wie TOLDT nachgewiesen hat, von zwei, allerdings gewöhnlich bald zusammenfliessenden Kernen aus. Die über einander liegenden Ossificationspunkte treten in der 11. und 12. Woche auf, verschmelzen im 4. Monate und bilden später das Tuber parietale. Das Vorkommen einer Zweitheilung des Scheitelbeines durch eine sagittale Naht findet so eine embryonale Erklärung.

Fontanellen.

Die Verknöcherung der Stirn- und Scheitelbeine, sowie des „Interparietale" geht von der Gegend der Tubera aus zunächst nach allen Seiten ziemlich gleichmässig oder gleich schnell einher, so dass die Form dieser 5 Knochen einigermassen der Kreisform entspricht. Legt man nun 5 Kreise so, dass sich je zwei rechts und links, der 5. hinter dem zweiten Paare befindet, so entstehen zwischen den Peripherien der Kreise zwei Lücken von bestimmt (mathematisch) vorgeschriebenem Aussehen. Nun geht allerdings gegen das Ende des embryonalen Lebens die Verknöcherung an den genannten Knochen nicht mehr ganz gleichmässig vor sich, indem die vorderen und hinteren medialen Theile der Parietalia schneller wachsen als die übrigen. Trotzdem aber kann man die Form der beiden Lücken, der grossen, vorderen oder Stirnfontanelle (Fonticulus major) und der kleinen, hinteren oder Hinterhauptsfontanelle (Fonticulus minor) doch noch um die Zeit der Geburt auf das eben entwickelte Princip zurückführen. Man vergleicht gewöhnlich die Stirnfontanelle mit einem Papierdrachen, während die hintere ja gewöhnlich schon so weit geschlossen ist, dass man nur drei von einem Punkte ausgehende Nähte fühlt oder sieht. Ausser diesen beiden oberen unpaaren Fontanellen zur Zeit der Geburt giebt es noch seitliche paarige 1. zwischen der Schläfenbeinschuppe, dem grossen Keilbeinflügel und dem Stirnbein, vordere Seiten- oder Keilbeinfontanelle, vordere Schläfenfontanelle; 2. zwischen Schläfen-, Hinterhaupts- und Scheitelbein, hintere Seiten- oder Schläfenfontanelle, *Fonticulus Casseri s. mastoideus.* — Im Bereiche der Fontanellen und der embryonalen „Nähte" — theilweise also noch lange nach der Geburt — besteht die Schädelwand am Dache ausser den dünnen „Weichtheilen" im engeren Sinne nur aus Bindegewebe. Die seitlichen und die Hinterhauptfontanelle schliessen sich bald nach der Geburt, die Stirnfontanelle wächst noch eine Zeit lang — etwa 9 Monate — weiter, um dann von hinten her sich zu schliessen, so dass sie am Ende des ersten Jahres die Form eines mit der Schärfe zwischen die Stirnbeinhälften hineinreichenden Keiles oder Dreieckes mit einer geraden queren Basis und zwei concaven Schenkeln rechts und links hat. Später reducirt sich dies Dreieck zu einer Spalte, welche am Ende des zweiten Jahres, gleichzeitig mit der Verschmelzung der beiden Stirnbeinhälften, schliesst oder, wenn diese ausbleibt, in eine Naht umwandelt.

Das postembryonale Wachsthum des Schädels.

Das Schädelwachsthum nach der Geburt zerfällt nach den Untersuchungen MERKEL'S in zwei, ganz von einander getrennte Perioden. Die erste reicht bis zum 7. Lebensjahre, wo ein Stillstand bis zur Pubertät eintritt; die zweite von der Pubertät bis zur Vollendung des Schädelwachsthums. Die erste Periode zerfällt in drei Phasen. Die erste reicht von der Geburt bis zum Ende des ersten Lebensjahres, in ihr ist das Wachsthum fast in allen Theilen des Schädels ein gleichmässiges, nur das Hinterhauptbein wölbt sich stärker, wodurch die hintere Schädelgrube relativ vertieft wird. In der zweiten Phase wölbt sich am Schädeldach besonders Hinterhaupts- und Scheitelgegend. Die Verbreiterung der Schädelkapsel ist in allen Theilen bedeutend. Die Verlängerung der Basis wird dagegen immer geringer. Das Schläfenbein rückt nach oben, hinten und aussen. In der dritten Phase wachsen die Knochen der Decke nur sehr unbedeutend. Die ganze Schädelbasis verlängert sich; damit steht im Zusammenhang eine stärkere Tiefenentwicklung des Gesichtes. Mit Ende der ersten Wachsthumsperiode ist die Länge des compacten Grundbeinkörpers vollendet, ebenso die Grösse des *Foramen magnum* und die Breite zwischen den beiden *Proc. pterygoidei.* Felsenbein und horizontale Siebbeinplatte — damit also im Wesentlichen Gehörorgan und Geruchsorgan — haben ihre definitive Grösse erreicht.

Die zweite, mit der Pubertät beginnende Periode bringt eine Verlängerung der Gesichtsbasis, an welche sich einerseits eine kräftige Entwicklung des Stirnbeines, andererseits eine Vertiefung des Gesichtes anschliesst. Der ganze Schädel verbreitert sich stark, und zwar allseitig. Das Schläfenbein dreht sich dabei mit dem vorderen Theile nach aussen, wodurch eine stärkere Krümmung des Jochbogens herbeigeführt wird. — Der Schädel zerfällt in eine vordere und hintere Hälfte. Dieselben werden durch eine Linie getheilt, welche durch die Kranznaht und den hinteren Rand der *Proc. pterygoidei* geht. Die hintere Hälfte ist in ihren Verhältnissen mehr veränderlich, die vordere mehr stabil. Aber auch die vordere Hälfte kann erhebliche Umformungen in den einzelnen Theilen erfahren, ohne dass das Ganze darunter leidet. Kein Knochenpunkt des Schädels ist völlig unveränderlich. Alle können Lage und Ausbildung wechseln, ohne dass die übrigen Theile in ganz bestimmter Richtung dadurch beeinflusst werden müssten. C o m p e n s a t o r i s c h e V o r g ä n g e können im günstigen Falle selbst g r ö s s e r e D e f o r m i t ä t e n w i e d e r a u s g l e i c h e n.

Literatur. Verf. hat mehrfach die ausgezeichnete „Anatomie des Menschen" von H. v. L u s c h k a, Bd. III, 2. Abth., Tübingen 1867, benützt; im Uebrigen s. d. Text.

K a r l B a r d e l e b e n (Jena).

Schädel- und Kopf-Messung (Kranio- und Kephalometrie).

Mit Staunen müssen wir uns heute sagen, wieso es kommen konnte, dass die Aerzte durch Jahrtausende versäumt haben, ihr Ohr an's pochende Herz und an die rasselnde Lunge anzulegen. Noch staunenswerther aber war es, dass, als AUEN-BRUGGER auf die acustische Wunderwelt aufmerksam gemacht hatte, die ärztliche Welt noch längere Zeit wissenschaftlich taub blieb. Ex analogia darf es uns also nicht wundern, dass selbst nach GALL den Aerzten die innige Beziehung zwischen Schädelform und zahlreichen Anomalien der Gehirnfunction entging und dass die zahlreichen Erfahrungen, die ich mittheilte, bei sogenannten Celebritäten kein entgegenkommendes Verständniss fanden. Ich hoffe, die Brutalität der hierhergehörigen Thatsachen werde die Wege bald ebnen und den Widerstand des wissenschaftlichen Kapellmeisterthums brechen. Viel länger dürfte es dauern, bis die Biologen für die strenge Wissenschaftlichkeit der Messmethoden und der Anschauungsart für Formen heranreifen. Ich bin seit Jahresfrist mit dem vorliegenden Artikel zum dritten Male in der Lage, das Thema zu bearbeiten. Ich will hier in p o p u l ä r e r Form jene Kenntnisse der Methoden und Resultate mittheilen, welche für den Arzt wichtig sind, um klinisch-kephaloskopisch richtig beobachten zu können. Technische Details und specielle Verfahrungsweisen möge er in den vor Jahresfrist erschienenen Vorlesungen über „Kraniometrie und Kephalometrie" (U r b a n & S c h w a r z e n b e r g, 1888) oder in der zunächst erschienenen französischen Bearbeitung (durch KÉRAVAL bei Lecrosnier und Babé, Paris 1889) nachsehen. (Neu mitgetheilt ist eigentlich hier nur das sogenannte $x =$ Diagramm und eine vereinfachte Methode der Einfügung der Projectionsachsen in das kephalometrische Diagramm der Medianebene.)

Ich werde die kraniometrische Racenlehre wesentlich ausser Acht lassen und nur auf jene Probleme Rücksicht nehmen, welche die wissenschaftliche Medicin zunächst interessiren. Ich werde auch nur die Verhältnisse der deutschen und österreichischen Bevölkerung in Betracht ziehen, welche die Gesammtverhältnisse der europäischen Mittelrace gut repräsentiren. Die angeführten kraniometrischen Zahlen dienen zur Orientirung bei jeder speciellen, besonders kephalometrischen Messung als ein für alle Male festgestelltes Material.

Es sei hier sofort eine wichtige methodische Bemerkung gemacht. Man hat lange Zeit in der Kraniometrie nach dem Vorgange von QUETELET mit den „Mitteln" gearbeitet, ohne die physiologischen Grenzwerthe zu fixiren. Dadurch ist es aber enorm schwer, die typische Stellung eines einzelnen Schädels oder einer kleinen Reihe zu beurtheilen. Die Zahlen 7, 8 und 9 und 1, 8 und 15 haben dasselbe Mittel $= 8$; die zwei Reihen sind aber gewaltig verschieden. Ich werde also nicht blos die Mittel anzugeben suchen, sondern auch aus den gegebenen Daten die physiologischen Grenzwerthe und wo es unumgänglich nothwendig ist, auch die Reihen angeben. Die Grenzwerthe nehmen wir aus den Anfangsziffern jener unteren und den Endziffern jener oberen Reihen, in denen normale Schädel mit einem genügenden Procentgehalt repräsentirt sind („p h y s i o l o g i s c h e B r e i t e"). Die Grenzwerthe von heute stehen gewiss viel zu weit vom Mittel ab, weil man einerseits früher die Schädel ohne klinische und kriminalistische Rücksicht sammelte und weil man andererseits die abnormen Schädel mit Vorliebe aufbewahrte. Vorläufig ist dem nicht abzuhelfen.

Wir werden auch die a t y p i s c h e n Formen unvollständig auf ihre pathologische Ursache prüfen können, weil der Begriff des pathologischen Schädels zu vage ist und viele Ursachen pathologischer Natur, z. B. angeborene Syphilis, zur abnormen Entwicklung des Schädels durch Beeinflussung localen Wachsthums viel beigetragen haben können, ohne dass dies nachweisbar ist. Anderseits wird z. B. eine abnorme Entwicklung von Schaltknochen als pathologische angesehen, ohne dass nachgewiesen ist, dass dies immer ein pathologischer Process im gewöhnlichen Sinne sei. Selbst die frühzeitige Verschliessung von Nähten oder abnorme Persistenz derselben kann von der tiefsten Bedeutung sein, ohne gerade an und für sich durch pathologische Processe bedingt zu sein.

Im Allgemeinen können wir sagen: Pathologie und kraniometrische Atypie decken sich nicht vollständig. Aber die Erfahrung hat heute schon gezeigt, dass pathologische Zustände und Atypie der Schädel eine grosse Bedeutung zur Beurtheilung der Functionen des Gehirns haben.

Es ist hier noch eine andere allgemeine Bemerkung am Platze. Wenn wir eine Specialreihe — z. B. frühzeitig Erblindeter — studiren, so ist es absolut nicht nothwendig, dass wir schon sofort die Specialität der Schädelbildung kranioskopisch erkennen. Meist ist dies bei einiger Sorgfalt der Beobachtung und bei einiger Beobachtungsgabe der Fall. Jedenfalls wird der Ausspruch, man habe Nichts bemerkt, kein Beweis dafür sein, dass Nichts zu bemerken sei. Sagt doch MACCHIAVELLI so treffend, es gebe Viele, die sehen, aber Wenige, die bemerken.

Wo die Kranioskopie keine Aufschlüsse giebt, wird man zur Kraniometrie schreiten und letzteres auch wirksamer thun, wenn man bestimmte, kranioskopische Aufschlüsse erhalten hat. Man darf aber nicht erwarten, dass in einigen üblichen Maassen die Charakteristik liegen müsse, und am wenigsten darf man schliessen, wenn eine solche Untersuchung mit negativem Resultate gemacht wurde, dass nicht in anderen Maassen eine Charakteristik liegen könne.

Umsoweniger darf man ausschliesslich aus den Mitteln schliessen. Es müssen die Reihen gegenübergestellt werden. Dadurch bekommt man ein allgemeines Bild von einer bestimmten Gruppe. So z. B. sind gewisse Verhältnisse bei hereditären Geisteskranken unvergleichlich häufiger als bei normalen Individuen.

Besonders vom klinischen Standpunkte muss aber auch das Studium des individuellen Schädels ermöglicht werden. Die Atypie desselben kann durch einzelne abnorme Maasse gegeben sein, welche die atypische Entwicklung des ganzen Schädels oder eines Theiles desselben bedingen oder durch ungleiche, ungewöhnliche Proportion der einzelnen Theile, ohne dass irgend ein Maass absolut abnorm sei.

Eine andere methodische Bemerkung ist folgende: In den meisten neuropathischen Reihen steckt eine physiologische, z. B. in der Reihe der Geisteskranken und Verbrecher. Bei den ersteren giebt es ja viele Fälle, die durch occasionelle, entzündliche und toxische Erkrankung entstehen. Bei solchen Irren ist grösstentheils kein abnormer Schädelbefund zu erwarten. Ich sage grösstentheils, weil auch hier eine Gelegenheitsursache eine Prädisposition entwickeln kann. Weiter will ich in Bezug auf die Geisteskranken bemerken, dass gewiss die primär Maniakalischen, die primär Melancholischen und die primär psychischen und motorischen Depressionsformen auseinander zu halten wären, wenn wir in den Schädelsammlungen Krankengeschichten hätten. In Bezug auf die Verbrecher ist zu betonen, dass bei Vielen derselben mangelhafte oder verkehrte Erziehung, Noth und lang erregte Leidenschaft, ferner auch andere anatomische Erkrankungen die eigentliche Ursache sein können. Dabei aber darf der Gesichtspunkt nicht aus dem Auge gelassen werden, dass alle diese Ursachen auf Prädisponirte anders wirken, als auf Nichtbelastete, und dass Atypie zum Krankwerden prädisponirt.

Bei der Epilepsie kann es sich wesentlich nur um jene Fälle handeln, die angeboren oder in der ersten Kindheit erworben sind.

Ausser den genannten Gruppen sind besonders noch die Schädel und Köpfe der Kranken mit *Hemiplegia* und *Paraplegia spastica infantilis*, die Taubstummen, die frühzeitig Erblindeten, die Mitglieder belasteter Familien und die Selbstmörder zu studiren.

Von Bedeutung, aber noch näher zu prüfen sind die Entwicklungsgesetze von LIHARZIK (Das Gesetz des Wachsthums etc. Wien 1862, Hof- und Staatsdruckerei). Diese Gesetze lauten:

1. Das gesammte Wachsthum aller Körpertheile erfolgt in 24 Epochen, welche mit dem 25. Lebensjahre enden.

2. Die erste Epoche bildet der erste Sonnenmonat. Jede folgende Epoche hat um einen Monat mehr als die frühere, so dass z. B. die 9. Epoche 9, die 24. Epoche 24 Monate zählt. Die ganze Reihe der Epochen enthält daher 300 Monate.

3. Diese 24 Epochen zerfallen wieder in 3 Hauptepochen. Von diesen Hauptepochen enthält die erste 6 Epochen und endet mit dem 21. Monat; die zweite Hauptepoche enthält 12 Epochen und endet mit dem 171. Monat und die dritte Hauptepoche enthält 6 Epochen und endet mit dem 300. Lebensmonat.

In jeder der Hauptepochen ist der Zuwachs von Epoche zu Epoche ein gleicher, aber in jeder Hauptepoche ein anderer. Bei allen Körpertheilen ist der Zuwachs von Epoche zu Epoche in der ersten Hauptepoche am stärksten. Hingegen ist der Zuwachs bei manchen Organen stärker in der zweiten Hauptepoche als in der dritten und bei anderen in der dritten stärker als in der zweiten. So z. B. wächst der Horizontalumfang des Kopfes eines Neugeborenen von 33 Cm. in der ersten Hauptepoche in jeder Epoche um circa $2^3/_7$ Cm., so dass er am Ende $(1 + 2 + 3 + 4 + 5 + 6 = 21$ Monate) fast 46·0 beträgt. In der zweiten Hauptepoche beträgt die Zunahme für jede Epoche nur $^1/_4$ Cm., so dass jetzt nach 150 Monaten der Umfang nicht wie in der ersten Epoche um 13 Cm., sondern blos um 3·5 Cm. zugenommen hat und jetzt 49·5 beträgt. In der dritten Hauptepoche ist wieder eine Zunahme um circa $^1/_2$ Cm. von Epoche zu Epoche, so dass am Ende des 300. Monats der Umfang $52^1/_4$ beträgt.

Dieses Gesetz ist wesentlich aus Messungen an denselben, wachsenden Individuen construirt und ist a priori wahrscheinlich, da die Natur nichts als Geometrie betreibt. Die Zahlentabelle von LIHARZIK stimmt auch ziemlich gut mit der Tabelle des wachsenden Schädels von WELCKER.

A. Kraniometrie.

Die erste Aufgabe, die sich die Kraniometrie gestellt hat, war die, die grossen Verschiedenheiten der Schädelformen durch einige Maasse und Zahlen zu charakterisiren. Es gilt also vor Allem, die kranioskopischen Bilder durch Zahlen auszudrücken.

Ich will hier sofort bemerken, dass die bisher üblichen Methoden nicht einmal den elementarsten Zweck, die kranioskopischen Bilder durch Messungsresultate zu fixiren, durchgehends erreicht haben.

a) Cubage.

Das wichtigste Maass der Kraniometrie ist: die Bestimmung des Rauminhaltes des Schädels. Die Methode besteht darin, eine früher oder nachträglich auf ihren Rauminhalt gemessene Masse durch das grosse Hinterhauptloch in den Schädel zu bringen, bis sie denselben gänzlich ausgefüllt hat. Auf das Detail der Methoden kann ich hier nicht eingehen, um so mehr, als die Methodik nicht abgeschlossen ist. Ich verweise auf das Specialwerk. Die üblichsten empyrischen Methoden sind die der Füllung mit Schrotkörnern (BROCA), oder mit Erbsen (SZOMBATHY, WELCKER), die directe mit Wasser (PACHA-BENEDIKT) und von „Musterschädeln" mit Quecksilber (BROCA, RANKE, WELCKER).

Als obere Grenze können wir für typische Fälle 1750 Ccm. annehmen. Was darüber ist, ist makrokephal („Kephalomen"). Als untere Grenze ist 1200 Ccm. eher zu niedrig als zu hoch genommen. Als Mittel dürfte 1500 Ccm. gelten.

Wir geben hier die Reihen nach WEISSBACH, dessen Messungen wahrscheinlich etwa um 20 Ccm. pro Schädel zu gross sein dürften:

1101—1150 =	1 (0·4%)	1451—1600 =	102 (47·6%)
1151—1200 =	4 (1·7 „)	1601—1750 =	28 (14·8 „)
1201—1300 =	9 (4·0 „)	1751—2000 =	7 (3·6 „)
1301—1450 =	64 (27·5 „)	2001—2100 =	1 (0·4 „)

24*

Beim erwachsenen weiblichen Schädel ist das Mittel um 200 Ccm. kleiner; als obere physiologische Grenze ist 1550, als untere Grenze 1100 anzusehen. Ueber das Wachsen des Schädelraumes bis zum 20. Jahre sind zu wenige Daten vorhanden. Bei neugeborenen Knaben beträgt er 385—450 Ccm. Nach den Daten der Bonner Schädelsammlung steigt der Cubikinhalt am Ende des 1. Lebensjahres bis zu 700—1000 und um's 10. Jahr herum bis über 1300.

Die genannten oberen und unteren Grenzen sind maassgebend, wenn es gilt, an ein Individuum einen allgemeinen Maassstab anzulegen. Beim Studiren einer Reihe wird man aber vorzugsweise die Percentsätze der mittleren und extremen Reihen in Betracht zu ziehen haben.

Bei Verbrechern ist das Mittel bedeutend geringer (1386), die niedrigen Reihen viel besser vertreten, aber auch die excessiv hohen Reihen. Die Minima fallen viel tiefer; es fehlen die Maxima der Normalreihe.

Die Reihe ist folgende:

1001—1100 = 4 (2·3º/₀)	1501—1600 = 23 (13·2º/₀)
1101—1200 = 4 (2·3 „)	1601—1700 = 12 (6·8 „)
1201—1300 = 27 (15·5 „)	1701—1800 = 6 (3·5 „)
1301—1400 = 54 (30·7 „)	1801—1900 = 0
1401—1500 = 44 (24·8 „)	1920 = 1 (0·6 „)

Für Geisteskranke, Epileptiker etc. können wir aus den Resultaten der Cubage keine bestimmten Schlüsse ziehen und nur angeben, dass extreme Verhältnisse zur pathologischen Function des Gehirns prädisponiren. Am lebenden Kopfe wird man, wie wir später sehen werden, aus einzelnen Bogenmaassen auf einen ungewöhnlichen Rauminhalt des Schädels schliessen können.

b) Das Gewicht des Schädels

ohne Unterkiefer schwankt bei erwachsenen Männern zwischen 450—800 Grm. und das Mittel liegt circa bei 600. Bei Frauen liegt das Mittel circa 100 Grm. tiefer. Besonders bei den Schädeln Geisteskranker in der ZUCKERKANDL'schen Reihe ist ein abnorm hohes Gewicht durch Hyperostose ausserordentlich häufig.

Fig. 80.

c) Lineare Maasse.

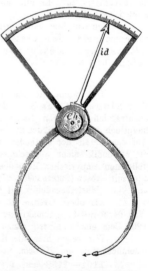

Zunächst waren es Länge- und Breitemaasse, die man nahm. In der grossen Menge dieser Messungen bedient man sich am besten des Cirkels, den nach meiner Angabe der Mechaniker Wolters in Wien (I., Kärntnerstrasse 30) angefertigt hat (Fig. 80). Derselbe zeigt die Messwerthe direct und hat den Vortheil, dass man „Grösste" Linienmaasse sicher bestimmen kann, indem man durch Verrücken die wirkliche grösste Zahl unter benachbarten herausfindet. Einen ähnlichen Cirkel hat MATTHIEU in Paris construirt. Für kleinere Distanzen bedient man sich am besten gewöhnlicher Cirkel, deren Spannweite an einem Maassstabe abgelesen wird.

d) Die 3 „Grössten" Durchmesser.

1. Man suchte zunächst den „Grössten Langsdurchmesser" („L") (Fig. 81), und zwar in der medianen Ebene, d. i. jener Ebene, welche den rechten Schädel vom linken scheidet. Dieser Längsdurchmesser wurde von einem Punkte der Stirne zu dem am weitesten nach hinten gelegenen Punkte („o") des *Os occipitis*

genommen. Es wurde dabei vorausgesetzt, dass dieser letztere Punkt an der Medianebene liege, was mit seltenen Ausnahmen richtig ist.*) Als vorderer Punkt wurde entweder: 1. Der mediane Punkt zwischen den Stirnhöckern (*f* Fig. 81) gewählt oder 2. das Centrum der Glabella *(g)* oder 3. der mediane Punkt zwischen den *Arcus supraciliares (r)*.

Fig. 81.

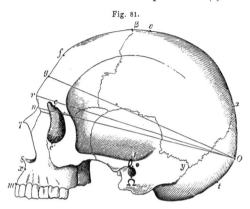

Je mehr die Stirn vor- oder rückfliegend ist und je mehr der *Arcus supraciliaris* gewölbt und hervorgewulstet ist, desto grösser wird die Differenz dieser Linien. Doch möchte ich bemerken, dass ich nach einer vorläufigen Reihe von Messungen gefunden habe, dass bei typischen Schädeln die Maasse sub 1—2 gleich sind und das erstere nur bei rückfliegender Stirn kleiner und bei vorgeneigter grösser wird. Jedoch ist dieses Gesetz nicht ganz constant. Für grössere normale Reihen kann man aber die Maasse sub 1—2 als gleichwerthig ansehen.

Es ist daher bei manchen Untersuchungsreihen nothwendig, zwei oder drei dieser Maasse zu nehmen, um aus der Literatur genug Material zum Vergleichen zu haben.

Die t y p i s c h e , „G r ö s s t e L ä n g e" der Schädel der deutschen und österreichischen, erwachsenen, männlichen Bevölkerung schwankt zwischen 17·5 und 18·5. Als unterste physiologische Grenze ist 16·5, als oberste 19·0 zu nehmen. Bei Geisteskranken und Verbrechern sind wieder die Extreme besser vertreten, besonders nach unten.

Der weibliche Schädel ist circa 5 Mm. kürzer als der männliche. Beim männlichen und weiblichen Schädel von Neugeborenen beträgt die Länge circa 12·0 und sie erreicht beiläufig (nach den Zahlen von Welcker) bereits nach dem ersten Jahre die Hälfte der Differenz vom erwachsenen Schädel. Aehnlich verhält sich das Wachsthum der grössten Breite, während die grösste Höhe etwas langsamer zu wachsen scheint.

In einzelnen Reihen der deutschen Bevölkerung, wo der alte germanische Typus sich mehr erhalten hat, ist der Percentsatz der langen Köpfe etwas grösser. Wo die ganze Form des Reihengräbertypus erhalten, der Schädel also dolichokephal ist, wird ein Längsdiameter etwas über 19·0 noch nicht als atypisch angesehen werden können.

2. Das zweite wichtige lineare Maass ist die „G r ö s s t e B r e i t e („*Q*" oder „*Br*"). Dieselbe wird eigentlich senkrecht auf die Medianebene gedacht und bedeutet den linearen Abstand jener zwei Punkte, welche von allen seitlichen

---

*) Wo der hinterste Punkt seitlich liegt, wird der hinterste mediane Punkt gewählt. Manchmal liegt dieser Punkt an der Spitze des Hinterhauptes, was wahrscheinlich eine pathologische Bedeutung hat.

Punkten, der eine rechts und der andere links, am weitesten von der Medianebene absteht.

Ist der Schädel symmetrisch, so werden diese zwei Punkte in einer auf
die Medianebene senkrechten Linie liegen, ist er asymmetrisch, so wird die Verbindungslinie der Punkte schräg auf der Medianebene. stehen. Dann giebt diese
Linie nicht die Summe der zwei seitlichen Querausdehnungen des Schädels,
sondern je nach der gegenseitigen Verschiebung in der Längs- oder Höhenrichtung
eine zu grosse Zahl. *)

Für die Physiognomik des Schädels ist es von Bedeutung: 1. in welcher
Höhe und 2. in welchem Abstande vom vorderen oder hinteren Pole des Schädels
diese Querlinie liegt. Die alte empirische Methode hat eigentlich kein rechtes Mittel,
diese Lage zu bezeichnen und sie musste sich wesentlich auf eine descriptive
Angabe verlassen.

Das Mittel ist 14·6. Die physiologische Breite umfasst die Maasse
von 13·58—15·6.

Bei Geisteskranken und Verbrechern kommen wieder bedeutende Extreme
vor, besonders excessive Enge.

Die „Grösste Breite" des weiblichen Schädels beträgt nicht, wie WELCKER
angiebt, 13·3, sondern, nach WEISSBACH und AEBY (19 + 12 Kranien), 14·2 und
nach 11 deutschen Weiberschädeln aus einer Normal-Sammlung von ZUCKERKANDL
14·0, und da der weibliche Schädel im Vergleiche zum männlichen mehr kurz als
schmal ist, so ist er mehr brachykephal.

Fig. 82.

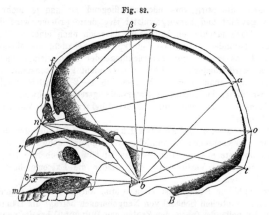

3. Der dritte von den 3 „Grössten Durchmessern" ist der „Grösste
Scheitelradius", auch „Grösste Höhe" genannt. Diese Linie (*bv* Fig. 82)
geht vom vorderen medianen Punkt des Hinterhauptsloches „Basion" („*b*") aus
zum „höchsten" Punkt des Scheitels („*v*"). Obwohl diese Linie eigentlich nicht
die wirkliche grösste Höhe des Schädels bedeutet, so ist sie doch ein gutes Maass
für die Höhenentwicklung des Schädels. Die physiologische Breite beträgt
12·0 bis 15·0, das Mittel 13·5.

Bei Geisteskranken und Verbrechern sind die Maxima
und die tiefen Reihen ausserordentlich vertreten; Kleinheit dieser
„Grössten Höhe" ist eines der charakteristischen Symptome von
Degeneration.

---

*) Welcker nimmt den grössten Breitendurchmesser dort, wo sich sein Horizontal-
und sein Querumfang verengern. Dieses Maass ist ein höchst unzuverlässiges. Richtig ist
der Rath von Baer, das Maass dort zu nehmen, wo es sich vorfindet.

4. Die „Grösste Länge" und „Grösste Breite" haben lange Zeit die Kraniometrie beherrscht, und zwar nicht deshalb, weil man die Kranien nach der
absoluten Grösse jener Maasse einerseits in lange und kurze und andererseits in
weite und enge eingetheilt hatte, sondern weil man vorzugsweise die Kranien je
nach dem Verhältnisse der beiden Maasse ordnete. Der Querdurchmesser lässt
sich nämlich als Percentsatz des Längsdurchmessers berechnen $\left(\dfrac{100\ Q}{L}\right)$ und nach
diesem Index (Längenbreitenindex [„L.-Br.-I."] genannt) wurden die Kranien
geordnet, und zwar: 1. in doliokephale, 2. in mesokephale oder orthokephale,
3. in brachykephale. Natürlich wurden die Grenzen sehr verschieden genommen.

In Frankreich rechnet man:

Dolichokephalie . . . . bis 75	Subbrachykephalie . . . 80—83
Subdolichokephalie . . . 75—78	und
Mesokephalie . . . bis 78—80	Hyperbrachykephalie von 83 aufwärts.

Die Bevölkerung Deutschlands gehört im Allgemeinen in diesem Sinne
schon zu den Brachykephalen. Meist fällt nämlich das Mittel aus der Beobachtungs-
reihe über 80, öfters etwas unter 80.

Die slavische und finnomagyarische Bevölkerung Oesterreichs zeigt einen
höheren Index (um 2—3%).

Wenn wir im pathologischen Sinne von Dolicho- und Brachykephalie
sprechen, verstehen wir darunter, dass ein betreffendes Kranium in den einen
oder anderen Sinne weit aus der mittleren Reihe herausgeht. Wir werden einen
Schädel aus der lebenden Bevölkerung Deutschlands, der einen Index unter
75·0 hat, als dolichokephal bezeichnen, an der unteren Grenze in Uebereinstimmung
mit der vergleichenden Racenlehre. Im historischen Sinne ist ein deutscher Schädel
mit dem Index 75·0 eher ein mehr brachykephaler, da der typische Index des
germanischen „Reihengräberschädels" weit geringer als der des modernen deutschen
ist. Hingegen werden wir einen modernen deutschen Schädel erst etwa von Index
87·0 nach aufwärts als brachykephal bezeichnen.

Die Reihen, aus denen die Mittel gewonnen werden, sind dazu sehr mannigfach,
und mit Recht hat Hölder betont, dass wir vor Allem kranioskopische Reihen sondern
müssen, um dieselben für sich zu studiren, einen Rath, den Zuckerkandl für die österreichischen Racen mit Meisterschaft befolgt hat. Hölder hat für die Bevölkerung Schwabens
drei Grundtypen ausgewählt, die er nach Urracentypen als germanische, sarmatische (slavische)
und turanische (finno-magyarische) bezeichnet hat. Exemplare dieser Urtypen sind unter der
lebenden Bevölkerung nur in geringer Percentzahl vorhanden, die meisten Kranien stellen
Mischformen dar (s. Fig. A).

Der erste dolichokephale Typus („Reihengräbertypus") zeichnet sich bei der
Ansicht von oben (sogenannte Norma verticalis [s. Fig. A, a₁]) in ein langgestrecktes Sechseck
aus, wobei das Hinterhaupt am hinteren Fontanellenpunkte scharf abgesetzt und als stumpfer
Conus hervorragt.

Bei der Ansicht von hinten (Fig. A, c₁) (Norma occipitalis) erscheint der Schädel
dachförmig, mit fast senkrechten Seitenwänden und die Basis des Schädels (eigentlich der
Warzenabstand) erscheint nicht viel schmäler als die „Grösste Breite" und ebenso ist der
Abstand der Tubera interparietalia nicht wesentlich von der Grössten Breite verschieden.
Dabei erscheint der Schädel höher als breit.

Bei der Seitenansicht (Norma lateralis) erscheint der Schädel relativ nieder (wegen .
der grossen Länge desselben), das conische Hervortreten des Occiput tritt auffallend hervor
und ebenso das grössere, stärkere Hervortreten des Oberkiefers (Prognathie).

In der Vorderansicht (Norma facialis) (Fig. b₁) fällt die Schmalheit und Höhe der
Stirne und des Gesichtes und die Höhe des Unterkiefers auf und die Jochbogen erscheinen
senkrecht. Die Grösste Breite fällt in die Mitte des Schädels.

Der zweite (brachykephale) sarmatische Typus zeigt in der Norma verticalis
(Fig A, a₂) die Form eines Eies mit der schmalen Seite nach vorn und die grösste Breite fällt
hinter die Mitte. Die Breite ist grösser und die Länge kleiner als im vorigen Typus.

In der Norma occipitalis (Fig. A, c₂) erscheint der Schädel breiter als hoch und das
Dach und die Seitenwände sind stärker gewölbt. Der Warzenabstand ist auffallend kleiner
als die grösste Breite.

In der Norma lateralis erscheint die hintere Fläche gleichmässig gewölbt und ohne
sich stark von der Scheitelwölbung abzuheben. Der Oberkiefer ist weniger hervortretend.

In der Norma facialis (Fig. A, b₂) zeigt sich die Stirne mässig hoch und breit, das
Gesicht schmal und lang, der Unterkiefer kurz und die Nase von mittlerer Grösse.

Der dritte (**extrem brachykephale**) turanische Typus zeigt (Fig. *A, a₂*) in der *Norma verticalis* (ebenso wie in der *Norma occipitalis*) eine fast kreisrunde Form. Die Länge ist wenig grösser als die Breite und die grösste Breite fällt in die Mitte des Schädels.

In der *Norma occipitalis* (Fig. *A, c₃*) erscheint der Schädel viel breiter als hoch. Der Schädel erscheint im Querschnitte stark gewölbt und der Warzenabstand ist daher viel kleiner als die grösste Breite.

In der *Norma lateralis* erscheint das Occiput kugelförmig und geht ohne starken Absatz aus der Scheitelwölbung hervor. Bei der geringen Länge erscheint der Schädel hoch. Die Nase ragt nicht hervor.

Fig. A.

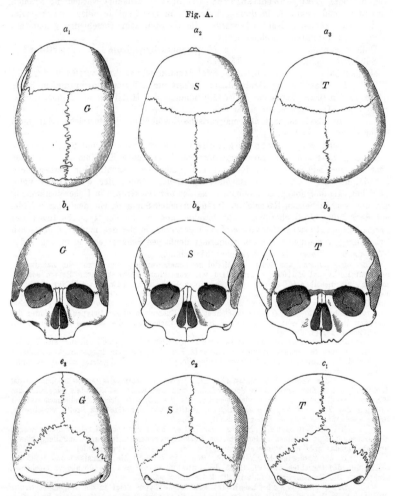

In der *Norma facialis* (Fig. *A, b₃*) erscheint die Stirne breit und nieder und der mittlere Theil des Schädels wölbt sich seitlich hervor. Das Gesicht ist kurz, breit, der Unterkiefer kurz, die Nase klein und platt, die Nasenwurzel tief eingeschnitten, die Jochbeine nach aussen hervorragend, und zwar steht der untere Rand mehr nach aussen als der obere.

Die Erörterung der Hypothese, ob alle diese Mischformen und Grundtypen einerseits das Resultat historischer Racenmischung oder anderseits erhaltener Racenreinheit sei, gehört nicht hierher. Die naturwissenschaftliche Thatsache aber steht fest, dass in der modernen europäischen Bevölkerung die Formen der Köpfe aus disparaten Urformen zu einem neuen Mitteltypus hinstreben und dass nur wenige Völker eine mehr homogene Reihe repräsentiren. Die führenden Nationen sind mehr gemischt.

Erst zu erörtern wird an der Hand der Psychologie und Pathologie die Frage sein, ob jene selten gewordenen, extremen Formen, welche längst entschwundenen Typen angehören, überhaupt noch zu einer typischen Endreihe oder zu einer atypischen gerechnet werden sollen.

Bei WEISSBACH wechseln die Mittel des Längenbreitenindex zwischen 81·0 (Deutsche) und 82·6 (Czechen). Entgegen der Annahme von WELCKER ist der Schädel des Weibes mehr brachykephal als der des Mannes. (Beim deutschen Weibe nach WEISSBACH im Mittel 83·1.)

Die Reihe bei WEISSBACH'S Männern ist folgende:

71·5—72·0 sind 1 Kr. [Magyare] (0·5⁰/₀)
72·0—75·0 „ 2 „ (0·9 „)
75·0—76·0 „ 7 „ (3·3 „)
76·0—83·0 „ 109 „ (50·5 „)
83·0—87·0 „ 74 „ (34·2 „)
87·0—88·0 „ 7 „ (3·3 „)
88·0—90·0 „ 12 „ (5·5 „)
90·0—92·0 „ 3 „ (1·5 „)

Dabei ist zu beachten, dass bei 50 deutschen Schädeln keiner unter 75·0 ist, dass 46 zwischen 76·0—83·0 liegen und einer über 87·0, aber unter 90 ist. 3 Kranien (6⁰/₀) liegen zwischen 75·0 und 76·0.

Da wir das WELCKER'sche Maass nicht verwenden können, so fehlen uns die Daten für den wachsenden Schädel.

Die bis nun vorliegenden Daten über Geisteskranke und Verbrecher zeigen, dass extreme Verhältnisse, besonders extreme Dolichokephalie, bei ihnen häufiger sind, als in der Normalreihe, so dass die langen Köpfe mit Vorliebe ungewöhnlich schmal sind, während breite Köpfe ungewöhnlich kurz sind. Aehnliches gilt nach meinen kephalometrischen Erfahrungen auch für Epileptiker etc. Da die Natur den Schädel nach strenge mathematischen Principien aufgebaut hat, so kann es nicht überraschen, dass die Verhältnisszahl der genannten zwei Radien seit RETZIUS ein so wichtiges Eintheilungsprincip geworden ist. Jedoch ist die Einreihung der Schädel in lange und kurze nach der absoluten Grösse des Längsradius und in enge (stenokephale), mittelweite und weite (eurykephale) nach der absoluten Grösse des Querdurchmessers doch eine richtigere (AEBY).

e) Die anderen linearen Maasse der Medianebene.

Am meisten studirt ist die Medianebene. Die bisherigen Methoden hatten den Fehler, dass die Maasse ohne System genommen wurden, so dass aus denselben kein Diagramm der Ebene construirt werden konnte. WEISSBACH hat zuerst diesen Fehler der Methode corrigirt und nach diesem Principe soll auch hier das Messsystem construirt werden.

α) Die *b*-Radien (s. Fig. 82).

Zunächst werden vom vorderen medianen Punkte des Hinterhauptloches (Basion, *b*, Fig. 82) aus die Radien zu allen wichtigen Punkten der Oberfläche der Medianebene gezogen.

1. Zuerst die „Schädelbasislänge" *(„bn")* von *b* zur Nasenwurzel. Bei Männern: Normales Mittel . . . . 10·0 (bei Weibern um 0·7 kleiner) Physiologische Breite 9·0—11·0

2. Die „Gesichtsbasislänge" *(„bx")*, von *b* zum untern Ende des Nasenstachels.

Bei Männern: Normales Mittel . . . . . 9·2 Physiologische Breite . 8·1—10·0

3. Radius „*b m*", von *b* zum untersten medianen Punkt des Oberkiefers (mit Ausschluss des Zahnzellenrandes).

Bei Männern: Normales Mittel . . . . 9·4 (bei Weibern um 0·8 kleiner)
Physiologische Breite 8·0—10·5

4. Radius „*b h*" oder „*b f*", von *b* zur medianen Haargrenze (*h* oder *f*).*)
Bei Männern: Normales Mittel . . . . . 12·7
Physiologische Breite . 11·7—13·7

5. Radius „*b β*", von *b* zum Bregma (β), i. e. vorderster Punkt der Sagittalnaht.

Bei Männern: Normales Mittel . . . . 13·3 (bei Weibern um 1·0 kleiner)
Physiologische Breite 12·1—14·7

6. Radius „*b v*" („Grösster Scheitelradius") wurde schon unter den „Grössten Radien" abgehandelt.

7. Radius „*b α*", von *b* zum hinteren Endpunkte der Sagittalnaht („Hinteres Bregma").

Bei Männern: Normales Mittel . . . . 11·2 (bei Weibern um 0·4 kleiner)
Physiologische Breite 10·1—12·9

8. Radius „*b o*", von *b* zum hintersten medianen Punkt des Occiput (*o*).

Bei Männern: Normales Mittel . . . . . 9·4
Physiologische Breite . 8·0—10·4

9. Radius „*bt*", von *b* zur Mitte der *Prominentia occipitalis externa*. (Diese Prominenz stellt nämlich, wie wir sehen werden, einen Bogen und keinen Punkt dar.)

Bei Männern: Normales Mittel . . . . . 8·2
Physiologische Breite . 7·3—9·1

10. Radius „*b B*", i. e. mediane Länge des Hinterhauptsloches.

Bei Männern: Normales Mittel . . . . 3·5
Physiologische Breite . 3·1—4·1

β) Die *n*-Radien (s. Fig. 82).

Wenn wir blos von *b* aus messen, haben wir über die gegenseitige Stellung der *b*-Radien keine Vorstellung. Um die Stellung dieser Linien oder die Stellung der medianen Punkte im Schädelraume zu kennen, müssen wir noch von einem zweiten Punkte messen und als solchen wählen wir die Nasenwurzel (*n*). Dann ist die Stellung aller Punkte von *m* bis *B* im Schädelraume genau bekannt.

1. Radius „*n x*" (Nasenlänge).
Bei Männern: Normales Mittel . . . . . 5·7
Physiologische Breite . 4·0—6·3

2. Radius „*n m*" (wobei *m* den untersten medianen Punkt des Oberkiefers, inclusive des Randes der Zahnzelle bedeutet).

Bei Männern: Normales Mittel . . . . 7·0 (bei Weibern um 0·8 kleiner)
Physiologische Breite 6·1—8·3

Radius „*n m*" (mit Ausschluss der Zahnzelle).
Mittel . . . . . . 6·6
Physiologische Breite . 6·0—77

3. Radius „*n f*" („*n h*") oder „Stirnhöhe".
Bei Männern: Normales Mittel. . . . . 6·1 (bei Weibern viel kleiner)
Physiologische Breite . 5·5—6·7

4. Radius „*n β*" („Vorderhauptshöhe").
Bei Männern: Normales Mittel . . . . . 11·2 (bei Weibern um 0·7 kleiner)
Physiologische Breite 10·1—12·2

---

*) Die Haargrenze ist bei den Schädeln schwer exact zu bestimmen. Näheres später.

5. Radius „nv" (wenig werthvoll, weil es oft viele Punkte giebt, für die die Definition des grössten Scheitelradius bv passt).

Bei Männern: Normales Mittel . . . . . 13·2
Physiologische Breite . 11·0—15·0

Interessant ist, dass die Radien bv und nv häufig gleich sind.

6. Radius „$n\alpha$".

Bei Männern: Normales Mittel . . . . . 17·2
Physiologische Breite . 16·0—18·0

7. Radius „no" („Längswölbungssehne").

Bei Männern: Normales Mittel . . . . . 17·4
Physiologische Breite . 16·5—18·5

Bei manchen Schädeln ist $n\alpha = no$, was wahrscheinlich eine pathologische Bedeutung hat.

8. Radius „nt".

Bei Männern: Normales Mittel . . . . . 17·0
Physiologische Breite . 16·1—18·5

9. Radius „nB".

Bei Männern: Normales Mittel . . . . . 13·5
Physiologische Breite . 12·7—14·1

γ) Andere mediane Sehnen.

1. Sehne „$\beta\alpha$" (Sehne der Sagittalnaht).

Bei Männern: Normales Mittel . . . . 11·1 (bei Weibern um 0·6 kleiner)
Physiologische Breite 9·5—13·0

2. Sehne „αt".

Bei Männern: Normales Mittel . . . 6·2 (bei Weibern um 0·3 kleiner)
Physiologische Breite 4·5—8·0

3. Sehne „tB".

Bei Männern: Normales Mittel . . . . 4·6 (bei Weibern um 0·3 kleiner)
Physiologische Breite 3·3—6·0

4. Länge des harten Gaumens.

Bei Männern: Normales Mittel . . . . 5·0 (bei Weibern um 0·3 kleiner)
Physiologische Breite 4·1—6·0

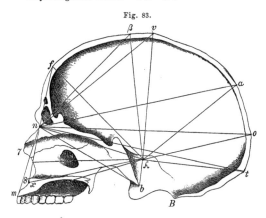

Fig. 83.

δ) Die λ-Radien (s. Fig. 83).

Aus kephalometrischen Gründen ist es nöthig, zum Vergleiche ein anderes Diagramm als das b Diagramm zu construiren. Bei Köpfen ist nämlich der Punkt b nicht zugänglich. Es ist aber wichtig, ein ähnliches Diagramm für Schädel und für Köpfe zu haben. Deshalb habe ich eine trigonometrische Methode vorgeschlagen, um diesen Zweck zu erreichen.

Der Ausgangspunkt dieses Diagramms ist der mediane Punkt („λ“) einer Querachse, und zwar einer biauriculären *(O O)*, welche zwischen den tiefsten Punkten jenes post- und supraauriculären Grübchens beiderseits verlauft, welches durch das Auseinanderweichen des hinteren Ursprungs der Jochwurzel entsteht (s. *O*, Fig. 81).

Wenn man von den beiden Endpunkten dieser Achse (s. Fig. 84) zu allen medianen Punkten misst, so bekommt man eine Reihe — bei symmetrischen Schädeln gleichseitiger — Dreiecke mit gemeinschaftlicher Basis. Die Senkrechte von der

Fig. 84.

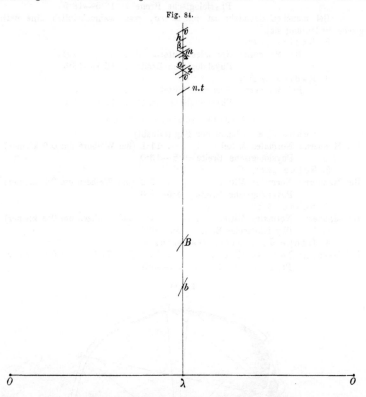

Spitze aller dieser Dreiecke auf die Linie *O O* trifft den medianen Punkt der Basis (λ) und man kann dann mit dem Maassstabe die Radien von λ zu *m* . . . β . . . *B* ablesen (s. Fig. 84). Ich theile hiermit die Resultate aus meinen Messungen von 70 österreichischen Racenschädeln mit. In Verbindung mit den früher mitgetheilten Maassen der *n*-Radien erhält man das Diagramm, wie es Fig. 83 schematisch andeutet.

1. **R a d i u s** „λ *m* “ (bei der Bestimmung von *m* ist der Rand der Zahnzellen ausgeschlossen).

Normales Mittel . . .   10·2   Physiologische Breite . .   9·5—11·0

2. **R a d i u s** „λ *x* “.

Normales Mittel . . .   9·8   Physiologische Breite . .   9·0—10·5

3. **R a d i u s** „λ *n* “.

Normales Mittel . . .   9·9   Physiologische Breite . .   9·0—10·5

4. Radius „λh".

Normales Mittel . . .	11·8	Physiologische Breite .	. 11·0—12·6

5. Radius „λβ".

Normales Mittel . . .	11·7	Physiologische Breite .	. 11·0—12·6

6. Radius „λv".

Normales Mittel . . .	11·7	Physiologische Breite .	. 11·0—15·5

7. Radius „λα".

Normales Mittel . . .	9·7	Physiologische Breite .	. 9·0—12·5

Höchst beachtenswerth ist, dass einerseits die Radien λx, λn und λα und andererseits die Radien λh, λβ und λv fast gleich sind.

8. Radius „λo".

Normales Mittel . . .	8·4	Physiologische Breite .	. 7·2—9·2

9. Radius „λt".

Normales Mittel . . .	7·5	Physiologische Breite .	. 6·5—8·5

10. Radius „λB".

Normales Mittel . . .	3·8	Physiologische Breite .	. 3·1—4·5

11. Radius „λb".

Normales Mittel . . . . 1·4

Wegen der Kleinheit der Seiten Ob ist der Werth dieser Messung sehr problematisch und daher auch die Stellung von λ zu b nicht gut zu finden. Ausserdem ist b selbst ein individuell höchst variabler Punkt. Nur gegenüber dem Punkt des Occiput verhält er sich etwas constanter.

ξ) Die x-Maasse.

Der Umstand, dass bei asymmetrischen Schädeln — und Köpfen — das λ-Diagramm schwer zu nehmen ist, weil dann die auriculäre Achse, ebenso wie andere anatomische Querachsen, nicht senkrecht auf die Medianebene stehen und daher die Lothe von den Spitzen der Dreiecke nicht in die Medianebene fallen, hat mich bewogen, ein weiteres Diagramm aufzustellen, das für die Vergleichung der Schädel- und der Kopf-Diagramme besser geeignet ist.

Ich messe nämlich von allen Medianpunkten ausser zu n auch zu x (Nasenstachel).

Das ist auch bei asymmetrischen Köpfen durchzuführen. Bei diesen besteht nämlich für die Durchführung des λ-Diagramms noch die Schwierigkeit, dass die Feststellung der meisten medianen Punkte (von h bis t) überhaupt nicht exact durchführbar ist, wie wir später sehen werde.

Ein solches x-Diagramm hatte freilich den Nachtheil, keinen geeigneten Basalpunkt ausser etwa x zu besitzen. Dieser Fehler kann jedoch bis zu einem gewissen Grade umgangen werden, z. B. durch Messung von den beiden Endpunkten der Ohrenachse zu n und x. Daraus wird die Lage des medianen Punktes (λ) dieser Achse bestimmt.[*] Da wir übrigens aus der folgenden Tabelle ersehen, dass der für die Höhe maassgebende Radius $x\beta$ eine der wenigst variablen Linien des Schädels ist, so können wir hoffen, dass wir in Zukunft die Höhenmaasse werden von x nehmen können.

Die folgenden Radien-Berechnungen sind von 70 gezeichneten Diagrammen von österreichischen Racenschädeln entnommen.

1. Radius „xn" = Radius nx ist bei den n-Radien bestimmt.

2. Radius „xm" (mit Ausschluss der Zahnzelle).

Normales Mittel . . 1·15 Physiologische Breite . . . 0·7— 1·6

---

[*] Aus dem Verhältniss z. B. von Ox rechts und Ox links bei Schädeln, bei denen die rechte und linke Hälfte gleichmässig ungleich sind, lässt sich der Antheil der Querachse rechts und links von der Medianebene berechnen und dadurch die Länge von λx und von λn. Ist aber im x-Diagramm die Lage des Punktes λ bestimmt, so lassen sich die λ-Radien auf der Zeichnung des Diagrammes direct messen.

3. Radius „xh".*)

Normales Mittel . . 11·8   Physiologische Breite . . . 10·7—12·7
    4. Radius „$x\beta$".
Normales Mittel . . 16·0   Physiologische Breite . . . 15·3—16·8
    5. Radius „xv".**)
Normales Mittel . . 18·3   Physiologische Breite . . . 16·8—19·0
    6. Radius „$x\alpha$".
Normales Mittel . . 19·1   Physiologische Breite . . . 17·9—20·0
    7. Radius „xo".
Normales Mittel . . 18·2   Physiologische Breite . . . 16 5—19·9
    8. Radius „xt".
Normales Mittel . . 17·1   Physiologische Breite . . . 16·0—18·1
    9. Radius „xB".
Normales Mittel . . 12·7   Physiologische Breite . . . 11·5—13·5

f) Wichtige Winkel der Medianebene.

So wichtig als die Grösse aller dieser Radien und eines jeden derselben ist auch die Winkelstellung derselben. Diese Winkelstellung ist von doppeltem Gesichtspunkte aus zu betrachten.

Erstens jene zur benachbarten Linie, z. B. von bn zu nx („Absolute anatomische Winkelstellung").

Zweitens in Bezug auf ihre Stellung zu den Körper- und Schädelachsen.

Letztere wurde und konnte bisher kaum nachgewiesen werden und man hat aus ersterer mit geometrischer Naivetät die letztere bestimmen wollen. Es ist aber selbstverständlich, dass zwei Linien, die sich unter demselben Winkel kreuzen, durch Drehung an der Winkelspitze die verschiedensten Stellungen im Raume einnehmen können und umgekehrt kann sich eine Linie unter den verschiedensten Winkeln mit einer benachbarten Linie kreuzen und dennoch dieselbe Stellung im Raume einnehmen.

Eine früh aufgeworfene Winkelfrage ist jene der Stellung der Linie nx. Dieselbe tritt bald aus der als Ebene gedachten Gesichtsfläche stark hervor, bald nicht und in anderen Fällen tritt sie zurück. Man bezeichnet das Hervortreten als Prognathie, das Verbleiben in der Ebene als Orthognathie und Zurückweichen hinter dieselbe als Retrognathie.

Das Thier ist gegenüber dem Menschen enorm prognath und das erwachsene Individuum viel hochgradiger als das junge, während letzteres beim Menschen umgekehrt der Fall ist.

Es war in letzten Jahrzehnten in Deutschland üblich, die Prognathie nach dem Winkel bnx zu messen. Damit aber dieser Winkel die Prognathie angebe, müsste die Linie bn in einer constanten oder nahezu constanten Winkelstellung zu einer natürlichen Achse des Schädels stehen, was, wie ich nachgewiesen habe, nicht der Fall ist.

Der Winkel bnx beträgt im Mittel für unsere Racen circa 66·0⁰ und die ganze Variationsbreite der Mittel bei den verschiedensten Racen bewegt sich zwischen 63·0⁰ und 70⁰. Bei pathologischen Schädeln kann er bis 80·0⁰ steigen und bis 50·0⁰ herabsinken. Beim Schimpanse beträgt er 72·0⁰ und steigt beim Thiere bis 156·0⁰. — Seine Grösse ist an und für sich für das Studium des abnormen Menschen wichtig, aber die eigentliche Prognathie zeigt er nicht. Wir werden auf diese später zurückkommen.

---

*) Hier ist wieder zu beachten, dass bei Schädeln die Haargrenze schwer zu bestimmen ist. Die Ziffern für eine grössere Reihe dürften richtig sein, nämlich die kleinen Fehler compensiren sein.

**) Diese Ziffern leiden unter grosser Ungenauigkeit wegen der Unbestimmtheit des Punktes v, da es viele Punkte giebt, die der Definition des Grössten Scheitelradius entsprechen. Die kleinen Ziffern gelten für jene Fälle, wo v mit 3 zusammenfällt.

Andere Autoren studiren die Winkelstellung der Gesichtslinie nm. Das Mittel beträgt 64°. Es ist bei dieser Linie nm jedoch ein Element xm eingeschaltet, dessen Winkelstellung, wie wir gleich sehen werden, so variabel ist, dass das Studium der Linie nx vor jenem von nm vorzuziehen ist.

Die Franzosen studiren die Prognathie der medianen Oberkieferlinie xm. Allein hier stimmt die wirkliche Prognathie mit der aus dem Winkel bxm berechneten so wenig, dass das Maass verworfen werden muss, und die wirkliche Prognathie von xm zeigt so immense Schwankungen, dass die Messung derselben zwar für die Physiognomik des individuellen Schädels sehr charakteristisch ist, aber für den Gesammtbau des Schädels wenig aussagt.

Eine andere Winkelstellung hat kranioskopisch die Aufmerksamkeit der Beobachter auf sich gezogen, nämlich der Linie nh (nf) zur natürlichen verticalen Achse und man spricht von einer r ü c k - und v o r f l i e g e n d e n und einer geraden S t i r n e. Correcte Messungen aber existirten nicht. Ich komme darauf später zurück.

Ich will hier noch einmal betonen, dass es ganz willkürlich ist, der Winkelstellung der einen oder anderen Linie eine besondere Bedeutung zuzumessen; dasselbe ist für jede Linie zu beanspruchen.

g) D a s D i a g r a m m d e r M e d i a n e b e n e m i t d e m P r o j e c t i o n s s y s t e m e.

Mit dem reconstruirbaren Diagramme und dem damit verbundenen Vortheile, eine Reihe von Linien und Winkeln nachträglich messen zu können, ist dem elementaren wissenschaftlichen Bedürfnisse für das Studium der Medianebene noch nicht Genüge geleistet. Wir haben vor Allem das Verlangen, die Höhe des Schädels zu kennen. Dazu muss er eine bestimmte Orientirung haben. Wir können nämlich das Object um eine Querachse drehen und wir werden bald einen Punkt des Scheitels, bald einen Punkt der Stirne, oder einen Punkt des Hinterhauptes etc. als höchsten Punkt haben und damit auch, z. B. vom Basion (b) gerechnet, für einen und denselben Schädel die verschiedensten „Grössten Höhen".

IHERING hat daher auf die Nothwendigkeit aufmerksam gemacht, den Schädel in bestimmter Weise zu orientiren und eine bestimmte Horizontalebene als Directive für die Höhenmessung einzuführen. Für die Messungen in der Medianebene benöthigen wir nur einer bestimmten horizontalen Achse, i. e. einer Linie, in der sich die Horizontalebene mit der Medianebene schneidet.

In Deutschland wurden nacheinander 1. die Endpunkte des Jochbogens, 2. die Linie, welche die Jochwurzel mit dem untersten Punkt der Orbita verbindet und 3. die Linie von der Mitte des äusseren Gehörorganes zum letztgenannten Punkte der Orbita als Einstellungsachsen gewählt.

In Frankreich hat BROCA in genialer Weise erkannt, dass die Ebene durch beide Sehachsen die richtige Projectionsebene sei.

Allein wegen Mangels eines geeigneten Instrumentariums hat BROCA dieser Ebene — der Blickebene — eine andere anatomische substituirt, nämlich jene, welche durch die zwei untersten Punkte der *Processus condyloidei* und den untersten medianen Punkte des Oberkiefers geht.

Alle diese anatomischen Ebenen und Achsen sind aber variable Grössen innerhalb des Schädelbaues und sind nicht geeignet, die verschiedenen Bilder aus der vergleichenden Anatomie und aus den abnormen menschlichen Schädelreihen durch Messung zu liefern.

Wir werden später den Beweis liefern, dass die Blickebene wirklich eine Projectionsebene der Natur und daher die Schnittachse derselben mit der Medianebene die richtige Projectionsachse für die Bestimmung der Höhen der in der Medianebene gelegenen Linien ist.

Um nun zunächst diese Projectionsachse für die Medianebene zu finden, benöthigt man eines Kraniofixators, der die Drehung des Schädels nach drei

aufeinander senkrechten Richtungen möglich macht (s. Fig. 88), und eines Stangenzirkels. *)

    Man befestigt den Schädel am Kraniofixator am Hinterhauptsloch und
stellt den Kraniofixator auf eine möglichst plane Ebene. Man dreht dann den
Schädel um seine Querachse, bis die Querachse des Stangenzirkels durch die Mitte
des Sehloches und die Mitte der grössten Verticalachse der Orbita geht.**) Dann
rückt man den Stangenzirkel bis zur Nasenwurzel hinauf, verschiebt ihn auf der
ebenen Fläche, bis er in derselben Höhe die äussersten Punkte des äusseren
Orbitarandes rechts *(ob$_r$)* und links *(ob$_l$)* trifft und markirt diese beiden Punkte

Fig. 85.

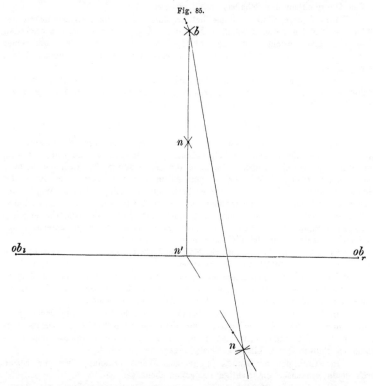

farbig. Das Dreieck von diesen zwei Punkten zur Nasenwurzel *(ob$_r$. n . ob$_l$)* ist der
Blickebene parallel und die von der Spitze *(n)* auf die Basislinie *(ob$_r$. ob$_l$)* gefällte
Senkrechte repräsentirt eine Parallele zur Durchschnittsachse der BROCA'schen Blickebene mit der Medianebene. Wir bezeichnen den Fusspunkt dieser Senkrechten, also den
medianen Punkt der Querachse *ob$_r$, ob$_l$* mit *n'*. Wenn wir die Achse *ob$_r$* und *ob$_l$* und
die Radien *ob$_r$ n, ob$_l$ n* gemessen haben, so können wir auch die Linie *nn'* berechnen.

    Indem wir ferner die Linien *bob$_r$* und *bob$_l$* messen, kennen wir auch
das Dreieck *ob$_r$ b ob$_l$*. Fällen wir von *b* eine Senkrechte auf die Basis des Dreiecks,

---

*) Als solcher dient der Kranio-Epigraph (s. Fig. 88). Er besteht aus einem Basis-
cylinder, dessen Grundfläche eben geschliffen ist, einer mit einer Scala versehenen, genau
auf die Grundfläche des Cylinders senkrecht stehenden Stange und einem, genau senkrecht
auf letzteren verschiebbaren Querbalken, der zu anderen Zwecken eine Reissfeder trägt, mit
der man auf dem Objecte eine Ebene beschreiben kann.

    **) Die Details siehe in der 16. Vorlesung der „Kraniometrie".

so trifft sie die Linie $ob_r . ob_l$ im meridianen Punkte n'. Wir kennen daraus die Linie bn' berechnen oder messen.

Da wir die Linie bn schon früher gemessen haben, so kennen wir die Seiten des Dreiecks bnn' und wir können daraus den Winkel bnn' finden. **D i e s e r Winkel ist aber nichts anderes, als jener, den die Linie bn mit der Sehachse bildet.** In Fig. 85 sieht man die Construction. Ueber der Linie $ob . ob$ werden die Radien $ob . n$ und $ob . b$ aufgetragen. Durch die Durchschnittspunkte b und n wird eine Linie bn' gezogen. Diese ist, da die Radien $ob . n$ beider

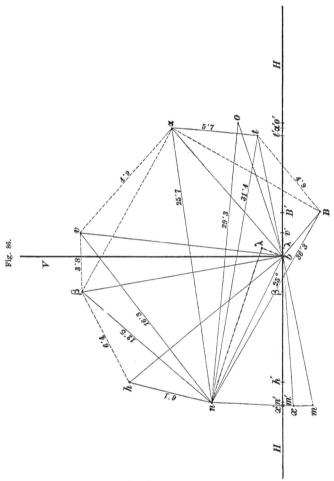

Fig. 86.

Seiten und ebenso beide Radien $b . ob$ gleich sind oder gleich gemacht werden, senkrecht auf $ob . ob$ und schneidet sie in der Mitte. Man berechnet daraus bn' und nn'. Indem man nun von n' aus den Radius nn' und von b aus den Radius bn aufträgt, erhält man den gesuchten Winkel bnn', den man mit dem Transporteur misst.

Indem wir nun durch den Punkt b den zweiten Schenkel dieses Winkels *(H . H)* im b-Diagramme (s. Fig. 86) ziehen, während die Linie bn den anderen Schenkel darstellt, so haben wir die Horizontalachse in das Diagramm der Medianebene hineingefügt (s. Fig. 86, welche das Diagramm eines Schädels in genau halber Grösse darstellt).

Indem wir nun von allen Punkten der Medianebene Senkrechte auf die Linie HH gefällt denken, erhalten wir die Fusspunkte auf der Linie HH, die wir mit m', x', n', h' etc. bezeichnen. Indem wir nun n (respective n') als den Ausgangspunkt der Längenmessung betrachten, können wir jetzt die positiven und negativen Längen und von b die Höhen direct messen. Ebenso können wir an einem solchen Diagramme die Winkel, welche die anatomischen Linien untereinander und diese Linien mit den zwei Projectionsachsen bilden, mit dem Transporteur messen.

Man sieht in der Figur eine Reihe gestrichelter Linien zwischen Punkten der Medianebene. Dieselben sind nicht direct gemessen, können aber aus dem Diagramm gefunden werden und ebenso ihre allseitige Winkelstellung. Die Ziffern über den geraden Linien geben die Bögen über diese Linien an.*)

Haben wir ein x-Diagramm vor uns, so fixiren wir das Dreieck $ob_r n$. ob_l und den Punkt n' wie früher. Wir messen nun statt von b von x zu ob_r und zu ob_l und finden so die Linie xn'. Da wir nun die Linie nx von früher kennen, so kennen wir das Dreieck xnn' und daher den Winkel xnn', i. e. den Winkel, den die Linie xn mit der horizontalen Achse bildet. Da wir die Winkelstellung aller anderen Linien der Medianebene zu xn kennen, so kennen wir auch die Stellung aller dieser Linien zur Horizontalen und Verticalen und die Winkelstellung dieser Linien untereinander.

In der Fig. 86 kann man sich leicht sämmtliche x-Radien eingetragen denken, und da wir die n Radien in der Figur haben, so hätten wir dann das vollständige x-Diagramm.

Haben wir in das x-Diagramm den Punkt λ eingefügt, so kennen wir auch die Stellung von λn zur Horizontalen und ziehen wir uns durch λ eine Parallele zur Horizontalen, so kennen wir auch die Winkelstellung aller λ-Radien zur Horizontalen und Verticalen und wir können nicht blos die Längen aller medianen Punkte von n berechnen, sondern auch die auricularen Höhen.

Ich will hier zwei wichtige Winkelstellungen von Linien zu den Projectionsachsen aufführen.

Zunächst die Stellung der Linie nx zur Verticalen ($\angle\, nxV$). („Eigentliche Prognathie".)

Von 70 österr. Racenschädeln sind blos 2 orthognath ($\angle\, nxV = o$).

Drei Schädeln sind retrognath, i. e. die Linie nx tritt hinter die Verticale zurück (mit 2^0, 4^0 und 10^0).

Bei 65 prognathen Schädeln ist:

Normales Mittel: $9\cdot8^0$.

Berechnet man die Gesammtstellung der Linie zur Verticalen, so beträgt das Mittel $9\cdot1^0$. Die Prognathie bei unseren Schädeln erreicht ein Maximum von $22\cdot5^0$.

Die 2. Linie, die wir in Betracht ziehen, ist die Linie nh. (Vor- oder Rückfliegen der Stirne.)

Das Mittel dieses Winkels mit der Verticalen ($\angle\, nh\, .\, V$) liegt bei $20\cdot0^0$. Als physiologisches Maximum des Rückfliegens dürfte $30\cdot0$ anzusehen sein. Ueber vorfliegende Stirnen, die wohl ausnahmsweise als pathologisch zu gelten haben, besitzt man keine Maasse.

Es sei wieder betont, dass die Winkelstellung einer jeden Linie von derselben Bedeutung ist wie die der angegebenen. Ich besitze die Vorarbeiten für diese Maasse und ich behalte mir deren baldige Bearbeitung vor.

h) Lineare Breitenmaasse.

Wir wollen nun einige Breitenmaasse in Betracht ziehen. Wie schon bei der „Grössten Schädelbreite" bemerkt wurde, sind diese Maasse bei symmetrischen

---

*) Der Bogen über $v\alpha$ beträgt nicht $4\cdot9$, sondern $9\cdot4$.

Schädeln nach der empirischen Methode verlässlich, weil sie dem natürlichen Projectionssystem gemäss genommen werden. Es handelt sich jedoch zunächst um „Gesammtbreiten" des Schädels.

Fig. 87.

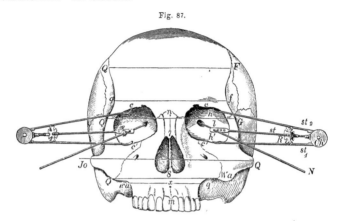

Die „Grösste Breite" haben wir schon unter den „Grössten Radien" abgehandelt.

1. „Geringste Stirnbreite" (Fig. 87, f, q) zwischen den untersten Punkten hinter der *Linea semicircularis*.

Normales Mittel 9·6. (Beim Weibe um 0·4 kleiner.)

Physiologische Breite 8·8 — 10·7.

Diese Breite ist sehr charakteristisch, besonders im Verhältnisse zur „Grössten Breite".

2. Die „Vorderhauptsbreite" nach WEISSBACH liegt zwischen den zwei Punkten beider Seiten, wo die Kranznaht mit den Keilbeinflügeln zusammentrifft.

Normales Mittel 11·3 (beim Weibe um 0·1 kleiner).

Physiologische Breite 10·1 — 10·0.

3. Die „Grösste Stirnbreite" ist jedoch in vielen Fällen grösser als die eben genannte und fällt weiter nach oben.

Normales Mittel 12·3.

Physiologische Breite 11·1 — 13·5.

4. Die Ohrenbreite nimmt WEISSBACH zwischen beiden Warzen-schläfennahtwinkeln.

Normales Mittel bei 13·5 (bei Weibern um 0·4 kleiner).

Die eigentliche grösste Breite der Ohrengegend liegt jedoch etwas weiter vorne in einem Tuberculum am unteren hinteren Ende der Schläfenschuppe, aus welchem die Jochwurzel entspringt.

Die wichtigste „Ohrenbreite", die ich auch als Querachse der trigono-metrischen Messung am Kopfe benütze, liegt zwischen beiden Grübchen am hinteren oberen Rande der knöchernen, äusseren Ohrenöffnung, welches nach hinten und oben vom genannten Tuberculum und nach vorne von einem kleinen Aste des Jochbogens begrenzt ist, der eine Art Wurzel des Jochbogens aus dem Warzen-fortsatze vorstellt. Wir werden diese Ohrenbreite mit OO bezeichnen (s. O. Fig. 81).

Normales Mittel 12·1.

Physiologische Breite 11·2 — 13·0.

5. Ein weiterer Querdurchmesser von Interesse ist die „Interparietal-breite", das ist die grösste Breite, die wir zwischen den beiden *Tuber. parietalibus* verzeichnen können.

25*

Trotzdem dieses Maass an einem Tuber genommen wird, so ist es doch ein sicheres, weil es eben ein „Grösstes" Quermaass ist, also die zwei distantesten Punkte an den Tuberis gewählt werden. Der Werth dieses Maasses liegt darin, dass die Differenz desselben von der „Grössten Breite" ein guter Ausdruck für die seitlichen Contouren des Schädels ist. Ist die Differenz sehr klein, dann ist die Aussenwölbung des Schädels flach abfallend, ist sie gross, dann ist die Seiten- wand des Schädels stark nach unten ausgebaucht. Der deutsche Schädel ist durch die kleine Differenz beider Maasse gut charakterisirt.

Normales Mittel 13·2 (beim Weibe um 0·2 kleiner).

Physiologische Breite 12·1—14·8.

6. Ein weiterer charakteristischer Querdurchmesser liegt an der Basis zwischen den tiefsten Punkten beider Warzenfortsätze („Warzenbreite").

Normales Mittel 10·4 (beim Weibe um 0·7 kleiner).

Physiologische Breite 9·5—12·0.

7. Die nächste Breite am Hirnschädel ist die „Hinterhauptsbreite" zwischen den Lambda-Warzennahtwinkeln.

Normales Mittel 11·1 (beim Weibe um 0·5 kleiner).

Physiologische Breite 9·7—12·5.

8. Die „Grösste Hinterhauptsloch-Breite".

Normales Mittel 3·0.

Physiologische Breite 2·5 —3·7.

9. Am Gesichtsschädel kommen folgende Breiten in Betracht: Zunächst die grösstmögliche Breite zwischen den äussersten Punkten der Jochbogen- wölbung (Fig. 87 Jo Q) („Grösste Jochbogenbreite").

Normales Mittel 13·2 (beim Weibe um 0·9 kleiner).

Physiologische Breite 12·1—14·5.

10. Die „Obere Gesichtsbreite" zwischen den äussersten Rändern der Stirn-Jochbeinnähte hat als

Normales Mittel 10·5 (beim Weibe um 0·5 kleiner).

Physiologische Breite 9·7 − 11·7.

11. Die „Grösste Breite des Oberkiefers" zwischen den unteren Enden der Vereinigungsstellen der Jochbeine mit den Jochfortsätzen des Oberkiefers (QWa in Fig. 87)

Normales Mittel 9·2 (beim Weibe um 0·6 kleiner).

Physiologische Breite 8·2—10·2.

12. Die „Kleinste Oberkieferbreite" am Uebergange des Körpers des Oberkiefers in den Processus dentalis (waq in Fig. 87) ergiebt nach meinen Messungen an 62 österreichischen Racenschädeln als

Normales Mittel 6·07.

Physiologische Breite 5·4—6·6.

Das Interesse dieses Maasses liegt besonders im Verhältnisse zur „Grössten Oberkieferbreite". — Eine bedeutende „Grösste Oberkieferbreite" neben einer geringen „Kleinsten Oberkieferbreite" giebt dem Gesichtsschädel eine besonders markante Charakteristik.

13. Die „Grösste Gaumenbreite" hat als

Normales Mittel 3·8 (beim Weibe um 0·2 kleiner).

Physiologische Breite 3·2—4·8.

14. Die „Nasenwurzelbreite" zwischen den oberen Endpunkten der Oberkiefer-Thränenbeinnaht ergiebt als

Normales Mittel 2·1 (beim Weibe idem).

Physiologische Breite 1·6—2·7.

15. Die „Grösste Orbitabreite" ergiebt als

Normales Mittel 3·9.

Physiologische Breite 3·6—4·4.

A n h a n g.

16. Die „O r b i t a h ö h e" hat als normales Mittel 3·3 (beim Weibe um 0·1 grösser). Der O r b i t a - I n d e x, i. e. Procentsatz der Orbitahöhe zur Orbitabreite ist bei Männern der österreichischen Racen im Mittel 84.

Dieser Index ist für die Physiognomie der Racen — und auch pathologischer Fälle — sehr charakteristisch. Die Mittel schwanken zwischen 77·0 bis 95·4, und zwar bei den weissen Racen zwischen 77·0—90·0, bei den gelben von 88·2—95·4 und bei den schwarzen von 79·3—85·4. Bei einzelnen Individuen werden Indices bis 107 beobachtet. Man kann nach diesem Index die Racen in 3 Gruppen eintheilen, in jene mit grossem Index (*mégasème*) von 89·0 aufwärts, jene mit mittlerem (83·0—89·0, *mésosème*) und jene mit kleinem (von 83·0 abwärts, *mikrosème*).

Diese Höhen und Breiten der Orbita sind jedoch keine Projectionen, sondern anatomische Linien. Die erstere ist der grösste Höhendurchmesser, die letztere der grösste Querdurchmesser. Die Winkelstellung der letzteren ist von hoher Bedeutung, da bei Thieren z. B. diese Linie mit dem äusseren Ende stark nach rückwärts zurücktritt. Die empirischen Methoden sind nicht im Stande, diesen Winkel zu bestimmen.

E i n e   w i c h t i g e   A r t   d e r   B r e i t e n b e s t i m m u n g ist nach den bisherigen Methoden n i c h t   m ö g l i c h, nämlich die directe Bestimmung der Breite der einzelnen Punkte.

Das, was wir als B r e i t e   e i n e s   P u n k t e s bezeichnen, i s t   d a s   L o t h v o n   d i e s e m   P u n k t e   a u f   d i e   M e d i a n e b e n e.

Wo es sich um symmetrische Schädel einerseits und um Punkte handelt, dessen homonymen Punkt wir auf der anderen Seite kennen, können wir die Breite indirect bestimmen, indem die halbe Breite des Querdurchmessers durch beide Punkte die Breite eines jeden bedeutet.

Wo aber nicht beide Bedingungen zugleich erfüllt sind, ist die Breitenbestimmung nach der bisherigen Methode unmöglich.

Zugleich fehlt die Möglichkeit, die Längen und Höhen der seitlichen Punkte zu bestimmen.

Ich habe eine Methode (s. K r a n i o m e t r i e, pag. 54—57) angegeben, nach der man zunächst durch Messung mit dem Cirkel und durch Rechnung die Breiten der seitlichen Punkte finden kann und consequenter Weise auch die Höhen und Längen.

Diese Methode ist aber selbst, wenn wir uns des dort beschriebenen Rechenapparates bedienen, höchst umständlich. Wir werden erst bei der kathetometrischen Methode die leichte und directe Bestimmung dieser Grössen kennen lernen.

Durch diese Unvollkommenheit der Methode z. B. sind wir auch nicht im Stande, das Ueberhängen des oberen Augenrandes über den unteren und umgekehrt, ferner das Rückfliegen des äusseren Orbitarandes, ferner die Stellung der grössten Breite und die höchst wichige Längenstellung des Ohres zum vorderen und hinteren Pole des Schädels zu bestimmen etc.

Ganz besonders wichtig wäre es, diese Längsstellung des Ohres in jenen Fällen genau messen zu können, in welchen dieselbe für beide Ohren verschieden ist, weil letzteres Verhältniss für alle Arten der angeborenen Abnormität der Gehirnfunctionen (Geistesstörung, Epilepsie, Verbrechen) höchst wichtig ist.

i) B o g e n m a a s s e.*)

Das beste lineare Diagramm eines Schädels giebt noch kein wahres Bild von der Form desselben, weil dessen Oberfläche von gekrümmten Flächen begrenzt ist und die Grösse der Krümmung über gleichen linearen Massen — als Sehnen — sehr verschieden sein kann. Die Grösse dieser Krümmungen mit dem Band-

---

*) Auf der Fig. 86 des Diagrammes sind die Zahlen für die Bogen auf der dazu gehörigen Sehne aufgetragen.

maasse genommen giebt sogar über die Dimensionen bessere Auskunft als die linearen Maasse. *)

1. Das wichtigste Bandmaass ist der „Horizontalumfang", i. e. der Umfang rings um den Schädel über den Endpunkten der „Grössten Länge". Normales Mittel 52 (beim Weibe um 2·0 kleiner). Physiologische Breite 49·1—54·5.

Bei Geisteskranken und Verbrechern finden sich die excessiven Reihen nach oben und unten besser vertreten.

Man hat sich bemüht, nach der ersten Anregung von WELCKER aus dem Horizontalumfange die Capacität herauszurechnen. — Dies wäre von enormem Werthe für die Capacitätsbestimmung des lebenden Kopfes.

WELCKER hat neuerdings diese Methode geprüft und gefunden, dass bei gleichem Horizontalumfange die Cubage andere Resultate giebt, je nachdem der Schädel dolichokephal (nach WELCKER mit dem Index 65·0—77·3) oder mesokephal (77·5—83·5) oder brachykephal (83·6—93·0) ist.

Für den Umfang 50·0 findet man bei der ersten Gruppe 1317, bei der zweiten 1358 und bei der dritten 1386 Ccm.

Allein auch innerhalb derselben Gruppen finden sich so grosse Abweichungen zwischen dem berechneten Inhalte des Schädelraumes und dem direct gemessenen, dass wir den Parallelismus der Maasse nur für Reihen, nicht aber für Individuen verwerthen können. Für klinische und forensische Zwecke werden wir daher die Schätzung nicht blos nach einem Umfange, sondern auch nach einem Längsumfangs- und einem Querumfangsbogen vornehmen und nur aussagen, ob der Inhalt als excessiv gross oder klein angesehen werden muss.

2. Der „Längsumfangsbogen" ist der mediane Bogen von der Nasenwurzel über den Scheitel bis zum medianen hinteren Punkte des Hinterhauptsloches (also Arc. nB).

Normales Mittel zwischen 36·0—37·0 (beim Weibe um 1·5 kleiner). Physiologische Breite 34·1—39·0.

Bei Geisteskranken und Verbrechern finden wir geringere Minima, bessere Vertretung der niederen Reihen und schlechtere Vertretung der höheren Reihen.

Flachheit der Längswölbung scheint de facto ein hervorragendes Kennzeichen für belastete Geisteskranke zu sein und wir haben die geringe Höhe derselben bereits betont.

Eine weitere Charakteristik werden wir noch bei der Betrachtung der einzelnen Bogenabschnitte finden.

In Bezug auf dieses Maass muss eine allgemeine Bemerkung gemacht werden. Es ist nämlich nicht der exacte Ausdruck der Wölbung. Bei Männern sind nämlich meist 3, bei Weibern 2 Kreise concav nach aussen, und zwar bei beiden Geschlechtern meist die zwei Bogen unterhalb der *Prominentia occipitalis externa* und bei Männern auch der Glabellabogen, so dass der Längsumfang die Sehnen dieser Kreise enthält.

Dieser Bogen hat begreiflicherweise für die Kephalometrie keinen Werth, da die Bögen des Basaltheiles des Hinterhauptbeines nicht zugänglich sind. Dafür ist folgendes Maass wichtig.

3. Der „Längsumfang des Grosshirnschädels". Dies ist der Bogen von n zur *Prominentia occipitalis externa*.

Der hintere Endpunkt dieses Bogens ist sehr willkürlich, da die *Prominentia occipitalis externa* im medianen Durchschnitt keinen Punkt, sondern einen Bogen repräsentirt, dessen hinteres unteres Ende freilich meist scharf charakteristisch ist.

---

*) Die Bandmaasse — am besten von Leder — sollen zeitweilig an festen Maassstäben corrigirt, und wenn bereits ausgedehnt, erneuert werden.

Da der Bogen sich auch nach oben vom unteren Bogen der occipitalen Schuppe des Interparietalbeines ziemlich scharf abhebt, so wähle ich die Mitte des Bogens. (Der Punkt, den WEISSBACH wählt, ist an den meisten Schädeln von meinem verschieden.)

Es wäre vielleicht zweckmässiger gewesen, die Messung zum unteren schärfer markirten Ende des Bogens zu nehmen, umsomehr, als dieser wirklich dem untersten medianen Punkte des Interparietalbeines zu entsprechen scheint. Normales Mittel 31·9 (bei Weibern um 1·0 kleiner).

Physiologische Breite 29·2—34·5.

4. Es kommt nun zunächst ein frontaler Querbogen in Betracht, und zwar der „Jochwurzelbogen" (Arc. JrJ_i, „JUF").

Bemerken will ich, dass die Ablesung am hinteren Rande des Bandmaasses gemacht, und dass der hintere Rand desselben an den Schädel dicht angepresst werden muss. Die Querwölbung in dieser Länge des Schädels wächst sehr rasch von vorne nach hinten und daher die eben gegebene technische Regel für das Bandmaass. Normales Mittel 31·5.

Physiologische Breite 29·0—34·0.

5. Für den „Ohrenbogen" (Arc. „OO") als Wölbung unserer Quer-achse OO ergiebt sich als

Normales Mittel 32·9.

Physiologische Breite 31·6—35·0.

6. Der „mediane Stirnbogen" (Arc. $n\beta$) ergiebt als

Normales Mittel 12·5 (bei Weibern um 0·5 kleiner).

Physiologische Breite 11·1—14·9.

Bei Geisteskranken und Verbrechern findet man geringere Minima, Vorwiegen der niederen Reihenglieder, schlechte Vertretung oder Fehlen der höheren Reihenglieder.

Der neugeborene Schädel zeigt ein Maass von circa 8·0, derselbe erreicht beim männlichen Schädel die Grösse 10·0 am Ende des 10., beim weiblichen am Ende des 12. Monates; 11·5 erreicht der männliche am Ende des 5., der weibliche am Ende des 8. Jahres; die Grösse 12 wird beim männlichen Schädel am Ende des 8., beim weiblichen Schädel am Ende des 14. Jahres erreicht.

7. Der „Scheitelbogen" (Arc. βx) ergiebt:

Normales Mittel 12·5 (bei Weibern um 0·6 kleiner).

Physiologische Breite 10·1—14·4.

Bei Verbrechern bedeutendere Maxima, bessere Vertretung der extremen Reihenglieder, Ueberragen der niederen Reihen-glieder über die grösseren.

Bei Geisteskranken höhere Maxima, aber bessere Vertretung der niederen Reihenglieder.

Bei geisteskranken Weibern bedeutendere Maxima und bessere Vertretung der niederen Reihenglieder.

Beim Neugeborenen ist der Scheitelbogen (mit 9·0) grösser als der Stirn-bogen. Er wächst bis 10·0 beim männlichen Schädel mit 8, beim weiblichen mit 10 Monaten. 11·0 wird beim männlichen Schädel mit 18 Monaten, beim weiblichen mit 4 Jahren erreicht und 12·0 beim männlichen Schädel mit 8 Jahren; beim weiblichen wächst der Bogen vom 4. Jahre an überhaupt nur mehr um 0·9.

8. Für den gesammten „Occipitalbogen" (Arc. αB) ist

Normales Mittel 11·3 (bei Weibern um 0·7 kleiner).

Physiologische Breite 9·1—13·0.

Bei Verbrechern und Geisteskranken sind die höheren Reihen-glieder besser vertreten.

Die Verflachung des Längsumfanges geschieht also bei Verbrechern und Geisteskranken auf Kosten des Stirn- und Parietalbogens.

9. Den „Interparietalbogen" (Arc. αt = Arc. nt — Arc. $n\alpha$) habe ich
aus 68 von mir gemessenen österreichischen Racenschädeln bestimmt.
  Normales Mittel ist 6·09.
  Physiologische Breite 4·6—7·6.
  Auch ist der Werth dieses Bogens dadurch problematisch, dass offenbar
das Verhältniss der Ansatzstelle des *Tentorium cerebelli* zu den äusseren Punkten
bei verschiedenen Formen des Hinterkopfes wechselt. Das erneuerte Studium dieses
Bogens ist umso dringender, als die Bogenlänge des Interparietalbeines von ent-
scheidender Bedeutung für das Studium der angeborenen und in der
ersten Kindheit erworbenen Blindheit ist. Mögen die hier mit-
getheilten Ziffern mehr als Anregung denn als definitive thatsächliche Basis dienen.
  10. Für den „Eigentlichen Hinterhauptsbogen" (Arc. tB = Arc.
nB — Arc. nt) ergab sich als
  Normales Mittel 5·16.
  Physiologische Breite 4·0—6·5.
  Von diesem Bogen gilt Aehnliches wie von den früheren.
  Hiermit sind die zu messenden Bögen lange nicht erschöpft. Eigentlich
sollten von jedem Knochen drei aufeinander senkrechte Bögen genommen werden,
was nicht immer gut ausführbar ist.
  Besonders wichtig sind die Bögen der Schläfenbeingegend für das Studium
der angeborenen und frühzeitig erworbenen Taubheit und dort ist auch allenfalls
das äussere anthropologische Kennzeichen hervorragender musikalischer Anlage zu
suchen. Die vorbereiteten Arbeiten sind noch zu spärlich und ich komme ein
anderesmal darauf zurück.
  11. Bei dem „Horizontalen Stirnbogen" im Sinne von
Weissbach ist das
  Normale Mittel 16·3.
  Physiologische Breite 14·5—18·5.
  12. Der „Quere Occipitalbogen" als Bogen der „Hinterhauptsbreite" hat ein
  Normales Mittel von 13·45.
  Physiologische Breite 11·5—15·0.

$k)$ Die Krümmungsindices.

  Wir kommen nun zu den Krümmungsindices, i. e. zur Berechnung, welchen
Procentsatz des Bogens die Sehne enthält, also wie gross $\dfrac{100 \text{ Sehne}}{\text{Bogen}}$ ist. Je
grösser die erhaltene Ziffer, desto schlechter ist die Krümmung.
  1. Wir wollen zuerst das Verhältniss von $\dfrac{100\ n\beta}{\text{Arc. } n\beta}$ in Betracht ziehen,
also den Krümmungsindex des Stirnbogens. Aus 100 Schädeln aus den
Weissbach'schen Angaben ergab sich ein
  Normales Mittel von 87·5.
  Physiologische Breite 85—93.
  2. Für den „Krümmungsindex des Scheitelbogens" ist das
  Normale Mittel 88·0.
  Physiologische Breite 84—91.
  3. Der „Krümmungsindex des Hinterhauptsbogens" hat ein
  Normales Mittel von 82·74.
  Physiologische Breite 74—88.
  Wenn wir die Krümmungsindices dieser drei Bogen
mit 87·5, 88·0 und 82·7 mit jener
von 88·2, 89·9 und 83·9, welche ich bei den Männern der Gall'schen
Schädelsammlung fand, vergleichen, so fällt die schlechtere Wölbung selbst des Occi-
pitalbogens auf. Die Reihe ist zwar klein, aber wenn wir das Ergebniss der Indices

mit den Resultaten der Bogen vergleichen, so wird sie doch charakteristisch, da sich die schlechte mediane Wölbung auch hier zeigt. Die drei Indices bei WEISS-BACH'S Weibern lauten:

87·5, 88·2, 82·8.

Bei GALL'S Weibern:

87·9, 90·9, 81·9.

Auch diese Reihe ist mit den früheren Resultaten in Uebereinstimmung; die beiden ersteren Reihenglieder zeigen bei Geisteskranken schlechtere Wölbung.

4. Der „Krümmungsindex des Bogens nt" hat ein

Normales Mittel von 53·8.

Physiologische Breite von 45·0—58·5.

Ich schliesse hier vorläufig die Mittheilung über diese Krümmungsindices ab. Die Darstellung soll ja nicht erschöpfend sein, sondern die Typen für alle Specialstudien liefern.

l) Der Unterkiefer.

Viel geringere Aufmerksamkeit als den übrigen Theilen des Schädels wurde dem Unterkiefer gewidmet. Sein Verhalten ist jedoch für die Physiognomik von Bedeutung und wir wollen zunächst der Medianlinie des Gesichtes von n bis zum untersten medianen Punkte des Kinns (μ) unsere Aufmerksamkeit zuwenden.

1. Die Linie $n\mu$, in der Anthropologie als „Grösste Gesichtslänge" oder „Gesichtshöhe" bezeichnet, schliesst für die Messung den Uebelstand in sich, dass sie die Höhe der beiden Zahnreihen einschliesst, also eine Reihe jugendlicher und seniler Schädel von der Messung eigentlich ausschliesst.

Aus 30 männlichen Schädeln bei ZUCKERKANDL ergiebt sich als

Normales Mittel 12·4.

Physiologische Breite 11·0—13·5.

Wenn wir den Längen-Breitenindex des Gesichtes nehmen, i. e. 100 $n\mu$ dividirt durch die Grösste Gesichtsbreite (Jochbogen-Breite), so ergiebt sich im Allgemeinen, dass, je kürzer das Gesicht, desto breiter ist dasselbe, so dass es bei langen Gesichtern vorkommt dass die Breite geringer ist als die Länge. Bei kurzen Gesichtern (10·5—11·0) beträgt der Mittelindex für die vier kürzesten 129 und für die anderen 124. Die mittellangen Gesichter (11·1—12·5) haben ein Indexmittel von 10·7 und die langen (12·6—14·4) einen mittleren Index von 101. Wie früher erwähnt, kann bei langen Schädeln der Längen-Breitenindex unter 100 herabsinken.

Im Grossen und Ganzen haben die dolichokephalen Schädel schmale Gesichtsskelette und brachykephale breite. Doch sind hier die Ausnahmen ungemein häufig und bei der Racenmischung kommt es häufig vor, dass die Descendenz den Schädeltypus von dem einen der Eltern und den Gesichtstypus von dem anderen Theil der Eltern erhält.

2. Die „Höhe des Unterkiefers" von den Alveolaren zum unteren medianen Rand liefert bei 41 Schädeln (ZUCKERKANDL) ein

Normales Mittel von 3·2.

Physiologische Breite von 2 8 — 3·9.

Bei einer und derselben Gesichtslänge (z. B. 12·1) kann diese Unterkiefer-höhe zwischen 2·8 und 3·3 schwanken.

3. Ein wichtiges Maass am Unterkiefer ist die Breitendistanz zwischen beiden Winkeln.

Normales Mittel 9·9 (bei Weibern um 0·8 kleiner).

Physiologische Breite 8·5—11·5.

4. Der Unterkieferwinkel hat ein

Normales Mittel von 115·70 (bei Weibern um 7·0⁰ grösser).

Physiologische Breite 95·0⁰—136·0⁰.

5. Die Höhe des Unterkieferastes, i. e. die Linie vom tiefsten Punkte des halbmondförmigen Ausschnittes am unteren Rande des Winkels parallel dem hinteren Astrande, zeigt bei WEISSBACH (199 M.) ein
Normales Mittel von 5·0 (bei Weibern um 0·6 kleiner).
Physiologische Breite 4·0—6·0.

6. Die Länge des Unterkiefers nach WEISSBACH (mittelst Bandmaass von einem Winkel längs des unteren Randes zum anderen) hat (195 M.) ein
Normales Mittel von 21·1 (bei Weibern um 1·6 kleiner).
Physiologische Breite 18·5—23·5.

Am besten studirt man nach ZUCKERKANDL das Verhalten des Unterkiefers, indem man die Kranien auf eine horizontale Unterlage stellt, sie einerseits auf den Hinterkopf und andererseits auf den Unterkiefer aufruhen lässt. Es zeigen sich hierbei drei Reihen: In der einen ruht der Schädel auf dem Kinne auf, in der zweiten mit dem unteren Rand des Unterkiefers und in der dritten mit dem Kieferwinkel.

Es zeigt sich nun, dass die erste Reihe aus Schädeln mit hohem Gesichtsskelette besteht, deren verticaler Unterkieferast 7·0 nicht erreicht. *) Schädel mit langem Gesichte, deren verticale Unterkieferäste 7·0 übersteigen, ruhen bereits mit dem unteren Rande auf der Horizontalfläche auf.

Es giebt auch Schädel mit kürzeren Gesichtsskeletten (von 11·4 bis 12·8), die mit dem Kinnstücke aufruhen. Bei diesen ist nun die Höhe des verticalen Astes noch bedeutend geringer, indem sie im Mittel 6·0 beträgt und 6·8 nach oben nicht überschreitet. — Bei mittlerer Gesichtslänge und mittlerer Höhe des verticalen Schenkels (6·9) ruhen die Schädel mit dem unteren Rande auf. Bei kurzem Gesicht und hohem verticalen Kieferast hingegen ruhen die Schädel mit dem Winkel auf.

Von eminent pathologischer Bedeutung sind die *Krania progenaea*, das sind Schädel, bei denen die untere Zahnreihe vor die obere fällt, der Unterkieferwinkel meist ein hochgradig stumpfer ist und das Kinnstück selbst von unten und vorn nach oben und rückwärts geneigt sein kann.

Schade dass die Winkelstellung der Höhenachse zu den Projectionsachsen des verticalen Astes bei keinem Autor untersucht ist.

Auch die Gegenüberstellung der vorderen Zähne — das sogenannte „gerade Gebiss" — ist bereits als eine auffällige Anomalie anzusehen.

B. Kephalometrie.

Nach den kraniometrischen Vorarbeiten, die mitgetheilt sind, besteht die ganze Kephalometrie blos in einer Uebersetzung der gegebenen Daten mit Hilfe eines Zahlenschlüssels. So oft wir eine kephalometrische Messung machen, sehen wir die Daten für die kraniometrischen ein und mit Hilfe des Umrechnungsschlüssels sind wir orientirt.

Ich werde in dieser Darstellung vorwaltend das x-Diagramm in Betracht ziehen. Ich habe schon früher auseinandergesetzt, wie wir den Schädelinhalt nach der Grösse der Hauptumfänge schätzen.

a) Bogenmaasse.

Wir wenden uns nun zunächst Umfängen überhaupt zu.

1. Am wichtigsten ist der Horizontalumfang *(„HUF")*, der am Kopfe genau so über dem grössten Längsdurchmesser genommen wird, wie am Schädel. Nach den Messungen von BROCA ist dieser Umfang bei dem mit Haut und Haar bedeckten Kopfe um circa 3·0 Cm. grösser als bei dem nackten. Dies macht bei mittlerem Umfange von 52 circa 6⁰/₀ aus. Nach der Quote von

---

*) Zuckerkandl misst offenbar nicht vom mondförmigen Ausschnitte, sondern von der Höhe des Gelenktheiles.

6% beurtheile ich überhaupt die mit dem Bandmaasse gefundenen kephalometrischen Resultate im Vergleiche zu den kraniometrischen und zunächst die
anderen grossen Umfänge, nämlich den Längsumfang und den Querumfang.

So ungenau auch dieser Berechnungsschlüssel ist, weil er individuell und
auch unzweifelhaft mannigfach, je nach dem Bogen, um den es sich handelt,
wechselt, so können wir ihn dennoch acceptiren, weil wir uns bei den forensischen
und klinischen Zwecken, derenthalben wesentlich wir überhaupt Kephalometrie
betreiben, nur für extreme Abweichungen interessiren.

Während wir aber bis jetzt eigentlich auf die Berechnung nach den
Resultaten der Schädelmaasse angewiesen sind, handelt es sich für die Zukunft
darum, directe Messungen an der lebenden Bevölkerung zu machen, wobei wir
den Vortheil haben werden, nach allen Richtungen reineres Material zu haben,
als in der Kraniometrie.

Vor Allem werden wir uns in Bezug auf nationale Abstammung am
Lebenden besser orientiren können und weiters werden wir überall dort, wo uns
eine Kopfform als atypisch, abnorm und pathologisch erscheint, besser Nach-
forschungen nach der Lebensgeschichte des Individuums, der Belastung der Familie
und überhaupt nach allen anamnestischen Momenten machen können, als beim
todten Materiale. Man kann mit grosser Sicherheit aus der Reihe der Kranken
die Epileptiker, die psychisch Abnormen etc. herausfinden. Ferner stellt es sich
häufig heraus, dass Individuen mit abnormen Kopfformen, welche selbst an keiner
schweren Neurose leiden, belasteten Familien angehören. Manchmal hat die
kephalometrische Beobachtung Veranlassung gegeben — trotz des Leugnens des
Kranken — nach der gerichtlichen Vergangenheit zu forschen und in deutlich
kephalometrischen Fällen geschah dies öfters mit positivem Erfolge.

Besonders wichtig wird aber die Kephalometrie für die Erkenntniss des
wachsenden Schädels. Das, was für die Kraniometrie noch sehr lange dauern
wird, nämlich genügende Zahlen für die Wachsthumsperiode zu haben, kann in
der Kephalometrie bald erreicht sein.

2. Als Längsumfang *(„LUF")* dient am Kopfe der Längs-
wölbungsbogen *nt* (Arc. *nt*). Um auch am Kopfe zu jenem Punkte zu messen,
wie am Schädel, tastet man den untersten, scharf markirten Punkt der *Prominentia
occipitalis externa* mit dem Zeigefinger der linken Hand; in der Mitte einer
Daumenbreite darüber fixire ich den Punkt *t*.

Ich will hier wieder betonen, dass es zweckmässig sein dürfte, in Zukunft zu dem scharf markirten unteren Punkt zu messen.

3. Den Jochwurzelbogen nehme ich von den Jochwurzelpunkten
hinter den Kiefergelenken, die scharf markirt sind. Abgelesen wird am hinteren
Rand des Bandes.

Ich will hier speciell einige methodische Bemerkungen über die Bandmaasse machen.

Die Haargrenze (als „*h*" oder „*f*" bezeichnet) ist z. B. auch beim haarlos
gewordenen Kopfe leicht zu finden, theils durch die verschiedene Färbung und
Beschaffenheit der Haut, theils, weil die Grenze zwischen den zwei betreffenden
Bögen des Stirnbeines beim Lebenden viel schärfer markirt ist, als beim Schädel.
Es muss hier überhaupt eine wichtige allgemeine Bemerkung eingeschaltet werden.
BROCA hat schon bemerkt und betont, dass die Krümmungen des feuchten Schädels
schärfer sind, als die des getrockneten, da die lineare Grösse des Bogens stärker
wächst, als die der Sehne.

Darum sind auch am Kopfe die Krümmungen schärfer
accentuirt, als am macerirten Schädel und die Uebergänge von
einem Bogen zum andern besser markirt.

Das gilt nicht blos vom grossen Bogen, sondern auch von den kleinsten
Secundärbögen. Z. B. den kleinen Höckerchen, welche durch Nahtzähne gebildet werden.

Diese Thatsache ist für die Kephalometrie von fundamentaler Bedeutung. Denn nur dieser Umstand macht es möglich, die Nähte und ihre
Enden am Kopfe durchzufühlen, und zwar unvergleichlich besser als am
Schädel, der etwa mit einem Tuche bedeckt wird. Diesen Verhältnissen verdanken
wir es überhaupt, dass wir auch viele Punkte am Kopfe schärfer
markirt haben, als am Schädel.

Ein gewisses Tasttalent und eine grosse Uebung zur richtigen Wahrnehmung sind natürlich nöthig.

4. Am Kopfe ist zunächst wichtig, den Bogen $n\alpha$ zu nehmen. Die
Spitze des Hinterhauptes ist scharf markirt. Ein Irrthum ist nur dann möglich,
wenn ein grosser WORMS'scher Knochen an dieser Stelle vorhanden ist. Da auch
die Krümmung eines solchen am lebenden Kopfe viel stärker ist als am Schädel, kann
das untere Ende desselben als Spitze des Hinterhauptes imponiren.

Man tastet dann durch Verfolgung der Lambdanaht bis zu ihrem Zusammentreffen am besten durch.

5. Der nächst wichtige Bogen ist der „Stirnbogen" $(n\beta)$.

Ein mit feinem Getaste versehener Untersucher, der seinen rechten Zeigefinger gehörig eingeschult hat, wird bei Bestimmung der vorderen Grenzen der
Sagittalnaht am lebenden Kopfe nur selten fehlgreifen.

Hat man den Punkt fixirt, so nimmt man das Bogenmaass. Die Bögen
$n\beta$ und $\alpha\beta$ sind für die Pathologie besonders wichtig. Der Bogen $\alpha\beta$ wird aus
Arc. $n\alpha$ — Arc. $n\beta$ gemessen.

Ich werde auf die methodisch wichtige Reihenfolge, in der diese Bogenmaasse genommen werden, bald zurückkommen.

b) Lineare Maasse.

Für die linearen Maasse haben wir folgenden Berechnungsindex.
Für jene Maasse, die der ganzen Länge oder Quere des Schädels nach reichen,
nimmt man an, dass die Kopfmaasse um 1 Cm. grösser sind, als die kraniometrischen, indem man annimmt, dass zwischen Cirkelspitze und den Knochen je
5 Mm. liegen. Man wird also am Kopfe den grössten Längsdurchmesser, die
Längswölbungssehne no, ferner nt und na, weiters die grösste Breite, die Joch-
wurzelbreite und überhaupt sämmtliche Breitenmaasse am Schädel um 1 Cm. kleiner
annehmen, als die Kopfmaasse ergeben. Hingegen wird man die Radien von O,
ebenso die kürzeren Sehnen, wie nh, $n\beta$, $a\beta$ etc., am Schädel nur als um 7 Mm.
kürzer annehmen.

Aus dieser Betrachtung erhellt, dass der Längen-Breitenindex um 1 bis
2% grösser am Kopfe ist als am Schädel.

Nehmen wir z. B. an, wir hätten an einem Kopfe die grösste Länge
18 und die grösste Breite 15, so hätten wir einen Längen-Breitenindex von 83·3.
Ziehen wir von jedem Maasse 1 Cm. ab, so haben wir 17 und 14 und der
Längen-Breitenindex ist 82·35.

Nehmen wir wieder eine grösste Länge von 18 und eine grösste Breite
von 13·0 für den Kopf, so haben wir einen Längen-Breitenindex von 72·2. Für
den Schädel haben wir nach obiger Berechnung die Maasse 17 und 12 und der
Index ist 70·6.

Nehmen wir einen Kopf mit 18 Cm. Länge und 15·5 Cm. Breite, so ist
der Längen-Breitenindex 86·1. Für den Schädel ist dann der Längen-Breitenindex 85·3.

Man sieht, bei Brachykephalen ist die Differenz kleiner als bei den
Dolichokephalen. Man wird gut thun, die Differenz etwas grösser zu nehmen, weil
ja der Abzug für den Schädel zu unsicher ist. Man muss bedenken, dass es vorkommen kann, dass in der Längsrichtung eine grössere Differenz besteht, i. e.
dass an einem oder beiden Endpunkten von L die Haut zusammen um 5 Mm.
dicker ist, dann wächst der Längen-Breitenindex für den Schädel. Wenn z. B. am

Kopfe $L = 18$ und $B = 14$ ist, so ist der Längen-Breitenindex $77\cdot8$. Für den Schädel mit $L = 16\cdot5$ und $O = 13\cdot0$ ist der Index $= 78\cdot8$.

Das Aufsuchen des medianen Auricularpunktes (λ) geschieht in folgender Weise:

Das Grübchen hinten und oben von der äusseren Ohröffnung, von dem am Schädel ausgegangen, ist am Kopfe leicht durchzufühlen und der eine Knopf des Cirkels an diese Stelle fest anzudrücken.*)

Zunächst ist das Maass OO zu nehmen. Während der Messende den Cirkel auf der einen Seite an diese Stelle festdrückt, thut es ein gut orientirter Assistent an der zweiten Seite und es wird dann die Ohrenbreite (OO) abgelesen.

Der Vorgang der weiteren Messung ist nun folgender: Die eine Cirkelspitze wird an der einen, z. B. rechten Seite an O fixirt, während die zweite Cirkelspitze nach einander über den zwei Medianpunkten x und n aufgesetzt und die Distanzen abgelesen werden (Linien Ox_r und On_r). Hierauf nimmt man dieselbe Manipulation auf der anderen linken Seite vor (Linien Ox_e und On_e).

Aus den beiden Dreiecken $O_r . n . O_l$ und $O_r x O_l$ kann man λn und λx berechnen und mit diesen Radien von n und x aus die Lage von λ in Diagramm bestimmen.

Die anderen λ-Radien zieht man sich im x-Diagramm und misst sie mit dem Maassstabe.

Auch die λ-Radien des Kopfes sind um 7 Mm. grösser anzunehmen, als jene des Schädels.

Ueber die Art und die Cautelen beim Nehmen der n-Maasse und x-Maasse in Bezug auf die Bestimmung der Punkte h und t ist das Nöthige bei den Bogenmaassen gesagt.

Es muss hier colletiv betont werden, dass, sobald man einen der Punkte von h bis t fixirt hat, man hintereinander das x- und das n-Maass und sofort auch das Bogenmaass nehmen muss, damit, wenn ein kleiner Fehler in Bezug auf den Punkt (z. B. h) begangen wird, derselbe für alle 3 Maasse gleich bleibe.

Die Bestimmung seitlicher Punkte erfolgt in der Kephalometrie, wie in der Kraniometrie und ich will hier nur bemerken, dass man statt des Gesichtsdreiecks das Dreieck zwischen x, n und α, z. B. als medianes Grunddreieck betrachten kann, von dessen Spitzen aus man an den seitlichen Punkten messen kann.

c) Einfügung der Projectionsachsen in der Kephalometrie.

Die Einfügung der Projectionsachsen in das x-Diagramm geschieht so, dass man das zu untersuchende Individuum vor eine möglichst horizontale Ebene hin setzt, auf der ein Stangencirkel — am besten der Kranioepigraph — verschoben werden kann. Man lässt nun den Kopf des Individuums, den man ursprünglich nach aufwärts gerichtet sein lässt, langsam so senken, bis die 2 äussersten Punkte des äusseren Orbitarandes, die man früher markirt hat und die beiden Mittelpunkte der Carunkeln in eine horizontale Ebene fallen, was man mit der Spitze des Querastes des Stangencirkels constatirt.

Hierauf wird die Spitze — bei ruhendem Kopfe — rasch gehoben, bis sie die Nasenwurzel (n) erreicht und dann die in derselben Höhe liegenden äussersten Punkte des äusseren Orbitarandes $(ob_r,\ ob_l)$ mit der Reisfeder des Kranioepigraphen markirt.

Von n und von x aus wird nun zu beiden ob-Punkten gemessen, ebenso die Querachse durch diese beiden Orbitarandpunkte.

Aus dem Dreiecke $ob_r . n . ob_l$ erhält man das Loth nn' auf die Basis $ob_r . ob_l$, i. e. die Blickebeneachse. Aus dem Dreiecke $ob_r . x . obl$ die Linie xn' und man hat ausserdem durch directe Messung die Linie nx (s. Fig. 85, in welcher

---

*) Eine weitere Untersuchung wird vielleicht den Parallelismus des Punktes O am Schädel und am Kopfe als nicht ganz identisch nachweisen.

nur der Buchstabe b durch x zu ersetzen ist). Man hat dann das Dreieck xnn' und den Winkel xnn', i. c. den Winkel, den nx mit der Verticalen macht.

Legt man diesen Winkel bei n an, so hat man die verticale Projectionsachse in das x-Diagramm eingetragen.

Hat man auch den Punkt λ bestimmt, durch die Messung von beiden Auricularpunkten zu n und x, so kann man dann durch λ eine Senkrechte auf die durch n gelegte Verticale ziehen und somit die Horizontale durch den medianen Auricularpunkt (λ).

Man kann dann die Auricularhöhe bestimmen.

Jedenfalls hat man die Winkelstellung aller Linien zu den Projectionsachsen.

d) Die wichtigsten Maasse der Kephalometrie.

Ich gebe in Folgendem die wichtigsten direct zu nehmenden oder zu berechnenden Maasse, wobei wieder betont werden muss, dass gewisse Maasse in bestimmter Ordnung zu nehmen sind, damit die x- und n-Maasse und die Bogenmaasse zu vielen Punkten (h bis t) immer gleichmässig zu demselben Punkte genommen werden.

1. $H.\ U.\ F.$ („Horizontalumfang").
2. $L.\ U.\ F.$ („Längsumfang").
3. $J.\ U.\ F.$ („Querumfang").
4. $L.$ („Grösste Länge").
5. $Q.$ („Grösste Breite").
6. $n\mu.$ („Grösste Gesichtslänge" von der Nasenwurzel (n) zum untersten medianen Punkte $(\mu.)$ des Unterkiefers).
7. $J.\ Q.$ („Grösste Jochbogenbreite").
8. $nx.$
9. $nm.$
10. $xm.$
11. $x\mu.$

12. $O.\ O.$ („Ohrenbreite").
13. $Ox_r,\ Ox_l.$
14. $On_r,\ On_l.$
15. nh und 16. xh und 17. Arc. $nh.$
18. $n\beta$ und 19. $x\beta$ und 20. Arc. $n\beta.$
21. nv und 22. xv und 23. Arc. $nv.$
24. $n\alpha$ und 25. xx und 26. Arc. $n\alpha.$
27. no und 28. xo und 29. Arc. $no.$
30. nt 31. xt und 32. Arc. $nt.$
33. $ob_r,\ ob_l.$ (Querachse zwischen den äusseren Rändern beider Augen).
34. $ob_r\ n$ und $ob_l\ n.$
35. $x\ ob_r$ und $x\ ob_l.$
36. Orbitahöhe und 37. Orbitabreite.

Berechnet werden dann folgende Grössen:

1. $L.\ Q.\ J.$ („Längen-Breitenindex").
2. λn und $\lambda x.$
3. nn', xn' und $\not\subset xnn'$ ($\not\subset nx\ H)$, i. e. Winkel von nx mit der horizontalen Projectionsachse.
4. Orbitaindex.
5. Die Krümmungsindices.

Fertigt man das Diagramm an, so kann man dann mit dem Maassstab und Transporteur eine grosse Anzahl von Grössen messen; so alle λ-Radien, die Winkelstellungen der anatomischen Linien untereinander und mit den Projectionsachsen.

Es ist gut, das Diagramm sofort anzufertigen, um etwaige Lücken und Irrthümer der Messung so lange corrigiren zu können, so lange das zu messende Individuum zur Verfügung steht.

C. Allgemeine Bemerkungen über die klinische und forensische Kranio- und Kephalometrie.

Es muss hier zunächst eine Bemerkung über physiologische B r e i t e gemacht werden. Da heute kein „r e i n e s" Material vorhanden ist, i. e. keine Reihe existirt, in der nicht Schädel pathologischer und abnormer Individuen enthalten sind, so wird ein Theil dieser atypischen und pathologischen Schädel innerhalb der äussersten Grenzen der Normalreihe vorhanden sein. Wir müssten also die physiologische Breite eigentlich enger begrenzen und also jene extremen Reihenglieder, die in den sogenannten Normalreihen nur in kleinen Procentantheilen vorkommen und besonders, wenn sie sich sprunghaft von den nächsten Reihengliedern abheben, als a u s s e r h a l b der physiologischen Breite liegend ansehen. Ich will hier einmal hervorheben, dass ja nur die social am tiefsten Stehenden und die Verkommenen im socialen Sinne das Material für anatomische Sammlungen liefern und manche Sammlungen sich geradezu aus Zuchthäusern recrutiren, ferner, dass die Anatomen aus dem zu conservirenden Material mit Vorliebe Schädel mit Abweichungen conservirt und gesammelt haben, ohne sich um die klinische und forensische Geschichte der Individuen zu kümmern.

Ich will hier noch die allgemeine methodische Bemerkung hinzufügen, nach welchen Kriterien wir einen Schädel als pathologisch oder atypisch bezeichnen. Wir haben in dem vorhergehenden Capitel sowohl in jeder Normalreihe als besonders in den pathologischen Reihen eine Summe von Objecten gefunden, die schon durch das excentrische Verhältniss des einen Maasses als abnorm oder atypisch angesehen werden muss. Der Procentsatz solcher Objecte in jeder Reihe ist ein sehr kleiner. Allein, wenn wir aus den Reihen für die verschiedenen M a a s s e einer und derselben Schädelreihe die Procentsätze summiren und natürlich darauf achten, dass hochgradig abnorme Objecte in mehreren Reihen als abnorm erscheinen, so wird der Procentsatz jener Schädel bedeutend grösser, w e l c h e k l i n i s c h u n d f o r e n s i s c h a b n o r m e n I n d i v i d u e n a n g e h ö r t h a b e n und die sich kraniometrisch als abnorm oder pathologisch erweisen. Ueberdies sind viele Abnormitäten noch nicht so massenhaft und so correct gemessen — ich erinnere an die Asymmetrie — um schon heute als bestimmtes Material für die Differenzirung zwischen normalen und abnormen Individuen dienen zu können. Es giebt ferner gewiss noch viele Kennzeichen, die unserer Aufmerksamkeit ganz entgangen sind und viele, die eigentlichen Messmethoden noch nicht unterworfen worden sind. Wir werden im Verlaufe dieser Betrachtungen auf eine Reihe solcher Momente stossen und wir müssen vorläufig so vorgehen, dass wir im Allgemeinen nicht blos nach speciellen Maassen, sondern nach dem Gesammtbefunde sämmtlicher genommenen Maasse und nach sonstigen Vorkommnissen, besonders auch nach Curiositäten, die dem Typus der Race oder überhaupt dem Typus des Genus Homo sapiens widersprechen, die Ein- oder Ausreihung der Objecte in die oder aus der physiologischen Reihe vornehmen.

Auf diese Weise kommen wir in pathologischen Reihen zu einer überraschend grossen Zahl von Objecten, welche sich auch kraniometrisch und kranioskopisch als abnorm charakterisiren. So z. B. sind von 127 Irrenschädeln bei ZUCKERKANDL mindestens 103 als pathologisch zu betrachten. Von den 9 weiblichen Schädeln der GALL'schen Sammlung fand ich acht als pathologisch oder atypisch charakterisirt, von den 16 männlichen mindestens 6. BORDIER giebt an 58 Procent der von ihm untersuchten Mörderschädel pathologisch gefunden zu haben etc. Wenn aber auch nach meiner Ueberzeugung in vielen abnormen Reihen der Procentsatz der Einzelobjecte, die kraniometrisch und kranioskopisch distinct als pathologische und als abnorme gekennzeichnet sind, sehr häufig ein recht bescheidener ist, so wird der Werth dieser Vergleichung doch ausserordentlich erhöht durch die Vergleichung der Reihenglieder und auch der Mittel. Wir haben beim Studium der Bogen $n\beta$, $n\alpha$ und $\alpha\beta$ gesehen, dass in einer pathologischen Reihe die höheren Reihenglieder fehlen oder schlecht vertreten sein können, dass also die schlechtere Längswölbung bei Geisteskranken viel häufiger sei als bei normalen Individuen. Trotzdem also die excessiv schlechte Wölbung nur wenige Individuen als absolut abnorm charakterisirt, lehrt uns die R e i h e, dass eine schlechte Wölbung des Stirn- und Schädelhirns z. B. zu Geistesstörung disponirt, und da das Schädel v o l u m bei Geisteskranken nicht parallel abnimmt, so lehrt uns die Reihe, dass ein M i s s v e r h ä l t n i s s zwischen Hemisphärenentwicklung im vorderen und mittleren Schädelabschnitte zu der G e s a m m t m a s s e des Gehirnes eine wichtige Rolle in der Aetiologie der Psychosen spielt.

Daraus erklärt sich auch, warum die psychische Maschine in einer bestimmten Epoche und unter bestimmten Verhältnissen in Unordnung geräth, ohne dass bei der Nekroskopie ein schwerer pathologischer Process gefunden wird. Dass die negativen Befunde eine Täuschung sind und Resultat der üblichen Methoden der Präparation, kann ich hier nicht ausführlich erörtern. Ich verweise auf die Darstellung in meiner Abhandlung: Ueber einige Grundformeln des neuropathologischen Denkens (Wiener Klinik, 1885).

Man wird der Vergleichung dieser Reihen und ihrem Resultate um so mehr Gewicht beilegen, als in der Natur mannigfache Störungen dieses Verhältnisses vorhanden sind, die wir nur principiell eruiren können. Es ist zu bedenken, dass die pathologischen Processe und die Abnormität der Gehirnfunction, die aus angeborener oder frühzeitiger Veranlagung erst in einer späteren Lebensepoche zum Vorschein zu kommen pflegen, nicht mit absoluter Nothwendigkeit auftreten müssen, sondern unter günstigen, z. B. socialen Verhältnissen latent bleiben können. Anderseits können dieselben functionellen Störungen bei normal veranlagten Individuen, durch Intoxication, Krankheit und durch sociale Verhältnisse hervorgerufen werden, ohne auf die Morphologie von Schädel und Gehirn einen Einfluss zu haben. Auf diese Weise kommen viele anatomisch normale Schädel in die Reihe der Individuen mit abnorm functionirendem Gehirne und umgekehrt gerathen viele Schädel von prädisponirten Individuen, bei denen durch einen zeitigen Tod oder günstige sociale Verhältnisse die Prädisposition latent blieb, in die functionell normalen Reihen. Dadurch wird die Differenz der wirklichen Normalreihe von den Reihen abnormer Objecte kleiner erscheinen, als sie de facto ist. Wir haben also allen Grund, die bestehende Differenz möglichst hoch anzuschlagen und darnach den Werth der Anthropologie für die Psychopathologie und auch für die Ethopathien zu bemessen.

Ich will weiters hier eine allgemeine Betrachtung über den Werth der Phrenologie anschliessen. Als GALL eine der epochemachendsten Entdeckungen der Culturgeschichte machte, dass die Gehirnhemisphären die Träger des psychischen Lebens seien und dass der quantitative Sprung von der Thierwelt zum Culturmenschen in dem Sprunge der relativ grossen quantitativen Entwicklung der Hirnhemisphäre gegenüber der anderen Gehirnmasse liege, dass ferner die Entwicklung der Schädelwölbung mit dieser relativen Entwicklung der Hemisphären Schritt halte und als GALL den Grundsatz aufstellte, dass einerseits jeder topischen Entwicklung eines jeden Abschnittes der Schädelknochen eine conforme topische Entwicklung eines zugehörigen Gehirntheils entspreche und dass jeder Theil des Gehirns eine locale specifische physiologische Function, ergo eine specifische psychologische Bedeutung haben müsste, lag es nahe, den mächtigen Dreiklang Schädel, Hirn und Psyche anzuschlagen. Es war eine Albernheit der Majorität der zeitgenössischen Gelehrten, dass sie sich die Ohren zuhielten, um ihr Gehirn vor den Vibrationen dieses culturgeschichtlich mächtigen Accordes zu bewahren.

Dass GALL mit dem ersten Versuche einer angewandten Biologie scheitern musste, liegt auf der Hand, und ich will, bevor ich den Grund dieses Scheiterns auseinandersetze, im Vorbeigehen erwähnen, dass alle Einwände gegen die GALL'sche Schädellehre, die allgemein acceptirt und annerkannt wurden, von bedeutenden Gelehrten als nicht stichhältig zurückgewiesen werden mussten. Ich will nur auf VIRCHOW hinweisen, der zwei Einwände als hinfällig hinstellte, die von den Gegnern GALL's als besonders massgebend angesehen werden.

Man hatte gesagt, ein Theil der Hemisphären läge ja an der Basis des Schädels, sie seien also der Inspection am Kopfe nicht zugänglich; man hatte ferner eingewendet, dass es hochgradig deformirte Schädel bei Individuen gebe, die nach allen Richtungen als normal oder über dem Durchschnitte stehend anzusehen seien. Der berühmte Autor des Buches: „Die Entwicklung des Schädelgrundes" hat aber nachgewiesen, dass jede abnorme Entwicklung der Schädelbasis am Gesichtsskelette und an der Schädelkapsel ihren Ausdruck finde und zweitens, dass gerade die hochgradigst deformirten Schädel durch gelungene Compensation zu Stande kämen und daher gerade bei den hochgradigsten Deformationen Normalentwicklung des Gehirns möglich sei. Man hat mit richtigem Instincte und mit schlechten Argumenten die Phrenologie von GALL verworfen, wobei freilich die Enzophobie, id est die gegründete Furcht vor den Eminenzen und Excellenzen, und die ungegründete vor den Consequenzen eine Rolle spielte. Auch den Fehler, den sich bis in die jüngste Zeit viele Gehirnphysiologen zu Schulden kommen liessen, nämlich anzunehmen, dass in irgend einem Districte der Gehirnhemisphären eine einzige elementare psychische Function localisirt werden könne, hat GALL nicht begangen, als er das Ergebniss der mikroskopischen Untersuchung vorausgesehen hätte, dass nämlich auf jedem Querschnitte mannigfache anatomische Elemente, denen wir differente physiologische Bedeutung beimessen müssen, vorhanden sind. *) GALL hat vielmehr correct jedem Gehirnbezirke eine combinirte psychische Function zugeschrieben. Der Grundfehler der GALL'schen Phrenologie bestand darin, dass GALL nicht wusste, dass die anatomischen Träger der einfachsten Vorstellungen über das ganze Gehirn zerstreut sind, dass also schon das Organ für die einfachsten Vorstellungen nicht in einem kleinen Bezirk zu suchen ist, sondern ein anatomisch diffuses, durch Faserverbindung physiologisch zusammenhängendes Organ darstellt. Wenn aber schon die Träger der einfachen Factoren des psychischen Lebens so diffus gelagert sind, so muss es noch mehr das Organ für Seelenbewegungen und Charakterzüge sein und besonders für die Träger jener Charaktereigenschaften, die für die Form des Existenzkampfes des Individuums massgebend sind. Hiermit ist ein- für allemal die Möglichkeit einer Phrenologie im Sinne GALL'S abgethan und das Einzige, was zurückbleibt, ist die Thatsache, dass die Elemente für einzelne Sinnesgebiete und für einzelne Bewegungsacte, die aber nicht als einzelne willkürliche Bewegungen im Sinne von GALL aufgefasst werden dürfen etc., in circumscripten Hemisphärenbezirken — aber nicht ausschliesslich! — vorkommen, und dass deren Ausfallen oder deren ungewöhnlich reichliche Entwicklung am Schädel ihren Ausdruck finden können. **)

Die biologischen Gleichungen sind hochgradig complicirt und enthalten eine Summe von massgebenden Factoren, von deren Existenz die Wissenschaft in historisch langen Zeiträumen oft nicht einmal eine Ahnung hat. Am complicirtesten aber sind die biologisch-psychischen Gleichungen, und dass GALL im ersten Anlaufe zur Lösung derselben scheiterte, darf kein Grund für gewöhnliche Menschenkinder sein, auf einen Mann herabzusehen, den wir neben einem BACO V. VERULAM, neben NEWTON, GALLILEI, KANT und anderen gleichwerthigen Heroen des Geistes zu stellen haben.

Hätte GALL nach HERBART gelebt, hätte er die geniale Analyse der Psychopathien durch SPIELMANN gekannt, er hätte die Phrenologie anders in Angriff genommen. ***)

In der Grundverirrung und in den speciellen Irrthümern GALL's lag mehr Förderung des Fortschrittes und mehr Genialität der Beobachtung als in den Wahrheiten von tausenden landläufiger Gelehrten. Wir müssen vielmehr aus der Phrenologie GALL's die elementare methodische Lehre ziehen, dass wir selbst heute noch bei der Gegenüberstellung von Schädel und Gehirn einerseits und der Psyche andererseits uns zunächst die Fragen vorlegen, ob eine Störung der Entwicklung der beiden ersten nothwendig eine Störung der Entwicklung der Psyche zur Folge habe und umgekehrt, ob stets und unter welchen Bedingungen einem

---

*) Ich habe zuerst in meiner Schrift: „Zur Lehre von der Localisation der Gehirnfunction" (III. Abschnitt, pag. 110), Wiener Klinik 1883, auf diesen wichtigen Factor im Localisationscalcul aufmerksam gemacht.

**) Der wichtigste Fehler in Gall's Phrenologie aber ist, dass er vorwaltend physiologische Eigenschaften des Gehirnes, welche das Temperament, die Phantasie etc. bedingen, als anatomische auffasst.

***) Ich will bei der Gelegenheit wieder das bahnbrechende Buch von Spielmann „Diagnostik für Geisteskrankheiten" (Wien 1885, Braumüller) in's Gedächtniss der Fachmänner zurückrufen. Seine Ideen sind Gemeingut geworden; sein Name und sein Buch sind vergessen.

abnormen Verhalten der psychischen Function eine Abnormität von Schädel und Gehirn entsprechen könne und müsse? Wir werden uns vor Augen halten müssen, dass ein negativer Befund doch nicht beweise, dass eine solche Beziehung nicht bestehe, da negative Befunde oft nichts bedeuten, als negatives Wissen und negative Begabung des Forschers. Wir werden andererseits positiven Befunden das grösste kritische Misstrauen entgegenbringen und nie vergessen, wie fragmentär unser Wissen und Können gegenüber den complicirten Verhältnissen, mit denen wir es zu thun haben, sind.

Wir werden bei dem heutigen Stande des Wissen morphologische und psychische Abweichungen nur f o r m a l gegenüberstellen; wir werden nur zu constatiren suchen, ob ein Zusammenhang zwischen beiden existirt, ohne es zu wagen, in weitaus der Mehrzahl der Fälle uns aus dem psychologischen Ergebnisse auf eine physiologische Deutung der morphologischen Daten einzulassen.

Ich bin mir bewusst, nur einmal von diesem Wege abgewichen zu sein, als ich — jedenfalls voreilig — das ethische Empfinden in den Hinterhauptslappen verlegte.

Consequenterweise werden wir bei abnormem und atypischem Befund am Schädel uns nur berechtigt halten, den V e r d a c h t auf abnorme Organisation und Function des Gehirns auszusprechen. Dass es umgekehrt absolut berechtigt und nöthig ist, sich zu fragen, ob bei Beobachtung von atypischem und abnormen psychischem Verhalten Atypien und Abnormitäten von Schädeln und Gehirn vorhanden sind, sollte hors de discussion sein. Der alberne Kampf, der gegen die Berechtigung auch nur der Fragestellung auch von Fachmännern geführt wurde, zeigt, dass immer eine gute Spanne Zeit zwischen der Erlangung einer Erkenntniss und zwischen der Anerkennung derselben liegt.

Es giebt nur relativ wenige Befunde, die uns berechtigten, mit Sicherheit auf die Unmöglichkeit normaler Functionirung zu schliessen. Es sind vor Allem u n t e r t y p i s c h e Verhältnisse, und zwar solche untertypische Verhältnisse, die den ganzen Schädel betreffen oder auch einzelne Abschnitte desselben.

Vor Allem können wir bei hochgradiger U n t e r t y p i e des S c h ä d e l - v o l u m s annehmen, man habe es mit einem abnorm gewesenen Individuum zu thun. Am lebenden Kopfe wird uns uncompensirte excessive Kleinheit eines der drei Hauptumfänge zu einem Verdachte berechtigen, der schon in den meisten Fällen an die Sicherheit eines Beweises heranreicht. Kleinheit der grossen oder gar sämmtlicher Umfänge beobachtet man häufig bei angeborenem Schwachsinne, bei Epilepsie und bei schwachsinnigen Verbrechern. Auch bei der *Hemi-* und *Paraplegia spastica infantilis* ist derselbe Befund häufig, obwohl besonders bei der *Paraplegia spastica infantilis* — ebenso wie bei vielen Epileptikern — öfters gerade excessive Makrokephalie gefunden wird. Vorwaltend halbseitige Verkümmerung des Horizontalumfanges beobachtet man häufig bei *Hemiplegia spastica infantilis* und bei Epilepsie etc.

Ich will hier episodisch eine Betrachtung über die Bedeutung von Kleinschädeln und überhaupt über die Bedeutung des Schädelinhaltes, sowie der Grösse und Schwere des Gehirnes hinzufügen. Dass bedeutende Menschen im A l l g e - m e i n e n ein grösseres und schwereres Gehirn haben, oder sicherer, dass sie ein grösseres Schädelvolum zeigen, ist eine ziemlich sicher festgestellte Thatsache. Dass aber Makrokephalie nicht umgekehrt hohe psychische Entwicklung bedeutet, ist noch mehr sichergestellt. Wir haben ja oft hervorgehoben, dass atypische Makrokephalen vielfach unzweifelhafte Zeichen pathologischer Entwicklung in sich tragen, und dass auch bei jedem Excess nach oben der Verdacht auf Anomalie gerechtfertigt ist. Wir müssen aber betonen, dass ungewöhnlich massenhafte Entwicklung des Gehirnes gar nicht massgebend zu sein braucht für die geistige Bedeutung eines Menschen. So z. B. brauchen Phantasie und Combinationsgabe, welche einen wichtigen psychischen Factor für die schöpferische Begabung abgeben, gar nicht mit besonderem Reichthum an anatomischen Elementen combinirt zu sein.

SCHÄDEL- UND KOPF-MESSUNG. 403

Wenn nur die vorhandenen Elemente einen übertypischen Grad von Erregbarkeit besitzen und wenn die Bahnen, welche die Knotenpunkte psychischer Wellenbewegung mit einander verbinden, einen übertypischen Grad von Leitungsfähigkeit besitzen, können, selbst bei relativ kleinem Materiale, Fülle und Originalität der Combinationen entstehen, welche das schöpferische Talent und selbst das Genie in der Kunst, in der Wissenschaft und in der Technik repräsentiren. Nur bei vielseitigen Beweisen origineller Ideen und Empfindungen ist Reichthum von anatomischen Elementen ein naturhistorisches Postulat. Das grösste Genie kann b o r n i r t, id est mit einem kleinen Ideen- und Empfindungskreise begabt sein und umgekehrt eine reich begabte und reich entwickelte Natur durch mässige Erregbarkeit und Leitungsfähigkeit der Elemente unproductiv, id est ohne originelle Combinationskraft sein.

Weiters ist zu bedenken, dass reiche und schöpferische Begabung in der einen Richtung mit psycho-cerebraler Armuth in anderer Richtung combinirt sein kann. Wenn ein so tiefer und reicher Denker, wie KANT, psychomotorisch verkümmert wäre und es nach keiner Richtung hin zu irgend einer Geschicklichkeit in Körperübungen, ferner in künstlerischen und technischen Fertigkeiten bringen kann, so kann das Plus auf der einen Seite durch das Minus auf der anderen Seite compensirt, ja übercompensirt sein und das Gehirngewicht kann selbst unter das Mittel herabsinken.

Ebenso kann neben grosser intellectueller und motorischer Befähigung ästhetischer Schwachsinn oder Moral insanity, die der Ausdruck mangelhafter Entwicklung ethischer Empfindungen ist, vorhanden sein und das Postulat nach anatomischem Reichthum in der einen Richtung auf einen Mittelbefund des cerebralen Gesammtvermögens herabdrücken.

Ein gutes Beispiel für Kleinschädel mit normaler Entwicklung des intellectuellen und des Gefühlslebens liefern viele Fälle von *Hemi-* und *Paraplegia spastica infantilis*, bei denen das Ausfallen zahlreicher psycho-motorischer Elemente Porenkephalie und vermindertes Schädelvolum bedingt.

Wir müssen nun in der Betrachtung der Maasse fortfahren.

Aehnliches wie vom Inhalte und den Hauptbögen, können wir von den drei Hauptradien L (oder no), Q und bv oder λv aussagen.

Sie haben gesehen, dass bei abnormen Individuen, besonders bei den Geisteskranken und den degenerirten Individuen, aus denen sich ein Theil der Verbrecherwelt recrutirt, besonders der Höhenradius in der Entwicklung gern zurückbleibt, und dass bei diesen beiden Kategorien die langen Schädel mit Vorliebe sehr schmal und die breiten mit Vorliebe sehr breit sind, so dass der Längen-Breitenindex sehr charakteristisch wird.

Aber begreiflicherweise wird auch eine a b n o r m e K l e i n h e i t e i n e s T h e i l m a a s s e s darauf schliessen lassen, dass ein Theil des Gehirns, der dem betreffenden Schädelabschnitte entspricht, abnorm entwickelt ist. Es muss daher eine Lücke in der Gehirnfunction existiren, die nicht nur durch abnorme Functionirung des betreffenden Gehirntheils sich kundgiebt, sondern auch dadurch, dass alle Combinationen der Functionen anderer Gehirntheile mit diesem Gehirntheile gestört sind.

Es ist ein Axiom, das bereits den Untersuchungen von GALL zu Grunde lag, und das zu leugnen wir bis jetzt keinen Grund haben, d a s s j e d e m b e s t i m m t e n S e g m e n t e d e r S c h ä d e l k a p s e l e i n b e s t i m m t e s S e g m e n t d e s G e h i r n e s e n t s p r i c h t und dass wir also aus der Entwicklung des ersteren auf die des letzteren schliessen können.

Eine wichtige a t y p i s c h e K l e i n h e i t, die eine hochgradige klinische Bedeutung hat, ist die atypische Kleinheit des Bogen $\alpha\beta$. Es ist ein charakteristischer — wenn auch nicht absolut constanter — Befund bei Epilepsie.

Bedenkt man, dass die ROLANDO'sche Spalte circa 45 Mm. hinter dem Bregma (β) liegt, so ist klar, dass Verkümmerung des Scheitelbogens vor Allem

26*

Aplasie der Centralwindungen bedeutet, also Aplasie der Convulsionscentren der Hemisphäre.

Als untere physiologische Grenze des Bogens nehmen wir 10·0 Cm. an und als relativ zulässige Verkürzung gegenüber dem Bogen $n\beta$ 2·0. Dass auch bei Geisteskranken und den degenerirten Verbrechern der Bogen $\alpha\beta$ verkürzt ist, haben wir schon hervorgehoben. Am Kopfe wird man eine Verkürzung unter 3 Cm. nicht beachten dürfen.

Ich will hier nebenbei bemerken, dass es ein allgemeines Gesetz ist, dass Krämpfe vorzugsweise aus Aplasie und Atrophie bestimmter Theile des Central-nervensystems hervorgehen, wie VIRCHOW für die Epilepsie längst gelehrt hat und weiters z. B. die Atrophie der Seitenstränge zeigt.

Ich kann hier auf die physiologische Bedeutung dieser These nicht weiter eingehen, umsoweniger, als auch eine ausführliche Besprechung derselben von den zeitgenössischen Klinikern und Fachmännern weder beachtet und noch weniger verstanden wurde. (Siehe meine „Nervenpathologie und Elekrotherapie", 2. Theil, §. 109 und besonders pag. 518 und die Abhandlung: „Zur Lehre von der Localisation der Gehirnfunctionen". [Wiener Klinik. 1883, pag. 119 etc.])

Die Verkürzung des Scheitelbeinbogens führt uns aber noch zu anderen wichtigen Beobachtungen und Betrachtungen.

Eine parallel wichtige Erscheinung bei Epileptikern ist die sogenannte Scheitelsteilheit, id est das Wachsthum des Winkels der Linien $h\beta$ und hv mit der Horizontalen nach oben und hinten und die Beobachtung, dass gerade jene Mitglieder einer neuropathischen, von Epilepsie heimgesuchten Familie, welche von der Krankheit frei sind, diese Schädelform häufig im höheren Grade besitzen, als die Afficirten.

Um den Zusammenhang dieser Thatsachen zu verstehen, müssen wir das oberste Constructionsprincip der Natur beim Baue des Schädels vorausschicken.

Es lautet: Kampf um wachsenden Inhalt im Ganzen und innerhalb der einzelnen Segmente des Schädels.

Wenn wesentlich durch primäre Wachsthumsanlage oder auch durch mechanische Hemmung von Seite der Umgebung und besonders durch frühzeitige Synostose der Sagittalnaht, das Scheitelbein in seiner Entwicklung zurückbleiben soll, so wird der Kampf um's Volum durch die Verlängerung der Sehne in den meisten Fällen unmöglich sein und dieser Kampf wird durch Erhöhung der Wölbung versucht oder durchgeführt. Der Schädel wird, wenn dieser Kampf gelingt, im Scheiteltheile hoch gewölbt.

Da aber die Theile des Schädelgewölbes mit einander wachsen und stemmend oder streckend auf einander wirken, so wird auch der Scheitel-theil des Stirnbeins nach oben getrieben und der Flat head ist fertig.*)

Die pathologische Oxykephalie ist also zunächst der Ausdruck des Compen-sationskampfes der Natur gegen die Verkümmerung der Sehne des Scheitelbeins, respective des Centrallappens, des Quadratlappens und des Scheitellappens. — Je besser der Compensationskampf gelungen ist, desto exemter ist das Individuum von den Folgen der Aplasie.

Dass also nicht blos Kürze der Sehne ohne Compensation durch die Grösse der Wölbung, sondern auch Kürze der Sehne mit ungenügender Compensation und die durch den Compensationsversuch hervorgerufene Deformation eine hohe pathologische Bedeutung beanspruchen, liegt auf der Hand.

---

*) Man hat angenommen, dass die Oxykephalie, die schon im Alterthum beobachtet und als Makrokephalie beschrieben wurde, wie der Flat head der Indianer durch circuläre Compression etwa in der Richtung des Horizontalumfanges erzielt wurde. Für den Indianer-schädel ist dies in neuerer Zeit als Fabel zurückgewiesen worden. (Siehe „Les cranes déformés" par J. J. de Armas, Havanna 1885, Separatabdruck.) — In Frankreich ist jedoch eine mechanische Verbildung nachgewiesen. Ich will hier schon bemerken, dass diese Ver-bildungen auf das allgemeine Constructionsgesetz des Schädels keinen Einfluss haben.

Wenn aber auch die pathologische Form jenen hohen Grad erreicht, bei dem durch Compensation die Functionsstörung verschwindet, ist die Form klinisch nicht gleichgiltig. Dass, was bei einem Glied der Familie gelingt, misslingt bei anderen und die Scheitelsteilheit zeigt uns bei den meisten Fällen an, dass es sich um ein Individuum aus einer belasteten Familie handelt. Besonders bei den Descendenten schlägt die beim Ahnen gelungene Compensation häufig fehl.

Wir erhalten auf diese Weise einen tiefen Einblick in die Hereditäts-lehre, besonders in den Grund, warum einzelne Glieder einer belasteten Familie intact bleiben und wie und warum in der Descendenz solcher exemter Individuen die Familienanlage wieder zum Ausdrucke kommt. Die hier geschilderten Verhältnisse sind ein Typus für viele analoge.

Sie begreifen auch, welche Bedeutung dieses anatomische Symptom für die Prognose der Epilepsie hat. Waren bei einem Kinde eclamptische Anfälle vorhanden, so ist bekanntlich die Gefahr sehr gross, dass auch nach jahrelanger Unterbrechung, besonders in der Pubertätszeit, Epilepsie ausbreche. Die Entwicklung des Scheitelbogens giebt uns — wenn auch nicht ausschliesslich — einen wichtigen Anhaltspunkt für die Prognose. Weiter wissen Sie, dass häufig Epilepsie verleugnet wird, besonders bei Mädchen aus guten Familien, wenn sie heiraten sollen oder wenn es gilt, dem Schwiegersohne die Ursache der Krankheit aufzuhalsen und sich von der Schuld der Verheimlichung rein zu waschen. Hier giebt die kraniologische Untersuchung einen wichtigen Anhaltspunkt für die Aufdeckung der Wahrheit.

Verkümmerung des Scheitelbeins habe ich auch bei einem Banknoten-fälscher kraniometrisch und von drei kephalometrisch Untersuchten bei zweien beobachtet. Bei dieser Kategorie von Verbrechern liegt aber eine Art von psycho-logischer Epilepsie — der „Virituositätskitzel" — vor.

GALL hat die Scheitelsteilheit bei Dieben beobachtet und deshalb den „Diebsinn" auf den Scheitel verlegt.

Jedenfalls hängt das am meisten charakteristische psychologische Moment dieser Verbrecherkategorie — die Arbeitsscheu — mit der Aplasie des Parietal-beines zusammen. (Siehe die oben citirte Abhandlung.)

Verkümmerung des Bogens $n\beta$ kommt auch bei Epilepsie vor, und zwar vorwaltend, wenn auch nicht ausschliesslich bei der Form von *Grand vertige*. Eigenthümlich verkümmert ist die seitliche Region des Stirnbeines bei *Aphasia congenita*. In einem Falle war die *Linea semicircularis* oberhalb ihrer Wurzel nicht mehr durchzufühlen, hinter der Basis derselben eine grubige Einsenkung, das ganze seitliche Thal des Stirnbeins (links) flacher und kürzer, die Keilbein-flügelgegend verkümmert und die Schuppe des Schläfenbeins nach vorne gerückt.

So scharf hier der Kopf markirt war, so handelte es sich doch nur um einen Fall mit intacter Intelligenz und intactem Sprachverständniss und die associatorische Sprachstörung war durch die Entwicklung des Kindes im Rückgange. Auf eine weitere Verkümmerung des Stirnbeines kommen wir gleich bei der Besprechung der Trigonokephalie zurück. *)

Dass Verkümmerung des Gesammtbogens $n\,\alpha$ bei Psychopathien und bei degenerirten Verbrechern eine grosse Rolle spielt, haben wir bei den Bogenmaassen hervorgehoben.

Verkümmerung des Interparietalbogens (Arc. $n\,t$) habe ich bei einer in der ersten Kindheit Erblindeten nachgewiesen.

Es versteht sich von selbst, dass nicht blos Verkümmerung in der (sagittalen) Längsrichtung, sondern auch Verkümmerung in den anderen Richtungen eine tiefe Bedeutung haben.

Ich will hier von einer Schädelform sprechen, welche in ihren extremen Formen längst die Aufmerksamkeit der Pathologen auf sich gezogen, in ihren

---

*) Aehnlich war auch der Befund bei anderen Fällen von *Aphasia congenita*.

mittelhochgradigen Formen aber nicht beachtet wurde, obwohl sie eine tiefe klinische Bedeutung hat, nämlich von der Trigonokephalie.

Die Charakteristik dieser Schädeln und Köpfe liegt nicht allein im Missverhältnisse zwischen der „Grössten Breite" und der „Kleinsten Stirnbreite", sondern auch in folgenden Verhältnissen: Die mediane Stirnlinie ist hervorgewölbt — was offenbar mit vorzeitiger Verwachsung der Stirnnaht zusammenhängt — und die Seitenflächen der Stirne mit ihrem Tuber sind an die Seite gerückt und ihre Krümmung ist verkleinert.

Ich besitze einen charakteristischen derartigen Schädel von einem jugendlichen Selbstmörder, bei dem auch beiderseits die *Linea semicircularis* fehlt. Ich sehe diese Form häufig bei Epileptikern, besonders mit der Form des *Grand vertige*, und sie spielt gewiss bei den Psychopathien eine grosse Rolle.

Verkümmerung der Bögen des Schläfenbeines spielt wahrscheinlich eine Rolle bei der angeborenen und frühzeitig erworbenen Taubheit.

Es ist hier auch der Ort, auf die halbseitige Aplasie des Schädelskelettes zurückzukommen, die besonders charakteristisch wird, wenn auch halbseitige Aplasie des Gesichtsskelettes und halbseitige Aplasie der Rumpf- und Extremitätsknochen damit verbunden ist. — Häufig sind die Aplasie des Gesichts-, Rumpf- und Extremitätenskelettes gekreuzt. Mit dieser Form ist häufig *Hemiplegia spastica infantilis*, Epilepsie, intellectueller und ethischer Schwachsinn verknüpft.

Excesse der Entwicklung sind in ihrer Bedeutung zweideutig. Sie bedeuten jedenfalls Abnormität der Entwicklung, können aber vollständige Compensation in sich schliessen. Mittlere Grade ungewöhnlich starker Entwicklung der allgemeinen und speciellen Schädeltheile bedeuten unzweifelhaft häufig allgemeine oder specielle psychologische Perfection.

Wir kommen nun zu einer anderen Abnormität, nämlich zur Verkürzung der hinteren Schädelhälfte.

Einen der wichtigsten Unterschiede zwischen dem Menschen- und Thierschädel bildet die Stellung des Punktes b zum vorderen und hinteren Pole des Schädels. Wir wollen als Repräsentanten des vorderen Poles den Punkt n und als jenen des hinteren Poles den Punkt o nehmen und den Theil der Horizontalachse, den man sich durch b gezogen denkt, bis zum Projectionspunkte von n auf dieselbe (n' in Fig. 87) den präbasionalen und jenen bis zu o_1 (Fig. 87) den postbasionalen nennen.

Beim menschlichen Schädel liegt b beiläufig in der Mitte; beim Thiere rückt b immer mehr gegen den hinteren Pol zu und häufig fällt b mit o, also auch mit o_1 zusammen.

Unter 10 deutschen Schädeln ist bei 8 die Linie bo', id est die Linie von b zum Fusspunkte der Projection von o auf die durch b gelegte Horizontale grösser als die Linie bn', id est von b zum Fusspunkte der Projection von n auf die Horizontale. Das Mittel der postbasionalen Verlängerung beträgt 13·2%. Bei zwei Schädeln existirt postbasionale Verkürzung von 12·9% und 21·30%. Das Gesammtmittel der Verlängerung beträgt bei allen 10 Kranien 7·1%. Die Variationsbreite zwischen der grössten Verlängerung nach hinten (42·9%) und der grössten Verkürzung (21·3%) beträgt 64·2%.

Von 5 Slovenenkranien zeigen 4 postbasionale Verlängerung mit dem Mittel 17·7%, dem Maximum von 31·6% und dem Minimum von 1·8%. Ein Kranium ist verkürzt (mit 3·5%) und das Gesammtmittel der Verlängerung ist 13·3%. Bei 5 Serbo-Croaten ist bei 4 postbasionale Verkürzung mit dem Mittel von 8·8%, dem Maximum 13·5% und dem Minimum 4·7%. Ein Kranium hat eine postbasionale Verlängerung (7·1%). Das Gesammtmittel der Verkürzung ist 5·6%.

Im Interesse der Kephalometrie müssen wir eigentlich nicht durch b, sondern durch λ die horizontale Achse legen und das Verhältniss des vorderen Theiles ($\lambda n'$) zum Hintertheil ($\lambda o'$) in Betracht ziehen.

Wir werden $\lambda n'$ als den präauricularen und $\lambda o'$ als den retroauricularen Abschnitt der Horizontalachse bezeichnen.

Die Variationsbreite der Radien von b zu den Punkten des Hinterhauptes, von α abwärts ist kleiner, als von λ aus. Dasselbe gilt von den Projectionen dieser Punkte auf die Horizontale. In seltenen Fällen ist $\lambda o_1 > \lambda n_1$, selten gleich, in der Regel verkürzt. Wir geben hier die Verhältnisse bei den genannten 20 Schädeln.

Von 10 deutschen Schädeln zeigen 8 postauriculare Verkürzung und nur 2 Verlängerung. Für die 8 Schädeln beträgt die Verkürzung $12 \cdot 2^0/_0$; das Gesammtmittel der Verkürzung aller 10 Schädel beträgt $8 \cdot 35^0/_0$. Das Maximum der Verkürzung beträgt $23 \cdot 2^0/_0$, das Maximum der Verlängerung $10 \cdot 0^0/_0$.

Bei den Slovenen sind alle Schädeln postauricular verkürzt (Maximum $22 \cdot 5^0/_0$, Minimum $0 \cdot 6^0/_0$). Das Gesammtmittel der Verkürzung beträgt $14 \cdot 2^0/_0$. Bei den Serbo-Croaten sind auch alle Kranien postauricular verkürzt (Maximum $25 \cdot 7^0/_0$, Minimum $10 \cdot 4^0/_0$). Das Mittel der Verkürzung ist $15 \cdot 5^0/_0$.

Wenn bei Schädeln einer Race, wie z. B. bei den Deutschen, bei denen geringe postauriculare Verkürzung zum Racentypus gehört, hochgradige Verkürzung vorkommt, so mag dies theils von Racenkreuzung, theils von der Unreinheit des Materials in klinisch-forensischer Beziehung herrühren. Verkürzungen über $25 \cdot 0^0/_0$ sind jedenfalls pathognomisch und bei abnormen Reihen innerhalb einer Race wird das Mittel der Verkürzung besonders charakteristisch sein.

Wir haben unter den europäischen typischen Racenschädeln nur einen, bei dem eine bedeutende retroauriculare Verkürzung statthat, nämlich beim südslavischen Schädel.

Ich habe zuerst bei schweren Gewaltthätigkeitsverbrechern, die sich zum grossen Theil aus dem Geschlechte der Degenerirten recrutirt, eine atypische Verkürzung des retroauricularen Theiles bemerkt, und zwar unter Verbrechern der distantesten Nationalitäten auch ausserhalb Oesterreichs, z. B. in den Gefängnissen von Bern und Genf, aber auch in jenem von Lepoglava in Croatien, dessen Insassen fast ausschliesslich der serbo-croatischen Race angehören.

Lange Zeit glaubte ich, dass diese Form bei den kraniometrisch in Betracht kommenden Gehirnkrankheiten fehlt. Indessen überzeugte ich mich später oft, dass dieselbe auch bei Belastungsformen von Geisteskrankheit und bei Epilepsie vorkommt, und zwar beobachtet man diese Verkürzung in pathologischen Fällen vorzugsweise halbseitig. Die Messung dieses Verhältnisses mit dem Cirkel hat grosse Schwierigkeiten, weil in der Regel bei diesen Fällen jene Schädelhälfte, in welcher das Ohr nach rückwärts rückt, schmäler ist, als die andere, so dass z. B. die Radien On beiderseits nahezu gleich sein können. Es ist nämlich in diesen Fällen die Achse OO schief, und zwar nicht blos in der Längen-, sondern auch in der Höhenrichtung, und ihr medianer Punkt theilt die Längsachse nicht in zwei gleiche Theile. Kurz, wir haben es hier mit Schädeln zu thun, deren exacte Messung nur mittelst des kathetometrischen Systemes möglich ist. Auch der Versuch, dieselbe Abweichung mittelst des Bandmaasses zu messen, scheitert gewöhnlich.

Wir gehen jetzt zu einem anderen Verhältnisse über, das für viele pathologische Schädel charakteristisch ist, nämlich Excesse der Prognathie. Am wichtigsten ist die *Prognathia nasalis*. Ein Excess derselben giebt dem Gesichte einen thierischen Ausdruck, umsomehr, da sie in der Regel mit excessiver *Prognathia subnasalis* zusammenfällt. Würden atypische Excesse der Prognathie nicht einen innigen Zusammenhang mit der ganzen Construction des Schädels haben, so dürften sie uns nur einen entfernten Verdachtsgrund auf Abnormität des Gehirns und seiner Functionen liefern.

Wir wissen aber aus dem Meisterwerke VIRCHOW'S über Entwicklung der Schädelbasis, dass das Vor- und Zurückrücken der Linie nx ein sehr empfindlicher Index für die Conformation der Schädelbasis, respective für die Entwicklung und Stellung des Grundbeins, des Keilbeins und des basalen Theiles des Stirnbeines ist.

Ausser bei den degenerirten Individuen der Gefängnisse findet man excessive Prognathie von *nx* bei den Mikrokephalen und bei der *Hemi-* und *Paraplegia spastica infantilis*, und zwar besonders bei jenen Fällen dieser Erkrankung, die mit untertypischer Kleinheit des Schädels verbunden sind. Besonders charakteristisch wird die Physiognomie des Gesichtsskelettes, wenn die *Prognathia subnasalis* hinter der *Prognathia nasalis* zurückbleibt und der Unterkiefer verkümmert ist. Der Punkt *x* bildet dann den vorspringendsten Theil des Gesichtes (natürlich mit Ausschluss der Nasenbeine) und es kommt die sogenannte Aztekenphysiognomie zu Stande.

Der thierische Charakter des Gesichtes wird natürlich noch erhöht, wenn zur Combination der *Prognathia nasalis* und *subnasalis* noch eine progenaee Stellung des Unterkiefers hinzukommt. Ueber *Krania progenaea* haben wir im Abschnitte über den Unterkiefer gesprochen.

Die Angabe LOMBROSO's, dass bei Verbrechern fast ohne Ausnahme excessive Prognathie vorkomme, ist für den Moment schwer controlirbar, da LOMBROSO eigentlich nicht gemessen, sondern nur geschätzt hat. Er hätte müssen nach einer richtigen Methode, die ihm nicht zu Gebote stand, erst die Variations- und physiologische Breite der Prognathie bei Italienern bestimmen und dann die Prognathie bei Verbrechern. Dann wäre wohl seine Zahl auf einen relativ kleinen Bruchtheil herabgesunken. Gerade, weil ich beim Studium abnormer Reihen immer wieder darauf gekommen bin, dass die kraniometrischen Methoden bis zur wissenschaftlichen Naivetät unvollkommen waren, habe ich eine kleine Bibliothek von Messungen im Schreibpulte zurückgehalten.

Wir kommen jetzt zur Configuration der Stirne, id est zur Betrachtung der sogenannten vor- oder rückfliegenden Stirne. Die stark vorfliegende Stirne hat wohl immer eine pathologische Bedeutung und kommt vorwaltend bei Hydrokephalie vor. Die Discussion wird sich daher vor Allem um die Bedeutung der stark rückfliegenden Stirne drehen.

Bevor wir in dieselbe eingehen, müssen wir einige kraniometrische Schwierigkeiten hervorheben. Auf den ersten Blick erscheint die Bestimmung der Neigungsverhältnisse der Stirne einfach, und zwar durch die Bestimmung der Neigung der Linie *nf* (respective *nh*) zur verticalen oder horizontalen Projectionsachse. Allein bei Schädeln mit einer tief unter dem hervorspringenden *Arcus superciliaris* gelegenen Nasenwurzel kann die Stirne viel mehr rückfliegend erscheinen, als durch die Linie *nh* angezeigt ist. Weiters kann die Unbestimmtheit des Punktes *h* am Schädel zu beträchtlichen Irrthümern Veranlassung geben und hier wird die kephalometrische Bestimmung die kraniometrische übertreffen, wenn nicht die exacte Zeichnung der Medianebene vorliegt.

Weiters kommt es vor, dass die Stirnlinie doppelt eingeknickt ist, so dass der obere Theil mit dem unteren einen Winkel bildet. Bis zu einer definitiven Messung der Stirnneigung ist noch ein weiter Weg zurückzulegen und es sind vergleichende Messungen nicht nur der Linie *nh*, sondern auch Messungen von dem hervorspringendsten Theile des *Arcus superciliaris* zu *h* und von diesen Punkten noch zu anderen Punkten der Stirne zu machen.

Die rückfliegende Stirne hat bis zu einem gewissen Grade die Bedeutung einer Einengung des Stirnhirnraumes; verliert aber diese Bedeutung, wenn die Bogenwölbung diesen Defect compensirt.

Die nächste Betrachtung wollen wir der Stirnhöhe widmen. Dass dieselbe nicht durch die Linie *nh*, sondern durch die Projection derselben auf die verticale zu bestimmen ist, braucht kaum hervorgehoben zu werden.

Man hat die Höhe der Stirne und ihre richtige Stellung als den Ausdruck der Intelligenz betrachtet. Dass dies physiologisch nur wenig gerechtfertigt ist, braucht wohl nicht betont zu werden; die Intelligenz ist eben an die Entwicklung des ganzen Gehirnes und des ganzen Schädels und nicht an die gute Entwicklung und Stellung eines Theiles gebunden. Nur insoferne, dass sich einer gut entwickelten Stirne gewöhnlich ein gut entwickelter Schädel anschliesst, kann einer hohen Stirne jene Bedeutung beigelegt werden. Hingegen steigert bei unintelligentem Ausdrucke eine starkentwickelte Stirne den Eindruck der Stupidität.

Es versteht sich von selbst, dass der physiognomische Eindruck und die kraniometrische Würdigung der Stirne nicht blos von der Höhe, sondern von der Breite und den Wölbungsverhältnissen in allen Dimensionen abhängt.

Die weibliche Stirne ist bedeutend niedriger, ihre Glabella nach aussen gewölbt. Eine auffallend hohe und breite Stirne bei dem Weibe ist geeignet, als Geschlechtsatypie den Verdacht auf atypische Entwicklung des Gehirnes und seiner Functionen zu erwecken. Ich glaube nicht zu irren, wenn ich einer excessiven Stirnentwicklung beim Weibe auch ohne hydrokephalischen Charakter eine — freilich nicht sichere — Beziehung zur Convulsibilität zuschreibe.

Mit feinem Instinct kämmen die Weiber bei atypischer Höhe die Haare in die Stirne hinein, und wenn eine vornehme Dame auf diese Weise ihre hässliche Stirne corrigirt, werden durch die Mode alle schönen Stirnen entstellt.

Wichtig ist die Bemerkung, dass es Fälle giebt, bei denen die Haare ihre typische Grenze überschreiten und vorwaltend in der medianen Region in das Tuberalgebiet hineinwuchern. In diesen Fällen entspricht die Linie n zur Haargrenze nicht der Linie nf oder nh, sondern muss bis zu jenem Punkte genommen werden, wo das Stirnbein aus der *Norma facialis* in die *Norma verticalis* übergeht. Ich habe das genannte Verhältniss ausschliesslich bei degenerirten Individuen beobachtet.

Zu den Erscheinungen, welche dem Gesichte eine fremdartige Erscheinung geben, gehört auch eine ungewöhnliche E n t w i c k l u n g desselben in die L ä n g e und in die B r e i t e.

Dass wir aus diesen Verhältnissen im Gesichte keinen directen Schluss auf Anomalien der Gehirnorganisation machen können, ist selbstverständlich, doch kommen sie häufiger bei abnormen als bei normalen Individuen vor.

Den bisher betrachteten Abweichungen reiht sich zunächst das a b n o r m e V e r h a l t e n d e r N a h t v e r b i n d u n g e n an, zunächst die S y n o s t o s e n jener Nähte, die normaliter erst im späteren Alter zu Stande kommen und die man zum grossen Theil auch am lebenden Kopf constatiren kann. — Besonders die vorzeitigen Synostosen in der Kindheit sind ausserordentlich lehrreich. Wenn man auch heute nicht mehr die pathologischen Formen blos auf Synostosen zurückführt, indem man erkannt hat, dass auch primäre Hyperplasie und Aplasie eine Rolle spielen, so sind doch die bahnbrechenden Untersuchungen von VIRCHOW führend geblieben.

Durch solche vorzeitige Nahtverschlüsse können allgemeine oder partielle Hemmungen des Schädel- und des Gehirnwachsthums eintreten und dadurch eine allgemeine Verkümmerung oder eine Störung in der Harmonie des Gehirnorganismus und der Gehirnfunctionen verursacht werden. Die Mikro- und Leptokephalie, insoferne sie durch vorzeitige Synostose bedingt sind, liefern Beispiele der ersten Art.

Als eine bedeutsame Anomalie ist auch das abnorme O f f e n b l e i b e n d e r N ä h t e zu betrachten. Die Bedeutung dieses Phänomens besteht entweder darin, dass die Entwicklung des Gehirns erst abnorm spät zur Ruhe kommt, oder dass durch dieses Offenbleiben eine bedeutende Hemmung der Gehirnentwicklung verhütet werden soll. Eine häufige Form dieser Art, die gewiss keine pathologische Bedeutung hat, stellt d e r S c h ä d e l m i t o f f e n e r S t i r n n a h t d a r. Bei demselben beobachtet man eine grössere Stirnbreite (um 1·0), ferner eine grössere Augenbreite (um 0·3) und eine grössere Entfernung der *Tubera frontala* (um 1·6); sie fallen mit den übrigen Maassen in die physiologische Breite. Diese Form ist in der lebenden Bevölkerung ungleich seltener zu finden als in anatomischen Sammlungen und ist meist am Kopfe gut durchzufühlen.

Von ausserordentlichem Interesse ist das Offenbleiben der Interparieto-
Occipitalnaht, die von den Punkten, an denen wir die Hinterhauptsbreite gemessen
haben, durch den untersten Theil der *Prominentia occipitalis* quer durchgeht.
Ihre Anwesenheit charakterisirt den sogenannten Inkaschädel und ist, wie
VIRCHOW betont, als Rückfallsphänomen anzusehen.

Von den Nähten ist weiters zu bemerken, dass sie entweder ungewöhnlich einfach oder ungewöhnlich gezackt sein können. Das
erstere Verhalten bedeutet in der vergleichenden Racenlehre, wie VIRCHOW gezeigt
hat, eine niedere Stufe der Entwicklung und bei höheren Racen zurückgebliebene
Entwicklung des Individuums, und wenn wir einen Schädel nach allen seinen
individuellen Eigenschaften einerseits in die Reihe der typischen und andererseits
in die Reihe der atypischen und pathologischen einreihen sollen, müssen wir dem
Verhalten der Nähte eine grosse Wichtigkeit beilegen.

BETZ und RAVA (Kiewer Universitätsnachrichten, 1880) haben die
Wachsthumsvorgänge an den Nähten näher studirt. Im jugendlichen Schädel wird
die Naht aus einfachen Zacken gebildet, aus denen dann beiläufig im 10. Lebensjahre Keile zweiter Ordnung seitlich hervorwachsen und aus diesen Keilen zweiter
Ordnung sprossen beiläufig um's 25. Lebensjahr wieder seitlich Keile dritter
Ordnung hervor. So entstehen Zacken zweiter und dritter Ordnung. Sprossen
höherer Ordnung existiren nicht. Die Rückbildung erfolgt wieder so, dass zuerst
die Zacken höherer Ordnung zu Grunde gehen, bis auch jene erster Ordnung
verschwinden, wobei die Zacken niederer und relativ breiter werden. Dadurch
unterscheiden sich die Zacken der Rückbildungs- von jener der Fortbildungs-
periode. Der männliche Schädel zeigt früher (vom 20. Lebensjahre an) Rückbildung,
als der weibliche (um circa 15 Jahre), und während beim Manne die Coronarnaht
von unten nach oben ossificirt, ist dies bei Weibern umgekehrt der Fall.

Die Reihe, in der die Verknöcherungen im extrafötalen Leben beginnen,
ist folgende: Im Gegensatze zu BETZ und RAVA wird gewöhnlich angenommen,
dass die Coronarnaht im 40. Lebensjahr zu ossificiren beginne, dann folgt die
Lambdanaht entweder von der Mitte ihrer Branchen aus oder im Anschluss an
die Verknöcherung des hinteren Theiles der Sagittalnaht. Dann kommt der obere
Theil der Coronarnaht an die Reihe (im 50. Lebensjahre circa). Zunächst kommt
die *Sutura squamosa* (um das 70. Lebensjahr herum). Bei den nicht europäischen
Racen ist das Verhältniss nicht immer dasselbe. Als eine grosse Lücke der
Kraniometrie muss bezeichnet werden, dass trotz der bahnbrechenden Anregung
von VIRCHOW nicht sämmtliche Nähte gemessen werden, um ihre Mittel und
ihre normale Variationsbreite zu kennen. Diese Untersuchung ist für die vergleichende Racenlehre und für die Beurtheilung der normalen oder abnormen Entwicklung des Schädels von eminenter Bedeutung. — Bei der Gelegenheit will ich
auch dem Bedauern Ausdruck geben, dass der Basis in der Kraniometrie zu wenig
Beachtung geschenkt wird.

Ich gedenke baldigst diese Lücke für normale und pathologische Schädel
nach dem Vorgange von VIRCHOW durch das mir zu Gebote stehende Material
wenigstens theilweise auszufüllen.

Am wichtigsten unter allen Störungen im Schädelbau ist die Asymmetrie,
die vielfach zur Plagiokephalie führt. Die Asymmetrie kann einerseits schon
durch lineare Maasse gekennzeichnet sein, wobei man jedoch die Messung von
Höckern aus möglichst meiden soll, weil die Angriffspunkte für die Messung sehr
willkürlich sind.

Mehr noch als durch die linearen Maasse wird die Asymmetrie durch
Bogenmaasse charakterisirt; es muss jedoch bemerkt werden, dass das Studium
asymmetrischer Schädel und Köpfe mit Cirkel und Bandmaass
im höchsten Grade unvollkommen ist und kaum viel die Resultate
durch kranio- und kephaloskopische Anschauung übertrifft.

Schon der Umstand, dass die Ansicht allgemein verbreitet ist, dass die Schädel in der Regel asymmetrisch sind, während man bei exactem kathetometrischen Studium von der peinlichen Symmetrie, welche die Natur bei den einzelnen Punkten und linearen Maassen einhält, überrascht wird, zeigt, wie dringend nothwendig für das Studium pathologischer Verhältnisse exacte Methoden sind.

Gegenüber den Schwierigkeiten einer exacten Bestimmung der Asymmetrie ohne exacte Methodik können die naiven Maassangaben, denen wir öfters in der Literatur begegnen, nur ein Lächeln erzeugen.

Ein leidlich gutes Instrument zur Beurtheilung der Asymmetrien, die sich im Horizontalumfang kundgeben, ist jenes, welches die Hutmacher zur Abnahme des Kopfmaasses benützen und dessen Grundgedanke von HUSCHKE herrührt. Eine wesentliche Verbesserung dieses Instrumentes verdanken wir LUYS. *) Das Grundprincip ist dasselbe wie im früheren Instrumente. Es ist aber möglich, mit seinem Kraniograph auriculäre und naso-occipitale Asymmetrien in der queren und sagittalen Richtung zu messen. Man erhält überhaupt leidlich gute Curven mit den drei Instrumenten von LUYS und diese sind auch für manche Messungen an Köpfen geeignet.

Ebenso bedeutsam sind die Methoden von RIEGER. (Eine exacte Methode der Kraniographie, Jena 1885, bei Fischer).**)

Diese Methoden sind jedoch nicht geeignet, so exacte Curven zu geben, um sie zum Studium der Krümmungsgesetze zu benützen.

Wir wollen uns nun mit den Schaltknochen beschäftigen. Wir haben den Kampf um's Volum als oberstes Constructionsprincip des Schädels hingestellt. Eines der Mittel, um das Ziel des Wachsens des Volums zu erreichen, stellt die Bildung der Zacken höherer Ordnung an den Nähten dar. Viele dieser Zacken werden selbständig und repräsentiren die kleineren Wormsischen Knochen. Manche erreichen eine ungewöhnliche Grösse. Sie können eine doppelte Bedeutung haben, nämlich erstens die des gelungenen Sieges im Kampfe um's Volumen und andererseits kann trotz ihrer Anwesenheit und hochgradiger Entwicklung das Ziel der normalen Entwicklung nicht erreicht sein. Dann sind sie Zeugen für pathologische Störung oder Degeneration. Es scheint, dass ihre Bedeutung bei den Racen wechselt. Auffallend ist z. B. die Häufigkeit der temporalen Schaltstücke in der Sammlung der als normal angenommenen Schädel in Königsberg.

Von eminent pathologischer Bedeutung scheint mir die reichliche Schaltknochenbildung bei den sogenannten „Stufenschädeln" zu sein. Es sind dies jene Kranien, bei denen die Lambdanähte eine tiefe Einsattelung darstellen.

Alle Köpfe mit dieser Formation, die ich bis jetzt beobachtet habe, gehörten Individuen mit schweren Kephalopathien oder aus schwer belasteten Familien an.

Wir wollen noch kleiner Anomalien des Schädels gedenken.

Zu den Seltenheiten, welche als eine Art Abweichung vom Typus zu betrachten sind, gehört eine stark entwickelte *Crista frontalis*. TENCHINI (Sulla crista frontale dei criminali. Pavia 1886, bei Luigi Battai) fand nur nicht bei Verbrechern diese Crista häufiger als bei normalen Individuen, sondern auch viel stärker ausgebildet. — In Uebereinstimmung damit fand BIANCHI diese Entwicklung häufiger und stärker bei Geisteskranken und nach TENCHINI ist dies auch bei niederen Racen der Fall.

Immer ist nach TENCHINI diese *Crista frontalis* stark entwickelt, wenn die sogenannte *Fossa occipitalis mediana* in ausgesprochener Weise vorhanden ist.

---

*) Recherches sur la mensurat. de la tête etc. Paris, Baillère et F., 1886.

**) In neuester Zeit hat Mies höchst beachtenswerthe Beiträge zur exacten Methodik und zu einem exacten Instrumentaiium geliefert.

Letzterer hat LOMBROSO besondere Aufmerksamkeit geschenkt und er hat sie bei Verbrechern viel häufiger entwickelt gefunden als bei normalen Menschen. Die Entwicklung dieser Grube hängt mit der grösseren Entwicklung des Wurms zusammen. Dass eine Schlussfolgerung von dem Vorhandensein einer mittleren Occipitalgrube auf das Vorhandensein von Criminalität unstatthaft sei, ist selbstverständlich. Eher noch wäre es erlaubt, die starke Entwicklung der *Crista frontalis*, da sie mit frühzeitiger Synostose der Stirnnaht zusammenhängt und daher auch ein Zeichen der Hemmung der Entwicklung des Stirnbeins ist, mit psychischen Anomalien in festen Zusammenhang zu bringen.

Wir haben die verschiedenen pathologischen Formen des Schädels eigentlich schon erwähnt, besonders die Schiefköpfigkeit (Plagiokephalie), die pathologische Flachköpfigkeit (Chamaeokephalie)*), die wir besonders bei Geisteskranken nachgewiesen haben; ferner die Oxykephalie, die wir besonders bei Epileptikern und geborenen Verbrechern beobachtet haben, zu deren Gruppe die Hypsokephalie und der Thurmkopf gehört; ferner die Leptokephalie (Kleinschädel), die Mikrokephalie und die Trigonokephalie.

Hier sei noch die S k a p h e n o k e p h a l i e erwähnt, die in ihren extremen Graden ein eminentes Kennzeichen für Degeneration, schwere Functionsstörung des Gehirns und pathologische Prädisposition ist.

Eine besondere Aufmerksamkeit verdient die H y d r o k e p h a l i e, die eigentlich eine Specialform der Makrokephalie darstellt. Der Kopf erscheint mehr kugelig, besonders die Tubera vorgewölbt, das Orbitaldach niedergedrückt und die Nähte durch Schaltknochen complicirt. Besonders interessant sind die colossalen hydrokephalischen Köpfe bei jenen klinischen Bildern, die ich als *Hemiplegia* und *Paraplegia spastica infantilis* beschrieben habe, bei denen Leptokephalie mit Makrokephalie wechselt und Asymmetrie besonders bei der ersten Form zur Regel gehört.

Ueber die Bedeutung höherer Grade des Hydrokephalus für die Pathologie des Gehirns und für die Abnormitäten seiner Function brauchen wohl nicht viel Worte verloren zu werden.

Zu den pathologischen Vorkommnissen muss auch die Einknickung oder Einwärtswölbung des eigentlichen Hinterhauptsbeines gerechnet werden.

Die Bedeutung der Hyperostosen und Osteophyten, besonders für Psychopathien, haben wir bereits hervorgehoben.

Dass auch die Osteoporose der Schädelknochen als Zeichen von Reizungs- und Degenerationsvorgängen von Bedeutung ist, ist selbstverständlich.

Principiell wichtig ist zu betonen, dass d i e s e l b e n Anomalien bei a l l e n Formen der Störung der Gehirnfunctionen vorkommen und dass wir also bei hochgradigen Atypen und pathologischen Formen des Schädels nur zunächst die allgemeine Frage auf cerebrale Störung stellen dürfen, also zunächst auf Störung der Intelligenz, dann auf cerebro-motorische und dann auf ethopathische Störung. Die Narren, Epileptiker, die Selbstmörder, die „geborenen" Verbrecher u. s. w. bilden vorerst noch eine einzige kraniometrische Familie, deren Glieder aber klinisch und forensisch nicht zusammengeworfen werden dürfen. Doch kann jede Form dieser Enkephalopathien sich mit der anderen combiniren. Die näheren Beziehungen der Verbrecher zur Geistesstörung, zum Alkoholismus, zur angeborenen Degeneration etc. habe ich in der oben citirten Abhandlung in LISZT'S Archiv für das gesammte Strafrechtswesen auseinandergesetzt. (Siehe auch den Vortrag: „Les relations entre la folie et la criminalité" im Berichte des Antwerpener Congresses, 1885.)

Ich will zum Schlusse die wichtige Erfahrung betonen, dass A b n o r m i t ä t des Baues zur Krankheit prädisponirt.

---

*) Der Ausdruck Chamaeokephalie ist philologisch ein höchst verunglückter, da das Wort chamai am besten mit: parterre übersetzt wird und Chamaeokephalie mit Parterre-Schädligkeit.

D. Optische Kathetometrie.

Wir haben früher hervorgehoben, wie schwierig es ist, mit den bisher
beschriebenen Methoden die Breiten und Längen der seitlichen Punkte zu bestimmen.

Fig. 88.

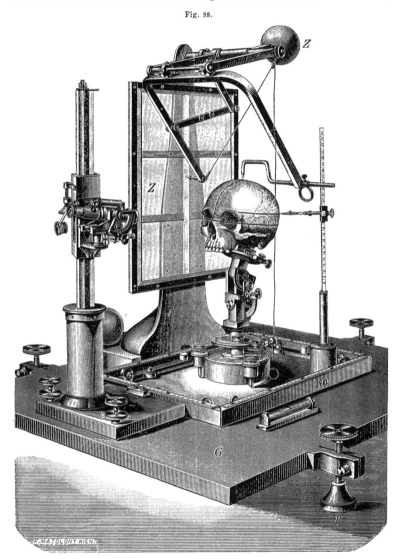

Schon die Probleme, welche mit dieser Schwierigkeit zu kämpfen haben, würden
uns nöthigen, zu einer exacteren Methode überzugehen. Diese Methode kann keine
andere als die kathetometrische sein, die in Fig. 88 dargestellt ist. Man sieht
den viereckigen Rahmen *(Ra)*, von denen je zwei aneinander stossende Seiten
senkrecht aufeinander stehen und je zwei gegenüberstehende streng parallel sind.

Dieser Rahmen steht senkrecht auf dem Grundbrett *(G)*, das durch drei Stellschrauben und eine Libelle horizontal gestellt werden kann.

Wir haben hiermit ein „Grundkathetometer" mit drei aufeinander senkrechten Ebenen und Achsen.

Auf diesem Grundbrette kann an allen Seiten des Rahmens ein Fernrohr verschoben werden, dessen Höhen- und Querachse mit zwei Achsen des Grundkathetometers parallel ist. Die dritte Achse — die optische Achse des Instrumentes — kann mittelst einer Schraubenvorrichtung und einer Libelle horizontal gerichtet werden und daher mit der dritten Achse des Grundkathetometers parallel gestellt werden. Haben wir nun auf dem Fixationsapparat, der innerhalb des Rahmens ist, mittelst dessen man das Object in drei aufeinander senkrechten Richtungen verdrehen kann, ein Object, z. B. einen Würfel so eingedreht, dass seine drei natürlichen Projectionsachsen und Ebenen mit denen des Grundkathetometers und des Fernrohres parallel eingedreht sind, so kann man die Höhen-, Längen- und Breitendifferenzen aller Punkte dieses Körpers messen; nämlich durch die Verschiebung des Fernrohres an der Längsachse seines Stativs, das eine Scala enthält, werden die Höhendifferenzen, durch die Verschiebung des Fernrohres an den Querrahmen werden die Breitendifferenzen und durch Verschiebung des Fernrohres an den Längsrahmen die Längendifferenzen gemessen.

Es handelt sich nun darum, ob der Schädel natürliche Projectionsachsen und -Ebenen hat. Diese Frage kann bejahend beantwortet werden. Eine dieser Projectionsachsen ist die Medianebene und die zweite die BROCA'sche Blickebene. Für die erstere hat noch Niemand einen Beweis verlangt, seitdem ich den Satz, dass sie eine Projectionsebene sei, ausgesprochen habe, weil sich dieser Satz von selbst versteht.

Der Begriff dieser Ebene ist der, dass sie den Schädel in eine rechte und linke Hälfte trennt; anatomisch wird sie durch die medianen Punkte markirt. Allein die anatomischen medianen Punkte sind nicht in einer Ebene enthalten, sondern in einer grossen Reihe unter spitzen Winkeln sich kreuzender Ebenen. Damit man mit der Medianebene in der Messkunde manipuliren könne, muss also aus den vielen Ebenen, welche durch die medianen Punkte gelegt werden können, eine einzige hergestellt werden, welche die Eigenschaft hat, erstens den Schädel in eine rechte und linke Hälfte zu theilen, und zweitens so viele mediane Punkte als möglich zu enthalten. Um mit ihr kathetometrisch manipuliren zu können, muss sie auf dem Schädel gezeichnet sein.

In Fig. 89 sieht man — mehr schematisch dargestellt — die Art und Weise, wie dies geschieht. Der an der Seitenwand befestigte Schädel wird mit Hilfe des Kraniofixators so lange gedreht, bis man durch's Fernrohr oder durch den Stangencirkel constatirt, dass möglichst viele mediane Punkte zu einer mit der horizontalen Fläche des Grundkathetometers parallelen Ebene vereinigt sind. Hierauf wird diese Ebene mittelst des Kranioepigraphen auf den Schädel gezeichnet.

Damit man auch mit der Blickebene kathetometrisch verfahren könne, muss sie fixirt und auf dem Objecte verzeichnet sein, da sie anatomisch noch unvergleichlich schlechter markirt und übersehbar ist als die Medianebene. Zu diesem Zwecke wird der Schädel in der Stellung in der Fig. 89 so lange um die verticale Achse des Kraniofixators gedreht, bis die horizontal gestellte optische Achse des Fernrohres durch den Mittelpunkt der Höhenachse der Orbita und das Centrum des Sehlochs durchgeht.[*]

Durch die nun vorgenommene Drehung des Fernrohres um seine Querachse beschreibt nun die optische Achse desselben eine Ebene, die senkrecht auf der Medianebene ist und durch die Sehachse geht. Diese Ebene ist mit der Blickebene identisch.

---

[*] Die „Details sind in der Kraniometrie", pag. 140.

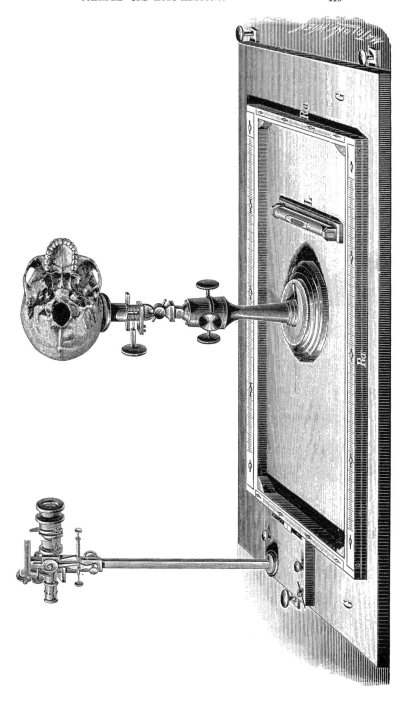

Man markirt nun mit einem Stifte eine Reihe von Punkten auf dem Schädel, die bei jener Bewegung des Fernrohres mit Hilfe des Kreuzungspunktes des Fadenkreuzes nach einander zur Ansicht kommen. Auch in dieser Stellung, die ich S e c u n d ä r s t e l l u n g nenne, ist der Schädel messungsgerecht eingestellt, denn die Blickebene steht jetzt mit zwei Achsen des kathetometrischen Systemes parallel, nämlich mit der verticalen und mit der sagittalen und auch die dritte Achse des Schädels — die quere — steht parallel mit der dritten Achse des Messsystemes.

Für die meisten Messungen ist es aber vortheilhafter, den Schädel in die „Primärstellung" wie in Fig. 88 zu bringen, umso mehr, als es uns erst dann gelingt, die Blickebene auf dem Schädel vollständig zu fixiren.

Es handelt sich also darum, die Medianebene vertical und parallel mit dem Längsrahmen zu stellen. Dies geschieht passiv durch Eindrehung mittelst des Kraniofixators und es wird activ zu Stande gebracht mit Hilfe des Fernrohres. Diese Aufgabe ist auf keine andere Weise so sicher und so leicht, als mit dem optischen Kathetometer zu lösen.

Dann wird der Schädel um die Querachse des Kraniofixators so lange gedreht, bis alle jene gezeichneten Punkte, welche die Blickebene markiren, horizontal stehen. Hierauf wird mit Hilfe des Kranioepigraphen diese Ebene auf den Schädel gezeichnet.

Jetzt steht der Schädel mit seinen Projectionsachsen parallel mit jenen des Messsystems und man kann die Höhen, Längen und Breiten wie beim Würfel messen.

Wir haben in dem optischen Kathetometer also nicht blos ein präcises Messinstrument kennen gelernt, sondern den unumgänglichen Hilfsapparat um die natürlichen Projectionsebenen des Schädels zu finden und sie für den Messgebrauch zu markiren.

Die Fig. 88 zeigt auch die Verbindung des Messapparates mit dem Zeichenapparat, der von allen theoretischen Mängeln seines BROCA'schen Modells befreit ist. Die Zeichenfläche steht streng parallel mit der Fläche des Rahmens, an die er angerückt ist.

Mit Hilfe des Fernrohres wird die zu zeichnende Ebene genau parallel mit der Zeichenebene gestellt und der führende Stachel, wie man in der Fig. 88 sieht, mit Sicherheit auf der zu zeichnenden Ebene festgehalten.

Die in der ganzen, in der halben und Drittel-Grösse gezeichneten Figuren sind nun geometrisch genau.

Man kann jeden beliebigen Durchschnitt des Schädels ebenso sicher wie die Projectionsebenen auftragen und davon die geometrisch exacte Copie zeichnen.

Diese Verbindung des optischen Kathetometers mit einem exacten Zeichenapparat liefert uns die Möglichkeit, die Constructionsgesetze des Schädels zu suchen und zu finden.

Wir haben schon früher hervorgehoben, dass die linearen Maasse kein exactes und vollständiges Bild des Schädels geben, weil zwei Schädel mit vollständig gleichen linearen Maassen und vollständig gleichen Winkelstellungen der Linien ungemein verschieden sein können, wenn die Bögen, die über die linearen Maassen ausgespannt sind, verschieden sind. Man hat diesem Uebelstande abzuhelfen gesucht, indem man nicht nur die wichtigsten Bogenmaasse genommen hat, sondern auch die Krümmungsindices dieser Bögen zu den Sehnen bestimmte.

Allein die einfachste Inspection zeigt, dass jeder dieser zwischen distincten anatomischen Punkten ausgespannten Bögen aus einer Reihe von Bögen sich zusammensetzt, deren Radiusse verschieden sind und die bald nach aussen oder nach innen convex sind.

Wir beobachten sogar, dass nicht nur die Grösse des Krümmungsradius dieser Bögen für die individuelle Gestaltung des Schädels massgebend sein können, sondern auch, dass derselbe Bogen in dem einen Schädel nach aussen convex, in dem anderen zu einer Linie ausgezogen und in einem dritten nach aussen concav ist.

Auch dadurch, dass der eine oder der andere dieser Bögen bei gleichem Krümmungsradius bald länger, bald kürzer ist, und dass die Sehne dieses Bogens in einer veränderten Winkelstellung zu den Sehnen des benachbarten Bogens steht, wird die individuelle Gestaltung des Schädels mächtig beeinflusst.

Mit Hilfe aber unserer exacten Zeichnung können wir diese massgebenden Details fixiren und geometrisch construiren.

Mit Hilfe dieses Instrumentariums habe ich nun festgestellt:

1. Dass der Schädel ein mit der vollsten geometrischen Feinheit eines Krystalles construirter Körper ist. Alle Gruben, alle Leisten, alle Höcker sind das Resultat geometrischer Verhältnisse;

2. dass jeder Schnitt des Schädels aus einer bestimmten Anzahl von Kreisbogen besteht, die in einer bestimmten Beziehung zu bestimmten Theilen der einzelnen Knochen stehen und

Fig. 90.

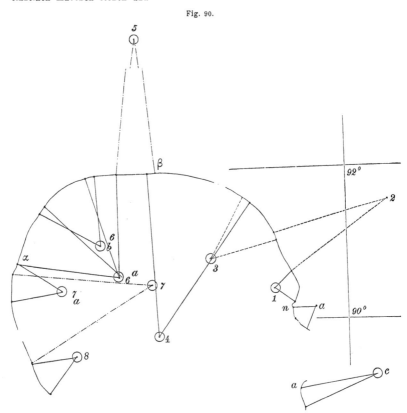

3. dass die Racenverschiedenheiten, die pathologischen Verhältnisse und die mechanischen Eingriffe an diesen Gesetzen nichts ändern.

Die Verschiedenheiten der Racenschädel, die pathologischen Deformationen und die individuellen Unterschiede werden also von Natur einzig und allein durch Variation: 1. der Grösse des Krümmungsradius, 2. der Lage des Krümmungscentrums, von der natürlich auch die Winkelstellung der Sehne des Bogens abhängt und 3. der Länge des Bogens hergestellt.

So z. B. besteht die Medianebene des Stirnbeines (s. Fig. 90) von der Nasenwurzel, bis zur Gegend der vorderen Fontanelle aus vier Bögen. Der erste *(1)* entspricht dem *Arcus superciliaris*, und so kurz er ist, so ist er für die Physio gnomie der Racen, der Geschlechter, der verschiedenen Alter und der verschiedenen Individuen durch die kleinsten Nuancen seines Krümmungsradius und der Winkel- stellung seiner Sehne im höchsten Grade charakteristisch.

Der zweite Bogen *(2)* entspricht der Glabella, der dritte den *Tuberis fron- talibus* der Seitengegend. Der oberste Punkt dieses letzteren Bogens entspricht der medianen Haargrenze und letztere ist am macerirten Schädel nur mit Hilfe einer solchen Zeichnung festzustellen. Die Winkelstellung der Gesammtsehne dieser drei Bogen im Vereine mit seinem Krümmungsindex zur Gesammtheit der drei Bögen ist massgebend, ob die Form der Stirne eine gerade oder eine vor- oder rückfliegende ist.

Der vierte Bogen *(4)* entspricht dem Scheiteltheile der Stirne.

Von eminentester Wichtigkeit ist nun der fünfte Bogen *(5)* (Fig. 90) von der Nasenwurzel aus; die Lage seines Krümmungscentrums mag welche immer sein, immer ist seine Sehne mit der Blickebene parallel.

Dieser Bogen repräsentirt die Scheitelhöhe, und die constante Lage seiner Sehne zur Blickebene beweist, dass letztere wirklich eine Constructionsebene der Natur ist, nach der sie den Höhenauf- bau richtet.

Der hinter diesem Bogen gelegene Theil des Scheitelbeines besteht aus drei Bögen.

Die Schuppe des Hinterhauptsbeines oder im vergleichend-anatomischen Sinne besser ausgedrückt, das Interparietalbein besteht aus zwei Bögen, einem scharf gekrümmten kurzen Bogen *(7 a)* (Fig. 90), dessen oberes Ende mit der Spitze des Occiput zusammenfällt und einem längeren flachen Bogen *(7)* (Fig. 90). Dann folgt ein Bogen, der der *Prominentia occipitalis externa (8)* (Fig. 90) entspricht. Dann kommen noch zwei Bögen bis zum hinteren medianen Ende des Hinterhauptsloches. Ganz analog verhalten sich die anderen Schnitte.

Unentbehrlich wird diese Methode, exact eingestellte Schnitte zu zeichnen, für das Studium der Asymmetrie, wo diese ausschliesslich oder vorwaltend in den Krümmungsverhältnissen beider Seiten liegt.

Der Begriff der Asymmetrie liegt anatomisch-geometrisch darin, dass zwei gleichwerthige Schnitte des Schädels an beiden Schädelhälften in ihrer Totalität oder in einzelnen Theilen ungleich gekrümmt sind.

Sagittal-Schnitte müssen genau senkrecht auf die Medianebene stehen.

Zeichnet man einen Schnitt, der nicht mathematisch genau senkrecht auf die Medianebene steht, so muss der absolut symmetrische Schädel zwei ungleiche Schnitthälften geben. Darum sind z. B. der sogenannte Conformateur, der Apparat von LUYS und die Methode von RIEGER unzuverlässig, da man keine Garantie hat, dass die gezeichnete Ebene auf die Medianebene senkrecht steht.

Bei unserer Methode hat man die Sicherheit, dass die zu zeichnenden Ebenen wirklich auf die Medianebene senkrecht stehen, und dass sie geometrisch genau gezeichnet sind.

Man kann natürlich jede solche auf die Medianebene genau senkrecht orientirte Ebene auch mittelst des Kranioepigraphen auf den Schädel zeichnen und deren Winkelstellung mit der Blickebene am Kraniofixator leicht messen.

Eine solche wichtige sagittale Ebene ist z. B. die des „Horizontalumfanges", i. e. der auf die Medianebene senkrechten Ebene, welche durch die Linie der „Grössten Länge" gelegt wird.

Ebenso kann man Ebenen beider Seiten vergleichen, welche auf die Blick- ebene senkrecht und entweder der Medianebene parallel sind, oder mit ihr einen bestimmten Winkel einschliessen. Alle diese Ebenen sollen an symmetrischen Schädeln gleich sein und ihre Ungleichheit bestimmt die Asymmetrie etc.

Mit Hilfe dieser Methode für die Kraniometrie ist aber überhaupt der Typus festgestellt, nach dem wir überhaupt Morphologie zu treiben haben.

Aus den Gesetzen der Gestaltung ergeben sich aber später die Gesetze der gestaltenden Kräfte, i. e. der Biomechanik.

Literatur: J. F. Blumenbach, Grundlegendes Werk *(Nov. pentas collectionis suae craniorum divers. gent.).* Göttingen 1828. — Emil Huschke, Schädel, Hirn und Seele nach Alter, Geschlecht und Race. 1854. Jena, Friedrich Mauke. — Jos. Christ. Gust. Lucae, Die Architektur des Menschenschädels nebst geom. Originalzeichnung von Schädeln normaler und abnormer Form. 1857. Frankfurt a. M., Heinrich Keller. — Dr. Hermann Welcker, Untersuchungen über Wachsthum und Bau des menschlichen Schädels. 1862. Leipzig, W. Engelmann. — Dr. A. Weissbach, Beiträge zur Kenntniss der Schadelformen österreichischer Völker. Wiener med. Jahrbücher. 1864 u. 1867. — Dr. Car. Aeby, Die Schädelformen der Menschen und Affen. 1867. Leipzig, F. C. W. Vogel. — Dr. H. v. Hölder, Zusammenstellung der in Württemberg vorkommenden Schädelformen. 1867. Stuttgart, E. Schweizerbart. — Rudolph Virchow, Beiträge zur physischen Anthrop. der Deutschen. 2. Abdruck. 1877. Berlin. — Idem, Entwicklung des Schädelgrundes. Berlin 1875, Dumber's Idem, Ueber einige Merkmale moderner Menschenracen am Schadel. Berlin 1875, Dumber's Verlagsbuchhandlung. — Dr. E. Zuckerkandl, Morphol. des Gesichtsschadels. 1877. Leipzig, T. Enke. — Zuckerkandl, Die Publication der Messungen der Schädel von Irren bei Meynert, Jahrbücher für Psychiatrie. Wien 1879, 2. Heft. — Topinard, *L'anthropologie.* 2. Aufl. Paris 1877, Reinwald. — Lombroso, *L'uomo delinquente.* 2. Aufl. 1878 (Turin, Bocca). — Broca, *Mémoires d'anthropologie.* IV. Bd. (Paris, Reinwald). — Benedikt, Mittheilungen der anthrop. Gesellschaft in Wien. Bd. VIII, IX — X. — Idem, Kraniometrie und Kephalometrie (Wien u. Leipzig, Urban & Schwarzenberg, 1888). — Die wichtigsten Quellen sind ferner das Deutsche Archiv für Anthropologie, in dem u. A. Messungen deutscher Schädelsammlungen publicirt sind, und das Deutsche Archiv für Ethnologie, ferner die Bulletins, Mémoires und Mittheilungen der verschiedenen anthropologischen Gesellschaften und die Révue d'anthropologie.   Benedikt.

Schädelverletzungen. Die Verletzungen am Schädel theilt man in drei grosse Gruppen ein: 1. Die Verletzungen der weichen Schädeldecken. 2. Die Verletzungen des Schädelgehäuses. 3. Die Verletzungen des Schädelinhaltes.

I. Die Verletzungen der weichen Schädeldecken sind entweder subcutane oder offene. Die ersteren sind repräsentirt durch traumatische Blutbeulen, welche in verschiedenen Schichten der Schädeldecke auftreten können und bezüglich deren blos eine diagnostische Bemerkung genügen mag.

Eine Blutbeule, die gleich unter der Haut sitzt, prominirt stark, ist blau und lässt sich mit der Haut verschieben. Eine Blutbeule hingegen, die unter der Aponeurose oder unter dem Periost sitzt, ist vor Allem flach ausgebreitet und sitzt fest. In der Praxis handelt es sich häufig darum, bei einer vorhandenen grösseren Blutbeule zu bestimmen, ob der darunter liegende Knochen nicht eingedrückt ist. Da ein tiefer gelegenes, insbesondere ein subperiostales Extravasat am Rande einen harten Wall besitzt, so kann leicht die Täuschung entstehen, als ob innerhalb dieses Walles eine Vertiefung, somit ein Schädeleindruck, vorhanden wäre. Die Härte an dem Umfange der Beule ist dadurch bedingt, dass das Gewebe hier mit Blut infiltrirt ist. Drückt man nun an einer Stelle diesen Wall langsam weg, so kann man dann durch die gemachte Bresche von der Umgebung der Beule auf die Basis der letzteren mit dem Finger hineingreifen und finden, ob wirklich eine Niveaudifferenz besteht oder nicht.

Die offenen Verletzungen der Schädeldecken sind repräsentirt durch die mannigfaltigen Formen der Hieb-, Stich-, Riss- und Quetschwunden. Bei den Hieb- und Schnittwunden tritt in der Regel eine sehr starke Blutung auf und zwar darum, weil die arteriellen Gefässe zahlreiche sind, reichliche Anastomosen bilden und schon als Stämme im subcutanen Lager liegen. Da die Verschiebbarkeit der einzelnen Schichten der Kopfhaut eine verschiedene ist, so resultiren daraus folgende Verhältnisse: Wenn ein Hieb die Schädelgegend in frontaler Richtung trifft und nur die Haut durchtrennt, so klafft die Wunde gar nicht, weil die Haut mit der breiten Sehne des *M. epicranius* durch sehr kurzfaseriges Bindegewebe verbunden ist, so dass sie nur mit dieser Sehne selbst verschiebbar ist. Klafft also die Wunde, so ist sicher auch die Sehne des genannten Muskels durchtrennt. Unterhalb

27*

der Sehne ist lockeres Gewebe. Eine Verunreinigung dieser Schicht mit Infectionsstoffen kann daher ausserordentlich leicht diffuse Entzündungsprocesse herbeiführen.
Noch eher kann dieses ein fremder Körper, wenn er unrein ist und hier stecken
bleibt. Die rundliche Gestalt des Schädels bedingt weiter nicht selten ein eigenes
Verhalten jener Wunden, welche durch stumpfe Werkzeuge hervorgebracht werden;
indem nämlich das letztere den Schädel nur in einer Linie berühren kann, trennt
es die Weichtheile fast linear durch. Weiterhin ist diese rundliche Gestalt auch
der Grund, warum am Schädel so häufig ausgesprochene Lappenwunden entstehen;
wenn z. B. der Schädel auf den Boden auffällt, so dass hierbei die weiche Schädeldecke in einer Linie durchgetrennt wird und nun der Kopf wegen Ueberstürzen
des Körpers eine Drehung macht, so wird die Schädeldecke im breiten Umfange
abgeschunden. Ganz uneigentlich nennt man diese Art von Wunden auch Scalpwunden. Die eigentlichen Scalpwunden, die von den Indianern erzeugt werden,
bestehen in Substanzverlust eines grossen Theiles der weichen Schädeldecken.
Ausnahmsweise kommen Wunden dieser Art auch bei uns vor, und zwar insbesondere
an Frauen, die in Fabriken arbeiten, wenn deren Zopf von einer Maschine
erfasst wird.

II. Die Verletzungen der Schädelknochen sind wiederum
entweder subcutane oder offene. Die Mehrzahl derselben sind Fracturen im eigentlichen Sinne des Wortes. Die Minderzahl ist repräsentirt durch solche Verletzungen,
die man des Mechanismus wegen nicht zu den Fracturen zählen kann, so zum
Beispiel Abhiebe einer Knochenlamelle oder eines grösseren Theiles, eine Schuss-
rinne im Knochen, eine Stichverletzung.

Die Fracturen selbst theilt man ein in Gewölbebrüche, in Basalbrüche
und in solche, welche Gewölbe und Basis gleichzeitig betreffen. Die Gewölbebrüche
sind die relativ häufigsten, dann kommen die Basalbrüche, dann jene, welche
beide Bezirke betreffen. Der Form nach unterscheidet man seit der ältesten Zeit
mehrere Gruppen von Fracturen, für welche schon die hippokratische Chirurgie
eine reichliche Terminologie aufgestellt hatte.

Wir sprechen heutzutage von 1. Spaltbrüchen oder Fissuren. Bei diesen
bildet die Zusammenhangstrennung eine Linie, die gerade oder krummlinig über einen
oder mehrere Knochen sich ausbreitet und nicht klafft. 2. Stückbrüche, das sind
jene, bei denen die Trennungslinie in sich zurück läuft und ein einziges Feld
umschreibt. 3. Splitterbrüche, wo ein System von Trennungslinien besteht, so dass
eine Summe von Knochenstücken aus dem Zusammenhange getrennt ist. 4. Loch-
brüche, diejenigen, wo ein einziges Knochenstück mit sehr scharfen Rändern
gewöhnlich von rundlicher Gestalt herausgeschlagen ist.

Nach der Ausbreitung in die Tiefe unterscheidet man isolirte Brüche
der äusseren Tafel, isolirte Brüche der inneren Tafel und penetrirende Frakturen.

Ein Bruchstück geht in der Regel eine gewisse Dislocation ein. Wenn
der Unterschied des Niveaus an dem Umfange des Knochenstückes zu sehen ist,
indem dasselbe in die Tiefe getrieben erscheint, spricht man von einer peripheren
Dislocation. Sind aber bei einem Splitterbruche nur die centralen Theile der
Splitterung in die Tiefe gedrückt, so spricht man von einer centralen Dislocation.

Die äusseren Anlässe, die zur Entstehung der Frakturen des Schädels
führen, sind ausserordentlich mannigfaltig. In der Regel sind es Gewalten, welche
mit einer bedeutenden Endgeschwindigkeit wirken. Entweder wird der Kopf von
einem geschwungenen oder fliegenden Gegenstande getroffen oder der herabfallende
Körper eines stürzenden Menschen schlägt mit dem Kopfe auf eine feste Unterlage auf.

Seit jeher wurde jedoch die Frage aufgeworfen, in welcher näheren
Weise die Form der Fractur mit der Art der Gewaltwirkung zusammenhänge
und insbesondere stand schon im Alterthume die Frage in Discussion, ob nicht
der Bruch des Schädels an einer von dem Orte der Gewaltwirkung entfernten
Stelle stattfinden könne. In der neueren Zeit versuchte man diese Frage auf
experimentellem Wege zu lösen. Es wird hierbei der Schädel als ein Ganzes auf-

gefasst, und die Frage gestellt, welche mechanischen Bedingungen dieses Ganze einer einwirkenden Gewalt bietet.

FÉLICET nahm an, der Schädel bestehe aus sechs symmetrisch paarig geordneten Gewölben, welche zu ihren Stützpunkten vier Hauptwiderstandsstücke haben, nämlich die Felsenbeine und die orbitosphenoidalen Strebepfeiler, dann die *Tuberositas occipitalis* und die *Regio nasofrontalis*. Die ersteren stehen fast senkrecht aufeinander und bilden auf der Basis ein Gewölbe, dessen Schlussstein eine Region bildet, welche wesentlich dem Hinterhaupte beinahe ganz angehört. Die *Pars basilaris* und die vordere und seitliche Umgebung des *Foramen magnum* dieser Region bezeichnet FÉLICET als das Widerstandscentrum. Der Ausgangspunkt dieser Aufstellung war die Wahrnehmung, dass die genannte Partie in 37 untersuchten Fällen unverletzt geblieben war. Es hat sich aber später ergeben, dass Frakturen dieser Gegend ganz gut vorkommen können.

Fruchtbarer waren die Untersuchungen, welche durch BRUNS unternommen wurden. BRUNS befestigte den unverletzten Kopf zwischen zwei kleinen Brettern in einem Schraubstocke und entblösste vier kleine Knochenstellen, um durch die Anlegung des Tastercirkels an den Knochen die Zunahme oder Abnahme zweier Durchmesser beobachten zu können. Er fand, dass bei der Wirkung der Schraube, wenn der Querdurchmesser gedrückt wurde, sich der Längsdurchmesser verlängerte und umgekehrt, und wenn man mit der Schraube nachlasse, dass der Schädel die früheren Durchmesser wieder annimmt. Er demonstrirte also scheinbar in evidenter Weise die Elasticität des Schädels und stellte so einen physikalischen Ausgangspunkt für die weiteren Betrachtungen. Scheinbar, weil er doch nicht nachträglich nachsah, ob nicht Fissuren entstanden waren.

HYRTL zeigte die Elasticität des Schädels dadurch, dass er den Kopf in frischem Zustande auf einen unelastischen Boden schleuderte. Der Kopf machte mehrere Sätze, wie eine Elfenbeinkugel.

FELICET liess frische, aber vom Pericranium entblösste und an der Oberfläche geschwärzte Schädel aus verschiedener Höhe auf eine mit weissem Papiere überspannte Marmorplatte herabfallen. Beim Falle auf die hintere Scheitelgegend entstand bei einer Fallhöhe von 50 Cm. ein fast regelmässiger Kreis. Bei 1 Meter Höhe mehr eine ovale Figur, bei 150 Cm. Höhe aber gleichzeitig eine Fissur, welche zur längeren Achse der ovalen Fissur senkrecht gerichtet war. FELICET spricht seinen Versuchen dieselbe Giltigkeit zu, wie dem bekannten Versuche mit der geschwärzten Billardkugel, die nur bei einer gewissen Fallhöhe einen vollkommen kreisrunden Eindruck annimmt, bei grösserer Höhe jedoch einen elliptischen Eindruck, wobei sie in zwei Hälften zerspringt und die Bruchlinie senkrecht auf dem längeren Durchmesser der elliptischen Figur steht.

W. BAUM entfernte die weichen Schädeldecken und spannte den Schädel zwischen zwei Pelotten ein, die von einem den Schädel umfassenden eisernen Ringe ausgingen; die Pelotten wurden durch Schrauben einander entgegen getrieben. Er fand bei dieser Versuchsanordnung, dass die Elasticität des Schädels weit geringer ist, als die früheren Untersucher annahmen.

E. v. BERGMANN hing zwei an Bindfäden befestigte Schädel vor einer Scala auf und liess dann beide Schädel unter einem gewissen Winkel gegen einander anprallen. Dann las er an der Scala ab, um wie viel beide nach dem Stosse wieder abprallten. Nun machte er denselben Versuch mit zwei gleich schweren Messing- und Weichholzkugeln, und fand, dass der Elasticitätsmodul des Schädels zwischen Messing und Holz liege.

O. MESSERER hat in einer ausführlichen Arbeit über die Elasticität und Festigkeit der menschlichen Knochen auch den Schädel der Untersuchung unterworfen. Er bediente sich der WERDER'schen Festigkeitsmaschine, die zur Prüfung der Festigkeit von Baumaterialien verwendet zu werden pflegt und bei welcher die Kraft mittelst einer hydraulischen Presse ausgeübt und mittelst einer genauen Hebelwage gemessen wird. Der Schädel wird hierbei zwischen zwei ebene Metallplatten gedrückt. MESSERER stellte 13 Versuche von querer Zusammenpressung, 12 Versuche von Zusammenpressung in der Längsrichtung und 8 Versuche von Zusammenpressung in der senkrechten Richtung an. Endlich machte er auch einige Versuche über den concentrirten Druck an einzelnen Stellen des Schädels mittelst eines Druckbolzens. Das Hauptresultat dieser Untersuchung beruht darin, dass der Schädel sich nicht unbeträchtlich verkleinern lässt und dass dabei in den meisten Fällen die nicht gedrückten Durchmesser eine stetige und mit dem Drucke wachsende Vergrösserung erfahren.

Die grösste Veränderung des Durchmessers, in dessen Richtung gedrückt wurde, betrug 8 8 Mm., dann trat der Bruch ein. Die grösste Veränderung eines nicht gedrückten Durchmessers betrug 1·3 Mm.; da durch die wirkende Gewalt gemessen wurde, so liess sich genau ermitteln, in welcher Richtung der Schädel eine grössere Belastung trägt. Es zeigte sich, dass dieses in sagittaler Richtung der Fall ist.

In sagittaler Richtung Mittel   der Bruchbelastung 650 Kgr., in querer 520 Kgr.

Maximum	„	„	1200	„	„	„	800 „
Minimum	„	„	100	„	„	„	350 „

Gleichzeitig machte ähnliche Versuche NICOLAI HERMANN in Dorpat. Sein Apparat bestand in einer Art von Schraubstock, in welchem der Schädel zwischen zwei Ebenen zusammengepresst war. Die Versuche wurden in vier Gruppen eingetheilt: Es wurde in der Querrichtung, in der Längsrichtung und in zwei diagonalen Richtungen gepresst. Uebereinstimmend mit MESSERER fand NICOLAI HERMANN, dass die Elasticität des Schädels geringer ist, als sonst angenommen wurde, und dass die Fraktur der Schädelbasis immer parallel mit der Druckrichtung ist. Demgemäss unterscheidet man 1. Querfrakturen der Basis, 2. Längsfrakturen der Basis, 3. Diagonalfrakturen der Basis, 4. ringförmige Frakturen der Basis.

Diese letztere Form entsteht dann, wenn der Schädel in senkrechter Richtung comprimirt wird, so dass die Wirbelsäule gegen das Innere des Schädels vorwärts gedrückt wird.

In den letzten Jahren hat Prof. v. WAHL eine neue Betrachtung angeregt. Er denkt sich zwischen den Druckpolen einen durch sie gehenden Ring (oder Meridian) aus dem Schädel ausgesägt und frägt nach dem Mechanismus, der diesen Ring durch Druck bricht. Indem der Schädel als eine Summe von solchen Ringen vorgestellt wird, ergiebt sich, dass der Schädel entweder im Sinne der durch die Druckpole gehenden Meridiane oder im Sinne einer darauf senkrechten (äquatorialen) Ebene bricht. Eine weitere Ausführung empfiehlt die Annahme zweier neuer Begriffe: Biegungsbruch, wobei die gedrückte Stelle an Krümmung verliert und der Bruch von aussen beginnt; Berstungsbruch, wo die Krümmung zunimmt und der Bruch von innen beginnt. Die Discussion über diese Betrachtungsweise erscheint noch nicht abgeschlossen.

In der Mehrzahl der Fälle besitzt die Gewalt, welche auf den Kopf wirkt, eine hohe Endgeschwindigkeit; bei einem geschwungenen Hammer, bei einem geworfenen Stein beträgt dieselbe mehrere Meter, bei einem Schussprojectile mehrere hundert Meter. Dementsprechend untersuchte JULIUS SCHRANZ die Schädelfrakturen mittelst einer Fallmaschine, indem er entweder ein Gewicht aus einer bestimmten Höhe auf den unterstützten Schädel, oder indem er den Schädel selbst von einer bestimmten Höhe auf eine feste Unterlage fallen liess. Zur Ermittlung von $\frac{m\,v^2}{2} = p\,h$ und von $v = \sqrt{2\,g\,h}$ war ihm einerseits das Gewicht p des fallenden Kopfes oder des auf dem Kopf fallenden Gegenstandes, andererseits die Hubhöhe h bekannt. Es wurden bei der Untersuchung folgende Resultate erzielt. Was zunächst die Kraftgrösse betrifft, so leistete ein sclerosirter Schädel Widerstand, wenn er von der Höhe von 200 Cm. herabgefallen war, von einem Fallgewicht von 22 Kilo belastet. Die Mehrzahl der erzeugten Frakturen hatte die Form von penetrirenden Spaltbrüchen. Die Angriffsfläche der Gewalt und der Ort der Fraktur waren häufig in einem untergeordneten Zusammenhange, so dass angenommen werden muss, dass die Gewalt sich über das getroffene Object ausbreitet und der Schädel dort bricht, wo derselbe die grösste Spannung, aber die geringste Festigkeit seiner Theile besitzt.

Auf Grund eines reicheren Materials und unter Einführung neuer Versuchsbedingungen verfolgte dieses Thema O. MESSERER weiter. Namentlich ist hervorzuheben, dass die Fraktur am Schädel einer in sitzender Stellung fixirten Leiche erst durch viel grössere Gewalten bricht als der Schädel, der auf einer gemauerten Unterlage steht. MESSERER führt sehr verlässliche Zahlen über die Widerstandskraft des Schädels gegen stossende Körper an.

Der Heilungsmodus der Schädelbrüche bietet einige Eigenthümlichkeiten. Erstlich reicht der Callus niemals über die Bruchgrenze hinaus; es entsteht also keine parostale Callusbildung; zweitens betheiligt sich an der Callusproduction die Beinhaut nur in geringerem Masse. Es ist vor Allem die Diploë, die den Callus liefern muss. So gross auch die Dislocation sein mag, so heilt das Bruchstück in der dislocirten Stellung. Ist die Schädelfraktur eine offene, so ist bei offener Wundbehandlung die Heilung durch Granulationsbildung und spätere Verknöcherung der Verlaufsmodus.

Die Complicationen einer Schädelfraktur sind ungemein mannigfaltig. In ganz einfachen Fällen beschränkt sich die Sache auf ein mässiges Extravasat. Ist aber eine, wenn auch noch so geringe Dislocation vorhanden, so wird naturgemäss der Schädelinhalt beeinflusst. Es kann zunächst das innere Periost durch eine grössere Blutmenge abgehoben werden und diese zusammen mit der Dislocation eine Compression des Gehirnes bedingen. Bei isolirtem Bruche der Vitrea können die Splitter die Gehirnhaut anstechen, selbst in die Gehirnrinde eindringen, und selbstverständlich ist dies noch mehr der Fall bei umfänglicheren Frakturen, bei denen die Gehirnsubstanz in verschiedenem Umfange und in verschiedene Tiefe hinein gequetscht und gerissen sein kann. An der Schädelbasis, wo die Gehirnnerven durchtreten, kann durch Fissuren und Frakturen der eine oder andere Nerv gerissen werden. In der Nähe der Sinusse und der Arterien kann eine Splitterung mit Dislocationen ganz ansehnliche Hämorrhagien zur Folge haben. In schweren Fällen combiniren sich mit der Fraktur umfängliche Zerreissungen der Hirnhäute, ausgedehnte Zermalmungen der Hirnsubstanz u. s. w. Die Dignität einer Schädelfraktur ist also vor Allem bedingt durch Complicationen von Seiten des Schädelinhaltes, andererseits aber muss hervorgehoben werden, dass unter offener Wundbehandlung die offenen Frakturen, mochten sie noch so geringfügig gewesen sein, immer die Gefahr septischer Processe bieten, welche, wenn sie in die Tiefe greifen, eitrige Entzündungen in den Gehirnhäuten oder im Gehirne nach sich ziehen und so gewissermassen eine secundäre Complication bilden.

Wenn demnach keine ernste Complication von Seite des Schädelinhaltes vorliegt, so ist die Hauptsorge des Klinikers darauf gerichtet, den aseptischen Verlauf der Verletzung zu garantiren. Sind jene Complicationen zu bemerken, so muss, wie später bei den Verletzungen des Schädelinhaltes besprochen werden wird, erwogen werden, wie weit es geboten ist, gegen dieselben therapeutisch vorzugehen.

In diagnostischer Beziehung bieten die Fissuren der Schädelbasis ein besonderes Interesse, da ihre Erkenntniss nur auf indirectem Wege gewonnen werden kann. In einer grossen Zahl derselben geht die Bruchlinie durch die Felsenbeinpyramide und ist mit einer Läsion des Gehörganges und des Trommelfells verbunden. In einem solchen Falle können untrügliche Zeichen auftreten, dass das Schädelgewölbe verletzt sein muss. Als solche können angesehen werden: a) Abfluss von Hirnsubstanz und b) Ausfluss von *Liquor cerebrospinalis*. Die Hirnsubstanz muss als solche natürlich durch mikroskopische Untersuchung agnoscirt werden. Der Liquor ist als solcher schon daran zu erkennen, dass er tagelang und mitunter in erstaunlichen Mengen abfliesst; seine Strömung wird verstärkt, wenn der Exspirationsdruck gesteigert wird. In der Mehrzahl der Fälle kommt es aber weder zu der einen, noch zu der anderen Erscheinung, wohl aber treten andere Symptome auf, welchen zwar keine solche Evidenz innewohnt, wie jenen, die jedoch regelmässig die Diagnose einer Basalfissur rechtfertigen und nur ausnahmsweise eine andere Bedeutung haben können. Es ist dies erstlich die Blutung aus Ohr, Nase, in die Orbita. Tritt nach einer bedeutenden Gewaltwirkung auf den Schädel, deren Stärke auch schon in der gleichzeitig zu beobachtenden Gehirnerschütterung sich ausspricht, Blutung aus Ohr und Nase, oder aus der Nase und in die Orbita, oder an allen diesen Stellen zugleich auf, so kann man ruhig die Diagnose auf Fissur der Schädelbasis stellen. Noch mehr wird die Diagnose gesichert, wenn zweitens auch noch die Lähmung eines die Schädelbasis passirenden Nerven vorhanden ist. Am häufigsten ist es der Facialis, der bei Fissuren der Felsenbeinpyramide in verschiedener Höhe seiner Astfolge zerrissen werden kann, so dass dementsprechend eine mehr oder weniger ausgebreitete Lähmung auftritt. ROSENTHAL hat auch auf Läsionen der sensiblen Zweige des Trigeminus hingewiesen.

Bei den offenen Brüchen des Schädelgewölbes tritt mitunter eine höchst imponirende Folge auf, welche man mit dem Namen des Hirnvorfalls bezeichnet. Es tritt durch eine Lücke der Dura, oder auch von der unverletzten Dura bedeckt, der blossliegende Hirnabschnitt wie eine Hernie durch die Knochenlücke hervor. War die Dura unverletzt, so vertrocknet sie bald und dann liegt wiederum das Hirn selbst vor. Der nun vorgelagerte Hirntheil zerfällt an der Oberfläche durch Austrocknung und Einklemmung und bildet eine pilzförmige, an der Oberfläche pulpös zerfallende Masse, welche sich langsamer oder schneller vergrössert und ein höchst ansehnliches Volum erreichen kann, indem neue Hirnabschnitte sich vordrängen. Ausnahmsweise heilt ein solcher Prolaps, nachdem sich das Gangränöse abgestossen hat, durch Granulation und narbige Schrumpfung.

III. Verletzungen des Schädelinhaltes. Es gehören hierher: Die Verletzungen der Hirnhäute, des Gehirnes, der Hirnnerven und der Blutgefässe, die im inneren Schädelraume liegen. Da vor Allem die Verletzungen des Gehirnes es sind, welche die grösste Bedeutung besitzen, so soll von diesen zuerst gesprochen werden.

Seitdem in der Gehirnpathologie der Unterschied zwischen diffusen Erkrankungen und Herderkrankungen sich allgemeine Geltung verschafft hatte, wurde auch in der Chirurgie eine ähnliche Scheidung zwischen diffusen und localen Läsionen des Hirns angestrebt und bisher mit vollem Erfolge durchgeführt.

A. Als diffuse Verletzungen sind anzusehen die Gehirnerschütterung und die Gehirncompression.

1. Die Gehirnerschütterung ist in ihrem Wesen bis heute nicht vollständig aufgeklärt. Einig ist man allerdings in Bezug auf den Symptomencomplex und es findet nirgend einen Widerspruch, wenn man die Bewusstlosigkeit, Erbrechen und Pulsverlangsamung als die Cardinalsymptome einer Gehirnerschütterung mittleren Grades erklärt. Die Bewusstlosigkeit tritt sofort im Momente der Verletzung ein, und dauert minuten-, stunden-, in schweren Fällen selbst tagelang. Wo keine solche stattgefunden hat, dort kann von einer Gehirnerschütterung keine Rede sein. Das Erbrechen tritt ebenfalls sehr bald nach der Verletzung auf, wiederholt sich in schweren Fällen in den ersten Stunden nach der Verletzung, kann aber in leichtesten Fällen vollkommen ausbleiben. Die Pulsverlangsamung tritt sehr bald nach der Verletzung ein, wird häufig im Laufe des Tages oder der nächsten Tage noch bedeutender und löst sich allmälig. Hiernach wird man die verschiedensten Grade der Gehirnerschütterung beurtheilen können. Der leichteste Grad ist derjenige, in welchem auf die Verletzung eine kurze Bewusstlosigkeit folgt, ohne dass Erbrechen und ohne dass eine anhaltende Pulsverlangsamung zur Beobachtung gelangt wäre. In sehr schweren Fällen ist die Bewusstlosigkeit lange andauernd, das Erbrechen häufig, die Pulsverlangsamung nachhaltig. Zwischen diesen Extremen liegen die verschiedenen anderen Fälle. Als höchsten Grad der Gehirnerschütterung

fasst man jenen auf, wo auf die Verletzung alsbald der Tod erfolgt, ohne dass der Kranke aus seiner Bewusstlosigkeit auch nur auf einen Augenblick erwacht wäre. Selbst in schweren Fällen der Gehirnerschütterung entspricht dem schweren klinischen Bilde ein fast negativer Sectionsbefund. Man findet höchstens eine arterielle Anämie, eine venöse Hyperämie der Meningen und kleine Extravasate in der Gehirnsubstanz. Demnach sind die Anhaltspunkte zu einer Theorie der Gehirnerschütterung sehr spärlich und im Laufe der Zeiten löste eine Hypothese die andere ab. Schon im 13. Jahrhunderte war der transitorische Character der ganzen Störung der Grund, dass man den Begriff der Erschütterung überhaupt aufstellte (LANFRANCUS). Als nun später Sectionen gemacht wurden, imponirte in einzelnen Fällen die Erscheinung, als ob das Gehirn ein kleines Volumen besitzen würde. Man stellte sich demnach vor, dass das Gehirn durch die Erschütterung des Schädels gewissermassen durchgerüttelt wird und demnach wie ein fein-pulveriger Körper ein kleines Volumen annehme. Als aber die Beweisführung, dass das Gehirn wirklich ein kleineres Volumen habe, in ihrer ganzen Schwierig-keit offenkundig wurde, ging man zum Raisonnement über. Man sagte, die Schädel-kapsel wird evident in Schwingungen versetzt. Diese Schwingungen mussten sich somit dem Gehirne mittheilen. Um diese Schwingungen evident zu machen, stach ALQUIÉ in das Gehirn Nadeln ein und führte einen Schlag gegen den Schädel, und siehe da, die Nadeln zeigten keine Vibrationen. Dies führte nun zu folgendem Controlversuche. Es wurde ein Glaskolben mit einer Gallerte gefüllt, deren Con-sistenz ganz derjenigen des Gehirnes gleichkommt. Im Innern dieser Masse wurden nun gefärbte Fadenstücke suspendirt. Wurden nun Schläge auf den Glaskolben geführt, die doch hörbare Vibrationen des Glases erzeugten, so zeigten die Fäden keine Bewegung. Dadurch wurde also die Theorie der Uebertragung der Schwingungen erschüttert. Man suchte nun die Gehirnerschütterung als eine vorübergehende Compression des Gehirnes aufzufassen, indem man sich vorstellte, dass der Schädel bei der Gewaltwirkung eine rasche Gestaltveränderung erfahre, welche nothwendig das Gehirn zusammendrücken müsse; aber es blieb dabei zu erklären, wie so eine so vorübergehende Compression nicht sofort von einem Ausgleiche gefolgt sei. Endlich kam man auf die Idee, dass es sich hier um eine Circulationsstörung handeln dürfte. Schon A. COOPER erklärte rundweg, die Gehirnerschütterung sei Störung der Circulation. Erst in neuerer Zeit versuchte FISCHER folgende Hypo-these. Analog dem GOLTZ'schen Froschversuche, wo auf einen Insult des Bauches Paralyse der Gefässe folgt, verhält es sich bei Insulten auf den Schädel. Die Gefässe werden paralysirt und es muss somit zur venösen Stase kommen, die jedoch nach Erholung der vasomotorischen Nerven wieder ihre Lösung findet. Allein diese Hypothese hielt der Kritik nicht Stand. Nachdem schon PIROGOW, ALQUIÉ, in besonders sorgfältiger Weise aber B. BECK Thierversuche gemacht hatten, bei welchen durch Schläge gegen den Schädel die Symptome der Gehirn-erschütterung an Thieren hervorgebracht wurden, haben KOCH und FILEHNE folgende Versuchsanordnung getroffen:

Es wurde dem Versuchsthiere mittelst eines leichteren Hammers eine ganze Reihe von kleinen Hieben auf den Schädel beigebracht, so dass die ein-malig wirkende grosse Gewalt eines Schlages in eine Reihe von kleineren Schlägen, die rasch hintereinander folgten, aufgelöst erschien. Es stellten sich nun that-sächlich die Erscheinungen der Gehirnerschütterung ein.

Durch eine Reihe von Versuchsabänderungen und durch eine etwas umständ-liche Argumentation suchten die Experimentatoren die vasomotorische Hypothese FISCHER'S zu widerlegen und stellten die Lehre auf, dass es sich bei der Gehirn-erschütterung thatsächlich um eine mechanische Beleidigung, um eine Verschiebung der kleinsten Theilchen, oder um ein Anschleudern der Gehirnmasse gegen die Schädelwandung handelt. Aber auch diese Hypothese konnte sich nicht behaupten.

DURET hat nun in neuerer Zeit insbesondere die eine Thatsache im Auge behalten, dass nämlich die punktförmigen Blutextravasate, die man an

Menschen und an Versuchsthieren findet, sich an bestimmten Stellen des Gehirnes finden, zumal um die Ventrikel und Aquäducte herum. Er bohrte eine ganz feine Oeffnung in den Schädel und spritzte zwischen den Schädel und die Dura Flüssigkeit ein, die er sofort wieder auslaufen liess. Durch verschieden schnelles Injiciren konnten nun auch verschiedene Höhegrade der Gehirnerschütterung hervorgebracht werden, und man fand die Hirnsubstanz, wo sie von dem *Liquor cerebrospinalis* bespült wird, zerrissen. Somit stellte sich DURET vor, dass nach einer Gewaltwirkung auf den Schädel, welche von einem Symptome der Gehirnerschütterung gefolgt ist, eine Compression der Hemisphären stattfindet, durch welche der Liquor gegen den Ventrikel und gegen das Rückenmark hin rasch gepresst wird und die Gehirnsubstanz, welche die Höhlen unmittelbar einschliesst, an kleinen Stellen gerissen wird.

2. *Compressio cerebri* (Gehirndruck). Die schon im Alterthume bekannte, von GALEN auch von der experimentellen Seite her besprochene Krankheitsform besteht darin, dass das Gehirn unter einen verstärkten Aussendruck gesetzt wird. Experimentell lässt sich die *Compressio cerebri* an Thieren leicht dadurch hervorrufen, dass man den Schädel anbohrt und ein gewisses Quantum von Flüssigkeit in das Innere des Schädels einspritzt. Im wirklichen Leben entspricht einer solchen Versuchsanordnung am ehesten jener Fall, wo bei intactem oder höchstens von einer nicht klaffenden Fissur betroffenen Schädel die *Arteria menigea media* zerreisst und ein mächtiges Blutextravasat liefert, welches bei der Unnachgiebigkeit des Schädelgehäuses nothwendig auf dem Gehirne lastet. Steigt der Druck bis zu einer gewissen Höhe, so treten als hervorstehende Symptome folgende auf: 1. Verschwinden des Bewusstseins, als Stupor, dann als Sopor (wo auch Hemiplegien erkannt werden können), endlich als Coma, wo Empfindung und Bewegung vollständig erloschen ist. 2. Eine bedeutende Verlangsamung des Pulses, welche, wenn der Druck ein Maximum erreicht hat, in eine Beschleunigung überspringt. 3. Veränderung der Respiration, indem dieselbe langsam, tief, bei weiterer Steigerung des Druckes unregelmässig und in langen Pausen erfolgt und endlich auch erlischt. 4. Allgemeine epileptiforme Krämpfe, welche jedoch nur dann eintreten, wenn der Druck plötzlich und bedeutend zunimmt.

Diesen im Experimente hervorzurufenden Erscheinungen entspricht auch das Krankheitsbild im Menschen. In dem oben vorausgesetzten Falle, wo das Blutextravasat das Gehirn comprimirt und wo somit die Zunahme des Druckes eine stetige ist, entfällt natürlich als Symptom der epileptiformen Krämpfe und es treten nur die übrigen Symptome in continuirlicher Entwicklung in Erscheinung. Auch sonst sind es zumeist nur traumatische Blutextravasate, welche bei Schädelverletzungen Compressionen des Gehirns erzeugen. Dass auch eingedrückte Fragmente dies bewirken können, wurde in früheren Zeiten für ausgemacht gehalten und erst in neuerer Zeit in Zweifel gezogen. Es dürfte aber kaum zu bezweifeln sein, dass unter bestimmten Bedingungen ein eingedrücktes Fragment thatsächlich eine Compression des Gehirnes bewirkt. In concreten Fällen tritt freilich die Schwierigkeit auf, den Nachweis zu führen, dass es die Impressionsfraktur ist, welche den Gehirndruck erzeugt, da ja zumeist ein grösseres Blutextravasat gleichzeitig vorhanden ist. Aber es wäre absurd, zu behaupten, eine Blutmasse könne das Gehirn comprimiren; nicht aber ein Knochen, vorausgesetzt, dass der Schädelinhalt nicht ausweichen kann. Die Erscheinungen des Gehirndruckes sucht man sich in folgender Weise zu erklären. Der Schädel ist, sobald sich die Fontanellen geschlossen haben, in seiner Kapsel von unveränderlichem Volumen. Aber diese Kapsel hat zahlreiche Communicationen nach Aussen, die aus- und eintretenden Blut- und Lymphgefässe haben einen constanten Querschnitt. Diese Communication kommt also vorerst nicht in Betracht.

Nach der Rückgrathöhle aber besitzt der Schädel eine Communication, die so gestaltet ist, dass das aus Schädel und Rückgrathöhle bestehende Ganze einer Volumsveränderung fähig ist; das Rückgrat besitzt nämlich nebst den starren

Wirbelmassen auch noch ausdehnungsfähige Theile seiner Wandung: die *Membrana obturatoria, posterior* und *anterior*, die *Ligamenta flava* und die Scheiden der intervertebralen Löcher. Würde man das Innere des Schädelrückgratraumes mit einer Flüssigkeit füllen, so liesse sich immer noch ein gewisses Quantum von neuer Flüssigkeit hineinbringen bis jene nachgiebigen Theile der Wandung auf das Aeusserste gespannt werden, und somit liesse sich der hydrostatische Druck der eingespritzten Flüssigkeit bis zu einer bestimmten Höhe hinauftreiben. Nun finden wir im Schädelrückgratraume: 1. Das Gehirn und das Rückenmark. 2. Den *Liquor cerebrospinalis*. 3. Die Blutgefässe und Lymphgefässe mit ihrem flüssigen Inhalte. Die Nervensubstanz des Gehirnes und des Rückenmarkes kann man als incompressibel ansehen, d. h. unter der Bedingung, dass das Leben bestehen soll, kommen nur so geringe Druckhöhen in Betracht, dass sie vernachlässigt werden können. Wenn also eine Compression des Gehirnes dennoch stattfindet, so kann der Hergang nur darin bestehen, dass die comprimirende Masse, z. B. das Blutextravasat, den *Liquor cerebrospinalis* nach dem Rückgrate hin verdrängt oder die Blutgefässe des Gehirns comprimirt und so eine Anämie des Gehirnes setzt.

Es gehören sicherlich geringe Druckhöhen dazu, um durch die Hemisphärenmasse hindurch den Druck auf die ventriculare Flüssigkeit zu übertragen; dann wird durch das Hinüberfluthen des Liquor in den Rückgratcanal eine Spannung der Bandmassen des Rückgrats erfolgen, also ein Widerstand gesetzt und nun wird sofort ein weiterer Druck als Aussendruck auf die Blutgefässe lasten und ihre Füllung aufheben. Im Principe müsste also die Gehirncompression dieselben Erscheinungen hervorbringen, wie die plötzliche Hirnanämie, und das ist auch thatsächlich der Fall; wenn man durch Unterbindung der beiden Carotiden und Vertebrales die Blutzufuhr zum Gehirn absperrt, so tritt Lähmung der Gehirnrinde als Sopor und Coma und epileptiforme Convulsionen als Reizung der Bewegungsnerven auf. Dass aber beide Processe wirklich dieselbe Beeinträchtigung des Gehirnes vorstellen, geht noch weiter aus Folgendem hervor. Wenn der Druck aufhört, so treten die Functionen sofort wieder ein, ebenso wie bei der Absperrung der Blutzufuhr. Die Zeit, innerhalb welcher die Rückkehr zur Norm noch möglich ist, ist bei der Compression dieselbe, wie bei der Absperrung der Blutzufuhr. Jene Druckhöhe, welche die Symptome der Gehirncompression manifest macht, ist beiläufig so gross, wie der Seitendruck in der Carotis. Die Functionen hören also auf, wenn der Druck im Schädel von der Carotis nicht überwunden werden kann. Endlich erfolgen nach plötzlicher Absperrung der Blutzufuhr die epileptiformen Krämpfe gerade so, wie nur nach plötzlicher Zunahme des Gehirnblutes.

Gegen diese Lehre hat in letzter Zeit Prof. ADAMKIEWICZ eine Reihe von mehr oder minder schwerwiegenden Einwänden erhoben und den Entwurf einer ganz neuen Lehre von der Compression des Gehirns geliefert. Der Leser dieser Encyclopädie findet in dem Artikel G e h i r n d r u c k die ausführliche Darlegung der Streitfrage, worauf hiermit verwiesen wird.

B. Die l o c a l e n Läsionen des Gehirnes sind entweder subcutane oder es sind Wunden.

Man unterscheidet mannigfaltige Formen derselben. Nebst den Stich-, Schnitt- und Schusswunden mit und ohne Substanzverlust des Gehirnes müssen hervorgehoben werden: die Zerreissung des Gehirnes (Rhexis), die Contusionen, der Localdruck und die Localerschütterung. Die beiden letzten Formen sind bis nun nur theoretisch abgeleitet. Was die locale Compression betrifft, so ist es klar, dass eine auf dem Gehirne lastende Masse zunächst die darunter unmittelbar liegenden Gehirnpartien anämisiren wird. Es ist also die Localcompression in der Regel der Anfang einer durch die zunehmende Spärlichkeit sich einstellenden allgemeinen Compression. Die Localerschütterung des Gehirnes ist nur in einzelnen Fällen angenommen worden.

So hat KASTAN in Montpellier nach einem directen Schlag auf das Hinterhaupt Zittern der Glieder und Unvermögen, dieselben zu beherrschen, beobachtet, während das Bewusstsein vollkommen intact war. Da die Störung in 8 Tagen vorüber war, so nahm er eine auf das Kleinhirn beschränkte Erschütterung an. Für die übrigen Formen der localen Gehirnläsionen ist das Vorbild in der experimentellen Zerstörung einzelner Partien der Gehirnoberfläche gegeben. Es kann nach dem heutigen Stande wohl behauptet werden, dass die Theorie der cerebralen Localisation immer mehr und mehr befestigt erscheint. So wie daher im Experimente die Vernichtung einer umschriebenen Gehirnpartie den Ausfall jener Functionen bedingt, deren Bestehen an die Integrität der betreffenden Gehirntheile gebunden ist, so ist das Wesen der localen Läsionen auch darin zu suchen, dass an den peripheren Organen eine umschriebene Functionsstörung eintreten muss; also ein Ausfall der Empfindungen oder Bewegungen und dergleichen. Da nun die Gehirnrinde es meist ist, welche eine locale Läsion erfährt, so werden relativ leicht erkennbare, weil sinnfällige Störungen, in der Mehrzahl der Fälle zu erwarten sein.

Es wird also nach Verletzung des Facialiscentrums eine Lähmung des Facialis, nach Verletzung der Centra für die unteren Extremitäten eine Lähmung der letzteren erfolgen. In manchen Fällen wird allerdings die locale Läsion so beschaffen sein können, dass nicht Lähmung, sondern Reizung an der Peripherie in Erscheinung tritt. Es wird z. B. durch einen feinen Splitter, der in das Centrum des Facialis leicht eingetrieben ist, nicht Lähmung des Nerven bedingt, sondern Convulsion der vom Nerven versorgten Muskulatur. Das ist nur die nächste Folge der Läsion. Es hängt aber auch von ihrer Natur und von den im weiteren Verlaufe hinzutretenden Bedingungen ab, ob es blos dabei bleibt oder ob von der Verletzungsstelle aus die benachbarten Bezirke in einen pathologischen Vorgang hineingezogen werden. Demgemäss ist nach dieser Ueberlegung zu erwarten, dass zu einer primären Lähmung in den nächsten Tagen Reizungserscheinungen in jenen Nerven auftreten, deren Centra in der nächsten Umgebung der Verletzungsstellen liegen, und es kann im weiteren Verlaufe der pathologische Vorgang in der Umgebung des Verletzungsherdes sich derart steigern, dass er die anfänglich nur gereizten Centra völlig erschöpft oder lähmt, so dass auf Reizungserscheinungen Lähmungserscheinungen folgen. Weiter muss noch bemerkt werden, dass die locale Läsion sehr häufig mit einer diffusen combinirt sein wird. Denkt man sich einen schweren Schlag auf den Schädel, der eine Fraktur und gleichzeitig eine Quetschung der Gehirnoberfläche setzt, so wird zunächst nur Gehirnerschütterung erkennbar sein, und erst wenn diese vorüber ist, werden die Zeichen der localen Quetschung manifest werden. Diese Ueberlegung bestätigt auch die Erfahrung vollständig, nur ist es noch häufig schwer, in individuellen Fällen den Hergang bis in's Detail nachzuweisen.

Was nun den anatomischen Befund betrifft, so ist über die Stich-, Hieb- und Schusswunden des Gehirnes nichts Eigenthümliches hervorzuheben. Hervorragendes Interesse bietet hingegen die Gehirnquetschung, die *Contusio cerebri*. Hat die Gewalt auf eine grössere Fläche des Schädels gewirkt, so findet man das Gehirn auf weite Strecken und zu ansehnlicher Tiefe von einer diffusen Sprenkelung durch Extravasate durchsetzt. Es ist natürlich, dass hierbei auch die Hirnhäute die Zeichen einer Hämorrhagie aufweisen. Hat die Gewalt auf einen kleinen Umfang gewirkt, so ist der pathologische Befund viel mehr umschrieben. Man findet da ein Centrum, wo die Extravasate einzeln genommen, grösser sind und dicht beisammen stehen. Ringsum findet sich eine Zone, wo sie zerstreut und kleiner vorkommen, bis an der Peripherie nur ganz vereinzelt feine Extravasatpunkte zu finden sind. Das Gewebe des Gehirnes selbst ist roth imbibirt. Bei heftigen Quetschungen, die auf eine umschriebene Stelle gewirkt haben, finden sich grössere Herde von geronnenem Blute und oft eine förmliche Zermalmung des Gehirnes bis zur Unkenntlichkeit seiner Textur.

Wenn man nun die weiteren Schicksale einer localen Gehirnläsion in's Auge fasst, so zeigt sich, dass reine Wunden und kleine Quetschungsherde in ähnlicher Weise ausheilen, wie ein apoplectischer Herd. Es entsteht eine Narbe und in der Umgebung findet man Verkalkungen zahlreicher Ganglienzellen. Ein kleiner Quetschungsherd kann auch, aber sehr selten, zu einem cystischen Gebilde umgewandelt werden. Ein anderer Ausgang der Contusion ist die gelbe Erweichung, eine besondere Form der Necrobiose. Die zelligen Elemente wandeln sich nämlich nach und nach in Körnerkugeln um und der Herd ist dann von einer hellgelben sulzigen Masse ersetzt, welche von einer ödematösen Zone umgeben ist. Häufig kommt es nun zu einem Fortschreiten des Processes, indem in der ödematösen Zone abermals die gelbe Erweichung Platz greift, welche nun ihrerseits vom Oedem der Umgebung begleitet ist.

Ein höchst wichtiger Vorgang ist die Bildung des Balgabscesses des Gehirnes. Ein solcher geht aus einem contusiven Herde hervor. Häufiger aber entsteht er um einen eingedrungenen fremden Körper oder um einen Splitter. Dieser chronische Gehirnabscess ist ausgezeichnet durch eine dicke, ihn abkapselnde Membran; sein Inhalt ist entweder ein grünlichgelber, synoviaartig schmieriger, meist geruchloser, nur ausnahmsweise fötider Eiter.

Sehr häufig tritt bei offenen Verletzungen des Gehirnes, wenn die antiseptische Behandlung nicht vollkommen durchgeführt wurde und Zersetzungserreger eingedrungen sind, Eiterung ein. Im Gehirn zeigt sie sich als acuter Hirnabscess, als acute rothe Erweichung, an den Hirnhäuten als diffuse eitrige Leptomeningitis; häufig ist die Combination beider Vorgänge. Was speciell die Meningitis betrifft, so unterscheidet man seit jeher die primäre und die secundäre, und zwar nicht sowohl wegen des zeitlichen Momentes, als vielmehr darum, weil die secundäre Meningitis sehr häufig mit Phlebitis der Blutleiter, puriformer Schmelzung der Thromben und metastatischer Pyämie combinirt ist, so dass also seit jeher das combinirte Bild der Meningitis und der Pyämie auffällig war.

Stellt man sich unter Berücksichtigung des Gesagten auf den Standpunkt des Praktikers, so kann man die Fälle der Hirnverletzungen beiläufig in folgender Weise gruppiren.

Es kann zunächst eine rein locale Läsion des Hirns vorkommen. Ein Beispiel wäre eine penetrirende Stichverletzung. Der Kranke verliert im Momente der Gewaltwirkung nicht einmal das Bewusstsein und wenn keine Verunreinigung des Stichcanals stattgefunden hat, so kann Heilung ohne weiters eintreten. Sind Zersetzungskeime eingedrungen, so kann es zu primärer Meningitis kommen. Ist etwa die Spitze des verletzenden Werkzeuges abgebrochen und stecken geblieben, so kommt es häufig zum chronischen Hirnabscess, der nach einer Periode von Latenz mit zeitweise eintretenden Frösten, Kopfschmerzen, Anfällen von Bewusstlosigkeit und Convulsionen, endlich zwischen die Meningen oder in die Kammern durchbricht und rasch tödtet oder — in der Minderzahl der Fälle — sich nach aussen öffnet und heilt.

Ein Gegenstück hierzu bilden die Fälle, wo das Gehirn keine locale Läsion erfahren hat, sondern im Momente der Gewaltwirkung eine Hirnerschütterung stattgefunden, die ohne weitere Folgen abläuft.

Da in der Mehrzahl der Fälle die Gewalt so wirkt, dass das Hirn erschüttert wird, so wird bei den allermeisten Fällen von schwerer Schädelverletzung in der ersten Zeit das Bild der Erschütterung dominiren. Es kann hierbei das Vorhandensein einer Wunde oder einer penetrirenden Fraktur die Sache schon voraus so compliciren, dass eben von Seiten der Wunde die Gefahren der Meningitis drohen. Oder es combinirt sich die Hirnerschütterung mit einer anderen Hirnverletzung, sei es Compression des Hirns oder eine locale Läsion desselben.

Ist eine locale Läsion vorhanden, so wird sie sich daran erkennen lassen, dass nach Ablauf der Erschütterungssymptome, ja schon nach Wiederkehr des Bewusstseins, Lähmung (oder seltener Reizung) eines Rindengebietes vorhanden ist. Es wird also der zum Bewusstsein wieder erwachte Kranke aphasisch oder hemiplegisch sein; es wird Monoplegie des Beines oder des Armes, oder Facialislähmung, oder Convulsionen in dem oder jenem Gebiete, oder Lähmung eines

Armes mit Gesichtszuckungen, oder Monoplegie mit Aphasie, oder Hemiplegie mit Aphasie u. dergl. vorhanden sein. Dass die Erscheinungen dieser Art im Laufe der nächsten Tage sich noch ausbreiten können, wurde früher bemerkt.

Ist nebst der Erschütterung noch eine Compression des Hirns vorhanden, so wird das Bewusstsein nicht wiederkehren; der Kranke liegt soporös und gelähmt da, der Puls bleibt langsam, die Symptome bessern sich nicht. Convulsionen, die zeitweise auftreten können, oder die auf der einen Seite vorhanden sind, während die andere gelähmt ist (bei bestehender Bewusstlosigkeit), müssen dahin gedeutet werden, dass einzelne Centra (durch einen Splitter, vielleicht durch sich steigernde Anämie) gereizt werden.

Es ist am Krankenbette nicht leicht zu entscheiden, ob die Compression des Hirns durch Extravasat oder durch Impression des Knochens bedingt ist. Denn bei wirklich constatirter Impression ist noch immer die Möglichkeit vorhanden, dass ein Extravasat gleichzeitig besteht, und dass es hauptsächlich dieses ist, wodurch das Hirn comprimirt wird. Einzelne Chirurgen haben die Möglichkeit der Hirncompression durch eine Fraktur mit Eindruck geradezu geleugnet. Sie konnten sich darauf berufen, dass eclatante Fälle von Impressionsfraktur mit Druckerscheinungen allmälig sich bessern und schliesslich selbst nach Wochen völlig ausheilen, ohne dass man den Eindruck elevirte. Dies berechtigte zu der Annahme, dass ein Blutextravasat vorhanden war, welches sich allmälig resorbirte, und dass der Schädeleindruck an der Hirncompression nicht Schuld war, weil er nach Ablauf der Druckerscheinungen ja fortbestand. Aber es ist möglich, dass das Hirn sich einem solchen Druck allmälig anpasst. Und dann geht es doch nicht, jene Fälle fortzuleugnen, wo die Elevation eines eingedrückten Fragmentes von sofortiger Wiederkehr des Bewusstseins begleitet war. Diese Fälle sprechen dafür, dass Hirndruck durch Impressionsfraktur möglich ist.

Ein besonderer Fall der Hirncompression ist jener, wo durch Zerreissung der *Art. meningea media* ein mächtiges Extravasat sich bildet. In Fällen dieser Art tritt nach Ablauf der Erschütterungssymptome ein Intervall ein, wo der Kranke bei Bewusstsein ist; aber bald zeigt sich Lähmung einer Extremität, der bald Hemiplegie derselben Seite, endlich allgemeine Lähmung unter Bewusstlosigkeit und endlich der Tod erfolgt. Die Erscheinungen sind leicht begreiflich. Das Extravasat muss eine bestimmte Grösse erreichen, bevor es zu Compression führt; daher das bewusstseinsfreie Intervall; aber immerhin ist die Blutung aus einer so starken Arterie mächtig genug, um die Compression relativ bald herbeizuführen; daher schon nach einer oder wenigen Stunden die Druckerscheinungen sich ein- stellen und sich ebenso rasch steigern. In der Regel ist die Lähmung blos einer Seite ein deutlich in Erscheinung tretendes Anfangsstadium der Compression, weil es nur die eine Hemisphäre ist, die zunächst comprimirt wird. Und zwar ist es jene Hemisphäre, die auf der der Lähmung entgegengesetzten Seite liegt. Somit kann man sagen, welche *Arteria meningea* zerrissen ist, ob die rechte oder die linke. Dies ist sehr wichtig, da die Meningea der der Verletzungsstelle entgegen- gesetzten Körperseite zerrissen sein kann. Endlich wächst das Extravasat so an, dass auch die andere Hemisphäre comprimirt wird.

Aus dem bisher Angeführten lassen sich die allgemeinen Grundsätze der Behandlung der Schädelverletzungen leicht ableiten.

Sobald die Verletzung in einer Wunde besteht, ist die Erfüllung der antiseptischen Maassnahmen die erste und oberste Regel der Behandlung. Socin war der Erste, der gezeigt, dass man die blossliegende Hirnsubstanz mit der üblichen Chlorzinklösung ohne Schaden behandeln kann. Man wird also von der consequen- testen Antisepsis durchaus keinen Umgang nehmen, auch wenn die Verletzung bis in die Hirnmasse hineinreicht und diese letztere etwa durch Quetschung ober- flächlich zerwühlt ist. Sind Knochensplitter in die blossliegende Hirnsubstanz eingetrieben, so wird man dieselben ohneweiters entfernen; ebenso jedweden ein- gedrungenen Fremdkörper.

Ist nur die Dura blossgelegt, so sind die Gefahren der diffusen eitrigen Entzündung des Hirns oder der weichen Meningen weit geringer. Dennoch kann man Fällen begegnen, wo trotz der Unverletztheit der Dura Encephalitis und Meningitis eintritt. Der Praktiker wird hierbei besonders auf ein Symptom Acht haben, nämlich auf die Pulsation des Hirns. Wenn diese schon im Beginn nicht vorhanden ist, so wird es sich um ein subdurales Extravasat oder um eine ausgebreitetere Quetschung der Hirnrinde handeln, derart, dass sogar die Circulation in diesem Bezirke aufgehoben ist. Hört die Pulsation im weiteren Verlaufe auf, so ist sie Zeichen von nachträglicher Necrosirung oder hochgradiger Anämie des Gehirns an dieser Stelle. Nur wenn es sich um Verjauchung handelt, wird man genügenden Grund haben, die Dura zu spalten. Wäre der Mangel der Pulsation aus Anämie der Rinde wegen eines darunter liegenden Abscesses zu erklären, so müsste sogar die Hirnrinde gespalten werden, um den Abscess zu entleeren.

Ist die Splitterung des Schädelgewölbes umfänglich, so entfernt man die Splitter nicht; der Bereich der Fissuren und Bruchlinien ist häufig unberechenbar gross. Ist aber ganz umschriebene Splitterung vorhanden, so thut man am besten, die Splitter zu entfernen und den Umfang der Knochenwunde zu glätten.

Bei vorhandenem Prolaps kann man sich, wenn diese Oberfläche granulirt, auf eine mässige Compression, soweit sie der Kranke erträgt, einlassen.

Bei subcutanen Verletzungen des Hirns giebt es nur einen unbezweifelten Fall, wo man an die Eröffnung der Schädelhöhle gehen muss, das ist der Fall eines grossen, das Hirn comprimirenden Blutextravasates. Und da sich dieses eben bei Ruptur der *Meningea media* ereignet, so giebt diese letztere Complication eine Anzeige zur Trepanation, um das Extravasat zu entfernen und die Arterie zu unterbinden.

Wie man sich bei subcutaner Impression mit Druckerscheinungen zu verhalten habe, darüber giebt die Erfahrung keine bestimmten Anhaltspunkte. Es wurde ja früher hervorgehoben, dass die Thatsache des Hirndruckes durch Impressionsfraktur selbst noch angezweifelt wurde. Bessern sich die Druckerscheinungen allmälig — und das ist wohl fast immer der Fall — so wird man gewiss nicht trepaniren, um eine Elevation des eingedrückten Knochens zu bewerkstelligen.

Dagegen wird man trepaniren, wenn ein fremder Körper im Knochen eingekeilt ist und allein nicht entfernt werden kann. Man wird insbesondere dann, wenn der fremde Körper nach längerer Zeit entdeckt wird und die Zeichen eines Hirnabscesses vorliegen, den Eingriff mit einem glänzenden Erfolge ausführen (s. Artikel T r e p a n a t i o n).

Bei blosser Hirnerschütterung greift man heutzutage nicht leicht über jene Maassnahmen hinaus, die bei allen Schädelverletzungen ohnehin in Uebung sind, als: Ruhe, Diät, Beförderung des Stuhles, locale Kälteanwendung. Nur bei sehr hohen Graden wird man periphere Reize (Sinapismen an den Gliedmassen, Aethereinspritzung u. dergl.) anwenden. Bleibt der Puls lange Zeit aus, ist er hart, das Individuum jugendlich und kräftig, so kann ein Aderlass die Herzaction bessern. Dass bei Hirnerschütterung der Kranke 2—3 Wochen im Bette zubringen soll, ist statt für mittlere Fälle eine alte, aber immer noch giltige Regel.

Literatur. Eine erschöpfende Abhandlung des Gegenstandes giebt B e r g m a n n in „Deutsche Chirurgie". — Bezüglich des Geschichtlichen A l b e r t in „Beiträge zur Geschichte der Chirurgie". Wien. — Bezüglich des Mechanismus der Frakturen O. M e s s e r e r, Die Festigkeit der Knochen. München. — J. S c h r a n z im Wiener med. Jahrbuch. 1881. — H e r m a n n N i c o l a i, Dorpater Inaug.-Dissert. 1881. — H. v. W a h l in der Volkmann'schen Sammlung von Vorträgen. — W a g n e r, ebendaselbst betreffend die Therapie.   A l b e r t.

Schändung (f o r e n s i s c h). Dieser Ausdruck kommt gegenwärtig nur im österreichischen Strafgesetzbuch vor, und zwar im §. 128, der folgendermassen lautet: „Wer einen Knaben oder ein Mädchen unter 14 Jahren, oder eine im Zustande der Wehr- oder Bewusstlosigkeit befindliche Person zur Befriedigung seiner Lüste auf eine andere als die im §. 127 bezeichnete Weise (nämlich durch Beischlaf) geschlechtlich missbraucht, begeht, wenn diese Handlung nicht das im §. 129 lit. b bezeichnete Verbrechen (Päderastie) bildet, das Verbrechen der Schändung und soll mit schwerem Kerker von 1—5 Jahren, bei sehr erschwerenden Umständen bis zu 10 und wenn eine der im §. 126 erwähnten Folgen (wichtiger Nachtheil an der Gesundheit, lebensgefährliche Erkrankung oder Tod) eintritt, bis zu 20 Jahren bestraft werden."

Im deutschen Strafgesetzbuche findet sich der Ausdruck Schändung nicht mehr, und sind die betreffenden strafbaren Acte unter den allgemeinen Begriff „unzüchtiger Handlungen" der §§. 174 und 176 subsumirt.

Die Aufgabe des Gerichtsarztes ist in derartigen Fällen im Allgemeinen dieselbe wie bei Untersuchungen wegen Nothzucht oder Päderastie, das heisst, er hat, soweit dies in das Bereich ärztlicher Beurtheilung gehört, zu untersuchen: 1. ob und welcher geschlechtlicher Act stattgefunden, 2. ob derselbe unter einer der im Gesetz ausdrücklich hervorgehobenen Bedingungen geschah und 3. ob und welche Folgen für die betreffende Person aus dem geschlechtlichen Missbrauch erwachsen sind.

Ad 1. Im Allgemeinen können ausser dem Beischlaf und der zwischen männlichen Individuen geübten Päderastie alle möglichen auf geschlechtliche Befriedigung gerichteten Acte, wenn sie unter gewissen Bedingungen geschahen, den Thatbestand der „Schändung" bilden. Eine nähere Präcisirung dieser Acte ist im Gesetze nicht enthalten, wäre auch begreiflicherweise schwer ausführbar, nicht blos wegen der Mannigfaltigkeit der unsittlichen Attentate, die vorkommen können, sondern auch deshalb, weil es sich schwer bestimmen lässt, wann ein unsittlicher Act bereits eine solche Bedeutung besitzt, dass er in die vom Gesetzgeber offenbar gemeinte Kategorie von Unzuchtsfällen zu subsumiren ist. Deshalb hat auch das preussische Obertribunal entschieden, dass die Frage, welche Handlungen als „unzüchtige" zu betrachten sind, thatsächlicher Natur und durch die Geschworenen zu beantworten sei (CASPAR-LIMAN's Handbuch, pag. 113). Erfahrungsgemäss bestehen derartige Handlungen meistens in Manipulationen an den Genitalien der betreffenden Personen oder darin, dass diese zu onanistischen Zwecken missbraucht werden, beides Vorgänge, die sowohl mit männlichen als mit weiblichen Personen und beidemale sowohl von männlichen als von weiblichen Individuen vorgenommen werden können. Auf die Möglichkeit, dass Personen, insbesondere Kinder, blos als Werkzeuge zur Selbstbefleckung benützt werden können, hat das Deutsche Strafgesetz ausdrücklich Rücksicht genommen, indem es im §. 176, lit. 3 von Verleitung zur „Verübung oder Duldung" unzüchtiger Handlungen spricht und beide Delicte gleich bestraft.

In der Mehrzahl der Fälle hinterlassen derartige Manipulationen keine Spuren, und ist daher das Stattgehabthaben derselben nachträglich nicht zu erkennen. In anderen Fällen können Läsionen zurückbleiben, und zwar, wenn der Vorgang in Einführung des Fingers in die weiblichen Genitalien bestand, Läsionen am Hymen, die im Allgemeinen dieselben sein können, wie sie durch den ersten Beischlaf entstehen. Handelt es sich, wie so häufig, um Kinder, dann ist die Thatsache zu berücksichtigen, dass, weil bei diesen wegen Enge der Genitalien in der Regel ein wirklicher Beischlaf durch eine Immission des Penis in die Scheide nicht möglich ist, der Hymen trotz stattgehabtem Coitus meist intact bleibt, dagegen durch Einbohrung des Fingers verhältnissmässig leicht verletzt werden kann, so dass, wenn eine Hymenläsion gefunden wird, desto eher an letztere Entstehungsart als an die durch den Penis zu denken ist, je kindlicher die Verhältnisse der betreffenden Genitalien sich noch gestalten. Ebenso liegt in den Fällen, in welchen sich ausgebreitete Laceration der Genitalien finden, die Annahme viel näher, dass diese durch brutale Manipulationen, als durch den Penis entstanden sind, da den Kraftäusserungen des letzteren aus begreiflichen Gründen gewisse Grenzen gesetzt sind. TARDIEU (Attentates aux moeurs, 7. Aufl., Taf. II,

Fig. 5) bildet ein Genitale ab, an welchem, ohne dass der freie Rand des halbmondförmigen Hymen verletzt ist, im mittleren Theile des letzteren sich ein
unregelmässiges, zerrissenes Loch findet, somit eine Verletzung, die nicht durch
den Penis, sondern offenbar durch einen verhältnissmässig dünnen Gegenstand,
namentlich durch den eingebohrten Finger erzeugt worden sein konnte. Ebenso
bestand in einem von LENDER (Vierteljahrschr. f. ger. M. 1865, Bd. II, pag. 355)
mitgetheilten Falle, in welchem aus der hochgradig entzündeten Scheide eines
vierjährigen Mädchens ein Stückchen eines von ihrem Unterröckchen herrührenden
Wollstoffes herausgezogen wurde, kein Zweifel, dass dieser Befund nicht durch
den Penis, sondern durch den gewaltsam eingebohrten Finger veranlasst worden
war. FREDÉT (Ann. d'hygiène publ. 1880, Nr. 21, pag. 247) berichtet über
ein 18jähriges Mädchen, welches mit einem 8jährigen Unzucht getrieben und
diesem schliesslich — die Clitoris ligirt hatte.

In Fällen, wo die Manipulation an den Genitalien kleiner Mädchen
wiederholt geschah, insbesondere durch Wochen oder Monate fortgesetzt wurde,
kann es zu Zeichen mechanischer Irritation und zu einer Erschlaffung und Ausweitung der Theile kommen, die jedoch insofern nicht charakteristisch ist, als
sie auch durch häufige Cohabitationsversuche und, was besonders zu berücksichtigen wäre, durch habituelle Onanie sich entwickeln kann.

An Knaben begangene unzüchtige Acte hinterlassen noch weniger leicht
Spuren, aus denen dieselben erkannt werden können, es sei denn, dass dieselben
mit einer gewissen Brutalität ausgeübt worden sind. Die durch öfteren Missbrauch
entstehenden Veränderungen (Schlaffsein des Präputiums u. dergl.) unterscheiden sich
nicht wesentlich von denjenigen, die durch Selbstbefleckung zu Stande kommen,

Ad 2. Verweisen wir auf die einschlägigen, im Artikel Nothzucht
besprochenen Möglichkeiten.

Ad 3. Aus Schändungsacten können im Allgemeinen gleiche gesund-
heitliche Nachtheile für das missbrauchte Individuum resultiren, wie aus der Nothzucht (siehe diese), doch werden begreiflicherweise Uebertragungen venerischer
Erkrankungen ungleich seltener vorkommen. Dagegen kann es geschehen, dass
durch den mechanischen Insult hervorgerufene Erkrankungen der Genitalien für
specifische Affectionen genommen werden, was um so mehr im Auge zu behalten
ist, als es sich vorzugsweise um Kinder handelt, bei welchen eine grössere Irri-
tabilität der betreffenden Schleimhäute besteht, als bei erwachsenen Individuen.
Wichtig ist auch die Thatsache, dass in einzelnen Fällen derartige Affectionen
bei Kindern künstlich erzeugt wurden, um darauf Anklagen, resp. Erpressungs-
versuche zu gründen. Neuestens hat FOURNIER („Simulation d'attentates vénériens
sur de jeunes enfants", Paris 1880; VIRCHOW's Jahrb. 1880, Bd. I, pag. 647)
diesen Gegenstand erörtert und durch Fälle erläutert, worunter einer, wo die angeblich von geschlechtlichem Missbrauch herrührende Vulvo vaginitis eines 8jährigen
Mädchens durch die eigene Mutter des letzteren durch wiederholtes Reiben der
Genitalien mit einer Schuhbürste absichtlich erzeugt worden war. E. Hofmann.

Schaltknochen, s. Schädel, XVII, pag. 363.

Schandau a. d. Elbe, Kaltwasserheilanstalt, Fichten-, Moor-, Soolbäder,
Terraincuren. B. M. L.

Schanker. Mit diesem Namen belegt man im Allgemeinen oberflächliche oder tiefgreifende Substanzverluste der Haut oder Schleimhaut, entstanden
durch directe Uebertragung (Ansteckung), und zwar der Mehrzahl nach im Wege
des geschlechtlichen Verkehres.

Der Ausdruck „Schanker" (franz. chancre) wird von cancer abgeleitet,
womit man seit CELSUS fressende Geschwüre im Allgemeinen und die der Genitalien
im Besonderen bezeichnet hat. Bei den Aerzten des Alterthums und des Mittel-
alters findet sich eine ganze Anzahl von Namen, welche sich auf die obige Er-

krankung beziehen lassen: *Cancer, pustula virgae, ulcus virgae, caroli, caries, pudendagra, tabefactio;* ἕλκος, ἔσχαρα, φῦμα, φθίνας, νομή, ἄνθραξ, φαγέδαινα. Man betrachtet den Nachweis als erbracht, dass diese Ausdrücke zumeist auf Krankheitsformen Anwendung fanden, welche den venerischen, resp. syphilitischen zuzuzählen sind, wenngleich sie oft nur den äusseren Charakter andeuten. Es ist weiter zu bemerken, dass die Aufklärung über den Zusammenhang zwischen dem örtlichen Uebel und einer eventuell von demselben abstammenden Allgemeinerkrankung erst den letzten Zeitabschnitten angehört.

Mit Bezug auf den Namen „Schanker", so allgemein dessen Verbreitung bei Aerzten und Laien ist, müssen wir übrigens constatiren, dass derselbe vielfach in sehr verschiedenem Sinne gebraucht wird.

1. Auf der einen Seite werden alle ex usu veneris entstandenen Geschwürsformen ohne Rücksicht auf ihre Bedeutung für den Organismus als Schanker bezeichnet. Begreiflicherweise stellt sich die Nothwendigkeit weiterer Differenzirungen (weicher, harter Schanker etc.) heraus.

2. Dagegen steht der Name Schanker bei einer anderen Anzahl von Aerzten nicht in jenem weiteren Sinne in Gebrauch. Vielmehr bezieht man ihn blos auf die Formen, welche einen rein localen Charakter haben. Nach dieser Auffassung entsteht der Schanker blos an der Stelle der directen Uebertragung, verbreitet sich von hier aus blos ex contiguo auf die Umgebung, afficirt höchstens die Lymphdrüsen des nachbarlichen Gebietes und heilt schliesslich, ohne weitere Folgeerscheinungen an entfernteren Bezirken des Körpers zu verursachen oder zu hinterlassen.

3. Doch giebt es auch Autoren, welche als Schanker wieder nur jene Formen bezeichnen, die ihrem Aussehen und ihrem Verlaufe gemäss den Schluss gestatten, dass die Krankheit nicht local bleiben, sondern nach einer gewissen Periode auch verschiedene Systeme des Körpers, zunächst die Drüsen und das Hautorgan betreffen, also zur allgemeinen, zur constitutionell-syphilitischen wird.

4. Noch ist zu bemerken, dass vielfach der Name „Schanker" nicht nur für locale Geschwürsformen, resp. für die initiale Form der Syphilis im Gebrauche steht, sondern es werden auch consecutive Producte der Lues als Schanker bezeichnet. So spricht man vom Schanker an den Lippen, dem Gaumen, den Tonsillen, den Stimmbändern etc., da wo es sich offenbar um syphilitische Erosionen, Papeln etc. handelt, also um Formen, die als Folgeerscheinungen der Syphilis gelten.

Diese auseinandergehenden Anschauungen in Bezug auf den Begriff des Schankers haben zum Theile eine historische Grundlage. So hielt HUNTER blos jenes Geschwür, dessen Basis eine charakteristische Härte darbietet, und welchem gemeinhin constitutionelle Syphilis folgt, für Schanker. Die übrigen, relativ häufiger auftretenden und unzweifelhaft contagiösen Geschwüre, die blos locale Bedeutung haben, also von allgemeiner Syphilis nicht gefolgt sind, betrachtete er blos als unreine, einfache Geschwüre. Die noch heute übliche Bezeichnung: HUNTER'scher Schanker hat schon aus diesem Grunde, aber auch deshalb keine Berechtigung, weil die Thatsache, dass einzelne venerische Geschwüre durch eine Induration sich auszeichnen, schon vor HUNTER bekannt war. Das Verdienst, auf die prognostische Bedeutung der Induration zuerst hingewiesen zu haben, gebührt, wie PROKSCH nachgewiesen hat, einem früheren Autor, nämlich JOHN ANDREE.

Eine weitere Folge dieser Lehre ist die Anschauung, dass die nicht indurirten Genitalgeschwüre zur Syphilis sich etwa so verhalten, wie die Variolois zur eigentlichen Variola, weshalb sie im Gegensatz zu dem harten Schanker, dem eigentlich syphilitischen, als pseudosyphilitische angesehen wurden (ABER-NETHEY, CARMICHAEL).

In ähnlicher Weise fasste CLERC das Verhältniss vom harten zum weichen Schanker auf und nannte den letzteren Chancroid, da er blos eine Modification des weichen oder harten Schankers bilde, ähnlich wie Varioloid als eine Modification der *Variola vera* angesehen wird.

Nach DIDAY, welcher den harten Schanker allein als Chancre bezeichnet, heisst Chancroid der weiche, von einem Syphilitischen stammende Schanker an einem Syphilitischen und Chancrelle der weiche Schanker bei einem nicht Syphilitischen.

RICORD theilte die Schanker in zwei Arten ein, welche er klinisch und prognostisch als wesentlich verschieden darstellte, und zwar: 1. Der weiche oder einfache Schanker *(Chancre mou, simple)*, dessen Eiter in hohem Grade contagiös und auf den Träger, sowie auf andere Individuen überimpfbar ist und 2. der harte oder inficirende Schanker *(Chancre dur, infectant)*, dessen Eiter auf den Träger nicht impfbar ist. Im Gegensatze zu dem weichen Schanker, der ein rein örtliches Leiden darstellt, combinirt sich der harte mit indolenten Drüsenschwellungen und ist weiter von allgemeiner Syphilis gefolgt (Dualitätslehre).

Wir haben noch den Ausdruck gemischter Schanker *(Chancre mixte)* anzuführen. ROLLET behauptete nämlich, dass der weiche und harte Schanker gleichzeitig, ja an einer und derselben Stelle sitzen können. Es könne also etwa auf einem harten Schanker überdies ein weicher aufsitzen. Die Impfungen des Secrets liefern sodann bald ein positives, bald ein negatives Resultat. Ersteres, wenn das Secret des weichen Schankers, letzteres, wenn das des harten zur Verwendung kam.

Die Anwendung des Ausdruckes Schanker für Syphilisformen, die örtlich und zeitlich von der initialen Erkrankung getrennt sind (Papeln der Tonsillen, des Gaumens etc.) ist als unpassend zu bezeichnen. Selbstverständlich gehören hierher auch Ausdrücke, wie Knochenschanker etc.

Während in obiger Darstellung der weiche Schanker, resp. das Schankergift und das Syphilisgift als vollkommen verschieden angesehen werden, so besteht auch eine andere Auffassung, derzufolge es nur ein einziges syphilitisches Virus gebe, und allgemeine Syphilis sowohl nach dem Schanker, als auch nach der Induration folgen könne (Unitätslehre). Als hervorragende Vertreter dieser Lehre führen wir HEBRA und KAPOSI an.

Auf die theoretischen Bedenken oder experimentellen Fehlerquellen der einen oder anderen Theorie wollen wir hier nicht weiter eingehen (vide: „Unitätslehre") und wollen nur constatiren, dass die Eintheilung, resp. Benennung der venerischen und syphilitischen Geschwüre nach dem Vorgange V. SIGMUND's den praktischen Anforderungen am meisten entsprechend angesehen wird. SIGMUND theilt die hierher gehörigen Krankheitsformen in einfach venerische und in syphilitische ein. Zu den ersteren (wohin auch die verschiedenen Tripperformen gezählt werden) gehört das einfache, contagiöse, venerische Geschwür *(Ulcus contagiosum, simplex)* mit den ihm zukommenden Folgeerscheinungen (Buho u. dergl.). Diese Formen insgesammt werden als Helkosen (ἕλκος = *ulcus*) bezeichnet. Die Initialform der Syphilis bildet alsdann die Induration (Sclerose), Erosion etc. Man sieht, SIGMUND meidet den Ausdruck Schanker, der zu so vielfachen Confusionen Anlass giebt, vollkommen und empfiehlt die Benennung Schanker „gänzlich aus der Terminologie zu exterminiren".

Im Folgenden wollen wir der Schilderung des contagiösen Geschwürs, als eines rein örtlichen Leidens, Raum geben, welches, durch Uebertragung eines specifischen, contagiösen Virus auf eine verletzte Partie der Haut oder Schleimhaut entstanden, auf die betreffende Stelle beschränkt bleibt und höchstens vermöge der fortschreitenden Gewebsstörung oder Entzündung die benachbarten Theile afficirt. Wir schliessen uns hierbei der von SIGMUND eingeführten Eintheilung und Nomenclatur an, und besprechen hier unter dem Titel „Schanker" das venerische, einfache, contagiöse Geschwür *(Ulcus venereum, contagiosum, molle)*.

Begriff. In einer ansehnlichen Zahl von venerischen Erkrankungen begegnen wir nach einer gewissen, von dem Momente der Einwirkung des Virus gerechneten Zeitdauer, an der Stelle der Uebertragung des contagiösen Stoffes einer Gewebsläsion, welche sich durch mehrfache Merkmale charakterisirt. Diese beziehen

28*

sich auf die Form des Substanzverlustes, weiters auf die dem gelieferten Secrete zukommenden Eigenschaften, sowie auf den Verlauf und Ausgang des ganzen Processes.

1. Es unterliegt keinem Zweifel, dass in gegebenen Fällen einfache, contagiöse Geschwüre zur Beobachtung gelangen, welche durch ihre charakteristische Form von dem geübten Auge sofort als solche aufgefasst werden, d. i. als rein locale Processe, denen keine allgemeine Erkrankung folgt. Es mag vorläufig unerörtert bleiben, in welchem Stadium des Verlaufes die präcise Bestimmung möglich oder gerechtfertigt erscheint. Die Thatsache jedoch, dass jene contagiösen Geschwüre durch das Aussehen allein als solche sich manifestiren, muss als feststehend angesehen werden. Hierbei kommt der Umstand kaum in Betracht, ob wir das Ulcus allein in seinem engumgrenzten Gebiete, oder auch dessen nächste Umgebung in's Auge fassen. Rand und Grund zeigen uns nämlich in einer gewissen Periode der Entwicklung charakteristische Merkmale dann, wenn anatomische oder chemische Verhältnisse dieselben nicht modificirend influenzirten. Weiters zeigen sich krankhafte Veränderungen in der nächsten Umgebung des Ulcus, also etwa an einem mehr weniger breiten, dasselbe umgrenzenden Theil der Haut oder Schleimhaut. Die angedeuteten Kennzeichen kommen vielleicht blos den typischen Exemplaren zu; allein bei der raschen, durch Zerfall des Gewebes, oder auch durch die Sistirung des Zerstörungsprocesses bedingten Formveränderung mag eben das charakteristische Bild nur von kurzer Dauer sein, daher der Beobachtung leicht entzogen werden. Immerhin muss bei der Beurtheilung der Bedeutung des Geschwüres als eines *Ulcus contagiosum* (= Schanker) auf Form und Aussehen desselben ein grosser Werth gelegt werden. Dabei mag der Umstand vorläufig nicht weiter erörtert sein·, ob die Basis weich oder indurirt sich anfühlt.

2. In zweiter Linie ist das contagiöse Geschwür durch die dem eitrigen Secret desselben zukommenden Eigenschaften charakterisirt. Wohl sind wir nicht in der Lage, eine eigenthümliche, physikalische oder chemische, dem venerischen Geschwür zukommende Beschaffenheit mit den uns zur Verfügung stehenden Mitteln (auf mikroskopischem oder chemischem Wege etc.) nachzuweisen. Dafür steht uns eine genaue Kenntniss der Wirkung desselben auf das Gewebe der Haut und Schleimhaut zu Gebote. Es erzeugt nämlich ein geringes Quantum des von einem contagiösen Geschwür in einem gewissen Stadium seiner Entwicklung abgenommenen Eiters, auf eine vom Epithel entblösste Stelle oder im Wege der Impfung unter die Haut gebracht, bei dem Besitzer sowohl, als auch bei einem anderen Individuum ein Geschwür, das seinerseits dieselbe Form und dieselben Charaktere annimmt, wie das Muttergeschwür. Mit anderen Worten: Der Schankereiter ist impfbar, und zwar sowohl auf den Träger, als auch auf andere Personen. Diese Impfbarkeit kann in vielen, ja unendlichen Generationen und stets mit positivem Resultate fortgesetzt werden und wird seit Ricord als untrügliches Zeichen dafür angesehen, dass das betreffende Geschwür ein einfaches, contagiöses (weicher Schanker) ist. In einem solchen Falle ist also das Leiden ein rein örtliches. In den anderen Fällen dagegen, wo der Eiter bei der Impfung auf den Träger selbst, oder auf ein anderes syphilitisches Individuum negativ ausfällt und nur auf gesunde Personen allenfalls inoculabel wäre, ist die Geschwürsform kein rein örtliches Uebel, sondern von allgemeiner Syphilis gefolgt. In diesem Unterschiede liegt, nebenbei bemerkt, der Grund, dass das einfache Ulcus als ein contagiöses, während die Sclerose (der harte Schanker) als inficirend angesprochen wird *(Chancre infectant)*.

3. Auch in der Entwicklung des contagiösen Geschwüres, sowie im Verlaufe und Ausgang finden wir Anhaltspunkte, welche demselben ein eigenthümliches Gepräge geben. Dahin gehört die kurze Incubationszeit, indem schon 24 Stunden nach Einwirkung des von einem contagiösen Geschwüre stammenden Virus (Schankereiter) an Ort und Stelle wahrnehmbare Veränderungen zu constatiren sind. Es bildet sich nämlich eine Pustel, die sehr rasch zerfällt etc.

Weiters wollen wir hier nur anführen, dass an Stelle der gesetzten Gewebsläsion eine der Ausdehnung entsprechende weiche Narbe sich etablirt.

Neben der Acuität der Entwicklung und Ausbreitung des Ulcus ist der Umstand von Wichtigkeit, dass das Virus mittelst der Lymphbahnen bis zu dem benachbarten Drüsensystem seinen Weg nimmt und bei diesem dieselbe Wirkung erzeugt: die Drüse abscedirt, es entsteht ein Eiter von derselben Beschaffenheit, wie der des causalen Geschwüres selbst. Der Drüseneiter ist nämlich ebenso weiter impfbar, wie der des contagiösen Geschwüres.

Aus dem Gesagten geht also hervor, dass das einfache, contagiöse Geschwür (weicher Schanker) eine rein örtliche Gewebsläsion bildet, welche einen in viele Generationen weiter impfbaren Eiter führt.

Uebertragung des contagiösen Eiters. Wir haben gesehen, dass die Entstehung eines contagiösen Geschwüres die Gegenwart eines specifischen Eiters zur Voraussetzung hat. Zahlreiche Versuche und Impfungen lehrten in der That, dass dem anderen Quellen entnommenen Eiter, wie er den Aerzten bei den mannigfachsten Krankheiten verschiedener Natur zur Verfügung steht, die geschilderte Eigenschaft nicht zukommt. Impft man mit dem Eiter eines contagiösen Geschwüres auf den Träger desselben oder auf irgend ein anderes Individuum, so bemerkt man schon nach wenigen Stunden eine gewisse Reaction. Nach 24 Stunden ist ein rother Hof zu constatiren, an dem nach weiteren 24 Stunden ein Knötchen und alsbald eine Pustel sich bildet. Ist diese geplatzt und das Secret derselben vertrocknet, so findet man nach Abhebung der Kruste ein kreisförmiges, vertieftes Geschwür mit speckig belegtem Rand und Grund.

Denselben Effect erzielt man auch durch Application des specifischen Eiters an eine des Epithels beraubte Stelle der Haut oder Schleimhaut. Jede Continuitäts-trennung am Hautorgan kann nämlich die Eingangspforte für das contagiöse Virus abgeben. Zufällig entstandene leichte Einrisse an der Haut, Abschürfungen an derselben, frisch erzeugt oder bereits von längerer Dauer, Geschwüre nicht venerischer Natur, weiters andere Erkrankungen der Haut, die mit einem Verlust oder einer Lockerung der Epithelschichte einhergehen, liefern einen für die Aufnahme des contagiösen Stoffes günstigen Boden, der, mit demselben in Berührung gebracht, nach wenigen Stunden erkrankt, beziehungsweise nach 2—4 Tagen in eine Schankerfläche umgewandelt wird. Ein solcher Vorgang ereignet sich demnach am häufigsten beim Coitus, falls Excoriationen geringfügigster Art entstehen, oder aber wenn aus anderen Ursachen die oberste Epithelschicht in ihrer Continuität gestört ist (Balanitis, Herpesbläschen, Eczem, Intertrigo etc.).

Vielfache Versuche wurden auch angestellt zur Feststellung der Frage, ob der specifische Eiter, auf eine unversehrte Hautfläche gebracht, gleichfalls Wurzel fassen könne. In den Fällen, wo ein positives Resultat erzielt wurde, war der Contact des contagiösen Stoffes mit der Haut von so langer Dauer, dass an dieser durch Irritation einzelne Schichten vom Epithel zur Abstossung kamen und so dem Eingang des Virus kein Hinderniss mehr vorlag (Contagium retardatum). Da, wo vorher schon ein Hautreiz erzeugt wurde, war der Effect begreiflicherweise prompter. Viele hierher gehörige Versuche lieferten jedoch ein negatives Resultat, und zwar da, wo das Epithel hinreichend Widerstand darbot.

Neben dieser Art der unmittelbaren Uebertragung möge noch der Umstand angeführt werden, dass diese auch mittelbar stattfinden kann. Dahin gehört der Versuch von CULLERIER, wo Eiter eines Bubo in die Vagina gebracht wurde, deren Secret vorher schon als nicht inoculabel erprobt war. Nach 35 Minuten konnte mit dem nunmehrigen Vaginalsecret mit Erfolg abgeimpft werden. Ebenso sind Fälle bekannt, wo die Ansteckung eine mittelbare war. Ein Mann z. B. verkehrte nach einander zuerst mit einer erkrankten und bald darauf mit einer gesunden Person. Mit einem geringen Quantum im Präputialsack gebliebenen contagiösen Eiters, der an Ort und Stelle keinen Nachtheil erzeugte, wurde das bisher gesunde zweite Frauenzimmer angesteckt. Solche Fälle erzählen RICORD und PUCHE.

Hierher gehört auch die mittelbare Uebertragung des contagiösen Stoffes durch Kleider, Wäsche und Utensilien verschiedener Art, wobei eine Verletzung an dem Orte der Einwirkung des Eiters eine Vorbedingung bildet. So erzählt HEURTELOUP von einem Patienten, der die Cataplasmen vom Bubo auf eine, nach einem Hygrom entstandene Incisionswunde am Knie applicirte und so letztere inficirte.

Zu bemerken ist der Umstand, dass die positive Ueberimpfbarkeit dem Eiter des contagiösen Geschwüres nur in einem gewissen Stadium desselben zukommt. Sobald das Ulcus in eine rein eiternde Fläche verwandelt ist, verhält sich der Eiter wie jeder andere nicht contagiöser Natur.

Aber auch die Concentration des zur Uebertragung, resp. Impfung verwendeten contagiösen Eiters hat keinen Einfluss auf die Intensität oder Form des entstandenen Geschwüres, da der Eiter auch in stärkerer Verdünnung noch positive Impfresultate giebt. So fand man, dass nach Auflösung eines Tropfens des contagiösen Eiters in einem halben Glas Wasser mit dieser Flüssigkeit ebenso ein Schanker erzeugt wird, wie mit purem Eiter. Diese Beobachtung ermangelt nicht einer praktischen Bedeutung. Die Spülflüssigkeit, die von der Reinigung eines mit contagiösen Geschwüren behafteten Theiles stammt, kann bei einem Gesunden, der jene Flüssigkeit zum Waschen verwendet, eine Ansteckung herbeiführen, ein Fall, wie ihn FOURNIER in der That beobachtete. Der Grad dieser Verdünnung ist vorläufig nicht eruirt, zumal als die Frage, ob es Formelemente sind oder andere Bestandtheile des Eiters, an denen das Contagium haftet, noch nicht beantwortet ist.

Das Contagium des Eiters haftet aber auch an einer beliebigen Flüssigkeit anderer Art, daher auch an Blut, sowie an den verschiedenen Secretionsflüssigkeiten, wie Harn, Sperma, Schleim (z. B. Vaginalschleim), Eiter, sowohl blennorrhagischer als auch syphilitischer oder jeder anderen Provenienz. Daher kömmt es, dass man bei Impfversuchen mit Trippereiter gewöhnlich ein negatives Resultat erhält, ein positives nur dann, wenn demselben Schankereiter beigemengt ist. Ebenso verhält es sich mit der Impfung von syphilitischem Eiter, der auf den Besitzer sich nicht impfen lässt. Sobald er aber mit Eiter eines contagiösen Ulcus gemengt ist, etablirt man durch die Impfung wieder ein einfaches contagiöses Geschwür.

Durch Erhitzen des in Phiolen gesammelten Eiters in siedendem Wasser, ferner durch Mischung mit adstringirenden Flüssigkeiten, namentlich concentrirten Säuren (Schwefelsäure, Salpetersäure etc.), ferner in Alkohol u. dergl. gemengt, verliert der Eiter seine Impfbarkeit, ein Umstand, der auf die Zusammensetzung mancher prophylaktischer Medicamente von Einfluss wäre, deren Werth aber bei der Kürze oder besser dem Abgang der Incubationsdauer sehr problematisch ist.

Weiter lehrten vielfache Versuche, dass der vertrocknete und kürzere oder längere Zeit aufbewahrte Eiter nach Erweichung in einer Flüssigkeit sich weiter impfen lässt; dass in flüssigem Zustande in Phiolen, Glasröhren etc. luftdicht abgeschlossener Eiter noch nach 8—14 Tagen und darüber seine Impfbarkeit behält.

Incubation. Wir haben gesehen, dass schon wenige Stunden nach der Impfung eine gewisse Reaction eintritt, dass diese nach 24 Stunden schon ganz prägnant ist, ja dass nach 48 Stunden schon das contagiöse Geschwür einen Zerfall aufweist. Es geht also daraus hervor, dass hier von einer Incubationsdauer im wahren Sinne des Wortes keine Rede sein kann. Man betrachte diese rasche Zunahme des durch den Schankereiter eingeleiteten Zerstörungsprocesses, beziehungsweise der Entwicklung des Ulcus und die kurze Dauer zwischen dem Momente der Einwirkung des Contagiums und der Akme der bis zur deutlichen Charakterisirung vollendeten Gewebszerstörung als ein für den Schanker charakteristisches Zeichen. Denn beim Tripper sowohl als auch beim Syphilisvirus ist eine ganz respectable Incubationsdauer positiv nachgewiesen.

Verhalten des contagiösen Eiters bei Thieren. Die mehrfachen Versuche, Thiere mit contagiösem und syphilitischem Virus zu impfen, stammen ursprünglich nach den Erfolgen JENNER's aus dem Bestreben, ein der Vaccination analoges Verfahren auch auf diesem Gebiete zu erlangen. Ein Erfolg blieb bekanntlich aus. Dafür fand man das Eigenthümliche, dass der contagiöse Eiter auf Thiere (Affen, Katzen, Hunde, Kaninchen u. a.) als überimpfbar sich erwies (AUZIAS - TURENNE, LANGLEBERT, DIDAY, RICORDI); dagegen lässt sich das syphilitische Virus auf Thiere nicht übertragen. Man konnte also charakteristische *Ulcera contagiosa*, aber niemals Syphiliserscheinungen hervorrufen. Diese That-sache wurde begreiflicherweise in Bezug auf die Anschauungen über die wesentliche Verschiedenheit des Schanker- und Syphilisvirus verwerthet.

Beschaffenheit des contagiösen Eiters. Bei den eigenthüm-lichen, specifischen Wirkungen, welche der Eiter des *Ulcus contagiosum* auf Haut und Schleimhaut ausübt, ist die Annahme nicht unberechtigt, dass derselbe sich nicht nur in den Effecten, sondern auch in der morphologischen und chemischen Beschaffenheit von einem anderen Eiter unterscheiden mag. Gleichwohl müssen wir vorweg constatiren, dass bisher keinerlei Merkmale eruirt sind, welche irgend eine Unterscheidung voraussetzen lassen. Nicht allein auf die äusseren Charaktere des Schankereiters, sondern auch auf die chemischen und mikroskopischen Befunde trifft jene negative Aussage zu. Wohl liegen mancherlei scharfsinnige Hypothesen und experimentelle Studien nach dieser Richtung vor. Trotz aller Bemühungen jedoch besitzen wir in einem gegebenen Falle ausser der Impfung keinen objectiven Anhaltspunkt zur Bestimmung der eigenthümlichen Beschaffenheit des Eiters.

So wollten Einige in den coagulirbaren Bestandtheilen des Serum den Träger der Virulenz im Eiter gefunden haben (ROBIN). Andere negiren jedwede contagiöse Eigenschaft des Serums und schreiben sie den Formelementen des Eiters zu. Weiter konnten auch jene Lehren, welche gewisse pflanzliche oder andere Organismen supponirten, sich keine Anerkennung verschaffen.

Nach DE LUCA existirt im Secret des weichen Geschwüres gleichzeitig mit einer Menge anderer Mikroorganismen . ein Mikrococcus, welcher für das *Ulcus molle* als pathogen bezeichnet werden kann, während P. FERRARI in den Eiter-körperchen und Epithelialzellen des weichen Schankers einen specifischen Bacillus nachweisen wollte. Auch L. MANNIO beschreibt Bacillen, welche für den weichen Schanker charakteristisch sein sollen.

Wiewohl der Grad der Virulenz in einzelnen Fällen verschieden ist, so kann auch diesbezüglich aus der äusseren Beschaffenheit des Eiters kein Schluss gezogen werden.

Wir nehmen an, dass dem Schankereiter eine specifische Wirkung zukommt; es giebt jedoch Autoren, welche ihm ein Contagium sui generis theilweise oder ganz absprechen. Bald heisst es, dass der Schanker nur als eine Art Nebenproduct der Syphilis, resp. der durch dieselbe bedingten Entzündung (HUTCHINSON, BUMSTEAD), bald dass er blos ein Product der Uebertragung irritirenden Eiters sei (FINGER). Es scheint jedoch, dass die Mehrzahl der Autoren gleichwohl ein Contagium des Schankers noch immer annehmen zu müssen sich veranlasst sehen.

Sitz des contagiösen Geschwüres. Die Geschlechtstheile und deren Umgebung bilden den häufigsten Sitz der contagiösen Geschwüre, eine That-sache, die mit dem Umstande innig zusammenhängt, dass der geschlechtliche Verkehr es ist, der in erster Linie die Weiterverbreitung der fraglichen Krankheit vermittelt. Aber auch jeder andere extragenitale Theil der äusseren Decke kann von der Einimpfung mit dem Schankervirus befallen werden. Wir finden contagiöse Geschwüre an den Händen (Aerzte, Hebammen, Wärterinnen), an der Brust, der Wange, den Augenlidern, am behaarten Theil des Kopfes etc. Die Casuistik liefert in dieser Hinsicht ebenso merkwürdige als absonderliche Fälle sowohl in Bezug auf den Standort, als auch in Bezug auf die Art der Acquisition jener Geschwüre.

Was nun die Genito-Analgegend betrifft, so sind im Allgemeinen die minder resistenten und zarteren Theile empfänglicher als die derberen Abschnitte. Daher sind Faltungen, Buchten oder Rinnen häufiger von Geschwüren befallen, als die offengelegenen Partien. Weiter kommen jene Theile mehr in die Gefahr, welche beim Coitus zumeist exponirt sind. Berücksichtigen wir nun die einzelne Theile:

Beim Manne treten die meisten Geschwüre am Präputium auf, dessen Rand, äussere und innere Platte gleich häufig betroffen werden. In zweiter Linie ist die Eichel anzuführen, bei der die Corona wieder die Prädilectionsstelle bildet. Doch liefert die Eichelfurche, das Bändchen, sowie die *Sinus frenuli* zu beiden Seiten eine stattliche Anzahl Erkrankungen. Uebrigens ist zu bemerken, dass in der überwiegenden Mehrzahl der Fälle Vorhaut und Eichel gleichzeitig und von diesen bald der eine, bald der andere, bald sämmtliche Abschnitte afficirt sind. Auch an der Mündung der Harnröhre findet man ziemlich häufig Geschwüre theils isolirt stehend, theils in Verbindung mit jenen der Eichel, oder sie setzen sich bis in die Harnröhre fort. Auch die Urethra giebt — wenn auch relativ selten — den Sitz für contagiöse Geschwüre ab (Intraurethral-Schanker). Die *Cutis penis*, zumal deren Raphe, ferner die Scrotalhaut, das Perineum, die Genito-Cruralfalte pflegen hie und da mit contagiösen Geschwüren behaftet zu sein. Wenn die Mündung des Afters oder eventuelle Falten in dessen Umgebung beim Manne Ulcera aufweisen, so ist der Verdacht auf unnatürlichen Geschlechtsverkehr berechtigt.

Beim Weibe sitzen die *Ulcera contagiosa* vornehmlich an den kleinen Labien, ferner am Kitzler oder an dessen Vorhaut, weiter an den grossen Scham-lippen. Der häufigste Sitz derselben ist jedoch die hintere Commissur, wo sie namentlich die kahnförmige Grube occupiren. Weiter sind die Fimbrien und die Mündung der Harnröhre Prädilectionsstellen für dieselben. Man findet weiter venerische Geschwüre in der Interlabialfalte und an der vorderen Commissur. Wenn auch selten, so beobachtet man dieselben an der Schleimhaut der Vagina, nicht nur in deren vorderem Abschnitte, ja sogar im Scheidengewölbe, sowie an der Vaginalportion. Dass auch hier Mittelfleisch und After anzuführen ist, ist selbstverständlich. Ja diese Theile erscheinen beim Weibe relativ öfter afficirt, und kann die Uebertragung ex contiguo, also durch Autoinoculation, zuweilen nach-gewiesen werden.

Häufigkeit des contagiösen Geschwüres. Die Mehrzahl der statistischen Angaben stellen die Fälle von einfachen venerischen Geschwürsformen in die letzte Reihe der Häufigkeitsscala. In der That ist der Tripper die häufigste Affection, während die Syphilisformen die Mitte halten. Wenn in Bezug auf das Percentverhältniss der contagiösen Geschwüre zu den Syphilis- und Tripperformen wesentliche Differenzen in den statistischen Daten vorliegen, so beruht dies zumeist in der Verschiedenheit der Auffassung dieser Affection.

Eine wohl durch Ziffern vorläufig nicht erhärtete Thatsache möchte ich betreffend die Häufigkeit des weichen Schankers hier anführen. In meinem Ambu-latorium an der Allgemeinen Poliklinik beobachtete ich nämlich dermalen ein viel frequenteres Vorkommen von weichen Schankern als seinerzeit an der SIGMUND-schen Klinik, deren Ambulatorium damals allerdings erst durch mich eingeführt wurde. Aber unter den stationären Kranken waren die contagiösen Geschwüre relativ seltener.

Zu bemerken ist, dass bei Männern die contagiösen Geschwüre öfter auf-treten als bei Weibern. Wenn wir weiter anführen, dass die contagiösen Geschwüre jüngere Individuen häufiger befallen als ältere, so finden wir die Erklärung in der oben angedeuteten zarteren Beschaffenheit der Haut bei jüngeren Individuen. Hierin mag auch eine eventuelle Disposition gesucht werden, wiewohl im Allgemeinen auf jede Person die contagiösen Geschwüre übertragbar sind, eine Erfahrung, die man gelegentlich der vielfachen Impfungen mit venerischem Eiter zum Zwecke der Syphilisation zu machen Gelegenheit hatte. Nur HÜBENET führt an, dass ihm bei zwei Personen die Uebertragung durch Impfung keinesfalls gelingen wollte.

Die Thatsache von der leichten Ueberimpfbarkeit des contagiösen Eiters auf den Träger, sowie auf andere Personen stimmt mit dem Umstande überein, dass ein Individuum zu wiederholten Malen von contagiösen Geschwüren befallen werden kann. In der That kommt es vor, dass manche Personen 8—10mal nach

kurzen oder längeren Zeitabschnitten an verschiedenen Theilen der Genitalien
Schankergeschwüre acquiriren.

Zahl der contagiösen Geschwüre. Es ist eine Eigenthümlichkeit
derselben, dass sie in der überwiegenden Majorität der Fälle in grösserer Anzahl
auftreten. Man findet ihrer 2, 3 bis 20 und darüber an verschiedenen Punkten
der Genito-Analgegend zerstreut. Nicht alle sind durch den betreffenden unreinen
Beischlaf gleichzeitig entstanden; vielmehr kann des Oefteren der Nachweis geliefert
werden, dass ein Theil derselben durch anatomische und andere Verhältnisse
begünstigt, durch Abimpfung (Autoinoculation) entstanden. Ja, oft ist das
erste Geschwür längst geheilt, während die abgeimpften dem Träger noch viel
zu schaffen geben. Man ist nicht selten gar nicht in der Lage, die zuerst entstandenen Geschwüre als solche zu agnosciren. Die französischen Autoren bezeichnen
den präexistirenden Geschwüren gegenüber die nachfolgenden als secundäre
oder successive. Um nicht die ohnehin confuse Nomenclatur in der Lehre von
den venerischen Krankheiten noch mehr zu erschweren, vermeiden wir gänzlich
die fragliche Bezeichnung. Die in einem einzigen Exemplare vorkommenden
contagiösen Geschwüre sind im Allgemeinen nicht sehr häufig. Es bildet dies,
nebenbei bemerkt, einen Gegensatz zu den Sclerosen (indurirter Schanker), welche
mit geringer Ausnahme solitär auftreten, wiewohl weder die Multiplicität
der ersteren, noch die Unicität der letzteren als Regel oder als Charakteristikon
gelten darf.

Krankheitsbild. Wir haben schon angedeutet, dass die rasche
Gewebszerstörung, der moleculäre Zerfall das contagiöse Geschwür vornehmlich
charakterisirt. Kurze Zeit nach der Einimpfung des Virus, spätestens am dritten
Tage, ist jener Substanzverlust etablirt, und der Schanker, sofern der anatomische
Sitz desselben es gestattet, ist mit all seinen eigenthümlichen Merkmalen zu
demonstriren. Dieses nun beginnende Stadium ist es auch, das unser meistes
Interesse in Anspruch nimmt, es ist dies das Stadium des Zerfalls. Demselben geht
voran das Stadium der Entwicklung. Das letzte Stadium tritt dann erst auf, wenn
der Zerfall sistirt, der contagiöse Eiter beseitigt ist. Es ist dies das Stadium der
Rückbildung oder das *Stadium reparationis*.

1. Das Stadium der Entwicklung. Reichliche Gelegenheit zum
genauen Studium der Art der Entwicklung contagiöser Geschwüre liefern die
Impfversuche, die zu diesem Behufe mit contagiösem Eiter vorgenommen werden.
Wir verdanken RICORD, der diese Inoculation mit Methode und Scharfsinn in
einer ausserordentlichen Zahl von Fällen durchführte, eine genaue Kenntniss über
Entstehung, Verlauf und Bedeutung der in Rede stehenden ulcerösen Processe.
Das künstlich erzeugte Geschwür, also das Impfgeschwür, ist in seiner Bildung
demjenigen identisch, das beim Coitus acquirirt wird. Die Schilderung des durch
die Inoculation an der Haut sich abspielenden Processes passt demnach auch
auf den Modus der post coitum zu beobachtenden Entwicklung des contagiösen
Geschwüres.

Nach einer regelrecht geübten Impfung mit einer scharfen Lancette
beobachtet man sofort einen kleinen rothen Hof um die Einstichstelle herum, an
welcher alsbald ein feines Krüstchen durch Vertrocknen der an der Oberfläche
haftenden Flüssigkeit entsteht. Kruste und Röthung sind blos die Effecte des
Eingriffes. Zu diesen gesellt sich allenfalls ein leichtes, einige Stunden anhaltendes
Jucken. Nach 10 bis 12 Stunden schon zeigt sich eine intensivere Röthung,
welche in Folge von Exsudation allmälig zunimmt. Nach etwa 24 Stunden stellt
sich an der Einstichstelle ein kleines Knötchen ein, das, von dem rothen Hofe
umgeben, sich in geringem Maasse allmälig vergrössert, bis es etwa 2 Tage nach
der Impfung zu einem Bläschen, einer Pustel umgewandelt ist. Mittlerweile trat
zu der erythematösen Beschaffenheit der Haut eine derbe, durch Infiltration bedingte
Consistenz derselben hinzu. Bald platzt die Pustel, ihr Inhalt vertrocknet zu einer
Kruste, nach deren Entfernung — etwa 3—4 Tage nach der Impfung — ein

vertieftes, eitrig belegtes, also vollständig ausgebildetes contagiöses Geschwür (Schankergeschwür) zu Tage liegt.

In den Fällen von Impfung mit negativem Resultate nimmt die nach der Operation aufgetretene Röthe keine weitere Dimension, die kleine an der Einstichstelle entstandene, der Form des Einstichpunktes sich accommodirende Kruste keine weitere Veränderung an. Nach etwa 2 Tagen tritt schon Rückbildung, wie bei jeder anderen traumatischen Läsion ein.

Die Impfung mit dem Eiter contagiöser Geschwüre bietet demnach auch ein Mittel zur Feststellung des Charakters des Ulcus. In jedem zweifelhaften Falle von Geschwürsbildung liefert ein positives Resultat der Impfung mit dem betreffenden Eiter den Beweis, dass die Quelle eine specifisch-contagiöse ist. In den Fällen von negativem Erfolge ist diese Beschaffenheit des Eiters auszuschliessen, vorausgesetzt die Inoculation wurde mit der entsprechenden Vorsicht geübt. Dabei ist nicht festzustellen, dass der Grad der Virosität des Eiters, oder das zur Einimpfung verwendete Quantum desselben auf die rasche Entwicklung oder auf die Ausdehnung des Impfgeschwüres von Einfluss ist. Gleichwohl leidet die Impftechnik noch an dem markanten Fehler, dass der hierbei erzeugte Eingriff sehr ungleich ist, indem die Tiefe der Läsion im Allgemeinen ungleich ausfällt, sei es, dass dies von der Hand des Operateurs, oder sei es, dass dies von der variablen Beschaffenheit der zur Impfung gewählten Hautstelle abhängt.

Ganz in derselben Weise wie bei der Inoculation entwickelt sich das Geschwür auch durch Uebertragung während des Coitus. Die Analogie ist zumal dann manifester, wenn eine ganz geringfügige Läsion beim Coitus entstand und diese das Virus aufnahm.

Gelangen grössere Wundflächen mit dem contagiösen Eiter in Contact (Infection reiner Wunden), so geht die Umwandlung derselben in Schankergeschwüre in unauffälliger Weise vor sich. Zumeist beobachtet man an einer centralen Stelle, nicht selten in der Nähe des Randes eine Missfärbung, welche gegen die Umgebung markant differirt. Mit dieser Missfärbung ist wohl auch eine circumscripte Depression erkennbar. Alsbald tritt der charakteristisch speckige Eiterbelag auf, der sich mit ziemlicher Vehemenz über die ganze Fläche verbreitet.

Die Entwicklung der contagiösen Geschwüre geht auf der Schleimhaut ebenso vor sich, wie auf der allgemeinen Decke. Selbstverständlich werden dort Kruste und Borken, als ein Product von vertrocknetem Eiter, gänzlich fehlen.

2. Das Stadium des Zerfalles *(Stadium destructionis)*. Die charakteristischen Merkmale des contagiösen Geschwürs beobachtet man ausschliesslich in dieser Periode seines Bestandes. Weder während der Evolution, noch während der Rückbildung desselben können wir einen gegebenen Fall dieser Art mit Präcision classificiren, da in diesen Stadien uns jeglicher Anhaltspunkt zur richtigen Beurtheilung des sich entwickelnden oder des der Narbenbildung zueilenden Schankergeschwürs abgeht.

Die F o r m des von den contagiösen Geschwüren verursachten Substanzverlustes an Haut oder Schleimhaut gehört dem Kreise an. Dieser ist durch die Gleichmässigkeit der Dehiscenz des Geschwürs nach allen Richtungen bedingt. Meist vollkommen rund, zeigt das *Ulcus contagiosum* nur dann eine andere Form, wenn anatomische Verhältnisse oder äussere Veranlassungen auf dieselbe modificirend einwirken. So wird das Geschwür oval dadurch, dass die Zugrichtung der Haut zur Entstehung einer Längsachse Anlass giebt. Da wo die Haut wenig Verschiebungen ausgesetzt ist, bleibt das Geschwür kreisförmig. Schmale Streifen, Schrunden kommen dann zu Stande, wenn Faltungen der Haut dem Geschwüre ihre Richtung geben. Nicht selten ragen auch erhalten gebliebene Hautzacken gegen die Geschwürsfläche hinein und modificiren so die Form der Fläche. Andere von der Kreisfläche abweichende Formen sollen später angeführt werden.

Der G r u n d des contagiösen Geschwüres erscheint bald vertieft oder leicht excavirt, bald aber ganz flach. Namentlich beobachtet man einen flachen

Grund bei grösseren Geschwüren. Auch ist der Grund uneben. Kleinere Elevationen wechseln mit seichten Vertiefungen ab. Diese Unebenheit des Grundes ist meist eine ungleichmässige, doch so, dass das Geschwür in einem Niveau verläuft. Oft aber sind auch Niveaudifferenzen zu beobachten, indem ein Theil des Grundes gegen den anderen elevirt erscheint. Die dauernde Bespülung des Grundes mit einer reichlicheren Eitermenge giebt vornehmlich zur partiellen Vertiefung des Grundes Anlass.

Der R a n d , im Allgemeinen einer regelmässigen Form (Kreis, Oval) sich nähernd, senkt sich steil gegen den Grund hin, erscheint demnach s c h a r f abgehackt, so dass der Substanzverlust der Haut wie durch ein Locheisen erzeugt aussieht. Dabei ist andererseits der Rand in Folge des moleculären Zerfalles durchgehends exedirt und erscheint überall wie angenagt, b u c h t i g - z a c k i g oder, wie man vergleichsweise sich auszudrücken pflegt, wie wurmstichig. Hierbei sind die betreffenden, dieses Aussehen bedingenden Buchten, resp. Zacken von ganz unansehnlichen Dimensionen, so dass sie die regelmässige Richtung der Linien kaum alteriren. Im Verlaufe der weitergreifenden Gewebszerstörungen schwindet freilich die Regelmässigkeit der Randrichtung theilweise oder ganz, es entstehen grössere Zacken oder Einbuchtungen durch partiell intensiveren Zerfall; ja durch Vereinigung (Confluirung) benachbarter Geschwüre erhält die Umrandung einer solchen Geschwürsfläche eine sehr unregelmässige Beschaffenheit. Bei längerer Dauer des Geschwürsprocesses erscheint der Rand im Vergleich zur Peripherie etwas erhöht, wobei die Steilheit gegen den Grund hin aufrecht erhalten bleibt. Zuweilen erfolgt auch eine Unterminirung des Randes, und zwar durch Verfilzung des Gewebes mit dem contagiösen Eiter.

D e r e i t r i g e B e l a g des Geschwüres ist gleichfalls verschieden im Vergleiche zu anderen eiternden Flächen. Das contagiöse Geschwür secernirt eine reichliche Menge dicklichen, gelben, g e l b l i c h - g r ü n e n Eiters, der die durch das Geschwür repräsentirte Depression wie ein Bassin ausfüllt. Nach Beseitigung dieses mehr flüssigen Eiters erhält man jedoch keine reine Wundfläche, vielmehr bleibt ein Theil des Eiters überall f e s t h a f t e n. Rand und Grund sind mit einer dicken Eiterschichte bedeckt, welche sich den Unebenheiten überall accommodirt, daher einer diphtheritischen Membran nicht unähnlich erscheint. Dieser festhaftende, speckige, diphtherieartige Belag an Rand und Grund lässt sich mechanisch (mit Wolle, Charpie) gar nicht entfernen, so dass bei gewaltsamen Versuchen der Beseitigung desselben eine Blutung erfolgt.

Der alle Theile des Geschwüres reichlich umspülende Eiter ergiesst sich leicht über den Rand hinaus und zieht dadurch weitere Theile in den Bereich seiner Zerstörung. Namentlich sind es jene Gebiete der Haut, welche das Ueberströmen des Eiters erleichtern (Hautduplicaturen, Sinus etc.). In Fällen, wo das Geschwür frei zu Tage liegt, vertrocknet der Eiter an der obersten Schichte und bildet eine festsitzende harte Kruste, Borke, unter welcher der eingeschlossene Eiter sein Zerstörungswerk fortsetzt.

D i e n ä c h s t e U m g e b u n g d e s G e s c h w ü r e s ist gleichfalls alterirt. Vorerst ist die Haut zunächst dem Rande leicht abgehoben, wie unterminirt. Namentlich erfolgt dieser Zustand stets bei längerer Dauer des Geschwürsprocesses. Die U n t e r m i n i r u n g ist oft auf einen schmalen Streifen beschränkt, es wäre denn, dass die anatomischen Verhältnisse oder das lockere Zellgewebe eine Unterminirung auf eine grössere Strecke hin erleichtern. Weiter zeigt nicht nur der randständige Theil der Haut, sondern auch die Umgebung auf eine gewisse Strecke hin einen leicht entzündlichen Zustand. Im Verlaufe schwinden allerdings diese inflammatorischen Erscheinungen (Röthe, Schwellung), allein zuweilen breiten sie sich auch auf weitere Gebiete aus.

D i e B a s i s d e s c o n t a g i ö s e n G e s c h w ü r e s wird allgemein als w e i c h bezeichnet. In der That fühlt man bei der Prüfung der Resistenz der Geschwürbasis, dass jene nicht vermehrt, dass sie durch den Geschwürsprocess nicht alterirt ist und nennt daher das Geschwür weich. Dieses negative Symptom verdient nicht als charakteristisches Merkmal hervorgehoben zu werden. Die Basis des einfachen Schankergeschwüres ist eben weich, wie die jedes anderen Substanzverlustes.

Doch giebt es auch Verhältnisse und Zustände, unter denen die Basis des *Ulcus contagiosum* durchaus nicht „weich" erscheint, sondern einen gewissen Grad von Härte aufweist. Namentlich tritt diese vermehrte Resistenz der Basis bei Complicationen auf (Entzündung, Irritation mechanischer oder chemischer Art etc.).

Affection des Lymphsystems. Die Aufsaugung des contagiösen Eiters im Wege der Lymphgefässe, die von dem Sitze des Geschwüres zu den benachbarten Drüsen hinziehen, ist eine sehr häufige, aber keinesfalls constante Erscheinung. Doch pflegt die entzündliche Affection der benachbarten Drüsen und der Uebergang derselben in Suppuration als eine charakteristische Erscheinung contagiöser Geschwüre angesehen zu werden (siehe Bubo, III, pag. 535).

Subjective Symptome fehlen gemeinhin ganz. Die Kranken fühlen absolut keinen Schmerz, so dass zuweilen die vollständige Entwicklung des Ulcus vor sich gegangen ist, ehe sie dessen Anwesenheit wahrnahmen. Wenn zuweilen leichter Schmerz, Brennen, Jucken u. dergl. sich einstellt, so ist dies vom Sitze des Geschwüres oder von der leichten Entzündung, später freilich auch eventuell von den Complicationen abhängig.

Das contagiöse Geschwür charakterisirt sich demnach durch einen scharfen, buchtig-zackig exedirten Rand, unebenen Grund, einen festhaftenden, speckigen Belag am Rand und Grund nebst geringen entzündlichen Erscheinungen in der Umgebung.

3. Das Stadium der rein eiternden Wunde, Stadium der Rückbildung, der Narbenbildung *(Stadium reparationis)*. Der festhaftende, den Zerfall des Geschwüres unterhaltende Eiter kann, sich selbst überlassen, allerdings ganz respectable Zerstörungen erzeugen. Findet jedoch die gründliche Entfernung desselben auf irgend eine Weise statt, so resultirt daraus die Gegenwart einer rein eiternden Wundfläche. Diese unterscheidet sich alsdann weder in ihrem Aussehen, noch in ihrem Verlaufe von anderweitigen reinen Substanzverlusten. Zunächst treten nämlich an Stelle des speckig-diphtheritischen Belages an Rand und Grund ein dünnflüssiger, nicht missfärbiger, gutartiger Eiter auf, welcher mittelst Baumwolle oder durch Abspülung leicht entfernt werden kann, und nun zeigt sich eine reine, lebhaft rothe Wundfläche. Das contagiöse Geschwür ist in eine rein eiternde Wundfläche umgewandelt. Alsbald stellen sich an der ganzen Wundfläche lebhaft emporspriessende Granulationen ein, mit denen sich die Depressionen des Grundes und exedirten Theile des Randes allmälig ausfüllen. Der Rand, früher steil und scharf abgehackt, rundet sich zunächst ab und legt sich scheinbar inniger an seine Unterlage an. Diese Abrundung des Randes ist anfangs nur partiell, später erst stellt sie sich an der ganzen Peripherie des Geschwürs ein. Auch die unterminirten Hautstücke, sowohl die randständigen bogenförmigen, als auch die zipfel- oder zungenförmigen treten in Adhäsion an ihre Unterlage. Die nächste Folge der reichen Granulationsbildung ist die Etablirung von Narbengewebe, das sich an den Rand des Substanzverlustes anschliesst und mit dem Epithel der Haut oder Schleimhaut sich vereinigt. Im weiteren Verlaufe geht die Benarbung wie bei jedem anderen Substanzverluste vor sich und zeigt auch die so entstandene anfangs hyperämische, später abblassende Narbe keinerlei besondere Differenzen. Man pflegt ausdrücklich anzuführen, dass die Narbe nach dem contagiösen Geschwür „weich" sei. Es steht jedoch fest, dass die Narbe keine andere Resistenz aufweist, als jedwede Narbe, die den Ausgang anderer Hautdefecte bildet, so dass eventuell auch eine harte Narbe sich etabliren kann. Die Gegenwart einer bleibenden Narbe ist aber unbedingt zu erwarten. Da das contagiöse Geschwür einen durch die ganze Dicke der Haut oder Schleimhaut bis an das Zellgewebe reichenden Substanzverlust

bildet, so kann der Ersatz nur durch eine Narbe stattfinden, im Gegensatze zu Erosionen, oberflächlichen Abschürfungen der Haut, deren Ersatz ohne Narbe, blos durch Wiederersatz von Epithel, analog dem der Umgebung, erfolgt.

Wenn wir von einer Umwandlung des contagiösen Geschwüres in eine rein eiternde Fläche sprechen, so frägt es sich: Hat das Geschwür in seinem dermaligen Zustand als rein eiternde Wundfläche, d. i. sofort nach der Beseitigung des diphtheritischen Belages, oder später während der Benarbung den Charakter des contagiösen Geschwüres verloren? Mit anderen Worten: Ist der im Stadium der Reparation secernirte Eiter noch contagiöser Natur, also noch impfbar? Die diesbezüglichen Versuche lehren, dass diese Frage bejahend beantwortet werden muss. Sowohl der Eiter, der nach Etablirung der reinen Wundfläche, als auch derjenige, der kurz vor der vollendeten Vernarbung zur Abimpfung genommen wurde, lieferten positive Resultate; jedoch nicht in allen Fällen. Allerdings blieb die Impfung häufiger erfolglos, wenn sie bei bevorstehender Narbenbildung ausgeführt wurde, als bei der Wahl des Eiters unmittelbar nachdem sich das *Stadium reparationis* einstellte. Diese Thatsache von der Möglichkeit eines negativen Resultates der Impfung mit dem Eiter des contagiösen Geschwüres im *Stadium reparationis* beweist, dass in diesem Stadium, wo das Exterieur der Wundfläche keinen Anhaltspunkt zur Annahme eines Ulcus bietet, auch die in früheren Stadien halbwegs zuverlässige Impfung uns im Stiche lässt. Daher kommt es auch andererseits, dass der Schanker, selbst der vernarbende, bei einem geschlechtlichen Verkehr noch ansteckend wirken kann.

Bezüglich der N a r b e , die nach dem contagiösen Geschwüre sich etablirt, ist zu bemerken, dass dieselbe gewöhnlich etwas kleiner ist, als das sie herbeiführende Ulcus, dessen Form aber immerhin beibehält. Zumeist liegt die Narbe etwas tiefer als das Hautniveau, jedoch ganz flach so, dass es den Anschein hat, als ob an der betreffenden Stelle blos die Oberhaut entfernt wäre. Nur in Fällen, wo grössere Substanzverluste vorausgingen, zeigt die Narbe erhebliche Unebenheiten. Die Farbe der Narbe ist anfänglich roth, wird später allmälig blässer, bis sie die der allgemeinen Decke annimmt. Zuweilen beobachtet man eine stärkere Pigmentirung auf der ganzen Fläche, oder aber auch auf einem Theil derselben, namentlich gegen den Rand hin. Meist ist die Narbe flach, nur in Fällen, wo die Zerstörung ungleichmässig war, kommen Narbenstränge, Wülste, Zipfel etc. vor.

Noch ist zu bemerken, dass die Narbe, namentlich die frische, durch mechanische oder chemische Momente, in specie durch Reibung oder durch Verunreinigungen, z. B. mit Smegma u. dergl. neuerlich zerfallen und so wieder exulceriren kann. Ja, es kommt vor, dass ein derartiges recidivirendes Geschwür dem Träger mehr zu schaffen giebt, als das ursprüngliche, das einen zufriedenstellenden Verlauf nahm.

A n a t o m i s c h e r B e f u n d. Die mikroskopische Untersuchung eines durch die Mitte des Ulcus geführten Durchschnittes zeigt zunächst bei schwacher Vergrösserung, dass am Rande des Substanzverlustes Epidermis und MALPIGHI'sche Schicht jäh oder wie scharf abgehackt aufhören. Die letztere hängt nun bald mit den darunter gelegenen Schichten noch zusammen, bald bildet sie einen Zwischenraum, der gegen das Geschwür hin klaffend sich verbreitert (Unterminirung des Randes). Der Geschwürsgrund, selten flach, zeigt zumeist eine mässige Vertiefung, welche kraterförmig entweder eine senkrechte Richtung nach abwärts oder eine bogenförmige seitlich einschlägt. An den Seitenwandungen sind kolbige Erweiterungen (Granulationen) zwischen regelmässigen schmalen Vertiefungen zu sehen.

Bei stärkerer Vergrösserung findet man eine zellige Infiltration, wie sie bei entzündlichen Geweben sich gemeinhin vorfindet, sowohl in der Umgebung des Geschwürs in der Epidermis und Schleimschicht, als auch unter dem Geschwürsgrunde im Corium bis zu einer gewissen Grenze hin. Weiter sind die einzelnen an den Geschwürsrand angrenzenden Papillen verdickt, dabei im Vergleiche zu den entfernteren normalen auch verkürzt. Diese geschwellten Papillen sind von zahlreichen Zellen infiltrirt, ebenso wie das Gewebe unterhalb des Geschwürsgrundes. In der Nähe des Substanzverlustes finden sich jene Zellen in grösserer Anzahl, gegen die Tiefe hin vermindern sie sich jedoch. Wie ihre Zahl, so variirt auch ihre Grösse, indem grössere, den Lymphzellen ähnliche mit kleinen kernhaltigen Zellen abwechseln. Auch die fibrösen Elemente der Haut sind von Zellen durchsetzt, woraus eine Lockerung und Zerfall des Gewebes in der Nähe des Geschwürsgrundes hervorgeht. Die Gefässe zeigen keine Verengerung ihres Lumens, wiewohl ihre Wandungen gleichfalls hie und da eingestreute Zellen aufweisen; eher kann eine Erweiterung derselben angenommen werden.

Formen des contagiösen Geschwüres. In Folge der grossen Verschiedenheiten, welche die einzelnen Geschwürsprocesse aufweisen, war man seit jeher bemüht, durch Abtheilungen, eventuell auch durch Unterabtheilungen die zahlreichen Formen des Schankers in ein System zu bringen. Wir wissen nunmehr, dass Verlauf, Complicationen, Sitz des Ulcus, sowie mancherlei andere Momente die Form desselben sehr wesentlich modificiren. Nach diesen Richtungen hin müssen wir die Varietäten des contagiösen Geschwüres in's Auge fassen.

a) Nach dem Verlaufe. Im Allgemeinen sei hervorgehoben, dass der Verlauf des Ulcus, entsprechend der deletären Wirkung des Virus, das in kurzer Zeit den ergriffenen Theil in den Bereich seiner Zerstörung zieht, als ein ziemlich rascher bezeichnet werden kann. In der That sieht man oft Fälle, bei denen die Acuität des Verlaufes in die Augen springend ist. Nach kurzer Dauer hat die Verbreitung über grössere Flächen stattgefunden. In manchen Fällen beobachtet man freilich einen minder raschen Fortgang des Geschwürsprocesses, so dass man leicht geneigt sein könnte, einen verschiedenen Grad der Virulenz des Eiters anzunehmen. Doch scheint nicht dieser Umstand allein hierauf Einfluss zu nehmen, vielmehr mögen es individuelle Verschiedenheiten sein, die hier eine Rolle spielen: Alter des Individuums, Beschaffenheit der Haut oder Schleimhaut, Sitz des Uebels, eventuell auch Einflüsse äusserer Art. So ist die Zunahme des Geschwürsprocesses bei jugendlichen Individuen wesentlich rascher als bei älteren. Weiters kann eine raschere Verbreitung an zarten Hautstellen oder bei continuirlichen Irritationen des Uebels constatirt werden.

Wenn andere Fälle einen minder sthenischen Charakter haben, so bedingen diesen nicht allein die oben angeführten Momente, sondern auch andere durch die längere Dauer herbeigeführte Umstände. So lehrt die Erfahrung, dass Geschwüre, deren Boden durch energische Aetzungen, durch wiederholte Recidiven u. dergl. vielfach maltraitirt wurde, zumal bei herabgekommenen, blassen Individuen einen enorm langsamen Verlauf nehmen und trotz aller Bemühungen der Heilung nicht zuzuführen sind. Man wählte für diese abnorme Art des Verlaufes die Bezeichnung asthenische, chronische Geschwüre. Wir legen auf diese Bezeichnung kein Gewicht. Es müsste dann etwa ein Geschwür an der hinteren Commissur des Weibes, wo der contagiöse Eiter gleichsam in einem Bassin festsitzt und dadurch die Dauer der Krankheit sehr protrahirt, des zufälligen Sitzes halber sofort als chronisches Geschwür angeführt werden. Ebenso verhält es sich mit den Geschwüren am After.

Man pflegte jene Schankergeschwüre, bei denen heftigere inflammatorische Erscheinungen und rascherer Gewebszerfall auftreten, als erethische Schanker zu bezeichnen, während die ohne Entzündung verlaufenden und mit schlaffer Granulationsbildung einhergehenden Geschwüre als atonische oder asthenische Schanker angeführt vorkommen. Die Bezeichnung ist derjenigen gewöhnlicher Geschwüre entnommen.

b) Nach den Complicationen entzündlicher Art. Es wurde wohl angeführt, dass die Umgebung des *Ulcus contagiosum* gemeinhin eine entzündliche Reaction mässigen Grades aufweist. Der Grad dieser Entzündung steht in directer Proportion zu dem sich abspielenden Gewebszerfalle. Zuweilen treten nun hochgradige Entzündungserscheinungen auf. Die Umgebung des Ulcus ist auf eine grosse Strecke hin geröthet, geschwellt; ja oft gesellt sich hinzu auch ein intensives, acutes Hautödem. Derlei hochgradige entzündliche Zustände treten am äusseren Blatte der Vorhaut, an den kleinen Labien, aber auch an anderen Stellen auf, an denen eine lockere Verbindung der Haut oder Schleimhaut mit dem Zellgewebe besteht. Man bezeichnet nun diese Complication als *Ulcus inflammatorium*.

In einer anderen Gruppe von Fällen ist es nicht die Umgebung, die das gewöhnliche Aussehen des *Ulcus contagiosum* modificirt, sondern das Secret, welches die Geschwürsfläche bedeckt. Dieses bildet nämlich eine mächtige grauweisse, graugelbe oder schmutzigbraune Pseudomembran, welche am Rand und Grund festhaftet und gespannt erscheint, so dass die Niveaudifferenzen des Grundes kaum wahrnehmbar sind. Ein Versuch, diese Exsudatmembran zu entfernen, misslingt gewöhnlich, oder verursacht eine Blutung in dem Falle, als die Membran gewaltsam abgezogen wird. Man bezeichnet diese Form als *Ulcus diphtheriticum*, diphtheritischer Schanker. Diese Form geht mit tiefgreifender Zerstörung einher, das Gewebe zerfällt sehr rasch und geht in schmutzigen Eiter, in Jauche über. Es ist dies dieselbe Form, welche WALLACE als Geschwür mit weissem Brandschorf bezeichnet hat.

Eine weitere, höchst gefährliche, entzündliche Complication der contagiösen Geschwüre bildet die Gangrän. Das Geschwür, das unter mässiger Eiterbildung und geringfügigen Entzündungserscheinungen verlief, erhält plötzlich ein trockenes Aussehen, wird missfärbig, die Umgebung zeigt vermehrte Röthung und Schwellung; alsbald tritt eine braunrothe Färbung ein, das Niveau der Haut sinkt leicht ein, es tritt Gangränescenz des Geschwürsgrundes und der Umgebung auf, welche ein grosses Gebiet occupirt und nach verschiedener Dauer, bald früher, bald später sich begrenzt. Nach Abstossung des brandigen Schorfes liegt eine reine Wundfläche zu Tage, welche, einer vulgären, brandig gewesenen Wunde gleich, nun der raschen Heilung zueilt. Dies ist das *Ulcus gangraenosum*, gangränöser Schanker. Diese Form ist höchst deletärer Natur und greift oft über die Genito-Analgegend hinaus, zerstört die Glans, *Cutis penis*, das Scrotum, die Haut der Inguinalgegend etc. Nach erfolgter Abstossung des Brandschorfes jedoch ist auch der contagiöse Eiter beseitigt, es liegt eine rein eiternde Fläche vor, so dass man die Gangrän füglich als das erfolgreichste Aetzmittel ansehen kann. Bemerkenswerth ist der Umstand, dass die meisten gangränösen Geschwüre in den heissen Sommermonaten in den Krankenhäusern zur Aufnahme gelangen.

In der Lehre von dem Schanker spielt als feine Complication entzündlicher Art der Phagedänismus eine sonderbare Rolle. Der Ausdruck stammt von dem griechischen φαγέδαινα, womit man den raschen Zerfall des Cancer bezeichnete. Man übertrug nun diesen Ausdruck auch auf die Schankerfälle, wo durch raschen Zerfall des Gewebes in kurzer Zeit grosse Zerstörungen sich einstellten und nannte sie phagedänische Schanker. Ja man stellte sogar die Theorie auf, dass dem phagedänischen Schanker ein eigenartiges Virus zu Grunde liege, welches von dem des *Ulcus contagiosum s. simplex* verschieden sei. Weiters glaubte man mehrere Formen desselben, den einfach-phagedänischen, den phagedänisch-diphtheritischen und den serpiginös-phagedänischen Schanker unterscheiden zu müssen. Man stellte auch die nicht zutreffende Behauptung auf, dass der phagedänische Schanker mit Scrophulose, Anämie, Mercurialismus etc. einhergehe. Unserer Ansicht nach fällt der Phagedänismus der contagiösen Geschwüre mit einem höheren Grade der Entzündung zusammen, so dass von der Aufstellung einer eigenen Form Umgang genommen werden kann. Der phagedänische Schanker ist ein *Ulcus diphtheriticum* oder *gangraenosum*, ja manche Beschreibung eines *Ulcus phagadaenicum* passt sogar auf das oben geschilderte *Ulcus inflammatorium*.

c) Nach der Benarbung. Bei regelmässigem Verlaufe des Ulcus entsteht eine Narbe, deren Resistenz nichts Auffälliges bietet. In manchen Fällen

nun, wo das contagiöse Geschwür von längerer Dauer ist und allenfalls wiederholte Recidiven durchgemacht hat, erhält die Basis durch Verdichtung des
Gewebes eine gewisse Härte, deren Grad oft nicht ganz geringfügig ist. Dabei
beschränkt sich die Resistenz blos auf jenes Territorium, das noch einen Substanzverlust aufweist (zum Unterschiede von der Sclerose, der syphilitischen Initialform,
bei der die Härte die Grenze des Substanzverlustes meist überschreitet). Ein der-
artiges, zumeist auch durch übermässige Aetzungen maltraitirtes Geschwür kann
man als *Ulcus induratum*, *Ulcus cum basi indurata* bezeichnen.
Dieses ist und bleibt ein örtliches Uebel trotz der manifesten Härte.

Eine weitere Varietät des Schankers, die streng genommen im Benarbungs-
processe bedingt ist, bildet das *Ulcus serpiginosum*, der serpiginöse
Schanker. Seine Entstehung nimmt folgenden Verlauf: Ein kleineres oder
grösseres Ulcus, allseits in Benarbung begriffen, zeigt plötzlich an einem Theile
des Randes einen als Recidive aufzufassenden Zerfall, der sich von hier aus bald
in gerader, bald in bogenförmiger Richtung, bald nach mehreren Seiten fortpflanzt,
während gleichzeitig von der entgegengesetzten Seite Narbenbildung fortschreitet.
Die Geschwüre können dadurch die verschiedensten Richtungen einschlagen
(ἔρπω = kriechen) und oft grosse Dimensionen annehmen. Narbenbildung und
Zerfall bilden demnach das Charakteristische des serpiginösen Geschwüres. Dieses
repräsentirt jedoch stets blos ein locales Leiden. Impfungen mit dem Eiter dieses
Geschwüres sind bald positiv, bald negativ, insofern derselbe bald dem *Stadium
reparationis*, bald dem Stadium des Zerfalles angehören kann.

d) Nach der Tiefe der Geschwüre. In den Fällen, wo das contagiöse Geschwür eine grössere Ausbreitung genommen, so dass die Haut an einer
ansehnlichen Strecke zur Zerstörung gelangte, dabei aber blos die obersten Schichten
des Coriums destruirt sind, so dass es den Anschein hat, als wenn dieselben
abgeschabt worden wären, spricht man von einem flachen Schanker,
Flächenschanker. Form, Verlauf, Ausgang, ebenso wie die Impfbarkeit des
Eiters zeigen keinerlei unterscheidende Momente.

Weiters kommen Geschwüre vor, welche die durch den molekularen Zerfall entstehende Depression in einem gewissen Stadium nicht mehr zeigen, vielmehr
erhebt sich die exulcerirte, eventuell mit einem dünnen, diphtheritischen Häutchen
überzogene Oberfläche über das Niveau der Umgebung — *Ulcus elevatum*. —
Namentlich beobachtet man dies zuweilen an der Schleimhaut, selten allein,
zumeist mit contagiösen Geschwüren charakteristischer Art vorgesellschaftet.

Man spricht weiters noch von vielen anderen Formen, die aber vom
klinischen Standpunkte keine weitere Bedeutung haben.

Einfluss des Sitzes auf Form und Verlauf des Ulcus. Von
dem Standorte des contagiösen Geschwüres hängt es nicht selten ab, ob dasselbe
einen normalen Verlauf nimmt, oder aber von Complicationen begleitet ist. Aber
auch die Configuration der Geschwüre ist oft durch den Sitz derselben wesentlich
alterirt. Wir können nicht die mannigfachen Eventualitäten anführen und wollen
blos einige Andeutungen bringen.

Beim Manne zeigt das Präputium nicht allein als der zumeist exponirte
Theil, sondern auch in Folge seiner anatomischen Beschaffenheit die zahlreichsten
Varietäten in Form, Verlauf, Complication und Ausgang der Geschwüre. Hierbei
spielt die Ueberimpfung derselben, sowie die consecutive Entzündung eine wesentliche
Rolle. An der äusseren Lamelle kommt es gemeinhin zur Entwicklung grösserer
Geschwürsflächen, während am Rande zahlreiche, schrundenartig von aussen gegen
innen hin ziehende Geschwüre aus kleinen und durch Autoinoculation vermehrten
entstehen. Bei Reposition einer solchen Vorhaut sieht man parallel verlaufende,
schmale und unregelmässig exedirte Ulcera von $1/2$—1 und mehreren Centimetern
Länge, durch deren Confluirung freilich Exulcerationen von beträchtlicher Dimension
entstehen können. Derartige randständige Geschwüre führen begreiflicherweise
Phimosis, resp. Paraphimosis gar nicht selten herbei. Weiters kann es, zumal

nach gangränösen Geschwüren, zu Perforation der allenfalls phimotischen Vorhaut kommen, so dass aus der entstandenen Oeffnung die Glans hervorschlüpft. Auch kann es zu partieller oder peripherer Zerstörung der Vorhaut und der *Cutis penis* kommen, so dass der Schwellkörper des Penis zu Tage liegt. — Contagiöse Geschwüre an der Innenplatte der Vorhaut vergrössern und vermehren sich leicht durch die Absperrung des Eiters, der nach Maceration von Hautstellen neue Geschwüre erzeugt. Von hier aus kann die Ueberimpfung auf die benachbarten Theile sehr leicht erfolgen. Thatsächlich beobachtet man, dass häufig an der inneren Fläche des Präputium einerseits und an der Eichel andererseits Geschwüre an Form und Ausdehnung genau correspondirend (Abklatschungsgeschwüre) aufsitzen.

An der Eichel zeichnen sich die Geschwüre vornehmlich durch ihre Tiefe aus. Hierbei kommt noch der Umstand in Betracht, dass die straffe Spannung der Vorhaut über derselben die Destruction nach der Tiefe fördert. Man beobachtet in Folge von contagiösen Geschwüren weitgehende Zerstörungen der Glans. Wir sahen Fälle, wo dieselbe gänzlich destruirt war, so dass die beiden Spitzen der Schwellkörper wie anatomische Präparate zu Tage lagen; wieder andere Fälle, wo die Verstümmelung der Eichel zu ganz kleinen Ueberresten von sonderbarer Form Anlass gab, wobei übrigens zu bemerken ist, dass der Wiederersatz oft eine der Regelmässigkeit sich nähernde Gestalt der Glans herbeiführte. Die Eichelfurche participirt gewöhnlich an Geschwürsprocessen, die an den benachbarten Flächen sitzen und bildet ein förmliches Reservoir für den Eiter.

Geschwüre an der Mündung der Harnröhre geben zu Vergrösserung derselben, zumal durch Zerstörungen der Commissur oder einer ganzen Lefze Anlass. Andererseits findet eine Ausdehnung nach der Harnröhre leicht statt. Nach Vernarbung von Geschwüren am *Orificium urethrae* kommt es nicht selten zur Stenosirung desselben. — Geschwüre in der Harnröhre, äusserlich durch Schwellung, Verdickung derselben, sowie durch das Secret erkennbar, sitzen gewöhnlich nicht sehr tief, höchstens 4—5 Cm. und sind heutzutage durch die endoskopische Untersuchung dem Auge ganz leicht zugänglich. Früher war deren Anwesenheit gar nicht oder erst später wahrnehmbar und nannte man sie larvirte Schanker, *Chancre larvé* (RICORD).

Das Frenulum bildet einen Lieblingssitz für das Ulcus. Sowohl dessen Rand, als auch jede der beiden Seitenflächen können einzeln oder gleichzeitig mit je 1—2 Geschwürchen behaftet sein. Ihre Ausbreitung geht jedoch ziemlich rasch vor sich. Das Geschwür am Rande heilt selten ohne Zerstörung des ganzen Bändchens durch immer tiefer greifenden Zerfall. Nur selten beschränkt es sich auf den Rand, und das Frenulum bleibt erhalten. An den Seitenflächen dagegen hat das Geschwür die Perforation des Bändchens gewöhnlich zur Folge, indem der nach der Tiefe greifende Zerfall der einen Seite alsbald die gegenüberliegende afficirt. In Folge der Zerstörung des Bändchens, sei es dass diese vom Rande oder sei es dass sie von der seitlichen Wandung den Anfang nimmt, verbleibt ein langes, flaches Geschwür, das mehrere Centimeter lang und mehrere Millimeter breit von der Glans über die Eichelfurche zum Vorhautrande hinzieht. Zuweilen heilt das *Ulcus frenulum perforans* mit Erhaltung der überhäuteten Perforationsöffnung; viel häufiger ist die Zerstörung der nach der Durchbohrung entstandenen Brücke. Die beiden *Sinus frenuli* bilden tiefe Bassins für den Eiter, der von hier aus ziemlich deletär wirken kann, indem es unter Anderem zur Perforation der Harnröhre, also zur Fistelbildung kommen kann.

Beim Weibe, bei dem im Allgemeinen einfache contagiöse Geschwüre seltener auftreten, haben sie zumeist an den kleinen Schamlippen ihren Sitz, an denen man sie nicht selten in grosser Zahl nebeneinander findet. Ebenso wird die Schleimhaut des ganzen Vorhofes von Geschwüren nicht selten befallen. Besonders häufig ist der Sitz an der hinteren Commissur der Labien. Es kommen Fälle vor, wo die Verbreitung des Ulcerationsprocesses auffallende Verstümmelungen der weiblichen Genitalien herbeiführen kann. So sahen wir Geschwüre, die zur ein- oder

mehrfachen Perforation des kleinen Labiums, des *Praeputium clitoridis*, der
Schleimhaut des Vestibulums führten, ja wo es von der hinteren Commissur aus zur
Bildung von Canälen, Fisteln bis in die Vagina einer- und bis zum Rectum
andererseits kam. Andere Fälle kommen zur Beobachtung, wo der *Introitus
vaginae* und das Vestibulum in der ganzen Ausdehnung in Folge von Geschwüren
von Narbengewebe ausgekleidet war. Weiter kommt es in Folge von asthenisch
verlaufenden, schwer heilbaren Geschwüren zu chronischem Oedem der Haut der
Genitalien und der Umgebung derselben.

Wenn auch selten, so kommen doch die contagiösen Geschwüre an der
Schleimhaut der Vagina und dem Cervicaltheile des Uterus vor. Unter 340 Fällen
hatten sie diesen Standort 8mal (KLINK). Nicht allein an dem vorderen Theile
der Scheide, sondern auch in der Tiefe, ja im Laquear hatten wir wiederholt
Gelegenheit, Geschwüre zu beobachten. Sie confluiren daselbst leicht und geben zur
Entstehung grösserer ulcerirter Flächen Anlass. Die venerisch-contagiösen Geschwüre
der Vaginalportion zeigen ein recht charakteristisches Aussehen und greifen mehr
nach der Tiefe als nach der Fläche.

Die D a u e r eines venerischen Geschwüres weist ausserordentliche Verschiedenheiten auf und variirt zwischen wenigen Tagen und vielen Monaten. Nicht
selten beobachtet man ganz charakteristische Exemplare von contagiösen Geschwüren,
die nach kurzer Zeit zum Verschwinden gelangen, wobei die Methode der Behandlung durchaus nicht den hauptsächlichsten Einfluss auf jenen günstigen Verlauf
ausübt. In anderen Fällen nehmen die Geschwüre einen sehr langwierigen Verlauf.
Hierbei mag wohl auch die Zunahme nach der Fläche und Tiefe eine Rolle spielen.
Oft genug aber bleiben die Dimensionen des Ulcus in bescheidenen Grenzen, Form
und Aussehen zeigen ganz günstige Verhältnisse, gleichwohl aber zieht sich die
Dauer des Geschwürsprocesses zum Verdrusse des Kranken und Arztes ausserordentlich in die Länge, ohne dass für diese Verzögerung im Verlaufe eine Ursache sich
eruiren liesse. — Selbstverständlich wird die Dauer der Affection auch dann eine
protrahirte sein, wenn das Geschwür durch Form oder Ausdehnung, durch den ungünstigen Standort, durch Complicationen etc. in seiner Heilung aufgehalten wird.

D i a g n o s e. Es wurde schon oben angeführt, dass das Ulcus blos im
Stadium des Zerfalles ein charakteristisches typisches Aussehen darbietet. In der
Periode der Entwicklung und Rückbildung jedoch fehlen uns ganz zuverlässige
Anhaltspunkte. Gleichwohl vermag man sich auch dann noch zurechtzufinden. Eine
Anzahl von klinischen Erscheinungen selbst, sowie Standort, Anamnese etc. liefern
uns ganz zuverlässige Anhaltspunkte.

Im Stadium der Entwicklung, also am 2. oder 3. Tage nach geschehener
Uebertragung, wird auch die Beobachtung des Verlaufes nach einem Tage schon
die richtige Auffassung erleichtern. Die vorsichtige Entfernung der zuvor befetteten
Kruste ist jedoch hierzu erforderlich.

Das Ulcus im *Stadium destructionis* hat eine so ansehnliche Zahl charakteristischer Eigenschaften, dass man sich in praxi leicht orientiren kann, wenn
auch eine oder die andere in Folge anatomischer Verhältnisse oder durch Misshandlung der Substanzverlustes der Wahrnehmung entzogen wird. Man pflegt da
zuweilen zur Impfung als sicherstem Anhaltspunkt zu recurriren. Dieser diagnostische
Behelf, so constant der positive Effect der Impfung sich erweist, hat doch einige
Schwierigkeit. Einmal weiss man, dass die kleine Operation, nicht regelrecht ausgeführt, ohne Erfolg bleiben kann. Andererseits hat man den Verlauf des Impfgeschwüres nicht stets in seiner Macht, und dies kann ganz unerwünschte Dimensionen erreichen und mehr Beschwerden hervorrufen, als das Muttergeschwür-
Daher wird das in Rede stehende Experiment zumal in der Privatpraxis nothwendigerweise unterbleiben. Ausserdem muss angeführt werden, dass auch mit
nicht venerischem Eiter positive Impfungen erzielt wurden, und zwar von Scabies-
pusteln (PICK, REDER), von Acnepusteln (KAPOSI) und anderen Quellen (WIGGLES-
WORTH, TANTURRI).

Wenn wir nun hier die Thatsache wiederholt anführen, dass im *Stadium reparationis* aus dem objectiven Befunde selten der Nachweis zu führen ist, ob der Substanzverlust von einem Ulcus oder einer nicht venerischen Quelle stammt, so finden sich doch hie und da entsprechende Anhaltspunkte zur richtigen Beurtheilung des Geschwürsrestes.

In d i f f e r e n t i a l d i a g n o s t i s c h e r Beziehung haben wir zunächst den *Herpes genitalium* anzuführen, der in einem gegebenen Momente seiner Entwicklung zu Verwechslungen mit dem *Ulcus contagiosum* Anlass geben kann. Der klare Inhalt der herpetischen Bläschen, sowie deren Anordnung, weiter die reine Wundfläche, die nach Entfernung der an der Stelle des geplatzten Bläschens gebildeten Kruste sich zeigt, sind nahezu sichere Anhaltspunkte. Auch S c a b i e s p u s t e l n werden nicht selten mit beginnendem Schanker verwechselt. Zuweilen treten, namentlich am Integument des Penis, ferner an den grossen Labien F o l l i k u l a r - a b s c e s s c h e n auf, die zu einer gewissen Zeit dem Befund des contagiösen Geschwüres nicht unähnlich sind. Zumal bei gleichzeitiger Anwesenheit von Morpionen sah ich derartige Abscesse entstehen, die für Schankergeschwüre gehalten wurden. Dass auch einfache E r o s i o n e n zuweilen, namentlich bei Balanoposthitis etc., zu Verwechslungen Anlass geben können, mag nicht unerwähnt bleiben.

Am wichtigsten ist die Differentialdiagnose zwischen einfacher Helkose oder Sklerose. Hält man sich die geschilderten Charaktere des einfachen Ulcus vor Augen, so ist eine präcise Diagnose des letzteren mit keiner Schwierigkeit verbunden. Denn Geschwürsfläche, Rand und Grund etc. verhalten sich ganz anders als bei der Sklerose. Wir werden die einzelnen Momente nach Schilderung dieser anführen (vide S y p h i l i s). Hier wollen wir nur mit einigen Worten die Basis des Geschwürs betrachten. Der prägnanten Härte, welche die Basis des syphilitischen Initialgeschwüres zeigt, und welche Ursache der Bezeichnung „harter Schanker" war, steht der Mangel jeder vermehrten Resistenz an der Basis des contagiösen Geschwüres gegenüber, weshalb dieses als „weicher Schanker" angesprochen wurde. An der Resistenz jener Hautstelle, die den Sitz des Ulcus abgiebt, ist keine Veränderung im Vergleiche zu dem Verhalten derselben im Normalzustande eingetreten. Ja die Erfahrung lehrt, dass die Basis des contagiösen Geschwüres unter Umständen sogar eine gewisse Härte aufweisen kann, ohne dass diese den Charakter des Ulcus als eines localen Uebels modificiren würde, also ein „weiches Geschwür" mit „hartem Grunde". Jene Härte kann die Consequenz einer allzu energischen Aetzung oder anderweitigen andauernden Reizung der Geschwürsfläche sein. Aber nicht nur die Initialform der Syphilis, sondern auch die consecutiven Erscheinungen derselben können mit contagiösen Geschwüren zuweilen verwechselt werden. Hierher gehören exulcerirte Papeln und gummöse Geschwüre.

Wir haben noch das E p i t h e l i a l c a r c i n o m des Penis zu erwähnen, das, zumal mit Phimosis vergesellschaftet, mit contagiösen Geschwürformen viel Aehnlichkeit aufweist. Weiters kommen t u b e r c u l ö s e G e s c h w ü r e in Betracht, die grosse Aehnlichkeit mit contagiösen Geschwüren haben (SOLOWEITSCHIK, CHIARI). Dass ein contagiöses Geschwür seines Standortes halber (Wange, Mundlippe, Mundwinkel, Nasenflügel, Ohrläppchen) mit anderen Verschwärungsprocessen leicht verwechselt werden kann, ist nicht zu verwundern, da diese seltene Localisation den Gedanken an ein specifisches Geschwür erst in letzter Reihe aufkommen lässt.

P r o p h y l a x i s. Bevor wir die Behandlung der contagiösen Geschwüre besprechen, wollen wir noch der etwaigen prophylactischen Maassregeln Erwähnung thun. In dieser Hinsicht verweisen wir auf das unter dem Titel C o n d o m (IV, pag. 431) Angeführte, wo wir den verschiedenen Waschmitteln keine grosse Wirkung nachsagen konnten und streng genommen nur dem C o n d o m noch einigermassen einen Werth beimassen.

Aus dem Umstande, dass der contagiöse Eiter durch eine Mischung mit verschiedenen Flüssigkeiten seine Virosität nicht verliert und dass nur energisch wirkende Säuren dieselben aufheben können, resultirt die Werthlosigkeit der Waschmittel. In schwachen Lösungen fehlt ihnen, wie das Experiment nachweist, jeglicher Effect, während stark ätzende Mittel, wie Säuren u. dergl., deren Werth immerhin noch problematisch ist, zumal in Händen von Laien, zu weitgehenden Verletzungen Anlass geben könnten.

Eine nach einem verdächtigen Coitus wahrgenommene Verletzung erheischt eine gründliche Reinigung und eine eventuelle Behandlung.

Therapie. Diese hat in erster Linie die Zerstörung des Contagiums zum Ziele, wodurch der weitere Zerfall des Geschwürs hintangehalten wird. Weiter muss die Heilung des Substanzverlustes und allenfalls die Verhinderung einer Affection der benachbarten Lymphdrüsen im Auge behalten werden. Von einer allgemeinen Behandlung zur eventuellen Beseitigung des Giftes aus dem Organismus wird hier nicht weiter die Rede sein, da das rein locale Uebel eine solche völlig überflüssig macht.

In Bezug auf die Behandlung der contagiösen Geschwüre stehen zwei Methoden in Uebung, und zwar die abortive und die rein therapeutische.

1. Abortive Methode. Von der Erfahrung ausgehend, dass das *Ulcus contagiosum* von dem Momente der Uebertragung (Impfung) bis zu seiner vollständigen Entwicklung eines Zeitraumes von 3—4 Tagen bedarf, strebt man die rasche Zerstörung des contagiösen Virus zu einer Zeit an, wo dieses noch kein weites. Gebiet betroffen hat. Die Beseitigung des Virus aber soll eine energische Aetzung des Krankheitsherdes erzielen, welche das gesammte erkrankte Gewebe bis in die gesunden Theile hinein treffen muss. So zeigte RICORD, dass aus Impfungen entstandene Geschwüre, am dritten oder vierten Tage cauterisirt, keine weitere Ausbreitung annahmen. Diese wohl constatirten Versuche führten somit zur methodischen Abortivbehandlung contagiöser Geschwüre. Eine solche abortive Methode kann wohl von Erfolg begleitet sein. Zunächst hängt dieser von der Dauer des Uebels und von dessen Verbreitung ab. Denn in dem Falle, dass die Zerstörung weitere Dimensionen angenommen, allenfalls die benachbarten Lymphdrüsen bereits schmerzhaft sind, kann wohl eine Sistirung der deletären Wirkung des Eiters nicht erwartet werden. Die abortive Methode der Behandlung wäre demgemäss in einem derartigen Stadium nicht mehr am Platze. Es muss ausdrücklich hervorgehoben werden, dass energische Aetzungen der contagiösen Geschwüre in ihren verschiedenen Stadien bei den Aerzten früherer Zeiten gleichfalls im Gebrauche standen. Unter dem Titel eines Abortivum im Beginne der Entstehung des Geschwürs wurde die Cauterisation erst von RICORD angeführt.

Zur abortiven Behandlung der Geschwüre werden die verschiedensten Aetzmittel angewendet. Obenan steht der Lapisstift. Mit diesem wird die Geschwürsfläche wie nicht minder der Rand derselben durch wiederholtes Bestreichen oder Rotiren des Stiftes unter gleichzeitigem Andrücken desselben geätzt, und so ein ziemlich dicker Schorf erzeugt. Bedeckung mit Charpie oder Wolle. Nach erfolgter Abstossung des Schorfes, die innerhalb 1—3 Tagen stattfindet, liegt eine rein eiternde Wunde vor, deren Benarbung und Heilung wie bei jeder Wunde vor sich geht. In ähnlicher Weise sollen concentrirte Lösungen von salpetersaurem Silberoxyd wirken.

Statt des salpetersauren Silbers pflegen auch andere Aetzmittel zur abortiven Behandlung angewendet zu werden, und zwar einfache Mittel, wie: Salpetersäure, Schwefelsäure, Chromsäure etc. Ferner wurden verschieden zusammengesetzte Caustica, als Stifte, Pasten u. dergl. angegeben. So Aetzstäbe aus Aetzkali allein oder mit Aetzkalk gemischt, ferner aus Chlorzink etc.; Aetzpasten: In erster Linie die Wiener Aetzpasta, sodann die LANDOLF'sche, CANQUOIN'sche, COSME'sche Pasta etc. Auch das Glüheisen wurde zu energischen Cauterisationen angewendet. Begreiflicherweise gehört auch der galvanocaustische Draht oder der PACQUELIN'sche Thermocauter hierher.

Was den Werth all dieser Caustica als abortiv wirkender Mittel betrifft, so sind wir durchaus nicht in der Lage, denselben hoch anzuschlagen. Frühzeitig angewendet, sollte ihr Effect a priori ein zuverlässiger sein. Allein unsere diagnostischen Behelfe lassen uns im Beginne der Entwicklung der contagiösen Geschwüre gar häufig im Stich; und dann wird die abortive Aetzung des Oefteren überflüssigerweise, ja zum Nachtheil des Kranken geübt, der nun der Heilung seiner Aetzfläche obliegen muss. Denn im Falle eines günstigen Erfolges, den die Abortivmethode im Stadium der Evolution des Schankergeschwüres etwa erzielt haben soll, liegt noch die Möglichkeit vor, dass die geätzte Stelle mit contagiösem Virus gar nicht in Berührung kam.

Aber auch bei wohlconstatirter Diagnose und noch rechtzeitig, also am 4.—5. Tage nach dem *Coïtus impurus* ausgeführter Abortivcur, kann der Erfolg bei aller Sorgfalt in der Anwendung des Aetzmittels unterbleiben. Im Gegentheile die Aetzfläche, die unter allen Umständen grösser ist als das originäre Geschwür, trägt nur zur Vergrösserung der Geschwürsfläche bei.

Thatsächlich ist die Zahl der Anhänger dieser Abortivcur des *Ulcus contagiosum* allmälig sehr geschmolzen. Ja die Aetzungen mit dem heftigeren Causticis gehören jetzt zu den Seltenheiten.

Auch die Excision der Geschwürsstelle bis in das gesunde Gewebe hinein giebt keine besseren Resultate.

2. Rein therapeutische Methode oder Methode der einfachen Wundbehandlung. Unserer Anschauung nach erfordert das contagiöse Geschwür zum Zwecke der raschen Heilung keine anderen Massnahmen, als die einfache Wundbehandlung. Bei dieser dient die Beschaffenheit des Geschwürs, resp. der Wundfläche zur Richtschnur für die Wahl und Concentration der Medicamente und für den therapeutischen Vorgang im Allgemeinen.

Als leitender Grundsatz bei der Behandlung des Schankergeschwüres gilt die Aufgabe: a) das Ulcus in eine rein eiternde Wundfläche zu verwandeln. Nach Erreichung dieses Zieles handelt es sich sodann b) um die Heilung der letzteren im Wege der einfachen Wundbehandlung. c) Im Zusammenhange hiermit steht eine Summe von hygienischen Massnahmen, welche die Beschränkung in der Ausbreitung des Geschwürs nach der Fläche und nach der Tiefe, ferner die Verhinderung von Uebertragung des Secrets auf benachbarte Theile durch Autoinoculation zum Zwecke haben. d) Dazu kommen noch gewisse diätetische Verordnungen. e) Schliesslich erheischen die Localisation des Ulcus, ferner gewisse Modificationen in Form und Verlauf specielle Beachtung.

a) Zunächst handelt es sich also um die Aufgabe der Umwandlung des Ulcus in eine rein eiternde Wundfläche. Diese hat die vollständige und gründliche Beseitigung des contagiösen Eiters zur Voraussetzung, weshalb zunächst die Zerstörung der eitrig bespülten und ebenso imbibirten obersten Schichten des Geschwüres angezeigt erscheint. Eine einfache mechanische Entfernung des Eiters mittelst Wegspülen oder durch Auftauchen mit hygroskopischen Stoffen (Baumwolle, Charpie u. dergl.) ist ebensowenig ausreichend, als ein etwaiger Versuch, durch desinficirende oder chemische Mittel in den eitrig verfilzten Schichten des Randes oder Grundes das contagiöse Virus unschädlich zu machen. Blos eine ausreichende und energische Zerstörung des ganzen Gewebes, so weit es von dem Eiter erreicht wurde, erzielt eine Umwandlung des Geschwürs in eine rein eiternde Fläche. Der geringste Rest jenes deletär wirkenden Virus genügt zur Bildung neuen Zerfalls oder mindestens zur Behinderung der Transformation des Geschwüres in eine rein eiternde Fläche.

Die Zerstörung der eitrig durchsetzten Gewebsmassen im Bereiche des *Ulcus contagiosum* erzielt man am zweckmässigsten durch Aetzmittel, von denen eine ganz ansehnliche Zahl zu diesem Zwecke gebräuchlich sind. Wir geben in der Absicht, alles Krankhafte mit dem Causticum zu erreichen, jenen Mitteln den Vorzug, welche die afficirten Schichten leicht durchdringen, ohne die gesunde Umgebung in das Bereich der Zerstörung zu ziehen. Zunächst kommt hier das *Argentum nitricum* in Betracht. Die Aetzung mit dem Lapisstift muss unter Schonung der gesunden Umgebung energisch geübt werden, sollen die tiefen Schichten getroffen werden. Nach Abstossung des so gebildeten Schorfes liegt alsdann eine reine Wundfläche vor. Man wiederholt die Cauterisation bis dieses Ziel erreicht ist. Statt des Stiftes können Solutionen erfolgreich zur Anwendung gelangen. Man wähle eine Concentration von 2—10% und bepinsle die Geschwürsfläche, bis ein der Tiefe der Erkrankung entsprechender Schorf gebildet ist. Die Anwendung der Lösung ist zweckmässiger, weil diese eine tiefere Einwirkung aufweist als die Stift.

Besser als der Lapis ist das *Cuprum sulfuricum*. Dieses wird in 1—10—20%iger Lösung je nach der Tiefe der erkrankten Schichten angewendet. Durch die Bepinselung entsteht ein Schorf, der desto tiefer greift, je länger die Geschwürsfläche mit der Lösung in Berührung gebracht wurde. Wir geben dem Blaustein vor dem Silbersalpeter den Vorzug, weil letzterer auch die gesunden Theile angreift, einen festen Schorf bildet, unter dem der Eiter wie in einem Bassin verborgen bleiben und seine deletäre Wirkung fortsetzen kann. Das Kupfer greift die mit Epithel bedeckten Theile nicht an, dringt hinreichend tief in das erkrankte Gewebe und sein Schorf zerbröckelt sich rascher.

Neben diesen zwei Hauptmitteln, die beim *Ulcus contagiosum* im Stadium des Zerfalls empfohlen werden, können noch andere caustische Medicamente zur Anwendung gelangen. So Carbolsäure oder Sublimat in spirituöser Lösung (1 : 10), Chlorzink, *Kali causticum*, Creosot, Pyrogallussäure u. s. w. Immerhin dürfen diese stärkeren Mittel nur bis zur Erlangung einer reinen, granulirenden Fläche zur Anwendung gelangen. Das Jodoformpulver, das sich bei Behandlung der Schankergeschwüre bewährt hat, passt in dem Stadium der reichlichen Eiterbildung nur dann, wenn dessen Application häufig erneuert wird. Ebenso empfiehlt sich der Jodoformäther (UNNA).

Die mit einem beliebigen Mittel, eventuell auch mit Glühhitze (PACQUELIN) geätzte Fläche wird mit trockener Watte oder Gaze bedeckt und allenfalls mit desinficirender Flüssigkeit 2—3 Mal täglich gereinigt, bis die Abstossung des Schorfes den weiteren Weg vorzeichnet.

Gegen die sogenannten phagadänischen Schanker wurden ebenso wie zur Verhütung des Phagadänismus mancherlei specielle Behandlungsmethoden vorgeschlagen: Heisse Sandsäckchen (BENOIT), heisse Bäder (SIMMONS), faradische Bäder (WEISSFLOG), auch protrahirte oder continuirliche Irrigationen etc. THIERSCH empfahl jüngst subcutane Injectionen von salpetersaurem Silberoxyd in die Umgebung des phagadänischen Schankers und BOGOLINBOW die Behandlung mit Pyrogallussäure.

b) Die nach erfolgreicher Aetzung des Ulcus entstandene reine, grauulirende Wundfläche erheischt nach den Regeln der Wundbehandlung die Anwendung leicht adstringirender, resp. desinficirender Mittel.

Zu den stärkeren gehören Bepinselungen mit Carbolöl (1 : 10), mit Jodtinctur allein oder mit Galläpfeltinctur gemengt, Jodkalijodglycerin, *Kali causticum* oder Chlorzink (0·5 : 100), Salicylsäure (1 : 15), *Natron salicylicum* 3%, Chloralhydrat 25%, schwefelsaures Kupferoxyd (0·30 — 0·50 : 50·0), Tannoglycerin etc. — Zu den schwächeren gehören die Verbandwässer: *Kali chloricum* 1%, Carbolsäure 1%, *Zincum muriaticum* 1%₀, Creolin 1%₀, übermangansaures Kali ½%, *Kali causticum* (0·20 : 100), Creosot (0·20 : 100), Campherschleim u. dergl. Die Wahl der Concentration der Mittel hängt von der Beschaffenheit der Wundfläche, der Granulationsbildung etc. ab, während die Wahl des Mittels selbst überdies noch individuellen Verhältnissen zu accommodiren ist. Nach Bepinselung, resp. Bespülung der Geschwürsfläche mit einem dieser Medicamente wird dieselbe mit trockener Baumwolle bedeckt.

In diesem Stadium liefert das Jodoformpulver ein vorzügliches Verbandmittel, zumal da es mehrere Tage an Ort und Stelle bleiben kann. Leider ist der unangenehme Geruch zugleich ein unerwünschter Verräther. Auch verschiedene andere Pulver wurden empfohlen, so Salicylsäure (HEBRA), *Magisterium Bismuthi* (PETERSEN), *Zincum oxydatum* (GLASUNOW), gebrannter Alaun (GOLD-FELD), Jodol (PICK) etc. Auch Salben sind im *Stadium reparationis* üblich. So Kupfersalbe (0·50 : 10), weisse und rothe Präcipitatsalbe, Jodoformsalbe, Bleisalbe, Pyrogallus-salbe, Borlanolin etc. Doch eignen sich diese nur bei torpidem Verlaufe und da nur vorübergehend, da das Fett der Zersetzung leicht ausgesetzt ist, und anderer-seits durch das Zerfliessen zu Ueberimpfungen leicht Anlass giebt. Nach weit gediehener Reduction des Geschwüres passt zur Erzielung der completen Ver-narbung, zumal zur Behinderung der Bildung von Krusten die Bedeckung mit einem einfachen Cerat oder Pflaster *(Emplastrum saponatum),* wohl auch Salicyl-Seifen-Pflaster.

c) Besondere Aufmerksamkeit ist auf die scrupulöseste Reinhaltung des kranken Theiles und seiner Umgebung zu richten. So ist bei Geschwüren an der Vorhaut oder Eichel der ganze Präputialsack von Smegma frei zu halten. Ebenso sind die einzelnen Theile der Genitalien beim Weibe sorgfältig zu reinigen, falls einer derselben den Sitz von Geschwüren abgiebt. Nicht nur sind locale Bäder zu empfehlen, sondern insbesondere Abspülungen der Theile mittelst Irrigators, Spritze etc. Zu diesem Behufe eignen sich besser als das gewöhnliche Wasser die verschiedenen desinficirenden Mittel, als: chlorsaures Kali, Carbolsäure, über-mangansaures Kali, Creolin etc. Diese kommen nothwendigerweise in jedem Stadium des Verlaufes beim *Ulcus contagiosum* zur Anwendung. In den Fällen, wo Krusten oder Borken der Geschwürsfläche bedecken, müssen diese zuvor durch Fett u. dergl. aufgeweicht und dann vorsichtig entfernt werden. Nach erfolgter Abspülung, Reinigung und eventueller Aetzung der Geschwürsfläche erfolgt die Bedeckung derselben mit hydrophilem Verbandstoff, Baumwolle, Gaze (Jodoformgaze) etc., zumal um die gesunden Theile von den kranken zu isoliren, damit nicht neue Infectionen zu Stande kommen. Andererseits absorbirt der Verbandstoff das eventuell gebildete Secret, wodurch die zerstörende Wirkung desselben gemindert oder auf-gehoben wird. Die Application einfacher oder medicamentös befeuchteter Stoffe ist minder praktisch, da sie eine Maceration der gesunden Theile und dadurch leicht weiteren Zerfall herbeiführt.

d) Zur Vermeidung einer gesteigerten Reizung der erkrankten Theile, sowie mit Rücksicht auf die Möglichkeit einer Affection der dem Sitze des contagiösen Geschwüres benachbarten Lymphdrüsen ist im Allgemeinen Alles zu unterlassen, was an Ort und Stelle oder in der Umgebung die Entzündung vermehren könnte. So wird stärkere Bewegungen (Reiten, Tanzen, Turnen etc.), überhaupt jedwede Reibung des afficirten Theiles hintanzuhalten. Ja, bei stärkeren inflammatorischen Erscheinungen ist Bettruhe und Anwendung einfacher kühler Umschläge oder solcher mit *Aqua Goulardi* oder *Aqua plumbica* streng angezeigt. Bei dieser Gelegenheit, sowie im Allgemeinen, ist für eine passende Lagerung des afficirten Theiles Sorge zu tragen. — Von diesem Standpunkte aus ist auch eine eventuelle Regelung der Diät und Lebensweise einzurichten.

In Fällen, wo die Heilung von Schankergeschwüren, zumal bei Anä-mischen, Scrophulösen etc. sich protrahirt, muss auf den Allgemeinzustand des Individuums Rücksicht genommen werden. Ganz besonders verdient hier der Scorbut angeführt zu werden. Man wird also eine roborirende Diät, Eisenpräparate, Leberthran etc. verordnen.

e) In den Fällen, wo der Verlauf des contagiösen Geschwüres, sei es durch entzündliche Zufälle oder durch Circulationsstörung zu Complicationen Anlass giebt, tritt die Nothwendigkeit specieller gegen diese gerichteter Massnahmen ein. Begreiflicherweise erfordern Erscheinungen gesteigerter Entzündung ein streng antiphlogistisches Verfahren unter gleichzeitiger Rücksichtnahme auf die Ursachen derselben. Bei missfärbiger Beschaffenheit am Rande und Grunde des Geschwüres oder gar bei hinzutretender Gangrän ist durch Antiseptica der Process zu beschränken. Daher Abspülung mit Carbolsäure (2—3%), Chlorkalk (1%) u. dergl. Eine derartige Wundfläche wird mit Gypstheerpulver, Jodoform etc. sorgfältig bedeckt. Hierher gehören auch phagedänische Geschwüre.

Complicationen durch Circulationsstörung (Phimosen, Paraphimosen) erfordern wohl auch zunächst ein entzündungswidriges Verfahren. Doch muss die Reponirbarkeit des Präputiums auch durch directe Behandlung der Geschwüre angestrebt werden. So wird die Phimosis durch adstringirende Injectionen in den Präputialsack allmälig behoben. Die eventuell nothwendige Operation der Phimose und Paraphimose s. Artikel Präputium (XVI, pag. 7).

f) Der Sitz der Geschwüre beeinflusst den Modus des Heilvorgangs in vielfacher Beziehung. Doch betreffen die bezüglichen Modificationen weniger die Wahl des Causticums oder des Adstringens, als vielmehr die Art des Verbandes, eventuell eines operativen Eingriffs. So wird man bei Geschwüren am Rande der Vorhaut nach geschehener Reinigung und Aetzung das ganze Präputium zum Schutz gegen Reibung oder Zerrung durch einen passenden Verband immobilisiren. Beim Sitz des Uebels an der Wurzel des Gliedes wird der Verband nicht nur um den Penis, sondern auch um das Scrotum geführt, um so an letzterem eine Stütze zu finden. In dieser Weise muss der Verband immer Schutz und Immobilisirung des erkrankten Theiles bewirken. Zum Verband verwendet man vornehmlich schmale Calicot- oder Gazebinden u. dergl.

Am *Orificium urethrae* sitzende Geschwüre sind zumeist der directen topischen Behandlung zugänglich. Erstreckt sich dagegen das Ulcus in die Harnröhre, so erzielt man die Reinigung und Aetzung desselben am bequemsten durch Injection des desinficirenden, respective Aetzmittels, z. B. *Kali chloricum* und *Cuprum sulf.* Bequemer findet die topische Behandlung des Intraurethralschankers mit Hilfe des Endoskops statt. Das Aetzmittel kann auch in Form von Urethralstäbchen (Cuprum, *Argentum nitr.*, Jodoform etc.) in die Harnröhre eingeführt werden. Auch die Einführung von Salben mit Hilfe einer Bougie oder Baumwollwicken ist üblich. Weiters können auch aus Pflaster geformte, mit der bestrichenen Seite nach aussen gerichtete Röllchen introducirt werden. Bei den Geschwüren der Urethra muss man auf die Eventualität einer Strictur bedacht sein, weshalb die nöthigen Massnahmen zur entsprechenden Dilatation während oder gleich nach der erfolgten Vernarbung zu treffen sind.

Am *Frenulum*, und zwar sowohl am Rande als auch an der Seitenfläche sitzende Geschwüre führen gewöhnlich ebenso wie die perforirenden zur totalen Zerstörung des Bändchens. Die meisten Autoren empfehlen nun die Schonung, resp. möglichste Erhaltung der eventuellen Restes und vermeiden einen operativen Eingriff mit Rücksicht auf eine allfällige Blutung aus der *Arteria frenuli*. Wir scheuen diese Blutung durchaus nicht und durchschneiden das ganze Bändchen bis zum *Sulcus coronarius*, sobald es tiefer afficirt ist und erhalten sodann eine leicht zugängliche, rasch heilende Fläche. Eventuell wendet man den Thermocauter an. Bei Perforation des Bändchens ist die Durchtrennung der Brücke am rationellsten. Diesem einfachen Vorgange gegenüber steht das Verfahren RICORD'S, das in doppeltem Abbinden der Brücke mit nachträglicher Durchtrennung besteht. Andere nehmen die einfache Abbindung vor (LANGLEBERT); DIDAY construirte eine Scheere, die das Bändchen durch Glühhitze zerstört.

Am Anus und an eventuellen Analfalten sitzende Geschwüre sind eher wegen ihres hartnäckigen Verlaufes als wegen der schweren Zugänglichkeit zu erwähnen.

An der *Mucosa vaginae* und an der Cervicalportion vorkommende Ulcera werden durch das Vaginalspeculum der directen Behandlung unterzogen.

Literatur: Abernethey, *Surgical observations on diseases resembling Syphilis.* London 1804. — Bärensprung, Die nicht syphilitische Natur des weichen Schankers. Charité-Annalen. 1860, IX. — Carmichael, *An essay on the veneral diseases, which have been confounded with Syphilis.* Dublin 1814. — Clerc, *Traité pratique des maladies vénériennes.* Paris 1866. — Diday, *Syphilis et chancrelle.* Gaz. des Hôp. 1863. — Gailleton,

Du Pseudo-chancre. Lyon méd. 1869. — Horaud und Peuch, *Recherches expérimentales pour servir à l'histoire des maladies vénériennes sur les animaux*. Annales de Derm. 1872. — Hübenet, Beobachtung und Experiment in der Syphilis. Leipzig 1858. — Kaposi, Die Syphilis der Haut und der angrenzenden Schleimhaute. Wien 1873. — Melchior Robert, *Étude sur deux points de syphilographie*. Marseille 1857. — Ricord, *Considération pratique sur le chancre*. Bull. gén. de Thérapeutique. 1836. — Ricord, *Lettres sur la Syphilis*. 3me édition. Paris 1863. — Rollet, *Recherches cliniques et expérimentales sur le chancre simple et la blennorrhagie*. Paris 1861. — Vinc. Tanturri, *Sull'Eterogenia dell ulcera non sifilitica*. Giorn. ital. delle malatie ven. 1874. — Sigmund, Ueber Eintheilung und Benennung venerischer und syphilitischer Krankheitsformen. Wiener med. Wochenschr. 1864, Nr. 6 u. 7. — Sigmund, Syphilitische und venerische Geschwürsform in Pitha-Billroth's Handbuch der allg. und spec. Chir. Erlangen 1870. — Zeissl, H. u. M., Lehrb. der Syphilis und ven. Krankheiten. 4. Aufl. Stuttgart 1882. — De Luca, *Il micrococco dell' ulcere molle*. Giorn. ital. delle mal. ven. et della pelle. 1886, Nr. 4.   Grünfeld.

Scharbeutz, Dorf, an der Lübecker Bucht, mit dem Augustusbad
an der Ostsee. Offene Seebäder und warme.   B. M. L.

Scharlach (Scharlachfieber, lat. *Scarlatina*, engl. *Scarletfever*, franz. *Scarlatine*, ital. *Scarlatto)*, ein gleich den Masern allbekanntes, contagiöses, überwiegend häufig das kindliche und jugendliche Alter betreffendes, aber die Erwachsenen den Morbillen gegenüber weniger verschonendes acutes Exanthem. Der mehr diffuse als fleckige „scharlachrothe" Hautausschlag bildet auch hier trotz seines im Grossen und Ganzen etwas tiefer greifenden Charakters nur ein äusseres, allerdings sehr werthvolles Merkmal; der specifische Krankheitsprocess ist wohl zweifellos in einer Allgemeininfection des Organismus mit einem — einstweilen noch idealen — pathogenen Mikroorganismus, beziehungsweise einer Intoxication durch die giftigen Stoffwechselproducte (Ptomaïne) desselben gegeben.

Geschichte.

Obwohl die unheilvolle Confundirung, welche die Masern mit den Pocken betroffen (s. den Art. Masern, XII, pag. 550), unserer Krankheit im Wesentlichen erspart geblieben, ist doch auch sie nicht wesentlich früher als bestimmter Begriff in die Pathologie eingetreten. Um abzusehen von der heutzutage gar nicht mehr controlirbaren MALFATTI'schen Angabe, dass die von THUCYDIDES in seiner Geschichte des peloponnesischen Krieges geschilderte furchtbare Seuche wahrscheinlich eine Scharlachepidemie gewesen, scheinen die ersten Decennien des 17. Jahrhunderts uns die frühesten literarischen Nachweise der Herrschaft des Scharlachs in Europa gebracht zu haben, ohne uns irgendwie die Zweifel zu benehmen, dass sie nicht schon viel früher den Boden unseres Erdtheils betreten. Nach A. HIRSCH ist, nachdem spanische und italienische Autoren Seuchen ihrer Heimat beschrieben, DÖRING der erste deutsche Scharlachschriftsteller gewesen, der im Jahre 1627 (in Breslau) unzweifelhaft Epidemien beobachtete. Etwas später berichtet SENNERT, der wohl als Erster in eine umfassende Charakterisirung des Scharlachs eingetreten, von dem Zuge der Krankheit durch Wittenberg und leitet gleichsinnige Berichte über schlesische und polnische Epidemien ein, während zur gleichzeitig SYDENHAM und MORTON durch scharfsinnigere Verfolgung einiger Seuchen in London (1661—1678) ganz wesentlich zur schärferen Ausschälung des Begriffes — an dem noch die verwirrenden Bezeichnungen „Morbilli ignei", „Rosalia", „Rubeolae" hafteten — beitrugen und uns wahrscheinlich den Namen „*Scarlatina*" importirt haben. Insbesondere mag es die grauenvolle, durch massenhafte brandig-diphtherische Complicationen ausgezeichnete Londoner Scharlachepidemie des Jahres 1689 gewesen sein, welche nachdrücklich über die differentiellen Kriterien von Masern und Scharlach belehrte. Trotz alledem blieb die erste Hälfte des 18. Jahrhunderts im Wesentlichen steril, wohl aus Anlass der gelinden Gestaltung der Seuchen und ihres selteneren Auftretens unter den Culturvölkern Europas. Eine belangvolle, wenn nicht epochemachende Arbeit ist uns, nachdem schon früher STORCH in Eisenach treffliche Berichte gebracht, im Jahre 1750 durch FOTHERGILL in London zu Theil geworden. Sie ist es, welche zuerst ein deutige Anschauungen über die Existenz eines contagiösen Giftes, welches das Opfer der Krankheit gemeinhin durch die Einathmung aufgenommen, gelehrt hat. Wieder folgte ein halbes Säculum verderblichster Herrschaft der auffallend bösartig gestalteten Krankheit, welche abermals durch einen ausgesprochen milden Charakter ihrer Epidemien in den ersten Decennien unseres Jahrhunderts abgelöst wurde. Hatte doch BRETONNEAU keinen Einzigen seiner Scharlachkranken durch den Tod verloren, und wiegte man sich auch in Irland in dem glücklichen Wahne von der Harmlosigkeit des acuten Exanthems, freilich nicht ohne erschreckende Belehrungen von einem grausamen Gegentheil, dort durch die mörderische Epidemie in Tours (1824), hier durch das Wüthen einer höchst gefährlichen Seuche in der Dubliner Gegend (im Jahre 1831). Seit dieser Zeit, und namentlich mit der bedenklichen pandemischen Wanderung, welche die Krankheit von Russland bis England und südlich bis nach Ungarn und der Schweiz unternahm, ist, wie BOHN treffend bemerkt, der Scharlach überall ein hervorragender Factor in der Morbilität und Mortalität geblieben.

Hat die Scarlatina in Europa sich am meisten verbreitet und gehört sie namentlich in England, Deutschland, den Niederlanden, Frankreich seit Jahrzehnten zu den gefürchtetsten Krankheiten, so scheint von dem grossen Asien nur der kleinasiatische Ländercomplex gefährlichere Epidemien sein eigen zu nennen, und auch das gesammte Afrika eine nur sehr sparsame Verbreitung aufzuweisen. In Australien hatte sie bis gegen das Ende des vierten Decenniums unseres Jahrhunderts keinen Boden gefasst. Endlich durchwanderte sie Nordamerika in ziemlich schnellem Zuge, nachdem sie das Terrain zuerst in Kingston und Boston im Jahre 1735 erobert, zunächst längst der atlantischen Küste, später (1791) im Innern des Continents. Grönland hat wenig von der Krankheit zu erzählen; im Uebrigen liefert der nördliche Theil ein viel grösseres Contingent als die südlichen Staaten von Nordamerika. Südamerika wies die erste namhafte Epidemie im Jahre 1824 auf; an Wiederholungen hat es, namentlich in Brasilien und der Argentinischen Republik, bisher keineswegs gefehlt. Im Allgemeinen ahmen die Heimsuchungen des neuen Welttheils durch den Scharlach diejenigen des centralen Europas nach.

Aetiologie.

Wir haben im vorstehenden Abschnitt gesehen, dass die Kenntniss der sicheren Thatsache einer ganz vorwiegend durch die Athmungsorgane vermittelten erfolgreichen Aufnahme des Krankheitsgiftes als Grundlage der Weiterverbreitung des Scharlachs bereits von der Mitte des 18. Jahrhunderts datirt. Zweifellos also ist die Krankheit contagiös, und ihr flüchtiges Gift wird als specifisches und zunächst von Boden und Klima unabhängiges im Körper reproducirt. Wir dürfen unter der berechtigten Herrschaft der heutigen Lehre von der Ursache ansteckender Krankheiten mit aller Bestimmtheit annehmen, dass dieses Scharlachgift durch einen pathogenen Mikroorganismus, beziehungsweise seine giftigen Ausscheidungsproducte repräsentirt ist; aber nachgewiesen auf dem obligatorischen Wege der Züchtung und Impfübertragung der Reinculturen ist der Scharlachpilz ebensowenig, wie der Masernpilz. Ob ihn überhaupt Jemand gesehen, steht jedenfalls dahin. Welchen Werth heutzutage die Befunde von punkt- und stäbchenförmigen Gebilden im Blute Scharlachkranker und die tödtliche Verimpfung derselben auf Kaninchen (COZE und FELTZ, BÖNING u. A.) beanspruchen dürfen, mit welcher Berechtigung HALLIER den „Mikrococcus" eines Brandpilzes von der Gattung Tilletia als charakteristischen Blutbefund angesprochen, bedarf nicht mehr der näheren Erörterung. Aber auch die neueste Zeit ist mit ihren Bemühungen wenig glücklich gewesen. Um abzusehen von einer ganzen Reihe recht schwache Gründe gestützter, zum Theil etwas naiver Beobachtungen und Behauptungen, beschränken wir uns auf einen kurzen Bericht über die von JAMIESON und insbesondere EDINGTON im Jahre 1887 geförderten Resultate ihrer Untersuchungen über die Natur des Scharlachcontagiums. Nachdem der Erstgenannte wieder mit besonderem Nachdruck den — bekanntlich seit Jahrzehnten immer und immer wieder aufgefrischten — Einschluss des Krankheitscontagiums seitens der zumal schuppenden Scharlachhaut gelehrt, glaubte der zweite Autor aus der Reihe der aus Blut und Hautschuppen gezüchteten Mikroorganismen zwei Formen als pathogen ansprechen zu müssen, einen Diplococcus und einen (leptothrixähnlichen) Bacillus, welcher letztere nur nach der dritten Woche der Krankheit aus der Haut und vor dem dritten Fiebertage aus dem Blute zu cultiviren sei. Impfungen von Kaninchen, Meerschweinchen, Kälbern mit den Reinculturen dieser Pilze lieferten eine schwere, selbst tödtliche Erkrankung unter allen „Symptomen des Scharlachs". Doch war solchen das ärztliche Publicum immerhin bewegenden Veröffentlichungen eine alsbald von der Edinburger medic.-chirurg. Gesellschaft geübte Controle wenig günstig, insofern die zu diesem Zwecke eingesetzte Commission (darunter STEWART und HASE) aus ihren Untersuchungen zu resumiren vermochte, dass nur zum Theil aus dem Blute und den Schuppen Scharlachkranker Mikroorganismen zum Wachsthum zu bringen seien, und ihre Uebertragung auf Kälber resultatlos blieben. EDINGTON'S „Streptococcus rubiginosus" wurde als wahrscheinlich identisch mit dem „Streptococcus scarlatinae" erklärt, welchen KLEIN in der Kuhmilch entdeckt und als substantiellen Factor des namentlich in England beliebten und vielstudirten bovinen Ursprungs des Scharlachs und seiner epidemischen Ver-breitung durch die Milch der Kühe gedeutet. Hatten schon in der ersten Hälfte des vorigen Jahrzehnts derartige Epidemien durch die Veröffentlichungen von BALLARD und BUCHANAN die Aufmerksamkeit geweckt, so unternahmen es die fraglos interessanten Beobachtungen von DARBISHIRE und POWER, den Zusammen-hang je einer im Jahre 1882 in Oxford und dem Londoner Diebesviertel (St. Giles) herrschenden Epidemie mit dem Genuss eigenthümlich, bezw. „scharlachähnlich" er-krankter Kühe zu einem sehr plausiblen zu stempeln, der überdies durch neuere Einzelbeobachtungen (PICHENET u. A.) anscheinend feste Stützen gewann. KLEIN, welcher die Verhältnisse mit durchaus modernen Züchtungs- und Uebertragungs-methoden bacterioskopisch untersuchte und seinen Streptococcus auch im Blute Scharlachkranker und den Leibern der geimpften Thiere wiedergefunden, liess die Milch der unter Anderem inselförmigen Haarausfall und Verschwärung von Euter und Zitzen darbietenden Kühe sowohl von der Hand des Melkers inficirt werden, als auch von vornherein den pathogenen Scharlachpilz enthalten.

CROOKSHANK war eine kritische Sichtung dieser belangvollen Depositen vorbehalten, die leider von einer Bestätigung der an sie geknüpften Behauptungen und weitgehenden praktischen Folgerungen weit entfernt war. Nachdem KLEIN noch bei Gelegenheit einer Scharlachepidemie (1885) in einem Londoner Stadttheile, dessen inficirte Haushaltungen ihre Milch von zum Theil in besagter Richtung erkrankten Kühen einer Farm in London bezog, durch eingehende Untersuchung und Verimpfung seines aus dem Geschwürseiter der Thiere gewonnenen Pilzes die Entstehung der erwähnten Scharlachepidemie durch den Genuss der Milch der „scharlachkranken" Kühe erhärtet zu haben glaubte, fand CROOKSHANK die gleiche epidemische Krank-heit in bestimmten Kuhheerden an, ohne dass gleichzeitig Scharlach herrschte, und vermochte durch frühzeitige Beobachtung zur Erkenntniss zu kommen, dass es sich um Vaccine gehandelt, und der KLEIN'sche „Streptococcus scarlatinae" weder für Scharlach charakteristisch, noch von dem bekannten „Streptococcus pyogenes" zu unterscheiden sei. Zu gleicher Anschauung gelangten, MARR, SMITH und THIN.

So hat sich das vielversprechende Resultat mehrjähriger, eifrigster Arbeit in die unserer Zeit gleich geläufige, wie wenig schmeichelhafte Erkenntniss auf-gelöst, dass ein ubiquärer Plebejer der Eiterung, beziehungsweise Sepsis als patho-gener Mikroorganismus eines wohlcharakterisirten acuten Exanthems gegolten hat. Die gleichzeitigen Beobachtungen über die „secundäre Infection" beim Scharlach und ihre durch A. FRÄNKEL u. A. erschlossene Beziehung zum Kettencoccus (s. u.) lassen die Aufräumung dieses Irrthums nur noch natürlicher erscheinen.

Die sozusagen gesetzmässige Ansteckung und Verbreitung der Krankheit geschieht durch Einathmung der inficirten Zimmerluft in den Familienwohnungen und öffentlichen Anstalten. Unter letzteren stehen die Schulen obenan, welche ganz wie bei den Masern das wahre Nest für die Mehrzahl der Ansteckungen bilden. Der Beitrag, den Krankenhäuser und unter diesen wieder die Polikliniken liefern, ist leider kein geringer und fehlt selbst in den besteingerichteten Anstalten nicht auf die Dauer. Trotz offenbar übertriebener Anschauungen von der Infectiosität der Krankheit macht OLLIVIER in neuester Zeit mit gutem Rechte dem alten Schlendrian der mangelhaften Isolirung der Kinder in den Krankenanstalten von Paris den Process. Auch deutsche Krankenhäuser müssen sich von diesem Vorwurfe getroffen fühlen!

Da der Scharlachpilz wie im Blute, so auch in den Schleimhautsecreten haftet, ist es verständlich, dass die Scharlachkranken bereits im sogenannten Prodromalstadium bei blasser Haut inficiren können. Doch ist die Uebertragung in dieser zumal kurzen Periode des Schleimhautexanthems (s. u.) unserer Erfahrung nach den Verhältnissen bei den Masern gegenüber eine weit seltenere. Dass, wie namentlich JAMIESON will, in frühen Stadien mehr die Exhalationen, in späteren vorzugsweise die schuppende Haut die Ansteckung vermittelt, entspricht im Grossen und Ganzen unseren Vorstellungen; bewiesen ist dieser Modus noch nicht, auch nicht durch die jedem beschäftigten Arzte geläufige Thatsache, dass Convalescenten mit desquamirendem Integument die Krankheit nicht selten übertragen. Zweifellos ist die von Laien so gefürchtete Virulenz der Epidermisschuppen und -Fetzen eine geringere, als jene der Exspirationsluft im Höhestadium der Krankheit, und scheint in den späteren Stadien schneller zu erlöschen als selbst Aerzte gemeinhin annehmen. Die Beobachtung, dass hydropische Scharlachnephritiker noch inficirend gewirkt, ändert an diesem Gesetz wenig. Dass, wie OLLIVIER berichtet, in der sechsten Woche der Krankheit entlassene, gebadete und mit frischen Kleidern versehene Kinder den Scharlach noch verschleppten, haben wir trotz reicher Gelegenheit zu derartigen Beobachtungen noch nie wahrgenommen. Vollends erachten wir die derben, zumal wiederholt gewaschenen Hornschalen, welche insbesondere Handteller und Fusssohlen in späterer Zeit abstossen, für unverfänglich.

Vermag der Scharlach durch gesunde dritte Personen und Gegenstände übertragen zu werden? Es ist dies eine Frage, deren durch ein Uebermass von Leichtgläubigkeit und Kritiklosigkeit geleitete Beantwortung in positivem Sinne, von England ausstrahlend und noch heutzutage von vielen Aerzten gehegt, höchst abenteuerliche Berichte genährt hat: Das Krankheitscontagium sollte sich noch nach Monaten und Jahren durch versandte Wäsche-, Kleidungs- und Möbelstücke wirksam fortgeschlichen haben; selbst Briefe, von den Angehörigen in einem dem Krankenraume benachbarten Zimmer geschrieben, wurden als bedenkliches, sofort zu vernichtendes Verkehrsmittel angesehen. Solchen Begriffen von der „Tenacität" des Scharlachgiftes gegenüber steht als anderes Extrem die selbst von dem erfahrenen KERSCHENSTEINER vertretene Verneinung obiger Frage. Unserer Meinung nach kommt diese der Wahrheit näher. Doch sprechen wir im Gegensatz zu der Masernverbreitung (cf. Bd. XII, pag. 551) das Scharlachgift als ein solches an, dessen gelegentliche Verschleppung durch Zwischenpersonen und -Gegenstände nicht nur zu den Wahrscheinlichkeiten, sondern zu den erwiesenen Thatsachen zählt. Den in der Literatur deponirten, zum Theil unanfechtbaren positiven Beispielen (THOMAS, JOHANNESSEN, HERR u. v. A.) sind wir in der Lage, einige gleich einwurfsfreie anzuführen, in denen die Krankheit nicht nur durch ungesäumte intensive Berührung der Hand oder der Kleider, welche die Scharlachhaut betastet oder mit Racheninhalt besudelt worden, entstanden — solche Fälle sind eigentlich selbstverständlich —, sondern noch nach Tagen eine Verschleppung durch's Freie, zumal von unsauberen Personen, zu Wege gebracht worden. Immer aber werden solche Fälle Ausnahmen bleiben, Ausnahmen freilich, mit denen der Praktiker zu rechnen hat. Ueber die Frage der Verbreitung der Krankheit durch Kuhmilch haben wir bereits gesprochen.

Bei dieser Gelegenheit ist auch der Uebertragung des Scharlachs durch Infection einer (aus Verletzungen, Operationen resultirenden) W u n d e zu gedenken. Das giebt den „c h i r u r g i s c h e n S c h a r l a c h", dessen Begriff durch Herein- ziehen von scharlachähnlichem (vasomotorischem, toxischem, septischem) Erythem ungebührlich erweitert, in neuerer Zeit namentlich durch HOFFA, der nur 9 sichere Fälle zu sammeln vermochte, auf sein wahres Maass zurückgeführt worden. Wichtig ist zu wissen, dass die Wunde, von welcher die Scharlachinfection ihren Ausgang genommen, beim Ausbruch der Krankheit geheilt sein kann. Einen bemerkens- werthen, wenn auch nicht ganz eindeutigen Beitrag zu dieser noch immer lebhaft discutirten Frage der Scharlachinfection hat MURREY geliefert, welcher unter 2 3 in einem Saale befindlichen Kindern mit Wunden 6 an Scharlach erkranken sah, von welchen wiederum 5 keine antiseptische Behandlung genossen hatten, was bei den nicht Inficirten der Fall gewesen. Die zugleich anwesenden 4 Kinder ohne Operationswunden blieben von der Infection verschont, obwohl keines derselben früher an Scharlach gelitten.

Die enorme, fast allgemeine D i s p o s i t i o n zur Erkrankung, welche wir für die Masern kennen gelernt, besteht für den Scharlach nicht. Es ist selten, dass sämmtliche Mitglieder einer kinderreichen Familie von der Epidemie ergriffen werden (THOMAS'sche „Familiendisposition"), Regel, dass trotz mangelhafter Isolirung eine erkleckliche Quote der Hausbewohner der Infection entgeht. Häufig genug erweist sich indess die Immunität als eine temporäre. Die entschieden allgemeinere und intensivere Empfänglichkeit der anglogermanischen Race spottet auch heute noch einer plausiblen Erklärung. Rücksichtlich des Alters steht der geringen Dis- position der Säuglingsperiode (welche nur mit einigen wenigen Procenten Theil nimmt) die Acme im 3.—7. Lebensjahr gegenüber. An der Existenz der Scharlach- infection im Mutterleibe ist, trotz der mit Rücksicht auf das rothe Hautcolorit Neugeborener erschwerten Diagnose, nach einer Reihe von Berichten bester Autoren kaum zu zweifeln, andererseits erwiesen, dass scharlachkranke Frauen gesunde Kinder gebaren. Nach BOXAL bleibt, wenn die Mutter kurz vor dem Gebäract inficirt wurde, in der Regel das Kind frei, aber nicht immun. Menstruirende und Schwangere sollen eine höhere Disposition besitzen; wahrscheinlich gilt das nur für Schwangere, kurz vor dem Gebäract Kreissende und frische Wöchnerinnen (BOXAL). Hier ist viel Confusion durch Verwechslung mit septischen Zuständen, sogenanntem Puerperalscharlach zu beklagen. Doch hat OLSHAUSEN das Unmass von Anzweiflung durch eindeutige positive Beobachtungen nachhaltig corrigirt.

Der Schutz, den die nochmalige Durchseuchung vor der zweiten Erkrankung gewährt, ist, wie bei den Masern, ein fast absoluter, aber nicht ausnahmsloser, wie fort und fort verlässliche Berichte glaubwürdiger Zeugen, lehren und auch wir wiederholt in ganz unzweifelhafter Weise beobachtet. Entweder liegt dann länger, selbst Jahre lang währende Gesundheit zwischen den beiden Erkrankungen oder die zweite erscheint als R e c i d i v e der ersten, das meist in Monatsfrist nach dem Beginne der Krankheit einsetzt, bisweilen schon in 1—2 Wochen auftreten kann und im letzteren Falle mit einigem Recht die Bezeichnung einer „Recurrensform" (TROJANOWSKI), beziehungsweise eines „Pseudorecidivs" (THOMAS) verdient. Prin- cipielle Unterschiede vermögen wir hier nicht anzuerkennen, da es sich unseres Erachtens nur um Varianten von Recrudescenzen oder Relapsen handelt. Auch dreimaliges Auftreten unserer Krankheit ist behauptet worden, in letzter Zeit wieder durch SOMMER, HASE, FREY u. A.

Nach dem Gesagten ist der Scharlach gleich den Masern eine Kinder- krankheit de facto, nicht de jure; man .wird jedoch in Gemässheit des immerhin abweichenden Dispositions- und Immunitätsgesetzes begreifen, warum viel mehr Durchmaserte existiren, als solche, welche den Scharlach überstanden, und warum unter Letzteren die Kinder in etwas minderem Masse den Erwachsenen den Rang ablaufen.

Die E p i d e m i e n des Scharlachs finden eine viel trägere Ausbreitung als diejenigen der Masern, und durchwandern in viel schwankenderem und gestreckterem,

wenig periodischem Gange Städte und Länder. In dicht bevölkerten Haupt-
orten erlöschen sie kaum je, sondern verschränken sich durch ihre weit ausge-
zogenen Ausläufer in der mannigfachsten Weise. Geradezu als charakteristisch
kann der exorbitante Intensitätswechsel der Seuchen gelten, der seinen Genius
bald als harmlosen, nur hier und da ein Opfer aus den Decrepiden abrufenden
ausprägt, bald mit dem Machtgebote schwerster Complicationen einen schrecklichen
Tribut einfordert (s. „Prognose").

Nicht selten gehen Masernepidemien denjenigen unserer Krankheit voraus.
Doch nehmen wir Anstand, hieraus, wie das wiederholt geschehen, irgend welche
Beziehungen zwischen diesen beiden Krankheiten zu folgern.

Dass das Maximum der Krankheitsfrequenz in den Herbst, das Minimum
in den Frühling fällt, mag immerhin zur Regel zählen. Doch wird diese mit bedenklicher Häufigkeit durchbrochen. Die ausgesprochenen Maxima der Aufnahme von
Scharlachkranken in die innere Abtheilung des Berliner städtischen allgemeinen
Krankenhauses fielen vor zwei Jahren in den Frühling und Spätsommer, im Vorjahre in den Herbst, während die Minima vom Winter und Sommer übernommen
worden waren. Vollends fehlen constante Beziehungen zu kaltem und warmem,
feuchtem und trockenem Wetter, zur Ebene und zum Gebirge, Armuth und Reichthum, Keller und hoher Etage, so oft auch der Zufall der Statistik Gesetze in
dieser Beziehung vorgetäuscht. Ebenso ist das von JOHANNESSEN erschlossene Zusammenfallen der Gipfel der scandinavischen Epidemien mit der Lommingwanderung
wohl sicher ein zufälliges.

Anatomie.

Indem wir bezüglich des makroskopischen Charakters des — an der
Leiche mehr weniger verschwundenen — Exanthems auf den nächsten Abschnitt
verweisen, registriren wir hier kurz, dass das Mikroskop gemeinhin Exsudation
und Zellenvermehrung innerhalb der Papillen und des Rete der Scharlachhaut
erschliesst, bei Petechien ausserdem Extravasirungen in den Papillen und der Cutis.
Das histologische Bild der Desquamation hat nichts Specifisches vor demjenigen
eines schuppenden Integuments überhaupt voraus. Ueber die Pilzbefunde haben
wir uns bereits ausgesprochen.

Rücksichtlich der Befunde an den Lymphdrüsen (von den inneren zeigen
die mesenterialen gern ausgeprägte Hyperämie) und den Schleimhäuten, dem
Gehirn, den Lungen etc. ist desgleichen der nächste Abschnitt einzusehen. Im
Allgemeinen überwiegt der negative Sectionsbefund selbst da, wo die schwersten
Erscheinungen schnell zum Tode gedrängt (s. Symptomatologie). Milztumor ist
durchaus inconstant, desgleichen lymphatische Neubildungen in dieser, der Leber,
dem Darme u. s. w. (E. WAGNER); trübe Schwellung und Verfettung der inneren
Organe, inclusive des Herzens, ist den schwersten Fällen eigen. Die wichtige
pathologische Anatomie der Scharlachnephritis ist in dem Artikel Nierenentzündung (Bd. XIV, pag. 384) abgehandelt.

Krankheitsbild.

Wir haben keinen Anlass, von der alten Gepflogenheit der Eintheilung
der Scharlachkrankheit in die vier Perioden der Incubation, der sogenannten
Prodrome, des Exanthems und der Desquamation abzugehen; nur werden
wir aus Gründen, welche wir in dem Artikel Masern (s. d. pag. 553 und 554)
auseinandergesetzt, den Terminus „Prodrome" als nicht mehr haltbaren meiden,
denn nicht Vorläufer der Krankheit, sondern die Localisirung ihres bereits entwickelten Exanthems auf der Mundhöhlenschleimhaut, also das enanthematische
Stadium, kommt hier in Frage.

Die Incubationsdauer beträgt in der Mehrzahl der Fälle — hierin
stehen unsere eigenen Beobachtungen mit den GERHARD'schen und WHITTLA'schen
Angaben durchaus im Einklang — 3 bis 6 Tage. Diese sozusagen regelrechte Frist

kann in einer, wie es scheint, nicht allzu geringen Zahl von Fällen sich bis zu zwei Wochen (wie namentlich VEIT und BONING überzeugend dargethan) verlängern — eine noch längere Dauer ist uns nie deutlich geworden — andererseits bis zur Frist von 24 Stunden (TROUSSEAU, REHN, LÖSCHNER, HORTEVELT) herabsinken. Doch zählen solche Extreme zu den seltenen Ausnahmen. Wie FLEISCH-MANN und STEFFEN wollen, hängt dieses Schwanken mit der verschiedenen Intensität des Giftes zusammen, welche wiederum von der Art der (directen oder indirecten) Uebertragung abhängig. Das Erste wird ohne Weiteres, das letztere nur mit grosser Reserve zuzugeben sein. Von mindestens gleich hoher Bedeutung dürfte sich indess der Charakter des Keimbodens, also die verschieden abgestufte Disposition demselben Gifte gegenüber erweisen.

Während Masernkranke in der zweiten Hälfte des Incubationsstadiums zu leiden, zum Mindesten sich unwohl zu zeigen pflegen, ist es beim Scharlach Regel, dass ersichtliche Störungen die Zeit der schlummernden Ansteckung nicht markiren. Allenfalls verräth etwas Mattigkeit, Dyspepsie, Kopfschmerz, sinkende Spiellust für einen oder den anderen Tag kurz vor dem Ausbruch des Exanthems, dass im Kinde Etwas steckt.

Diese Störungen steigern sich entweder im Laufe eines Tages oder grösserer Bruchtheile desselben zum klinischen Bild des fieberhaften Schleimhaut-exanthems, oder dieses entwickelt sich — was für unsere Beobachtungen die Regel darstellt — im Gegensatze zu den Masern innerhalb weniger Stunden mit drastischer Entschiedenheit, selbst plötzlich: Der Säugling verfällt gern in Convulsionen, das ältere Kind, das noch heiteren Sinnes in die Schule ging, zeigt dem Lehrer mitten im Unterricht schwer veränderte Züge, erbricht nicht selten und wankt todesmatt nach Hause. Da, wo Erbrechen fehlt, wird meist über Uebelkeit geklagt. Bisweilen erschreckt ein unerwarteter Schüttelfrost, selbst Syncope. Rasch ist das Infectionsfieber auf bedeutende Höhe (meist gegen 40°) gestiegen und äussert mehr weniger seine charakteristischen, allbekannten Eigenschaften, insbesondere jagenden Puls (bis 150 und mehr Schläge). Was nunmehr den Arzt, der bis jetzt keine Deutung fand, auf die wahre Spur leitet — der Unerfahrene wird bisweilen durch die Angehörigen belehrt — sind Halsschmerzen als Consequenz einer acuten Angina. Man hat diese Scharlachangina mit mannigfaltigen specifischen Merkmalen versehen, die wir auf Grund unbefangener Prüfungen auf breiter Basis nur sehr theilweise acceptiren zu können bedauern. Allenfalls lässt sich die Eigenschaft der Ausstrahlung vom Centrum des weichen Gaumens aus (MONTI) halten. Viel wichtiger als solche Formeneigenthümlichkeiten ist die mit vollem Recht zuerst von BOHN nachhaltig vertretene Deutung der Rachenentzündung als eines richtigen Schleimhautscharlachs, eines inneren Ausschlages, der dem äusseren vorausgeht.

Von den übrigen Mundhöhlenpartien nimmt nur die Zunge und auch diese keineswegs regelmässig an der Entzündung Theil unter der Form einer auffallenden Randinjection als Folge lebhafter Losstossung ihres gequollenen Epithels, das als weissbläuliche bis gelbliche Membran ihren übrigen Theil noch bedeckt. Die Kieferwinkel- und submaxillaren Lymphdrüsen erweisen sich nicht selten schon jetzt als leicht geschwellt und empfindlich. Abwesenheit aller Mund- und Hals-erscheinungen haben wir nur in äusserst seltenen Fällen constatiren können. Wohl ist schon jetzt das Gesicht meist gedunsen, allein die für das Masernexanthem so charakteristischen Augen- und Nasenerscheinungen mangeln hier oder zeigen sich nur leicht angedeutet, nur ausnahmsweise stark entwickelt. Dass die (meist ange-gehaltenen) Ausleerungen zu dieser Zeit „überaus stinkend“ wären, wie BOHN hervorhebt, ist unserer Erfahrung nach eine subjective Wahrnehmung, die nur das allgemeine Urtheil der argen Belästigung des Olfactorius durch die Fäcalien des Menschen überhaupt für sich hat.

Es währt diese Periode der vom Schleimhautexanthem begleiteten Invasion im Durchschnitt wesentlich kürzere Zeit als die „Prodrome“ der Masern, etwa

einen Tag, nicht allzu selten auch zwei, nur ganz ausnahmsweise drei bis vier
Tage. Ihr folgt, unter Fortdauer, beziehungsweise Zunahme des Fiebers das
Stadium des Hautausschlages, der, wie BOHN sehr richtig hervorhebt, viel öfter als seine Schwesterexantheme Masern und Pocken vom anatomischen Princip der Ausbreitung über die Körperfläche abweicht. Als Regel kann
gelten, dass der erste Tag den Hals und seine Nachbarschaft, der zweite Kopf
und Oberkörper, der dritte Rumpf und Arme, der vierte die unteren Extremitäten
befallen zeigt. Je oberflächlicher das Scharlachexanthem angesehen wird, um so
gleichmässiger und diffuser erscheint es, je näher und gründlicher, um so deutlicher offenbart sich der durch die Distanz bedingte Irrthum. Kaum je handelt
es sich um eine überall gleichmässig über das Integument ausgegossene Röthe,
sondern um dichtgedrängte, miteinander verschränkte und ineinander ver-
schwimmende, aus Pünktchen heranwachsende Fleckchen, welche ihrerseits durch
unregelmässige, mehr weniger schmale weisse Hautadern und isolirte Interstitien
sich geschieden zeigen. Das Ausmass der letzteren tritt den erkrankten, intensiv
rothen Bezirken gegenüber zurück und das giebt ein Hauptunterscheidungskriterium
gegen die Morbillen ab, welche zwischen sich grössere Hautbezirke frei, also blass
zu lassen pflegen. Bei diesen erscheint die Haut wie mit rother Tinte bespritzt,
bei unserer Krankheit mehr bestrichen. Neben dem geschilderten Fleckenexanthem
fällt bei scharfem Zusehen oft — nicht immer — ein zweites auf: kleine, dunkelrothe Knötchen, welche in dichter Gruppirung die Scharlachhaut chagrinartig
gestalten können. Das sind geschwellte und hyperämische Follikel, deren, besonders
von Engländern und Franzosen hervorgehobene Gegenwart die Differenzirung des
Scharlachs gegenüber gewöhnlichen Erythemen wesentlich erleichtert. Initiale, dem
eigentlichen Scharlach voraneilende Eytheme sind uns wenig deutlich geworden, so
zäh sie auch behauptet werden.

Das Exanthem weist an den einzelnen Körperregionen differente Eigenschaften auf: Im Bereich des gedunsenen Gesichtes zeigen sich die Wangen, demnächst die Stirn fast diffus und gleichmässig, mehr vom Fieber geröthet, nicht
eigentlich vom Ausschlage bedeckt (doch wird mit Recht von ZIEMSSEN aus der
späteren farinösen Abschuppung auf specifische Vorgänge geschlossen), während
die Umgebung des Mundes durch seine Blässe auffällt. Dieser gegen die hochrothe
Umgebuug contrastirende weisse Mundring, den wir nur in wenigen Fällen
vermisst haben, bildet, worauf auch THOMAS, HENOCH und STRÜMPELL die Aufmerksamkeit lenken, gegenüber der Lippenbesprenkelung durch die Masern und
Rötheln (s. d.) ein höchst charakteristisches und differentiell wichtiges Moment, das
unserer Meinung nach von den Lehrbüchern noch lange nicht genug gewürdigt wird.
Selbst BOHN hat desselben keine Erwähnung gethan. Seine Gegenwart gestattet oft
genug eine bestimmte Diagnose par distance. Am intensivsten geröthet, oft dunkel-
purpurn erscheint die Halsgegend und der untere Rücken bis herab zu den Nates.
Hier hinterlässt der Fingerdruck weissgelbe, sehr bezeichnend vom flammendrothen
Grunde abstechende, freilich sehr flüchtige Flecken. Auffallend ist ein hie und da
markantes Erblassen und Wiederaufflammen der brennend heissen, fast immer in
Folge seröser Infiltration des Unterhautbindegewebes gespannten und trockenen
Scharlachhaut, selbst innerhalb verschiedener Tageszeiten ohne ersichtlichen Anlass.
Zwei Tage pflegt die Scharlachhaut in Florition zu stehen und die gleiche Zeit zum
definitiven Abblassen in der Reihenfolge der Eruption zu beanspruchen. Verlängerungen bis zu Wochen- und Abkürzungen bis auf Tagesfrist gehören zu den ausgesprochenen Seltenheiten; vollends die Angaben von flüchtigem, nur einige Stunden
zählendem und deshalb Arzt und Angehörigen entgehendem Hautscharlach sind mit
Vorsicht aufzunehmen, obwohl auch wir hier und da halbtägige Dauer der exanthematischen Periode mit Bestimmtheit beobachten. Rapider Schwund und Lividfärbung
deuten gern eine schlimme Wendung, schwere Complicationen und Kohlensäure-
narcose (Diphtherie etc.) an.

Beschleunigung des Tempos der Ausbreitung über die Körperoberfläche, so dass diese fast mit einem Schlage in düsteres Roth getaucht scheint, Ausstrahlungen vom Unterkörper, insbesondere den Oberschenkeln aus, Beschränkung auf den Oberkörper und selbst einzelne, zumal dem Hals benachbarte Abschnitte, sowie mannigfache Varianten in Bezug auf die Gruppirungsdichte der Fleckchen, zählen nicht zu den Seltenheiten, selbst bei fast durchaus normal verlaufenden Formen. Rechtschaffene Anomalien des Scharlachausschlages stellen, wenigstens in ihren Typen, nicht eben häufige Vorkommnisse dar, während, wie bei den Masern, Uebergangsformen zwischen ihnen und dem eben geschilderten Schema bei näherem Zusehen sehr gewöhnlich auffallen. Alle diese Formen pflegen von Anfängern mit lebhafter Aufregung begrüsst zu werden, während sie der erfahrene innere Arzt, der keine besonderen dermatologischen Interessen hegt, nur mit Vorsicht für die Beurtheilung des Krankheitsfalles als solchen verwerthen wird. Nur der Vollständigkeit halber führen wir hier an, dass man allgemach übereingekommen ist, im Gegensatze zu der oben geschilderten gewöhnlichen „*Scarlatina laevigata*" von einer „*Scarlatina papulosa*" zu sprechen, wenn die genannten Hautfollikelschwellungen zu auffallender Grösse (so namentlich an den Unterschenkeln) herangewachsen sind, da, wo aus den Knötchen miliariaähnliche Bläschen sich entwickeln, die Bezeichnung „*Scarlatina miliaris, beziehungsweise varioloides*" („Scharlachfriesel") anzuwenden. Letztere Form lässt mitunter den Rumpf wie mit Grütze bestreut erscheinen und belästigt gern durch Jucken. Gewisse diagnostische Bedeutung, weil den Morbillen ähnlich, besitzt die „*Scarlatina variegata*", der „geflecte Scharlach", durch grosses Ausmass der zum Theil confluirenden, unregelmässig begrenzten Maculae ausgezeichnet. Endlich fehlt es auch nicht an „hämorrhagischem" Scharlach, der petechiale Blutaustretungen als Punkte und Sprenkel, namentlich um die Follikel setzt. Man hüte sich, solche Formen ohne Weiteres mit dem schweren „septischen" Scharlach (s. u.) zu identificiren, da sie auch bei ganz leichten Fällen zu constatiren sind. Wir müssen JENNER beistimmen, wenn er leichte Hämorrhagien, besonders an den zarten Gelenkbeugegegenden zur Norm zählt.

Während das Exanthem in Blüthe steht, pflegen die S c h l e i m h ä u t e charakteristischer Erscheinungen nicht zu entbehren. Vor Allem zeigt die bereits erwähnte s c a r l a t i n ö s e A n g i n a eine ausgesprochene Intensitätssteigerung, bisweilen unter bläulichweisser Fleckung durch Epithelverdickung und folliculäre gelbliche Punktirung, mit welcher die später zu erwähnende Scharlachdiphtherie indess nichts zu thun hat. Weiter kann eine beträchtliche Zunahme der oben beschriebenen Epithellösung von der Z u n g e dem hochrothen, etwas geschwellten „geschundenen" Organe, das jetzt die geschwellten Papillen entblösst sehen lässt, ein diffuses, warzig-körniges Aussehen verleihen. Das giebt die Katzen-, Himbeer- oder Erdbeerzunge der Scharlachkranken, welche auch wir allerdings als einigermassen charakteristisch (aber nicht entscheidend) für die Krankheit ansehen, indess nach unseren Erfahrungen als häufiger fehlend, wie vorhanden ansprechen müssen. Vom Typus sich entfernende Formen sind allerdings recht gewöhnlich, fehlen aber nicht bei verschiedenen anderen Krankheiten, selbst in relativ gesunden Tagen. Der Grad der Angina und Scharlachzunge ist von jenem des Exanthems innerhalb weiter Grenzen unabhängig.

Hingegen pflegt das F i e b e r im Wesentlichen mit dem Hautausschlag parallel zu gehen, zunächst einige (meist 4—5) Tage lang unter Fortdauer der erheblichen Pulsfrequenz eine *Continua remittens* mit Tagesdifferenzen von durchschnittlich 1° und sehr hohen Abendwerthen (gegen 41° und darüber, oft genug unter Delirien und Sopor) darzustellen — *Typus inversus* zeigt sich nicht eben allzu selten — und erst, wenn der letzte Körperbezirk vom Exanthem befallen, einer Defervescenz in recht schnellem aber, stetem Tempo Platz zu machen, so dass in wenigen Tagen subnormale Temperaturen mit einem Niedergang der Pulsfrequenz auf selbst ein Drittel (von 150—160 auf einige 50) zusammenfallen können. Leichte Fälle bieten selbstverständlich weniger intensives und kürzeres, selbst nur tagelanges Fieber. Spitze Zickzackcurven werden eben nicht häufig, am ehesten noch bei schubweiser Eruption, beobachtet.

Eine sehr erfreuliche Aufbesserung des Allgemeinbefindens leitet die dritte Periode ein, das

Stadium der Desquamation, welch letztere je nach der Intensität der scarlatinösen Dermatitis 2—6 Wochen in Anspruch zu nehmen pflegt, selbst sich innerhalb der geschälten Bezirke wiederholen kann. Leichte Formen liefern meist kleienförmige Abschuppung (ähnlich wie bei den Masern), die überhaupt an Kopf und Rumpf vor der Ablösung grösserer Epidermisfetzen prävalirt. Hingegen handelt es sich an Händen und Füssen meist um eine rechtschaffene Schälung und hier wieder im Bereich der Finger und Zehen nicht selten um richtige Häutungen; selbst Abstreifungen in Fingerlingen stellen keine allzu seltenen Vorkommnisse dar, zumal wenn der Patient zu bewegen ist, von seiner Lieblingsbeschäftigung, dem Abstreifen der abgestorbenen Oberhaut, zu lassen. Während am übrigen Körper nichts mehr von starrer und rissiger Epidermis zu bemerken, kann der Schälungsprocess an Händen und Füssen noch wochenlang andauern. In einigen Fällen sahen wir brettartig derbe Tafeln, richtige Schuhsohlen von der Plantarfläche des Fusses sich abheben und von dem kleinen Patienten als Schreibtafeln benutzt werden. Dass solche todte Massen noch das Scharlachgift in wirksamer Form einschliessen, glauben wir nicht.

Leichteste Formen können nach JENNER nur an der Nagelhaut von Händen und Füssen Schuppung zeigen. Jedenfalls ist der genannte auf Hand und Fuss concentrirte Schälungsprocess von eminenter diagnostischer Bedeutung da, wo die entzündete Scharlachhaut der Beobachtung entgangen.

Hat der Harn im Floritionsstadium etwas Eiweiss (Fieberniere!) enthalten, so ist es in den nicht complicirten Fällen schon zu Beginn der Desquamationsperiode geschwunden. Auch im Uebrigen zeigt der Harn in beiden Stadien vom allgemeinen Schema seiner Verhältnisse bei acutfebriler Affection nichts besonders Abweichendes. REDTENBACHER hat einige Details von secundärer Bedeutung angegeben.

Die anomalen Formen.

Unsere eigenen Beobachtungen der wichtigen abweichenden Scharlachfälle lassen uns in erster Linie die Classification BOHN'S acceptiren, welche noch am ehesten die höchst mannigfaltigen Aberrationen vom Schulbilde — gerade unserer Krankheit sind solche eigen — in die wenigst zahlreichen Kategorien zwanglos unterbringt, während uns die bekannte WUNDERLICH'sche Eintheilung (in rudimentäre gut- und bösartige und normale Formen mit ausgebildeten Localerkrankungen) den Postulaten des Praktikers weniger Rechnung zu tragen scheint, insbesondere durch Vorwegnahme richtiger Complicationen und Nachkrankheiten etwas verwirrend wirkt.

Mit BOHN unterscheiden wir ungewöhnlich leichte Fälle als solche, cerebrale, rasch tödtliche Formen, den blutigen Scharlach und die Scarlatina sine exanthemate, beziehungsweise angina.

Ungewöhnlich leichte Fälle, welche in manchen Epidemien zur Regel zählen, können milde Gestaltungen von Hautscharlach, Angina und Fieber nebst Allgemeinleiden in allen nur möglichen Abstufungen darbieten. Wir sahen die Krankheit eines kleinen Knaben vom Moment des Uebergreifens des Ausschlags auf die Extremitäten, zu welcher Zeit er Aufnahme im Krankenhause gefunden, bis zur Entlassung, 2 Wochen lang, vollständig fieberlos verlaufen, in einigen anderen Fällen können nur ab und zu subfebrile Werthe erreicht werden. Im Beginn der Eruption scheint es freilich — nach WUNDERLICH'S zahlreichen Erfahrungen — niemals ohne Fieber abzugehen. Sicher nicht wenige Repräsentanten dieser unserer Gruppe machen ihren Scharlach in kaum getrübter Stimmung auf der Strasse durch.

In traurigstem Gegensatze zu den oben erwähnten Formen stehen die zum Glück vielen Epidemien fast gänzlich abgehenden, immerhin beschäftigten Aerzten im Uebermass bekannten Scharlachfälle, welche u n t e r d e n s c h w e r s t e n H i r n s y m p t o m e n s c h n e l l t ö d t l i c h v e r l a u f e n. Mit erschreckender Hast stellt sich das Thermometer auf 41⁰ und mehr (in einem von BLOCH und VICENTI beobachteten Falle bis auf 43⁰) ein, schnellt die Pulsfrequenz auf das Doppelte und Dreifache der Norm — unserer Erfahrung nach im Beginne das werthvollste Symptom —, und sinkt der Kranke, nachdem er heftig erbrochen, tief in die schwersten Zustände, die durchaus an lebhafte Ausprägungen des *Typhus versatilis,* nicht selten auch an rechtschaffene Basilarmeningitis erinnern: Wimmern (Kopfschmerz !), furibunde Delirien und Jactationen, selbst Bettflucht, Convulsionen unterbrechen den trostlosen Sopor, oder aber das Opfer liegt im tiefsten Coma, von Zeit zu Zeit Zähneknirschen hören, tonische Dehnungen der Glieder sehen lassend. Oft genug erfolgt der Tod unter fortschreitendem Collaps am selben Tage, bevor ein deutliches Exanthem in die Erscheinung getreten. Das sind Parallelformen zu bestimmten „asthenischen" Masern, wie wir sie bereits (Bd. XII, pag. 556) geschildert, begründet durch Production einer ungewöhnlichen Menge des Scharlachptomaïns, eine „Hyperintoxication" möchten wir sagen. Zwischen diesen „malignen" Formen (HENOCH) und den schweren Scharlachfällen schlechtweg existiren Zwischenformen, die sich mit einer mehrtägigen Dauer wohl vertragen. Wir vermögen uns nicht zu erinnern, dass in solchen Fällen der Puls unter 180 geblieben wäre, und haben uns gewöhnt, einen diesen Werth überschreitenden Puls überhaupt beim Scharlach als eine höchst verderbliche Erscheinung, als ein Symptom der „Malignität" anzusprechen. Von der Negativität des anatomischen Befundes haben wir bereits gesprochen. Besondere Hyperämie der Hirnhäute, Meningitis, Oedem, Sinusthrombose wird nur ganz ausnahmsweise angetroffen, Apoplexie in diesen Fällen kaum je (s. u.).

Eine Parallelform zu den bösartigen hämorrhagischen Masern bildet der „b l u t i g e S c h a r l a c h" im engeren Sinne, d. i. jene von den harmlosen hämorrhagischen Exanthemen (s. o.) abseits liegende, meist Säuglinge und kleine Kinder bis zum 3. Jahre betreffende, heftig anstürmende, gleichfalls unter den genannten cerebralen Erscheinungen (meist auch heftigen Durchfällen und Milztumor) verlaufende schwerste (septische?) Formen. Petechien der Haut und Blutextravasate der Schleimhäute treten in reicher Zahl auf, doch scheinen letztere nur ausnahms· weise zu stärkeren Blutungen aus Nase, Mund, Genitalien und anderen Orificien zu führen, noch seltener hämorrhagische Höhlenergüsse und Parenchymblutungen sich zu etabliren. Die Kranken sterben meist binnen wenigen Tagen, zum Theil an Complicationen (s. d.). Unter vielen Hunderten von Scharlachkranken sahen wir diese Form nur einige wenige Male.

Dass richtiger (Haut·) Scharlach o h n e A n g i n a verlaufen kann, bestreitet heutzutage kein erfahrener Arzt mehr. Alle diese Fälle sahen wir gleich BOHN als ungewöhnlich leichte — trotz des bisweilen recht ausgesprochenen Exanthems — verlaufen. Mit grosser Vorsicht indess sind die Berichte über Scarlatinaformen o h n e S c h a r l a c h e x a n t h e m aufzufassen, obwohl dieselben ganz zu leugnen die Scepsis zu weit treiben hiesse. Auch wir kennen Fälle von Angina, welche Brüder oder Schwestern scharlachkranker Kinder betrafen und später selbst richtige Nephritis dargeboten, ohne dass zu irgend einer Zeit der täglichen Beobachtung floride Scharlachdermatitis oder Desquamation aufgetreten. Aber solche Ereignisse zählen zu den grossen Seltenheiten.

Complicationen.

Trotz der anscheinend eindeutigen Definition BOHN'S, nach welcher alle besonderen Fälle, welche den Ablauf der regulären Krankheit stören, Complicationen und was sich zeitlich an den beendeten Process anschliesst, Nachkrankheiten zu nennen sind, bleibt die Classification der zahlreichen, auf der Basis der Scharlachintoxication verlaufenden pathologischen Processe in die genannten

30*

anomalen Formen, in Localisationen, Complicationen und Nachkrankheiten schon
aus Anlass der mannigfachen zeitlichen Verschränkung aller dieser Aeusserungen
in nicht wenigen Fällen eine mehr weniger willkürliche. Immerhin glauben wir
durch Einreihung nur der „postscarlatinösen" Nephritis, gewisser brandiger und
hämorrhagischer Processe, einiger Affectionen des Centralnervensystems und der
Scrophulose in die Gruppe der Nachkrankheiten dem Begriffe dieses Terminus noch
am ehesten zu entsprechen, ungeachtet der Thatsache, dass die sonstigen Verwicklungen der Krankheiten häufig genug diese überdauern oder gar hier und da
später als sie einsetzen.

Obenan unter den Complicationen steht die Scharlachdiphtherie.
Es ist uns nach den überzeugenden, vorwiegend durch unbefangene Beobachtung
auf breitester Basis gewonnenen Darstellungen von HENOCH, DEMME, E. WAGNER,
HEUBNER, LÜTTICH, LIEBERMEISTER, BAGINSKY, STRÜMPELL, denen sich in neuester
Zeit FILATOW, zum Theil auch V. ZIEMSSEN und JÜRGENSEN angeschlossen, uner-
findlich, dass wir selbst heutzutage noch die Ansicht (so durch JESSNER — THOMAS'
Anschauung vom Jahre 1877 dürfte in der bevorstehenden neuesten Auflage nicht
wiederkehren) vertreten finden, als sei die Scharlachdiphtherie nichts Anderes als
die gewöhnliche Diphtherie. Schon die Nichtexistenz richtiger, namentlich ent-
fernterer Paralysen im Gefolge unserer Scharlachdiphtherie, ihre überaus geringe
Tendenz, sich vom Pharynx aus in die oberen Luftwege zu verbreiten (wir sahen
Croup in unzweifelhafter Weise nur viermal in Hunderten von Fällen, WERNER
ebenso selten in 594 Fällen; nach HENOCH überschreitet, was wir indess nicht
ganz bestätigen können, der croupöse Process dann kaum je die Grenze der
Stimmbänder), sollten zur Ueberzeugung drängen, dass mit der vulgären Diphtherie
bestimmter Aetiologie unsere Scharlachdiphtherie Nichts zu thun hat, sondern
letztere, aus diesem Grunde von HENOCH in „necrotisirende Entzündung" umgetauft,
nichts weiter darstellt als eine modificirte (s. u.) Aeusserung des Scharlachgiftes in
den Rachenorganen, eine complicative Localisation scarlatinösen Ursprungs.
Zu den genannten Momenten kommt als dritte nicht unwichtige Thatsache, dass nicht
selten — gleich HENOCH sahen wir es zu wiederholten Malen — mehr weniger
kurze Zeit nach dem Ueberstehen der necrotischen Scharlachpharyngitis wahre
Diphtherie mit (secundärem) Croup übertragen wird. Dass indess die letztere durch
Scharlachkranke vermittelt werde, ist wohl eine von der Gegenpartei beliebte
Angabe, aber keine unantastbare bewiesene Thatsache. Endlich bestand nach den
Nachweisen von M. KAISER in Berlin für die Jahre 1874—1885 kein Parallelismus
zwischen dem Auftreten des Scharlachs und der wahren Diphtherie.

Richtig ist freilich, dass die necrotische Scharlachangina und die echte
Rachendiphtherie in ihrem Aspect und so mancher anderen klinischen Aeusserung
sich täuschend gleichen, derart, dass wir hier darauf verzichten zu sollen glauben,
feinere Unterschiede, die wenig praktischen Werth hätten — die Bacteriologie hat
trotz einiger interessanter Befunde (s. u.) ihr entscheidendes Dictum noch zu
sprechen — namhaft zu machen. Aber solche zufällige Aehnlichkeiten kehren, wie
bekannt, im Bereiche vieler durchaus differenter Krankheiten wieder; wir erinnern
nur an die Verwechslung von *Roseola syphilitica* mit Morbillen, von Varicellen
mit Pocken.

Wir verweisen also bezüglich des klinischen Bildes (und der anatomischen
Grundlage) der scarlatinösen Diphtherie, soweit die oben erwähnten Differenzen
nicht in Frage kommen, auf den Artikel Diphtherie (des Rachens, der
Nase u. s. w.) und wollen hier nur erwähnen, dass diese in den einzelnen Epi-
demien mit sehr schwankender und ganz unberechenbarer Frequenz (HESSEL-
BARTH: 50%/0), bisweilen schon mit der Eruption in die Erscheinung tretende
Complication (welche wir im Krankenhause Friedrichshain bald Monate lang ver-
misst, bald ebenso lange Frist hindurch im Gros der Scharlachfälle constatirt)
eine sichtliche Steigerung und Verlängerung des Fiebers zu bewirken pflegt.
Dahingegen müssen wir der Scharlachdiphtherie, die im Wesentlichen nur ein

Ausdruck schwererer, beziehungsweise „gemischter" Infection (s. u.), als solcher eine besonders schwerwiegende Gefahr für gewöhnlich absprechen. Jedenfalls spiegelt sich das unheilvolle Wirken der wahren Diphtherie hier nur ausnahmsweise wieder, insofern eben secundärer, d. i. Scharlachcroup (den freilich MAYR etwas gar zu harmlos zeichnet — uns hat er wiederholt, gleich ASHBY, zur Tracheotomie gezwungen) und auch Ausartung in Putrescenz (Sepsis?) nicht zu den relativ häufigen Vorkommnissen zählen. Freilich folgt ihr nicht selten schwere und bedenkliche *Lymphadenitis cervicalis abscedens* (s. u.), allein ob diese letztere eine directe Consequenz darstellt, oder nicht vielmehr mit dem Scharlachgift selbst in directer Beziehung steht, wie etwa LEICHTENSTERN annimmt, steht jedenfalls dahin. Ueber complicirende *Otitis interna* s. u.

Eine Eintheilung der Scharlachdiphtherie in bestimmte Formen muss schon mit Rücksicht auf die ungeheure Mannigfaltigkeit der Intensität des anatomischen Processes und der klinischen Verlaufsart auf grosse Schwierigkeiten stossen, weshalb unsere Classificationsbemühungen — gerade mit Rücksicht auf das wachsende eigene Material in Berlin — nach und nach aufgegeben haben. Am ehesten noch dürfte die neueste Trennung HEUBNER'S in leichte Fälle, Formen fulminanten Verlaufs und „pestähnliche" (mit tiefen Substanzverlusten einhergehende) Scharlachdiphtherie den thatsächlichen Verhältnissen entsprechen. Doch sind nach unserer Erfahrung Uebergangs- und Mischformen häufiger. Die „pestähnlichen" Fälle kennen wir nur als ganz vereinzelte Vorkommnisse. LÜTTICH beobachtete verschiedene Fälle selbständiger,. entweder vor Beginn der Krankheit oder erst in der Convalescenz einsetzender Rachendiphtherie mit nachfolgendem Croup. Selbstverständlich wird sich gelegentlich auch einmal genuine Diphtherie gleichzeitig mit Scharlach zufällig combiniren können. Auch uns haben sich derartige Vorkommnisse aufgedrängt, ja wir glauben einen Fall von theils wahrer, theils scarlatinöser Diphtherie an demselben Tage bei einem Kinde beobachtet zu haben. Aehnliches vermuthet LÜTTICH.

Vom modernen bacteriologischen Standpunkte aus stellt sich die Scharlachdiphtherie, beziehungsweise die necrotisirende Entzündung des Rachens und seiner Nachbarhöhlen nach den Untersuchungen von LÖFFLER, HEUBNER, A. FRÄNKEL und FREUDENBERG, BARTH u. A. als wahrscheinliche „Mischinfection" durch den — idealen — Scharlachpilz (vergl. „Aetiologie") und den wohlbekannten Kettencoccus der Eiterung dar, welchem letzteren Plebejer die Invasion durch die specifische scarlatinöse Angina geebnet worden. Diese combinirte, beziehungsweise „secundäre" Streptococcus-Infection, welche CROOKE bereits angedeutet, kann durch Ausbreitung auf Lymphdrüsen, Milz, Leber etc. eine weitere wichtige Grundlage bösartigen Verlaufs werden. Ueber „Nachfieber", einem Ausdruck nicht localisirter Secundärinfection, werden wir noch besonders zu sprechen haben.

Wahrscheinlich der Scharlachdiphtherie enger benachbart, als gemeinhin angenommen wird, ist die sogenannte *Angina scarlatinosa maligna,* im Wesentlichen eine zur bösartigen, suppurativen, parenchymatösen Amygdalitis gediehene Intensitätssteigerung der Scharlachangina, beziehungsweise follikulären — von uns beim Scharlach nur ganz ausnahmsweise gesehenen — Tonsillitis (LÜTTICH). Diese zum Glück nicht häufige Complication, bezüglich deren Klinik wir lediglich an die schwersten Formen des eben genannten Processes zu erinnern brauchen, tödtet ihre Opfer in der Mehrzahl der Fälle, zumal unter dem — relativ häufigen — Hinzutritt weitgreifender Vereiterung des submucösen Bindegewebes oder richtiger auf die Umgebung der Rachenschleimhaut sich ausbreitenden Gangrän, welche MAYR und MONTI nur am Ende maligner Scharlachformen eintreten sahen. Von den eben genannten Processen ist die überaus häufige, ja übersprochener Tendenz zur Vereiterung begabte Entzündung der Cervicallymphdrüsen und des Halszellgewebes zu unterscheiden. Diese Complication, wegen der vorzugsweisen Betheiligung der Kieferwinkeldrüsen und des nach dem Ohr aufsteigenden Zellgewebes von unerfahrenen Aerzten gern als Mumps gedeutet, bedarf als richtige, in ihrer Intensität ungemein variirende Lymphadenitis (vergl. Bd. XII) keiner detaillirten Beschreibung, obwohl sie mit der Diphtherie und Otitis interna die Triade der vornehmsten Ursachen besonderer Temperatursteigerungen nach vollendeter Eruption herstellt. Eine Zertheilung der harten Drüsengeschwülste tritt nur bei mässigem Umfang ein und gehört zu den Ausnahmen, wenn auch nach unseren Erfahrungen nicht zu so extrem seltenen, wie sie manche Lehrbücher darstellen. Enorme Massenentwicklung — die Tumoren können breite, den ganzen Vorderhals einnehmende, bis gegen die Schläfe hinaufstrebende Infiltrationen darstellen — scheinen mit grosser Regelmässigkeit eitrig-jauchigen Zerfall zu erleiden, der höchst tückischer Weise in der Tiefe beginnt, um nach dem Durchbruch nach aussen, oft auch trotz frühzeitiger Intervention des Messers, erschreckende Zerstörungen erkennen zu lassen: fetzige mit Jauche erfüllte Brandhöhlen, innerhalb welcher die abgeweideten Muskeln, Sehnen und Gefässstämme sich ausspannen. Besondere Gefahren schafft die Entblössung und Arrosion der letzteren, Venen wie Arterien, unter der Form plötzlicher — meist tödtlicher — Blutungen, welche bisweilen als unmittelbare Folge der chirurgischen Behandlung (Aufhebung des äusseren Druckes mit der Eiterentleerung) eintreten. Solche Blutungen können, wie die Beobachtungen von BAADER, LEIBLINGER u. A. lehren, auch aus dem Rachen aus Anlass der Berstung einer *Carotis externa* oder *Art. palatina* mit Perforation in das *Cavum oris* erfolgen.

Vollzieht sich, wie das glücklicherweise der Norm entspricht, der Eiterungsprocess an den oberflächlichen Drüsen und in beschränktem Bezirk, so ist Ausgang in Heilung, zumal bei rechtzeitiger Eröffnung des Abscesses und richtiger Wundbehandlung, die Regel. Doch auch hier haben wir trotz sorglichster Wahrnehmung alles Erforderlichen so manches Kind schliesslich einem aus der Unmöglichkeit der Beschränkung der Eiterung resultirenden pyämischem Fieber, bezw. septischen Embolien aus diesen Herden erliegen sehen. Andere Male übernimmt ein Glottisödem das unerwartet schnelle Ende.

Auch richtige Retropharyngealabscesse können als Consequenz unserer Complication auftreten (BÓKAI).

Kaum weniger häufig als der Rachen, bietet der Vordermund bei unserer Krankheit Complicationen dar, welche indess — fast immer unter der Form der catarrhalischen und mehr noch aphthösen Stomatitis, ganz ähnlich wie bei den Masern — auch in ihren für die kleinen Kranken meist peinvollen Ausschreitungen kaum eine Lebensgefahr bedingen, es müsste denn die Widerstandskraft eines Jammerkindes bis auf ein Minimum gesunken sein.

Gegenüber der ausgeprägten Frequenz, mit welcher die Scharlachcomplicationen im Bereiche der Mundhöhle und ihres regionären Lymphdrüsengebietes sich abspielen, markirt sich im Allgemeinen eine entschiedene Seltenheit der Theilnahme des Respirationsapparates an den Verwicklungen der Krankheit, mit welchem Factum die letztere in einen ausgesprochenen Gegensatz zur Eigenart der Masern gesetzt wird. Wir sagen „im Allgemeinen", denn jene — unserer Meinung nach überhaupt übertriebene — Seltenheit macht, wie wir das wiederholt erfahren, in einzelnen Epidemien einem ganz auffallenden Hervordrängen gerade der Symptome von Seiten der Athmungsorgane Platz. Ganz besonders gilt das, wie wir BOHN gegenüber hervorheben müssen, von der Bronchopneumonie — die von schweren Rachenaffectionen unabhängige Coryza, Laryngitis und oberflächliche Bronchitis seien als lästige, doch meist flüchtige Beigabe der Krankheit nur beiläufig erwähnt —, welche wir in Berlin und hier wieder besonders im städtischen allgemeinen Krankenhause zu Zeiten — auch ohne Nephritis — als geradezu häufigen Begleiter und nicht nur der schwersten Fälle angetroffen haben. Hingegen müssen auch wir die croupöse Lungenentzündung als grosse Rarität ansprechen. Die Bedeutung der scarlatinösen Pneumonie ist kaum eine andere, als die der morbillösen (cf. Bd. XII, pag. 558), nur dass hier der drohende Uebergang in käsige Processe, Scrophulose und Tuberkulose mehr zurücktritt.

Endlich ist die hochwichtige selbständige exsudative Pleuritis zu nennen, eine nicht eben seltene (gegen 5%) Complication, welche nach unseren Erfahrungen gern, auch wenn sie auf der Höhe des Exanthems einsetzt, das ganze Krankheitsbild beherrscht und bei — serösem wie eitrigem (dieses ist häufiger) — Massenexsudat schnelles, meist auch dankenswerthes mechanisches Eingreifen fordert. Mässige Ergüsse werden gerade hier oft — auch uns ist das passirt — mit Pneumonie verwechselt, weil sie sich höchst rapid unter starker Lungencompression entwickeln können und nicht selten mit Bronchiolitis sich combinirend deutliches Bronchialathmen mit Knisterrasseln liefern.

Von anderen serösen Häuten verdienen das Pericard und namentlich die Synovialmembranen der Gelenke als Localisationsstätte unserer Krankheit Erwähnung, während die zuerst vom REIMER gewürdigte, auch von uns mehrfach als selbständige (ohne Ohraffection) gesehene, auffallender Weise von HENOCH vermisste (eitrige) Meningitis ebensowenig, wie die fast nur im Gefolge der Nephritis zu beobachtende Peritonitis durch Besonderheiten des Verlaufs sich auszeichnet.

Die serofibrinöse bis purulente Pericarditis kann als Scharlachcomplication dreifachen Ursprungs sein. Entweder sie ist Theilsymptom einer allgemeinen Pyämie des geschilderten Charakters oder sie schliesst sich einer selbständigen Pleuritis an, oder endlich sie tritt gleichzeitig mit Endocarditis — einer auch bei latentem Ablauf schwerwiegenden Scharlachcomplication (Herzklappenfehler!) — im Gefolge der *Polyarthritis scarlatinosa* auf, der Grundlage des durch seinen flüchtigen und springenden Charakter und mangelnde Neigung zu Recidiven (BÓKAI) ausgezeichneten, gleichwohl nicht selten durch Betheiligung einer grossen Anzahl von Gelenken und sehr lebhafte Schmerzen beschwerdevollen „Scharlachrheumatismus", der nur einzelnen, der Regel nach nicht bösartigen Epidemien zukommt. Die Beziehungen dieser zu jeder Zeit des exanthematischen Stadiums, sowie im Beginne der Desquamationsperiode auftretenden Complication (der „Rheumatoiderkrankung" GERHARDT'S) zur wahren Polyarthritis sind ebenso wenig erklärt, wie ihre Stellung zu der oben genannten Endocarditis. Von ganz anderer, schwerer Bedeutung sind die in neuerer Zeit wieder durch BÓKAI studirten eitrigen Gelenkentzündungen, welche entweder selbständig, namentlich im Bereiche des Knies und der Schulter, oder als pyämische Localisation (nach HESSELBARTH'S Zusammenstellung des Materials des Berliner pathol. Instit., 1858—1882, in 5% der Fälle) auftreten, auch im ersteren Falle gern zum tödtlichen Ausgange führen; wiederholt haben wir indess, unter günstiger Prognose quoad vitam, diese Form aus der vorher genannten Polyarthritis, ganz ähnlich wie beim wahren Gelenkrheumatismus, sich herausentwickeln sehen. Caries und Necrose erzählen häufig noch spät von solchen Complicationen des acuten Exanthems.

Von secundärer Bedeutung und im Ganzen ungewöhnlich sind schwerere Formen von Gastritis (CROOKE) und Enteritis, wofern sie nicht als Localsymptome eines septisch-pyämischen Processes auftreten. Dann überrascht bei der Section bisweilen eine Dickdarmdysenterie. Icterus mit Leberschwellung scheint, wiederum von den pyämischen Formen abgesehen, unserer Krankheit ziemlich fremd zu sein. HERTZKA beobachtete denselben jüngst gleichzeitig bei zwei Geschwistern.

Recht häufig indess, bedeutungsvoll und mit Recht von Aerzten und Laien gefürchtet, sind die im Gehörapparat abspielenden Complicationen, welche im Allgemeinen den Verhältnissen bei den Masern (vergl. Bd. XII, pag. 580) entsprechen. In Bezug auf die Details sind die einschlägigen Capitel einzusehen. Wir beschränken uns hier darauf, anzudeuten, dass durch Propagation des Exanthems *Otitis externa* entstehen kann, während die ungleich wichtigeren und folgenschweren purulenten inneren Otitiden meist durch einen der genannten schweren Halsprocesse vermittelt werden. Sehr häufig perforirt hier das Trommelfell — die „Scharlachotorrhoe" ist auf der Isolir-Kinderstation des Krankenhauses Friedrichshain ein ständiger Begleiter (WERNER sah sie nur in 7% seiner Fälle) und, wie wir HENOCH

beipflichten müssen, eine der vornehmsten Ursachen der Wiedererstarkung des
Fiebers nach dem Abblassen des Exanthems —, und unheilbare Taubheit, selbst
Taubstummheit erzählt leider in allen Schichten der Bevölkerung nicht selten von
den Tücken der Kinderkrankheit. Doch kann selbst bei doppelseitiger Felsen-
beincaries unerwartete Gehörsaufbesserung eintreten. Wiederholt sahen wir tödtliche Meningitis sich an die Otorrhoe innerhalb weniger Tage anschliessen, hin
und wieder auch schleppenden Verlauf der ersteren unter complicirender Phlebitis.
Nicht immer ist es in solchen Fällen leicht, einer etwaigen Facialisparalyse die
richtige Deutung bezüglich ihres (centralen? peripherischen?) Ursprunges zu geben.
Mehrfach sind tödtliche Blutungen aus dem Ohr bei Scharlach beschrieben worden.

       Augenentzündungen und ihre Folgeübel, welche bei den Masern
(s. d.) in so reicher Auswahl gegeben, sind als Scharlachcomplicationen geradezu
Raritäten. Die scrophulösen Ophthalmien im Gefolge des Scharlach gehören den
Nachkrankheiten an, zu deren Besprechung wir jetzt übergehen.

Nachkrankheiten.

       Wir glauben in erster Linie hier einer Erkrankungsform gedenken zu
sollen, die, mag sie auch unter Umständen mehr den Begriffen der Complication
oder selbst des anomalen Verlaufs entsprechen, doch ihrem inneren Wesen nach
eine richtige Nachkrankheit bedeutet. Wir meinen das von uns so bezeichnete
„Nachfieber", welches, nach den Aeusserungen von THOMAS und HENOCH zu
schliessen, diesen Autoren schon seit einer Reihe von Jahren bekannt gewesen,
insofern der „typhöse Scharlachverlauf" des ersteren, die „Ausläufer des Infectionsfiebers" des letzteren sicher, zum Theil wenigstens, mit unserem Begriffe zusammenhängen; allein die ausgiebigere klinische Darstellung und schärfere Charakterisirung
dieser den meisten Lehrbüchern ganz fremden Erscheinungsform gehört der neuesten
Zeit an. Es ist GUMPRECHT gewesen, welcher unserer bezüglichen Aufforderung im
Vorjahre unter Verwerthung eines 228 Scharlachfälle zählenden, dem Krankenhaus
Friedrichshain entstammenden Materials in einer vorwiegend dem Postulaten der
praktischen Wissenschaft Rechnung tragenden Weise entsprochen hat. Unter jenem
Material finden sich nur 13 reine Fälle (5·7%), die sich seitdem nach unseren
weiteren Erfahrungen um einige wenige vermehrt haben. Es handelt sich also
um eine seltenere Erkrankungsform, die wir in unseren früheren 14jährigen,
zumeist auf Kinderkrankheiten gerichteten Beobachtungen in Baden und Thüringen
nur in ganz vereinzelten Fällen angetroffen, und welche sich als ein dem genuinen
Scharlachfieber folgendes selbständiges, insbesondere durch keine
nachweisbare Complication bedingtes Fieber darstellt von sehr variablem
(„recurrirendem", „defervescirendem", „stationärem", „gesetzlosem") Typus und
Tage bis Wochen langer Dauer. Wahrscheinlich bedeutet dieses Nachfieber —
wir glauben, bis auf Weiteres an diesem Nichts präjudicirenden kurzen Terminus festhalten zu sollen — Nichts weiter als eine generalisirte „Secundärinfection" im Sinne FRÄNKEL'S (s. o.), welche nicht oder noch nicht bestimmte
Organe durch Localerkrankungen betheiligt hat. „Der biologische Process der eingewanderten Streptococcen kann sich in der rein pyogenen Wirkung als erkennbare
Aeusserung erschöpfen" (GUMPRECHT). Prognose überwiegend günstig, doch muss
man auf spätere schwere Complication stets gefasst sein. Man verwechsle unser
Nachfieber nicht mit dem LÖSCHNER'schen „Scharlach-typhusartigen Verlaufe" (mit
dem Ex- und Enanthem contrastirendem, ungewöhnlich heftigem und protrahirtem
Fieber), auch nicht mit pyämischen Gestaltungen der Krankheit, deren wahrer
Ursprung eine Zeit lang verborgen bleibt. LAACHE hat in neuester Zeit wieder
einen solchen Fall beschrieben. Freilich nähert sich im Grunde genommen auch
unser Nachfieber in gewisser Richtung der „kryptogenetischen" Pyämie, obwohl
die steilen Mutterhornspitzen der Curve ihm fast ganz fremd sind. Bei dieser
Gelegenheit glauben wir eines kürzlichst beobachteten Falles gedenken zu sollen,
in welchem ein Relaps der Krankheit, auch in Bezug auf das Exanthem, unter

exquisit pyämischer Gestaltung auch der Curve (Ktenoiden von 3 und 4° Länge) ein kräftiges Kind tödtete. THOMAS hat ganz ähnliche Fälle gesehen und belegt sie mit ungünstiger Prognose.

Weit über allen Verwicklungen und Nachkrankheiten des Scharlachs steht an praktischer Bedeutung und wissenschaftlichem Interesse die wohl von dem gesammten gebildeten und halbgebildeten Laienpublicum nicht weniger gut als die Stammkrankheit gekannte postscarlatinöse Nephritis, welche als wahres Paradigma einer acuten Nierenentzündung, gegen deren Häufigkeit die gesammten anderen Formen zurücktreten, mit geradezu charakteristischer Regelmässigkeit in der dritten Woche der Krankheit auftritt. In dieser Thatsache liegt die irrige Ansicht der Laien und so mancher Aerzte begründet, dass der kleine Convalescent ein Opfer der Krankheit geworden, weil man ihn nicht sorglich genug, zumal vor Erkältungen gehütet. Für die Häufigkeit der Krankheit ist im Grossen und Ganzen der Charakter der Epidemie das bestimmende Moment; doch haben wir sowohl in Heidelberg als in Thüringen und Berlin unter dem Einflusse anscheinend ganz gleich gearteter Epidemien bald die Nephritis als Rarität beobachtet, bald geradezu die Hälfte nephritisch werden sehen (HASE berechnete für Petersburg als Mittel $15 \cdot 7^0/_0$). Der vielfach behauptete Parallelismus zwischen der Krankheit und der Schwere des Scharlachs nach Fieber, Ausschlag, Halsaffection wird jedenfalls so häufig von Ausnahmen durchbrochen, dass von einer Regel keine Rede sein kann. Selbst ganz leichte, der Diagnose schwer zugängliche rudimentäre Fälle können bei emsigster Abwartung tödtliche Nephritis erzeugen, ungebührlich schwere trotz unglaublicher Vernachlässigung der Pflege von ihr verschont bleiben. Polikliniker sind namentlich in der Lage, dies zu beobachten. Am ehesten noch dürfte die Nephritis in einem bestimmten Verhältniss zur Schwere der scarlatinösen Lymphadenitis stehen (WAGNER, LEICHTENSTERN). Ueber die Entstehungsweise der postscarlatinösen Nierenentzündung existiren bezüglich des ganz eigenthümlichen, fast allen anderen acut infectiösen Nephritiden fremden Charakters, nach Ablauf der Grundkrankheit sich zu etabliren, zur Zeit nur Hypothesen. Als abgethan kann nach dem Gesagten die Anschauung gelten, dass die Nephritis der Ausdruck eines der Hautabschilferung entsprechenden Desquamativprocesses der Nierenepithelien, also eine Art von Enanthem sei, denn in vielen Fällen von Scharlach enthält der Harn niemals Nierenepithelien, zeigt sich die Niere in der Leiche völlig intact; zudem gehört ein Beginn des Nierenleidens mit den Hautveränderungen zu den Ausnahmen. Desgleichen ist die, besonders von BOHN wieder in den Vordergrund gerückte mechanische Theorie im Wesentlichen verlassen worden. Ihr zufolge soll die Nierenentzündung als Consequenz der Nierenhyperämie durch die collaterale und compensirende Fluxion zum Organ entstehen und letztere durch die Erkrankung der Haut, welche von einer „doppelt todten Lage von Exsudat und abgestorbenem Epithel" umhüllt ist, veranlasst sein. Gegen diese Theorie sprechen fast alle oben angeführten Thatsachen; ausserdem tritt bei schweren Hauterkrankungen i. e. S. die Nierenentzündung gewöhnlich auf der Höhe der Dermatitis auf.

Es bleibt somit als einzig zulässige Theorie die der specifischen Giftwirkung übrig. Die ursprüngliche Quelle des löslichen Giftes sind die — wie wir gesehen haben (vergl. „Aetiologie") noch unbekannten — Scharlachpilze. Nach LEICHTENSTERN erfolgt die Zuführung der im Blüthestadium in der Haut sitzenden Noxe zur Niere im Stadium der Resorption und Ausscheidung durch die Lymphgefässe. Je nach der Intensität des Giftes und seiner Resorption richtet sich die Nierenaffection; daher die parallel gehende Lymphadenitis, resp. neu auftretende Milzschwellung. Wir folgen dieser Theorie, sprechen aber das die Nephritis erzeugende Agens als eine ganz bestimmte Modification des Scharlachgiftes an; dasselbe hat in gewissen Fällen eine Umwandlung erfahren und tritt nun in specifische Beziehung zum Nierengewebe. Diese Wandlung kann ausbleiben. Einer entfernten Analogie begegnen wir in der Pathologie der Syphilis. Auch hier bleibt häufig, nachdem das Gift der primären und secundären Phase seine Wirkung entfaltet hat, eine Umwandlung in das die tertiären Formen (die N a c h k r a n k - h e i t e n) liefernde Agens aus. An eine besondere Beförderung der Passage des Giftes durch die Nieren aus Anlass der Behinderung des Ausscheideweges durch die Veränderungen der Scharlachhaut glauben wir nicht.

Eine der septischen Nephritis nahestehende Form der scarlatinösen Nierenerkrankung, bei welcher Eiweissausscheidungen, Hydrops und Urämie ganz in den Hintergrund treten (FRIEDLÄNDER, ASHBY), hat kaum klinische Bedeutung. Wir haben sie in seltenen Fällen bei enormer Putrescenz des Rachen und jauchiger Lymphadenitis beobachtet.

Als der gewöhnlichste, jedenfalls dem Kinderarzte bei Scharlachepidemie am häufigsten entgegentretende k l i n i s c h e Verlauf darf folgender gelten: Schon ist der kleine Patient in der Convalescenz eingetreten und hat wohl gar als „Genesener" die frühere Beschäftigung wieder aufgenommen, als, mit grosser Regelmässigkeit in der dritten Krankheitswoche, ein leichtes Gesichtsödem auffällt; das Kind ist wieder blasser und schwächer, müde geworden, fröstelt und fiebert nicht selten auf's Neue, wenn auch mässig, erbricht wohl auch und klagt über Kopfweh, viel seltener über Schmerzen in der Nierengegend (den man gemeinhin auf eine Dehnung der Kapsel durch die Schwellung des Organs zu beziehen beliebt) und Harndrang, welcher von einer Reizung der Blasenschleimhaut durch abnorm zusammengesetzten Harn oder wohl richtiger von einer consensuellen Irritabilität der letzteren abhängt. Jetzt erst pflegt wahrgenommen zu werden, dass der Urin auffallend sparsam, trüb und fleischwasserfarben bis ausgesprochen blutroth ist, ein schmutzigrothes oder chocoladebraunes Sediment absetzt. Dasselbe besteht aus Blutkörperchen, Cylindern, Epithelien und unbestimmten Trümmern; das Filtrat bietet einen namhaften Eiweissgehalt dar. Die Hautwassersucht nimmt schnell zu, entstellt die ohnehin verstörten Gesichtszüge, verbreitet sich auf Rumpf, Genitalien und Extremitäten, verleiht fast der ganzen Körperoberfläche ein Alabastercolorit; es gesellt sich Höhlenhydropsie hinzu, und innerhalb weniger Tage kann der kleine, schwerkranke Körper unkenntlich geschwollen sein; schlaff und apathisch liegt das Kind darnieder oder sitzt, von Athemnoth und Husten gequält, mit angsterfüllter Miene auf.

Abweichungen von diesem Verhalten sind keineswegs selten. Die Krankheit kann schon am Ende der ersten Scharlachwoche (selbst in den ersten Tagen [PERRET]) auftreten, andererseits ihr Beginn in die vierte und fünfte Woche (in einem Falle HENOCH's und unserer eigenen Beobachtung in das Ende der sechsten) fallen; sie kann ferner jäh einsetzen, unter stürmischen Erscheinungen, Schüttelfrost und hohem Fieber, den Harn plötzlich tief blutroth färben, endlich schleichend sich entwickeln bei ganz normalem fieberlosem Allgemeinbefinden. Gleich HENOCH sind uns wiederholt mitten im fieberlosen Verlauf ephemere steile Curvengipfel bis gegen 40° (einmal bis 41°) aufgefallen, aber ohne deutlichen Parallelismus mit einer Steigerung des Entzündungsprocesses, so dass wir diese eigenthümlichen Vorgänge als prognostisch ungünstig nicht bezeichnen können. Wir sahen mehrfach den Harn, der vier, fünf Tage lang sich blass und eiweissreich erwiesen, ganz plötzlich hämorrhagisch werden; mit anderen Autoren beobachten wir ferner vom Anfang an Polyurie, sowie Wechsel von hämorrhagischem und blutfreiem Harn. Mitunter folgt die Albuminurie der Wassersucht nach. Nur selten, aber keineswegs immer in besonders leichten Fällen, fehlt der Hydrops ganz. Mit Recht macht ROSENSTEIN darauf aufmerksam, dass der Arzt durch die Erscheinungen eines Brechdurchfalles über das Wesen der Erkrankung getäuscht werden kann. Namentlich hier in Berlin sind wir, auch ohne Urämie, viel schwerer Dyspepsie und profusen Durchfällen begegnet.

Das nähere Verhalten des Harns, dessen Eigenschaften bei der *Nephritis scarlatinosa* besonders von BARTELS und THOMAS genau studirt worden, ist auf der Höhe der Krankheit der Regel nach folgendes: Die Tagesmenge ist beträchtlich vermindert (nur ganz ausnahmsweise vermehrt), meist auf ein Viertel bis ein Zehntel der Norm; in schweren Fällen werden nur einige Esslöffel voll am Tage entleert, in besonders schlimmen besteht völlige Anurie, selbst Tage lang. Die von der Entzündung abhängige Verminderung des Blutdrucks und der Stromgeschwindigkeit in den Capillarschlingen der Glomeruli, die Verlegung des Blutstroms innerhalb der letzteren durch Compression von aussen her, vielleicht auch directe Verleguugen des Lumens der Knäuelschlingen durch Anfüllung mit solider Masse, erklärt die Stockung der Absonderung. Das specifische Gewicht des auch bei reichlichem Blutgehalt sauer reagirenden Harns ist erhöht, aber wegen der absoluten Verringerung der Harnstoffausscheidung nur selten in einem der Oligurie entsprechenden Grade, meist schwankt es zwischen 1020 und 25. Aus Anlass der abnormen Durchlässigkeit der entzündeten MALPIGHI'schen Körperchen — unseres Erachtens vorwiegend wegen der Schädigung und Desquamation des glomerulären Epithels — enthält das Nierensecret constant Eiweiss. Dasselbe kann wohl gelegentlich einmal vorübergehend fehlen, selbst Tage lang (HENOCH, RABUKE), nicht aber während des ganzen Verlaufs der Krankheit; vielleicht aber existirt, wie bereits erwähnt, ein von Nephritis unabhängiger *Hydrops scarlatinosus* ohne Albuminurie (QUINCKE), den wir indess nur als cachektischen zulassen möchten. Der Eiweissgehalt ist in den Regelfällen ziemlich reichlich, durchschnittlich $1/3$ Vol. Coagulum, d. i. etwa 0.5%, doch auch 1% und darüber; in zwei Fällen, von denen der eine heilte, sahen wir Tage lang über $3/4$ Vol. nahezu 2% ohne wesentliche Blutbeimischung, die überhaupt keineswegs mit Regelmässigkeit auf den Albumingehalt bestimmend wirkt. Der Harnstoffgehalt des Urins ist fast durchwegs vermindert, sehr gewöhnlich auf die Hälfte der Norm und mehr reducirt. Das Verhalten der sonstigen Harnsalze ist ohne klinische Bedeutung.

Die mikroskopische Untersuchung des S e d i m e n t e s ergiebt, von Ausnahmen abgesehen:

1. C y l i n d e r, und zwar hyaline, epitheliale und metamorphosirte körnige, die letzteren sehr häufig in Folge Blutfarbstoffimbibition und Aufnahme von Blutkörperchentrümmern bräunlichgelb bis braun und bröcklig zerfallend; mannigfache Uebergangsstufen werden selten vermisst. Wiederholt sahen wir in ganz frischen Fällen typische, wachsartig glänzende Formen.

2. R o t h e B l u t k ö r p e r c h e n, auch bei blassem Harn fast constant, vielfach als ausgebauchte Ringe, unregelmässig stachelig, frei oder den Cylindern anhaftend erscheinend, zertrümmert, bisweilen zu Blutcylindern aggregirt. Bemerkenswerth ist, dass sich bisweilen selbst bei ausgesprochen hämorrhagischem Harn bei der Section eine blasse Niere findet. Gern überdauern die Blutbestandtheile im Sediment die — nachweisbare — Albuminurie.

3. N i e r e n e p i t h e l i e n, fast constant, wenn auch nicht immer reichlich, ebenfalls frei oder auf Cylindern sitzend, wofern sie nicht diesen als Material dienen, häufig vergrössert und körnig getrübt, gelegentlich als Fettkörnchenkugeln, mitunter bräunlich pigmentirt, nicht gar zu selten in continuo als Schläuche abgestossen.

4. L e u c o c y t e n, in sehr schwankender Menge, von Nr. 3 bisweilen schwer oder nicht unterscheidbar, namentlich wenn Zeichen des (fettigen?) Zerfalls vorhanden; am besten schützt vor der Verwechslung der Nachweis der Dreizahl der Kerne durch Essigsäurebehandlung. Richtige, aus Leucocyten bestehende Cylinder kennen wir nicht.

5. D e t r i t u s, constant und reichlich, meist Trümmer von Blutkörperchen und Epithelien.

6. H a r n s ä u r e k r y s t a l l e und a m o r p h e U r a t e, fast regelmässig bei Oligurie; gelegentlich auch Kalkoxalat und Hämatoidin in Krystallen (FRITZ).

7. M i k r o o r g a n i s m e n als Nebenbefund. Dass unter diesen der „Scharlachpilz" steckt, glauben wir nicht.

Bei eintretender Besserung wird der Harn allmälig blutfrei und klarer, nimmt seine Menge zu, das specifische Gewicht ab, beides meist über die Norm, so dass in der Convalescenz Polyurie vorliegt. Langsam, oft nach Monaten (FISCHL), in seltenen, aber complet heilenden Fällen nach unserer Beobachtung selbst erst nach Jahresfrist schwinden Cylinder und Eiweiss. Leichte, in die Länge gezogene Rückfälle von Hämaturie sind durchaus nichts Seltenes.

Die W a s s e r s u c h t wird selten, aber keineswegs nur in den leichtesten Fällen vermisst. Gerade bei der Scharlachnephritis zeigt sie, wie dies namentlich LEICHTENSTERN hervorgehoben, nicht selten einen entzündlichen Charakter. Der Hauthydrops erscheint dann unter dem Bilde einer schmerzhaften, erysipelatös. ödematösen, mitunter wandernden und strichweise auftretenden Anschwellung, die Transsudate der serösen Höhlen geben ihre entzündliche Natur durch Schmerzen (peritonitische Erscheinungen bei Ascites etc.) kund und werden in der Leiche als faserstoffige, eitrige angetroffen. Solche Erfahrungen haben im Verein mit der Thatsache, dass die Wassersucht der Nephritis voraneilen, sich trotz Polyurie einstellen und trotz Oligurie fehlen kann, zur Annahme einer Unabhängigkeit von der Nierenentzündung gedrängt. Doch scheint es uns bei der immerhin vorwiegenden nicht entzündlichen Natur der serösen Ergüsse zu weit gegangen, den Hydrops als eine der Nephritis gleichwerthige Erscheinung, als Folge einer durch Aufnahme des Scharlachgiftes bedingten Lymphstauung aufzufassen. Von den nicht eben häufig hier auftretenden Schleimhautödemen ist das wichtigste, zum Glück sehr seltene, jenes der ary-epiglottischen Falten, von denjenigen der Parenchyme das des Gehirns und der Lungen, dessen charakteristische Erscheinungen nicht selten die Scene beschliessen. Auch das Lungenödem kann einen entzündlichen Charakter tragen (seröse Lobärpneumonie LEICHTENSTERN'S). Der Rückgang der hydropischen Erscheinungen erfolgt häufig unter reichlichen wässerigen Darmausleerungen; mit ihm fällt der hohe Grad der inzwischen eingetretenen Abmagerung des Körpers auf.

Von grosser Wichtigkeit und leider ausgesprochener Häufigkeit erweisen sich die Complicationen mit richtigen E n t z ü n d u n g e n i n n e r e r O r g a n e, denen der anämisirte Körper nur selten den nöthigen Widerstand zu leisten vermag. Schwere Bronchitis und Pneumonie haben so manches Kind, das bereits auf dem Wege der Besserung sich befand, rasch dahingerafft. Die acute Lungenentzündung, bisweilen durch Hydrops und Urämie in den Hintergrund gedrängt und intra vitam nicht erkannt, befällt gern in peracuter Entwicklung die Oberlappen. Die Unterscheidung zwischen croupöser und catarrhalischer Form ist selbst bei der Section nicht immer möglich. Gleich LEICHTENSTERN ist uns hier die Häufigkeit einer lobulären, nicht croupösen („desquamativen") Pneumonie aufgefallen. Die Entzündung der serösen Häute, Pleuritis, Pericarditis, Peritonitis lassen sich, wie aus dem oben Gesagten begreiflich, bisweilen weder klinisch, noch anatomisch von den Höhlenhydropsien scharf abgrenzen. Typische Bauchfellentzündung zählt zu den Seltenheiten. Dass operative Eingriffe gerade bei dem acuten Scharlachascites gegenüber den gewöhnlichen chronischen (Stauungs-) Formen durch schwere Entzündungserscheinungen gefährlich werden können (OPPOLZER), vermögen wir zu bestätigen: Ein Knabe, bei dem wir des bis zur eminenten Lebensgefahr rapid wachsenden Ascites halber die Punction unter antiseptischen Cautelen vornahmen, und der an Pneumonie einige Tage später zu Grunde ging, bot bei der Section ausgesprochene, nachweisbar von der Stichstelle ausgehende Peritonitis dar.

Endlich sind acute Arthritis, Endocarditis (gern, wie ich HENOCH zustimmen muss, latent verlaufend) und wie bereits angedeutet, schwere Gastroenteritis und Darmdysenterie mit profusen, äusserst schmerzhaften Durchfällen zu erwähnen.

Von einer Betheiligung des C i r c u l a t i o n s a p p a r a t e s an der Krankheit ist bis vor Kurzem, trotz der positiven Befunde von TRAUBE, WAGNER, v. BAMBERGER und GALABIN, kaum die Rede gewesen. Wir wissen jetzt, besonders durch FRIEDLÄNDER, dass bei Kindern im Verlauf der Scharlachnephritis sehr häufig, bisweilen recht früh, eine Dilatation und bis zu 50% Gewichtszunahme betragende Hypertrophie, vornehmlich des linken Ventrikels, sich einstellt. Auch an einfachen acuten Dilatationen in Folge functioneller Störung des Herzmuskels fehlt es nicht

(GOODHART, SILBERMANN, STEFFEN). In ausgeprägten Formen ist die Vergrösserung des Herzens wohl stets bei Lebzeiten physikalisch nachweisbar, mindere Grade entgehen der Diagnose. Nach SILBERMANN zeigt das Schwinden etwa vorhandener (Dilatations-) Herzgeräusche die eingetretene Hypertrophie an, welcher Anschauung wir uns nur für einen Theil der beobachteten, namentlich febrilen Fälle anzuschliessen vermögen. Die Gefahren der Herzschwäche sind hier gross; gleich LEYDEN u. A. haben wir schweres Asthma und plötzlichen Tod als unmittelbare Consequenz beobachtet. Der genannte Autor fand gleich LÉPINE auch bei den frischen Formen der Krankheit den Galopprhythmus, welchen Letzterer als Zeichen relativer Herzschwäche, beziehungsweise Gradmesser der Nierenläsion beurtheilt. In neuerer Zeit hat RIEGEL darauf aufmerksam gemacht, dass in der Mehrzahl der Fälle unserer Krankheit eine Vermehrung der Gefässspannung sich entwickelt, constant bei schweren uncomplicirten Formen und hier unter Verlangsamung des Pulses, welche die Regel bildet. Die Herzhypertrophie tritt später als directe Folge der Erhöhung des Aortendruckes auf. Doch müssen wir mit ROSENSTEIN und HENOCH auf Grund einer grösseren Reihe durch die Section controlirter Fälle mit allem Nachdruck der in neuester Zeit wieder durch GRAUER vertretenen Anschauung entgegentreten, als ob man in jedem Falle von postscarlatinöser Nierenentzündung Herzhypertrophie finden müsse. Auch die erhöhte Pulsspannung fehlt selbst in reinen Fällen oft genug während des ganzen Verlaufs.

Ein tückischer, zu jeder Zeit der Krankheit lauernder Feind ist die Urämie. Leichte Formen derselben sind von den oben genannten Symptomen meist recht schwierig abzugrenzen; doch sind wir der Ansicht, dass Apathie, Uebelkeit, hartnäckiges Erbrechen, Kopf-, Brustschmerz, Unruhe, Dyspnoe ungleich häufiger urämischen Ursprungs sind, als man gemeinhin annimmt. LEICHTENSTERN müssen wir zustimmen, dass Tachypnoe und Tachycardie eine besonders häufige und auffallende Erscheinungsform der Scharlachurämie darstellen. Schwere urämische Zufälle verlaufen unter dem bekannten Bilde der Eclampsie und des Comas oder aber erschütternder Angstrufe und Jactationen, schwerer asthmatischer Anfälle. Zu den selteneren Erscheinungen gehören Amaurose, Hemiplegie, Tetanus und Trismus. Die Scharlachurämie kann ohne Hydrops verlaufen, ist aber wohl stets von Albuminurie, fast ausnahmslos auch Oligurie oder Anurie begleitet. Andererseits kann sie in seltenen Fällen trotz tagelanger Anurie ausbleiben. Es kann sich endlich der urämische Symptomencomplex als erstes Zeichen der Nierenentzündung äussern.

Ueber die Theorie der Urämie haben wir uns hier nicht zu äussern, doch zu erwähnen, dass gerade für die Scharlachnephritis LEICHTENSTERN eine Abhängigkeit der so verschiedenartigen Symptome von Anämie und entzündlichem Oedem des Gehirns und seiner Häute (in Folge der Aufnahme des Scharlachgiftes in die Lymphräume) in bestimmten Localisationen vertritt.

Der Verlauf der Scharlachnephritis ist äusserst wechselnd. Gemeinhin zählt die Dauer der Krankheit in leichten wie in schweren Fällen nach Tagen und Wochen. Unberechenbare Intensitätsschwankungen werden häufig beobachtet. Der Tod erfolgt wohl in einem Dritttheil der Fälle. ASHBY'S Notirung von 22°/₀ erscheint uns als abnorm günstige Statistik. Der Uebergang der Scharlachnephritis in chronische Nephritis, abgesehen von ungebührlich protrahirter Albuminurie, steht ausser aller Frage, ist aber sehr selten. Gleich HENOCH, LEYDEN, LITTEN, AUFRECHT u. A. haben wir ganz eindeutige Formen beobachtet. Man hüte sich aber, alle Fälle von Schrumpfniere, bei welchen die Anamnese überstandenen Scharlach ergiebt, auf letzteren zu beziehen. Warum sollen nicht Leute mit Schrumpfniere einmal Scharlach gehabt haben? fragt BULL mit Recht. Die speciellen Todesursachen, gern im Verlaufe oder am Ende der ersten Krankheitswoche wirksam, sind meist in urämischem Coma und schwersten Respirationsstörungen aus irgend einer der genannten Ursachen gegeben. Nicht eben selten tritt der Tod ganz unvermuthet durch Herzschwäche oder eine nicht bekannte Ursache ein.

Unter den sonstigen Nachkrankheiten des Scharlachs erwähnen wir kurz brandige Processe an verschiedenen Localitäten des bereits durch frühere Eingriffe der Krankheit cachektisirten Körpers. Sie scheinen stets von der Schleimhautbekleidung, namentlich den Orificien, auszugehen, gewinnen aber selten die klinische Bedeutung der gleichsinnigen Vorgänge im Gefolge der Masern. Henoch beobachtete schwere Narbenconstriction des Mundes durch *Stomatitis gangraenosa*, auch Brand der äusseren Genitalien. Dann *Purpura haemorrhagica* (Batz, M. Cohn), bezw. hämorrhagische Diathese (Henoch), vielleicht, wenigstens zum Theil, nur zufällige Complicationen. Ferner Scrophulose und Tuberkulose, entweder durch die Krankheit erzeugt oder nur geweckt, ganz ähnlich wie bei den Masern (s. d.). Wir schliessen die Liste der Nachkrankheiten mit der Erwähnung schwerer organischer Gehirnkrankheiten, unter denen wir besonders einer eigenthümlichen, hämorrhagischen, möglicherweise stets des Mittelgliedes Nephritis bedürftigen Encephalitis (der auch Henoch gedenkt) besondere klinische Bedeutung beilegen. Wir sahen durch sie ein Kind in der sechsten Woche nach Beginn der Krankheit hemiplegisch werden und innerhalb einiger Tage zu Grunde geben. Für einen von uns jüngst beschriebenen Falle höchst eigenthümlicher, Jahrzehnte lang währender athetotisch-choreatischer Bewegungsstörung eines spastisch gelähmten Armes können wir ebenfalls nicht umhin, den genannten Process (oder eine richtige Apoplexie) mit Hinterlassung von Porencephalie verantwortlich zu machen. Auch Wildermuth, welcher neuerdings auf chronisch-epileptische Zustände als Scharlachnachkrankheiten aufmerksam macht, erwähnt ähnliche Fälle. Schotten beobachtete Tetanie nach Scharlach, Schäffer traumatischen Tetanus in Folge einer den Ausgangspunkt vom chirurgischen Scharlach bildenden Fingerwunde, Gerhardt bringt Ataxie und Chorea nach Scharlach mit Rheumatismus und Endocarditis in Verbindung u. s. w. Wir sahen jüngst ein junges Mädchen, welches im Desquamationsstadium in Tobsucht verfallen war.

Da, wo andere acute Exantheme neben Scharlach — nach unserer Erfahrung besonders Morbillen und Varicellen — beobachtet werden, handelt es sich selbstverständlich nur um zufällige Complicationen. Eine gegenseitige Abschwächung dieser Infectionen (Seifert) vermögen wir für unsere Fälle kaum zuzugeben, auch nicht zu bestätigen, dass der Fieberverlauf bei Combination mit Masern beide Formen leicht zu entwirren gestattet. Gläser sah (gleich uns) zweimal die Combination von Scharlach und Typhus. Man verwechsle nicht mit letzterem den typhusähnlichen Verlauf unserer Krankheit (s. o.).

Die Diagnose

des Scharlachs hat mit ganz ähnlichen Schwierigkeiten wie diejenige der Masern zu kämpfen, ist aber bei einigermassen ausgebildeten Fällen im Allgemeinen leicht. Wir verweisen besonders auf den geschilderten Charakter des Infectionsfiebers, namentlich seines Beginnes — die Krankheit aus dem Rachenenanthem zu erkennen, setzt nach dem Gesagten viel grössere (ja wohl selten sicher zu überwindende) Hindernisse als bei den Masern mit ihrer aparten Gaumenfleckung — die Kriterien des Exanthems und die Thatsache, dass die *Angina scarlatinosa sine exanthemate* auf Andere richtigen Scharlach erzeugen kann, was die wahre Diphtherie niemals vermag. Oft genug documentirt eine Schälung von Händen und Füssen oder unvermuthet ausbrechende hämorrhagische Nephritis nach Ablauf der fieberhaften Krankheit, dass die letztere nicht Diphtherie oder eine acutfebrile Affection unbekannten Ursprungs, sondern richtiger Scharlach mit fragmentarischem oder mangelndem Exanthem gewesen. Andererseits verwechsele man nicht Erythem bei wahrer Diphtherie mit Scharlach (Eichhorst).

Der entschiedenen Misslichkeit der Unterscheidung gewisser Fälle von *Scarlatina (variegata)* und Masern haben wir bereits in dem das letztgenannte Exanthem abhandelnden Artikel (Bd. XII, pag. 561) gedacht, auf welchen wir gleichwie auf jenen der Rötheln (Bd. XVI, pag. 641) hiermit verweisen.

Prognose.

Wie bei wenigen infectiösen Krankheiten ist die Vorhersage des Scharlachs im Allgemeinen abhängig vom Charakter der Epidemien. Er liefert in seinen, wie erwähnt, enormen Intensitätsschwankungen noch einen der besten Anhaltspunkte. Rücksichtlich des Einzelfalles sind excessive Temperaturen nicht als besonders schädlich wirkender Factor, sondern als Maassstab der Infection von entschiedener Bedeutung, ingleichen der Puls (Frequenzen über 180 bei ruhiger Körperlage gestalten für uns die Vorhersage schlecht) und die geschilderten schweren Nervenerscheinungen, kaum aber das Exanthem als solches. Sinkt das Fieber am 9. Tage spätestens nicht zur Norm, so besteht gegründeter Verdacht auf Complicationen (JACCOUD). Ueber die prognostische Bedeutung der Scharlachdiphtherie haben wir bereits gesprochen, desgleichen über jene der eitrigjauchigen, von den Drüsen ausgehenden Phlegmonen, der Otitis, des Nachfiebers und der Nephritis. Rücksichtlich der letzteren Nachkrankheit, welche eine Reihe von Autoren unseres Erachtens in viel zu günstigem Lichte darstellen — obwohl auch wir innerhalb längerer Zeitabschnitte jeden Fall heilen sahen — ist nachzutragen, dass nicht die Intensität des hämorrhagischen Charakters des Harns, sondern vielmehr seines Eiweissgehaltes die Prognose leitet und besonders zahlreiche Leucocyten im Sediment mit Recht als erschwerendes Moment gelten. Man halte aber fest, dass gerade bei Scharlachnephritis trotz anscheinend leichter Symptome ein unvermutheter Tod eintreten kann, andererseits die Kranken trotz schwerster Wassersucht, Urämie, Anurie und selbst Lungenödem (wie wir erst kürzlich bei einem — geradezu sterbenden — Kinde beobachtet) noch gerettet wurden, lasse also die Prognose innerhalb weiter Grenzen zweifelhaft. Ausgedehnte Entzündungen innerer Organe hingegen gestalten die Vorhersage wohl immer ungünstig. Rücksichtlich des Alters und der Constitution gelten in allen wesentlichen Punkten die prognostischen Verhältnisse bei den Masern (vergl. Bd. XII, pag. 561), nur ist hier das vierte und fünfte Lebensjahr nicht weniger (das letztere nach HESSELBARTH in Berlin sogar am meisten) gefährdet als seine Vorgänger.

Die concrete Gestaltung der Scharlachsterblichkeit ist noch ungleich varianter als jene der Morbillenmortalität (s. Aetiologie). Im Allgemeinen sprechen aber hier, von der Nephritis abgesehen, die insidiösen späteren Nachkrankheiten entschieden viel weniger mit. So heftig der Scharlach anstürmt, es ist doch in der Regel die Krankheit als beendet anzusehen, wenn die acuten Complicationen und Nachkrankheiten als solche überwunden sind, und Tuberkulose, dieser so häufige schwere Tribut, den die Masern noch nach einer Reihe von Jahren fordern, gehört als Scharlachconsequenz zu den ausgeprägten Seltenheiten. Aber wir sind im Allgemeinen auf die Gefahren, mit welchen unsere Krankheit droht, unvorbereiteter als auf diejenigen der Masern (HENOCH). Heimtückisch bleibt also der Scharlach immerhin.

Selbstverständlich ist das Mortalitätsprocent im Allgemeinen wesentlich ungünstiger als bei den Masern. Diese Thatsache erleidet keine wesentliche Abschwächung durch den Umstand, dass im Krankenhause Friedrichshain im Durchschnitt doppelt so viel Masernkranke als Scarlatinöse sterben, da von letzteren das Gros eingeliefert zu werden pflegt, von den Masernkindern aber ein ganz erheblicher Theil ihre Krankheit — als „ungefährliche" — im Hause der Eltern, selbst auf der Strasse abmacht.

Wir verzichten nach dem Gesagten darauf, eine durchschnittliche Mortalitätsziffer des Scharlachs auch nur annähernd zu fixiren. Selbst grösste Epidemien zeigen 1—40%! JOHANNESSEN berechnet, um einige neuere Daten hervorzuziehen, für die Epidemien in Norwegen in dem letzten Jahrzehntel im Mittel 12% (2 bis 12% sämmtlicher Todesfälle), MÖLLMANN sah in einer heftigen Seuche in Simmern (493 Fälle) 19·8% sterben, ASHBY in Manchester (681 Fälle) 12%, BECKER und

LÜTTICH für Hannover 22, beziehungsweise 20·6⁰/₀ u. s. w. THOMAS bezeichnet
Epidemien mit 10⁰/₀ Mortalität als „verhältnissmässig sehr günstige". Hiernach
liefert die Statistik auf der inneren Abtheilung des Krankenhauses Friedrichshain —
von 441 seit unserer Uebernahme, d. i. 2³/₄ Jahren, eingelieferten Kranken starben
65, d. i. 14·7⁰/₀ — keineswegs ungünstige Zahlen, wenn man bedenkt, dass
der Löwenantheil der tiefsten Schichten der Bevölkerung entstammt und gerade
die leichtesten Fälle hier abgehen. In den Pariser Krankenhäusern schwankte die
Mortalität 1881—1885 zwischen 10 und 26⁰/₀ (OLLIVIER), während im Münchner
allgemeinen Krankenhause von 379 fast durchweg Erwachsenen im letzten
Decennium nur 5 (1·3⁰/₀) starben (v. ZIEMSSEN).

Behandlung.

Prophylaxe. Haben wir bei der Abhandlung der Masern den sträf-
lichen Leichtsinn gegeisselt, in Epidemien zu dem ersten erkrankten Kinde die
zarten Geschwister zu legen, so handelte es sich da doch immerhin um einen discutir-
baren Einspruch. Anders beim Scharlach. Dieser ist, wie wir BIEDERT's neuestem,
aller verständigen Aerzte Forderungen bestätigendem Ausspruch unbedingt bei-
treten, jederzeit, auch in den mildesten Epidemien, mit allen Mitteln zu verhüten.
Also vor Allem strengste Absperrung der Undurchseuchten von den Erkrankten
bis zur vollendeten Schälung des Körpers, allenfalls mit Ausnahme der Hände
und Füsse (s. Aetiologie), und richtige Desinfection der von den Kranken
benutzten Wohnräume, insbesondere der mit dem Körper in Berührung gekommenen
Wäsche, Effecten, Spielsachen (letztere sind thunlichst zu vernichten) und des —
so häufig durch infectiösen Mundinhalt verunreinigten — Fussbodens. Ein Abkratzen
der Wände, neues Tapezieren, Abwaschen der Möbelstücke mit concentrirten antiseptischen Lösungen erachten wir als ebenso überflüssig, wie das Bedenken, im Kranken-
zimmer liegendes Papier zu Briefen zu benützen, und noch ungeheuerlichere Erschwerungen des Verkehrs selbst Monate lang nach der Gesundung des Kindes
(vergl. Aetiologie). In welchem Lichte erscheint hier solchem kritiklosen Pharisäismus
der Vorsicht das Gebahren selbst der sorglichsten Aerzte und Pflegerinnen! Ueber
die Methoden der Desinfection haben wir uns hier nicht auszulassen. Selbstverständlich verdient die Hitzewirkung das meiste Vertrauen; aber selbst die vorzüglichsten modernsten Desinfectionsanstalten haben einwurfsfreie praktische Resultate
beim Scharlach noch nicht geliefert. Auch die bunten, zum Theil wenig einheitlichen behördlichen Erlässe zur Bekämpfung unserer Krankheit bedürfen trotz
ihres trefflichen Kernes unseres Erachtens einer gründlichen Revision. Zum Glück
hat hier ein umsichtiger und praktischer Blick trotz der nach wie vor bestehenden
mangelhaften Kenntniss des Contagiums und seiner Verbreitungswege mit einigen
gleich übertriebenen, wie illusorischen Polizeivorschriften, den Schulbesuch betreffend,
bereits aufgeräumt. In Details können wir uns hier nicht einlassen.

Die eigentliche Therapie hat genau wie bei den Masern in erster
Linie mit der Nichtexistenz irgend eines specifischen Heilmittels zu rechnen, das
im Stande wäre, die Krankheitsdauer auch nur um einen Tag — nach dem
Günstigen! — abzukürzen. Auch die neuerdings warm empfohlenen Quecksilber-
und Jodpräparate vermögen dies nicht im geringsten. Also hat sich auch hier
die Aufgabe des vernünftigen Arztes darauf zu beschränken, die Widerstandskraft
des ergriffenen Körpers möglichst zu wahren und zu heben, sowie einzelnen
gefährlichen und quälenden Symptomen zu begegnen.

Alles, was wir in dieser Hinsicht für die Masern angegeben, gilt mutatis
mutandis auch für unsere Krankheit (vergl. Bd. XII, pag. 563 und 564). Besonders
aber warnen wir vor unvorsichtiger Anwendung kühler oder gar kalter Bäder,
zumal bei jenen mit jagendem Pulse einhergehenden malignen hyperpyretischen
und cerebralen Formen. Wiederholt haben wir die Kleinen im kühlen Elemente in
tödtlichen Collaps verfallen, selbst sterbend aus dem Bade heben sehen! Im Uebrigen
gefährdet das kalte Bad die Nieren nicht. LEICHTENSTERN berichtet sogar von einer

Verminderung der postscarlatinösen Nephritis in Folge der Kaltwasserbehandlung. Solcher Nachweis wird freilich schwer zu erbringen sein. Nach demselben Autor ist die Wärmeabgabe seitens Scharlachkranker im kalten Bade grösser als bei Fiebernden mit normaler Haut aus Anlass der in Folge Lähmung der Vasomotoren geringeren Regulirung des Wärmeverlustes. BAGINSKY zieht kalte Einpackungen den Bädern vor. Zur Verordnung der berüchtigten unsauberen Speckeinreibungen gehört eine Ueberwindung, deren heutzutage das Gros der Aerzte kaum noch fähig sein dürfte.

Medicamentöse Antipyretica reichen wir nur ganz ausnahmsweise, nämlich dann, wenn excessiv hohe Temperaturen mit subjectiven „Hitzebeschwerden" einhergehen und ein vorsichtiger Versuch die Bekömmlichkeit des Mittels — Chinin und Antipyrin geben wir vor dem Antifebrin und Phenacetin, auch der Salicylsäure, trotz ihrer wieder aufgenommenen Empfehlung, den Vorzug — erschlossen hat. Beruhigung und selbst leichte Aufhellung des Sensoriums wird man hier und da die ausgiebigen Temperaturabfälle begleiten sehen. Im Uebrigen wird ausser der Curve auf dem Papier nichts geändert, es sei denn, dass unvernünftige Gaben der Gifte gefährliche Herzlähmungen anbahnen. Häufig genug versagt selbst der rein antipyretische Effect, insbesondere in den foudroyanten Fällen.

Die Angina lasse man, von erfrischenden Ausspülungen abgesehen, möglichst unbehelligt; für die Scharlachdiphtherie gelten dieselben Indicationen wie für die wahre Diphtherie; doch warnen wir auch hier vor allzu activem Vorgehen, namentlich mit giftigen und ätzenden Antisepticis. Putrescenz verlangt ausgiebige Spülungen (mit dickem Schlauch) mit nicht zu starken Solutionen von *Kali hypermanganicum* und anderen desodorisirenden Lösungen, vorsichtige Einblasungen fein pulverisirten Jodoforms etc. HEUBNER, GÖTZ, TAUBE empfehlen mit Wärme parenchymatöse Einspritzungen von $3^0/_0$iger Carbollösung in die diphtherisch erkrankten, d. h. secundär inficirten Tonsillen. Trotz der sehr günstigen Statistik des ersteren Autors können wir uns nach früheren und jüngst wieder aufgenommenen eigenen Versuchen für diese, gewiss rationelle, aber immerhin die Pflege complicirende und von einem Theil der Kleinen mit lebhaftem Widerstreben aufgenommene Methode, die uns bislang ersichtliche Erfolge kaum geliefert, nicht recht begeistern.

Die Lymphdrüsen- und anderen Abscesse fordern selbstverständlich rein chirurgische Behandlung nach den Regeln der modernen Operations- und Verbandlehre. SELENKOW heilte neuerdings eine gefahrdrohende arterielle Abscesshöhlenblutung durch die Ligatur der *Carotis communis*.

Rücksichtlich der Behandlung der Nephritis (hier existirt unseres Erachtens keine irgend verlässliche Prophylaxe, obwohl noch immer längere Bettruhe nach der Entfieberung und ausschliessliche Milchdiät als solche gepriesen wird) verweisen wir auf den entsprechenden Abschnitt des Artikels Nierenentzündung (Bd. XIV, pag. 387). Doch drängt es uns hier vor Allem, die stetig wachsende Summe eigener Erfahrung zur Warnung vor kritikloser Beurtheilung, zumal medicamentöser Heilerfolge, zu verwenden, da dieselben unzweifelhaft zu den Spontanausgängen der Nachkrankheiten zu zählen sind, welche eine ausgesprochene natürliche, in neuerer Zeit auch wieder von CANTANI, HENOCH und ROSENSTEIN hervorgehobene Neigung zur Heilung besitzt. Wir gehen noch weiter und staunen über die Kraft dieses Heiltriebes, welche selbst verkehrtesten Massnahmen therapeutischer Helden trotzt. Ganz allgemein lautet unser dringender Rath, bei Abwesenheit schwerer, schleunige Abhilfe heischender Zustände die vornehmste Rolle eine vernünftige Hygiene spielen zu lassen, im Wesentlichen den Kranken auf Bettruhe und blande Diät anzuweisen. Energisch zu bekämpfen ist hingegen allgemeiner und hochgradiger, zumal wachsender Hydrops (durch äussere Diaphorese — Pilocarpin verwerflich —, Diurese, Catharse, eventuell in Combination) und der Urämie, den schlimmsten und eigensinnigsten Patron, der oft genug, um jede Behandlung unbekümmert, seine eigenen Wege geht. Wir lenken die Aufmerksamkeit auf den oft vorzüglichen Erfolg der Darreichung von viel Flüssigkeit, zumal bei Mangel von Oedemen. Diese Massnahme leistet bisweilen mehr als Diaphorese und Ableitung auf den Darm. Von den Diureticis haben wir das *Kali aceticum* am meisten schätzen gelernt, n. b. da, wo es vertragen wurde. Die häufige Brechneigung bildet eine ebenso entsetzliche Plage für den Kranken, wie widerwärtige Erschwerung der Therapie. Schwere, immer und immer wiederkehrende Ausbrüche von Convulsionen heischen in erster Linie Narcotica, namentlich Chloroformnarcose. Mit Blutentziehungen, welche desgleichen nicht selten eine eclatante Wirkung äussern, sei man bei beginnender Herzschwäche oder allgemeiner Anämie auf der Hut, insbesondere kleinen, durch die Grundkrankheit geschwächten Kindern gegenüber, vorsichtig.

Das Nachfieber fordert kräftigste Ernährung und Reizmittel, die Convalescenz fleissige lauwarme Vollbäder.

Literatur. Die Zahl der Beiträge, welche seit Erscheinen des Artikels S c h a r l a c h in der 1. Auflage dieser Encyclopädie (von B a n z e) die einschlägige Literatur geliefert, ist ziemlich erheblich, ihr Werth indess, vom spärlichen abgesehen, im Allgemeinen ein beschränkter. Was wir hier geben, ist eine relativ enge Auswahl, die sich bis gegen das Ende des Jahres 1888 erstreckt. Den für eine detaillirte Kenntniss der Literatur Interessirten verweisen wir auf den bis zum Jahre 1877 reichenden erschöpfenden bibliographischen Index in der bekannten monographischen Bearbeitung von T h o m a s. — A s h b y, The med. chronicle. Dec. 1885. — B a g i n s k y, Wreden's Samml. 1887, VI. — B a n z e, Diese Real-Encyclop. 1. Aufl., Artikel S c h a r l a c h. — B a r t h e z cf. R i l l i e t. — B i e d e r t, Lehrbuch. 1887. — B o h n, Grosses Gerhardt'sches Handb. der Kinderkrankh. 1877, II (hervorragend schöne und elegante Darstellung). — F. B ó k a i, Jahrb. für Kinderkrankh. 1885, XXIII. — C r o o k s b a n k, Brit. Med. Journ. 1887, Nr. 1407 und 1888, Nr. 1412; Lancet. Dec. 1887. — E d i n g t o n cf. J a m i e s o n. — F i l a t o w, Archiv für Kinderheilk. 1887, IX. — A. F r ä n k e l und F r e u d e n b e r g, Centralbl. für klin. Med. 1885, Nr. 45. — F ü r b r i n g e r, Wreden's Samml. 1884, VIII, Abschnitt N e p h r i t i s. — G e r h a r d t, Lehrb. 1881, 4. Aufl.; Deutsches Archiv für klin. Med. XII. — G r e g o r y, Vorles. über Ausschlagsformen von H e l f t. Leipzig 1844. — G u m p r e c h t, Deutsche med. Wochenschr. 1888, Nr. 27. — H e n o c h, Vorles. über Kinderkrankh. Berlin 1887 (reiche, persönliche, ganz objectiv verwerthete Erfahrung); Charité-Annal. I, III, VII. — H e s s e l b a r t h, Archiv für Kinderheilk. 1884, V. — H e u b n e r, Verhandl. des 5. Congr. für innere Med. Wiesbaden 1886, V o l k m a n n's Samml. klin. Vortr. Nr. 22 (1889). — A. H i r s c h, Handb. der histor.-geogr. Pathol. I, Erlangen 1860. — H o f f a, Ueber den sogen. chir. Scharlach. Volkmann's Samml. klin. Vortr. 1887, Nr. 292. — J a m i e s o n und E d i n g t o n, Brit. Med. Journ. 11. Juni 1887. — J e n n e r, Journ. für Kinderkrankh. LV. — J o h a n n e s s e n, Die epidem. Verbreitung d. Scharlachfiebers in Norwegen. Christiania 1884. — L e i c h t e n s t e r n, Deutsche med. Wochenschr. 1882, Nr. 45—47. — L ü t t i c h, Wagner-Festschrift. 1887. — M a y r - H e b r a, 3. Bd. des Virchow'schen Handb. 1860. — M o s t, Versuch einer krit. Bearb. der Geschichte des Scharlachfiebers. Leipzig 1826. — O l l i v i e r, Rev. mens. des mal. de l'enfance. Avril 1887. — O l s h a u s e n, Archiv für Gynäkol. 1876, IX. — R i l l i e t - B a r t h e z, Lehrb. III. — S t e i n e r, Lehrb. 3. Aufl. von F l e i s c h m a n n und H e r z. 1878. — T e i s s i e r, Bull. de la soc. méd. de Lyon. 1882. — T h o m a s, v. Ziemssen's Handb. der spec. Pathol. und Ther. 1879, II, 2. (Werthvolle, ausführlichste monographische Bearbeitung, gründlichstes Nachschlagewerk, dem indess dringend die neue, schon längst angekündigte Auflage zu wünschen.) — T r o u s s e a u, Clin. de l'Hôtel-Dieu. Paris 1854. — V i r c h o w, Rundschau. 1869, X. — V o g e l, Lehrb. 1859, von B i e d e r t. — E. W a g n e r, Archiv für Heilkunde. 1868, VIII. — W e r n e r, Württemb. med. Correspondenzblatt. 1886, Nr. 28—31. — W u n d e r l i c h, Handb. der Pathol. und Therapie. Tübingen 1852—1856. — v. Z i e m s s e n, Klin. Vortr. 1888, Nr. 14. — Endlich geben die Lehrbücher der speciellen Pathologie und Therapie überhaupt, sowie der Hautkrankheiten zum Theil guten und ausführlichen Aufschluss.   Fürbringer.

Scharlachniere, s. N i e r e n e n t z ü n d u n g, XIV, pag. 383 und S c h a r l a c h, pag. 473.

Schauenburg (Bad) in Basellandschaft, Station Liestal, 486 M. ü. Meer, in einem waldigen Becken gelegen, mit Sool- und Fichtennadelbädern. B. M. L.

Scheide (Krankheiten), s. V a g i n a.

Scheinreduction, s. B r ü c h e, III, pag. 448.

Scheintod (T o d e s z e i c h e n; W i e d e r b e l e b u n g). S c h e i n t o d: Unter dem Artikel A s p h y x i e ist an obiger Stelle Bd. II, pag. 60 das physiologische Moment desjenigen Zustandes ausführlich erörtert, welchen wir als Scheintod

bezeichnen und gleichzeitig auch auf die Erscheinungen desselben, sowie auf die
ursächlichen Verhältnisse hingewiesen, welche ihn hervorzurufen vermögen. Für
die hier folgende Besprechung bleibt demnach vornehmlich die sanitätspolizeiliche
Seite dieses Gegenstandes übrig.

Bei der Betrachtung des Scheintodes von diesem Gesichtspunkte aus
handelt es sich im Wesentlichen darum, die Massnahmen anzugeben, welche zu
treffen sind, um bei Individuen, welche durch Verunglückung oder durch eigene
Schuld plötzlich in den Zustand des augenscheinlichen, aber nicht sicher festgestellten Todes gelangt sind, die geeigneten Mittel zur Wiederbelebung in
Anwendung zu bringen, und nicht minder aus öffentlichem und allgemeinem
Interesse die Sicherheitsmassregeln zu gewähren, dass Menschen in einem Zustande
zweifelhaften Todes nicht begraben werden.

Beim Scheintode sind alle Functionen des Organismus auf ein Minimum
herabgesunken, insbesondere ist dies von den sonst leicht erkennbaren äusseren
Lebenserscheinungen der Fall. Die Athmungsthätigkeit scheint erloschen, der
Herzstoss ist nicht mehr wahrnehmbar, die Reaction auf periphere Reizeinwirkungen
nicht mehr vorhanden. Ein solches Stadium des tief gesunkenen Lebens kann eine
Zeit lang andauern und zwar der Art, dass bei geeignetem Verfahren das Leben
wieder angefacht werden kann, während bei der Unterlassung desselben jeder Lebens-
funke erlischt. Die Anwendung von Wiederbelebungsmitteln wird daher geboten
sein, solange der Verdacht auf das Vorhandensein eines solchen Zustandes von
Scheintod begründet ist, und solange nicht zuverlässige Merkmale des eingetretenen
Todes wahrzunehmen sind. In gleicher Weise wird die Beerdigung eines Ver-
storbenen erst dann anstandslos vor sich gehen dürfen, wenn der eingetretene
Tod mit Sicherheit festgestellt ist. Es ist daher von grosser Wichtigkeit, die
Veränderungen, welche nach dem Aufhören des Lebens an dem individuellen
Organismus auftreten, zu kennen, um an ihnen bestimmte Merkmale des ein-
getretenen Todes zu besitzen.

Todeszeichen.

Unter den Kennzeichen des Todes sind einige, die schon früh, andere,
die erst später auftreten; einige, die als unzweifelhaft sichere Merkmale, andere,
die als weniger zuverlässig gelten. Zu den frühesten gehören:

Das Aufhören der Athmung. Diese lässt sich dadurch erkennen,
dass ein vor Mund und Nase gehaltener Spiegel bei der Ausathmung nicht
beschlägt, dass ein vor die Nasenöffnung gehaltener leichter Gegenstand, Stückchen
Papier, Flaumfeder, Kerzenlicht u. dergl. sich nicht bewegt. In tiefer Ohnmacht
und bei Asphyktischen durch Ertrinken etc. hat man jedoch, wie berichtet wird,
öfters nicht das geringste Athemholen bemerkt, und doch war das Leben bei
ihnen wieder zur Norm wiedergekehrt.

Das Aufhören der Blutbewegung. Die Fortbewegung des Blutes
in den Schlagadern des Körpers, der Arterienpuls an den Extremitäten ist nicht
zu fühlen, die genaueste Auscultation der Herztöne, sowie die Palpation des Herz-
stosses in der Herzgegend lassen anhaltend jedes Wahrnehmen eines Geräusches
vermissen. Die älteren Aerzte haben aus diesem Grunde das Stehen des Blutes nach
geschehenem Aderlass als ein Zeichen des gewissen Todes angesehen. Mit dem
Aufhören der Blutabgabe an die Körperoberfläche stellt sich die Todesfarbe des
Gesichts, das „wächserne Antlitz" ein. Mit dem Aufhören der Blutcirculation hängt
das von MAGNUS angegebene Kriterium des eingetretenen Todes zusammen. „Umschnürt man mit einem festen Faden ein Glied des Körpers, am besten einen Finger,
recht fest und straff, so wird man am Lebenden in kürzester Zeit ein Rothwerden
des abgeschnürten Gliedes beobachten . . . . Das ganze abgebundene Glied wird
zuerst roth, dann immer dunkler bis es schliesslich in's Blauroth übergeht, und
zwar gleichmässig von der Spitze bis zu dem abgeschnürten Faden; nur an
dieser unteren Stelle findet sich ein schmaler Ring, der nicht blauroth, sondern

weiss erscheint. So wie das abgeschnürte Glied sich nicht gleichmässig blauroth färbt oder wenn dies nur an einer circumscripten Stelle geschieht, so ist bestimmt anzunehmen, dass das Leben erloschen ist. Die Erklärung dieser Erscheinung liegt in dem mechanischen Hinderniss für den Rückfluss des angestauten venösen Blutes, der weisse Ring an der Unterbindungsstelle entsteht durch die actuelle Anämie, durch die behinderte Zufuhr arteriellen Blutes." Mit dem Erlöschen der Circulation hängt auch das veränderte Verhalten der Haut an der Leiche bei Verbrennung, resp. Cauterisation zusammen. An der Leiche fehlt jede locale entzündungsartige Reaction, die bei Verbrennung lebender Theile eintritt; es bilden sich keine Blasen und kein rother entzündlicher Hof. Bei Asphyktischen soll allerdings auch dieser bisweilen bei Cauterisationsversuchen wegbleiben und dann soll es gelingen, durch langsames Wirkenlassen einer Hitze von über 100° C. auch an Leichen schwache Entzündungsringe nebst Brandblasen zu erzeugen. Aber diese letzteren sind durchaus nicht denen am Lebenden gleich. Das Aufträufeln von Siegellack auf die Haut, das Halten einer Lichtflamme gegen dieselbe, bringt an der Leiche keine mit Serum gefüllte, mit rothem Grunde versehene Blasen hervor, sondern höchstens eine von Wasserdämpfen bewirkte Abhebung der Haut, die schnell platzt und ohne Röthung des Untergrundes sich leicht entfernen lässt. Die Cauterisation ist immerhin als ein sehr brauchbares Kriterium für die Diagnose des Todes zu betrachten.

Das Erlöschen des Augenglanzes. Der Blick des Auges wird stier, unbeweglich und eigenthümlich leblos. Die Pupille reagirt nicht mehr auf Lichtreiz.

Erlöschen der Empfindungsreaction. Starke Hautreize, Kitzeln, Stechen der Haut, der Fusssohlen, Berühren der Hornhaut bringen keine Reaction, keinen Reflex hervor. Indessen kann der Verlust der Sensibilität bis zur vollsten Reactionslosigkeit auch bei Apoplektikern, Epileptikern etc. vorkommen. Von vielen Seiten (COLIN, CRIMOTEL) und namentlich von ROSENTHAL in Wien wird in der elektrischen Reizbarkeit der Muskeln das zuverlässigste und untrüglichste Todeszeichen erkannt. Die elektrische Reizbarkeit erlischt nach Letzterem je nach den im Leben bestandenen Verhältnissen binnen 1½—3 Stunden post mortem; es kann demnach zu einer Zeit, in der alle anderen Todesmerkmale noch im Stich lassen und unter allen Umständen mittelst des elektrischen Stromes mit voller Sicherheit die Diagnose des eingetretenen Todes und eventuell auch das Vorhandensein von Spuren des Lebens constatirt werden. Da die Muskelerregbarkeit auf den elektrischen Reiz in den verschiedenen Krankheiten eine sehr verschiedene ist und selbst während des Lebens auch ganz verschwunden sein kann, so kann diesem Zeichen ein so allgemein giltiger und untrüglicher Werth nicht beigelegt werden. Wenn der Mangel jeder Reaction bei Anwendung von galvanischen Reizen in Fällen zweifelhaften Todes auch ein sehr brauchbares diagnostisches Hilfsmittel ist, so kann ihm ein untrüglicher Werth dennoch nicht beigelegt werden. „Es liegen eine Menge Beobachtungen vor, berichtet POHLE, wonach bei Scheintodten die Anwendung des Galvanismus gar keine Wirkung hervorbrachte, während NYSTEN bewies, dass bei wirklich Todten noch Zuckungen bei Anwendung dieses Reizes entstanden." Die Schwierigkeiten seiner Anwendung, verbunden mit den Irrthümern, denen man beim Versuch unterworfen ist, lassen den Mangel jeder Lebensoffenbarung auf galvanischen Reiz nicht mehr als das untrügliche, nie verlassende Todeszeichen erscheinen, als welches es früher gepriesen wurde.

Abnahme der thierischen Wärme. Im Allgemeinen ist der menschliche Körper 8—12 Stunden nach dem Aufhören des Lebens vollständig erkaltet, und man kann eine im Mastdarm weniger als 27° C. messende Temperatur wohl als Todeszeichen ansehen. Die Abnahme der Eigenwärme mit dem Eintritt des Todes geschieht jedoch so wenig gleichmässig hinsichtlich der Zeit und der Intensität, dass sie als zuverlässiges und sicheres Zeichen nicht angesehen werden kann. Man weiss, dass fette Leichen länger wärmer bleiben als abgemagerte, dass Menschen, die an einem Erstickungstode starben, erheblich langsamer erkalten, ebenso sollen die vom Blitz Erschlagenen nach dem Tode relativ lange warm bleiben. Man weiss ferner, dass das Medium, in welchem die Leiche sich befindet, von grossem Einfluss auf das Erlöschen der Körpertemperatur ist; so erkalten Leichen im Wasser bekanntlich äusserst schnell, dagegen bleiben solche, die in Düngerhaufen gefunden werden, die in Betten liegen bleiben, länger warm.

Die Erschlaffung sämmtlicher Muskeln und insbesondere der Schliessmuskeln. Unmittelbar mit und nach dem Tode werden die Muskeln schlaff, die aufgehobenen Glieder fallen widerstandslos nieder. Zu gleicher Zeit erlahmen sämmtliche Schliessmuskeln, daher das Sinken des Augenlides, des Unterkiefers, Entleerung des *Liquor prostaticus*, des Spermas, des Harns, des Stuhles. Das Nachlassen des *Sphincter ani* und die Kothentleerung ist nach VAN HASSELT von grossem praktischen Werthe. „Wo es mir vorgekommen ist, meint er, da waren die Menschen auch todt."

Etwas zuverlässiger ist das Durchscheinen der Hand, wenn dieselbe im dunklen Raume gegen die Flamme gehalten wird. „Besteht noch Leben, so erscheinen die Finger besonders an den Umrissen transparent mit einem rosigen Anfluge; hat aber das Leben aufgehört, so verdeckt die Hand das Licht vollständig und grenzt sich scharf gegen die Flamme ab."

Als sichere und spätere Zeichen des eingetretenen Todes sind' anzusehen:

Das Weich- oder Nachgiebigwerden des Augapfels. Mit dem Erlöschen des Lebens hört die Elasticität und der Widerstand des Augapfels gegen jeden Fingerdruck auf; je mehr die Fäulniss sich geltend macht, desto weicher wird der Augapfel und gleichzeitig nimmt die Hornhaut eine Trübung und eine faltige Beschaffenheit an.

Die Todtenflecke. Schon einige Stunden nach dem eingetretenen Tode zeigen sich bläulich- oder blassrosig roth gefärbte Stellen von unbestimmter Umgrenzung und Ausdehnung, und weil sich jetzt das Blut nach dem Gesetze der Schwere in die Tiefe senkt, vorzugsweise an den abschüssigen Theilen, an der hinteren Körperfläche, oder auch an den Seitenflächen der Brust, des Gesichts, an den Ohren, den Extremitäten. Die Todtenflecke zeigen sich früher in den Fällen, wo der Tod durch Asphyxie bei plötzlicher Herz- oder Lungenlähmung eingetreten ist. Mit dem Fortschreiten der Fäulniss erleidet der Blutfarbstoff eine allmälige Zersetzung und Oxydation, er geht dann vom Blutrothen in's Gelbe, Braune und Schwarze über und giebt den imprägnirten Theilen eine ähnliche Verfärbung. Bei Ertrunkenen zeigen sich die Todtenflecke zuerst an Kopf, Hals, Oberbrust in Gestalt von Anfangs bleigrauen, dann bläulichrothen, später grünlichen Hautverfärbungen, bei Erfrorenen auch an den Vordertheilen als ziegel- oder zinnober-rothe, bei Kohlenoxyd- oder Cyankalivergifteten als kirschrothe Flecke. (Von Ecchymosen und Sugillation lassen sich die Todtenflecke durch Einschnitte in die fragliche Stelle leicht unterscheiden; bei diesen wird niemals ergossenes flüssiges oder geronnenes Blut in der Tiefe nachweisbar sein.)

Die Todtenstarre. Die sicherste und niemals ausbleibende Erscheinung nach wirklich eingetretenem Tode besteht in einer Gerinnung des Muskelmyosins in der interstiellen Ernährungsflüssigkeit (BRÜCKE) und in der sichtbaren Verkürzung und Verdickung gewisser Muskeln am Unterkiefer und an den Extremitäten. Sie tritt nicht immer zur gleichen Zeit nach dem Tode ein, meisthin aber zwischen 8—20 Stunden, in einzelnen Fällen aber auch schon viel früher. Auch ihre Dauer ist eine sehr verschiedene zwischen 1—6 Tagen. Im Allgemeinen hält sie um so länger an, je später sie nach dem Tode eintritt. Bei Neugeborenen und Kindern ist die Starre schwächer und von kürzerer Dauer als bei Erwachsenen. Bei Leichen vom Blitz erschlagener Personen, ebenso bei gehetzten Thieren scheint Leichenstarre nicht vorzukommen. Je mehr die Musculatur des Verstorbenen durch vorausgegangene Krankheit consumirt ist, desto schwächer und kürzer ist die

Starre, um so schneller tritt sie auf; je rascher hingegen das Individuum weg-
stirbt und je kräftiger das Muskelsystem erhalten ist, desto stärker und anhaltender
ist sie unter denselben Verhältnissen und um so rascher pflegt sie aufzutreten.
Nach lebhaften Muskelcontractionen vor dem Tode, wie beispielsweise nach
Krämpfen im Tetanus, bei Vergiftungen durch Strychnin, Chloroform ist die Starre
eine intensive und schnelle. Sie befällt in regelmässiger Weise zuerst die Muskulatur
des Kopfes und Nackens, das Genick und den Unterkiefer, dann die oberen und
zuletzt die unteren Extremitäten, in gleicher Reihenfolge tritt auch die Lösung
der Starre ein. PELLACANI fand den Verlauf der Leichenstarre und ihre Andauer
sehr wesentlich von den individuellen Verhältnissen, insbesondere von dem Zustand
der Muskulatur, abhängig. Bei einer Temperatur von + 32—39° begann dieselbe
bei normal entwickelten Menschen in 1—6 Stunden, war in 3—9 Stunden überall
ausgebreitet und hielt 18—56 Stunden an, während bei herabgekommenen
Individuen bei gleicher Aussentemperatur dieselbe in 2–7 Stunden eintrat und
höchstens 28 Stunden, häufig aber nur so kurze Zeit anhielt, dass die Dauer gar
nicht bestimmt werden konnte. Einen Einfluss des Nervensystems erkennt er nur
insofern an, als durch Störung der Innervation, z. B. durch lang dauernde Paralyse
der Ernährungszustand der Muskulatur beeinträchtigt wird. Niedere Temperaturen
bis zu 0° verzögern den Eintritt der Starre und können die Dauer der letzteren
um das Vierfache vermehren; hohe Temperaturen beschleunigen dagegen den
Eintritt und verkürzen die Dauer. Bei 50° tritt Wärmestarre ein, wodurch der
Körper rigider wird, weil bei diesem Hitzegrad auch die Gerinnung anderer
Eiweisskörper als nur des Myosins erfolgt. Diese Starre hält bis zum Eintritt der
Fäulniss an. Die Muskelrigidität bei Katalepsie lässt sich an der eigenthümlichen
Beweglichkeit der Glieder erkennen, indem dieselben bei diesem Zustande jede
Biegung leicht annehmen und darin verharren; bei der Starre im Tetanus kommen
meist Verdrehungen der Glieder vor. Diese lassen sich gar nicht biegen oder
kehren in die vorige Stellung zurück, die Leichenstarre verschwindet aber augenblicklich in einem Gliede und kehrt nicht wieder, wenn man dasselbe in eine
andere Haltung zu bringen versucht. In der Erfrierung sind nicht nur die Muskeln,
sondern auch andere Theile, die von der Leichenstarre sonst nicht erfasst werden,
ergriffen, so z. B. Genitalien, Brüste, dann hört man beim Biegen der erfrorenen
Glieder ein Krachen der gefrorenen Muskelflüssigkeit.

Aus den angeführten Kriterien ist ersichtlich, dass die sichersten Todeszeichen diejenigen sind, welche mit der beginnenden Fäulniss zusammenhängen,
dass aber gerade diese erst so spät auftreten, dass alsdann an dem wirklich
eingetretenen Tode nicht mehr zu zweifeln ist. Da für die ersten Stadien
unmittelbar nach dem scheinbaren oder wirklichen Aufhören des Lebens positiv
sichere Zeichen des Todes nicht vorhanden sind, so wird man an die Möglichkeit
des vorhandenen Scheintodes so lange denken müssen, als noch keins dieser
zweifellosen Merkmale wahrzunehmen ist. Indessen wird der aufmerksame Sachkundige auch schon aus dem gleichzeitigen Vorhandensein mehrerer der oben
erwähnten, auch nicht ganz untrüglichen Merkmale in den allermeisten Fällen die
Diagnose des eingetretenen Todes mit Bestimmtheit zu machen in der Lage sein.
In allen den Fällen aber, in welchen durch die Todesursache selbst und namentlich
durch den plötzlichen Eintritt desselben auf das Vorhandensein der minimalsten
Intensität der Lebensfunctionen geschlossen werden darf, wird der Verdacht, dass
nur Scheintod vorliege, in der ersten Zeit nach dem Aufhören der deutlichen
Lebensäusserungen so lange vollberechtigt sein, bis sichere Zeichen des Todes
bemerkbar werden. In allen Fällen, wo der Tod durch Vergiftung (mit Ausnahme
der durch Aetzgifte), durch schnelle Verblutung, durch Gehirnerschütterung und
sogenannte Neuroparalyse (Blitzschlag) durch Herzlähmung beispielsweise beim
Erfrieren oder durch Asphyxie insbesondere bei Erstickung, durch Einathmen
giftiger Gase, durch Strangulation, durch Ertrinken, durch Eindringen fremder
Körper in die Luftwege, in Betracht kommt, wird man an die Möglichkeit des

Scheintodes unbedingt denken müssen. In allen diesen und noch anderen ähnlichen Fällen werden Wiederbelebungsversuche anzustellen sein, und werden die betreffenden Individuen nicht begraben werden dürfen, so lange nicht sichere Zeichen des Todes wahrzunehmen sind.

Wiederbelebungsversuche.

Die erste Indication beim Anstellen dieser Versuche ist, die schädlich einwirkende Ursache zu beseitigen, und dann möglichst schnell die Athmung anzuregen und den Blutkreislauf wiederherzustellen. Der Erhängte muss vorsichtig aus seiner Lage befreit und das Strangulationswerkzeug entfernt werden; bei jedem anscheinend Todten ist der Hals nach einem solchen bisweilen versteckten Strangulationswerkzeug zu untersuchen. Der in die Mundhöhle und in den Schlund eingeführte Finger soll etwaige fremde Körper daselbst entfernen oder auch giftige Stoffe, z. B. zwischen Lippen und Zahnfleisch und damit auch eine stattgehabte Vergiftung auffinden. Ist ein fremder Körper in die Luftwege gelangt, z. B. ein Bissen beim Schlucken, und lässt sich jener nicht durch den Finger oder Instrumente entfernen, so ist die Tracheotomie unmittelbar auszuführen. Sind Flüssigkeiten in die Luftwege eines Ertrunkenen gelangt, so sind diese durch entsprechende Lagerung desselben zu entfernen oder mittelst eines durch die Glottis eingeführten Katheters zu aspiriren. Befindet sich der Erstickte in einem geschlossenen Raume und ist an eine Vergiftung durch schädliche Gase, z. B. durch Kohlenoxyd oder Leuchtgas, zu denken, so sind Thür und Fenster zu öffnen und wenn möglich jener sofort in's Freie zu bringen. Die beengenden Kleidungsstücke sind zu lockern oder gänzlich zu entfernen. Der anscheinend Erfrorene ist nach vollständiger Entkleidung in einem ungeheizten Raum vollständig bis auf die Athmungsöffnungen mit Schnee zu umgeben oder, wenn dieser nicht vorhanden ist, in nasse Tücher einzuschlagen, bis die Kältestarre beseitigt ist. Erst jetzt ist der Körper in ein ungewärmtes Bett zu bringen. Nur bei Erstickten, mit blaurothem Gesicht, stark injicirter Conjunctiva, insbesondere wenn noch Zeichen von Herzthätigkeit zu constatiren, ist ein Aderlass vorzunehmen, aber niemals, wenn der Zustand durch Neuroparalyse, Gehirnerschütterung verursacht ist.

Sind die Ursachen, die den Scheintod bedingen und alle Momente, welche die Athmung beeinträchtigen, beseitigt, dann gilt es Athmungs- und Herzthätigkeit wieder zu erwecken. Energische Hautreize wirken reflectorisch auf die Anregung der Athmungscentren in der *Medulla oblongata;* man applicire daher grosse Sinapismen, reibe die Hautfläche mit spirituösen Substanzen, spritze kaltes Wasser in's Gesicht, Brust und Herzgrube, halte starke Riechmittel (Ammoniakgeist, Essig, Aether etc.) vor die Nase und reize die Haut, wenn es angeht, mit einem elektrischen Pinsel.

Gelingt es nicht, auf diese Weise die Athmung herzustellen, so gehe man sehr bald zur Anwendung der künstlichen Respiration über, ein Verfahren, welches die in normaler Weise vor sich gebende automatische Erweiterung und Verengerung des Brustkorbes und die mit diesem zusammenhängende rhythmische In- und Exspiration künstlich herzustellen bemüht ist. Die zuverlässigsten Mittel, die künstliche Respiration einzuleiten, sind folgende: 1. Reizung des *N. phrenicus* mittelst eines starken Inductionsstromes. Es wird hierbei der eine Pol in der *Fossa supraclavic.* am äusseren Rande des *Sternocl. mast.* angesetzt und der andere in der Magengrube am Zwerchfellansatz. Die Application des Stromes erfolgt im Rhythmus der gewöhnlichen langsamen Athmungsweise; 2. das Verfahren nach MARSHAL HALL. Man bringt den Asphyktischen in die Bauchlage, legt zusammengelegte Tücher oder Kleidungsstücke unter seine Oberbrust und schiebt einen seiner Arme unter sein Gesicht. Auf seinen Rücken zwischen den Schulterblättern drückt man alsdann 2 Secunden lang gleichmässig und kräftig, wendet ihn dann auf die Seite und etwas drüber hinaus, um ihn nach 2 Secunden schnell wieder in die Bauchlage zu rollen. Während dieser 15mal

in der Minute rhythmisch wiederholten Wendungen unterstützt ein Assistent den
Kopf des Scheintodten. — Bei diesem Verfahren wird durch die in der Bauchlage ausgeübte Verengerung des Brustkorbes und dem entsprechend auch die
vermöge der Elasticität des Thorax nachher bei der Supination eintretende Erweiterung nur eine relativ geringe und deshalb der inspiratorische Effect nur ein
unbedeutender. In der Bauchlage während der Compression fällt die Zunge freilich
nach vorn und lässt die Luft frei in den Kehlkopf eintreten, aber bei der
Supination während der Brustkorberweiterung fällt sie zurück und sperrt den
Eingang wieder ab. Diese Methode empfiehlt sich als einleitende Procedur, wenn
Flüssigkeiten in den Luftwegen zu entfernen sind, wenn jedoch längstens nach
5 Minuten spontane Athembewegungen nicht eintreten, muss man zur folgenden
übergehen. 3. Verfahren nach SYLVESTER. Der Scheintodte wird auf den
Rücken gelegt, und zwar auf eine geneigte Fläche mit dem Kopf höher nach
oben; unter den oberen Theil des Rückens und Nackens wird ein Polster geschoben,
die Zunge wird aus dem Halse gezogen und von einem Assistenten oder mittelst
eines um sie selbst und um das Kinn geschlungenen Bandes festgehalten. Hinter dem
Kopf des Asphyktischen stehend, ergreift man beide Arme desselben dicht über
den Ellbogen, zieht sie kräftig und stetig über den Kopf desselben und etwas
nach unten und hält sie 2 Secunden lang aufwärts gestreckt, um sie alsdann
wieder abwärts zu führen und fest gegen die Brustseitenwände zu drücken.
Dieses Auf- und Abwärtsführen der Arme wiederholt man etwa 10mal in der
Minute. Während die Erweiterung des Brustkorbes und mit ihr der inspiratorische
Effect bei diesem Verfahren ein sehr ergiebiger ist, ist es sehr schwierig und
unbequem, die Zunge auf dem angegebenen Wege zu befestigen, und ist der mittelst
der Ellenbogen gegen die Brustseite ausgeübte Druck, weil er nicht gegen die
Rippen, sondern mehr gegen den Bauch gerichtet ist, nicht geeignet, den Brustkorb
gleichmässig zu verengern und die Exspiration ergiebig zu gestalten. Auch wird
die Inspiration nur mangelhaft angeregt, wenn die Arm-Brustmuskeln sehr schlaff
sind. In diesem Falle ist 4. die Methode von PACINI anzuwenden. Die Lage
des Scheintodten ist ganz wie bei dem des Operateurs ist ganz wie bei dem vorigen Verfahren, die einzige Modification besteht nur darin, dass hier der Arzt mit beiden
Händen die beiden Schultern des Körpers ergreift, und zwar derartig, dass die
geschlossenen 4 Finger jeder Hand nach hinten auf dem Schulterblatt, die Daumen
nach vorn auf dem Oberarmkopf liegen. Durch kräftiges rhythmisches Aufwärts-
und Rückwärtsziehen der Schultern werden die Inspirationsbewegungen hervorgebracht; durch den Zug des Schultergerüstes an dem Thorax wird dieser entsprechend erweitert. 5. Bei dem Verfahren nach BAIN werden die Schultern
des Asphyktischen so umfasst, dass die 4 Finger jeder Hand des Arztes in der
Achselhöhle, der Daumen auf dem entsprechenden Schlüsselbein des Scheintodten
liegen. Das übrige Verfahren ist ganz wie bei SYLVESTER. Ein Assistent hält übrigens
den Körper bei den Beinen fest. 6. HOWARD'S Verfahren. Der Asphyktische
wird bis zur Taille entkleidet und auf den Bauch gelegt, aus den Kleidungsstücken
wird eine Rolle gebildet und diese unter die Magengegend desselben und einer
seiner Arme unter die Stirn gelegt, um seinen Mund von der Erde fern zu
halten. Die Zunge fällt von selbst vor und nun übt der Arzt mit beiden neben
einander liegenden flachen Händen mit Unterstützung seines ganzen Körpergewichtes
einen wiederholten starken Druck auf den Rücken aus, bis alle Flüssigkeit aus
Mund und Nase ausgeschieden ist. Nunmehr wird der Körper umgedreht, die
Zunge herausgezogen und von einem Gehilfen am besten so fest gehalten, dass
sie aus dem rechten Mundwinkel hervortritt, das Polster so unter dem Brustkorb
geschoben, dass die Magengegend den höchsten, am meisten hervorragenden
Punkt bildet, Kopf und Nacken auf's Aeusserste rückwärts gebeugt, und die Hände
kräftig über den Kopf des Scheintodten gezogen und in den Gelenken kreuzweise
gebunden am Scheitel fixirt oder von einem Gehilfen gehalten. Der Arzt kniet
zur Seite des Körpers oder besser mit gesperrten Beinen rücklings über denselben

nieder, so dass die Hüften dieses letzteren gerade zwischen seinen Hüften sich befinden, legt die Daumenballen seiner Hände so auf die Brust, dass sie auf die zum Schwertfortsatz gehörenden Knorpel der kurzen Rippen zu liegen kommen, während die übrigen Finger jeder Hand seitlich den unteren Theil des Brustkastens umfassen. I, dieser Stellung übt der Operateur mit den Händen einen kräftigen stetigen Druck aus und verstärkt diesen dadurch, dass er, seine Kniee als Drehpunkte benutzend, sich selbst mit ganzem Gewichte seines Körpers langsam nach aufwärts zieht, bis sein Gesicht das des Asphyktischen berührt, dass er, mit dem Druck aufhörend, sich mit einem plötzlichen Ruck in seine anfangs angenommene knieende Stellung wieder zurückwirft, 3 Secunden lang in dieser verharrt, während die ausgedehnten Rippen zurückschlagen und die Brusthöhle verengern. Man zählt bis 3, hebt dann auf die angegebene Art den Druck plötzlich auf, zählt bis 2 und beginnt mit dem Druck auf's Neue. Die Bewegung wird 7—10mal in der Minute rhythmisch ausgeführt. 7. Tracheotomie. In allen Fällen, wo Erstickung als Ursache des eventuellen Scheintodes in Betracht kommt, ist diese Operation mit nachfolgender künstlicher Respiration indicirt. Als solche Fälle sind anzusehen: Fremde Körper in den Luftwegen; Frakturen des Larynx und der Trachea; Flüssigkeiten, die in die Luftwege gelangen; Oedema glottidis, Croup oder Diphtheritis der Luftwege, Geschwülste in der Rachenhöhle, Stricturen, Struma, Chloroformvergiftung. — Wenn Flüssigkeiten in die Luftwege gelangt sind (bei Ertrunkenen oder während einer Operation bei Narcotisirten), so müssen diese am besten mittelst eines Katheters vor dem künstlichen Lufteinblasen entfernt werden, damit sie nicht tiefer in die Luftröhre getrieben werden. Die künstliche Aspiration geschieht auf die Weise, dass man mit demselben Katheter, den man zur Aspiration der Flüssigkeit gebraucht hat, mit aufgesetztem Munde rhythmisch Luft einbläst und diese durch einen abwechselnden Druck auf die Hypochondrien wieder auspresst. Sind keine Flüssigkeiten in den Luftwegen vorhanden, dann kann der Katheter auch vom Munde aus in die Glottis geschoben werden. 8. Die Transfusion ist als letztes Wiederbelebungsmittel noch zu versuchen bei durch Einathmung giftiger Gase herbeigeführtem Scheintod, und zwar entweder in die geöffnete Ader (*Ven. basilica* in der Ellenbeuge oder *Saph. magna* vor dem inneren Knöchel) oder nach dem von PONFICK angegebenen Verfahren in die Bauchhöhle des Asphyktischen. 9. B. SCHULZE's Verfahren bei Neugeborenen. Der Vollständigkeit halber sei auch hier dieses Verfahren erwähnt. Wenn das scheintodt geborene Kind nach bekannten anderen Versuchen (Bad, Bespritzen mit kaltem Wasser, Lufteinblasen von Mund zu Mund und gleichzeitig abwechselndem Druck auf die Magengegend) nicht bald zum regelmässigen Athmen gebracht wird, legt der Arzt das Kind auf den Bauch, so dass ihm die Füsse desselben zugewendet sind, fasst das Kind in der Art, dass seine beiden Daumen auf die Oberbrust, die Zeigefinger in die entsprechenden Achselhöhlen, die übrigen Finger auf dem Rücken des Kindes liegen. Alsdann erhebt und schwenkt er es mit kräftigem Schwunge hoch aufwärts, so dass der Bauch nach oben gerichtet ist, lässt hierauf den Körper des Kindes wieder herabsinken und schwingt es sofort wieder in denselben Rhythmus empor. Beim Aufschwingen zieht der Arzt zugleich kräftig auf- und rückwärts, um den Brustkorb des Kindes zu erweitern. — Dieses Verfahren wird auch bei scheintod Ertrunkenen in folgender Weise empfohlen: Der Operateur setzt sich auf den Tisch, stellt seine Füsse auf einen Stuhl und nimmt den Kopf des Asphyktischen, der auf dem Stuhl in sitzender Stellung gehalten wird, so zwischen seine Hände und Kniee, dass der Kopf einer drehenden Bewegung folgen kann. Hierauf wird im Rhythmus einer langsamen Respiration abwechselnd der Asphyktische von zwei kräftigen Männern und der Kopf gestellt, um alsbald wieder in die sitzende Stellung gebracht zu werden.

Die Versuche, Scheintodte wieder zu beleben, müssen, so lange der Verdacht auf das Vorhandensein der Asphyxie begründet ist, durch eine lange Zeit fortgesetzt werden. Nicht selten tritt der erwünschte Erfolg noch zu einer Zeit ein,

wo alle Bemühungen vergeblich schienen. Die Centren für die Herz- und
Athmungsthätigkeit bleiben, nach vollständigem Stillstand der Athmung noch
relativ lange erregbar.

In einzelnen Staaten werden für die Wiederbelebung Scheintodter oder
auch für die Versuche derselben den Aerzten besondere Belohnungen, Prämien
gewährt. In Preussen beträgt dieselbe im Falle der Rettung 30 Mark, im Falle
erfolgloser Bemühungen 15 Mark (Minist.-Verf. vom 2. Febr. 1821). Die Ertheilung
der Prämie wird aber nicht blos durch ausserordentliche Anstrengungen von
Seiten des Hülfeleistenden begründet, sondern lediglich durch die Zweckmässigkeit
und Gründlichkeit der angestellten Wiederbelebungsversuche. Wenn es sich um
erfolglose Versuche handelt, so muss aus der Beschreibung derselben hervorgehen,
dass sie mit der hinreichenden Ausdauer ausgeführt wurden und das Abbrechen
der ferneren Versuche wegen anscheinender Hoffnungslosigkeit gerechtfertigt war.
(Minist.-Verf. vom 9. Nov. 1857.)

Zur Wiederbelebung Scheintodter und Verunglückter an den Stellen, wo
dergleichen Verunglückungen zu gewärtigen sind, werden in der Neuzeit insbesondere in grossen Städten an bestimmten Orten (Badeplätze, Bahnhöfe, in der
Nähe von Brücken, Polizeiwachen) diejenigen Apparate und Mittel, welche bei
den Rettungs- und Wiederbelebungsversuchen am nothwendigsten sind, in sogenannten
Rettungskästen von der Commune oder von Privatvereinen vorräthig gehalten. In
gleicher Weise nachahmenswerth und wohlthätig sind diejenigen Einrichtungen,
welche die sachverständige Hilfe in solchen Fällen darbietet (Sanitätswachen,
freiwillige Rettungsgesellschaft, Samariter).

Verhütung der Beerdigung von Scheintodten.

Es ist schon oben angeführt, dass das sanitätspolizeiliche Interesse Maass-
nahmen nothwendig macht, um zu verhüten, dass Personen im Zustande des
Scheintodes beerdigt werden. Diese Maassregeln gebieten sich ebensowohl aus
Gründen der sittlichen Ordnung und der öffentlichen Sicherheit, welche der Staat
jedem Einzelnen gewähren muss, als aus Gründen der Humanität gegenüber den
Hinterbliebenen des Verstorbenen.

Beispiele von Wiederbelebung von Personen, welche für todt angesehen
wurden, werden in nicht geringer Anzahl schon von den alten Schriftstellern
berichtet (Plinius, Appollonius), und bis in die Neuzeit hinein wiederholen sich
hin und wieder aus verschiedenen Ländern Mittheilungen derartiger Vorkommnisse.
Wie viel an diesen theilweise sichtlich übertriebenen und fast legendenhaft
beschriebenen Einzelfällen als wirkliche Wahrheit, und wie viel als Uebertreibung
und Gerücht anzusehen ist, entzieht sich der sicheren Entscheidung. Die Mittheilungen dieser Art haben jedoch stets Schrecken und Angst unter den Zeitgenossen verbreitet und gleichzeitig die Furcht vor dem Lebendigbegrabenwerden
hervorgerufen. Die geringe Sorgsamkeit in der Ueberwachung des Leichen-
und Beerdigungswesens mag wohl früher nicht wenig dazu beigetragen haben,
jene Furcht zu rechtfertigen und zu unterhalten. Es wurde, wie PETER FRANK
anführt (1794), von den glaubwürdigsten Männern Fälle wiederholter Scheintodter
in Menge berichtet, so dass UNZER aus dieser Anzahl behauptet, „dass überhaupt
mehr Menschen lebendig begraben werden, als sich vorsätzlicher Weise um das
Leben gebracht haben." Nach den statistischen Nachweisen von JOSAT würden
noch in der neueren Zeit jährlich 30—40 Menschen in Frankreich bei nicht
völlig erloschenem Leben begraben, weil dem Code zufolge die Beerdigung schon
24 Stunden nach dem Tode statthaft ist, so dass 1869 (20. Jan.) in dem französischen Senat eine weitgehende und sehr ernste Discussion stattfand über die
gesetzgeberischen Massnahmen zur Verhütung der Möglichkeit solcher Uebelstände.
Die Gefahr, lebendig begraben zu werden, behauptet ein amerikanischer Arzt in
der neuesten Zeit, ist durchaus keine Einbildung. Ein jüngst publicirtes Werk in
Italien, meint er, berichtet von 65 authentischen Fällen von Beerdigungen von

Personen, bei welchen nachher entdeckt wurde, dass sie zu jener Zeit noch am Leben waren, und in unserem Lande hören wir, dass Personen aus dem scheinbaren Todesschlafe wieder aufgewacht sind. Es wird, um einige Beispiele anzuführen, als Thatsache verbürgt, dass die berühmte Tragödin Rachel bereits 11 Stunden im Sarge gelegen habe, als sie von ihrem todesähnlichen Zustande wieder aufgewacht und noch mehrere Stunden am Leben geblieben. — Der Cardinal Donnet erzählte im französischen Senat (27. Februar 1866), dass er selbst im Jahre 1826 als junger Priester zusammenbrach und von einem herbeigerufenen Arzt für todt erklärt wurde. Er vernahm deutlich die Anordnungen zu seinem Leichenbegängnisse, ohne sich regen oder einen Laut von sich geben zu können.

Zustände von tiefer, langandauernder Ohnmacht, dem Todesschlafe ähnlich, können nach lange bestehenden, erschöpfenden Krankheiten eintreten und den Tod vortäuschen. Ganz besonders kann dies der Fall sein bei gewissen Krankheiten des Nervensystems (bei Starrsucht, Apoplexie, Schlafsucht etc.), bei plötzlichen Verblutungen, und am grössten ist die Gefahr von der Beisetzung, resp. Beerdigung Scheintodter zu Zeiten heftig wüthender Epidemien (Cholera) und auch nach grossen Schlachten, weil es hier darauf ankommt, viele Leichen schnell zu beseitigen.

Da die sicheren, für Jedermann, auch für den Nichtarzt erkennbaren Todeszeichen, wie wir gesehen haben, erst später auftreten und bis zu dieser Zeit, event. bis zur sonstigen sicheren Feststellung des Todes dieser immerhin noch als zweifelhaft anzusehen ist, so gilt es gerade in diesem Stadium, hergebrachte in verschiedenen Gegenden verschiedene Missbräuche zu verhüten, durch Belehrung und Strafandrohung ihnen entgegenzutreten. Als solche Missbräuche sind, wie auch PAPPENHEIM ausführt, anzusehen: Das zu frühe Waschen des Verstorbenen; das zu frühe Oeffnen der Fenster in dem Sterbezimmer und die zu frühe Verbringung der Verstorbenen auf eine kalte Unterlage oder in einem kalten Raum; das baldige Verschliessen der Athemöffnungen der anscheinend Verstorbenen durch vorgebundene Tücher (um den Austritt von Schaum aus Nase und Mund zu verhüten), durch Auflegen von Tüchern etc.; das Auflegen schwerer Gegenstände auf den Bauch, um die Aufblähung desselben zu verhüten; das zu frühe Strecken der Leiche, das zu frühe Einsargen der Leiche und die zu frühe Verschliessung des Sarges.

Als das sicherste Mittel, die Beerdigung von Scheintodten zu verhüten, kann nur — und dies wird allerseits zugestanden — die o b l i g a t o r i s c h e i n g e f ü h r t e L e i c h e n s c h a u, ausgeübt lediglich von ärztlichen Sachverständigen oder auch von ad hoc geprüften und bestellten nichtärztlichen Leichenschauern, gelten. Welche Vortheile sie gewährt, welche Aufgaben sie zu erfüllen, wenn sie zur Ausführung gelangen soll und wo sie eingeführt ist, darüber belehrt uns der Artikel L e i c h e n s c h a u, Bd. XI, pag. 691.

Als ein Nothbehelf bei dem Mangel einer ausreichenden Todtenschau kann man die gesetzliche Vorschrift ansehen, welche verbietet, die Verstorbenen vor einer bestimmten Zeit zu beerdigen. Es kann in sanitätspolizeilichem Sinne nicht genug gemissbilligt werden, wenn nicht eine gebührend lange Beerdigungsfrist mit Strenge anbefohlen und aufrecht gehalten wird. Nur dort, wo der Tod durch eine vorausgegangene ärztliche Untersuchung festgestellt und bescheinigt ist, soll und kann von der Regel der allgemeinen Beerdigungsfrist abgewichen werden. Diese waren in früherer Zeit im Allgemeinen zu kurz bemessen, und wurden zu Zeiten schwerer Epidemien (Pest) noch mehr reducirt. So bestimmt z. B. das Preussische Pestreglement: Die Leichen (in Pestzeiten) sofort in die Särge zu legen und nicht wie gewöhnlich zum Beschauen den Vorübergehenden zu exponiren, sondern selbige alsobald tief in die Erde zu verscharren und die Gräber mit Kalk zu überschütten. Die geistlichen Gesetze verboten, einen Todten früher als 12 Stunden nach seinem Dahinscheiden, wo derselbe aber eines jähen Todes gestorben, vor 24 Stunden zu beerdigen. Diese letztere Frist war in den meisten Staaten gebräuchlich. In Wien war jedoch schon Ende des vorigen Jahrhunderts angeordnet, dass Niemand eher als volle 24 Stunden nach dem Tode begraben werden solle. Die Beerdigungsfrist ist auch jetzt in den einzelnen Ländern eine sehr verschiedene: in Frankreich darf die Beerdigung nicht vor 24 Stunden, in Holland nicht vor 36, in Oesterreich nicht vor 48, in Preussen (Min.-Rescript vom 13. November 1827) nicht vor 72 Stunden nach dem Tode stattfinden. Die Beerdigungsfrist wird in den südlichen Klimaten im Allgemeinen eine kürzere sein dürfen, als in den nördlichen, wo die Fäulniss langsamer vor sich geht. Für diese letzteren kann die Zeit von 72 Stunden als vollkommen angemessen gelten.

Die Errichtung von Leichenkammern soll, wie von verschiedenen Seiten gewünscht wird, auch dazu dienen, die Möglichkeit des Lebendigbegrabenwerdens auszuschliessen. Man hat aus diesem Grunde bei der Einrichtung derselben diesem Gesichtspunkte eine besondere Bedeutung beigelegt. So bestimmt eine Verfügung in Niederösterreich, dass in jeder Leichenkammer ein Ofen stehen müsse, um im Winter das Erfrieren der Scheintodten zu verhindern; dass die Leichen daselbst in den Särgen mit offenem Deckel und unbedecktem Gesichte liegen sollen; dass ihnen Hände und Füsse nicht gebunden sein dürfen; dass bei dem zunächst anwohnenden Todtengräber sich eine läutende Glocke befinden müsse, deren Schnur von der Decke der Leichenkammer herunterhängt und an der einen Hand der Leiche befestigt wird, so dass bei der geringsten Bewegung des Scheintodten, wenn er in das Leben zurückkehrt, die Glocke läutet; dass die Leichenkammer durch eine Lampe erleuchtet; dass die Thür des Einganges, welche von aussen verschlossen wird, von innen ohne Beschwerde zu öffnen sein müsse. Andere verlangen sogar, dass die Beaufsichtigung der Leichenkammern nicht nebenher durch die Todtengräber, sondern durch verantwortliche Leichendiener geschehen müsse, und dass diese vor ihrer Anstellung einen bündigen Unterricht über die Behandlung der Scheintodten erhalten sollten, dass die in den Todtenkammern untergebrachten Leichen durch 48 Stunden beobachtet und vor ihrer Beerdigung noch einmal von den Todtenbeschauern über die Wirklichkeit der bereits eingetretenen Fäulniss untersucht werden.

Man hat. darüber gestritten, ob die Leichenhäuser nach der Anordnung von Zellen, in welchen je eine Leiche gesondert aufbewahrt, oder nach dem System von Hallen, resp. grossen Sälen, in welchen eine grössere Anzahl von Leichen gemeinsam untergebracht werden, eingerichtet sein sollten, und hat für die Leichenzellen gegenüber den Leichensälen geltend gemacht, dass in jenen dem zum Leben zurückkehrenden Scheintodten der Anblick der neben ihm liegenden Leichen erspart und ein Local gegeben sei, in welchem er weniger den Ort vermuthet, in welchem er sich befindet. Allein mit vollem Recht wird auf die Uebertriebenheit dieser Art von Forderungen hingewiesen, da ja sonst die Leichen auch nicht in Särge, sondern in Betten gelegt, nicht mit Blumen geschmückt werden dürften, und die Leichenhalle überhaupt dann ein ganz anderes Aussehen erhalten müsste.

Es sind schon seit früherer Zeit verschiedenartige Apparate construirt und in den Leichenkammern angebracht worden, um das etwaige Erwachen eines Scheintodten sofort anzuzeigen, so der PRESSLER'sche Wecker, das BERCHTHOLD'sche Todtenbett, die MEYER'sche Leichenzelte u. s. w. Alle diese mechanischen Vorrichtungen sind in der Neuzeit verlassen und aufgegeben. Erwähnenswerth und bekannt sind die Einrichtungen der Leichenkammern und die daselbst angebrachten Vorsichtsmassregeln zur Beobachtung Scheintodter in Frankfurt a. M. und in München. Das Leichenhaus auf dem Frankfurter Friedhofe, 1828 eröffnet, enthält 10 Zellen, in deren Mitte das Wächterzimmer sich befindet, von jenen durch hermetisch geschlossene Fenster getrennt, durch welche die Zellen leicht zu übersehen sind. Die etwa 20 Fuss hohen Zellen laufen in Kuppeln aus, welche beliebig geöffnet und durch welche die Dünste aufsteigen können. Von oben erleuchtet, können sie von unten geheizt und mit warmer Luft versehen werden und haben einen Luftzugcanal, der das Zuströmen reiner Luft ermöglicht. Die hier beigesetzten Leichen liegen auf einem mit Rollen versehenen Gestelle. Es ist eine Einrichtung vorhanden, die Finger der Leichen mit einem konischen Fingerhute zu versehen, welcher, durch eine Schnur mit einer Glocke verbunden, bei der geringsten Bewegung der Finger, jene über dem bezifferten Fenster der Zelle in Bewegung setzt. An das Zimmer des Wächters schliesst sich ein Wiederbelebungszimmer und Badestube an. „Bis jetzt, heisst es an der Stelle, der ich dies entnehme, ertönte nur einmal die Glocke, ohne dass dies aber das Zeichen einer Lebensäusserung gewesen wäre. Zersetzungsgase hatten nämlich den Bauch der Leiche aufgetrieben und die Glocke hierdurch in Bewegung gesetzt." — Das Leichenhaus auf dem Münchener nördlichen Friedhof, und ganz conform sind auch die anderen Leichenhäuser dort beschaffen, enthält 4 grosse Leichensäle, die durch Oefen geheizt und mittelst eigener Saugkamine und Ventilationsschlote ventilirt werden können. Die Leichen liegen auf Sarkophagen. Zwischen je zwei Leichensälen liegt ein Wärterzimmer, in welchem der Wecker mit Auslöswerk aufgestellt ist, zu welchem die von den Leichen ausgehenden Züge geführt sind. Ueber jedem Sarkophage ist an der Decke und dem hier angebrachten Apparate eine Seidenschnur angeknüpft, welche in ungefähr 30 Cm. Abstand vom Todten mit einem doppelten Eisenhaken schliesst. Soll ein Todter mit dem Zuge in Verbindung gebracht werden, so werden um die Mittelfinger beider Hände, welche auf die Brust zu liegen kommen, zwei gesonderte Messingringe geschoben. Von den beiden Ringen läuft eine circa 45 Cm. lange Seidenschnur, welche am Ende mit einem kleinen Gewicht versehen, mehrfach um die beiden Haken geschlungen wird, und mit dem Wecker in Verbindung stehen. Bei der geringsten Zuckung durch den Scheintodten fällt die Schnur mit dem Gewichte an der Decke von seinem Röllchen herab, verursacht einen starken Zug am Wecker und ein starkes Aufschlagen. An dem herabgefallenen Gewicht findet der Wächter schnell den Körper, welcher eine Bewegung machte. Auch in München ist, wie der Berichterstatter ZENETTI auf der Versammlung des deutschen Vereins für öffentliche Gesundheitspflege in Stuttgart (1879) mittheilte, seit Bestehen der Leichenhäuser (1792) noch kein Fall des Wiedererwachens eines Scheintodten constatirt worden.

Die Leichenhäuser sind nach unserem Dafürhalten nicht geeignet, den Schutz vor dem Lebendigbegrabenwerden zu gewähren. Ihre Errichtung ist dringend zu wünschen, um die Leichen nicht zu lange in den Wohnräumen unter den Angehörigen zu belassen, um durch ihre Entfernung aus der Familie die Hinterbliebenen namentlich bei ansteckenden Todesursachen und zu Zeiten von Epidemien vor Ansteckungsgefahren zu wahren, um ihnen den harten Schmerz, der beim Anblick des Verschiedenen sich stets erneuert, zu mildern. Die Ueberbringung in das Leichenhaus darf aber erst dann geschehen, wenn durch die vorgenommene Leichenschau der Tod sichergestellt ist, und wenn diese durch Sachkundige, sei es durch Aerzte oder durch ad hoc geprüfte Leichenschauer vorgenommen wird, wird jener auch schon in einem früheren Stadium durch die Anwesenheit mehrerer Merkmale mit Sicherheit constatirt werden können.

Literatur: Lehrbuch der gerichtlichen Medicin für Aerzte und Juristen. Von Ernst Buchner. II. Aufl. von Hecker. München 1872, pag. 203 ff. — Praktisches Handbuch der gerichtlichen Medicin. Von Joh. Ludwig Casper. 1864, IV. Aufl. II, pag. 18 ff. — Lehrbuch der gerichtl. Medicin etc. Von Dr. J. H. Schönmayer etc. Erlangen 1874, IV. Aufl., pag. 166. — Ueber die neuesten und sichersten Ermittlungen des Scheintodes etc. Von Prof. Dr. M. Rosenthal. Wien. med. Presse. 1876, Nr. 14. — Ein sicheres Zeichen des eingetretenen Todes für Aerzte und Laien. Von Dr. Hugo Magnus. Virchow's Archiv. LV, 1872, pag. 511 ff. — Ueber das Sterben und die Kennzeichen des eingetretenen Todes. Inaug.-Diss. Von Joh. Th. Pohle. Berlin 1879. — Bouchut, Traité des signes de la mort. 1849. — A. Tomassia, Dell influenza del systemo nervoso sull irrigidimento cadaverico. Rivista sperim di freniata etc. Virchow-Hirsch. 1882, I, pag. 495 u. 1885, I, pag. 518. — P. Pellacani, L'irrigidemendo cadaverico etc. Annal. universali di medicina. Virchow-Hirsch. 1884, I, pag. 462. — Scheintod, Wiederbelebung und erste Mittel bei plötzl. Verunglückungen. Von Geh. Rath Prof. Dr. Skrzeczka. Börner's Reichs-Medicinal-Kalender für Deutschland. 1886, pag. 169. — Artikel: Asphyxie. Von Dr. Lothar Meyer. Handb. des öffentl. Gesundheitswesens etc. von Hermann Eulenberg, Berlin 1881. I, pag. 175 ff. —

Die Behandlung Verunglückter bis zur Ankunft des Arztes etc. Von Dr. Pistor. Berlin, Th. Chr. Fr. Enslin. — Zander, Ueber die Anwendbarkeit des Schulze'schen Handgriffs bei Ertrunkenen. Deutsche med. Wochenschr. 1878, pag. 296. — Wiener Freiwillige Rettungs-Anstalt. IV. Aufl. Wien 1887, Verlag der Gesellschaft. — System einer vollständigen medic. Polizei. Von Joh. Peter Frank. Frankenthal 1793, pag. 187 ff. X, 2. Abth., V. Abschn. Von der Gefahr lebendig begraben zu werden. — Ueber Scheintod und zu frühe Beerdigung. Von Flachs. Schmidt's Jahrbücher. 1871. CLI, pag. 238 ff. — Cremation in its sanitary aspects by John O. Marble. Boston medical and surgical Journal 1885, pag. 127 ff. — Die Lehre vom Tode und Scheintode. Von van Hasselt. Deutsch übersetzt von Theile. Braunschweig 1862. — Das Gesundheitswesen etc. Von Dr. Lorenz v. Stein. Stuttgart 1882. Art. Todtenbeschau, Begräbnisswesen, pag. 208 ff. — Encyclopädisches Wörterb. der Staatsarzneikunde. Von Kraus und Pichler. III, 1. Hälfte. Art. Leichenschau, Todtenbeschau. Stuttgart. Enke, 1875, pag. 15 ff. — Ueber Nothwendigkeit und Anlage von Leichenhäusern. VII. Versammlung des deutschen Vereines f. öffentl. Gesundheitspflege zu Stuttgart, 1879. — Deutsche Vierteljahrsschr. f. öffentl. Gesundheitspflege. 1880, XII, pag. 163 ff. — Frankfurt a. M. in seinen hygienischen Verhältnissen u. Einrichtungen. Festschrift etc. Frankf. 1881, pag. 407.   Baer.

Schelesnowodsk, Kosakenstanitza, $2^1/_2$ Meilen von Pjätigorsk (s. d. Artikel) mit Eisensäuerlingen von 13—42° C., deren vorzüglichste Bestandtheile Natronsulphat und Kalkcarbonat zu sein scheinen. Daselbst auch eine Kumysanstalt.

B. M. L.

Scheitelbein, s. Schädel, XVII, pag. 367.

Schenkelbeuge, Verletzungen, Erkrankungen und Operationen in derselben.

A. Anatomische Vorbemerkungen. [1])

Unter Schenkelbeuge (*inguen* lat., *aine* franz., *groin* engl.) versteht man die den Uebergang zwischen Bauch und Becken einer- und Oberschenkel anderseits vermittelnde Gegend unmittelbar ober- und unterhalb des POUPART'schen Bandes, in deren Mitte die der Beugung des Oberschenkels entsprechende Falte gelegen ist. Es kommt in dieser Region ganz besonders die zwischen dem *Lig. Pouparti* und dem oberen Beckenrande befindliche Lücke, durch welche wichtige Gebilde hindurchtreten, in Betracht. Diese Lücke zeigt zwei neben einander liegende Abtheilungen, eine äussere *Lacuna muscularis*, die den grösseren Theil des freien Zwischenraumes in Anspruch nimmt und von dem durchtretenden *M. ileo-psoas* erfüllt ist, und eine innere Abtheilung, *Lacuna vasorum femoralium*, die unter dem inneren Drittel des POUPART'schen Bandes gelegen ist und eine ungefähr dreieckige Form besitzt. Der innere Winkel dieses Dreieckes ist durch das sogenannte *Lig. Gimbernati* ausgefüllt, das aber durchaus keine selbständige Bildung, am wenigsten ein Band ist, sondern die Insertion der Aponeurose des *M. obliquus abdominis externus* an der *Crista pubis* darstellt. Der concave, leicht durchzufühlende Rand des GIMBERNAT'schen Bandes begünstigt eine sehr starke Einklemmung von Schenkelhernien in hohem Grade. Die *Lacuna vasorum* wird von den Schenkelgefässen, der nach aussen gelegenen *Arteria* und der innen, neben ihr befindlichen *Vena femoralis* oder *cruralis* nicht ganz eingenommen; vielmehr bleibt nach innen von ihnen eine das Einführen des kleinen Fingers gestattende Lücke, der sogenannte Schenkelring oder *Annulus cruralis* übrig. Derselbe ist übrigens nicht, wie etwa der *Annulus inguinalis*, ohne Weiteres durchgängig, sondern durch das Peritoneum und *Fascia transversa* geschlossen, die zusammen eine Scheidewand (J. CLOQUET'S *Septum crurale*) bilden, welche bei ihrer sehr wechselnden Stärke leicht und häufig das Hervortreten von Eingeweiden aus der Bauchhöhle gestattet. Von grosser Bedeutung für die hier austretenden Schenkelhernien ist auch die *Fascia lata*, deren oberflächliches Blatt, in ganzer Länge mit dem POUPART'schen Bande fest verwachsen, nur bis in die Gegend der Einmündung der *V. saphena magna* in die *V. femoralis* eine sehnenartig feste Membran darstellt, daselbst aber mit einem sichelartig geformten, nach innen concaven Rande die *Plica, Incisura* oder den *Processus falciformis* darstellt, während der von demselben begrenzte, auch als *Fovea ovalis* bezeichnete Raum, welcher die gedachte Einmündungsstelle umfasst, von einer lockeren, grössere oder kleinere

Lücken enthaltenden elastischen Lamelle bedeckt wird, die, von Fett, Lymphdrüsen, durchtretenden Gefässen freipräparirt, siebartig durchlöchert erscheint, daher *Lamina cribrosa* genannt worden, und dadurch von Bedeutung ist, dass unter sie die *Hernia cruralis* zunächst zu liegen kommt, durch ihre Lücken hindurchdringt und in diesen eingeklemmt werden kann. Der nach innen von den Schenkelgefässen gelegene Raum wird von den Einen, die gesammte *Lacuna vasorum* von den Anderen sehr überflüssiger Weise als *Canalis cruralis* bezeichnet. — Der *N. femoralis*, an der Aussenseite der Schenkelgefässe gelegen und von ihnen durch eine Fortsetzung der *Fascia iliaca* geschieden, zerfällt unmittelbar nachdem er über dem Beckenrand fortgetreten ist, in zahlreiche Endäste. Von den Schenkelgefässen giebt die *Art. femoralis*, dicht unter dem Schenkelbogen, ausser kurzen Zweigen zu den Muskeln, den Inguinaldrüsen und der Haut, einige längere, oberflächliche Aeste, die *Art. epigastrica superficialis*, die *Art. circumflexa ilei superficialis* und zwei bis drei *Artt. pudendae externae* ab und zweigt 3—5 Cm. unter dem Schenkelbogen, selten höher oder tiefer an ihrer hinteren Wand die *Art. profunda femoris* ab. Bei abnormem Verlaufe der *Art. obturatoria*, dem sogenannten „Todtenkranz", kann sich diese auf der oberen Fläche des *Lig. Gimbernati* befinden und bei ausgiebigem Einschneiden desselben verletzt werden. Die *Vena femoralis* nimmt an der schon beschriebenen Stelle, an ihrer vorderen Fläche, die *Vena saphena magna* auf, indem diese im Bogen das untere Horn der *Incisura falciformis* überschreitet. — Die L y m p h d r ü s e n der Schenkelbeuge *(Glandulae inguinales)*, welche daselbst eine so grosse Rolle spielen, zerfallen in *Gl. inguin. superficiales* und *profundae*. Die oberflächlichen Drüsen umgeben die Einmündungsstelle der *V. saphena* und erstrecken sich in der Zahl von 6—13 an der Vorderfläche des Oberschenkels herab, selten bis zur Spitze des Dreiecks, welches der *M. sartor.* mit dem oberen Rande des *M. adductor longus* bildet. Sie nehmen die oberflächlichen Lymphgefässe der unteren Extremität, der unteren Partie des Unterleibes, der Gesäss- und Perinaealgegend und der äusseren Genitalien auf. Die t i e f e n Lymphdrüsen, 3—4 an der Zahl, selten mehr, liegen unter dem oberflächlichen Blatte der *Fascia lata*, in der Nähe des *Annulus cruralis* (eine der Drüsen trägt zum Verschluss desselben bei) und neben den Schenkelgefässen. Sie nehmen hauptsächlich die tiefen Lymphgefässe der Unterextremität auf.

In Betreff der auf die *Hernia inguinalis* und die *H. cruralis* bezüglichen anatomischen Verhältnisse vergl. B r ü c h e, Bd. III, pag. 452, 457.

B. W u n d e n u n d a n d e r e V e r l e t z u n g e n d e r S c h e n k e l b e u g e.

Während C o n t u s i o n e n der Weichtheile, welche das Knochengerüst unversehrt lassen, dieselben Zufälle verursachen, wie in anderen Körpergegenden, aber ausserdem noch Drüsenentzündungen und bisweilen auch Aneurysmen nach sich ziehen können, sind die Erscheinungen, wenn daselbst befindliche Hernien oder leere Bruchsäcke oder ein retinirter Hode von der Contusion betroffen werden, viel bedeutender und gefährlicher. Dasselbe ist der Fall, wenn beim Vorhandensein dieser Zustände ein lange fortgesetzter Druck, z. B. der eines schlecht passenden Bruchbandes oder eine andauernde R e i b u n g stattfindet. Excoriationen, phlegmonöse und Drüsenentzündungen, Abscesse, Entzündungen der Bruchsäcke sind die nicht seltene Folge davon. Indessen auch Gangrän der Haut ist möglich, wenn der Druck ein lange fortgesetzter ist, wie er namentlich bei der zur Behandlung von Femoral-Aneurysmen angewendeten, theils instrumentellen, theils digitalen Compression in Betracht kommt, bei der übrigens auch durch Druck auf die *V. femoralis* entstandene Phlebitiden beobachtet sind. — V e r b r e n n u n g e n und A n ä t z u n g e n sind, wenn wir von der künstlich, z. B. zur Eröffnung von Bubonen, gemachten Application von Aetzmitteln absehen, meistens so ausgedehnt, über den Unterleib und Oberschenkel sich erstreckend, dass dadurch sehr umfangreiche und feste Narbenstränge herbeigeführt werden, welche den Oberschenkel in dauernder Flexion gegen den Rumpf erhalten. Die einzige Behandlungsweise, welche auf Erfolg hier, wie an anderen Körperstellen, wo Aehnliches stattgefunden hat, rechnen kann,

besteht in der Umschneidung der Narbe mit einem nach unten bogenförmigen
Schnitte, Loslösung derselben in ganzer Ausdehnung und Heilung des entstandenen
Defectes bei normaler Körperstellung nach bekannten Regeln. Anderweitige, in der
Schenkelbeuge vorkommende N a r b e n, namentlich nach Ulcerationen, Fisteln und
Drüsenentzündungen, wenn sie sehr unregelmässig sind, eine unbequeme Spannung
verursachen, sich leicht excoriiren, z. B. in Folge des Druckes eines Bruchbandes,
müssen in ihrer Beschaffenheit dadurch verbessert werden, dass man sie mit
elliptischen Schnitten exstirpirt und eine lineare Narbe zu erzielen sucht. —
Von W u n d e n der Schenkelbeuge kommen hier nur diejenigen in Betracht,
welche nicht durch einen operativen Kunstact gemacht sind. Ihre Bedeutung
beruht hauptsächlich darauf, ob sie blos die Haut und das Unterhautbindegewebe
betreffen, oder ob sie tiefer eindringen und dabei den Inguinalcanal eröffnen, den
Samenstrang oder das runde Mutterband verletzen, oder die Bauchwand durchdringen, in einer penetrirenden oder nicht penetrirenden Wunde bestehen, endlich
ob sie Gefässe von Bedeutung, wie die *Vasa iliaca, cruralia, epigastrica* u. s. w.
verwunden. Da Schnitt- und Hiebwunden für diese Gegend wenig in Frage
kommen, handelt es sich mehr um S t i c h w u n d e n, die theils durch spitzige
Werkzeuge (Dolche, Messer), theils durch stumpfere (Lanzenspitzen, das Horn
eines Stieres u. s. w.) zugefügt sein können, vor Allem aber auch um S c h u s s-
w u n d e n, welche in dieser Gegend keinesweges selten sind, und, selbst wenn die
Schenkelgefässe bei ihnen unverletzt geblieben waren, häufig mit Verletzung des
Hüftgelenks, der Blase, des Mastdarms und anderer Beckentheile verbunden sind,
so dass aus den vorhandenen Schussöffnungen nicht selten ein Austritt von Urin
und Koth stattfindet und aus denselben sich Urin- und Kothfisteln bilden können.
Auch R i s s w u n d e n kommen in dieser Gegend vor, theils bei normal beschaffener
Haut, theils, wenn bei pathologisch stark gespannter Haut, z. B. bei Hüftgelenks-
contracturen, gewaltsame Streckungsversuche gemacht wurden. — W a s d i e V e r-
w u n d u n g e n d e r S c h e n k e l g e f ä s s e anlangt, so ist von ihnen Alles das giltig,
was wir bereits in dem Artikel O b e r s c h e n k e l (Bd. XIV, pag. 472) angeführt
haben, desgleichen in Betreff der Verletzungen der N e r v e n (ebendaselbst, pag. 474).
— F r e m d k ö r p e r kommen in der Schenkelbeuge sehr verschiedenen Ursprunges
vor. Zunächst können solche, wie Kugeln, Schrotkörner u. s. w., von aussen in
dieselbe eingedrungen und in ihr stecken geblieben sein. Mindestens ebenso häufig
aber sind die Fremdkörper, denen man daselbst begegnet, im Inneren des Körpers
entstanden. Dieselben können bestehen in abgesprengten Bruchsplittern, necrotischen
Sequestern, cariösen Knochenstücken (aus Senkungsabscessen), Knochenneubildungen
oder Verknöcheruugen, die durch irgendwelche Umstände frei geworden sind, ferner
in Concretionen, welche ursprünglich in Eingeweidehöhlen entstanden sind, z. B.
Blasensteinen aus einer Cystocele, dem Inhalt von Dermoidcysten des Eierstockes,
ferner Gallensteinen, die, ebenso wie mancherlei in den Darmcanal vom Munde oder
vom Mastdarme aus gelangte Fremdkörper (namentlich Fischgräten, Nadeln u. s. w.),
nach längerem oder kürzerem Aufenthalte den Darmcanal und die Bauchwand
durchbohrt haben und in die Schenkelbeuge gelangt sind. Sehr gewöhnlich verursachen diese von innen nach aussen vordringenden Fremdkörper Abscésse, welche,
wenn sie spontan sich eröffnen, in hartnäckig fortbestehende Fisteln sich umwandeln,
die nebenbei, je nach den Umständen, auch Koth und Urin entleeren können.
Nach Ausziehung des Fremdkörpers pflegen derartige Abscesse und Fisteln ohne
grosse Schwierigkeit zu heilen, was man von den aus brandigen Brüchen hervorgegangenen, ebenfalls in der Schenkelbeuge zu beobachtenden Kothfisteln, die auch
bisweilen Fremdkörper, wie Kirsch-, Pflaumenkerne u. s. w. entleeren, nicht
sagen kann. — Eine ähnliche Rolle wie die Fremdkörper spielen manchmal auch
E n t o z o e n, meistens Spul-, sehr selten Bandwürmer. Sie können nämlich, wie
jene, Perforationen, Abscesse und Fisteln veranlassen, andererseits aber auch nur
zufällig aus dem Darmcanal in einen mit demselben communicirenden Congestions-
abscess und von da nach aussen gelangt sein, oder aus einer bestehenden Koth-

fistel sich entleeren. Endlich sind auch in der Inguinalgegend bubonenähnliche Tumoren beobachtet, deren Inhalt eine *Filaria Medinensis* war.

C. Erkrankungen in der Schenkelbeuge.

a) Erkrankungen der Haut. Die Hautaffectionen, welche die ganze Körperoberfläche befallen, seien es acute, z. B. acute Exantheme, Erysipelas, Furunkel, oder chronische, finden sich begreiflicherweise auch in der Schenkelbeuge. Syphilitische Exantheme kommen mit Vorliebe in derselben vor, ebenso andere syphilitische Affectionen, die sich direct von der Gegend der Genitalien dahin weiterverbreiten können. Besonders disponirt ist diese Gegend zu Intertrigo, die von einer leichten Röthung bis zu tief gehenden Excoriationen, Fissuren, Ulcerationen sich verschlimmern kann. Das gewöhnliche Vorkommen derselben betrifft junge Kinder oder sehr fettleibige Personen, anderseits kann sie bei Hüftgelenks-Contracturen und bei Harn- und Kothfisteln in dieser Gegend, wenn nicht für die scrupulöseste Reinlichkeit Sorge getragen wird, leicht auftreten. — Hautgeschwüre finden sich in der Schenkelbeuge; sehr häufig stehen sie mit Drüsenanschwellungen oder Drüsenverhärtungen in Verbindung und sind deshalb meist dyskrasischen, namentlich scrofulösen oder syphilitischen Ursprunges, können aber auch aus Haut-Necrose in Folge von Urin-, Koth-Infiltration hervorgegangen sein. Sehr oft zeigen sie, vermöge ihrer unregelmässigen Gestalt, ihrer weit unterminirten und verdünnten Hautränder, erst dann eine Neigung zur Heilung, wenn man die letzteren regularisirt und abgetragen hat. Primär-syphilitische Geschwüre können in der Schenkelbeuge namentlich durch Infection eröffneter Bubonen oder daselbst befindlicher Blutegelstiche herbeigeführt werden und grosse Zerstörungen anrichten; selten aber sind die durch Zerfall von Gummiknoten in dieser Gegend entstandenen Geschwüre. Häufiger kommen die durch Aufbrechen von Drüsen-Carcinomen entstandenen Krebs-Geschwüre vor, die, ebenso wie alle anderen tief greifenden Geschwüre dieser Gegend, durch Corrosion der Gefässe, namentlich der *Vena femoralis*, sehr gefährlich werden und tödtliche Blutungen veranlassen können. — Die Fisteln dieser Gegend können ebenfalls den verschiedensten Ursprung haben und äusserst vielgestaltig sein. Sie können aus einer phlegmonösen oder Drüsen-Entzündung in der Gegend selbst hervorgegangen sein, oder es lässt sich ihr Ursprung auf eine Eiterung in der Bauchwand, der *Fossa iliaca*, auf eine Perityphlitis, oder einen von der Wirbelsäule, dem Becken oder Hüftgelenk stammenden Senkungsabscess, oder einen in der Schenkelbeuge befindlichen Fremdkörper (s. oben) zurückführen. So variabel unter diesen Umständen ihr ganzes Verhalten ist, so verschieden muss auch ihre Behandlung sein, bei der bisweilen wegen der Nähe von Körperhöhlen oder grossen Gefässen, deren Eröffnung man zu vermeiden hat, statt des Messers, allmälig wirkende Dilatationsmittel zu gebrauchen sind. Ausser den bisher angeführten Eiterfisteln kommen in dieser Gegend auch, wie erwähnt, Harn- und Kothfisteln vor, die eine specielle Behandlung erfordern.

b) Erkrankungen des Bindegewebes. Phlegmonen, theils subcutane, theils intermusculäre, können theils in der Schenkelbeuge selbst entstanden sein, theils sich dahin vom Oberschenkel, den Genitalien, dem Damme fortgepflanzt haben; zu ihrer Behandlung sind, wenn sie, wie gewöhnlich, diffus sind, zahlreiche Incisionen erforderlich. Sind dagegen umschriebene phlegmonöse kalte oder Senkungs-Abscesse vorhanden, so muss man immer an die Möglichkeit einer Complication mit einer Hernie denken und die Eröffnung vorsichtig, d. h. schichtweise, wie bei der Freilegung eines Bruchsackes, ausführen; denn es kann sich in der That um einen Abscess in der Umgebung einer entzündeten Hernie, um die Entzündung und Eiterung eines leeren Bruchsackes, um eine Eiterung in der Nähe einer nicht entzündeten Hernie handeln. Ebenso erschweren eiternde oder nicht eiternde Bubonen, die mit den Abscessen gleichzeitig vorhanden sind, die

Diagnose sowohl als die Behandlung beträchtlich. Zu weiteren Zweifeln geben die Senkungs-Abscesse Anlass, die aus sehr verschiedenen Gegenden stammen und an sehr difficilen Stellen zum Vorschein kommen können. So findet man Senkungs-abscesse, von einer Caries der Wirbelsäule ausgehend, unter dem POUPART'schen Bande, in der Scheide des *M. ilio-psoas,* von wo aus sie vermittelst eines Schleimbeutels das Hüftgelenk perforiren können, während umgekehrt auch der Eiter aus dem Hüftgelenk in die Scheide des *Ilio-psoas* gelangt sein kann. Weitere aus dem Becken herrührende Abscesse, wie die Abscesse der *Fossa iliaca,* welche aus einer Perimetritis, Perityphlitis u. s. w. hervorgegangen sind, können sich durch die Scheide des Cruralnerven, oder der Cruralgefässe, oder durch das *Foramen obturatorium* nach dem Oberschenkel verbreiten. In zweifelhaften Fällen ist daher, ausser einer sehr genauen Untersuchung der ganzen Nachbarschaft, auch auf die Erhebung der Anamnese einiger Werth zu legen. Einzelne Phlegmonen verdanken ihre Entstehung der Urin- oder Koth-Infiltration des Bindegewebes, die wir schon kennen gelernt haben, während die Luft-Infiltration, das Emphysem, je nach seinem Ursprunge, von verschiedener Bedeutung ist, indem das aus den Luftwegen stammende Emphysem hier, wie an anderen Körperstellen, leicht zur Resorption gelangt, wogegen die Infiltration mit Darmgasen, und noch mehr das Zersetzungs-Emphysem bei brandigen Brüchen eine weit ungünstigere Prognose geben. Blut-Infiltrationen endlich, wenn sie nicht etwa durch das Platzen eines Aneurysmas, oder die Zerreissung eines Bruchsackes entstanden sind, verhalten sich in der Schenkelbeuge ebenso, wie an anderen Körperstellen.

c) Erkrankungen der Blutgefässe. An erster Stelle sind hier die traumatischen und die wahren Aneurysmen der Schenkelbeuge zu nennen, welche sowohl von der *Art. iliaca externa,* als der *Art. femoralis communis* ausgehen können, indem die Aneurysmen der erstgenannten Arterie bis in jene Region hinabreichen und sie mit ausdehnen können. Die Diagnose eines Aneurysmas ist keineswegs immer leicht und auf der Hand liegend; selbst angesehenen Chirurgen sind Verwechslungen mit Hernien, Bubonen und Tumoren dieser Gegend vorgekommen. Erschwert kann die richtige Erkenntniss noch durch das Vorhandensein eines beträchtlichen Oedems, eines Abscesses in der Nähe des Aneurysmas, eines Bubo oder einer anderen Geschwulst sein. In Betreff der Behandlung verweise ich auf den Artikel Aneurysma (Bd. I, pag. 412 ff.), ebenso wie bezüglich der bisweilen nach Verletzungen erfolgenden Ausbildung eines *Aneurysma arterioso-venosum* (pag. 435 ff.). — Unter den Erkrankungen der Venen ist das Hineinreichen von Varices bis in die Schenkelbeuge bemerkenswerth, namentlich das Vorkommen eines hasel- bis wallnussgrossen Varix der *V. saphena* an ihrer Einmündungsstelle in die *V. femoralis;* sehr selten ist eine Erweiterung der letzteren selbst. Die Venen-Thrombose oder Phlebitis ist gerade in der Schenkelbeuge wegen der oberflächlichen Lage des Gefässes leicht an dem harten und schmerzhaften Strange, in welchen die Vene verwandelt ist, zu erkennen; ihr Ausgang ist bekanntlich von der Ausdehnung der Thrombosirung und deren weiterem Verhalten abhängig (vergl. den Artikel Venenentzündung). Von grosser Bedeutung sind die in der Schenkelbeuge gelegenen cavernösen Geschwülste, weil sie vermöge ihres wahrscheinlichen Zusammenhanges mit den grossen Venen der Gegend die Exstirpation kaum zulassen.

d) Erkrankungen der Lymphgefässe und Lymphdrüsen. Lymphangiectasieen, Lymph-Varices sind in der Schenkelbeuge, am oberen Theile des Oberschenkels und an den Genitalien mehrfach beobachtet, ebenso die aus ihnen hervorgegangenen Lymphorrhoeen und Lymphfisteln. Die varicösen Lymphgefässgeschwülste, Lymphome hat man bis zu Faustgrösse (NÉLATON) beobachtet. Die Behandlung dieser Zustände ist bisher fast durchweg eine erfolglose gewesen; die Exstirpation der grösseren Geschwülste ist entschieden lebensgefährlich. Ueber die Lymphgefässentzündung ist für diese Gegend nichts von dem Gewöhnlichen Abweichendes anzuführen (vergl. Lymphangitis,

Bd. XII, pag. 359) und in Betreff der in der Schenkelbeuge so ausserordentlich wichtigen Lymphdrüsenentzündung möge hier auf den umfassenden Artikel Bubo (Bd. III, pag. 535 ff.) verwiesen werden.

e) Erkrankungen der Muskeln. Dieselben betreffen in erster Linie den wichtigsten Muskel dieser Gegend, den *M. ilio-psoas,* der von idiopathischer oder fortgepflanzter Entzündung befallen sein, Eitersenkungen verbreiten, in einem Zustande von Contractur oder theilweiser Ossification sich befinden kann, so dass das Hüftgelenk dabei mehr oder weniger vollständig ankylotisch ist. Auch die Ursprünge der anderen Muskeln dieser Gegend am Becken, wie der *Mm. rectus femoris* und der Adductoren können Ossificationen zeigen; die in den letzteren sind bekanntlich „Reiterknochen" (BILLROTH) genannt worden.

f) Erkrankungen der Knochen. Es kommen hier zunächst die oft in bedeutendem Umfange in der Schenkelbeuge zu fühlenden Knochen-Stalaktiten in Betracht, wie sie bei höheren Graden der deformirenden Hüftgelenksentzündung *(Malum coxae senile),* bei nicht reponirten Luxationen des Oberschenkels und bei Frakturen am oberen Theile desselben, die mit einem wuchernden Callus geheilt sind, beobachtet werden. In allen diesen Fällen pflegt eine Schweroder Unbeweglichkeit des Hüftgelenkes vorhanden zu sein. Anderseits werden die Beckenknochen nicht selten von Caries oder Necrose befallen, auch kann durch ein Inguinal-Aneurysma eine Usur an denselben herbeigeführt sein. Auf alle diese verschiedenen Zustände näher einzugehen würde nicht am Platze sein.

g) Geschwülste. Ausser den schon genannten Lymphdrüsenentzündungen oder Bubonen, die, wenn sie indolent sind, Geschwülsten ähnlich sehen, kommen in der Schenkelbeuge noch verschiedene andere Neubildungen theils gut-, theils bösartiger Natur vor. So findet man daselbst Cystenbildungen, deren Entstehungsweise, ebenso wie an anderen Körperstellen, die verschiedenartigste sein kann. Es kann z. B. der einzige in der Schenkelbeuge regelmässig vorhandene Schleimbeutel, nämlich der des *M. ilio-psoas,* oder ein in jener Gegend gebildeter accidenteller Schleimbeutel in ein Hygrom verwandelt sein; es kann ein durch seröse Flüssigkeit ausgedehnter obliterirter Bruchsack, oder eine Cyste vorliegen, die zu einem bestehenden Bruche, indem sie in dessen Bruchsacke oder einem Divertikel desselben, oder in seiner nächsten Nachbarschaft entstand, in nahen Beziehungen steht; es kann ferner eine Cyste des Samenstranges (die sogenannte *Hydrocele funiculi spermatici)* oder des runden Mutterbandes, endlich ein Echinococcussack vorhanden sein, der theils in der Gegend allein sich entwickelt, theils aus dem Becken oder vom Oberschenkel her in dieselbe hinein sich erstreckt hat. Sehr selten sind in der Schenkelbeuge auch Dermoidcysten, oder Cysten mit fötalen Inclusionen beobachtet worden. Selbstverständlich ist in der grössten Mehrzahl der Fälle nicht nur die Diagnose der Cysten an sich, sondern viel mehr noch die Ermittelung ihres Ursprunges mit sehr erheblichen Schwierigkeiten verbunden. Die Fluctuation ist von nur untergeordneter Bedeutung, die Transparenz fehlt oft, die Explorativ-Punction, wenn sie, wie gewöhnlich, eine helle, seröse Flüssigkeit herausbefördert, bietet auch nichts Charakteristisches und nur dann, wenn man darin Echinococcen-Inhalt erkannt, ist die Diagnose gesichert. Es wird daher die letztere in der Mehrzahl der Fälle ganz zweifelhaft bleiben und nur die Möglichkeit, unter Umständen einzelne Zustände, z. B. Hernien, ganz auszuschliessen, gestattet bisweilen eine Wahrscheinlichkeits-Diagnose. — Bei den in der Schenkelbeuge vorkommenden Fettgeschwülsten kann es sich um ein gewöhnliches, subcutanes, oft recht grosses, bisweilen gestieltes Lipom, oder um eine Fetthernie handeln, bei welcher letzteren, wenn sie in Entzündung versetzt wird, Erscheinungen vorkommen können, die denen einer Einklemmung sehr ähnlich sind und wiederholt schon Anlass zur Ausführung von Herniotomieen gegeben haben. Wir gedenken noch der sehr seltenen, bisweilen in der Gegend des Samenstranges und der Schenkelbeuge vorkommenden Gummigeschwülste, bei denen die schnelle Besserung, welche das Jodkalium herbeiführt, von diagnostischer Wichtigkeit ist,

32 *

sowie der Enchondrome, die sowohl in den Weichtheilen entstanden, als
vom Knochen, namentlieh dem horizontalen Schambeinaste entsprungen sein und
in diesem Falle bisweilen ein enormes Gewicht erreichen können. Anscheinende
Knochengeschwülste bestehen wohl meistens in den schon angeführten, von
den Knochen ausgehenden Knochenneubildungen, oder in Verknöcherungen der
Muskeln. — Fibrome eigenthümlicher Art, bisher fast nur bei Frauen beobachtet,
können, von dem Periost des Beckens entsprungen, zwischen den Bauchmuskeln und
in der Schenkelbeuge ihren Sitz haben und bisweilen ziemlich beweglich sein. —
Sarcome und Cystosarcome trifft man sowohl primär als secundär in der
Schenkelbeuge an, wie es scheint indessen seltener als Carcinome, mit denen sie
übrigens ihrem Verhalten nach grosse Aehnlichkeit haben. — Epitheliome,
Cancroide kommen fast ausnahmslos in der Schenkelbeuge nicht primär vor,
sondern stellen Drüsen-Infiltrationen in Folge von Epitheliomen des Penis, Scrotum,
der Vulva und des *Collum uteri* dar; es können dieselben, da sie einen viel
langsameren Verlauf als die Carcinome machen, sich erweichen, die Haut durch-
bohren und zu Ulcerationen Anlass geben. Auch das wirkliche Carcinom ist
primär in der Schenkelbeuge selten, sehr häufig dagegen als Drüsen-Carcinom der
Begleiter der Carcinome, besonders der Osteo-Carcinome an der Unterextremität, dem
Becken, ferner der Carcinome der Haut, des Hodens, des Hodensackes, des Mastdarmes u. s. w.; es kann aber auch in der Inguinalgegend sich um einen krebsig
entarteten Hoden handeln, der noch im Inguinalcanal sich befindet, sowie um eine
Weiterverbreitung des Krebses vom Hoden auf den Samenstrang. Die Consistenz
des primären sowohl als des secundären Carcinoms der Schenkelbeuge pflegt eine
sehr verschiedene zu sein; bei sehr grosser Weichheit und anscheinender Fluctuation kann es für einen Abscess, beim Vorhandensein starker Pulsationen für
ein Aneurysma gehalten werden; anderseits kann es Knorpel- und Knochenhärte
besitzen. — Wie aus dem Vorstehenden sich ergiebt, kommen in der Schenkelbeuge
Geschwülste der verschiedensten Art, der verschiedensten Beschaffenheit und des
verschiedensten Sitzes und Ursprunges vor. In letzterer Beziehung ist namentlich
die Entwickelung ober- oder unterhalb des POUPART'schen Bandes zu unterscheiden,
indem bei ersterer leicht das Peritoneum, bei letzterer die Schenkelgefässe in
Mitleidenschaft gezogen werden, Verhältnisse, die bei Ausführung einer Exstirpation
sehr in's Gewicht fallen und grosse Schwierigkeiten verursachen. In diagnostischer
Beziehung sind die Schwierigkeiten, wie wir gesehen haben, ebenfalls nicht unbedeutend; namentlich ist es oft kaum möglich, ohne Weiteres sich darüber klar zu
werden, ob eine auf Syphilis zurückzuführende Drüsenerkrankung, eine Gummi-
geschwulst u. dergl., oder eine andere Art von Neubildung vorliegt. Es lässt sich
hier oft nur ex juvantibus, aus dem Nutzen, den eine antisyphilitische Cur gewährt,
die Diagnose stellen.

Indem wir in Betreff alles Dessen, was sich auf die Hernien, die in
der Schenkelbeuge in Betracht kommen, namentlich bezüglich ihrer differentiellen
Diagnose auf den Artikel Brüche (Bd. III, pag. 424 ff.) verweisen, wollen wir
nur darauf hindeuten, wie oft eingeklemmte Hernien ganz verkannt oder für
andere Affectionen gehalten worden sind, ferner wie auch alte, irreponible, aber
nicht eingeklemmte Hernien in Folge anderer, mit dem Bruch in keinem näheren
Zusammenhange stehender Umstände für eingeklemmt, und wie endlich die verschiedensten Zustände in der Inguinalgegend für eingeklemmte Hernien erachtet
worden sind. Es ist das Alles sehr erklärlich, wenn man sich die so grosse
Häufigkeit der Hernien vergegenwärtigt, durch welche es nothwendig wird, an
solche stets zuerst denken. Ebenso kommen bisweilen auch Krankheiten des
Hodens, Samenstranges und runden Mutterbandes bei der Beurtheilung von Geschwülsten der Schenkelbeuge in Betracht. Unter denselben sind es
namentlich die Ectopie des Hodens (vergl. Hoden, Bd. IX, pag. 542 ff.) und
diejenigen Hydro- und Hämatocelen, welche sich in die Bauchhöhle erstrecken,
auch wohl eine Varicocele, eine Phlegmone des Samenstranges oder des *Lig.*

rotundum, eine Phlebitis der Venen des *Plexus pampiniformis,* ferner Geschwülste verschiedener Art am Samenstrange und dem runden Mutterbande, wie Cysten, tuberkulöse, sarcomatöse, carcinomatöse Entartungen, die alle hier nicht näher erörtert werden können, aber in diagnostischer Beziehung von grosser Bedeutung sind.

D. Operationen in der Schenkelbeuge.

An Operationen in dieser Gegend kommen, ausser der Eröffnung von Bubonen und anderen Abscessen, dem Bruchschnitt, den wegen eines künstlichen Afters, einer Kothfistel und einer Narben-Contractur unternommenen Operationen, die hier nicht zu besprechen sind, fast nur die Ligatur der *Art. femoralis communis* und die Exstirpation von Geschwülsten in Betracht.

Die Ligatur der *Art. femoralis communis,* welche also oberhalb des Abganges der *Art. profunda femoris* stattfinden soll, wird folgendermassen ausgeführt: Man fühlt zunächst nach dem freien Rande des *Lig. Pouparti* und bestimmt die Stelle, an welcher der in der Richtung der Arterie vertical verlaufende Schnitt gemacht werden soll, dadurch, dass man zwischen der *Spina ilii anter. super.* und der *Symphysis ossium pubis* die Mitte nimmt und an dieser Stelle einen verticalen, 5—7 Cm. langen Schnitt macht, der noch bis etwa ½ Cm. über den freien Rand des POUPART'schen Bandes hinaufreichen kann, abwärts bis in die Gegend des inneren Randes des *M. sartorius* sich erstreckt, durch die Haut, *Fascia superficialis* und die bisweilen mehrere Finger breite starke Fettschicht mit vorsichtigen Messerzügen geführt wird, bis man auf das die *Art.* und *V. femoralis* deckende oberflächliche Blatt der *Fascia lata* gelangt. Bei sehr mageren Individuen, bei denen die Fettschicht auf ein Minimum reducirt sein oder ganz fehlen kann, muss natürlich mit grösserer Vorsicht operirt werden, weil hier die Schenkelgefässe ziemlich oberflächlich gelegen sind. Lymphdrüsen, welche bei Freilegung der Arterie hinderlich sind, werden bei Seite geschoben, durchschnitten oder, wenn sie umfangreich sind, in der später anzugebenden Weise exstirpirt. Nach Durchschneidung der Schenkelfascie gelangt man auf die in einer Bindegewebsscheide (*Vagina vasorum femoralium*) gelegenen und von einander durch ein Septum getrennten Schenkelgefässe. Vor denselben liegt, wie bekannt, die *V. femoralis* nach innen, die Arterie dicht daneben nach aussen und der *N. femoralis,* dessen Bündel hier, beim Austritt aus dem Becken, noch dicht aneinander sich befinden, noch weiter nach aussen, jedoch in einer besonderen Scheide. Die Scheide der Arterie wird nun in bekannter Weise eröffnet, die Ligatur von der Innenseite (also der Seite der Vene) her herumgeführt, und zwar etwa 1½ Cm unterhalb des POUPART'schen Bandes, in dessen Höhe zwei grössere Collateralgefässe, nämlich die *Art. epigastrica infer. profunda* auf der Innen- und die *Art. circumflexa ilii* auf der Aussenseite abgehen.

Bei anderen Operationen in der Schenkelbeuge, namentlich dem Bruchschnitt und Geschwulst-, resp. Drüsen-Exstirpationen wird der Hautschnitt entweder in der Längsrichtung oder in der Richtung der Schenkelfalte gemacht, weil die Narben nach Schnitten in diesen beiden Richtungen am wenigsten unbequem sind. Vor Allem ist bei Exstirpationen von Geschwülsten zu berücksichtigen, ob dieselben auf oder unter der *Fascia lata* ihren Sitz haben, wie ihr Verhalten zu den *Vasa femoralia,* dem *N. femoralis* und der *V. saphena* ist. Die Entfernung beweglicher, oberflächlich gelegener Geschwülste ist selbst bei beträchtlichem Umfange eine leichte und wenig gefährliche Operation; bei allen tiefsitzenden Geschwülsten muss man an Verwachsungen mit der Gefässscheide denken und die Trennung derselben kann unter Umständen nicht nur schwierig, sondern, wegen der Möglichkeit einer Gefäss-, namentlich Venenverletzung, auch gefährlich sein. Das empfehlenswertheste Verfahren ist daher, bei der Exstirpation derartiger tiefsitzender, nicht bösartiger (carcinomatöser) Tumoren, nach Freilegung derselben und nach gehörigem Einschneiden ihrer Umhüllungen, sich möglichst wenig schneidender Instrumente zu bedienen, sondern die Ausschälung hauptsächlich mit

dem Scalpellstiele oder den Fingernägeln auszuführen und, wo feste Bindegewebs-
stränge zu durchschneiden sind, die Schnitte mit dem Messer oder der Scheere
stets gegen die mit scharfen Haken vorgezogene Geschwulst zu führen. In Betreff
des Verfahrens bei der hierbei dennoch vorkommenden Verletzung der *Art.* oder
V.femoralis, namentlich der letzteren, vergl. das unter Oberschenkel (Bd. XIV,
pag. 478) Angeführte.

Literatur: Hub. v. Luschka,‘ Die Anatomie des Menschen: II, Abth. 1: Der
Bauch. Tübingen 1863, pag. 66 ff. — J. Henle, Handb. der systemat. Anatomie des Menschen.
1868, III, Abth. 1, pag. 434. — In Betreff der Pathologie der Schenkelbeuge vergl. A. Verneuil
in Raige-Delorme et A. Dechambre, *Dictionnaire encyclopédique des sciences médicales*.
Paris 1865, II, pag. 249—330. *Art. Aine. Pathologie de la région de l'aine.*   E. Gurlt.

Schenkelbruch, Schenkelcanal, s. Brüche, III, pag. 457.

Schenkelkopf, s. Hüftgelenk, IX, pag. 601.

Schenkelring, s. Bauchhöhle, II, pag. 412 und Brüche.

Scheveningen, 3 Km. von Haag, Holland. Stark besuchtes vornehmes
Nordseebad mit kräftigem Wellenschlag, hoher, breiter Dünenkette, sammt weichem
Badegrund, zwei Badestellen, prachtvollem Badehaus, besteingerichteten Badewagen,
mehreren grossen Hôtels, Kinderhospiz. Man kann sowohl bei Ebbe als bei Fluth
baden. Vielfach wird zweimal täglich gebadet. Reine Luft.   B. M. L.

Schichtstaar, s. Cataract, IV, pag. 19.

Schieflage, s. Kindslage, X, pag. 710.

Schielen, s. Strabismus.

Schienenverband, s. Fraktur, VII, pag. 326 und Verbände.

Schiffshygiene, Seesanitätspflege. Klare und zielbewusste An-
sichten und Wünsche, die Lebensweise auf weiten Seereisen den normalen Existenzbedingungen wenigstens anzunähern, finden sich in der Literatur zuerst in einem
neuerdings bekannt gewordenen und mehrfach übersetzten Briefe des bekannten
ältesten Erdumseglers COOK an Sir JOHN PRINGLE vom 5. März 1776: „The
methode taken for preserving the health of the crew of H. M. S. the „Resolution"
during her late voyage round the world" — vor. Auf den Kriegsmarinen sämmtlicher Nationen haben nach und nach die Vorkehrungen gegen seeuntüchtige
Schiffe, ungenügende Bemannung und mangelhafte Lebenslage der letzteren sich
parallel mit den für die Durchführung hygienischer Grundsätze bei den Land-
armeen geltenden Bestrebungen entwickelt und auf diesem Wege derartige Fortschritte gemacht, dass bei einem Vergleiche zwischen dem ehemaligen und gegenwärtigen Zustande der letztere mit grosser Genugthuung betrachtet zu werden verdient.
Allerdings darf selbst hierbei nicht vergessen werden, dass der bedeutsamste und
entschiedenste Fortschritt auch für diesen Theil der seefahrenden Bevölkerung
durch die Einführung der Dampftriebkraft und in Folge der dadurch erreichten
Abkürzung der Seereisen zurückgelegt wurde.

Befriedigende Lösungen der Schwierigkeit, auch auf Kauffarteischiffen
und im Gebiet des Auswandererwesens, auf Passagierschiffen niederer Qualität
mittelst der Durchführung sanitärer Massregeln die früheren mangelhaften und
noch um die Mitte des gegenwärtigen Jahrhunderts oft gräuelvollen Zustände
zu beseitigen, wurden von den Vereinigten Staaten zuerst in Angriff genommen,
und haben ihre Fortführung besonders den neuorganisirten Behörden in Deutschland zu verdanken, neuerdings auch dem Kaiserlichen Gesundheitsamt, in welchem
die soeben (1888) erschienene „Anleitung zur Gesundheitspflege auf Kauffarteischiffen" bearbeitet worden ist.

I. Wenn man vom Schiffe als W o h n u n g und W o h n u n g s u n t e r-
g r u n d der darauf befindlichen Menschen spricht, so sucht die Betonung des
letzteren Vergleiches ihre Begründung besonders in dem Umstande, dass dieser
künstliche „Boden" ganz besonders disponirt erscheint, die Luft, welche sich
zum Einathmen darbietet, zu verschlechtern. In hervorragender Weise erweisen
sich die H o l z schiffe der Luftverschlechterung dienstbar. Das in den Zwischen-
rippenräumen um den Kiel sich unvermeidlich ansammelnde B i l s c h w a s s e r
(n i c h t Kielwasser, womit lediglich die hinter dem fahrenden Schiff sich bildende
Wellenfurche bezeichnet wird) besteht neben dem Wassergehalt, aus einer beträchtlichen Beimischung fäulnissfähiger Substanzen und giebt nicht blos an Ort und
Stelle ununterbrochen Anlass zur Bildung stinkender und theilweise direct toxischer
Gase, sondern steigt in den Seitenwandungen der Holzschiffe bis zu wechselnder
Höhe auf und macht so beträchtliche Abschnitte derselben zu neuen Quellen
empfindlichster Luftverderbniss. Eine wesentliche Abhilfe erschien aus letzterem
Grunde in dem Ersatz des Holzmaterials durch E i s e n geboten und hat sich
trotz der Anfangs gegen eiserne Schiffe erhobenen Bedenken auch reichlich bewährt.
Eiserne S e g e l schiffe können unter besonders günstigen Umständen von Bilsch-
wasser-Ansammlungen gänzlich frei gehalten werden; im Kielraum unserer D a m p f-
schiffe sammeln sich zwar die bei der Schraubenbüchse eindringenden, sowie die
zum Kühlen der Wellenlager zugelassenen Wassermengen im Kielraum an, bilden
hier auch mit den eindringenden Aschentheilen, dem Maschinenfett und unvermeidlichen Abfällen mancher Ladungen (Zucker, Korn etc.) eine schmierige, schwärzliche, übelriechende Flüssigkeit. Aber dieselbe steigt einmal nicht in den Wänden auf;
sie ist zweitens den Spülungen und Desinfectionen leicht zugänglich — wegen der
Construction eiserner Kiele, und endlich ist das Eisen vollkommen reinigungsfähig.

Wenn aber schon diese wesentlichen Vortheile die Einwürfe gegen das
E i s e n (als ein die Wärme und den Schall in lästiger Weise leitendes Material)
verstummen liessen, wenn die Uebelstände der Dampfschiffe (Feuersgefahr,
Theilung des Schiffskörpers, Raumverminderung, Luftverderbniss durch Maschinen-
fette etc.) leicht übersehen werden dürften gegenüber dem hygienischen Vorzuge,
den eine A b k ü r z u n g d e r F a h r t nach allen Richtungen geltend macht, —
so haben sich gerade für die Qualität der Schiffsluft auch noch weitere ganz
erhebliche Vortheile eiserner Schiffskörper herausgestellt. Als solcher figurirt in
erster Reihe die Möglichkeit, n a t ü r l i c h e Z u g ä n g e f ü r L u f t u n d L i c h t,
— die sogenannten Seitenlichter — in ungleich grösserer Anzahl als bei den
Holzschiffen anzulegen; auch ermöglicht die Eisenconstruction eine A n l e g u n g
d e r D e c k e in solcher Anordnung, dass sämmtlichen Passagieren, wie das englische
Auswandererschiffsgesetz es z. B. f o r d e r t, je 5 Quadratfuss freien Decks zur
Verfügung stehen.

Nicht geringe Schwierigkeiten macht aber auch auf eisernen Schiffen die
Garantie des erforderlichen L u f t q u a n t u m s, besonders wo die Passagiere des
Zwischendecks in Frage kommen. Die Basis der Berechnung bildet hier (da die
H ö h e von 6 Fuss meistens nach den unabänderlichen Bedingungen der Construction
gegeben ist und schwer überschritten werden kann) der pro Person zu gewährende
Grundflächenraum. Derselbe schwankt zwischen 12 und 18 Quadratfuss, woraus
sich 1·69—3·06 Cubikmeter ergeben, wobei die höheren Werthe von den Behörden
der Vereinigten Staaten, die niedrigeren Seitens der deutschen Auswandererhäfen
aufrecht erhalten werden. Die englische Passengers act (1855, amended 1863
und 1870) bestimmt die Ansprüche der europäischen Zwischendeckspassagiere an
das obere Deck auf 2·54, an das untere auf 3·57 Cubikmeter; die der farbigen
Passagiere auf 2·13 Cubikmeter. „Die Kojen und sonstigen Schlafstellen der
Passagiere", heisst es weiter in der Bremer Verordnung von 1866 (§ 14), „müssen
bequem und angemessen eingerichtet, aus hölzernem zu trockenem Holze ohne
scharfe Kanten hergestellt und dürfen nicht mehr als zwei Reihen über einander
angebracht sein. Sie sollen für jede Person mindestens eine Länge von 6 Fuss

im Lichten, eine Breite von 18 Zoll haben, die untersten auch wenigstens 6 Zoll vom Deck entfernt sein." Scheint somit eine angemessene Vertheilung des Athemraumes für Tag und Nacht wohl überall gewährleistet, so erweist es sich doch auf der anderen Seite als nahezu unerfüllbar, einen genügenden Luftwechsel, besonders bei hohem Seegange, herzustellen. Zwar betonen, in völliger Uebereinstimmung mit den ausländischen Reglements, auch die deutschen Verordnungen diesen Punkt ausdrücklich, wenn sie „die Abkleidungen im Zwischendecke, welche den freien Umlauf der Luft hindern" untersagen, wenn ausdrücklich bestimmt wird (Hamburger Verordnung 1868): „Behufs Herstellung hinreichender Ventilation müssen ausser den Luken wenigstens 2 und je nach der Grösse des Schiffes mehrere Ventilatoren von mindestens je einem Fuss Durchmesser verhanden sein." Der wunde Punkt der künstlichen Schiffsventilation liegt aber nicht nur in einer allgemein anerkannten relativen Insufficienz der mit der sonstigen Construction der Zahl nach verträglichen Apparate, sondern auch in der Uneinigkeit über das luftbewegende Princip derselben. Die alten gegen den Wind geöffneten und in der Takelage aufzuhängenden Windsegel oder Windsäcke sind bekanntlich auf allen Fahrzeugen moderner Construction verdrängt durch die an der Mündung trompetenartig ausgebogenen, rechtwinklig gekrümmten eisenblechernen Ventilatoren, welche durch eigene Oeffnungen die Decke bis zu verschiedener Tiefe durchsetzen und um ihre Längsachse drehbar sind. Für die bis in den untersten Maschinenraum herabreichenden, für Heizer und Kesselfeuer bestimmten Ventilatoren (auf grossen Dampfern gewöhnlich vier an der Zahl) ist es nun zwar physikalisch gerechtfertigt, die Mündungen dem Winde entgegenzudrehen, da die verdrängte Luft durch die Feuerstellen und den Schornsteinmantel entweichen kann. An welchem Ende des Schiffes man aber für die übrigen unter Deck gelegenen und solcher natürlichen Abströmungsöffnungen entbehrenden Räume die frische Luft zuführen und an welchem man die verbrauchte zum Abströmen nöthigen soll, hat noch nicht mit voller Evidenz entschieden werden können. Sind die von PEARSE über diesen speciellen Fragepunkt angestellten Beobachtungen richtig, dass die Luft im Innern des Schiffes sich immer in entgegengesetzter Richtung zum Aussenwinde bewegt, so würde man die Ventilatoren am besten ausnützen, indem man den dem Winde zunächst gelegenen Ventilator zur Abfuhr der verbrauchten, den dem Winde am fernsten gelegenen dagegen für die Zufuhr der reinen Luft benutzt. Der Einwand, dass auf diese Weise die ausströmende, unreine Luft noch einen grossen Theil des Schiffsdecks bestriche, würde, als nur eine Belästigung ausdrückend, zu den unerheblichen zu rechnen sein. — Die bestens ausgestatteten transatlantischen Dampfer führen neben den Ventilatoren noch einen durch ein Schraubenrad getriebenen Ventilationsapparat, der durch Aspiration frische Luft zuführt und die verdorbene durch Propulsion entfernt.

Die neuerdings mehrfach besprochenen Lüftungssysteme von WEBB und von BARTON sind Absaugesysteme, welche die verbrauchte aspirirte Luft zum Mantel des Schornsteins, beziehungsweise unter die Feuerroste führen. Schnell beliebt ist in Amerika das GREEN'sche Schiffsventilationssystem geworden; mittelst einer Luftcompressionsmaschine wird gepresste Luft in Strahlapparate geleitet, die, um als Injectoren wie als Ejectoren zu dienen, in den Zu- und Ableitungskaminen aufgestellt werden.

Noch ist, als für die Frage der Luftverschlechterung von hoher Wichtigkeit, der erfolgreichen Bemühungen hier zu gedenken, welche mit der Anwendung des elektrischen Glühlichtes auf grösseren und kleineren Schiffen stattgefunden haben. Eine besondere Dampfturbine für die elektrische Schiffsbeleuchtung, deren Gang und Regulirung sie von den starken Schiffsbewegungen bei Sturm und hohem Seegang unabhängig macht, construirte PARSONS.

II. Nicht weniger wichtig für die Assanirung des Schiffes und theilweise auch noch für die Lufthygiene in Betracht kommend stellt sich die Freihaltung

desselben von direct gesundheitswidrigen Ladungen und die sorg-
fältigste Reinigung seiner einzelnen Theile und Oberflächen dar. Zersetzbare
organische Ladungen (Felle, frische Häute, Guano, Poudrette) hinterlassen oft
wochenlang zersetzbare Reste, die den Mannschaften der Handelsschiffe gefährlich
werden; Passagierschiffe dürfen nach § 12 des Norddeutsch-amerikanischen Handels-
vertrages neben den explosiven auch stark ausdünstende Stoffe (wie Petroleum,
bituminöse Kohle, Naphtha, Benzin) überhaupt nicht führen. Auch Opiumladungen
unterliegen auf den in Betracht kommenden Linien naturgemäss erheblichen
Beschränkungen. — Reinhaltung und zeitweilige gründliche Desinfectionen des
Schiffes und seiner Räume sind die erste Grundlage einer Prophylaxe gegen die
meisten auf Schiffen zu beobachtenden Krankheitsformen. Dies gilt bereits für
das Entstehen mancher Formen von Seekrankheit (s. den Artikel über diese),
noch mehr aber für gewisse Infectionsgruppen. — Doch macht die Frage nach
der Modalität des Reinhaltens hier wieder erhebliche Schwierigkeiten. Das stark
nasse Scheuern auf Kriegsschiffen hat vielfach zu berechtigten Klagen Anlass
gegeben; auch für Auswanderer- und Passagierschiffe zieht man selbst allgemein
ein mässig feuchtendes Verfahren — Scheuern mit Sand und Wasser, Seifenlauge
in mässiger Quantität — vor. Das Zwischendeck der auf den transatlantischen
Linien fahrenden Schiffe wird einmal täglich ausgekratzt und mit weissem Sande
bestreut. Auf englischen Schiffen werden zum trockenen Scheuern Sandsteine von
der Gestalt einer grösseren Bibel (holy stones) benutzt.

In den ersten Tagen weitverbreiteter Seekrankheit haben fichtene Säge-
späne sich zur Reinigung und gleichzeitigen Desodorisation oft gut bewährt. Zu
wirklichen Desinfectionszwecken sollen die Schiffe nach noch jetzt bestehenden Verordnungen verschiedene Materialien und Desinfectionspulver an Bord führen (Eisenvitriol, carbolsaurer Kalk, Aetzkalk, Chlorzink, Mc. Dougall'sches Desinfectionspulver etc.). Es ist indess wohl schon für die nächste Zeit eine Umgestaltung
dieser Vorschriften, conform den neuesten Anschauungen über reelle Desinfection
zu erwarten, so dass auf dieselben hier näher einzugehen überflüssig ist. Speciell
für die Desinfection des Bilschwassers haben sich alle genannten Stoffe als unzu-
länglich erwiesen; bessere Erfolge haben einige derselben bei der Desodorisirung
der Closets, deren Spülung auf See zuweilen Störungen unterworfen ist, aufzuweisen. — Naturgemäss hat sich die Reinlichkeit auch auf die Menschen, speciell
auf die Zwischendeckspassagiere, zu erstrecken, und es wird mit Recht als ein
grosser Mangel beklagt, dass es an Bord nicht möglich ist, jedem Einzelnen von
mehreren Hundert, noch dazu seekranken oder apathischen Auswanderern ein
Reinigungsbad zu geben. Hier müssten unbedingt die Anlagen der Auswanderungs-
häfen aushelfend eintreten, ebenso wie es unter Umständen unbedingt nöthig
erscheinen könnte, die Mitnahme von unsauberen Effecten zu verweigern. Zwar
haben alle transatlantischen Dampfer Waschhäuser mit cementirtem Boden, in
welchen die Zwischendeckspassagiere mittelst einer Pumpe sich und ihre Effecten
reinigen können. Allerdings setzen aber solche Einrichtungen die Hergabe des
durch den Destillationsapparat bereiteten Nutzwassers voraus, da Kleider und
Wäschestücke, die mit Seewasser gereinigt werden mussten, wegen der Salz-
imprägnation niemals wieder vollständig trocken werden. — Evacuation der
Zwischendeckspassagiere auf das obere Deck (auch bei mässig schlechtem Wetter),
Inspectionen, Ausräucherungen, besondere Reinigungen der Zwischendeckwände,
Revisionen der Zwischendeckbetten, der Zwischendeckler selbst, sind periodenweise
zu veranlassen, der Sinn der Letzteren für Reinlichkeit zu heben.

Hinsichtlich der Desinfectionsmethoden bemüht man sich auch
bei Schiffen, über die blossen Annahmen und Theorien hinauszukommen. Neben
Versuchen aus dem Kaiserlichen Gesundheitsamt (Sublimat) sind als neuere speciell
die von Pottier und Raoul (schweflige Säure), von Proust (dieselbe und für
Kleider und Effecten: Hitze), endlich die Anweisungen der Société de médecine
publique et d'hygiène professionelle namentlich aufzuführen (überhitzte Wasserdämpfe).

III. Die Ernährung auf Schiffen bildet ein hygienisches Problem, dessen Lösung zu unserer Zeit nicht sowohl nach der quantitativen als nach der qualitativen Seite Schwierigkeiten macht; denn die meisten Schiffahrtsgesetze schreiben ein so grosses Quantum vor, dass es als reichlich bezeichnet werden darf. Durch den Umstand jedoch, dass die Verproviantirung von Seeschiffen ausschliesslich auf sehr haltbare oder künstlich präservirte Nahrungsmittel angewiesen ist, erhält dieselbe ein ganz specifisches Gepräge; die meisten Nahrungsmittel der Schiffskost sind schwerer verdaulich und weniger ausnützungsfähig als die frischen Speisen der Landkost. In der englischen Verordnung wird neben reichlichem Brot, resp. Schiffszwieback und Fleisch zu wenig Fett und viel zu wenig frisches Gemüse, dagegen bei längeren Cursen reichlich Citronensaft gegeben; einige der deutschen Verordnungen leiden daran, dass sie von Fleischsorten nur gesalzenes Rindfleisch kennen, zeichnen sich aber vortheilhaft durch Darreichung von Kartoffeln, Sauerkohl und trocken präservirtem Gemüse aus. Der mehrfach hervorgetretene Vorschlag, gesalzenes Rindfleisch, das stets den grössten Theil seines Nährwerthes eingebüsst hat und nur mit Widerwillen angesehen wird, ganz zu streichen und durch andere im gesalzenen Zustande geniessbare Fleischsorten zu ersetzen, verdient alle Beachtung. — Die Zwischendeckspassagiere des Norddeutschen Lloyd erhalten die folgende Verpflegung: Kaffee mit Milch und Zucker mit Weiss- und Roggenbrot und pro Woche 375 Grm. Butter; Suppe mit trocknem oder frischem Gemüse, dazu pro Woche 1875 Grm. Fleisch (während der Ueberfahrt nach New-York zweimal frisches Fleisch), Hülsenfrüchte, Mehlspeisen, einmal in der Woche Sauerkohl mit Kartoffeln und Speck; Kaffee mit Milch und Zucker; und Abends ebenfalls Kaffee oder Thee mit Milch und Zucker, Weiss- und Roggenbrod. Dazu in den ersten Tagen der Reise Häringe à discretion. Als Antiscorbutica geniessen neben den getrockneten Gemüsen und dem Citronensaft der englischen Verpflegung besonders auch die Kartoffeln, die Zwiebeln und die rothen Rüben guten Ruf. Frisches Brod, das nur auf wenigen Linien auch für die Zwischendeckspassagiere frisch bereitet wird, muss auf Segelschiffen, wo das Backen schon der Feuersgefahr wegen unterbleibt, durch harten Cake (Bisquit der Franzosen, amerikanischen Schiffszwieback) ersetzt werden. Auf holländischen Schiffen und auf der französischen Kriegsmarine bildet Käse einen regelmässigen Verpflegungsartikel. Mit Recht wird das Fehlen von Kindernahrungsmitteln auf Auswandererschiffen beklagt. Die Wichtigkeit eines zweckmässigen Wechsels in der Darreichung der Speisen und der Schädlichkeit der früher beliebten Monotonie für die Verdauungsorgane ist jetzt wohl allgemein anerkannt. — Von Trinkwasser forderte PARKES pro Kopf und Tag 4·9, die Bremer Verordnung bewilligt nur 2·6 Liter; französischerseits ist sogar das Auftreten der tropischen Digestionsstörungen theilweise auf zu reichlichen Wassergenuss geschoben worden. Die Qualität des Trinkwassers ist natürlich in erster Reihe abhängig von den Bezugsquellen des Abgangshafens und somit die im Princip berechtigte hygienische Forderung, nur Quellen- oder Brunnenwasser, höchstens Cisternenregenwasser, niemals aber Flusswasser mitzunehmen, nicht immer erfüllbar. Filtrirvorrichtungen sind möglichst ausgiebig schon bei der Wassereinnahme zu benutzen; das Wasser fremder Zwischenhäfen ist vor der Einnahme ärztlich zu prüfen. Grabenwasser aus Sumpfgegenden soll unter keinen Umständen an Bord zugelassen werden; auch kalkhaltiges Wasser ist wegen der erheblichen Nachtheile, die es als Kochwasser für Gemüse hat, zu vermeiden. Die Aufbewahrung in Tanks (eisernen Kasten von parallelepipedischer Form) bringt nur den Nachtheil, dass die meisten Trinkwasserarten in ihnen eine grosse Menge Eisenoxyd und einen ziemlich massenhaften röthlichen, unappetitlichen Bodensatz bilden. In Fässern macht fast alles Wasser (ausser dem destillirten) einen Fäulnissprocess durch, nach dessen Ablauf es aber wieder vollkommen trinkbar werden soll (abgelagertes Trinkwasser); übrigens scheint auch auf Segelschiffen die Anwendung von Fässern mehr und mehr aufgegeben zu werden. Zur Restitution auf der Fahrt verdorbener

Wasservorräthe dienen theils Filter von mehr oder weniger zuverlässiger Construction, theils eine Reihe von Methoden, um dem Wasser durch Zusätze die ekelhaften Eigenschaften des Verdorbenseins zu benehmen (übermangansaures Kali, Kochen mit tanninhaltigen Substanzen, Thee; Essig und Branntwein). Auf Dampfern fehlen neuerdings fast niemals die Destillirapparate zur Verwerthung des Meerwassers; doch ist auf die Herstellung von Trinkwasser aus demselben noch immer nicht zu rechnen, so dass in dem Verfahren nur eine sehr wohlthätige Vermehrung des Nutzwassers gewährleistet ist. Praktisch erscheint der Vorschlag, dem durch Lagerung längere Zeit aufbewahrten stark entgasten Wasser, bevor man es zum Trinken benutzt, durch Schütteln mit atmosphärischer Luft einen Theil der verlorenen Gase wieder zu geben und es dadurch schmackhafter zu machen. Ohne Dampf arbeitet ein von PEARCE speciell für Boote erfundener Wasserdestillirapparat, der die zum Verdampfen des Seewassers nöthigen Wärmemenge mittelst Reibung und im Zeitraume von 24 Stunden 9 Liter trinkbaren Wassers erzeugt. FIXARY leitet, um zunächst kühle Luft zu erzeugen, die zu warme Luft über Röhren, in denen Ammoniak verdunstet. Von Zeit zu Zeit wird der um die Röhren gebildete Reif abgethaut und hiermit kaltes Süsswasser gewonnen.

Einen grösseren Ueberblick der Ernährung auf Schiffen lieferte UFFELMANN. Ueber die Verpflegung, besonders auch mit Rücksicht auf die Gemüsedarreichung, wurde vom Chef der deutschen Admiralität eine Anleitung für die Marineärzte erlassen und vom Kaiserlichen Gesundheitsamt die neueste über Verpflegung auf Kauffartheischiffen bearbeitet.

IV. Die ausdrücklichen Vorkehrungen gegen auf See zu erwartende Krankheiten müssten naturgemäss viel mehr in die Competenz geprüfter Medicinalpersonen fallen, als es selbst nach den neuesten Verordnungen noch der Fall ist. Zwar führen Kriegsschiffe und Passagierdampfer jetzt ausnahmslos Aerzte und ein ärztliches Hilfspersonal an Bord (auf Kauffahrern liegt überwiegend noch heute selbst die ärztliche Behandlung rein in der Hand des Schiffsführers); aber die Aerzte der besten Schifffahrtsgesellschaften haben noch jetzt viel zu wenig Fühlung mit den nothwendigsten prophylaktischen Massregeln, da sie in vielen Fällen blos eine Fahrt mitmachen und für die speciellen Erfordernisse der Schiffshygiene viel zu wenig vorbereitet sind. Die englische Passenger act macht bei Segelschiffcursen von 80, bei Dampfschiffcursen von 45 und bei einer Gesammtpersonenzahl von 300 die Mitnahme eines approbirten und bei der Hafenaufsichtsbehörde ausdrücklich gemeldeten Arztes zur Pflicht; das französische Décret impérial (1861) fordert, sowie die Zahl der auf einem Schiffe zu befördernden Auswanderer 100 überschreitet, die Anwesenheit eines „Dr. med. Arztes II. Cl. oder Marinechirurgen"; der norddeutsch-amerikanische Vertrag schreibt sogar bei mehr als 50 Passagieren einen Arzt vor, der ausdrücklich „in Sachen der Hygiene mit besonderer Rücksicht auf die Verhältnisse, Vorkommnisse und Zufälligkeiten auf und in Folge von Seereisen unterrichtet sein soll". Doch ist es ein offenes Geheimniss, dass die Schiffsärzte meistens nur eine Nothstandstellung einnehmen, dass bei ihrer materiellen Lage von wirklich ausgebildeten Männern niemals, höchstens von eifrigen Anfängern und den gewöhnlichen Vorkommnissen gewachsenen Routiniers die Rede sein kann. Dass der Schiffsarzt einen wesentlichen Antheil an der Prüfung des aufzunehmenden Proviants habe, dass ihm Gelegenheit gegeben werde, Passagiere, Effecten und Mannschaften auf verdächtige Provenienz aus verseuchten Bezirken zu exploriren; dass er eifrig sich an den Desinfectionen und sonstigen sanitären Massregeln betheilige, eine Initiative in Ventilationsfragen und Ernährungsmassregeln ergreife — gehört fast noch überall zu den frommen Wünschen. Schiffshospitäler fehlen nach den revidirten Bestimmungen auf keinem Auswandererschiffe. Sie gewähren fast durchgehend auf je 100 Passagiere 4 Betten und sollen auch auf Schiffen, die keinen Arzt führen, eingerichtet sein. Hinsichtlich ihrer

Lage besteht noch eine lebhafte Discussion, da sie auf Deck oder unmittelbar unter Deck für Isolirzwecke ungünstig liegen und den Raum für die freie Bewegung der Gesunden beengen; andererseits bei ihrer Installation in den Gängen und im Bug den Kranken nicht die nöthige Ruhe und dem Personal nicht die erforderliche freie Bewegung garantirt ist. Selbstverständlich muss für den zu gewährenden Luftcubus, die Beleuchtung, die Reinlichkeit etc. eine Annäherung an die Einrichtungen der Landhospitäler erstrebt werden, wobei jedoch neben den feststehenden Kojen entschieden auf die Anbringung von praktisch construirten Hängematten Bedacht zu nehmen ist. Für die Details der sonstigen Einrichtungsgegenstände und der Hospitalverpflegung haben WALBRACH u. HERWIG (s. Literaturverzeichniss) einige sehr praktische und beachtenswerthe Vorschläge gemacht. — Einem Schiffe, das einen Arzt führt, wird· man selbstverständlich eine von unnützem Ballast möglichst befreite, aber nach den modernen Gesichtspunkten trotzdem vollständig ausgerüstete A p o t h e k e mitgeben. Ob auch einem nur mit Laienhilfe ausgestatteten Fahrzeuge eine Schiffsapotheke anvertraut werden dürfe, kann bezweifelt, aber schliesslich doch kaum anders als im positiven Sinne entschieden werden. Durchfälle, Magenstörungen, Intermittenten, Seekrankheitsfolgen, beginnender Scorbut, ja selbst Pneumonien und Dysenterien dürften unter den Händen eines sorgfältig mit den ihm durch Eigenerfahrung und vielfaches Vorkommen bekannten uncomplicirten Mitteln dagegen einschreitenden einsichtigen Capitäns noch immer einen besseren Verlauf nehmen, als sich selbst überlassen. Eine instructive Anleitung für die erste Hilfe bei Erkrankungen und Verletzungen an Bord verfasste A. UHLIK 1887. Von den auf Dampfern anzustellenden Barbieren darf man wohl mit Recht eine Qualification als H e i l g e h i l f e fordern, da sie meistens sehr gut gestellt sind; die als Krankenpfleger zu verwendenden Z w i s c h e n - d e c k s - S t e w a r d s sind für diesen Zweck der Autorität des Arztes zu unterstellen und im Allgemeinen wohl mit etwas mehr Vorsicht aus dem niederen Personal zu wählen, als es bis jetzt meistens geschieht.

Die Prophylaxe der übertragbaren K r a n k h e i t e n, soweit es sich um Syphilis, Krätze, Masern, Scharlach, Blattern, Typhus handelt, liegt vorwiegend in der Hand des Arztes, der neben den nöthigen Curmethoden, Isolirungen und Desinfectionen für Revisionen der Ansteckungsfähigen, für Vaccinationen und Revaccinationen Sorge zu tragen hat. Typhusverbreitungen gegenüber wird sich die Aufmerksamkeit neben ausgiebigster Benützung aller Ventilationsvortheile (Lagerung auf Deck) besonders auf Nahrungsschädlichkeiten zu richten haben. — Bei der Verhütung der v e r s c h l e p p b a r e n S e u c h e n — Cholera, Pest,· Gelbfieber — ist natürlich die kräftigste Mitwirkung der H a f e n r e v i s i o n s - b e h ö r d e n Hauptsache. So verschieden dieselben auch nach den jetzt noch geltenden Bestimmungen zusammengesetzt sind (Capitäne, Ortsvorstände, Hafencapitäne, Schiffsbauer, Sanitätsärzte), so scheint doch bei einer gewissenhaften Beobachtung der Seesanitätsgesetze die Verhinderung grober Missstände in den meisten Staaten verbürgt (s. den Artikel Q u a r a n t ä n e n). Revisionen v o r dem Betreten des Schiffes durch einen n u r der Sanitätsbehörde (nicht der Schiffsgesellschaft) verantwortlichen unabhängigen Arzt werden jetzt allgemein gefordert. Sie erscheinen leicht durchführbar, wo es sich um sichtbare Exantheme, um Pocken, Scharlach, Masern und Rötheln, um Krätze und Syphilis, um granulöse Augenentzündungen, vielleicht auch noch um Keuchhusten und vorgeschrittene Tuberculose handelt; schwerer bei allen übrigen zu Bedenken Anlass gebenden Krankheiten. — Auch mit Ungeziefer behaftete Kranke sollen nicht zugelassen, demnächst die Auswanderer-Logirhäuser unter steter sanitätspolizeilicher Controle gehalten werden, um Kranke nicht unnöthig lange in denselben Aufenthalt zu gewähren, zeitweilige rationelle Desinfectionen auch in ihnen eintreten zu lassen und bei drohender Gefahr selbst zu jener energischen, aber für die Schiffshygiene zuweilen wirkungsvollsten Massregel greifen zu können, derartige Häuser auf Zeit gänzlich zu schliessen.

(Zu vergleichen sind noch die Artikel Quarantäne und Sanitäts-polizei.)

Literatur: E. A. Parkes, *A manual of practical hygiene.* — Fonssagrives, *Traité d'hygiène nav.* Paris 1856. — Uffelmann, Darstellung des in der Gesundheitspflege Geleisteten. Berlin 1878. — Senftleben, Sterblichkeit und Erkrankungen auf Auswanderer-schiffen. Deutsche Vierteljahrsschrift für öffentl. Gesundheitspflege I. — Derselbe, Zum Sanitätswesen der Handelsflotte. Vierteljahrsschr. für gerichtl. Medicin und öffentl. Sanitäts-wesen. N. F. XXV. — Walbrach, Zur Schiffshygiene. Ebendaselbst. XIX. — Herwig, Ueber Schiffshygiene an Bord von Auswandererschiffen. Ebendaselbst. XXVIII, XXIX. — Reincke, Ueber Schiffshygiene. Deutsche Vierteljahrsschr. f. öffentl. Gesundheitspflege. XIII. — Pappenheim, Handbuch der Sanitätspolizei, Art. „Schiffshygiene". — Reincke, Ver-handlungen des d. Vereins f. öffentl. Gesundheitspflege. Hamburg. — Derselbe, Artikel „Schiffshygiene" in Eulenberg, Handb. d. Gesundheitswesens. II. — Uffelmann, Er-nährung auf Schiffen in Munk und Uffelmann, Handbuch der Diätetik, pag. 416. — Derselbe, Jahresberichte über Hygiene: Hygiene der Reisenden; verschiedene Jahrgänge. — Koch und Gaffky in „Arbeiten aus dem Kais. Gesundheitsamt". I. 3. — Deutsches Wochenbl. f. öffentl. Gesundheitspflege. — Verhandlungen des VI. internationalen Congresses für Demographie und Hygiène. (Reff. von Schmidt, Bambas, Linhart und Treille.) — Hamburgisches Gesetz, betreffend das Auswandererwesen, vom 14. Januar 1887. — An-leitung zur Gesundheitspflege auf Kauffartheischiffen, bearb. im kais. Gesundheitsamt 1888.

Wernich.

Schilddrüse (anatomisch). Form.

Die Schilddrüse besteht aus zwei symmetrischen, an den Seitenflächen des Larynx und Oesophagus gelagerten Hälften, deren untere Enden durch ein die Luftröhre querendes Mittelstück zusammenhängen. Die seitlichen Antheile

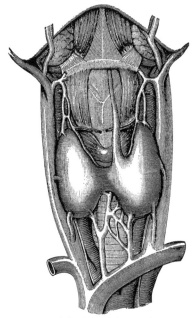

Fig. 91.

werden als Lappen oder Hörner, das Mittelstück als Isthmus bezeichnet (Fig. 91).

Jeder Lappen besitzt drei mit stumpfen Kanten in einander übergehende Flächen, von welchen die vordere convex, die hintere mehr plan ist, während die innere, die sich mit ihrer oberen Hälfte an den Kehlkopf, mit der unteren an die Luftröhre anschmiegt, in letzterer Partie nicht gehöhlt ist. Aehnlich verhält es sich mit dem Isthmus, dessen vordere Fläche gerundet vorspringt, während die hintere in Folge des innigen An-schlusses an die gewölbte Luftröhre eine Höhlung zeigt.

Jeder Lappen spitzt sich an seinem oberen, wie am unteren Ende zu und lässt drei Ränder unterscheiden, einen äusseren, inneren und unteren. Der äussere, wulstige Rand geht am oberen Ende des Lappens unter einem spitzigen Winkel in den schräg gegen den Isthmus abfallenden medialen Rand über, während der untere ge-schweifte Rand lateralwärts gegen das untere, mehr stumpfe Ende des Lappens abfällt.

(Theilweise nach Sappey.)

Neben den seitlichen Lappen entwickelt sich noch sehr häufig (die Angaben variiren zwischen 33 und 74%) ein viel schwächerer, mittlerer Lappen (Fig. 91), dessen Varietäten und praktische Wichtigkeit noch später erörtert werden sollen.

Grösse. Die Grösse der Schilddrüse variirt innerhalb normaler Grenzen sehr beträchtlich, daher es fast überflüssig erscheint, auf die Gewichtsverhältnisse dieses Organes einzugehen. In der Jugend ist die Schilddrüse relativ grösser als im späteren Alter. Nach HUSCHKE verhält sich das Volum der Schilddrüse zu dem des ganzen Körpers beim Neugeborenen wie 1 : 400, beim Erwachsenen 1 : 1800.

Lage. Die Schilddrüse lagert im Bereiche des Kehlkopfes und des oberen Luftröhrenabschnittes. Die Seitenlappen ruhen neben dem Kehlkopfe und der Luftröhre und reichen gewöhnlich nur bis zur Mitte des Schildknorpels empor und in entgegengesetzter Richtung bis gegen den sechsten Knorpelring herab. Die obere Spitze ragt noch in die *Fossa carotica* hinein. Die hintere Seite berührt mit einer lateralen Zone die Wirbelsäule und schmiegt sich mit der medialen Hälfte an die grossen Halsgefässe an, welche sich gar nicht selten an dieser Fläche durch eine Rinne markiren. Medial schiebt sich die Schilddrüse bis an die Speiseröhre heran. Die vordere Fläche und der Seitenrand werden von den *Mm. sternohyoid., sternothyr.* und *omohyoid.* bedeckt, und indirect drängt sich der laterale Rand bis an den *M. sterno-cleido-mastoid.* heran. Es ist demnach die Schilddrüse zwischen dem Mantel, den die Visceralmusculatur des Halses bildet, und der starren Wirbelsäule eingekapselt und dieses Verhalten erklärt zur Genüge die Erscheinung, dass die vergrösserten Schilddrüsenlappen sich an die Luftröhre anpressen und zunächst diese beeinträchtigen werden (Fig. 92). Aber auch die aufgezählten Muskeln und Gefässe erleiden Veränderungen, erstere nehmen auf Kosten der Dicke an Breite zu und die grossen Blutgefässe werden gedrückt und seitwärts verschoben, so dass sie, häufig bogenförmig verlaufend, lateralwärts von den Querfortsätzen angetroffen werden.

Fig. 92.

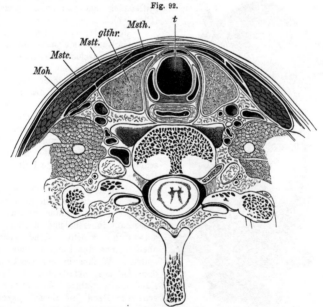

Querschnitt des Halses (nach Braune).
t Trachea. *Mstc.* Musc. sternocleidomastoideus. *Moh.* Musc. omohyoid. *Mstt.* Musc. sternothyreoideus. *glthr.* Schilddrüse. *Msth.* Musc. sternohyoideus.

Der Isthmus legt sich unterhalb des ersten Trachealknorpels um die Trachea herum und bedeckt für gewöhnlich blos den zweiten, dritten und vierten Knorpelring, reicht aber gar nicht selten tiefer herab oder höher, selbst bis an das *Ligamentum conicum*, empor. Der Isthmus lässt sich leicht von der Luftröhre ablösen und herabdrängen, so dass die *Tracheotomia suprathyr.* ausführbar ist; eventuell könnte man den Isthmus, namentlich wenn er parenchymarm sich zeigt, doppelt unterbinden und durchschneiden, um den oberen Theil der Luftröhre zu erreichen.

Der mittlere Lappen, der zu den normalen Vorkommnissen gezählt werden darf, zweigt gewöhnlich von einem Seitenlappen ab; seine untere Hälfte liegt demnach auf einer Seitenplatte und erst die obere Partie desselben stellt sich median ein. Wichtig ist, dass in einzelnen Fällen auch die untere Hälfte in der Mittelebene vor dem *Ligamentum conicum* lagert; bei der Laryngotomie müsste in einem solchen Beispiele der mittlere Lappen vom *Ligamentum conicum* abgelöst, seitwärts gelagert, eventuell nach vorausgeschickter Doppelunterbindung quer durchtrennt werden.

Fixation. Die Schilddrüse ist im Visceralraume des Halses wegen der Verschiebung, die sie mit den Halseingeweiden beim Schlingacte und energischer Respiration erleidet, blos von lockerem Zellgewebe umgeben. Nur da, wo sie der Luftröhre aufliegt, ist sie durch kurze, straffe Bandmassen, deren Kenntniss wir W. GRUBER [2]) verdanken, fixirt. Man unterscheidet seitliche und ein mittleres Schilddrüsenband. Erstere entspringen lateral am unteren Rande des Ringknorpels und im Anschlusse an diesen vom ersten bis dritten Trachealring und endigen im Ueberzuge der Drüse medialwärts an den Seitenlappen.

Das mittlere Schilddrüsenband begiebt sich von der Vorderfläche der *Cartilago thyroid.* und *cricoid.* und von der Fascie der *Mm. crico-thyroid.* zur hinteren Fläche der Drüse.

Auch der mittlere Lappen besitzt ein Bändchen, welches ihn an den Kehlkopf und das Zungenbein fixirt.

Structur. Die derbgefügte, ihrer Farbe nach braunrothe, am Durchschnitt körnige Schilddrüse besitzt eine bindegewebige Kapsel, welche zahlreiche Fortsätze in das Innere des Organes hineinsendet, aus welchen sich ein complicirtes Fachwerk aufbaut. In den Lücken dieses Fachwerkes befindet sich das typische, aus Follikeln aufgebaute Gewebe der Schilddrüse (Fig. 93). Da das Bindegewebe des Maschenwerkes theils weite, theils ganz enge Lücken enthält, so wird das Parenchym in Läppchen von verschiedener Grösse gruppirt, von welchen die kleinsten zwei bis drei Follikeln enthalten. Die Follikel zeigen verschiedene Form und Grösse; sie sind kugelig und nehmen stellenweise selbst die Form von Schläuchen an. Jeder Follikel ist von einem Capillarnetz umgeben und an der Innenwand mit einer einschichtigen Lage von cubischem Epithel versehen. Der centrale Hohlraum enthält flüssiges Materiale. Der Follikel besitzt keine selbstständige Kapsel *(Membrana propria)*, sondern es sitzen die Epithelien entweder direct auf den Maschen des Bindegewebsfilzes oder auf den Capillarnetzen.

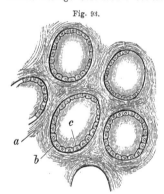

Fig. 93.

Schilddrüsenfollikel nach Kölliker.
a Stroma. *b* Follikel. *c* Epithel.

Für die Beurtheilung der krankhaften Verhältnisse der Schilddrüse ist die Betrachtung der embryonalen Schilddrüse von grosser Wichtigkeit. In dieser Beziehung haben A. WÖLFLER'S [1]) Untersuchungen ergeben, dass der Uebergang des embryonalen Schilddrüsengewebes in die Drüsenblasen in centrifugaler Richtuug vor sich geht, so dass die peripheren Partien der Schilddrüse als die genetisch jüngsten zu betrachten sind. Die ursprünglichen, ein Netzwerk darstellenden Epithelbalken enthalten später ein Lumen, an dessen Wand die Epithelien sich musivisch aneinanderreihen. Später zerfällt das Netzwerk der Epithelbalken in eine

Menge von einzelnen Stücken, die Hohlräume erweitern sich und nun haben wir
statt eines Netzwerkes ein System von Follikeln vor uns.

Noch zur Zeit der Geburt enthält der periphere Theil der Schilddrüse
(Corticalis, Rindensubstanz) nicht selten unentwickeltes Bildungsmaterial. Schichten
aus langgestreckten Zellensträngen bestehend, die mit Bindegewebslagern alterniren,
umgeben concentrisch die centralen, schon aus Drüsenblasen, beziehungsweise
Schläuchen zusammengesetzten Partien (Medullarsubstanz). Dieses Verhältniss ist
jedoch kein vorübergehendes, da in der Regel die Corticalis in der eben geschilderten Form durch das ganze Leben persistirt.

Neben der Entwicklung und Ausbildung der noch unfertigen Drüsenmassen
erfolgt nach WÖLFLER die Vergrösserung der Schilddrüse: durch die Zunahme
der Flüssigkeit in den Drüsenblasen, durch die Neubildung von Epithelblasen in
der Wand der alten und durch Abtheilung einer Drüsenblase in zwei oder mehrere.

Gefässe (A r t e r i e n). Die Schilddrüse ist in das Verzweigungsgebiet
der *Carotis ext.* und *subclavia* eingeschaltet. Vier symmetrisch gelagerte, mächtige
Arterien, welche denen des Gehirnes an Kaliber kaum nachstehen, treten in das
Organ ein und gruppiren sich in die *Arteriae thyreoideae superiores* und *inferiores.*
Die *A. thyreoid. sup.* begiebt sich zur oberen Spitze des Seitenlappens und theilt
sich hier in zwei Zweige, in einen für die hinteren und äusseren Drüsenpartien
bestimmten und einen, der nach vorne verläuft. Der vordere Zweig zieht am
oberen Drüsenrande abwärts bis gegen die Mittellinie herab. Aus dem hinteren
Aste geht nach der genauen Beschreibung STRECKEISEN'S [3]) ein rückläufiger Ast
hervor, der bis zur Spitze des Hornes emporreicht.

Die *A. thyreoid. inf.* steigt am medialen Rande des *Scalenus anticus*
nahezu senkrecht bis etwa gegen den sechsten Halswirbel empor, wendet sich
hierauf im Bogen medialwärts und gelangt hinter den grossen Halsgefässen an
die Schilddrüse heran. Sie verläuft am unteren Drüsenrande nach innen bis zur
Luftröhre und spaltet sich vor ihrem Eintritt in einen o b e r e n und u n t e r e n
Zweig, von welchen der obere sich an den *N. recurrens* anschmiegt. Dieser
Zweig spaltet sich in der Höhe des unteren Ringknorpelrandes abermals in zwei
Endäste. „Der eine verfolgt den hinteren scharfen Rand des Oberhorns bis gegen
die Spitze zu *(Ramus marginalis)*, der andere dagegen durchbricht die obersten
Fasern des Aufhängebandes der Drüse und verläuft, eingeschlossen in das Ligament,
am unteren Ringknorpelende zwischen Drüse und Trachea hindurch bis gegen die
Mittellinie zu, wo er am oberen Rande des Isthmus erscheint." Dieser Zweig
verdient wegen seines fast constanten Vorkommens und seines Verhältnisses zum
N. recurrens einen besonderen Namen und STRECKEISEN nennt ihn *Ramus perforans.*

Die secundären Aeste der vier Schilddrüsenarterien lagern oberflächlich
auf der Drüse.

Was nun das Verhältniss der *A. thyreoid. inf.* zum *N. recurrens* anlangt,
welches für die Exstirpation der Schilddrüse sehr beachtenswerth ist, so ergiebt
sich aus den Untersuchungen STRECKEISEN'S, dass eine völlige Umfassung des
Nerven durch die Arterie nicht das gewöhnliche Verhalten darstellt. STRECKEISEN
erhielt vielmehr aus seiner statistischen Untersuchung folgendes Ergebniss:

In 31 Fällen 10 rechts, 21 links, gar keine Umfassung.

In 41 Fällen 19 rechts, 22 links, Umfassung wird nur durch *Ram.*
perfor. ausgeführt.

In 27 Fällen 18 rechts, 9 links, fast völlige Umfassung *(Ram. mar-*
ginalis frei).

In 11 Fällen 8 rechts, 3 links, völlige Umfassung.

In 2 Fällen 1 rechts, 1 links (d. h. beim gleichen Individuum) war das
Verhältniss insofern ein eigenthümliches, als der Nerv von der Umfassung frei
blieb, mit Ausnahme Seitens des *Ram. marginalis,* der dieselbe aber in umgekehrter Richtung von vorne her ausführte und nach hinten und aussen um den
Nerven herumzog.

Aus dieser Zusammenstellung geht auch die verschiedene Betheiligung der einzelnen Aeste der Arterie hervor; es zeigt sich, dass am constantesten der *Ram. marginalis* davon frei bleibt, während der *Ramus perforans* fast ebenso constant, oft allein für sich, dieselbe ausführt."

Sehr interessant gestaltet sich die Verzweigungsweise der Schilddrüsen-arterien. Es fehlen nämlich directe Anastomosen und die Verbindung der vier Gefässbezirke erfolgt, wie HYRTL[4]) gezeigt hat, blos auf c a p i l l a r e m Wege. Indirecte Anastomosen kommen allerdings vor und gliedern sich dieselben in Q u e r a n a s t o m o s e n, zu welchen der *Arcus crico-thyreoid.* zählt und in L ä n g s-a n a s t o m o s e n, wie z. B. die Verbindung der *Thyreoid. sup.* und *inf.* einer Körperhälfte durch die *A. laryngea inf.* Dieses Gefäss steigt an der hinteren Seite des Kehlkopfes empor, und inosculirt in die *Laryngea superior.*

Den letztberührten Gefässverhältnissen kommt wegen der Unterbindung der Schilddrüsenarterien behufs Einleitung der Atrophie von Kröpfen einige Bedeutung zu. Jene zeigen, dass auf Erfolg nur dann mit Sicherheit gerechnet werden kann, wenn sämmtliche grossen Gefässe unterbunden werden, und zwar so, dass die indirecten Anastomosen nicht von den Muttergefässen, sondern blos auf collateralem Wege gespeist werden.

Die Unterbindung der genannten Gefässe anlangend, sei erwähnt, dass bei der oberen Schilddrüsenarterie die Eröffnung des Halsdreieckes wie bei der

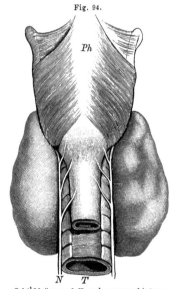

Fig. 94.

Ph

N   T

Schilddrüse und Umgebung von hinten. ·
Ph. Constrictor pharyngis inferior. T. Trachea.
N. N. laryngeus inferior in der Rinne zwischen
Speiseröhre und Schilddrüse.

Aufsuchung der *Carotis communis* vorzu-nehmen ist. Die *A. thyreoid inf.* wird am besten in der Art blossgelegt, dass man entsprechend der unteren Hälfte des *Sterno-cleido-mastoid.* und parallel mit seinem hinteren Rande einen verticalen Hautschnitt setzt, den Muskelrand in geeigneter Weise abhebt, ihn eventuell quer einschneidet, falls der Muskel zu breit sein sollte und nun vorsichtig gegen den medialen Scalenusrand vordringt, wo die Arterie durch die Fascie durchschimmert. Man hat dabei auf Aeste des Sympathicus zu achten.

Venen. Die Venen sind zahlreicher als die Arterien und durch mächtigen Quer-schnitt ausgezeichnet. Die tertiäre und theil-weise auch die secundäre Verzweigung bildet an der Oberfläche des Organes ein dichtes Netz. Die aus der Schilddrüse hervortretenden peripheren Venen gliedern sich unter normalen Verhältnissen jederseits in drei Stämme, in eine *Vena thyreoid. sup.*, *media* und *inf.* Erstere mündet in die *Facialis communis*, die *media* in die *Jugularis interna*, während die unteren Schilddrüsenvenen zu einem vor der Luftröhre gelagerten Venengeflecht zu-sammentreten.

Lymphgefässe. Mit Lymphgefässen ist die Schilddrüse reichlich bedacht. Die Capillaren formiren cavernöse Canäle, und die aus dem gröberen Lymph-gefässnetze hervortretenden Abzugscanäle münden in die *Glandulae cervicales profundae sup.* ein.

Nerven sind nur spärlich vorhanden. Sie gehen aus dem Halssympathicus hervor und dringen mit den Gefässen in die Schilddrüse ein. Die Schilddrüse wird überdies vom *N. laryngeus inf.* tangirt, der sich in die Rinne zwischen Schilddrüse und Speiseröhre einbettet (s. Fig. 94).

Anomalien. Die Anomalien der Schilddrüse verdienen, wie die chirurgische Erfahrung lehrt, zur Erklärung der Form, die gewisse Kröpfe annehmen, ferner wegen des Vorkommens von Nebenkröpfen und Cysten, eine gewisse Beachtung. Die Varietäten theilen sich in zwei Gruppen: *A)* in die der S c h i l d d r ü s e und *B)* in die der N e b e n s c h i l d d r ü s e n *(Glandulae thyreoid. accessoriae)*, unter welchen man Schilddrüsenmassen versteht, die in Form von Knötchen und Knoten in der unmittelbaren Nähe oder entfernt von der Schilddrüse sich befinden.

A. Anomalien der Schilddrüse.[5]

a) Ein Seitenlappen fehlt.

b) Der Isthmus fehlt.

c) Der Isthmus ist wohl vorhanden, aber dünn, bandartig, ausschliess- lich aus Bindegewebe zusammengesetzt, oder enthält noch Reste von Schild- drüsensubstanz.

d) Der Isthmus lagert nicht vor der Trachea, sondern schiebt sich, beide Seitenlappen im übrigen normal verbindend, zwischen Trachea und Oesophagus ein. (Sehr selten.)

e) Der mittlere Lappen ist getrennt von der Drüse.

f) Er ist in mehrere Läppchen getheilt, die über einander lagern und zuweilen noch durch bindegewebige Stränge zusammenhängen.

g) Der mittlere Lappen liegt als selbständiges Gebilde seitlich auf dem *M. thyreo-hyoid.*

h) Der *Lobus medius* ist bandartig, aus Bindegewebe zusammengesetzt oder enthält noch wenige Drüsenreste. Diese häufig vorkommende Varietät ist für die Laryngotomie von Wichtigkeit, weil grössere Gefässe in dem Rudimente zurück- bleiben können; selbstverständlich nur dann, wenn das Gebilde vor dem *Liga- mentum conicum* lagert.

Nebenschilddrüsen. Dieselben können an jeder Stelle der Schilddrüsen- peripherie auftreten. Man findet sie vor oder hinter der Schilddrüse, nach oben, unten oder seitlich von derselben. Unter den oberen versteht man allerdings nur jene Nebenschilddrüsen, die aus der Theilung des mittleren Lappens in mehrere Stücke hervorgegangen sind. Näher bezeichnet, finden sich Nebendrüsen: *a)* ober- halb des Zungenbeines vor oder hinter dem *Diaphragma oris, b)* am Seiten- rande der Schilddrüse, *c)* unterhalb des Isthmus vor oder seitlich von der Trachea, *d)* im Zellgewebe zwischen Luft- und Speiseröhre, *e)* an der hinteren Tracheal- wand innig mit derselben verwachsen, *f)* an der Vorderfläche der Aorta.

Diese Sorte von accessorischen Drüsen *(b* bis *f)* ist offenbar auf die Weise entstanden, dass sich von der embryonalen Anlage der Seitenlappen oder des Isthmus Stücke abgeschnürt haben.

Die cystöse Degeneration scheint an den oberhalb des Zungenbeines gelagerten Schilddrüsenmassen am häufigsten zu sein.

Die *Glandula suprahyoid.* wurde von K a d y i [7] und mir[8] gleichzeitig gefunden. Vor uns hat nur noch V e r n e u i l in einem Falle eine Suprahyoiddrüse beobachtet, was uns beiden entgangen war, da dieser Befund weder in der anatomischen Literatur noch in den Jahresberichten Eingang gefunden hatte. Es gilt also auch für dieses Beispiel der alte Spruch: *„Nullum est jam dictum, quod non dictum sit prius."* Wie leicht eine literarische Einzelheit übersehen werden kann, geht schon daraus hervor, dass Prof. W. G r u b e r[9], der über grosse Kenntnisse in der Literatur der Varietäten verfügt, seinerzeit, als er wegen der Priorität der Suprahyoidcysten gegen mich auftrat, von V e r n e u i l's Fund noch nichts wusste, da er es sonst sicherlich nicht unterlassen hätte, auf diesen Befund mit grosser Emphase aufmerksam zu machen. Eine Priorität für Suprahyoidcysten zu beanspruchen, fiel mir nicht ein, wie schon daraus hervorgehen dürfte, dass ich in meiner Schrift von Cysten der Zungenbein- und Zungen- gegend spreche, die in der Literatur bekannt sind, und H e u s i n g e r, M o r g a g n i, A r n o l d, B o c h d a l e k und R e c k l i n g h a u s e n als Autoren citire. Ob im Uebrigen, wie G r u b e r und V e r n e u i l behaupten, Suprahyoidcysten vorkommen, deren Provenienz auf einen Schleim- beutel zurückzuführen ist, bleibt noch immer fraglich. Jedenfalls scheinen diese Art von Cysten sehr selten zu sein; denn unter 400 von mir untersuchten Fällen, die 30 Beispiele von Supra- hyoidcysten ergaben, konnte keine einzige von einem Schleimbeutel abgeleitet werden.

Das Verständniss der über dem Zungenbeine lagernden Schilddrüsenknoten und Cysten wird durch die Berücksichtigung der Entwicklungsgeschichte wesentlich gefördert. Die Schilddrüse entwickelt sich aus einem unpaaren und einer paarigen Einstülpung der Rachenhöhle. Die unpaare Anlage, welche bis vor kurzer Zeit als die alleinige galt, geht aus einer medialen Ausstülpung der vorderen Schlundwand im Bereiche des zweiten Schlundbogens hervor. Die paarigen Schilddrüsenanlagen, um deren Auffindung sich namentlich WÖLFLER [1]) und STIEDA [6]) verdient gemacht haben, bilden sich später als die unpaaren Anlagen, und zwar als hohle Ausstülpungen des centralen Schlundepithels im Bereiche der beiden ersten Schlundspalten. Die drei Anlagen verschmelzen beim Menschen untereinander zur Schilddrüse.

Das Auftreten der unpaaren Anlage hat HIS [10]) in Zusammenhang mit der Entwicklung der Zungenwurzel gebracht. Die Zunge besteht in einem frühen Stadium aus einer vorderen und einer hinteren Anlage. Die vordere bildet einen unpaaren Höcker, der später zum Körper und zur Spitze der Zunge wird. Die hintere, aus zwei Wülsten formirt, die in der Gegend des zweiten und dritten Schlundbogens in der Medianebene zusammentreffen, wird zum papillenfreien Zungengrund. Zwischen der vorderen und der hinteren Anlage befindet sich eine nach vorne offene V-förmige Furche, deren Winkel dem späteren *Foramen coecum* entspricht. Der von den Zungenanlagen umschlossene Theil des Mundhöhlenbogens repräsentirt die mittlere Schilddrüsenanlage, die genauer localisirt vor dem medialen Theil der Zungenwurzel lagert. Diese Schilddrüsenanlage führt durch einen Epithelgang, *Ductus thyreoglossus*, das *Foramen coecum* passirend, zur Zungenoberfläche. Noch bei Embryonen aus der zweiten Hälfte des zweiten Monats steht das *Foramen coecum* in Verbindung mit einem die Zunge durchsetzenden Epithelgang, der bis an's Zungenbein reicht, später ganz oder grösstentheils zu Grunde geht, ausnahmsweise aber auch beim Erwachsenen persistirt *(Ductus lingualis)*.

„Bei dem Auseinanderrücken der mittleren Schilddrüsenanlage und der Zungenwurzel erhält sich durch längere Zeit hindurch ein feiner epithelialer Gang, der am *Foramen coecum* frei ausmündet. Dieser verlängerte *Ductus thyreolingualis* — pflegt in der Folge unterbrochen zu werden und ganz oder theilweise zu obliteriren. Indessen sind selbst bei Erwachsenen Fälle nicht selten, wo der Gang in seiner ganzen Ausdehnung sich erhalten hat. — Dieser Canal, den ich *Ductus lingualis* nenne, endigt in den Fällen exquisiter Ausbildung in der Höhe des Zungenbeinkörpers." —

„In fünf mir vorliegenden Präparaten, welche einen längeren Zungencanal zeigen, besteht gleichzeitig ein mittleres Schilddrüsenhorn. Dasselbe ist in den fünf Fällen übereinstimmend gebaut, es ist nämlich in seinem unteren Abschnitte drüsig, dann aber setzt es sich nach oben hin in ein häutiges Rohr fort, welches für eine Sonde leicht passirbar ist, und das, hinter dem Zungenkörper*) vorbei, bis in die Höhe von dessen oberen Rand hinaufsteigt. Hier endigt dasselbe unterhalb des *Ligam. hyothyreoideum medium*. Dies Rohr, das man wohl unbedenklich als *Ductus thyreoideus* bezeichnen darf, endigt in der Mittellinie. — In den beiden Präparaten, in welchen der Zungengang eine volle Länge bewahrt hat, rückt er dem *Ductus thyreoideus* bis auf einen Abstand von kaum 5 Mm. entgegen. Zu einer directen Berührung beider Gänge kommt es indessen nicht, da die *Ligamenta hyoepiglotticum* und *thyreohyoideum* sich dazwischen einschieben."

„Es bedarf wohl kaum eines naheren Beweises dafür, dass die beiden eben beschriebenen Gänge die Reste des ursprünglichen, vom *Foramen coecum* bis zur mittleren Schilddrüse herabreichenden *Ductus thyreoglossus*." —

„Während in den oben beschriebenen Fällen der ursprüngliche *Ductus thyreoglossus* in zwei Theile zerfallen ist, hinterlässt er zuweilen auch eine grössere Zahl von Theilstücken. Als solche intermediäre Reste des Ganges sind nämlich jene in der Zungenbein herum liegenden unpaaren Drüschen zu deuten, auf deren Vorkommen V e r n e u i l und neuerdings Z u c k e r k a n d l und K a d y i aufmerksam gemacht haben" (H i s).

Historisch interessant ist es, dass schon A. V a t e r *(Novum ductum salivalem etc. Wittenbergae 1720)* diesen Zusammenhang muthmasste, und den *Ductus lingualis* sammt dem *Lobus medius* als den Ausführungsgang der Schilddrüse ansah. Er kam jedoch bald von dieser Idee ab. *(„Dissimulare non possum, firmiter mihi persuasum fuisse, ductum hunc pertinere ad glandulam thyreoideam; ejusque vas excretorium esse. Hanc vero opinionem*

---

*) Soll wohl heissen Zungenbeinkörper.

non sine gravi causa fovi, quoniam ductus hic ad os usque hyoidis penetrat, glandula autem thyreoidea ab isthmo lobum utrumque connectente tenuem quandam productionem versus idem os amandat, uti ex Morgagnii apparet.") Die Suprahyoiddrüsen und Cysten scheinen demnach mit dem Abschnürungsprocesse der mittleren Schilddrüsenanlage im Zusammenhange zu stehen. Hierauf weisen auch die Iefunde S t r e c k e i s e n's hin, nach welchen bei den Suprahyoidcysten flimmertragende Epithelieu vorkommen. —

Function. [11]) Die Physiologie der Schilddrüse ist in grosses Dunkel gehüllt. Man hat allerdings in jüngster Zeit nach Totalexstirpation der Drüse eine Reihe von Erscheinungen beobachtet, dieselben aber vielleicht zu sanguinisch auf den Ausfall des Organes bezogen. Es hat demnach die Physiologie der Schilddrüse von GALEN bis heute keine Fortschritte gemacht und die folgende Zusammenstellung kann mithin nicht mehr bringeu, als eine Aneinanderreihung der bemerkenswertheren Hypothesen, welche im Laufe der Zeit über die Leistungen der Schilddrüse aufgestellt wurden.

Wiederholt ging man in älterer Zeit daran, Ausführungsgänge der Schilddrüse zu finden und einzelne Anatomen glaubten dieselben auch in Form von Canälen gefunden zu haben, welche in die Luftröhre einmünden sollten. Als mau später das Vergebliche der Bemühungen einsah, Schilddrüsen-Ausführungscanäle zu finden, wurde die Hypothese aufgestellt, dass die genannte Drüse ihr Secret direct den Blutgefässen einverleibe.

Eine gleichfalls überwundene ältere Anschauung hält die Schilddrüse für ein Organ, das die Regulirung des Blutkreislaufes im Gehirne besorge; man dachte sich die Schilddrüse mit ihren vielen und grossen Gefässen gewissermassen als ein Reservoir, welches das Blut bei gesteigertem Blutandrang in den Carotiden vom Gehirne ableitet.

In etwas modificirter Weise meinte SIMON, dass die Schilddrüse die Ernährung des Gehirnes regulire, und zwar dass jeder Hemisphäre ein Schilddrüsenlappen entspreche.

Nach FORNERI'S soll die Schilddrüse im Schlafe den Ueberschuss des Blutes, der im wachen Zustande für die Thätigkeit des Gehirnes verbraucht wird, aufnehmen und die Thatsache, dass im Schlafe der Umfang des Halses um mehrere Centimeter grösser ist, als während des Wachens, wurde herangezogen, um diese Anschauung zu stützen.

Eine blutbildende Function hat der Schilddrüse TIEDEMANN im Jahre 1833 zugesprochen. Zur Erhärtung dieser Annahme wurden wiederholt Exstirpationsversuche gemacht, die aber zur Klärung dieser Frage nicht führten. Es erhielt jedoch diese Hypothese eine Stütze durch die Ergebnisse neuerer experimenteller Untersuchungen. HORSLEY fand, dass das Blut der Schilddrüsen um $7^0/_0$ mehr rothe Blutkörperchen enthalte, als das der Schilddrüsenarterie; TIZZONI und ALBERTONI stellten fest, dass das arterielle Blut nach der Schilddrüsenexstirpation 8—11 Volumprocent Oxygen euthalte gegenüber $17-18^0/_0$ beim normalen Thiere. Diese Autoren vindiciren daher der *Glandula thyreoidea* eine blutbildende Function zu und erklären aus deren Ausfall die nach Schilddrüsenexstirpation auftretenden Störungen.

Viele neuere Experimentatoren schreiben der Schilddrüse eine Rolle im Stoffwechsel zu und glauben, dass die Störungen nach Exstirpation derselben durch Anhäufung irgend welcher Stoffe im Blute bedingt sei, die unter normalen Verhältnissen durch die Schilddrüse modificirt und unschädlich gemacht werden.

Die Erfahrung, dass jugendliche Individuen bei Totalexstirpation der Schilddrüse einer durch Anämie, Anschwellung, besonders des Gesichtes, und Abnahme der geistigen Regsamkeit charakterisirten Cachexie *(Cachexia strumipriva)* verfallen, einer Cachexie, deren Entwicklung ohne Weiteres auf den Ausfall des Schilddrüsenparenchyms zurückgeführt wurde, gab die nächste Veranlassung zur experimentellen Erforschung dieses Organes. Eine Reihe von Forschern nahmen die bereits von SCHIFF im Jahre 1859 begonnenen Experimente wieder auf und gelangten zu ziemlich gleichlautenden Ergebnissen.

Hunde und Katzen, denen die Schilddrüse exstirpirt wurde (Kaninchen und Ratten vertragen auffallenderweise die Schilddrüsenexstirpation ohne Nachtheil) starben kurze Zeit darauf unter Krämpfen. Von allgemeinen Erscheinungen wurden beobachtet: Somnolenz, Dyspnoë, träge Bewegungen, Abmagerung und fibrilläres Muskelzucken, welches sich in einzelnen Fällen zu Tetanus steigerte.

Nur nach Totalexstirpation nimmt, wie die Experimentatoren angeben, der Symptomencomplex einen verhängnissvollen Verlauf, während bei blosser Exstirpation eines Lappens die Thiere am Leben bleiben und keine abnormen Erscheinungen auftreten sollen. Auf Grundlage dieser vermeintlichen Thatsache wird die Totalexstirpation beim Menschen auch nicht mehr vorgenommen.

Um die geschilderten Erscheinungen zu erklären, sah man sich genöthigt, eine Beziehung zwischen Schilddrüse und Centralnervensystem anzunehmen; nur schwankte man, ob die Schilddrüse bisher unbekannte, dem Centralnervensystem schädliche Stoffwechselproducte unwirksam zu machen, oder für das Nervensystem nothwendige Secrete zu liefern hat.

Die neuesten Untersuchungen über die Physiologie der Schilddrüse rühren von H. Munk her und sind geeignet, die letztangeführte Theorie zu erschüttern.

Munk schildert sehr ausführlich die Respirations- und Circulationsbeschwerden, die sich im Gefolge der Schilddrüsenexstirpation einstellen. Wir erfahren, dass 100—200, ja selbst 250 Respirationen in der Minute vorkommen können. Zu der schon ausserhalb der Anfälle vermehrten Pulsfrequenz gesellen sich noch cardiale Anfälle mit enormer Steigerung der Herzaction. Ein solcher Anfall kann 10—15 Minuten dauern und endet oft mit dem Tode des Thieres. Die abnormen Bewegungserscheinungen, die sich typisch einem Circulationsanfalle anschliessen, bringt H. Munk mit diesem in directen Zusammenhang. Der schlechte Blutumlauf veranlasst Ernährungsstörungen des Centralnervensystems und der damit nothwendig verknüpfte, unzureichende Gaswechsel, die unzureichende Blutzufuhr geben sich in Form von Zuckungen und Krämpfen kund. Der traurige Zustand, der sich durch Schlucken und Erbrechen noch ergänzt, wird durch Bewegungen und Aufregungen gesteigert, daher das Thier sich ruhig verhält und einen Zustand zur Schau trägt, der irrthümlicherweise von den Beobachtern als Apathie gedeutet wurde.

Im weiteren Verlaufe seiner Forschungen kommt H. Munk zu dem Ergebnisse, dass die Erscheinungen nach Exstirpation der Schilddrüse blos Reizungen entspringen, welche die mit den operativen Eingriffen nothwendig verknüpfte Läsion von Nerven, ferner die sich einstellende entzündliche Reaction und Infiltration der Wunde mit sich bringen.

Läuft der Process ohne Schwellung und Wundsecretion ab, dann nimmt die Heilung einen raschen Verlauf, und es unterbleiben auch die geschilderten Symptome.

Für die Richtigkeit der gegebenen Erklärung sprechen sehr beredt die von H. Munk ausgeführten Controlversuche.

Es wurden in der einen Reihe von Versuchen die der Exstirpation vorhergehenden Eingriffe durchgeführt, die Schilddrüse jedoch an Ort und Stelle in Zusammenhang mit der Luftröhre belassen; in einer zweiten Reihe von Versuchen wurden die Gefässe und Nerven der Schilddrüse blos en masse unterbunden oder durchschnitten; in beiden Fällen können die die Totalexstirpation der Schilddrüse charakterisirenden Symptome auftreten. Endlich hat H. Munk den Versuch noch in der Weise abgeändert, dass er das die Schilddrüse umgebende Gewebe blos chemisch reizte, auch diesfalls kam es zu den geschilderten Erscheinungen. — Nach all dem kommt H. Munk zu dem Resultate, dass die nach Schilddrüsenexstirpation auftretenden Erscheinungen nicht in der Ausschaltung des Schilddrüsenparenchyms, sondern im Heilungsvorgange, u. zw. in der mit ihm verbundenen Reizung der die Schilddrüse umgebenden Nerven ihre Ursache finden.

Literatur. Neben den Lehr- und Handbüchern der Anatomie sind besonders einzusehen: [1]) A. Wölfler's Monographie: Ueber die Entwicklung und den Bau der Schilddrüse,

Berlin 1880, die ein ziemlich vollständiges Literaturverzeichniss enthält. — [2]) W. G r u b e r, Wien. med. Jahrb. 1863 — [3]) A. S t r e c k e i s e n, Beitrag zur Morphologie der Schilddrüse. Virchow's Archiv. 1886, CIII. — [4]) J. H y r t l, Oesterr. Zeitschr. f. prakt. Heilk. Wien 1860. — [5]) Siehe insbesondere M a d e l u n g, Anat. und Chir. über die *Glandula thyreoid.* *access.* Langenb. Archiv. Berlin 1879, XXIV; ferner Ph. E h l e r's Beit. z. Morph. d. Schilddrüse. Inaug.-Dissert. Kiel 1886. — [6]) L. S t i e d a, Unters. üb. d. Entwickl. des Gland. Thymus etc. Leipzig 1888. — [7]) M. K a d y i, Ueber access. Schilddrüsenläppchen etc. Archiv i. Anat. u. Phys. 1878. — [8]) Z u c k e r k a n d l, Ueber eine bisher noch nicht beschriebene Drüse. Stuttgart 1879. — [9]) W. G r u b e r, Virchow's Archiv. Berlin 1879, LXXVIII. — [10]) W. H i s, Anatomie menschl. Embryonen. Leipzig 1880, 1882 und 1885. — [11]) A. Z e l l e r, Die *Regio trachealis.* Inaug.-Dissert. Tübingen 1871; enthält Geschichtliches z. Physiologie des Organes; desgleichen E. S c h i l l, Neuere Arbeiten über Kropf etc. Schmidt's Jahrb. 1886; H. M u n k, Weitere Untersuchungen über die Schilddrüse. Sitzungsb. der kön. preuss. Acad. d. Wissensch zu Berlin. 1888.

Z u c k e r k a n d l.

Schilddrüse, Krankheiten. Die ganze Pathologie der Schilddrüse wird beherrscht von der Lehre vom Kropf. Nicht bios ist der Kropf die bei weitem häufigste Erkrankungsform der *Glandula thyreoïdea,* sondern es kommen auch alle anderen Krankheiten derselben, ja selbst ihre Verletzungen, ungleich viel häufiger an der zum Kropf entarteten, als an der bis dahin normalen Drüse vor [1]). Es könnte daher überflüssig erscheinen, den Krankheiten der Schilddrüse einen besonderen Artikel zu widmen, nachdem der Kropf von berufener Hand im IX. Bd., pag. 377 u. f. erläutert worden ist. Aber der eng bemessene Raum hat dort ein näheres Eingehen auf unser Thema verhindert. Auch liegen gerade aus den letzten Jahren werthvolle Untersuchungen über „Kropf" vor, welche wir hier berücksichtigen zu müssen glauben.

Mit der Zahl der Kropfoperationen, deren jetzt schon Tausende bekannt sind, hat sich auch das Material für anatomische Untersuchungen des Strumagewebes in unerwartetem Maasse gesteigert. Letztere haben namentlich ergeben, dass die von WÖLFLER [2]) als „knotige" Form bezeichnete Art des Kropfes viel häufiger ist, als man früher glaubte, und eine Heilung durch operative Eingriffe zulässt, welche an Schwierigkeit der Ausführung weit hinter den bisher geübten Methoden zurückstehen.

Es ist das Verdienst von SOCIN [3]), die E n u c l e a t i o n solcher Kropfknoten aus dem gesunden Schilddrüsengewebe, welche allerdings bereits viel früher, jedenfalls schon von PORTA [4]) empfohlen und mit Glück ausgeführt worden war, in die Praxis eingeführt zu haben [5]). Ihr nahe steht das von KOCHER angegebene E v i d e m e n t [6]).

Bei ersterer wird auf den durch das Auge und die Betastung erkannten Knoten durch die normale Drüsensubstanz eingeschnitten und dieser selbst dann exstirpirt. Bei dem E v i d e m e n t dagegen schneidet man sogleich durch den ganzen Knoten hindurch, so dass er halbirt wird, und löst dann mit stumpfen Werkzeugen seine beiden Hälften aus der normalen Drüsensubstanz heraus, — ein Verfahren, welches sich genau an die bereits von CLINE für die Operation von Balggeschwülsten angegebene Methode anschliesst. E n u c l e a t i o n sowohl wie E v i d e m e n t sind ebenso gut, wie auf isolirte Knoten, auch auf Cysten der Schilddrüse anwendbar. Bei diesen fällt sogar der Einwand, welchen man gegen die Enucleation erhoben hat, es sei eine erhebliche Blutung aus dem Schilddrüsengewebe zu fürchten, gewöhnlich fort, weil die bedeckende Schicht des letzteren sehr geringfügig zu sein und nur eine dünne Kapsel (welche Einige [7]) irreführender Weise als *C a p s u l a   g l a n d u l o s a* bezeichnet haben) zu durchschneiden ist. Man kann aber auch in Fällen, welche zur Durchschneidung dickerer Drüsenschichten nöthigen, die Ausschälung von Kropfknoten mit sehr geringem Blutverluste ausführen, indem man, der Empfehlung von BOSE [8]) entsprechend, nach Blosslegung der erkrankten Drüsenhälfte dieselbe ringsum mit den Fingerspitzen herauslöst und über das Niveau der Hautwunde hervorhebt (wodurch ihr Blutgehalt schon erheblich vermindert wird), dann aber jenseits ihres grössten Durchmessers mit einem Gummirohr von der Dicke des kleinen Fingers umschnürt.

Die Enden des letzteren werden in einer Klemmzange befestigt. Diese elastische Ligatur, welche zur Herstellung einer vollständigen B l u t l e e r e genügt, braucht keineswegs nahe der Luftröhre angelegt zu werden und behindert die Respiration durchaus nicht. Auf solche Weise kann man nicht blos ohne Blutung operiren, sondern auch das kranke Gewebe besser vom gesunden unterscheiden und die Knoten leichter herauslösen, da sie durch den elastischen Druck allmälig immer stärker hervorgepresst werden. Auffallender Weise ist die Blutung n a c h E n t - f e r n u n g d e s u m s c h n ü r e n d e n S c h l a u c h e s durchaus nicht stark; in keinem der Fälle von BOSE erforderte sie die Tamponade, nur in einem die Ligatur eines spritzenden Gefässes.

Von einem ganz anderen Gesichtspunkte aus ist von WÖLFLER [9]) an Stelle der Exstirpation des Kropfes die Unterbindung der Schilddrüsen-Puls- adern empfohlen worden. Man hatte schon in früheren Jahrzehnten, wie bei anderen entarteten Organen, so auch beim Kropf, durch Unterbindung der Arterien des erkrankten Organes die Rückbildung desselben herbeizuführen gesucht. Namentlich war auch bei solchen Kröpfen, deren grossen Gefässreichthum man aus ihrer Pulsation erkennen konnte, die Unterbindung der zuführenden Arterien empfohlen worden [10]). Da man sich jedoch auf die Ligatur der oberen Schilddrüsen- Arterien beschränkte oder gar statt deren die Carotis unterband, war von vorn herein gar kein oder doch kein dauernder Erfolg zu erwarten. Will man von der Ligatur einen Erfolg sehen, so müssen alle 4 Schilddrüsen-Pulsadern unter- bunden werden. Auch dann ist es noch denkbar, dass durch die relativ häufig vorkommende *Arteria thyreoïdea ima* Blut genug zugeführt werde, um den Kropf fortbestehen zu lassen. Andererseits muss auch die Möglichkeit zugestanden werden, dass die Absperrung der Blutzufuhr zum vollständigen Schwund der ganzen Drüse führe und somit dieselben Gefahren für das Allgemeinbefinden im Gefolge habe, welche man nach der gänzlichen Exstirpation fürchtet. Jedoch würde diese Gefahr, wie RYDYGIER [11]) mit Recht hervorhebt, dadurch voraus- sichtlich vermindert werden, dass die Schrumpfung der Drüse, und somit der Ausfall ihrer Function nicht plötzlich, sondern ganz allmälig eintritt. Von den nachtheiligen Wirkungen, welche die Exstirpation durch Verletzung von Nerven- ästen haben könnte, ist bei sorgfältiger Ausführung der Unterbindung keine Rede. Grössere Schwierigkeiten als die Exstirpation kann dieselbe auch nicht haben, namentlich, wenn man, nach der Empfehlung von DROBNIK [12]) die unteren Schild- drüsen-Pulsadern am äusseren (hinteren Rande) des Kopfnickers, nahe oberhalb des Schlüsselbeines aufsucht. Allerdings giebt es dann 4 Narben, von denen aber die unteren leicht zu verdecken sind. Die Erfahrung hat bisher zu Gunsten der Unterbindung gesprochen; freilich liegen im Ganzen erst 15 Fälle vor [13]).

Unter den verschiedenen Arten des Kropfes wird voraussichtlich die *S t r u m a c y s t i c a* am wenigsten durch die Ligatur der Arterien beeinflusst; am wirksamsten ist sie unzweifelhaft bei *Struma vasculosa*, besonders, wenn diese, mit den übrigen Erscheinungen der BASEDOW'schen Krankheit gepaart auftritt. In solchen Fällen gewährt sie überdies den Vortheil gegenüber der Exstirpation, dass man keine Unterbindungen in der Nähe der Drüse zu machen braucht, wo die Arterien, auf Grund des bestehenden Allgemeinleidens, stets einen geringeren Grad von Haltbarkeit zu besitzen scheinen [14]).

Diese neuen Operationsmethoden werden voraussichtlich in nächster Zeit der Exstirpation in hohem Grade das Feld streitig machen, auf welchem sie bisher allein geherrscht hat. Dennoch wird es auch in Zukunft Fälle genug geben, in denen sie bedingt oder unbedingt den Vorzug verdient: unbedingt überall da, wo der Verdacht einer malignen Neubildung besteht, welche sich bald durch Schmerzen, bald durch eine mit der Grösse der Geschwulst nicht im Ver- hältniss stehende Höhe der Athem- oder Schlingbeschwerden oder beider, bald durch eine, aus den obwaltenden Verhältnissen sonst nicht zu erklärende (un- motivirte) Schnelligkeit des Wachsthums (Sarcom) oder gar durch Schwellung der regionären Lymphdrüsen (Carcinom) ankündigt. Für die Totalexstirpation kann ich, nach eigenen Erfahrungen [15]), nur das von KOCHER [16]) angegebene Verfahren empfehlen, und zwar um so bestimmter, als ich dasselbe mit geringen Abweichungen schon vor der Publication KOCHER'S angewendet hatte. Es kommt dabei viel weniger auf die Richtung der Hautschnitte an, unter denen KOCHER selbst neben dem von ihm zuerst empfohlenen Y-Schnitt grosse quere Schnitte in der Richtung der Hautfalten des Halses aus kosmetischen Gründen mit Recht hervorhebt [17]); die wesentlichen Punkte sind vielmehr: 1. die Verhütung der Blutungen durch sorgfältige doppelte Unterbindung aller erkennbaren Venen und Arterien vor ihrer Durchschneidung und 2. die sorgfältige Schonung und Erhaltung des *Nervus recurrens*, welche nur durch hinlänglich lateralwärts ausgeführte Unterbindung der unteren Schilddrüsen-Pulsader mit Sicherheit erreicht wird. Unzweifelhaft ist es in kosmetischer Beziehung werthvoll, die zum Zungenbein und zum Kehlkopf emporsteigenden Muskeln n i c h t zu durchschneiden, weil sonst in der Gegend des ehemaligen Kropfes eine Einziehung zurückbleibt; aber das Hervorwälzen der Schilddrüsenlappen aus der Tiefe und die Unterbindung namentlich der unteren Arterien wird dadurch erschwert. Durchschneidet man die Muskeln in ihrem obersten Drittel und näht sie nach der Operation wieder zusammen, so ist das Resultat ein besseres, als bei ihrer Durchschneidung in der Mitte ihrer Länge, weil ihre motorischen Nerven gerade in der Mitte eintreten und mithin grösstentheils erhalten bleiben.

Ob man die Totalexstirpation überhaupt noch ausführen dürfe, da in ihrem Gefolge von verschiedenen Autoren in einer nicht ganz unerheblichen Anzahl von Fällen ein kachektischer Zustand, welchen die Einen, nach dem Vorgange von KOCHER [18]), als *Cachexia strumipriva* oder *thyreopriva* [19]), Andere als *Myxoedema* bezeichnen [20]), beobachtet worden ist, steht meines Erachtens noch zur Entscheidung; die Mehrzahl der Chirurgen steht auf der Seite von KOCHER und verlangt, dementsprechend, dass stets ein, wenn auch nur kleines Stück der Schilddrüse zurückgelassen werde. Ausgenommen hiervon sind wohl selbstverständlich alle malignen Strumen. Die p a r t i e l l e E x s t i r p a t i o n oder R e s e c t i o n eines Kropfes ist daher überall, wo die Enucleation oder die Ligatur der Schilddrüsenarterien nicht den Vorzug verdienen, die herrschende Methode. Es leuchtet ein, dass, je nach der Gestalt der Kropfgeschwulst, das Verfahren bei der Resection manche Verschiedenheiten darbieten und dass es auch, je nach der individuellen Neigung und Uebung des Operateurs, verschieden sein kann. Ohne den von Anderen, namentlich von MIKULICZ [21]), NUSSBAUM [22]), und EUGEN HAHN [28]) empfohlenen Methoden entgegentreten zu wollen, glaube ich mich hier darauf beschränken zu sollen, das von KOCHER [24]) angegebene Verfahren zu beschreiben. Nach Blosslegung der vorderen Fläche der zu resecirenden Schilddrüsenhälfte und Unterbindung der auf ihr liegenden grossen Venen wird zuerst der Isthmus an seiner dünnsten Stelle umschnürt und durchschnitten und die Drüsenkapsel von dem entsprechenden Lappen oder Knoten, womöglich mit stumpfen Instrumenten, so weit abgelöst, dass man die kranke Drüsenhälfte lateralwärts herumwälzen kann, ohne irgendwie in den Bereich des *Nervus recurrens* zu gerathen. Bei unvorsichtigem Verfahren könnte dieser leicht aus der Furche zwischen Luft- und Speiseröhre herausgezerrt werden. Ist man weit genug lateralwärts vorgedrungen, so trennt man die hintere Wand der Drüsenkapsel in verticaler Richtung, wobei (wenn man nicht die Ligatur der Hauptstämme vorausgeschickt hat) Aeste der unteren Schilddrüsen-Arterien und -Venen unterbunden werden müssen. Während der herausgewälzte Schilddrüsenlappen auf der linken Hand des Operateurs ruht, kann dieser gleichzeitig durch Fingerdruck Blutungen verhüten. Zeigt sich die Vergrösserung des Lappens durch deutlich erkennbare Knoten bedingt, so können diese jetzt mit stumpfen Instrumenten ausgelöst werden. Anderen Falles wird der Lappen in der Weise abgetragen, dass der untere Zipfel stehen bleibt, wobei dann die Blutung aus den Aesten der unteren Arterien durch

Unterbindung gestillt werden muss. Für die Fälle, in denen man einzelne Knoten durch Betastung der blossgelegten Drüse erkennen kann, dürfte jedoch das oben erläuterte Verfahren von BOSE leichter auszuführen sein.

Für alle Kropfoperationen ist auf die Beachtung der allerdings schon früher beobachteten, von E. ROSE [25]) aber zuerst richtig erläuterten Erweichungen und Verbiegungen der Luftröhre hinzuweisen. Der Kranke muss vor dem Beginn der Chloroformbetäubung sich eine Lage aussuchen, in welcher er möglichst frei athmen kann und in dieser müssen dann Kopf und Rumpf unverrückbar gegeneinander festgehalten werden, um plötzlichen Tod durch Knickung der Luftröhre zu verhüten. Die von E. ROSE [25]) empfohlene prophylactische Tracheotomie hat sich in neuerer Zeit als unnöthig und, weil sie die Durchführung der antiseptischen Behandlung stört, sogar als schädlich erwiesen.

Die vorstehend erwähnten Operationen an der Schilddrüse haben in Betreff der zufälligen V e r l e t z u n g e n derselben unsere Ansichten wesentlich geklärt. Die früher so sehr gefürchtete Blutung aus einer nicht entarteten Drüse kann in der That unmittelbar nach der Verletzung heftig sein; aber sie ist meist vorwiegend venös und kann, sobald der Verletzte nur tief athmet, sogar von selbst stehen. Allerdings verhält sich dies anders, wenn grössere Arterienäste getroffen waren, oder wenn eine kropfkranke Drüse verletzt wird. Dann können Unterbindungen oder Umstechungen nothwendig werden, denen vor der Cauterisation oder der Compression, welche leicht Erstickungsgefahr bedingen könnte, bei weitem der Vorzug gebührt. Meist sind die zufälligen Verletzungen der Schilddrüse mit Nebenverletzungen benachbarter Organe verbunden, welche gefährlicher sind, als sie selbst. Nächst der Blutung wurde die nachfolgende Entzündung und Eiterung als besonders gefährlich geschildert. Diese können und müssen durch antiseptische Behandlung verhütet werden. Durch Quetschung kann eine Kropfcyste platzen und ihr Inhalt in das Bindegewebe des Halses ergossen werden. Spaltung der Bedeckungen und Entleerung des Inhalts sind dann indicirt. Am besten wird man sofort die Resection anschliessen.

E n t z ü n d u n g e n der normalen Schilddrüse gehören zu den Seltenheiten. LEBERT [26]) hat vor beinahe 3 Jahrzehnten 50 Fälle aus der Literatur gesammelt. Ich habe niemals eine solche gesehen. LÜCKE [27]) beschreibt eine idiopathische, eine traumatische und eine metastatische Thyreoïditis, erwähnt jedoch auch nicht, dass er dieselbe beobachtet habe. ROKITANSKY [28]), welcher ihr Vorkommen „neben puerperalen Exsudationsvorgängen und im Gefolge des Typhus" erwähnt, giebt nicht ausdrücklich an, ob sich dies auf kropfkranke oder normale Drüsen beziehen soll.

Bei weitem häufiger ist unzweifelhaft die Entzündung in einem Kropfe, welche an der schnell steigenden schmerzhaften Schwellung, die meist wohl auch von Fieber begleitet ist, leicht erkannt wird. Frühzeitig gesellen sich Athembeschwerden hinzu, und zwar um so heftiger, je mehr der Kropf sich in einer Richtung entwickelt hat, welche die Compression der Luftröhre begünstigt, am meisten bei substernalen Kröpfen [29]). Durch die alsbald eintretende Compression der Halsvenen schwellen diese stark an; bald tritt auch Oedem hinzu. Von guten Beobachtern wird angegeben, dass eine solche Strumitis sich unter antiphlogistischer Behandlung zurückbilden könne [30]). Der gewöhnliche Ausgang ist jedoch Abscessbildung. Da der Eiter eben so gut nach hinten oder gar in die Luftröhre durchbrechen kann, wie nach vorn, so ist für solche Fälle gewiss kein längeres Zuwarten, auch nicht ein blosser Einschnitt, sondern die Resection oder Exstirpation zu empfehlen. Operirt man früh genug, so kann die Enucleation einer entzündeten Cyste durch die ödematöse Infiltration der Umgebung wesentlich erleichtert werden.

L i t e r a r i s c h e N a c h w e i s e : [1]) L ü c k e , Krankheiten der Schilddrüse, in Pitha und Billroth's Handbuch der allgem. und speciellen Chirurgie. III, Abth. I. — [2]) Vergl. diese Encyclopädie, IX, pag. 377. — [3]) G a r r é , Die intraglanduläre¦Ausschälung der Kropfknoten. Centralbl. f. Chirurg. 1886, pag. 769. — K e s e r , *L'énucléation du goître parenchymateux. Paris, 1887.* — [4]) P o r t a , *Delle malattie etc. della ghiandola tiroidea. Milano, 1849.* —

Vergl. auch Bottini, *Estirpazione totale di gozzo etc. Torino, 1878.* — [5]) Schon Celsus scheint die Enucleation gekannt zu haben. Neuerdings haben sich Kottmann, Burckhardt und Paul Bruns um ihre Ausbildung verdient gemacht. Vergl. Kocher, Bericht über weitere 250 Kropfexstirpationen. Correspondenzbl. f. Schweizer Aerzte. 1889. — [6]) Vergl. den eben citirten Aufsatz von Kocher. — [7]) So namentlich Burckhardt (Centralbl. f. Chirurgie. 1884, Nr. 43. Vergl. den soeben citirten Aufsatz von Kocher). — [8]) Bose, Die künstliche Blutleere bei Ausschälung von Kropfknoten. Centralbl. f. Chirurg. 1889, Nr. 1. — [9]) Wölfler, Die operative Behandlung des Kropfes durch Unterbindung der zuführenden Arterien. Wien. med. Wochenschr. 1886, Nr. 29 und 30. — [10]) In Deutschland hat namentlich Philipp von Walther diese Unterbindung ausgeführt. Ich selbst habe noch 1839 von M. J. Chelius dieselbe bei einer Struma vasculosa an den oberen Schilddrüsen-Pulsadern erfolglos machen sehen. — [11]) Rydygier, Wien. med. Wochenschr. 1888, Nr. 49 und 50. — [12]) Drobnik, Die Unterbindung der Art. thyreoidea inf. Wien. med. Wochenschr. 1887, Nr. 3. — [13]) Vergl. Rydygier, l. c. — [14]) Vergl. Billroth, Wien. klin Wochenschr. 1888 und Rydygie r l. c. — Ueber den Zusammenhang von Kropf- und Herzkrankheiten vergl. Jul. Schranz, Beiträge zur Theorie des Kropfes. Langenbeck's Archiv. XXXIV, pag. 92. — [15]) Vergleiche die Verhandlungen der XII. Congresses der deutschen Gesellschaft für Chirurgie. 1884. — Ferner: A. Koehler, Ueber 24 seit dem Jahre 1876 in der Bardeleben'schen Klinik ausgeführte Kropfexstirpationen. Deutsche Zeitschr. f. Chirurgie, XXVI. — R. Ockel, Zur Casuistik der Strumectomie und der Cachexia strumipriva. Diss. inaug. Berlin, 1888. — [16]) Vergl. das vorstehende Citat. — [17]) Correspondenzbl. f. Schweiz. Aerzte. 1889. — [18]) Vergl. Citat 15. — [19]) Vergleiche Citat 17. — [20]) Die ausgedehnte Literatur über Myxoedema findet sich zusammengestellt in dem *Report of a committee of the clinical society of London nominated December 14, 1883, to investigate the subject of Myxoedema. London, Longmans, Green and Co., 1888.* — [21]) Centralbl. f. Chirurgie, 1885, Nr. 51. — Vergl. auch Trzebicky in Langenbeck's Archiv, XXXVII. — [22]) Münchener med. Wochenschr. 1887, Nr. 15. — [23]) Verhandlungen der 16. Congresses der deutschen Gesellschaft f. Chirurgie. 1887. — [24]) Correspondenzbl. f. Schweizer Aerzte, 1888. — [25]) Verhandlungen d. deutschen Gesellschaft f. Chirurgie, VI. Congr. 1877. — [26]) Lebert, Ueber die Krankheiten der Schilddrüse. Breslau 1862. — [27]) Vergl. die sub I) citirte Abtheilung des Handbuches von Pitha und Billroth. — [28]) Lehrbuch der pathologischen Anatomie, Wien 1861. III, pag. 114. — [29]) Vergl. H. Demme, Würzburger med. Zeitschr. II und III. — A. Bardeleben, Jenaische Annalen. 1850. — [30]) Vergl. Lücke l. c.

A. Bardeleben (Berlin).

Schimbergbad, Canton Luzern, 1425 M. über Meer bei Entlebuch gelegene, mustergiltige Badeanstalt. Mittlere Sommertemperatur 17,2⁰ C. Kalte alkalische Quelle: fester Gehalt in 10000 nach MÜLLER (1875) 7,68 incl. 2. Atom CO_2 (Natron-Bicarbonat 6,83, Jodnatrium 0,007). Schwefelnatrium beträgt 0,292, unterschwefligsaures Natron 0,01; dann sollen auch noch 6,8 Cc. Schwefelwasserstoff ausserdem vorhanden sein. Es gilt dies Bad als „Magencurort", auch als wirksam bei Chlorose, Schleimhautleiden, namentlich bei chronischem Blasencatarrh.

Monographie: Schiffmann, 1879.   B. M. L.

Schimmelpilze, s. Infection, X, pag. 365.

Schinznach (Bad-), Canton Argau, unter 47⁰ 27′ nördi. Br., 25⁰ 49′ östl. L. F., 351 M. über Meer, unweit Station Schinznach, ist ein Complex von 12 Bauten, mit einer Schwefeltherme, derèn Wärme von 28,5—34,8⁰ C. variirt. Zu den Bädern muss ein Theil des Wassers erwärmt werden. Die Analyse von GRANDEAU (1865) ergab festen Gehalt 21,66 in 10000, nämlich:

Schwefeluatrium	0,08	Der Schwefelwasserstoff-Gehalt wech-
Chlornatrium	5,85	selt je nach dem Wärmegrade von
Chlorkalium	0,86	0,05 Grm. bis 0,73, ja 0.91. Dies zeigt
Schwefelsauren Kalk .	10,91	an, dass die Therme nicht vor Zutritt
Kohlensauren Kalk . . :	2,50	wilden Wassers geschützt ist. Freie
Kohlensaure Magnesia .	1,20	CO_2 1,9 Grm.
Thonerde	0,10	
Eisenoxyd	0,05	
Kieselsäure	0,11	

Man badet meist nur 32—35⁰ warm, verlängert aber das Morgenbad allmälig auf 2 Stunden, das Abendbad auf 1 Stunde. Oft entsteht bei dieser

Maceration der Haut ein Badeausschlag mit Schwellung und Röthung der Haut. Die Wirkung des Schwefelwasserstoffes erscheint bei der Schinznacher Cur sehr ausgesprochen. Sie kann durch Inhalationen verstärkt werden. GSELL-FELLS hat wiederholt die vorzügliche Heilkraft des Wassers bei chronischer Periostitis, verbunden mit oberflächlicher Caries, wahrgenommen. Nicht acutes Eczem und Psoriasis, besonders wenn ersteres mit Prurigo verbunden war, haben dem Bade einen hohen Ruf verschafft. Bei Scrophulose wird häufig Wildegger Jodwasser zugleich angewandt; siehe diesen Artikel. Neuere Anstalt elegant eingerichtet. Man giebt auch Soolbäder.

Das Schinznacher Wasser wird versendet.

Literatur: Berichte von Hemman und Amsler. — Robert, *Note sur les eaux therm. sulf. de Schinznach.* 1865. — Zurkowski, *De l'emploi de l'eau therm. sulf. de Schinznach dans les affect. des voies respir.* 1867. — *Nouvelles observat.* 1868.

B. M. L.

Schistomyceten (σχιστός, gespalten und μύκης, Pilz), Spaltpilze siehe Bacillus, II, pag. 305 und Infection, X, pag. 356, 361.

Schizoblepharie, s. Ablepharie, I, pag. 80.

Schizomyceten = Schistomyceten.

Schizosoma (reflexum), s. Missbildungen, XIII, pag. 289.

Schlachthäuser. Oeffentliche Schlachthäuser, um welche es sich im Nachfolgenden vorwiegend handelt, sind solche besonders eingerichtete und ausschliesslich für den Gebrauch zu Grossvieh- und Kleinviehschlachtung zur Benutzung gelangende Baulichkeiten, in welchen die sämmtlichen Schlächter einer Stadt oder eines Communalverbandes schlachten müssen, für die also der Schlachtzwang, und zwar mit der Bedingung eingeführt ist, dass alle dort zur Schlachtung gelangenden Thiere vor und nach derselben durch Sachverständige auf ihren Gesundheitszustand untersucht werden. Für grössere Orte sind die öffentlichen Schlachthäuser schon an sich aber auch noch dadurch höchst nothwendige Anstalten zur Handhabung der Veterinär- und Sanitätspolizei, dass sie die Privatschlächtereien ausschliessen.

Die Gründe, welche den öffentlichen Schlachthäusern vor den privaten (den von einzelnen Schlächtern nach Willkür in verschiedenen Stadttheilen angelegten und ohne jede sanitätsbehördliche Controle benutzten) den Vorzug sichern, stellt PAULI, wie folgt, zusammen:

1. Die in Folge der leichteren, zuverlässigeren und billigeren Controle durch die Aufsichtsbeamten ungleich zuverlässigere Entdeckung ansteckender Thierkrankheiten und die schnellere, wie auch leichtere Tilgung derselben.

2. Grössere Sauberkeit bei den sämmtlichen Schlachtvorrichtungen, weit mehr Wasser, weit mehr Raum, ungleich bessere Einrichtungen, sowohl zum Zwecke des Schlachtens selbst, als für die Fortschaffung der Abfälle und für die Zuverlässigkeit ihrer definitiven Beseitigung.

3. Die Entlastung des Strassenverkehrs, insbesondere der Trottoirs, von den Störungen beim Abladen der Schlachtthiere.

4. Bessere Luft in der Umgebung der früheren Privatschlachtstätten, Hebung der Miethspreise, Raumgewinnung für Wohnungen.

5. Bessere, beziehungsweise gemeinschaftliche Verwerthung der Nebenproducte, Häute, Hörner, Klauen, Talg, Schmalz, Gedärme, Blut etc. durch die am Viehhofe befindlichen, entweder zu verpachtenden oder für gemeinschaftliche Rechnung zu betreibenden Gewerbe.

6. Die Theilung des Fleisches in „bankmässiges" und „nicht bankmässiges", vollwerthiges und minderwerthiges Fleisch oder der Austausch von Fleisch Seitens der Händler je nach Stadtgegend und Art der Kundschaft.

7. Anstalten zur Anlage von Exportschlächtereien mit Vorrichtungen zur Präparirung des Fleisches und unmittelbaren Verladung in die Eisenbahnen ohne vorherigen Transport auf Steinpflaster. Hierher gehören auch die Bestrebungen, das Fleisch für Schiffs- und Eisenbahntransport frisch zu erhalten, die von bedeutender Tragweite sind, da mit der Verbesserung der Fleischconservirungsmethoden immer mehr der Transport von lebendem Vieh auf weite Wasser- und Bahnstrecken schwinden wird.

Aus diesen Darlegungen ergeben sich zum Theil bereits die deutlichsten Fingerzeige hinsichtlich der nothwendig erforderlichen baulichen Vorrichtungen, Umgebungen und Ansprüche an die Bauplätze. Untereinander jetzt meistens sehr ähnlich sind die inneren Einrichtungen der Schlachthäuser: Für die Schlachtung von Rindern besteht dieselbe aus Aufzugs- und Aufhängevorrichtungen, auf eisernen Trägern angebrachten Eisenrahmen, Ketten und Seilen, Hakenstöcken zum Hin- und Herschieben der aufgehängten Rinder, den nothwendigen Wasserzuführungsröhren, aus mit dichten Jalousien versehenen Fenstern, Beleuchtungsapparaten und den erforderlichen Ventilationsvorrichtungen, Düngerkarren und muldenförmigen Schragen. Ferner müssen die nöthigen Haken zum Aufhängen der zertheilten Rinder vorhanden sein. Auf dem stets festen Fussboden, aus cementirten Klinkern, Mettlach- oder Asphaltpflaster bestehend, befindet sich vor den vordersten Aufhängevorrichtungen ein starker Eisenring zum Anbinden des zu schlachtenden Thieres. — Die Tödtung und Schlachtung der Thiere geschieht in folgender Art: Das Thier wird entweder geblendet oder ungeblendet in die betreffende Schlachtkammer geführt. Hier wird der Kopf desselben mittelst eines um die Hörner geschlungenen starken Strickes an den oben erwähnten eisernen Ring kurz angebunden, so dass der Kopf nahe an den Boden gelangt und der Hals stark gebeugt wird. Hierauf wurde früher mittelst eines schweren, etwas spitzen eisernen Beiles oder Hammers ein kräftiger Schlag auf die Hirnschale des Thieres an der Stelle zwischen den Hörnern und etwas unterhalb geführt und dadurch das Thier vollkommen betäubt. Bei ungeschickter Handhabung mussten wiederholt Schläge erfolgen, bis das Thier zusammenbrach, wobei es nicht allein auf die Geschicklichkeit, sondern auch auf die Kraft des Schlächters ankam; letztere war besonders bei Schlachtung von Bullen (Stieren) und grossen Ochsen von wesentlicher Bedeutung und dennoch nicht unfehlbar.

Die am sichersten und deshalb am besten eingerichteten Tödtungsinstrumente besitzt man gegenwärtig in den Bouterolles, Schlachtmasken, bei verschiedenen Constructionen derselben. Weniger Verbreitung hat die Schlacht-Schussmaske (FABIAN) gefunden, da die beim Gebrauche erfolgende Detonation und die vorsichtige Handhabung, wie sie für die Manipulirenden selbst geboten ist, behindernd wirkt. Die KOLBE'sche Bouterolle tödtet durch einen Stahlbolzen, welcher in einer Vertiefung des Kopfbügels angebracht, dem Thiere, das mit der Maske bekleidet worden ist, durch die Scheitelbeine in das Gehirn getrieben wird, und zwar durch einen kräftigen Beil- oder Hammerschlag.

Während sich für das Schlachten von Rindvieh am vorzüglichsten Kammern (die leicht zu reinigen, zu desinficiren und im gegebenen Nothfalle abzusperren sind) eignen, erfolgt das Schlachten des Kleinviehes (Schafe, Kälber, Schweine) in Schlachthallen. Dieselben müssen mit Mittel- und Querdurchgängen, an ihren Längsseiten mit eisernen Tragsäulen versehen sein, welche letztere die eisernen Rahmen mit den Haken zum Aufhängen der Thiere tragen. Die Tödtung erfolgt hier durch den einfachen Schnitt oder Stich in den Hals, wodurch die hier verlaufenden grossen Blutgefässe durchtrennt werden.

Kranke Thiere, resp. deren Körper werden noch nicht überall ganz gleichmässig behandelt. Diejenigen, auf welche das Viehseuchengesetz vom 23. Juni 1880 in diesem Umfange anwendbar ist, werden zwar überall den Abdeckereien überwiesen. Solche dagegen, welche Seitens der Fleischbeschauer nur zurückgewiesen wurden, gab man vielfach — mit bezüglichem Stempel versehen —

dem Eigenthümer zurück, wobei eine heimliche Verwerthung des Cadavers ausgeschlossen war.

Bei weitem vorzuziehen dagegen ist das z. B. in Wien, Stuttgart, Berlin, Würzburg etc. geübte Verfahren, die krank befundenen Thiere nämlich im öffentlichen Schlachthaus zu schlachten und der weiteren Verfügung des Schauers (Thierarztes) zu unterstellen. Hierbei ist, selbst wenn durch die Art der Erkrankung die Fleischbenutzung — sei es ganz, sei es theilweise — nicht contraindicirt wird, der Vortheil wenigstens erreicht, dass die bezügliche Seuche entdeckt ist und der Viehstand von letzterer möglichst schnell befreit werden kann.

Bezüglich der unmittelbar nach dem Schlachten der Thiere vorzunehmenden Prüfung der Organe muss der Schauer befugt sein, dem Befunde entsprechend das Erforderliche anzuordnen, insbesondere z. B. im Falle der Abwesenheit ansteckender Seuchen die technische Ausnutzung des bezüglichen Thieres zu gestatten; dagegen im Falle der Ungeniessbarkeit des betreffenden Fleisches, die Vernichtung desselben herbeizuführen, und zwar behufs Verhütung von Unterschleif in einer geeigneten Form, z. B. in derjenigen des Durchtränkens mit einer stinkenden Flüssigkeit (Petroleum), so dass es eine für Jedermann kenntliche und zugleich ekelhafte Beschaffenheit erlangt.

Man pflegt zu unterscheiden: a) bankwürdiges und vollständig gesundes Fleisch, resp. von nur unbedeutend erkrankten Thieren herrührendes; b) nicht bankwürdiges und minderwerthiges, z. B. das von Thieren herstammende, die schwer verwundet und verletzt worden waren oder an Drehkrankheit litten etc.; c) nicht bankwürdiges und gleichzeitig ungeniessbares Fleisch, z. B. das mit thierischen Parasiten behaftete.

Unter „Freibanken" verstand man ursprünglich die städtischen Schlacht- und Verkaufshallen, in denen „Auswärtige" ihr Vieh selbst schlachten und verkaufen konnten. Später erst wurde in den Freibanken das beanstandete, aber noch geniessbare Fleisch unter polizeilicher Aufsicht billig verkauft.

Behufs allgemeiner wirksamer Fleischcontrole ist aber nicht blos Vieh- und Fleischschau in den öffentlichen Schlachthäusern mit Schlachtzwang erforderlich, sondern auch alles importirte Fleisch muss ausserdem selbstverständlich streng überwacht werden, damit nicht kranke Thiere auswärts geschlachtet und alsdann in Stücke zerlegt eingeführt werden können.

In verschiedener, aber stets unzureichender Weise versuchte man bisher in den einzelnen Staaten die Einfuhr kranken Viehes zu verhüten, indem man bald Bescheinigung über die ausserhalb stattgefundene Beschau verlangte, bald das eingeführte Fleisch von den einheimischen Schauern prüfen liess (z. B. in Stuttgart, Basel etc.). Da jedoch sichere zuverlässige Unterscheidungsmerkmale zwischen Fleisch gesunder Thiere, zumal demjenigen von geringer Qualität und anderseits demjenigen kranker Thiere nicht existiren, so dass z. B. unter Umständen der Genuss anscheinend sogar vorzüglichen Fleisches tödtliche Milzbrandvergiftung veranlassen kann, so muss überhaupt jede Einfuhr frischen Fleisches verboten werden.

In Betreff der Einfuhr künstlich veränderter Fleischwaaren (Rauchfleisch, Salzfleisch, Würste etc.), deren ungesunde, krankhafte Beschaffenheit an und für sich schwer oder gar nicht erkennbar ist, entziehen sich dieselben auch insofern jeder strengen sanitätspolizeilichen Controle, als sie zum grossen Theil auf dem Wege der Post und Eisenbahn in den Verkehr gelangen. Dementsprechend ist allein auch nur eine indirecte Controle der künstlichen Fleischwaaren ausführbar, und zwar in der Form unvermutheter, polizeilicher Visitationen, eventuell Confiscationen, insbesonders an den Verkehrs- und Marktplätzen und Hallen grosser Städte.

Unmittelbar mit den öffentlichen, gemeinschaftlichen Schlachthäusern sollten stets verbunden sein die erforderlichen, von Sachverständigen überwachten Viehmarktplätze. Selbstredend ist auf Viehexportmärkten eine besonders strenge veterinärpolizeiliche Controle erforderlich behufs Verhütung der Uebertragung von Seuchen und Ansteckungsstoffen. Aber, wie bereits oben erörtert, die endgiltige Entscheidung bezüglich der Fernhaltung vom Consum, sei es des ganzen Schlachtthieres, sei es blos einzelner Theile, wird überhaupt nur ermöglicht durch die Untersuchung des Schlachtthieres im Leben und die unmittelbar folgende durch die Obduction.

Ferner wird nun nicht blos im Interesse der öffentlichen Gesundheitspflege speciell der geordneten Fleischcontrole die Errichtung öffentlicher Schlachthäuser mit gleichzeitigem Schlachthauszwang geboten, sondern ausserdem auch noch durch viel andere wichtige Rücksichten.

Zunächst nämlich bedarf das im Falle eines über die ganze Stadt zerstreuten Schlachtbetriebes stattfindende, unvermeidliche Treiben und Fahren durch die belebten Strassen grosser Städte einer entsprechenden Abhilfe und Regelung.

Nächst diesen verkehrspolizeilichen Interessen sind es wichtige volkswirthschaftliche, die zu Gunsten der in Rede stehenden hygienischen Institution sprechen.

Denn das in Privat- und Einzel-Schlächtereien erschlachtete Fleisch kann im Vergleich mit demjenigen in öffentlichen Schlachthäusern gewonnenen nur relativ, unvollkommen ausgenutzt werden, insofern in letzteren weniger verdirbt, resp. verloren geht und die Abgänge in Gestalt von Albumin, Fett, Dünger etc. auch bei weitem vortheilhafter verwerthet werden können.

Alle die gegen die Errichtung allgemeiner Schlachthäuser bisher angeführten Einwände und Gründe haben sich thatsächlich erfahrungsgemäss völlig nichtig und hinfällig erwiesen.

Die Gegner der allgemeinen Schlachthäuser stellten zuerst die Rentabilität derselben in Frage, indem aus ihrer Errichtung eine Vertheuerung der Fleischpreise resultiren sollte. Im Widerspruch hiermit hat im Gegentheil aber überall, wo gemeinschaftliche Schlachthäuser bestehen, die Erfahrung gelehrt, dass eine mässige, leicht und gern getragene Schlachtgebühr vollständig genügt zur Wiedergewinnung der für die Verzinsung und Amortisation des Schlachthaus-Anlagecapitals erforderlichen Summe. Demzufolge bedingen öffentliche Schlachthäuser auch eher ein Fallen, als Steigen der Fleischpreise.

Nicht minder unberechtigt ist der den Schlachthäusern Seitens der Gegner gemachte Vorwurf einer Aufhebung der freien Concurrenz, sowie einer grösseren Umständlichkeit im Geschäft. Selbst wenn diese an sich ganz unbegründeten Bedenken wirklich beständen, könnten dieselben den oben erwähnten Vortheilen der öffentlichen Schlachthäuser gegenüber nicht in's Gewicht fallen. Betreffend insbesonders die aus einem Ausschlusse auswärtiger Schlächter in den öffentlichen Schlachthäusern angeblich resultirende Aufhebung der freien Concurrenz, kann der Zutritt sowohl den Einheimischen, als auch Auswärtigen Seitens der Gemeinde sehr wohl gestattet werden.

Selbstredend können und dürfen die ausschliesslich den Interessen der Nahrungs-, Gesundheits- und Verkehrspolizei dienenden öffentlichen Schlachthäuser nur organisirt und geleitet werden von der Gemeinde, als einer Behörde, welche auch in der erforderlichen Weise das öffentliche Wohl berücksichtigt, mit gehöriger Unparteilichkeit ihre Bestimmungen trifft und nach festen, für Alle gleich giltigen Grundsätzen handelt. Einzig vermittelst einer solchen Behörde kann z. B. auch nur die nöthige Garantie gewährt werden, dass die zu normirenden Gebühren für die Schlachthausbenutzung die Kosten der Verzinsung und Amortisation nicht überschreiten. Als diejenige Einwohnerzahl, die im Durchschnitte etwa die Errichtung eines öffentlichen Schlachthauses beansprucht, darf eine solche von 10.000 gelten.

Bezüglich der viel discutirten Frage einer Entschädigungspflicht gegenüber den durch die Errichtung der Schlachthäuser, eventuell benachtheiligten privaten Personen in Preussen z. B. auf Grund von §§. 7 und 9 bis 11 des preussischen Gesetzes vom 8. März 1868, sowie insbesondere vom Art. 2 des

Zusatz-Gesetzes vom 9. März 1881 (als Ergänzung bezüglich der Vieh- und Fleisch-schau, Einfuhr von geschlachtetem Fleisch und Schlachtstätten in der Umgegend der Städte) und auf Grund ferner der Reichsgewerbeordnung, insbesondere des §. 51 derselben, ist zunächst zu bemerken, dass die gesetzliche Bestimmung der Entschädigungspflicht an und für sich auf die praktische Ausführung öffentlicher Schlachthäuser mit gleichzeitigem Schlachthauszwang sehr hemmend und lähmend wirkt. Alsdann ist hervorzuheben, dass die Realisirung der ideell bestehenden gesetzlichen Entschädigungspflicht der Gemeinde den Privatschlächtereien gegen-über insofern von geringer praktischer Bedeutung ist, als der thatsächliche Nach-weis des wirklich erlittenen Schadens — wie die Erfahrung gelehrt hat — fast niemals geführt werden kann.

Bezüglich der Entschädigungspflicht für getödtete Thiere, und zwar in Preussen, resp. Deutschland auf Grund des Reichsgesetzes vom 23. Juni 1880, betreffend die Abwehr und Unterdrückung von Viehseuchen, 4. §§. 58 bis 60, sind in den §§. 61 bis 64 die Fälle angegeben, in denen keine Entschädigung zu leisten ist.

Erwähnenswerth ist endlich noch, dass auch die gesetzlich zu zahlenden Entschädigungssummen durch die Gebühren für die Schlachthausbenutzung mit zu verzinsen und zu tilgen sind. Die gesetzlichen Bestimmungen, auf Grund welcher z. B. in Preussen Vieh- und Schlachthöfe Seitens der Gemeinde errichtet werden können, sind: §§. 5, 6 und 11 des Gesetzes über die Polizeiverwaltung vom 11. März 1850 (G.-S. S. 265) und der §§. 70 und 149, Nr. 6 der Reichs-Gewerbeordnung.

Die bei Errichtung von Vieh- und Schlachthöfen in grossen Städten hauptsächlich zu berücksichtigenden Momente sind etwa folgende: Zunächst müssen die umfangreichen Baulichkeiten möglichst in der Peripherie der Städte derartig gelegen sein, dass die Thiere nicht übermässig lange Wege zurückzulegen brauchen von den weit ausgedehnten Eisenbahnausladestellen nach den Stallanlagen und von letzteren wieder nach den Verkaufshallen. Ferner ist in einer entsprechend zweck-mässigen Weise zu sorgen: für gute Uebersichtlichkeit der zahlreichen Strassen und Gebäudecomplexe, sowie für einen bequemen Verkehr der in letzteren sich bewegenden Massen von Menschen, Thieren, Fuhrwerken, insbesondere ferner für die Möglichkeit eventueller sofortiger Absperrung einzelner Gruppen und Abthei-lungen der Anlage im Fall eines Seuchenausbruches.

Orte mit lebhaften Exportmärkten bedürfen einer besonders strengen, sanitäts- und veterinär-polizeilichen Controle über die aus allen Richtungen von Ausserhalb zusammenströmenden Thiere. Im Speciellen sind behufs gegenseitiger Uebertragung von Seuchen nicht blos Anstalten und Vorrichtungen für Absperrung, sondern auch für Reinigung und Desinfection der Thiere, sowie aller mit letzteren in Berührung gekommenen Gegenstände erforderlich. — Behufs leichter Spülung, Desinfection, Reinigung der Hallen und Ställe sind dieselben mit auf die hohe Kante gestellten Klinken, sowie ferner alle Trottoirs in den breiten Längs- und Querstrassen der Hallen, in denen die Thiere stehen, mit hart gebrannten Thon-, Eisenschlacken *(iron bricks)* auf Sandboden zu pflastern und mit Cementmörtel voll auszufügen. Die gesammte Anlage muss mit Canalisation und den erforder-lichen Wasserreservoirs versehen sein. Entsprechend den Ausführungsbestimmungen des deutschen Bundesrathes zu den §§. 3 und 4 des Gesetzes vom 25. Februar 1876 über die Beseitigung von Ansteckungsstoffen bei Viehbeförderung auf Eisenbahnen, sowie den Bestimmungen letzteren Gesetzes selbst — ist jeder Viehwaggon vor seiner Wiederbenutzung in vorgeschriebener Weise zu waschen, spülen, desinficiren, nämlich mit Carbolsäurelösung und Kalkwasser.

In den räumlich isolirt gelegenen Seuchenhof müssen alle die Waggons direct einfahren können, in welchen Vieh aus seucheverdächtigen Gegenden transportirt wurde. Hierdurch ist die Möglichkeit gegeben, die verdächtigen Thiere behufs weiterer thierärztlicher Untersuchung direct auszuladen, um sie später dem entsprechenden Befunde gemäss zu schlachten und sei es ganz oder theilweise zu confisciren, sei es frei zu geben.

Zu den Viehhofsanlagen gehören ausserdem: Börsengebäude für den Verkehr der Treiber, Händler, Käufer, Fleischer, Geschäftsleute, Commissionäre mit ihren Gehilfen, der sogenannten Cassierer; — die Bureaux des Veterinäramts, der Polizei, der Viehcommissionäre; — die Verkaufshallen für die einzelnen Thiergattungen (Rinder, Schafe, Kälber, Hammel, Schweine); — Isolirräume in genügender Zahl für erforderliche Absperrung und Desinfection im Fall eines Seuchenausbruches; Gebäude für die Verwaltung, Post, Telegraphie; — für die Centesimal- und Decimalwagen behufs Wägens (durch vereidigte Wäger) der Thiere, des Futters und des Düngers. — Bezüglich des eigentlichen Schlachthofes beanspruchen ein besonderes Interesse: Die Albuminfabrik zur Gewinnung des Serum-Eiweisses und -Fibrins durch Abdunstung des Blutwassers; — die Talgschmelz- und Margarinfabrik; — die Observationsställe des Polizeischlachthauses für Thiere mit Krankheitserscheinungen behufs Schlachtens durch den Polizeischlachtmeister, um dem Befunde gemäss ihre Cadaver ganz oder theilweise — sei es frei zu geben, sei es zu vernichten. Behufs directer unmittelbarer Ausladung der Thiere in den einzelnen Schlachthäusern und -Kammern sind direct in diese letztere die (die Thiere auf Eisenbahnschienen fahrenden) Waggons hinein zu dirigiren. Auch sind alle Schlachträume, um leicht und gründlich gereinigt werden zu können, mit geriffelten Cementplatten zu pflastern, sowie alle ihre inneren Wände vermittelst Cement „glatt" zu putzen. Reichliches, warmes Wasser muss aus den Reservoirs leicht und bequem zuströmen können. Wichtigkeit beansprucht weiter noch die Darmwäscheanlage. Erwähnt seien endlich: Die Verkaufshallen für den Engros-Fleischhandel, d. h. den Fleischverkauf in Hälften und Vierteln; die Läden und die Futterböden etc.

Mustergiltige Einrichtungen einschliesslich der sanitätspolizeilichen Untersuchung und Aufsicht hat in jeder Beziehung das Berliner Schlachthaus nebst Centralviehhof aufzuweisen, von welchem mehrfache sehr ausführliche Beschreibungen erschienen sind. Auf dem dortigen Centralschlachthofe kamen zur Schlachtung:

	1883/4	1884/5	1885/6
Rinder	93·387 (11·5)	95·003 (74)	99·261 (196)
Kälber	78·220 (16)	75·843 (19)	78·733 (63)
Stücke Schafvieh . . .	171·977 (13)	170·324 (48)	176·779 (77)
Schweine	244·343 (2051)	264·727 (2338)	285·882 (3662)

(In Klammer die krank befundenen).

Die vorwiegenden erst bei der innerlichen Untersuchung entdeckten Krankheiten waren Finnen (durchschnittlich pr. a. 1750), Trichinen (durchschn. pr. a. 175), Tuberkulose (unter zunehmend strengen Kriterien von 182 auf 363 und 1885/6 auf 698 gestiegen), Rothlauf (ähnlich auf 172 gestiegen). Im Jahre 1883 wurden 3·8 pro Mille, 1884: 4°/₀₀, 1885: 6·2°/₀₀ der bereits geschlachteten Thiere zum Genuss ungeeignet befunden. An kranken Einzelorganen wurden reprobirt von Rindern durchschnittlich 22.000, von Kälbern durchschn. 80, von Schafen durchschn. 5400, von Schweinen durchschn. 10.000.

In Paris, dessen Bevölkerung nach neueren Berechnungen pro Tag und Kopf 200 Grm. Fleisch consumirt, ist der Schlachthausdienst ebenfalls mustergiltig organisirt und geregelt. Es wurden (während des Jahres 1884) dort 641.677 Kilogrm. Fleisch beanstandet und polizeilich confiscirt.

Interessant sind für die Bedeutung der Schlachthäuser noch besonders diejenigen Zahlen, welche sich auf die Tuberkulose der Schlachtthiere beziehen, nachdem man — besonders in den jüngsten 4 Jahren — angefangen hat, dieselbe aufmerksam zu verfolgen.

Den 1061 tuberkulösen Thieren (hervorragend Rindern), welche von den 710.964 im Berliner Schlachthause 1886/7 getödteten Schlachtthieren tuberkulös befunden wurden, entsprechen ungefähr: in Dresden 235, — in Chemnitz 2·9%, der Rinder und Kälber, — in Plauen 1·67%, — in Augsburg 461 Rinder und Kälber, in Stuttgart 140, — in Ulm 198 Rinder und Kälber, während die Zahlen für Göttingen, Erfurt und Bremen ganz unverhältnissmässig geringe waren.

In Deutschland mehrt sich die Anzahl der Schlachthäuser stetig: schon Ende 1886 gab es 343 öffentliche Schlachthäuser, davon 69 in Elsass-Lothringen, 61 in Bayern, 79 in Preussen; besonders in den östlichen Theilen Preussens ist die Bewegung ausserordentlich in Fluss gekommen, so dass Ende 1888 wohl bereits über 100 Schlachthäuser eröffnet oder doch unmittelbar in der Fertigstellung begriffen sein dürften.

Die bezüglichen Polizei-Verordnungen sind durchwegs nach Zugrundelegungen der Gesetze über die Pol.-Verwaltung (in Preussen vom 11. März 1850) über die allgemeine Landesverwaltung (30. Juli 1883), der bezüglichen Gemeindebeschlüsse und Regulative unter Zustimmung der Magistrate und Genehmigung der Aufsichtsbehörden geregelt, enthalten Bestimmungen über die Zeit der Benutzung, die Ordnung, Anmeldung des Viehes, die Gebühren, die thierärztliche Voruntersuchung, den Modus der Schlachtungen, die Behandlung des Blutes und der Abfälle, die Reinigung, die Untersuchung nach dem Schlachten, die Controle des von ausserhalb eingeführten Fleisches, Abstemplung des bankwürdigen Fleisches, den Hin- und Hertransport, die Beschwerde-Instanzen und Strafandrohungen.

Literatur: C. Th. Falck, Das Fleisch. Gemeinverständliches Handbuch der wissenschaftlichen und praktischen Fleischkunde. Marburg 1880. — Gerlach, Die Fleischkost des Menschen vom sanitären und marktpolizeilichen Standpunkt. Berlin 1875. — Hausburg, Der Vieh- und Fleischhandel von Berlin. Reformvorschläge etc. Berlin 1879. — Baranski, Praktische Anleitung zur Vieh- und Fleischschau. Wien 1880. — Gobbin, „Ueber öffentl. Schlachthäuser etc." Vortrag. (Deutscher Verein für öffentl. Gesundheitspfl. 3. Versammlung. Bericht des Ausschusses.) „Die auf den Betrieb und die Benützung des städtischen Schlacht- und Viehhofes, dann die Fleischbeschau und den Fleischaufschlag zu Würzburg bezüglichen Statuten, Vorschriften und Instructionen. 1882." (Bibliothek des Magistrats zu Berlin.) — Lydtin, Anleitung zur Ausübung der Fleischschau. Karlsruhe 1879. — Heusner, Ueber Ziele, Mittel und Grenzen der sanitätspolizeilichen Controlirung des Fleisches. Vortrag. (Deutscher Verein f. öffentl. Gesundheitspfl. 3. Versammlung. München 1875. Bericht des Ausschusses.) — Lothar Meyer, Artikel Schlachthäuser in der 1. Aufl. dieser Real-Encyclopädie. — Börner, Hygienischer Führer durch Berlin. — Hertwig, Amtliche Berichte; Skrzeczka, Wernich, Pistor, Generalsanitätsber. über Berlin. 1879/80, 1881, 1882—85. — Schmidt-Mülheim, Handb. der Fleischkunde. Leipzig 1885. — Pauli, Artikel Schlachthaus in Eulenberg's Handb. des öffentl. Gesundheitswesens. Berlin 1883, II. — Falk, Die Errichtung öffentlicher Schlachthäuser. Berlin 1887. — Hertwig, Beschreibung des Centralschlachthofes zu Berlin. Deutsche Vierteljahrschr. f. öffentl. Gesundheitspfl. XIX. Wernich.

Schläfenbein, s. Schädel, XVII, pag. 367.

Schlaf ist der dem Wachsein entgegengesetzte Ruhezustand. Wird der höchste Grad des Wachseins durch die äusserste Anspannung der Aufmerksamkeit charakterisirt, so ist der tiefste traumlose Schlaf allemal mit dem völligen Erlöschen der Aufmerksamkeit verbunden. Die Uebergänge von dem einen Zustand in den anderen, einerseits das Schläfrigwerden und -sein, mit dem Augenblick des Einschlafens endigend, andererseits das Erwachen, welchem gleichfalls ein kürzerer oder längerer Zustand von Schläfrigkeit (Schlaftrunkenheit) vorherzugehen pflegt, sind beide vor Allem durch die Unvollkommenheit der Anspannung der Aufmerksamkeit von dem Zustande des völligen Wachseins unterschieden. Dadurch sind die übrigen Hauptmerkmale des Schlafes mitgegeben: das gänzliche Fehlen willkürlicher Bewegungen, die centrale Unempfindlichkeit aller Sinnesorgane gegen dieselben schwachen objectiven Reize, welche vor dem Einschlafen und nach dem Erwachen deutlich wahrgenommen werden, und die Abwesenheit jeder logischen Vorstellungsverknüpfung (Gedankenbildung, Ideen-Association) im natürlichen oder physiologischen traumlosen Schlafe. Dagegen verlaufen im letzteren die von der Aufmerksamkeit unabhängigen Vorgänge mit grösserer Regelmässigkeit als im

wachen Zustande, so die Herzthätigkeit und Circulation, die Athmung, Wärmebildung. Es ist jedoch nicht möglich, den angeführten negativen Merkmalen des
gewöhnlichen Schlafes ein positives an die Seite zu stellen, welches ihm allein
zukäme und mit Sicherheit ihn vom künstlich durch Arzneimittel (Schlafmittel)
oder hypnogene Sinneseindrücke herbeigeführten in jedem einzelnen Falle zu unterscheiden gestattete (s. Hypnotismus). Ueberhaupt bezieht sich der Gegensatz
des Schlafens und Wachseins nur auf die Functionen des Centralnervensystems,
und will man als positives Unterscheidungsmerkmal für dieses das Ueberwiegen
anaplastischer (s. d.) Vorgänge im Schlafe statuiren, während im Wachsein die
kataplastischen die Oberhand haben, so muss doch der experimentelle quantitative
Beweis dafür noch als ein unzureichender bezeichnet werden. Aber die alltägliche
Erfahrung, dass nach dem gesunden mehrstündigen Schlaf ein subjectives Gefühl
der Erholung und Erquickung und zugleich eine gesteigerte cerebrale Leistungsfähigkeit vorhanden zu sein pflegen, lässt kaum eine andere Deutung zu. Ist
doch auch vor der Geburt die Geschwindigkeit und Intensität der Neubildungen
maximal und der Zustand des Ungeborenen in psychischer Hinsicht dem des tief
und traumlos Schlafenden ähnlich. Der Stoffwechsel ruht im Schlafe durchaus
nicht. Die Nieren sind thätig, wenn auch weniger Harn abgesondert wird, als im
Wachsein; die Darmverdauung ist rege und die Muskelruhe im Schlafe ebenso
wie die im wachen Zustande mit einem lebhaften Stoffaustausch verbunden. Aber
ebenso wie der Stoffwechsel des ruhenden Muskels ein anderer ist, als der des
thätigen, so muss auch der Stoffwechsel des schlafenden Gehirns ein anderer sein,
als der des wachen. Wenn man vergleichende Analysen des aus dem Kopfe
abfliessenden Venenblutes bei schlafenden und thätigen Thieren ausführte, würde
auch die Art des Unterschiedes sich zu erkennen geben. Sie würden mit vergleichenden Analysen des Gehirns von schlafenden (auch winterschlafenden) und
thätigen Thieren zu verbinden und ihre Ergebnisse mit den Unterschieden des
Nacht- und Tagharns zu vergleichen sein.

Wie es sich aber auch mit dem Stoffwechsel verhalten mag, gewiss ist,
dass er allein, wenn durch das anhaltende Wachsein die Thätigkeit des lebenden
Protoplasma im centralen Nervengewebe zumeist gesteigert worden ist, nicht nothwendig unter allen Umständen Schlaf herbeiführt. Es gehört dazu noch die Verminderung oder Abwesenheit starker oder wenigstens über eine gewisse, individuell
ungleiche (und bei demselben Individuum zeitweise schwankende) Grenze hinaus
gesteigerter Reize. Heftiger Schmerz hindert bekanntlich ebenso das Einschlafen,
wie quälender Hunger und Durst und intensive Denkthätigkeit oder auch allzu
lautes Geräusch und unregelmässig oder regelmässig wiederholte unsanfte Berührung.

Da bei völliger Abwesenheit aller Sinnesreize auch ohne vorhergegangene
Ermüdung, oft sogar kurz nach einem mehrstündigen Schlafe, auf's Neue Schlaf
eintreten kann, so ist die Abhängigkeit seines Eintritts und Ausbleibens von der
Anzahl und Stärke äusserer Sinnesreize erwiesen, gleichviel ob der Stoffwechsel
bereits reparativ gewirkt hat oder nicht. Denn im letzteren Falle bedarf es nur
stärkerer Reize, um den Schlaf zu verhindern. Gelingt es doch durch immer
erneuerte Weckreize — freilich auf die Gefahr hin, die Gehirnthätigkeit dauernd zu
schädigen — den Schlaf während mehrerer Tage und Nächte gänzlich zu vertreiben.

Damit ist jedoch immer noch nicht die andere Frage beantwortet, ob ein
ganz gesunder, ruhiger Mensch bei Abwesenheit aller Reize, soweit dieselbe hergestellt
werden kann, nothwendig einschlafen muss, gleichviel ob er ermüdet sei oder nicht.
Wahrscheinlich ist es allerdings, dass auf weichem Lager, in geruchloser Luft, im finstern, stillen Raume, ein Mensch, welcher keinen Hunger, keinen
Durst, keinen Schmerz, keine Lust empfindet und ausser den Athembewegungen
keine Bewegung macht, bei geschlossenen Lidern geradeso einschlafen wird, wie
ein Thier ohne Grosshirn, wenn er sich bemüht, an nichts zu denken oder jeden
auftauchenden Gedanken sofort zu verbannen. Aber zweifellose Beobachtungen
der Art liegen nicht vor. Die Erzählungen von Büssern und indischen Selbst-

peinigern bedürfen noch der Bestätigung. Anders pathologisch und künstlich herbei-geführte Schlafzustände, bei welchen ohne Fernhaltung der objectiven Reize diese wirkungslos gemacht werden durch Functionsunfähigwerden gewisser Hirntheile. Wie in beiden Fällen der Eintritt des Schlafes abhängt von der Stärke der Reize einerseits, der centralen Empfänglichkeit für dieselben andererseits, ist methodisch überhaupt noch nicht untersucht worden. Es folgt aber aus der That-sache dieser Abhängigkeit an und für sich schon, dass kein Versuch, sich über die U r s a c h e n des physiologischen Schlafes Rechenschaft zu geben, Erfolg haben kann, welcher allein die im Wachsein im Körper eintretenden Veränderungen, also den Stoffwechsel, berücksichtigt und nicht zugleich die wachhaltenden und weckenden sinnlichen Eindrücke.

Weitaus die meisten Theorien des Schlafes sind gerade deshalb einseitig und haben zu einer Aetiologie desselben im eigentlichen Wortsinne nicht geführt, weil sie jene beiden variabeln Factoren nicht gleichmässig würdigen, zum Theil gar nicht berücksichtigen.

Es lohnt deshalb nicht die Mühe, alle Schlaftheorien aus alter und neuer Zeit kritisch zu beleuchten; nur einige seien hier angeführt zur Erläuterung des Obigen.

In vielen Schriften wird die Menge des Blutes in den Hirngefässen erörtert. Die Einen halten eine cerebrale Hyperämie, die Anderen im Gegentheil eine Anämie des Gehirns für die wichtigste Veränderung beim Einschlafen. Es sind darüber an schlafenden, auch an winterschlafenden und chloroformirten Thieren Versuche angestellt worden. Die Ergebnisse lassen einen Zweifel darüber nicht mehr bestehen, dass weder eine grössere, noch eine geringere Blutfülle des Grosshirns, als im Wachsein, für den Schlaf charakteristisch ist. Denn bei trepanirten Hunden verhielten sich die Gefässe ganz gleich, mochten sie schlafen oder wach sein (G. W. ROELEN, 1849). Doch ist auch eine Verengerung derselben nach voraus-gegangener Erweiterung in der Chloroformnarcose von DURHAM (1860) und im Chloralschlaf von BINZ (1876) gesehen worden. Der nach Unterbindung der Jugularvenen, wie auch der Carotiden eintretende Torpor ist, ebenso wie die durch Circulationsstörungen verursachte afrikanische Schlafkrankheit vom natürlichen Schlafe verschieden. Für letzteren kann keinesfalls venöse Hyperämie und dadurch gesteigerter intracranieller Druck als Ursache angesprochen werden, weil gerade beim Erwachen die Füllung der Blutgefässe der Hirnhäute zunimmt. Ausserdem sah BINZ an trepanirten Hunden eine Gefässverengerung nach der Narcose so langsam eintreten, dass er mit Recht eine Gehirnanämie im Schlafe, wenn sie vorhanden ist, eher für die Folge der Narcose erklärt, als für die Ursache des Einschlafens gelten lässt. Auch betont er ganz richtig, dass in die übrigen Organe, wenn sie ruhen, allgemein weniger Blut ströme, als wenn sie thätig sind. Die schlafähnlichen Zustände nach reichlichen Blutentziehungen, die plethysmographisch nachgewiesene Zunahme der Blutfülle des Gehirns bei geistiger Arbeit (MOSSO, V. BASCH) stehen damit im Einklang.

Wenn Anämie oder Hyperämie des Gehirns Ursache des Schlafes wäre, dann müsste für die eine, wie für die andere eine vor dem Einschlafen regel-mässig eintretende Veränderung als Ursache angebbar sein. Die bekannten Ursachen für eine Reizung der Vaso-Constrictoren oder -Dilatatoren lassen aber bezüglich des Gehirns in diesem Falle im Stich. Wenn Schlafmittel, wie die Alkalibromide, gefässverengernd wirken, so folgt daraus nicht, dass die Gefäss-verengerung die Ursache des Einschlafens sei. Es kann auch locale Verminderung des Sauerstoffs in Betracht kommen, sowie directe Wirkung auf die Gehirnsubstanz.

BROWN-SÉQUARD hält den Schlaf für die Wirkung eines Hemmungsvor-ganges. Er überzeugte sich, dass Kaninchen und Meerschweinchen nach beider-seitiger Durchschneidung des Halssympathicus, also mit erweiterten Kopfgefässen schlafen wie vorher. Desgleichen sah er Katzen und Hunde schlafen, denen er auf der einen Seite das obere Cervicalganglion entfernt, auf der anderen den Vagosympathicus durchschnitten hatte. Gleichviel, ob nun der Schlaf bei blutreichem oder blutarmem Gehirn eintritt, den Verlust des Bewusstseins erklärt er für die Folge einer Hemmung der Gehirnthätigkeit, welche durch periphere Reize bedingt sei; namentlich spreche dafür das Gefühl von Schwere im Auge, die Pupillenverengerung, die Contraction der Lidschliesser und der inneren und oberen geraden Augenmuskeln, auch die Verengerung der Netzhautgefässe und der Gefässe der Grosshirnhemisphären. Dass nach FLEMING und AUG. WALLER gleichzeitiger Druck auf die Carotis, den Vagus und den Sympathicus Schlaf bewirkt, zeige, wie periphere Reizung ihn herbeiführen könne, ebenso wirkten gewisse gastrische Reizzustände. Dass die den normalen Schlaf bewirkenden physiologischen Reize nicht im Grosshirn ihren Sitz haben, folge aus dem periodischen Schlafe enthirnter Tauben. Welcher Art aber diese hypothetischen schlafmachenden, die Hirnthätigkeit hemmenden Reize sein sollen, bleibt dunkel. Die Anhäufung der Ermüdungsstoffe wirke dabei günstig, könne aber nicht den Schlaf verursachen, weil es auch willkürlich einschlafende Menschen gebe.

Wie wenig dieser Einwand zutrifft, liegt auf der Hand. Gerade die willkürliche Abschliessung gegen äussere Reize ermöglicht auch ohne Concentration der Aufmerksamkeit auf einen reellen oder imaginären Fixationspunkt den im thätigen Körper angesammelten Ermüdungsstoffen sich des zum Wachsein erforderlichen Sauerstoffs im Blute im Gehirn zu bemächtigen. Ueberhaupt ist die BROWN-SÉQUARD'sche Ansicht von der Ursache des Schlafes unklar. Er hält allerlei Bewusstseinsstörungen, z. B. bei Epilepsie, nach traumatischer oder anderer peripherer Reizung für analog dem Bewusstseinsverlust im Schlaf und giebt nicht an, wie denn nach ihm die willkürlich einschlafenden Menschen jene peripheren Reize zu Stande bringen sollen.

Uebrigens ist schon längst (von LENDER, 1871) die Ermüdung, das schmerzhafte Ziehen in den Gliedern, das krampfhafte Gähnen vor dem Einschlafen als eine „Reizwirkung der Kohlensäureanhäufung" und der Schlaf selbst als „ein Erregungszustand des Grosshirns", welcher eben durch die angehäufte Kohlensäure verursacht werde, aufgefasst worden. Während des Schlafes soll dann die „ermüdende" Kohlensäure aus dem Gehirn und den Muskeln entfernt werden.

Diese sonderbare Hypothese, welche der Kohlensäure eine zugleich das Grosshirn erregende und ermüdende Wirkung zuschreibt, übersieht, dass (wie schon ALLEN und PEPYS fanden) während der Ruhe nicht mehr, sondern weniger Kohlensäure ausgeschieden wird, als während der Thätigkeit und dass der Begriff „Erregung des Grosshirns im Schlafe" ohne Merkmale dasteht. Die Erregung ist gerade für den wachen Menschen charakteristisch.

Der Schlaf ist auch auf die Erregung eines hypothetischen Schlafcentrums zurückgeführt und dann wieder für eine durch die bei Tage gebildete Kohlensäure verursachte Narcose erklärt worden. Die Kohlensäurebildung müsse nach dem Einschlafen wegen Herabsetzung der Oxydationsvorgänge abnehmen und so werde ein Gleichgewicht zwischen Production und Elimination derselben im Schlafe annähernd wieder herbeigeführt. Diese Hypothese wird widerlegt schon durch die grosse Verschiedenheit des natürlichen Schlafes und der Kohlensäurevergiftung.

Aber der ihr zu Grunde liegende Gedanke, dass im Wachsein durch die Arbeit Stoffwechselproducte entstehen, welche durch ihre Anhäufung Schlaf herbeiführen, indem sie auf die nervösen Centralorgane wirken und während desselben beseitigt, zerstört, ausgeschieden werden, ist ein durchaus berechtigter.

ARTHUR E. DURHAM (1860) ist vielleicht der Erste, welcher diese Auffassung zu begründen versuchte. Er meint, zeitweise Unthätigkeit sei nothwendig für vollständigen Ersatz des in der Thätigkeit verbrauchten Materials überhaupt, und Unthätigkeit des Gehirns im Besonderen sei verbunden mit der Ernährung desselben und dem Ersatze des Verbrauchten. Das Gehirn brauche umsomehr Sauerstoff, je thätiger es sei und es ströme dementsprechend vielmehr arterielles Blut in dasselbe im wachen Zustande als im Schlafe. Die Producte der Oxydationsvorgänge im Gehirn müssten, wenn sie bis zu einem gewissen Grade in den Geweben oder im Blute angehäuft seien, den weiteren Oxydationsprocess hemmen. Wenn aber aus irgend welchem Grunde die Tendenz zur Oxydation vermindert sei, müsse auch eine Aenderung in der Circulation eintreten, nämlich verminderte Zufuhr arteriellen Blutes. Dass die Producte des Nervenstoffwechsels schneller entständen, als sie ausgeschieden würden, sei wegen der Analogie mit dem Muskelstoffwechsel wahrscheinlich. Da nun Gehirnsubstanz vom lebenden Thiere neutral oder schwach alkalisch, nachdem die Atmosphäre darauf eingewirkt habe, aber sauer reagire, so könne man annehmen, dass die ersten Oxydationsproducte im Gehirn Säuren seien.

DURHAM meint ferner, die Verhinderung der Ausscheidung dieser Thätigkeitsproducte, welche im Hirngewebe entstehen, bewirke durch die Herabsetzung der weiteren Verbrennungsvorgänge Schlaffheit und Schläfrigkeit. Er führte aber diese Auffassung nicht.consequent durch und fand wenig Zustimmung, obwohl auch H. OBERSTEINER (1871) beiläufig äusserte, man sei berechtigt anzunehmen, dass im thätigen Gehirn eine Säuerung eintrete und dass die bei dem Oxydationsvorgange im Gehirn („der seine Ernährung oder seine Thätigkeit darstellt") als Endproducte auftretenden Säuren nicht in dem Maasse durch das Blut weggeschafft werden könnten, wie sie sich bilden.

Auch BINZ (1874) meinte, dass bei der Arbeit der Hirnzellen, welche in Perception und Reproduction bestehe, Ermüdung derselben, d. h. natürlicher Schlaf, eintreten müsse, weil „wie bei jeder thierischen Zelle vorzugsweise saure, chemisch lähmende Stoffwechselproducte" sich bildeten, „welche die Arbeit so lange zum Theil oder ganz sistiren, bis die Lymphgefässe der Pia und das Blut diese Producte weggeführt und ausgeglichen haben". Das Morphin lähme in ähnlicher Weise die Zellensubstanz und sei deshalb schlafmachend.

Ohne Kenntniss dieser Hypothesen, welche den Einfluss des Reizmangels nicht beachten und die Gehirnermüdung allein für den Eintritt des Schlafes in Anspruch nehmen, übrigens damals nur gelegentlich ohne Begründung ausgesprochen wurden, stellte (1875) Referent eine neue Theorie auf, welche keine Thatsache gegen sich hat und den an eine physiologische Aetiologie des Schlafes zu stellenden Anforderungen mehr entspricht als andere Erklärungsversuche. Die Grundlinien dieser Schlaftheorie lassen sich in folgende Sätze fassen:

Körperliche und geistige Ermüdung hat bei Herabsetzung der Intensität objectiver und subjectiver Reize den natürlichen Schlaf zur natürlichen Folge, d. h. die Leistungsfähigkeit der Muskeln und die Erregbarkeit des Protoplasmas in den centralen Endapparaten der sensorischen und motorischen Nerven nimmt ab bis zum Erlöschen des Willens, der Wahrnehmung und des Denkens. Zu ihrer Bethätigung erfordern diese die Zufuhr von Sauerstoff durch das arterielle Blut, denn nach Verminderung der Blutmenge oder nur des Blutsauerstoffs tritt Unterbrechung der normalen höheren Hirnfunctionen ein. Zum Wachsein, d. h. zur Anspannung der Aufmerksamkeit, ist reichliche Zufuhr, somit reichlicher Verbrauch des Blutsauerstoffs seitens des Gehirns nothwendig.

Da nun während des Schlafes nicht nothwendig weniger arterielles Blut in das Gehirn strömt und selbst, wenn es zeitweise doch der Fall sein sollte, auch im Schlafe erhebliche Mengen von Sauerstoff in das Gehirn gelangen, welche daselbst verbraucht werden, weil nämlich das Venenblut des Kopfes auch bei Schlafenden weniger Sauerstoff als das Arterienblut enthält, so muss im Schlafe der Sauerstoff anders verwendet werden, als im Wachsein.

Während des wachen Zustandes bildet das Gehirn, das Rückenmark und die Gesammtheit der thätigen Muskeln eine Menge von Stoffen, welche im Ruhezustande nur in Spuren oder gar nicht gebildet werden und deren Anhäufung die Ermüdung verursacht. Daher heissen diese Thätigkeitsproducte Ermüdungsstoffe oder ponogene Substanzen. Dieselben sind ohne Zweifel zum Theil bereits oxydirt, zum Theil aber leicht oxydirbar und verbinden sich deshalb da, wo sie durch angestrengte anhaltende Thätigkeit sich schnell anhäuften, leicht mit dem dissociirten Sauerstoff des Hämoglobins der Blutkörperchen: im Muskel während der Ruhe desselben, im Gehirn ebenfalls während der Ruhe desselben. Diese Gehirnruhe ist der physiologische Schlaf. Derselbe kommt demnach zu Stande dadurch, dass der Sauerstoff nicht mehr zur Herbeiführung der zum Aufmerksamsein nothwendigen Zersetzungsprocesse dient, da er von den durch die Arbeit erzeugten und angehäuften Ermüdungsstoffen begierig aufgenommen wird, vorausgesetzt, dass nicht allzustarke Reize dennoch die immer des Sauerstoffs bedürfenden Zersetzungen des wachen Zustandes noch einige Zeit im Gang halten. Dann häufen sich aber die Ermüdungsstoffe noch mehr an und der Schlaf tritt schliesslich trotz starker Reize ein.

Ist nun während des natürlichen Schlafes die Oxydation der Ermüdungsstoffe genügend fortgeschritten, dann können nach und nach auch wieder schwächere Reize jene Zersetzungen herbeiführen, deren das Wachsein benöthigt: man erwacht. Im Wachsein häufen sich jene Stoffe wieder an, die allgemeine Erregbarkeit nimmt also wieder ab, Ermüdung tritt ein und Schlaf, wenn Reize fehlen. So wird die auffallende und doch nicht unbedingte Periodicität des Schlafes verständlich.

Die Ermüdungsstoffe sind jedoch erst wenig bekannt, die des Gehirns fast gar nicht, die des Muskels sicherlich nur zum kleinsten Theil. Milchsäure und wahrscheinlich auch Kreatin gehören dazu. Da sich im LIEBIG'schen Fleischextract viele solche Muskelermüdungsstoffe, und zwar ohne Fett, Eiweiss und Leim vorfinden müssen, so wäre es wünschenswerth, nach Abtrennung der erregenden Bestandtheile, also namentlich der Kaliumsalze, die übrigen bezüglich ihrer etwaigen ermüdenden oder schlafmachenden Wirkung experimentell zu prüfen. Eine von D. RAHIMOFF auf Veranlassung des Referenten ausgeführte vorläufige Untersuchung nach dieser Richtung lässt günstige Resultate erwarten. Die an Thieren mit Milchsäure und Natriumlactat vom Referenten angestellten Versuche sind (bei Tauben, Hühnern, Katzen und Hunden, weniger bei den sehr leise schlafenden Kaninchen und Meerschweinchen) meistens zu Gunsten der Annahme ausgefallen, dass jene Verbindungen im chemisch reinen Zustande in grossen Mengen Ermüdung, Schläfrigkeit und Schlaf herbeiführen. Die an kranken und gesunden Menschen angestellten Versuche widersprechen sich. Individuelle Verschiedenheiten, zu kleine Dosen, Bevorzugung Geisteskranker, ungeeignete Beschaffenheit der Präparate mögen die Angaben über die ungleiche Wirkung erklären. Viele Aerzte erzielten aber entschieden günstige Erfolge und saure Milch und Molken, Milchsäure in sehr süssem Zuckerwasser („Schlaflimonade"), sowie süsse Milch in grösseren Mengen können leicht bei Reizmangel ein starkes Ermüdungsgefühl und Schläfrigkeit bewirken. Die Hauptsache bleibt jedoch die Prüfung der übrigen von JOH. RANKE zuerst bezüglich ihrer Wirkung auf den Muskel geprüften Ermüdungsstoffe, der „Leucomaïne" ARMAND GAUTIER's (1886), auch der „Harngifte" BOUCHARD's, bezüglich ihrer ermüdenden (die Functionsfähigkeit herabsetzenden) Wirkung auf das Centralnervensystem. Besonders die Rückstände der alkoholischen und der wässerigen Gehirnextracte wären auf eine hypnogene Wirkung auch bei directer Application auf das Gehirn trepanirter Thiere zu prüfen.

Diese physiologischen Erwägungen haben für den praktischen Arzt namentlich deshalb Bedeutung, weil er bei der Häufigkeit der Fälle von hartnäckiger Schlaflosigkeit sehr leicht in Versuchung kommt, die zahlreichen neueren Schlafmittel, besonders Chloralhydrat, Paraldehyd, Urethan, Sulfonal und Bromalkalien, zu verordnen, vom Morphium zu schweigen, wo eine durch einfache physiologische Mittel, nämlich angestrengte Muskelarbeit (Arm-ausstrecken, Gewichte-heben u. a.) herbeigeführte Ermüdung viel unbedenklicher zu empfehlen wäre.

Die durch Ueberanstrengung des Gehirns herbeigeführte, in Grossstädten häufige Agrypnie wird ohne Zweifel durch streng vorgeschriebene und innegehaltene Körperbewegung, zu Fuss gehen und active und passive Gymnastik (diese auch im Bette) erfolgreicher bekämpft werden, als durch künstliche Schlafmittel, weil dann keine Intoxicationserscheinungen mit mehr oder weniger chronischen Folgen

eintreten und diejenigen Ermüdungsstoffe sich reichlicher bilden müssen, welche
bei übererregter Gehirnthätigkeit nur spärlich producirt werden können, die
Muskelermüdungsstoffe. Diese müssen der obigen Schlaftheorie zufolge, abgesehen
von einer etwaigen narcotischen Wirkung (ERRERA), schon durch ihre Mengen,
wenn sie mit dem Blut in das Gehirn gelangen, dieses an der Fortsetzung seiner
Thätigkeit hindern, durch Entziehung des Sauerstoffs gerade da, wo er zum
Wachsein erfordert wird. Bekanntlich ist der Schlaf der Tags über im Freien mit
Muskelarbeit Beschäftigten im Allgemeinen fester, als der am Schreibtisch oder
sonst überwiegend geistig thätigen Menschen, eine abwechselnd physische und
psychische Arbeit auch schon den letzteren deshalb förderlich, weil während des
Gehens, Turnens, Schwimmens das Gehirn entlastet und darum nachher wieder
zu angestrengter Thätigkeit geeigneter gemacht wird. Die Ansicht, Kopfarbeit
verlange längeren (nicht tieferen) Schlaf als Muskelarbeit, kann deshalb doch
richtig sein und eine häufige Ursache der chronischen Schlaflosigkeit ist ohne
Zweifel bei geistig anhaltend und angestrengt thätigen Männern, die sich wenig
bewegen, die freiwillige Kürzung der Nachtruhe durch zu späten Beginn und
zugleich zu frühe Unterbrechung des Schlafes, so lange dieser noch normal war.
Dann fehlt es, der vorgetragenen Theorie zufolge, anfangs an Zeit, die aufge-
häuften Ermüdungsstoffe zu oxydiren; nach und nach wird deshalb überhaupt
deren Beseitigung unvollkommen, es tritt eine Selbstintoxication mit Stoffwechselproducten ein, deren erstes Symptom Erhöhung der centralen Erregbarkeit wäre.
Das Protoplasma in der grauen Substanz der Grosshirnrinde wird dann nicht mehr
normal ernährt, normal erneuert und normal oxydirt. Durch gänzliche Enthaltung
von geistiger Arbeit, längeren Aufenthalt in reiner Luft, zumal auf Bergen, und
gehörige körperliche Thätigkeit (Schwimmen und Bergsteigen) kann aber diese
Form der Agrypnie oft vollständig geheilt werden.

Auch diese Thatsache steht im Einklang mit der Theorie des Referenten.
Andere Arten von Schlaflosigkeit — bei Geisteskranken — erfordern dagegen,
ebenso wie gewisse Fälle von Schlafsucht und die Erscheinungen des partiellen
Schlafes bei Nachtwandlern und Hypnotisirten, noch andere Erklärungsgründe.
Diese pathologischen Erscheinungen sind bis jetzt viel zu wenig physiologisch
erforscht worden, als dass sich eine Aetiologie derselben schon begründen liesse.
Zunächst fehlt es an hinreichend sicheren thatsächlichen Feststellungen bezüglich
des nur selten vorkommenden, mehrere Tage oder Wochen anhaltenden Schlafes,
der von dem periodischen Winterschlaf vieler Thiere verschieden ist. Sodann sind
genaue Beobachtungen über den Noctambulismus (das Schlafwandeln, Nachtwandeln, den Somnambulismus) Hysterischer schon wegen der Beziehungen desselben
zur künstlich erzeugten Hysterie, d. h. zum Hypnotismus, dringend wünschenswerth.
Das meiste von dem, was darüber in der älteren Literatur angegeben ist, kann
nicht als zuverlässig gelten und an neueren, ärztlich überwachten und genau
beobachteten Fällen scheint es zu fehlen. Wahrscheinlich sind alle Nachtwandler
hysterisch und bei ihnen die Hemmungsnerven weniger ausgebildet als bei normal
Schlafenden, so dass Vorstellungen sich leichter in Handlungen umsetzen, als im
Normalzustand.

Diejenige subjective Störung des mit Unbewusstsein verbundenen festen
Schlafes, welche T r ä u m e n heisst, hat ebenfalls bis jetzt viel mehr zu Speculationen
ohne empirische Grundlage, als zu physiologischen Experimenten Anlass gegeben,
obwohl es nicht schwer ist, auch bei ganz gesunden Schläfern beiderlei Geschlechts
künstlich Träume durch allerlei tactile und thermische Hautreize, Geruchs-, Ge-
schmacks-, Schall- und Lichteindrücke hervorzurufen. Es kann sogar nicht selten
auf diesem Wege durch das Sprechen im Schlafe, ohne dass der oder die Schlafende
erwacht, dem Experimentator sogleich der Erfolg seines Eingriffs kundgegeben
werden. Andernfalls ist Wecken unmittelbar nach demselben oder schon durch
denselben erforderlich, um zu erfahren, welche Vorstellungen der periphere Reiz
verursacht hat.

Aus den wenigen Versuchen der Art, welche vom Referenten bis jetzt ausgeführt wurden, sowie aus Selbstbeobachtungen über das Erwachen geht hervor, dass es vor Allem die Deutung der sinnlichen Eindrücke ist, welche im Schlafe verändert wird. Der Träumende hält das Geträumte für ebenso wahr, wie der wache Mensch das Wahrgenommene und wie der Hypnotisirte die suggerirte Vorstellung; es ist sogar mitunter die Sicherheit des Fürwahrhaltens geträumter Erlebnisse so gross, dass selbst nach dem Erwachen Zweifel entstehen, ob das Geträumte nicht doch erlebt wurde. Dann haben Träume schon den Charakter von Hallucinationen; sie sind zum Theil physiologische Hallucinationen, so lange sie dauern, uncorrigirbar; nach dem Erlöschen derselben im wachen Zustande werden sie aber normalerweise als überwundene Wahnvorstellungen immer corrigirt. Manche sehr häufig wiederkehrende Träume lassen sich mit einiger Wahrscheinlichkeit auf innere Erregungen von geringer Intensität bei gänzlichem Mangel objectiver Reize zurückführen, so z. B. das Fliegen auf das Muskelgefühl beim Aus- und Einathmen. Solche Traumvorstellungen sind wahrscheinlich nur nach Abnahme der Tiefe des Schlafes, wenn die centrale Erregbarkeit schon wieder zugenommen hat — durch Verminderung der Ermüdungsstoffe — möglich, wegen der geringen Stärke der sie auslösenden, sonst unmerklichen Nervenerregungen.

Ausser den sämmtliche Sinnesgebiete betreffenden Traumvorstellungen — auch Geruchs- und Geschmacksträume sind oft beobachtet worden — kommen im Schlafe eigenthümliche Bewegungen vor, welche zum Theil erblich und zwecklos, zum Theile zufällig und sogar unzweckmässig sind, wie in dem Falle, wo das fest schlafende Kind plötzlich mit der Hand gegen das eigene Auge fährt und dabei das Lid mit dem Finger hinaufschiebt.

Die allgemein angenommene Ansicht, dass keine willkürliche Bewegung im traumlosen, natürlichen Schlafe ausgeführt werden könne, weil die motorischen Centren fester schlafen als die sensorischen, veranlasste den Referenten zu Versuchen, den Schluckact, dessen erster Theil stets willkürlich ist, daraufhin zu prüfen. Wenn man vor dem Einschlafen ein Stückchen Papier auf die Zunge legt und bis zum Einschlafen an nichts anderes als dieses Papier denkt, sich besonders vergegenwärtigend, dass es da ist, wo es hingelegt wurde, so wird man doch jedesmal nach dem Erwachen es nicht mehr im Munde finden. Es ist im Schlafe verschluckt worden. Somit findet der erste Act des Schluckens hier auch ohne den bewussten Willen statt, wie beim Fötus das Verschlucken des Fruchtwassers. Man muss daraus schliessen, dass im normalen Schlafe, wobei die motorischen Centren normal schwer ansprechen, gerade so wie beim Nachtwandeln, wo die Hemmung fortfällt, wie bei Hysterischen, Bewegungen, die sonst nur willkürlich ausgeführt wurden, ohne Betheiligung des Willens so zu Stande kommen, als wenn sie willkürlich wären. Die Psychologie des Schlafes ist jedoch noch zu wenig empirisch untersucht, als dass es statthaft wäre, an dieser Stelle näher darauf einzugehen.

Es giebt in Bezug auf den natürlichen Schlaf noch mehrere psychologisch und physiologisch nicht befriedigend erforschte Thatsachen von alltäglichem Vorkommen, welche dem Arzte wichtig werden können, so die bei vielen Menschen — wie auch Hausthieren — häufige Neigung zum Einschlafen nach reichlicher Nahrungsaufnahme. Denkbar ist es, dass die zum Schlummer der Siesta führende Unlust geistige Arbeit zu verrichten oder körperliche Bewegungen auszuführen, obwohl eine hochgradige Ermüdung nicht vorhanden ist, auf einer Resorption von Verdauungsproducten beruht, welche, wie die Ermüdungsstoffe selbst, die Gehirnthätigkeit herabsetzen oder hemmen und in Verbindung mit der während der Verdauung reichlicheren Blutzufuhr zu den Baucheingeweiden, dem Bewegungsapparat wie dem Gehirn gesteigerte Leistungen erschweren. Ist doch in dem Fleisch und anderen Nahrungsmitteln (in der Milch, in den Eiern u. v. a.) so vieles enthalten, was in dem diese Nahrungsmittel verdauenden Körper selbst gebildet wird, dass man die Hypothese nicht ganz abweisen kann. Die Mehrzahl der Verdauungsproducte des Albumins ist noch unbekannt, Milchsäure wird aus Kohlenhydraten im Darme reichlich gebildet und Säuglinge, die nur von Milch leben, schlafen am meisten.

Eine jede einzelne Function berücksichtigende Symptomatologie des natürlichen Schlafes lässt sich zur Zeit wegen Mangels an Experimentaluntersuchungen nicht in befriedigender Weise darstellen. Die im Folgenden zusammengestellten Literaturangaben betreffen auf die Theorie des Schlafes sich beziehende und rein physiologische Arbeiten.

Literatur: J. de Bary empfiehlt das milchsaure Natrium als ein bei Kindern sehr prompt wirkendes Schlafmittel angelegentlich, beobachtete niemals Störungen der Verdauung dabei. (Erster Bericht über das Clementinen-Mädchen-Spital zu Frankfurt a. M. 1877; aus dem Jahresber. über die Verwaltung des Medicinalwesens, der Krankenanstalten u. s. w. der Stadt Frankfurt. Jahrg. 1876, pag. 19.) — A auerbach, Zur Schlaf und Beruhigung erzeugenden Wirkung der Milchsäure und des milchsauren Natrons. (Deutsche Zeitschr. f. prakt. Med. 1877, Nr. 47.) Experimentirte nur an Geisteskranken, spricht sich gegen die hypnotische Wirkung aus (16 Stn.). — N. Jerusalimsky, Ueber die hypnotische Wirkung der Milchsäure und des milchsauren Natrons. (Wiener med. Presse. 18. Juni 1876, Sp. 869.) In 22 Fällen von Schlaflosigkeit sehr günstige (hypnotische) Wirkung. — E. Mendel, Die Milchsäure als Schlafmittel. (Deutsche med. Wochenschr. 1876, Nr. 12.) Mendel empfiehlt Milchsäure zur Beruhigung von Geisteskranken, hatte aber nicht in allen Fallen Erfolg damit. Er beobachtete keine Verdauungsstörungen. — Krafft-Ebing (Lehrb. der Psychiatrie. 1879, I, pag. 270) beobachtete vom Natriumacetat bei Schlaflosigkeit keine nennenswerthen Erfolge. — Loth. Meyer, Zur schlafmachenden Wirkung des *Natr. lactic.* (Virchow's Archiv. 1876, pag. 120—125.) Es ist auffallend, dass diese kleine, aber wichtige Arbeit oft als der Theorie ungünstig citirt wird, während sie in Wahrheit sehr zu Gunsten derselben spricht. Man muss nur bedenken, dass nicht jeder Kranke das Mittel verträgt. — Abeles (St. Stricker's Vorles. über allgem. und experim. Pathol. Wien 1879, 3. Abth., pag. 556) sah nach Milchsäure-Injectionen Hunde nur träge werden. — C. Laufenauer, Die Milchsäure als Schlafmittel. (Pester med.-chir. Presse. Pest, 30. Juli 1876, pag. 526--530.) Aeusserst günstige Wirkung, auch namentlich bei Geisteskranken. — Moeller, *Examen d'une nouvelle théorie du sommeil physiologique.* Louvain 1877. (Journ. des scienc. méd. de Louvain.) Nur Bedenken gegen die Theorie des Ref., welche nicht erheblich, auch nicht stichhaltig sind. — E. D. Holzapfel, Die Consequenzen der Schlaftheorie Prof. Preyer's. Wiener med. Presse. 29. Oct. 1876, pag. 1409—1411.) Ebenso. -- J. Waszak, *Mleczan sody (Natrium lacticum) jako lek nasenny.* Z Kliniki lěkarskiéj Prof. Dra Korczyńskiego w Krakowie. Rok 1876. Die Arbeit handelt von der hypnotischen Wirkung des milchsauren Natriums. - Franz Fischer, Zur Frage der hypnotischen Wirkung der Milchsäure. (Zeitschr. f. Psych. XXXIII, 8 Stn.) Milchsaures Natrium als Clysma hat keine beruhigende Wirkung. Nach innerlicher Anwendung der Milchsäure wurden „wenn geringe, so doch positive Resultate erzielt", welche aber nicht weiter mitgetheilt worden sind. — W. v. Bötticher, Zur hypnotischen Wirkung des *Natr. lactic.* (Berliner klin. Wochenschr. 1877, Nr. 37. 7 Stn.) Theils positive, theils zweifelhafte, theils negative Resultate; 21 positive Fälle. — F. Wüthrich, Ueber die Principien der Irrenbehandlung. (Inaug.-Diss. Jena 1879.) An einem 5jährigen, an *Chorea minor* leidenden Mädchen 2 Versuche mit Milchsäure. Beim ersten Schlaf, beim zweiten Müdigkeit. — Weber, Zur Wirkungsweise des *Natr. lactic.* Beobachtete eine ermüdende und einschläfernde Wirkung, bei 12 Geisteskranken nur vereinzelt Abspannung. (Centralbl. für die med. Wissensch. 1877, pag. 960.) — W. Sander, Ebenda. Bei Geisteskranken keine hypnotische Wirkung. — Wächter (Deutscher Bienenfreund. 1876, Nr. 2, 9; 1877, 2, 7, Nr. 15, pag. 237), Hypnotische Wirkung des milchsauren Natriums auf Bienen. — Erler, Zur schlafmachenden Wirkung des *Natr. lactic.* (Centralbl. für die med. Wissensch. 1876, pag 658.) Zieht aus seinen 5 Versuchen mit nagativem Erfolge zu weit gehende Schlüsse. — J. Rahimoff, Physiolog. Prüfung des Fleischextractes auf Ermüdungsstoffe. (Inaug.-Diss. Jena 1880.) — G. Achaval, *Consideraciones sobre el sueño e insomnio* Buenos-Aires. 1880. Inaug.-Diss. — G. Bordoni-Uffreduzzi, *La fisiologia del sonno.* Torino 1884. — Lender, Zur Theorie des Schlafes. Deutsche Klinik. Berlin 1871, Nr. 4. — G. Roelen, *De somno.* Inaug.-Diss. Bonn 1849. — Heinr. Obersteiner, Zur Theorie des Schlafes. Zeitschr. für Psychiatrie. 1871, XXIX. — C. Binz, Grundzüge der Arzneimittellehre. 1874, 4. Aufl., pag. 3. — Arthur E. Durham, *The physiology of sleep.* Guy's Hosp. Rep. 1860, VI. — C. Binz, Ozonisirte Luft, ein schlafmachendes Gas. Berliner klin. Wochenschr. 1882, Nr. 1, 2 und 43. — Derselbe, Zur Wirkungsweise schlafmachender Stoffe. Archiv für experim. Pathol und Pharmakol. 1876, pag. 310—317. — Willemin, *De l'insomnie (physiologie du sommeil).* Arch. génér. de Méd. April 1877. — Adolf Strümpell, Beobachtungen über ausgebreitete Anästhesien und deren Folgen für die willkürliche Bewegung und das Bewusstsein. (Deutsches Archiv für klin Med. 1878, XXII, pag. 321—361.) Nothwendigkeit der Sinneseindrücke für die Erhaltung des wachen Zustandes. — Joh. Ziel, *De somno.* Inaug.-Diss. Erlangen 1818. Nur wegen älterer Literaturangaben ei wähnenswerth. — J. G. von Jan, Der Schlaf. Inaug.-Diss. Würzburg 1836, 146 Stn. Die beste Arbeit ihrer

Zeit über den Gegenstand. Eine zusammenfassende und in theoretischer wie praktischer Hinsicht noch heute lesenswerthe Schrift. Im 1. Abschn. wird von der Physiologie und Psychologie des Schlafes gehandelt, im 2. von der Pathologie, Therapie und Semiotik desselben, im 3. von der Diätetik des Schlafes. Reiche Literaturangaben von den ältesten Zeiten bis 1836, namentlich auch über das Schlafwandeln. pag. 85 finden sich zwei merkwürdige Citate zum Beweise, dass die Einschläferung durch Streichen (eine Art Hypnotisiren) im Alterthum bekannt war: „*Quid si ego illum tractim tangam, ut dormiat?*" (Plautus) und „*Percurrit agili corpus arte tractatrix manumque doctam spargit omnibus membris*" (Martial). Hier handelt es sich aber auch um Massage. — Robert Macnish, Der Schlaf in allen seinen Gestalten. Aus dem Englischen von *r*. Leipzig, Leop. Voss. 1835. 234 Stn. Ein viel citirtes Buch, in dem zwar viele beachtenswerthe Gedanken und Thatsachen aufgespeichert sind, aber die Begründung und Quellenangaben zuviel zu wünschen übrig, lassen. — W. Preyer, Schlaf durch Ermüdungsstoffe hervorgerufen. Vorläufige Mittheilung. Centralbl. für die med. Wissensch. 1875, Nr. 35. — Derselbe. Ueber die Ursachen des Schlafes. Vortrag gehalten in der 1. allgem. Sitz. der Versamml. Deutscher Naturforscher und Aerzte in Hamburg. Tageblatt derselben. Hamburg 1876. — Derselbe, Ueber die Ursache des Schlafes. Stuttgart, Enke, 1877, 33 Stn. — Derselbe, *De la cause du sommeil*. Programme du Congrès internat. des scienc. méd. 5. Sess. Genève 1877, pag 30 u. 31. — F. Bergmann, Die Anwendung der Milchsäure bei Geisteskrankheiten. Inaug.-Diss. Jena 1881. Oft deutlich schlafmachende Wirkung. Keine Verdauungsstörungen. — W. Preyer, Schlafen und Erwachen vor der Geburt in des Verf. Spec Physiologie des Embryo. Leipzig 1885, pag. 483. — G. T. Scholtz, *De somno prae ceteris humano*. Vratisl. 1842, Inaug.-Diss. — G. Mangili, *Saggio d'osservazioni per servire alla storia dei mammiferi soggetti a periodico letargo*. Archiv für die Physiol. von Reil und Autenrieth. Halle 1807 u. 1808, VIII, pag. 427—448. Beobachtungen und Versuche an winterschlafenden Säugern. Der Verf. meint, dass die Murmelthiere aus Mangel an arteriellem Blut im Gehirn im Sommer eine grosse Geneigtheit zum Schlaf, im Winter zum Winterschlaf haben müssen, da sie im Gehirn weit mehr Venen im Verhältniss zu den Arterien hatten, als die den Winter nicht durchschlafenden Säugethiere. Durch die zahlreicheren und grösseren Hirnvenen werde die Circulation verzögert und so könne, wenn Kälte und Fasten hinzukämen, der „geschwächte Erregungszustand" leicht eintreten und erhalten bleiben Diese Ansicht stützt Mangili auf anatomische Untersuchungen der Hirngefässe bei Murmelthieren. Sie ist vielleicht zur Erklärung der seltenen Fälle von anhaltender Schlafsucht und des individuell sehr ungleichen Schlafbedürfnisses anderer Thiere und des Menschen verwerthbar. — J. A. Saissy, *Recherches sur la physique des animaux mammifères hibernans*. Paris et Lyon 1808. Preisgekr. Schrift. Deutsch in dem Archiv für die Physiol. (Reil und Autenrieth). Halle 1815. XII, pag. 293—369; Forts. in dem Deutschen Archiv für die Physiol. von Meckel. 1817, III, pag. 131—136. Eine für die damalige Zeit gründliche Experimentaluntersuchung. Der Verf. stellte fest, dass den Murmelthieren, Siebenschläfern, Igeln, Fledermäusen im Sommer eine fast ebenso hohe Eigenwärme wie dem Menschen zukommt, dass die genannten Thiere nicht alle bei demselben Kältegrade erstarren, Igel und Fledermaus bei + 5° bis 6° R., die grosse Haselmaus bei 3° bis 4°, dass beim Erwachen aus dem Winterschlaf die normale Körperwärme erreicht wird vom Murmelthier in 8—9, vom Igel in 5—6, von der Fledermaus in 3—4, von der Haselmaus in 2 Stunden, dass zum Wecken Erwärmung unnöthig, leise Stösse, grosse Kälte (wie auch Mangili fand) ausreichend ist. Saissy stellte ferner fest, dass der Sauerstoffverbrauch jener Thiere mit ihrer Temperatur abnimmt, sie auch ohne Schaden ziemlich lange in einer zum Verbrennen und Athmen untauglichen Luft aushalten und bei dem Grade der Erstarrung, wo die Respiration noch merklich ist, sehr wenig Sauerstoff im Vergleich zur Norm verbrauchen, dagegen in der tiefsten Lethargie gar keine Athembewegungen — kein Sauerstoffverbrauch, keine Wärmeproduction — stattfinden. Die Blutcirculation ist nach Saissy zu Anfang und Ende des Winterschlafs äusserst langsam, die peripheren Capillaren sind bei völliger Erstarrung fast leer, die grösseren Gefässe nur halb voll; das Blut in ihnen stockt. Die Gefässe der Bauchhöhle stark injicirt, das Blut in ihnen unbewegt; im Herzen, in den Stämmen der grossen Arterien bewegt sich aber das Blut bei der Systole hin und her. Selbst im tiefsten Schlaf bleibt das Blut flüssig. Die Muskelreizbarkeit fand Saissy um so geringer, je tiefer der Schlaf; am empfindlichsten erwiesen sich elektrische Reize; das Herz reagirte jedoch gegen dieselben wenig, Magen und Darm gar nicht. Die Ursache des Erstarrens im Winterschlaf sucht der Verf. in der Kleinheit der Lungen, welche bei zunehmender Kälte der Umgebung die Erwärmung des Blutes nicht mehr in genügender Weise zu Stande kommen liessen, zumal die Gefässe in den peripheren Körpertheilen sehr dünn seien. Das Erstarren der Finger beim Menschen ist nach Saissy analog dem Erstarren des ganzen Körpers beim Winterschläfer und die Kälte ist es, welche den Erstarrungsschlaf veranlasst, nicht etwa Ueberfüllung der Hirngefässe, denn diese fand Saissy halb leer und das Blut in ihnen war unbewegt, auch nicht Mangel an Nahrung, denn die Thiere erstarren neben reichlichen Mengen ihrer Lieblingsnahrung. — F. Tiedemann, Die Thymusdrüse während des Winterschlafes. Meckel's Deutsches Archiv für die Physiol. Halle und Berlin 1815, I, pag. 481—493. Nachschrift von Meckel, pag. 493—499. Die Thymusdrüse wächst während des Winterschlafes, wie schon frühere Beobachter angaben. Die Behauptung, dass sie auch während des gewöhnlichen Schlafes beim Menschen an Volumen zunehme, ist noch nicht widerlegt. Doch wäre diese Volumzunahme eher als Folge denn als

Ursache des Schlafes, wie M e c k e l meint, anzusehen. Auch wird die Vergrösserung der Thymus gerade bei Murmelthieren, Igeln und Fledermäusen geleugnet, es handle sich um besondere drüsige Organe (J a c o b s o n, Ebenda. 1817, II, pag. 151—154). — A. A. B e r t h o l d, Einige Beobachtungen über den Winterschlaf der Thiere. Joh. Müller's Archiv. 1837, pag. 63—68. — C. F. H e u s i n g e r, *Commentatio semiologica de variis somni vigiliarumque conditionibus morbosis, earumque in morborum et diagnosi et prognosi dignitate.* Eisenach 1840 (Baerecke), 8, VIII, 153 Stn. Preisgekr. Schrift. — L é o E r r e r a, *Pourquoi dormons·nous?* Bulletin de la Société d'anthropologie de Bruxelles. 1887, V. Der Verf. meint, es komme bei der schlafmachenden Wirkung der Ermüdungsstoffe, zu denen auch G a u t i e r's Leucomaïne gehörten, weniger auf eine Sauerstoffbindung seitens derselben an, als vielmehr auf eine directe toxische oder narcotisirende Wirkung im centralen Nervengrau, etwa wie beim Morphin. Der natürliche Schlaf wäre demnach eine Art Selbstvergiftung. Uebrigens fehlt es an Experimenten und Beobachtungen. — J. D e l b o e u f, *Le sommeil et les rêves considérés principalement dans leurs rapports avec les théories de la certitude et de la mémoire. Le principe de la fixation de la force.* Paris 1885, 262 Stn. Eine wesentlich psychologische und erkenntnisstheoretische Untersuchung. — L u d w i g W i l h e l m, Einige Untersuchungen über schlafmachende Mittel. Inaug.-Diss. Bonn 1876 (pag. 26 Wirkung der Milchsäure auf die Substanz der Hirnrinde). — E. R a e h l m a n n und L. W i t k o w s k i, Ueber die Pupillenenge im Schlafe. Archiv für Anat. und Physiol. Physiol. Abth. 1878, pag. 108—111, 119—121. — T h. R u m p f, Untersuchungen über die Wärmeregulation in der Narcose und im Schlaf. Pflüger's Archiv für die gesammte Physiol. Bonn 1884, XXXIII. — E. P f l ü g e r, Theorie des Schlafes. Ebenda. X, pag. 478. — Fälle von Schlafsucht. Centralbl. für die med. Wissensch. 1863, 492; 1865, 717; 1872, 185; 1876, 368; 1877, 831. — J. P a l f r e y, *Case of twin labour in which uterine action commenced and progressed in the second stage during sleep.* Ebenda. 1864, 256. — W. H e n k e, Die Stellung der Augen beim Einschlafen und Aufwachen. Ebenda. 767. — M. v. P e t t e n k o f e r und K. V o i t, Ueber Kohlensäureausscheidung und Sauerstoffaufnahme während des Wachens und Schlafens beim Menschen. Ebenda. 1867, 228, 312, 483. — J. W. O g l e und G o r e, *Sleeping sickness.* Ebenda. 1873, 799; 1875, 463. An der Westküste Afrikas kommt eine „Schlafkrankheit" vor. Eine chronische Schwellung der tiefen cervicalen Lymphdrüsen soll die Blutzufuhr zum Gehirn beeinträchtigen, Nach Exstirpation der Drüsen wird die Krankheit gehoben. Andernfalls trete nach ½—1 Jahr der Tod ein. — D o l b e a u, Chloroformnarcose im Schlaf. Ebenda. 1874, 304. Von 29 Personen wurden 10 ohne Unterbrechung des Schlafes anästhetisch bei vorsichtiger Chloroformirung. — H. Q u i n c k e, Ueber den Einfluss des Schlafes auf die Harnabsonderung. Ebenda. 1877, 859. — F. S i e m e n s, Zur Lehre vom epileptischen Schlaf und vom Schlaf überhaupt. Ebenda. 1879, 573. — G. B. M a s s e y, *Electrical aids in the treatment of insomnia.* Ebenda 1887, 765. — L. d e S a i n t-M a r t i n, *Influence du sommeil naturel ou provoqué sur l'activité des combustions respiratoires.* Ebenda. 1888, 270. Die Kohlensäureausscheidung und Sauerstoffaufnahme während des Schlafes vermindert. — J. E. P u r k i n j e, Wachen, Schlaf, Traum und verwandte Zustände. Wagner's Handwörterb. der Physiol. Braunschweig 1846, III, 2. Abth., pag. 412—480. — E. K o h l s c h ü t t e r, Messungen der Festigkeit des Schlafes. Centralbl. für die med. Wissensch. 1863, 174. Das allgemeine Ergebniss der (acustischen) Weckversuche ist, dass der Schlaf vom Augenblick des Einschlafens „an Tiefe zuerst sehr rasch und dann langsamer zunimmt bis zum Ende der ersten Stunde; dann nimmt die Tiefe wieder ab und ist 1½ Stunden nach dem Einschlafen nur etwa ¼, nach 2 Stunden nur etwa ⅛ der grössten Tiefe; das fernere Sinken bis zum spontanen Erwachen geschieht dann sehr langsam. — Ch. B o u c h a r d, *Sur les variations de la toxicité urinaire pendant la veille et pendant le sommeil.* Ebenda. 1886, 477. — Die schlafmachende Wirkung des galvanischen Stromes, s. E l e k t r o t h e r a p i e, VI, pag. 106.

W. P r e y e r.

Schlaflähmung, s. R a d i a l i s l ä h m u n g, XVI, pag. 369.

Schlafmyosis, s. M y d r i a s i s und M y o s i s, XIII, pag. 615.

Schlafsucht. Synonyma: Endemische Schlafsucht, Schlafsucht der Neger, *Somnolenza, Sleeping dropsy, Maladie du sommeil, Malattia del sonno (Nélavan).* Der erste Hinweis auf das häufigere Vorkommen einer den Negern an der Westküste von Afrika eigenen Schlafkrankheit rührt von WINTERBOTTOM aus dem Anfange dieses Jahrhunderts her. CLARKE beobachtete vielfach Schlafsüchtige unter den Negerstämmen der Sierra Leone, der Goldküste und der Republik Liberia. Die französische Colonialliteratur enthält zahlreiche Berichte über das noch immer sehr räthselhafte Leiden, die sich auf sein Vorkommen an der Congo- und Gabunküste (NICOLAS, GAIGNERON, DANGAIX), auf dem Litorale von Baal und Sin (CORRE), aber auch auf Schlafsucht bei den nach den Antillen gebrachten und sonst in Süd- und Mittelamerika angesiedelten Negern beziehen (NICOLAS, CORRE).

Der Gang der Symptome ist nach den Mittheilungen der älteren Literatur folgender: Dem Verfallen in Schlaf geht eine tiefe Depression und ein ganz eigenthümliches Gefühl allgemeiner Schwäche voraus. Bald unter vollständiger Appetitlosigkeit, bald unter den Erscheinungen des Heisshungers entwickelt sich eine immer stärker werdende Unfähigkeit zu Bewegungen. Bei gleichbbleibender Häuttemperatur tritt ein taumelnder Gang neben anderen Coordinationsstörungen ein, jede Theilnahme an der Aussenwelt geht verloren, die Sinneswahrnehmungen werden träger percipirt und trüben sich, der Puls wird langsamer und ein soporöser Schlaf bemächtigt sich des Erkrankten. Als letzter Willensimpuls erscheint die Einnahme einer vollständig platten Lage auf dem Erdboden; von da ab reagirt der Kranke auf stärkste Reize kaum noch merkbar und nimmt spontan keinerlei Bewegungen vor. Verlust des Drucksinnes und Erscheinungen von Ataxie werden neuerdings seitens der Beobachter zugegeben, während ältere Mittheilungen jede Anästhesie und jedes Symptom von Seiten der motorischen Rückenmarkssphäre leugneten und kaum eine Schwächung der centripetalen und centrifugalen Leitung zugeben wollten. Auch die zeitweise beobachteten Functionsstörungen der Sphincteren sollten nicht Lähmungen sein, sondern wurden anders erklärt. Delirien wurden geleugnet, Convulsioneu und convulsivisches Zittern als seltene Ausnahme erklärt. Unter zunehmender Verlangsamung des Pulses und schnell vorschreitender Abmagerung entwickelt sich ein Bild des vollständigen Idiotismus und eine in's Erdfarbene spielende Verblassüng der Haut, bis endlich nach einer mittleren Dauer der Schlafsucht von 2—3 Monaten der tödtliche Ausgang eintritt. Nach einer Angabe von GORE aus den Hospitälern der Sierra Leone und der Goldküste starben von 179 während der Jahre 1846—1850 und 1859—1866 beobachteten Fällen nicht weniger als 132.

Hinsichtlich des anatomischen Charakters der Krankheit sind aus dem pathologisch-anatomischen Material, wiewohl sich dasselbe in den letzten Jahrzehnten nicht unbeträchtlich vermehrt hat, Schlüsse nur mit Vorsicht abzuleiten, — besonders auch deswegen, weil die Obductionen meistens nicht mit der erforderlichen Gründlichkeit angestellt werden konnten. GUÉRIN fand in 23 ihm zur Section gekommenen Fällen die Meningealgefässe, wie die Hirnsinus stark erweitert und strotzend gefüllt; in 3 Fällen eine geringe Vermehrung der eine Trübung nicht aufweisenden Cerebrospinalflüssigkeit; die Hirnventrikel selten eine geringe Menge Serum enthaltend, sonst ohne Abweichungen; einmal leichte seröse Infiltration des Subarachnoidealraumes an der Basis des Hirns; niemals Spuren einer acuten oder chronischen Entzündung der Meningen, die Hirnsubstanz stets von normaler Consistenz, niemals eine Spur von Erweichung oder anderweitiger Erkrankung, auf der Durchschnittsfläche selten zahlreiche Blutpunkte, in einem Falle bei sehr starker Hyperämie der Meningen einen kleinen apoplektischen Herd (der Kranke war im apoplektischen Insult erlegen), sämmtliche übrigen Organe vollkommen normal, in einem Falle hydropische Ergüsse in seröse Häute oder Parenchyme. CORRE berichtet über eine Autopsie, in welcher ebenfalls starke Hyperämie der Sinus und Gefässe, Blutreichthum der Hirnsubstanz, besonders im corticalen Theile, die Consistenz des Hirns bis auf sehr starke Hyperämie und Erweichung des *Corpus striatum* und geringe Erweichung der *Thalami optici*, normal, in den Ventrikeln eine geringe Quantität einer etwas getrübten Flüssigkeit, hie und da eine deutliche Verdickung des Ependyms, die Brust- und Bauchorgane vollkommen normal nachgewiesen wurden. — GRIFFON DE BELLAY fand in einem zur Section gekommenen Falle ebenfalls Blutreichthum der Hirnhäute und der Hirnsubstanz, die auf dem Durchschnitte mit zahlreichen Blutpünktchen besäet war, und Erweichung der Brücke. — In einem von GORE mitgetheilten Falle wurden Blutreichthum der Hirnhäute, das Hirn gesund, blutarm, in den Seitenventrikeln etwa 6 Gramm Serum, die Brustorgane vollkommen normal, im Pylorustheil des Magens mehrere blutige Sugillationen, ebenso ein etwa 1 Meter langer Theil des Darmes dunkel geröthet, stark contrahirt, eine grössere Quantität einer dicken blutigen Flüssigkeit enthaltend, Leber, Milz,

Nieren normal angetroffen. — DANGAIX fand in einem Falle die Gehirnhäute
injicirt, im Arachnoidealraum eine seröse, flockige Massen enthaltende Flüssigkeit
in grösserer Menge, an der convexen Fläche des Hirns ein Exsudat, die Gehirnsubstanz sehr blutreich, etwas weich; in einem zweiten (sehr unvollständig untersuchten) Falle die Hirnsinus strotzend gefüllt, in den Ventrikeln geringen Serum-
gehalt, die Hirnsubstanz und das Rückenmark bis zur Cervicalanschwellung von
auffallend fester Consistenz; in einem dritten Falle endlich neben Hyperämie der
Hirnhäute, serösem Ergusse in den Arachnoidealraum und Verdickung der an
einzelnen Stellen mit Exsudat bedeckten Arachnoidea, die grossen Hirnganglien
(Pons, Thalami optici, Corpus callosum) in einem bis zur Zerfliessung vorgeschrittenen Grade rother Erweichung, Brust- und Bauchorgane normal, nur die
Leber (?) etwas vergrössert. — In 5 Fällen, über welche CLARKE berichtet, ergab
die Nekroskopie constant starken Blutreichthum der Hirnhäute, zweimal Trübung
und Verdickung derselben, einmal ein blutig-seröses Exsudat im Arachnoidealraum,
die Hirnsubstanz in einem Falle blutleer, in zwei Fällen stark hyperämisch, in
zwei Fällen in den Ventrikeln einen geringen serösen Erguss, einmal blutiges
Serum, *Corpora striata* und *Thalami optici* in einem Falle erweicht, die Rückenmarkshäute meist blutreich, in zwei Fällen in dem Cervical- und Dorsaltheile der
Rückenmarkshöhle einen reichlichen Bluterguss, einmal gleichzeitig an den genannten
Stellen ein Exsudat, in 3 Fällen (10—14jährige Knaben betreffend) die Oberfläche des Herzens stark fettbewachsen, dabei in einem Falle excentrische Hypertrophie des Herzens, die auch unabhängig von Fettherz in einem zweiten Falle
angetroffen wurde, fast immer Erscheinungen von Pleuritis, zweimal auch von
Pneumonie, in der grösseren Zahl der Fälle Blutreichthum der Magendarmschleim-
haut, des Peritoneums und der Corticalsubstanz der Nieren.

An diese Befunde wären etwa folgende Einzelerscheinungen aus der
Symptomatologie anzuschliessen: Die mehr oder weniger bedeutenden Verluste des
Tastgefühls, aus welchem sich auch die Unsicherheit der Bewegung, besonders der
oberen Extremitäten erklärt. Die zuweilen, und zwar bei Erhaltung des Bewusstseins beobachteten convulsivischen Bewegungen, leichte choreaartige Zuckungen,
denen locale vorübergehende Contracturen oder Lähmungen, vielfach auch Steigerung
des Comas folgen. Die Abmagerung, welcher der Kranke auf der Höhe der Krankheit verfällt, die Verlangsamung des Pulses.

Doch reichen diese Anknüpfungen nicht aus, um eine vollständige Parallele
zwischen dem autoptischen Befunde und dem Gange der Krankheitserscheinungen
zu ziehen, noch weniger reicht der erstere (wenn man zunächst von den Ver-
giftungs-Theorien absieht) zu einer begründeten Ansicht über die Krankheitsursache
aus. Ziemlich verlassen ist diejenige, früher viel wiederholte Vermuthung, welche
für das Entstehen der Schlafsucht die Anlässe in den deprimirenden, mit dem
Sclaventhum unzertrennlichen Gemüthsaffecten suchte. Sie kommt eben in Liberia
und auf Martinique, wo von einem deprimirenden Sclaventhum nicht wohl die
Rede sein kann, auch vor und hat in vergangenen Zeiten, als das Sclaventhum
auf der westlichen Hemisphäre in Blüthe stand, dort nahezu gefehlt. Als CORRE
und GORE die Entdeckung machten, dass bei den an Schlaf-
sucht erkrankenden Individuen, und zwar bereits vor dem Eintreten sonstiger
entscheidender Symptome, relativ häufig Schwellungen der Lymphdrüsen am Halse,
am Nacken und an anderen Körpergegenden vorkämen, veranlasste dieser Umstand
eine neue Prüfung der bis dahin gangbaren pathogenetischen Anschauungen. CORRE
sah sich beim Eingehen auf diese Fragen genöthigt, für einen Theil der zur
Section gekommenen Fälle die Möglichkeit heranzuziehen, dass bedeutende Schwellungen
der tiefliegenden Nackendrüsen einen Druck auf die zum Gehirn führenden Gefässe,
damit Ischämie des Gehirns und die Reihe der folgenden Erscheinungen herbeiführen könnten und stützte diese Hypothese durch die Ansicht der Eingebornen,
welche jene Drüsen für die Ursache der Krankheit halten und sie womöglich
operativ beseitigen lassen. HIRSCH weist diesen Theil der CORRE'schen Hypothese

wie auch des Letzteren Vermuthung, es könne sich um Scrophulose und sogenannte Hirntuberkel handeln, mit Entschiedenheit zurück.

Frauen scheinen der Krankheit weniger unterworfen zu sein als Männer; am meisten disponirt erscheinen junge Leute von 13—20 Jahren. Creolen sind ebenso wie auf den Antillen selbst geborene Neger nicht vollständig ausgeschlossen; jedoch stellen die direct importirten und die im Heimatlande belasseuen Angehörigen der oben bezeichneten Stämme jedenfalls das Hauptcontingent. — Während man früher neben den allgemeinen Störungen des Gemüthslebens und der Ernährung besonders die klimatischen Verhältnisse der betreffenden Landstriche für die Entstehung verantwortlich machte, hat unter den neueren Autoren besonders CORRE sich um die Formulirung der obenerwähnten, wie um die Prüfung der Vergiftungs-Hypothese bemüht. Chronische Alkoholintoxication mit Palmwein und Gouron, verbrecherische Vergiftungen mit eigenthümlichen Giften, sowie eine specifische Art der alimentären Maisvergiftung schienen ihm in seiner ersten Arbeit erwähnenswerth und sämmtlich besser zur Erklärung geeignet, als die Zurückführung der Somnolenz auf Malaria-Infection.

CLARKE seinerseits hatte das Rauchen von Dianba (indischem Hanf) angeschuldigt, wohl ohne sich zu vergegenwärtigen, dass dieses Genussmittel eines der im Orient verbreitetsten ist, ohne jemals bei anderen Racen zu Schlafsucht oder einer ihr ähnlichen Krankheit zu führen. Die Hypothese, dass *Maladie du sommeil* auf ein Maisgift zurückzuführen sei, welches auch bei Hühnern eine ähnlich verlaufende Affection, die „Hühnercholera" hervorrufe, hatte zu einer Analogisirung beider Affectionen bei manchen französischen Schriftstellern geführt. Auch war die Schlafsucht vielfach fälschlich mit dem „Nélavan" der Neger identificirt worden. Anlässlich dieser Irrthümer und besonders anknüpfend an eine von DÈCLAT beschriebene Nélavanepidemie nahm kürzlich NICOLAS in der französischen Akademie Anlass, den Nélavan als eine vermöge der heftigen disseminirten Schmerzen, der Hyperästhesie, der schreckhaften Hallucinationen und des Fehlens der Somnolenz ganz abweichende Affection zu schildern und CORRE dafür verantwortlich zu machen, dass er fast durchgehend Nélavan geschildert habe. Nur von diesem als einer sichtlich parasitären Krankheit, gelte auch die Aehnlichkeit mit der *Choléra des poules*, während die eigentliche „Hypnose" mit beiden nicht das Geringste gemein hat.

Literatur: Die älteren, oft recht fragwürdigen Nachrichten finden sich zusammengestellt in II, pag. 668—662 der ersten Auflage von Hirsch's Handbuch der historisch-geographischen Pathologie; Ergänzungen dazu in der zweiten Auflage desselben Werkes, III, pag. 414—420. — Demnächst: Gore, *The sleeping sickness of Western Afrika*. Brit. med. Journ 1875, Jan. — Corre, A., *Contribution à l'étude de la maladie du sommeil (hypnose)*. Gaz méd. de Paris. 1876, Nr. 46. — Derselbe, *Recherches sur la maladie du sommeil, contribution à l'étude de la scrofule dans la race noire*. Archiv de méd. nav. 1877, Avril. Mai. — Derselbe, *Contributio allo studio della malattia del sonno ed ipnosi*. Progr. med. di Rio Janeiro. 1877, Nr. 7—8 — Die letzterwähnten Discussionen siehe in Compt. rend. XC, Nr. 17. 18, 19 (Nicolas, Corre und andere Redner). Wernich.

Schlammbäder, s. Moorbäder, XIII, pag. 387.

Schlangenbad

im Taunus, Provinz Hessen-Nassau, 1 Stunde von der Eisenbahnstation Eltville, 313 Meter hoch gelegen, in einem nach Süden offenen Seitenthale des Rheins, von dichtbewaldeten Höhenzügen umgeben, hat indifferente Akratothermen von 28 bis $32 \cdot 5^0$ C. Temperatur, deren beruhigende und restaurirende Wirkung durch das günstige Klima unterstützt wird. Das Wasser enthält in 1000 Theilen nur $0 \cdot 33$ feste Bestandtheile. Die Einrichtungen der drei Badehäuser sind vortrefflich, ebenso auch die Molkenanstalt recht gut. Das Hauptcontingent zu den Badegästen stellen Nervenleidende aller Art, schonungsbedürftige Arthritiker und Rheumatiker, sexualkranke Frauen, auch Hautleiden. K.

Schlangengift.

Unter der Abtheilung der Ophidii oder Schlangen zeichnet sich eine grössere Anzahl dadurch aus, dass sie jederseits oberhalb des Mundwinkels und zur Seite des Nackens eine von den Speicheldrüsen verschiedene

Drüse, die sogenannte Giftdrüse besitzen, deren Secret mittelst eines Ausführungsganges zu der Basis eines sogenannten Giftzahnes geleitet wird, der entweder an der Vorderfläche eine Furche trägt oder einen inneren Canal umschliesst, welcher an der Spitze des Zahnes mit einer schlitzförmigen Oeffnung mündet. Schlangengattungen dieser Art pflegt man als Giftschlangen, Serpentes venenati s. Thanatophidii, den übrigen, nicht mit einem Giftapparate versehenen, die man insgemein als unschädliche, Serpentes innocui, bezeichnet, obschon auch letztere durch ihren Biss unangenehme Verletzungen herbeiführen können, gegenüberzustellen. In der That ist es der Giftapparat einzig und allein, welcher einen charakteristischen Unterschied der giftigen und giftlosen Schlangen begründet. Das Gift der ersteren wird ausschliesslich in den Giftdrüsen producirt und findet sich in keinem anderen Körpertheile. Die Giftdrüsen, unrichtig auch wohl Parotiden genannt, liegen zwischen Oberkiefer und Quadratbein unter und hinter dem Auge und finden sich neben gewöhnlichen Speicheldrüsen, die bei den ungiftigen Schlangen in weit höherem Grade entwickelt sind. Nach A. B. MEYER sind die Giftdrüsen überall durch Bindegewebszüge in röhrenförmige Abschnitte von grösserem oder geringerem Caliber getheilt, deren Lumen durch Vorsprünge der Wandungen im Innern wieder durch einige Fächer senkrecht zur Axe der Röhre abgegrenzt ist; bei einigen Drüsen ist ausser dieser Abtheilung in Röhren noch eine in grössere Lappen vorhanden. Das Drüsenparenchym (bei Pelias Berus) besteht aus glashellen, nebeneinander liegenden, hier und da gegeneinander abgeplatteten, zelligen Elementen, in acinösen, von Bindegewebe umgebenen und von Capillaren reichlich umspülten Complexen angeordnet und von kleinen, schwach contourirten Körnern, welche Molekularbewegung zeigen und die sich auch im ausgepressten Secrete in grosser Zahl finden, erfüllt. Die Form der Giftdrüsen ist sehr verschieden, so dass sie bald knopfartig (Vipera Echis), bald platt zusammengedrückt (Trigonocephalus crotallinus), bald cylindrisch (Naja Haje) erscheinen. Sehr verschieden ist auch die Grösse der Drüse, deren Ausdehnung oft weit über die Schläfengegend hinausgeht. So reicht die exquisit röhrenförmig gebaute Giftdrüse von Causus rhombeatus über den Nacken bis auf den Rücken und kommt an Länge etwa dem sechsten Theile des Thieres gleich; bei Callophis (Elaps) intestinalis und bivirgatus liegen die beiden Drüsen innerhalb der Visceralhöhle als langgestreckte, tief gelbgefärbte Körper dicht nebeneinander, und zwar nicht wie bei Causus direct unter der Haut über der Rippenmusculatur, sondern unterhalb der Rippen, in der Bauchhöhle, vor dem Herzen und erreichen die Länge von $1/4$—$1/2$ des ganzen Thieres. Die Drüsen sind von quergestreiften Muskeln umgeben, ebenso die Ausführungsgänge. Die Giftzähne oder, wie man sie auch genannt hat, Gifthaken, weil Grösse, Gestalt und Function von denen der gewöhnlichen Zähne abweichen, sind in der Regel etwas sichel- oder schwertförmig gebogen. Die Giftzähne mit vollständiger Röhre sitzen je einer in dem kleinen, beweglichen Oberkieferraume, anfangs frei, bei vollständiger Entwicklung aber mit demselben fest verwachsend; unmittelbar hinter ihnen folgen, kreuzweise kleiner werdend, jüngere Giftzähne, 2—6 an der Zahl, die sogenannten Reservehaken, welche zum Ersatz der ersten Giftzähne nach Abnutzung derselben bestimmt sind. Ist die Schlange in Ruhe oder beim Fressen, so sind die 1—4 Linien langen Giftzähne mit der Spitze nach hinten gerichtet, in einer Scheide oder einem sogenannten Sacke verborgen, der durch Erweiterung des Ausführungsganges an der Wurzel des Zahnes und durch eine Duplicatur des Zahnfleisches oder der Lippenschleimhaut gebildet wird. Beim Oeffnen des Rachens richten sich die Zähne durch das Verschieben des Quadratbeines durch einen Muskel, der von der Basis des Schädels entspringt und sich an dem hinteren Theile des Arcus pterygoideus derart auf, dass die obere Oeffnung des Giftzahnes auf die Mündung des Drüsenausführungsganges passt. Ausser den Giftzähnen finden sich bei einzelnen Landschlangen, besonders aber bei den Meer- und Seeschlangen (Hydrophidae), auch andere solide Zähne hinter denselben im Oberkiefer.

Das Verhältniss der Zahl der giftigen Schlangenarten zu den ungiftigen lässt sich nicht genau feststellen, weil bezüglich mancher tropischer Schlangen die Giftigkeit nur vermuthet und in Wirklichkeit nicht erwiesen ist. Nur der Nachweis des Giftapparates, der Giftzähne und der Giftdrüsen sichert die Zugehörigkeit zu der Abtheilung der Venenosa. Besonders zweifelhaft ist die Stellung der sogenannten Suspecta oder Trugnattern, welche Furchenzähne am hinteren Theile des Oberkiefers hinter einer Reihe gewöhnlicher Zähne besitzen. Nach A. B. Meyer scheint mit solchen gefurchten Zähnen mitunter eine grössere Drüse mit besonderem Ausführungsgange im Zusammenhange zu stehen, doch ist diese bei *Dipsas annulata* und der javanischen *Homalopsis monilis* eine Speicheldrüse und keine Giftdrüse. Ueberhaupt hat Meyer bei keiner Schlange mit Furchenzähnen Giftdrüsen gefunden, so dass er geneigt ist, alle · derartigen Schlangen zu den ungiftigen zu stellen. Schlegel hat in seinem epochemachenden Werke: „*Sur la physionomie des serpents*" (1837) unter 263 Arten nur 57 giftige aufgeführt und wenn wir gegenwärtig 940—1000 Schlangenarten kennen, so erreicht die Zahl der wirklichen Thanatophidii wohl nicht 100 authentische Species. Dies Verhältniss ist allerdings in verschiedenen Ländern ein anderes. Mit der Zahl der Schlangenarten in den Tropen nimmt auch die der Giftschlangen zu. Auf den Sunda-Inseln ist die Hälfte aller Schlangenarten giftig, in Australien und auf Martinique ist das Verhältniss noch ungünstiger.

Die giftigen Schlangen gehören theils zu der Abtheilung der Solenoglypha, deren Oberkiefer ausschliesslich hohle Giftzähne trägt, theils zu denjenigen der Proteroglypha, deren Oberkiefer vorn vorngefurchte Giftzähne trägt und hinten zahnlos oder mit soliden Hakenzähnen bewaffnet ist, die ausserdem noch an den Gaumen- und Flügelbeinen sich finden.

Unter den Solenoglyphen treten uns zunächst die Crotaliden oder Grubennattern, die sich durch eine zwischen den Augen und Nasenlöchern befindliche, mit kleinen Schuppen eingefasste Grube von den Viperiden oder Ottern unterscheiden, entgegen. Ein Theil der Crotaliden ist durch die Anwesenheit einer Anzahl plattgedrückter, miteinander articulirender Hornringe am Ende des Schwanzes ausgezeichnet, deren Bewegung beim Heben des letzteren ein eigenthümliches klapperndes Geräusch verursacht, das den Thieren den Namen Klapperschlangen verschafft hat. Die Gattung der echten Klapperschlange, Crotalus (Caudisona s. Urocrotalus) gehört ausschliesslich der neuen Welt an und ihre beiden Hauptarten, *Crotalus durissus Daud.* und *Crotalus horridus Daud.*, welche beide eine Länge von 1·5 Metern erreichen, werden durch die Landenge von Panama scharf von einander geschieden. Die erste lebt ausschliesslich in Nordamerika, wo sie nördlich bis zum 45. Grade vorzukommen scheint und von Unitencanada durch die Binnenländer der Union bis Carolina, Florida, Californien, Mexico verbreitet ist; die zweite, die sogenannte Cascavela der Brasilianer, ist auf Südamerika (Guyana, Surinam, Brasilien, Peru, Paraguay, Chile) und auf die benachbarten Inseln (Antillen) beschränkt. Ihnen reihen sich eine grössere, bis 2 Meter lange Art im südlichen Nordamerika, Crotalus adamanteus und eine kleine, 1—1³/₄ Meter lange, *Crotalus miliarius* (Crotalophorus Schl.), welche namentlich in Florida vorkommt und dort den Namen Massagua führt, an. Die Gattung Lachesis, bei welcher sich am Schwanzende statt der Klappern nur noch dornige Schuppenreihen finden, bildet gewissermassen den Uebergang zu den Grubenottern ohne jeden Schwanzanhang. Sie wird durch *Lachesis rhombeata Pr. Neuwied (Crotalus mutus L., Trigonocephalus crotalus s. Lachesis),* dem Surukuku oder dem Buschmeister der holländischen Colonisten in Surinam, auch *la grande vipère des bois* genannt, einer in den Wäldern der brasilianischen Küstengegend vorkommenden, sehr gefürchteten Schlange von 1¹/₂—2¹/₄ Meter Länge und mit 2—3 Cm. langen Giftzähnen repräsentirt. Wie die meisten übrigen Grubenköpfe, welche Oppel in der Gattung Trigonocephalus (so genannt wegen ihres dreieckigen Kopfes) vereinigte, gehört sie der heissen Zone von

Amerika an. Ein sehr beschränktes Gebiet besitzt die ebenfalls gegen 2 Meter lange Lanzenschlange *Trigonocephalus s. Bothrops lanceolatus, Fer de lance*, die auf den Inseln Martinique und St. Lucie der Schrecken der Arbeiter auf den Zuckerplantagen ist. In Brasilien ist *Bothrops s. Trigonocephalus atrox*, die Labarischlange, Labaria oder Sororaima, neben *Bothrops Jararaca*, der Jararaca, die gewöhnlichste Giftschlange. Auch die Südstaaten der nordamerikanischen Union besitzen Schlangen aus der Abtheilung der Trigonocephalen. So kommt in Louisiana und Nordcarolina *Tr. s. Ancistrodon piscivorus*, sogenannte *Mocassin d'eau*, die einzige Wasserschlange aus diesem Geschlechte vor. Einzelne Trigonocephalen finden sich auch in der alten Welt, z. B. *Hypnale nepa* in Ceylon, *Trimeresurus viridis (Cophias viridis)*, die Papageischlange in Ostindien und die sehr gefürchtete Erdschlange von Java, *Calloselasma rhodostoma*, die durch einen Hornstachel in der Schwanzspitze ausgezeichnete Gattung Halys u. a. m.

Die Abtheilung der Viperina, durch breiten, stark abgesetzten, beschuppten Kopf ohne Gruben und eine verticale Pupille charakterisirt, liefert die einzigen europäischen Giftschlangen, unter denen die Kreuzotter, *Pelias berus Merrem (Vipera torva Lenz, V. berus Daud.)*, den grössten Verbreitungsbezirk besitzt, indem sie im ganzen mittleren Europa, auch in Schweden, Russland und England, südlich durch die Alpen begrenzt, wo sie (in der Schweiz) bis zu einer Seehöhe von 2000 Meter angetroffen wird, in Asien bis zum Baikalsee sich findet und für Deutschland unter allen Giftschlangen die grösste Bedeutung besitzt. Sie hat am Kopfe drei von kleinen Schuppen umgebene Schilder, einen grossen, V-förmigen, schwarzen Fleck auf dem Hinterkopfe und eine doppelte Reihe schwarzer Flecke, die in der Mitte bisweilen zickzackförmig ineinander übergehen, auf dem Rücken; die Nasenlöcher stehen seitlich. Die Männchen sind von grauer, die Weibchen von bräunlicher Farbe; doch wechselt das Colorit sehr, was zur Aufstellung verschiedener Varietäten als besondere Species, z. B. *Vipera chersea L.*, die sogenannte Kupferschlange, ein noch nicht ausgewachsenes, röthlichbraunes Weibchen, und *Vipera prester L.*, die Höllennatter, eine schwärzlich gefärbte, vermuthlich pathologische Varietät, geführt hat.

Die Kreuzotter wird höchstens 75—80 Cm. lang und steht in ihrer Grösse der bis 1 Meter langen, südeuropäischen Viper, *Vipera Redii s. V. aspis Merrem*, nach, welche durch die etwas aufgeworfene Schnauze und durch die vier Reihen schwarzer grosser Flecken auf dem Rücken, durch welche kein Zickzackband gebildet wird, charakterisirt wird. Sie findet sich von der südlichen Schweiz an durch ganz Europa, am häufigsten in Italien, Spanien und Frankreich, hier in einzelnen Departements, z. B. der Vendée, mit der Kreuzotter zusammen, die in Yonne sogar prävalirt. In Deutschland ist sie nur in der Gegend von Metz und vereinzelt in Baden anzutreffen. Die Farbe ist braun, zeigt aber ebenfalls verschiedene Nuancen, die auch hier zur Aufstellung verschiedener Species geführt haben, wohin z. B. die oben am Aetna lebende *Vipera Hugii Schinz* gehört. Eine dritte, Europa angehörige Otter ist die in Steiermark, Ungarn, Dalmatien und Griechenland vorkommende Sandviper, *Vipera ammodytes Daud (V. illyrica Laur.)*, von der Grösse der Kreuzotter und dieser in ihrer Zeichnung ähnlich, aber leicht an der weichen, hornartigen Verlängerung über der Schnauzenspitze kenntlich. Sie scheint auch in Südbayern vorzukommen. Eine Reihe anderer Viperinen lebt in Nordafrika, darunter *Cerastes aegyptiacus s. cornutus Wagl.*, von der Länge der Sandviper, durch eine spitze, hahnenspornähnliche Hervorragung über jedem Augenlid ausgezeichnet, die in Egypten und Arabien vorkommt. Aehnlich ist die am Cap lebende Helmbuschviper, *Cerastes lophophrys*, die über jedem Auge ein Büschel kleiner Hornfäden trägt. Mehrere Viperinen in Afrika übertreffen die europäischen Vipern sehr erheblich an Grösse und Umfang. So beschrieb SCHLEGEL als *Vipera rhinoceros, V. nasicornis* und

V. chloroechis hierhergehörige Schlangen von Armsdicke und 1·7 Meter Länge. Von Interesse ist die sogenannte **Puffotter**, *Clotho arietans Gr.*, im südwestlichen Afrika, welche ihren Namen dem heftigen Anpralle ihres Körpers beim Beissen verdankt. Auch Ostindien besitzt giftige Viperinen, die meistens den Gattungen **Chersophis**, **Daboia** und **Echis** angehören, von denen *Daboia Russelii* und *Echis carinata* die bekanntesten Arten sind.

Die Abtheilung der Proteroglyphen zerfällt in die Familie der **Hydrophiden** und **Elapiden**. Die ersteren, welche von ihrem Aufenthaltsorte auch die Namen Hydrina und Meer- oder Seeschlangen führen, finden sich besonders im Indischen und Stillen Ocean, von wo sie aber auch in die Strandseen und in die Flussmündungen eindringen. An dem mit Schildern versehenen Kopfe finden sich mit einer Klappe verschliessbare, hochliegende Nasenlöcher und der mit kleinen Schuppen bedeckte Körper endet in einem stark zusammengedrückten, verticalen Ruderschwanze. Hierher gehören die Gattungen **Pelamys** (dahin *P. bicolor Schn.*, die oben schwarze, unten gelbe, etwa 1 Meter lange, gemeinste Seeschlange von Madagascar bis in den Golf von Panama), Hydrophis, Hydrus, Liopala, Aepysurus, Diptera, Enhydrina, Platyurus (dahin *P. colubrinus s. fasciatus*, die geringelte Ruderschlange von Java). Man kennt mehr als 50 Arten aus dieser Abtheilung.

Die Elapiden oder Conocercinen haben ebenfalls einen mit Schildern bedeckten Kopf, aber einen runden Schwanz und runde Pupillen. Sie leben sämmtlich in den Tropen, und zwar sowohl in der alten, als in der neuen Welt und gehören zum Theil zu den schönsten Schlangen, die wir besitzen. Die Gattung **Naja**, **Brillenschlange** oder **Schildviper**, zeichnet sich durch 3 hinter den Augen belegene Schilder und durch den schildförmig durch Zurücklegen der langen Rippen nach vorn ausdehnbaren Hals aus. Hierher gehört die eigentliche Brillenschlange oder Hutschlange, *Naja tripudians Merrem (Coluber Naja L.), Cobra di Capello, Serpent Chaperon,* mit einer schwarzen, brillenförmigen Zeichnung auf der Nackenscheibe, eine der gefährlichsten Giftschlangen Ostindiens und die durch rautenförmig sechseckige Schuppen charakterisirte, der Brillenzeichnung entbehrende *Naja Haje, Hadsche Nescher* der Araber und die echte Aspis der Alten, die Viper der Kleopatra in Egypten. Verschiedene Angehörige der Gattung **Elaps**, **Prunknatter**, werden unter der Collectivbezeichnung Korallenschlange, *Cobra coral,* welche auch auf den in den brasilianischen Wäldern häufigen *Elaps corallinus* eingeschränkt wird, zusammengefasst. Die Giftigkeit dieser meist mit verschiedenen Ringeln hübsch gezeichneten Schlangen, welche in Ostindien und Südamerika vorkommen, ist übrigens für manche Arten zweifelhaft; doch besitzen *Elaps corallinus* und *E. lemniscatus* mit Bestimmtheit Giftdrüsen (A. B. MEYER). Sehr giftig sind dagegen die Angehörigen der Gattungen **Bungarus**, **Felsenschlange**, äusserst grosse Giftschlangen, welche $2^1/_2$—$2^2/_3$ Meter lang werden und in Ostindien, wo sie ausschliesslich vorkommen, den Namen Bongare führen. Noch grösser als *Bungarus annularis s. fasciatus,* Sankeischlange, *Bungarus coeruleus* (Krait) und *Bungarus semifasciatus s. candidus,* welche ihrer Länge wegen auch Pseudoboa oder Bastardriesenschlangen genannt sind, sind einige Species von Ophiophagus, von denen eine auf Sumatra vorkommende eine Länge von $3^2/_3$ Meter erreicht. *Ophiophagus elaps* wird als 4—5 Meter lang bezeichnet. Zwischen Bungarus und Elaps stellt sich die Gattung **Callophis**, deren grosse Giftdrüsen, die übrigens keineswegs bei allen Species, z. B. nicht bei *C. maculiceps* sich finden, bereits erwähnt wurden. Von der Gattung Naja nahestehenden Schlangen findet sich in Afrika die ebenfalls durch grosse, bis zu den Rippen reichende Giftdrüsen ausgezeichnete *Causus rhombeatus Wagl. (Sepedon rhombeatus Lichtst., Naja V. nigrum Cuv.),* während *Dinophis (Dendraspis) Jamesonii, Traill.,* eine auf Bäumen lebende Giftschlange der Goldküste, der Gattung Elaps verwandt ist. Insgesammt gehören zu den Elapiden die auf dem Lande lebenden Giftschlangen von Australien, unter denen *Pseudechis porphyricus Wagl.* *(black snake)* die *Cobra di capello* Australiens darstellt; andere gefürchtete Arten gehören zu den Gattungen *Hoplocephalus* (dazu *H. curtus*, die Tigerschlange), *Hemibungarus, Diemenia, Furina, Brachysoma* u. a. m.

Die Bedeutung der Giftschlangen für die Toxikologie ist hauptsächlich durch die zufälligen Verletzungen gegeben, welche dieselben in der Regel nur dann veranlassen, wenn sie durch einen Tritt oder in irgend einer anderen Weise gereizt werden. Selbst die grossen Giftschlangen der Tropen fallen den Menschen nicht an und verwunden ihn meist nur dann, wenn er ihre Ruhe durch zufälliges Darauftreten und den Versuch, sich ihrer zu bemächtigen, stört. Die Ausführung des Bisses geschieht in der Weise, dass die Schlangen sich zuerst spiralförmig zusammenrollen, den Kopf emporrichtend, wobei manchmal ein eigenthümliches Zischen laut wird und einzelne Arten (die ostasiatische *Naja sputatrix* hat davon ihren Namen) viel Speichel von sich spritzen; dann richten sie sich mit einem Schlage in die Höhe, legen Hals und Kopf rückwärts und öffnen weit den Rachen. Durch eine nach oben gebende Bewegung des Oberkiefers richten sie die Spitzen der Giftzähne nach vorn, ziehen dann den Giftsack durch den *Musculus pterygoideus externus* in die Höhe und pressen durch Contraction der *Musculi temporales* die Giftdrüsen, wodurch das Gift manchmal mit grosser Kraft durch die Höhlung der Giftzähne in die mehr oder weniger tiefen, bisweilen nur geritzten Wunden eindringt. Die Verletzung geschieht häufig in rapidester Weise mit einem Sprunge nach vorn, weniger durch Beissen als durch mehrmals wiederholtes Schlagen und Stossen, dessen Heftigkeit mitunter zu Boden wirft. SCHOMBURGK erzählt von einem Trigonocephalus, dass derselbe Menschen in das Gesicht springe. Nach dem Bisse suchen nur die grössten Thanatophidier sich nicht durch die Flucht weiterer Verfolgung zu entziehen.

Man darf die Bedeutung der Giftschlangen für die Hygiene nicht nach der äusserst kleinen Zahl von Vergiftungen beurtheilen, welche in mitteleuropäischen Ländern durch den Biss der Kreuzotter hervorgerufen werden und welche selbst bei Kindern, die sie in der Regel betreffen, nur ausnahmsweise tödtlich verlaufen. Auch die Bisse der südeuropäischen Vipern sind in der Regel nicht lebensgefährlich, doch finden sich in der Literatur seit FONTANA, der selbst unter 62 Fällen von Vipernbiss nur zwei letal verlaufen sah, 80—90 durch diese Schlange verursachte Todesfälle beschrieben, von denen ungefähr die Hälfte auf Kinder fallen. Nach VIAUD-GRAND MARAIS endeten von 316 in der Vendée und im Departement Loire inférieure beobachteten Fällen 44 tödtlich, was einer Mortalität von $14^0/_0$ entsprechen würde. Auch für grössere Thiere (Pferde, Esel, Kühe) ist der Vipernbiss nur tödtlich, wenn die Verwundung Nase und Lippen betraf, während dieselben sonst meist nur einige Tage erkranken; doch gehen Ziegen und Schafe häufig darnach zu Grunde. Das Gift von *Pelias berus* ist beim erwachsenen Menschen auch wohl nur unter besonders ungünstigen Verhältnissen tödtlich, wie in dem von LENZ ausführlich berichteten Falle des Schlangenbeschwörers Hörselmann, der unvorsichtiger Weise den Kopf einer Kreuzotter in den Mund nahm und in Folge eines Bisses in die Zunge zu Grunde ging. Da die europäischen Giftschlangen nur selten unmittelbar in der Nähe menschlicher Wohnungen ihren Sitz haben und meist in Wäldern und auf Haiden wohnen, ist die Gelegenheit zu Vergiftungen im Allgemeinen eine geringere als in tropischen Gegenden, wo einzelne Thanatophidier selbst in die Wohnungen eindringen. Im Uebrigen ist die Zahl der Vipern in einzelnen Districten von Frankreich, z. B. in der Vendée und in den Departements Loire inférieure, Lot, Haute Marne und Côte d'or, eine ungemein reiche. Im Departement Haute Marne wurden im Jahre 1856 14.150 Vipern vertilgt, 1857 sogar 19.066, 1858 11.532, 1860 10.330 und in den drei ersten Quartalen von 1861 7036, in dem ganzen Zeitraume gegen 60.000. Weit erheblicher und zum Theil wahrhaft erschreckend ist die Bedeutung der Schlangen für die Hygiene und Mortalität tropischer Länder. Statistische Mittheilungen liegen

in dieser Beziehung aus Britisch-Ostindien vor. Nach BRIGHTON soll in dem
80 Quadratmeilen grossen Districte Kolmar in der bengalischen Provinz Burduan
bei einer Seelenzahl von 300.000 täglich ein Todesfall durch Schlangenbiss seitens der Polizei bekannt gemacht werden, die Summe aller derartigen
Unglücksfälle aber sicher das Doppelte betragen. Nach FAYRER kamen in Bengalen, Assum, Orissa, Punjab, Aude und Burma, einem Gebiete von 121 Millionen
Einwohnern, 1869 11.416 Todesfälle durch Schlangenbiss vor und ist es wahrscheinlich, dass mindestens 20.000 Menschen jährlich, d. i. 16 von 100.000 in
dieser Weise zu Grunde gingen. In Bengalen allein starben 1874 7595 und
1875 8807 Personen am Schlangenbiss. Diese höchst betrübende Mortalitäts-
statistik rührt theils von dem häufigeren Eindringen der Giftschlangen in die
menschlichen Wohnungen, theils von der grösseren Gefährlichkeit der ostindischen
Giftschlangen her. Es sind Fälle bekannt, wo Thanatophidier in die Bettstellen
und in die Fussbekleidungen eindrangen und beim Anziehen der letzteren ihren
tödtlichen Biss vollführten. Dass Schlafende wiederholt gebissen wurden, ist keineswegs ein Beweis für die aggressive Natur der Schlangen. Es ist leicht zu
begreifen, dass durch den Contact mit dem kalten Körper derselben reflectorische
Bewegungen entstehen, durch welche die Thiere zum Bisse gereizt werden. In
ähnlicher Weise kommen auch in Europa, z. B. in der Auvergne, die Mehrzahl
der Todesfälle durch Vipern bei Kindern vor, welche, im Freien schlafend, die
über ihr Gesicht kriechende Schlange ergriffen. In Bezug auf die ostindischen
Schlangen muss betont werden, dass der Biss einzelner derselben für absolut
tödtlich gilt, wenn nicht unmittelbare Hilfe geleistet wird. Es gilt dies nicht
allein für die durch ihre gewaltige Grösse ausgezeichneten Gattungen Ophiophagus
und Bungarus (aus letzterer wird B. coeruleus für weit giftiger als die übrigen
angesehen), sondern auch für die nicht viel mehr als 1 Meter lange, hauptsächlich
todbringende Schlange Ostindiens, die Brillenschlange, ferner für die beiden
Viperarten Daboia Russelii und Echis carinata, endlich für die den Badenden so
gefährlichen Hydrophisarten, welchen allen die den Gattungen Callophis, Trimeresurus u. a. angehörigen Giftschlangen an Gefährlichkeit nachstehen. Letztere hängt
übrigens zum Theil auch von dem sehr verschiedenen Temperament der einzelnen
Thanatophidier ab, ein Umstand, welcher z. B. die geringere Gefährlichkeit der
Bisse der Klapperschlangen erklärt, die in ihren Bewegungen äusserst träge sind,
während einzelne Trigonocephalen und Viperiden, z. B. Daboia, Vipera arietans,
ihren Bissen durch kräftige Bewegung des ganzen Körpers besonderen Nachdruck
verleihen. Nach S. WEIR MITCHELL sollen sogar $^7/_8$ aller von Klapperschlangen
Gebissenen genesen, weil die Giftzähne beim Bisse von der Schlange häufig nicht
hoch genug gehoben werden, so dass die Spitzen, ohne die Haut zu verletzen,
nach hinten gleiten und die Verletzung nur von den Unterkieferzähnen herrührt.
Auch kommt es nicht selten vor, dass der verwundete Theil zwischen die auseinander gespreizten Giftzähne geräth, so dass nur ein Giftzahn eindringt und so
nur die Hälfte des Giftes in die Wunde kommt, ja es wird mitunter auch, ungeachtet des Eindringens beider Giftzähne, das Gift nur einseitig entleert und nicht
in die Wunde selbst, sondern in deren Umgebung abgesetzt. Solche Momente
kommen bei den torpiden Klapperschlangen weit mehr in Betracht als bei Naja,
Trigonocephalus und anderen tropischen Giftschlangen, doch müssen wir trotz der
angeblichen, fast absoluten Letalität des Bisses gewisser ostindischer Schlangen
die Zahl der in Ostindien vorkommenden Verletzungen weit höher als die Zahl
der Todesfälle ansehen, da IMLACH unter 306 von ihm gesammelten Fällen von
Schlangenbiss in Ostindien nur 63 letal verlaufene (20%) mittheilt.

    Dass gewisse Stände der Verwundung durch giftige Schlangen mehr aus-
gesetzt sind als andere, braucht kaum hervorgehoben zu werden. Bei uns sind
es häufig mit dem Hüten von Vieh oder mit dem Sammeln von Beeren und auf
Haiden beschäftigte Kinder und Waldarbeiter, welche durch Pelias berus verletzt
werden. In tropischen Gegenden sind Jäger, Fischer, Hirten am meisten exponirt,

auch Reisende, insbesondere Botaniker und Zoologen, letztere nicht allein auf ihren Reisen, sondern auch bei der Untersuchung des Giftapparates, beim Abzeichnen lebender Schlangen u. s. w. So wurde z B. Pöppig auf seiner südamerikanischen Reise von einer Schlange verletzt und der Prinz Maximilian v. Neuwied beschädigte sich beim Untersuchen der Gifthaken. Ein kleines Contingent zur Intoxication mit dem Gifte tropischer Schlangen liefern auch Wärter in Menagerien und die sogenannten Schlangenbeschwörer in Afrika und Ostindien, denen man mit Unrecht eine Immunität gegen die Bisse giftiger Schlangen zuschreibt. Solche Immunitäten, welche allerdings nicht geleugnet werden können, da z. B. Gosse 1861 einen Pariser beobachtete, der sich von einer Viper beissen liess und 24 Stunden hernach noch völlig gesund war, sind für den Menschen ausserordentlich schwer zu constatiren, da eine Reihe von Umständen die Entwicklung der Folgen eines Bisses modificiren. Von grösster Wichtigkeit ist in dieser Beziehung die Tiefe der Wunden und, wie bereits hervorgehoben, die Localität derselben. Während oberflächliche Schrammen häufig ohne jede Folge bleiben, ist die Gefahr um so grösser, je tiefer der Giftzahn eindringt, durch welchen Umstand sich die grössere Gefährlichkeit mancher mit ausserordentlich langen Giftzähnen versehenen tropischen Schlangen erklärt. Bisse, welche das Gesicht, insbesondere Lippen oder Zunge treffen, sind weit gefährlicher als solche in Extremitäten; doch ist zu bemerken, dass Bisse in Zehen und Finger grössere Gefahr involviren, insofern derartige Theile von den Kiefern der Giftschlangen leicht umschlossen werden und so das Gift mit grösserer Gewalt in die Tiefe eindringt. Es kann keinem Zweifel unterliegen, dass bei den Proteroglyphen (die neben dem Giftzahne vorhandenen soliden Zähne durch Festhalten des ergriffenen Theiles zur sicheren Inoculation des Giftes beitragen, wodurch die Gefahr des Bisses der Wasserschlangen wenigstens zum Theile ihre Erklärung findet. Am gefährlichsten ist das directe Eindringen von Schlangengift in Venen, das bei einigermassen erheblichen Quantitäten wohl als absolut letal betrachtet werden muss. Abgesehen von der Localität der Verletzung ist auch der jeweilige Zustand der beissenden Giftschlange von Bedeutung. Es kommt vor Allem darauf an, welches Quantum von Gift die Giftdrüsen zur Verfügung stellen können. Ist dies gering, so ist auch die Gefahr .geringer. So gilt im Allgemeinen der Satz, dass grosse Giftschlangen gefährlicher sind, als kleine, die Kreuzotter, welche nur 0·03 Gift entleert, weniger gefährlich als die Sandviper, welche das doppelte Quantum abgiebt, und diese weniger verderblich als die Klapperschlange mit ihrer zehnmal grösseren Giftmenge. Andererseits erklärt sich hieraus, dass Schlangen, welche kurz zuvor gebissen haben, etwa ein Thier, das sie zu ihrer Ernährung bedurften (denn alle Thanatophidier sind Carnivoren) und dadurch tödteten, weniger zu fürchten sind als solche, welche lange nicht gebissen haben. Nach Versuchen von Feoktistow erschöpft sich bei wiederholten Bissen das Gift so, dass der 3.—5. Biss unwirksam ist. S. Weir Mitchell nennt deshalb Schlangen in der Gefangenschaft wohl mit Recht die gefährlichsten. Stark gereizte Schlangen sind schon deshalb gefährlicher, weil sie mit grösserer Energie ihre Giftzähne inseriren. Inwieweit die Paarungszeit, die Häutung u. s. w. auf die Secretion des Schlangengiftes influiren, ist mit Sicherheit noch nicht festgestellt. Nach Albertoni ist das Gift der *Vipera Redii* im April unwirksam. Feoktistow fand das Drüsensecret bei *Vipera ammodytes* im Winterschlafe völlig activ. Dass Kinder leichter durch Schlangenbiss der kleinen europäischen Giftschlangen getödtet werden als Erwachsene, wurde bereits hervorgehoben und wie dies Verhältniss der allgemeinen Regeln der Giftwirkung entspricht, steht wahrscheinlich auch der Ernährungszustand und die Körperkraft des Individuums im umgekehrten Verhältnisse zur Gefährlichkeit der Verletzung durch Schlangenbiss. Da ein wesentlicher Theil der Wirkung des Schlangengiftes in Depression der Nervencentren besteht, so ist es nicht unmöglich, dass bei gewissen centralen Erregungszuständen die Effecte des Schlangenbisses ceteris paribus nicht so stark wie unter gewöhnlichen Verhältnissen hervortreten. So erklärt sich wenigstens theilweise die vermeintliche

Immunität der Schlangenbeschwörer, von denen die Aïssacouas von Algier sich durch die afrikanischen Giftschlangen beissen lassen, nachdem sie durch wildes Tanzen sich in einen Exaltationszustand versetzt haben (BOUDIN). Schon MINUTOLI (1821) erzählt, dass die afrikanischen Schlangenbeschwörer bei ihren Productionen sich wie Rasende geberden und ihnen der Schaum vor den Mund tritt, doch sollen sie gleichzeitig ein narcotisches Kraut kauen, das starke Vermehrung des Speichels bedingt.*) Andererseits ist es nicht unmöglich, dass bei manchen höchst acut verlaufenden Fällen heftige Angst und Schreck mit im Spiele waren und durch Collapserscheinungen die Gefahr vergrösserten.

Wenn alle diese Umstände es erschweren, über das Bestehen von Immunitäten bei Menschen zur Klarheit zu gelangen, so sind wir über diese Immunitäten bei Thieren im Stande, uns durch Inoculation von Schlangengift oder besser Subcutaninjection von Schlangengiftlösungen absolute Sicherheit zu verschaffen. Diese Art der Experimentation, durch welche der Einfluss der Tiefe und Localität des Schlangenbisses beseitigt wird, ist in dieser Beziehung erst in der letzten Zeit in grösserem Umfange in Anwendung gebracht; aber auch die durch Beissenlassen gereizter Giftschlangen gewonnenen Versuchsresultate, wie sie in Bezug auf die Kreuzotter von LENZ und in Bezug auf verschiedene ostindische Giftschlangen von FAYRER ausgeführt wurden, lassen keinen Zweifel darüber, dass bestimmte Thierspecies weniger als andere vom Schlangengift afficirt werden. Nach LENZ sollen Igel und Iltis durch Kreuzotterbisse nicht afficirt werden; doch ist die künstliche Inoculation von Kreuzotter-, Cobra- und Crotalusgift für ersteren tödtlich. Eine ähnliche Immunität schrieb man früher gegenüber dem Gifte ostindischer Schlangen dem M u n g o, *Viverra Mungo*, und dem Ichneumon, *Viverra Ichneumon*, zu, die angeblich mit den Schlangen fortwährend im Kriege leben sollten, doch sterben dieselben constant durch Cobragift. Mit Sicherheit lässt sich behaupten, dass Kaltblüter minder stark durch Schlangengift afficirt werden und dadurch weit langsamer zu Grunde gehen als Warmblüter. Nach Versuchen von FEOKTISTOW mit dem Gifte von *Vipera ammodytes* (subcutan) sind Frösche 800mal, Kaninchen 5mal, Ratten 15mal, Tauben 6—7mal weniger empfindlich als Hunde, Sommerfrösche sind weit resistenter als Winterfrösche. Bothropsgift wirkt auf Affen 1000mal stärker als auf Frösche (LACERDA). Im Allgemeinen steht, wie FAYRER betont, die Schnelligkeit, mit welcher der Tod durch Schlangenbiss eintritt, dabei im bestimmten Verhältniss zur Grösse des Thieres, so dass kleinere Thiere schneller als grössere erliegen, jedoch nicht, ohne dass zahlreiche Ausnahmen von dieser Regel vorkommen. Ganz junge Säugethiere sind aber in Folge der geringen Entwicklung der Nervencentren weniger empfindlich als ältere (FEOKTISTOW). Während man früher nach den negativen Resultaten FONTANA'S mit dem Gifte von *Vipera Redii* das Schlangengift im Allgemeinen als für die meisten Amphibien und Reptilien ungiftig ansah, ebenso für Blutegel und Schnecken, und man eine sehr schwache Giftigkeit für Schildkröten und eine bedeutendere für Aale, Fische und kleine Lacerten zugab, fand LENZ das Gift der Kreuzotter für Blindschleichen, Eidechsen, Salamander, Frösche, aber nicht für die Kreuzotter selbst tödtlich. Die Immunität von Giftschlangen derselben Species scheint eine allgemeine zu sein und gilt sowohl für verschiedene Viperina Europas und Afrikas (GUYON)

---

*) Die Verhältnisse der ägyptischen und ostindischen Schlangenbeschwörer sind bis auf den heutigen Tag nicht völlig aufgeklärt. Es ist im höchsten Grade auffallend, wie in den genannten Ländern die giftigste Schlange, die Naja, das auserlesene Object der Künste und eigenthümlichen Productionen bildet, wobei sie die Brillenschlangen auf dem Schwanze stehen, Bewegungen mit dem Kopfe machen und todt darniederliegen lassen. Nach Einigen extrahiren sie ihnen vorher die Giftzähne, nach Anderen besteht die ganze Kunst in dem Z auber der Musik, indem die Schlangenbeschwörer Flötentöne produciren, welche der Naja angenehm sind (?). Dass die diesen Schlangenbeschwörern und namentlich bestimmten afrikanischen Völkerschaften, z. B den Aïssacouas von Algier, zugeschriebene Immunität weder für *Naja Haje*, noch für *Vipera Redii* existirt, bewiesen die Beobachtungen von A n s e l m i e r (Revue méd. 29. Févr. 1868, pag. 229) und S m i t h (Brit. med. Journ. 20. Febr. 1868, pag. 65).

als für die Lanzenschlange und *Trigonocephalus piscivorus,* als für die ostindischen
Giftschlangen. Nicht giftige Schlangen verhalten sich dem Schlangengifte gegenüber
wie alle anderen Thiere; dagegen sind Giftschlangen gegen den Biss anderer
Species relativ wenig empfindlich, nur ansnahmsweise kommt es vor, dass eine
Brillenschlange oder Daboia einen *Bungarus coeruleus* durch ihren Biss vergiftet
und umgekehrt; nur *Bungarus fasciatus* zeigt relativ starke Empfänglichkeit gegen
das Gift der *Naja tripudians* (FAYRER). Auch wirbellose Thiere, soweit solche
ein Nervensystem besitzen, sind nicht unempfindlich gegen S c h l a n g e n g i f t, dessen
Tödtlichkeit bei Wasserpolypen, Turbellarien, Rotatorien, Flusskrebsen und Mollusken
für Cobra-, Crotalus- und Sandvipergift von HEIDENSCHILD und FEOKTISTOW dargethan wurde.

Diese Thatsache, dass die einzelnen Giftschlangen durch das Secret einer
andern Species vergiftet werden, deutet darauf hin, dass die übliche Zusammenfassung des Giftdrüsensecrets sämmtlicher Thanatophidier unter dem gemeinsamen
Namen des Schlangen- oder Viperngifts *(Venenum viperinum)* bedenklich ist, und
Schlangengifte verschiedener Qualität unterschieden werden müssen, eine Annahme,
welche auch mehrere andere Beobachtungen FAYRER'S wahrscheinlich machen.
Indessen ist es schwierig, so lange nicht mit Sicherheit die wirksamen Principien
des Giftdrüsensecrets verschiedener Giftschlangen isolirt und als chemisch und
physiologisch different erkannt worden sind, bestimmte grössere Kategorien aufzustellen. Auch lassen sich gemeinsame Eigenschaften und Wirkungsweisen an dem
fraglichen Secrete verschiedener Giftschlangen ohne Mühe nachweisen, so dass nach
FEOKTISTOW das Gift der Kreuzotter, Sandviper und Klapperschlange vollkommen
übereinstimmen.

Schon die äusseren Eigenschaften der einzelnen Giftdrüsensecrete bieten,
abgesehen von einzelnen Differenzen der Farbe und der Reaction, welche übrigens
auch beim Gifte einer und derselben Species, sich bemerklich machen, wie z. B.
MEAD und HELLER das in der Regel neutrale Gift der Kreuzotter und VALENTIN
das der Viper von saurer Reaction fand, grosse Uebereinstimmung. Bei hungernden
Schlangen soll die Reaction weniger sauer sein (GAUTIER). Das Giftdrüsensecret
bildet durchgängig eine etwas klebrige, fast farblose oder gelblich, bei der Klapperschlange manchmal grünlich, bei Naja selbst bräunlich gefärbte Flüssigkeit von
höherem specifischen Gewichte als das Wasser, mit dem es durch Schütteln zu
einer Emulsion gebracht werden kann, und ohne nennenswerthen Geruch oder
Geschmack. Mikroskopisch stellt es eine homogene Flüssigkeit, in der bisweilen
einige Pflasterepithelien oder leucocytenähnliche Körper (ALBERTONI) schwimmen,
getrocknet eine feste, bröckliche, durchscheinende, glasähnliche, wie arabisches
Gummi aussehende Masse, welche unregelmässige Risse, aber keine Krystallisation
zeigt, dar. Starke Säuren wandeln es in eine weiche Paste um.

Die Ansicht, dass es sich beim Schlangengifte überhaupt um kein Gift,
sondern um die Wirkung von Schistomyceten handle, hat sich als irrig herausgestellt. Die wiederholten Angaben von COUTY und LACERDA (1879), wonach im
Klapperschlangengifte eine fadenförmige dendritische Masse existire, von welcher sich
Sporen loslösen, in denen aus ovoiden Körperchen gebildete Fäden vorhanden seien,
und welche unter günstigen Ernährungsbedingungen zu kleinen, sich spaltenden
und im Innern wieder Sporen producirenden Röhrchen sich verlängerten, hat von
keinem späteren Autor Bestätigung gefunden. MITCHELL und REICHERT stellen
für das Klapperschlangengift, FEOKTISTOW auch für das Gift der Kreuzotter und
Sandviper die Bedeutung von Bacterien für die Vergiftung mit Schlangenbiss in
Abrede. Frisches Schlangengift enthält überhaupt keine Bacterien. Was wir aber
bis jetzt über das active Princip der verschiedenen Schlangengifte wissen, ist
keineswegs abschliessend, wenn sich auch mit Bestimmtheit sagen lässt, dass
Eiweisskörper im Spiele sind. Durch Behandeln des Viperngiftes mit Alkohol und
Aether will LUCIEN BUONAPARTE einen stickstoffhaltigen, neutralen, in weissen
Schüppchen auftretenden geruch- und geschmackfreien, ptyalinähnlichen Körper,

welchen er Ecchidnin nennt, isolirt haben. Nach S. WEIR MITCHELL soll das Schlangengift aus drei verschiedenen Proteïnsubstanzen bestehen, die indess noch eingehender Studien bedürfen; MITCHELL bezeichnet einen Stoff als peptonähnlich, dialysabel, die Fäulniss befördernd und die Coagulation des Blutes etwas hemmend, den zweiten weit giftigeren, als globulinähnlich, besonders auf die Gefässe wirkend und Hämorrhagien hervorrufend und den dritten als dem Serumalbumin ähnlich. Das Verhältniss dieser Substanzen soll nicht blos bei einzelnen Schlangenspecies, sondern auch bei denselben Species wechseln und das Klapperschlangengift mehr Globulin als das Cobragift enthalten. Nach ARMSTRONG und BRUNTON ist die durch Abdampfen des Giftes der Brillenschlange entstehende Masse stark stickstoffhaltig, indem sie $13\cdot43^0/_0$ Stickstoff auf 43—55$^0/_0$ C enthält, ebenso der mit Alkohol bewirkte weisse Niederschlag (14$\cdot$7$^0/_0$ N auf 45$\cdot$3$^0/_0$ C); dabei gelang es niemals, einen krystallisirenden Stoff aus dem Najagifte darzustellen, während Eiweissreactionen constant erhalten wurden.

Wenn man in den neueren chemischen Untersuchungen des Schlangengifts eine Bestätigung für die alte Ansicht, dass dasselbe sozusagen nicht durch ein chemisches Gift, sondern durch ein Ferment wirke, finden will, so muss dieses Ferment sich durch eine Haltbarkeit auszeichnen, wie sie einem Stoffe dieser Art sonst kaum zukommt. Die auf das Gift von *Vipera Redii* bezügliche Angabe von MANGILI, wonach dasselbe sich, getrocknet in einem Fläschchen aufbewahrt, 20—26 Monate lang wirksam erhält, kann nach den Erfahrungen englischer Experimentatoren mit vollkommen eingetrocknetem Gifte von *Naja tripudians*, welches TAYLOR nach 12 und CHRISTISON selbst nach 15 Jahren noch wirksam fand, nicht bezweifelt werden.

Alkohol und Glycerin als Lösungsmittel stören die Wirkung des Schlangengiftes nicht. Auch ohne einzutrocknen, hält es sich in wässerigen Lösungen (1 : 100) wochenlang und büsst selbst bei fauligem Geruche und Sauerwerden seine Activität nicht ein. Die Gifte der Klapperschlange, Kreuzotter und Sandviper werden durch Gefrierenlassen nicht ungiftig, Kochen hebt die giftige Wirkung nicht auf, dagegen werden durch länger fortgesetztes Kochen gewisse Giftwirkungen abgeschwächt, während andere bestehen bleiben (FEOKTISTOW). Ob dieses Factum aus den Vorhandensein verschiedener activer Principien, von denen einzelne zerstört werden, und der Spaltung eines einzigen im Stoffe, denen nur ein Theil der Activität des ersteren zukommt, zu erklären ist, steht dahin; doch giebt MITCHELL an, dass das peptonartige Gift durch Kochen zerstört werde.

Eine bestimmte Fermentwirkung vindicirt DE LACERDA dem Gifte der Labarieschlange, insofern dasselbe Muskelsubstanz und geronnenes Eiweiss mürbe mache. Ein saccharificirender Einfluss nach Art des Ptyalins kommt weder dem Labariegifte, noch anderen Schlangengiften zu.

Die Schicksale des Schlangengiftes im Organismus sind noch nicht exact erforscht. Man ist geneigt, eine Zersetzung anzunehmen, und damit stimmen auch die negativen Resultate, welche mit dem Blute vergifteter Thiere PIORRY, ALBERTONI, FEOKTISTOW erhalten haben. Versuche mit der örtlich entstehenden ödematösen Flüssigkeit können recht wohl ein variables Resultat haben, zumal bei Anwendung unpassender Versuchsthiere (Frosch). CHÉRON und GOUJON (1868) fanden dasselbe zu 1$\cdot$0 subcutan bei Kaninchen letal. FEOKTISTOW vermuthet Uebergang in den Harn, indem es ihm gelang, mit dem infundirten Harn bei Katzen charakteristische Vergiftungserscheinungen (Blutdrucksenkung) zu erzielen.

Eine dem Gifte vieler Schlangen gemeinsame Eigenthümlichkeit ist ihre weit intensivere Action von Wunden aus als von den unverletzten Schleimhäuten aus. Diese Divergenz geht so weit, dass beim Einbringen ziemlich beträchtlicher Mengen des Giftes verschiedener Schlangen in den Magen keine Vergiftungserscheinungen hervortreten. Tauben und Krähen können 10—16 Vipern verschlucken, ohne darnach irgendwie zu erkranken, während ein einziger Biss sie oft in 10 Minuten tödtet. Ein Schüler MANGILI'S verschluckte das Gift von vier

Vipern ohne Nachtheil. Sind die Versuche von RUFZ, der die Giftzähne verschiedener Trigonocephalen in den Magen von Hunden brachte, auch nicht völlig beweiskräftig für die Unschädlichkeit grösserer Giftmengen dieser Schlangenarten, da die Giftzähne nur minimale Mengen Giftes enthalten können, so haben doch BRAINARD und KENNIKOTT (1853) das Gift von *Crotalus miliarius* Vögeln mit negativem Erfolge gegeben. Für diese Facta findet sich eine einfache Erklärung in der Einwirkung des Magensaftes auf die das active Princip bildenden Eiweissstoffe. Nach den Versuchen von MITCHELL und REICHERT tritt Resorption des Schlangengiftes vom Magen aus nur in den Zwischenpausen der Verdauung, niemals aber während derselben ein. Dagegen constatirte GAUTIER, dass Najagift selbst bei 48stündiger Vermischung mit Magensaft nicht zerstört wird. Für Naja und für die ostindischen Schlangen überhaupt wies auch schon FAYRER die Wirksamkeit des Giftes an Thieren sowohl vom Magen als von der Conjunctiva aus mit Bestimmtheit nach, und RICHARDS gewann sogar die Ueberzeugung, dass das Gift ostindischer Schlangen nicht allein von serösen und Schleimhäuten, sondern sogar von der äusseren Haut aus resorbirt wird, indem zwei Herren, welche eine mit dem Gifte von *Naja tripudians* gefüllte und aussen besudelte Flasche in die Hand nahmen, von leichten Intoxicationserscheinungen befallen wurden. Erwiesen ist die Möglichkeit örtlicher Intoxication von der Augenbindehaut aus, indem bei einem Assistenten FAYRER'S etwas Najagift in das Auge spritzte und heftige Entzündung und Augenschwäche bedingte, obschon es sofort wieder ausgewaschen wurde. Auch in älteren Krankengeschichten findet sich Ophthalmie und Blindheit als Folge des Hineingerathens von Schlangengift in das Auge angegeben. Bei Fröschen wird Schlangengift von der unverletzten Haut, bei Warmblütern auch vom Peritoneum, jedoch langsam, resorbirt (FEOKTISTOW).

Die eigenthümlichen Wirkungen des Giftes der Thanatophidier sind erst in der letzten Zeit durch physiologische Versuche von ALBERTONI, BRUNTON und FAYRER, MITCHELL und REICHERT und namentlich FEOKTISTOW einigermassen aufgeklärt; doch herrschen bei den Experimentatoren mannigfache Widersprüche. Jedenfalls lässt sich die althergebrachte Ansicht, wornach das Schlangengift ein ausschliesslich auf das Blut wirkendes, sogenanntes septisches Gift sei, im Hinblick auf diese Versuche und namentlich auf die rapide verlaufenden Vergiftungsfälle nicht aufrecht erhalten, insoferne diese ein primäres Ergriffensein verschiedener Theile des Nervensystems mit Sicherheit darthun.

Die Bedeutung, welche die etwaige Veränderung des Blutes bei der Vergiftung hat, ist in früherer Zeit sehr erheblich übertrieben. Wird Schlangengift (in 2procentiger Lösung in kochsalzhaltigem Wasser) direct in Contact mit Blut gebracht, so erfolgt Auflösung der rothen und weissen Blutkörperchen, die übrigens bei dem Blute verschiedener Thierarten verschieden rasch, am spätesten im Menschenblute zu Stande kommt; das im Gift aufgelöste Blut besitzt eine klare Pikrocarminfarbe und zeigt spectroskopisch selbst in dichteren Schichten keine Absorptionsstreifen. Eine derartige Wirkung kann das Schlangengift auch an der Bissstelle oder bei der subcutanen Injection seiner Lösung ausüben, so dass in loco eine grosse Hämorrhagie stattfindet und die blutrothe Flüssigkeit derselben mikroskopisch keine rothen Blutkörperchen zeigt. In den Kreislauf gelangen aber nur so geringe Mengen des Giftes, dass das Blut der vergifteten Thiere keine Intoxication bei anderen Thieren erzeugt, und so finden sich auch sowohl während des Lebens und selbst nach dem Tode in dem dunkeln, aber Sauerstoff absorbirenden Blute spectroskopisch die normalen Hämoglobinstreifen und mikroskopisch die rothen und weissen Blutkörperchen unverändert; nur ist ein Mangel der BIZZOZERO'schen Blutplättchen bemerkbar (FEOKTISTOW). Nur bei directer Einspritzung in das Blut kommt es zu einer bedeutenden Verminderung der Leucocyten (HEIDENSCHILD).

Ob in Bezug auf die Alterationen der Blutkörperchen die Gifte verschiedener Schlangen divergiren, ist fraglich H a l f o r d gab an, dass nach dem Bisse der neuhollandischen

Cobra im Blute eigenthümliche, sich in wenigen Stunden zu Millionen vermehrende Zellen von rundlicher Form und mit rundem Kerne, in dessen Innern bei starkerer Vergrosserung Granulationen sich zeigen, hervortreten, die sich auf Kosten des Blutsauerstoffs zu vermehren scheinen, doch sind derartige eigenthümliche corpusculäre Elemente nach Mitchell und Richardson Leucocyten, die in Folge von vermindertem specifischen Gewichte, resp. Dünnflussigkeit des Blutes eine etwas veränderte Gestalt bekommen haben. Bei Verletzung durch Naja treten derartige Körperchen nicht auf (Fayrer); ebensowenig nach Klapperschlangen-, Kreuzotter- und Sandviperngift.

Von einzelnen Autoren wird dem Schlangengifte eine Wirkung auf das Blut in der Weise zugeschrieben, dass es albuminöse Krase hervorrufe. Bei Einspritzung von Najagift in das Blut nimmt die Gerinnungstendenz des Blutes allerdings ab, doch wohl nur durch die Alteration der Leucocyten als fermentbildendes Material (HEIDENSCHILD). Nach FAYRER bewirken die Gifte von Naja und Bungrus Gerinnung, diejenigen von Echis und Daboia Verflüssigung des Blutes. Bei von Vipern gebissenen Hunden ist die Coagulität des Blutes erhalten (ALBERTONI). Dass der Tod nicht durch Blutvergiftung erfolgt, geht evident daraus hervor, dass selbst bei directer Einspritzung in das Blut und Sinken der Zahl der weissen Blutkörperchen auf die Hälfte Genesung eintreten kann, und dass sich gerade bei der am raschesten tödtlichen Vergiftung die weiter unten zu besprechenden Hämorrhagien nicht finden. Das Vorkommen von Bacillen in hämorrhagischen Exsudaten mit Schlangengift getödteter Thiere ist rein zufällig. Ein allgemeines Protoplasmagift ist das Schlangengift nicht, obschon, abgesehen von der lösenden Wirkung verschiedener Schlangengifte auf Leucocyten, nach BRUNTON und FAYRER dem Najagift eine gewisse Beziehung zum Protoplasma nicht abgesprochen werden kann, da es auch die Bewegung von Flimmerepithel der Froschmundschleimhaut in 15—20 Minuten (nach DARWIN nach zuvoriger starker Erregung) aufhebt; doch ist diese Wirkung eine, anderen Giften gegenüber, relativ langsame und keineswegs selbst an gleichen Materialien constante, da z. B. die Flimmerbewegung bei Süsswassermuscheln in einer starken Lösung des Giftes mehrere Stunden intact bleibt. Bei Fröschen erhält sich in der Vergiftung mit Viperngift die Beweglichkeit der Spermatozoiden und die Flimmerbewegung an der Mundschleimhaut (VALENTIN). Cobra- und Klapperschlangengift stören das Wachsthum niederer Pilze (Milzbrandbacillus, Aspergillus niger, Penicillium glaucum) in keiner Weise und verändern weder die Beweglichkeit, noch das Flimmern bei Opalinen, Paramecien und in einzelligen Organismen (HEIDENSCHILD). Bacillen und Bacterien vermehren sich im Schlangengifte sehr leicht; in neutraler Giftlösung leben Spermatozoiden stundenlang (FEOKTISTOW).

Ein Muskelgift kann das Schlangengift ebenfalls nicht genannt werden, da die Muskeln bei Vergiftung stets direct elektrisch reizbar bleiben und Veränderung der Muskelcurve nicht eintritt (FEOKTISTOW). Bei directer Application von Schlangengift in Muskel oder in deren unmittelbare Nähe kann allerdings deren Functionsfähigkeit verloren gehen. Das Gift von *Lachesis rhombeata* soll Muskel und geronnenes Eiweiss in eine weiche, zerreibliche Masse verwandeln (DE LACERDA). Bei Bissen grösserer Schlangen kann auch durch Infiltration von Blut Dissociation der Muskelbündel und Verlust der Querstreifung erfolgen. Auch auf glatte Muskelfasern wirkt es nicht; ein Einfluss auf die peristaltische Bewegung der Eingeweide und Bewegung des Uterus kommt ihm nicht zu (FEOKTISTOW) und ist die Erweiterung der Pupille, welche bei Säugethieren constant während der Vergiftung einzutreten scheint, daher als eine Wirkung des Giftes auf die Iris nicht zu betrachten.

Die Wirkung des Schlangengiftes auf das Nervensystem ist vorwaltend eine lähmende und auf die verschiedensten Partien desselben gerichtet; doch sind die peripheren motorischen Nerven, die man eine Zeit lang als besonders betheiligt ansah, nicht afficirt (ALBERTONI, VALENTIN, FEOKTISTOW). Die Empfindlichkeit des centralen Theiles des Nervensystems erlischt bei Fröschen eher als die des *Plexus ischiadicus* (VALENTIN). Der lähmenden Wirkung auf einzelne Nervengebiete kann eine Reizung vorhergehen, die jedoch bei grossen Dosen meist ausbleibt.

Von den Centraltheilen des Nervensystems wird in prägnanter Weise das Rückenmark getroffen, indem aufsteigende Rückenmarkslähmung, wobei zuerst die Querleitung, dann die Längsleitung aufgehoben wird, resultirt. Die Reflexe gehen entweder vor oder gleichzeitig mit dem Eintritte der motorischen Lähmung ver loren und können, sobald eine Abstumpfung erfolgt, nicht mehr durch Strychnin wieder gesteigert werden, wie auch die durch Strychnin hervorgerufene Steigerung der Reflexerregbarkeit auf Application von Schlangengift rasch verschwindet. Die Paralyse erstreckt sich auch auf das in dem verlängerten Marke belegene Krampf-centrum und die Centren der Gehirnrinde (FEOKTISTOW). In einzelnen Fällen giebt sich vor dem Eintritte der Lähmung deutliche Steigerung der Reflexerreg-barkeit zu erkennen und bei einzelnen Thieren (Kaninchen, Mäusen, Tauben) kommt es ziemlich constant zu allgemeinen Krämpfen, meistens clonischer Art, seltener zu allgemeinem Tetanus oder Opisthotonus, die jedoch meist erst zur Beobachtung gelangen, nachdem zuvor schon ein gewisser Grad von Lähmung sich geltend machte. Der Tod erfolgt in diesen Krampfanfällen nicht, sondern erst in der darauf folgenden Paralyse.

Ein sehr wesentlicher Theil der Wirkung des Schlangengiftes ist auf das Athemcentrum gerichtet, das durch sehr grosse Dosen direct gelähmt wird, während bei kleineren Dosen zuerst eine hochgradige Erregung eintritt, die sich durch intensive Athembeschleunigung kundgiebt, woran sich aber bei weiterer Zufuhr des Giftes starke Verlangsamung und plötzliche Respirationsparalyse schliesst. Der Tod durch Schlangengift erfolgt durch Respirationslähmung, doch ist es nicht möglich, durch künstliche Respiration das Leben zu erhalten, weil das Gift gleich-zeitig einen lähmenden Einfluss auf die motorischen Herzganglien ausübt. Bei vergifteten Warmblütern kommt es rasch zu einer Abnahme der Blutfülle des rechten Herzens, Peristaltik des Herzens und unvollständiger Zusammenziehung; dann wird auch das linke Herz in gleicher Weise afficirt und kurz nach dem Athemstillstande bleibt auch das Herz in Diastole oder Hemidiastole (bei Vögeln in Systole) stehen. Der Herzschlag wird bei der Vergiftung zunächst durch Erregung des Vaguscentrums stark verlangsamt, später durch Lähmung der Herz-endungen der Vagi beschleunigt, während gleichzeitig seine Energie beträchtlich abnimmt. Die Folge davon ist die Herabsetzung des Blutdrucks, die aber noch einen zweiten Factor in der Beeinträchtigung des vasomotorischen Centrums besitzt, das nach den Versuchen von FEOKTISTOW mit Sicherheit nicht allein in Folge von Gehirnanämie, sondern direct durch Vipern- und Schlangengift, entsprechend der Dosis und der Concentration des eingeführten Giftes, plötzlich oder allmälig herab-gesetzt und völlig unempfindlich gemacht wird. Die Lebensgefährlichkeit des Schlangengiftes beruht auf dieser combinirten Wirkung auf die Centren der Athmung, Herzbewegung und Gefässthätigkeit, wird aber noch bei Weitem gesteigert durch die Tendenz zu Hämorrhagien, welche nicht blos an der Stelle, wo das Schlangengift eindringt, sondern in den verschiedensten Organen statthat und sich auch bei Lebzeiten durch Blutungen, namentlich auch durch Hämaturie, zu erkennen giebt. Nach FEOKTISTOW geht der Blutung selbst eine auf örtliche Lähmung der vasomotorischen Nervenendigungen und vielleicht auch der Gefässganglien zu beziehende enorme Dilatation voraus und sind die rothen Blutkörperchen nur an der Biss- oder Inoculationsstelle zerstört, dagegen in den Extravasaten an ent-fernteren Theilen intact. Die von MITCHELL und REICHERT als Ursache dieser Hämorrhagien vermutheten Structurveränderungen der Gefässe sind von FEOKTI-STOW nicht constatirt und nur bei sehr bedeutenden Blutungen sind dieselben von Ruptur der Gefässe abhängig, vorwaltend Hämorrhagien per diapedesin. Unter den einzelnen Organen ist in erster Linie das Herz der Sitz derartiger Blutungen, die nicht nur das Endocardium, sondern auch das Epicardium betreffen und bei schwerer Vergiftung oft das ganze Myocard durchsetzen; ferner finden sich Ergüsse fast constant im Herzbeutel, in den Pleuren und Lungen (subpleurale Ecchymosen, hämorrhagische Infarcte), sehr häufig in Bronchien, Trachea und Bronchialdrüsen, im Magen, wo die Hämorrhagien vom Pylorus oft alle Schichten der Wand durchdringen, im Pancreas, in den Gedärmen und Mesenterialdrüsen, in den Nieren, auch in der Harnblase, bei Schwangeren auch im Uterus und der Placenta, endlich in den Muskeln, seltener oder gar nicht im Peritoneum, Netz, Leber, Milz, sowie im Gehirn und Rückenmark. Mitunter lassen sich derartige Blutungen, namentlich im Herzen, schon wenige Minuten nach subcutaner Einführung von Schlangengift constatiren (FEOKTISTOW). Von sonstigen Wirkungen des Schlangengiftes ist Vermehrung der Speichelsecretion (LABORDE, FEOKTISTOW) sichergestellt; LABORDE constatirte auch Vermehrung von Galle und Harn, die FEOKTISTOW geradezu vermindert fand. Eiweiss und Zucker ist bei acuten Vergiftungen im Urin nicht vorhanden.

Die Frage, ob sich in Bezug auf die Wirkung des resorbirten Schlangengiftes zwischen dem Secrete der einzelnen Giftschlangen Differenzen von Erheblichkeit finden, bedarf zu entscheidender Beantwortung noch weiteren experimentellen Materials. Die bisherigen Beobachtungen ergaben allerdings Abweichungen in einzelnen Details über das Verhalten der Herzaction und der Athmung. So betonen z. B. COUTY und DE LACERDA die starke Verlangsamung des Herzschlages nach dem Gifte der Jararacaschlange, und MITCHELL und REICHERT nahmen beim Klapperschlangengifte anfangs Beschleunigung, später Verlangsamung wahr, während JONES bei dem Gifte von *Trigonocephalus contortrix* nur Beschleunigung beobachtete. COUTY und LACERDA gaben für die Jararacaschlange die Abwesenheit von Störungen der Athmung, die nach 10 Minuten ganz plötzlich sistire, an. Nach EWART und FRANCIS (1874) soll die Tigerschlange, deren Gift zu 6 Mgrm. einen grossen Hund in 24 Stunden tödtet, den starklähmenden Einfluss auf die Respiration, welcher dem Gifte der Cobra eigenthümlich ist, nicht besitzen. Das Gift von *Trimeresurus viridis* und *Tr. Anamallensis* scheint ebenfalls erst in zweiter Linie auf die Respiration zu wirken (SHORTT). Die Möglichkeit, dass gerade in Bezug auf die Wirkung der einzelnen Schlangengifte auf die Athmung Verschiedenheiten bestehen, ist umsomehr vorhanden, als nach MITCHELL und REICHERT gerade dieser Theil der Wirkung bei den von ihnen isolirten activen Principien verschieden ist, indem das Pepton die Athmungsfrequenz steigert, das Globulin dieselbe herabsetzt. Es sprechen ferner die Experimente von FEOKTISTOW dafür, wonach das gekochte Gift der Sandviper, Kreuzotter und Klapperschlange nicht auf die Athmung wirkt und auch keine Paralysen und Hämorrhagien erzeugt, wohl aber den Blutdruck stark herabsetzt. Die älteren Angaben über Veränderungen des Blutes in den Gefässen beruhen offenbar auf Täuschung in Folge mangelhafter Untersuchungsmethoden.

Eine besondere Verschiedenheit einzelner Schlangengifte hat man auf Grund der Beobachtungen an Menschen darin gesucht, dass den einen, z. B. dem der europäischen Schlangen, eine weit bedeutendere örtliche Action zukomme als anderen, z. B. der *Noja tripudians*, aber auch hierüber können sich Zweifel aufwerfen, wenn man erwägt, dass wegen der kurzen Dauer der Intoxication durch Naja und andere grosse Giftschlangen, die ihren wesentlichen Grund darin hat, dass eben eine viel grössere Menge Gift in den Kreislauf gelangt, bis zum tödtlichen Ablaufe derselben sich örtlich entzündliche Erscheinungen in weit geringerem Grade ausbilden können, als bei dem protrahirten Verlaufe der Erscheinungen nach Verletzungen durch Vipern oder Kreuzottern. Bei den Versuchen mit Giftlösungen am Thiere tritt ebensowohl nach dem Gifte der Sandviper und der Kreuzotter, als nach derjenigen der Klapperschlange sowohl örtliche als entfernte Wirkung ein, von denen je nach der Dosis die eine oder andere überwiegt. In diesem Umstande liegt der Grund für das Auftreten von zwei verschiedenen Formen der Intoxication durch Schlangengift beim Menschen, einer höchst acuten, fast ausschliesslich unter nervösen Symptomen verlaufenden und einer protrahirten,

bei welcher die örtlichen Symptome das Uebergewicht besitzen. Diese beiden
Formen entsprechen im Allgemeinen dann auch den Intoxicationen durch grosse,
tropische Giftschlangen einerseits und durch Vipern und Ottern andererseits, obschon
langsam tödtlich verlaufende Fälle auch nach dem Bisse tropischer Schlangen und
relativ rasch tödtliche selbst durch *Pelias berus* hervorgebracht werden können.
Nach LACERDA soll die Labarieschlange im Gegensatze zur Jararaca durch ihren
Biss vorwaltend örtliche Läsionen erzeugen, wornach also bei zwei demselben
Genus angehörigen Schlangen eine derartige Differenz bestände.

Das Auftreten längerer Erkrankung nach Schlangenbiss, in welchem dann
der Tod erst spät erfolgt, hat nach den bedeutenden anatomischen Veränderungen,
welche dasselbe in wichtigen Organen in Folge der Hämorrhagien setzt, nichts
Auffälliges. Die früher viel verbreitete Ansicht, dass der Biss der Klapperschlange
und anderer tropischer Thanatophidier fulminant oder doch in einigen Secunden
tödte (TAYLOR), ist offenbar für den Menschen *) unrichtig. In der Regel vergeht
eine Zeit von 15 Minuten und darüber, doch sind allerdings Fälle beobachtet,
wo nach nur zwei Minuten durch eine Klapperschlange (BARTON) oder nach fünf
Minuten durch die javanische Erdschlange (KÜHL) der Tod erfolgte. Andererseits
fehlt es aber nicht an einer Casuistik, wo nach Bissen. von Trigonocephalus 2—5,
ja selbst 10 Tage (SCHORREMBERG) und nach Klapperschlangenbissen selbst
16 Tage (HOME) bis zum Eintritte des Todes vergehen. Der Biss der Lanzenschlange auf Martinique tödtet selten vor 6 Stunden, meist erst nach 1—2 Tagen
und selbst darüber (ENCOGNÈRE). Nach den Verletzungen durch *Vipera Redii*
und *Pelias berus* erfolgt der Tod selbst bei Kindern kaum je vor Ablauf einer
Stunde, meist vergehen Tage und selbst Wochen. Bei dem von einer Kreuzotter
in die Z u n g e gebissenen sogenannten Schlangenbeschwörer H ö r s e l m a n n trat
der Tod in 50 Minuten ein. Unter 45 in der Vendée und im Departement der
unteren Loire durch Viperbiss und zwei daselbst durch Kreuzotterbiss Gestorbenen
waren zehn innerhalb der ersten 24 Stunden, 21 zwischen dem 2. und 6. Tage,
11 zwischen dem 7. und 21. Tage und 3 in Folge allgemeiner Cachexie ˙erst
nach mehreren Monaten zu Grunde gegangen. Auch bei langsam verlaufenden
Todesfällen können übrigens nervöse Erscheinungen vorwalten, wie z. B. in einem
von BONHOMME (1864) berichteten Falle der Tod eines Erwachsenen in exquisitem
Coma 50 Stunden nach einem Bisse von *Vipera Redii* erfolgte. Auch der
H ö r s e l m a n n'sche Fall beweist, dass das Kreuzottergift ebenfalls durch directe
Wirkung auf die Nervencentren tödten kann.

Die Bisswunden der Viper und Kreuzotter sind mitunter von unmittelbar
eintretendem heftigen Schmerze begleitet. An der Stelle des Bisses lassen sich
meist mit blossem Auge, bisweilen nur mit der Loupe, je nach der Zahl der eingedrungenen Zähne, zwei (. .) oder vier (.˙.) Stippen oder kleine Stichwunden,
die meist nur wenige Linien tief eindringen, erkennen. Mitunter sind sie gleich
anfangs ziemlich undeutlich, mehr gekratzt oder geschrammt, stets aber fehlt
die zickzackartige Form $\left(\begin{smallmatrix} \langle \\ \rangle \end{smallmatrix} \right)$, wie sie den Bissen unserer einheimischen nicht-
giftigen Schlange, der *Coluber natrix,* zukommt. Später werden die eigentlichen
Bissstellen undeutlich, indem die Umgebung der getroffenen Stellen in der Regel
schleunigst anschwillt; manchmal in wahrhaft monströser Weise, so dass das
Oedem auf den Rumpf, ja selbst auf den ganzen Körper sich ausdehnt. Starke
Blutung aus der Bisswunde kommt nur äusserst selten vor und überhaupt ist die
Verletzung in der Regel anfangs derart, dass die Kranken in ihrer Locomotion
und selbst in der Verrichtung ihrer Geschäfte wenig behindert werden; erst die

---

*) Für Vögel kann das Intervall zwischen dem Biss tropischer Schlangen (Naja,
Hydrophis u. A.) weniger als eine Minute betragen; bei Hunden vergehen meist 1 bis 15 Minuten,
immerhin weniger wie bei *Pelias berus,* wo der Tod meist erst nach Stunden eintritt (F a y r e r).
Erwachsene Kaninchen sterben nach einem starken Biss einer Klapperschlange oft in 1 bis
5 Minuten (F e o k t i s t o w).

Schmerzhaftigkeit, welche sich über die Wundstelle hinaus verbreitet, und die
Geschwulst beängstigen mitunter den Kranken. Verlust des Bewusstseins (Romiti)
als Folge des Schrecks ist nur ausnahmsweise beobachtet. An der Bissstelle
macht sich häufig eine livide oder violette Färbung der Haut bemerkbar und es
kommt zur Anschwellung der benachbarten Lymphdrüsen und zur Ausbildung von
Lymphangioitis, welche in ausgedehnte Phlegmone, mitunter mit Phlyctänenbildung
verbunden, und in Gangrän übergehen kann. Mit der Ausbildung dieses localen
entzündlichen Processes, der in einzelnen Fällen sich rasch zurückbildet, vereinzelt
auch mit Fieber (Hitze, trockene Haut) verläuft, entwickelt sich eine Reihe von
Allgemeinerscheinungen, welche wohl nur theilweise als directe Folge des Viperngiftes, theilweise als Folge der Resorption der an der Bissstelle entstandenen entzündlichen Producte zu betrachten sind. Kälte und Taubheit an der verletzten
Stelle geht den Erscheinungen allgemeiner Erkrankung durchgängig voraus. Die
hauptsächlichsten Allgemeinerscheinungen beim Vipern- und Kreuzotterbiss sind
nach BULLET und SOUBEIRAN vor Allem Dyspnoe, kleiner, intermittirender Puls,
kalter Schweiss, Verfall der Gesichtszüge, Uebelkeit, Erbrechen und copiöse,
diarrhoische Entleerungen, heftige Schmerzen im Kopfe und der Nabelgegend,
bisweilen Störungen und selbst Verlust des Sehvermögens, Delirien und intellec-
tuelle Störungen, bei Kindern und überhaupt in schwereren Fällen auch Convulsionen. Die Erscheinungen sind übrigens genau die nämlichen, welche nach den
Verletzungen durch tropische Giftschlangen, wo solche einen protrahirten Verlauf
nehmen, zur Beobachtung gekommen, so z. B. nach Verletzungen durch die Lanzenschlange (ENCOGNÈRE). Sowohl nach dem Klapperschlangenbisse als nach dem
Bisse von *Crotalus miliarius*, ferner des Surukuku, der Brillen- und Tigerschlange
tritt im Verlaufe der Krankheit häufig prägnant die hämorrhagische Diathese
hervor, die sich nicht allein durch das Auftreten von Blutflecken unter der Haut,
sondern namentlich durch passive Hämorrhagien aus Nase, Mund und Ohren,
Blutspeien und Blutbrechen, Blutergüsse unter die Conjunctiva, auch durch Hämaturie
zu erkennen giebt. Dass übrigens hämorrhagische Diathese auch nach Bissen
von *Pelias berus* sich entwickeln kann, beweisen mehrere von HUSSA beschriebene
Fälle. Als indirecte Wirkungen des Schlangengiftes muss man auch die tetanischen
Krämpfe betrachten, welche erst mehrere Tage nach Vipernbiss sich entwickeln
und tödtlichen Ausgang zur Folge haben können, während die tetanischen Symptome,
die unmittelbar nach dem Bisse der Hydrophisarten folgen, jedenfalls als directe
Giftwirkung aufzufassen sind.

    In nicht tödtlich endenden Fällen derartiger Vergiftungen kann voll-
ständige Genesung mitunter erst nach Wochen oder selbst nach Monaten eintreten,
namentlich persistirt allgemeine Schwäche oder Schwäche der gebissenen Extremität
oft längere Zeit. Merkwürdig sind periodisch auftretende Affectionen am Orte
der Verletzung, die mitunter einen eigenthümlichen jährlichen Typus zeigen und
entweder in heftigen, neuralgischen Schmerzen an der Bissstelle oder in einer von
der Narbe ausgehenden fieberhaften Lymphangioitis (YARROW) oder in Exanthemen
bestehen. So beobachtete DEMEURAT (1863) bei einer Frau, welche im Mai 1824 von
einer Viper am Vorderarme gebissen war, das Auftreten von localem Pemphigus, der
erst nach 18 Monaten verschwand, dann aber 28 Jahre hindurch unter Begleitung
von Kopfschmerz, Mattigkeit und Beklemmung zur Jahreszeit der Verletzung von
der im Winter kaum bemerkbaren Narbe aus sich entwickelte und ein halbes Jahr
anhielt. Ein pustulöses Exanthem, zugleich mit Gefühl von Taubsein, Schmerz
in den Fingern und krampfhafter Flexion derselben, Anfangs in dreimonatlichen
Intervallen, später in längeren Zwischenräumen, ist von PIFFARD (1879) beschrieben.
Auch bei Hunden sind periodische Anschwellungen des gebissenen Gliedes zur
Jahreszeit der Läsion wiederholt beobachtet (WILLERS).

    In den rapid tödtlichen Fällen, wie solche durch den Biss tropischer
Giftschlangen oder durch das Eindringen des Giftzahns der Viper oder Kreuzotter in Venen hervortreten, sind plötzlicher Verlust des Bewusstseins und nach-

folgendes Coma die hauptsächlichsten Erscheinungen; manchmal kommt es auch zu ausgesprochenen Delirien, in anderen Fällen zu Trismus und Tetanus. OGLE (1868) bezeichnet Verlust des Sprachvermögens als häufiges und sehr frühzeitig auftretendes Symptom, welches, von Muskelparalyse anscheinend unabhängig, zuweilen nach Schwinden der übrigen Erscheinungen fortdauere und wie der Schwindel, der die Vergiftungserscheinungen einleitet, mit Anämie des Gehirns im Zusammenhange stehe. Mitunter wird Glottiskrampf (nach *Crotalus miliarius*) und Verlust des Schlingvermögens beobachtet.

Unsere gegenwärtigen Kenntnisse über den Leichenbefund bei Menschen nach Schlangenbissen sind bei der geringen Zahl exacter Beobachtungen ziemlich dürftige. Abgesehen von den örtlichen Läsionen ist bei rasch verlaufender Intoxication der Befund wesentlich negativ. Die Fäulniss bietet ebensowenig wie die Todtenstarre irgend etwas Charakteristisches. Ob das von SHORTT bei Thieren nach dem Bisse von Naja wahrgenommene Fehlen des *Rigor mortis* auch bei Menschen in Folge des Giftes dieser Schlange vorkommt, steht dahin. Der alte Glaube, dass die Zersetzung überaus rasch eintrete, ist jedenfalls irrig, und selbst nach 5 Tagen wird mitunter keine Fäulniss wahrgenommen. Der Füllungszustand der Gefässe im Gehirn ist sehr verschieden. Manchmal strotzen die Sinus der harten Hirnhaut und die Blutgefässe des grossen und kleinen Gehirns, wie im Falle H ö r s e l m a n n (Biss in die Zunge), manchmal findet sich selbst ohne vorhergegangene Blutungen Anämie in der Schädelhöhle. Hyperämie der Lungen und Leber deuten auf asphyctischen Tod, Ecchymosen in Magen und Eingeweiden und namentlich im Herzen (HUSSA), wie sie bei Thieren charakteristisch sind, werden vermuthlich bei genauer Section häufig, vielleicht constant gefunden werden. Darmentzündung, selbst Erweichung der Eingeweide und Auftreibung durch Gase sind in einzelnen Fällen gefunden und erinnern an septische Processe. Das Blut ist constant dunkel, dagegen in seiner Consistenz sehr variirend, indem es besonders bei protrahirtem Verlaufe als mehr oder minder coagulirt und selbst grosse Gefässe mit Gerinnseln erfüllend, bald als flüssig, ohne Gerinnungsfähigkeit, bald als gelatinös bezeichnet wird.

In Bezug auf die Behandlung des Schlangenbisses ist es als vollständig feststehend anzusehen, dass bei den Verletzungen durch grössere Giftschlangen die Verhinderung des Ueberganges des Giftes in die Circulation und die Zerstörung des Giftes an der Bissstelle das einzige Rettungsmittel darstellt und dass die in dieser Richtung zu treffenden Massregeln auch die einzige rationelle Behandlungsweise der Verletzung durch kleine Giftschlangen bildet. FAYRER bezeichnet die Bisse von *Naja tripudians, Bungarus coeruleus* und anderen ostindischen Thanatophidien als absolut letal, wenn nicht auf der Stelle eine entsprechende Behandlung der Bisswunde vorgenommen wird. Gilt dies nun auch keineswegs von den kleinen europäischen Giftschlangen, so ist doch nicht zu verkennen, dass man durch frühzeitige locale Behandlung die Entwicklung der Vergiftungssymptome zu coupiren im Stande ist und dass man kein Mittel kennt, durch dessen innerliche Darreichung man die Intoxicationssymptome mit Sicherheit zu unterdrücken vermag. Eine lange Reihe von Substanzen ist als Schlangenmittel emphatisch gepriesen worden, ohne dass wir wirklich beweisende Facta für eine specifische Wirkung derselben besässen. Sobald eine experimentell kritische Prüfung an dieselbe herangetreten ist, hat sich regelmässig die Unzulänglichkeit derselben erwiesen, obschon nicht in Abrede zu stellen ist, dass einzelne als symptomatische Mittel besonders zur Bekämpfung des bestehenden Collaps mit Erfolg dienen können und in manchen Fällen von Intoxication geradezu indicirt sind. Sehen wir von diesen ab, so bildet der Rest der sogenannten Specifica oder Antidota wider den Schlangenbiss Beispiele crassen Aberglaubens der Volksmedicin oder auf unvollkommene Beobachtungen und falsche Schlussfolgerungen hin mit Wirkungen, welche ihnen nicht zukommen, ausgestatteter Substanzen.

Die locale Behandlung entspricht vollkommen derjenigen der vergifteten Wunden überhaupt und hat für den Schlangenbiss durchaus nichts Specifisches. Die erste Massregel muss stets die Anlegung einer Ligatur oberhalb der Verletzung sein, um ein weiteres Uebertreten des Giftes in den Kreislauf abzuschneiden, Man benutzt dazu ein festes Band oder einen Riemen, zur Noth ein zusammengedrehtes Tuch, das man sofort und möglichst nahe der Wunde so fest anlegt. dass der arterielle Blutstrom in der darunter liegenden Partie sistirt wird. Das anhaltende Binden mit voller 'Kraft darf nicht zu lange fortgesetzt werden, weil es die Gefahr des Absterbens der abgeschnürten Partie herbeiführen würde. Tritt starke Schwellung ein, so nimmt man die Binde für kurze Zeit ab und applicirt sie weiter oben. In Nordamerika, wo die Ligatur seit langer Zeit als bewährtes Mittel wider den Klapperschlangenbiss in Gebrauch steht, bevorzugt man die von HOLBROCK und OGIER empfohlene intermittirende Ligatur, mit periodischer Lockerung der Binde für einige Minuten, vor der permanenten und verbindet mit derselben den Gebrauch trockener Schröpfköpfe, welche ja ebenfalls der Resorption entgegenwirken und gleichzeitig das Gift aus der bedeckten Stelle theilweise entfernen. Die zuerst von BARRY empfohlene Anwendung der Schröpfköpfe als selbständige Behandlungsmethode ist durch verschiedene mit Vipern angestellte Thierversuche gestützt und hat sich auch in der Praxis ostindischer Aerzte (CLARKE) bewährt; doch hat sie, da die nöthigen Apparate bei uns sicher nicht gleich bei der Hand sind, für die Praxis weniger Bedeutung als die ohne besondere Hilfsmittel auszuführende Ligatur. In Afrika soll das Verfahren so in Ansehen stehen, dass in einzelnen Gegenden Jedermann einen Schröpfkopf in Form einer roh bearbeiteten Hornspitze, oben mit einem Loche versehen, durch welches die Luft mit dem Munde ausgesogen wird, bei sich führen voll (EHRENBERG).

Mit der Ligatur ist übrigens die Entfernung oder Destruction des Giftes zu verbinden, weil es sonst nicht selten vorkommt, dass nach der Abnahme entfernte Vergiftungserscheinungen eintreten. Behufs der Entfernung kann man durch Scarificiren der Wunde das Bluten derselben befördern, um mit dem Blute einen Theil des eingedrungenen Giftes wegfliessen zu lassen, was man dann durch Quetschen der Umgebung der Wunde unterstützt. Letzteres kann auch ohne zuvorige Scarification von Nutzen sein, während diese ohne Ligatur oder Schröpfkopf, wie bereits FONTANA zeigte, eher schädlich wie nützlich ist, indem sie die Resorption geradezu befördert. Zur Entfernung des Giftes aus der Wunde ist sofortiges Abwaschen zweckmässig, jedoch nur bei oberflächlichen Ritzwunden ausreichend; namentlich dient es auch, ebenso wie das Abwischen der Bissstelle, zur Beseitigung des in der Nähe der Wunde abgesetzten Giftdrüsensecrets. In Bezug auf das vielbesprochene und vielgeübte A u s s a u g e n der Wunde müssen wir nach den oben gegebenen Angaben über die Resorptionsverhältnisse des Schlangengiftes als festgestellt betrachten, dass dasselbe da, wo es sich um Verletzungen durch grosse Giftschlangen handelt, nicht gefahrlos ist, selbst wenn Zunge, Lippen und Mundschleimhaut völlig intact sind, dass dasselbe aber auch in Bezug auf die Vipern- und Otternbisse zu widerrathen ist, einmal weil sich gar zu häufig unbedeutende Continuitätstrennungen an Lippen' und Zahnfleisch befinden, von denen aus das Gift zur Resorption gelangen kann, dann aber auch, weil nur äusserst selten die ganze Giftmenge durch Aussaugen entfernbar ist und somit nach dem Aussaugen jedenfalls auch die Ligatur angewendet werden muss; nur bei Verletzungen an Stellen des Rumpfes, wo letztere nicht angebracht werden kann, dürfte sofortiges Aussaugen indicirt und gerechtfertigt sein

Das Aussaugen der Wunde ist noch jetzt bei einigen Völkerschaften, z. B. den Kaffern, in Gebrauch und schon im Alterthum war ein afrikanisches Volk, die Psylli, durch das Aussaugen von Schlangenbisswunden bekannt. Dass bei der geringen Giftmenge, welche Viper und Kreuzotter beim Bisse inoculiren, bei Integrität der Mundschleimhaut keine Intoxication entsteht, da ja das ausgesogene Gift alsbald wieder durch Ausspeien entfernt ist, ist leicht begreiflich. Dass die Procedur bei grossen Giftschlangen Gefahr hat, beweist S c h o m b u r g k's Beobachtung bei einem Manne, der die Wunde seines von einem Surukuku gebissenen Sohnes aussog und darnach monströse Anschwellung des Kopfes und deutliche Vergiftungserscheinungen bekam.

Die Destruction des Giftes in der Bisswunde kann nur durch Zerstörung der letzteren selbst erfolgen, die entweder durch das Messer oder durch Aetzmittel bewerkstelligt werden kann. Letztere werden im Allgemeinen bevorzugt, obschon an sich gegen das Ausschneiden der Bisswunde, die insbesondere bei den Verletzungen durch *Pelias berus* leicht auszuführen ist, kaum triftige Gründe zu erheben sind. Für die günstige Wirkung sofortiger Amputation verwundeter Finger oder Zehen liegen manche Beweise aus tropischen Gegenden vor. Was die Wahl des Aetzmittels anlangt, so ist das *Ferrum candens,* welches natürlich auch durch andere glühende oder verpuffende Gegenstände, insbesondere auch durch das in Ostindien und Amerika viel angewendete Abbrennen von Schiesspulver (sogenannt e x p l o s i v e c a u t e r y) auf der Wunde, ersetzt werden kann, offenbar in erster Linie empfehlenswerth, doch lassen sich auch caustisches Kali (SHORTT), caustisches Ammoniak, Spiessglanzbutter (TSCHUDI), concentrirte Essigsäure (BILLROTH), Eisenchloridlösung (SOUBEIRAN), LUGOL'S Lösung (BRAINARD, MITCHELL) oder besser unverdünnte Jodtinctur, Bromwasser, Carbolsäure als solche (HOOD) oder in concentrirter alkoholischer Lösung (JACQUEMART) und das in neuester Zeit viel empfohlene Kaliumpermanganat (LACERDA), welchem ARON eine Chlorkalklösung vorzieht, verwenden. Dass sowohl Kaliumpermanganat als auch Jodtinctur, Brom- und Jodtinctur beim Mischen mit Schlangengift dasselbe unwirksam machen, beweisen Versuche von MITCHELL und REICHERT. Ebenso liegen Beweise für die Wirksamkeit des Kaliumpermanganats bei subcutaner Einspritzung in Lösungen (von 5—10%) vor. Man hüte sich aber, dieselben in Verdünnung innerlich zu verabreichen, in der Ansicht, dass diese Mittel eine specifische Wirkung gegen das Gift besitzen, da dieselben in dieser Gestalt nichts wirken. Mit Recht betonen MITCHELL und REICHERT, dass bei der Aehnlichkeit der activen Principien des Schlangengiftes mit den Proteïnstoffen des Blutes eine Destruction der ersteren ohne eine solche der letzteren undenkbar sei. Vollkommen unzuverlässig ist z. B. das Chlorwasser, ebenso verdünntes Ammoniak, wie solches in der sogenannten *Aqua Luciae (Eau de Luce) s. Liquor cornu cervi succinatus* intern und extern in Tropenländern als Specificum gepriesen wurde; ebenso ist die von BRAINARD, MITCHELL u. A. sehr empfohlene LUGOL'sche Solution, als den eigentlichen Aetzmitteln weit nachstehend, zu vermeiden. Selbstverständlich ist die örtliche Application von Abkochungen vermeintlicher vegetabilischer Specifica vollständig unnütz. Dasselbe gilt von den örtlich applicirten, sympathetischen Mitteln, wie Fett, Kopf und Leber der Schlangen, Rhinoceroshorn und den sogenannten S c h l a n g e n s t e i n e n, unter denen man früher die als B e z o a r e hochgeschätzten Concremente aus den Magen von *Capra Aegagrus,* später auch kugelige Conglomerate von gebranntem Hirschhorn oder besondere dunkle Achatsteine verstand. Letzteren wollen Einige wegen ihrer Capillarität und Porosität eine den Schröpfköpfen ähnliche Wirkung zuschreiben, die ihnen jedoch nur in sehr untergeordnetem Grade zukommen kann.

Es muss besonders betont werden, dass die örtliche Behandlung mit Aetzmitteln auch dann nicht versäumt werden darf, wenn bereits Vergiftungserscheinungen eingetreten sind. Ist es auch vollkommen richtig, dass die Localtherapie oft nach Ablauf von $1/2$—1 Stunde schon ohne Erfolg bleibt, so giebt es doch auch Fälle, wo dieselbe noch, zumal bei frühzeitigerer Anwendung der Ligatur, lebensrettend gewirkt hat. Gelingt es, durch Cauterisation das Entstehen entfernter Vergiftungserscheinungen zu verhüten, so ist die Wunde nach den allgemeinen Regeln zu behandeln, was auch bezüglich der sich etwa entwickelnden phlegmonösen Entzündung oder Lymphangioitis oder Gangränescenz gilt. Nachfolgende locale Schwellungen hat man nach Bepinselung mit Jodtinctur oder nach Application fliegender Vesicatore schwinden gesehen.

Bei bereits vorgeschrittener Entwicklung der entfernten Vergiftungssymptome handelt es sich vor Allem um die Darreichung von Mitteln, welche dem

Collaps entgegenzuwirken vermögen, somit um Application von Medicamenten, welche man unter den Begriff der Excitantien zu subsumiren gewohnt ist. Da die interne Darreichung öfters durch bestehende Dysphagie und mitunter durch den reizbaren Zustand des Magens sehr erschwert ist, muss man manchmal andere Applicationsweisen, selbst die directe Infusion in die Venen, wählen. Die früher vielfach empfohlene Anwendung von Brechmitteln (MEAD, ORFILA, TSCHUDI) ist mehr und mehr in Vergessenheit gerathen; ebenso haben die eine Zeit lang viel benutzten alterirenden Mittel, mit denen man eine Destruction des Schlangengiftes im Organismus beabsichtigte, an Bedeutung verloren.

  Zu der Abtheilung der Alterantien gehören z. B. die arsenige Säure, besonders in Form der sogenannten Tanjorapillen in Ostindien benutzt, das Quecksilber, theils als graue Salbe, theils als Calomel in grossen Dosen verwendet, das Jodkalium in Verbindung mit milchsaurem Eisen (BRAINARD), ferner das aus 0·2 Jodkalium, 0·12 Sublimat und 2·0 Brom bestehende sogenannte Antidot von Professor BIBRON, von welcher Mischung 10 Tropfen mit 1—2 Esslöffel Wein oder Branntwein, nach Umständen wiederholt, namentlich in Nordamerika gegen Klapperschlangenbiss gerühmt wurden, dem jedoch nach MITCHELL'S Versuchen an Thieren zuverlässige Wirkung nicht zukommt. Hieran schliessen sich einige Antiseptica, wie die *Aqua Chlori*, für deren Wirksamkeit einige von LENZ an Hühnern mit *Pelias berus* angestellte Versuche sprechen und für welche auch aus theoretischen Gründen HEINZEL eintrat, die aber, da das Chlor als solches bestimmt nicht in das Blut eindringt, wenig Vertrauen verdient. Sehr ephemer blieb der Ruf des 1868 von HOOD gegen den Biss der Tigerschlange innerlich empfohlenen Phenols.

  Man hat übrigens, namentlich in tropischen Ländern, auch eine grosse Anzahl vegetabilischer Specifica in Bereitschaft, von denen vermuthlich kein einziges bei experimenteller Prüfung seiner Wirksamkeit auf richtiger Basis sich als brauchbar erweisen wird, obschon einzelne derselben allerdings ätherische Oele enthalten und dadurch sich als Excitantia legitimiren, die freilich in ihrer Wirksamkeit nichtvegetabilischen Erregungsmitteln nachstehen. Für die gepriesensten Schlangenmittel Ostindiens hat FAYRER die Nutzlosigkeit dargethan. Nichtsdestoweniger kann ihre Anwendung insoferne ihre Berechtigung haben, als der Patient, in dem Glauben an die Unfehlbarkeit eines vom Volke hoch gehaltenen Antidots, psychisch durch dessen Darreichung beeinflusst wird.

  Es kann nicht unsere Absicht sein, die unübersehbare Reihe intern gebrauchter vegetabilischer Specifica hier eingehend zu betrachten. Am bekanntesten ist der sogenannte Guaco oder Huaco, auch *Herba de cobra* oder *Yerba capitana* genannt, eine in Columbia und anderen tropischen Gebieten Südamerikas vorkommende Synantheree von stark aromatischem Geruche, *Mikania Guaco Humb. et Bonpl.*, von welcher der frische Saft oder in Ermanglung desselben eine starke Abkochung der Blätter, innerlich, halbstündlich, tassenweise gegeben wird, wobei zugleich Saft oder Decoct auf die Bissstelle applicirt werden. Man benutzt die Pflanze auch zur Inoculation als Präservativ von Schlangenbissen. Den Lobpreisungen südamerikanischer Aerzte, die zum Theile auch durch deutsche Reisende bestätigt werden, z. B. durch HUMBOLDT und TSCHUDI, stehen Versuche von CHAMBERS gegenüber, in denen von *Vipera arietans* gebissene Kaninchen durch Guaco nicht gerettet wurden. In Columbien scheinen übrigens die sogenannten Cedronnüsse, die Kotyledonen von *Simaba Cedron*, noch mehr als Guaco in Ansehen zu stehen, in anderen Theilen von Südamerika und in Westindien die Wurzeln von *Dorstenia Contrayerva* und *Chiococca anguifuga*. In Nordamerika ist neben der Wurzel von *Aristolochia Serpentaria* und *Polygala Senega* namentlich *Euphorbia prostrata* innerlich und äusserlich gegen Klapperschlangenbiss in Gebrauch, für welche letztere IRWIN (1861) eine ebenso grosse Wirksamkeit in Anspruch nimmt, wie für BIBRON'S Antidot. Unter den ostindischen Schlangenmitteln sind die Wurzeln von *Ophiorrhiza*

Mungos L. und verschiedenen Aristolochiaarten und das Holz von *Strychnos colubrina* und O p h i o x y l o n die bekanntesten. Zu den vegetabilischen Antidoten gehören noch das viel gepriesene, aber unwirksame O l i v e n ö l und der in den Tropen gewissermassen gegen alle Vergiftungen benutzte Z u c k e r - r o h r s a f t.

Nach Massgabe der physiologischen Wirkung des Schlangengiftes würde die Behandlung der entfernten Vergiftungserscheinungen vor Allem darnach trachten müssen, die Athmung zu unterhalten und die Herz- und Gefässthätigkeit zu steigern. Das erstere geschieht am besten durch die künstliche Respiration, deren Nutzen indessen früher auf Grund von Versuchen.FAYRER's mit Najagift, welche entschiedene Lebensverlängerung bei Thieren darthaten, vielfach überschätzt wurde; denn nach den neueren Versuchen FEOKTISTOW's ist eine Rettung vergifteter Thiere durch die künstliche Respiration nicht möglich. Rationell ist daher unter allen Umständen die Anwendung der die Gefässthätigkeit anregenden Mittel neben derselben ; doch muss nach den neuesten Versuchen von ARON und FEOKTISTOW der Heileffect derselben als problematisch betrachtet werden. Atropin und Coffeïn gaben ARON negative Resultate; auch mit Alkohol erhielt er bei Thieren nur Lebensverlän- gerung, nicht Rettung (nach Cobragift). FEOKTISTOW ist sogar der Ansicht, dass den Blutdruck steigernde Stoffe bei schwerer Vergiftung die Gefahr steigern, indem durch dieselben die dem Schlangengifte eigenthümlichen Hämorrhagien nicht un- erheblich vergrössert würden, während bei gelinderer Vergiftung Digitalin, Helle- horeïn, Chlorbarium und Ammoniak den Blutdruck nur auf die Hälfte der ursprüng- lichen Höhe zurückzubringen vermögen. Von praktischem Interesse sind unter den Excitantien vorwaltend Ammoniak und Weingeist. Obschon auch andere kräftige Excitantien, wie Kampher, Moschus, Aether, mit demselben Rechte in Anwendung gebracht werden können, wird man doch in den meisten Fällen zum Ammoniak oder zu weingeistigen Mitteln greifen müssen, weil dieselben einen specifischen Ruf in den meisten Schlangenländern besitzen. So betont z. B. HALFORD, dass er es in Australien keinem Arzte rathen wolle, bei Schlangenbiss die Anwendung des Ammoniaks zu unterlassen, da man ihm bei ungünstigem Ausgange den Tod des Kranken Schuld geben würde. Jedenfalls wird der Arzt sich immer vor den Extravaganzen hüten müssen, welche bezüglich des Gebrauches von Alkohol oder Ammoniak in gewissen Gegenden traditionell geworden sind. Es ist zum Beispiel absolut nicht nöthig, die Darreichung starker Spirituosa so weit zu treiben, dass die Gebissenen in den Zustand sinnloser Trunkenheit ver- setzt werden, wie dies seitens der nordamerikanischen Indianer mit Rum oder Whisky geschieht; doch darf man auch nicht weniger geben als eine kräftige physiologische Erregung hervorzubringen im Stande ist. Ueber die übertriebenen Dosen des Ammoniaks in Tropenländern sind wiederholte Klagen europäischer Autoren laut geworden. Ueberhaupt sind die Ansichten über die Zulässigkeit des Mittels sehr getheilt und während z. B. HALFORD nach seinen Erfahrungen in Australien in dem Ammoniak, insbesondere bei intravenöser Injection, das beste Mittel erkennt, um in promptester Weise das darniederliegende Gefässsystem zu erregen, sehen FAYRER und andere englische Aerzte nach ihren Erfahrungen in Indien die Heileffecte als problematisch an. Man unterstützt die Behandlungs- weise auch durch äussere Erregungsmittel, wie Senfteige, kalte Douchen oder Faradisation.

In Hinsicht auf die Anwendung des Alkohols hat das sogenannte R e m è d e d e l'O u e s t, wie man das nordamerikanische Verfahren in Indien genannt hat, den Vortheil, dass es den Kranken seiner Angst entzieht. Es ist keineswegs neu oder eine amerikanische Erfindung, denn wie RASORI erzählt, wenden es die Dalmatiner gegen Vipernbiss seit langer Zeit an. PALETTA empfahl besonders Glühwein als *Excitans diaphoreticum.* RUSSELL heilte in Ostindien einen von einer Naja Gebissenen durch das Trinkenlassen von zwei Flaschen Madeira. Was den Gebrauch des Ammoniaks anlangt, so soll man bei innerlicher Darreichung nach VAN HASSELT die Dosis auf 20 Tr. *Liquor Ammonii caustici* beschränken, das Präparat in gehöriger Verdünnung mit Zuckerwasser darreichen und nicht über 4—12 Grm. steigen, während C. J. SMITH (1868) nach Erfahrungen in Ostindien (Naja) die Einzeldosis auf 2·0 normirt und die Verdünnung so weit beschränkt, als das Hinunterschlucken eben noch möglich ist. Wirkt Ammoniak ausschliesslich durch Erregung des Herzens, so dürften auch weniger ätzende Präparate, zum Beispiel *Ammonium carbonicum*, dasselbe leisten. HALFORD injicirt den *Liquor Ammonii caustici* der englischen Pharmacopoë, mit 2 bis 3 Theilen Wasser verdünnt, zu 10—40 Tr. in eine oberflächliche Vene. Seine Erfahrungen sind für die Wirkung der Ammoniakinfusion insofern nicht völlig entscheidend, als er gleichzeitig Aussaugen und Scarificiren der Wunde, Aetzung derselben mit Salmiakgeist und Anlegung einer Ligatur benutzt. Es kann wohl keinem Zweifel unterliegen, dass bei den Verletzungen durch *Pelias berus* und *Vipera Redii* die Infusion von Aetzammoniakflüssigkeit mindestens überflüssig ist.

Wie man früher bei der Anwendung des Ammoniaks dessen diaphoretische Wirkung als von besonderer Bedeutung betrachtete, hat man neuerdings die *Fo l. J a b o r a n d i* und das Pilocarpin in der Hoffnung, das Schlangengitt dadurch zu eliminiren, in Anwendung gebracht (JARO). Genügende Beweise für die Wirksamkeit fehlen indessen noch.

Ein eigenthümliches Verfahren, das an das *Ambulatory treatment* bei Opiumvergiftung erinnert und das gleichzeitig Erhaltung der Motilität und Diaphorese zum Zwecke hat, empfiehlt HOOD, nämlich mechanische Verrichtungen nach Art einer Tretmühle, welche das verletzte Individuum in unfreiwilliger körperlicher Bewegung erhält. Ein von einer Cobra Gebissener soll dadurch gerettet sein, dass der Arzt ihn mit den Händen hinten an einen Wagen band und ihn so zwang, mehrere englische Meilen hinter dem in Bewegung versetzten Fahrzeuge herzulaufen.

Besondere Complicationen werden nach allgemeinen Regeln behandelt. Bei Glossitis und Angina hat man Scarificationen, bei heftiger Brustbeklemmung eine kleine Venaesection, auch Senegaaufguss oder Einathmung von Aether oder Chloroform empfohlen. Intensives Coma weicht kalten Begiessungen .auf den Kopf im warmen Bade am besten. Heftige Aufregung erfordert Anwendung von Morphium oder anderen Narcoticis, starkes Erbrechen und Vomituritionen ebenfalls Morphin oder Bittermandelwasser. Gegen Convulsionen dürften narcotische oder anästhetische Mittel mehr leisten, als das von SIGNORELLI in kleinen Dosen empfohlene Chinin. Gegen passive Hämorrhagien erscheinen ausser den früher allgemein gebräuchlichen Medicamenten, wie Chinin, Mineralsäuren und Rothwein, Mutterkornpräparate angezeigt. LACOMBE plaidirt für den innerlichen und äusserlichen Gebrauch von Mercurialien, die wir kaum als indicirt betrachten können. Bei zurückbleibenden Neuralgien sind subcutane Morphiuminjectionen von entschiedenem Nutzen.

Von grosser Wichtigkeit sind namentlich für gewisse tropische Länder Massregeln zur Verminderung oder zur völligen Ausrottung giftiger Schlangen. Dass Prämien, welche von Seiten des Staates auf die Tödtung und Einlieferung getödteter Thanatophidier gesetzt werden, von wesentlicher Bedeutung für die Verminderung sind, kann nach den oben mitgetheilten Zahlen SOUBEIRAN'S für Frankreich und nach den Erfahrungen in Ostindien nicht in Abrede gestellt werden. FAYRER zeigte, dass in Bengalen mit einer Herabsetzung der ausgelobten Prämien auch die Zahl der getödteten Giftschlangen sofort erheblich abnahm. Aehnliche Prämien sollten auch auf die Zerstörung der Schlangeneier gesetzt werden. Besonderes Gewicht legen wir auch auf die Schonung derjenigen Thiere, welche als Schlangenfeinde bekannt sind, oder die Ansiedlung solcher in Ländern, wo sie nicht vorkommen. Nach der hübschen Zusammenstellung der Hauptfeinde unserer einheimischen Kreuzotter in LENZ' Schlangenkunde sind in dieser Beziehung von Säugethieren besonders der Igel, der Iltis, das Wiesel und der Dachs, von Vögeln der Bussard, der Eichelhäher und der Storch zu berücksichtigen. Auch andere

Mustelaarten, wie z. B. das Frett von Afrika, sind entschiedene Schlangenfeinde. Berühmt ist auch von exotischen Vögeln der Secretär, *Serpentarius secretarius*, den man deshalb nach CUVIER früher nach Martinique zur Vertilgung der Lanzenschlange verpflanzen wollte oder verpflanzt hat. Eine andere Falkenart, *Falco cachinans*, vertilgt in den südamerikanischen Morästen viele Giftschlangen. Die seit ARISTOTELES bestehende Ansicht, dass das Schwein ein besonderer Schlangenfeind sei, scheint nicht auf Erfahrungen begründet, doch weichen die Schlangen aus Wäldern, in denen die Schweine zur Mast sich aufhalten, weil letztere ersteren durch Wühlen ihre Höhlen zerstören.

Zu diesen allgemeinen hygienischen Massregeln kommen specielle prophylaktische, mit dem Zwecke, sich und Andere vor dem Bisse giftiger Schlangen zu schützen oder denselben minder gefährlich zu machen. Zu den Massregeln der ersten Art gehört in den Gegenden, wo Giftschlangen häufiger sind, eine eingehende Belehrung des Publikums und namentlich der Kinder über die Schlangen, deren Aufenthaltsort und deren Gefahren. Da es kaum möglich ist, Kinder die diagnostischen Merkmale der Kreuzotter und Viper zu lehren, so untersage man ihnen strenge das Einsammeln von Reptilien, bei welchem wiederholt Kinder von Kreuzottern gebissen wurden. Wie berechtigt diese Warnung ist, geht daraus hervor, dass selbst Schlangenkenner von Profession getäuscht werden können, wie es z. B. DUMERIL begegnete, der von einer *Vipera Redii* gebissen wurde, die er in die Hand nahm, weil er sie für *Coluber flavescens* gehalten hatte. Da die Verletzung durch Schlangen gewöhnlich an der unteren Extremität sich findet, ist ein Schutz derselben durch dickere Bekleidung angezeigt. Es hat dies namentlich besondere Bedeutung in Bezug auf *Pelias berus* und *Vipera Redii*. Thatsache ist, dass vielfach Kinder und auch Erwachsene schwer an den Zehen verletzt sind, die ja von dem Kiefer dieser Schlangen umfasst werden können. Diese Verletzungen sind fast nur möglich, wenn überhaupt keine Schuhe getragen werden, und man sollte darauf achten, dass insbesondere Kinder, welche in Waldungen, wo Kreuzottern oder Vipern vorkommen, Beeren sammeln oder überhaupt sich aufhalten, nicht barfuss gehen. In Schlangenländern ist das Tragen hoher Stiefeln vielfach empfohlen, doch schützt dies keineswegs vollständig, da Klapperschlangen, Trigonocephalen, Bungarusarten u. s. w. durch das dickste Leder beissen und andere Thanatophidier beim Beissen in die Höhe springen. Wichtiger ist, diejenigen Orte, in denen Schlangen häufig sind, möglichst zu meiden und namentlich nicht an solchen auf der blossen Erde zu schlafen. In einzelnen Schlangendistricten scheint es übrigens ziemlich untrügliche Kriterien für die Anwesenheit oder die Nähe von Giftschlangen zu geben. Das bekannte Geräusch, welches die Klapperschlange mit den am Schwanze befindlichen hornartigen Ringen erzeugt und welches bei langsamem Fortkriechen wie das Schütteln von Erbsen und Bohnen, bei schnellerer Locomotion wie das Ablaufen der Räder einer Uhr klingt, ist bei trockener Jahreszeit 10—20 Meter weit zu hören. Manche Giftschlangen aus der Abtheilung der Klapperschlangen und Trigonocephalen besitzen Drüsen am After, deren Secret einen höchst unangenehmen Geruch verbreitet und die Anwesenheit des Thieres auf grössere Entfernungen verräth. Mitunter kann auch ein auffallendes Verhalten anderer Thiere, z. B. das Scheuwerden von Pferden ohne eine andere Ursache, die Gegenwart von Schlangen verrathen. Wie auf Sumatra der Pfau den Tiger, so verräth auf Martinique ein Kreuzschnabel mit weisser Brust, *Loxia indicator*, die Lanzenschlange und in Brasilien die oben erwähnte Falkenart die Labarischlange. Zwecklos ist die in einzelnen Tropenländern übliche Inoculation von Präservativen wider den Schlangenbiss.

So reibt man in Westindien in kleine, aber tiefe Incisionen an Händen, Füssen und Brust ein in seiner Zusammensetzung noch nicht vollständig bekanntes, aber hauptsächlich aus verkohlten Klapperschlangenköpfen und Theilen von Pflanzen, welche, wie *Mikania Guako*, für Antidota gelten, bestehendes Pulver ein und inoculirt in Brasilien den frischen Saft des letztgenannten Vegetabils. In Afrika soll man nach BLOEDIG kleine Kinder von weniger gefährlichen Giftschlangen beissen lassen, um sie gegen den Biss grösserer Thanatophidier abzustumpfen. Auch der interne Gebrauch von Schlangengift ist als Präservativ empfohlen.

Wichtig ist es, bei einer unvermutheten Begegnung mit einer Giftschlange die Geistesgegenwart nicht zu verlieren; durch einfache Mittel, wie durch Pariren mit einem Stocke, durch Vorhalten eines Hutes, durch Vorwerfen eines Sacktuches ist manches Leben gerettet worden. Zum Fernhalten der Giftschlangen von menschlichen Wohnungen empfiehlt FAYRER, die Wände mit Carbolsäure oder auch nur mit Kohlentheer zu bestreichen, da die Schlangen den grössten Widerwillen gegen Phenol besitzen, das übrigens schon zu 2 Tropfen eine Cobra zu tödten im Stande ist.

Literatur: Fontana, *Ricerche fisiche sopra il veleno della vipera.* — Russell, *An account of Indian serpents, collected on the coast of Coromandel.* London 1796. — Wagner, Erfahrungen über den Biss der gemeinen Otter. Leipzig 1824. — Prinz Maximilian von Wied, Beiträge zur Geschichte Brasiliens. — Lenz, Schlangenkunde. Gotha 1832. — S. Weir Mitchell, *Researches upon the venom of the rattlesnake.* Washington. Amer. Journ. 6. Oct., 4. Apr. 1840. Med. Times. 6. Febr. 1869. Lancet. 21. July 1884 — Mitchell und Reichert, *Researches upon the venoms of poisoning serpents.* Washington 1887. — Soubeiran, *Rapport sur les vipères de France.* Paris 1863. — Heinzel, Oesterr. Zeitschr. 1886, 3; Wiener Wochenbl. 1886, 15—21; 1887, 16—17 *(Pelias berus* und *Vipera ammodytes).* — Viaud-Grand-Marais, Gaz. des hôp. 1863, 52—65; 1869, 54—58; 1880, 113 u. 119. — Boullet, *Étude sur la morsure de vipère.* Paris 1867. — Halford, Brit. med. Journ. 20. Juli, 21. Dec. 1867. Med. Times 30. Jan., 27. Febr. 1869; 26. Juli, 27. Dec. 1873 (Australische Schlangen). — Encognère, *Des accidents causés par la piqûre du serpent de la Martinique.* Montpellier 1865. — Jones, New-York med. Rec. 1. Sept. 1868 *(Trigonocephalus contortrix).* — Shortt, Lancet 2, 16. Mai 1868, 16. Apr. 1870. — Fayrer, *The Thanatophidia of India.* London 1872 (Versuche über das Gift verschiedener ostindischer Giftschlangen, theilweise auch im Edinburgh med. Journ. 1868—1872 veröffentlicht). Med. Times and Gaz. Apr.-Dec. 1873. — Nicholson, *Indian snakes.* Madras 1874. — Taylor, Guy's Hosp. Rep. 19, 297. — *Reports on the effects of artificial respiration, intravenous injection of ammonia and administration of various remedies in Indian and Australian snake-poisoning and the physiological, chemical and microscopical nature of snake-poisons.* Calcutta 1874 (Arbeiten von Fayrer und Brunton. Eward und Richards) — Valentin, Zeitschr. f. Biol. 13, 80. — Albertoni, Lo Sper. Aug. 1879. — Couty et De Lacerda, Compt. rend. 1879 u. 1887, XCII u. XCIII (Bothrops). — Gautier, Bull. de l'Acad de méd. 1881, 30. — Roberts, Lancet. 7. Jan., 1. Juli 1882. — Aron, Exper. Studien über Schlangengift. Zeitschr. f. klin. Med. VI, 332, 385. — Urneta, *Recherches anatomo-pathologiques sur l'action du venin des serpents.* Paris 1884. — Heidenschild, Untersuchungen über die Wirkung des Giftes der Brillen- und Klapperschlange. Dorpat 1886. — Feoktistow, Ueber die Wirkung des Schlangengiftes auf den thierischen Organismus. Mém. de l'Acad. de St. Petersbourg 1888, XXXVI, Nr. 4.   Husemann.

Schleife, Schleifenbahn, s. Gehirn (anatomisch), VII, pag. 619.

Schleimbeutel. Die typischen, schon im Embryo nachweisbaren Schleim-beutel zeigen jene Formen der Erkrankung, welche man an den Synovialhäuten der Gelenke findet, entsprechend der gleichen Structur beider Gebilde. Nebstdem besteht zwischen den Krankheiten der Gelenke und der Schleimbeutel noch eine zweite Beziehung. Manche Schleimbeutel communiciren mit benachbarten Gelenks-kapseln und nehmen schon darum häufig an der Gelenkerkrankung Antheil. Aber auch wenn keine Communication besteht, trifft man in gewissen Fällen, wenn das Gelenk primär erkrankt ist, eine benachbarte, wenn auch für sich abgeschlossene Bursa in derselben Form erkrankt.

Demgemäss finden wir hier folgende Erkrankungen:

1. **Acute Bursitis mit serosynovialem Ergusse.** Sie ist im Ganzen selten und entsteht ab und zu nach heftigen Quetschungen, manchmal aus rheumatischen Ursachen, angeblich auch bei Syphilis. Die Bursa füllt sich unter bedeutender Schmerzhaftigkeit mit einem serösen Exsudat, die Haut darüber ist aber nicht entzündet, höchstens hie und da blassroth gefleckt. Ruhe, Kälte und dann ein Compressivverband sind genügend, um die Heilung herbeizuführen.

2. **Acute Bursitis mit eiterigem Exsudate.** Sie kommt nach offenen Verletzungen der Schleimbeutel vor, tritt an chronisch entzündeten Schleim-

beuteln (Hygromen) als acute Exacerbation auch ohne Verwundung auf, findet sich multipel als metastatisches Empyem bei Pyämie und erscheint mitunter ex contiguo, wenn in der Nachbarschaft der Bursa ein eiteriger Herd vorhanden ist. Ist die Bursa oberflächlich gelegen, so ist die Haut sehr bald entzündet, die Umgebung der Bursa ödematös; hohes Fieber und klopfende Schmerzen begleiten die Eiterung. Bei tiefer gelegenen Schleimbeuteln sind die Zeichen einer tiefen Eiterung vorhanden: grosse Spannung der Gegend, verbreitetes Oedem der oberflächlichen Schichten, spärliche erst später zunehmende Röthung der Haut, klopfende Schmerzen, hohes Fieber. Nur bei den metastatischen Empyemen bleiben die Zeichen der Entzündung aus und man staunt, selbst beim Anblick der synovialen Auskleidung des Schleimbeutels, an ihr keine Hyperämie zu finden. Durchbrüche des Eiters in die Zellgewebsschichten und ausgebreitete dissecirende Abscesse sind bei eiteriger Bursitis nicht selten. Daher ist die frühzeitige Incision und Auswaschung des Herdes die Hauptregel der Therapie.

3. **Hygrom des Schleimbeutels.** Es ist dies das Analogon des sogen. *Hydrops articuli.* Die Synovialhaut ist bedeutend verdickt und trägt an ihrer Innenfläche ein Strickwerk, aus dem papilläre Excrescenzen in die Höhle hineinragen. Die vergrösserte Höhle des Schleimbeutels enthält ein zäheres Secret, in welchem fast immer eine grössere Menge der sogenannten *Corpuscula oryzoidea* (Reiskörperchen) aufgeschwemmt ist. Bei sehr grossen und alten Hygromen ist das Strickwerk der Wandung zu einem förmlichen Fächerwerk geworden, so dass die Höhle mannigfaltige Ausbuchtungen besitzt. Aeusserlich erscheint das Hygrom als eine scharf begrenzte, bei oberflächlichen Hygromen deutlich in Form eines Kugelabschnittes prominirende, von unveränderter Haut bedeckte, in der Regel ziemlich pralle, deutlich fluctuirende, schmerzlose Geschwulst, welche ihrer Lage und Ausdehnung nach eben einem Schleimbeutel entspricht und bei Vorhandensein von Reiskörperchen ein eigenthümlich feines Reibegeräusch wahrnehmen lässt, wenn man die Fluctuation prüft; walkt man die Geschwulst zwischen den Fingern, so merkt man sehr gut die Dicke der Wandungen und die Unebenheiten an deren Innenfläche. Manchmal überwiegt die Wucherung der Wandung so, dass die centrale Höhle verhältnissmässig sehr gering ist, so dass man dann von einem Hygrom kaum noch sprechen kann; es finden sich dann ab und zu Massen von echtem Knorpel in der Wandung vor. Die Hygrome der Schleimbeutel bilden sich häufig gerade dann, wenn der Schleimbeutel lange Zeit geringen, aber immer wiederkehrenden mechanischen Insulten ausgesetzt war. Die bei *Arthritis deformans* multipel und in der Nähe der afficirten Gelenke vorhandenen Erweiterungen der Schleimbeutel mit Wucherung der Wand müssen zu Hygromen ebenfalls gerechnet werden. Sehr häufig kann die Ursache der Hygrombildung gar nicht angegeben werden. Die Hygrome bringen als solche häufig nur jene mechanische Behinderung herbei, welche aus ihrer Lage herrührt und von jeder analog gestalteten gutartigen Geschwulst herbeigeführt würde; häufig aber besitzen sie die Neigung, sich in acuter Weise zu entzünden, etwa wie die Atherome, und dann können sie sogar bedeutende Gefahren herbeirufen.

4. **Fungus** eines Schleimbeutels kommt wohl nur durch Uebergreifen von einem benachbarten Gelenke vor.

Was nun die einzelnen Schleimbeutel betrifft, so wäre Folgendes zu bemerken:

a) Die *Bursa subacromialis,* zwischen dem Schultergelenke und dem dasselbe überragenden Acromion gelegen, erkrankt sehr selten. In vereinzelten Fällen fand man bedeutendere, die laterale Schultergegend vorwölbende Hygrome derselben, JARJAVAY hat crepitirende Entzündung derselben beobachtet und die Ansicht aufgestellt, dass der Symptomencomplex, den einzelne Chirurgen früher auf eine Luxation der Bicepssehne bezogen hatten, durch diese Bursitis hervorgebracht werde. — Mit der *Bursa subacromialis* communicirt sehr häufig die an der lateralen Seite des Gelenkes gelegene *Bursa subdeltoidea;* ist diese letztere für sich abgeschlossen, so kann es zu einer *Bursitis subdeltoidea* kommen, die dadurch charakterisirt ist, dass die seitliche Schultergegend vorgewölbt ist und dass man bedeckt von Deltoides eine scharf umschriebene fluctuirende Geschwulst wahrnimmt. Primäre Entzündungen dieser Bursa sind in einigen Fällen constatirt worden; secundäre Vereiterungen derselben kommen bei Tuberculose des oberen Humerusendes vor, wenn die Caverne an der lateralen Seite des Humerus ausserhalb des Gelenkes perforirt; auch pyämische Metastasen in dieser Bursa sind beobachtet worden; ich habe einmal eine solche bei Pneumonie gesehen. — Bei der *Omarthritis deformans* participiren beide Bursae häufig an dem Processe.

b) Die *Bursa olecrani* erkrankt häufig, insbesondere auf traumatischem Wege, und zwar ist es insbesondere der Fall auf einen spitzen Stein, der zur Eröffnung der Bursa und Eiterung derselben führt. Ich habe den Fall gesehen, dass ein Mann, der in nächster Nähe eines Ofens mit nackten Armen eingeschlafen war, sich die Haut über der Bursa verbrannt und verschorft hatte, so dass Eiterung der Bursa eingetreten war. Die acute Eiterung der *Bursa olecrani* ist durch eine an der Streckseite des Gelenkes dem Olecranon aufsitzende ziemlich stark prominirende, intensiv geröthete und fluctuirende, von verbreitetem Oedem der Haut begleitete Geschwulst charakterisirt. Wird die Höhle nicht frühzeitig eröffnet, so kann Durchbruch der Bursa in das umgebende Zellgewebe, zumal in jenes des Vorderarmes und ausgebreitete Phlegmone erfolgen. — Hygrome dieser Bursa sind nicht selten. Ihre Diagnose ist aus der Lage, flachen Gestalt, scharfer Begrenzung und dem Reibegeräusch leicht zu stellen. — Traumatische Hämatome kommen ebenfalls häufig vor; auch diese sind leicht zu erkennen, da die Geschwulst plötzlich entstanden ist und die in der Höhle der Bursa niedergeschlagenen Gerinnsel beim Zusammendrücken- der Geschwulst ebenfalls ein leises Reibegeräusch verursachen.

c) Die *Bursa ischiadica,* ein schöner am Sitzknorren sitzender Schleimbeutel, erkrankt selten. Eine Vereiterung desselben kann von einem im Sitzknorren befindlichen osteomyelitischen Herd angeregt werden. Die Diagnose einer Entzündung dieses Schleimbeutels wird aus der scharfen Begrenzung und der besonderen Prallheit der der unteren Fläche des Sitzknorrens aufsitzenden Geschwulst gestellt. Nicht gar selten ist hier die Entwicklung grosser Hygrome; ich habe deren mehrere operirt, d. h. ausgeschält.

d) Die unter dem Iliacus gelegene sehr ansehnliche *Bursa iliaca* communicirt häufig mit der unter ihr gelegenen Hüftgelenkskapsel; aber es ist nur der äussere, ausserhalb des Limbus gelegene Kapselraum, in den sich dann die Bursa eröffnet; gleichwohl wird eine Eiterung der Bursa das ganze Hüftgelenk in Mitleidenschaft ziehen können und es findet dies thatsächlich nicht selten bei Psoasabscess statt, indem der Abscess zunächst in die Bursa perforirt. Und umgekehrt kann eine vom Gelenke ausgehende Eiterung die communicirende Bursa sofort füllen oder, wenn keine Communication besteht, perforiren. Hygrome dieser Bursa sind selten. Sie stellen dann ansehnliche, die Schenkelbeuge ausfüllende, von dem unteren Ende des Psoas eingeschnürte fluctuirende Geschwülste dar, an denen sich manchmal die Communication mit dem Hüftgelenke dadurch nachweisen lässt, dass die Bursa sich auf Druck verkleinert. VOLKMANN hat in derlei Fällen durch Eröffnung und Drainage unter antiseptischen Cautelen Heilung erzielt.

e) Die sehr ansehnliche, an der lateralen Seite des grossen Trochanters gelegene *Bursa trochanterica* erkrankt selten. Interessante Fälle von Erkrankungen derselben haben unter Anderen CHASSAIGNAC und HUETER mitgetheilt. Bei acuten Entzündungen derselben treten schwere, phlegmonöse Erscheinungen auf, die nur durch ausgiebige Incisionen behoben werden können. Da das Hüftgelenk frei ist, so ist der übliche Hinweis auf die Differentialdiagnose zwischen dieser Bursitis und einer Coxitis ziemlich überflüssig.

f) Die obere Ausbuchtung der Kniegelenkskapsel ist ursprünglich ein unter der Sehne des Quadriceps gelegener selbständiger Schleimbeutel, der erst später die Communication mit der Kniegelenkskapsel eingeht. Bei manchen Individuen bleibt diese Selbständigkeit der Bursa noch im Kindesalter aufrecht. Dann kann es zu einer *Bursitis subcruralis* kommen. Es findet sich dann eine Schwellung der vorderen Kniegegend oberhalb der Patella; die Geschwulst fluctuirt deutlich und ist von der Quadricepssehne der Länge nach eingeschnürt; aber die Patella ist nicht emporgehoben und tanzt nicht. Fälle dieser Art sind ausserordentlich selten.

g) Die vor der Kniescheibe gelegenen Schleimbeutel sind am häufigsten der Sitz der typischen Schleimbeutelerkrankungen. Es finden sich diese Bursae in verschiedenen Schichtentiefen. Man kennt eine *Bursa praepatellaris subcutanea,* eine *Bursa praep. subfascialis* und eine *Bursa praep. subaponeurotica;* die letztere liegt unter den die Patella deckenden aponeurotischen Massen. Sehr häufig findet man an Cadavern zwei dieser Bursae an demselben Knie vorhanden, eine oberflächliche und eine von den tieferen, oder die beiden tieferen. Eine acute Bursitis entsteht hier durch traumatische Eröffnung oder durch anhaltend wiederholten Druck. Im letzteren Falle entsteht eine leichte, scharf umschriebene, vor der Patella gelegene und nur mit dieser verschiebbare Geschwulst, die heftig schmerzt und das Gehen unmöglich macht; das Knie wird in der Bettlage schwach gebeugt gehalten. Durch Ruhe und Kälte kann es zum Stillstand des Processes kommen. Bei offener Verletzung entsteht, wenn keine antiseptische Behandlung eingeleitet wird, sofort Eiterung, die ein bedeutendes collaterales Oedem, ja Phlegmone der Umgebung bewirkt, wenn die Wunde so klein ist, dass der Eiter sich staut. Sehr häufig ist das *Hygroma praepatellare* und es finden sich hier alle Specialformen des Hygroms vor. Durchschnittlich ist das *Hygroma praepatellare* eine Kugelkappe, deren Basalfläche so gross ist, wie die Fläche der Patella. Nicht selten sind jene Hygrome, die eine vollkommene Halbkugel darstellen. Sehr selten solche, die, mehr als eine Halbkugel vorstellend, eine Basis besitzen, die kleiner ist, als der grösste Querschnitt des Gebildes. Faustgrosse Hygrome sind ungemein selten. Präpatellare Hygrome mit Reiskörperchen sind seltener als solche ohne dieselben. Mächtige Ablagerungen von Bindegewebe, Knorpel und Kalk finden sich ebenfalls recht selten vor. An grösseren Hygromen tritt nun nicht selten, ohne dass eine penetrirende Verwundung stattgefunden hätte, Eiterung auf, die nur durch eine ausgiebige Incision geheilt werden kann.

Jene Hygrome, die keinen allzudicken Balg haben, lassen sich immer durch Druckverband mit Flanellbinden zum Schwinden bringen. Ist der Balg sehr dick, oder finden sich viele Reiskörperchen vor, so ist Incision, Entleerung und Ausschabung die beste Behandlungsmethode. Sind die Wandungen der Bursa so dick, dass die Grösse der Höhle verschwindend ist, so bleibt nichts übrig, als die Exstirpation des Gebildes.

h) Die an der Hinterseite des Gelenkes vorkommenden, an den Sehnen der hier ziehenden Muskel gelegenen Bursae communiciren fast immer mit dem Gelenke, und doch ist es unbestritten, dass metastatische Empyeme derselben vorkommen, ohne dass gleichzeitig das Kniegelenk Eiter enthielte. Sonst kommen sie in der chirurgischen Praxis noch dann in Betracht, wenn sich in einer derselben ein Hygrom bildet. Man findet dann in der Kniekehle eine taubenei- oder walnussgrosse, scharf umschriebene, pralle, deutlich elastische Geschwulst, welche nicht pulsirt, schmerzlos ist und ihr Volum bei längerer Ruhe vermindert. Die Untersuchung der Geschwulst lässt sich bei gebeugtem Knie besser vornehmen als beim gestreckten; ab und zu lässt sich die Geschwulst durch Druck etwas verkleinern. Diese Art von Hygromen führt keine Beschwerden herbei.

i) An der hinter dem *Ligam. patellae proprium* befindlichen *Bursa infragenualis* findet sich ab und zu Bursitis oder Hygrombildung vor. TRENDELENBURG hat diesbezüglich interessante Fälle beobachtet. Man findet eine vom *Ligam. patellae* der Länge nach eingeschnürte Geschwulst, welche die Beugung nur etwa bis zu einem rechten Winkel gestattet und dadurch genug auffällige Beschwerden verursacht.   Albert.

Schleimgewebsgeschwulst, s. Myxom, XIII, pag. 648.

Schleimmetamorphose. Unter Schleimmetamorphose im weiteren Sinne pflegt man überhaupt jede pathologische Schleimbildung zu verstehen. Sie schliesst sich dem physiologischen Vorkommen von Schleim im menschlichen Körper innig an.

Die physiologische Schleimbildung ist zweierlei Art. Einerseits handelt es sich um Gewebe aus der Reihe der Bindesubstanzen, welche durch ihren Gehalt an schleimiger Intercellularsubstanz von den sonstigen Bindegewebsformen differiren, andererseits um Schleim secernirende Epithelien. Als schleimhaltige physiologische Bindegewebsformen sind zu erwähnen das embryonale Haut- und Unterhautzellgewebe, die WHARTON'sche Sulze des Nabelstranges, der Glaskörper, das Fettgewebe des Wirbelcanales und die Intervertebralscheiben. Bei diesen Bindegewebsformen lagert zwischen zelligen Elementen und ihren faserigen Derivaten eine meist ganz homogene, hie und da aber auch fein streifige, klebrige, in Wasser exquisit quellungsfähige Substanz, welche bei Zusatz von Essigsäure flockig gerinnt, im Ueberschusse derselben sich nicht löst und durch Alkohol zu einem mikroskopisch feinfaserigen oder netzförmigen Niederschlag gefällt wird. Ob hier die mucinöse Zwischensubstanz als Product einer schleimigen Metamorphose peripherer Zellenpartien oder einer Art Secretion der Zellen aufzufassen sei, ist bis jetzt noch nicht festgestellt. Die physiologischer Weise Schleim secernirenden Epithelien haben eine sehr weite Verbreitung, indem die Schleimsecretion sämmtlicher Schleimhäute auf sie zurückgeführt werden muss. Diese eigenthümliche Function der Epithelien besteht darin, dass im Zellenprotoplasma, und zwar, wie es scheint, geradezu aus demselben Schleimtropfen entstehen, welche allmälig gegen die freie Oberfläche der Zellen und endlich über sie hinaus vorrücken, i. e. secernirt werden. Solche in Schleimsecretion begriffene Epithelien lassen sich von den verschiedenen Schleimhäuten durch Abschaben leicht darstellen und zeigen dieselben die Schleimtropfen besonders deutlich bei Zusatz von Wasser, weil diese dann durch Aufquellen sich vergrössern.

Auch die pathologische Schleimbildung betrifft entweder Bindesubstanzen oder Epithelien. Im ersteren Falle kann sie darin bestehen, dass früher wenig oder gar keine schleimige Zwischensubstanz enthaltende Bindegewebsformen diese in immer grösserer Menge in sich auftreten lassen, meist mit gleichzeitigem fettigem Zerfalle der Zellen und endlich vollständiger Auflösung des Gewebes — eigentliche schleimige Degeneration der Bindesubstanzen — oder darin, dass schleimhaltige Bindegewebsformen neugebildet werden.

Die schleimige Degeneration der Bindesubstanzen betrifft sowohl physiologische Gewebe als pathologisch neugebildete Gewebe. Ihr unterliegen das Bindegewebe der Haut und des Unterhautzellstoffes an wiederholter Compression ausgesetzten Stellen, so bei der Bildung der sogenannten accessorischen Schleimbeutel, das Fettgewebe bei der Abmagerung desselben, das Knorpelgewebe z. B. der Gelenkknorpel bei Entzündung der Gelenke, die bindegewebige Grundlage malacischer Knochen, das jugendliche Bindegewebe der Chorionzotten bei der Traubenmolenbildung, wie auch sehr häufig neugebildete Bindegewebssorten, so das faserige Bindegewebe in den Fibromen und Myofibromen, das Knorpelgewebe der Enchondrome, das Gewebe mancher Sarcome und auch das faserige Stroma von Carcinomen. Bei dieser schleimigen Degeneration der Bindegewebssubstanzen gehen, wie schon erwähnt, die Zellen meist zu Grunde, sie entarten fettig, nachdem sie allerdings merkwürdigerweise mitunter wie bei der schleimigen Degeneration des hyalinen Knorpels vorher Proliferation, also eine progressive Veränderung, an sich erkennen liessen. Auch die zu Schleim sich umwandelnde Zwischensubstanz ändert manchmal früher ihr Aussehen, was besonders bei der schleimigen Degeneration des hyalinen Knorpels hervortritt, bei welcher die homogene Zwischensubstanz vor der Verflüssigung zu Schleim deutlich faserig zu werden pflegt.

Die pathologische Neubildung schleimhaltigen Bindegewebes ist eine häufige. Sie tritt auf in Form ausschliesslich aus Schleimgewebe bestehender Neoplasien, der Myxome, oder sie bedingt die theilweise myxomatöse Natur von in den übrigen Abschnitten andersartig beschaffenen Combinationstumoren, in welch letzterer Hinsicht besonders zu erwähnen sind die Myxofibrome, die Myxolipome, die Myxogliome, die Myxochondrome und die Myxosarcome. Diese entweder ganz oder theilweise aus Schleimgewebe bestehenden Geschwülste sind sehr verbreitet, können aus den verschiedensten Geweben sich entwickeln, können sehr bedeutende Dimensionen erreichen und zeichnen sich gewöhnlich durch locale Malignität, zumal Recidivirungsfähigkeit, wie auch durch die exquisite Neigung, Metastasen zu bilden, aus. Man kann meist schon makroskopisch den Schleimgehalt der verschiedenen Bindegewebsformen an der gallertigen Beschaffenheit erkennen und hat sich bei der Diagnose nur zu hüten vor der Verwechslung mit ödematösen Durchtränkungen, welche auch mitunter eine beträchtliche Lockerung der Gewebe herbeiführen können.

Die pathologische Schleimbildung von den Epithelien aus kommt sehr oft vor. Bei jedem Catarrh secerniren die Epithelien der Schleimhaut, besonders die der eigentlichen Schleimdrüsen, Schleim in abnorm reichlicher Menge und metamorphosiren sich zum Theile vollständig zu Schleim. Wird der von Drüsenepithelien producirte Schleim an seinem Abflusse gehindert, so kommt es zur Bildung sogenannter Retentionscysten, es entstehen oft, was einen guten Maassstab für die Beurtheilung der Intensität der pathologischen Schleimproductionen abgiebt, sehr grosse, mit Schleim oder wenigstens schleimartiger Flüssigkeit gefüllte Cystengeschwülste, wie z. B. die sogenannten Gallertcystoide der Ovarien, deren Inhalt, das Paralbumin, von dem Mucin nur wenig verschieden ist und die ihrem Wesen nach nichts anderes sind als Adenome mit Bildung von Retentionscysten aus den neugebildeten Drüsen. Sehr deutlich zeigt sich die excessive pathologische Bildung von Schleim aus Epithelien endlich auch des öfteren bei den Carcinomen. Es entsteht hier durch die schleimige Metamorphose der Carcinomzellen eine schon makroskopisch wohl charakterisirte Krebsform, welche man als Schleim- oder Gallertkrebs, auch als Colloid- oder Alveolarkrebs bezeichnet, und die namentlich an gewissen Localitäten, woselbst schon die normal Schleim producirenden Epithelien finden, so im Magen und Darm, aber auch sonst vielfach zur Beobachtung gelangt.

H. Chiari.

Schleimstoffe. Als Schleimstoffe bezeichnet man in der physiologischen und pathologischen Chemie N-haltige, eiweissähnliche, albuminoide Substanzen, welche sich in Wasser zu schleimig-fadenziehenden Flüssigkeiten lösen, aus den Lösungen durch Essigsäure (unter dem Mikroskope in fibrinähnlichen Fäden) gefällt werden, ohne sich im Ueberschuss der Essigsäure (Unterschied von den eigentlichen Eiweiss- oder Albuminstoffen, I, pag. 253) zu lösen. Diese Schleimstoffe wurden früher, so von VIRCHOW, SCHERER, SCHLOSSBERGER, für eine einheitliche Substanz gehalten und als Mucin bezeichnet. Die Untersuchungen der neueren Zeit haben indess überzeugend dargethan, dass das Mucin kein chemisch einheitlicher Körper ist, sondern je nach seinem Standorte verschiedene, bald mehr bald weniger erhebliche Differenzen zeigt, so dass man je nach dem Standorte: Galle, Submaxillardrüse, Sehne u. A., die Mucine als Gallen-, Submaxillar-, Sehnenmucin zu unterscheiden und besonders zu beschreiben hat. Weiter hat sich gezeigt, dass es Flüssigkeiten giebt, welche sich physikalisch wie Schleimstofflösungen verhalten, ohne dass in ihnen sich Mucin nachweisen lässt; so enthalten die exquisit schleimigen Ovarialcystenflüssigkeiten kein Mucin, sondern einen davon durchaus verschiedenen Stoff, das Paralbumin, beziehungsweise Metalbumin (vergl. Paralbumin, XV, pag. 165), schleimig oder colloid entartete Schilddrüsen verschiedene Eiweisskörper, Thyreoproteine[1]), denen der Inhalt seine schleimige Consistenz verdankt. Endlich ist noch eine stickstofffreie Substanz gefunden worden, das thierische Gummi von LANDWEHR, ein colloidales Kohlehydrat, welches sich in seinen Lösungen den Schleimstofflösungen physikalisch ähnlich verhält.

Hier sollen nur die eigentlichen Schleimstoffe oder Mucine näher betrachtet werden, da die anderen, in ihren Lösungen sich ähnlich den Schleimstoffen verhaltenden Körper bereits früher besprochen worden sind. **Vorkommen.** Mucine finden sich in verschiedenen Secreten, wie Submaxillarspeichel und Galle, gelöst vor, ferner in der Gelenkschmiere oder **Synovia** (s. d.), im Schleimgewebe der WHARTON'schen Sulze des Nabelstranges, in den Schleimbeuteln, zwischen den Bindegewebsfasern der Sehnen und Bänder, sowie in deren Umgebung, vielleicht spurweise im normalen Harn. Weiter findet sich Mucin reichlich in den weichen Geweben der Schnecken, besonders im Fuss und Mantel der Weinbergschnecke *(Helix pomatia).* Endlich findet sich Mucin in dem mehr oder weniger zähen Schleim, welcher von den Epithelien der Schleimhaut der Luftwege und deren Nebenhöhlen (Kiefer-, Stirnbein-, Keilbein- und Trommelhöhle), sowie des Darmes abgesondert wird oder wohl richtiger durch eine mucinogene Umbildung des Epithelprotoplasmas entsteht.

Allgemeine Eigenschaften der Mucine und Reactionen. Aus ihren mehr oder weniger schleimigen zähen Lösungen werden die Mucine durch Essigsäure gefällt, ohne sich im Ueberschuss der Essigsäure merklich zu lösen. Frisch ausgefällt, löst sich Mucin in neutralen Salzlösungen zu einer schleimigen Flüssigkeit auch bei Anwesenheit von etwas Essigsäure, es löst sich ferner fast klar in Aetz- oder kohlensauren Alkalien, auch in Kalkwasser und kann aus diesen Lösungen durch Essigsäure wieder ausgefällt werden. Die Lösungen in Aetz- oder kohlensauren Alkalien, beziehungsweise Kalkwasser lassen allmälig, schneller beim Erwärmen, die Mucine in **Alkalialbuminat** (I, pag. 258) übergehen. Wird Mucin mit verdünnten Mineralsäuren (Salz-, Schwefelsäure) gekocht, so spaltet es sich in **Acidalbumin** (I, pag. 257) und in eine, in alkalischer Lösung Kupferoxyd zu Kupferoxydul reducirende Substanz, die indess nicht Zucker, sondern meist thierisches Gummi ist. Der Uebergang der Mucine in Alkalialbuminat, beziehungsweise Acidalbumin lässt die Beziehungen der Mucine zu den Albuminstoffen deutlich erkennen. Alle Mucine enthalten C, H, N, O, S, nur dass der C- und O-Gehalt, zuweilen auch der S-Gehalt bei den einzelnen abweicht. Die Mucine gehören zu den Colloidstoffen (vergl. **Colloide**, IV, pag. 379), deren Lösungen ohne Druck, durch reine Diffusion thierische Membranen kaum durchwandern.

Mucin der Submaxillardrüse. Hierüber liegen eingehende Untersuchungen von A. LANDWEHR [2]), ganz besonders aber von OLAF HAMMARSTEN [3]) vor. Der Letztere fand, dass das in der üblichen Weise mit Essigsäure ausgefällte Mucin an Essigsäure unausgesetzt einen Eiweisskörper abgiebt, der aus (dem Mucin beigemengtem) Nucleoalbumin durch die Säure abgespalten wird, dass beide, Mucin und Nucleoalbumin sich zwar in $1^{0}/_{00}$ Salzsäure lösen, aus dieser Lösung durch einen Ueberschuss von Wasser aber nur das Mucin gefällt wird. Daher verfuhr er zur Reindarstellung wie folgt: Zerkleinerte Submaxillardrüsen werden mit Wasser extrahirt, die Lösung zur Entfernung von Formelementen durch dickes Papier filtrirt und dann mit so viel Salzsäure versetzt, dass der Gehalt der Lösung $1^{0}/_{00}$ H Cl beträgt, sofort mit dem 4fachen Volumen destillirten Wassers versetzt, wobei sich das Mucin als ein einziger, am Glasstabe festhaftender zäher Klumpen ausscheidet. Das Mucin wird nun herausgenommen, schnell unter Umrühren in $1^{0}/_{00}$ H Cl wieder gelöst und zum zweiten Mal mit Ueberschuss von Wasser gefällt; der Niederschlag, mit Wasser gut durchgeknetet, wandelt sich allmälig in weisse Flocken um, die dann noch mit Alkohol und Aether entwässert werden. So dargestellt, bildet das Mucin ein feines, fast rein weisses Pulver, das im Mittel aus einer Reihe gut stimmender Analysen $48·48^0/_0$ C, $6·8^0/_0$ H, $12·32^0/_0$ N und $0·843^0/_0$ S ergab. Das feuchte Mucin besitzt eine saure Reaction und löst sich in schwacher ($^1/_4 ^0/_0$) Alkalilösung mit neutraler Reaction; eine solche Lösung gerinnt beim Kochen nicht; enthält die Lösung jedoch freies Alkali, so wird sie beim Aufkochen dünnflüssig. Alkohol bewirkt erst bei sehr bedeutendem Ueberschuss

Fällung, leicht jedoch, wenn die Lösung etwas Chlornatrium enthält. Die MILLON'sche, ADAMKIEWICZ'sche und Xanthoproteïnreaction (vergl. Albuminstoffe, I, pag. 254) fallen positiv aus, wenn auch schwächer als beim Eiweiss. Die Abspaltung von Acidalbumin und thierischem Gummi durch Mineralsäuren erfolgt nicht nur in der Siedhitze, sondern nach LANDWEHR schon in der Kälte: wird die Mucinlösung nach Behandeln mit mässig verdünnter Salzsäure in der Kälte, mit Natronlauge nahezu neutralisirt. so entsteht ein feiner Niederschlag, der sich beim Eintragen von Neutralsalz (Natriumsulfat) und Erhitzen zum Kochen erheblich vermehrt; aus der abfiltrirten und mit Natriumsulfat gesättigten Flüssigkeit lässt sich mit Kupfersulfat und Natronlauge in der Kälte thierisches Gummi gewinnen, das schon nach der zweiten Fällung vollkommen N-frei war. Das Mucin wie das daraus dargestellte thierische Gummi liefert beim Kochen Lävulinsäure.

Mucin der Galle. Die Annahme von LANDWEHR [4]), dass das Gallenmucin ein Gemisch von Eiweiss (-Globulin) und Gallensäure ist, hat den neuesten Untersuchungen gegenüber nicht ganz Stand halten können. Fällt man nach PAJKULL [5]) filtrirte Galle mit dem 5fachen Volumen absoluten Alkohols, centrifugirt, befreit den abgeschiedenen zähen Klumpen durch mehrmaliges Auflösen in Wasser und Wiederausfällen mit Alkohol von anhängender Gallensäure und Gallenfarbstoff, so erhält man eine Substanz, welche sich in Wasser etwas schwer zu einer fadenziehenden Flüssigkeit von mucinähnlicher Beschaffenheit löst. Die Zusammensetzung dieser Substanz ergab sich im Mittel zu $50·89^0/_0$ C, $6·74^0/_0$ H, $16·4^0/_0$ N und $1·66^0/_0$ S. Der hohe N-Gehalt und die Unfähigkeit der Substanz, beim Kochen mit Säuren eine reducirende Substanz zu bilden, beweist, dass die Schleimsubstanz der Galle nicht Mucin ist, sondern, im Einklang mit LANDWEHR, eiweissartiger Natur. Dafür spricht auch, dass sie sich bei Abwesenheit von Gallensäure, wenn auch schwierig, im Ueberschuss von Essigsäure löst. Mit den Mucinen theilt sie allerdings die schleimige, fadenziehende Beschaffenheit, welche die Globuline bei Zusatz gereinigter Galle, im Gegensatz zu LANDWEHR, niemals zeigen. Dennoch ist LANDWEHR'S Ansicht nicht aufrecht zu erhalten. Am wahrscheinlichsten ist noch die Annahme, dass der Gallenschleim in die Reihe der Nucleoalbumine gehört.

Mucin der Sehnen. Fein geschnittene und mit kaltem Wasser erschöpfte Achillessehnen geben nach 48stündiger Maceration mit halbgesättigtem Kalkwasser (in verschlossener Flasche) ein Filtrat, aus dem mittelst $1^0/_0$ Essigsäure das Mucin ausgefällt wird. So gewonnenes Sehnenmucin wird nach LOEBISCH [6]) durch Kalkwasser, weder bei längerer Einwirkung in der Kälte, noch auf dem Wasserbade in Albuminat umgewandelt, ist auch gegen Säuren resistenter, als das Submaxillarmucin. Reines Sehnenmucin wird erst durch Trocknen bei Gegenwart von fixen Alkalien und beim Kochen mit sehr verdünnter Essigsäure $(0·1—1^0/_0)$ in eine Modification übergeführt, in der es sich wie coagulirtes Albumin verhält. Auch durch $2^0/_{00}$ Salzsäure kann das Mucin aus seiner Lösung in Kalkwasser gefällt werden. Gereinigtes Sehnenmucin zeigt im Mittel mehrerer Analysen $48·3^0/_0$ C, $6·44^0/_0$ H, $11·75^0/_0$ N, $0·81^0/_0$ S und $32·7^0/_0$ O; es unterscheidet sich daher von dem Gallenmucin durch seinen geringeren Gehalt an C, N, S, von dem Submaxillarismucin vornehmlich durch den etwas niederen N Gehalt. Das in wenig Wasser aufgeschwemmte, sauer reagirende Mucin, vorsichtig tropfenweise bis zur Neutralisation mit Zehntelnormallauge versetzt, giebt eine zähe schleimige Flüssigkeit, deren Consistenz durch Zusatz von mehr Wasser immer geringer und schliesslich dünnflüssig wird. Verdünnte Mineralsäure spaltet bei höherer Temperatur neben einem eiweissartigen Körper eine reducirende Substanz ab, höchst wahrscheinlich thierisches Gummi. Die Constanz der Zusammensetzung, die Eigenschaft, unverändert in die saure Lösung überzugehen, die Schwierigkeit der Abspaltung des Gummis aus dem Mucin, endlich das Freisein von Nuclein spricht für die chemische Individualität des Sehnenmucins.

Mucin des Nabelstranges. Aus der WHARTON'schen Sulze dargestelltes Mucin enthält nach JERNSTRÖM [7]) im Mittel $51·33^0/_0$ C, $6·63^0/_0$ H,

$14\cdot13\%$ N, $1\cdot04\%$ S und $26\cdot86\%$ O, ist also an C, N und S erheblich reicher als das Submaxillar und Sehnenmucin. Auch dieses Mucin gab beim Kochen mit verdünnter Mineralsäure neben einem Eiweissstoff eine in alkalischer Lösung Kupferoxyd reducirende Substanz.

Mucin der Schnecken. Während LANDWEHR in dem aus der Weinbergschnecke gewonnenen Mucin nur einen N-Gehalt von $8\cdot6\%$ gefunden und deshalb angenommen hat, dass der niedrige N-Gehalt von einer hartnäckig anhaftenden Beimengung von N freiem Glycogen herrühre, zeigte HAMMARSTEN [8]), dass der Mantel der Schnecke ein anderes Mucin enthält, als der Fuss. Das durch Essigsäure abgeschiedene und sorgfältig gereinigte, von Glycogen freie Mantelmucin enthält $50\cdot3\%$ C, $6\cdot84\%$ H, $13\cdot47\%$ N und $1\cdot79\%$ S. Bei mehrstündigem Erhitzen mit verdünnter Mineralsäure bildet sich nur eine Spur reducirender Substanz, durch Behandeln mit 10% Kalilauge reines N-freies, thierisches Gummi, daneben ein Albuminat und Pepton. Das reine Fussmucin ergab $13\cdot66\%$ N und $1\cdot6\%$ S, also weniger S als das Mantelmucin. Das rohe Mucin der Weinbergschnecke ist ein Gemenge von wahrem Mucin mit einem Eiweisskörper, ferner mit Nucleoalbumin und Glycogen. Beide Mucine sind unzweifelhaft chemische Individuen, zusammengesetzte Proteïde, aus denen beim Kochen mit Säuren durch Spaltung eine reducirende Substanz entsteht.

Die übrigen Mucine sind nicht genügend untersucht; ihre Eigenschaften reihen sich den oben geschilderten allgemeinen Reactionen an.

Physiologische Bedeutung der Schleimstoffe. Die Lösung der Schleimstoffe, wie sie sich im sogenannten Schleim der Schleimhäute darstellt, der ausser Wasser und Schleimstoffen noch Extractivstoffe, etwas Fett und anorganische Salze enthält, wirkt als mechanisch und chemisch schützender Ueberzug der Schleimhäute, der, insbesondere in den Luftwegen und in der Mundhöhle die Schleimhäute vor übermässiger Verdunstung und Austrocknung bewahrt, die Schleimhäute schlüpfrig, die Stimmbänder des Kehlkopfes schwingbar erhält und das Gleiten festerer Massen durch den Darmcanal erleichtert und fördert. Davon abgesehen, müssen die Schleimstoffe zum Theile auch als Auswurfsproducte angesehen werden, so im Schleime der Luftwege und des Darmcanals, von denen ein mehr oder weniger grosser Theil mit dem Sputum, beziehungsweise mit den Fäces ausgestossen wird, so dass der Körper durch Ausstossung von Schleimstoffen nicht ganz unwesentliche Verluste erleidet; der grössere Theil des N Gehaltes im Hungerkoth und ein Theil vom N des bei Ernährung gelieferten Kothes verdankt den Schleimstoffen des Darmcanals seinen Ursprung.

In der Synovia oder Gelenkschmiere bewirkt das darin gelöste Mucin die schleimig-fadenziehende Beschaffenheit, welche die Gelenktheile so glatt und schlüpfrig erhält, als es für die leichte Beweglichkeit in den Gelenken vortheilhaft ist. Die bei Stallthieren und Neugeborenen verhältnissmässig dünne und mucinarme Synovia wird bei starker Bewegung reicher an Mucin und daher dicklicher und klebriger (vergl. den Artikel Synovia).

An den übrigen Fundstätten der Schleimstoffe ist die Bedeutung der letzteren noch in Dunkel gehüllt.

Bezüglich der unter pathologischen Bedingungen vorkommenden Schleimstoffe vergl. die Artikel Colloidentartung, IV, pag. 380 und Schleimmetamorphose, pag. 570.

Literatur. Die ältere Literatur über Schleimstoffe bis zum Jahre 1856 findet sich in Schlossberger, Versuch einer allgemeinen Thierchemie. 1856, pag. 314, die Literatur bis zu 1871 bei Eichwald, Annal. d. Chem. u. Pharmacie. CXXXIV, pag. 177 und Obolensky, Archiv f. d. ges. Physiol. IV, pag. 336. — [1]) Bubnoff, Zeitschr. f. physiol. Chem. VIII, pag. 1. — [2]) Landwehr, Archiv f. d. ges. Physiol. XXXIX, pag. 193. — [3]) Hammarsten, Zeitschr. f. physiol. Chem. XII, pag. 163. — [4]) Landwehr, Ebenda. VIII, pag. 114 u. 122; IX, pag. 361. — [5]) Pajkull, Ebenda. XII, pag. 19². — [6]) Loebisch, Ebenda. X, pag. 40. — [7]) Jernström in Maly's Jahresbericht f. Thierchemie. 1880, pag. 34. — [8]) Hammarsten, Archiv f. d. ges. Physiol. XXXVI, pag. 373.

J. Munk.

Schliessungslinie (der Klappen), s. H e r z k r a n k h e i t e n , IX, pag. 388.

Schlottergelenk, s. G e l e n k e n t z ü n d u n g , VIII, pag. 292.

Schlingkrampf, *S p a s m u s o e s o p h a g i*, O e s o p h a g i s m u s, a n t i -
p e r i s t a l t i s c h e r S c h l u n d k r a m p f. Der fast nur bei Hysterischen beobachtete Schlingkrampf besteht in einem zusammenschnürenden Gefühl im Halse,
welches mit heftigem Würgen verbunden ist und meist erst aufhört, nachdem ein
Theil des Mageninhaltes durch Erbrechen entleert ist. Dieser Krampf tritt in
Anfällen meist einige Zeit nach Beendigung der Mahlzeit auf. Von dem bekannten
G l o b u s h y s t e r i c u s ist er wohl zu unterscheiden. (Vergl. D y s p h a g i e , V,
pag. 490 und O e s o p h a g u s.) S e e l i g m ü l l e r.

Schlucken nennt man das Hinunterbefördern flüssiger oder fester
Nahrungsmittel aus dem Mund durch Rachen und Schlund in den Magen. Die
festen Nahrungsmittel müssen für das Schlucken durch das Kauen vorbereitet, und
zwar zerkleinert und eingespeichelt werden. Die durch den einzelnen Schluckact
beförderte Masse nennt man bei flüssigen Substanzen einen Schluck, bei festen
einen Bissen.

Die Schluckbahn umfasst den hinteren Theil der Mundhöhle, die Rachenhöhle, den Oesophagus und die Cardia. In der Rachenhöhle wird die Schluckbahn
durch die Athembahn gekreuzt. Behufs Ausführung des Schluckens muss die
Schluckbahn gegen die Athembahn abgeschlossen werden. Der Verschluss gegen
den Nasenrachenraum erfolgt durch gleichzeitige Contraction des obersten Schlundschnürers und der Musculatur des weichen Gaumens , sowie des Gaumenschlund-
bogens. Der oberste Schlundschnürer presst (durch den Pterygopharyngeus) die
hintere und seitliche Pharynxwand wulstförmig (PASSAVANT'scher Wulst) dicht an
den hinteren Rand des erhobenen und gespannten Gaumensegels , wobei sich
zugleich die Ränder der hinteren Gaumenbögen nähern, um das durch den *Azygos
uvulae* gespannte Zäpfchen zwischen sich zu nehmen.

Der *Aditus pharyngis ad laryngem* wird durch den sich zurückschlagenden
Kehldeckel geschlossen. Damit dies geschehen kann, muss das Zungenbein (durch
den *M. geniohyoideus)* und der Kehlkopf (durch den *M. thyreohyoideus)* nach
vorn und oben unter die gleichzeitig nach oben und hinten bewegte Zungenwurzel
gezogen werden. Ausgeführt wird die Zurückklappung des Kehldeckels durch den
von der Zungenwurzel abgleitenden Schluck oder Bissen selbst , unterstützt wird
sie durch den Reflector epiglottidis und den Aryepiglotticus. Ein zweiter Schutz
gegen das Eindringen von Schluckmasse in die Trachea tritt durch festen Schluss
der Glottis ein.

Die Abtheilung der schluckgerechten Flüssigkeitsmenge der einzelnen
Schlucke und die Formung des Bissens geschieht zwischen dem ausgehöhlten Zungenrücken und dem harten Gaumen, welcher Raum vorn und seitlich durch Andrücken
des Zungenrandes an den Alveolarfortsatz des Oberkiefers abgeschlossen wird. Durch
die von vorn nach hinten fortschreitende Erhebung des Zungenrückens *(M. transversus linguae)* wird die Schluckmasse nach hinten geschoben und sobald sie in
den *Isthmus faucium* gelangt, beginnt der eigentliche Schluckact. Es erfolgt der
Verschluss der Schluckbahn gegen die Athembahn und die Zungenbasis erhält eine
plötzliche Bewegung nach oben, durch Contraction der *Mm. mylohyoideus, stylo-
glossus* und *biventer mandibulae*, sowie nach hinten durch Contraction des
M. hyoglossus. Durch diese Bewegung der Zungenbasis entsteht im Rachenraume
eine plötzliche Drucksteigerung um mindestens 20 Cm. Wasserdruck. Die Plötzlichkeit
und Grösse dieser Drucksteigerung lässt auf eine erhebliche Beschleunigung schliessen,
welche der Schluckmasse in diesem Moment ertheilt wird und es ist auch experimentell
festgestellt, dass wenigstens ein Theil geschluckter Flüssigkeit in weniger als
0·1 Sec. nach jener Zungenbewegung an der Cardia anlangt. Durch die Auf- und
Vorwärtsbewegung des Kehlkopfes, wie sie schon zum Kehldeckelschluss erforderlich
war, ist im Moment der Zungenbewegung der untere Theil der Rachenhöhle erweitert.

Diese Erweiterung macht unmittelbar darauf einer Verengerung durch Contraction
des unteren und mittleren Schlundschnürers Platz. Dann schliessen sich, durch
bestimmte zeitliche Intervalle getrennt, von oben nach unten fortschreitend, Contractionen dreier verschiedener Abschnitte des Oesophagus an. Der oberste Abschnitt,
etwa 6 Cm. lang, beginnt seine Contraction fast gleichzeitig in seiner ganzen
Länge, etwa 1·2 Sec. nach dem Schluckanfange. Hierauf verfliessen 1·8 Sec. bevor
der nächste Abschnitt in einer Länge von beiläufig 10 Cm., ebenfalls fast gleichzeitig, sich zusammenzuziehen beginnt.

Darauf hält eine längere Pause von etwa 3 Sec. den Fortschritt der Bewegung
auf, wornach endlich der unterste Abschnitt in eine, von oben nach unten fortschreitende Zusammenziehung geräth. Bemerkenswerth ist, dass der oberste Abschnitt
ausschliesslich mit quergestreifter, der unterste ausschliesslich mit glatter Musculatur
versehen ist, während die Muskelwand des mittleren Abschnittes glatte und quergestreifte Muskelfasern gemischt enthält. Die Zusammenziehung jedes voraufgehenden
Abschnittes überdauert den Contractionsbeginn des darauffolgenden. Eine, wie es
scheint, rhythmische Contraction der Cardia bildet, etwa 6—7 Sec. nach dem Beginn,
den Schluss des einzelnen Schluckactes.

Der Theil der Schluckmasse, welcher durch die spritzenstempelartige
Bewegung des Zungengrades nicht sofort bis zur Cardia, oder auch durch diese
hindurch geschleudert ist, wird von der peristaltischen Bewegung des Oesophagus
erfasst, und gelangt etwa 6 Secunden nach Beginn des Schluckes zur Cardia, um
von der Contraction des untersten Abschnittes der Schlundröhre durch den Magen-
mund hindurchgepresst zu werden. Die Kraft, welche der Oesophagus hierbei
entfalten kann, ist ziemlich beträchtlich. In einem Versuche wurde durch die
peristaltische Contraction des Oesophagus eines Hundes ein Stück Holz von der
Gestalt einer Pflaume gegen den Zug eines Gewichtes von mehr als 250 Grm. in
den Magen befördert.

Nur die Einleitung des Schluckactes geschieht willkürlich dadurch, dass
der Schluck oder Bissen in den *Isthmus faucium* gebracht wird. Einmal hier
angelangt, wird er unwiderstehlich von dem reflectorisch sich abspielenden Vorgang
erfasst. Normalerweise wird der Schluckreflex im Ausbreitungsgebiet des *N. trigeminus*
auf der Unterfläche des *Velum palatinum* und in der Umgebung der Tonsillen
ausgelöst. Cocainisirung dieser Schleimhautpartien macht dem Menschen das Schlucken
unmöglich. Eine zweite Schleimhautpartie, durch deren Reizung Schlucken ausgelöst
wird, ist das Ausbreitungsgebiet des *N. laryng. sup.* oberhalb der Glottis. Beim
Thiere kann man auch durch centripetale Erregung des Stammes dieses Nerven
Schlucken hervorrufen. Jeder auf letztere Art ausgelöste Schluck ist von einer
kurzen Inspiration mit darauffolgendem Athemstillstand begleitet (Schluckathmung).

Die Fortpflanzung der Erregung von einem Abschnitt der Schluckbahn
auf den folgenden geschieht nicht durch Vermittlung von Nerven und Ganglien in
der Wand des Schluckrohres, sondern im Centralnervensystem selbst. Je ein Ganglien-
zellenhaufen in letzterem muss der Erregung eines bestimmten Abschnittes des Schluckrohres vorstehen und die Erregung muss von einem dieser Zellhaufen zu dem nächsten
fortschreiten. Zu dieser Vorstellung gelangt man auf Grund folgender Thatsachen.

Erstens ergreift der Schluckact in der normalen Zeit den unteren Theil
des Oesophagus, auch wenn ein mittleres ringförmiges Stück aus demselben ausgeschnitten ist. Hieraus folgt, dass die Fortleitung der Erregung nicht in der
Wand der Schlundröhre stattfinden kann.

Zweitens giebt es ein Schlucken, und zwar ist es dasjenige, welches dem
Aufstossen folgt, wobei nur der Oesophagus in Thätigkeit geräth, nicht die Zungen-
muskeln und die Schlundschnürer. Hieraus folgt, dass der centrale Erregungsherd
für letztere Musculatur gesondert von den Erregungsherden für die Oesophagusabschnitte sein muss.

Drittens kann durch einen, dem ersten Schluck in wechselndem Intervall
folgenden zweiten Schluck die Contraction des Oesophagus, und zwar beliebig

entweder in seinem ersten, oder zweiten, oder dritten Abschnitt hintangehalten werden. Diese Erscheinung ist verständlich, wenn man annimmt, dass mit dem zweiten Schluck eine Erregungswelle beginnt, welche den centralen Schluckapparat ebenso durchläuft wie die erste, ausserdem aber Hemmungswellen, welche direct zu den einzelnen centralen Stationen für die verschiedenen Oesophagusabschnitte gehen, also früher dort eintreffen wie die Erregungswelle.

Die Hemmung der zu dem vorangehenden Schluck gehörigen Contraction des Oesophagus und der Cardia durch den darauffolgenden Schluck ist in hohem Grade zweckmässig und erleichtert die Ausführung derjenigen Schluckreihen, welche das gewöhnliche Trinken ausmachen. Werden bei letzterem die einzelnen Schlucke in Intervallen von etwa 1 Secunde ausgeführt, so kommt es vor dem letzten Schluck zu keiner Verengerung des Oesophagus und der Cardia, die Schluckbahn bleibt während des ganzen continuirlichen Trinkactes frei, ja die Cardia öffnet sich mehr und mehr und erst nach dem letzten Schluck beginnt die peristaltische Contraction des Oesophagus und der Cardia, durch welche der zurückgebliebene Rest der getrunkenen Masse nachbefördert und der Magen definitiv geschlossen wird. In der That kann die von einem Schluck im Schluckrohr zurückgebliebene Schluckmasse gar nicht besser weitergebracht werden als durch einen nachgesandten Schluck, namentlich wenn der Oesophagus nirgends contrahirt und die Cardia eröffnet ist. Erst nach dem letzten Schluck wird die eigene Thätigkeit des Oesophagus zu seiner Reinigung und der Schluss der Cardia zur Verhinderung des Aufstossens erforderlich.

Die eigenthümliche Hemmung der Oesophagusbewegung durch den nachfolgenden Schluck geschieht unter Vermittlung des *N. glossopharyngeus*. Wird beim Hunde der genannte Nerv erregt, so kommt auch bei den stärksten Schluckreizen (durch Füllen des Rachens mit Flüssigkeit oder Reizung der *Nn. laryngei superiores*) keinerlei Schluckbewegung zu Stande: weder der erste reflectorische Schluckact, noch eine Oesophaguscontraction. Wenn Pharyngealäste einzeln gereizt werden, so machen sich die Hemmungserscheinungen in dem Hals- oder in dem Brusttheile des Oesophagus geltend. Bei den Kaninchen kann man die Hemmungswirkung des *N. glossopharyngeus* auf den Ablauf der Schluckacte in folgender Weise zeigen. Wenn man beim Kaninchen durch elektrische Reizung der *Nervi laryngei superiores* eine Schluckbewegung auslöst, so sieht man an dem freigelegten Halstheile des Oesophagus etwa 1 Sec. nach der Hebung des Kehlkopfes die (bei den Nagern schnelle) Oesophaguscontraction ablaufen. Tetanisirt man nun sogleich nach der Kehlkopfhebung, welche den ersten Schluckact markirt, die *N. glossopharyngei* kurze Zeit, so bleibt die Oesophaguscontraction aus. Wenn die *Nn. glossopharyngei* durchtrennt sind, so geräth der Oesophagus in tonischen Krampf, welcher mehr als einen Tag andauern kann.

Ausser auf die späteren Glieder des Schluckactes übt das wiederholte Schlucken auch auf andere, von dauernden centralen Erregungen abhängige Vorgänge eine hemmende Wirkung aus. So ist z. B. während des Hauptschluckactes der Tonus des Herzvagus herabgesetzt, was sich durch Beschleunigung des Pulses geltend macht. Wenn man mehrere Male schnell hintereinander schluckt, so steigt die Pulsfrequenz beträchtlich, zugleich sinkt die Anregung zur Athmung — das Athembedürfniss; — ebenso nimmt der Tonus des Gefässnervencentrums ab und auch andere Centren, wie z. B. das Erectionscentrum und das Centrum für die Uterusbewegungen, werden hemmend beeinflusst.

Mit dem Schlucken sind charakteristische, durch Auscultation wahrnehmbare Geräusche verbunden. Wenn man während des Schluckens in der Gegend des Magens, etwa im linken Hypochondrium, in der Parasternallinie oder in der Gegend des Schwertfortsatzes auscultirt, so hört man zwei Geräusche, eines seltener, eines häufiger, regelmässiger. Das erstere dieser beiden Geräusche erfolgt unmittelbar nach Beginn des Schluckactes und man hat den Eindruck, als ob ein laut gurgelndes, quietschendes Geräusch unmittelbar in das Ohr hineinkommt, ähnlich wie wenn man eine halb mit Luft gefüllte Spritze unter Wasser entleert oder wenn man eine Spritze voll Wasser in einen halb lufthaltigen, halb wasserhaltigen Ballon hineinspritzt, oder wenn man den Catheterismus der Tube auscultirt. Dieses Geräusch wird von EWALD, dessen Beschreibung der Schluckgeräusche hier reproducirt wird, das primäre Geräusch genannt, von MELTZER das Durchspritzgeräusch. Eine geraume Zeit darauf, zuweilen bis zu 12 Secunden später, hört man dann ein zweites Geräusch, welches nicht das helle, klangvolle Timbre des ersten hat, das heisst etwas „grossblasiger" ist. Dieses Geräusch, das „secundäre Geräusch" EWALD's oder das „Durchpressgeräusch" MELTZER's, hört man in der Mehrzahl aller Fälle, bei welchen man auscultirt, jedenfalls weit häufiger als das primäre. Lässt man Jemand mehrfach hintereinander schlucken, so hört man unter Umständen bei jedem einzelnen Schluck das primäre Geräusch und zu guterletzt am Ende das secundäre Geräusch. Es kann aber auch sein, dass das primäre Geräusch fehlt und man nur das secundäre Geräusch hört. In seltenen, übrigens von vornherein nicht zu bestimmenden Fällen ist gar kein Geräusch zu hören. Beide Geräusche scheinen beim Durchtritt von Schluckmasse durch die Cardia zu entstehen, das primäre wenn ein Theil derselben in Folge der den Schluckact einleitenden Zungenbewegung sofort hindurchgespritzt, das secundäre, wenn der Rest der Schluckmasse später durch die Contraction des untersten Abschnittes des Oesophagus hindurchgepresst wird. Wesentliche Bedingung für Entstehung der Schluckgeräusche, namentlich des secundären, scheint Beimischung von Luft zur Schluckmasse zu sein.   G a d.

Schlucksen = Singultus; s. Respirationskrämpfe, XVI, pag. 603.

Schlüsselbein, die angeborenen Missbildungen, Verletzungen, Erkrankungen und Operationen an demselben und seinen Gelenken.

A. Anatomisch-physiologische Vorbemerkungen.[1])

Das Schlüsselbein (*clavicula, furcula, os juguli* lat., *clavicule* franz., *clavicle* engl.) ist einem Röhrenknochen seiner Gestalt nach ähnlich, enthält in seinem Innern jedoch nicht eine Markhöhle, sondern eine geringe Menge poröser Masse, die von einer dicken, compacten Rinde umgeben ist. Der genannte Knochen ist bekanntlich bei abgemagerten Menschen, bei denen die Ober- und Unterschlüsselbeingruben sehr tief sind, mit Leichtigkeit fast von allen Seiten in seiner ganzen Ausdehnung zu umgreifen und zu betasten; bei kräftigen und fetten Menschen ist dies aber durch die Muskeln sowohl als das in jenen Gruben und im Unterhautbindegewebe abgelagerte Fett viel mehr erschwert. — Das von oben nach unten abgeplattete ä u s s e r e D r i t t e l des Knochens (*Extremitas acromialis*) gehört ganz dem Gebiete der Schulter an und dient zur Insertion der Clavicularportion des *M. cucullaris* und des *M. deltoideus,* die sich an den hinteren und vorderen Rand desselben ansetzen. Das m i t t l e r e D r i t t e l oder Mittelstück, von nahezu cylindrischer Gestalt, befindet sich vor dem ersten Intercostalraume und der zweiten Rippe, und zwar derart, dass der Abstand zwischen demselben und ihm nach aussen immer mehr zunimmt. Seine unmittelbare Berührung mit der Brustwand wird durch das ziemlich genau unter seiner Mitte fortziehende, den *Plexus brachialis* und die *Art.* und *V. subclavia* umfassende Paket, sowie durch den an seiner unteren Fläche entspringenden *M. subclavius* verhindert. Das i n n e r e D r i t t e l *(Extremitas sternalis),* nahezu dreiseitig prismatisch, die unregelmässig dreiseitige Gelenkfläche mit dem Sternum tragend, liegt mit seiner inneren Hälfte vor dem die erste Rippe überragenden Theile der Lungenspitze (kann deshalb zur directen Percussion derselben benutzt werden); die äussere Hälfte desselben steht durch eine Art von Gelenk mittelst des *Lig. costo-claviculare* mit der ersten Rippe in straffer Verbindung. An seinem vorderen und hinteren Rande inseriren sich die *Mm. pectoralis major* und *cleido-mastoideus.* — Die Verbindungen des Schlüsselbeins mit seiner Nachbarschaft finden theils durch Gelenke, theils durch besondere Ligamente statt.

Die *Articulatio acromio-clavicularis* besitzt nur schmale Gelenkflächen und besteht entweder in einem wahren Gelenk mit Synovialkapsel oder einem Halbgelenk ohne solche; die Festigkeit des Gelenkes wird durch sehniges, besonders auf der oberen Fläche stark entwickeltes Gewebe beträchtlich verstärkt. Die zweite Verbindung des Acromialendes der Clavicula mit der Scapula findet hauptsächlich durch das *Lig. coraco-claviculare posticum* statt, das mit seinen zwei Portionen, dem *Lig. conoideum* und dem *Lig. trapezoideum*, von denen das erstere mit seinem freien Rande bei mageren Personen äusserlich leicht durchzufühlen ist, eine feste Verbindung zwischen Schlüsselbein und *Proc. coracoideus* herstellt. Der in die Nische zwischen diesen Bandstreifen eingeschobene Schleimbeutel bildet sich bisweilen zu einer *Articulatio coraco-clavicularis* um. Von untergeordneter Bedeutung ist das oberflächlich gelegene *Lig. coraco-claviculare anticum*. — Die *Articulatio sterno-clavicularis* wird durch einen Meniscus in zwei Kammern getheilt und vorn und hinten durch ein *Lig. fibrosum anticum* und *posticum* bedeutend verstärkt. Die zweite Verbindung des Schlüsselbeins des Thorax erfolgt durch das schon erwähnte *Lig. costo-claviculare* oder durch eine an dessen Stelle tretende *Synchondrosis costo-clavicularis.* — Endlich sind die Sternalenden beider Schlüsselbeine noch durch einen starken, fibrösen, über die *Incisura semilunaris* des Brustbeines fortgehenden Faserzug, das *Lig. interclaviculare*, verbunden.

Das Schlüsselbein bildet zwischen *Acromion* und *Manubrium sterni* eine Art von Strebepfeiler, welcher der oberen Extremität einen Stützpunkt am Rumpfe gewährt, aber auch die erforderliche Entfernung der Schulter von diesem sichert. Von seiner schwach S-förmigen Biegung gehört die eine, nach vorn convexe, sich um die gewölbte Vorderfläche des oberen Thoraxendes herumlegende Krümmung den inneren zwei Dritteln des Knochens an; das übrige Stück des Knochens ist in entgegengesetzter Richtung gebogen. Bei weiblichen Personen sind die Schlüsselbeine in der Regel weniger kantig und weniger gekrümmt als bei Männern. Auch sind bisweilen die beiden Schlüsselbeine ungleich lang, oder es ist an dem Arme, welcher erheblich stärker gebraucht wird (also gewöhnlich der rechte, ausnahmsweise der linke), eine stärkere Entwickelung und ein stärkeres Vorspringen der beiden Enden vorhanden.

B. Angeborene Missbildungen des Schlüsselbeins und seiner Gelenke.

Während bei den ohne Arme geborenen Menschen die Schulterblätter und Schlüsselbeine theils vorhanden sein, theils fehlen können, fehlt bei vollständiger Integrität der betreffenden Oberextremität bisweilen das Schlüsselbein der einen Seite oder beider vollständig, oder ist nur ganz rudimentär entwickelt. Die Schultern können in diesen Fällen bis am Brustbein zusammengeführt werden. Es kommt ferner ein angeborener Mangel der *Pars acromialis* des Schlüsselbeins vor, der sogar erblich beobachtet ist (C. Gegenbaur, Jena 1864). Die Schulter zeigt unter diesen Verhältnissen eine tiefere Stellung und wird gegen den vorderen Thoraxumfang durch eine Einsenkung abgegrenzt, welche sich ununterbrochen in die der *Fossa supraclavicularis* entsprechende Vertiefung fortsetzt. Die Bewegungen der Arme hatten in allen den beobachteten Fällen so gut wie gar keine Einbusse erlitten. Man hat ferner die Clavicula in ihrem äusseren Theile gespalten gesehen; ein Zweig derselben articulirte in normaler Weise, der andere, stärkere, war nach hinten gerichtet und verband sich mittelst eines vollständigen Gelenkes mit dem oberen Rande der *Spina scapulae*. Es soll auch eine angeborene Luxation des Acromialendes des Schlüsselbeins, sogar erblich, beobachtet sein, jedoch ist die einzige, bekannte Beobachtung (Martin, Bordeaux 1865) nicht ausreichend, um jeden Zweifel zu heben.

C. Die Verletzungen des Schlüsselbeins und seiner Gelenke.

a) Die Fracturen [2]) des Schlüsselbeins gebören, ihrer Frequenz nach, zu den recht häufigen. Unter 51.398 Fracturen, die in 36 Jahren im London Hospital zur Behandlung kamen, befanden sich 382 im Hospital und 7458 ambulant behandelte, zusammen 7840 Schlüsselbeinbrüche oder $15·0^0/_0$ aller daselbst vorgekommenen Fracturen. Dem Lebensalter nach werden sie, wie es scheint, im ersten Decennium des Lebens am häufigsten, und zwar bei beiden Geschlechtern in gleicher Weise, beobachtet; auch Infractionen der Clavicula sind in diesem Lebensalter nicht selten. In späteren Jahren ist jedoch das Vorkommen dieser Brüche bei männlichen Individuen, im Vergleiche mit weiblichen, sehr überwiegend.

Von den verschiedenen Abschnitten des Schlüsselbeins wird der dünnste und zugleich am stärksten gekrümmte Theil desselben, nämlich das mittlere Drittel und seine Grenze mit dem äusseren am häufigsten von einem Bruche betroffen. Die daselbst zu beobachtenden Bruchformen sind gewöhnlich Quer- oder Schrägbrüche, die beide mit erheblicher Verschiebung in der Längsrichtung allein, oder mit einer Winkelbildung combinirt sein können, so dass in extremen Fällen der Knochen eine T- oder Y-Gestalt erhält. Mehrfache und Comminutivbrüche sind im mittleren Drittel ungleich seltener. Im Allgemeinen hat man die bei den Fracturen des mittleren Drittels vorkommenden Dislocationen der Fragmente, theoretischen Speculationen folgend, viel zu einseitig aufgefasst, namentlich ein Herabsinken des äusseren Fragmentes und damit auch der Schulter beinahe für alle Fälle angenommen und gegen dieses Verhalten die Einwirkung der überaus zahlreich vorgeschlagenen Verbände gerichtet. Allerdings ist die Schultersenkung ein in der Mehrzahl der Fälle beobachtetes Symptom, sie kann aber auch ganz fehlen und sogar das Acromialfragment höher als das Sternalfragment stehen. Im Uebrigen deutet die Schultersenkung, je mehr sie ausgeprägt ist, auch eine um so stärkere Zerreissung des Bindegewebes und der Fascien an, durch welche, ebenso wie durch die Gefässe und Nerven, das Schlüsselbein sonst in seiner Lage erhalten wird. — Die Brüche des Schlüsselbeins, in seinem Acromialdrittel ausserordentlich viel seltener als die im mittleren Drittel, können je nach Umständen mit gar keiner, geringer oder beträchtlicher Dislocation verbunden sein. Das Fehlen derselben oder eine solche geringen Grades wird gewöhnlich beobachtet bei denjenigen Fracturen, die sich zwischen den *Ligg. trapezoideum* und *conoïdeum* befinden und durch diese Ligamente sowohl als durch die sich das Gleichgewicht haltenden *Mm. deltoideus* und *trapezius* zusammengehalten werden. Dagegen kann aber auch an dieser Stelle eine Dislocation beträchtlicher Art vorkommen, ganz ähnlich derjenigen, welche sich sehr gewöhnlich bei den Fracturen des Acromialendes der Clavicula nach aussen von dem *Lig. coraco-claviculare post.* findet, nämlich eine solche, bei welcher das kurze (Acromial-) Fragment mit dem anderen einen nach oben gerichteten und deshalb schon äusserlich sehr in die Augen fallenden Winkel bildet. Bei den Brüchen des nur etwa $^3/_4$ Zoll langen, zwischen dem *Lig. trapezoideum* und dem Acromio-Claviculargelenke gelegenen Acromialendes des Schlüsselbeins, deren Beschaffenheit eine quere schräge, comminutive u. s. w. sein kann, kommt die genannte Dislocation fast ganz constant vor, hauptsächlich wohl durch die Action des *M. trapezius*, aber auch in Folge der Axendrehung des Schulterblattes und eines Zuges der von der Brust zum Arme verlaufenden Muskeln. Im Gefolge dieser Brüche sowohl als der vorher genannten kann bisweilen durch massenhafte Callusablagerungen im Bereiche der erwähnten Ligamente eine unbewegliche Verbindung der Clavicula und Scapula durch einen knöchernen Strebepfeiler herbeigeführt werden. — Die Fracturen des inneren oder Sternaldrittels der Clavicula, welche die allerseltensten sind, zeigen bisweilen gar keine oder sehr geringe Dislocation, können aber auch mit erheblicher Uebereinanderschiebung der Fragmente verbunden sein. — Doppelbrüche, d. h. eine zweimalige Trennung eines und desselben Schlüsselbeines, sind sehr selten, der gleichzeitige Bruch beider Claviculae, wobei übrigens die Brüche auf beiden Seiten sich ganz verschieden verhalten können, kommt etwas häufiger vor. — Auch complicirte Schlüsselbeinbrüche gehören in der Civilpraxis zu den grössten Seltenheiten, ebenso die Verletzungen der *Vasa subclavia*, während der *Plexus brachialis*, wie aus der nach der Heilung bisweilen zurückbleibenden Paralyse des Armes hervorgeht, eher Insulten ausgesetzt ist, die, je nach Umständen, in einer Erschütterung der Nervenstämme bei der Entstehung der Verletzung, oder in einem durch ein dislocirtes Fragment oder einen voluminösen Callus auf sie ausgeübten Druck ihren Grund haben können. — In Betreff der Entstehung der Schlüsselbeinbrüche ist zunächst auf das in einer Anzahl von Fällen ohne nachweisbare Knochenbrüchigkeit erfolgte Zustandekommen derselben durch eine blosse Muskelaction hinzuweisen. Es handelte sich dabei um verschiedenartige, manchmal mit grosser Kraft, zum Theil ruckweise ausgeführte Bewegungen der Oberextremität; das Zerbrechen des Knochens wurde an allen drei Dritteln, vorwiegend jedoch im mittleren und besonders an der Stelle nach aussen von der Clavicularportion des Kopfnickers beobachtet. Es sind ferner einige Fälle von intrauterin, während der Schwangerschaft und bei der Geburt, durch Zerren an den Armen, entstandenen derartigen Knochenbrüchen bekannt. Die grosse Mehrzahl der übrigen Claviculaibrüche aber erfolgt durch indirecte Gewalteinwirkung, namentlich durch Fall auf die Schulter, den Ellenbogen oder die ausgestreckte Hand; directe Gewalten, wie Stoss, Schlag, Auffallen eines schweren Körpers u. s. w. sind seltenere Veranlassungen. Der gleichzeitige Bruch beider Schlüsselbeine kommt meistens bei einer seitlichen Zusammenpressung des Thorax zu Stande, es kann aber auch nach einander das eine und andere Schlüsselbein durch einen verschiedenen Mechanismus gebrochen werden. — Die Symptomatologie und Diagnose betreffend, ist zu bemerken, dass die Infractionen des Schlüsselbeins bisweilen nur schwer als solche sich erkennen lassen, während bei den vollständigen Brüchen mit mehr oder weniger erheblicher Dislocation der blosse Anblick des Patienten zur Stellung der Diagnose häufig genügt. Da ausserdem der Knochen sich fast von allen Seiten umgreifen lässt, werden alle Unregelmässigkeiten an demselben auch durch das Gefühl leicht wahrgenommen. Das früher vielfach als pathognomonisch angenommene Zeichen, dass ein Patient mit Schlüsselbeinbruch ausser Stande sei, die Hand der verletzten Seite zum Kopf zu führen, fehlt in einer grossen Zahl von Fällen und namentlich dann, wenn die Bewegungen des Armes dem Patienten, der z. B. delirirt oder geisteskrank ist, nicht schmerzhaft sind; jedenfalls ist die physische Unmöglichkeit, gedachte Bewegung auszuführen, nur sehr selten vorhanden. Beim gleichzeitigen Bruche beider Schlüsselbeine befinden sich die Patienten in der sehr peinlichen Lage, ihre oberen Gliedmassen nur sehr unvollkommen gebrauchen zu können. Als etwas sehr Ungewöhnliches ist in einigen Fällen, in denen ein gleichzeitiger Rippenbruch oder eine Verletzung der Lungenspitze mit Bestimmtheit ausgeschlossen werden konnte, auch ein beträchtliches Emphysem beobachtet worden, dessen Entstehungsweise als ziemlich räthselhaft bezeichnet werden muss. Im Uebrigen ist die differentielle Diagnose einer *Fr. claviculae* in der Regel nicht besonders schwierig; namentlich sind die Luxationen dieses Knochens, sowie des Oberarmbeins im Schultergelenk, oder eine *Fractura colli scapulae* bei einiger Aufmerksamkeit leicht auszuschliessen; ebenso, wenn es sich um ein späteres Stadium handelt, die Knochenauftreibungen, wie sie durch chronische Periostitis, namentlich bei Syphilis, vorkommen, oder die angebornen Defecte des Knochens. — Verlauf und Ausgänge bei dem Bruche pflegen so zu sein, dass die Heilung in 20—40 Tagen, im Mittel also in 28 Tagen oder 4 Wochen bei einem Erwachsenen erfolgt, allerdings häufig genug mit einiger Deformität, indem die vorhandene Dislocation nicht ganz oder gar nicht hatte beseitigt werden können. Pseudarthrosen am Schlüsselbeine sind sehr selten, stören übrigens die Brauchbarkeit des Gliedes nur wenig, ebenso wie auch die in dislocirter Stellung geheilten Knochenbrüche auf dessen Functionen nur einen sehr geringen ungünstigen Einfluss haben. Die

sehr selten als Residuen einer geheilten Fractur beobachteten paralytischen
Erscheinungen können, wenn die Ursachen derselben in einem Gefässe und Nerven
comprimirenden Callus zu suchen sind, durch Resection des letzteren, wie dies mit
Erfolg ausgeführt worden ist, beseitigt oder gebessert werden. — Während, wie
wir gesehen haben, bezüglich der Schnelligkeit und Leichtigkeit der Heilung und
der Rückkehr der normalen Functionen die P r o g n o s e eine durchaus günstige
ist, kann man ein Gleiches hinsichtlich der Wiederherstellung der normalen Form
nicht sagen, da die meisten mit einer Dislocation verbundenen Schlüsselbeinbrüche,
selbst bei durchaus sorgfältiger Behandlung, mit mehr oder weniger Deformität
zur Heilung gelangen, eine Deformität, die im Allgemeinen ohne Belang ist, aber
eitlen Frauen bisweilen ziemlich unerwünscht sein kann. — Bei der T h e r a p i e
kommt zunächst die Reposition in Frage, welche in der Mehrzahl der Fälle, in
denen das äussere Fragment nach innen und unten gewichen ist, darin besteht,
an der verletzten Schulter einen kräftigen Zug nach oben und aussen dadurch
auszuüben, dass dem auf einen Schemel oder rittlings auf einer Bank sitzenden
Patienten ein hinter ihm stehender Assistent das eine seiner Kniee zwischen die
Schulterblätter setzt und durch Umfassen beider Schultern mit seinen Händen,
diese, namentlich aber die verletzte Schulter, empor- und rückwärts zieht. Gleichzeitig muss an der Bruchstelle selbst mit den Fingern die Coaptation ausgeführt
werden, indessen darf man, namentlich bei Brüchen mit starker Uebereinanderschiebung der Fragmente, nicht immer erwarten, durch diese combinirten Manöver
jede Dislocation vollständig zu beseitigen. — Es fragt sich nun, ob bei allen
Schlüsselbeinbrüchen die Anwendung von zusammengesetzten Verbänden nothwendig
ist oder nicht. Bei einfachen, wenig oder gar nicht dislocirten Brüchen und bei
verständigen Personen kann man sich meistens auf die Anwendung einer einfachen
Mitella beschränken, theils bei rechtwinkeliger Stellung des Ellenbogengelenks,
theils auch bei spitzwinkeliger, wenn etwa bei dieser die Fragmente sich besser
coaptiren. Es kann ferner für einzelne Fälle, bei denen es auf eine möglichst
vollkommene Heilung aus cosmetischen Gründen ankommt, die schon von .HIPPO-
KRATES empfohlene ruhige Rückenlage des Patienten, wobei ein schmales Polster
zwischen die Schulterblätter gelegt wird und die ohne Unterstützung gelassene verletzte Schulter vermöge ihrer eigenen Schwere zurücksinkt, für einige Wochen
zur Anwendung gebracht werden. Wenn man ganz sicher eine fehlerlose Heilung
erzielen will, ist es bei dem heutigen Stande der antiseptischen Behandlung gerechtfertigt, nach dem Vorgange von LANGENBUCH (Berlin 1882), nach Freilegung der
Bruchenden diese durch Silberdrahtnähte zu vereinigen. Was die Contentivverbände
anlangt, deren eine überaus grosse Zahl im Laufe der Zeiten angegeben worden
ist, so würde das Ideal derselben darin bestehen, mit der geringsten Belästigung
des Patienten, namentlich womöglich mit Vermeidung einer Beengung des Thorax
und eines zu starken Druckes auf die Achselhöhlen, die Fragmente in Reposition
zu erhalten. Da indessen die Immobilisirung der letzteren hauptsächlich nur durch
eine Einwirkung auf das ausserordentlich schwer mit Hilfe von Verbänden zu
fixirende Schulterblatt geschehen kann, derartige Verbände aber von zahlreichen
Patienten wegen anderweitig vorhandener Brustverletzungen, chronischer Krankheiten der Brustorgane, vorgerückter Schwangerschaft, Missstaltungen des Thorax,
starker Entwicklung der Mammae, bedeutender Fettleibigkeit u. s. w. nicht ertragen
werden, so ist es ersichtlich, dass allen diesen Verbänden, welche fast ohne Ausnahme gegen die häufigste Art von Dislocation der Fragmente, bei welcher
die Schulter nach unten, vorn und innen gewichen ist, bestimmt sind und demnach eine Auswärts- und Rückwärtsziehung und Aufwärtsdrängung der Schulter
bezwecken, eine nur sehr beschränkte Wirksamkeit beizumessen ist, indem die
bei ihnen verwendeten Gurte und Riemen oder die mit Klebestoffen (Eiweiss,
Kleister, Gyps) versehenen Bindentouren, trotz aller Polsterung, wenn sie, wie es
nothwendig ist, fest angezogen werden, einen nachtheiligen Druck ausüben, einschneiden und auf die Dauer nicht ertragen werden. Ohne auf die zahlreichen

Verband-Varietäten mit ihren Achselkissen, Achselringen, Brustgürteln, Corsets, Schulterkappen, Peloten u. s. w., denen alle die erwähnten Mängel mehr oder weniger anhaften, hier näher einzugehen, wollen wir nur bemerken, dass man in manchen Fällen, namentlich bei sehr mageren Individuen, welche tiefe Ober- und Unter-Schlüsselbeingruben besitzen, durch Eindrücken von erweichten Stoffen, wie nasser Pappe, erwärmter Guttapercha, Gypscataplasmen, oder durch übergelegte Heftpflasterstreifen, bisweilen eine ziemlich gute, directe Fixirung und Immobilisirung der Fragmente auszuführen im Stande ist. Ein sehr einfacher Verband, der in der neuesten Zeit recht beliebt geworden ist, ist der SAYRE'sche Heftpflasterverband. Er wird mit drei langen, 6—8 Cm. breiten Heftpflasterstreifen ausgeführt, von denen der erste, an der Innenseite des kranken Oberarms beginnend, über dessen Vorder- und Aussenfläche nach hinten, über den Rücken und unter der gesunden Achsel nach vorne bis zur Mamma verläuft und die kranke Schulter nach hinten und oben ziehen soll. Der zweite Streifen geht von der Höhe der gesunden Schulter schräg über den Rücken abwärts, um den Ellenbogen der kranken Seite herum und vorn zur gesunden Schulter zurück; er soll den Arm emporheben. Der dritte Streifen umfasst mit seiner Mitte das Handgelenk, seine beiden Enden werden an der Vorderfläche der Brust hinauf- und über die gebrochene Clavicula hinübergeführt, so dass das Gewicht des Armes die nach oben gerichteten Bruchenden nach unten drückt. Mittelst einer kleinen Mitella wird die Hand unterstützt. — Ueber das sonstige Verhalten des Patienten, wenn er, wie gewöhnlich, nicht zu Bett liegt, sondern bei Tage herumgeht, ist nichts weiter zu bemerken, als dass er eine jede, zu einer Dislocation der Fragmente Anlass gebende Bewegung, namentlich jeglichen Gebrauch der Hand der verletzten Seite, sorgfältig vermeiden muss. Bei der Lage im Bette des Nachts ist ein hartes, in der Mitte etwas convexes Lager zu empfehlen, damit nicht von Neuem eine erheblichere Dislocation eintritt. — Für die Behandlung des gleichzeitigen Bruches beider Schlüsselbeine empfiehlt sich während eines grossen Theiles der Heilungsdauer eine ruhige Rückenlage, später sind zwei einfache Mitellen am Platze.

b) S c h u s s v e r l e t z u n g e n des Schlüsselbeins [3]) sind gewöhnlich mit Verwundungen der Lunge, Fracturen der Rippen, des Schulterblattes oder Verletzungen von Gefässen und Nerven complicirt und ist daher die Bedeutung jener Verletzungen ganz von der der letzteren abhängig. Im Uebrigen werden alle Arten von Brüchen, die sich an den langen Knochen finden, auch am Schlüsselbein beobachtet. Ausnahmsweise sind bei Schussverletzungen dieses Knochens auch operative Eingriffe, Resectionen von grösserem oder geringerem Umfange vorgenommen worden.

c) L u x a t i o n e n des Schlüsselbeins [4]) kommen an beiden Enden desselben, also im Sterno-Clavicular- und im Acromio-Claviculargelenk, gewöhnlich nur in einem derselben, sehr selten auch in beiden zugleich vor. Nach POLAILLON [5]) beträgt ihre Frequenz etwa 9%, indem unter 967 Luxationen, welche von 1861 bis 1864 in den Pariser Hospitälern behandelt wurden, 87 dem Schlüsselbein angehörige sich befanden, und zwar bei 84 männlichen und 3 weiblichen Individuen, darunter keine Kinder und nur 2 Greise, so dass die grosse Mehrzahl aus Erwachsenen im besten Lebensalter bestand. In einer anderen Statistik von 97 Fällen, die POLAILLON in der Literatur gesammelt hat, war das Verhältniss der Männer zu den Frauen allerdings ein ganz anderes, nämlich wie 77 : 17 und dazu noch 3 Fälle von Patienten unbekannten Geschlechtes. Ferner waren 43 Luxationen rechts-, 25 links- und 2 beiderseitig, daher beträchtliches Vorwiegen der rechten Seite. 8 unter 61 Fällen waren irreponibel und unter 93 Fällen fanden sich 13 mit Complicationen (4mal Rippenbruch, je 2mal Oberarm-Bruch und -Luxation, je 1mal die letztgenannte Luxation zusammen mit Bruch des Acromion, dieser Bruch allein, 1 Bruch des luxirten Schlüsselbeins, 1 Oberschenkelbruch, 1 Hautwunde). Unter den 97 Luxationen des Schlüsselbeins betrafen 50 das Acromio-Clavicular-, 44 das Sterno-Clavicular-Gelenk und 3 beide Gelenke.

α) Die Luxation des Schlüsselbeins im Acromio-Clavicular-Gelenk kommt nach drei Richtungen, nach oben *(L. supraacromialis)*, nach unten *(L. infraacromialis)* und nach vorn und unten, unter den *Proc. coracoideus (L. subcoracoidea)* vor, und verhalten sich diese verschiedenen Formen ihrer Frequenz nach so, dass unter 50 Fällen 38 auf die erstgenannte und je 6 auf die beiden anderen Formen kamen (POLAILLON). Demnach ist die *L. supraacromialis* die bei weitem häufigste Form, überhaupt die häufigste unter allen Luxationen des Schlüsselbeins. Diese Luxation ist leicht dadurch zu erkennen, dass man das Acromialende der Clavicula 1—3 Cm. über dem Acromion stehen und einen spitzigen Vorsprung bilden sieht und fühlt. Sobald man sich von der Integrität des Schultergelenkes überzeugt hat, die Clavicula von ihrem Sternalende nach dem Acromialende mit dem Finger verfolgt und dabei erkennt, dass sie unverletzt ist, wird man auch über die Natur des abnormen Vorsprunges, selbst wenn dieser sich weit nach hinten, bis in die Gegend der *Spina scapulae* erstreckt, nicht lange im Zweifel sein können. — Die gewöhnliche Veranlassung dieser Luxation ist ein Fall auf die Schulter, bei welchem der Rumpf einen Stoss nach vorn erhält. — Die Prognose ist keine günstige, da wohl die Reposition meistens, nicht aber eine Heilung ohne jegliche Deformität gelingt, indem eine solche eine grosse Seltenheit ist. — Bei der Reposition muss die Schulter nach oben, aussen und hinten gebracht und gleichzeitig die Clavicula durch directen Druck auf dieselbe gesenkt werden. Für die Retention sind sehr verschiedene Apparate empfohlen worden, von den Schlüsselbeinbruch-Verbänden DESAULT'S, VELPEAU'S u. A. an bis zur Anwendung von Tourniquets und Peloten, um das Acromialende des Schlüsselbeins, welches eine sehr grosse Neigung hat wieder aufzusteigen, niederzuhalten. Alle diese Verbände aber, auch die einfacheren wie der von MALGAIGNE, in einem über das Acromion und unter dem gebeugten Ellenbogen fortgeführten Schnallengurt bestehend, üben, da sie fest angelegt werden müssen, einen auf die Dauer so unerträglichen Druck aus, dass sie bald von den Patienten weggelassen werden und diese lieber auf eine absolut fehlerlose Heilung verzichten. Uebrigens würde die schon in der vorantiseptischen Zeit von E. S. COOPER (San Francisco) mit Erfolg ausgeführte Knochennaht der von einander gewichenen Gelenkenden heutzutage, wenn es darauf ankäme, eine ganz normale Heilung in einem frischen oder veralteten Falle herbeizuführen, auf keine grossen Bedenken stossen. — Die beiden anderen Arten von Luxationen, die *L. infraacromialis* und *subcoracoidea*, gehören zu den sehr selten beobachteten Verletzungen und können durch einen Fall auf den Ellenbogen bei fixirtem Schlüsselbein oder durch einen Druck auf das Acromialende desselben, bei gleichzeitiger plötzlicher Rückwärtsbewegung der Schulter, zu Stande kommen. Die Diagnose ist wegen der mehr verborgenen Lage des ausgewichenen Gelenkendes weit schwieriger und erfordert eine genaue Palpation, bei der man das Acromion höher stehend findet, als die Clavicula. Die Reposition ist ebenfalls sehr schwierig und setzt sich aus einem auf das Schlüsselbein von unten nach oben ausgeübten Drucke und einer starken Auswärtsziehung der Schulter zusammen. Sollte die Reposition nicht gelingen, so ist die zurückbleibende Functionsstörung von keinem Belange und verliert sich meistentheils im weiteren Verlaufe mehr und mehr.

β) Die Luxation des Schlüsselbeins im Sterno-Clavicular-Gelenke kann nach drei Richtungen, nach vorn, hinten und oben vom Brustbeine stattfinden. Ihrer Frequenz nach verhielten sich dieselben unter zusammen 44 Fällen wie 19 : 16 : 9 (POLAILLON). Die *L. praesternalis*, nach der *L. supraacromialis* die häufigste Schlüsselbein-Luxation, kommt bei heftigem Zurückgeschleudertwerden der Schulter oder des erhobenen Armes durch Zerreissung der vorderen Kapselwand zu Stande und bildet dann das umfangreiche Sternalende des Schlüsselbeins einen unter der Haut des Sternum leicht sicht- und fühlbaren bedeutenden Vorsprung, während die Gruben ober- und unterhalb der Clavicula stärker vertieft sind und die Schulter, wie beim Schlüsselbeinbruch, herab- und weiter nach innen gesunken ist. Obgleich die Reposition durch Aus- und Rückwärtsziehung der Schulter meistens leicht gelingt, hat die Retention ihre grossen Schwierigkeiten und hat man, ausser den zur Fixirung der Schulter bestimmten Verbänden, welche ähnlich denen bei der Fractur der Clavicula sein müssen, sich oft genöthigt gesehen, durch den eine Anzahl von Wochen angewendeten Druck einer Bruchbandfeder und Pelote das Gelenkende zurückzuhalten. Trotzdem gelingt es nicht immer, normale Verhältnisse wieder herbeizuführen und bleibt oft ein Zustand von incompleter Luxation zurück, der übrigens die Brauchbarkeit des Armes nur wenig oder gar nicht beeinträchtigt. — Die *L. retrosternalis*, welche durch einen directen Stoss oder Fall auf das Sternalende des Schlüsselbeins oder durch eine gewaltsame Vortreibung der Schulter bei gleichzeitiger Fixation der anderen Thoraxseite zu Stande kommen kann, ist in der Mehrzahl der Fälle mit den Erscheinungen von Druck auf die Gebilde des Halses verbunden. Man findet also, ausser einer grubenartigen Vertiefung an der Stelle des Sterno-Clavicular-Gelenkes, bei tieferem und nach innen gerichtetem Stande der Schulter und Erschwerung der Bewegungen des Armes, als Folgen des auf die *Vena jugularis*, die Trachea, den Oesophagus ausgeübten Druckes eine Cyanose oder selbst ein Oedem des Gesichtes, mehr oder weniger bedeutende Dyspnoë, Schlingbeschwerden, Schmerz in der Kehlgrube. Es können übrigens diese Compressionserscheinungen, namentlich bei incompleten Luxationen, fast vollständig fehlen oder nur wenig ausgeprägt sein. Die Reposition durch Zurückziehen der Schulter nach hinten und oben gelingt oft sehr leicht; das Manöver kann noch durch einen directen, mit dem Finger von hinten nach vorn auf das Schlüsselbein ausgeübten Druck unterstützt werden. Bei der grossen Neigung zur Zurückkehr der Dislocation ist es nothwendig, längere Zeit die Schultern stark retrahirt zu halten, sei es durch einen der Schlüsselbeinbruch-Verbände, namentlich diejenigen, welche mit Achtertouren die Schultern umfassen (J. L. PETIT, BRÜNINGHAUSEN), bei gleichzeitiger Zwischenlagerung eines dicken Kissens zwischen die Schulterblätter, sei es durch die Rückenlage in der Weise, wie wir sie für den Schlüsselbeinbruch empfohlen haben. — Die *L. suprasternalis*, eine sehr seltene Form, kann dadurch zu Stande kommen, dass das Schlüsselbein in seinem äusseren Theile oder mittelst der Schulter hebelartig herabgedrückt wird, wodurch der ausgewichene Gelenkkopf in die Kehlgrube tritt und daselbst leicht sicht- und fühlbar wird. Durch eine entgegengesetzte Hebelbewegung, bei gleichzeitiger Abduction der Schulter und directem Druck auf das luxirte Gelenkende erfolgt die Reposition, während die Retention in ähnlicher Weise wie bei der *L. praesternalis* ausgeführt wird.

γ) Die Luxation des Schlüsselbeins aus seinen b e i d e n G e l e n k e n, bisher nur in einigen wenigen (3) Fällen, und zwar stets nach oben, beobachtet, erfordert zu ihrem Zustandekommen eine gleichzeitige Zerreissung der Gelenkbänder beider Gelenke, kann dann aber in ähnlicher Weise erfolgen, wie dies bei einzelnen Carpal- oder Tarsalknochen der Fall ist. Die bisweilen mit anderen Verletzungen, z. B. Rippenbrüchen, combinirte Luxation kommt wohl hauptsächlich durch einen auf den Thorax oder die Schultern ausgeübten Druck zu Stande. In einigen Fällen gelang die Reposition nicht in beide Gelenken, sondern nur in einem, selbst nach, als man mittelst eines durch die Haut eingesetzten scharfen Hakens das unreponirt gebliebene Gelenk- (Acromial-) Ende durch directen Druck und Zug zurückzuführen versuchte. Zur Nachbehandlung würde ein Verband, ähnlich dem beim Bruche des Schlüsselbeins, anzuwenden sein.

D. E r k r a n k u n g e n d e s S c h l ü s s e l b e i n s u n d s e i n e r G e l e n k e.

a) P e r i o s t i t i s, O s t e o m y e l i t i s, C a r i e s, N e c r o s e d e s Schlüsselb e i n s. Diese verschiedenen Entzündungsprocesse zeigen am Schlüsselbeine keine besonderen Eigenthümlichkeiten und ist bei der oberflächlichen Lage des Knochens die Diagnose sowohl als die Therapie wesentlich erleichtert. Im Allgemeinen ist die Necrose häufiger als die Caries; es findet bei der ersteren oft eine reichliche Knochenneubildung statt und mit Erhaltung eines grossen Theiles dieser neu. gebildeten Sequesterkapsel lässt sich der Sequester ohne Schwierigkeit ausziehen, oder nach Umständen auch mit Erhaltung des mittelst eines Elevatoriums abgehobenen, verdickten Periosts eine mehr oder weniger ausgedehnte Resection des Knochens ausführen, nicht selten mit Erhaltung der Gelenkenden. — Beim Vorhandensein tertiärer Syphilis ist das Schlüsselbein der verhältnissmässig häufige Sitz einer Ostitis, die mit einer beträchtlichen, anfänglich weichen, gummösen, später knochenharten Auftreibung, bisweilen auch mit Caries verbunden ist; auch ein spontaner Knochenbruch ist bei einer derartigen Erkrankung beobachtet worden. Eine antisyphilitische Behandlung, namentlich Jodkalium, pflegt bald eine bedeutende Besserung, wenn nicht Beseitigung des ganzen Zustandes herbeizuführen.

b) Neubildungen am Schlüsselbein sind ziemlich seltene Vorkommnisse. Zunächst handelt es sich um knöcherne Geschwülste, Exostosen, Osteome, knorpelige Geschwülste, Chondrome und Knochencysten. Unter denselben sind die Exostosen, auch wenn man von den durch Syphilis entstandenen Hyperostosen absieht, noch die am häufigsten beobachteten Geschwülste, die theils an der Diaphyse, theils an der Epiphyse ihren Sitz haben, von Elfenbeinhärte, gestielt sein können u. s. w. und bisweilen die Entfernung nöthig machen, wenn sie durch die Entstellung, welche sie verursachen, oder den Druck, den sie auf Nachbargebilde ausüben, lästig werden. Meistentheils wird die Entfernung sich, nach Trennung der Weichtheile, durch eine Resection des Knochens auf seiner Fläche mit Säge oder Meissel ausführen lassen, nur selten wird eine doppelte Trennung desselben in seiner ganzen Dicke behufs Entfernung der Knochengeschwulst erforderlich sein. Es sind die eigentlichen Exostosen übrigens von den bisweilen nach einer Fractur beobachteten Calluswucherungen zu unterscheiden, die ebenfalls, wie wir gesehen haben, eine Resection nothwendig machen können. Sehr selten sind Chondrome und Knochencysten beobachtet, die wohl fast immer eine Diaphysenresection erfordern werden. Andere an sich gutartige Geschwülste, wie die Fibrome, können, wenn sie einen etwas grösseren Umfang erreichen und Verwachsungen mit ihrer Nachbarschaft eingegangen haben, bei der nur mittelst partieller Resection des Knochens auszuführenden Exstirpation zu sehr schwierigen und gefahrvollen Operationen Anlass geben. In noch höherem Maasse gilt dies von den ihrer Natur nach zweifelhaften oder entschieden bösartigen Geschwülsten, den Sarcomen und Carcinomen, unter denen an dieser Stelle auch Cystosarcome, ferner Medullar- und pulsirende Carcinome beobachtet sind. In den meisten dieser Fälle werden also, wenn überhaupt noch Exstirpationen möglich sind, grosse Stücke des Schlüsselbeins, z. B. eine ganze Hälfte oder dasselbe in seiner Totalität zu entfernen sein.

c) Erkrankungen der Schlüsselbeingelenke. Von den beiden Gelenken ist das Sterno-Clavicular-Gelenk dasjenige, welches häufiger als das Acromio-Clavicular-Gelenk erkrankt. Es kommen an demselben die meisten der gewöhnlichen Entzündungsformen, wie die Synovitis (traumatischen, rheumatischen, pyämischen Ursprunges), tuberkulöse Entzündung, verbunden mit Caries, Senkungsabscessen, Ankylosen, ausserdem eine auf tertiärer Syphilis beruhende gummöse Gelenkentzündung vor, bei welcher die anscheinend sehr deutliche Fluctuation nicht zu einer vorzeitigen Eröffnung verleiten darf. — Im Acromio-Clavicular-Gelenke ist die *Arthritis deformans* nicht allzu selten, theils für sich allein, theils in Verbindung mit einer gleichen Affection des Schultergelenks bestehend. Man findet dabei das Acromialende des Schlüsselbeins meistentheils erheblich vergrössert, das Niveau des Acromion überragend, wie bei einer Luxation, knotige Osteophyten in der Umgebung des polirten Gelenkflächen, bisweilen auch Gelenkkörper in dem Gelenke. — In nahen Beziehungen zu den verschiedenen Entzündungen der Clavicular-Gelenke stehen die an denselben in Folge von Erschlaffung und Ausdehnung der Gelenkbänder beobachteten pathologischen

Luxationen und Subluxationen, die aber auch in beiden Gelenken auf andere Weise sehr allmälig entstehen können. Für das Sternal-Gelenk kommen hierbei Tumoren des Mediastinum, namentlich Aneurysmen der grossen Gefässe in Betracht, ferner starke Verkrümmungen der Wirbelsäule und andere nicht näher zu präcisirende Ursachen; zu pathologischen Subluxationen im Acromial-Gelenke kann möglicherweise in der Beschäftigung des Patienten, die vielleicht eine sehr grosse Anstrengung der Arme erfordert, bisweilen der Anlass zu suchen sein. Gegen diese allmälig sich entwickelnden, als Erschlaffungs-Luxationen zu bezeichnenden Zustände ist so gut wie Nichts zu thun; bei den in Folge von Entzündung entstandenen Bändererschlaffungen ist durch längere Ruhigstellung eine Rückkehr zu normalen Verhältnissen eher wieder zu erwarten.

E. Operationen am Schlüsselbein.

Abgesehen von der schon kurz erwähnten Necrosen-Operation, deren Ausführung, soweit sie sich um die Extraction eines Sequesters handelt, im Grossen und Ganzen hier dieselbe ist, wie an anderen Knochen, kommt am Schlüsselbein nur die partielle oder totale Resection des Knochens in Betracht, die in einer Flächen-Resection ohne Unterbrechung der Continuität, der Aussägung eines kleineren oder grösseren Stückes der Diaphyse des Knochens, der Fortnahme des einen oder anderen Gelenkendes, endlich in einer Total-Exstirpation des Knochens bestehen kann. Partielle oder totale Resectionen der Clavicula kommen bisweilen auch in Verbindung mit partiellen Resectionen oder totalen Exstirpationen des Schulterblattes, Resectionen des Oberarmkopfes oder Exarticulationen der ganzen oberen Extremität vor. Der Knochen ist übrigens für ausgedehnte Resectionen deswegen besonders geeignet, weil er eine ungewöhnliche Regenerationsfähigkeit besitzt. — Bei den Flächen-Resectionen am Schlüsselbeine, die mit Säge oder Meissel auszuführen sind, handelt es sich meistens um die Entfernung von Exostosen, oder bei geheilten Knochenbrüchen um die Fortnahme von die Weichgebilde in der Umgebung reizenden oder comprimirenden Bruchenden oder Callusmassen. Diese Operationen werden mit einem einfachen, die zu entfernenden Knochentheile freilegenden Längsschnitt ausgeführt und sind im Allgemeinen weder schwierig noch gefährlich.

Bei der Resection von Stücken aus der Diaphyse des Schlüsselbeins, die bei complicirten Frakturen, bei Caries, Necrose einzelner Theile des Knochens und bei Geschwülsten, welche an demselben sitzen, in Frage kommen, ist die Operation im Ganzen leicht, wenn eine durch Fractur oder durch pathologische Zustände erzeugte Knochentrennung vorliegt. Ist jedoch bei einer die ganze Dicke der Clavicula einnehmenden Geschwulst die Fortnahme ·einer grösseren Portion derselben erforderlich, so ist schon die Freilegung derselben mit Schonung der grossen Gefässe, namentlich der Venen *(Vv. anonyma, jugularis interna und externa)*, die durch die Geschwulst verdrängt oder mit derselben verwachsen sein können, nicht ohne Mühe und Gefahr (einer schweren Blutung, des Lufteintrittes) auszuführen, worauf zunächst die eine Durchsägung des Schlüsselbeins, am besten mit der Kettensäge, folgen muss; die zweite Durchsägung, jenseits der Geschwulst, ist schon etwas leichter, weil sich das einmal durchsägte Schlüsselbein dann schon besser von den darunter gelegenen Gebilden abheben und freimachen lässt. Der Zugang zu der Geschwulst wird auch hier mittelst eines einfachen Schnittes oder zweier elliptischer, die in der Längsrichtung des Knochens geführt werden, hergestellt.

Bei der Decapitation des einen oder anderen Gelenkendes ist stets zuvor die Durchsägung an derjenigen Stelle, wo sie erforderlich ist, auszuführen, weil dadurch der zweite Act, die Exarticulation im Gelenk, wesentlich erleichtert wird. — Die Total-Exstirpation des Schlüsselbeins, von der nur einige Dutzend Fälle bekannt sind und die am häufigsten wegen acuter Periostitis und Necrose, einigemal auch bei Caries und complicirten Fracturen, sowie in wenigen

Fällen bei Geschwülsten gemacht worden ist, ist, je nach diesen verschiedenen Indicationen, in ihrer Ausführung sehr verschieden schwierig. Ganz leicht kann sie sein, wenn bei acuter Periostitis das gesammte Periost sich von ihr losgelöst hat, in welchem Falle nur ein dieselbe freilegender Hautschnitt und oft nur die Durchtrennung einiger weniger ligamentöser Fasern erforderlich ist, oder auch von selbst die Trennung in der Epiphysenlinie erfolgt. Bei den wegen anderer Indicationen ausgeführten Exstirpationcn sind jedoch alle die schon erwähnten Schwierigkeiten und Gefahren der partiellen Resectionen in erhöhtem Maasse vorhanden, namentlich wenn beim Vorhandensein einer den Knochen einnehmenden Geschwulst dieser nicht, wie es sonst Regel ist, ehe die Gelenkenden exarticulirt werden, in seiner Mitte durchtrennt werden kann. — Verband und Nachbehandlung bieten bei allen Arten von Resection keine Eigenthümlichkeiten dar. Die danach für einige Zeit aufrecht zu erhaltende Unbeweglichkeit der Extremität ist selbstverständlich. Die schon erwähnte Reproductionsfähigkeit der Clavicula anlangend, so wurde ziemlich in allen Fällen, in denen das Periost erhalten blieb, ein sehr vollständiger knöcherner Wiederersatz auch nach der Total-Exstirpation des Knochens beobachtet und waren die Bewegungen des Armes dabei meistens vollkommen freie und ungehinderte. — Was die mit einer ausgedehnten Fortnahme des Schulterblattes oder dieses und gleichzeitig des Armes verbundenen, partiellen oder totalen Resectionen des Schlüsselbeins betrifft, vergl. den Art. Schulterblatt.

Literatur: ¹) Hubert v. Luschka, Die Anatomie des Menschen. Tübingen 1863, I, Abth. 2, pag. 24, 128. — ²) E. Gurlt, Handb. der Lehre von den Knochenbrüchen. 2. Theil, pag. 575 ff. — Bernhard Bardenheuer, Die Verletzungen der oberen Extremitäten (Billroth und Lücke, Deutsche Chirurgie. 1886, Liefrg. 63 a, I. Thl., pag. 1 ff. — ³) The medical and surgical history of the War of the Rebellion (1861—1865). I, Surgical Volume. 1870, pag. 482. — ⁴) Malgaigne, Traité des fractures et des luxations. 1855, II, pag. 430. — B. Bardenheuer, a. a. O. pag. 53 ff. — ⁵) Polaillon im Dictionnaire encyclopédique des sciences médicales. 1875, 1. Série, XVII, pag. 716. Art. „Clavicule".

E. Gurlt.

Schlundkopf, s. Pharynx, XV, pag. 472; — Krankheiten, siehe Pharynxkrankheiten, XV, pag. 481.

Schmalkalden in der Provinz Hessen-Nassau, Station der Werrabahn, 290 Meter hoch gelegen, in einem engen, gegen Norden durch einen hohen Gebirgsrücken geschützten Thale, hat mehrere durch starken Gyps und geringen Kohlensäuregehalt charakterisirte, kalte Kochsalzquellen, welche zum Trinken und Baden verwendet werden. Das Wasser enthält in 1000 Theilen:

Chlornatrium	9·343
Chlorkalium	0·120
Chlormagnesium	0·392
Chlorcalcium	0·650
Schwefelsauren Kalk	3·004
Kohlensauren Kalk	0·234
Summe der festen Bestandtheile	14·014
Freie Kohlensäure	115·6 Cm.

K.

Schmeks, s. Smeks.

Schmelz, s. Zahn.

Schmerz, s. Empfindung, VI, pag. 214, 218.

Schmiercur, s. Quecksilber, Syphilis.

Schminken, s. Cosmetica, IV, pag. 573.

Schneeblindheit, s. Hemeralopie, IX, pag. 306.

Schnellender Finger (federnder Finger, *doigt à ressort*). Mit

diesem Namen bezeichnet man eine eigenthümliche Bewegungsstörung der Finger
welche zuerst von NOTTA im Jahre 1850 beschrieben und von NÉLATON „*doigt*
à ressort" benannt wurde. Das Leiden ist selten und die Zahl der bisher mitgetheilten Beobachtungen eine nur geringe.

Die Symptome sind in hohem Grade charakteristisch. Während die
Form und das Aussehen des erkrankten Fingers nichts Auffallendes darbieten,
kann dieser willkürlich weder vollständig gebeugt, noch vollständig gestreckt werden;
die Bewegung geht in normaler Weise nur bis zu einem bestimmten Grade vor
sich, — hier stockt sie plötzlich, und nur energischer Willensanstrengung, bisweilen sogar nur passiver Nachhilfe — welche die Kranken dann gewöhnlich
mit der gesunden Hand ausführen — gelingt es, den Finger aus der unvoll-
kommenen Beuge- oder Streckstellung zu befreien und in die vollständige Beugung
oder Streckung überzuführen; — diese aber erfolgt in pathognostischer
Weise plötzlich, mit einem schnellenden Ruck, wie bei einem
zuschnappenden Taschenmesser, unter mehr minder schmerz-
haftem, fühl- und hörbarem knackenden Geräusch. Eben dieses
plötzliche Ueberspringen, als würde der Finger von einer Feder über ein Hinderniss hinweggeschnellt, hat zu der Bezeichnung des Leidens Veranlassung gegeben.
Bisweilen kann der afficirte Finger in normaler Weise völlig gebeugt werden
und nur bei der Streckung macht sich die geschilderte Hemmung geltend; in
anderen Fällen blieb der erkrankte Daumen häufig in immobiler, schmerzhafter
Hyperextension stehen und konnte nur passiv, unter lautem Knacken, flectirt werden.
In einzelnen Fällen producirt sich das eigenthümliche Phänomen nicht constant,
sondern Beugung und Streckung gehen oft mehrmals hintereinander genau geläufig
und ungestört von Statten. Nur selten verläuft die geschilderte Bewegungsstörung
ohne alle Schmerzen; gewöhnlich klagen die Kranken über einen lebhaften Schmerz
in dem Augenblick, wo der Finger aus der unvollständigen Beugung oder Streckung
in die vollständige überspringt. Bisweilen bestehen auch in der Ruhe Schmerz-
empfindungen in dem dem schnellenden Finger entsprechenden Metacarpophalangealgelenk, und zwar vorzugsweise an der Volarfläche desselben, welche sich mitunter
von hier aus längs der entsprechenden Beugesehne nach dem Vorderarm erstrecken.
Diese Schmerzen können dem Auftreten des „Schnellens" kürzere oder längere
Zeit vorausgehen. Oefters sind auch anderweitige „rheumatische" Beschwerden
vorhanden. In drei von BERGER beobachteten Fällen war ein ausgesprochener
Gelenkrheumatismus mit Betheiligung der Fingergelenke vorangegangen. Parästhesien (Formication, brennende Empfindungen u. s. w.) stellen sich nur ausnahmsweise in dem erkrankten Finger ein. Dass die geschilderte Motilitätsstörung
sich bei den verschiedensten Hantirungen in sehr peinlicher Weise geltend macht,
bedarf keiner weiteren Auseinandersetzung.

Bei eingehender objectiver Untersuchung des erkrankten Fingers findet
man in dem Gelenk zwischen erster und zweiter Phalanx, in welchem die Functionsstörung ihren Sitz hat, keinerlei krankhafte Veränderung; dagegen zeigt sich fast
regelmässig eine deutliche Druckschmerzhaftigkeit an einer umschriebenen Stelle der Volarfläche des correspondirenden Metacarpophalangealgelenkes. Hier fühlt man ulnarwärts von der Sehne einen
harten, etwa linsengrossen, auf der Unterlage unbeweglich aufsitzenden Körper,
der auf Druck ganz besonders empfindlich erscheint. MENZEL hat sich aus
Leichenuntersuchungen überzeugt, dass dieser härtliche, unbewegliche Körper an
der Seite der Sehne dem einen der freien Enden der knöchernen Halbrinne der
ersten Daumenphalanx, in welcher die Sehne verläuft, entsprach. Auch HAHN
giebt an, dass in seinem Falle von doppelseitiger Erkrankung des Ringfingers die
Untersuchung längs desselben erst schmerzhaft wurde, wenn man an die Beugesehne am Metacarpophalangealgelenke gelangte, wo sich ulnarwärts beiderseits ein
auf Druck sehr empfindlicher, etwa erbsengrosser, härtlicher Vorsprung bemerklich

machte. Wenngleich 'alle Autoren das Vorhandensein dieses kleinen Knotens constatiren, so geben jedoch ihre Ansichten über die Natur desselben auseinander.
NÉLATON fand in seinem Falle in der Höhe des Metacarpophalangealgelenkes einen
knorpelharten Körper in der Flexorenscheide, welcher verschiebbar war, während
der Beuge- und Streckbewegung plötzlich still stehen blieb und bei fortdauernder
Anstrengung eine brüske Bewegung machte, als ob er über ein Hinderniss glitte.
NÉLATON glaubte, dass dieser Körper die Ursache des Leidens sei und schlug
demgemäss vor, ihn in einem ähnlichen Falle zu exstirpiren. BUSCH konnte in
zwei von ihm beobachteten Fällen weder am Gelenk, noch an den Sehnenscheiden,
eine Abnormität auffinden. Die Ansicht von PITHA, dass sich die eigenthümliche
Affection am besten durch die Annahme kleiner freier Gelenkkörperchen erkläre,
darf nur insoweit für den einen oder den anderen Fall Geltung beanspruchen,
als bisweilen kleine freie Körper in der Sehnen- oder Gelenksynovialis ähnliche
Symptome herbeiführen können, wenn sie, wie VOGT treffend bemerkt, eine, wenn
auch lockere, doch an bestimmter Stelle befindliche Befestigung besitzen. Ohne
diese könnte ja die Hemmung nicht eine so präcise und typische sein, wie dies
beim schnellenden Finger der Fall ist. Nachdem bereits HYRTL aus theoretischen
Erwägungen sich dahin ausgesprochen hatte, dass nur eine umschriebene Verdickung der Sehne des einen oder anderen langen Fingerbeugers, mit gleichzeitiger,
auf eine bestimmte Stelle beschränkter Verengerung der Sehnenscheide, das
Hinderniss abgeben könne, ist späterhin von MENZEL die Richtigkeit dieser Ansicht
experimentell dargethan worden.

Menzel ist es gelungen, durch Versuche an der Leiche das Wesen der „schnellenden Finger" aufzuklären. Er suchte künstlich schnellende Finger herzustellen und legte sich
zuerst die Frage vor, ob eine circumscripte Verdickung der Sehne, ein Sehnentumor, für sich
allein genügend sei, einen schnellenden Finger zu erzeugen. Die Sehne des tiefliegenden
Fingerbeugers wurde an einer ganz kleinen Stelle, entsprechend der zweiten Phalanx, blossgelegt, hervorgeholt und mit einem Faden' fest umschnürt. Diese mehrfache Fadentour mit
dem entsprechenden Knoten bildete einen kleinen circumscripten Sehnentumor. Hierauf wurde
die Sehne in ihre Scheide versenkt und theils durch directes Beugen der Finger, theils durch
Anziehen der entsprechenden, über dem Handgelenke blossgelegten Sehne, Bewegungen vorgenommen. Die so erzielten Fingerbewegungen waren zwar weniger glatt, doch war von einem
Schnellen nichts zu bemerken.

Das Schnellen trat bei vorhandenem Sehnentumor in höchst charakteristischer Weise
erst ein, wenn man den Widerstand der Scheide an einer passend gewählten Stelle erheblich
vermehrte oder verminderte. Zu dem ersteren Zwecke wurde eine künstliche Scheidenenge
durch feste Unterbindung der umstochenen Scheide sammt der eingeschlossenen Sehne erzeugt.
Nun ging die Bewegung des Fingers glatt vor sich, bis der Sehnentumor an die Scheidenenge anlangte: da auf einmal stockte die Bewegung; verstärkte man aber um etwas die
bewegende Kraft, so schnellte der Finger ganz plötzlich unter leichtem Knacken in die intendirte Stellung über. Hierbei hat man ganz das Gefühl, als ob das Schnellen in einem Fingergelenk (meistens dem letzten Interphalangealgelenk) stattfände. Ebenso konnte mit Leichtigkeit das Schnellen erzeugt werden, wenn man durch Abtragung eines Stückchens der Scheide
ihren Widerstand aufhob. Wenn der Sehnentumor relativ stark ist, so gehört eine etwas
grössere Kraft dazu, um den Knoten durch die Scheide durchzuwinden. Hört nur ihr Widerstand plötzlich auf, so schnellt der entfesselte Sehnentumor mit einem Ruck eine kleine Strecke
weit hinaus, während man bei der Betastung des Fingers ganz den Eindruck gewinnt, als
ob dieses Zuschnappen im Interphalangealgelenk vor sich ginge. — Menzel versuchte auch
die Nélaton'sche Annahme, dass die Erscheinung des Schnellens durch Sehnenscheidenkörper
(analog den Gelenkmäusen) bedingt sei, experimentell zu prüfen. Er führte durch kleine
Einschnitte fremde Körper, wie Hirse-, Hanf- und Reiskörner, in die Sehnenscheiden ein und
schob sie mit einer Sonde eine Strecke weit in die Scheide hinein. Diese Körper schlüpften
mit Vorliebe an die beiden Seiten der Sehne, bewegten sich aber in der Regel nur ganz
unbedeutend oder gar nicht mit. Nie entstand dabei das Phänomen des Schnellens — Aus
den genannten Versuchen zog Menzel mit Recht folgende Schlüsse:

1. Das Schnellen der Finger dürfte wohl fast immer durch eine Affection der
Sehnenscheide bedingt sein; der Untersuchende hat jedoch stets den Eindruck, als wenn das
Schnellen in einem Fingergelenk vor sich ginge.

2. Weder ein circumscripter Sehnentumor allein, ohne Scheidenenge, noch eine
Scheidenenge ohne Sehnentumor, genügen zum Hervorrufen des Schnellens. Hierzu sind vielmehr beide Bedingungen gleichzeitig nothwendig.

3. Das Schnellen kommt auch zu Stande, wenn bei vorhandenem Sehnentumor die
Scheide an einer entsprechenden Stelle eingerissen ist.

4. Freie Sehnenkörper bedingen nicht das Schnellen, selbst dann nicht, wenn eine gleichzeitige Verengerung der Scheide besteht, es müsste denn der Sehnenkörper gar nicht frei, sondern innig mit der Sehne selbst zusammenhängen, wo er dann einem circumscripten Sehnentumor gleichwerthig wäre.

Menzel spricht schliesslich die Meinung aus. dass gerade das Metacarpophalangealgelenk einerseits wegen der Tiefe der knöchernen Rinne, in welcher die Sehne verlauft, andererseits wegen des queren, deutlich vorspringenden Wulstes, welches der Ansatz der Gelenkkapsel hier zwischen den Enden der knöchernen Rinne bildet, für das Zustandekommen von Verengerungen der Sehnenscheiden an den Fingern besonders geeignet sein dürfte.

Eine besondere örtliche Prädisposition für das Zustandekommen von Hemmungen ist nach ROSER auch durch den Durchtritt des *Flexor profundus* durch den Sublimis an dieser Stelle gegeben. Dieser Voraussetzung entspricht ein neuerdings von BUM mitgetheilter Fall, welcher ein eigenthümliches Phänomen darbot. Das aus einem derben Knötchen bestehende, in der Gabelung des Sublimis eingezwängte Hinderniss liess sich nämlich durch directen, wie auf das mechanische Springwerk eines Uhrdeckels ausgeübten Druck nicht entfernen ; erst die durch Zug gegen die Peripherie erfolgende Verschiebung des Knötchens in die grössere Divergenz der Sublimis-Schenkel gestattete die prompte Beugung. Aehnlicher Art scheint ein Fall von LEISRINK gewesen zu sein, in welchem auf operativem Wege (vergl. u.) Heilung erhalten wurde. Jedenfalls unterliegt es keinem Zweifel, dass der Erscheinung des schnellenden Fingers eine mechanische Behinderung zu Grunde liegt. In der Mehrzahl der Fälle kommt diese wohl durch Entzündungsproducte zu Stande, so dass es sich im Wesentlichen um eine circumscripte, chronische Tendovaginitis handelt. Eine von BERGER'S Kranken bot in deutlichster Weise das für die Sehnenscheidenentzündung pathognostische, eigenthümliche Reibegeräusch an der Volarfläche des entsprechenden Metacarpophalangealgelenkes dar. In einem Falle von VOGT war der wiederholt erwähnte linsengrosse Knoten an der Grundphalanx des betreffenden Fingers nicht durch eine chronische Entzündung zu Stande gekommen, sondern plötzlich nach einem Trauma (intrafibrilläres Blutextravasat oder fibrillärer Sehnenriss). Nach demselben Autor sind vielleicht gar nicht so selten „Sehnenknoten" die Veranlassung des Leidens, die entweder kleinste Ganglien oder als wirklicher Sehnencallus aufzufassen sind. In seltenen Fällen wäre auch an Sehnengummata zu denken, die meist in umschriebener Form als Knotenbildung auftreten. BLUM spricht sich — auf Grund eigener anatomischer und experimenteller Untersuchungen — dahin aus, dass die Krankheit als das Resultat einer plastischen Synovitis zu betrachten sei; die Natur der Hemmung ist nach ihm durch das centrale Ende der fibrösen Flexorenscheide hervorgebracht. Eine besondere Disposition für die Hemmung bietet die Flexorenscheide des Daumens dar, wegen der hier durch die *Ossa sesamoidea* beengten Passage.

Von 33 bekannt gewordenen Beobachtungen treffen 19 männliche, 14 weibliche Individuen; fast alle Kranken waren erwachsen, mit Ausnahme eines von BERGER mitgetheilten Falles, der ein $5^{1}/_{2}$jähriges Mädchen betraf und eines letzthin mitgetheilten Falles von KONETSCHKE, in dem das Leiden — bei einem Knaben — angeboren, an den beiderseitigen Mittelfingern beobachtet wurde. Was die Betheiligung der einzelnen Finger betrifft, so ergiebt sich aus obigen 33 Fällen nachfolgende Statistik: Daumen 13 mal, Zeigefinger 2mal, Mittelfinger 8mal, Ringfinger 14 mal, kleiner Finger 6mal.

In einigen Fällen fand sich die eigenthümliche Erscheinung gleichzeitig an mehreren Fingern, sei es derselben Hand oder beider Hände, und zwar waren in 3 Fällen gleichzeitig zwei Finger derselben Hand, in 5 Fällen je ein Finger beider Hände (4mal Ringfinger, 1mal Mittelfinger), in 3 Fällen mehrere Finger beider Hände in Mitleidenschaft gezogen. Die Finger der rechten Hand werden nicht wesentlich häufiger befallen, als die der linken.

Als Ursachen der Erkrankung scheinen bald rheumatische Schädlichkeiten, bald traumatische Einwirkungen zu Grunde zu liegen. Anstrengende Beschäftigungen scheinen eine gewisse Prädisposition zu geben.

Einer meiner Patienten, ein 23jähriger Jurist, Cellospieler, führte das Auftreten der Bewegungsstörung an beiden Ringfingern, namentlich links, auf den Umstand zurück, dass er als Einjährig-Freiwilliger das Gewehr tragen musste, dessen Kolben mit seinem blechernen Rande gerade in der Gegend der volaren Ringfingerfurche aufruhte. Die ersten Anzeichen des Leidens wurden nach etwa vierteljähriger Dienstleistung an der linken Hand bemerkt, mit welcher die Waffe gewöhnlich getragen wurde, während die rechte dazu nur ausnahmsweise benutzt wurde. Bei einem anderen Patienten von mir (50jähriger Schriftsetzer, bilateral symmetrische Betheiligung beider Daumen und kleinen Finger) waren professionelle Schädlichkeiten — Blei — nicht ganz ausgeschlossen. In einem dritten Falle (19jähriges Mädchen, Affection beider Ringfinger, besonders links) liess sich angestrengte Beschäftigung mit Handarbeiten als Ursache betrachten.

Die Diagnose des „schnellenden Fingers" ergiebt sich von selbst, da die Bewegungsstörung so besonders geartet und so verschieden von allen anderen Formen der Motilitätsbehinderung ist, dass sie niemals verkannt werden kann. Für die genauere Bestimmung der in dem einzelnen Falle zu Grunde liegenden Ursache werden die anamnestischen Angaben über die Entwicklung des Leidens von Wichtigkeit sein. Von einer Gelenkmaus wird sich die Affection dadurch unterscheiden, dass die Bewegungsstörung im ersteren Falle durchaus nicht immer in ein und demselben Stadium der Bewegung in so typischer Weise eintritt. Oben jedoch wurde bereits hervorgehoben, dass dies wohl der Fall sein kann, wenn der Gelenkkörper eine gewisse intraarticuläre Befestigung darbietet.

Die Prognose ist relativ günstig. Bei geeigneter Behandlung verschwand die Erscheinung nach einigen Wochen oder Monaten; in einzelnen Fällen jedoch erwies sich das Uebel als unheilbar. Uebrigens ist je nach Stand und Beschäftigung der Patienten selbstverständlich auch der Grad der durch das Leiden hervorgebrachten Belästigung sehr verschieden. In manchen Fällen werden selbst geringfügige Residuen noch als äusserst störend empfunden, während in anderen Fällen selbst ein höherer Grad des Leidens fast unbemerkt bleibt.

Für die Behandlung empfehlen sich warme Localbäder, Massage, Elektricität, *Tinct. Jodi* 'Während BUSCH, HAHN u. A. in ihren zur Heilung gelangten Fällen andauernde Ruhe des Gliedes beobachten liessen, empfahl VOGT methodische Bewegung. In den von mir länger behandelten 3 Fällen zeigte sich eine Combination von prolongirten warmen Handbädern mit Massage und Elektricität am meisten erfolgreich. Die (meist ziemlich schmerzhafte) Ausführung der Massage geschieht mittelst Effleurage und Klopfungen an den fühlbaren Volarknoten, sowie im Verlaufe der entsprechenden Flexorensehnen der Hohlhand; die Elektrisation theils mit dem constanten Strome (stabile Anodenapplication volar an der Indurationsstelle, während die Kathode entfernt davon entweder am Handrücken oder auf der Volarseite des Handgelenkes, resp. Vorderarmes aufgesetzt wird), theils mit Inductionsströmen (mässig starke Faradisation der Flexoren- und Extensorenbündel der erkrankten Finger). In besonders schwierigen und hartnäckigen Fällen dürfte auch die Elektrolyse — Galvanopunctur der vom Exsudat oder Sehnencallus herrührenden knötchenartigen Verhärtungen — Anwendung verdienen. Von operativen Eingriffen hat man bei mobilen Knötchen die Excision (NÉLATON-NOTTA), in anderen Fällen die subcutane Durchtrennung oder Freilegung durch Incision und partielle Lösung (P. VOGT) in Vorschlag gebracht: Verfahren, deren radicale Wirksamkeit freilich noch wenig erprobt ist. LEISRINK fand in einem Falle bei Incision der Sehnenscheide eine ziemliche Menge klarer Flüssigkeit und nach Entleerung derselben in der Theilungsstelle des *Flexor sublimis* ein der Sehne des tiefen Fingerbeugers angehöriges erbsengrosses, pilzförmiges Knötchen. Durchschneidung der Sehne und Sehnennaht bewirkten in diesem Falle völlige Heilung.

Literatur: Notta (Nélaton), Arch. gén. de méd. 1850, XXIV, pag. 142; Nélaton, Path. ext. 1858. — Busch, Lehrb. der Chir. 1864, II, pag. 143. — Huguier,

Arch. gén. de méd. 1873, pag. 577. — H a h n, Allgem. med. Central-Ztg. 1874, Nr. 12. — M e n z e l, Centralbl. für Chir. 1874. — A n n a n d a l e, *Malformations of the fingers*, pag. 249. — B e r g e r, Deutsche Zeitschr. für prakt. Med. 1875, Nr. 7 u. 8. — F i e b e r, Wiener med. Wochenschr. 1879, Nr. 7; Wiener med. Blätter. 1880, Nr. 14—17. — P. V o g t, Die chirurgischen Krankheiten der oberen Extremitäten, aus Billroth und Lücke's Deutscher Chirurgie. 1881, Lief. 64, pag. 104. — B l u m, Arch. gén. de méd. 1882, pag. 513. — B e r g e r, Real-Encyclopädie der ges. Heilk. 1. Aufl., XII, pag. 220. — L e i s r i n k, Wiener med. Blätter. 1884, Nr. 48. — B e r n h a r d t, Centralbl. für Nervenheilk. 1884, Nr. 5. — R e h n, Centralbl. für Chir. 1884, Nr. 6. — S t e i n t h a l, Ibid. 1886, Nr. 29. — E u l e n b u r g, Deutsche med. Wochenschr. 1887, Nr. 1. — B e r n h a r d t, Ibid. Nr. 4. — K u r z, Centralbl. für Chir. 1887, Nr. 6. — B u m, Wiener med. Presse. 1887, Nr. 43, 44. — K o n e t s c h k e, Ibid. 1888, Nr. 13.
E u l e n b u r g.

Schnitt. Der Schnitt oder Einschnitt, *incisio*, ist die kunstgerechte Trennung der Theile mit scharfen Instrumenten, dem Messer oder der Scheere.

A. Der Schnitt mit dem Messer.

Das Messer besteht aus dem Griff (Heft, Stiel) und der Klinge, beide sind beweglich oder unbeweglich miteinander verbunden und wird das Messer je nachdem Bistouri oder Scalpell genannt. Die Form der Klinge ist bei beiden die gleiche.

Das B i s t o u r i, dessen Klinge durch ein Scharnier mit den Schalen des Griffes verbunden und zum Einschlagen in dieselbe eingerichtet ist, lässt sich besser transportiren als das Scalpell und stellt aus diesem Grunde einen wesentlichen Bestandtheil der Ausrüstung unserer Verbandtaschen dar.

Die S c h a l e n der älteren Bistouris bestehen aus Horn, Schildpatt, Elfenbein oder Hartgummi; sie sind vorn und hinten offen und dürfen mit der Klinge nicht nach Art der Taschenmesser durch eine Stahlfeder verbunden sein, weil diese Einrichtung die Klinge nicht mit Sicherheit vor Beschädigung schützt und nicht diejenige Sauberkeit ermöglicht, welche zum chirurgischen Gebrauch unerlässlich ist. Andererseits war es durchaus nothwendig, die Klinge, namentlich bei geöffnetem Messer, festzustellen, wozu bei den älteren Bistouris ein über den Schalen verschiebbarer Ring diente, welcher sich so weit nach vorn bringen liess, dass er den an den Rücken der Schalen sich anlehnenden Schweif der Klinge umfasste. Die bisher allgemein gebräuchliche Art des Feststellens ist die von CHARRIÈRE angegebene: im Fersentheil (Talon) der Klinge sind vorn zwei Einschnitte angebracht, von denen der eine nach der Spitze, der andere nach dem Schweif der Klinge hinschaut. Zum Eingreifen in diese Ausschnitte ist ein zwischen den beiden Blättern des Griffes quer verlaufender Stift bestimmt, welcher sich in einem kleinen Längsspalt auf- und abbewegen lässt. Bei geschlossenem, ebenso wie bei geöffnetem Messer wird durch Vorschieben des mit jenem Stift verbundenen Kopfes die Klinge festgestellt, durch Rückwärtsschieben desselben freigegeben.

Der s o l i d e G r i f f des Scalpells ist bei den älteren Instrumenten meist platt oder von quadratischem Durchschnitt, er besteht aus Ebenholz oder Elfenbein und endet bisweilen meisselförmig ziemlich scharf, so dass er gelegentlich zum Auseinanderschieben locker verbundener Gewebstheile benutzt werden kann. Der Fersentheil der Klinge pflegt in eine schmale Platte auszulaufen, welche in einen entsprechenden Spalt des Griffes eingefügt und darin mit Nieten befestigt wird.

Die S c h n e i d e der 2 bis 5 Cm. langen Klinge ist convex oder gerade, der Rücken stumpf, mehr oder weniger convex, seltener gerade; die Spitze ist scharf oder abgestumpft (geknöpft). Andere Messerformen gehören nicht hierher.

Um Platz zu sparen, vereinigen die D o p p e l b i s t o u r i zwei verschieden gestaltete Klingen an e i n e m Heft, so zwar, dass an jedem Ende desselben eine Klinge angebracht ist, welche beide nach entgegengesetzter Seite hin eingeschlagen werden.

Die seither im Gebrauch gewesenen Scalpelle und Bistouris mit ihren Rauhigkeiten, Rissen und Spalten machten es bei aller Sorgfalt unmöglich, sie mit Sicherheit zu reinigen, d. h. keimfrei zu machen. Man bemühte sich daher auch, die Messer im Sinne der Antiseptik umzugestalten. Bei ihnen wie bei allen chirurgischen Instrumenten kam es darauf an, sie möglichst einfach zu gestalten,

alle winkeligen Vertiefungen, alle feinen Spalten und blinden Enden zu meiden,
ihnen glatte, abgerundete Flächen zu geben und, wo es anging, sie aus einem
Stücke herzustellen. Nachdem MAC EWEN, ESMARCH und NEUBER mit den Voll-
heften den Anfang gemacht, haben sich auch Andere, Chirurgen und Instrumenten-
macher, an diesen Bestrebungen betheiligt. Die Messer werden am besten aus
einem Stück, und zwar aus Stahl hergestellt und vernickelt. Die Hefte haben
an ihren Seitenflächen Längshohlrinnen, welche ebenso das sichere Halten des
Instrumentes, wie eine Gewichtsverringerung desselben bedingen. Bei den nicht
aus einem Stücke gefertigten Scalpells muss die Klinge hart in das stählerne
Heft eingelöthet werden.

Fig. 95 c stellt ein aseptisches Scalpell nach GUTSCH dar; a und b ein
spitzes und ein geknöpftes Messer, wie sie SCHWALBE in Petersburg liefert.
Illustr. Monatschr. 1888.)

Das von den Scalpells Gesagte gilt in noch höherem Maasse von den
Bistouris. Bei dem von GUTSCH angegebenen Bistouri (Fig. 96) ist das metallene

Fig. 95.   Fig. 96.

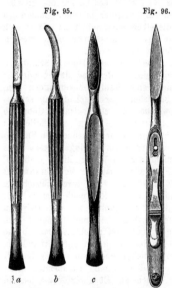

Heft für jede Klinge verwendbar. Die
mit Längshohlrinnen versehenen Schalen
sind an ihrem hinteren Ende, wie die
Scheeren und Zangen, durch den abgerundeten Zapfenverschluss verbunden und
daher leicht auseinander zu nehmen.
Oeffnung und Schliessung der Klinge
erfolgt durch einen Schieber. Die Zerlegung des Instrumentes in seine Theile
ist nur möglich bei rechtwinkeliger Stellung der Klinge und ganz nach vorn
gerücktem Schieber.

Fig. 97.

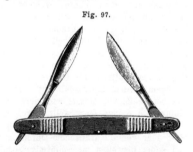

Bei den von SCHMIDT in Osnabrück gelieferten Doppel-Bistouris (Fig. 97)
besteht der Griff aus zwei einander gleichen Platinen, in welchen sich je an dem
einen Ende ein knopflochähnlicher Schlitz befindet, während das andere Ende mit
einem cylindrischen Stift versehen ist. Die Zusammenstellung dieser beiden Platinen
mit zwei Klingen zu einem Bistouri kann nur geschehen, wenn beide Klingen
geöffnete Stellung haben. Schliesst man nach erfolgter Zusammenstellung eine der
beiden Klingen oder beide, so kann das Bistouri nicht zerlegt werden, also auch
nicht in der Hand des Arztes während des Gebrauches auseinander fallen. Die
Fixirung der Klingen in geöffneter wie geschlossener Stellung wird durch eine
kleine Verschiebung der Platinen in ihrer Längsrichtung bewerkstelligt. Um das
Auseinanderfallen des Bistouris zu verhindern, wenn beide Klingen geöffnete
Stellungen haben, ist in der Mitte der einen Platine ein Stift angebracht, welcher
in die Einfeilung der gegenüberliegenden Platine greift und an dem darin befindlichen Vorsprung genügend Widerstand findet, ein unwillkürliches Auseinanderfallen zu verhüten.

Einfach und zweckentsprechend ist das zerlegbare Bistouri von A. BROŽ in Graz. Dasselbe besteht ganz aus Metall, lässt sich leicht auseinander nehmen, gestattet aber den Wechsel der Klinge ohne Trennung der beiden Griffplatten. Dieselben sind am unteren Ende beweglich verbunden und die Klinge wird durch einen Schieber festgehalten. Beim Wechsel zieht man den Schieber zurück, bringt die den Schieber tragende Schale in eine Winkelstellung zur anderen Schale und nimmt nun die in einem Schlitz laufende Klinge heraus. Das Einsetzen einer neuen Klinge vollzieht sich in umgekehrter Reihenfolge.

Haltung des Messers.

Seit langer Zeit hat man für die Schnittführung bestimmte Stellungen und Haltungen des Messers vorgeschrieben, von denen die wichtigsten folgende sind:

1. Die Schreibfederhaltung (Fig. 98). Der Daumen liegt an der einen, der Mittelfinger an der anderen Seite des oberen Griffendes, der Zeigefinger

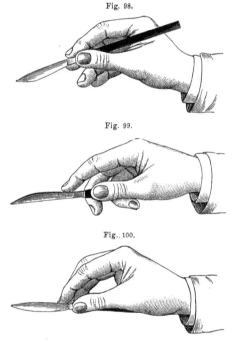

Fig. 98.

Fig. 99.

Fig. 100.

auf dem Rücken der Klinge; der vierte und fünfte Finger wird eingeschlagen oder zur Stütze für die Hand verwendet.

In dieser Stellung kommt das Schneiden lediglich durch Beugung der Finger und Hand bei unbewegtem Arm zu Stande; sie ist weitaus die üblichste und überall da am Platze, wo es bei der Messerführung weniger auf grosse Kraftentfaltung als auf Genauigkeit ankommt.

2. Die Tischmesserhaltung (Fig. 99). Der Griff des Messers ist ganz von der Hand umschlossen; das untere Ende des Griffes lehnt sich an den Daumenballen und die Fläche der Hohlhand an; der Daumen liegt an der einen Seite des oberen Griffendes, der Zeigefinger auf dem Rücken der Klinge, die übrigen Finger halten den Griff in der Hohlhand fest. — Diese Haltung gleicht der des Troikars und gestattet eine sehr bedeutende Kraftäusserung.

3. Die Geigenbogenhaltung (Fig. 100). Der Daumen kommt auf die eine, die übrigen Finger auf die andere Seite des Griffes zu liegen, da, wo er sich mit der Klinge verbindet. Einige Chirurgen geben an, dass der Zeigefinger nicht mit dem 3., 4. und 5. zusammen an der Seite des Heftes, sondern auf dem Rücken der Klinge liegen müsse (BLASIUS, FISCHER).

Bei dieser Haltung, welche besonders für oberflächliche und langgezogene Schnitte empfohlen wird, geschieht das Schneiden durch Fortbewegung des Armes im Schulter- und Ellenbogengelenke.

Viele Chirurgen haben sich mit diesen drei Positionen nicht begnügt, sondern denselben noch einige andere hinzugefügt, welche sich von jenen wesentlich dadurch uunterscheiden, ob die Schneide des Messers nach oben oder unten gekehrt, ob die Spitze des Messers vom Operateur weg oder nach demselben hin gerichtet ist.

38*

Allgemeine Regeln zur Ausführung des Schnittes.

Die einfachen Schnitte geschehen von aussen nach innen, oder umgekehrt von innen nach aussen; selbstverständlich unter Beobachtung der antiseptischen Vorschriften. Die Haut wird, wenn nöthig, rasirt.

I. Schnitte von aussen nach innen.

a) Bei Schnitten von aussen nach innen ohne Faltenbildung gilt es, die zu durchtrennende Haut anzuspannen in der die Schnittlinie rechtwinklig kreuzenden oder in entgegengesetzter Richtung derselben. Zu diesem Behufe setzt man den Kleinfingerrand der linken Hand am Anfang der Schnittlinie quer, Daumen und Zeigefinger seitlich derselben auf und ist so im Stande, die beabsichtigte Spannung nach den Seiten und der Länge hin gleichzeitig auszuführen. Meist begnügt man sich mit der seitlichen Spannung allein. Bei grösseren Schnitten übt der Operateur mit flach aufgelegter Hand den Zug an der einen und ein Gehülfe in derselben Weise an der anderen Seite aus. In einzelnen Fällen kann diese Aufgabe auch dem Gehilfen allein zufallen. An Theilen mit geringem Umfange, wie an einzelnen Stellen der Gliedmaassen und am Scrotum fasst der Operateur von der dem Schnitt gegenüberliegenden Seite aus die Weichtheile mit voller Hand und kann so eine sehr wirkungsvolle Anspannung ausüben.

Als Unterstützung dient eine zweckentsprechende Stellung des kranken Theiles; so wird man bei Incisionen am Halse den Kopf nach der entgegengesetzten Seite neigen, bei Schnitten an der Beugeseite von Hand und Finger dieselben strecken lassen u. s. f.

Liegen besondere Gründe nicht vor, so folgen im Allgemeinen die Incisionen der Längsachse des Gliedes, dem Laufe der oberflächlichen Muskeln, der grösseren Gefässe und Nerven; sie folgen im Gesicht, an Händen und Füssen den natürlichen Falten, um entstellende Narben und Zerrung der Wunde durch Muskelcontractur zu vermeiden. Die anatomischen Kenntnisse sollen uns schützen vor unbeabsichtigter Verletzung wichtiger Theile. Das Messer sei möglichst scharf und glatt; denn je mehr dieses der Fall, um so weniger schmerzhaft der Schnitt. Nie darf die Haut durch das Anspannen verschoben werden, weil sonst das Messer beim tieferen Eindringen das erstrebte Ziel verfehlen könnte, jedenfalls aber die Erreichung desselben erschwert würde.

Der Schnitt soll in der Regel vom Anfang bis zum Ende die gleiche Tiefe haben; er beginnt daher mit einem Stich, indem das rechtwinklig zur Oberfläche aufgesetzte Messer (Schreibfederhaltung) bis zur erforderlichen Tiefe eingestossen wird. Der Schnitt selbst vollzieht sich bei gleichmässigem Fortbewegen des geneigten Messers vielmehr durch Zug als durch Druck und endet, wie er angefangen, mit dem Erheben des Messers zum rechten Winkel.

Erscheint es wegen der Nähe wichtiger Theile räthlicher, nicht mit dem Stich zu beginnen, dann vollführt man den Schnitt vom Anfang bis zum Ende mit geneigtem Messer und die Wunde stellt somit den Abschnitt eines Kreises dar, welcher von beiden Enden her zur Mitte hin sich vertieft.

Stets muss der Schnitt mit einem Zuge in ganzer Länge geschehen; wiederholtes Ansetzen des Messers, so dass womöglich Winkel und Ränder der Wunde mehrfach angeschnitten werden, ist fehlerhaft. Sind wichtige Theile mit Sicherheit nicht zu verletzen, so dringt der Schnitt gleichzeitig bis zur beabsichtigten Tiefe. Erscheint es zweckmässiger, so dringt man in der Richtung des Hautschnittes mit wiederholten Zügen, Schicht um Schicht, allmälig vor, durchtrennt zuerst die Haut, dann die Fascie u. s. f., während die bereits durchschnittenen Theile mit den Fingern oder durch Haken auseinandergehalten werden. Alle Schnitte geschehen in möglichst langen Zügen, weil sie weniger schmerzen und eine glattere Wunde haben als mehrere kurze Züge.

Da, wo mit besonderer Vorsicht zu Werke gegangen werden soll, erhebt man mit einer Pincette das Bindegewebe zu einem Kegel und durchschneidet denselben unterhalb seiner Spitze mit seitwärts geneigter Klinge (Fig. 101), oder spaltet dasselbe über der eingeführten Hohlsonde.

Fig. 101.

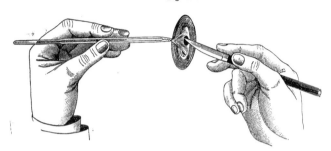

Das V. LANGENBECK'sche Verfahren (Fig. 102), die oberste Zellgewebsschicht zu beiden Seiten der Schnittlinie mit je einer Pincette zu fassen, emporzuheben und zwischen denselben zu durchschneiden, gewährt eine noch grössere Sicherheit, weil es ein einseitiges Vorziehen der Gewebe vermeidet, es erfordert aber einen Assistenten.

Fig. 102.

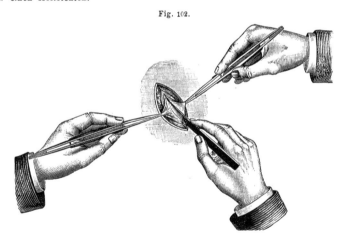

Zum Fassen der Gewebe dienen für gewöhnlich federnde Pincetten, von denen man eine anatomische und eine chirurgische unterscheidet. Bei der letzteren (Fig. 103 a) endet der eine Arm mit spitzen Haken, der in einen entsprechenden Schlitz des anderen Armes eingreift. Bei der ersten (Fig. 103 b) sind die Innenflächen der Armenden gerifft. Die anatomische Pincette fasst weniger sicher als die chirurgische, aber man läuft mit ihr nicht Gefahr zu verletzen und deshalb findet sie vorzugsweise Verwendung in der Nähe von Nerven und Gefässen (Unterbindung). Zur sicheren Reinigung muss das nach der Vernickelung unsichtbar vernietete Verbindungsstück der Pincettenarme sattelförmig abgerundet sein (GUTSCH). Zum Auseinanderhalten der Wundränder beim Schneiden in der Tiefe dienen, je nach Bedarf, scharfe oder stumpfe Wundhaken (Fig. 104).

Sehr häufig gelingt es, sich nach Durchschneidung der Haut, mit einer Kornzange oder einem anderen stumpfen Instrumente den Weg durch die Weichtheile zu suchen.

b) Beim Einschneiden mit Faltenbildung (Fig. 105) erheben Daumen und Zeigefinger beider Hände die Haut so zur Falte, dass der Schnitt die Mitte

Fig. 103.

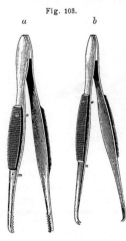

a   *b*

derselben rechtwinkelig trifft und die Höhe der Falte die Hälfte der Schnittlänge beträgt. Ist das in Richtigkeit, dann übergiebt man das mit der rechten Hand gefasste Ende der Falte einem Gehilfen, oder man kann auch gleich von vornherein die Falte in Gemeinschaft mit dem Gehilfen erheben. Das Messer wird darauf mit dem Anfangstheil der Schneide rechtwinklig auf die Mitte der Falte gesetzt und dieselbe in einem Zuge durchschnitten. Sollte ein Messerzug nicht ausreichend er-

| Fig. 104.

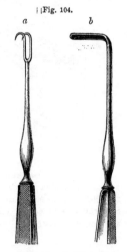

a   *b*

scheinen, dann setzt man den Spitzentheil der Klinge zuerst auf und lässt diese denselben Weg zweimal machen.

Das an sich ja bequeme und einfache Verfahren hat den Nachtheil, dass man einen Gehilfen nötbig hat, dass der Hautschnitt leicht von der Linie abweicht, dass es nur ausführbar ist an Stellen mit leicht verschiebbarer dünner Haut. Dasselbe ist sehr geeignet für solche Fälle, bei denen man nur die Haut durchtrennen will, und war daher früher bei der Fontanellenbildung sehr beliebt.

Fig. 105.

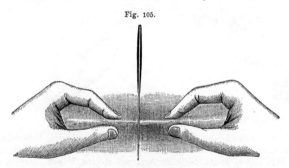

Je nach den gegebenen Verhältnissen können Schnitte von sehr verschiedener Richtung, Gestalt und Zahl erforderlich werden. Ihre Ausführung geschieht nach obigen Regeln. Liegen mehrere Schnitte übereinander, so wird jedesmal der am meisten nach abwärts gelegene zuerst gemacht.

Gerade Schnitte werden zu mannigfachen Formen, wie $+, \times, \vee, \wedge, \curlyvee$ zusammengestellt, unter denen der Kreuzschnitt am häufigsten, wie zum Spalten von Furunkeln und Carbunkeln, erfordert wird. Bei ihm wird immer erst ein gerader Schnitt geführt und demnächst die beiden Hälften des Querschnittes, und

zwar in der Regel von ihren Endpunkten an zu dem ersten Schnitt hin, um eine
Zerrung der Wundränder zu vermeiden.

Die am meisten gebrauchte Form der g e b o g e n e n Schnitte ist die
elliptische. Diese Schnitte müssen an ihren Enden scharf begrenzt sein, sich
genau treffen, ohne sich zu kreuzen; die Messerklinge muss beim Ausführen des
Bogenschnittes immer rechtwinkelig zur Haut stehen.

II. Schnitte v o n i n n e n n a c h a u s s e n geschehen:

a) O h n e L e i t u n g s s o n d e. Ist eine Oeffnung vorhanden, so führt
man ein geknöpftes Bistouri durch dieselbe ein, wendet die Schneide nach oben,
senkt den Griff bis zum spitzen Winkel; schiebt das Bistouri nach vorwärts,
stellt es am Ende des Schnittes senkrecht und zieht es aus. Ist eine Oeffnung
nicht vorhanden, so schafft man dieselbe durch Einstossen eines spitzen Bistouri
und verfährt wie oben. Dieselben Schnitte lassen sich in umgekehrter Weise mit
nach hinten gekehrter Spitze ausführen, wobei der Operateur das Messer gegen
sich hin schiebt.

Will man eine Hautfalte von innen nach aussen trennen, so sticht man
das spitze mit der Schneide nach oben gewandte Bistouri durch die Basis derselben und zieht es nach oben hin aus.

b) M i t d e r L e i t u n g s s o n d e (Fig. 106). Durch die bereits vorhandene,
oder durch Einstich erst gebildete Oeffnung führt man die Hohlsonde so weit ein,
bis die Spitze derselben die Grenze

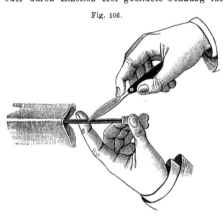

Fig. 106.

des beabsichtigten Schnittes erreicht hat. Ist das geschehen, so
setzt man die Spitze des Messers
mit der Schneide nach oben in
die Rinne der Sonde, schiebt
dasselbe bis zur Spitze der Sonde
vor und zieht es gleichzeitig mit
derselben aus. Auch in umgekehrter Weise kann man verfahren,
indem man durch Senken der
Platte die Spitze der Sonde mit
den sie bedeckenden Weichtheilen
scharf hervordrängt, das Messer
hier einsticht und bis zur Platte
vorschiebt.

Ist die Oeffnung der äusseren
Theile gross genug, so giebt man
vor der Hohlsonde dem Finger den Vorzug, welcher vor allen Dingen uns die
Beschaffenheit der Theile erkennen lässt. Auf dem eingeführten Finger schiebt
man ein geknöpftes Bistouri bis nahe an die Spitze desselben flach ein, wendet
nun die Schneide nach oben und lässt unter Vorwärtsschieben des Fingers die
Theile durchtrennen.

Die H o h l- oder L e i t u n g s s o n d e ist ein 15 bis 18 Cm. langer Stab
aus Eisen, Silber oder Neusilber; hat an seinem unteren Ende als Handhabe
eine Platte; seine Spitze ist abgestumpft und seine Oberfläche trägt eine von der
Platte bis zur Spitze reichende Furche.

B. D e r S c h n i t t m i t d e r S c h e e r e.

Die in der kleinen Chirurgie zur Verwendung kommenden Scheeren sind
g r a d e — welche gewöhnlich ein stumpfes und ein spitzes Blatt haben — und
k r u m m e, welche in der Regel zwei stumpfe Blätter haben. Man fasst die
Scheere nur mit der rechten Hand, da die linke nicht mit derselben umzugehen
versteht. Der Daumen liegt dabei in dem einen, Ring- oder Mittelfinger in dem

anderen Ringe; der Zeigefinger erhält seinen Platz am Kreuzungspunkt der Scheerenarme (Fig. 107). Gleichgiltig ist, ob der zweite Ring vom dritten oder vierten Finger gehalten wird; mehr kommt auf die Stellung des Zeige- fingers an, da derselbe bei der graden Scheere eine gewisse Leitung ausüben und die krumme Scheere mit ihrer convexen Fläche gegen den Körper andrücken soll.

Fig. 107.

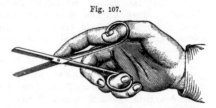

Die früher so sehr als schäd- lich hervorgehobene Eigenschaft der Scheere, dass sie lediglich durch Druck wirke und daher gequetschte Wunden hervorbringe, hat sich als unwesent- lich herausgestellt; thatsächlich trennt die Scheere nicht allein durch Druck, sondern auch durch Zug, und ihre Wunden heilen genau so gut per primam intentionem wie die des Messers. Allerdings muss sie sehr scharf sein; sie muss gut schliessen und ihre Arme dürfen im Schloss nicht wackeln.

Die grade Scheere wird im Allgemeinen beim Schneiden so angesetzt, dass ihre Flächen senkrecht zur Körperoberfläche stehen, während die der krummen Scheere derselben parallel liegen. Immer muss man daran denken, dass die Scheere beim Schneiden etwas zurückweicht; damit nun der Schnitt nicht zu kurz ausfällt, muss man die Spitze der Scheere etwas über den Endpunkt des Schnittes hinausführen, oder, wenn das nicht möglich ist, die Scheere beim Zudrücken in angemessener Weise vorwärts drängen. Als ganz besonders werthvoll erweist sich die Scheere beim Durchschneiden kleiner Zellgewebstheile und zur Entfernung kleiner Fetzen der Haut, der Muskeln u. A.

Fig. 108.

Da die bisher gebräuchliche Verbindung der Scheeren- arme eine genügende Desinfection unmöglich machte, so mussten auch die Scheeren und alle scheerenartigen Instrumente (Korn- zangen, Gefässklemme etc.) der Antiseptik angepasst werden. GUTSCH wählte statt des alten Schlosses den abgerundeten Zapfenverschluss (Fig. 108), der ein leichtes Auseinandernehmen und Reinigen gestattet. COLLIN erreichte dasselbe dadurch, dass ein Zapfen des männlichen Armes in ein Loch des weiblichen eingreift, während von diesem ein Metallstück ausgeht, welches jenen fingerförmig umfasst (Fig. 109).

Fig. 109.

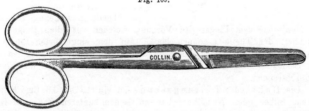

KÜHNE, SIEVERS und NEUMANN in Cöln haben die beiden Scheerenarme mit Bajonnetverschluss durch einen Zapfen verbunden, welcher durch eine federnde Platte gesichert wird. **W.**

Schnittweyerbad, Canton Bern, 676 Meter ü. M., Luftcurort mit erdiger Quelle (Salzgehalt 4,6 in 10 000, meist Magnesiasulphate 1,685, Kalkcarbonat 2,18; weniger CO_2). **B. M. L.**

Schnürleber, s. Leberatrophie, XI, pag. 631.

Schnürnaht, s. Naht, XIII, pag. 687.

Schnupfen, s. Nasenkrankheiten, XIII, pag. 71.

Schnupfpulver, *Pulvis errhinus* (von ἐν. in und ῥιν. Nase), werden pulverige Mittel genannt, welche die Bestimmung haben, durch Auf- schnupfen oder Einblasen (mittelst eines Federkieles, Glasröhrchens, Pulver- bläsers) auf die erkrankte oder auch normale Nasenschleimhaut gebracht zu werden, auf letztere in der Absicht, um in Folge von Reizung derselben kräftige motorische Reflexe, namentlich die gesunkene respiratorische Thätigkeit (bei Ohn- mächtigen, Asphyctischen) zu erregen, oder aber die Ausstossung von Fremd- körpern, Schleim und anderen Materien aus der Nasenhöhle und den Luftwegen durch den Act des Niesens zu bewirken. Selbstverständlich darf die Empfindlich- keit der Nasenschleimhaut (durch Tabakschnupfen oder aus anderen Ursachen) nicht ganz abgestumpft sein.

Zu Niesepulvern *(Pulvis sternatatorius)* können nächst dem Schnupf- tabak die weisse Nieswurz, die Haselwurz, verschiedene Saponin führende Vege- tabilien, z. B. *Flores Convallariae*, dann die Seife im gepulverten Zustande Verwendung finden. Als aromatisirende Unterstützungsmittel setzt man ihnen *Rhiz. Iridis, Flor. Lavandulae, Fol. Majoranae*, auch *Fabae Tonco* zu. Zu Schnupf- pulvern für die Behandlung der erkrankten Nasenschleimhaut bedient man sich am häufigsten styptischer und antiseptisch wirkender Mittel *(Acidum tannicum, Acid. boracicum, Alumen, Bismuthum subnitricum, Benzoë, Zincum oxydatum* etc.), namentlich bei chronischen Nasencatarrhen, Granulationen und Erosionen der Mucosa, profusen Blutungen, Ozaena etc., ausserdem gewisser Alterantien, wie Jodoform und Calomel (bei syphilitischen Affectionen), dann schleimlösend (Borax, doppeltkohlensaures Natron) und narcotisch wir- kender Substanzen, so des Cocaïns und des Morphins (5 bis 10 Cgrm. auf 1 Grm. *Pulv. Gumm. arab.)* bei schmerzhaften Affectionen der Nasenhöhle, bei Zahnschmerzen, Otalgien, Blepharospasmen, Cephalalgien und mit Schlaf- losigkeit einhergehenden Erethismen (RAIMBERT), seiten des Chinins für anti- neuralgische Schnupfpulver. Bei Verordnung medicamentöser Schnupfpulver ist zu beachten, dass die Nasenschleimhaut ein bedeutendes Resorptionsvermögen besitzt und die Wirkungen der hierzu benutzten Arzeneisubstanzen leicht verallgemeinert werden können. Dieselben dürfen nicht allzufein gepulvert sein, um nicht zwecklos zu weit, bis in die Nebenhöhlen der Nase und den Schlundkopf zu gelangen.

Bernatzik.

Schönbrunn bei Zug, Wasserheilanstalt. B. M. L.

Schönegg (Schöneck), Curanstalt am südlichen Ufer des Vierwald- städter Sees, oberhalb Beggenried, 2350' über Meer, 1000' über dem See, in schöner Lage (Blick auf den Rigi und das Schwyzer-Thal; nahe Waldspazier- gänge). Einrichtungen für Hydrotherapie und Pneumatotherapie (pneumatisches Cabinet); Sommercurort, besonders von Nerven- und Lungenkranken besucht.

Schooley-mountain-spring, Hauptcurort New-Jerseys mit kaltem, erdigem Eisenwasser. B. M. L.

Schorf, s. Brand, III, pag. 320.

Schrecklähmung. Verhältnissmässig selten sehen wir auf Grund von psychischen Affecten, besonders des Schrecks, Lähmungen auftreten. Die Schreck- lähmung kann die Formen einer cerebralen oder einer spinalen Lähmung dar- bieten. TODD erwähnt eine *„emotional paralysis"*, welche besonders bei hypochondrischen Personen und zwar gewöhnlich als Verlust der Sprache auf- tritt, welche letztere aber in wenigen Tagen wiederzukehren pflegt. Auch FISCHER hat eine interessante Beobachtung von „Schreck-Aphasie" mitgetheilt. In einem von TODD berichteten Falle hatte der Kranke zuerst die Sprache verloren, die aber nach einer Woche sich wieder einstellte; zwei Jahre später trat wiederum in Folge einer starken Aufregung eine linksseitige Hemiplegie mit Betheiligung des Gesichtes ein, die noch nach Monaten, wenn auch in verringertem Grade, fortbestand. Dass bei gegebener Disposition (Arteriosclerose, Hypertrophie des Herzens u. s. w.) in Folge der mit einem heftigen psychischen Affect verbundenen vorübergehenden Steigerung des Blutdrucks unter Umständen eine cerebrale Gefässruptur veranlasst werden kann, ist ja eine gar nicht so selten zu beobachtende Thatsache. In solchen Fällen aber haben wir es natürlich nicht mit einer eigentlichen „Schrecklähmung" zu thun. HINE berichtet von einer acuten, tödtlich verlaufenden Myelitis in Folge einer heftigen Emotion, und ENGELKEN zählt zu den Ursachen der acuten Myelitis auch die Gemüthsbewegungen. In zwei von LEYDEN mitgetheilten Fällen führten die Kranken den Anfang ihres Leidens auf einen Schreck zurück und boten ausserdem ein nicht selten in Folge von Gemüthserregungen auftretendes Symptom dar — das Ausbleiben der Menstruation. In dem einen Falle (in dem aber vielleicht eine gleichzeitige Erkältung mit im Spiele war) fand sich bei der Obduction eine aus einer subacuten Myelitis hervorgegangene Sclerose des Brustmarks; in einem andern endete die in Folge von plötzlichem Schreck bei der Belagerung von Strassburg acut entstandene myelitische Lähmung nach $2^{1}/_{2}$jährigem Verlaufe letal und es fand sich eine ausgedehnte Sclerose des Rückenmarks. Auch KOHTS hat ähnliche Beobachtungen mitgetheilt; ebenso BRIEGER einen sorgfältig beobachteten und anatomisch genau untersuchten Fall von myelitischer Schrecklähmung aus der FRERICHS'schen Klinik. Unserem Verständniss näher gerückt ist die Genese der „Schrecklähmung" in denjenigen Fällen, die zwar den allgemeinen Ausbreitungstypus, d. h. die paraplegische Form der spinalen Lähmung darbieten, wo aber das Fehlen schwerer Spinalstörungen (Blasenlähmung, Muskelabmagerung etc.), trotz längerer Dauer des Leidens, die Annahme einer tieferen, materiellen Läsion zurückweisen lässt. BERGER hat zwei hierhergehörige Fälle mitgetheilt, in welchen bei vorher vollständig gesunden Personen unmittelbar nach der Einwirkung eines heftigen Schrecks Paraplegie (mit Anästhesie) eingetreten war. In dem einen, einen 30jährigen Kaufmann betreffenden Falle bestand als wiederholtes Recidiv der Lähmung während eines Zeitraums von mehreren Monaten eine totale Paralyse des rechten Beins, und der Umstand, dass diese Lähmung plötzlich spurlos wieder verschwand, beweist zur Genüge die Abwesenheit jeder organischen Veränderung. Es mag in analogen Fällen nur eine durch die heftige psychische Erregung bedingte Hemmung centraler Functionen zu Grunde liegen und die zahlreichen Analogien, welche die Experimental-Physiologie uns für den Begriff der sogenannten „Reflexhemmung" darbietet, dürften wohl für die pathologische Physiologie ähnlicher Beobachtungen massgebend sein. Der Verlauf einzelner Fälle lehrt überdies, dass die durch einen psychischen Affect herbeigeführte centrale Hemmung auch nach der Heilung eine auffallende Vulnerabilität hinterlassen kann, so dass auf Grund von geringfügigen, bisweilen gar nicht nachweisbaren Ursachen eine erneute Functionsstörung zu befürchten ist. — In neuester Zeit sind auch manche nach Unfällen, bes. nach Eisenbahnunfällen auftretende Lähmungen als „Schrecklähmung" aufgefasst worden; vergl. hierüber den Artikel Railway-spine, XVI, pag. 400.

Literatur: Todd, *Clinical lectures, ed. by Beale*. London 1861, pag. 779 — Hine, Med. Times. 1865. — Leyden, Klinik der Rückenmarkskrankheiten. 1874, pag. 174. — Fischer, Deutsche med. Wochenschr. 1877. — Berger, Deutsche Zeitschr. f. prakt. Med. 1877. — Brieger, Zeitschr. f. klin. Med. II, Heft 1. — Vergl. auch Railway-spine.

Schreibekrampf, s. Beschäftigungsneurosen, II, pag. 652.

Schröpfen, Scarification. Die Scarification ist eine absichtlich hervorgebrachte, oberflächliche Verwundung der Haut oder Schleimhaut durch Stich oder Schnitt. Die Anfänge dieses Verfahrens reichen zurück bis in das classische Alterthum; CELSUS, PAULUS VON AEGINA, AËTIUS u. A. beschreiben uns eine Anzahl barbarischer Operationen, welche im Sinne der späteren Scarification zur Ausführung kamen. CELSUS berichtet, dass man bei der *Pituita oculorum* in Griechenland 9 Schnitte am behaarten Theil des Kopfes machte. PAULUS erwähnt den ὑποσπαθισμός, Einschnitte in die Stirne mit Blosslegen des Schädels, und den περισκυθισμός, eine Operation, welche dem Scalpiren nahe genug steht.

Die unklaren Vorstellungen, welche diesen Verfahren zu Grunde lagen, hielten bis in die spätgriechische Zeit vor und gestalteten sich dann allmälig um zu denjenigen Auffassungen, welche noch vor wenigen Jahrzehnten allgemein giltig waren und in gewissem Grade es auch heute noch sind.

Man wandte die Scarification an: 1. um bei entzündeten Theilen Blut zu entleeren und dabei gleichzeitig die entzündliche Schwellung zu vermindern (letzteres namentlich an Theilen, die mit festen Aponeurosen bedeckt oder mit straffem Zellgewebe umgeben sind), oder als Ersatz für Blutegel an Orten, die für jene unzugänglich erscheinen: Gaumen, Zapfen, Zunge etc.

2. Bei Ansammlungen von Flüssigkeiten oder von Luft im subcutanen Zellgewebe, wenn eine Resorption nicht erwartet wurde, namentlich bei Oedem des Scrotum und der unteren Extremitäten, bei Emphysem.

3. Um Heilmitteln „die Aufnahme in das organische Gefüge" zu erleichtern: bei vergifteten Wunden, beim Brande, wo man gleichzeitig das Abfliessen der Jauche beabsichtigte.

4. Um eine entzündliche Reaction und die Ausschwitzung plastischer Lymphe zu bewirken: zur Verwachsung wiedernatürlich getrennter Theile, bei callösen Geschwüren und sonstigen Verhärtungen (LISFRANC).

BLASIUS bezeichnet das Verfahren als geradezu unersetzlich bei heftiger Glottitis und bei hohen Graden von Hautwassersucht.

Aber auch heute noch ist die Operation in vielen Fällen unentbehrlich und für die Kranken nutzbringend und wohlthätig: so bei A n a s a r c a, bei H a u t - e m p h y s e m — gegen welches man vor Anwendung der elastischen Compression überhaupt kein anderes Mittel hatte — bei s c h m e r z h a f t e r S p a n n u n g entzündeter Theile, wo es nicht allein den Schmerz mildert, sondern auch das Durchdringen der eröffneten Gewebe mit entzündungswidrigen Mitteln gestattet; ferner bei einigen chronischen Hautaffectionen, wie bei *Acne rosacea* und Lupus.

Die Scarification wird ausgeführt mit der Lanzette oder dem Messer. Man fasst die Lanzette mit Daumen und Zeigefinger der rechten Hand, spannt mit der linken die Haut, sticht die Spitze etwa 1 Linie tief ein und zieht das Instrument, indem man es etwas vorschiebt, heraus. Für alle grösseren Einschnitte und überhaupt an allen Stellen, welche die Lanzette nicht erreichen kann, nimmt man ein convexes Messer, fasst es wie eine Schreibfeder, so dass der Zeigefinger auf dem Messerrücken ruht, setzt die Schneide auf, drückt sie in die Gewebe ein und verlängert den Schnitt zu gewünschter Länge. Dabei durchtrennt man ent- weder nur die Haut oder auch tiefere Theile und muss gelegentlich selbst bis zum Knochen vordringen. Bei Ansammlungen von Luft und Flüssigkeit in Höhlen muss man bis in dieselben vorgehen und die Entleerung durch Drücken und Streichen mit der Hand befördern. Bei Anasarca dagegen soll man die Haut nicht ganz durchstechen.

An gewissen Körpertheilen erleidet das Verfahren einige Abänderungen. So ist zur Scarification der Mandeln eine ganze Reihe von Instrumenten angegeben, die aber völlig entbehrlich sind; es genügt ein Bistouri, welches man bis auf eine kleine Entfernung von der Spitze mit Heftpflaster umwickelt.

Die in früheren Jahrhunderten geübte Scarification der Nasenschleimhaut ist nachmals von CRUVEILHIER wieder aufgenommen worden, der dazu sogar ein eigenes Instrument, das *Phlebotome de la pituitaire*, ersonnen hat.

VEIEL hat zur Operation des Stichelns ein Instrument angegeben, welches aus 6 an einem Stiel verstellbar angebrachten Lanzetten besteht. Bei dem multiplen

Scarificator von SQUIRE in London sind 15 feine Klingen parallel so dicht neben-
einandergestellt, dass sie nur die Breite von 1 Cm. einnehmen. KAPOSI benützt die
von HEBRA angegebene Stichelnadel, deren 2 Mm. lange, zweischneidige Klinge
am Rücken mit einer Gräte und an der Basis mit einer Leiste (Abaptiston) versehen ist. Die Stichelung bei *Acne rosacea* hat eine Verödung der krankhaft
erweiterten Blutgefässe zum Ziele. Einige begnügen sich mit der Scarification
allein, Andere fügen das Auftupfen oder Aufpinseln von *Liquor ferri sesquichlor.*
oder Höllensteinlösung hinzu, und PURDON empfiehlt sogar, 1—2 Tropfen *Acidum
nitricum* mittelst eines Haarröhrchens in jeden Schnitt zu träufeln. KAPOSI führt
mit der Stichelnadel rasch hintereinander zahlreiche Stiche dicht und parallel
neben einander und stillt die oft bedeutende Blutung durch Compression mittelst
BRUNS'scher Watte. Die Application von Höllensteinlösung oder Eisenchlorid nach
der Stichlung hält er nicht für rathsam. Nach dem Grade der Erkrankung wird
das Verfahren durch Wochen oder Monate wiederholt.

Die Behandlung des Lupus mit Scarificationen ist zuerst von DUBINI in
Milano angewandt und von RICHARD VON VOLKMANN und VEIEL weiter entwickelt
worden. Mit einem spitzen Messer bringt man dichtgedrängte, 1— 2 L. tiefe Ein-
stiche hervor und wiederholt dieses Verfahren in Pausen von 5—7 Tagen. Auf diese
Weise soll theils eine Verödung der Gefässe bewirkt, theils durch reactive Entzündung der Zerfall und die Resorption der infiltrirten Zellen begünstigt werden.

Den Lupus allein durch Stichelung zu heilen, wird selten gelingen. Meist.
wird eine Combination verschiedener Verfahren — Auslöffeln, Aetzen, Scarification —
nothwendig sein. Am meisten nützlich erweist sich die
lineare Stichelung da, wo die Basis als Umgebung der
eigentlichen Lupusknoten eine stark venöse Hyperämie
und ödematöse Beschaffenheit zeigt.

Bei Anasarca stülpt BUCHWALD auf die zuvor
scarificirte Fläche einen Glastrichter, welcher durch
einen seitlichen Ansatz mit einer, Eiweiss nicht fällenden,
antiseptischen Flüssigkeit gefüllt wird. Sobald das
soweit geschehen, dass die Flüssigkeit aus der mit
einem Abflussrohr versehenen oberen centralen Oeffnung
des Trichters abläuft, wird der zuführende Schlauch
geknickt und mit Quetschhahn geschlossen. Letzteres
geschieht, während noch der Schlauch mit antiseptischer
Flüssigkeit gefüllt ist. Der Trichter wird wie ein Schröpfkopf durch Luftdruck auf der Haut festgehalten, während
der als Heber wirkende Abfuhrsschlauch die Oedemflüssig-
keit beständig aus dem Trichter ableitet (Fig. 110).

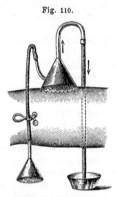

Fig. 110.

Die Franzosen trennen von der eigentlichen Scarification die „Mouchetures", unter
welchen sie einfache, mit einer Nadel, Lanzette oder einem Bistouri hervorgebrachte Stiche
verstehen. Die kleine Operation wird mit einem raschen Einstechen und Ausziehen des
Instrumentes, und zwar stets in ganz derselben Weise vollzogen, während die Scarification,
je nach dem Zwecke, eine sehr verschiedene Ausdehnung annehmen kann.

Als Blutentziehungsmittel hat die Scarification die Schwäche, dass in
Folge der baldigen Gerinnung der Blutverlust sehr unbedeutend ist, und man ist
daher seit langer Zeit bemüht gewesen, diesem Uebelstande durch das Hinzufügen
von Saugapparaten abzuhelfen.

Schröpfen *(Applicatio cucurbitarum).* Das Schröpfen ist eines jener
ehrwürdigen Mittel, welche uns aus dem Alterthum überkommen sind und deren
wir auch heute noch nicht völlig entrathen können. Auf seinem langen Wege
durch Jahrtausende hindurch hat es mannigfachen Wechsel in der Beurtheilung
seines Werthes erfahren müssen. Niemals ganz vergessen, wurde es einerseits in
den Händen roher Scheerer oder Bader auf's Aergste missbraucht, andererseits von ·
berühmten Aerzten bald als ein hochwichtiges Heilmittel gepriesen, bald als ein
ganz unnützes Verfahren bei Seite geschoben.

A. Das un blutige Schröpfen besteht in der Application der Schröpfköpfe auf die unversehrte Haut. Die Schröpfköpfe wurden im Alterthum aus
Horn oder Kupfer, zur Zeit des PAULUS aber schon aus
Glas hergestellt; jetzt bedient man sich solcher aus Metall,
Glas oder Kautschuk. Die gläsernen Köpfe verdienen
den Vorzug, weil sie durchsichtig sind, beim blutigen
Schröpfen die Menge des ausgetretenen Blutes erkennen
und sich am besten reinigen lassen. Ihre Gestalt ist
glocken- oder birnförmig (Fig. 111), so dass ihr Durchmesser oben breiter ist als unten. Der ungefähre Durchmesser am unteren Rande beträgt 3—5 Cm., derselbe ist
abgerundet und etwas verdickt. Im Nothfalle kann jedes
nicht zu grosse und zu weite Glas als Schröpfkopf verwerthet werden.

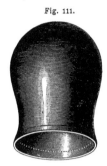

Fig. 111.

Die Verdünnung der Luft innerhalb des Kopfes
erzeugt man durch Erwärmung, durch Pump- oder
Saugvorrichtungen.

Das erstere Verfahren besteht darin, dass man die Flamme der mit
einem Schnabel versehenen Spirituslampe, welche man dem Körper des Kranken
möglichst nähert, einige Secunden in die Höhlung des Schröpfkopfes hält — ohne
diesen selbst jedoch zu berühren — und ihn dann mit rascher Handbewegung so
auf die Haut setzt, dass der Rand überall fest anliegt.

Andere Methoden der Erwärmung sind: man tränkt ein Wattekügelchen in Weingeist, zündet es an, wirft es in den Schröpfkopf und stülpt diesen nach wenigen Augenblicken
auf die Haut. Da der Sauerstoff bald verzehrt ist, so erlischt die Flamme, ohne eine Verletzung (?) herbeigeführt zu haben. Ein ähnliches Verfahren war schon von Celsus angegeben
und in früherer Zeit häufig angewandt worden.

Clark befestigte in dem gläsernen Schröpfkopf mittelst einer silbernen Feder ein
Stückchen Schwamm, dieses wurde in Spiritus getaucht, angezündet und durch die bald ver-
löschende Flamme die Luftverdünnung erzeugt (Blasius).

In Folge der Luftverdünnung und des verminderten Luftdruckes drängt
sich die Haut sofort in die Höhlung des Kopfes ein, röthet sich in Folge der
Ausdehnung der Blutgefässe und bildet eine halbkugelförmige Anschwellung.
Nach einigen Minuten nimmt man den Kopf ab, in der Weise, dass man an
einer Stelle des Randes die Haut mit dem Fingernadel niederdrückt und dadurch
die Luft eintreten lässt. Die Hautanschwellung verliert sich nun bald, aber es
bleibt noch längere Zeit eine Röthung und Verfärbung der Haut zurück.

Die Schröpfköpfe saugen sich nur auf solchen Körpertheilen fest, welche
ausreichend grosse Flächen bieten, um die ganze Oeffnung derselben aufzunehmen.
Gern vermeidet man bei mageren Personen Theile, deren Knochen nur durch die
überliegende Haut geschützt sind. Behaarte Theile werden vorher rasirt und die
Haut in jedem Falle vor dem Schröpfen mit warmem Wasser gebäht.

2. Da die Luftverdünnung durch Wärme oft ungenügend erschien, so
verband man den Schröpfkopf mit einer Saugpumpe. Der aus dem ersten
Drittel dieses Jahrhunderts stammende Schröpfapparat von WEISS verdünnt die
Luft durch die „Patentspritze" des Erfinders. Der Kopf ist oben mit einem
Schliessbahn versehen, an welchem die gebogene, längere Röhre der Spritze angesetzt wird, welche jener gegenüber noch mit einem kürzeren, geraden Rohre
ausgerüstet ist. Beim Gebrauch wird der Schliesshahn geöffnet und durch Auf-
und Abwärtsdrücken des Stempels unter gleichzeitiger Wendung des Handgriffes
die Luft wechselweise aus dem Schröpfkopf gezogen und durch die Seitenröhre
ausgetrieben. Zuletzt wird der Schliesshahn geschlossen und die Spritze abgenommen.

Die von CHARRIÈRE herrührende *Ventouse à pompe* (Fig. 112) besteht
ebenfalls aus Saugspritze und Schröpfkopf, welcher mit jener durch eine Schraube
oder durch Reibung verbunden ist und durch einen Kupferhahn geöffnet und
geschlossen werden kann. Die Luftverdünnung wird durch das Spiel des Stempels

erzeugt; will man den Kopf abnehmen, so lässt man durch Oeffnen des Hahnes
Luft eintreten.

DAMOISEAU hat unter dem Namen „Terabdella" ein Instrument
beschrieben, welches nichts Anderes ist, als zwei Luftpumpeu, deren jede durch
einen langen Kautschukschlauch mit einer kleinen Glasglocke, dem eigentlichen
Schröpfkopf, verbunden ist. Dieser schwierige und theure Apparat ist von HAMON
wesentlich vereinfacht und zum Anschrauben an einen Tisch eingerichtet.

Die Alten pflegten ihre hörnernen Schröpfköpfe mit dem Munde fest zu saugen
und die oben befindliche Oeffnung dann mit Wachs zu schliessen. Auch im Mittelalter und
später waren diese „Schröpfhörnlein" vielfach, besonders aber in den Wildbädern in Gebrauch,
um das Blut in die gelahmten oder atrophirten Glieder zu ziehen; ein Verfahren, welches in
diesem Jahrhundert Lafargue wieder aufgewärmt hat. Ferner gab es gläserne Schröpfköpfe
mit sehr langem Mundstück: *Instrumenta ad papillas extrahendas vitrea.* „Will nun eine
Wöchnerin dieses Instrument recht gebrauchen, muss sie solches mit seinem grossen Loch
über das Wärzlein stürzen, die lange Röhre in den Mund nehmen und daran allgemach so
lange saugen, bis dass das Wärzlein so weit hervorkommt, dass ein junges Kind selbiges mit
dem Munde fassen und die Muttermilch aus der Brust ziehen kann" (Scultetus).

Fig. 112.　　　　　　　　　　　　　　Fig. 113.

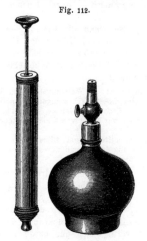 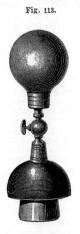

3. BLATIN kam zuerst auf die Idee, Schröpfköpfe aus starkem vulcanisirten
Kautschuk herzustellen und die Oeffnung derselben durch einen eingelegten
Metallfaden offen zu halten. Bei der Application drückt man den kleinen Ballon
zusammen, so dass die Wände desselben sich berühren, und setzt ihn so auf die
Haut. Die Elasticität des Kautschuks überwindet nun den Druck der Atmosphäre
und der Kopf saugt sich fest.

Der Gedanke, die Elasticität des Kautschuks als saugende Kraft zu verwerthen, ist seither vielfach mit mehr oder weniger praktischem Geschick zur
Ausführung gebracht. Sehr hübsch ist der saugende Schröpfkopf von CAPRON
(Fig. 113). Ein Kautschukballon mit zwei Ventilen — zum Aus und Einströmen
der Luft — ist an dem mit einem Schliessbahn versehenen gläsernen Schröpfkopf
befestigt. Man fasst den Ballon mit voller Hand, presst ihn zusammen und setzt
das Glas auf die Haut. Vermöge seiner Elasticität kehrt der Ballon zu seiner
früheren Form zurück und bewirkt die gewünschte Luftverdünnung im Schröpfkopfe. Da nun das untere der beiden Ventile die Glasglocke schliesst, während
das obere die Entweichung der Luft aus dem Ballon nach aussen gestattet, so kann
man das Verfahren ohne Abnahme des Kopfes wiederholen bis zu ausreichender
Luftverdünnung. Der Vorgang ist also ganz analog dem bei der WEISS'schen
Patentspritze und der *Ventouse à pompe de Charrière.*

Um die Wohlthat der trockenen Schröpfköpfe ganzen Körpertheilen zukommen zu lassen, erfand JUNOD in den Dreissiger-Jahren seine vielgenannten, aber wenig gebrauchten Schröpfstiefel (Fig. 114). JUNOD steckt das betreffende Glied in ein ledernes Futteral, welches oben mittelst einer breiten Kautschuk-manschette das Glied luftdicht umgiebt. Mit Hilfe einer Saugpumpe, die durch einen Gummischlauch mit dem Hohlraume jenes Futterals in Verbindung steht, wird die Luftverdünnung erzeugt, welche durch einen Manometer controlirt werden muss.

Die Wirkung der Schröpfstiefel, die noch neuerdings von ihrem greisen Erfinder einer Verbesserung unterworfen sind, ist eine sehr kräftige und fordert zur Vorsicht auf.

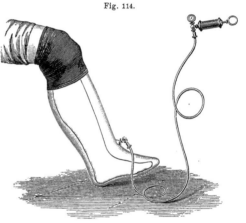

Lässt man namentlich die Luftverdünnung plötzlich und unvermittelt eintreten, so stellen sich in Folge der Gehirnanämie leicht Schwindelanfälle und Ohnmachten ein. Der JUNOD'sche Stiefel ist das Gegenstück der elastischen Einwicklung.

Der Wirkungskreis der unblutigen Schröpfköpfe ist gegenwärtig ein kleiner. In der Voraussetzung, dass sie, auf die Thoraxwand gesetzt, auf die Blutfülle der Pleuragefässe einen Einfluss ausüben, wendet man sie bei Pleuritis an, wenn die Entzündung nicht mehr ganz frisch ist und wenn man bei blutarmen Leuten eine Blutentziehung scheut (FRÄNTZEL). Die häufigste Verwendung finden die elastischen Köpfe als „Milchzieher“.

B. Das blutige Schröpfen, *Cucurbitae scarificatae*, ist eine Verbindung der Scarification mit dem unblutigen Schröpfen. Die Wirkung des blutigen Schröpfens sah man früher einerseits in der Blutentziehung und andererseits in einer eigenthümlichen Reizung der Haut, der man eine ableitende, stellvertretende Bedeutung zuschrieb. Das Verfahren erschien daher angezeigt: 1. Bei Erkrankungen, welche nicht die Haut treffen, sondern entfernt von ihr liegen; bei Entzündungen innerer Organe mit Congestionen nach denselben; bei allen jenen Affectionen, als deren Ursache man gern eine abnorm verminderte Thätigkeit der Haut ansprach: bei Rheumatismus und Neuralgien. 2. Bei Erkrankungen der Haut selbst mit Erschlaffung und passiven Congestionen derselben. Dann aber muss das blutige Schröpfen als ein Volksmittel ersten Ranges gelten, welches als wirksames Heilmittel bei wirklich vorhandenen Krankheiten, wie als Vorbeugungsmittel gegen allerlei künftige Uebel von jeher in hohem Ansehen gestanden hat und zum Theil auch noch steht.

Das Für und Wider, das die Geschichte aller Heilmittel, insonderheit die der localen Blutentziehungen uns immer wieder vor Augen führt, zeigt sie uns auch jetzt noch. Zwar ist das Ansehen und die Bedeutung der localen Blutentziehungen in sehr bescheidene Grenzen zurückgedrängt; aber selbst innerhalb dieser machen sich erhebliche Schwankungen bemerklich. Die Einen, und vorzugsweise Chirurgen, verwerfen die localen Blutentziehungen ganz. Was sollen dieselben nützen, sagen sie, da ja der Ausgleich sofort wieder hergestellt wird; und wenn dem so ist, warum dem Kranken Blut entziehen und ihm eine grosse Zahl kleiner Hautwunden zufügen, die, wie es früher nur zu oft geschah, der

Ausgang entzündlicher Vorgänge werden können! Andere wieder, namentlich innere Kliniker und Augenärzte, wollen das Mittel keineswegs vermissen. An dieser Stelle sei nur der Anwendung desselben im Beginne der Pleuritis gedacht, wo eine grosse Zahl der besten Autoren (FRÄNTZEL, NIEMEYER-SEITZ u. A.) die blutigen Schröpfköpfe dringend empfehlen. Ferner hält BAGINSKY bei nachweislicher Hyperämie in der Umgebung hepatisirter Partien der Lunge und in der Voraussetzung eines sonst intacten Organismus selbst bei Kindern eine locale Blutentziehung durchaus für indicirt. Er macht dieselbe in Form der Schröpfköpfe und lässt je nach dem Alter der Kinder 1—2—4 derselben setzen. „Die Application der Schröpfköpfe hat den Vortheil, dass man die Menge des zu entziehenden Blutes absolut sicher in seiner Hand hat und vor den Gefahren der Nachblutung, wie sie bei Anwendung von Blutegeln vorhanden ist, sichergestellt ist." Auch bei fibrinöser Pleuritis der Kinder mit circumscript nachweisbaren Reibegeräuschen und heftigen Schmerzen zögert dieser Autor keinen Augenblick, an der Stelle der Reibegeräusche je nach dem Alter der Kinder 1—7 Schröpfköpfe zu appliciren, und zwar „mit wesentlichem Erfolg".

Das Verfahren ist bis zur Abnahme der Köpfe dasselbe, wie bei dem unblutigen Schröpfen. Ist der Kopf abgenommen, dann folgt die Scarification,

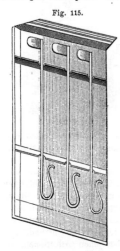

Fig. 115.

welche mit der Lanzette oder dem Messer, gewöhnlich aber mit einem besonderen Scarificator, dem Schnäpper geschieht. Derselbe bildet das Gegenstück des Aderlassschnäpper und ist hervorgegangen aus der Fliete, die man noch am Anfange des 16. Jahrhunderts in Deutschland wenigstens fast ausschliesslich zu den Scarificationen benutzte. Derartige „Schrepfeisen die Haut zu bicken" hat WALTHER RYFF abgebildet (Fig. 115). Die erste bildliche Darstellung des Schnäppers scheint die PARÉ's zu sein, sie

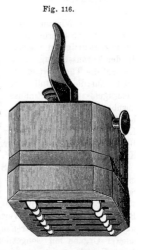

Fig. 116.

stellt einen rundlichen Cylinder dar mit 18 spindelförmigen Doppelflieten. Die von LAMZWEERDE beschriebene Verbesserung dieses Instrumentes ist dem heute gebräuchlichen Schnäpper ähnlich. Das Wesen dieses letzteren besteht der Hauptsache nach darin, dass eine Anzahl (12—20) kleiner, an metallenen Achsen rechtwinklig befestigter Klingen (Flieten), durch eine Drehung jener eine halbkreisförmige Bewegung, und zwar mit Hilfe von Federkraft blitzschnell ausführen könne. Das Instrument (Fig. 116) ist würfelförmig, besteht aus dem messingenen Gehäuse, den Messern und dem Federwerke. Zum Durchtritt der Messer oder Schröpfeisen trägt der Deckel des Gehäuses eine entsprechende Anzahl feiner Spalten. Mittelst einer Schraube ist es möglich, die Eisen mehr oder weniger weit hervortreten zu lassen, je nach der Tiefe, welche die Einschnitte haben sollen. Im Allgemeinen nimmt man die Tiefe derselben auf 1 Linie an, sie unterliegt jedoch je nach der Dicke des Fettpolsters einigen Schwankungen. Sind nun die Schröpfeisen gerichtet, dann zieht man die Feder auf, setzt das Gehäuse mit dem Deckel auf die geröthete und erhobene Hautstelle, drückt die Feder los, die Messer schlagen heraus und die Scarification ist geschehen. Nun wird abermals der Schröpfkopf aufgesetzt und alsbald treibt der Atmosphärendruck das Blut aus den durchschnittenen Gefässen in den luftverdünnten Raum. Hat sich der Kopf etwa bis auf zwei Drittel gefüllt, dann erfolgt die Abnahme wie beim trockenen Schröpfkopf, nur muss man ein Ausfliessen des Blutes verhüten. Die Hautstelle wird von Gerinnseln gereinigt, der Schröpfkopf ausgespült und von Neuem aufgesetzt, bis das Bluten aufhört oder die gewünschte Menge entleert ist. Zur Verstärkung der Blutung kann man den Schnäpper zum zweiten Mal aufsetzen, so dass die Messer die vorhandenen Schnitte rechtwinklig kreuzen, oder, was weniger schmerzhaft ist, dass sie mit jenen parallel schlagen. Durch Bähungen mit warmem Wasser kann man eine Nachblutung unterhalten. Die Zahl der zu setzenden Köpfe variirt sehr (1—20), je nach der Indication, nach der Beschaffenheit des Körpertheiles, dem Alter und Kräftezustand des Kranken. Auf den Kopf rechnet man 15—20 Grm. Selbstverständlich müssen vom Anfang bis zum Ende die Grundsätze der Antisepsis zur Geltung kommen. Die Instrumente werden gereinigt und desinficirt; ebenso die Hände des Operateurs und die Haut des Kranken. Statt der Schwämme wird am besten Watte benützt; sollen durchaus Schwämme genommen werden, dann müssen sie unbenützt und vorher ausgekocht sein. Zum Verband ein Oelläppchen oder Protectiv, Salicylwatte, Binde.

Zur Reinigung des Schnäppers nimmt man den Deckel ab und lässt die Flieten einigemal durch Hollundermark und nachher durch Speck schlagen.

Statt des Schnäppers empfahlen RUDTORFFER und LARREY wieder die Fliete, nur dass sie dieselbe an dem oberen Ende einer stumpfen Klinge anbrachten und diese wie ein Bistouri mit einem Heft versahen. Von den neueren Instrumenten führe ich nur den Scarificator von COLLIN an, dessen kleine, dreikantige Spitzen mittelst eines Stempels eingetrieben werden.

Die grössere oder geringere Saugkraft eines Schröpfkopfes ist zwar bedingt von dem Grade der Luftverdünnung in seinem Hohlraume, aber im Allgemeinen erlischt die Blutung doch ziemlich rasch. Das hängt davon ab, dass durch das eindringende Blut der Raum kleiner, die Luftverdünnung also relativ geringer wird; zweitens dass die Gefässe der Haut zum Theil abgebogen und durch den Rand des Kopfes zusammengedrückt werden.

Die B l u t s a u g e r oder künstlichen Blutegel *(Sangsues artificielles)* sind eine Zusammenstellung des Scarificators und der Luftpumpe, sie sollen den Vortheil gewähren, ohne Abnahme des Kopfes eine grössere Menge Blut entziehen zu können. Derartige Instrumente sind zu Anfang dieses Jahrhunderts von WHITFORD, SARLANDIÈRE, DEMOURS u. A. erfunden worden.

SARLANDIÈRE'S Apparat besteht aus einer Glasglocke (dem Schröpfkopfe), an welcher befestigt sind: 1. unten seitlich ein Krahn zum Ablassen des Blutes (verschliessbar); 2. in der Mitte oben ein Stempel mit den Klingen (der eigentliche Scarificator); 3. dicht neben diesem die Saugpumpe. Man setzt nun die Glocke auf die Haut, schliesst den Krahn, öffnet die Pumpe und saugt mit dieser die Luft aus der Glocke, so dass die Haut in dieselbe hineinquillt. Ist das zur Genüge geschehen, dann vollzieht man durch Niederstossen des Stempels die Scarification und setzt die Pumpe von Neuem in Bewegung, bis die gewünschte Blutmenge entzogen ist.

Sehr viel einfacher ist der dem SARLANDIÈRE'schen nachgebildete Blutsauger von DEMOURS, er besteht 1. aus dem Schröpfkopf, 2. aus der mit einem Schliesshahn versehenen Saugpumpe und 3. aus dem Lanzettenträger; er ist eine Combination der WEISS'schen Spritze mit dem Scarificator.

In neuerer Zeit hat man jene Bestrebungen wieder aufgenommen und sich bemüht, derartige Instrumente mehr und mehr zu vervollkommnen. Dasjenige, welches den meisten Beifall und ganz besonders in der Augenheilkunde mannigfache Verwendung gefunden hat, ist der künstliche Blutegel von HEURTELOUP (Fig. 117). Das Instrument besteht aus zwei getrennten Theilen: der Saugpumpe und dem Scarificator. Erstere ist eine Spritze mit Glascylinder und Korkstempel,

welcher mit Hilfe einer Flügelschraube bewegt wird. Letzterer hat die Form eines
Locheisens und kann, eingeschlossen in einer Kapsel, mit einer Schraube befestigt
und mit Hilfe einer Schnur in rotirende Bewegung versetzt werden. Nach Befeuchtung der Haut lässt man zunächst die Saugpumpe etwas wirken, setzt den

Fig. 117.

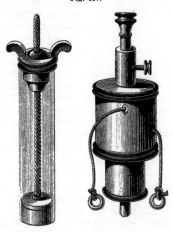

Scarificator auf, dessen Klinge der Hautdicke entsprechend gestellt ist, und lässt
ihn die kleine, kreisförmige Wunde hervorbringen. Darauf setzt man den Saug-
apparat zum zweiten Mal langsam und allmälig in Thätigkeit; der kleine umschnittene
Hautcylinder wird in die Höhe gehoben und aus den Wunden eine nicht unerhebliche
Blutmenge gezogen. Das Verfahren kann wiederholt, auch können mehrere Scarificationen nebeneinander vorgenommen werden. Man muss jedoch darauf achten, dass
einerseits der Rand der Pumpe stets überall aufsitzt und dass er anderseits die
Haut nicht bis zur Hemmung des Blutzuflusses zusammendrückt.

　　　Auch dieses Instrument ist wiederholt mehr oder weniger glücklichen
Aenderungen unterworfen worden. Für die gynäkologische Praxis hat COLLIN
einen künstlichen Blutegel construirt, bei welchem der Stempel der Spritze die
Klinge des Scarificators enthält. PAPILLON'S Blutsauger (Fig. 118) besteht aus
einem Glasspeculum, durch welches der mit stellbarer Klinge versehene Scarificator
eingeführt wird. Ist derselbe nach vollzogener Scarification herausgezogen, dann
wird der Deckel des Speculums aufgesetzt und an diesem die Saugpumpe befestigt.

Fig. 118.

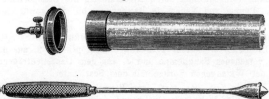

　　　Der FLOOD'sche Blutegel (Fig. 119 *a* und *b*) besteht aus einer Glasröhre,
welche nahe dem hintern Ende eine, etwa 30 Qcm. haltende Ausbuchtung trägt. Das
vordere Ende, welches über die scarificirte Stelle gesetzt wird, kann zum Schutze der
Gewebe mit Gummi überzogen werden. Für den Gebrauch an der äusseren Haut

dient eine kürzere *(a)*, für den Gebrauch in Höhlen eine längere *(b)* Röhre. Das hintere Ende ist zum Einsatz eines Aspirators eingerichtet. Man scarificirt die betreffende Stelle mit der Lanzette oder dem Messer, stülpt die Glasröhre darüber, führt den Aspirator ein und setzt denselben in Thätigkeit.

Fig. 119.   Fig. 120.

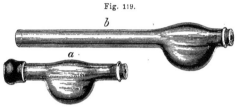

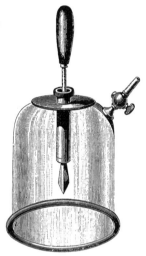

Das „neue Schröpfinstrument" (Fig. 120) von MOLONEY in Melbourne ist nichts Anderes als ein etwas modernisirter DEMOURS'scher Blutsauger. Der Schröpfkopf ist ein gläserner Recipient, welcher durch einen Messinghahn in Verbindung steht mit dem Schlauche einer Saugspritze, während in die Spitze des Recipienten ein durchbohrter Kork eingelassen ist, dessen Inneres durch einen weit in den Recipienten hineinreichenden Kautschukschlauch überzogen ist. Durch diesen Schlauch läuft die langgestielte Scarificationsnadel, welche an jenem befestigt wird. Vermöge der Elasticität des Schlauches lässt sich die Nadel bis zur Haut herabdrücken. Die Blutentziehung erfolgt nach Maassgabe der Luftverdünnung, welche man hervorbringt. W.

Schrumpfniere, s. Nierenentzündung, XIV, pag. 392.

Schüttelkrampf, s. Convulsionen, IV, pag. 521.

Schüttellähmung, s. Paralysis agitans, XV, pag. 175.

Schüttelmixtur, s. Mixtur, XIII, pag. 360.

Schularzt, s. Schulkinderaugen.

Schulbankfrage.
Beim ruhigen Aufrechtsitzen ist es nothwendig, dass die Schwerpunktslinie des Körpers in eine Fläche fällt, deren hintere Begrenzung von einer durch die Sitzhöcker gezogenen Linie gebildet, während die vordere Grenze von der Grenzlinie des Gegenstandes gegeben wird, auf welchem man sitzt. Die Schwerlinie kann an die verschiedensten Stellen dieser Fläche fallen; das Gleichgewicht wird aber um so labiler, je mehr sie sich einer der Grenzlinien nähert, oder wenn sie mit diesen zusammenfällt. Von einem ruhigen Sitzen bei so labilem Gleichgewichte kann also nicht die Rede sein. Möglich wird ein solches, wenn die Unterstützungsfläche, auf welcher die Oberschenkel beim Sitzen aufruhen, eine grosse ist; am grössten ist sie, wenn der vordere Rand der Sitzfläche bis an die Kniekehlen reicht. Eine erhöhte Ruhe tritt noch ein, wenn die Unterschenkel und Füsse nicht frei herabhängen, sondern wenn letztere auf den Boden aufgestützt werden können. Da jedoch keine Bandhemmung eine Fixirung des Rumpfes auf den Beinen bedingt, so kann die Ruhelage des Rumpfes nur durch eine complicirte Muskelthätigkeit zu Stande kommen. Wird diese für längere Zeit nothwendig, so tritt eine Ermüdung ein und diese wird entweder zum Vorwärtsfallen des

Rumpfes führen, bis derselbe auf den Oberschenkeln aufliegt, oder zu einem Fallen nach hinten, sobald die Schwerlinie in die Sitzhöckerlinie oder noch hinter diese zu liegen kommt. Dieses nach Vorn- oder Hintenfallen wird aber nicht eintreten, wenn der Rumpf sich nach vorn direct mit der Brustfläche, oder indirect mittelst der Arme an einen Gegenstand (Tischrand) stützen kann (vordere Sitzhaltung), oder wenn er von hinten eine Unterstützung der Wirbelsäule in ihrem Lenden- oder Brustheile (Lehne) findet (hintere Sitzhaltung, Reclinationslage nach LORENZ) (HERM. MEYER). [1])

Beim beschäftigungslosen Sitzen, beim Lesen, sobald das Buch in der Hand gehalten wird, oder wenn es auf dem Tische liegt und die Grösse der Schrift und die Neigung des Buches es erlauben, sowie bei allen Beschäftigungen, welche eine freie Bewegung der Arme erfordern, wird unwillkürlich der Körper eine Stütze der Wirbelsäule in Form einer Lehne suchen. Frauen können länger ohne Stütze aufrecht sitzen als Männer, weil ihr Rumpf durch Corsets gestützt wird.

Beim Schreiben werden die beiden Vorderarme auf den Tisch aufgelegt, und zwar zu zwei Dritttheilen, wobei die Oberarme möglichst wenig seitwärts gehoben werden sollen, und der Kopf wird ein wenig um seine Querachse nach vorn gesenkt. Die Stütze hat der Körper jedoch nicht in den Armen, sondern rückwärts in einer passenden Lehne zu suchen. Ein richtiges Schreibsitzen ist nur bei correcter Gestaltung der Subsellien möglich. Sind diese fehlerhaft gebaut, so wird das Schreibsitzen einen ganz anderen Typus annehmen.

Ist der Sitz zu weit von dem Tische entfernt, so ist vor Allem ein stärkeres Vorbeugen des Kopfes die Folge und die Nackenmuskeln müssen denselben, da seine Schwerpunktlinie vor die Wirbelsäule zu liegen kommt, halten; sind sie ermüdet, so müssen die Rückenmuskeln dem Vorwärtsfallen des Oberkörpers entgegenarbeiten, und da auch diese bald ermüden, so kommt es in kurzer Zeit zu einem so starken Vornübergebeugtsein des Kopfes, dass die Schrift bald nicht mehr als 8—10 Cm. von den Augen entfernt ist.

Diese Annäherung der Augen an das Buch oder an die Schrift ist aber eines der wichtigsten Momente zum Zustandekommen und Wachsen der Myopie (s. den betreffenden Artikel). Zudem hat eine so vorgebeugte Körperhaltung auch noch den Nachtheil, dass sie gewöhnlich zum Anlehnen der Brust an den Tischrand führt, wodurch einerseits die Athmung erschwert wird, andererseits die Baucheingeweide comprimirt werden.

Eine weitere Folge der schlechten Haltung beim Sitzen sind die seitlichen Wirbelsäuleverkrümmungen. Sie sind das Resultat verschiedener Factoren. Ist der Tisch von dem Sitze zu weit entfernt, so rutscht der Sitzende unwillkürlich so weit als möglich nach vorn bis an die vordere Sitzkante. Da er dann aber mit sehr kleiner Sitzfläche aufruht, so tritt das Bestreben ein, eine breitere Fläche dadurch zu gewinnen, dass er den Körper um seine Längsachse nach rechts dreht, den zum Schreiben nothwendigen rechten Arm auf den Tisch legt und nun mit der linken Hinterbacke auf dem Sitze aufruht. Ausserdem wird stets die Tendenz eintreten, sich auf den linken Arm zu stützen, um dem zum Schreiben nothwendigen rechten Arm die grösstmöglichste Freiheit der Bewegung zu wahren (vergl. Rückgratsverkrümmung).

Wesentlich unterstützt wird die Schiefhaltung des Körpers durch eine unzweckmässige Lage des Schreibheftes. Dasselbe kann entweder gerade (parallel der Tischkante) oder schräg (von links nach rechts aufsteigend) vor dem Schreibenden liegen (gerade und schiefe Medianlage) oder gerade oder schräg rechts vom Schreibenden (gerade und schiefe Rechtslage). Nach den Untersuchungen von WEBER [4]), besonders aber von BERLIN und REMBOLD [2]), wird beim Schreiben, namentlich beim langsamen Schreiben, die Linie, welche die Drehungspunkte beider Augen verbindet, die Basallinie, stets so gestellt, dass die Grundstriche der Buchstaben auf der genannten Linie, wenn man sie sich auf das Papier projicirt denkt, ungefähr senkrecht stehen. Um dieses Postulat zu erfüllen, muss bei der Rechtslage des Heftes und der üblichen schrägen Lage der Schrift, der Kopf nach rechts geneigt werden, was nach und nach ein Heben des linken Armes auf das Pult und ein Sinken des rechten zur Folge hat. Bei gerader Medianlage und schräger Schrift wird dasselbe eintreten müssen. Bei gerader Medianlage und senkrechter Schrift und bei schiefer Medianlage und geneigter Schrift, wo die Buchstaben mit ihren Grundstrichen senkrecht zum Pultrande stehen, wird die Basallinie diesem Rande parallel zu liegen kommen und in Folge dessen kein Zwang bestehen, den Körper um seine Verticalachse zu drehen. Ueber diesen Punkt sind die Acten noch nicht geschlossen, indem namentlich SCHUBERT [3]) den Ausführungen BERLIN-REMBOLD's nicht ganz beitritt und die gerade Medianlage mit senkrechter Schrift für das einzig Richtige erklärt. Auf diesen Zusammenhang von Heftlage und Haltung der Augen, beziehungsweise des Körpers haben zuerst ELLINGER [5]) und GROSS [6]) aufmerksam gemacht, doch bestand die falsche Voraussetzung eines Parallelismus von Basallinie und Zeilenrichtung, was nur bei senkrechter Stellung der Buchstaben, also beim Schreiben von Steilschrift oder beim Lesen von Druck zutrifft. Nach ihnen hat sich schon H. COHN überzeugt, dass in einer Schule die Schüler alle kerzengrade sassen, so lange sie senkrechte Buchstaben schrieben und dass sie sogleich die falsche Körperhaltung annahmen, als man sie anwies, in gewohnter Weise schräg zu schreiben.

In zweiter Reihe ist der unpassende Verticalabstand von Tisch und Sitz zu nennen. Ist der Tisch, wie gewöhnlich, zu hoch, so führt dies an und für sich zu einer übergrossen Annäherung von Auge und Sehobject. Es wird aber dadurch auch nothwendig gemacht, dass die Arme, um sie auf den Tisch legen zu können, gehoben und die Ellbogen auseinandergespreizt werden; da bei dieser Haltung eine Drehung des Körpers, der jetzt an dem Schultergürtel hängt, unmöglich ist, so bleibt der rechte Arm bis über den Ellbogen hinauf, ja bis zur Achselhöhle auf dem Tische liegen, der linke Arm sinkt herunter, nur die Hand bleibt allenfalls zum Festhalten des Papiers auf dem Pulte, der ganze Körper sinkt nach links zusammen und der nach vorn und links geneigte Kopf ruht fast auf dem Papiere auf. Dass auf diese Weise Kurzsichtigkeit und Scoliose bei den geeigneten Individuen entstehen muss, ist evident. Das Nähere siehe in den betreffenden Specialartikeln.

Ein dritter Punkt, welcher eine schlechte Schreibhaltung bedingt, ist der Mangel einer passenden Lehne. Da der Körper, wie eingangs erwähnt, einer Stütze zum Aufrechtsitzen bedarf, und diese Stütze nicht in vorderer Sitzhaltung mittelst der Arme auf dem Pulte gesucht werden soll, so muss dafür gesorgt werden, dass eine taugliche Stütze zum Anlehnen vorhanden ist. Fehlt eine solche gänzlich oder ist sie in ungeeigneter Weise construirt, wird stets in vorderer Sitzhaltung geschrieben werden. Diese Schreibhaltung ist allerdings auch bei Erwachsenen die gewöhnliche, theils weil sie von Jugend auf angelernt wurde, theils weil die Construction unserer Sessel und Tische sie zu der bequemsten macht. Sie ist hier aber nicht mehr von solchem Nachtheile, wie bei den in der Entwicklung begriffenen Schülern. Einerseits sind die Augen bezüglich ihrer Refraction bereits keinen Veränderungen mehr unterworfen, andererseits sorgt die Abnahme der Accommodation dafür, dass der Kopf nicht zu sehr nach vorne sinkt. Fehlen diese beiden Voraussetzungen, leiden die Augen an einer progressiven Myopie und werden sie in Folge der Lage des Fern- und Nahepunktes zum Annähern an die Schrift gezwungen oder doch davon nicht abgehalten, so wird man denselben Verfall der Körperhaltung bemerken und dieselben nachtheiligen Einwirkungen, wenn auch nicht mehr auf die Configuration des Skeletts, so doch auf die Augen beobachten können.

Von grösster Wichtigkeit für das richtige Sitzen ist das richtige Verhältniss zwischen Subsellium und Körpergrösse; bei einer vollständig correct gebauten Schulbank wird das Pult zu hoch, wenn ein zu kleiner Schüler in dieselbe gesetzt wird; ist der Sitz zu hoch, so wird der Schüler, dessen Füsse in der Luft schweben, so lange durch Vorrücken auf dem Sitzbrette nach einer Stütze suchen, bis die

Fusssohlen den Boden berühren, bis er nur noch auf der vorderen Sitzkante balancirt und nothwendigerweise mit der Brust sich an den Pultrand anlehnt.

Betrachten wir nun die Schulbänke, wie sie bis vor kurzer Zeit ausnahmslos beschaffen waren und leider an vielen Orten noch sind (Fig. 121). Vor Allem sind sie den Körpergrössen der Schüler nicht anpassend, und zwar in allen ihren Dimensionen. In einer Volksschule, die Kinder vom 7. bis 14. Lebensjahre beherbergt, sind gewöhnlich nur eine geringe Menge von Bankgrössen vorhanden und es besitzt ein und dieselbe Classe in der Regel nur eine Grösse, trotz der verschiedenen Körperlänge der Kinder. Die Mittelschulen sind in dieser Beziehung meist noch schlimmer daran. Ich erinnere mich nicht, dass ich, als ich im Obergymnasium studirte, die Bänke der ersten Classe des Untergymnasiums, in welcher Stenographieunterricht ertheilt wurde, als zu klein befunden hätte. Fast durchweg ist aber an den Schulbänken der Verticalabstand von Pult und Sitz, die sogenannte „Differenz", ein viel zu grosser (Fig. 121 ab) und bedingt immer, auch bei sonst richtiger Grösse der Bank, das beschriebene Emporheben und Auseinanderspreizen der Ellbogen. Der zweite Cardinalfehler liegt in dem grossen Horizontalabstande des Pultes von der Bank, der sogenannten „Distanz" bc, dessen Folgen ausführlich beschrieben wurden. Der dritte Hauptfehler betrifft die Lehne. Eine solche ist in der Regel gar nicht vorhanden, sondern das Pult der nächstfolgenden Bank dient als solche und erlaubt zwar ein Anlehnen in der Schulterhöbe, jedoch nicht beim Schreiben. Die Pultplatte ist schmal und verläuft horizontal, die Bankbreite ist gewöhnlich mangelhaft und die Bankhöhe ist den Unterschenkeln nicht entsprechend, so dass die Füsse baumeln, und die in solchen Fällen nöthigen Fussbretter sind nicht vorhanden. Zudem ist, um die Fehler vollständig aufzuzählen, der jedem einzelnen Schüler angemessene Raum meist ein zu kleiner. Bei einer zu grossen „Differenz", welche ein Spreizen der Ellbogen beim Schreiben bedingt, braucht aber jeder Schüler noch mehr Raum, als er in einem richtig dimensionirten Subsellium benöthigen würde, und da dieser Raum nicht vorhanden ist, so können die Schüler schon deshalb nur den rechten Arm auf dem Pulte belassen und sitzen jetzt anstatt nebeneinander, dachziegelartig hinter einander.

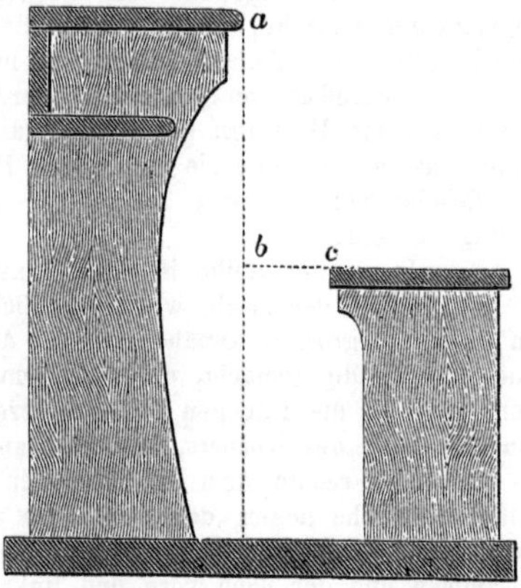

Wenden wir uns den Anforderungen zu, die an eine gute Schulbank zu stellen sind:

1. Die Distanz muss im ungünstigsten Falle Null betragen oder sie muss (und das ist als das bessere zu verlangen) negativ sein, d. h. eine von dem hintern (dem Schüler zugekehrten) Pultrande gezogene senkrechte Linie muss mit dem ihm zugekehrten Bankrande zusammenfallen (Fig. 129) (Nulldistanz), oder sie muss bereits die Bankfläche treffen, der Sitz muss also unter das Pult hineinragen (Minusdistanz) (Fig. 130). Jede Bank mit positiver Distanz ist zu verwerfen.

2. Die Differenz soll so gross sein, wie der Abstand des Ellbogens von der Bank bei herabhängendem Arme, mehr 5—7 Cm., um welche der Ellbogen bei seiner Bewegung nach vorn gehoben wird. Der genannte Abstand des Ellbogens vom Sitzknorren beträgt meist $1/7$ der Körpergrösse (SCHILDBACH). [7]) Zu dieser nur 1″ oder weniger zu addiren, hat sich als zu gering erwiesen. Die in Wien gemachten Erfahrungen lassen eine solche Differenz als etwas zu klein erscheinen, weshalb für neue Bänke eine etwas grössere Pulthöhe empfohlen wurde.

Fig. 121.

3. Jede Schulbank muss eine richtige L e b n e besitzen. Als solche darf im Allgemeinen nicht das Pult der dahinterstehenden Bank dienen. Die Lehne kann in doppelter Weise verschieden sein. Vorerst in der Höhe: hiernach unterscheidet man Rückenlehnen, Lendenlehnen (hohe Kreuzlehnen) und Kreuzlehnen. „Die R ü c k e n - l e h n e stützt den unteren Theil der Brustwirbelsäule und entlastet dadurch die Lendenwirbelsäule; die K r e u z l e h n e stützt das Kreuzbein oder die unteren Lenden- wirbel, fixirt dadurch das Becken und ermöglicht dadurch ein ruhiges Geradesitzen; die L e n d e n l e h n e liegt in der Lendenkrümmung an, entspricht annähernd dem Zwecke der beiden vorhergenannten Lehnen" (H. MEYER). [1]) Die Lehne kann ferner entweder eine f o r t l a u f e n d e oder eine E i n z e l l e h n e sein. Erstere hat den Nachtheil, dass die Kinder die zurückgezogenen Ellbogen auf dieselben stützen können, was aber vom Lehrer leicht verhindert werden kann; ferner erlaubt sie eher ein Wegrücken des Schülers von seinem Platze und bietet leichter die Möglichkeit einer Ueberfüllung der Bänke, welche absolut vermieden werden soll. Die Lehne soll ausserdem den Körperformen angepasst sein, sie soll sich der Krümmung der Wirbelsäule anschmiegen, ist daher am besten dieser entsprechend geschweift und massiv. Unter diesen Voraussetzungen wird also eine richtige Lehne dem Schüler das bequeme Schreiben gestatten, ohne dass er mit dem Kreuz die Lehne verlässt.

Die meisten Stimmen entschieden sich bisher für die hohe Kreuzlehne (Lendenlehne), die damit gemachten Erfahrungen entsprachen jedoch nicht den gehegten Erwartungen. Es zeigte sich, dass die Kinder, trotz der nach dem Wunsche der Fachmänner angefertigten Subsellien, stets in der vorderen Sitzhaltung schreiben. Es haben sich in jüngster Zeit besonders SCHENK [8]) und LORENZ [9]) mit dieser Frage beschäftigt. Letzterer deducirt, dass, wenn Erwachsene in vorderer Sitzhaltung schreiben, sie dies nicht so anhaltend thun, wie Kinder in der Schule, dass bei geringer positiver Distanz, sowie bei Nulldistanz nur von der vorderen Sitzhaltung die Rede sein kann, dass bei grosser Minusdistanz, bei welcher der Rumpf gewissermassen zwischen hintere Pultkante und Lehne eingeengt ist, der Rücken zwar in ausge- dehnte Berührung mit der Lehne kommt, dass diese flächenhafte Berührung aber nicht gleichbedeutend mit Stützung sei. Vielmehr habe die Lendenmuskulatur für die Aufrechthaltung in dieser militärischen senkrechten Sitzhaltung zu sorgen, gerade so, als ob die Lehne nicht vorhanden sei, so dass nach Ermüdung der Muskeln, die früher oder später eintritt, die Sitzhöcker nach vorne rutschen und das Kind mit rundem Rücken sitzt. Wenn in den Schreibpausen die Distanz positiv gemacht wird, so bietet die niedrige Lehne auch jetzt keine Gelegenheit zum Ausrasten, sondern erfordert eine ununterbrochene Muskelaction. Ausserdem macht die Einzellehne einen Wechsel der Sitzlage unmöglich. Nun meint aber BILLROTH, dass unruhige, die Stellung häufig wechselnde Kinder, auch wenn sie schwächlich sind, weniger leicht scoliotisch werden, als phlegmatische (muskelfaule), die ihren Körper immer nach einer Richtung hängen lassen. Die Einzellehne, welche ein Festhalten derselben (fehlerhaften) Stellung begünstigt, müsste daher auch dem Zustandekommen der Scoliose Vorschub leisten.

In der Reclinationslage wird der Rücken durch die Eigenschwere des Körpers förmlich angepresst, sie ist aber nur bei einer etwas nach rückwärts geneigten Schulterlehne möglich. Um in dieser Lage auch schreiben zu können, ist eine grössere Minusdistanz und eine stärkere Neigung der Pultplatte erforderlich; die Neigung der Lehne ist davon abhängig, inwieweit sich diese genannten Werthe vergrössern lassen. LORENZ [9]) verlangt 11 Grad Lehnenneigung (vom vorspringenden Lendenbauschen an gerechnet), 7 Cm. Minusdistanz und 20 Grad Neigung der Pultplatte.

4. Das S i t z b r e t t soll in Fortsetzung der Lehne ausgeschweift sein und es ist ein solches ebenen Bänken vorzuziehen; die Breite hat je nach der Grösse der Schüler 23—34 Cm. zu betragen.

Diese Grösse hat bisher zu wenig Aufmerksamkeit erregt. Man verlangt, dass die Bank so breit sei, dass sie die Oberschenkel in ihrer ganzen Länge stütze, also bis an die Kniekehle hinanreiche, ohne diese zu berühren. Dadurch entsteht aber bei einer ausgiebigen Minusdistanz die Nothwendigkeit einer sehr grossen Verschiebung, um in der Bank stehen zu können, einer Verschiebung, die sich schwer durch eine zweckentsprechende Schiebe- oder Klappvorrichtung am Pulte allein erreichen lässt und eine Combination mit einer Verschiebung des Sitzes nothwendig machen dürfte. Es darf die Fläche der Lehne von der Pultkante bei Einstellung für das Schreiben nicht weiter entfernt sein, als es eben der Körperdicke des Schülers entsprechend nothwendig ist [„Engstellung des Schultisches auf Körperdicke", DAIBER [25])]. Ist diese Entfernung zu gross, hat der Schüler zu viel Raum, wird er leicht zur vorderen Sitzlage gezwungen, wenn auch die Minusdistanz durch Verbreiterung der Bank recht gross · gemacht wurde. 30 Cm. Sitzbreite dürfte nur für die grössten Schüler nothwendig sein; es ist hinreichend, wenn bei richtiger Höhe des Sitzes etwas mehr als die Hälfte der Oberschenkel auf dem Sitze ruht, Erwachsene beanspruchen beim bequemen Sitzen auch nicht mehr.

5. Die Höhe der Bank hat eine solche zu sein, dass das Knie bei aufruhendem Oberschenkel im rechten Winkel gebogen ist und dass die Fusssohlen dabei auf dem Boden oder einem entsprechend angebrachten Fussbrette (f) aufruhen.

6. Die Tischplatte muss hinreichenden Raum für die darauf zu legenden Bücher und Hefte besitzen und muss gestatten, dieselben beim Schreiben so weit vorzuschieben, dass die Vordermänner dadurch nicht genirt werden; 32—40 Cm. sind die richtigen Dimensionen.

7. Die Tischplatte muss ferner geneigt sein. Nichts wird so sehr einem Vorwärtsbeugen des Kopfes Vorschub leisten, als eine ebene Tischplatte. Die Grenze des Neigungswinkels würde die sein, dass die Tinte nicht in der Feder zurückfliesst; eine solche Neigung ist aber für eine Schulbank zu gross, da die Bücher auf der Platte herunterrutschen würden und dies nur durch eine Leiste am hinteren Rande (wie in Fig. 129) verhindert werden könnte. Solche Leisten sind jedoch, da sie beim Schreiben in die aufgelegten Vorderarme einschneiden würden, verwerflich. Eine Neigung von 2 : 12 (circa 10[0]) ist am meisten üblich, für Subsellien mit rückwärts geneigter Lehne muss die Neigung stärker sein (nach LORENZ [9]) 20[0], doch wird 15[0] hinreichen). Für Lesepulte ist natürlich eine möglichst grosse Steilstellung des Buches wünschenswerth; an Schulbänken dieselben anzubringen, ist jedoch aus verschiedenen Gründen nur bei Klapptischen mit getheilter Platte leicht ausführbar. Ein Vortheil wären jedenfalls transportable Lesepulte, die in sehr empfehlenswerther Weise aus Pappe geschnitten und zusammenlegbar der Realschulprofessor FIALKOVSKI in Wien angegeben hat.

8. Die Höhe des Pultes (vom Fussboden gerechnet) ist vom ärztlichen Standpunkte nebensächlich, sobald die bezüglich der Differenz und der Bankhöhe gestellten Forderungen erfüllt werden. Sollen die Füsse der Schüler am Boden aufruhen, so werden die Pulte der Grösse der Schüler entsprechend sehr ungleich hoch sein müssen, was dem Lehrer unbequem sein kann. Wünscht man aus pädagogischen Gründen die Pultplatten alle in gleicher Höhe, um die Schüler leichter übersehen zu können, so müssen in der richtigen Höhe Fussbretter (am besten rostartig aus Latten mit freien Zwischenräumen (KAISER) gefertigte Podien, Fig. 133 f) angebracht werden. In den untersten Classen würden sich überhaupt Podien empfehlen, auf denen die Bänke stehen, um den Lehrer nicht zu übermässigem Bücken zu zwingen. Doch darf andererseits nicht vergessen werden, dass durch alle derartigen Vorrichtungen die Reinigung der Schulzimmer erschwert wird.

9. Bücherbretter zum Aufbewahren der Bücher dürfen die Knie nicht belästigen; wo und in welcher Weise sie sonst angebracht sind, ist dem Arzte gleichgiltig.

10. Endlich muss das Pult (d. h. der jedem Schüler zukommende Bankraum) für jeden Schüler genügend breit sein. Bei richtiger Differenz ist der nach den österreichischen Gesetzen verlangte Raum von 50—60 Cm. für jeden Schüler

(je nach der Grösse) ausreichend, verlangt jedoch eine fehlerhafte Differenz ein Auseinanderspreizen der Ellbogen, so muss der Raum grösser bemessen sein.

Die ersten Schritte zur Verbesserung der Schreibehaltung der Kinder geschah 1853 durch SCHREBER. [10]) Er construirte einen G e r a d e h a l t e r (Fig. 122 und 123), ein höher und niederer stellbares, am Tischrande angebrachtes T - förmiges Instrument, an dessen Querstange die Brust des Schreibers sich anlehnte, wodurch freilich ein weiteres Vorbeugen behindert, aber die Respiration beengt wurde.

Fig. 123.

Fig. 122.

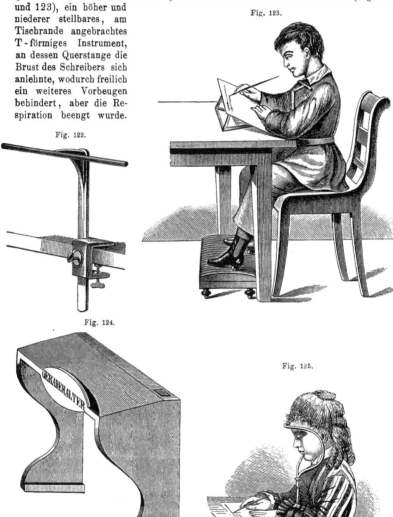

Fig. 124.

Fig. 125.

Aus C o h n, Hygiene des Auges in den Schulen.

Aus C o h n l. c

Wir begegnen einer derartigen Vorrichtung nur noch einmal an einer Schulbank von HAPPEL, die in der Leipziger Illustrirten Zeitung (Januar 1872) abgebildet ist und eine wirkliche kleine B r u s t l e h n e, die am Pultrande angebracht ist, vorstellt (Fig. 124 nach Cohn). Alle derartigen Zwangsvorrichtungen sind jedoch längst ausser Gebrauch gekommen und wegen des Druckes auf die Brust auch verwerflich. Vergleiche auch Berthold's Myopodiorthoticon, 1840.

Das Lob, das H. Cohn[11]) dem von K a l l m a n n (Optiker in Breslau) construirten D u r c h s i c h t s s t a t i v (Fig. 125) spendet, verdient dasselbe vollkommen. Es besteht aus einem querovalen, der Fläche nach gebogenen, mit Kautschuk über-zogenen Ring, der an einem senkrechten Stabe angebracht ist. Dieser wird entweder bei Schulbänken in einem nahe dem Pultrande angebrachten Loch oder mittelst einer Schraubenklemme am Rande jedes beliebigen Tisches befestigt und hindert, ohne irgend einen Zwang oder Druck auszuüben, den Kopf vorzuneigen. Es ist sowohl für alte schlechte Subsellien, wie für richtig construirte, an denen man ja auch schlecht sitzen kann, zu empfehlen. Ich habe schon manchen Accommodationskrampf durch Anwendung desselben geheilt.

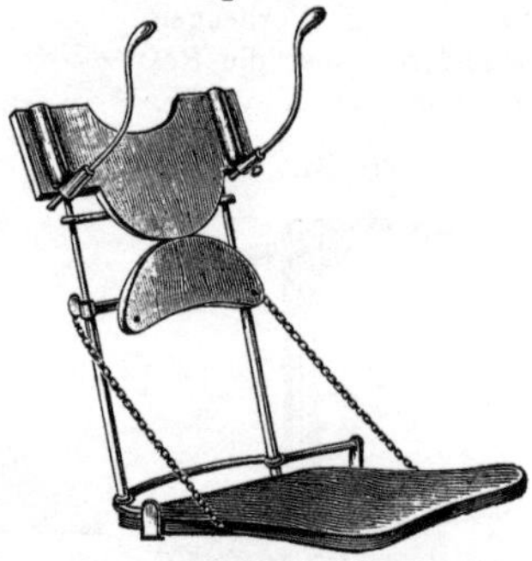

Ganz anderer Art sind die Gerade-halter, welche durch Fixirung der Schultern ein Vorneigen verhüten wollen. So hat man durch Riemen (Achselbänder), die an den Seiten des oberen Lehnenrandes befestigt sind, die Schultern an die Lehnen ange-schnallt, ein Zwangsmittel, welches wohl wenig Lobredner finden dürfte.

Ganz verwandt ist der Universalgeradehalter von E. Kuhn in Aachen (Fig. 126). Die Lehne ist nach rückwärts geneigt und besteht aus einem in Schulter-blatthöhe verlaufenden flachen Querstücke aus Holz, an dessen unterstem Rand in der Mitte eine halbmondförmige, stär-kere vorspringende Holzplatte zur Stützung der Lenden-gegend in etwas federnder Ver-bindung steht. Durch Ketten ist die Lehne mit dem Sitze in Verbindung gebracht und kann durch Verkürzung und Verlängerung derselben ver-schieden stark geneigt werden. An beiden Seiten der Rücken-leiste befinden sich verstell-bare metallene Haken, welche unter die Achseln zu liegen kommen und das Vorbeugen des Körpers nur so weit ge-statten, als es ein an dem Grunde der Lehne ange-brachtes Charniergelenk er-laubt. Der Apparat kann auf jedem beliebigen Stuhle an-

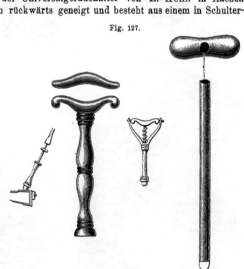

Fig. 126.

Fig. 127.

Aus Cohn l. c.

gebracht werden. Ich war a priori gegen das System, muss aber zugeben, dass damit angestellte Versuche sich bewährten, dass speciell die Kinder sich nicht über eine Behinderung durch die Achselhaken beklagten. Für Schulen eignet sich die Vorrichtung allerdings nicht.

Nicht mehr zu loben sind die Kinnstützen. Fig. 127 zeigt mehrere Variationen der Schreibkrücke von Dr. L. HEFFTER und THEODOR SCHUPPLIC in Zawiercie, die, wie H. COHN [11]) erzählt, in 45 verschiedenen Variationen angefertigt wird. Das Wesen der Krücke ist ein Querstab, der an den Hals hinter das Kinn geschoben wird. Eine solide Befestigungsweise an den Tisch fehlt, der Kopf des Schülers selbst soll die Krücke durch einen schräg abwärts laufenden Stab an den Tischrand andrücken. Bei einzelnen Modellen sind am unteren Ende Stacheln zum Einstechen in den Tisch angebracht. Etwas besser als diese Krücken, welche den Kehlkopf

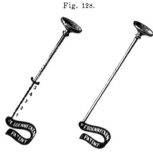

Fig. 128.

Aus Cohn l. c.

drücken können, sind die Kinnstützen von SOENNECKEN in Bonn, deren Construction aus beistehender Figur 128 ersichtlich ist. Mittelst einer federnden Zwinge am unteren Ende werden sie an den Tischrand befestigt.

Vorschläge zu einer Verbesserung der Subsellien selbst geschahen zuerst durch BARNARD [12]) in Nordamerika, dessen Schrift „School Architecture" im Jahre 1854 bereits in 5. Auflage erschien. Er construirte eine im Ganzen richtige Bank ohne positive Distanz. Fast gleichzeitig nahmen sich zwei Schweizer Aerzte der Sache mit vollstem Eifer an, GUILLAUME [13]) und FAHRNER [14]) (1865), ebenso PAROW [14]) in Berlin. Durch diese, sowie später durch SCHILDBACH [7]) und HERMANN MAYER [1]) wurden die Bedingungen des richtigen Sitzens wissenschaftlich festgestellt und hiemit auch die Forderungen, die an eine richtig gebaute Schulbank gestellt werden müssen.

In rascheren Fluss wurde die Frage erst durch H. COHN [15]) in Breslau gebracht und es wird ein bleibendes Verdienst desselben sein, durch seine „Augenuntersuchungen an 10.060 Schulkindern" die augenärztliche Seite der Frage in ihrer vollen Wichtigkeit klargestellt zu haben (s. den Artikel Schulkinderaugen). Die nach den oben gegebenen Principien richtig construirte Schulbank begegnete jedoch auf pädagogischer Seite dem entschiedensten Widerspruche. Sie machte nämlich wohl möglich, in derselben gut zu sitzen, dagegen war ein aufrechtes Stehen bei einer Null- oder Minusdistanz nicht möglich, und dass die Schüler in der Bank leicht stehen können, das verlangten sämmtliche Lehrer, lieber verzichteten sie auf ein richtiges Sitzen. Um die Vereinigung dieser beiden entgegengesetzten Forderungen der Aerzte und Lehrer drehte sich von da ab die ganze Frage und es entstand eine grosse Menge von verschiedenen Banksystemen, die zum grossen Theile anatomisch richtig und nur in pädagogischer und ökonomischer Beziehung nicht gleichwerthig sind. Die vorzüglichsten derselben mögen hier aufgezählt werden.

A. Banksysteme mit fixer Null- oder Minusdistanz.

Die Bank FAHRNER'S [16]) (Fig. 129) war eine Bank mit Nulldistanz und niedriger Lehne, welche eine beliebige Länge hatte und also auf das sogenannte Pferchsystem anzuwenden war, bei dem man willkürlich viele Schüler in dieselbe setzen konnte. BUCHNER modificirte die Bank (Fig. 130), welche von pädagogischer Seite, wegen der Unmöglichkeit in derselben zu stehen, verworfen wurde, in der Weise, dass er sie theilte und zweisitzig machte. Es können dann die Schüler, wenn sie aufstehen sollen, aus der Bank in die zwischen den Bankreihen befindlichen Gänge heraustreten. BUCHNER [17]) gab seiner Bank überdies eine Minusdistanz. Ganz ähnlich und nur durch Unwesentliches (Bücherkasten) verschieden, ist die BUHL-LINSMEYER'sche Schulbank.

Hierher gehören sämmtliche einsitzige Subsellien, wie sie namentlich in Nordamerika und in Schweden unter verschiedenem Namen und in verschiedenen

Formen gefertigt werden. Alle erlauben beim Aufstehen das Stehen neben dem
Sitze und die Formen des Sitzes und der Lehne werden bei der Beurtheilung den
Ausschlag geben. Auch der Bank von BAPTEROSSES (Frankreich), kleiner, pilz-
förmiger Einzelsitze vor einem für 5—6 Schüler berechneten Pulte, muss hier
Erwähnung geschehen (im Uebrigen ist die Bank schlecht). In neuester Zeit wurde

Fig. 129.

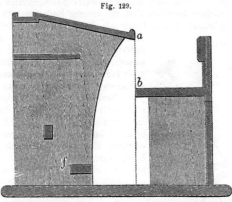

eine ganz ähnliche Bank von Ingenieur Heinr. Eisenhut in Graz angegeben, bei
der Sitz und Lehne aus Blech und vollkommen wie nach einem Gypsabguss den
Körperformen entsprechend geformt ist und daher ein ruhiges Sitzen ohne die
geringste Freiheit der Bewegungen verlangen würde. Schon die trotz jeder Abrundung scharfen Blechkanten machen sie unbrauchbar. Bei allen diesen Subsellien ist es nothwendig, dass Sitz und Tisch in fixer Verbindung sind, ohne
dass sie an den Fussboden des Schulzimmers festgeschraubt werden, was aber
dann unter Aufsicht eines Sachverständigen mit Einhaltung der richtigen „Distanz"
geschehen muss.

Vom ärztlichen Standpunkte lässt sich gegen alle diese Systeme nur
einwenden, dass sie den Schüler zwingen, constant in der Schreibestellung zu
sitzen, während beim Lesen eine Plus-
distanz wegen der freieren Beweglichkeit
wünschenswerth erscheint. Ferner brauchen alle zweisitzigen und natürlich noch
mehr die einsitzigen wegen der nothwendigen Zwischengänge viel Raum, und
wo dieser gespart werden muss, würden
ihrer Einführung Schwierigkeiten be-.
gegnen. Dagegen sind die Bänke, da
sie sich in höchst einfacher Ausstattung
ausführen lassen, billig und wegen des
Fehlens jedes Mechanismus sehr dauerhaft. Noch eines Systems muss hier
Erwähnung geschehen, das sich wohl
auch für neue Bänke eignet, noch besser
aber zur Adaptirung alter empfiehlt. Es
stammt vom Architekten Löffel in
Colmar und wird von RECLAM in dessen
„Gesundheit" (1875, Nr. 1) beschrieben.

Fig. 130.

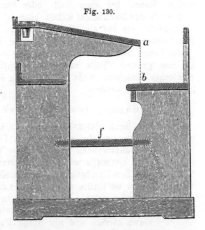

Die Sitzbretter der alten langen Bänke erhalten, wie nachstehende Figur 131
zeigt, (zu schmale) Ausschnitte, da ein Raum von 30—38 Cm. zum Sitzen hinreicht; in diese Ausschnitte stellen sich die Schüler beim Aufstehen. Entschieden

ist dies der neuen, vom Oberlehrer S c h w i n g e r (Aspang, Nieder-Oesterreich)
angegebenen „Aspanger Schulbank" (Fig. 132) vorzuziehen, die an dem Bankrande
seichte, 4 Cm. tiefe und 18 Cm. breite, ausgerundete Ausschnitte besitzt, in denen

Fig. 131.

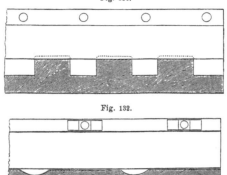

Fig. 132.

der Schüler mit e i n e m Beine zu stehen hat, während das andere leicht gebeugt
wird. (Die Bank ist überdies wegen einer positiven Distanz verwerflich.) Weitere
hierhergehörige Formen siehe bei LORENZ.[9])

B. Banksysteme mit veränderlicher Distanz.

1. Mit beweglichen Sitzen. Die einfachste Lösung der Distanz-
frage wäre durch freibewegliche Sessel gegeben, da solche aber in der Schule
einerseits wegen des durch
das Rücken verursachten Geräusches, andererseits wegen
der stets nothwendigen Controle der richtigen Stellung
unmöglich sind, so musste
man auf andere Auswege
sinnen.

Fig. 133.

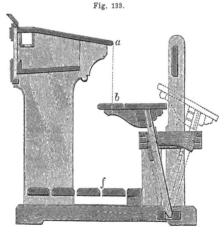

Man machte die Sitze
zum Zurückklappen, wie die
Sperrsitze in den Theatern,
entweder in der Weise, dass
der Schüler das unterhalb der
Lehne um eine Achse dreh-
bare Sitzbrett zurückschlägt
(Fig. 141 u. 142) (natürlich
muss dies jedem Einzelnen
mit dem ihm zugewiesenen
Banktheile möglich sein), oder
dass durch eine rückwärts
angebrachte Last der Sitz beim Aufstehen von selbst zurückspringt (S a n d b e r g
in Schweden).

Die Bank des Lehrers K a i s e r in München hat Sitze, welche durch eine
originelle Mechanik, die durch die beistehende Abbildung (Fig. 133) leicht verständlich wird, beim Aufstehen der Kinder nach rückwärts gestreift werden.

Zwischen je zwei Sitzen ist ein ziemlich breiter, freier Raum. Ebenso gebaut, nur durch ihre Technik verschieden, ist die Normalbank von LICKROTH in Frankenthal (Rheinpfalz) (Fig. 134); die Construction ist aus Eisen. Das Pultbrett ist überdies in toto zum Zurückklappen eingerichtet, sehr empfehlenswerth sind namentlich die nach diesem System gebauten Einzelnsubsellien für den Hausgebrauch.

Fig. 134.

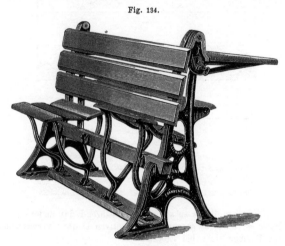

Aus Cohn l. c.

Nach einem anderen System construirt ist die Bank von VANDENESCH in Eupen (Reg.-Bez. Aachen) (Fig. 135 u. 136). Die Pilzsessel ohne Lehne, als welche beim Lesen die Vorderseite des nächsten Pultes dient, haben einen excentrischen Stiel, der in dem Lumen eines feststehenden röhrenförmigen Fusses gedreht werden

Fig. 135.

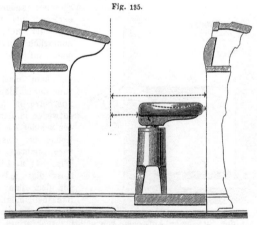

Aus Cohn l. c.

kann, wodurch einerseits eine beträchtliche Minusdistanz, andererseits eine grosse Plusdistanz erzeugt werden kann. Das Subsell ist wegen des Fehlens der Lehne nicht verwendbar.

Fig. 137 versinnlicht einen vom Reg. Baurath BEYER in Breslau [11]) angegebenen Verschiebungsmechanismus. „Die Wangen der Bank sind an ihrem unteren
Ende mit je zwei schmiedeeisernen Oesen versehen, deren längliche Oeffnungen ein

Fig 136.

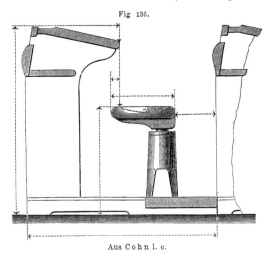

Aus Cohn l. c.

Rundeisen umfassen, auf dem sie hin- und hergleiten können. Das Rundeisen ist in
je 2 auf den beiden Querschwellen der Bank angeschraubten eisernen Winkeln
befestigt.“ Die Bewegung der Bank erfolgt, ohne dass die Schüler aufzustehen

Fig. 137.

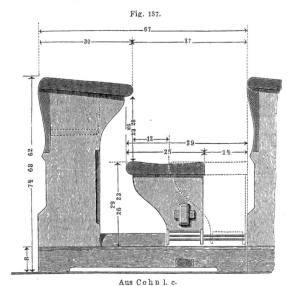

Aus Cohn l. c.

brauchen, nur durch die Muskelkraft der Schüler bei vorgestreckten Schenkeln,
durch Anziehen und Abstossen der Bank. Die Vorrichtung kann an alten Bänken
angebracht werden (COHN). Eine Lehne fehlt an der Abbildung.

Die Construction der Sitzbrettverschiebung nach HIPPAUF[18]) (Ostrowo) ist aus der beistehenden Abbildung (Fig. 138) ersichtlich. Auch diese Bank ist ohne Lehne.

Fig. 188.

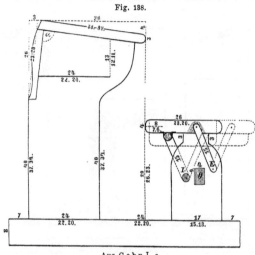

Aus Cohn I. c.

Die denkbarst einfache Verschiebung des Sitzes hat WACKENRODER in Wien angegeben (Fig. 139). Das Sitzbrett ist doppelt, die obere Platte läuft in einer Führung und kann hin- und hergeschoben werden wie eine Schublade. Der Mechanismus fungirt sehr prompt und geräuschlos.

Fig. 139.

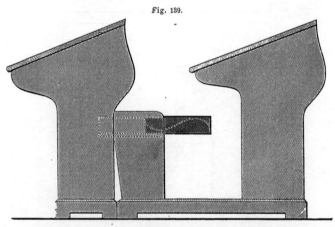

Alle diese Banksysteme mit beweglichen Sitzen haben den Nachtheil, dass sie auch beim Nichtschreiben die Minusdistanz besitzen und daher eine zu geringe Freiheit der Bewegungen gestatten. Sie haben also theilweise die Nachtheile der fixen Subsellien.

2. Mit beweglicher Tischplatte. Die hierhergehörenden Subsellien bieten zwei Varianten dar, entweder sind an der Tischplatte Klappvorrichtungen oder Schiebevorrichtung angebracht.

In ersterer Beziehung ist die Pultplatte ihrer Länge nach getheilt und das dem Schüler zugekehrte Stück ist entweder nach unten zu klappen und wird durch vorzuschiebende Stützen in der Pultebene festgehalten, oder es ist zum Hinaufklappen eingerichtet (PAROW [14]), Fig. 140, LIEBREICH, LICKROTH u. A.) und kann dann zugleich als Lesepult benützt werden (LIEBREICH u. A.). Da aber die Charniere meist bald locker werden und dann die Pultebene gebrochen erscheint

Fig. 140.

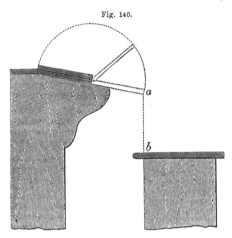

(sehr solid scheinen sie an den LICKROTH'schen Hauspulten zu sein), so stehen alle Klappvorrichtungen hinter den gleich zu beschreibenden verschiebbaren Pultplatten zurück. COHN, der sie anfänglich warm empfohlen, verwirft sie jetzt vollständig. Wie schon bei den Klappsitzen erwähnt, so darf auch hier das bewegliche Stück nicht für alle Schüler einer Bank gemeinsam, sondern muss für jeden Schüler getrennt sein.

Fig. 141.

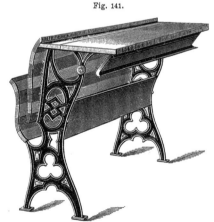

Aus Cohn l. c.

Sehr verlockend ist das in der Fig. 141 u. 142 abgebildete amerikanische Pult (PEARD's *Study desk*). Es ist die ganze Platte zum Zurückklappen eingerichtet und wird zum Lesen ein an der Unterseite befindliches Lesepultchen verwendet.

Ausserdem ist der ganze Sitz zurücklegbar, was das Reinigen der Zimmer sehr erleichtert. Dagegen ist es unbequem, dass beim Umklappen der Pulte diese erst abgeräumt werden müssen, was theilweise auch für die getheilten Pultbretter gilt.

Fig. 142.

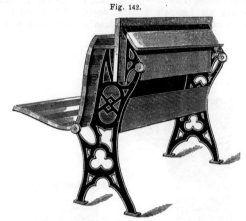

Aus Cohn l. c.

Die Pulte mit Schiebevorrichtung sind so construirt, dass der jedem Schüler zukommende Theil der Pultplatte dadurch nach vorn gezogen werden kann, dass er mit seinen Rändern in zwei Schubleisten verläuft, welche entweder seitlich oder an der Unterseite der Platte angebracht sind. Ist das Brett zurückgeschoben, so ist

Fig. 143.

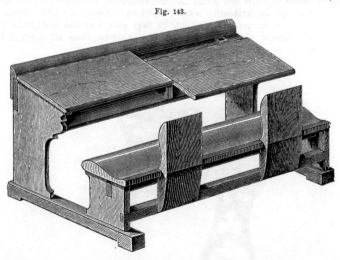

eine Plusdistanz vorhanden, die dem Schüler bequemes Stehen ermöglicht; ist es vorgezogen, so ist die Distanz negativ geworden. In letzterer Stellung ist am vorderen Rande ein vertiefter Raum entstanden, welcher das Tintenfass enthält. Dies von KUNZE[7]) (Fig. 143 u. 144) in Chemnitz erfundene System erfuhr nur geringe Modificationen. Dieselben beruhen in der Vorrichtung zur Fixirung der vorgezogenen Platte, welche entweder in einer Feder (Olmützer Bank),[19]) oder einem Riegel besteht, oder vollständig fehlt. Das Subsellium von Dr. SANDBERG (Schweden), bei welchem seitlich an der Pultplatte angebrachte Leisten den darunter befindlichen Bücherkasten deckelartig überragen, ist nur für Einzelnsitze verwendbar. Die KUNZE'sche Bank ist, was das Princip der Pultplattenverschiebung betrifft, zweifellos die vorzüglichste aller bestehenden Bänke. Sie lässt sich ein-, zwei- und mehrsitzig construiren, ist nicht theuer und, wenn solid gearbeitet, sehr haltbar, wie jahrelange Erfahrungen gelehrt haben. Nur eines Umstandes will ich Erwähnung thun, welcher lange Zeit ihrer Einführung in den Wiener Schulen im Wege stand.

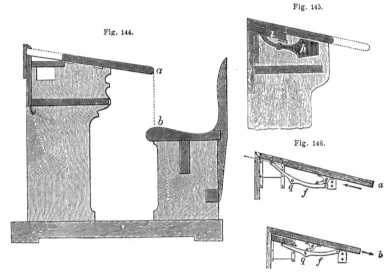

Fig. 145.

Fig. 144.

Fig. 146.

Man warf ihr vor, dass sie zu viel Platz einnehme. Da jedes Pultbrett eine bestimmte Tiefe besitzt und diese dem verschiebbaren Theile zukommen muss, so stellt der vertiefte Raum, der das Tintenfass enthält, einen todten Raum vor, der etwa 10—13 Cm. beträgt. Baurath Paul[20]) in Wien machte nun diesen vertieften Theil l (Fig. 145) durch eine sehr einfache Hebelvorrichtung h beweglich, so dass er beim Vorziehen des Pultes sich in die Höhe bewegt und das Pult verbreitert („automatische Leiste"), demnach der verschiebbare Theil entsprechend schmäler sein kann. In dieser Form gelangte diese Bank als „Wiener Schulbank" nach und nach an vielen Wiener Schulen zur Einführung und hat sich im Allgemeinen bewährt, nur machte das Anschlagen des schweren Hebelstückes h ein unangenehmes Gepolter.

Geräuschloser functionirt die Modification der Paul'schen Bank, die der Arzt DOLLMAYER[21]) in Wien vom Ingenieur Küffel construiren liess (Fig. 146). Der gekrümmte Hebel f, der um eine Axe bei q beweglich ist, wird beim Ausziehen der Pultplatte in der Richtung des Pfeiles durch den Gleitbalken g mit seinem vorderen Ende nach unten gedrückt, dadurch das andere Ende gehoben, wobei zugleich die Leiste b in die Pultebene aufsteigt, wie es in Fig. 146 b ersichtlich ist.

Ebenso geräuschlos und leicht geschieht die Verschiebung in der vom Ingenieur Kretschmar in Wien angegebenen Vorrichtung (Fig. 151). Die Pultplatte ist durch je einen eisernen Hebel, der von ihrem Rande zu den Seitentheilen des Pultes geht, in eine schwingende Bewegung zu bringen. Leider fehlt die automatische Leiste, die der Constructeur, der seither gestorben ist, anbringen wollte. Die Schiebevorrichtung ist also ähnlich der von HIPPAUF zum Verschieben des Sitzes angegebenen Vorrichtung (Fig. 126). Auch die von CARDOT in Paris

40*

construirte Bank (Fig. 147) hat einen eisernen Hebel, dessen unteres Ende aber an
den Füssen des Pultes tiefer unten angebracht ist, und ausserdem einen zweiten,
der vom hinteren Plattenrande zum entsprechenden Pultrande hinabgeht.

Fig. 147.

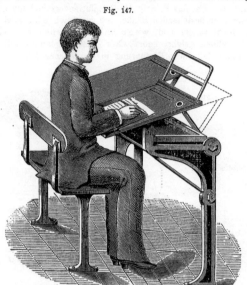

Aus C o h n l. c.

Weniger empfehlenswerth dürfte eine von ALBERS-WEDEKIND in Hannover
angegebene Verschiebung mittelst eines Zahnstangenmechanismus sein, da die
Bewegung durch eine abnehmbare Kurbel geschieht.

LORENZ[9]) hat vom Ingenieur K ü f f e l eine Bank (Fig. 148) construiren
lassen, bei welcher das hintere Ende der Platte aus beweglichen genau ineinander-
gepassten Latten herge-
stellt ist, welche unter
sich und mit der festen
Pultplatte durch vier in
Bohrcanälen verlaufende
dünne Drahtseile fest verbunden sind. Beim Zurück-
schieben gleitet dieser ge-
gliederte Theil in einen
verticalen an der Hinter-
wand befindlichen Raum.
An alten Schreibsecretären
habe ich wiederholt diesen
Mechanismus, der für Schulen wohl etwas complicirt
sein dürfte, zu Verschluss-
zwecken gesehen.

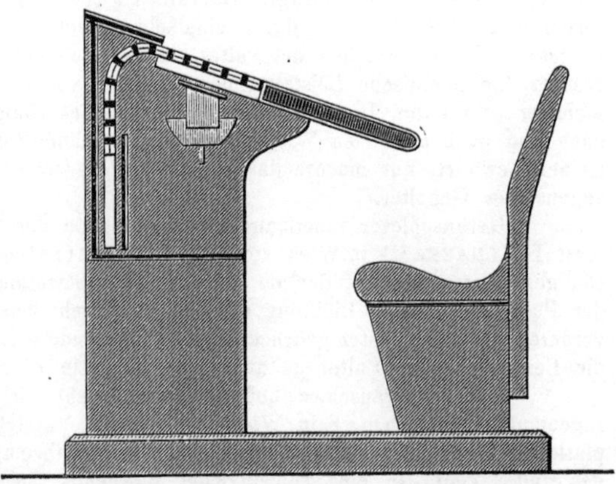

Während in allen diesen
raumersparenden Pulten
der hintere Theil der Pultplatte verschiebbar ist, versucht WACKENRODER in Wien den
vorderen Theil beweglich zu machen (Fig. 149 *a* u. *b*). Durch einen an der Unterseite
der Pultplatte befindlichen Knopf wird ein Keil verschiebbar gemacht, der bei aus-

Fig. 148.

gezogener Platte die beiden Stücke fixirt; schiebt man den Keil zurück, so sinkt der bewegliche Vordertheil herab und kann unter das stabile Hintertheil geschoben werden.

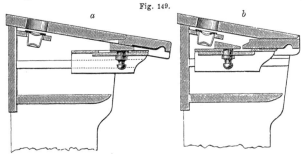

Fig. 149.

Dies sind im Ganzen die wesentlichsten Systeme und alle die mannigfachen Schulbänke lassen sich auf diese zurückführen. Einige hier nicht aufgeführte Varianten hat LORENZ [9]) beschrieben und abgebildet.

Auch die Ausstattung thut das ihrige zur Vermehrung der Mannigfaltigkeit und es wären in dieser Beziehung besonders die äusserst zierlichen und haltbaren Bänke mit Eisengestellen zu erwähnen, die aber für unsere Verhältnisse zu theuer sind.

Von grosser Wichtigkeit ist die richtige Dimensionirung der Schulbänke nach der Körpergrösse. In jeder Classe sind im Allgemeinen 3 verschiedene Bankgrössen nothwendig, mit 8 Grössen dürfte man in Volks- und Bürgerschulen also für Kinder bis zum 15. Lebensjahre auskommen. Es wird sehr oft dadurch gesündigt, dass Kinder in Bänke, die für sie nicht passend sind, gesetzt werden; in dieser Beziehung ist stets eine strenge Controle zu üben. — Die folgende Tabelle zeigt die Hauptmaasse der „Wiener Schulbank" nach PAUL [20]) (in Centimetern).

Bank-Nummer	Durchschnitts-alter der Schüler in Jahren	Schüler-grösse	Höhe des Pultes an der Innenseite	Distanz bei		Differenz	Höhe des Sitzes
				einge-schobener	ausge-zogener		
				Platte			
1	6— 7	105 — 117	52·5	9	0	21·5	31
2	7— 8	118 — 125	55	9	---1	23	32
3	8— 9	126 — 134	58	10	—1	25	33
4	9—11	135 — 144	63	10	—2	27	36
5	11—13	145 — 154	71·5	11	—3	30·5	41
6	13—14	155 — 164	76	11	—3	31	45
7	über 14	165 — 174	79	12	—3	31	48
8		175 u. mehr	81	12	—3	34	48

Da sich mit der Zeit durch die Praxis einige Mängel ergeben haben, welche besonders in einer zu geringen Pulthöhe zu liegen schienen, wurden durch eine vom Wiener Gemeinderathe eingesetzte Commission neue Messungen vorgenommen, welche in folgender Tabelle wiedergegeben sind.

Bank-nummer	Pulthöhe	Distanz	Abstand der Pultplatte vom Lendenbauschen	Sitzhöhe	Sitzbreite
1	57·5	—5	20 (24)*)	31	24
2	60·5	—5·5	20 (24)	32	24
3	65	—5·5	21 (25)	34	25·5
4	67	—6	22·5 (26)	36	27
5	71·5	—6	23·5 (27)	40	29
6	76	—7	24 (28)	42	30
7	80	—4·5	24 (29)	45	32

*) Die eingeklammerten Zahlen sind die früheren zur oberen Tabelle gehörigen Maasse. Nr. 8 wurde, da keine Körpergrösse über 174 Cm. zur Verfügung standen, nicht gemessen.

Im Allgemeinen würden sich also für unsere Schulen empfehlen: **1.** Eine Bank mit einer durch Schiebevorrichtung beweglichen Pultplatte; der Typus derselben ist die KUNZE'sche Bank; weniger gut sind die Klapppulte, aber nur wegen ihrer geringeren Haltbarkeit. **2.** In zweiter Linie eine Bank mit beweglichen Sitzen, sobald sie bei jeder Stellung des Sitzes eine passende Lehne besitzt. **3.** Wo es die Platzverhältnisse erlauben, und die sub 1 angegebenen Systeme nicht eingeführt werden können, die als solche wohlfeilste zweisitzige Bank mit fixer Minusdistanz. Nur wo es die Verhältnisse nicht anders gestatten, mögen die alten, mehrsitzigen Bänke richtig dimensionirt und mit einer möglichst kleinen positiven Distanz geduldet werden.

Fig. 150.

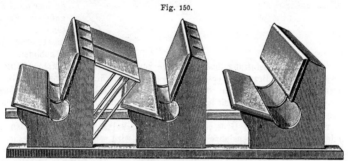

Nach Lorenz.

Wie bereits erwähnt, sitzen die Kinder aber oft in den best construirten Bänken schlecht, d. h. in vorderer Sitzlage. Um ein richtiges Sitzen, id est in Reclinationslage zu erleichtern, haben Dr. FELIX SCHENK[8]) in Bern und Docent Dr. AD. LORENZ[9]) in Wien Bänke mit rückwärts geneigten Lehnen empfohlen. Um diese aber beim Schreiben benützen zu können (es existirten ja solche Lehnen schon früher), müssen die Neigung der Pultplatte und die Minusdistanz vergrössert werden. Die Bank von SCHENK ist in Fig. 150 abgebildet, sie besitzt eine um 15° nach rückwärts geneigte Sitzfläche und ein ebenso geneigtes Lehnenbrett; die negative Distanz beträgt 12 Centimeter und kann in eine positive von 18 Centimeter verwandelt werden, durch leichten Fingerdruck kann der ganzen Pultplatte, deren vorderer Abschnitt durch eiserne Streben gestützt ist, sofort eine senkrechte Stellung gegeben werden. Eine von Wiener Gemeinderathe aus Bern erbetene amtliche Auskunft spricht sich ungemein lobend bezüglich der mit Dr. SCHENK'S Bank gewonnenen Erfahrungen aus.

Dr. LORENZ hat von mehreren Wiener Constructeuren Bänke mit Reclinationslehnen anfertigen lassen, also leicht nach rückwärts (10—20°) geneigten hohen Lehnen mit stark vorspringenden Lendenbauschen, ausgehöhlten und leicht nach hinten abfallenden Sitzen, Schiebepulten mit starker Neigung (bis 20°) und grosser negativer Distanz. Fig. 151 zeigt eine solche Bank mit Pultverschiebung nach KRETSCHMAR. Auch Fig. 139 u. 148 gehören hierher. Natürlich lässt sich jedes System mit mobiler Pultplatte der LORENZ'schen Lehne anpassen. Es ist die Einführung der Bank in den Wiener Schulen derzeit im Zuge.

Es ist selbstverständlich, dass es nicht die Schulbänke allein sind, welche in den Schulen zu sanitären Nachtheilen, namentlich zu Myopie führen, dass in dieser Beziehung Beleuchtung, Ueberfüllung und Lehrplan eine ebenso grosse Rolle spielen; es wäre aber gefehlt, wollte man deshalb die Einführung richtig construirter Schulbänke für nutzlos erachten, weil durch dieselben allein nicht alle Uebelstände behoben werden.

Vor Allem darf man nicht vergessen, dass die Schule nur einen Theil der Schuld an den durch schlechtes Sitzen entstehenden Schäden trägt und dass der andere Theil im Hause, in der Familie zu suchen ist. Alles, was für das Sitzen in der Schule gilt, hat auch hier Geltung und nirgends wird gegen die Principien der Hygiene mehr gesündigt, als gerade in der Familie. Von dem Beginne des Lernens an werden dort die Kinder auf die Sessel und an die Tische der Erwachsenen gewiesen und nur für die ersten 3—4 Lebensjahre existiren Kindermöbel. Die Einführung von richtigen Kinderpulten für den Hausgebrauch ist deshalb ebenso wichtig, wie die von richtigen Bänken in der Schule.

Das Einfachste sind wohl Sessel und Tische von den richtigen Dimensionen, oder wenn man die vorhandenen gewöhnlichen Tische verwenden will, erhöhte Sessel, also Sessel mit hohen Beinen, oder normal hohe Sessel, auf die man Polster, oder besser dicke Bretter legt, bis der Sitz die nöthige Höhe hat. Doch muss dafür gesorgt werden, dass die Füsse durch einen Schemel oder durch ein in passender Höhe angebrachtes Fussbrett die richtige Stütze finden. LORENZ hat im Artikel Rückgratsverkrümmungen, pag. 131, angegeben, in welcher Weise man einen gewöhnlichen Sessel zu einem richtigen Subsellium adaptiren kann (Fig. 152). Ich [22]) habe gerathen, ein Bändchen um die Stirn zu knüpfen und dieses an der Lehne so zu befestigen, dass es nur beim unerlaubten starken Vorbeugen sich anspannt.

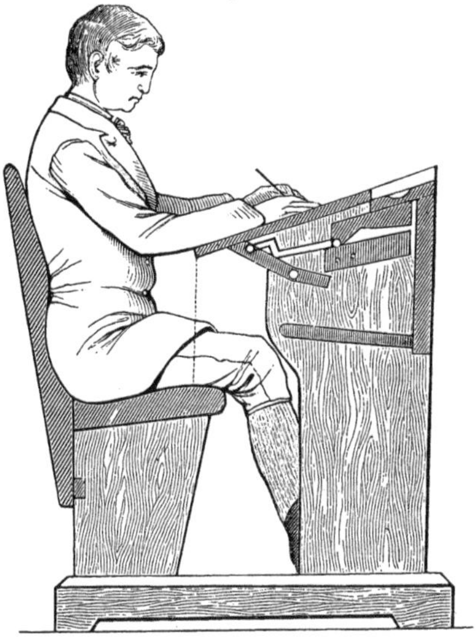

Gleichen Zweck verfolgt das KALMAN'sche Durchsichtsstativ (Fig. 125), doch setzen die beiden letztgenannten Auskunftsmittel voraus, dass an dem betreffenden Tische überhaupt ein richtiges Sitzen möglich ist. Bei allen frei beweglichen Sesseln bedarf das Einhalten der richtigen Distanz steter Beaufsichtigung, und aus diesem Grunde sind Sitze, die mit dem Tische fest verbunden sind, also Kinderpulte für den Hausgebrauch vorzu-

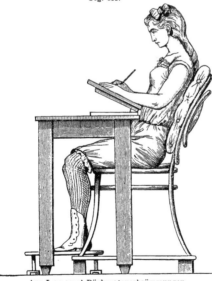

Fig. 151.

Aus L o r e n z' Rückgratsverkrümmungen.

Fig. 152.

Aus L o r e n z' Rückgratsverkrümmungen.

ziehen, besonders dort, wo der Raum und die Kosten nicht in Frage kommen. Diese Pulte können nun nach einem beliebigen System angefertigt werden; wenn

sie nicht nur zum Schreiben dienen, ist eine Schiebe- oder Klappvorrichtung vortheilhaft. Da sie jedoch nicht alle Jahre neu angeschafft werden können, so müssen
sie der zunehmenden Körpergrösse des Kindes sich anpassen, was durch verschieden
hoch zu stellende Sitz- und Fussbretter leicht möglich ist. Es giebt zahlreiche
Modelle, die sich alle mehr oder weniger den beschriebenen Systemen anschliessen.
Ausser den Pulten ist der Gebrauch des KALMAN'schen Durchsichtsstativs oder
einer ähnlichen Vorrichtung anzuempfehlen.

Bei allen Subsellien, mögen sie nun in der Schule oder im Hause zur
Verwendung gelangen, ist jedoch die Beaufsichtigung der Kinder nothwendig. Denn
es giebt kein solches, in dem man nicht schlecht sitzen k a n n; nur dürfen solche
nicht in Gebrauch bleiben, an denen man schlecht sitzen m u s s.

L i t e r a t u r: [1] H e r m. M e y e r, Die Mechanik des Sitzens, mit besonderer Rücksicht
auf die Schulbankfrage. Virchow's Archiv. XXXVIII. Die Statik und Mechanik des menschlichen
Knochengerüstes. Leipzig 1873. — [2] B e r l i n, Zur Physiologie der Handschrift. Gräfe's Archiv
f. Ophthalm. 1882, XXVIII, 2; B e r l i n und R e m b o l d, Untersuchungen über den Einfluss
des Schreibens auf Auge und Körperhaltung des Schulkindes. Stuttgart 1882. — [3] S c h u b e r t,
Ueber den heutigen Stand der Schiefschriftfrage. Berliner klin. Wochenschr. 1884, Nr. 44.
S c h u b e r t, Ueber die Haltung des Kopfes beim Schreiben. Bericht über die XVII. Vers. d.
Ophth.-Gesellsch. in Heidelberg. 1885; S c h u b e r t, Ueber den Einfluss der rechtsschiefen
Schrift auf das Auge des Schulkindes. Aerztliches Intelligenzblatt 1881, Nr. 6; 1882, Nr. 21 ff.
— [4] W e b e r, Gutachten des ärztlichen Centralausschusses im Grossherzogthume Hessen über
den Schutz der Sehkraft der Schüler und Schülerinen. Klin. Monatsbl. f. Augenheilk. 1883. —
[5] E l l i n g e r, Ueber den Zusammenhang der Augenmuskelthätigkeit mit Scoliose. Wiener med.
Wochenschrift. 1870. — [6] G r o s s, Die rechtsschiefe Schrift als Hauptursache der Scoliose und
Myopie. Stuttgart 1881. — [7] S c h i l d b a c h, Die Scoliose. Leipzig 1872. Die Schulbankfrage und die Kunze'sche Schulbank. Leipzig 1869. — [8] S c h e n k, Zur Aetiologie der
Scoliose etc. Beitrag zur Lösung der Subsellienfrage. Berlin 1885. — [9] L o r e n z, Die heutige
Schulbankfrage. Wien 1888. — [10] S c h r e b e r, Die schädlichen Körperhaltungen und Gewohn-
heiten des Kindes. Leipzig 1853. — [11] C o h n, Die Hygiene des Auges in den Schulen.
Wien u. Leipzig 1883. — [12] B a r n a r d, School Architecture. 5. Ed., 1854. Principles of School
architecture. New-York 1859. — [13] G u i l l a u m e, Hygiène scolaire. 2. éd. Génève 1865.
Deutsche Ausgabe, 3. Auflage. Aarau 1865. — [14] P a r o w, Ueber die Nothwendigkeit einer
Reform der Schultische. Berliner Schulzeitung. 1865. — [15] C o h n, Augenuntersuchungen
an 10.060 Schulkindern. — [16] F a h r n e r, Das Kind und der Schultisch. Zürich 1865. —
[17] B u c h n e r, Die Schulbankfrage. Berlin 1869. Zur Schulgesundheitspflege. Niederrhein.
Correspondenzblatt. 1873. — [18] H i p p a u f, Neue Schulbänke mit verlegbarer Sitzplatte.
Vierteljahrschr. f. gerichtl. Medicin. 1878, XXVIII. — [19] S c h o b e r, Die Olmützer Schulbank.
Wien 1873. — [20] P a u l, Wiener Schuleinrichtungen. Wien 1879. — [21] D o l l m a y r, Das
Schreibsitzen und die Schulbank in ihrer heutigen Form. „Die Volksschule". Wien 1885,
Nr. 20. — [22] R e u s s, Ueber die Schulbankfrage. Wiener med. Presse. 1874. — [24] D a i b e r,
Die Schreib- und Körperhaltungsfrage. Stuttgart 1889.   R e u s s.

Schulkinderaugen.*) I. S t a t i s t i s c h e s ü b e r d i e R e f r a c t i o n
d e r S c h u l k i n d e r a u g e n. Die ersten Mittheilungen über die Augen von Schulkindern rühren von JAMES WARE [1] aus dem Jahre 1812 her; in einer Militär-
schule zu Chelsea k l a g t e n unter 1300 Kindern nur 3 über Myopie; dagegen
waren unter 127 Studenten in Oxford im Jahre 1803 nicht weniger als 32, die
sich der Lorgnetten oder Brillen bedienten. „Es ist möglich," fügt WARE hinzu,
„dass mehrere blos durch die Mode zu diesem Gebrauche verleitet wurden, die
Anzahl ist aber sicher nur unbeträchtlich im Vergleich zu denen, die wirklich
durch die Gläser besser sahen". — Im Laufe der Vierziger-Jahre wurden im
Grossherzogthum B a d e n, wie SCHÜRMAYER [2] erzählt, N a c h f r a g e n in den
Schulen gehalten und diese ergaben, dass von 2172 Schülern der 15 gelehrten
Anstalten 392 kurzsichtig waren, d. h. fast $1/5$ aller Schüler. Unter den 930 Schülern
in den höheren Bürgerschulen fanden sich 46 M (myopisch), also etwa $1/20$. In

---

*) Die zahlreichen Arbeiten, welche in den letzten Jahren über dieses heute wohl
jeden Arzt interessirende Capitel erschienen, machten eine völlige Umarbeitung und Vergrösserung des Artikels der ersten Ausgabe der Encyclopädie durchaus nothwendig. Die
Ausführlichkeit der Tabellen ist nöthig, um zu zeigen, wie Unrecht Diejenigen haben, die noch
immer glauben, dass man die Ausbreitung der Myopie unter der Jugend überschätze. Man
findet im obigen Artikel auch die hierhergehörige neue Lehre von der P h o t o m e t r i e in
Schulzimmern.

der 5. und 6. Classe (d. h. den obersten) der Gymnasien war $^1/_4$ bis $^1/_2$ der Schüler M. — Im Jahre 1848 zog SZOKALSKY[3]) in Paris Erkundigungen ein und hörte, dass im Collège Charlemagne 1 M auf 9, im Collège Louis le Grand 1 M auf 7 Schüler kam. „Dieses Resultat war um so befremdender, als sich unter den 6300 Kindern der Pariser Elementarschulen im 6. und 7. Bezirk kein einziges kurzsichtiges Kind befand." (??) SZOKALSKY giebt bereits Tabellen über das graduelle Steigen der M in den verschiedenen Classen. Von Quarta bis Prima stieg die M-Zahl im Collège Charlemagne wie 1 : 21, 14, 11, 8, 9; im Collège Louis le Grand wie 1 : 11, 12, 7, 4. Im letzteren scheint SZOKALSKY selbst untersucht zu haben; doch ist dies nicht ganz sicher. Es fehlen Angaben über die Grade der M.

Gegenüber diesen älteren Beobachtungen, welche sich also nur auf Klagen der Schüler oder Erkundigungen oder nur sehr ungenaue Prüfungen beziehen, verdienen die von E. v. JÄGER[4]) in Wien im Jahre 1861 veröffentlichten als bahnbrechend besonders hervorgehoben zu werden, da dieser Forscher zuerst eigene Untersuchungen mit dem Augenspiegel über den Refractionszustand der Kinder anstellte. Er fand in einem Waisenhause unter den Knaben, die 7—14 Jahre alt waren, 33% normalsichtig, 55 M und 12 H (hyperopisch); dagegen in einem Privat-Erziehungshause unter den Individuen von 9—15 Jahren 18% normal, 80 M und 2 H. Auch notirte JÄGER bereits die verschiedenen Grade der M, freilich wurden sie nicht nach Classen geordnet; auch war sein Material, wie er selbst sagt, ein zu geringes für allgemeine Schlüsse.

Prof. RÜTE[6]) untersuchte im Sommer 1865 selbst die ihm von den Lehrern als angeblich augenkrank zugeschickten 213 Kinder aus 2 Leipziger Volksschulen, in denen im Ganzen 2514 Schüler unterrichtet wurden. Von diesen litten an Entzündungen der Lider, Conjunctiva und Cornea 107, an Kurzsichtigkeit 48 und an Uebersichtigkeit 55. Es schwankte also die Zahl der M zwischen 2 und 3%. Freilich kamen gewiss eine grosse Anzahl schwacher M gar nicht zur Cognition RÜTE'S.

Da bei keiner der älteren Untersuchungen eine für die Ausschliessung des Zufalls hinreichend grosse Zahl von Schülern geprüft, bei keiner von Aerzten selbst geprüft, und da die Grade der M im Verhältniss zu den Classen, die Locale und die Subsellien gar nicht berücksichtigt worden waren, unternahm ich im Jahre 1865/1866 die Untersuchung[6]) von 10.060 Schulkindern in der Weise, dass erst in der Classe eine Vorprüfung aller Schüler mit Schriftproben und dann eine Specialuntersuchung derjenigen mit dem Spiegel stattfand, welche die Schriftproben nicht in der normalen Entfernung gesehen hatten. Ferner maass ich in jeder der 166 Classen die Körpergrösse der Schüler, alle Dimensionen der vorgefundenen Subsellien und legte eine Beleuchtungstabelle an (s. unten V). Bei jedem Schüler wurde das Alter, die Schuljahre, die Leseprobe, die eventuelle Brille und der Augenspiegelbefund eingetragen.

So untersuchte ich 5 Dorfschulen (in Langenbielau, Kreis Reichenbach in Schlesien), 20 städtische Elementarschulen, 2 Mittelschulen, 2 höhere Töchterschulen, 2 Realschulen und 2 Gymnasien in Breslau, im Ganzen 10.060 Kinder, und zwar 1486 Dorf- und 8574 Stadtschüler. Von ihnen fand ich 5·2% Dorfschüler und 19·2% Stadtschüler nicht emmetropisch. Im Ganzen waren 17·1% aller Kinder ametropisch, also fast der 5. Theil. Die Summe wäre zweifellos eine bedeutend grössere gewesen, wenn ich nicht damals alle Fälle von $M < ^1/_{36}$ (also < 1 Dioptrie) als in praxi zu unbedeutend aus meinen Tabellen ausgeschlossen hätte. Ich fand 83% E, 13% Refractionskrankheiten (davon 10% M) und 4% andere Augenleiden. Die Häufigkeit der Myopie ergiebt sich aus folgender Tabelle. Ich notirte in

5 Dorfschulen	1·4% M	2 Mittelschulen	10·3% „
20 Elementarschulen . . .	6·7% „	2 Realschulen	19·7% „
2 höheren Töchterschulen .	7·7% „	2 Gymnasien	26·2% „

also unter 10.060 Kindern 1004 $M = 9·9$%.

Es ergab sich also 1. dass in den Dorfschulen nur sehr wenig M vorhanden, dagegen in den städtischen Schulen die Zahl der

M constant steigt von der untersten bis zur höchsten Schule, dass also die Zahl der Kurzsichtigen im geraden Verhältnisse steht zu der Anstrengung, welche man den Augen der Schulkinder zumuthet. In den städtischen Elementarschulen wurden 4—5mal mehr Kinder M gefunden als in den Dorfschulen. In den Dorfschulen schwankt die Zahl der M überhaupt nur zwischen 0·8 und 3·2%; dagegen in den 20 Elementarschulen zwischen 1·8 und 15·1%. In den verschiedenen Realschulen und Gymnasien betrug der Unterschied nur 2—4%.

Es zeigte sich 2. dass die Zahl der M von Classe zu Classe in allen Schulen stieg. Im Durchschnitt war die Zahl der M in allen dritten, zweiten und ersten Classen der Dorfschulen 1·4%, 1·5% und 2·6%. Dagegen resultirte in diesem Falle in den 20 Elementarschulen durchschnittlich: 3·5%, 9·8%, 9·8%. Bei den Realschulen beträgt die M-Zahl von Sexta bis Prima: 9, 16·7, 19·2, 25·1, 26·4, 44%; bei den Gymnasien: 12·5, 18·2, 23·7, 31, 41·3, 55·8%. Also mehr als die Hälfte aller Primaner ist kurzsichtig. Natürlich kamen hier und da auch einmal kleine Rückschläge vor, so namentlich in den Primen gegenüber den Secunden; doch rührte dies meist daher, dass in den obersten Classen überhaupt nur noch wenig Schüler vorhanden waren, ein einziger Fall von M also eine ganz andere Procentzahl liefert, als in den volleren unteren Classen. Bei grösseren Zahlen aber und im Durchschnitt erwies sich die Progression stetig.

In den Dorf- und Elementarschulen fand sich kein wesentlicher Unterschied zwischen beiden Geschlechtern; das grosse Contingent der M jedoch, das die Gymnasien und Realschulen stellen, bewirkte, dass unter allen 10.060 Kindern doppelt so viel Knaben als Mädchen M waren.

Entsprechend der Zunahme der M nach Classen wurde auch die Zunahme nach Schuljahren constatirt. In den Dorfschulen fand ich unter den Kindern, die das erste halbe Schuljahr zurückgelegt hatten, noch keine M. Dagegen zeigte das 5. und 6. Schuljahr bei Dorfschülern 1·6%, bei städtischen Elementarschülern 8·2%, bei Mittelschülern 11·9%, bei Realschülern und Gymnasiasten 14·5% M. — Addirte ich die ersten 4, die zweiten 4 und die letzten 6 Schuljahre (welche etwa dem 7.—20. Lebensjahr entsprachen), so fand ich 4·5%, 9·6% und 28·6% M.

Es zeigte sich 3. unverkennbar in den 166 Classen der 33 Schulen eine Zunahme des Grades der M von Classe zu Classe in allen Schulen. Ich wählte damals 6 Rubriken der M: 1. $M\ ^1/_{35}$ bis $M\ ^1/_{24}$ (= circa 1 D — 1·5 D), 2. $M\ ^1/_{23}$ bis $^1/_{16}$ (= 1·75—2·25). 3. $M\ ^1/_{15}$ bis $^1/_{12}$ (2·5—3), 4. $M\ ^1/_{11}$ bis $^1/_8$ (3·25—4), 5. $M\ ^1/_7$ (M 5) und 6. $M\ ^1/_6$ (M 6). Die 1004 M theilten sich in diese Rubriken von M so: 466, 303, 150, 76, 6, 3. Höhere Grade als $M\ ^1/_{16}$ fand ich in keiner Dorfschule. Im Ganzen waren fast die Hälfte aller M schwächer als $M\ ^1/_{24}$. $M\ ^1/_7$ und $^1/_6$ kam nur in Gymnasien und Realschulen vor. Unter den Knaben fanden sich die höheren Grade von M häufiger als unter den Mädchen. (Bezüglich der Details sei auf das Original verwiesen.)

Mit dem Lebensjahre nimmt auch der Grad der M zu, jedoch kommen in den ersten 4 Schuljahren die höheren Grade von M häufiger. vor, als im 7. bis 10. Lebensjahre. Addirte ich sämmtliche Grade der gefundenen Myopie in einer Classe und dividirte sie durch die Anzahl der Myopen, so erhielt ich den Durchschnittsgrad der M in einer Classe. Das Mittel aus diesem Durchschnittsgrade für die einzelnen Classen einer Schule gab den Durchschnittsgrad der M einer Schule und das Mittel aus diesen in verschiedenen Schulen derselben Kategorie gab den Durchschnittsgrad der M einer Schulkategorie.

So fand ich den Durchschnittsgrad von M in 5 Dorfschulen $= \frac{1}{24\cdot4}$, in 20 Elementarschulen $= \frac{1}{22\cdot7}$, in 2 Mittelschulen $= \frac{1}{21\cdot9}$, in 2 Realschulen $= \frac{1}{19\cdot6}$ und in 2 Gymnasien $= \frac{1}{18\cdot7}$. Der Durchschnittsgrad aller Myopen war $M = \frac{1}{21\cdot8}$. Mithin steigt der Durchschnittsgrad der M von den Dorfschulen zu den Gymnasien stetig.

Dass er auch von der untersten zur obersten Classe steigt, ergaben die gefundenen durchschnittlichen Fernpunkte (in Zollen gemessen) von Sexta bis Prima
bei Realschulen: 23·7, 20, 19·8, 19·1, 18·8, 16·7
bei Gymnasien: 22·4, 20·6, 18·9, 18·, 15·7, 17·1
Für die beiden Geschlechter ist der Durchschnittsgrad nicht sehr verschieden. Höhere Grade als M $^1/_6$ wurden ohne complicirende Augenleiden niemals von mir beobachtet. Unter den 1004 M waren 200 Fälle von *Staphyloma posticum*. In den Dorfschulen und auch da stets nur in der obersten Classe bei 0·2% aller Kinder, in den Elementarschulen schon bei 0 5% der Kinder, in den Töchterschulen bei 0·3% aller Kinder und bei 4·6% der M; in den Mittelschulen bei 1·4% aller Schüler und bei 13·6% der M, in den Realschulen bei 7·1%, aller und bei 36% der M und in den Gymnasien bei 6·9% aller und bei 26% der M.

Die Zahl der Staphylome stieg mit den L e b e n s j a h r e n der Myopen. J e h ö h e r d e r G r a d d e r M, d e s t o h ä u f i g e r f a n d e r s i c h m i t *S t a p h y l o m a p o s t i c u m* v e r b u n d e n, so dass nach den 6 oben genannten Rubriken der Myopiegrade sich die Staphylome vertheilen in Procenten, wie 3 : 17 : 48 : 65 : 71 : 100%. Nur ganz ausnahmsweise kamen schwache Grade der M mit Staphylom und starke Grade ohne Staphylom vor.

H y p e r o p i e fand ich bei 239 Kindern, also 2·3% sowohl bei Mädchen als bei Knaben. Mithin kamen immer auf 1 Fall von H noch mehr als 4 Fälle von M. Es wurde damals nur die manifeste H bestimmt; dieselbe nahm weder von Classe zu Classe, noch von Schuljahr zu Schuljahr, noch von Schule zu Schule irgend nennenswerth ab oder zu. Die Grade von H schwankten von H $^1/_{60}$ bis H $^1/_8$; am häufigsten wurde H $^1/_{40}$ bis $^1/_{20}$ beobachtet. $H > ^1/_{12}$ kam nur 7mal vor. Der Durchschnittsgrad der H betrug in den Dorfschulen $^1/_{34}$, in den Elementarschulen $^1/_{32}$, in den Töchterschulen $^1/_{26}$, in den Mittelschulen $^1/_{37}$, in den Realschulen $^1/_{28}$ und in den Gymnasien $^1/_{24}$. Der Durchschnittsgrad aller Fälle von H war $^1/_{30}$. Nur 9 Hyperopen trugen Convexbrillen. Von den 239 H hatten 158 *Strabismus convergens* = 66% H und 1·5% aller Kinder. Es schielten 67% der H-Knaben und 63% der H-Mädchen; in den höheren Töchterschulen 3·9%, in den höheren Knabenschulen nur 1·1%. 104mal schielte das rechte, 31mal das linke, 23mal umwechselnd beide Augen. Periodisch schielten 44 Kinder, continuirlich 114. Bei 80% der Schielenden wurde mittlere $H(^1/_{40} - ^1/_{20})$ gefunden. Die S der Schielenden schwankte zwischen $^9/_{20}$ und $^1/_{200}$.

A s t i g m a t i s m u s r e g u l a r i s wurde bei 23 Kindern notirt; nur ein Kind trug eine Cylinderbrille. — Die Zahl der A u g e n k r a n k e n betrug 396 = 4%. Diese hatten 490 Augenkrankheiten, von denen allein 211 *Maculae corneae* waren, Reste scrophulöser Keratitis bei Elementarschülern, die den ärmeren Classen angehörten. Der Wunsch, den ich bei Publication meiner Befunde im Jahre 1867 ausgesprochen, dass anderwärts ähnliche Untersuchungen angestellt werden möchten, ging überreich in Erfüllung. Es sind eine grosse Zahl von Statistiken mit vieler Sorgfalt von tüchtigen Forschern in anderen Städten entworfen worden, die zunächst den Vorzug haben, dass auch die Grade von $M < ^1/_{36}$ (also $< 1 D$) mit berücksichtigt wurden. Ich hatte diese schwachen Grade damals als praktisch unwichtig vernachlässigt; für die Lehre von der Entstehung der M sind sie aber durchaus wichtig. Die gefundenen Procentzahlen der M sind daher in den folgenden Arbeiten meist bedeutend grösser als die meinigen.

Ferner sind von einzelnen Collegen nicht beide Augen gemeinsam, sondern jedes Auge besonders geprüft worden; andere Autoren haben alle Kinder, auch die anscheinend normalen, geaugenspiegelt.

Es würde den mir hier gestatteten Raum viel zu sehr überschreiten, wollte ich die Details aller dieser Statistiken aufführen, die m e h r a l s 100.000 S c h u l k i n d e r betreffen, zumal sie die H a u p t r e s u l t a t e meiner Untersuchungen sämmtlich bestätigen und sich im Untersuchungsmodus oft wie ein Ei dem anderen ähneln. Auch haben viele Arbeiten nur ein locales Interesse. Um aber ein Bild von der enormen Thätigkeit der Autoren auf diesem Gebiete der Schulhygiene zu geben, und da auch in ethnographischer Hinsicht eine solche Zusammenstellung zu weiteren Forschungen anregen dürfte, theile ich folgende Tabellen mit, an die ich eine Besprechung nur derjenigen Arbeiten knüpfen werde, welche g a n z n e u e G e s i c h t s p u n k t e zu Tage gefördert haben.

(Die Quellen für die Zahlen der Tabellen findet man ebenfalls am Schlusse unter Literatur.)

(Tab. I.)   P r o c e n t z a h l d e r k u r z s i c h t i g e n S c h ü l e r :

Jahr	Beobachter	Stadt	Anstalt	Zahl der Untersuchten	Procent- zahl der M
1861	E. v. JÄGER [4])	Wien	Waisenhaus (Knaben) . . .	50	55
1865)			Privaterziehungshaus	50	80
1866)	H. COHN [6])	Breslau	33 Schulen:	10060 :	10
			5 Dorfschulen	1486	1
			20 städt. Elementarschulen	4978	7
			2 Mittelschulen	426	8
			2 höhere Töchterschulen .	834	10
			Heilige Geist-Realschule . .	502	18
			Zwinger-Realschule	639	21
			Elisabeth-Gymnasium	552	24
			Magdalenen-Gymnasium . .	663	28
1868	THILENIUS [7])	Rostok	Gymnasium	314	31
1870	SCHULTZ [8])	Upsala	Gymnasium	431	37
1870	H. COHN [9])	Breslau	Friedrich-Gymnasium	361	35
			Dasselbe $1\frac{1}{2}$ Jahr später .	138	51
1871	ERISMANN [10])	Petersburg	8 Gymnasien . . . .)		
			4 deutsche Schulen . . . . . }4368 :		30
			1 Mädchengymnasium . . .)		
			Knabenschulen	3266	31
			Mädchenschulen	1092	27
			Russen	2534	34
			Deutsche	1834	24
			Externe	397	35
			Pensionaire	918	42
1871	MAKLAKOFF [11])	Moskau	? in den deutschen Refe- raten nicht angegeben . .	759	33
1871	H. COHN [12])	Schreiberhau	Dorfschule	240	1
1873	KRÜGER [13])	Frankf. a. M.	Gymnasium	203	34
1873	H. v. HOFFMANN [14])	Wiesbaden	4 Schulen:	1227 :	20
			Vor- u. Bürgerschule	568	20
			Höhere Töchterschule . . .	403	20
			Gymnasium	256	38
1874	A. v. REUSS [15])	Wien	Leopoldstädter Gymnasium	409	42
			Dasselbe 1 Jahr später . .	211	52
1874	OTT u. RITZMANN [16])	Schaffhausen	Gymnasium	122	44
1874	OTT [17])	Schaffhausen	Realschule	164	13
1874	BURGL [18])	München	Töchterschule	179	49
1874	DOR [19])	Bern	Cantonschule Real	143	35
			Cantonschule Literar. . . .	117	28
			Städtische Realschule	170	25
1875	CONRAD [20])	Königsberg	3 Gymnasien	1518	22 *)

*) Durch Leseproben 32°/₀ M, durch Augenspiegel 22°/₀ M.

(Tab. I, Fortsetzung.)

Jahr	Beobachter	Stadt	Anstalt	Zahl der Untersuchten	Procent-zahl der M
1875	CALLAN [21])	New-York	Negerschulen:	457 :	3
			Primary-Department	?	0
			Grammar-Department	?	5
1876	SCHEIDING [22])	Erlangen	Gymnasium	175	55
1876	KOPPE [23])	Dorpat	Kindergarten	31	0
			Volksschule.	103	2
			Vorschule.	136	11
			Gymnasium	396	30
1876	PFLÜGER [24])	Luzern	Untere Knabenschule. . . .	808	5
			Untere Mädchenschule . . .	879	8
			Realschule	74	36
			Gymnasium.	85	52
1876	Á. v. REUSS [25])	Wien	Leopoldst. Gymn. 3. Unters.	252	50
			Volksschule.	240	11
1876	LORING u. DERBY [26])	New-York	Primarschule	205	7
			Districtschule.	249	12
			Normalschule	679	27
			Kinder deutscher Eltern . .	?	24
			„ amerikan. „ . .	?	20
			„ irischer „ . .	?	14
1877	EMMERT [27])	Bern	15 Schulen :	2148 :	12
			Lerbergymnasium Bern . .	219	21
			Gymnasium Burgdorf . . .	158	10
			Gymnasium Solothurn . . .	112	23
			Lehr.-Sem. Münchenbuchsee	113	8
			Neue Mädchenschule Bern .	292	15
			Städt. Mädchenschule Bern	239	15
			Mädchenschule Burgdorf . .	89	6
			Elementarschule Burgdorf .	126	1
			Primär- u. Secundärschule in St. Immer	220	5
			Prim.- u. Sec.-Sch. in Locle	233	10
			Primär- u. Industrieschule in Chaux de fonds . . .	240	11
			4 Uhrmacherschulen	107	12
1877	KOTELMANN [28])	Hamburg	Johannes-Gymnasium	413	38
			Reform. Realschule.	232	26
			Höhere Bürgerschule. . . .	310	25
			Pracht's Priv.-Töchtersch. .	104	17
			Zimmermann's Pr.-Töchter-schule	218	22
			Lehrerinnen-Seminar	45	42
			Seminar-Volksschule	296	12
			Gymnasium in Wandsbeck	283	19
1877	CLASSEN [29])	Hamburg	Johannes-Realschule	402	41
1877	O. BECKER [30])	Heidelberg	Gymnasium.	287	35
			Bürgerschule	261	13
1877	WILLIAMS [31])	Cincinnati	Bezirksschulen	630	10
			Mittelschulen	210	14
			Höhere Schulen	210	16

(Tab. I, Fortsetzung.)

Jahr	Beobachter	Stadt	Anstalt	Zahl der Untersuchten	Procentzahl der M
1877	AGNEW [32])	New-York	New-York College	579	39
			Brooklyner polytechn. Inst.	300 :	19
			Academic. Depart.	142	10
			Collegiate Depart.	158	28
1877	H. DERBY [33])	Boston	Amherst College	1880?	28
			Haward College	122	29
1877	BACON [33a])	Hartford	District scholars	308	16
1877	STEVEN [33b])	Hartford	District scholars	675	18
1878	NIEMANN [34])	Magdeburg	Domgymnasium.	325	48
			Klosterpädagogium	388	44
1878	SEGGEL [35])	München	Cadettencorps-Realgymn. . .	?	31
1878	DOR [36])	Lyon	Lyceum:	1016 :	22
			Externe.	683	18
			Halbpensionäre	129	29
			Interne	204	33
1878	REICH [37])	Tiflis	4 Schulen:	1258 :	29
			Class.-Gymnaslum	?	37
			Mädchengymnasium.	?	25
			Stadtschule	?	10
			Lehrerinstitut.	?	12
			Russen in den 4 Anstalten	?	30 30 / 2 8
			Armenier	?	38 24 / 14 25
			Georgier	?	45 21 / 14 10
1878	HAENEL [38])	Dresden	Königl. Gymnasium	476	49
1878	BURCHARDT [38a])	Berlin	Gymnasium.	61	62
1879	JUST [39])	Zittau	Gymnasium.	194	48
			Realschule	293	40
			Mädchen-Selecta	193	24
			Mädchen-Bürgerschule . . .	202	14
			Knaben-Bürgerschule	347	15
1879	NICATI [40])	Marseille	6 (?) Schulen	1717	15
			Knaben-Primärschule	?	8
			Mädchen-Primärschule . . .	?	7
			Israel. Knabenschule	?	15
			Israel. Mädchenschule . . .	?	10
			Gr. Lyc., Pens. u. Halbpens.	?	35
			Kl. Lyc., Pens. u. Halbpens.	?	22
			Lyceum, extern. surveillés	?	16
			Lyceum, externes libres . .	?	62
1879	PRISTLEY-SMITH [41])	Birmingham	? (In der deutschen Quelle nicht genannt).	1636	5
			Seminaristen	357	20
1880	DENNETT [41a])	Hyde Park (Massachusetts)	Verschiedene Schulen . . .	1133	8
1880	BEHEIM-SCHWARZ-BACH [41b])	Australien	Verschiedene Schulen . . .	3367	8
			Maori-Schulen	104	3
1880	EMMERT [41c])	Bern	Gymnasium.	400	13
1880	HERZENSTEIN [41d])	Orel	Militär-Gymnasium	472	15

(Tab. I, Fortsetzung.)

Jahr	Beobachter	Stadt	Anstalt	Zahl der Untersuchten	Procentzahl der M
1880	SCHILLBACH [41e])	Jena	Gymnasium	206	67
1880	NETOLICZKA [42])	Graz	Gymnasium	653	35
			Realschule	278	33
			Städt. Knaben- Volksschule	2350	10
			Knaben-Dorfschule	361	4
			Städt. Mädchen-Volksschule	2238	13
			Mädchen-Dorfschule	299	8
1880	FLORSCHÜTZ [43])	Coburg	6 Schulen im Jahre 1874:	2041	21
			Bürger-Knabenschule	694	12
			Bürger-Mädchenschule . . .	782	14
			Gymnasium	177	51
			Realschule	260	42
			Alexandrinenschule	112	25
			Seminar	16	43
			Dieselb. 6 Schul. im J. 1877:	2323 :	14
			Bürger-Knabenschule	786	4
			Bürger-Mädchenschule . . .	830	7
			Gymnasium	182	49
			Realschule	290	35
			Alexandrinenschule	147	31
			Seminar	28	32
1881	A. WEBER [44])	Darmstadt	Gymnasium	509	44
			Realschule	354	41
			Höhere Töchterschule . . .	265	42
			Mädchen-Mittelschule	270	27
1881	V. REUSS [101])	Wien	2 Volksschulen	474	14
1881	REICH [102])	Tiflis	Militär-Gymnasium	246	36
1881	RISLEY [103])	Philadelphia	Primärschulen		
			Alter durchschn. 8½ Jahr	228 {	4
			„ „ 11½ „		9
			Grammärschulen 14 Jahr .	430	11
			Normalschulen 17½ „ .	553	19
1881	WESTPHAL [104])	Schleiz	Gymnasium	149	50
1881	DÜRR [105])	Hannover	Lyceum und Seminar . . .	414	41
			mit Homatropin	318	32
1882	FOX [106])	Carlisle	Indianische Schüler	250	2
1882	PAULSEN [107])	Hamburg	Navigationsschule	76	9
1882	BORTHEN [108])	Drontheim	Mittelschule	161	21
			Gymnasium	23	51
			Realschule Knaben	106	14
			„ Mädchen	127	19
			Gemeindeschule	133	6
1882	SCHUBERT [109])	Nürnberg	Gemeindeschulen	1012	28
1882	ROBERTS [110])	Buenos-Ayres	Verschiedene Schulen . . .	6163	4
1882	MITTENDORF u. DERBY [111])	New-York	Primär-Schulen	203	3
			Grammär-Schulen	698	8
			„ „	896	13
			College Students	201	35
1883	REICH [112])	Tiflis	Transkaukasisches Fräulein- stift	173	33

(Tab. I, Fortsetzung.)

Jahr	Beobachter	Stadt	Anstalt	Zahl der Untersuchten	Procent-zahl der M
1883	REICH [112])	Tiflis	Zweites Gymnasium	252	19
			Infanterie-Schule	292	18
1883	NORDENSON [113])	Paris	Elsasser Schule	226	15
1883	MANZ [114])	Freiburg i. Br.	Gesammtzahl der Unters. .	3982	11
	(Die Anzahl der Unter- suchten Priv.- Mitth.)		Untere Mädchenschule . . .	1283	7
			Obere ,, . . .	783	11
			Höhere Bürgerschule	292	19
			Gymnasium.	503	29
1883	BERLIN u. REMBOLD [115])	Stuttgart	Waisenhausschule	283	18
	(Diese Zahlen Priv.-Mitth.)		Realgymnasium.	323	42
			Eberhard-Gymnasium. . . .	316	46
1883	GÄRTNER [116])	Tübingen	Studenten d. Theologie . .	713	78
1883	H. DERBY [117])	New-York	Amherst-College	254	47
1883	DOBROWOLSKY [118])	·Petersburg	Ural-Gymnasium (Kosaken-		
			Kinder)	212	12
1883	DÜRR [119])	Hannover	Lyceum	345	35
			Seminar	96	33
			Realgymnasium.	271	30
1883	HANSEN [120])	Kiel	Dorfschulen (mit Homatropin)	808	3
1883	SCHTSCHEPOTJEFF [121])	Astrachan	Mittelschulen	600	16
1883	SCHADOW [122])	Insel Borkum	Dorfschulen.	146	0·7
1883	HADLOW [123])	Greenwich	Schiffschulen	1074	6(?)
1883	TSCHERNING. [124])	Kopenhagen	Recruten zusammen $M > 2$	7523	8
			1. Bauern, Fischer, See-		
			leute etc.	2326	2
			2. Handwerker mit grober		
			Arbeit	2861	5
			3. mit feiner Arbeit . . .	566	11
			4. Beamte, Künstler etc.	270	13
			5. Commis und Comp-		
			toiristen	1009	16
			6. Studirte Leute	491	32
			Studenten allein . . .	354	38
1884	HERSING [125])	Mühlhausen	4 Gymnasien u. Realschulen	686	23
			Elementarschulen	1100	
			Davon auf dem Lande . . .		3
			,, in der Stadt		12
			,, ,, Fabriken		16
1884	SCHÄFER [126])	Gerlachs-	Taubstummen-Anstalt . . .	95	8
		heim	Knaben		8
			Mädchen		5
1884	HELL [127])	Ulm	Höhere Mädchenschule . . .	317	22
1884	LOPATIN [128])	Stawropol	Eparchialschule.	250	16
			Weibl. Olga-Gymnasium . .	322	17
1884	A. HOFFMANN [129])	Strassburg	Lyceum	517	37
			(nur $M > 1$)	—	24
1884	V. HIPPEL [130])	Giessen	Gymnasium	520	34
			(nur $M > 1$)	—	26
1884	SEGGEL [131])	München	Gemeine Soldaten	1526	11
			Freiwillige	284	60

(Tab. I, Fortsetzung.)

Jahr	Beobachter	Stadt	Anstalt	Zahl der Untersuchten	Procent-zahl der M
1884	SEGGEL [131])	München	Gymnasium	208	50
			Höhere Mädchenschule . . .	174	40
			Militär-Cadeten	350	25
1884	BESELIN [132])	Heidelberg	Mädchenschule $(M > 1)$ . .	250	12
			„ $(M > 1)$ . .	369	8
1884	V. ANROY [133])	Leyden	Studenten	470	31
1884	DEL CARLO u. PARDINI [134])	Lucca	Municipalschule	266	27
1884	SCELLINGO [135])	Rom	Knaben-Elem.-Schule	76	4
			Knaben Municipalschule . .	350	13
1884			Mädchen-Municipalschule . .	220	15
	MASINI [136])	Siena	Knaben-Municipalschule. . .	352	11
		Castel Fiorentino	„ „ . .	102	8
		Certaldo	„ Elem.-Schule. . . .	148	6
1884	MOYNE [137])	Neapel	Elem.-Schule Mädchen . . .	722	13
			„ „ Knaben . . .	1037	11
1884			Lyceum	415	16
	BRIGNONI [138])	Trapani	Elem.-Schule Mädchen . . .	156	15
1885			„ „ Knaben . . .	389	12
	RANDALL [139])	Philadelphia	Studenten der Medicin . . .	90	9
	SCHLEICH [140])	Tübingen	Obergymnasium.	60	71
	STILLING [141])	Strassburg	Lehrerinnen-Seminar	57	5
			Lehrer-Seminar.	77	33
			Real Gymnasium	312	9
			Protest. Gymnasium	740	12
	STILLING [141])	Cassel	Gymnasium	592	20
			Höhere Töchterschule . . .	581	17
	SCHMIDT-RIMPLER [142])	Frankf. a.M.	Oster-Gymnasium	314	33
			Michaelis-Gymnasium	286	33
		Fulda	Gymnasium	242	36
		Montabaur	Gymnasium	241	32
		Wiesbaden	Realgymnasium	382	27
		Limburg	„	156	26
		Geisenheim	„	114	22
	WEISS [143])	Mannheim	Gymnasium	547	30
1885	AXEL KEY [162])	Stockholm	Dreiclassige Schulen	600	7
	Zusammenstellung der Befunde vieler schwedischer Aerzte.		Fünfclassige Schulen	2417	10
			Siebenclassige Schulen . . .	11210	15
			Vorbereitungs-Schulen für Knaben	530	4
			Nördliche Lateinschule . . .	569	23
			Realschule	300	31
			Neue Elementarschule . . .	304	24
			Jacobschule.	146	15
			Ladugardsland	366	16
1886	SCHWABE [144])	Reudnitz	Realschule	293	29
	ADAMÜCK [145])	Kasan	Gymnasium	317	14
	SCHNELLER [146])	Danzig	Höhere Töchterschule . . .	298	23
		(nur doppel-	Petri-Realgymnasium	370	23
		seit. Myopie)	Johannes-Realgymnasium . .	368	24
			Städt. Gymnasium	403	35

Tab. II.

Procentzahl der kurzsichtigen Schüler in den verschiedenen Classen.

Beobachter	Jahr	Ort	Anstalt	Unters. Schüler	IX	VIII	VII	VI	V	IV	III	II	I
H. Cohn ($M > 1\,D$)	1865 bis 1866	Breslau	5 Dorfschulen	1486	—	—	—	—	—	—	1	2	3
			20 städtische Elementarschulen	4978	—	—	—	—	—	—	3	4	10
			2 höhe Töchterschulen	834	—	—	1	2	—	8	16	12	15
			2 Mittelschulen	426	—	2	—	0	10	13	16	16	19
			Realschule zum heil. Geist . .	502	—	—	7	7	12	25	27	25	59
			Realschule zum Zwinger . . .	639	—	—	—	11	21	13	23	28	29
			Elisabeth-Gymnasium	532	—	—	11	11	21	13	31	48	48
			Magdalenen-Gymnasium	663	—	—	14	14	19	16	30	40	65!
THILENIUS	1868	Rostock	Gymnasium	314	—	—	—	11	16	19	36	35	47
H. COHN	1870	Breslau	Friedrichs-Gymnasium	361	—	—	13	21	27	33	36	40	41
ERISMANN	1870	Petersburg	13 Anst (darunter 7 Gymn.)	4358	14	16	22	31	38	41	42	43	42
SCHULTZ	1870	Upsala	Gymnasium	431	—	4	26	15	37	26	44	53	54
KRÜGER	1871	Frankfurt a. M.	Gymnasium	203	—	4	20	40	17	35	55	54	64!
V. HOFFMANN	1873	Wiesbaden	"	256	—	4	19	24	25	32	50	50	48
			Bürgerschule	568	—	4	1	14	13	21	30	29	23
			Töchterschule	403	—	6	19	27	28	28	39	37	27
V. REUSS	1872	Wien	Gymnasium	409	—	28	41	49	48	40	61	61	58
	1873		"	389	—	37	37	42	46	45	50	58	55
	1875		Töchterschule	252	—	—	—	50	50	45	55	69	75!
BURGL	1874	München	Töchterschule	179	—	14	10	19	28	44	44	58	58
DOR	1874	Bern	Cantonschule, Real.	143	—	17	28	15	33	41	50	62!
			Cantonschule, Lyc.	117	—	16	27	12	18	40	50	50	60
			Städt. Realschule	170	4	6	9	14	19	34	31	37	54
CONRAD	1875	Königsberg	3 Gymnasien nach Spiegelung (nur mit Leseprobe)	1518	—	(11)	(15)	(20)	(22)	(28)	(44)	(55)	(62)
SCHEIDING	1876	Erlangen	Gymnasium	175	20	20	31	38	72	58	84	88	80!

(Tab. II, Fortsetzung.)

Beobachter	Jahr	Ort	Anstalt	Unters. Schüler	Procente der Myopen in Classe								
					I	II	III	IV	V	VI	VII	VIII	IX
KOPPE	1876	Dorpat	Gymnasium	792	61!	49	43	21	—	—	—	—	—
PFLÜGER	1876	Luzern	Knaben- und Mädchenschule	1687	14	10	7	4	4	1	—	—	—
O. BECKER	1877	Heidelberg	Gymnasium und Realschule	159	63!	62	57	43	45	32	17	—	—
KOTELMANN	1877	Hamburg	Gymnasium	287	100!	?	?	?	?	4	—	—	—
			Johannes-Gymnasium	413	61!	48	40	45	22	15	—	—	—
			Reform. Realschule	232	45	45	29	32	21	16	12	—	—
			Höhere Bürgerschule	310	38	25	30	21	28	12	—	10	—
			Zimmermann's Töchterschule	218	28	24	41	35	26	24	27	28	8
			Wandsbecker Gymnasium	283	25	45	24	23	18	9	10	—	—
EMMERT	1877	Bern	Gymnasium	219	50	71	67	56	56	20	6	5	9
		Burgdorf	"	158	25	33	25	8	6	5	16	—	—
		Solothurn	"	112	30	30	52	20	10	33	—	4	—
		Bern	Städtische Mädchenschule	239	44	19	14	25	12	9	10	—	—
		Burgdorf	Mädchenschule	89	15	11	—	4	3	—	—	—	—
			Elementarschule	126	1	0	0	—	—	8	—	11	6
		Bern	Neue Mädchenschule	292	39	23	9	12	17	—	—	—	—
		St. Immer	Knaben-Sec.-Schule	92	0	0	10	3	4	—	—	—	—
			Mädchen-Sec.-Schule	98	0	12	4	8	7	—	—	—	—
			Knaben-Industrieschule	71	50	12	10	2	—	—	—	—	—
		Chaux de Fonds	Mädchen-Industrieschule	92	23	9	20	—	—	—	—	—	—
		Locle	Mädchen-Sec.-Schule	50	29	23	8	—	—	—	—	—	—
CLASSEN	1877	Hamburg	Johannes-Realschule	402	50	71	46	40	24	29	—	—	—
NIEMANN	1878	Magdeburg	Dom-Gymnasium	325	75!	58	63	39	29	23	—	—	—
			Kloster-Pädagogium	388	70!	56	47	42	27	23	—	—	—
HAENEL	1878	Dresden	Königl. Gymnasium	476	71!	64	54	51	34	33	—	—	—
JUST	1879	Zittau	Knabenschule	347	36	22	17	13	12	5	—	—	—

(Tab. II, Fortsetzung.)

Beobachter	Jahr	Ort	Anstalt	Unters. Schüler	IX	VIII	VII	VI	V	IV	III	II	I
JUST	1879	Zittau	Mädchen-Elementarschule	202	—	—	—	12	13	8	12	14	28
			Höhere Töchterschule	193	—	—	—	8	35	20	35	35	31
			Realschule	293	—	—	7	24	21	35	47	52	57
			Gymnasium	194	—	—	—	34	31	37	53	72	65!
NETOLICZKA	1880	Graz	Staats-Obergymnasium	167	—	—	—	—	7	11	18	53	62!
			Staats-Realschule	127	—	—	—	8	13	24	31	53	30
			Handelsakademie	126	—	—	—	8	9	24	24	14	22
			Mädchen-Lyceum	129	—	—	9	24	13	24	24	14	22
FLORSCHÜTZ	1880	Coburg	Gymnasium	177	—	—	—	24	37	25	26	24	31
			Realschule	260	—	—	—	33	49	69	47	86	56
A. WEBER	1881	Darmstadt	Gymnasium	509	—	—	—	24	33	31	45	54	51
			Realschule	354	—	—	—	31	33	47	37	55	55
			Höhere Töchterschule	265	—	—	10	40	28	31	38	47	51
DÜRR	1881	Hannover	Mädchen-Mittelschule	270	—	—	—	11	22	29	15	44	45
REICH	1881	Tiflis	Militärgymnasium	246	—	—	—	22	38	41	37	54	70!
			Lyceum (ohne Homatropin)	414	—	—	—	29	26	33	45	54	65!
			„ (mit Homatropin)	318	—	—	—	11	18	33	33	49	67!
MANZ	1883	Freiburg i. Br.	Gymnasium	503	7	8	16	26	40	50	51	51	60
			Höhere Töchterschule	783	0	5	4	21	13	10	15	30	40
			Höhere Bürgerschule	292	—	—	—	26	18	19	24	15	60
BERLIN u. REMBOLD	1883	Stuttgart	Gymnasium	316	—	—	—	21	17	30	36	54	40
			Höhere Bürgerschule	292	—	—	—	11	13	33	17	70	24
			Realgymnasium	283	—	—	—	17	33	47	40	40	48
			Waisenhaus	323	—	—	—	—	0	7	12	29	32
HERSING	1884	Mühlhausen	4 Gymnasien und Realschulen	1032	0	16	21	15	17	28	28	43	61!
HELL	1884	Ulm	Höhere Mädchenschule	317	4	16	6	2	32	29	47	39	68!
SCHMIDT-RIMPLER	1885	Frankfurt a. M.	Michaelis-Gymnasium	314	—	—	—	15	17	19	34	49	59

(Tab. II, Fortsetzung.)

Beobachter	Jahr	Ort	Anstalt	Unters. Schüler	Procente der Myopen in Classe								
					I	II	III	IV	V	VI	VII	VIII	IX
SCHMIDT-RIMPLER	1885	Frankfurt a. M.	Oster-Gymnasium	286	58	50	37	12	15	17	—	—	—
		Montabaur	Gymnasium	241	48	50	22	21	10	0	—	—	—
		Fulda	„	242	59	56	42	20	20	16	—	—	—
		Wiesbaden	Realgymnasium	382	39	39	29	20	20	16	—	—	—
		Limburg	„	156	—	57	49	29	13	4	—	—	—
		Geisenheim	„	114	—	32	33	19	12	5	—	—	—
SEGGEL	1885	München	Gymnasium	570	61	64	65	69	60	46	34	24	23
WEISS	1885	Mannheim	„	547	50	58	45	34	18	18	8	7	0
SCHWABE	1886	Reudnitz	Realschule	293	39	45	36	26	25	15	—	—	—
SCHNELLER	1886	Danzig	Töchterschule	298	54	48	43	30	27	20	19	8	—
			Realgymnasium Petri	370	51	33	17	20	24	3	—	—	—
			Realgymnasium Johannes	368	45	38	28	24	11	9	—	—	—
			Städtisches Gymnasium	403	57	59	36	31	14	14	16	—	—
AXEL KEY (viele schwedische Aerzte)	1885	Stockholm	10 siebenclassige Schulen (Gymnasien und Realschulen)	3054	42	30	24	18	18	14	16	—	—
			Dreiclassige Schulen	600	7	7	6	—	—	—	—	—	—
			Fünfclassige Schulen	2417	24	12	12	7	6	—	—	—	—
			Siebenclassige Schulen	11210	—	—	—	—	—	—	—	—	—
		Upsala	a) Gymnasien		35	24	17	10	10	6	6	—	—
			b) Realschulen		23	18	13	9	10	6	6	—	—
			Gymnasium (Durchschnitt von 1870—1877 nach Dr. R. Schultz.)	2605	55	48	41	33	29	20	19	—	—
			Durchschnitt von 24 deutschen Gymnasien und Realschulen, die in folgender Curventafel verzeichnet sind	9344	58	55	46	36	27	22	—	—	—

Curventafel über die Zunahme der myopischen Schüler von
Classe zu Classe in 24 deutschen Gymnasien und Realschulen.

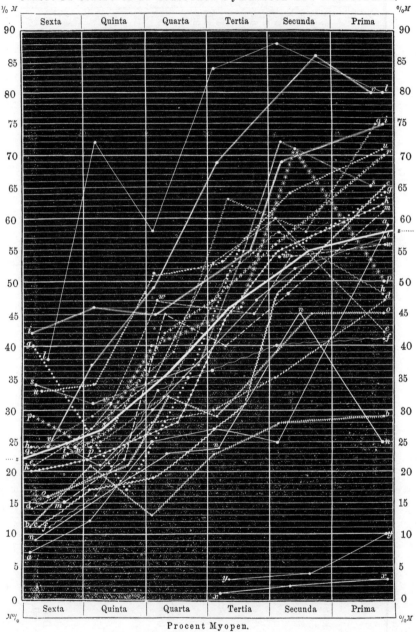

Procent Myopen.

Tab. III.

Durchschnittsgrad der Myopie in den verschiedenen Classen.

(Die Zahlen bezeichnen die Nummer der Meterbrille, welche die Myopen dieser Classe durchschnittlich brauchen.)

Beobachter	Jahr	Ort	Anstalt	Unters. Schüler	VII	VI	V	IV	III	II	I	Durchschnittsgrad der Schüler
H. COHN	1865	Breslau	5 Dorfschulen.	1486	—	—	—	—	1·6	1·7	1·8	1·7
			20 Elementarschulen. . . .	4978	—	1·7	1·8	—	1·7	1·8	1·8	1·8
			2 Töchterschulen	834	—	1·8	2·0	1·6	1·7	1·8	1·7	1·7
			Realschule zum heil. Geist.	502	—	1·7	1·8	1·8	1·9	1·9	2·6	1·9
			Realschule zum Zwinger . .	639	—	1·8	1·9	2·0	2·0	2·0	2·0	1·9
			Gymnasium zu Elisabeth. .	532	—	1·8	1·9	2·0	2·2	2·4	2·0	2·0
			Gymnasium zu Magdalena .	663	—	1·8	2·0	1·9	2·0	2·5	2·4	2·0
		Breslau	Friedrichs-Gymnasium*) . .	361	—	—	—	1·8	2·4	2·2	2·2	1·8
		Breslau	Universität*).	410	—	—	—	—	—	—	—	2·7
ERISMANN	1870	Petersburg	7 Gymnasien, 1 Progymnasium, 4 deutsche Schulen, 1 Mädchenschule, zusammen	4358	0·9	1·2	1·2	1·4	1·6	1·8	2·0	2·0
BURGL	1873	München	Töchterschule	179	—	—	⌐	1·8	2·1	3·7	3·7	3·7
CONRAD	1875	Königsberg	3 Gymnasien (nach Leseprobe).	1518	0·8	1·0	0·9	1·0	1·5	1·7	2·2	1·7
			(nach Spiegelung)		1·0	1·3	1·0	1·3	1·6	1·9	2·7	1·9
MANZ	1883	Freiburg i. Br.	Höhere Bürgerschule	292	—	1·5	1·25	1·5	1·5	1·5	2·0	1·5
			Höhere Töchterschule. . . .	783	—	1·0	1·25	2·0	1·5	3·5	1·5	2·0
SEGGEL	1885	München	Gymnasium.	503	—	1·5	2·1	3·25	3·6	3·0	3·5	3·5
			Durchschnitt aller 24 Anstalten	570	2·25	2·15	2·45	2·6	3·0	3·18	3·35	2·7

*) Auch M < 1 D.

Note zur Curventafel.

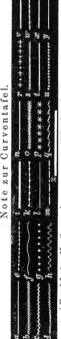

a) Breslau, Heilige-Geist-Realschule.
b) Breslau, Zwinger-Realschule.
c) Breslau, Elisabeth-Gymnasium.
d) Breslau, Magdalenen-Gymnasium.
e) Breslau, Friedrichs-Gymnasium.
f) Rostock, Gymnasium.
g) Frankfurt a. M., Gymnasium.
h) Wiesbaden, Gymnasium.
i) Wien, Leopoldstädter Gymnasium.
k) Königsberg, drei Gymnasien.
l) Erlangen, Gymnasium.
m) Hamburg, Johannes-Gymnasium.
n) Wandsbeck, Gymnasium.
o) Hamburg, Reform-Realschule.
p) Hamburg, Johannes-Realschule.
q) Magdeburg, Dom-Gymnasium.
r) Magdeburg, Kloster-Pädagogium.
s) Zittau, Gymnasium.
t) Zittau, Gymnasium.
u) Zittau, Realschule.
v) Dresden, Königl. Gymnasium.
w) Coburg, Gymnasium.
x) Darmstadt, Gymnasium.
y) Langenbielau, 5 Dorfschulen.
z) Breslau, 20 Elementarschulen.

Durchschnitt aller 24 Anstalten.

Unter den Arbeiten, welche neue Gesichtspunkte bieten, ist vor Allem die von ERISMANN [10]) (1871) zu nennen. Er untersuchte in Petersburg 4368 Schüler mit SNELLEN's Tafeln in 20 Fuss Abstand und fand $30·2\%$ M, 26% E, $43·3\%$ H und $0·5\%$ Amblyopen. Ueberraschend war die enorme Menge Hyperopen; es waren die Fälle von facultativ-manifester Hyperopie, die ich ganz ausser Acht gelassen, also Schüler, welche ohne Convexglas ebenso gut in die Ferne sahen, als mit einem Convexglase. Er beobachtete in den untersten Classen die meisten H, ihre Zahl nahm nach oben hin immer mehr ab. Ich hatte bei meinen Untersuchungen nur geringen Werth auf die Zahl der gefundenen H gelegt, da ja der absolute Procentsatz der H ohne Atropin nicht zu finden ist und die Erlaubniss zur Atropinisirung mir nicht gegeben wurde — freilich auch ERISMANN nicht gegeben wurde. Indessen vermuthete ERISMANN mit Recht, dass die H der normale Refractionszustand des jugendlichen Auges ist, und dass nur der kleinere Theil der Fälle hyperopisch bleibt, die Mehrzahl aber myopisch wird, nachdem sie das Stadium der Emmetropie durchlaufen hat.

Als Beweis diente ihm folgende Tabelle:

Classe	I	II	III	IV	V	VI	VII	VIII	IX
M	13·6	15·8	22·4	30·7	38·4	41·3	42	42·8	41·7
H	67·8	55·6	50·5	41·3	34·7	34·5	32·4	36·2	40
E	18·6	28	26·4	27·3	26·4	24·2	25	21	18·3
Summe	100	100	100	100	100	100	100	100	100

Leider erfährt man nichts über die Grade der H. Bekanntlich schwanken ja auch die Angaben der facultativen Hyperopen; einen Tag wird $+ 1·0$, den andern Tag $+ 1·5$ als bestes Glas bezeichnet, je nachdem die Accommodation mehr oder weniger hinter dem Glase erschlafft ist. ERISMANN's Tabellen über die M stimmen sehr gut mit den meinigen überein. Er nahm oft Accommodations krampf an, wenn die S nicht vollkommen und starke Capillarhyperämie des Sehnerven vorhanden war. — Nur bei 85% fand er $S = 1$ oder > 1; bei $6·8\%$ $S < 1$ und $> ^2/_3$ und bei $7·6\%$ $S < ^2/_3$. ERISMANN fand bei den höheren Graden der M die S sinken, übersah [46]) allerdings dabei, dass die stärkeren Concavgläser wegen ihrer verkleinernden Wirkung schon an sich die S herabsetzen müssen. — Unter 1245 M sah ERISMANN nur in 5% keine, dagegen in 71% mässige und in 24% starke atrophische Chorioidalveränderungen; in den höheren Classen waren letztere häufiger; den Schuljahren nach stiegen sie von 14 auf 38%. Bei stärkeren Graden als $M \ ^1/_{12}$ fand er stets *Staphyloma posticum*, bei $M > ^1/_6$ sogar 70% starke Veränderungen.

Insufficientia recti interni beobachtete ERISMANN bei $32·6\%$ aller M, und zwar bei $26·2\%$ Insufficienz von $1—10°$. Starke Insufficienz und relativer *Strabismus divergens* war in den höheren Schulen und Altersclassen häufiger, als in den untersten. Schon bei den schwächsten Graden der M kamen 23% Störungen des musculären Gleichgewichts vor; doch steigerte sich ihre Zahl mit den M Graden.

Da DONDERS [46]) den Satz ausgesprochen: „Ein hyperopisch gebautes Auge sah ich nie kurzsichtig werden", so erregten natürlich jene Mittheilungen von ERISMANN über die Häufigkeit der H und ihren allmäligen Uebergang in E und M viel Aufsehen. Ich versuchte daher das *Experimentum crucis* zu machen, indem ich eine ganze Schule atropinisirte. Eine Reihe günstiger Umstände traf im Jahre 1871 in Schreiberhau, einem schlesischen Dorfe im Riesengebirge, zusammen, um mir dieses Experiment zu ermöglichen. Weder vorher, noch nachher ist einem Arzte die Erlaubniss zur Atropinisirung einer ganzen Schule gegeben worden. Ich atropinisirte erst alle rechten Augen der 240 Schulkinder und 14 Tage später alle linken Augen, da es zu gewagt schien, die Kinder gleichzeitig auf beiden Augen zu mydriatisiren. (Homatropin, das nur für wenige Stunden die Pupille erweitert, existirte damals noch nicht.) Ich fand [47]) folgende Resultate: 1. Mehr als $80^0/_0$ der Dorfkinder sind scheinbar emmetropisch. 2. Anisometropie ist sehr selten. 3. Ametropie ist bei Knaben noch einmal so häufig als bei Mädchen. 4. M findet sich bei noch nicht $1^0/_0$. 5. Nur 4 Augen zeigten sich als M; dagegen ist facultativ-manifeste H überaus häufig (rechts $77^0/_0$, links $64^0/_0$). 6. Bei Mädchen ist $H^{\underline{m}}$ (manifeste Hyperopie) etwas häufiger, als bei Knaben. 7. Die Zahl der $H^{\underline{m}}$ verringert sich nicht vom 6.—13. Lebensjahre (also ein directer Widerspruch gegen das von ERISMANN bei städtischen Schulen gefundene Resultat). 8. Alle Grade von $H^{\underline{m}}$ $^1/_{80}$ bis $^1/_{10}$ kamen vor; am häufigsten H $^1/_{60}$; je stärker die Grade, desto seltener. 9. Der Durchschnittsgrad von $H^{\underline{m}}$ war rechts $^1/_{53}$ und links $^1/_{63}$. 10. Jedes scheinbar emmetropische Kinderauge war nach Atropin hyperopisch; von 299 Augen waren nur 4 wegen unvollkommener Accommodationslähmung E geblieben. 11. Alle Grade von $H^{\underline{t}}$ (totaler Hyperopie) von $^1/_{80}$ bis $^1/_7$ kommen vor; am häufigsten $^1/_{36}$ bis $^1/_{20}$. 12. Der Durchschnittsgrad von $H^{\underline{t}}$ ist gering (rechts $^1/_{35}$, links $^1/_{50}$). Die durch Atropin entdeckte latente H variirte von 0 bis $^1/_9$, am häufigsten betrug sie $^1/_{50}$ bis $^1/_{30}$. In $17^0/_0$ aller Fälle vergrösserte sich H nicht. 13. $H^{\underline{m}}$ und $H^{\underline{t}}$ zeigen betreffs des Grades bei beiden Geschlechtern keine wesentlichen Unterschiede. 14. Weder $H^{\underline{m}}$ noch $H^{\underline{t}}$ zeigen eine Abnahme ihres Grades nach Lebensjahren. 15. Fast alle scheinbar E-Kinder haben $S > 1$; die meisten $S = 2$, viele $S = 2^1/_2$ und einige sogar $S = 3$. Allerdings dienten zur Untersuchung die SNELLEN'schen Viereck-tafeln bei guter Beleuchtung unter freiem Himmel; aber auch mit den BURCHARDT-schen Punkttafeln zeigten die Hälfte der Augen $S = 1^1/_2$ bis 2, eine sehr grosse Zahl zwischen 1 und $1^1/_2$ und nur 25 Augen $S = 1$. (Mit der SNELLEN'schen farbigen Buchstabentafel wurde kein einziges Kind in Schreiberhau farbenblind gefunden.)

Meine Versuche bestätigten also die Vermuthung ERISMANN'S, dass H der normale Zustand des jugendlichen Auges sei. — —

Um allen Einwürfen gegen die Beweisfähigkeit der ersten gefundenen statistischen Schlüsse, betreffs der Zunahme der M auf Schulen, ein Ende zu machen, schien es mir eine sehr wichtige Aufgabe, dieselben Schüler einer Anstalt nach Ablauf weniger Semester von Neuem auf ihre Refraction zu untersuchen. Daher prüfte ich im Mai 1870 die Schüler des Breslauer Friedrichs-Gymnasiums [9]) und wiederholte die Prüfung im November 1871. Bei der ersten Untersuchung wurden unter 361 Kindern 174 abnorm gefunden, und zwar $35^0/_0$ M, $7^0/_0$ H und $6^0/_0$ Augenkranke. Von Septima bis Prima fand ich folgende Zunahme der Zahl der Myopen: $13^0/_0$, 21, 27, 35, 48, 58, $60^0/_0$. Es zeigten $12^0/_0$ M $^1/_{50}$ bis $^1/_{36}$, $47^0/_0$ M $^1/_{36}$ bis $^1/_{16}$, $25^0/_0$ M $^1/_{15}$ bis $^1/_8$ und $6^0/_0$ $M > ^1/_8$. Nach $1^1/_2$ Jahren hatten bereits 103 E und 71 M das Gymnasium verlassen; nur 54 früher als E und 54 früher als M notirte, zusammen 138 Schüler. konnten noch inspicirt werden. Von den 84 früher als E notirten waren nur 70 E geblieben, dagegen 14, d. h. $16^0/_0$ M geworden. Die Grade der inzwischen acquirirten M schwankten zwischen $^1/_{50}$ und $^1/_{20}$. Von den früheren 54 M hatten 28 eine entschiedene Zunahme des Grades ihrer M in den $1^1/_2$ Jahren erfahren. Eine Abnahme fand ich in keinem einzigen Falle.

Sowohl die schwächsten als die stärksten Grade lieferten ihren Beitrag zur stationären und zur progressiven M, nämlich:

M $^1/_{50}$—$^1/_{36}$ war in $30^0/_0$ M $^1/_{15}$—$^1/_{12}$ war in $100^0/_0$

M $^1/_{35}$—$^1/_{24}$ „ „ $38^0/_0$ M $^1/_{11}$—$^1/_8$ „ „ $43^0/_0$

M $^1/_{23}$—$^1/_{16}$ „ „ $69^0/_0$ M $^1/_7$—$^1/_4$ „ „ $66^0/_0$;

bei 54 Untersuchungen also 28mal = $52^0/_0$ progressiv.

Der Durchschnittsgrad der M von allen 28 progressiven M war vor $1\frac{1}{2}$ Jahren $M = \dfrac{1}{20\cdot6}$, jetzt $M = \dfrac{1}{14\cdot6}$; für die kurze Zeit betrug also die durchschnittliche Zunahme M $\frac{1}{50}$.

Betreffs der S ist wichtig, dass alle früher als E und jetzt als M gefundenen Schüler volle S behalten hatten; nur in zwei Fällen stationärer M (unter 26) war S auf $\frac{2}{3}$ und $\frac{2}{5}$ gesunken. Unter den 28 progressiven M hatten 23 vor $1\frac{1}{2}$ Jahren $S = 1$, bei 4 war sie jetzt auf $\frac{2}{3}$ und $\frac{4}{5}$ gesunken. Fünf progressive M hatten schon früher S $\frac{2}{3}$; bei keinem derselben war Verringerung der S eingetreten. — S t a p h y l o m fand sich bei 14 aus E in M übergegangenen Schülern. 26 stationäre M hatten früher 7, jetzt 14 Staphylome. In 12 Fällen stationärer M war kein Staphylom entstanden. Unter den 28 progressiven M früher 15, jetzt 22 Staphylome. Es hatten also 10% V e r ä n d e r u n g e n i m A u g e n h i n t e r g r u n d e innerhalb drei Semestern erfahren.

Diese Befunde wurden bestätigt durch Dr. A. v. REUSS [15]), welcher im Leopoldstädter Gymnasium in Wien die Untersuchungen im Jahre 1874, 1875 und 1876 wiederholte. Er hatte alle M und alle Schüler, deren $S < 1$ war, gespiegelt, ferner jeden E durch Convexgläser auf $H\angle$ geprüft und jedes Auge einzeln untersucht. Im Mai 1872 fand er unter 409 Schülern: 35% E, $41\cdot8\%$ M und $20\cdot5\%$ H, 2% As und $0\cdot7\%$ Augenkranke. Die Zahl der M stieg von Classe zu Classe: 28, 41, 49, 48%. H nahm von Classe zu Classe ab: 30, 27, 14, 12%. Die schwachen Grade von H $\frac{1}{60}$—$\frac{1}{36}$ in 85%. Unter 162 mit dem Spiegel Untersuchten konnte v. REUSS 41mal, also in 25%, A c c o m m o d a t i o n s k r a m p f nachweisen, und zwar 16mal bei M $\frac{1}{60}$—$\frac{1}{36}$, 12mal bei M $\frac{1}{36}$—$\frac{1}{24}$, 13mal bei M $\frac{1}{24}$—$\frac{1}{16}$, 11mal bei M $\frac{1}{16}$—$\frac{1}{12}$, 13mal bei M $\frac{1}{11}$—$\frac{1}{6}$. Eine Zunahme des Krampfes nach der Höhe der Classen zeigte sich nicht. 102 Schüler hatten auf beiden Augen M verschiedenen Grades; 54 waren auf einem Auge E, auf dem anderen zeigten 38 M und 16 H; 7 hatten ein M und ein H-Auge.

Ein Jahr später Wiederholung; unter 211 Kinder anwesend. Leider keine Spiegelung. Die Refraction in 42% dieselbe, in 46% p r o g r e s s i v, in 12% r e g r e s s i v. In den unteren Classen mehr stationäre Fälle als in den oberen. 71% sind E geblieben, 19% wurden M, 10% dagegen H. — Von den M 28% stationär, 61% progressiv, 11% regressiv, a l s o K r a m p f. Wegen mangelnder Spiegelung und mangelnder Atropinisation sind diese Zahlen etwas vorsichtig aufzunehmen.

Endlich ergab die 3. Untersuchung von v. REUSS [25]) im Jahre 1875 bei 201 Schülern:

	Im Ganzen nach 1 Jahre	nach 2 Jahren	nach 3 Jahren
stationär . . .	42%	37%	28%
progressiv . .	47%	50%	61%
regressiv . . .	10%	11%	10%.

	Ferner stationär	progressiv	regressiv
von 1872—1875	E 56	37	10
	M 15	77	8
	H 12	72	16.

Genauere Details über die Zunahme der einzelnen Grade siehe im Original. Von den M waren nach 3 Jahren nur noch 12% u n v e r ä n d e r t. Auch Accommodationskrampf wurde beobachtet, aber niemals Regression bei $M > \frac{1}{11}$. Bei dem Vergleiche der Resultate durch Sehproben und Spiegel fand v. REUSS: 1. Bei einer nicht grossen Anzahl von Augen ist die Progression n u r durch den K r a m p f bedingt, also s c h e i n b a r; der Krampf kann mehrere Jahre bestehen, ohne den Bau des Auges zu ändern. 2. Bei bestehendem Krampf verändert sich der wirkliche Refractionszustand in p r o g r e s s i v e r Richtung, das ist das Häufigste. 3. Die progressiven Veränderungen treten ein o h n e gleichzeitigen Accommodationskrampf; das ist gar nicht selten. Der Beginn der M oder ihrer Zunahme liegt also n i c h t i m m e r in einer krampfhaften Anspannung des Ciliarmuskels.

So anerkennenswerth die von den meisten neueren Autoren geübte an strengende S p i e g e l untersuchung des Refractionszustandes aller Schüler ist, so ist sie doch keineswegs untrüglich. Ich habe oft genug gesehen, dass die Accommodation selbst bei Planspiegeln und in grossen Räumen n i c h t entspannt wird, ja in einzelnen Fällen erst recht gespannt wird; dies wird auch von v. REUSS und STILLING zugegeben. Ferner sind mir nicht wenige Fälle bekannt, in denen hoch-angesehene Collegen, welche auf ihre Refractionsbestimmungen im aufrechten Bilde sehr stolz sind, sich doch um $1-2$ D geirrt haben, namentlich bei schwachen M und H; die totale Entspannung des Accommodationsmuskels ist eben nicht immer ganz sicher. Absolut sicher sind also derartige Beobachtungsreihen auch nicht; es müssten für diesen Zweck eben alle Kinder und wo möglich der Untersuche r selbst atropinisirt werden. Das H o m a t r o p i n in kleiner Gabe wirkt viel z u unbedeutend auf die Accommodation, als dass wir auf Massenuntersuchungen mit diesem Mittel ein wesentliches Gewicht legen könnten. DÜRR [105]) hat im Jahre 1883 (s. oben Tab. I und II) ein Lyceum mit Homatropin geprüft, allein es unterzogen sich von 538 Schülern nur 318 der Instillation. Natürlich fand auch DÜRR sehr häufig Accommodationskrampf bei allen Refractionszuständen. Für die Fragen der hygienischen Statistik werden L e s e p r o b e n und G l ä s e r p r o b e n bei Schülern gewiss auch in Zukunft ihren grossen Werth behalten.

Auch CONRAD [20]), der sämmtliche Schüler mit Brillen und Augenspiegel sehr sorgsam untersucht hat, ist der Ansicht, dass man bei der Spiegelung niemals sicher sei, dass die Accommodation v o l l k o m m e n erschlafft, hält jedoch den Unterschied gegen Atropinisirung für „äusserst gering". Er fand unter 3036 Augen nach Leseproben H $11^0/_0$, E $55^0/_0$, M $32^0/_0$, nach Spiegel H $47^0/_0$, E $29^0/_0$, M $22^0/_0$. Er stimmt übrigens mit ERISMANN überein, dass H langsam durch E in M übergehe. Mit dem Spiegel fand er in der untersten Classe $70^0/_0$ H, in der höchsten nur $22^0/_0$; E in der untersten Classe $25^0/_0$, in der obersten $24^0/_0$, in den mittleren $30-35^0/_0$; dagegen stieg M von $4-51^0/_0$ nach dem Spiegel, von $11-62^0/_0$ nach der Leseprobe, so dass etwa $10^0/_0$ A c c o m m o d a t i o n s- k r a m p f waren.

Man findet wiederholte Prüfungen derselben Schüler auch in späteren Arbeiten von OTT [48]) für Luzern, von NETOLICZKA [42]) für Graz, von FLORSCHÜTZ [43]) für Coburg, von ERISMANN [147]) in Petersburg, von REICH [112]) in Tiflis, von DERBY [117]) in New-York und von ULRICH [149]) in Strassburg. Die Mittheilungen von FLOR-SCHÜTZ bieten das höchste Interesse, da sie eine A b n a h m e d e r M y o p e n z a h l i n d e n n e u e r b a u t e n „S c h u l p a l ä s t e n" ergaben. So zeigten die Bürger-schulen im Jahre 1874 noch 12 und 14, im Jahre 1877 nur 4 und $7^0/_0$ $M;$ alle 2323 Untersuchten im Jahre 1874: $21^0/_0$, im Jahre 1877 nur $15^0/_0$ M. —

ERISMANN fand im Jahre 1876 bei 350 Augen, die er schon 1870 unter-sucht hatte, $67^0/_0$ Zunahme der Refraction, davon $16^0/_0$ Uebergänge von E in M und $25^0/_0$ Verstärkung der M. — REICH sah in 6 Jahren $14^0/_0$ Uebergänge von H in M, $44^0/_0$ von E in M und $81^0/_0$ Verstärkung der M. — — H. DERBY sah 254 Studenten des Amherst College (19—23 Jahre alt) 4 Jahre nach dem Eintritt in die Anstalt wieder und fand statt $15^0/_0$ H, $49^0/_0$ E und $35^0/_0$ M, welche beim Eintritt notirt worden, dann $18^0/_0$ H, $34^0/_0$ E und $47^0/_0$ M. Von den 125 E wurden $23^0/_0$ $M;$ der Grad betrug durchschnittlich 1 D. D i e s e s F a c t u m i s t v o n h o h e r W i c h t i g k e i t, weil es die seit DONDERS verbreitete Ansicht beseitigt, dass nach dem 15. Jahre äusserst selten und nach dem 20. Jahre niemals Myopie im vorher gesunden Auge entstehe. Ich kann aus meiner Praxis zahlreiche Beob-achtungen gleich denen von DERBY anführen.

DERBY zeigt, dass von 90 M 32 ihren Grad behielten, 28 während des 4jährigen Studiums eine Zunahme von $1-2·5$ D erfuhren. Der Durchschnittsgrad betrug beim Eintritt $1·8$ D, beim Austritt $2·4$ $D;$ also durchschnittliche Zunahme von $0·6$ D.

ULRICH konnte 273 Augen controliren, die HOFFMANN [129]) drei Jahre vorher untersucht hatte; er constatirte in $44^0/_0$ Zunahme der Refraction, und zwar M $1 - > 2\ D$. — Von allgemeinem Interesse dürfte auch sein, dass die einzige Untersuchung, die bisher in einem Kindergarten ausgeführt wurde, und zwar sehr sorgsam von KOPPE [23]) in Dorpat, keinen einzigen Fall von Myopie, dagegen 98°/₀ H und 2°/₀ E ergab.

Anhangsweise seien hier auch noch die Befunde an den Augen der Studenten erwähnt. In Tübingen beobachtete Dr. GÄRTNER [49]) bei 138 Studenten des evangelisch · theologischen Stifts vom Jahre 1861—1865 : 81°/₀ M und bei einer zweiten Zusammenstellung von 1861—1879 unter 634 evangelischen Theologen 79°/₀ M, unter 713 von 1861—1882 : 78°/₀.

Schon DONDERS hatte die treffenden Sätze ausgesprochen : „Es wäre von grosser Wichtigkeit, genaue statistische Daten über die zu einer gegebenen Zeit bei einer besonderen Classe von Menschen, z. B. von sämmtlichen Studenten einer Universität, vorkommende Ametropie zu besitzen, um dieselben mit den Ergebnissen wiederholter Untersuchungen in späteren Zeiten vergleichen zu können. Wenn nun auf diese Weise gefunden würde — und ich zweifle kaum, dass dies wirklich der Fall wäre — dass die M in den gebildeten Volksclassen progressiv ist, so wäre dies ein sehr bedenkliches Symptom, und man müsste ernstlich auf Mittel bedacht sein, diesem Vorwärtsschreiten Einhalt zu thun."

Ich habe nun im Jahre 1867 eine solche Statistik [50]) versucht; allein es war schwierig, die Breslauer Studirenden zur Untersuchung zusammenzubekommen. Von den 964 Studenten erschienen nur 410; unter diesen waren 60°/₀ M, und zwar: katholische Theologen 53, Juristen 55, Mediciner 56, evangelische Theologen 67 und Philosophen 68. — Im Jahre 1880 habe ich 108 Studenten der Medicin untersucht [51]) und fand 57°/₀ M; vor dem Examen physicum 52°/₀, nach demselben 64°/₀ M. — SEGGEL [85]) constatirte unter 284 vom Gymnasium abgegangenen Freiwilligen und Officiersaspiranten 58°/₀ M. — COLLARD [52]) hat die Augen der Studenten in Utrecht im Winter 1880 untersucht; es erschienen von den 550 Studenten 410. Unter den 820 Augen derselben waren 27°/₀ M, und zwar bei Theologen 23, Medicinern 26, Juristen 29, Naturforschern 32, Pharmaceuten 31 und Philosophen 42°/₀. Mehr Myopen in höheren Lebensjahren als in jüngeren fand COLLARD nicht, im Gegentheil eine Abnahme ihrer Zahl, nämlich von 18—20 Jahren 30°/₀, von 21—23 Jahren 28°/₀, von 24—27 Jahren 27°/₀ M. Die ältesten Studenten sind ja aber keineswegs immer die fleissigsten. — DONDERS (22. Jahresber: d. Nederlands Gasthuis voor Ooglijders) begleitet die Arbeit von COLLARD mit Bemerkungen; er meint, dass in Holland die M weniger häufig als anderwärts und dass die höheren Grade ziemlich selten seien. Wichtiger als Schulkinderuntersuchungen seien solche von Studenten und jungen Bauern; erst bei Wiederholung solcher Prüfungen werde sich beurtheilen lassen, ob die M sich ausbreite oder nicht. — Unter 354 Studenten in Kopenhagen, die sich zum Militär stellten, fand TSCHERNING [124]) 38°/₀ M, unter 470 Studenten in Leyden fand v. ANROY [133]) 31°/₀ M. — DAVIDSON [118]) berichtet aus Aberdeen, dass auf der dortigen Universität höchstens 12—16°/₀ M vorkommen.

II. Myopie der Schüler und Nationalität.

Es ist vielfach behauptet worden, dass gerade die deutschen Schulen die Pflanzstätten der M seien. In Strassburg haben allerdings die Untersuchungen von HOFFMANN [129]), ULRICH [149]) und in jüngster Zeit besonders v. STILLING [150]) ergeben, dass unter den eingeborenen Altelsässern bestimmt weniger M vorkommt, als bei den eingewanderten Deutschen. So fand STILLING im Real-Gymnasium St. Johann in Strassburg, welches ³/₅ Elsässer enthält, unter 422 Schülern nur 49 $M = 11°/₀$, dagegen im Lyceum, das nur ¹/₃ Elsässer hat, 31°/₀ M. Auf 100 Deutsche in Strassburger Schulen kamen 34°/₀ M, auf 322 Elsässer nur 5°/₀ die M.

STILLING (Schädelbau und Kurzsichtigkeit. Wiesbaden 1888) bezieht diese grossen Verschiedenheiten auf Verschiedenheiten im Bau der Augenhöhle. Nach seiner neuesten Hypothese entsteht M bei Nahearbeit durch Muskeldruck, besonders durch Druck des *Obliquus superior.* Der Verlauf der Sehne dieses Muskels muss von der Höhe der Trochlea abhängen ; bei hohen Augenhöhlen (Hypsikonchie) wird der Muskel weniger dem Augapfel anliegen, ihn weniger drücken, als bei niedrigen Augenhöhlen (Chamaekonchie). Man fände daher bei hohen Augenhöhlen (und schmalen Gesichtern) E und H, bei niederen Augenhöhlen (und breiten Gesichtern) dagegen Myopie. Altelsässer zeigten meist Hypsikonchie, während die aus den alten preussischen Provinzen eingewanderten Deutschen meist Chamaekonchen seien. STILLING betrachtet nun die Chamaekonchie als die Bedingung (!) der M, die Hypsikonchie als die der H und E.

Diese geistreiche Hypothese, die auf den ersten Blick gewiss etwas Blendendes hat, wurde aber bedauerlicherweise von STILLING gleich als „allgemeines Naturgesetz" proclamirt. Sie wäre allen hygienischen Bestrebungen höchst gefährlich geworden, wenn sie Bestätigung gefunden hätte. Und in der That freuten sich bereits viele Stockphilologen, die argen Feinde ärztlicher Schulreformen, sowie sparsame Gemeindebehörden, dass nun endlich die vielen hygienischen Bemängelungen der Schullocale als verfehlt betrachtet werden könnten, da ja doch die Myopie nicht durch Naharbeit, sondern nur durch angeborene niedere Augenhöhle veranlasst würde.

Schon auf dem internat. Ophthalm. Congress zu Heidelberg am 8. Aug. 1888 (siehe Bericht über denselben. Wiesbaden 1888, pag. 101) warnte ich vor Verallgemeinerung der STILLING'schen Befunde, so dankbar ich auch für die neuen Gesichtspunkte war, die STILLING's anatomische Befunde über den Trochlearis eröffnet. Für ein „allgemeines Naturgesetz" schienen mir die Untersuchungen STILLING's nicht zahlreich genug, zumal ja die Schuluntersuchungen in allen Ländern und bei allen Nationen (wie man aus Tab. II oben sehen kann) ergeben hatten, dass die M in den höheren Schulen mit der Höhe der Classen zunimmt. — Während der Correctur dieses Artikels erhalte ich soeben die Mittheilung von SCHMIDT-RIMPLER (Sitzungsber. d. Gesellsch. zur Beförderung der gesammten Naturwissenschaften in Marburg. 1889, Nr. 1), welcher die gänzliche Unhaltbarkeit des STILLING'schen Naturgesetzes auf Grundlage von 1299 Orbital-Messungen nachweist.

Es ist hier nicht der Ort, die Schwierigkeiten zu besprechen, mit denen die Messungen der Orbita des Lebenden verknüpft sind, besonders was die Lage der Trochlea betrifft; darüber möge man im Original nachlesen. Wir haben uns nur an die gerade entgegengesetzten Messungs-Resultate zu halten, zu denen STILLING und SCHMIDT gekommen sind. STILLING hatte den Breiten-Höhen-Index der Orbita bei 1050 Fällen gemessen und als Gesammtmittel bei E und H denselben $= 89 \cdot 1$, bei M dagegen nur $= 77 \cdot 8$ gefunden. SCHMIDT jedoch fand bei 722 E und H den Orbital-Index $= 94 \cdot 4$, bei 577 M dagegen $= 94 \cdot 5$; die Augenhöhle der M war also noch $^1/_{10}$ Mm. höher als bei E und H.

Den blossen Höhendurchmesser der Orbita hat SCHMIDT ebenfalls bei den Schülern des Frankfurter Gymnasiums im Durchschnitt berechnet. Bei 320 E und H war er $= 30 \cdot 8$ Mm., bei 220 $M = 31 \cdot 0$ Mm., also auch höher. Wäre die Ansicht von STILLING richtig, so hätten die Anisometropen eine wesentlich niedrigere Augenhöhle beim myopischen Auge zeigen müssen; allein bei 41 Individuen fand SCHMIDT für das E- oder H-Auge den Orbital-Index $= 92 \cdot 0$, für das M-Auge $= 91 \cdot 2$. Das ist noch kein Millimeter Unterschied.

Auch WEISS [167]) hatte bei seinen Messungen auf der Seite des kurzsichtig gewordenen Auges den Orbitaleingang weder absolut, noch relativ geringer gefunden, als auf der anderen Seite.

Aber der wichtigste Gegenbeweis gegen STILLING wurde von SCHMIDT dadurch geführt, dass er die Orbita von Schülern, die notorisch erst während der Schulzeit M geworden, im Vergleiche zu denen, die unter denselben Verhältnissen nicht M geworden, maass. Die ersteren hätten dann besonders flache, die letzteren besonders hohe Augenhöhlen haben müssen. Aber im Gegentheil! 461 Augen waren in

3 Jahren stärker brechend geworden, 831 waren stehen geblieben. SCHMIDT fand
nun bei den M gewordenen im Durchschnitt den Orbital-Index = 94·4, bei den
unverändert Gebliebenen = 94·1. Damit fällt das sogenannte STILLING'sche
„Naturgesetz" und seine Folgerungen. — —

Nach MAKLAKOFF [11]) soll der Procentsatz der M bei den G e o r g i e r n
und A r m e n i e r n im Kaukasus am geringsten sein; Zahlenangaben fehlen in dem
deutschen Referate von WOINOW. Das gerade Gegentheil behauptet REICH [37]), der
auch die Ansicht DOR'S [19]): „Je mehr nach dem Süden zu, um so mehr normale
Augen", als sehr fraglich bezeichnet und betont, dass MANNHARDT besonders auf
die nationale Anlage der Italiener zur M hinweist. In allen 4 untersuchten Schulen
von Tiflis mit 1258 Schülern fand REICH unter den Armeniern und Georgiern mehr
M als unter den Russen (siehe Tabelle I), z. B. im Gymnasium 38⁰/₀ Armenier,
45⁰/₀ Georgier und 30⁰/₀ Russen; auch fand er speciell unter den ersteren die
höheren M-Grade und ein rascheres Wachsthum des Procentsatzes der M mit den
Classen; die grossen, gleichsam vorstehenden Augen der Armenier und Georgier
fielen ihm auf; die Armenier hatten auch mehr M als die Grutinier. [112]) In den
untersten Classen des Gymnasiums zu Tiflis fand REICH nur 12, in den obersten
71⁰/₀ M. Dagegen war $S = $ ⁹/₆ bei 52⁰/₀ der Schüler. Die gewaltige Verbreitung
der M auf den r u s s i s c h e n Lehranstalten ist durch ERISMANN und die anderen
in Tab. I genannten Forscher erwiesen; eine Ausnahme macht das von DOBRO-
WOLSKY [118]) untersuchte Ural-Gymnasium, das besonders Kosakenkinder hat und
nur 12⁰/₀ M aufwies.

In E n g l a n d sind bisher nur zwei Untersuchungen gemacht worden.
PRISTLEY SMITH [53]) fand 1880 unter 1636 Schulkindern 5⁰/₀ M und unter 537
Seminaristen 20⁰/₀ M. HADLOW [123]) fand in den Schulen zu Greenwich Hospital,
welche für den Flottendienst vorbereiten, unter 1074 Schülern, welche sämmtlich
bei ihrem Eintritt in die Anstalt im Alter von 13 Jahren ein normales Sehvermögen
besessen hatten, nach 2¹/₂ Jahren am Schlusse des Cursus 60 mit solchen Sehstörungen, fast sämmtlich durch M, dass sie als zum Flottendienst unbrauchbar
zurückgewiesen werden mussten. Also 5¹/₂⁰/₀ waren binnen 2¹/₂ Jahren so M
geworden, dass die specielle Vorbereitung zum Seedienst bei ihnen nutzlos
geworden war.

In F r a n k r e i c h wurden 1874 von GAYAT [54]) in Lyon E r k u n d i -
g u n g e n eingezogen und einzelne Schüler „au hasard ou sur la demande du
maître" herausgegriffen, auf diese Weise „à près de 600" untersucht. Die so
gefundene M-Zahl auf die Gesammtzahl der Schüler mit 3⁰/₀ M zu berechnen,
ist durchaus unzulässig. DOR [19]) hatte sich früher auf GAYAT'S Arbeit berufen
und geschlossen, dass in Frankreich viel weniger M als in Deutschland herrsche;
später hat er [36]) aber selbst in Lyon ein Lyceum untersucht und dort 23·4⁰/₀ M
(ähnlich wie in deutschen Gymnasien) constatirt. — NICATI [40]) prüfte in Marseille
3434 Schüler mit Gläsern und Spiegel und fand in den j ü d i s c h e n Primärschulen
15 und 10⁰/₀ M gegenüber 8 und 7⁰/₀ in den christlichen Primärschulen. NICATI
bringt dies als besten Beweis für die Erblichkeit, da die jüdischen Schüler Kinder
und Enkel von Kaufleuten seien, während die christlichen Schüler von Handwerkern, Arbeitern und Bauern abstammen und in ihren Familien die erste Generation bilden, welche Schulbildung geniesst. Diese Präponderanz der J u d e n
konnte WEISS [143]) bei seinen Schuluntersuchungen in M a n n h e i m nicht finden.
M kam bei Juden und Christen gleich häufig vor; doch fand WEISS auf dem
dortigen Gymnasium weniger M (30⁰/₀) als in Heidelberg (35⁰/₀); er glaubt, dass
in der Handels- und Fabriksstadt Mannheim die Erblichkeit geringer sei, als in
dem an Gelehrten und Beamten reicheren Heidelberg.

PFLÜGER [55]) fand bei Untersuchungen von 529 S c h w e i z e r Lehrern im
Alter von 20—25 Jahren, dass die D e u t s c h e n mehr M stellen als die Franzosen.
154 französische Schweizer hatten 14·3⁰/₀, 357 deutsche Schweizer 24·3⁰/₀ M.

	Welsch-Schweizer	Deutsch-Schweizer	Zusammen
$M > {}^1/_{24}$	$4·5°/_0$	$12·0°/_0$	$10·5°/_0$
$M > {}^1/_{24}$ und $< {}^1/_{12}$	$59·0°/_0$	$40·0°/_0$	$44·0°/_0$
$M > {}^1/_{12}$ „ $< {}^1/_8$	$27·5°/_0$	$35·5°/_0$	$32·0°/_0$
$M > {}^1/_8$ „ $< {}^1/_6$	$9·0°/_0$	$10·0°/_0$	$10·0°/_0$
$M > {}^1/_6$	$0·0°/_0$	$4·5°/_0$	$3·5°/_0$

EMMERT [27]) prüfte in 4 Schweizer Uhrmacherschulen und constatirte $71°/_0$ H, $15°/_0$ E und $14°/_0$ M. Besonders häufig war daselbst *Insuff. interni*, $54°/_0$, auch in den Schulen der Orte, in denen Uhrmacherei getrieben wird, $22°/_0$ Insufficienz gegen $4°/_0$. in anderen Städten. EMMERT glaubt, dass die Uhrmacherei wegen der Benutzung eines Auges mit der Lupe sehr leicht zu Muskelstörungen Anlass giebt und dass die Neigung zu denselben sich besonders leicht vererbt.

In Italien wurden auf SIMI'S Veranlassung im Jahre 1884 von DEL CARLO [134]) in Lucca, SCELLINGO [135]) in Rom, MASINI [136]) in Siena, MAGNE [137]) in Neapel und BRIGNONI [138]) in Trapani (cf. Tab. I) Untersuchungen vorgenommen, die eine ziemliche Uebereinstimmung mit den deutschen Anstalten zeigen. — In Bezug auf seine (freilich überaus hypothetische) Schädeltheorie meint STILLING [150]), dass Vergleiche zwischen einem Turiner und einem Palermitaner Gymnasium interessantere Aufschlüsse liefern dürften, als die Prüfung von 10 Gymnasien in Mitteldeutschland.

In Amerika prüfte CALLAN [21]) 457 Negerkinder. Sie waren 5 bis 19 Jahre alt und besuchten zwei New Yorker Schulen; nur $2·6°/_0$ waren M; in der höheren Schule $3·4°/_0$, in der niederen nur $1·2°/_0$. Die M waren sämmtlich über 10 Jahre alt; die höheren Grade $^1/_8$—$^1/_4$ kamen nur bei Kindern über 14 Jahren vor. In den Primary Departments beider Schulen keine M, in den Grammar Departments $8·2°/_0$ in der höheren und $1·6°/_0$ in der niederen Schule. Mit Gläserproben constatirte CALLAN nur $67°/_0$ H, mit dem Spiegel aber, nachdem er sich selbst atropinisirt hatte (gewiss ebenso empfehlenswerth für die Untersuchung, als unangenehm für den Untersuchenden) fand er $90°/_0$ H. In den indianischen Schulen zu Carlisle fand FOX [100]) auch nur $2°/_0$ M. — LORING [26]) und DERBY haben ebenfalls in New-York untersucht und bei 2265 Augen dortiger Schulkinder dieselbe Zunahme nach Classen wie in Deutschland gefunden. Aber interessant ist es, dass sie unter den Kindern deutscher Eltern $24°/_0$, unter denen amerikanischer nur $20°/_0$ und unter den Kindern von Irländern nur $15°/_0$ M constatirten. Im Ganzen war jedoch die Zahl der M geringer als in Deutschland, in den Primärschulen 7, in den Districtschulen 12 und in den Normalschulen $27°/_0$ M.

Eine Untersuchung, welche AGNEW [31]) durch eine Anzahl Aerzte bei 1479 Schülern in verschiedenen höheren und niederen Schulen in New-York, Cincinnati und Brooklyn mittelst Spiegel und Gläsern vornehmen liess, ergab in Cincinnati in den Bürgerschulen 10, in der Mittelschule 14, in den Normalschulen $16°/_0$; in New-York in der untersten Classe $29°/_0$, in der Freshman class 35, in der Sophomore class 40, in der Junior class 53, in der Senior class $37°/_0$ M; in Brooklyn in Academic department 10, im Collegiate department $28°/_0$. — HASKET DERBY [33]) endlich fand im Amherst College zu New-York $28°/_0$, im Haward College $29°/_0$ M. Nach einem Jahre war die Hälfte der Myopen stärker myopisch geworden. Nach 4 Jahren wiederholte er [56]) die Prüfung und fand, dass E sich in $10°/_0$ in M verwandelt, dass M in $21°/_0$ zugenommen habe. Es waren 1875 E 51, H 5 und M $45°/_0$; dagegen 1879 E 36, H 13 und M $51°/_0$. Ueber eine spätere Untersuchung desselben Verfassers vom Jahre 1883 ist bereits oben berichtet. Man sieht, die amerikanischen Studenten stehen mit $47°/_0$ M den Deutschen an M bereits kaum nach; allerdings fand RANDALL [139]) in Philadelphia unter 92 Studenten der Medicin auffallenderweise nur $9°/_0$ M, während RISLEY [103]) in den Normalschulen von Philadelphia über $19°/_0$ M constatirte.

In Buenos-Ayres wurden von ROBERTS [110]) nur $4^0/_0$ M (bei 6163 Kindern) beobachtet.

Endlich sei noch erwähnt, dass COLLARD [52]) unter 790 Augen holländischer Studenten nur $27^0/_0$, dagegen unter den 30 Augen deutscher Studenten in Utrecht $40^0/_0$ M gefunden hat.

Aus allen mitgetheilten Zahlen folgt nur mit Sicherheit, dass in anderen Ländern noch viel zu wenig Untersuchungen angestellt wurden, um an Zahl mit den deutschen verglichen zu werden, dass aber in der ganzen civilisirten Welt die Zahl der M mit den Anforderungen, welche die Schule stellt, und mit den Classen zunimmt.

III. Myopie der Schulkinder und Erblichkeit.

Natürlich hat man, da die Thatsache der enormen Zunahme der M während der Schulzeit sich nicht mehr leugnen liess, nach Erklärungen für die Ursache dieser „Culturkrankheit" gesucht, und es hat nicht an Vertheidigern der Ansicht gefehlt, welche die Schule gänzlich freisprechen und entweder nur die Erblichkeit oder die häusliche Beschäftigung als Ursache beschuldigen will.

DONDERS [46]) meint: „Meine Erfahrung zeigt, dass M fast immer erblich und dann auch wenigstens in Form von Prädisposition angeboren sei, dass sie sich jedoch auch ohne ursprüngliche Anlage in Folge von übermässiger Accommodationsanstrengung im emmetropischen Auge entwickeln könne." Ueber das Procentverhältniss macht er freilich keine Angaben.

Wollen wir über die Erblichkeit Sicheres erfahren, so müssen wir zugleich mit allen Schulkindern auch ihre Eltern persönlich untersuchen. Das ist bisher nirgends geschehen. Ich selbst habe bei meinen Untersuchungen [6]) die M-Kinder gefragt, ob die Eltern M seien, und zwar in der Weise: 1. Trägt der Vater oder die Mutter eine Brille oder Lorgnette? 2. Benützen sie diese auf der Strasse, in der Stube, beim Schreiben oder Nähen? 3. Siehst Du mit der Brille der Eltern besser oder schlechter in der Nähe oder in der Ferne? 4. Haben Deine Eltern, wenn sie auch keine Brillen tragen, darüber geklagt, dass sie in die Ferne schlecht sehen? 5. (In den oberen Classen:) Sind die Brillen der Eltern concav oder convex? Durch Rückfrage bei den Eltern wurde noch manches Resultat festgestellt. Freilich waren ja oft Vater oder Mutter längst gestorben. Auch fehlen natürlich alle Fälle von so schwacher M der Eltern, dass weder eine Brille nöthig, noch eine Klage laut geworden. Im Ganzen erfuhr ich auf diese Weise, dass von den 1004 M, die ich gefunden, nur $28 = 2{\cdot}7^0/_0$ aller M und $0{\cdot}2^0/_0$ aller Schulkinder einen M-Vater oder eine M-Mutter hatte. 11mal war die Mutter, 17mal der Vater M. Nach den freilich sehr kleinen Zahlen schien die M von der Mutter auf die Tochter, vom Vater auf den Sohn überzugehen. In den Dorf- und Töchterschulen wurde M der Eltern gar nicht angegeben. Ich lege kein sehr grosses Gewicht auf meine Zahlen, doch scheint mir daraus zu folgen, dass lange nicht so häufig, wie man gewöhnlich annimmt, M-Kinder auch M-Eltern haben. Diese Ansicht halte ich um so mehr fest, als ich in meiner Privatpraxis Tausende von M-Kindern untersucht habe, deren sie begleitende Eltern nicht kurzsichtig waren.

ERISMANN [10]) hat mit der nöthigen Vorsicht ebenfalls Erhebungen über M der Eltern angestellt, fand die Zahl der M-Väter überwiegend, und zwar war der Vater M in $5^0/_0$ aller Fälle und in $16^0/_0$ aller M; die Mutter M in $39^0/_0$ aller Fälle und in $12^0/_0$ aller M; beide Eltern M in $10^0/_0$ aller Fälle und in $3^0/_0$ aller M; im Ganzen also Erblichkeit in $30^0/_0$ aller untersuchten M.

Myopische Geschwister überhaupt wurden angegeben in $24^0/_0$ und myopische Geschwister ohne myopische Eltern in $16^0/_0$ der M.

Bei den myopischen Mädchen war die Procentzahl ihrer M-Mütter etwas grösser, als bei den M-Knaben; allein bei Mädchen und bei Knaben überwiegt absolut die Zahl der myopischen Väter, und zwar war bei Knaben der Vater M

in 57$^0/_0$ und die Mutter M in 42$^0/_0$; bei Mädchen der Vater M in 52$^0/_0$, die Mutter M in 48$^0/_0$.

ERISMANN fand ferner bei den Schülern mit M-Eltern: keine Aderhaut-atrophie in 3$^0/_0$, gegen 5$^0/_0$ unter M überhaupt; mässige Aderhautatrophie in 67$^0/_0$, gegen 71$^0/_0$ unter den M überhaupt; starke Aderhautatrophie in 29$^0/_0$, gegen 24$^0/_0$ unter den M überhaupt.

Er glaubt, dass das Ueberwiegen der starken Chorioideal-Veränderungen bei den Individuen mit M-Eltern nichts Auffallendes habe, „da die schon vererbte abnorme Bildungsanlage eines Organs sich bei der späteren Entwicklung desselben in der Weise bemerklich machen muss, dass die Abnormität intensiver hervor-tritt als da, wo sie zum ersten Male während des Lebens erworben wird . . . . Wir hätten auf diese Weise die wenig tröstliche Aussicht, d a s s n a c h e i n i g e n G e n e r a t i o n e n die Europäer, w e n i g s t e n s die S t ä d t e b e w o h n e r, a l l e m y o p i s c h s e i n w e r d e n".

NAGEL [57]) legt der Zusammenstellung ERISMANN'S über Erblichkeit der Myopie nur geringen Werth bei und fragt mit Recht: „Wo bleiben die Parallel-reihen zur Vergleichung? Man wird doch nicht etwa in den obigen 30$^0/_0$ Heredität annehmen wollen? Hier scheinen, wenn man brauchbare Schlüsse ziehen will, genauere Untersuchungen und namentlich bestimmtere Fragestellungen erforderlich zu sein, z. B.: Giebt es unter 100 vergleichbaren Kindern myopischer Eltern mehr M, der Zahl der Individuen und dem Grade der M nach, mehr Chorioideal-Ver-änderungen, mehr Ìnsufficienz als unter 100 Kindern nicht myopischer Eltern?"

Ich würde für beweisend nur eine grosse statistische Untersuchung halten, bei der einige Tausend Kinder u n d i h r e E l t e r n auf Kurzsichtigkeit geprüft würden *) (womöglich auch die Grosseltern).

Vielleicht werden später dergleichen Studien von den Behörden selbst gefördert werden, und sollte dann, was ja nach DARWIN nicht unwahrscheinlich, die Erblichkeit oder die erbliche Disposition e x a c t nachgewiesen werden, so hätten wir ja d o p p e l t die V e r p f l i c h t u n g, A l l e s a u f z u b i e t e n, u m d i e U e b e r h a n d n a h m e d e r M z u v e r h i n d e r n.

Wenn DOR [19]) in der städtischen Realschule zu Bern im Jahre 1874 unter 42 M 25 $=$ 59$^0/_0$ fand, deren M erblich war, so ist eben die Zahl zu klein für allgemeine Schlüsse.

SCHEIDING [22]) in Erlangen fand, wie ich, die M meist von der Mutter auf die Tochter und von dem Vater auf den Sohn übergehen. Sehr gewagt jedoch ist, wie NAGEL treffend bemerkt, die Behauptung, dass bei 76$^0/_0$ der M-Schüler mit Rücksicht auf ihre H- und E-Geschwister die M als erworben angesehen, während bei den anderen 24$^0/_0$ eine hereditäre Disposition mit Rücksicht auf die M der Geschwister solcher angenommen werden müsse.

PFLÜGER [24]) in Luzern folgte dem Winke NAGEL'S und fand in den öffentlichen Schulen: 1. in 100 Familien mit 449 Kindern o h n e hereditäres Moment kaum 8$^0/_0$ M-Kinder vor; 2. in 100 Familien mit 395 Kindern m i t hereditärem Moment 19$^0/_0$ M-Kinder; 3. in Realschulen und Gymnasien in 85 Familien mit 280 Kindern o h n e hereditäres Moment 17$^0/_0$ M; 4. in Real-schulen und Gymnasien in 55 Familien m i t hereditärem Moment 26$^0/_0$ M. Im Ganzen also fanden sich bei M-Eltern mehr M-Kinder vor. PFLÜGER nimmt nicht an, dass in 31$^0/_0$ mehr Fällen die Kinder aus den hereditären Familien M werden m ü s s e n, sondern diese 31$^0/_0$ repräsentiren zum Theile wenigstens nur eine g r ö s s e r e P r ä d i s p o s i t i o n zur M, welche unter schädlichen äusseren Umständen zur Entwicklung kommt, unter günstigen Verhältnissen aber latent bleiben kann.

---

*) Ich habe mich vor 15 Jahren bemüht, zur Lösung dieser Frage beizutragen, indem ich um die Erlaubniss einkam, bei Eröffnung eines neuen Gymnasiums in einer kleinen Provinzialstadt, die neu angemeldeten Schüler u n d die sie anmeldenden Eltern zugleich zu untersuchen; ich erhielt vom Ministerium ein recht verbindliches Dankschreiben, aber leider keine officielle Autorisation, und ohne solche ist der Plan unausführbar.

In den unteren und höheren Schulen blieb die Differenz zu Ungunsten der *M*-Familien ungefähr dieselbe; „diese Ziffer, 10%, giebt uns annähernd eine Idee von der Häufigkeit der Erblichkeit der *M*, soweit dieselbe sich als unabweisbarer und unabänderlicher Bildungsfehler geltend macht, und wenn ein Umstand für die Häufigkeit der erworbenen *M* von heutzutage spricht, so' ist es diese Ziffer 10. Durch diese Untersuchung ist ein Beweis mehr geliefert für die hohe Wichtigkeit, welche dem Einflusse äusserer Verhältnisse, speciell der Schule, auf die Entwicklung der *M* zukommt."

v. ARLT [58]), dem ja das Hauptverdienst für die anatomische Begründung der *M* gebührt, sagt sehr richtig: „Als erblich kann nur die Disposition zur *M*, nicht diese selbst, angesehen werden. Es ist nicht erwiesen, dass das Auge vermöge eines ihm ab ovo innewohnenden Bildungstriebes in den sogenannten Langbau hineinwachse; die anatomischen Veränderungen, welche im *M*-Auge mit noch normaler *S* gefunden werden, sprechen gegen eine solche Annahme." Als Beweis, dass *M* ohne erbliche Anlage erworben werden könne, führt ARLT sich selbst an. Er stammt aus einer Familie, in der niemals *M* vorgekommen war; er hatte in seiner Jugend *E* und wurde erst *M* $1/_{24}$, als er vom 13.—16. Jahre angestrengt studirt hatte.

LORING [59]) hält die Erblichkeit oder die Anlage zur *M* nicht für erwiesen, aber für zweifellos, glaubt jedoch, dass ihr Einfluss überschätzt werde. Als eine der wesentlichen „Veränderungen der Existenzbedingungen", welche die grosse Masse betrifft und den Typus des Auges ändern kann, bezeichnet er den Schulzwang.

NICATI [40]) betrachtet seine oben erwähnten Befunde in den jüdischen Schulen von Marseille als Beweis für die Erblichkeit der *M*. Auch KOTELMANN [28]) legt grosses Gewicht auf die Erblichkeit. 24mal fand er beide Eltern kurzsichtig und in 20 dieser Fälle ging die *M* auf die Söhne über. 112mal war der Vater allein *M*, in 50% erbte *M* auf die Söhne fort; 43mal war die Mutter allein *M*, 25mal ihre Söhne.

Sehr sorgsame Erhebungen über Erblichkeit verdanken wir SCHMIDT-RIMPLER [142].) In den 7 Gymnasien (siehe Tab. I), die er untersuchte, betrug die Erblichkeit von *M*: 67, 76, 26, 59, 55, 49, 64% der *M*. Bei *M* 1—3 waren 54%, bei *M* 3—6 waren 58, bei *M* 6—8 waren 62 und bei *M* > 8 die auffallend hohe Zahl von 88% Erblichkeit. Dass im Gymnasium zu Montabaur nur 26% erbliche *M* vorkam, bezieht SCHMIDT-RIMPLER auf den Umstand, dass der grösste Theil der dortigen Schüler unteren Gesellschaftsclassen (Landleuten, Taglöhnern etc.) entstammt und erst in Folge einer in den Elementarschulen erwiesenen Befähigung durch Unterstützungen und ein Convict auf das Gymnasium zur Vorbereitung für die katholische Theologie gebracht wird.

Auch SCHNELLER [146]) betont die erbliche Disposition zu *M;* er fand Coni und Staphylome viel häufiger bei erblich belasteten *M*, als bei *M*, die von gesunden Eltern abstammten. Von hereditär myopisch Belasteten waren 10% *H*, 13% *E* und 36% *M;* bei etwa 24% der *M* ist die hereditäre Belastung von wirklichem Einfluss auf die Entstehung der Axenverlängerung gewesen, bei den höheren Graden in mehr als der Hälfte der Fälle.

JAVAL [60]) dagegen legt sehr geringes Gewicht auf die Erblichkeit. Er meint, dass die amerikanischen Kinder deutscher Eltern nicht in Folge von Erblichkeit mehr *M* zeigen, als die Kinder anderer Abkunft, sondern weil die Deutschen ihre Kinder viel ausserhalb der Schule, oft Abends bei schlechter Beleuchtung, arbeiten lassen. Das kann wohl sein; wenn aber JAVAL behauptet, dass man aus der Zunahme der *M* Zahl in den oberen Classen nicht auf Zunahme der Myopie schliessen dürfe, so steht er mit dieser Ansicht ganz isolirt. Er glaubt nämlich, dass nur die Myopen in der Schule bleiben und die nichtmyopischen Schüler in den höheren Classen abgehen; auch hält er es für eine Ausnahme, dass *M* sich nach dem 12. Jahre entwickelt. Der kritische NAGEL [61]) bemerkt mit Recht hierzu: Zwei kühne Behauptungen!

Aus allen mitgetheilten Ansichten der Autoren folgt nur, d a s s d i e Frage nach der Erblichkeit der M noch nicht erledigt, dass die Vererbung der Disposition allerdings sehr wahrscheinlich ist, dass aber in sehr vielen Fällen ohne jedes erbliche Moment M durch andere Ursachen erzeugt wird.

IV. D i e S c h ü l e r m y o p i e k e i n e g l e i c h g i l t i g e K r a n k h e i t.

Die fortdauernden Bestätigungen der grossen Verbreitung der M unter den Schülern und der Zunahme der M von Classe zu Classe haben seit 1867 die Aufmerksamkeit aller Aerzte, Pädagogen und Behörden auf sich gezogen und eine Reihe hygienischer Vorschläge zur Verhütung der Schulmyopie hervorgerufen. Seit einigen Jahren aber sind merkwürdigerweise Stimmen von Augenärzten laut geworden, welche behaupten, man mache zu viel Aufhebens von der Myopie, sie sei gar keine Krankheit. Im Jahre 1883 erschien eine grosse Arbeit von TSCHERNING [124]) in Kopenhagen, welche auf Beobachtungen an 7564 Personen von 18—25 Jahren (nicht blos Schüler, sondern Militärpflichtige aus allen Ständen) beruht. Er prüfte nur mit dem Augenspiegel und berücksichtigte dabei seine eigene $M = 0\cdot5$ im ersten Jahre nicht; er hat aber ausserdem eine ganz w i l l k ü r l i c h e Eintheilung der abnormen Refraction eingeführt, indem er jede $M < 2\ D$ und jede $H < 2\ D$ zur Normalsichtigkeit E rechnete, und das ist vollkommen falsch. Wer — oder $+ 1\cdot5$ braucht, ist ebenso abnorm wie der, welcher — oder $+ 2$ braucht.

Trotzdem er also sehr Viele als normal aufgenommen, die es nicht waren, kommt er doch zu dem Resultate, dass der Einfluss der Nahearbeit evident ist. Bei den Studenten fand er 32, bei Comptoiristen $16\,^0/_0$, bei Handwerkern, die grobe Arbeit machen, nur $5\,^0/_0$ und bei den Landleuten gar nur $2\,^0/_0$ M. Er sieht also die Nahearbeit auch als Ursache an, hält sie aber, wenn sie in niedrigen Grenzen bleibt ($3\ D$), nicht für bedenklich; die höheren Grade wären auf den Schulen sehr selten. Auch ich hatte vor 24 Jahren unter 10.000 Kindern 919 mit M 1—3, 76 mit M 3·5—4·5 und nur 9 mit M 5—6, aber nie eine stärkere M als 6 gefunden.

Wenn nun TSCHERNING die höchsten Grade M 9—12 häufiger unter der Landbevölkerung als unter den besser Unterrichteten findet und meint, dass diese hohen Grade angeboren seien und ganz anderen Gesetzen folgen, so entkräftet das in keiner Weise die Gesetze über die Zunahme der Zahl und des Grades der M auf Schulen. Aber TSCHERNING sah die Leute auch nur in ihrem 20.—22. Jahre; wie die M derselben im 40. Jahre sein wird, kann er natürlich nicht wissen. Wenn er meint, dass die die M begleitenden g e f ä h r l i c h e n Krankheiten nur $M > 9\ D$ treffen, so irrt er sich. Ich habe oft genug Ablösung oder Zerstörung der Retina schon bei M 5 oder 6 gesehen, und jeder Augenarzt wird wissen, dass Glaskörpertrübungen, störende Muskelinsufficienzen und Chorioiditis oft bei noch schwächeren Graden auftreten. M 6 ist übrigens an sich schon eine recht unangenehme Zugabe für's Leben.

TSCHERNING fasst die Schulmyopie als eine A r b e i t s a n o m a l i e a u f, d u r c h d i e A n p a s s u n g d e s A u g e s a n d i e A r b e i t h e r v o r g e r u f e n, nicht aber als eigentliche Krankheit. Wo ist der Nachweis geliefert, dass aus den sogenannten schwachen Arbeitsmyopien sich nicht später die höheren Grade entwickeln? Wenn TSCHERNING M bis zu $9\ D$ für die Zukunft n i c h t b e d e n k- l i c h hält, weil er unter seinen Bekannten keinen Fall von vollständiger oder unvollständiger Erblindung gesehen, so kann man ihm nur ein langes Leben und weitere Arbeitskraft wünschen, damit er die jetzt 20 Jahre alten Myopen im 40. und 50. Lebensjahr wieder untersuchen kann. Gerade dann entwickeln sich, wie HORNER (s. unten) gezeigt, die deletären Formen auch bei früher leichten Graden. Die Grenze der Bedenklichkeit erst bei $9\ D$ zu setzen, ist völlig w i l l k ü r l i c h von TSCHERNING; bereits M 6 wird von den M i l i t ä r b e h ö r d e n als Grenze der Zulassung angesehen.

42*

Die Einführung der DARWIN'schen Theorie von TSCHERNING, dass M eine Anpassung an die Umgebung, an die Nahearbeit sei und nicht eine Krankheit, hat natürlich für Personen, die den grossen DARWIN nicht verstanden haben, etwas sehr Bestechendes und kommt den Pädagogen und Behörden, die neueren hygienischen Einrichtungen abhold sind, sehr gelegen.

Auch STILLING [141]) hält, wie TSCHERNING, die M mittleren Grades nicht für bedenklich; er ist aber ein viel zu feiner Kenner DARWIN'S, als dass er diese M in TSCHERNING'S Sinne auffassen würde. Er meint, man habe es mit analogen Vorgängen zu thun, wie bei der Entwicklung der sogenannten „Reiterbeine" oder „der Hände von Clavierspielern". Es liesse sich nach STILLING darüber streiten, ob die mittleren M-Grade ein Uebel seien, aber wenn sie es auch seien, so sei doch „diese Arbeitsmyopie, verglichen mit der grossen Zahl weit grösserer Uebel, ein sehr geringes und höchst erträgliches, keineswegs geeignet, so grosse Befürchtungen zu erregen, als vielfach geglaubt wird." Gewiss, antworten wir, ist Cholera, Carcinom, Typhus etc. noch gefahrvoller als M, aber ist darum, weil es Schlimmeres giebt, das Aufhören der Fernsicht gleichgiltig? Jeder E, der nur einen Tag sich mit $+ 3$ bewaffnete und auf diese Weise sich künstlich so schwach kurzsichtig machte, dass er nur auf $^1/_8$ Meter deutlich sehen kann, würde ganz anderer Ansicht sein. Ich will gar nicht davon sprechen, wie schlimm der myopische Soldat, Jäger, Matrose, Polizist etc. daran ist, dem die Brille verloren, zerbrochen, verbogen, ja nur angelaufen ist! —

Den Ansichten von TSCHERNING und STILLING stehen nun diametral die anderer anerkannter Forscher gegenüber. An ihrer Spitze steht HORNER [152]), der, was sein Urtheil noch gewichtiger macht, selbst M war. „Man spricht", sagt er, „von M als von einer zweckmässigen Anpassung an die Art der Arbeit, etwa wie die Oberhaut der Finger des Geigers sich verdickt. Will man mit dem Begriff der Anpassung auch den der Zweckmässigkeit vereinen, so ist diese Auffassung für die M ganz unrichtig. Denn in der Wachsthumszeit hat die grosse Mehrzahl der Augen kein Bedürfniss, M zu werden, da das Accommodationsvermögen völlig ausreicht zur Arbeit und nach Abschluss der Jugend bietet die M mehr Gefahr als Nutzen. Will man mit Anpassung nur sagen: Die Veränderung ist das nothwendige Product des Gebrauchs, seiner Ausdehnung und Art, so ist dies richtig; aber dann vergesse man nicht, dass die Anpassung sehr häufig die Grenze der Gesundheit überschreitet, möge es sich um den Plattfuss des Bergbewohners, das Emphysem des Trompeters, den gewölbten Rücken des Preisturners oder die M des Gelehrten handeln, dann nämlich, wenn die Function des Organs unmässig beansprucht wird und nicht zwischen Ruhe und Arbeit die rechte Mitte hält."

Ganz im Gegensatze zu den Ansichten von STILLING hält HORNER die M für eine grosse Hemmung für die Berufswahl, das Fortkommen, die Existenz; in vielen Berufsarten, namentlich beim weiblichen Geschlecht, geht das Tragen von Brillen unmöglich an oder es würde eine so starke Brille verlangt, wie sie gar nicht ertragen wird. „Wer so oft den Jammer erlebt, dass ein gewählter Beruf wegen starker M nicht weiter gepflegt, ein gewünschter nicht gewählt werden kann, hat das Recht, diese volkswirthschaftliche Seite zu betonen."

Sehr richtig und der grössten Verbreitung würdig sind HORNER'S Erfahrungen über die Gefahren der M. „Der Grad der M, der die Grenze bildet, jenseits deren die Gefahr fast Regel wird, ist ausgedrückt durch M 6 (nicht 9, wie TSCHERNING glaubt). Da diese M von denen, die z. B. im 12. Jahre nur die Hälfte haben, noch leicht erreicht wird, ist die starke M um so gefährlicher, je jünger das Individuum, das sie zeigt. Und nun kann eine Thatsache nicht genug hervorgehoben werden: Die Todesgefahr des stark kurzsichtigen Auges steigt mit dem Alter und wird durchschnittlich vom 50. Jahre immer drohender. Von 1878 M, die HORNER von 1880—1883 in seiner Praxis untersuchte, zeigten $34^0/_0$ schwere Complicationen, darunter

9% Glaskörpertrübungen, 11 Aderhautentzündungen, 4 Netzhautablösungen und 23⁰⁄₀ grauen Staar. Der Altersdurchschnitt dieser 629 Fälle von complicirter M war 50·3 Jahr.

Bekanntlich hat man eigene Schulen für Kurzsichtige vorgeschlagen; diese hält HORNER nicht für nöthig; wir stimmen vielmehr vollkommen seinen Worten bei: „Lieber möge man alle Schüler behandeln, wie wenn sie kurzsichtig werden könnten!"

HORNER kommt zu dem beherzigenswerthen Schlusse, dass der Kampf gegen die M und ihre Verbreitung ein vollberechtigter sei für die, die es werden, die es sind und die nachkommen. „Glücklicherweise ist der Kampf auf der ganzen Linie entbrannt; hüte man sich vor dem Erkalten!"

Auch SCHMIDT-RIMPLER [142]) kommt zu gleichen Resultaten und hält die Ansicht, dass die Gefahr der M erst bei 9 D beginnt, mit den klinischen Erfahrungen nicht übereinstimmend. Er betont mit Recht, dass trotz der Correctionsgläser durchschnittlich die M mittlerer und höherer Grade an Sehschärfe für die Ferne einbüssen. — Die folgenden Befunde der S bei 3420 Schüleraugen beweisen dies:

	% $S \geq 1$	% $S \geq {}^1/_2$	% $S < {}^1/_2$
E	89	9	2
M 1—3 . . °	60	35	5
M 3—6 . . .	41	50	9
$M > 6$ . . .	16	65	19
$H < 3$ . . .	45	31	24
$H > 3$ . . .	12	38	50
As	1	52	47

SCHERDIN fand in der Realschule zu Stockholm, wie KEY [162]) berichtet, normale S nur bei 70⁰⁄₀ der M.

Auch SCHIESS-GEMUSAEUS [153]) und SEGGEL [151]) wenden sich energisch gegen TSCHERNING's Ansicht, dass die durch Lesen hervorgerufene M als gutartig aufzufassen sei. SEGGEL beweist den wirklich verderblichen Einfluss der Myopie vortrefflich durch folgende Tabelle über die von ihm bei 1619 myopischen Augen gefundene durchschnittliche Sehschärfe. Es hatten:

Augen	M	Durchschnittliche Sehschärfe	Augen	M	Durchschnittliche Sehscharfe
186	0·25	1·1	173	5—5·75	0·65
74	0·5 — 0·75	0·92	103	6—6 75	0·59
267	1—1·75	0·80	85	7—8	0·55
239	2—2·75	0·77	68	8—10	0·53
186	3—3·75	0·75	26	10—13	0·40
200	4—4·75	0·73	12	14—20	0·13

SEGGEL schliesst sehr richtig: Da die M schon in ihren niedersten Graden von 0·5 D an eine $S < 1$ giebt und S proportional der Zunahme des M Grades sinkt, so ist die Bekämpfung der M nicht nur um ihrer selbst willen, sondern auch wegen der damit unzertrennlich verbundenen Abnahme der S ein dringendes, nicht oft genug zu urgirendes Gebot.

Wir schliessen uns dieser Ansicht aus 25jährigen Erfahrungen völlig an und constatiren gern, dass wir trotz der gegentheiligen, die M nicht als bedenklich erachtenden, oben besprochenen Arbeiten, nicht einen Autor finden, der nicht der Ansicht wäre, dass in den Schulen Alles so eingerichtet sein solle, dass es den Augen nicht Schaden bringt.

Auch stimmen alle Augenärzte darin überein, dass anhaltende Nahearbeit, besonders bei schlechter Beleuchtung, geeignet sei, M zu erzeugen, resp. zu vermehren.

V. Schulkindermyopie und Subsellien nebst Geradhaltern.

Mag man über die ererbte Disposition denken wie man wolle, man kann sich in keinem Falle der Einsicht verschliessen, dass die Kinder fast alle ganz gesund in die unterste Classe kommen, jedoch von Classe zu Classe an M-Zahl und M-Graden zunehmen. Ich suchte daher schon vor 23 Jahren nach verschiedenen localen Ursachen. H. WEBER [44]) kommt in seiner schönen Arbeit auch zu dem Schlusse, „dass in dem Unterrichte die ersten und meisten Bedingungen für die Ausbildung und Ausbreitung der M liegen. Welche Momente desselben aber die Hauptschädlichkeiten in sich bergen, ob die Dauer, ob die Art der Beschäftigung und in letzterem Falle, welche von dieser als die Ursache zu bezeichnen sei, die Antwort hierauf bedarf der genauesten Analyse der concurrirenden Umstände".

Ein kleines, aber geradezu classisches Büchlein von Dr. FAHRNER [61a]): „Das Kind und der Schultisch", war 1865 erschienen; in demselben wurde nachgewiesen, dass bei den alten Subsellien die Kinder auf die Dauer nicht gerade sitzen können, sondern nach vorn überfallen müssen, dass der alte Schultisch falsch construirt sei. Ich mass daher bei meinen Untersuchungen [6]) in allen 166 Classen die Grösse aller 10.060 Kinder und die Subsellien in Rücksicht auf die vordere und hintere Tischhöhe, Tischbreite, Bankhöhe und Bankbreite, Differenz und Distanz von Tisch und Bank, von Bank und Bücherbrett und von Bank und Fussbrett, die Höhe des nächsten Tisches über der Bank, die Entfernung des nächsten Tisches von der vorderen Tischkante, die Breite des Bücherbrettes, die Banklänge, die Fussbrettbreite, die Platzbreite u. s. f. und legte mir dann die Frage vor: „Können diese Subsellien zur Erzeugung oder Zunahme von M beitragen?" Da beim Sehen in die Nähe mit dem Accommodationsacte bekanntlich der hydrostatische Druck im hinteren Theile des Augapfels sich vermehrt und in Folge dessen die nachgiebigsten Stellen der jugendlichen, dünnen Sclera ausgedehnt, die Achse des Auges also verlängert wird und da bei fortgesetzter Accommodation für die Nähe der Accommodationsmuskel nicht Zeit hat sich auszuruhen, so bewirkt dieser fortdauernd erhöhte Druck Kurzsichtigkeit; denn sie ist ja die Folge einer zu langen Augenachse. Aber auch bei Ueberfüllung des Augapfels mit Blut wird der Druck im hinteren Theile des Auges erhöht. Dieser wird hervorgerufen durch Hemmung des Rückflusses des Blutes vom Auge; diese Hemmung muss aber stets bei vornüber geneigter Haltung des Kopfes eintreten; durch sie kann also ebenfalls M erzeugt werden.

Diese Ansichten waren bis vor Kurzem die allgemein angenommenen über die Entstehung der Myopie. In den letzten Jahren hat sich ein Umschwung insoferne bemerkbar gemacht, dass man weniger die Accommodation, als die forcirte Convergenz der Augen als Ursache der M ansprach. Es ist natürlich hier nicht der Ort, diese noch völlig theoretischen Erörterungen zu kritisiren, ebenso wenig die neueste Theorie von STILLING [154]) zu besprechen, welche der Thätigkeit der Obliqui superiores den Haupteinfluss auf die Verlängerung der Augenachse zuschreibt. Bei der Naharbeit ist die Accommodation, die Convergenz und die Trochlearisthätigkeit gemeinsam wirksam; welcher Factor die wichtigste Rolle spielt, ist noch nicht sicher festgestellt. Für die vorliegende Frage ist dies auch von untergeordneter Bedeutung; denn über die Schädlichkeit des anhaltenden Nahesehens sind alle Autoren einig.

Da nun durch anhaltendes Sehen in die Nähe und Vornüberbeugen des Kopfes ein gesundes Auge M und ein M-Auge noch myopischer werden kann, so ist obige Frage zu bejahen; denn die Schüler sind durch die alten Subsellien gezwungen, die Schrift in grosser Nähe und bei vorgebeugtem Kopfe zu betrachten. Es sind nämlich an den alten Subsellien die Distanz und Differenz von Tisch und Bank zu gross, die Bank zu hoch und die Tischplatte zu flach. — Ganz besonders nachtheilig muss es sein, wenn Kinder von $1/2$—1 Meter Grössenunterschied an demselben Subsellium sitzen müssen, wie es noch jetzt leider in den meisten Schulen der Fall ist. Je höher die Tischplatte, desto näher befindet sich das Auge der Schrift, je grösser die horizontale Entfernung von Tisch und Bank, die D i s t a n z, desto mehr muss der Rumpf nach vorn überfallen, damit die Arme das Papier erreichen, desto mehr muss also das Auge der Schrift genähert werden. Jeder Mensch schiebt sich, wenn er gerade sitzen will, instinctiv den Stuhl unter den Tisch, so weit, dass die vordere Tischkante senkrecht über der vorderen Stuhlkante steht oder womöglich sie noch um einige Centimeter überragt. Es ist also eine Distanz von 0 oder minus 2—3 Cm. nöthig.

Sind die Unterschenkel nicht im rechten Winkel zum Oberschenkel gebeugt und ruht der Fuss nicht fest mit dem ganzen Fussblatt auf dem Fussbrette auf, so müssen die Füsse frei in die Luft herunterhängen; das Kind muss daher schon deshalb den Unterschenkel nach hinten beugen, und um so mehr mit dem Ober-körper nach vorn fallen, je mehr es bemüht ist, seine Fussspitzen nach hinten auf den Boden zu stemmen; es muss also bei vorgebeugtem Kopfe der M in die Hände arbeiten. Wird es bei dieser Schenkelhaltung müde, so rutscht es an die vordere Bankkante vor, was wiederum zur Einnahme der ersten schädlichen Stellung führt.

Ohne den Kopf zu neigen, können wir in einem Buche, das v e r t i c a l vor uns steht, bequem lesen; liegt das Buch schräg, indem es mit der Horizontal-ebene einen Winkel von 45⁰ bildet, so ist das Lesen ebenfalls bequem, weil dabei die Augen nach unten gerichtet werden können, ohne dass der Kopf sich nach vorn zu neigen braucht. Liegt dagegen das Buch platt h o r i z o n t a l, so müssen die Augen bei senkrechter Kopfhaltung sehr stark nach unten gedreht werden; daher beugt man lieber den Kopf vornüber. Es darf also die T i s c h p l a t t e nicht horizontal, sie muss geneigt sein; eine Neigung von 45⁰ ist aber nicht möglich, da in diesem Fall das Schreiben schwer sein und die Utensilien herabfallen würden. Auf 32 Cm. Tischbreite ist daher 5 Cm. Neigung nöthig.

In dem Artikel S c h u l b a n k wird der Leser die Einzelheiten, auf die es beim Bau dieses wichtigen Möbels ankommt, finden. Hier genügt es, nur die allgemeinen Beziehungen der Subsellien zur M zu erörtern. Ich kann nach meinen vieljährigen Erfahrungen nur Dr. FAHRNER darin beistimmen, d a s s i n d e n a l t e n S u b s e l l i e n e i n g e r a d e s S i t z e n b e i m S c h r e i b e n a u f d i e D a u e r s c h l e c h t e r d i n g s u n m ö g l i c h s e i. FAHRNER hat mit seiner feinen Beob-achtungsgabe herausgefunden, dass die erste Bewegung des Kindes, mit der es die normale Stellung verlässt, ein S t r e c k e n d e s K o p f e s n a c h v o r n u n d l i n k s, und dass diese anscheinend unbedeutende Bewegung die Wurzel alles Uebels sei. Der Schwerpunkt des Kopfes wird dadurch nämlich über den vorderen Rand der Wirbelsäule geschoben; nun müssen die Nackenmuskeln h a l t e n, während sie ihn bei gerader Stellung leicht b a l a n c i r e n konnten; dadurch ermüden die Nackenmuskeln, überlassen ihre Arbeit den Rückenmuskeln u. s. f. in der bekannten Weise, bis nach 2 oder 3 Minuten der Kopf auf den linken Arm sinkt und die Augen nur 8—10 Cm. von der Schrift entfernt liegen.

Im Anfange war es sehr schwierig, die Aerzte und die Pädagogen von der Nothwendigkeit einer Reform der Schultische zu überzeugen; heute sind a l l e A e r z t e darin einig, dass die horizontale D i s t a n z v o n T i s c h u n d B a n k null oder besser negativ, dass die Tischplatte etwas höher als der h e r a b h ä n g e n d e E l l e n b o g e n, dass eine L e h n e angebracht und dass die Subsellien d e n G r ö s s e n v e r h ä l t n i s s e n d e r S c h ü l e r entsprechend sein müssen. Und längst hat die Technik die ärztlichen Anforderungen vollkommen erfüllt, wie ich an mehr als 70 Modellen auf der Wiener [62]) und Pariser [63]) Welt-ausstellung nachweisen konnte.

Wenn leider im Interesse der Lehrer, welche das Aufspringen der Schüler, sobald diese aufgerufen werden, nicht fallen lassen wollen, noch immer Tische mit p o s i t i v e r Distanz eingeführt werden, wenn ferner die Kinder im Interesse des pädagogisch allerdings wünschenswerthen Certirens nicht an Pulte, die ihrer Grösse entsprechen, gesetzt, sondern noch immer in bunter Reihe nur nach ihren

Fähigkeiten placirt werden, so zeigt sich hierin eine unverantwortliche Unterschätzung der ärztlichen Bemühungen, die Zunahme der M zu verhüten.

Leider ist man früher gerade in Preussen in dieser Hinsicht Jahrzehnte
lang gegen andere Culturstaaten zurückgeblieben; um so erfreulicher war eine am
27. December 1881 von der königl. Regierung zu Breslau erlassene Verordnung,
welche die Aufmerksamkeit aller Landräthe, Kreisschulinspectoren und städtischen
Schuldeputationen auf die Wichtigkeit der Minusdistanz beim Schreiben hin-
lenkt und eine sehr billige Vorrichtung von HIPPAUF (Bank beim Schreiben nach
vorn beweglich) oder die Subsellien von LICKROTH in Frankenthal oder VANDENESCH
in Eupen zur Anschaffung empfiehlt. Die treffliche, nachahmenswerthe Verordnung
sagt wörtlich: „Um auch im Kreise der Ortsschulinspectoren und Lehrer das
Interesse für diese wichtige Frage anzuregen, auf deren günstige Lösung dieselbe
in vielen Fällen einen wesentlichen Einfluss auszuüben vermögen, bestimmen wir
gleichzeitig, dass auf sämmtlichen General-Lehrer-Conferenzen des
nächsten Jahres ‚Die Schulbank in ihrer Bedeutung für die Gesundheit der
Schüler, für den Unterricht und für die Schulzucht' den Gegenstand eingehender
Besprechung bilden soll ... Schliesslich verfügen wir hiermit ein für
alle Male, dass bei jeder Neubegründung oder neuen Einrichtung einer Schule uns vorgängig Bericht darüber zu erstatten ist, nach
welcher Form die Schulbänke in derselben angefertigt werden sollen und
welche Erwägungen für die Auswahl derselben maassgebend gewesen sind, damit
wir die Auswahl vor der Ausführung gutheissen oder beanstanden können." Auch
sind in letzter Zeit erfreulicherweise die Schulbehörden von dem königl. preuss.
Unterrichtsministerium auf die Wichtigkeit körpergerechter Subsellien und
besonders auf die negative Schreibdistanz hingewiesen worden.

Für Hörsäle in Universitäten haben SÄMISCH und FÖRSTER schon
seit Jahren Stühle und Tische angewendet; allein die Stühle, sagt KÖSTER ganz
richtig, sind gleich hoch, die Studenten aber nicht. KÖSTER hat daher (nach
gefälliger brieflicher Mittheilung) seit Beginn seiner Lehrthätigkeit in Bonn Wiener
Drehstühle in seinem Auditorium aufgestellt, die sich die Studenten vor der Vorlesung nach Bedarf ihrer Wirbelsäule und ihrer Myopie zurechtdrehen. Freilich
haben diese Stühle keine Lehnen.

In neuerer Zeit ist nun die von den Pädagogen und Schulvorständen
wegen der Kosten so ungern gesehene Schultischreform meiner Ansicht nach in
ein neues Stadium getreten durch die Erfindung von Gerad-
haltern, die es wenigstens ermöglichen, in den alten Schulen
das Mobiliar, ohne Aenderungen, für den Schüler etwas weniger
schädlich zu machen. Bereits SCHREBER [64]) hatte im Jahre 1858
einen Geradhalter erfunden (Fig. 153), den er Myopodiortho-
ticum nannte. Es war eine Querleiste, die an einem senkrechten
hölzernen oder eisernen Stabe befestigt wurde. Der Stab wurde
so an den Tisch angeschraubt, dass die Querleiste genau der
Höhe der Schlüsselbeine entsprach. Sobald sich nun das
Kind etwas nach vorn beugt, drückt diese Leiste und der
entstehende Schmerz mahnt zum Geradsitzen! Ein solches
Marterinstrument konnte sich keinen Eingang verschaffen.

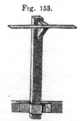

Fig. 153.

Schreber's
Geradhalter.

Dagegen ist es KALLMANN, einem Opticus in Breslau, gelungen, ein
sehr praktisches Durchsichtsstativ zu construiren (Fig. 154), welches an
jedem Tische in verschiedener Höhe anschraubbar ist und einen vollkommen mit
Gummi überzogenen, nirgends schmerzenden, eisernen Ring darstellt, hinter welchen
der Kopf des Kindes zu liegen kommt. Der Schlüssel kann, sobald das Stativ in
richtiger Höhe angeschraubt ist, vom Lehrer aufbewahrt werden. Ich möchte
diesen Geradhalter namentlich bei Kindern, welche zu schreiben und zu lesen
anfangen, gar nicht mehr entbehren. Er genirt beim Schreiben nicht im Mindesten;
die Kinder gewöhnen sich leicht an ihn und selbst bei alten, falsch gebauten

Tischen, also bei horizontaler Plusdistanz, wird es dem Kinde u n m ö g l i c h, mit dem Kopfe nach vorn zu fallen, selbst wenn es mehr hockt als sitzt. Natürlich muss der Apparat in der richtigen Höhe angeschraubt werden. Die Einführung dieses Stativs *) in Schule und Haus ist zu empfehlen. — Dr. DÜRR in Hannover hat diese Stütze noch vereinfacht, indem er einen geraden, mit Gummi überzogenen runden Stab in geeigneter Form in Stirnhöhe befestigt.

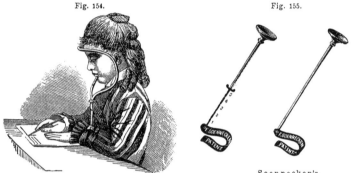

Fig. 154. Fig. 155.

Kallmann's Durchsichts-Stativ. Soennecken's Schreib- und Lesestütze.

Auch SOENNECKEN in Bonn hat jüngst eine S c h r e i b e- und L e s e s t ü t z e (Fig. 155) angegeben, eigentlich einen Kinnhalter, der aber das Kinn der Kinder drückt, mit Leichtigkeit von dem Kinde selbst aus der richtigen Höhenstellung in eine falsche gebracht werden kann und dann nicht fest genug an dem Tische befestigt ist, so dass die Stellung des Kopfes nicht so sicher und bequem ist, als bei KALLMANN's oder DÜRR's Stativ.

VI. S c h ü l e r m y o p i e und T a g e s b e l e u c h t u n g d e r C l a s s e n.

Seit Jahrhunderten ist es bekannt, dass man eine Schrift um so mehr dem Auge nähern muss, je mehr die H e l l i g k e i t abnimmt. Es ist daher geradezu räthselhaft, dass nicht längst beim Baue von Schulgebäuden auf die Lage, Grösse und Zahl der Fenster die für das Auge so nöthige Rücksicht genommen wurde. Und noch jetzt liest man immer wieder bei den Autoren, dass dieses oder jenes Schulzimmer den „Eindruck einer durchaus ungenügenden Tagesbeleuchtung gemacht hat".

Bei meinen Untersuchungen in Breslau vor 23 Jahren habe ich für jede Classe folgende H e l l i g k e i t s t a b e l l e entworfen: Wie viel Fenster vom Schreibenden rechts, links, vorn, hinten? Wie viel Fenster östlich, westlich, nördlich, südlich? Wie ist die Farbe der Wände? Wie hoch sind die Häuser vis-à-vis? Wie viel Schritte entfernt? Höhe und Breite der Fenster? In welchem Stockwerk liegt das Zimmer? Ich musste mich mit diesen Feststellungen begnügen, da es leider damals kein P h o t o m e t e r gab, mit Hilfe dessen man die Tagesbeleuchtung in Graden bestimmen konnte, etwa wie die Wärmegrade.

Ich sprach es schon 1867 aus (pag. 101 meiner Schrift über die Augen von 10.060 Schulkindern), dass zur Vergleichung der Beleuchtung zweier Räume einstweilen das m e n s c h l i c h e A u g e s e l b s t das beste Photometer sei, da zum Beispiel ein gesundes Auge, welches eine Schrift für gewöhnlich auf 1 Meter Entfernung liest, in einem durch ein kleines Fenster erleuchteten Cabinet trotz derselben Tagesbeleuchtung dieselbe Schrift zur Noth nur auf $1/2$ Meter entziffern kann. Später (1873) hat H. v. HOFFMANN [14] in Wiesbaden diesen Gedanken in's Praktische übertragen, indem er vorschlug, in jeder Classe eine Tafel mit SNELLEN'schen

---

*) Preis allerdings 6 Mark.

Probebuchstaben aufzuhängen und den Unterricht schliessen zu lassen, sobald die Tagesbeleuchtung so weit herabgegangen, dass das gesunde Auge nicht mehr in 6 Meter die Schrift Nr. 6 zu lesen im Stande ist. Dieser Vorschlag ist sehr beherzigenswerth. — Im Jahre 1886 liess ich nach SNELLEN's Princip ein Täfelchen lithographiren, welches hauptsächlich zur Vorprüfung der S und der Refraction der Schulkinder dienen soll, das 6 Reihen mit je 6 E ɯ m ᴈ artigen Zeichen enthält, und das an jeder seiner 4 Seiten aufgehängt, also nicht (wie die SNELLEN'schen Buchstaben) auswendig gelernt werden kann. Dasselbe ist auf einen Carton von bestimmter Helligkeit gedruckt; auf 6 M. muss bei genügender Tagesbeleuchtung jedes gesunde Auge diese Zeichen fliessend lesen. Das Täfelchen ist bereits in vielen Schulen angeschafft und wird von Lehrern, die für Augen-hygiene Interesse haben, als Photometer in den Classen benützt. (Dasselbe ist vom Buchhändler P r i e b a t s c h in Breslau, Ring 58 für 40 Pfennige zu beziehen.) Wird vom gesunden Auge die Tafel nicht mehr auf 6 M gelesen, so muss die Classe künstlich erleuchtet werden.

1. L a g e d e r F e n s t e r n a c h d e r H i m m e l s r i c h t u n g. Unter 724 Fenstern in 166 Classen Breslaus fand ich 171 östlich, 133 westlich, 210 nördlich, 210 südlich. Es ist also früher ohne jede Ueberlegung in dieser Hinsicht gebaut worden. Es kann aber gar keinem Zweifel unterliegen, dass ceteris paribus die auf der S ü d s e i t e gelegenen Fenster der Stube mehr Licht zuführen als die auf der Nordseite. Wie wesentlich der Grad der Beleuchtung von dieser Lage der Zimmer abhängt, geht am besten daraus hervor, dass eine Anzahl Schüler der Zwinger Realschule in Breslau, welche in einer nördlich gelegenen Classe meine Leseproben nicht auf 4 Fuss erkannten, dies in einem südlich gelegenen Zimmer bei gleicher Fenstergrösse, gleichem Stockwerke und gleich freier Umgebung wohl vermochten.

Die beste Beleuchtung wird stets eine östliche oder südliche sein, denn die Strahlen der Morgensonne durchwärmen das Zimmer angenehm; aus Südosten kommt der Wind in Deutschland selten, gegen zu warme oder heile Sonnenstrahlen kann man sich durch Rouleaux schützen. Gegen Fenster nach Westen spricht der Umstand, dass der Nachmittagsunterricht zu kurze Zeit währt, um gehörigen Nutzen aus ihnen zu ziehen. Ich bleibe bei meiner vor 23 Jahren ausgesprochenen Ansicht, d a s s i n e i n e r S c h u l e n i e z u v i e l L i c h t s e i n k ö n n e. Auch JAVAL [65]) kämpft für die reichlichste Beleuchtung; er sagt sehr richtig: „M a n m u s s e i n e S c h u l e m i t L i c h t ü b e r s c h w e m m e n, d a m i t a n d u n k l e n T a g e n d e r d u n k e l s t e P l a t z d e r C l a s s e h i n-r e i c h e n d h e l l s e i." Die meisten Autoren sind für Anlage der Fenster nach Osten oder Südosten, so ZWEZ [66]), VARRENTRAPP [67]), FALK [68]), PAPPENHEIM [69]), auch JAVAL und BAGINSKY [70]); nur LANG [71]) und RECLAM [72]) sind für die Richtung nach Norden, gegen welche schon der Umstand spricht, dass dann die Zimmer viel kälter sind. Freilich lässt sich nicht leugnen, dass, wie FÖRSTER [155]) hervor-hebt, bei den Nordzimmern keine Fenstervorhänge nothwendig sind, was in Schul-zimmern nicht zu unterschätzen ist.

2. D i e Z a h l u n d G r ö s s e d e r F e n s t e r ist natürlich von der aller-grössten Wichtigkeit. Je weniger und je kleiner die Fenster, desto dunkler das Zimmer. Ich fand Fenster, die nur 42 Zoll hoch und nur 30 Zoll breit waren. Nimmt man eine Fensterhöhe von 80 bis 100 Zoll, eine Fensterbreite von 50 bis 60 Zoll und ein solches Fenster, das also 4000—6000☐-Zoll Glas enthält, für 20 Schüler an, so kommen auf jeden Schüler 200—300☐-Zoll Glas. Ich hatte nicht die Maasse der Bodenfläche aller Classen, deren Schüler ich untersuchte, nur die Schülerzahl, musste mich daher anfangs auf eine solche Berechnung beschränken. Mit Recht hat man verlangt, lieber das Verhältniss des Fensterglases zur Bodenfläche festzustellen. Ich habe in dieser Beziehung vorgeschlagen, dass a u f 1☐-F u s s G r u n d f l ä c h e m i n d e s t e n s 30☐-Z o l l G l a s k o m m e n s o l l e n, d. h. 1 G l a s a u f 5 B o d e n f l ä c h e. Solche Zimmer zeigten sich ceteris paribus

genügend hell. Statt dessen fand ich einzelne Classen, bei denen noch nicht 200□-Zoll Glas und viele, bei denen noch nicht 100□-Zoll auf ein Kind kamen.

Andererseits freilich sah ich Classen, in denen mehr als 370□-Zoll Glas auf einen Schüler kamen und die doch bedeutend finsterer waren als die vorigen, weil gegenüberliegende hohe Gebäude das Licht nahmen.

Wie weit man aber in Europa, selbst auf den Weltausstellungen, von der Erfüllung der hygienischen Wünsche entfernt war, bewiesen mir Messungen, die ich in der Pariser Weltausstellung 1867 vornahm[73]; dort kamen in der preussischen Schulstube auf 1□ Fuss Grundfläche nicht 16·7, in der amerikanischen freilich 32·2□-Fuss Glas. In der Wiener Ausstellung[62] 1873 fand ich auf 1□-Fuss Grundfläche in der portugiesischen Schulstube 17·6, in der amerikanischen 20·6, in der Schule aus Norköping 25·7, in einer österreichischen 26·5, in einer Schule aus Schön-Priesen 28·6, erst im schwedischen Schulhause 32 und im Modell der Franklin'schen Schule zu Washington 52·8□ Zoll Glas.

Ein Fortschritt ist neuerdings unleugbar, denn in der letzten Pariser Ausstellung[63] 1878 kamen in der Ferrand'schen Schulbause 60□-Meter Glas auf 55□-Meter Grundfläche, d. h. fast 1 Glas auf 1 Bodenfläche, es war die ausgezeichnetst beleuchtete Classe, die ich in meinem Leben gesehen habe.

Nach den Zusammenstellungen von Baginsky[70] verhält sich die Glasfläche zur Grundfläche in Frankfurt a. M. (nach Varrentrapp) in der katholischen Volksschule wie 1 : 8·9, in der Mittelschule wie 1 : 10, in der höheren Bürgerschule wie 1 : 8·7 und in der israelitischen Realschule wie 1 : 9·8; in der Crefelder Volksschule (nach Buchner) wie 1 : 5; in den Berliner Schulen (nach Falk) wie 1 : 9 : 8 : 7 ; nach den Verordnungen des sächsischen Cultusministeriums vom 3. April 1873 wie 1 : 6 : 5 ; nach der württembergischen Verfügung vom 28. December 1870 wie 1 : 6 : 4; nach der königl. technischen Baudeputation in Berlin, die meinen Minimumvorschlag acceptirte, wie 1 : 5; nach dem Frankfurter Gutachten soll sie ¹/₃ der Langseite des Zimmers betragen.

Natürlich darf man nur immer die reine Glasfläche rechnen und die Fensterkreuze und Verkleidungen nicht mit in Betracht ziehen. Varrentrapp[67] klagt, dass den Mangel an Licht in den Frankfurter Schulen zum Theile die „schönen" Pfeiler verursachen, zum Theile die ¹/₃ der Fensteröffnungen einnehmende Architektur und das solide Holzwerk; Fensteröffnung und Glasfläche stehen in den Frankfurter Schulen im Verhältnisse von 40 : 26, 24, 29.

Wichtig ist es auch, um die Helligkeit im Zimmer zu vermehren, dass die Pfeiler zwischen den Fenstern nicht rechtwinkelig, sondern nach dem Zimmer zu abgeschrägt seien; nur nach unten hin darf diese Abschrägung nicht stattfinden, damit das Licht nicht zu tief unter die Tischfläche falle und dann durch Reflexion störe. Der unterste Rand des Fensters darf nicht tiefer als 1 Meter über dem Fussboden sein; mögen die Fenster statt dessen um so höher sein!

Denn wie zu geringe Beleuchtung kann auch perverse Beleuchtung schädlich sein, auf welche zuerst Adolf Weber[44] in seinem ausgezeichneten, dem hessischen Unterrichtsministerium erstatteten Referate 1881 die Aufmerksamkeit lenkte. Wie schädlich das excentrisch einfallende Licht sein muss, folgt schon aus dem Beschatten der Augen durch die Hutkrempe oder die Hand. Weber zeigte, „dass das zarte Netzhautbild deshalb nicht zur Perception komme, weil in Folge der Zerstreuungskreise durch Interferenz die benachbarten Nervenelemente gegen das allseitig einfallende Licht in nahezu gleich starkem oder stärkerem Grade erregt werden", und meint, dass in Folge der alleitigen Bestrahlung ein übermässiger Gebrauch von Sehpurpur stattfinde, welcher ja von dem Netzhautepithel producirt die Aussenglieder der Stäbchen erfüllt und so die Retina zur Aufnahme des Bildes präparirt. Mit der Anhäufung dieses Sehpurpurs, welcher nach der Stärke der Ausbleichung an Stelle des Bildes 2—3 Stunden zum Wiederersatz bedarf, hängt die Perceptionsfähigkeit der Retina innig zusammen, wenn auch hierin nicht geringe, selbst organisch bedingte Unterschiede herrschen.

Dunkelfarbige Augen, bei denen diese pigmentirte Drüsenschicht voller entwickelt ist, erfreuen sich einer energischeren Production und daher einer höheren Perceptionsfähigkeit der Netzhaut als hellfarbige. Daraus schliesst WEBER, dass auch die allgemein weniger pigmentirten Kinderaugen durch perverse Lichtverhältnisse schneller erschöpft werden.

Ein weiterer ungünstiger Einfluss der letzteren liegt nach WEBER in der Auslösung höherer, der Distanz des Objectes widersinniger Refractionszustände, indem die durch vermehrten Lichteinfall erzeugte Zusammenziehung der Pupille von einer synergischen Contraction des Accommodationsmuskels begleitet ist, welche ein Heranrücken des Objectes verlangt. Dazu kommt noch, dass 1—5% der Schulkinder an Hornhautflecken leidet und dass diese durch seitliches Licht, das an den Flecken diffundirt und über die Retina zerstreut wird, noch viel schlechter sehen.

Meiner Ansicht nach ist aber die perverse Beleuchtung in Schulen immer noch nicht so gefährlich, als die zu geringe.

KLEIBER [74]) betont, dass es zweckmässiger sei, drei Fenster anzulegen als zwei, wenn die letzteren auch ebenso viel Glas wie die drei haben; denn, da das Licht bekanntlich abnimmt nicht im einfachen, sondern im quadratischen Verhältnisse der Entfernung, so werden die entfernter sitzenden Schüler von zwei Fenstern weniger Licht erhalten, als von dreien.

Es scheint mir am besten, dass man ähnlich wie in photographischen oder Maler-Ateliers die ganze linke Seite durch Fenster ersetzt, die nur durch kleine eiserne Pfeilerchen von einander getrennt werden. Bei einstöckigen Gebäuden lässt sich das ganz gut thun; FERRAND [63]) hat dies in seinem Schulhause auf der Pariser Weltausstellung 1878 bewiesen.

3. Die Lage der Fenster in Bezug auf den Schreibenden kommt ebenfalls in Betracht. Jeder Mensch weiss, dass er am besten beim Schreiben sieht, wenn das Licht von links einfällt. Kommt es von rechts, so fällt der Schatten der Hand auf die Schrift, und man muss sich daher derselben mehr nähern. Als ich unsere Schulen auf diesen Punkt prüfte, befanden sich 106 Fenster rechts vom Schreibenden, 62 vorn, 93 hinten und 463 links. In vier Classen waren die Fenster nur vor oder hinter den Schülern angebracht; in 43 Classen unter 166 gab es rechts vom Schreibenden Fenster; allerdings nur in 3 ausschliesslich zur Rechten. Durch Umstellung der Subsellien wurde in wenigen Minuten Alles verbessert. So fand auch ELLINGER [75]) im physiologischen Hörsaale zu Würzburg im Jahre 1858 die Bänke so aufgestellt, dass die Schreibenden das Licht von rechts erhielten. „Ohne Zweifel", sagt ELLINGER, „wurde jedes Jahr einmal in diesem Hörsaale der bekannte Satz von der Beleuchtungsintensität und dem Quadrate der Entfernung erläutert, dass also bei Beschattung des Papiers ein grösseres Netzhautbild, also eine grössere Annäherung des Auges zum Papier erforderlich sei, und zwar nicht im einfachen, sondern im quadratischen Verhältnisse. Es ist leicht begreiflich, dass hierdurch bleibende Myopie entsteht und dass durch solche Gleichgiltigkeit die jungen Mediciner nicht eben daran gewöhnt werden, für sich und später für ihre Clienten das beste Licht beim Schreiben aufzusuchen. Nach neuerdings (1876) eingezogener Erkundigung stehen die Bänke im physiologischen Hörsaale zu Würzburg heute noch so, wie sie vor 24 Jahren der Schreiner hingestellt hat. In einer halben Stunde und ohne jegliche Inconvenienz hätten Bank und Katheder umgedreht werden können."

Wenn ich den 7. Theil aller Fenster zur Rechten der Schüler in Breslau fand, so zeigt dies, wie wenig die Verordnung der königlichen Regierung zu Breslau vom 24. Januar 1856 befolgt wurde, welche sagt: „Die Aufstellung der Subsellien im Classenzimmer hat möglichst so zu erfolgen, dass den Schülern das Licht zur linken Seite kommt." FALK [68]) fand in der Mehrzahl der Berliner Schulen, BAGINSKI [70]) daselbst überall die Fenster zur Linken.

Wenn die Fenster sich nur vor den Schülern befinden, so haben nur die auf den ersten Bänken sitzenden Kinder genügend Licht. Wenn nun ausserdem Fenster zur Linken sind, so wirken die vorderen Fenster wohl zur allgemeinen Erhellung mit, stören jedoch dadurch, dass die Schüler beim Blick auf die zwischen oder vor den Fenstern angebrachte Wandtafel von dem von vorn einfallenden Licht geblendet werden und weil es schwierig, oft unmöglich ist, Schrift oder Zeichnung auf einer so postirten Tafel zu erkennen.

Fenster, die sich hinter dem Schreibenden befinden, schaden den Kindern nicht, wenn ausserdem noch links genügend Fenster vorhanden; dagegen blenden sie nach THOMÉ[76]) den Lehrer und erschweren ihm die Beaufsichtigung der Classen.

Die meisten Autoren neigen der Ansicht zu, dass die Fenster der Schulzimmer nur zur Linken anzubringen seien. Von Frankreich aus ist dagegen der Vorschlag der doppelseitigen Beleuchtung gemacht worden, um überhaupt mehr Licht in die Classen zu schaffen und auch um die Classen besser zu ventiliren. Wir fanden ein solches Schulzimmer 1878 auf der Pariser Ausstellung von dem Ingenieur Ferrand ausgestellt. Derselbe gab freilich zu, dass gleich grosse Fenster rechts und links vom Schüler schädlich sind; er nahm daher von Dr. GALEZOWSKI[63]) in Paris ein „Eclairage bilateral avec intensités lumineuses différentes" an. Zur Linken des Kindes ist ein ungemein grosses Fenster von 10 Meter Höhe, zur Rechten ein anderes von nur 5 Meter Höhe hoch oben angebracht; dadurch kommt das meiste Licht von links; es giebt keine Lichtkreuzungen auf dem Tische, da das rechts gelegene Fenster nur 5 Meter weit von der Decke herabreicht; der Schatten fällt von links nach rechts beim Schreiben und doch kommt mehr Licht im Ganzen in die Classe, als bei einseitiger Beleuchtung. Ich konnte in der That in diesem Zimmer nichts Schädliches von der Beleuchtungsart sehen.

Auch JAVAL findet für grosse Schulzimmer die einseitige Beleuchtung nicht ausreichend; für kleinere genügen nach ihm Fenster auf der Nordseite.

Das Ideal des Augenarztes werden stets Glasdächer für Schulzimmer sein, wie solche schon längst in Amerika existiren. Schon vor 22 Jahren habe ich den Wunsch nach solchen ausgesprochen (pag. 118 meiner Untersuchungen). In neuerer Zeit sind sie besonders warm von GROSS[77]) in Ellwangen für Schulbaraken empfohlen worden; auch giebt er Abbildungen. Mit vollem Recht sagt er, dass Jeder, der einmal in einer modernen Weberei war, sich überzeugt haben muss, dass es bei dieser Glasdachbeleuchtung im riesigsten Saale keine dunklen Winkel giebt.*) Auch JAVAL hält das Glasdach für das Beste. Freilich könnten dann die Schulen nur einstöckig sein und das wird in grossen Städten wegen der Theuerung des Platzes kaum zu erreichen sein. Wenigstens sollte man aber Oberlicht einführen in den Zeichensälen, die ja im obersten Stockwerk untergebracht werden können, ferner nach GUILLAUME'S[78]) Rath in Zimmern, in denen geographischer Unterricht ertheilt wird und nach WEBER'S Vorschlag in den Handarbeitssälen der Mädchenschulen.

4. Die Umgebung des Schulhauses. Es ist ganz selbstverständlich, dass die richtigste Lage der Fenster in Bezug auf Himmelsrichtung, dass die grössten und breitesten Fenster und eine ausreichende Anzahl derselben doch nicht für eine gute Beleuchtung genügen, wenn Bäume oder nahestehende hohe Häuser oder gar hohe Kirchen den Zimmern das Licht rauben. ZWEZ[66]) glaubt, dass die Höhe des gegenüber der Schulstube liegenden Hauses nicht wesentlich schadet, wenn sie von einem Fensterbrette des Schulzimmers gemessen und berechnet 20 bis 25° nicht übersteigt. JAVAL[65]) verlangt mit Recht, dass der Abstand der gegenüberliegenden Gebäude doppelt so gross sein muss als die Höhe derselben.

---

*) In einer glänzend beleuchteten Weberei in Schweidnitz sah ich 3 Reihen Glasscheiben am Dache von je 1·66 Meter Höhe und 41 Meter Länge, d. h. 204 Quadratmeter Glas auf 768 Quadratmeter Bodenfläche.

In Frankreich hat das Unterrichtsministerium im Jahre 1882 eine Commission [157]) berufen, welche sich mit der Beleuchtung der Schulzimmer sehr eingehend beschäftigte und hauptsächlich betonte, dass, da das Licht, welches vom Himmel auf den Platz fiele, das Wesentlichste sei, jeder Schüler ein Stück Himmel sehen müsse, das mindestens 30 Cm. vom oberen Ende der Glasscheibe des oberen Fensters entspräche. Dann wäre nach meiner Berechnung bei einem Platze, der 6 Meter vom Fenster gelegen (und das ist wohl allgemein jetzt die grösste Tiefe eines Schulzimmers) der Winkel ungefähr 3⁰.

FÓRSTER [156]) wünscht ein Minimum des Einfallswinkels am Schülerplatze von 25⁰ und einen Oeffnungswinkel von 5⁰ Minimum; Oeffnungswinkel nennt er den Winkel, welchen die gegenüberliegende Dachkante und der obere Fensterrand mit dem Schülerplatze bilden.

Wie unsere Vorfahren gerade in diesem Punkte gesündigt, beweist unter Anderem die Anlage des Elisabeth- und Magdalenen-Gymnasium zu Breslau, welche vor Jahrhunderten nur 40—60 Fuss entfernt von den allerhöchsten Kirchen hingebaut worden sind. Dass man aber freilich im Jahre 1867 das Magdalenen-Gymnasium bei einem völligen Neubau wieder an denselben Platz gestellt und nicht endlich bedacht hat, dass die nahe hohe Kirche vielen Classen das Licht nehmen müsse, das gehört zu den vielen Unbegreiflichkeiten, denen man in der praktischen Schulhygiene begegnet.

Bei der Vergleichung der Beleuchtung der Classen und der Anzahl der gefundenen Myopen ergab sich im Jahre 1865, dass, je enger die Gasse, in der das Schulhaus liegt, je höher die gegenüberliegenden Häuser, in einem je niedrigeren Stockwerk die Classen gelegen, umsomehr myopische Elementarschüler. Ich betone ausdrücklich „Elementarschüler". Das hat sich in Breslau als Gesetz herausgestellt. Denn bei 2 oder 3 Schulen, welche gleiche Ansprüche an die Kinder stellen, könnte ein Zufall so eigenthümlich mitwirken; allein da mir zwanzig Elementarschulen gleichen Ranges Differenzen von 1·8—15·1⁰/₀ M zeigten, und zwar eine Zunahme der M, welche entspricht der Enge der Strasse, so dass die neuen, vor den Thoren in breiten Strassen gelegenen Schulen 1·8—6·6⁰/₀ M, dagegen die im Herzen der alten Stadt „in der Strassen quetschender Enge" begrabenen Schulen 7·4—15·1⁰/₀ M enthielten, so ist wohl der Zufall ausgeschlossen, und es verdient dieser Befund wohl die Aufmerksamkeit der Behörden. Er gestattet den Schluss, dass die durch die Lage des Schullocals bedingte Dunkelheit der Zimmer zur Erzeugung und Vermehrung der M entschieden beigetragen haben muss. Ist es doch in vielen dieser Classen so dunkel, dass im Winter in den ersten Morgen- und in den Nachmittagsstunden Lesen und Schreiben unterbleiben muss.

Bei den höheren Schulen würde ich einen solchen Rückschluss nicht machen, weil die vielfache häusliche Beschäftigung der Kinder kein so reines Experiment gestattet als in den Elementarschulen, wo nur wenig häusliche Arbeiten aufgegeben werden.

Die Verlegung der Schulen aus engen Gassen auf freie Plätze und breite Strassen ist also dringend geboten, und überhaupt ist es zu empfehlen, zur Errichtung neuer Schulhäuser nur solche Plätze zu wählen, denen früher oder später durch angrenzende Neubauten das nöthige Licht niemals entzogen werden kann.

Unendlicher Nutzen würde in alten Schullocalen, die nicht augenblicklich geräumt werden können, dadurch gestiftet werden, dass neue Fenster angebracht und die vorhandenen verbreitert und vergrössert werden. Was die Technik in dieser Beziehung leisten kann, sieht man an den mächtigen Schaufenstern, welche mittelst schmaler eiserner Zwischenträger in den allerältesten Häusern der Städte für die Kaufleute mit Leichtigkeit geschaffen werden. Und das sollte nicht eben so gut bei alten Schulen zu ermöglichen sein? Man muss nur ernstlich wollen!

Die früheren Vorschläge betreffs der Fenster betrafen nur den Elevations-
winkel und den Oeffnungswinkel im verticalen Sinne und liessen die Breite,
unter der das Licht einfällt, ganz unberücksichtigt. Dass derselbe aber
eine sehr hohe Bedeutung für die Tagesbeleuchtung gleichfalls hat, liegt auf
der Hand.

Je unbefriedigender nun die bisherigen chemischen und elektrischen
Apparate zur Lichtmessung waren, um so grössere Freude mussten die Hygieniker
empfinden über die 1883 erfolgte Veröffentlichung des höchst geistreich erdachten

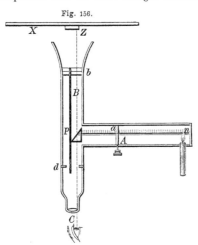

Fig. 156.

Photometers[158]) von Dr. LEONHARD
WEBER, Professor der Physik in Breslau. Mit diesem Instrumente bricht
zweifellos eine neue Aera in der Erforschung der Schulbeleuchtung an. Mit
diesem Apparate, der von SCHMIDT und
HAENSCH in Berlin (Mechaniker, Stallschreiberstrasse 4) für 300 Mark zu
beziehen ist, kann man in einer Minute
die Helligkeit an jedem Platze bei
Tages- und künstlichem Lichte angeben.

WEBER führte als Maass die
Meterkerze ein, d. h. die Helligkeit, welche ein Blatt Papier zeigt,
welches gegenüber von einer 1 Meter
entfernten Normalkerze aufgestellt
wird. Man bestimmt also in jedem beliebigen Falle, wie viel Normalkerzen
(d. h. Spermacetikerzen oder Stearinkerzen, von denen 6 auf ein Pfund
gehen) 1 Meter gegenüber von dem
Platze brennen müssten, damit sie ihn gleich hell beleuchten, als er momentan
vom diffusen Tageslicht beleuchtet wird.

Während wir also bisher nur auf allgemeine Redensarten bei Beurtheilung
der Beleuchtung eines Platzes angewiesen waren, tritt nunmehr die Zahl als
Prüfstein ein.

Der Apparat von WEBER ist in der Hauptsache folgendermassen construirt:
In einer horizontalen, feststehenden Röhre A (Fig. 156) befindet sich ein
Normallicht n, eine Benzinkerze von bestimmter Flammenhöhe. Dasselbe erleuchtet
eine in a befindliche und in der Röhre in messbarer Weise verschiebbare Milchglas-
platte. In einem zweiten, um die Längsachse von A drehbaren Rohre B befindet
sich bei p ein sogenanntes Reflexions-Prisma, d. h. ein rechtwinkliges dreiseitiges
Glasstück, ferner bei b ein oder mehrere matte Glasplatten und bei d ein
Diaphragma, welches die Lichtstrahlen am Rande des Rohres abblendet.

Das Prisma p hat die Eigenschaft, die Lichtstrahlen, welche von n auf
dasselbe fallen, so in ihrem Gange zu verändern, dass sie nach C hinaufgebrochen
werden (siehe die punktirte Linie), so dass einem Auge, welches sich in C befindet,
das Licht n nicht in Röhre A, sondern unten in der Röhre B hinter b
erscheinen muss.

Das Licht n kann aber nicht direct gesehen werden, da es ja durch die
Milchglasplatte a in der Röhre A verdeckt ist; ein Auge, das also durch C blickt,
wird nicht das Licht, sondern die von dem Licht beleuchtete Milchglasplatte a
unten bei z durch das Prisma gespiegelt erblicken.

Wird nun die Röhre B auf eine beleuchtete Fläche, z. B. auf ein Blatt
Papier x gerichtet, so sieht der bei C hineinblickende Beobachter ein durch die
Kante des Prismas in zwei gleich grosse und gleichgeformte Hälften getheiltes
Gesichtsfeld, dessen linke Seite von dem Papiere x, dessen rechte Seite von dem

durch a gegangenen Licht beleuchtet wird. Durch Verschiebung von a im Rohre A und durch Einführung von Milchglasplatten (deren Verdunkelungsvermögen vorher genau bestimmt ist) in das Rohr B bei b lassen sich in beiden Theilen des Gesichtsfeldes gleiche Helligkeiten herstellen.

Das hat keine Schwierigkeiten bei künstlicher Beleuchtung, wenn z. B. das gelbe Gas- mit dem gelblichen Benzinlicht verglichen werden soll; sehr schwierig aber, ja fast unmöglich wäre es dagegen, das bläuliche Tageslicht mit dem gelben Benzinlicht in Bezug auf Helligkeit zu vergleichen. Hier hat nun Prof. WEBER ebenfalls Rath geschafft, indem er vor das Ocular einfach ein rothes Glas legt, das ausschliesslich rothe Strahlen durchlässt; so erscheinen beide Theile des Gesichtsfeldes bei geeigneter Verschiebung von a (an der in Millimeter getheilten Scala) nicht blos gleich hell, sondern auch von gleicher Farbe, — und die Beurtheilung gleicher Helligkeit zweier rother Flächen ist eine leichte.

Mit Hilfe dieses ausgezeichneten Apparates ist man nun im Stande, bei jeder beliebigen Fläche, ob sie senkrecht, wagrecht, schräg stehe, sobald man nur das Rohr B auf sie einstellen kann, zu sagen, dass diese Fläche eben so hell erleuchtet sei, als wenn 1, 2, 20, 100, x Normalkerzen in 1 Meter ihr gegenüber aufgestellt würden.

Ich habe nun im Jahre 1884 in 4 Breslauer höheren Lehranstalten im Auftrage des Aerzte-Vereines in 70 Classenzimmern das Tageslicht untersucht, häufig unterstüzt von meinem hochverehrten Freunde Prof. L. WEBER. Ich wählte 2 alte, finstere Gymnasien im Herzen der Stadt, das Elisabeth- (E) und das Magdalenen-(M)Gymnasium; ferner das ziemlich helle Johannes-Gymnasium (J) und die neue überaus helle katholische Bürgerschule (B).

Die Lichtmessungen [159] wurden Vormittags von 9—11 Uhr, und zwar in jeder Classe am hellsten Schülerplatze, d. h. 1—1·25 Meter vom Fenster, und am dunkelsten Schülerplatze, d. h. 5—6 Meter vom Fenster entfernt vorgenommen. In jeder Classe wurde zweimal gemessen, einmal an einem möglichst hellen und einmal an einem möglichst dunklen, trüben Vormittage. Mitunter mussten die Messungen abgebrochen werden, da helle Wolken mit blauem Himmel wechselten, wobei die Helligkeiten um 100 Kerzen und mehr in wenigen Minuten zu- oder abnehmen können. Am besten eignen sich natürlich gleichmässig bedeckte Tage und Tage mit ganz wolkenlosem, blauem Himmel.

Ich fand Schwankungen der h (Helligkeit)

am hellsten Schülerplatze:

in E an hellen Tagen 61— 450 Kerzen, an trüben Tagen 4·7— 235 Kerzen
„ M „   „   „   82— 420   „   „   „   „   2·6— 182   „
„ J „   „   „   189—1142   „   „   „   „   121—1050   „
„ B „   „   „   320—1410   „   „   „   „   79— 555   „

am dunkelsten Schülerplatze:

in E an hellen Tagen 1·7— 32 Kerzen, an trüben Tagen $<$1—22 Kerzen
„ M „   „   „   1·8— 68   „   „   „   „ $<$1—10   „
„ J „   „   „   7·9—133   „   „   „   „   3·4—69   „
„ B „   „   „ 21·6—160   „   „   „   „   4·6—38   „

Das Licht nimmt ausserordentlich schnell vom Fenster aus ab. Man glaube ja nicht, dass es bei Oberlicht überall gleich gut sei, wenn es auch keine dunklen Winkel giebt. In einer grossen Weberei in Schweidnitz fand ich unter Shedsdach an verschiedenen Plätzen 190—500 Kerzen.

Man kann sich ein ungefähres Bild von der Finsterniss in einer Schule machen, wenn man sieht, wie viel Kerzen an den besten Plätzen bei trübem Wetter noch vorhanden sind. Im Elisabeth- und Magdalenen-Gymnasium hatten in 25 Classen die besten Plätze nur 2—98 Kerzen; im Johanneum dagegen zeigte in keiner Classe, selbst bei trübem Wetter, der beste Platz unter 121 Kerzen und in der Bürgerschule existiren nur 2 Classen mit Plätzen unter 100 Kerzen.

Leider fand ich in E und M 13 Classen, bei denen an trüben Tagen die Helligkeit $h < 1$ war an dunklen Plätzen. Hier müssen also eine Anzahl Kinder in 13 Classen Vormittag 11 Uhr an trüben Tagen bei weniger als 1 Kerze schreiben! Gegenüber solchen Zahlen werden Diejenigen verstummen müssen, die, wie v. HIPPEL [160]), als Feinde staatlicher Schulärzte auftreten und statt solche Classen sofort obligatorisch schliessen zu lassen, lieber von der allmäligen Verbreitung hygienischer Grundsätze Nutzen für die Kinder erwarten.

Man kann natürlich auch die Helligkeit des Himmels mit WEBER'S Apparat messen, und zwar am besten des Stückes Himmel, welches gerade den betreffenden Schülerplatz beleuchtet. Diese Himmelshelligkeit (H) fand ich zwischen 305 und 11430 Kerzen schwankend; Schwankungen von 11430 auf 6714 kamen z. B. schnell nach einander vor, wenn der blaue Himmel und die graue Mitte einer weissen Wolke in seiner Nähe gemessen wurde. Also wähle man stets gleichmässig trübe oder gleichmässige, wolkenlose Tage!

Man thut gut, die gefundene Platzhelligkeit h auf einen Normalhimmel $H = 1000$ Kerzen zu reduciren; dann würde die reducirte Platzhelligkeit $(h\, r)$ für die besten Plätze im Johanneum $= 76—645$, für die schlechtesten $2—27$, in der Bürgerschule für die besten Plätze $91—368$, für die schlechtesten $4—19$ Kerzen betragen.

Sehr einflussreich ist auch der Reflex gegenüberliegender Häuser (Hg); sie sind oft heller als der Himmel. Vis-à-vis dem Johanneum ist ein hellfarbiges Haus, das, von der Sonne beschienen, $Hg = 1866$ Kerzen zeigte, während H nur $= 1441$ war. Auf diese Reflexbeleuchtung ist ja aber nur selten zu rechnen. —

Eine sehr einfache Methode, vorläufig die Helligkeit einer Classe zu bestimmen, besteht darin, dass man die Anzahl der Schüler notirt, die von ihrem Platze überhaupt keinen Himmel sehen. Ich fand unter 68 Classen 28, in denen solche Plätze existirten. 2461 Schüler wurden gefragt; 459 von ihnen konnten kein Stückchen Himmel sehen, im Elisabetan $28^0/_0$, im Magdalenaeum $24^0/_0$, im Johanneum $15^0/_0$ und in der Bürgerschule kaum $1^0/_0$. In Sexta a des Elisabetans sahen sogar $80^0/_0$ keinen Himmel!

Will man aber das Stück Himmel messen, das der Schüler noch wahrnimmt, so würde man grosse Mühe und viel Zeit aufwenden müssen, da man mit dem Spiegelsextanten untersuchen müsste.

Ich ersuchte daher Herrn Prof. L. WEBER, ein Instrument zu construiren, mit dem die Messung des gesammten einfallenden Himmelslichtes schnell zu ermöglichen wäre. WEBER erfand nun einen äusserst sinnreichen, kleinen Apparat, den er den Raumwinkelmesser [161]) nennt (s. Fig. 157).

Man denke sich von einem Punkte C einer beleuchteten Tischfläche alle Grenzstrahlen gezogen, welche, die Kanten der Fenster, eventuell der gegenüberliegenden Dächer streifend, noch gerade auf freien Himmel treffen. Alle diese Strahlen begrenzen in ihrer Gesammtheit eine körperliche Ecke mit der Spitze in C, und den Inhalt dieser Ecke nennt WEBER den Raumwinkel (ω). Beschreibt man von C (als Mittelpunkt) eine Kugeloberfläche von beliebigem Radius, so wird der Raumwinkel ein gewisses Stück dieser Oberfläche ausschneiden.

An Stelle des beleuchteten Punktes C wird nun eine Linse von 11·4 Cm. Brennweite gesetzt, hinter sie ein Papier, auf dem ein Netz von Quadraten gezeichnet ist, die 2 Mm. Seite haben; auf diesem entsteht natürlich ein umgekehrtes Bild des von dem Platze zu sehenden Stück Himmels, welches man einzeichnet. Jedes Quadrat der Figur entspricht der Einheit, welche zur Ausmessung des Raumwinkels zu Grunde zu legen ist und wird als Quadratgrad bezeichnet. (Beiläufig bemerkt würde das ganze Himmelsgewölbe auf diese Weise ausgemessen etwa 41.253 Quadratgrade messen.)

674　　　　　　　　　　　SCHULKINDERAUGEN.

Mit Hilfe des in Fig. 157 abgebildeten Instrumentes*) kann man nun den Raumwinkel ω (in Quadratgraden ausgedrückt) und den Elevationswinkel α messen.

Die Grundplatte G des Apparates wird mit Hilfe der Fussschrauben und des Lothes E, welches von einem an der Platte P befestigten Halter H herunter. hängt, auf dem zu untersuchenden Platze horizontal aufgestellt. Zu dem Zwecke ist die um ein Charnier drehbare Platte P so zu stellen, dass die an ihr befindliche Marke m auf den Nullpunkt des Gradbogens B zeigt. Das Loth E soll alsdann auf eine in G angebrachte Spitze einspielen. Bei dieser Aufstellung würde ein im Horizonte befindlicher Lichtpunkt sein Bild durch die Linse L genau auf einen kleinen Stift c werfen, welcher auf P befestigt ist. Die der Linse zugewandte Seite von P wird alsdann mit einem in Quadrate von 2 Mm. Seitenlänge ein. getheilten Papier bedeckt, welches theils durch den Stift c, theils durch einige kleine Messingfedern festgehalten wird.

Fig. 157.

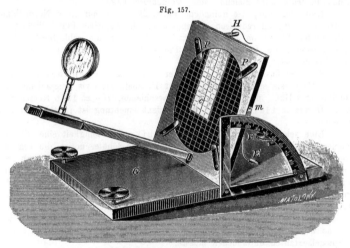

L. Weber's Raumwinkelmesser.

Wenn nun die Brennweite der Linse so gewählt ist, dass bei einem Abstand derselben von 114·6 Mm. ein scharfes Bild z. B. von einer im Horizonte befindlichen Sonnenscheibe auf dem getheilten Papier entstände, so würde dieses auf den Stift c fallende Bild gerade in einem Quadratmillimeter Platz haben, oder das Bild einer viermal so grossen Scheibe von der Grösse eines Quadratgrades würde den Platz eines der kleinen Quadrate von 2 Mm. Seitenlänge einnehmen.

Die Ablesung der Marke m an dem Gradbogen B würde den Winkel α ergeben, der in diesem Falle = 0⁰ ist. Stände dieselbe helle Scheibe höher am Himmel, so würden wir die Platte P so lange drehen, bis das Bild wieder auf c fällt, und die Ablesung der Marke m würde jetzt einen von Null verschiedenen Werth des ∠ α ergeben. Von einem durch Fensterkreuze und gegenüberliegende Häuser unregelmässig begrenzten Stück Himmel, welches von der Tischfläche im Innern eines Zimmers sichtbar ist, wird ein ebenso unregelmässig gestaltetes Bild auf P entworfen werden.

---

*) Das Instrument ist für 30 Mark zu beziehen von Schmidt & Hänsch in Berlin, Stallschreiberstrasse und von Optikus Heidrich in Breslau, Schweidnitzer Strasse 27. Letzterer arbeitet auch nach meiner Angabe Modelle zur stereometrischen Veranschaulichung des Raumwinkels, die für hygienische und oculistische Vorlesungen die Darstellung der vorliegenden, etwas complicirten Verhältnisse erleichtern.

Wenn wir nun die Umrisse dieses Bildes mit einem Bleistift nachzeichnen und die Zahl der Quadrate derselben auszählen, beziehungsweise deren Bruchtheile schätzen, so erhalten wir unmittelbar den Raumwinkel ω, welcher der Grösse des sichtbaren Himmelsstückes entspricht, in Quadratgraden.

Um die Nachzeichnung zu erleichtern, ist das getheilte Papier auf eine um c drehbare kreisrunde Scheibe aufgezogen, die so eingestellt wird, dass die Linien möglichst genau mit den Contouren des Fensters zusammenfallen. Was die gleichzeitige Ermittelung von α betrifft, so müsste man streng genommen für alle einzelnen Theile des sichtbaren Himmelsstückes eine gesonderte Einstellung machen, indem man die Bilder genau auf den Stift c fallen liesse. Für die praktische Anwendung ist es indessen vollkommen ausreichend, einen mittleren Elevations-winkel α zu suchen. Dies wird am einfachsten dadurch erreicht, dass man die Platte P so weit dreht, bis das Bild des zu messenden Himmelsstückes möglichst gleichmässig um c gruppirt ist, was mit Hilfe der Theilstriche auf dem Papier mit ausreichender Sicherheit abzuschätzen ist. Die Ablesung der Marke m giebt dann den mittleren Elevationswinkel.

Das Product ω sin α kann als der r e d u c i r t e R a u m w i n k e l bezeichnet werden, dasselbe giebt also eine Zahl an, welche, wenn man von dem diffusen Licht der Wände absieht, als relatives Maass für die Helligkeitsgüte eines Platzes gelten kann.

Mit diesem Raumwinkelmesser habe ich nun alle Plätze ausgemessen, an denen ich vorher photometrische Prüfungen vorgenommen. Ich stelle hier nur die Anzahl von Classen zusammen, in denen der $\angle$ ω an h e l l e n Plätzen $<300^0$ und $>300^0$ war. Da finden wir in

E 11 Classen $< 300^0$ und 6 Classen $> 300^0$
M 12 „ $< 300^0$ „ 8 „ $> 300^0$
J 1 „ $< 300^0$ „ 16 „ $> 300^0$
B 0 „ $< 300^0$ „ 13 „ $> 300^0$

An den d u n k l e n Plätzen jedoch war ω = 0^0 in 20 C l a s s e n des Elisabeth- und Magdalenen·Gymnasiums (!), dagegen nur in 1 Classe im Johanneum und in keiner Classe der Bürgerschule.

In einer ganz neuen D o r f s c h u l e in Maria Höffgen bei Breslau, welche auf freiem Felde ohne jedes Vis-à-vis steht und 4 Fenster hat, zeigte der dunkelste Platz noch ω = 116^0, also viel mehr, als viele der hellsten Plätze in den alten Stadtschulen, die nur ω = 40^0—70^0 hatten.

Nach meinen Beobachtungen stelle ich als Regel auf: „D e r s c h l e c h t e s t e P l a t z d a r f n i c h t u n t e r 50^0 R a u m w i n k e l h a b e n." Natürlich ist ω grösser in den höheren Etagen, am schlechtesten im Parterre. In das Parterre dürfen daher n u r die Lehrer- und Schuldienerwohnungen, die Bibliothek, kleinere Cabinete und die A u l a (die jetzt überall das beste Licht im obersten Stockwerk hat und so selten benützt wird) kommen; d i e C l a s s e n a b e r l e g e m a n m ö g l i c h s t h o c h h i n a u f!

Die Reflexe der gegenüberliegenden Häuser und Dächer vermehren oft den Raumwinkel um 30—90^0; dagegen wird ω durch die Blätter der B ä u m e verringert, oft selbst um 24^0.

War $\angle$ ω = 0^0, so schwankten die Helligkeiten in 20 Classen an trüben Tagen zwischen $h < 1$ und $h = 3\cdot4$, an hellen Tagen zwischen $h = 1\cdot7$ und $h = 8\cdot5$. Dieses Licht ist also nur von den Wänden reflectirt.

War $\angle$ ω $< 20^0$, so war h meist $= 2$—5, mitunter freilich auch $= 19$.
War $\angle$ ω = 21—40^0, so war $h = 3\cdot3$—$3\cdot5$
War $\angle$ ω = 41—60^0, so war $h = 12$—19
War $\angle$ ω = 60—100^0, so war $h = 10$—38 Kerzen an dunklen Tagen.

D a 10 K e r z e n d i e g e r i n g s t e B e l e u c h t u n g a n t r ü b e n T a g e n s e i n d ü r f e n, s o f o l g t h i e r a u s, dass P l ä t z e m i t e i n e m k l e i n e r e n R a u m w i n k e l a l s 50^0 n i c h t z u d u l d e n s i n d.

43*

Von enormem Einflusse sind die Fensterkreuze; sie nahmen 35 bis 50°/₀ Raumwinkel in vielen Classen fort. Man wird also sehr dünne eiserne Pfeiler statt der mächtigen Holzkreuze in Zukunft anbringen müssen, wie schon oben angedeutet.

Auch die breiten Zwischenpfeiler zwischen den Fenstern verfinstern ausserordentlich. Während z. B. in der gut beleuchteten Quarta a des Magdalenen-Gymnasiums 1 Meter vom Fenster $\angle\,\omega = 734^0$ und $h = 400$ Kerzen gefunden wurde, zeigte sich nur 0·9 Meter vom Fensterrande entfernt hinter dem Pfeiler $\angle\,\omega = 62^0$ und $h = 10$ Kerzen. Man vermeide also alle architektonischen Verzierungen und mache die breitesten, dicht an einander liegenden Atelierfenster!

Auch das Anlaufen und das Oeffnen der Fenster, sowie die Doppelfenster wirken erheblich auf h. Natürlich muss, wie schon oben betont wurde, bei allen Schulbauten auf's Strengste darauf gesehen werden, dass weder früher, noch später ein Haus vorgebaut werde!

Um in alten finsteren Schulzimmern mehr Licht zu erhalten, hat FÖRSTER [155]) vorgeschlagen, grosse Prismen vor die Fenster zu bringen, die das Himmelslicht tiefer in die Classen hineinleiten sollen. Bisher ist noch in keiner Schule ein Versuch gemacht, er dürfte vielleicht auch an den beträchtlichen Kosten grosser Prismen (150 Mark pro Fenster) scheitern.

Dagegen sind in England in engen Strassen schon lange verstellbare Spiegel vor den Fenstern angebracht, die das Himmelslicht in das Zimmer führen. Der Glasermeister Krähnert in Breslau (Grosse Groschengasse 13) fertigt solche verstellbare grosse Fensterspiegel für 40—45 Mark pro Fenster an. Ich fand mit dem Photometer, dass ein Platz 3 Meter vom Fenster ohne Spiegel 65, mit dem Spiegel 130 Kerzen, also das doppelte Licht hatte. Ein Platz 6 Meter vom Fenster erhielt statt 12 Kerzen 20 durch den Spiegel. Diese einfache und billige Vorrichtung dürfte also für alte finstere Schulen empfehlenswerth sein. Richtiger ist es jedenfalls, auf alle Kunstmittel zu verzichten und die finsteren Classen schleunigst zu cassiren.

In jeder Classe liess ich am dunkelsten Platze JAEGER'S Tafel Nr. 1 von Kindern, die vorzügliche S hatten, lesen. Im Magdalenen-Gymnasium waren 9 Classen, in denen diese Schrift nur bis 15—25 Cm. erkannt wurde, im Johanneum und der Bürgerschule keine solche. Hier existirten 12 Classen, wo selbst am dunkelsten Platze JAEGER Nr. 1 noch bis 40—50 Cm. fliessend gelesen wurde. Die Plätze, an denen 30 Cm. Fernpunkt nicht erreicht wurde, hatten an trüben Tagen weniger als 10 Mk; daher nehme ich $h = 10\ Mk$ als Minimum der nöthigen Beleuchtung an.

Die photometrischen Prüfungen sollten in allen Classen wiederholt werden; der Lehrer der Physik könnte sie leicht ausführen.

Dass es natürlich nicht die günstige Tagesbeleuchtung allein macht, ist klar. JUST [39]) in Zittau, welcher in Secunda eines Gymnasiums, das erst 1871 erbaut worden und sehr helle Zimmer enthielt, doch 80°/₀ M fand, meint, dass hier die vielen häuslichen Arbeiten, die oft bei sehr ungünstigem Lichte ausgeführt werden, schuld seien. Auch MAIWEG [156]) fand in Hagen in den neuerbauten Schulen oft mehr M als in den schlechten (eine Statistik giebt er freilich nicht); er zog die erbliche Disposition heran, die er bei 90°/₀ in einer Töchterschule nachweisen konnte. Das darf uns aber durchaus nicht abhalten, die beste Beleuchtung unserer Classen anzustreben. Es ist auch erwähnenswerth, dass FLORSCHÜTZ [43]) die Abnahme der M in den Coburger Schulen von 21 auf 15°/₀ auf die neuen „Schulpaläste" bezieht und dass SEGGEL [36]) die günstigen Resultate im bayerischen Cadettenhause zum Theil von der guten Beleuchtung herleitet. Er fand nämlich hier vom 13.—19. Lebensjahre nur eine Zunahme der Myopenzahl um 14°/₀, in den Gymnasien dagegen um 28°/₀. Allerdings weist SEGGEL zugleich auf die günstige Vertheilung der Arbeitszeit im Cadettenhause hin, indem Freistunden und körperliche Uebungen in passender Weise zwischen die Unterrichtsstunden eingeschoben werden.

5. Rouleaux. So schädlich die Dunkelheit, so schädlich ist natürlich auch der Einfluss der glänzenden Sonnenstrahlen. Im Ganzen sind in unserem Klima bedeckte Tage ungleich häufiger als sonnige. Das Sonnenlicht ist aber leicht durch Rouleaux zu dämpfen; freilich müssen diese richtig angebracht und in Ordnung sein. Ihre Farbe ist am besten hellgrau, der Stoff Leinwand. In den schwedischen Schulen auf der Wiener Weltausstellung [62]) waren Vorhänge aus feinen gelblichen Espenholzstäbchen von Federhalterbreite angebracht, die durch eine Schnur aufgezogen werden konnten; sie scheinen mir zu leicht gebrechlich. In einem österreichischen [79]) Musterschulhause auf derselben Ausstellung hatte man Vorhänge aus· derber ungebleichter Leinwand angebracht, die aber unten aufgerollt waren und nach oben gezogen werden konnten. Man musste freilich dabei das ganze Fenster verhängen, wenn nur von oben Sonnenstrahlen störend in's Zimmer gelangten. In einem amerikanischen [62]) Schulhause der Wiener Weltausstellung fand ich hingegen eine ganz besonders sinnreiche und praktische Einrichtung. Die Stangen befanden sich in der Mitte des Fensters. Durch 4 Schnüre ohne Ende konnte man den Vorhang von der Mitte aus in die Höhe oder nach unten ziehen, das Fenster ganz verdunkeln und durch Auf- und Abziehen der Stangen selbst die Beleuchtung in jeder Weise regeln. Diese Befestigungsweise der Vorhänge wird von einer besonderen Gesellschaft, der Chicago courtain fixure company, besorgt. Die Vorhänge selbst waren von gelbem Wachstuch; grau wäre besser. Ein gutes Modell dieser Vorhänge hat Dr. SCHUBERT, Augenarzt in Nürnberg angefertigt.

WEBER [44]) in Darmstadt hält Rouleaux für absolut unpraktisch, da sie zu Zeiten, wo Sonne und Wolken schnell wechseln, nicht verwendbar seien; er rühmt als einziges, auch in anderer Beziehung vorzüglichstes Mittel nur „die matte Scheibung, deren Schliff einseitig und nur so oberflächlich ausgeführt werden kann, dass kaum eine Absorption von Licht stattfindet".

Sehr überraschend waren mir die Resultate der Messungen des Lichtverlustes durch Vorhänge. Die üblichen grauen Staubrouleaux nahmen 87—89% Licht. Weisse, seitwärts zu ziehende Chiffonvorhänge nahmen nur 75—82%. In dem Arbeitszimmer meiner Kinder habe ich die von H. WECKMANN in Hamburg angefertigten, patentirten verstellbaren Vorhänge angebracht. Sie sind ähnlich den Holzjalousien, nur dass statt der Holzleisten kleine mit grauem, durchscheinendem Stoffe überspannte Rahmen sich befinden, die man vertical, schräg und wagrecht stellen kann. In verticaler Stellung nahmen sie auf einem Platze, der 2 Meter vom Fenster lag, 91%, schräg 70%, horizontal nur 57% Licht. Sie sind daher sehr zu empfehlen.

Ganz besonders schädlich sind Marquisen, die immer den obersten Theil des Fensters verdecken, der gerade das beste Himmelslicht bietet. Alle Vorhänge in Schulen müssen zur Seite ziehbar sein.

6. Die Farbe der Wände darf weder blenden, noch dunkel sein, hellgrau ist wohl die beste Farbe. Je kleiner ∠ ω, desto heller muss das Grau sein. Es ist entschieden fehlerhaft, den Sockel der Wand dunkel anstreichen zu lassen. Im Magdalenen- und Elisabeth-Gymnasium in Breslau hat der dunkelbraune Sockel 1·5—2 Meter Höhe! Derselbe absorbirt also noch das wenige Licht, das überhaupt in die Classe fällt. Aus dem Grunde der Reflexbeleuchtung ist es auch wünschenswerth, dass die meist dunklen Ueberröcke, Mäntel und Hüte nicht in die Classe, sondern in Garderoben oder in verschliessbarem Flure vor der Classe aufgehängt werden, ganz abgesehen davon, dass der Aufenthalt in einem Raume, in dem 50—70 oft durchnässte · oder bestaubte Mäntel hängen, der Gesundheit der Lehrer und Schüler nicht förderlich sein kann.

VII. Schüler-Myopie und künstliche Beleuchtung der Classen.

Glücklicherweise werden nur wenige Stunden in den öffentlichen Schulen bei künstlicher Beleuchtung gegeben; es wäre gewiss am wünschenswerthesten, wenn der Abendunterricht überhaupt ganz fortfiele, was bei den Volksschulen leicht durchzusetzen ist, bei den höheren Schulen auf grossen Widerspruch der Pädagogen stossen würde. In unseren alten Schulgebäuden ist es obenein so finster, dass vielfach im Winter des Morgens 1—2 Stunden Gas gebrannt werden muss. Die Schulen, welche ich untersucht [6]), hatten sämmtlich Gas. In Classen mit 80—90 Schülern fand ich gewöhnlich 2, höchstens 4 Flammen. Diese wenigen Flammen waren so unpassend angebracht, dass der Schatten des Oberkörpers einer Anzahl von Kindern auf das Papier fiel und daher eine bedeutende Annäherung des Auges an die Schrift nöthig machte, also zu M Veranlassung geben konnte.

In keiner Classe waren die Flammen mit einem Schirm versehen, so dass allerdings der Raum über den Köpfen der Schüler hell, jedoch das Licht nicht auf die Tische concentrirt war. Auch in der Breslauer Universität gab es im Jahre 1867 nur offene Flammen in den Hörsälen, und erst nach Erscheinen meines Aufsatzes über die Augen der Breslauer Studenten [50]) wurden überall Schirme und Cylinder angebracht. BAGINSKY [70]) fand in den Berliner Schulen in Classen von 40 Schülern nur 4 Flammen.

Ueber die Zahl der Flammen schwanken die Rathschläge der Autoren bedeutend. Ich habe früher vorgeschlagen, für 16 Kinder eine Gasflamme zu geben. FALK erklärte diese Zahl für zu freigebig, BAGINSKY und FANKHAUSER [80]) für zu gering. Die sächsische Regierung bestimmte für 7 Kinder eine Flamme, EMMERT [27]) wünscht für 12 Kinder bei den weiter auseinander stehenden neuen Bänken eine Flamme, VARRENTRAPP verlangt bei zweisitzigen Subsellien für 4 Schüler eine Flamme. Nach meinen weiteren Beobachtungen schliesse ich mich VARRENTRAPP an.

Offene Flammen sind vollkommen zu verbannen; denn das Flackern, die beständige stossweise Bewegung des Gasstromes verursacht einen schnellen Wechsel von stärkerer und schwächerer Beleuchtung und dadurch eine schädliche intermittirende Reizung der Netzhaut; die Augen ermüden dabei rasch. Keine Flamme darf daher ohne Cylinder bleiben. Gut wäre es wohl, wenn man die vielen gelben Strahlen des Gaslichtes durch blaue Cylinder paralysiren könnte, allein es leidet durch dieselben wieder die Helligkeit. Um das Licht auf den Tischen zur Arbeit zu concentriren, sind durchaus Schirme oder noch besser Milchglasglocken zu empfehlen. Medicinalrath GROSS [81]) in Ellwangen hat sich einen eigenen Schirm construirt. „Ich hatte eine Hängelampe oben mit einem flach gewölbten Blechschirm versehen; dieser muss die Form eines Kugelabschnittes haben. Ueber diesen oberen Schirm kommt ein zweiter ringförmiger, von der Form eines abgestutzten Kegels, dessen Seiten mit der Axe des Kegels einen Winkel von 30° bilden. Der obere Rand des ringförmigen Schirmes hängt mit 3 oder 4 kurzen Ansätzen am äusseren Rande des oberen Schirmes, wirft somit das Licht von der Seite und von oben seitwärts und abwärts zurück. Der Schirm soll milchweiss mit einem Stiche in's Bläuliche lackirt sein. Die Maasse sind:

Durchmesser des oberen Schirmes . . . . 15·5″
Höhe seiner Wölbung . . . . 1·5″
Oberer Durchmesser des ringförmigen seitlichen Schirmes . . . . 15·5″
Unterer   „   „   „   „   „   . . . . 21·5″
Höhe des ringförmigen seitlichen Schirmes . . . . 7″
Entfernung von der Spitze des Brenners (flacher Docht) zur Mitte
des oberen Schirmes . . . . 5″.

Bei solcher Beleuchtung konnte GROSS, der selbst höchst kurzsichtig ist, viele Nächte hindurch wie am Tage arbeiten.

Ich empfahl früher [6]), wenn man statt der Glocken wegen ihrer Zerbrechlichkeit Blechschirme, die innen weiss lackirt sind, wählt, denselben bei
6" Höhe eine obere Oeffnung von 36, eine untere von 324 Quadratzoll zu geben.
In kleineren Orten, wo noch kein Gas zu haben, welches ja gewiss der
Reinlichkeit und der grösseren Helligkeit wegen das beste Schulbeleuchtungs-
material bleibt, nehme man Petroleum, dessen Leuchtwerth sich (nach
A. VOGEL) zu dem des Gases verhält wie 87 : 100; Oel ist weniger zu empfehlen,
weil sein Leuchtwerth zu dem des Gases nur 63 : 100 beträgt; allerdings ist das
Oel nicht explosionsfähig.

ERISMANN [10]), welcher in Petersburg unter 397 Pensionären 42%,
unter 918 Externen der russischen Gymnasien aber nur 35% M fand, glaubt,
dass auch die „nicht selten spärliche und unpassend angebrachte künstliche
Beleuchtung in den Pensionaten" eine Ursache der grösseren M-Zahl sei. Auch
DOR [36]) fand in Lyon unter den Pensionären des Lyceums 33%, bei den
Externen nur 18%.

Mit Hilfe des WEBER'schen Photometers sind wir jetzt glücklicherweise
auch im Stande, den Beleuchtungswerth der Lampenglocken ziffermässig zu
bestimmen, indem wir nun messen können, wie hell es auf verschiedenen Plätzen
eines Tisches ist, wenn derselbe von einer Flamme in bestimmter Höhe ohne
Glocke beleuchtet wird, und wie die Beleuchtung dieser Plätze sich ändert, sobald
verschiedene Glocken auf die Flamme gesetzt werden.

Diese sehr wichtige und bisher noch vollkommen unbearbeitete Frage
habe ich durch mehr als 500 Messungen neuerdings zu beantworten unternommen. [163])
Hier können nur einzelne Hauptresultate mitgetheilt werden.

Für Gasrundbrenner sind innen polirte oder innen weiss lackirte Blechschirme, Milchglasglocken, sogenannte Pariser Schirme, Glimmerschirme und neusilberne Reflectoren im Gebrauch. Gewöhnlich nennt das Publikum die Milchglasglocken fälschlich Porzellanglocken; es existiren aber keine Glocken von Porzellan,
da sie zu theuer wären und zu viel Licht absorbiren würden; es existiren nur
durchsichtige, mattirte und Milchglasglocken. Pariser Schirme nennt man diejenigen
Milchglasglocken, welche unten Glasscheiben tragen, und zwar giebt es solche mit
durchsichtigen, mattirten und Milchglasscheiben.

Sehr lehrreich für Beleuchtung der Schulzimmer ist der Vergleich der
polirten und lackirten Blechschirme.

Ich nahm 2 ganz gleich gearbeitete Blechschirme, die unten 46, oben
8 Cm. Durchmesser und 9 Cm. Höhe hatten, deren einer innen weiss lackirt,
der andere innen polirt war, setzte sie über einen Gasrundbrenner, welcher an
sich 15 Normalkerzen hatte und fand, wenn die Flamme 1 Meter über dem Tische
brannte, folgende Lichtstärken in Meterkerzen senkrecht darunter (0) und 1/2 bis
2 Meter seitlich auf dem Tische:

Meter seitlich	0	0·5	1	1·5	2
Ohne Schirm	1	3	4	2	1
Mit lackirten Schirm	9	9	6	2	1
Mit polirtem Schirm	64	15	6	2	1

(Die Decimalbrüche sind der Einfachheit wegen hier fortgelassen.)
Der grosse Lichtgewinn durch einen polirten Schirm (der obenein noch
60 Pfennig billiger ist), als der lackirte, leuchtet sofort ein, und es wird fortan
wohl Niemand mehr einen innen lackirten Schirm für Schulen und Arbeitszimmer wählen.

Die trichterförmigen Milchglasglocken zeigen untereinander
nur unbedeutende Unterschiede der Helligkeit, wenn auch ihre Höhe etwas verschieden ist. (Die im Folgenden citirten Zahlen beziehen sich stets nur auf eine
Stellung der Flamme 3/4 Meter über dem Tische.) Ich fand senkrecht unter ihnen

etwa 30, $\frac{1}{2}$ Meter seitlich 17 bis 19, 1 Meter seitlich 6 bis 9, $1\frac{1}{2}$ Meter seitlich 2 Kerzen.

Der Papierschirm mit Glimmer giebt weniger Licht als die Milchglasglocken, nur 23 Kerzen; das meiste Licht bringt der neusilberne halbkugelige Reflector, welcher einen Platz senkrecht unter dem Brenner mit 260 Kerzen (!) erhellt. Er ist zu empfehlen, wenn man die hellste Beleuchtung auf kleinem Raume wünscht, also z. B. bei Schaufenstern; zum Arbeiten ist er wegen unerträglicher Hitze leider nicht verwendbar.

Die Lampenteller der Pariser Schirme rauben enorm viel Licht, die matten Teller 33%, die Milchglasteller sogar 46%, wenn das Buch $\frac{1}{2}$ Meter seitlich liegt.

Weit besser sind die sogenannten Augenschützer, kleine Trichter, welche mit der engeren Oeffnung auf dem Rande des Brenners aufliegen. Es giebt „überfangene" und „Milchglasschützer"; erstere, welche nur auf der Innenseite eine dünne Schicht Milchglas haben, sind die empfehlenswertheren; sind sie $1\frac{1}{2}$ Mm. dick, so rauben sie nur 3 bis 6% Licht, sind sie aber 2 Mm. dick, so nehmen sie schon 13 bis 20%; die Milchglasschützer aber absorbiren 18 bis 29% Licht.

Ich würde die dünnen, überfangenen Schützer auch den unten matten Cylindern vorziehen, da wir durch die ersteren ja nicht verhindert werden, die praktischen unzerspringbaren Glimmercylinder zu benutzen.

Matte Glaskugeln, matte, oben offene Glasschalen und oben offene Milchglasschalen verschlechtern die Beleuchtung auf allen Plätzen des Tisches; man hat mehr Licht, wenn man den Brenner ganz ohne Bedeckung lässt. Ich fand:

Bei seitlicher Entfernung von:	Meter				
	0·5	1	1·5	2	2·5
Ohne Glocke	11	6	3	2	1
Mit matter Kugel	9	5	3	2	1
Mit Milchglasschale	5	3	1	1	1
Mit matter Glasschale	10	4	2	1	1

Bei Milchglasschalen hat man also 40—60% Lichtverlust auf dem Tische, und doch ist gerade diese Beleuchtungsart auch in vielen öffentlichen Localen (Cafés, Conditoreien) sehr verbreitet, die auch noch besonders dadurch nachtheilig wirkt, dass in den offenen Schalen die Gasflamme ohne jeden Cylinder brennt, so dass das Lesen durch das beständige Flackern auf die Dauer unerträglich wird.

Das Albo-Carbonlicht erzeugt man bekanntlich, indem man Naphthalindämpfe in das Leuchtgas leitet; die Flamme wird dadurch sehr weiss, und man kann die Helligkeit des Gases bis zum 14fachen erhöhen. Das Kilogramm Naphthalin kostet nur 1 Mark und verbessert das Licht so wesentlich; da der Brenner nur zwei kleine Löcher von Stecknadelkopfgrösse hat, so spart man auch hier sehr viel von dem theuren Gas; diese Beleuchtung ist also namentlich in Verbindung mit Blechschirmen in jeder Weise zu empfehlen.

Ich habe ferner zehn Petroleum-Tischlampen mit verschiedenen Brennern photometrisch geprüft; das beste Licht auf dem Tische gaben der Excelsiorbrenner, der Sonnenbrenner und der Rundbrenner der hygienischen Normallampe (von Schuster & Bär in Berlin). Es zeigten:

In Meter seitlicher Entfernung	0·25 ohne Glocke	mit Glocke					
		0·25	0·5	0·75	1	1·25	1·5
Excelsior	36	79	27	10	5	2	1
Sonnenbrenner . . .	23	65	25	7	4	2	1
Hygienische Lampe . .	—	56	25	10	4	2	1

Tulpen- und Kugelglocken sind auch auf Petroleumlampen beim Schreiben zu vermeiden; sie geben viel weniger Licht, als Trichterglocken.

Von Hängelampen empfehle ich die Mitrailleusen-Hängelampe von Wesp in Frankfurt a. M., die ich seit Jahren im Arbeitszimmer meiner Kinder benütze. Diese Lampe hat 16 Dochte, die freilich sehr gleichmässig abgeschnitten und geputzt werden müssen, wenn die Lampe nicht rauchen soll; sie hat einen Brenner von 40 Mm. Durchmesser und ein Plättchen wie die Sonnenbrenner; über ihr befindet sich eine trichterförmige Milchglasglocke von oben 9 und unten 29 Cm. Durchmesser und 14 Cm. Höhe. Die Flamme hat 65 Mm. Höhe und giebt nur mit dem Cylinder bedeckt, schon 22 Kerzen, also mehr als die beste Gasflamme. Hing die Lampe mit der Glocke $1/_2$ Meter über dem Tisch, so war die Helligkeit $1/_4$ Meter seitlich auf dem Tische 91 Kerzen (!), $1/_2$ Meter seitlich 56 Kerzen und selbst $1^1/_2$ Meter seitlich noch 4 Kerzen. Da sie in 1 Meter Umkreis noch immer 14 Kerzen giebt, selbst wenn die Lampe 1 Meter in die Höhe geschoben wird, so ist sie für Schulen überaus zu empfehlen. — (Beiläufig bemerke ich, dass die neuen Clavierlampen mit innen vernickeltem Reflector das Licht auf dem Notenblatte verdreifachen.)

Will man sich eine Vorstellung davon machen, wie hell es in verschiedenen Entfernungen von einer Flamme ohne Glocke ist, so benützt man am besten das von dem erfindungsreichen Prof. WEBER angegebene folgende Schema:

Fig. 158.

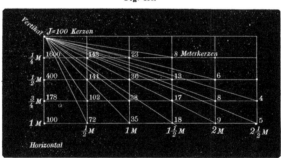

J bedeutet die Lichtintensität von 100 Kerzen; die horizontalen Linien befinden sich in Entfernungen von $1/_4$, $1/_2$, $3/_4$ und 1 Meter unter der Flamme, die senkrechten Linien in Entfernungen von $1/_2$, 1, $1^1/_2$, 2 und $2^1/_2$ Meter seitlich von der Flamme. Die an jedem Punkte angeschriebene Zahl giebt an, wie viel Meterkerzen diesen Platz beleuchten würden, wenn eine Flamme von 100 Normalkerzen Stärke in J brennen würde. Es würde also z. B. dann ein Arbeitsplatz 1 Meter unter und 1 Meter seitlich von der Flamme nur noch 35 Meterkerzen Helligkeit haben.

Setzt man nun an die Punkte des Schemas die Zahlen, die ich in Tabellen für die verschiedenen Lampenglocken bei 100 Normalkerzen zusammengestellt habe, so hat man den Lichtgewinn an jedem einzelnen Arbeitsplatze. Es wäre wünschenswerth (und es wird gewiss in Kurzem dazu kommen), dass jeder Lampenfabrikant und Verkäufer jeder Glocke ein solches Schema beigeben möge, damit man sofort wüsste, wie viel Licht man an jedem Platze zu erwarten hat; die Schulvorstände sollten wenigstens von jetzt ab diese Berechnung stets beim Kaufe mit verlangen!

Natürlich drängt sich die Frage auf: Wie viel Meterkerzen sind denn nun beim Schreiben und Lesen wünschenswerth?

Versuche, welche ich betreffs dieses Punktes angestellt, haben ergeben, dass man eine Zeitungsschrift (die sogenannte Bourgeois-Schrift) ebenso schnell

und fliessend auf 1 Meter liest, wenn sie mit einer Helligkeit von 50 Meterkerzen beleuchtet wird, als wenn sie bei gutem Tageslichte gelesen wird. 50 Meterkerzen würde man nun bei jeder Stearinkerze erhalten können, wenn man die
Schrift derselben bis 14 Cm. näherte; wer könnte aber in solcher Nähe der
Flamme arbeiten? Wir haben jedoch eine ganze Zahl von Glocken, die uns auf
dem Arbeitsplatze 50 Kerzen, ja sogar mehr liefern, uns also in die günstigen
Chancen des Tageslichtes versetzen. Die Glocken sind demnach überaus wichtige Factoren.

Wenn wir nun aber auch 50 Kerzen als das beste, als Ersatz des
Tageslichtes bezeichnen, so verlangen wir doch nichts Unbilliges, wenn wir als
Minimum der hygienischen Forderungen nur den fünften Theil derjenigen
Lichtmenge aufstellen, bei welcher man ebenso schnell und ebenso weit wie am
Tage liest.

Die Benützung einer Flamme und einer Glocke ist also
nicht mehr zu billigen in einer Distanz, in der die Papier-
helligkeit weniger als 10 Meterkerzen beträgt!

Jeder kann sich durch einen einfachen Versuch selbst überzeugen, dass
die Helligkeit bei 10 Meterkerzen nur eine sehr mässige ist.

Man braucht nur ein Papier horizontal 15 Cm. unter und 20 Cm. seitlich
von einer Stearinkerze zu halten, so hat man die Helligkeit von 10 Kerzen an
dieser Stelle des Papiers. Die Helligkeit einer Meterkerze ist so gering, dass
man bei ihr kaum eine Zeile Zeitungsschrift in 1 Minute entziffern kann, während
ein gesundes Auge bei 50 Kerzen wie bei Tage durchschnittlich in 1 Minute
16 Zeilen in 1 Meter Entfernung laut lesen kann.

Nehmen wir also 10 Kerzen als Minimum, so überzeugen wir uns,
dass schon in $^3/_4$ Meter Seitenabstand alle gebräuchlichen Petroleumlampen, ausser
der hygienischen Normallampe und der Mitrailleusenlampe, nicht mehr zu empfehlen
sind, dass vielmehr die anderen Petroleumlampen nur noch bis $^1/_2$ Meter horizontal
brauchbare Beleuchtung liefern. Also selbst bei der besten Glocke dürfen Gas-
und Petroleumflammen nicht weiter als $^1/_2$ Meter seitlich zum Schreiben und
Lesen benutzt werden.

Eine opulente Beleuchtung der Arbeitsplätze in Schulen ist gewiss
von grösster Bedeutung bei der Verhütung der Myopie; zu helles Licht können
wir immer mässigen, aber gegen zu wenig Licht kann man sich nicht schützen,
und ich stimme daher ganz mit JAVAL[164]) überein, welcher sagt: *„Il n'y a
donc jamais trop, il n'y a jamais assez de lumière artificielle."*

Man hat fälschlich das elektrische Licht beschuldigt, dass es Blendung
verursache. Natürlich wird es Schaden bringen, in eine offene elektrische Bogen-
lampe, auf die glühenden Koblenspitzen direct zu sehen; ein solches Experiment
ist sehr tollkühn. Alle Lampen sollen ja aber stets so postirt sein, dass das Auge
bei der Arbeit nicht in sie hineinsehen kann.

Ich habe die Arbeiter in einer Zuckerfabrik[165]) untersucht, in der seit
vier Jahren Bogenlicht in grosser Intensität die ganze Nacht hindurch brennt;
ich habe keine kranken Augen gefunden; ich habe auch danach gefragt, ob die
Leute zum Gas zurückkehren wollten; sie dachten aber gar nicht daran, Alle
waren vollkommen zufrieden. PONCET DE CLUNY (Progrès médical, 1880, pag. 627)
sagt also ganz richtig: „Klinische Beobachtungen über Blendung durch elektrisches
Licht fehlen ganz; Alles beschränkt sich auf eine Art von Legende."

Wir müssen im Gegentheil um so mehr für Einführung des elektrischen
Lichtes in Schulen plaidiren, als die Sehschärfe sowohl, als die Erkennung von
Farben bei elektrischem Lichte gegenüber dem Gaslichte bedeutend verbessert
wird, wie ich durch vergleichende Prüfungen[166]) bei 50 Augen von Naturforschern festgestellt habe.

Wir müssen ferner für das elektrische Licht plaidiren, da das Auge
und der Kopf durch dasselbe weniger erhitzt wird, als durch Gas- oder Petroleum-

licht. Bei zu heisser Beleuchtung tritt ein Gefühl von Trockenheit im Auge ein; die von der Bindehaut gelieferte Feuchtigkeit, welche den vorderen Theil des Auges bedeckt, verdunstet zu schnell. Das ist sehr lästig; denn natürlich wird in diesem Falle nicht blos das Auge, sondern auch der Kopf erwärmt, und es entsteht Kopfschmerz, der schliesslich am Weiterarbeiten hindert.

Bekanntlich existiren im Spectrum ausser den leuchtenden Strahlen noch jenseits der rothen die ultrarothen oder sogenannten dunklen Wärmestrahlen. Mit berussten Thermometern und mit Thermosäulen lässt sich diese strahlende Wärme messen. Für Gas-, Petroleum- und elektrisches Licht fehlten bisher die Messungen; ich *) stellte nun fest, dass, wenn man eine Edisonlampe nimmt, die genau 20 Lichtstärken hat, und eine Gaslampe mit Argandbrenner von auch genau 20 Lichtstärken, und wenn man in 10 Cm. Entfernung ein berusstes Thermometer aufstellt, nach 10 Minuten beim elektrischen Licht das Thermometer um 12·8⁰, beim Gaslicht um 23·5⁰ höher stand, als die Zimmertemperatur, die 14⁰ betrug. Dieses Verhältniss von 1:2 wurde auch mittelst einer empfindlichen Thermosäule beobachtet.

Daraus folgt, dass das Gaslicht bei 20 Cm. Entfernung doppelt so stark erhitzt, als das Glühlicht. In der Entfernung von ¹/₂ Meter vom Glühlicht fühlt man gar keine, beim Gaslicht noch eine sehr beträchtliche Wärme.

Natürlich kann man ja die Hitzewirkung des Gases verringern, wenn man die Flamme hoch genug über dem Kopfe anbringt, allein die Helligkeit nimmt ja nicht wie die Entfernung, sondern wie das Quadrat der Entfernung ab; man wird also eine doppelte und selbst vierfache Menge Licht brauchen, wenn man die Hitze vermeiden und doch gleiche Helligkeit haben will. Das Alles ist aber bei Glühlicht nicht nöthig, da es eben fast gar nicht erhitzt.

In neuerer Zeit haben Schuster & Bär, Lampenfabrikanten in Berlin (Prinzessinnen-Strasse), die Hitzewirkung der Petroleumflammen abzuschwächen gesucht durch 2 über einander gesetzte Cylinder, zwischen denen die warme Luft nach oben zieht. In der That sinkt dadurch zunächst die Temperatur um 2⁰; später aber erwärmt sich oben auch der Uebercylinder und man gewinnt nur ¹/₂ bis 1⁰.

Dass die violette Farbe des elektrischen Lichtes das Auge mehr schädige, als die gelbe Farbe der anderen Beleuchtung, ist eine durch keine Beobachtung gestützte leere Behauptung.

Der einzige Uebelstand des elektrischen Lichtes, das Zucken desselben, ist in neuester Zeit durch Verbesserung in der Technik der Kraftübertragung ebenfalls beseitigt worden, so dass vom oculistischen Standpunkte der Einführung desselben in die Schulen nur das Wort gesprochen werden muss.

VIII. Schüler-Myopie und Handschrift.

Bereits FAHRNER [61a] hatte den wichtigen Satz ausgesprochen: „Man lasse die Kinder schief werden, damit nur die Schrift hübsch schief liege." HERMANN MEYER [82] in Zürich hatte angedeutet, dass die Kinder den Kopf nach links drehen (der Anfang des Zerfalls der Stellung), um den Gang der Schreibfeder besser verfolgen zu können. ELLINGER [75] in Stuttgart, der zuerst energisch diesen Punkt besprochen, findet den Grund der schlechten Haltung der Kinder darin, dass bei den schrägen Schriftzügen das Papier nicht vor den Schreibenden, sondern etwas nach rechts hin geschoben wird. Dabei befinden sich die Augenmuskeln in einer Zwangsstellung, da sie beständig nach rechts und unten blicken müssen, und da das linke Auge weiter von der Schrift entfernt ist als das rechte. Liegt das Buch aber gerade vor der Brust, so sind beide Augen gleich weit von der

*) Ueber künstliche Belenchtung loc. cit.

Schrift entfernt und das Kind braucht nur gerade n a c h a b w ä r t s zu blicken; dabei ermüdet keine Gruppe der Augenmuskeln; auch steht die B a s a l l i n i e der Augen (bekanntlich die Verbindungslinie der Drehpunkte beider Augen) dann parallel den Zeilen und nicht geneigt, wie bei schräg gehaltenem Blatte. GROSS [84]) erklärt die heillose Haltung der Kinder wesentlich als Folge der Naturwidrigkeit unserer d e u t s c h e n Currentschrift und der vorgeschriebenen L a g e des Schreib- heftes. Er beobachtete ganz richtig, dass die Kinder so lange gerade sitzen, als sie im Anfange des Schreibunterrichtes g e r a d e Striche machen, dass sie aber sofort zusammenfallen, wenn die Striche von rechts nach links s c h r ä g sein müssen. Er hält daher auch die g r i e c h i s c h e Druckschrift für besonders schädlich, und er war der Erste, welcher eine mehr senkrechte, der Rundschrift ähnliche Schrift empfahl.

Die schräge Currentschrift ist übrigens erst 70 Jahre alt; früher wurde Alles senkrecht geschrieben. SCHUBERT [171]) hat zahlreiche Schriftproben aus dem germanischen Museum in Nürnberg aus dem 8.—17. Jahrhundert veröffentlicht, die das Herrschen der Steilschrift seit 1000 Jahren beweisen. Erst der Kalligraph H e i n r i g s in Crefeld führte 1809 für die deutschen Buchstaben eine Neigung von 45⁰ ein. Um unter den verschiedenen in Deutschland geltenden sogenannten Schriftductus eine Einigung zu erlangen, setzte im Jahre 1867 der Commissionsrath H e n z e einen Preis für die beste National-Handschrift aus. Nicht weniger als 754 Bewerber meldeten sich und von 50 Preisrichtern entschied sich die Mehrzahl für das Alphabet von G o s k y in Cottbus, das bereits mancherlei Rundungen statt der Ecken aufweist; sonst aber liegt diese ganze P r e i s h a n d s c h r i f t wie die früheren unter einem Winkel von 45 Grad. (Die Abbildung siehe in meiner auf der Naturforscher-Versammlung zu Danzig 1880 gehaltenen Rede „Ueber Schrift, Druck und überhandnehmende Kurzsichtigkeit", Tageblatt Nr. 3 und in meiner „Hygiene des Auges in den Schulen". Wien 1883.)

Es fehlt nicht an Verordnungen über die Lage des Buches und der Hände beim Schreiben; aber sie widersprechen sich oft. In den preussischen Seminaren wird gelehrt, dass der l i n k e Arm ganz wagrecht, dass das Buch dem Tisch- rande parallel liege, die rechte Hand nur auf den beiden letzten Fingern ruhe und das Gelenk freiliege; in den österreichischen Seminarien wird dagegen gelehrt, dass die obere linke Ecke des Buches nach links unten geneigt werde, d e r r e c h t e Vorderarm fast ganz aufliege und die linke Hand nur oben bleibe, um das Papier festzuhalten.

Ich habe mich in einer Volksschule zu Aussee in Steiermark im Sommer 1880 überzeugt, dass das Linksvorbeugen des Kopfes wesentlich eine Folge der s c h r ä g e n S c h r i f t ist. Sämmtliche Kinder sassen kerzengerade, wenn sie mit gerade ausgestrecktem Arm und anlehnendem Rücken ein Dictat senkrecht nach- schreiben sollten. W i e m i t e i n e m Z a u b e r s c h l a g e a b e r s t ü r z t e d i e g a n z e C l a s s e n a c h v o r n, s o b a l d w i e d e r s c h r ä g g e s c h r i e b e n w e r d e n s o l l t e. Auch wird jeder sorgfältige Beobachter finden, dass Kinder, die die Buchstaben eben erst schreiben lernen sollen, stets die Striche senkrecht machen und nur mit grösster Consequenz des Lehrers zu schrägen Grundstrichen gebracht werden können. Es scheint mir also ganz richtig, dass GROSS eine Art Rundschrift empfiehlt, die mit senkrechter Federhaltung geschrieben wird und die bereits in den obersten Classen der österreichischen Volksschulen geübt wird.

In einem sehr lesenswerthen Aufsatze hat Dr. SCHUBERT [83]) in Nürnberg die Frage in ganz exacter Form besprochen. Er geht bei seiner Untersuchung davon aus, das das Schreibheft auf 4 Weisen vor dem Schreibenden liegen kann; in der geraden Medianlage, in der geraden Rechtslage, in der schiefen Rechtslage und in der schiefen Medianlage.

1. Bei der g e r a d e n M e d i a n l a g e des Heftes können, wie SCHUBERT nachweist, die Augen den rechtsschiefen Schriftzügen ohne jede Anstrengung folgen; jedoch ist bei dieser Lage t e c h n i s c h eine rechtsschiefe Schrift unausführbar;

die anatomischen Verhältnisse des Handgelenks verhindern, den Federhalter so zu drehen, dass Striche von rechts oben nach links unten gerichtet werden.

2. Bei der g e r a d e n Rechtslage des Schreibheftes dagegen kann technisch die schiefe Schrift wohl ausgeführt werden. Allein das r e c h t e Auge muss, wenn das Heft 10 Cm. nach rechts von der Sagittalebene des Schreibenden verschoben wird, beim Schreiben der Zeile einen $1/5$mal grösseren Bogen beschreiben, als das linke, was sehr bald unerträglich wird. Dazu kommt, dass an b e i d e Augen die Forderungen einer s t e t i g e n und maximalen Rechtswendung gestellt werden. SCHUBERT berechnet, dass bei Fixation des Anfanges der Zeile das linke Auge eine Rechtswendung von circa 27⁰, das rechte von 15⁰, dagegen bei Fixation des Endes der Zeile das linke eine Rechtswendung von 48⁰ und das rechte von 41⁰ auszuführen hat. Die Maxima der Einwärtswendung, also hier des linken Auges, sind aber 42—45⁰, die Maxima der Auswärtswendung, also hier des rechten Auges, sind 38—43⁰. Es werden demnach bei nur 10 Cm. nach rechts von der Sagittalebene liegendem Schreibheft und bei gerader Körperhaltung m a x i m a l e und zum Theil sogar unmögliche Arbeitsleistungen von den Rechtswendern des Blickpunktes beider Augen gefordert. Diese kann das Kind auf die Dauer nicht aushalten.

Wollte man durch K o p f d r e h u n g die Ermüdung zu compensiren suchen, so müsste eine Rechtswendung des Kopfes um 34⁰ erfolgen; der maximale Drehungswinkel des Gelenkes beträgt aber nur 45⁰; es wird also auch bald Ermüdung eintreten, daher wird das Kind eine R e c h t s w e n d u n g d e s R u m p f e s zu Hilfe nehmen; damit ist der Beginn des bekannten Zerfalls der Stellung eingeleitet, der bald mit krankhafter Annäherung des Auges an die Schrift endet.

Auch muss, wie SCHUBERT berechnet, bei dieser Heftlage das rechte Auge beim Anfang der Zeile der Schrift um 2·3 Cm., in der Mitte um 3·6 Cm. und am Ende um 4·2 Cm. näher sein als das linke, was ungleichgradige Accommodation bedingt, die durch Kopf- und spätere Rumpfdrehungen umgangen werden würde.

3. Bei der s c h i e f e n R e c h t s l a g e des Heftes laufen die Zeilen schräg von links unten nach rechts oben. Abgesehen von den Beschwerden, welche schon bei der geraden Rechtslage der Schrift auseinandergesetzt wurden, kommt hier noch die Schwierigkeit hinzu, durch R a d d r e h u n g e n der Augen bei horizontal gestellter Basallinie den schräg in die Höhe laufenden Zeilen zu folgen; denn die senkrechten Meridiane müssen, da beide Augen in verschiedenen Graden nach rechts oben gekehrt sind, auch in verschiedenem Grade nach rechts geneigt sein. Da also die Netzhäute nicht mehr symmetrisch liegen, müssen im peripherischen Gesichtsfelde Zerstreuungskreise entstehen. So wenig als nun Jemand bei gerader Kopfhaltung längere Zeit in einem Buche lesen kann, dessen Zeilen schräg nach oben laufen, so wenig kann man bei dieser Stellung der Zeilen längere Zeit schreiben. Man neigt den K o p f n a c h d e r l i n k e n S c h u l t e r zur Compensation, bis die Basallinie parallel zur Zeilenrichtung steht. Und diese gefürchtete Stellung inaugurirt wieder den Zerfall der Körperhaltung.

Endlich 4. die s c h i e f e M e d i a n e b e n e des Heftes verbindet die Uebelstände der ersten und dritten Lage. GROSS empfiehlt diese schiefe Medianebene und meint, dass „nur eine leichte Neigung des Kopfes erforderlich ist, um die naturgemässe Stellung und Bewegung beider Augen zu Stande zu bringen", allein gerade mit dieser Neigung des Kopfes beginnt die gesammte schlechte Haltung. Aus den genannten Gründen empfiehlt SCHUBERT die g e r a d e M e d i a n l a g e mit einer mehr der Rundschrift sich nähernden Schrift, deren Grundstriche senkrecht stehen.

SCHUBERT [171]) stützte seine Ansicht von der Schädlichkeit der Schiefschrift durch den Nachweis, dass gerade das r e c h t e Auge am häufigsten das s t ä r k e r brechende sei. Bei 915 Kindern in Nürnberg fand er in 34% die Refraction rechts stärker, bei 18% links stärker.

Er entwarf auch folgende Tabelle der Anisometropie, welche sich auf 21.949 von verschiedenen Autoren untersuchte Schulen bezieht, von denen 3263 rechts und 2032 links stärkere Refraction zeigten. Unter den Anisometropen war also in 62% das rechte, in 38% das linke Auge stärker brechend.

Untersucher	Anzahl Kinder	Stärkere Refraction	
		rechts	links
SCHUBERT	7416	1789	982
FLORSCHÜTZ	2625	136	10
BERLIN-REMBOLD	932	109	102
SCHMIDT-RIMPLER	1710	177	125
SCHNELLER	1439	210	140
SEGGEL	3660	428	287
v. REUSS ⎫ nach SEGGEL ⎧	420	135	134
ARLT jun. ⎭ ⎩	282	94	77
EMMERT ⎫ briefliche Mittheilung ⎧ . . .	1823	61	64
KOTELMANN ⎬ an SCHUBERT ⎨ . . .	413	47	47
JUST ⎭ ⎩ . . .	1229	77	64
Summe .	21949	3263	2032

Dadurch ist wohl der Nachtheil, der das rechte Auge hauptsächlich trifft, erwiesen.

Diesen Befunden entsprach auch die Beobachtung WILHELM MAYER'S [173]), der unter 189 nicht gerade gebauten Schulmädchen eine classenweise Zunahme von 44, 57, 56, 57, 71% und bei 94 einfachen Scoliosen nur 9mal solche nach rechts, dagegen 85mal nach links gewendete fand. Aehnlich fand SCHENK [182]) in Bern bei sehr sorgsamen Messungen von 200 Scoliosen 160 linksseitige und nur 34 rechtsseitige.

Auch WEBER [44]) erklärt sich gegen die schiefe Schrift, da die Aufgabe bei ihr das genaue Einhalten gewisser Grenz- oder Directions-linien mit der schreibenden Spitze ist. Das Kind, welches schreiben lernt, muss den Ausgangspunkt, den Weg und den Endpunkt der Federspitze übersehen und das Abweichen von der vorgezeichneten Linie überwachen; die Augenarbeit beim Schreiben ist also nach WEBER nicht ein Fixiract, sondern ein Visiract. Beim Visiren mit zwei Augen muss aber die die beiden Visirpunkte verbindende Linie senkrecht auf die Basallinie fallen. Da nun die Striche von links unten nach rechts oben laufen, so muss die sagittale Durchschnittsebene des Kopfes in dieselbe Richtung gebracht werden, d. h. beide Augen müssen beim Aufstrich von der Zeile nach dem Ziele, der Federspitze, beim Abstrich vom dem Ziele nach der Zeile visiren, wobei auch der durch den Griffel gedeckte Theil der Linie beim Blicke von oben besser übersehen werden kann. Daher neigen die Kinder nach WEBER'S Beobachtungen bei sorgfältigem Schreiben den Kopf nicht nach links, sondern die Stirn nach rechts abwärts und schauen mit einer Blickerhebung von etwa 30^0 genau wie beim Zielen mit einer Büchse in der Richtung des Federzuges.

Dagegen fand WEBER, dass die mit der SOENNECKEN'schen Rundschrift-feder angestellten Versuche ein vollständiges Ueberwachen der Spitze bei auf-rechter Kopfstellung gestatten, ferner, dass der abgerundete Schriftdictus ein genaues Zusammenfallen der Buchstabenenden mit den vorgezeichneten Linien ohne schädliche Annäherung des Auges ermöglicht, und dass endlich die Rundschrift mindestens so schnell wie die lateinische ausgeführt werden kann.

BERLIN bestätigte durch Messungen bei 300 Schulkindern die Angaben WEBER'S; in der That stand bei 93% der Kinder die Basallinie senkrecht zu den Grundstrichen. BERLIN und REMBOLD [116]) hatten sich aber durch gemeinsame Untersuchungen überzeugt, dass es irrig sei, zu glauben, die Basallinie stehe parallel mit der Zeile. Der Kopf wird vielmehr so gedreht, dass die Basallinie senkrecht auf die G r u n d s t r i c h e zu stehen kommt. Da nun bei s c h r ä g e r M e d i a n l a g e die schräge Schrift senkrecht steht zur horizontalen Basallinie, empfehlen sie S c h i e f s c h r i f t bei s c h r ä g e r M e d i a n l a g e d e s H e f t e s. Nach ihrer Ansicht beherrscht nicht Hand und Arm den Schreibact, und das Auge fügt sich diesen nicht so gut es kann, sondern das Auge nöthigt den Arm und die Hand in seinen Dienst. Indem das Auge dem Grundstrich folgt, ist es von dem B l i c k b a h n g e s e t z von WUNDT abhängig. Dieses Gesetz sagt: die Bewegungen im horizontalen und verticalen Meridian lassen sich am leichtesten ausführen, die diagonalen Bewegungen jedoch, die auf Raddrehungen des Auges beruhen, schaden dem Auge auf die Dauer. Es werde also der Grundstrich am bequemsten im verticalen Meridian verfolgt, daher die Grundlinie horizontal gestellt. Die Zeile dagegen werde nicht durch Augenbewegungen, sondern durch Kopf-bewegungen verfolgt, ohne die bedenklichen Raddrehungen. Nur in ganz wenigen Ausnahmefällen visire der Schüler auf die Haarstriche, dann sei der Winkel zwischen Grundstrich und Grundlinie 50—70°, während er sonst meist zwischen 85 und 95° schwanke. (Ueber die Messapparate für diesen Winkel vergl. BERLIN und REMBOLD'S [115]) interessante Originalarbeit.)

Es ist somit auch durch diese Autoren bewiesen, dass das wichtigste die g e r a d e M i t t e l l a g e ist. Bei jeder Rechtslage muss der Kopf und Rumpf schief gestellt werden, um die Basallinie in richtiges Verhältniss zu den Grund-strichen zu bringen. Trotzdem empfahlen sie s c h r ä g e M i t t e l l a g e, weil bei ihr auch der Winkel ein rechter sei, und weil die Hand dabei leichter der Zeile folgen könne, als bei gerader Mittellage.

Sie fassten ihre (im Detail hier unmöglich wiederzugebenden) zahlreichen Messungsresultate in etwa folgende Sätze zusammen:

1. Die 2 Hauptpunkte sind Vorwärtsbewegung und Seitwärtsdrehung des Rumpfes. Beide können zugleich vorkommen oder jede für sich. Die erstere schädigt das Auge, die letztere schädigt die Wirbelsäule.

2. Die alleinige Ursache der Seitwärtsdrehung ist die gerade oder nur wenig geneigte Rechtslage des Heftes. Die Vorbeugung jedoch hat verschiedene Ursachen, die wichtigsten sind Schwäche des kindlichen Körpers, welche in Ver-bindung mit unzweckmässigen Subsellien und zum Theil durch in Folge der Rechtswendung des Heftes gemachte Verdrehung des Rumpfes zu baldiger Ermüdung führt, das Neue und Ungewohnte der Naharbeit, schlechte Beleuchtung, schlechtes Schreibmaterial.

3. Die Vorwärtsbeugung wird sich nur zu einem kleinen Theile durch Abänderung der Schreibweise bessern lassen; ohne gute Subsellien und ohne Energie und Aufmerksamkeit des Lehrers wird der Nutzen nach dieser Richtung kein hochgradiger sein; ja es wird bezweifelt werden müssen, ob ganz junge Kinder im 1. Schuljahre überhaupt eine Entfernung vom Schreibobjecte einhalten können, von der eine Schädigung ihrer Augen nicht zu fürchten wäre.

4. Dagegen ist durch Abänderung der Schreibweise, gerade Schrift bei gerader oder schiefe bei stark schräger Mittellage, die Seitwärtsdrehung des Rumpfes erfolgreich zu bekämpfen. O h n e e i n e s o l c h e A e n d e r u n g a b e r m ü s s e n die Kinder selbst in den besten Subsellien verdreht sitzen.

5. Die aufrechte Schrift bei quer verlaufender Zeile ist, als den Bewegungs-gesetzen der Hand zuwider und stark ermüdend, zu verwerfen. Dagegen ist die liegende Schrift, so ausgeführt, dass die Grundlinien der Buchstaben senkrecht zum Tischrand gemacht werden, die Zeile aber genau vor der Mitte des Körpers in einem Winkel von 30—40° schräg ansteigt, diejenige, bei welcher der Körper eine symmetrische Haltung bewahren kann und zugleich an Auge und Hand die geringsten Anforderungen gestellt werden.

Diesen Beobachtungen entsprechend, empfahlen also BERLIN und REMBOLD dem württembergischen Ministerium die schräge Medianlage mit Schrägschrift.

Allein SCHUBERT hat durch tausende von Messungen neuerdings nachgewiesen, dass die Kopfhaltung der Kinder bei dieser schrägen Medianlage
schlechter ist, als bei gerader Mittellage und dass die schlechte Neigung
des Kopfes abhängig ist von der Richtung der Zeile. Mit dem
Winkel zwischen Basallinie und Zeile steigt die Linksneigung. Auch fand er
durch 574 Messungen des Augenwendungswinkels, dass der Schreibende die Zeile
nicht nur mit dem Kopfe, wie BERLIN meint, sondern auch mit den Augen
verfolgt. Ferner bewies er, dass die Neigung der Grundstriche, im
Allgemeinen zur Körpermitte gehend, eine geringere am Anfang als am
Ende der Zeile ist, was ihre Abhängigkeit von der Hand wohl am besten
beweist. Auch ergaben ihm seine 994 Messungen des Grundstrich-Basallinien-
winkels Schwankung von 70—105°, so dass man den Winkel nicht als
rechten betrachten kann.

Auch SCHENK [182]) zeigte bei 400 Messungen, dass der Winkel zwischen
60 und 90° schwanke. Demnach stehen sich die Angaben von BERLIN-REMBOLD
und SCHUBERT-SCHENK direct gegenüber. Letztere werden in neuester Zeit durch
Nachmessungen von W. MAYER [172]) bestätigt und selbst ELLINGER [177]) spricht sich
neuerdings für gerade Schrift in grader Mittellage aus.

Da kein einziger Autor vom oculistischen Standpunkte
sich gegen die letztere erklärt hat, so müssen wir ihr entschieden den Vorzug geben. Wir dürfen auch nicht vergessen, dass, selbst
wenn die schräge Schrift bei schräger Mittellage unschädlich wäre, doch die
Controle des Lehrers bei jedem Schüler, ob er das Buch wirklich 30—40° schräg
gelegt hat, schwer und bei der Hausarbeit ganz unmöglich ist. Hat das Kind
seine Hausarbeit steil geschrieben, so hat es auch gerade dabei gesessen, weil
die Steilschrift so nur leicht ausgeführt werden kann. Wir stimmen vollkommen
mit W. MAYER überein, der seine Arbeit mit den Worten schliesst: „Wir können
nur wünschen, dass einmal der Versuch gemacht werde, da oder dort einige
Curse die ersten Schuljahre absolut aufrecht schreiben zu lassen. Die Praxis muss
dann entscheiden, ob die von Jugend auf geübte Steilschrift wirklich an Raschheit
der Ausführung so sehr von der Currentschrift übertroffen wird, und zweitens
wird man sehen, ob nicht das ältere Kind später mit Leichtigkeit in die Ausführung
der Currentschrift übergehen kann. Im ersten Falle würde die Wiedereinführung
der aufrechten Schrift gar keine Nachtheile, wohl aber den Vortheil haben, dass
die in hygienischer Beziehung unbestritten beste Schreibweise geübt würde, im
letzteren Falle aber wäre der SCHUBERT'schen vielfach unterstützten Forderung
ohne grosse Störung Gehör zu geben, dass man das lernende Kind, das noch nicht
im Eilmarsch Geschäftsbriefe schreiben muss, in Steilschrift unterrichten solle, die
seinem zarten Körper zweifellos die geringsten Schädlichkeiten bereitet. So lange
man sich aber nicht entschliessen kann, die Currentschrift in den Schulen fallen
zu lassen, mag doch in Erwägung gezogen werden, dass jede geringere Neigung
der Grundstriche, als um die bis da eingeführten 45° eine bessere Haltung und
Heftlage gestattet und ferner, dass die Rechtslagen des Heftes all-
überall als absolut schädlich erkannt worden sind.“

GROSS, JAVAL und WEBER glauben, dass gerade die deutschen Buchstaben den Augen schädlich seien. JAVAL behauptet sogar, dass, wenn die Zahl
der Myopen im Elsass nach der Annexion zugenommen zu haben scheine
(eine derartige Statistik ist mir völlig unbekannt), die Einführung der deutschen
Schrift eine Ursache sei. WEBER findet, dass der fast völlige Mangel an Haar-
strichen und die leicht geschweifte Form der Buchstaben der lateinischen
Schrift den Vorzug giebt, ferner dass das Zusammentreffen der Umbiegungsstellen
mit den vorgezeichneten Linien eine viel geringere Fixirarbeit fordert, da erstere
nicht spitzwinklig wie bei den deutschen Buchstaben, sondern abgerundet sind,
also keine punktförmige, sondern nur eine linienförmige Berührung verlangt.
WEBER will sich auch durch Versuche überzeugt haben, dass ein 8jähriges Kind,

welches die l a t e i n i s c h e Schrift erst $^1/_4$ Jahr, die deutsche Schrift aber 2 Jahre bereits betreibt, mit letzterer stets etwas zurückbleibt.

Erwiesen scheint mir der Nachtheil der deutschen Schrift noch nicht; doch wäre es wohl im allgemeinen Interesse wünschenswerth, dass unsere kleinen Schulkinder nicht gleich mit 2 Alphabeten gequält, sondern, wie in fast allen anderen Culturstaaten, nur mit der lateinischen Schrift bekannt gemacht werden. *)

IX. Die Schüler-Myopie und der Unterricht im Schreiben, Zeichnen und den Handarbeiten.

Die meisten Anfänger lernen auf S c h i e f e r t a f e l n schreiben. Schon 1867 machte ich darauf aufmerksam [6]), dass bei diesem Material die hellgrauen Striche auf dunkelgrauem Grunde nicht genug contrastiren, und dass die Erfindung eines besseren Materials wünschenswerth sei. HORNER [85]) wies im Jahre 1878 nach, dass bei derselben Beleuchtung und bei derselben Sehschärfe dieselben Buchstaben mit T i n t e geschrieben auf 4 Fuss, mit S c h i e f e r s t i f t geschrieben aber nur auf 3 Fuss erkannt werden, selbst wenn der so störende Reflex der Schiefertafel vermieden und der Contrast zwischen Schrift und Tafel äusserst günstig ist. HORNER ist der Ansicht, „dass mit der Entfernung der Schiefertafel aus den Schulen die jeder neuen Generation stärker drohende Gefahr der M vermieden wird".

A. WEBER stimmt dieser Ansicht durchaus nicht bei. Die Schwierigkeit, Anstrengung und Schädlichkeit des Schreibens nach Grenz- und Directionslinien bleibt sich ganz gleich, ob mit Feder, Bleistift oder Griffel geschrieben wird. WEBER schliesst sich dem Beschluss des Schweizer Schulpflegeamtes vom 3. Mai 1879 an, welcher lautet: „Als Schreibmaterial für Elementarschulen gilt grundsätzlich Papier und Feder, jedoch steht der Gebrauch der Tafel daneben in dem ersten Schuljahre dem Lehrer frei in dem Sinne, dass nach dem ersten halben Jahre Tinte vorherrschend gebraucht wird."

Da der Contrast von Tinte und Papier immer stärker ist, als der von Griffel und Schiefertafel, schliesse ich mich HORNER an. Im Jahre 1882 ist von E m a n u e l T h i e b e n, einem Fabrikanten in P i l s e n, der Versuch gemacht worden, statt der Schiefertafeln w e i s s e K u n s t s t e i n t a f e l n zu construiren, auf welche man mit Bleistift schreiben kann. Nach meinen Beobachtungen [183]) wird dieselbe Schriftgrösse bei derselben Beleuchtung und derselben Sehschärfe auf der Schiefertafel bis 7, auf der Kunststeintafel dagegen bis 8 Meter gelesen.

Das Auge braucht sich also den weissen Tafeln weniger zu nähern; auch glänzen diese Tafeln nicht. Der Preis beträgt 30—40 Pf. Aber sie sind schwer zu reinigen, bekommen leicht Risse und sind, da sie aus Kalkstein bestehen, leicht zerbrechlich. Deshalb empfahl später SCHMIDT [186]) in Sachsenhausen die weissen P a p p s c h r e i b t a f e l n von B ü r c h l in Worms. Auf die eine Sorte kann man mit Holzkohle schreiben und die Schrift mit trockenem Feuerschwamm abwischen; es können freilich so nur sehr dicke Striche gemacht werden. Die zweite Sorte wird mit Bleistift beschrieben und mit nassem Schwamme gereinigt. Ich fand jedoch, dass sie durch nasses Abwischen leicht erweicht werden und dann eine unebene, blasige Fläche zum Schreiben bieten. Sie sind allerdings billig (25—35 Pf.), sehr leicht, aber nicht dauerhaft.

Im Jahre 1886 empfahl STEFFAN [185]) in Frankfurt a. M. weisse Tafeln aus e m a i l l i r t e m E i s e n b l e c h von W e n z e l in Mainz. Man kann mit Graphit oder Bleistift darauf schreiben und die Schrift mit einem Schwamme abwischen. Sie glänzen anfangs nicht und sind absolut unzertrennlich. Das Stück kostet

---

*) Rector F r i c k e in Wiesbaden hat einen Lateinschriftverein gegründet, der bereits viele tausend Mitglieder zählt, die sich verpflichten, möglichst nur Lateinschrift zu verwenden. Die Mitgliedschaft wird ohne Beitrag nur durch Anmeldung bei Herrn F r i c k e erworben. Je mehr Gebildete sich dem Vereine anschliessen, desto eher ist zu hoffen, dass auch die Regierungen dem Verlassen der sogenannten deutschen Schrift, die erwiesenermassen nur eine von Mönchen verschnörkelte Lateinschrift ist, zustimmen werden.

freilich 70 Pf. bis 1 Mark. Im Anfange erschienen mir auch diese Tafeln gerade wie die oben besprochenen wirklich sehr gut. Aber mit der Zeit wurden sie glänzender und glatter, und die Schrift ist dann kaum mehr zu entfernen, auch wenn man Radirgummi mit Wasser zur Reinigung anwendet. Es wäre also zu wünschen, dass es endlich der Technik gelänge, weisse Tafeln, welche nicht glänzend, nicht zerbrechlich und doch billig sind, so herzustellen, dass die Bleistiftschrift leicht wieder ausgelöscht werden kann. Bei sehr raschem und langdauerndem Schreiben empfiehlt WEBER den Bleistift wegen der geringeren Ermüdung der Hand. — Dass blasse Tinte den Augen schädlich, bedarf kaum der Erwähnung; die Tintensorten, welche erst später dunkel werden, sind ganz aus den Schulen zu verbannen.

Wichtige Vorschriften über die Haltung beim Schreiben in schräger Mittellage geben BERLIN und REMBOLD.

1. Der Oberkörper bleibt möglichst aufrecht, so dass er seine Stütze im Rückgrat findet, dessen Ermüdung durch Anlehnen seines unteren Theiles an eine Rückwand vermieden wird. 2. Die Querachse des Körpers oder die Verbindungslinie der Schultern steht parallel zum Längsrande des Tisches, und es ist daher nicht gerechtfertigt, wenn einzelne Schreiblehrer dem Schreibenden eine schiefe Haltung des Oberleibes zur Erzielung einer gefälligen geneigten Schrift anempfehlen. 3. Der Körper drückt sich nicht an den Tischrand, sondern hält sich etwa 3 Cm. von demselben entfernt. 4. Der Kopf, dessen Querachse ebenfalls parallel zum Längsrand des Tisches steht, senkt sich nur leicht gegen den Tisch und nicht weiter, als zur Gewinnung eines geeigneten Neigungswinkels der Blickebene zur Tischplatte erforderlich ist. 5. Die Ellbogen halten sich etwas tiefer, als der Tischrand und stehen beiderseits gleich weit vom Körper ab; der Abstand der Ellbogen vom Körper soll kein zu kleiner und kein zu grosser sein, hat aber einen gewissen Spielraum, innerhalb dessen er von der Höhe der Schulter über dem Tischrand abhängt. 6. Die Vorderarme, nicht aber die Ellbogen kommen auf die Tischplatte und haben auf derselben, da das Heft vor die Körpermitte zu legen ist, eine nahezu symmetrische Lage einzunehmen. 7. Diese Körperhaltung ist während des ganzen Schreibactes beizubehalten, indem hierbei der Oberkörper und die Oberarme bis zu den Stützpunkten der Vorderarme auf dem Tischrand ruhig bleiben nnd nur die auf der Tischplatte befindlichen Körpertheile die eigentlichen Schreibbewegungen ausführen. 8. Zur Herstellung der Buchstaben und Wörte sind die nothwendigen Bewegungen nur in den Fingergelenken, beziehungsweise dem Handgelenk auszuführen. 9. Bei der zur Weiterführung der Zeile nöthigen Bewegung des rechten Vorderarmes hat derselbe seinen Stützpunkt auf dem Tischrand nicht etwa nach aussen zu verrücken, sondern sich um den in möglichst unveränderter Lage bleibenden Stützpunkt so zu drehen, dass er auf der Tischplatte einen Winkelraum durchläuft. Hierbei würde an sich der vordere Theil der Hand einen flachen Bogen beschreiben, zu dem die von links unten nach rechts oben ansteigende Zeile die Sehne bildet, und es ist daher zum Zwecke einer geradlinigen Führung der Zeile nöthig, dass der Abstand des vorderen Theiles der Hand vom Unterstützungspunkt eine unbedeutende, bis zur Mitte der Zeile allmälig zunehmende und von da wieder abnehmende Verkürzung erfahre. Diese soll nicht durch ein Zurückweichen des Vorderarmes, sondern durch eine kleine Einbiegung in den Hand- und Fingergelenken bewerkstelligt werden. Daher keine zu langen Zeilen, besonders nicht bei kleinen Kindern! 10. Um eine neue Zeile zu beginnen, hat der Vorderarm die eben angeführte, langsame Drehbewegung in schnellerem Tempo zurückzumachen. Die zur Beschreibung der sich unter einander folgenden Zeilen nothwendig werdende zunehmende Verkürzung des Abstandes des vorderen Theils der Hand von dem Unterstützungspunkt des Vorderarmes ist ebenfalls nicht durch Zurückweichen des Vorderarmes, sondern durch Einbiegen der Hand- und Fingergelenke, und wenn dies nicht mehr weiter in bequemer Weise ausgeführt werden kann, durch Emporschieben des

Heftes mittelst der linken Hand zu bewerkstelligen. Auch diese Bewegung mit der linken Hand hat immer in der Weise zu geschehen, dass eine Verrückung des Unterstützungspunktes des linken Vorderarmes auf dem Tischrand nicht stattfindet, also entweder aus dem Handgelenk oder durch leichte Drehung des linken Vorderarmes um seinen Stützpunkt. 11. Der Kopf behält seine Stellung möglichst bei; die vor Beschreibung der Zeile folgende leichte Drehung des Kopfes von links nach rechts hat auch bei längeren Zeilen keine hygienischen Nachtheile."

BERLIN und REMBOLD wünschen mit Recht den Schreib- und Leseunterricht wie jede Naharbeit aus den Kindergärten zu verbannen und den Schreibunterricht im ersten Schuljahre möglichst einzuschränken. Es soll zuerst nur an entfernten Wandtafeln das Lesen eingeübt, dann im Buche gelesen und zuletzt mit dem Schreiben begonnen werden, wobei der Schreibunterricht in den ersten Schuljahren höchstens ½ Stunde dauern dürfte, und dass selbst da noch nach 5—10 Minuten eine Pause von einigen Minuten gemacht werde. Die Schreibbuchstaben sollen möglichst gross sein und die Anforderungen im Schönschreiben ermässigt werden, die schriftlichen Hausaufgaben sind thunlichst zu beschränken. Die Lehrer sollen die Kinder und möglichst auch die Eltern auf die Wichtigkeit der guten Haltung bei dem Schreiben zu Hause aufmerksam machen. Geeignete Vorlesungen sollen in den Seminaren, Universitäten, Lehrervereinen etc. gehalten werden. — Der Berliner Lehrer-Verein hat jetzt Schreibhefte für Schulkinder herausgegeben, auf deren Titelblatt die richtige Haltung beim Schreiben beschrieben und gezeichnet ist.

In neuester Zeit haben sich auch die Augenärzte um die Methode des Zeichenunterrichtes zu kümmern begonnen. In Hamburg hatte Dr. STUHLMANN [86]) die sogenannte stigmographische Methode des Zeichnens erfunden, durch welche es ermöglicht werden sollte, Kinder von 6—9 Jahren im Zeichnen zu unterrichten. Sie beruht auf einem Gewirr von Punkten und Netzen, deren Schädlichkeit, was die kleinen Stickmuster betrifft, eigentlich Jedermann a priori einleuchten müsste. Der Verein deutscher Zeichenlehrer hat bereits gegen die Einführung derselben in Preussen protestirt und hat sich an 22 Augenärzte gewendet, von denen 20 darin einmüthig waren, dass diese Methode den Augen schädlich, und dass das Zeichnen in so frühem Alter ungesund ist. Sie wurde auch von den Behörden verboten.

Ganz ähnlich wie mit dem Netzzeichnen verhält es sich übrigens mit den schrägen Linien auf den Linienblättern, welche auch in Sachsen verboten wurden.

Da erfahrungsgemäss das viele Schreiben die M fördert, so schlug ich vor [87]), in den höheren Schulen von Tertia an, wo das viele Schreiben beginnt, die Stenographie obligatorisch zu lehren. Freilich sind die Buchstaben kleiner als die Currentschrift, aber nicht kleiner als die griechischen Buchstaben. Die Erlernung ist ja leicht und die Zeitersparniss ist, wie ich aus 35jähriger Praxis versichern kann, eine so gewaltige, dass jenes Bedenken nicht in die Wagschale fallen darf. Die Ansicht [187]), dass die Stenographen ihre ganze Sinnesthätigkeit auf die mechanische Fixirung des Vorgetragenen verwenden und wenig von dem wissen, was sie niederschreiben, kann ich durchaus nicht theilen. Wie viel Stunden häuslicher Arbeit würden die Primaner und Secundaner ersparen, wenn sie die Entwürfe und Präparationen ihrer Arbeiten nicht in Currentschrift, sondern stenographisch niederschreiben könnten! Und gerade in diesen Classen nimmt ja die M so besorgnisserregend zu.

Nach WEBER wird in Deutschland überhaupt zu viel auf Kalligraphie gesehen, während in Frankreich, England und Amerika auf den kalligraphischen Unterricht viel weniger Zeit verwendet wird.

Die Wandtafel darf trotz guter Schwärze keinen Glanz haben; daher wünscht WEBER das Einlassen einer mächtigen Schiefertafel in die Kathederwand. Prof. KÖSTER in Bonn theilte mir gefälligst brieflich mit, dass er schon seit Beginn seiner Lehrthätigkeit nicht mit weisser Kreide auf schwarzen Holztafeln, sondern mit **weicher Kohle auf matt schmutzigweiss grundirter Maler-leinwand**, die auf Keilrahmen aufgespannt ist, in seinem Auditorium zeichnet. „Die Kohle lässt sich mit einem trockenen Lappen abwischen. Abgesehen von der Billigkeit, Bequemlichkeit beim Zeichnen etc., spiegelt und glänzt die Leinwand nicht; von jeder Stelle des Hörsaales sieht man die Zeichnung **schwarz auf weiss** gleich gut und viel schärfer als weiss auf schwarzem Grunde." Ich habe seit langen Jahren in meinem Auditorium eine **matte Glastafel**, auf welche ich mit weissen und bunten Kreiden zeichne; die Tafel blendet nie und die Zeichnungen erscheinen sehr deutlich.

Auch der **Handarbeitsunterricht** der Mädchen bedarf der ärztlichen Aufsicht. Schon BEER[83]) schrieb im Jahre 1813: „Ich sah kleine, mit dem sogenannten **Perlenstich** auf den Tabaksdosen verfertigte Landschaften, die einem trefflichen Miniaturgemälde kaum nachgeben, und welche einen Verstand der Nähterin verriethen, der jedem gebildeten Künstler Ehre machen würde; mit dem innigsten Vergnügen betrachtete ich jene Bilder, bis mir die Augen der Künstlerin einfielen, die mir die Freude auf die fatalste Weise verbitterten." Das gilt auch noch heute. Schon in den FRÖBEL'schen **Kindergärten** werden den ganz kleinen Kindern Handarbeiten gelehrt, die für das zarte Auge viel zu anstrengend sind. — Ich habe die Handarbeiten[89]) in vier Kategorien getheilt, je nachdem dieselben nach der Feinheit der Maschen oder Stiche leicht, mehr oder weniger schwierig oder gar nicht auf **1 Fuss Entfernung** gesehen werden können. Alle jene **groben** Handarbeiten, deren Maschen oder Stiche ein gesundes Auge noch auf Armeslänge genau unterscheiden kann, wie Stricken, Wollhäckeln, Filiren, grobes Stopfen und das gewöhnliche Kleidernähen sind unschädlich. Die zweite Sorte von Handarbeiten aber hat es mit Maschen und Stichen zu thun, die vom gesunden Auge nur mit knapper Noth in 1 Fuss Entfernung noch unter einem Winkel von 1 Minute gesehen werden können; hierhin gehört das **feine** Stopfen, das Gardinen-Appliciren, Buntsticken, die altdeutsche sogenannte Holbein-Stickerei, die Mignardisen-Häkelei und die beliebte Filet-Guipure. Die dritte Reihe: **feine Weissnähterei**, englisches und französisches **Sticken**, Knopflochnähen, **Plattstich** und **Namensticken** führt wegen noch grösserer Kleinheit der Objectstheile sehr häufig zu Myopie und Asthenopie. **Absolut schädlich** ist die vierte Serie, der Superlativ der Handarbeiten: **Point-lace, Petitpoints, feine Perlenstickerei und echte Spitzenarbeit**. Der Plattstich muss in Schulen noch besonders deswegen vermieden werden, weil diese Arbeit auf einen Rahmen gespannt ist, den man nicht, wie die anderen Handarbeiten, an das Auge heranbringen kann, sondern auf den man sich auflegen muss.

A. WEBER geht noch weiter als ich. „Wer möchte sich, sagt er, unter Anderem heutzutage z. B. noch mit dem **Stricken** eines Strumpfes plagen, der, je nach der Feinheit des Fadens 35.000 bis 60.000 Maschen verlangt, wenn man solchen in längstens drei Stunden in untadelhaftester Ausführung durch die Maschine herstellen kann?" Wenn WEBER jedoch unseren Töchtern statt des Strumpfes lieber griechische Classiker geben oder sie Kegelschnitte lehren will, so geht er wohl zu weit. Darin schliesst er sich mir aber vollkommen an, dass er jede **Handarbeit verbietet, welche eine grössere Annäherung als 35 Cm. an das Auge verlangt**. — Natürlich sind besondere Tische für weibliche Handarbeiten erforderlich: Nähtische, gepolsterte Leisten, und ferner Oberlicht bei Tage. Bei Lampenlicht darf überhaupt kein Handarbeitsunterricht ertheilt werden.

X. Schülermyopie und Bücherdruck und Papier.

Seit Jahrzehnten ist bereits über den immer kleiner werdenden Druck der Bücher und Zeitungen geklagt worden. Schon ARLT[90]) sagte 1865: „Wie viel leiden die Augen durch die Tauchnitz'schen Stereotypausgaben der griechischen und lateinischen Classiker, wie viel durch den Perldruck der Groschenbibliotheken deutscher Dichter und Schriftsteller, sowie durch den Diamantdruck der Taschen-wörterbücher, in denen wohl 50 Wörter mit einer ganzen Anzahl gleicher Anfangs-buchstaben auf einer Seite stehen und den suchenden Blick verwirren, wie viel durch die niedlichen Landkärtchen, deren Ortsbezeichnungen man durch ein Ver-grösserungsglas betrachten möchte, um sie zu erkennen. Die Zahl derer, welche auf diese Art um die Sehweite, Ausdauer und Schärfe ihrer Augen gekommen sind, ist in der That nicht gering. Ich erinnere mich sehr gut, dass ich nach vollendeten Studienjahren dieselben Gegenstände auf einem etwa 1 Stunde entfernten Bergabhange nicht mehr erkannte, welche ich in meinem 13. Jahre noch sehr deutlich wahrgenommen hatte."

Erst JAVAL in Paris hat in seinem höchst lesenswerthen und geistreichen *Essai sur la physiologie de la lecture* (Annales d'oculistique, tome 79—82) 1878—1879 die Frage des Bücherdruckes wissenschaftlich behandelt; es ist nur zu bedauern, dass keine Abbildungen beigegeben sind.

Er wählte bei seinen Beobachtungen als Einheit den typographischen Punkt, welcher in der französischen Nationaldruckerei ungefähr 0·4 Mm. misst. In Deutschland existirt die Einheit dieses Punktes nicht; annähernd entspricht die Petitschrift 8 Punkten.

Druckproben.

Antiqua Petit-Schrift	n	= etwa 0·75 Mm.
" Nonpareille	n	= " 1·0 "
" Petit	n	= " 1·25 "
" Corpus	n	= " 1·5 "
" Cicero	n	= " 1·75 "
" Mittel	n	= " 2·0 "
" Tertia	n	= " 2·5 "

Nonpareille Fraktur n = etwa 1 Mm. hoch.

1 Mm. Durchschuss.

Wie bekannt, hat der Schilling'sche Entwurf zum Nationaldenkmal auf dem Niederwald nicht immer den Anblick dargeboten, den jetzt Jedermann kennt und den die Wanderausstellung des großen Gypsmodells möglichst lebendig zu gestalten erfolgreich bemüht ist. Die erste Auffassung bot die Germania sitzend dar, wie sie sich eben

1·5 Mm. Durchschuss.

Wie bekannt, hat der Schilling'sche Entwurf zum Nationaldenkmal auf dem Niederwald nicht immer den Anblick dargeboten, den jetzt Jedermann kennt und den die Wanderausstellung des großen Gypsmodells möglichst lebendig zu gestalten erfolgreich bemüht ist. Die erste Auffassung bot die Germania sitzend dar, wie sie sich eben

Petit Fraktur n = etwa 1·25 Mm. hoch.

1·75 Mm. Durchschuss.

Wie bekannt, hat der Schilling'sche Entwurf zum Nationaldenkmal auf dem Niederwald nicht immer den Anblick dargeboten, den jetzt Jeder-mann kennt und den die Wanderausstellung des großen Gypsmodells möglichst lebendig zu gestalten erfolgreich bemüht ist. Die erste

2 Mm. Durchschuss.

Wie bekannt, hat der Schilling'sche Entwurf zum Nationaldenkmal auf dem Niederwald nicht immer den Anblick dargeboten, den jetzt Jeder-mann kennt und den die Wanderausstellung des großen Gypsmodells möglichst lebendig zu gestalten erfolgreich bemüht ist. Die erste

Corpus Fraktur n = etwa 1·5 Mm. hoch.

2 Mm. Durchschuss.

Wie bekannt, hat der Schilling'sche Entwurf zum Nationaldenkmal auf dem Niederwald nicht immer den Anblick dar-geboten, den jetzt Jedermann kennt und den die Wanderausstellung des großen Gypsmodells möglichst lebendig zu gestalten

2 5 Mm. Durchschuss.

Wie bekannt, hat der Schilling'sche Entwurf zum Nationaldenkmal auf dem Niederwald nicht immer den Anblick dar-geboten, den jetzt Jedermann kennt und den die Wanderausstellung des großen Gypsmodells möglichst lebendig zu gestalten

Cicero Fraktur n = etwa 2 Mm. hoch.

2·25 Mm. Durchschuss.

Wie bekannt, hat der Schil=
ling'sche Entwurf zum National=
denkmal auf dem Niederwald nicht
immer den Anblick dargeboten, den
jetzt Jedermann kennt und den
die Wanderausstellung des großen

2·75 Mm. Durchschuss.

Wie bekannt, hat der Schil=
ling'sche Entwurf zum National=
denkmal auf dem Niederwald nicht
immer den Anblick dargeboten, den
jetzt Jedermann kennt und den
die Wanderausstellung des großen

Nonpareille Antiqua n = etwa 1 Mm. hoch.

1 Mm. Durchschuss.

Wie bekannt, hat der Schilling'sche Entwurf
zum Nationaldenkmal auf dem Niederwald nicht
immer den Anblick dargeboten, den jetzt Jedermann kennt und den die Wanderausstellung des
grossen Gypsmodells möglichst lebendig zu gestalten erfolgreich bemüht ist. Die erste Auffassung

1·5 Mm. Durchschuss.

Wie bekannt, hat der Schilling'sche Entwurf
zum Nationaldenkmal auf dem Niederwald nicht
immer den Anblick dargeboten, den jetzt Jedermann kennt und den die Wanderausstellung des
grossen Gypsmodells möglichst lebendig zu gestalten erfolgreich bemüht ist. Die erste Auffassung

Petit Antiqua n = etwa 1·25 Mm. hoch.

1·75 Mm. Durchschuss.

Wie bekannt, hat der Schilling'sche Entwurf zum Nationaldenkmal auf dem Niederwald nicht immer den Anblick dargeboten, den
jetzt Jedermann kennt und den die Wanderausstellung des grossen Gypsmodells möglichst
lebendig zu gestalten erfolgreich bemüht ist.

2 Mm. Durchschuss.

Wie bekannt, hat der Schilling'sche Entwurf zum Nationaldenkmal auf dem Niederwald nicht immer den Anblick dargeboten, den
jetzt Jedermann kennt uud den die Wanderausstellung des grossen Gypsmodells möglichst
lebendig zu gestalten erfolgreich bemüht ist.

Corpus Antiqua n = etwa 1·5 Mm. hoch.

2 Mm. Durchschuss.

Wie bekannt, hat der Schilling-
sche Entwurf zum Nationaldenkmal
auf dem Niederwald nicht immer den
Anblick dargeboten, den jetzt Jedermann kennt und den die Wanderausstellung des grossen Gypsmodells

2·5 Mm. Durchschuss.[*]

Wie bekannt, hat der Schilling-
sche Entwurf zum Nationaldenkmal
auf dem Niederwald nicht immer den
Anblick dargeboten, den jetzt Jedermann kennt und die Wanderausstellung des grossen Gypsmodells

Cicero Antiqua n = etwa 1·75 Mm. hoch.

2 5 Mm. Durchschuss.

Wie bekannt, hat der Schilling'sche Entwurf zum Nationaldenkmal auf dem Niederwald
nicht immer den Anblick dargeboten, den jetzt Jedermann
kennt und den die Wanderaus-

3 Mm. Durchschuss.

Wie bekannt, hat der Schilling'sche Entwurf zum Nationaldenkmal auf dem Niederwald
nicht immer den Anblick dargeboten, den jetzt Jedermann
kennt und den die Wanderaus-

Nonpareille Schwabacher n = etwa 1 Mm. hoch.

1 Mm. Durchschuss.

Wie bekannt, hat der Schilling'sche Entwurf zum
Nationaldenkmal auf dem Niederwald nicht immer den
Anblick dargeboten, den jetzt Jedermann kennt und den
die Wanderausstellung des großen Gypsmodells möglichst
lebendig zu gestalten erfolgreich bemüht ist. Die erste Auf=
fassung bot die Germania sitzend dar, wie sie sich eben

1·5 Mm. Durchschuss.

Wie bekannt, hat der Schilling'sche Entwurf zum
Nationaldenkmal auf dem Niederwald nicht immer den
Anblick dargeboten, den jetzt Jedermann kennt und den
die Wanderausstellung des großen Gypsmodells möglichst
lebendig zu gestalten erfolgreich bemüht ist. Die erste Auf=
fassung bot die Germania sitzend dar, wie sie sich eben

[*] Diese Probe zeigt die kleinste Schrift und den kleinsten Durchschuss, der
in Schulbüchern gestattet werden dürfte.

Petit Schwabacher n = etwa 1·25 Mm. hoch.

| 1·50 Mm. Durchschuss. | 2 Mm. Durchschuss. |

Wie bekannt, hat der Schilling'sche Entwurf zum Nationaldenkmal auf dem Niederwald nicht immer den Anblick dargeboten, den jetzt Jedermann kennt und den die Wanderausstellung des großen Gypsmodells möglichst lebendig zu gestalten erfolgreich bemüht ist.

Wie bekannt, hat der Schilling'sche Entwurf zum Nationaldenkmal auf dem Niederwald nicht immer den Anblick dargeboten, den jetzt Jedermann kennt und den die Wanderaus. stellung des großen Gypsmodells möglichst lebendig zu gestalten erfolgreich bemüht ist.

Corpus Schwabacher n = etwa 1·5 Mm. hoch.

| 2 Mm. Durchschuss. | 2·5 Mm. Durchschuss.*) |

Wie bekannt, hat der Schilling'sche Entwurf zum Nationaldenkmal auf dem Niederwald nicht immer den Anblick dargeboten, den jetzt Jedermann kennt und den die Wanderausstellung des großen Gypsmodells möglichst

Wie bekannt, hat der Schilling'sche Entwurf zum Nationaldenkmal auf dem Niederwald nicht immer den Anblick dargeboten, den jetzt Jedermann kennt und den die Wanderausstellung des großen Gypsmodells möglichst

Cicero Schwabacher n = etwa 2 Mm. hoch.

| 2·5 Mm. Durchschuss. | 3 Mm. Durchschuss. |

Wie bekannt, hat der Schil= ling'sche Entwurf zum National= denkmal auf dem Niederwald nicht immer den Anblick dargeboten, den jetzt Jedermann kennt und den die Wanderausstellung des

Wie bekannt, hat der Schil= ling'sche Entwurf zum National= denkmal auf dem Niederwald nicht immer den Anblick dargeboten, den jetzt Jedermann kennt und den die Wanderausstellung des

Bei dem Einfluss des Druckes auf das Auge spielen sehr verschiedene Factoren mit:

1. Die Grösse der Buchstaben. Da bei der Betrachtung einer Schrift nicht die Typenkegel vorliegen, deren Grösse man allerdings in Punkten ausmessen kann, sondern gedruckte Buchstaben, so schlug ich vor [87]), was ja ganz leicht auszuführen ist, einen kurzen Buchstaben, z. B. das „n" zu messen. Ich fand, dass (siehe beifolgende Tabelle der Druckproben) ein Antiqua „n", dessen Grundstrich = 1 Mm. hoch ist: Nonpareille, = 1·25 Mm.: Petit, = 1·5 Mm.: Corpus (der Name rührt her von einer Ausgabe des Corpus juris, welche so gedruckt wurde), = 1·75 Mm.: Cicero entspricht. Die Grösse der Corpusschrift hat ungefähr das n in dieser Encyclopädie. Eine solche Schrift kann man zweifellos auf 1 Meter sehen; ja noch viel kleinere Schrift kann auf Armeslänge gesehen werden; aber bei der Lectüre handelt es sich ja nicht darum, dass die Buchstaben sichtbar, sondern dass sie leicht lesbar sind, das heisst, dass sie ohne Anstrengung auf die Dauer und bequem in einer Entfernung von $1/_2$ Meter gelesen werden können. Und in dieser Beziehung bildet meiner Ansicht nach die Höhe von 1·5 Mm. die Grenze des Zulässigen. Eine Schrift, die kleiner ist als 1·5 Mm., ist den Augen schädlich.

Auch A. WEBER ist dieser Ansicht. Da der Gesichtswinkel von 5 Minuten für die Erkennung eines Buchstaben genügt, so muss auf 35 Cm. Entfernung, wobei der Convergenzwinkel sehr mässig (11° 21') ist, ein Buchstabe von 0·7 Mm. Grösse vom gesunden Auge sicher gelesen werden. Allein auch WEBER fand, dass dabei der Leseact selbst bei den besten Augen sehr mühsam und anstrengend ist. Zwischen deutlichem Erkennen und fliessendem Lesen ist ein eminenter Unterschied; WEBER schlug daher den Weg des Versuches ein, um die complicirte

---

*) Empfehlenswerth für Schulbücher.

Frage zu lösen. Er ging von der Ansicht aus, dass, je günstiger die Verhältnisse hinsichtlich der Grösse der Buchstaben, der Breite der sie zusammensetzenden Striche, der Approche, des Durchschusses, der Länge der Zeile, der Fasslichkeit des Inhalts etc. für den Leseact sind, eine um so grössere Geschwindigkeit dieses Leseactes und ein um so geringerer Kraftaufwand des Auges nachweisbar sein müsste und er bestimmte die Anzahl der Buchstaben, die unter den verschiedensten Verhältnissen in einer Minute*) von verschiedenen Personen gelesen wurden. Hieraus folgerte er, dass eine Grösse der Buchstaben über 2 Mm. keinen Zuwachs an Schnelligkeit mehr bedingt, ja sogar verzögernd wirke. Er entscheidet sich also auch für das Minimum von 1·5 Mm. Buchstabengrösse.

Leider begnügen sich nur wenige medicinische Journale mit diesem niedrigsten Maasse von 1·5 Mm.; in fast allen finden wir die augenverderbende Petitschrift von 1·25 Mm. Höhe, und zwar nicht blos für kurze Noten, sondern in vielen seitenlangen Krankengeschichten, Experimentbeschreibungen, Kritiken, Referaten, Sitzungsberichten etc. (In dieser Encyclopädie ist glücklicher· weise nur sehr selten eine Schrift, die wenig über 1 Mm. beträgt, angewandt, z. B. in der Literatur.) Die augenärztlichen Zeitschriften, die gerade mit gutem Beispiele vorangehen sollten, sind auch nicht frei von derselben; ja das grosse, vielgelesene Handbuch der Augenheilkunde von GRAEFE und SAEMISCH hat ganze Abschnitte mit Buchstaben von wenig mehr als 1 Mm., also fast Nonpareilleschrift. Und gerade unter den Studenten, Aerzten und Naturforschern ist die Zahl der M so gross. (Vergl. meine Messungen von 42 medicinischen, 30 naturwissenschaftlichen Zeitschriften und 29 der gebräuchlichsten Schulbücher in der 5. Tabelle zu meiner Rede auf der Danziger Naturforscher· Versammlung 1880 und ferner meinen Aufsatz über die Augen der Medicinstudirenden 1881, in welchen besonders die medicinischen Lehrbücher, betreffs der Typographie, besprochen sind.)

Was nicht wichtig ist, drucke man gar nicht; was aber wichtig, drucke man mit ordentlicher Typengrösse! Es ist interessant, zu verfolgen, wie Journale, welche fast hundert Jahre bestehen, ihre Buchstabengrösse verändert haben. So hatten die Annales de Chimie von LAVOISIER im Jahre 1789 und ebenso GILBERT'S Annalen der Physik im Jahre 1799 noch Buchstaben von 1·75 Mm., später nur von 1·5 Mm. Kein Autor sollte ein Buch drucken lassen, dessen Buchstaben kleiner als 1·5 Mm.; die Aerzte sollten wenigstens keine derartigen Bücher kaufen!

In ZUMPT'S lateinischer Grammatik, in KRÜGER'S griechischer Grammatik, in PLÖTZ' Manuel de la littérature française und Vocabulaire ist n = 1·25 ungemein häufig. In AHN'S französischem Lesebuche, in SCHUSTER'S und REGNIERS', in THIEME'S, in GEORGE'S Wörterbuch fand ich Typen von 1 Mm., im Schulatlas von LICHTENSTEIN und LANGE, sowie in dem von SYDOW sogar Typen von 0·5 Mm.!

Für Wandkarten räth WEBER, dass die Grösse des Sehobjectes, die kleinsten Städtezeichen, Zahlen, Buchstaben, Noten etc. für eine Zimmerlänge von 5 Meter 1 □·Cm., von 10 Meter 2 □ Cm. u. s. f. in gleicher Steigerung betragen muss.

JAVAL hat mit vollem Rechte den Wunsch ausgesprochen, dass in den Schulbüchern der ABC-Schützen die Buchstaben nicht so sehr schnell an Grösse abnehmen sollten, ehe die Kinder sich die Bilder der Buchstaben so genau eingeprägt haben, dass sie sie leicht lesen können. Leider ist dies in den von den Behörden am meisten empfohlenen Fibeln durchaus nicht der

---

*) Bei diesen interessanten Versuchen Weber's fand sich, dass im Mittel in 1 Minute gelesen werden laut 1464, leise 1900 Buchstaben; also in 1 Secunde laut 24, leise 31 Buchstaben Es wird also zum Wahrnehmen eines Buchstaben erfordert 0·0316 Secunden, zum Aussprechen 0·0409 Secunden. Die Differenz = 0·0093 Secunden würde also die Zeit ausdrucken, welche zur Leitung der Vorstellung des Lautsymbols bis zur Auslösung des Sprachmechanismus erforderlich ist.

Fall. JAVAL wünscht, dass durch Versuche festgestellt werde, w i e g r o s s d e r
D r u c k i n d e n v e r s c h i e d e n e n C l a s s e n s e i n m u s s, damit kein einziges
Kind trotz schlechter Beleuchtung sich der Schrift zu nähern braucht.
Man hat auch endlich in Deutschland angefangen, L e s e f i b e l n f u r
A n f ä n g e r genügend gross zu drucken. Im Jahre 1881 ist ein „erstes Lese-
buch f ü r s c h w a c h s i c h t i g e K i n d e r, deren Augen geschont werden müssen,"
von WARMHOLTZ und KURTHS in Magdeburg erschienen, dessen kleine Buchstaben
4—5 Mm. Höhe haben. Da gerade das erste Lesenlernen die meiste Schwierigkeit
bereitet und die Kinder sich da erfahrungsgemäss am meisten auflegen, um die
Figuren der Buchstaben sich einzuprägen, so sind solche Lehrbücher nicht nur
für schwachsichtige, sondern für a l l e Kinder meiner Ansicht nach einzuführen.
Nur sind die Buchstaben kaum 1 Mm. dick; sie müssen noch dicker gemacht werden.

2. D i e D i c k e d e r B u c h s t a b e n. Sie ist nur mit Lupe und Nonius
zu messen; meist betrifft sie kaum $^1/_4$ Mm. Schmale Typen sind wegen der Papierersparniss den Verlegern sehr angenehm. Natürlich fällt das Bild eines dicken
Buchstaben viel breiter auf der Netzhaut aus, als das eines schmalen; er ist also
leichter lesbar. Ein Spinnwebfaden wird nicht weit gesehen, auch wenn er eine
Meile lang ist. Der moderne Geschmack in den deutschen Büchern geht glücklicherweise wieder auf die alten Schwabacher Typen zurück, die viel dicker als
die jetzt gebräuchlichen waren. E i n e S c h r i f t, d e r e n G r u n d s t r i c h
s c h m a l e r a l s 0·25 Mm., i s t i n d e n S c h u l b ü c h e r n n i c h t z u d u l d e n.
Im Jahre 1886 hat Dr. SCHNELLER [188]), ebenfalls von dem Wunsche
beseelt, dickere Buchstaben einzuführen, durch Herrn K a f e m a n n, Buchdruckerei-
besitzer in Danzig, Typen in 12 verschiedenen Grössen giessen lassen, deren
Dicke er berechnet hatte. Er geht von der richtigen Basis aus, dass nur dann
eine Schrift bequem und anhaltend in $^1/_3$ Meter gelesen werden kann, wenn sie
überhaupt auf 1 Meter noch in allen Einzelheiten erkannt wird. Damit dies möglich
ist, muss jeder Strich und jede Lücke zwischen zwei Strichen mindestens unter 1'
dem Auge erscheinen. Bei einer Schrift, die auf 1 Meter erkennbar sein soll,
müssen also die Striche und die Lücken zwischen zwei Strichen mindestens 0·29 Mm.
breit sein, die Höhe 1·75—2 Mm betragen. Mit solcher „D a n z i g e r F r a k t u r"
von SCHNELLER genannten Schrift wird bereits die Danziger Zeitung gedruckt.
Zu wünschen wäre freilich, dass diese Typen auch in A n t i q u a gegossen würden
und dass überhaupt die Frakturschrift bald ganz in Deutschland verschwinde. Es
ist ja der grösste Irrthum zu glauben, dass diese sogenannte d e u t s c h e Schrift
etwas specifisch Deutsches sei; sie ist bekanntlich weder gothisch, noch germanisch,
sie ist erwiesenermassen nur eine von den Mönchen verschnörkelte Lateinschrift,
welche in anderen Ländern freilich schon vor Jahrhunderten beseitigt worden ist. —
Soeben erschienen Rechenhefte von L ö h m a n n im Verlage von Westphalen in
Flensburg, welche alle Ziffern mit Danziger fetter Schrift enthalten und für Anfänger höchst empfehlenswerth sind.

3. Für die lateinischen oder Antiquabuchstaben sind auch die Q u e r-
s t r i c h e a n d e n E n d e n von Wichtigkeit. JAVAL hat darauf aufmerksam gemacht,
dass die rechteckigen lateinischen Buchstaben durch die I r r a d i a t i o n des weissen
Grundes in ihren scheinbaren Dimensionen verringert, dass also ihre Winkel
abgerundet und sie selbst daher kleiner erscheinen, also statt: ▮ mehr: ◖. Man
muss deswegen ihre Ecken verstärken, damit sie rechteckig erscheinen, z. B. Ⅰ·
Auch die alten Druckwerke zeigen diese Endverdickungen. Bei der deutschen
Frakturschrift scheint mir diese Rücksicht nicht nöthig, da unsere Buchstaben am
unteren und oberen Ende umgebrochen sind oder kolbig anschwellen, z. B. ꝗ.

4. Ueber d i e F o r m d e r B u c h s t a b e n wurde bereits die Akademie
der Wissenschaften zu Paris von L u d w i g XIV. um Rath gefragt. Ihr Elaborat
erschien 1704 als Manuscript, ruht aber bisher, noch nicht herausgegeben, in der
Pariser Bibliothek. JAVAL, der sich mit der Form der Buchstaben sehr eingehend

beschäftigt hat, zeigte, dass man sehr leicht eine lateinisch gedruckte Zeile lesen könne, wenn man die untere Hälfte derselben mit einem Blatt Papier verdeckt, dass dies aber äusserst schwer, oft unmöglich sei, wenn man die obere Hälfte zudeckt. Es wies nach, dass der Leser den Blick etwas über die Mitte der Buchstaben gleiten lässt, weil nur 5 Buchstaben: g, j, p, q und y unter die Linie hervorragen, und dass diese nach den Durchschnittsrechnungen der Setzer unter 100 überhaupt über die Linie hervorragenden Buchstaben nur 15mal vorkommen. (In der deutschen Frakturschrift fand ich das Verhältniss noch günstiger. Hier ragen wegen der vielen grossen Buchstaben unter 100 Lettern nur 5mal solche nach unten vor.) Auf seine Beobachtung stützt nun JAVAL zu Gunsten der Papierersparniss der Verleger den Satz: „Man könnte die unteren, langen Buchstaben total unterdrücken, ohne die Lesbarkeit zu schädigen.“ Er glaubt, dass man den unteren Theil von p und q ganz weglassen, bei j und y die Schwänze verkürzen und dem ʊ eine alterthümliche, kürzere Form geben könne. Ich theile diesen Standpunkt nicht; gerade die Unterbrechung der Monotonie der kurzen Buchstaben durch oben und unten überragende Lettern scheint mir für das Auge sehr wohlthätig und die Ermüdung verhindernd; es ist keineswegs wünschenswerth, dass die Zeilen so eng aneinander rücken, am wenigsten in den Schulbüchern.

Sehr beherzigenswerth sind dagegen JAVAL'S Vorschläge, die Verwechslungen von n und u, von e und c durch typographische Verbesserungen zu verringern; leider fehlen Abbildungen, aber vermuthlich wünscht JAVAL ein solches e, oder e, ein solches a, t, m und n, p, q, r, s.

In der deutschen Fraktur giebt „n“ und „u“ ferner „c“ und „e“ zu Verwechslungen Anlass. Man könnte unser „n“ etwas breiter machen als das „u“:

n und u, am oberen Ende des „c“ könnte man ein Häckchen wie beim s abringen: c und e in dieser Weise drucken. Dadurch würde das Lesen noch mehr erleichtert werden.

5. Die Approche, d. h. der Zwischenraum zwischen den einzelnen Buchstaben und besonders zwischen den Worten. Jeder Buchstabe hebt sich mehr durch seine Isolirung ab, wenn, wie schon LABOULAYE vorschlug, das Weisse zwischen zwei Buchstaben breiter ist, als der Zwischenraum zwischen seinen beiden Grundstrichen. Daher markirt man ja das besonders Wichtige durch gesperrten Druck. JAVAL erklärt ganz richtig, dass dadurch die Lesbarkeit erhöht wird; um so räthselhafter, dass dieser Forscher so wenig Werth auf das Durchschiessen, die Interlignage, legt. WEBER fand am geeignetsten 60 Buchstaben auf eine Zeile von 100 Mm.

6. Bekanntlich werden zwischen die Zeilen kleine Lineale geschoben, damit die unteren langen und die oberen langen Buchstaben sich nicht berühren. Man nennt dies das Durchschiessen. Die breiten Zwischenräume zwischen den Zeilen sind wegen der vermehrten Helligkeit und der dadurch hervorgerufenen stärkeren Pupillenreaction nach JAVAL vortheilhaft; doch hält er die Zwischenlinien für eine Annehmlichkeit, für einen Luxus, aber für keine Nothwendigkeit; er meint, dass die Lesbarkeit durch ihre Fortlassung nicht gestört werde. Ich fand, dass man durch den compressen Druck, selbst wenn die Schrift etwas grösser ist, vielmehr ermüdet, weil eben zu wenig weiss unter den Buchstaben bleibt. Alles schwimmt durcheinander, wie dies beim Vergleich zwischen dem compressen und durchschossenen Text bei obigen Druckproben Jedem wohl auffallen wird. Der Durchschuss muss meines Erachtens recht breit sein. Ich habe

unsere Schulbücher und Journale in dieser Beziehung geprüft, indem ich die Entfernung vom oberen Ende eines „n" bis zum unteren Ende eines kurzen, darüberstehenden Buchstabens maass; natürlich erscheinen ja die Zeilen noch viel näher, als es hiernach den Anschein haben könnte; denn die nach oben und unten überragenden Lettern verschmälern ja noch den weissen Raum zwischen den Linien wesentlich mehr, als die kurzen Lettern.

WEBER will kein absolutes Maass für die Breite des Durchschusses festsetzen, sondern das Verhältniss der Buchstabengrösse zur Breite des Durchschusses, und zwar soll dies 1·5 : 2 für Fraktur und 1·75 : 2 für Antiqua sein. Das scheint mir zu wenig. Gut durchschossen ist ein Buch, bei dem die genannte Entfernung 3 Mm. beträgt. Die Grenze des zu Gestattenden scheint mir 2·5 Mm. zu sein. In dieser Encyclopädie beträgt der Durchschuss knapp 2·5 Mm. Früher gab man opulenteren Durchschuss. Die Annales de Chimie von ARAGO hatten im Anfange dieses Jahrhunderts 3·5 Mm., 1843 aber nur 3·25 Mm. GILBERT'S Annalen der Physik zeigten 1799 noch 4 Mm., 1832 im hundertsten Bande nur noch 3 Mm. Dagegen finden sich im Centralblatt für Augenheilkunde 2 Mm., in der Deutschen und Berliner klinischen Wochenschrift, in SCHMIDT'S und VIRCHOW'S Jahresbericht 1·75 Mm., im chemischen Centralblatt stellenweise gar nur 1·25 Mm., in der „Literatur" dieser Encyclopädie knapp 2 Mm. In den Fibeln fand ich 2 Mm., in ZUMPT'S, KRÜGER'S, AHN'S Grammatik, in den Teubner'schen Ausgaben der alten Classiker 2 Mm., in den Wörterbüchern 1·25, selbst 1 Mm. Durchschuss!

Endlich handelt es sich 7. um die Zeilenlänge. Je kürzer die Zeile, desto leichter ist sie lesbar, weil die Augen weniger bewegt zu werden brauchen. JAVAL glaubt, dass die progressive Myopie in Deutschland in Folge der langen Linien so häufig sei. Er meint, dass bei langen Zeilen die Myopen öfters und stärker in der Mitte der Zeilen accommodiren müssen, da ihr Auge für die Enden der Zeilen eingestellt ist. Das ist möglich, aber noch nicht erwiesen. Glücklicherweise kommt in Deutschland das Quartformat der Bücher immer mehr ab; allerdings Formate wie dieses Werk haben doch 121 Mm. Zeilenlänge. Viele Zeitschriften beschränken sich auf nur 80—90 Mm., allein das GRAEFE-SÄMISCH'sche Handbuch der Augenheilkunde hat 120 Mm., selbst die Vierteljahrschrift für öffentliche Gesundheitspflege hat 110 Mm. Zeilenlänge. Fast alle Schulbücher, ausser AHN'S Lesebuch, ELLENDT'S Grammatik und PAULSIECK'S deutschem Lesebuche haben weniger als 100 Mm. Zeilenlänge. 100 Mm. scheint mir die höchste zulässige Grenze, 90 die wünschenswerthe Zeilenlänge. WEBER freilich folgert aus seinen Versuchen, dass gerade lange Zeilen bis zu 150 Mm. Länge, aber nicht darüber hinaus, das schnelle Lesen erleichtern. Er wünscht daher die Schulbücher womöglich in einer Breite von 140—150 Mm. gedruckt, wobei freilich der ganze weisse Rand, den er für überflüssig hält, wegfallen müsste, wenn das Format nicht zu gross werden sollte. Das scheint mir nicht richtig. Der Contrast des dunklen Druckes gegen einen breiten weissen Rand wirkt gerade fördernd auf die Leichtigkeit des Lesens. WEBER verlangt als Minimum 100, als Maximum 150 für die Normalzeile.

Die Schulbehörden müssten meines Erachtens mit dem Millimetermaasse in der Hand in Zukunft alle Schulbücher auf den *Index librorum prohibitorum* setzen, welche die folgenden Maasse nicht innehalten: die Höhe des kleinsten n darf nur 1·5 Mm., der kleinste Durchschuss nur 2·5 Mm., die geringste Dicke des n nur 0·25 Mm., die grösste Zeilenlänge nur 100 Mm. und die grösste Zahl der Buchstaben auf einer Zeile nur 60 betragen.

BLASIUS[91]) fügt hinzu: Das n darf nicht schmäler als 1 Mm. sein, die Antiquaschrift muss möglichst ausgedehnte Anwendung finden; die Färbung der Buchstaben muss rein gleichmässig schwarz sein. BLASIUS, welcher 300 braunschweigische und 9 bayerische Schulbücher auf alle genannten Verhältnisse eingehend geprüft, hat nur $45 = 15\%$ der braunschweigischen Bücher den hygienischen Forderungen entsprechend, 64% ungenügend und 21% als direct schlecht gefunden, während die bayerischen Schulbücher bedeutend besser waren. SCHUBERT prüfte 70 Bücher, die in Nürnbergs Schulen eingeführt sind und fand 21% ungenügend und 17% als direct schädlich.

Selbstverständlich muss der Druck tief schwarz und das Papier nicht durchscheinend und nach JAVAL'S Rath etwas gelblich sein. JAVAL fürchtet nämlich wegen starken Contrastes zwischen schwarz und weiss Ermüdung. Da das Auge nicht achromatisch ist, würde einfarbige Beleuchtung am sichersten farbige Zerstreuungskreise verhüten; da aber dann die Lichtstärke ungenügend sein würde, soll man nach JAVAL wenigstens die Farbe des violetten Endes des Spectrums abschneiden; der dann bleibenden Farbe entspricht am besten ungebleichtes Holzpapier. WEBER hingegen wünscht nicht gelbes, sondern ein leicht graues Papier. Weitere Untersuchungen müssen noch über diese Frage vorgenommen werden. BLASIUS hält die Güte des Papiers für sehr wichtig. Es soll von möglichst gleicher Dicke sein, da beim Drucken ein dicker Bogen verhältnissmässig viel stärker gefärbt wird als ein dünner. Dann sind die Bestandtheile des Papiers sehr zu berücksichtigen.

Früher wurden die Papiere fast nur aus Leinen- und Baumwollenlumpen hergestellt; dagegen waren Zusätze von Holzstoff, Stroh, Thonerde sehr selten. Jetzt ist es gerade umgekehrt; der Hauptbestandtheil der Papiere, speciell in den Schulbüchern, ist Holzstoff. Prof. LÜDICKE [91]) in Braunschweig hat gefunden, dass das Durchscheinen des Druckes in den Schulbüchern hauptsächlich auf einem hohen Procentsatze an geschliffenem Holze im Papier beruht. Dasselbe lässt sich leicht in grosser Menge durch das Mikroskop nachweisen. Ferner zeigt die geringere oder stärkere bräunlich gelbe Färbung, welche ein Tropfen schwefelsaures Anilin hervorbringt, den geringeren oder grösseren Gehalt an Holzfaser an.

Die Dicke oder Dünne des Papiers ist nach LÜDICKE kein Grund für das Durchschlagen der Schrift. Schlecht gedruckte Bücher, z. B. PLÖTZ' Schulgrammatik, zeigen Papier von 0·050 Mm Dicke. HOPF und PAULSIECK'S Deutsches Lesebuch 0·060 Mm., ANDRÉE'S Erzählungen aus der Weltgeschichte 0·080 Mm. Gut gedruckte Bücher aus Vieweg's Verlag zeigen 0·075 Mm. Ueber die Behandlung des Papiers vor, bei und nach dem Drucke ist zu berücksichtigen: das Papier wird, um die Farbe besser anzunehmen, vor dem Drucke gleichmässig durchfeuchtet; dann wird es, um es möglichst glatt zu machen, zwischen Zinkplatten durch Stahlcylinder stark gepresst, satinirt. Beim Drucken prägen sich die Buchstaben in das Papier ein, so dass dasselbe auf der anderen Seite Erhabenheiten zeigt; dann heisst der Druck schattirt. Diese Schattirungen werden dadurch beseitigt, dass man die gedruckten Bogen, nachdem sie gründlich getrocknet sind, einzeln zwischen Glättpappen legt und einer längeren, sehr starken Pressung aussetzt. Geschieht dies nicht, so ist der Druck auf der Rückseite des Blattes sehr undeutlich und verwaschen. Werden die bedruckten Bogen nicht getrocknet, so klatscht die Farbe von dem einen Blatte auf das nächst darüberliegende leicht ab, wodurch die Deutlichkeit des Druckes sehr gestört wird.

BLASIUS wünscht demnach für Schulbücher: gleichmässig dickes, höchstens 0·075 Mm. dünnes Papier mit möglichst wenig beigemengtem Holzstoff, .satinirt, ohne Schattirung, sorgsam getrocknet und leicht gelb gefärbt.

XI. Schüler-Myopie und Brillen.

Brillen sind unter Umständen heilsam, unter Umständen schädlich. Ich fand [6]) unter 10.000 Schulkindern in Breslau 1004 M, von denen $107 = 10\%$ M Concavbrillen trugen; in den Dorfschulen und Mittelschulen sah ich keinen Brillenträger. Nur zwei Mädchen trugen Augengläser. Nach dem 17. Lebensjahre hatte über die Hälfte der M bereits Brillen. 14 trugen Lorgnons und 93 Brillen. Von den Schülern mit M 1—1·5 waren 2%, von M 1·5—2·25 waren 8%, von M 2·25—3·0 : 20%, von M 3·0—4·5 : 46% und $M > 4·5 : 66%$ Brillenträger. Neutralisirende Concavgläser fand ich 26, schwächere (corrigirende) 41, stärkere (übercorrigirende) 40. Nur 8 Brillen waren von Aerzten verordnet, die übrigen 99 nach Gutdünken von den Kindern gekauft. Zwei Schüler hatten sich sogar schärfere Brillen, als ihnen verordnet, angeschafft. 63 Schüler benützten die Brillen nur in den mathematischen und geographischen Stunden, 47 legten sie den ganzen Tag nicht ab.

Bekanntlich gehen die Ansichten der Augenärzte bei der Brillenverordnung für Myopen noch immer auseinander; Einzelne perhorresciren jede Brille, so lange das Auge noch im Wachsthum sich befindet, Andere verordnen bei mittleren Graden eine Brille, die etwas schwächer als zur Neutralisation nöthig ist, unter der Bedingung, dass damit nicht geschrieben, sondern nur in die Ferne, an die Tafel gesehen werde; noch Andere und diese bilden jetzt wohl die Mehrzahl, geben auch zum Schreiben Concavgläser, die für $1/2$ Meter Entfernung berechnet sind.

Es ist bis jetzt noch nicht ausgemacht, ob an der Entstehung und Zunahme der M die Anstrengung des Accommodationsmuskels oder die der inneren graden Augenmuskeln bei der zum Nahesehen nöthigen Convergenz oder die Wirkung der Trochleares die Hauptschuld trägt; es ist noch Alles Hypothese. Die Convergenztheorie zählt wohl im Augenblick die meisten Anhänger, sie ist aber keineswegs einwandsfrei. Wäre die Convergenz die Hauptursache, so müssten unter Anderem Augen, welche an Insufücienz der inneren Augenmuskeln leiden oder welche nach aussen schielen, von zunehmender M frei bleiben; das ist aber nicht der Fall.

Man will nun neuerdings die schädliche Convergenz unmöglich machen, indem man den Schülern Concavbrillen zur Arbeit verordnet und ihnen dadurch ermöglicht, aus grösserer Entfernung, aus 40—50 Cm., die Schrift deutlich zu sehen. Hierbei scheint mir Folgendes bemerkenswerth:

1. Ist die $M < 2\,D$, so ist durchaus keine Brille zum Lesen und Schreiben nothwendig, sie wäre direct schädlich; denn das Kind müsste sie durch Anstrengung der Accommodation überwinden.

2. Ist $M > 2\,D$ und $< 6\,D$, sieht der Schüler also noch bis $1/3$ bis $1/6$ Meter, so kann durch ein Concavglas, welches den Fernpunkt auf $1/2$ Meter hinausschiebt, eine gerade Körperhaltung erzielt und dadurch ermöglicht werden, dass der Schüler weder Brust, noch Augen durch Auflegen schädigt. Freilich werden beständige Ermahnungen, Gradhalter und gute Subsellien dabei doppelt nöthig sein; denn legt sich der Schüler mit der Brille auf, so muss er sie überwinden und vermehrt dadurch erst recht die M.

3. Ist $M > 6\,D$ (die Grenze, bis zu welcher in Deutschand noch Myopen zum Militär genommen werden), so sind meist Complicationen mit Augenkrankheiten vorhanden und Brillen schädlich. Aber selbst wenn der Augenhintergrund trotz der starken Myopie normal sein sollte, so sind die starken Concavgläser doch verwerflich, da alle Gläser, die stärker als 6 D sind, verkleinern, verzerren und die Projection stören, und zwar umsomehr, je stärker sie sind. HORNER [152]) bemerkt sehr richtig: „Zum Glück sind solche Patienten zuweilen klüger als der Augenarzt und Optiker und erklären, dass sie solche Brillen nicht ertragen; denn recht oft ist der Nachtheil nicht mehr zu beseitigen."

Ich habe neuerdings gesehen, dass unter solchen Brillen selbst in den Dreissiger-Jahren die M noch zunahm. Jedenfalls ist es meist besser, den Schülern bei schwacher Myopie nicht Brillen, sondern Lorgnons zu verordnen, die in den mathematischen Stunden bei dem beständigen Wechsel zwischen dem Blick an die Tafel und in das Heft viel leichter herabgenommen werden können oder herabfallen, als Brillen, deren Entfernung (wie ich von mir selbst aus meiner Schul-

zeit weiss) aus Bequemlichkeit anfangs unterlassen wird, wodurch natürlich die
M, da nun auch mit der Fernbrille geschrieben wird, zweifellos zunimmt.

Eine Anzahl myopischer Schüler ging aus Mangel an einer Brille durch
fortgesetzte schlechte Körperhaltung der Zunahme ihres Leidens entgegen; Andere
hatten sich mit geradezu gefährlichen Brillen bewaffnet; Andere hatten sich nur
aus Eitelkeit Lorgnons gekauft, noch Andere nahmen sich schärfere Gläser als sie
brauchten, weil ihre Mitschüler, die höhere Grade von M besassen, sie wegen der
schwachen Gläser verhöhnten.

ERISMANN[10]) fand unter 1245 M 122 Brillenträger $= 9^0/_0$, unter den
letztern: $100^0/_0$ Chorioidealatrophie gegen $95^0/_0$ unter den M überhaupt, Insufficienz und Strabismus $55^0/_0$ gegen $32^0/_0$ unter den M überhaupt und $S < 1$ bei
$42^0/_0$ gegen $22^0/_0$ unter den M überhaupt. Auch er fand $12^0/_0$ neutralisirende,
$69^0/_0$ schwächere und $19^0/_0$ übercorrigirende Gläser. Hieraus zog ERISMANN den
Schluss, „dass die Anwendung der Concavgläser an und für sich von definitiv
schädlicher Wirkung auf diejenigen Augen ist, die sich noch im Umwandlungs-
processe ihrer Refractionsverhältnisse befinden". Das ist ein Fehlschluss[45]), ganz
abgesehen davon, dass stärkere Concavgläser stets aus optischen Gründen allein die
S herabsetzen. Wer bürgt denn dafür, dass die Kinder nicht schon Chorioidealatrophie, schlechte S oder Insufficienz hatten, als sie sich die Brille anschafften?
Studirt man genau die Tabellen von ERISMANN, so findet man, dass nur der dritte
Theil der Myopen, welche schlechte S hatten, sich der Brillen bedienten. ERISMANN
hat auch nicht gefragt, seit wie lange, ob die Brillen permanent oder nur periodisch,
ob nur zur Fernsicht oder auch zur Arbeit bei bestimmten Graden von M gebraucht
worden sind.

Es gehört eben zu den allerschwierigsten Fragen der Statistik, zu entscheiden, ob Concavbrillen den Myopen schädlich sind. Man könnte
der Lösung näher kommen auf folgende Weise: Eine bestimmte Anzahl von M,
deren M-Grad und deren S, deren Muskel- und Aderhaut-Verhältnisse genau untersucht worden, werden bei gleicher Beleuchtung, bei guten Subsellien, bei gleicher
täglicher Arbeitsdauer, bei gleicher täglicher Beschäftigungsweise beobachtet; die
eine Hälfte derselben erhält eine Correctionsbrille, die andere nicht; nach Monaten
und Jahren werden sie wieder untersucht. So dürften die Resultate werthvoll sein,
obgleich auch hier noch hereditäre Momente und individuelle Verschiedenheiten
ihren Einfluss geltend machen können.

Das absolut nothwendige Vornüberbeugen der Myopen stärkeren
Grades, die ohne Brille arbeiten, scheint mir durch die erhöhte Blutzufuhr und
die geringere Blutabfuhr vom Auge für die Zunahme der M viel schädlicher, als
eine richtige Correctionsbrille, ganz abgesehen von den Nachtheilen der gebeugten
Stellung für die Brustorgane.

Besser als in Breslau und Petersburg lagen die Verhältnisse in Königsberg. Dort fand nämlich CONRAD[20]) keine einzige zu scharfe Brille
bei den Myopen, da die benützten Gläser sämmtlich von Augenärzten verordnet
worden waren. Jedenfalls sollten die Behörden anordnen, dass
kein Schüler ohne ärztliche Anweisung eine Brille tragen dürfe.

Da zweifellos eine Anzahl der als M bezeichneten Fälle zunächst noch
Accommodationskrampf bei E oder bei schwächerer M war, so wurde
der Vorschlag gemacht, zeitweise solche Schüler einer Atropincur zu unter-
werfen. In der That haben DOBROWOLSKY, MOOREN, SCHIESS, DERBY, SCHRÖDER
und Andere bei einer grossen Anzahl von Fällen durch mehrwöchentliches Atropini-
siren vortreffliche Erfolge, allerdings nur vorübergehend, gesehen (siehe Artikel:
Accommodationskrampf). Eine solche Cur ist durchaus nicht gefährlich.
Sie belästigt allerdings den Schüler durch Blendung und mitunter führt sie auch
wohl einmal zu kleinen Granulationen im Conjunctivalsacke (sogenannter Atropin-
Conjunctivitis oder Atropin-Trachom), die aber sehr schnell zu beseitigen sind.

BURCHARDT [92]) kam um die Erlaubniss ein, in einer Berliner Schule das Experiment im Grossen ausführen zu dürfen; es wurde ihm aber von der wissenschaftlichen Prüfungs-Deputation leider nicht gestattet. Ich habe selbst sehr viele Fälle von M bei längerer Atropinanwendung im Grade zurückgehen sehen; seit einigen Jahren aber habe ich Gegenversuche gemacht und mich überzeugt, dass totale Ruhe des Auges, d. h. absolutes Unterlassen alles Lesens und Schreibens während drei Wochen ganz denselben Effect ohne die Unannehmlichkeiten der Atropincur zur Folge hat.

Progressive Myopen sollten wenigstens einige Wochen im Jahre in den grossen Ferien auch nicht ein Buch ansehen!

JAVAL verordnet Schulkindern mit beginnender Myopie Convexbrillen, um sie ohne Anstrengung der Accommodation, welche nach seiner Ansicht die M am meisten befördert, lesen zu lassen und rühmt seine Erfolge. Er kämpft gegen den „alten Schlendrian". Richtig ist, was schon DONDERS [46]) hervorgehoben, dass die Uhrmacher wenig M haben, weil sie die Lupe statt der Accommodation brauchen. Ich fand [93]) selbst unter 71 Breslauer Uhrmachern im Alter von 19—71 Jahren nur 7 Myopen $= 9^0/_0$, von denen nur 4 die M während ihrer Beschäftigung erworben hatten. Man darf aber nicht vergessen, dass die Uhrmacher nur mit einem Auge fixiren, dass sie bei sehr guter Beleuchtung am Fenster sitzen, und dass sie ihre Arbeit bei uns nicht vor dem 15. Jahre beginnen. EMMERT [27]) fand 12 $^0/_0$ M unter den Schweizer Uhrmachern, wahrscheinlich weil dort die Uhrmacherei früher erlernt wird. JUST [39]) folgt dem Rathe JAVAL's und verordnet jetzt allen beginnenden Myopen, bei denen mit dem Spiegel noch E oder H bis 1·5 D zu finden, das Tragen von Convexbrillen zur Arbeit; die Resultate sind aber noch nicht mitgetheilt. Mir scheint, dass das Herunterbeugen bei Gebrauch von Convexgläsern den Nutzen derselben aufwiegt. — Auch habe ich bei neueren Untersuchungen [189]) von 100 Uhrmachern in Freiburg in Schlesien gefunden, dass dieselben, obgleich sie keine Lupe brauchen und ihre Augen den ganzen Tag nur 15—16 Cm. von den feinsten, 1—2 Mm. grossen Zapfen, Trieben etc. entfernt halten, während ihrer Handwerkerjahre nicht myopisch geworden (ausser 3 $^0/_0$ höchst schwacher M). Ich möchte glauben, dass das Ansehen feststehender Gegenstände weniger schadet, als die nothwendige Bewegung der Augen beim Lesen und Schreiben.

Endlich sei noch des Vorschlages von STILLING [154]) gedacht, welcher seiner Trochlearis-Theorie entsprechend die Wirkung dieses Muskels möglichst einschränken will; er empfahl daher Hefte mit mehr breitem als hohem Format, Papierstreifen, die nur wenige Zeilen fassen, dazu eine neutralisirende Brille mit Berücksichtigung selbst des schwächsten Astigmatismus und ein von unten nach oben verschiebbares Pult, das dem Obliquus die Arbeit abnimmt. — Hyperopen müssen natürlich Arbeitsbrillen verordnet werden.

XII. Schüler-Myopie und Ueberanstrengung.

Wir haben es hier bei dem in letzter Zeit so lebhaft ventilirten Capitel nur mit der Frage der Ueberanstrengung der Augen der Schulkinder zu thun, die ganz gewiss selbst bei den besten Schullocalen, Subsellien, Büchern etc. zur M führen kann. Die Klagen sind keineswegs neu. Vor 76 Jahren bereits sprach sich BEER [88]) in Wien folgendermaassen aus: „Wer sich so oft wie ich die vergebliche Mühe gab, in dem freundschaftlichsten Tone und mit den überzeugendsten Gründen das für die Augen der heranwachsenden Jugend durchaus Verderbliche der heutigen Treibhauserziehung den Eltern und Erziehern begreiflich zu machen, dem muss es wohl sauer werden, wenn er seine wohlgemeinten und auf lange Erfahrungen gegründeten Rathschläge öffentlich wiederholen soll und dabei erwarten muss, dass auch seine Stimme völlig verhallen oder doch nur von sehr Wenigen gehört werden dürfte. Indem man dem schlecht verstandenen Grundsatze: Kinder müssen den ganzen Tag beschäftigt werden, huldigt, giebt nun den ganzen

lieben Tag ein Meister dem anderen die Thüre in die Hand; da ist des Lesens,
Schreibens, Sprachenlernens, Zeichnens, Rechnens, Stickens, Singens, Clavier- und
Guitarrespielens kein Ende, bis die gemarterten Geschöpfe ganz bleich, kraftlos
und hinfällig sind und sie in einem solchen Grade kurzsichtig und schwachsichtig
werden, dass man endlich Aerzte zu Rathe zu ziehen gezwungen ist."

Bei der heutigen Anzahl der Schulstunden, welche in den Volksschulen
20—22, 28—30, 30—32 wöchentlich beträgt und in den Gymnasien auf 36 Stunden
steigt, ist es wichtig, dass nicht zwei Stunden hintereinander folgen,
in denen geschrieben werden muss, um die Gefahren des Schreibsitzens
möglichst zu verhindern. Schreib- und Zeichenstunden sind überhaupt in die
hellsten Mittagsstunden zu verlegen.

Je mehr man in den grossen Städten strebt, den Nachmittags-Unterricht
wegen mancher Unzuträglichkeiten ganz aufzuheben, desto häufiger kommt es vor,
dass fünf Stunden am Vormittage hintereinander unterrichtet wird. Das ist für
Körper und Geist zu viel. Hier muss nach drei Stunden eine halbstündige
Pause eintreten, und nach jeder Stunde selbstverständlich eine Pause von
15 Minuten. In diesen Pausen sei der Lehrer nicht rigorös, sondern lasse die
Kinder aufstehen, hinausgehen, zum Fenster hinaussehen, sich herumtummeln, kurz,
Alles treiben, was die Entspannung des Accommodationsmuskels zur Folge hat.

ZEHENDER[7]) spricht sogar den frommen Wunsch aus, dass der Unterricht „anstatt in Stunden in halb- und viertelstündigen Unterrichts-
zeiten mit grossen Zwischenpausen" zu ertheilen wäre. Er glaubt, dass überhaupt in kürzerer Zeit mehr gelernt werden könne, wenn die docentische Begabung
der Lehrer grösser wäre. Die Rostocker Lehrer[94]) haben diese „lieblose Beurtheilung" ihrer Arbeit sehr energisch zurückgewiesen. Allerdings kommt viel
auf den Lehrer an, und mir schien es stets unrecht, dass man an den Gymnasien
Lehrer, die ja sonst ausgezeichnete Philologen oder vortreffliche Mathematiker
sein mögen, anstellt, sobald sie von der Universität kommen, ohne dass sie
einen pädagogischen Unterricht im Unterrichten genossen haben. Pädagogische
Ausbildung der höheren Lehrer ist durchaus wünschenswerth und namentlich
wäre eine Prüfung derselben in der Schulhygiene, wie sie jetzt in
Ungarn eingeführt wird, zu empfehlen; man begegnet gerade unter den Gymnasial-
Lehrern häufig einem vornehmen Herabblicken auf die schulhygienischen Bemühungen,
das gar nicht am Platze ist. Der Schwerpunkt des Unterrichtes muss
in der Schule, nicht in der Hausarbeit liegen. Man gebe also keinem
Lehrer mehr als 40 Schüler. Die Hygiene des Unterrichts, wie sie in der
vortrefflichen Schrift von Prof. W. LÖWENTHAL (Wiesbaden 1887) entwickelt
wird, muss mit der Hygiene der Schule Hand in Hand gehen!

Von grösster Wichtigkeit ist es also, dass nach 5—6 täglichen Schulstunden die Kinder nicht noch zu Hause mit vielen Arbeiten überbürdet[95]) werden.
Alles überflüssige Abschreiben und alle unnöthige Lectüre muss der Augen wegen
streng verboten werden. Immer wird in der Schule selbst der Schwerpunkt des
Lernens liegen müssen. Denn die häuslichen Arbeiten werden leider oft bei noch
viel schlechterer Beleuchtung und an noch viel schlechterem Mobiliar ausgeführt,
als die Arbeiten in der Schule. JUST schreibt namentlich der schlechten Beleuchtung
bei den Hausarbeiten und den sich immer mehr steigernden Anforderungen an den
häuslichen Fleiss die Zunahme der M zu. In den unteren Classen dürfen nur 1,
in den mittleren 2 und in Prima und Secunda höchstens 3 Stunden täglich zu
Schularbeiten verwendet werden, wie dies die Strassburger Commission 1882 mit
Recht betont hat.

Dagegen ist ZEHENDER'S These „häusliche Arbeiten dürfen den Schulkindern nicht aufgegeben werden" vollkommen unhaltbar. Er betrachtet die
Schularbeiten nur als ein „Verlegenheitsmittel der Lehrer, um die Kinder ausserhalb der Schulzeit nicht allerlei Muthwillen und Ungezogenheiten ausüben zu
lassen". Hierauf sind ihm freilich die Rostocker Lehrer die Antwort ebenfalls

nicht schuldig geblieben. Die Mehrzahl der Aerzte wird wohl mit uns der Ansicht sein, dass es selbst bei dem vorzüglichsten docentischen Talente der Lehrer ohne häusliche Aufgaben niemals gehen wird; aber für möglichste Verringerung derselben sind gewiss alle.

Der Sonntag und die Ferien müssen auch Ruhetage für das Auge sein. Ganz unverantwortlich ist es, wenn als Strafarbeit das mehrfache Abschreiben von Sätzen aufgegeben wird; in einem Erlasse des preussischen Unterrichtsministers vom 14. October 1875 ist besonders davor gewarnt, und der Minister fordert direct die Eltern auf, Klagen wegen Ueberbürdung der Kinder mit häuslichen Arbeiten an die Behörden gelangen zu lassen.

Natürlich müssen die Eltern oder Erzieher auch die Privatlectüre der Kinder zweckmässig leiten und controliren, alle schlecht gedruckten Bücher, Zeitungen, Classiker cassiren, auch die Privatlecture nur mit Unterbrechungen nach $1/_2$ Stunde gestatten, die Haltung bei derselben beaufsichtigen und niemals gestatten, dass in der Dämmerung oder am Ofenfeuer oder bei mangelhafter, künstlicher Beleuchtung gelesen, geschrieben oder gezeichnet werde. Stark myopische Schüler lasse man zeitig von der Schule zur Landwirthschaft, Gärtnerei oder zu ähnlichen, die Augen nicht anstrengenden Berufsarten abgehen und warne sie dringend vor dem Studium.

XIII. Bindehautkrankheiten bei Schulkindern.

Mitunter tritt in einer Schule gewissermassen epidemisch ein folliculärer Bindehautcatarrh oder selbst ein Körnertrachom auf. Sieht man aber genauer zu, so zeigt sich, dass nicht die Schule, sondern ein Internat, welches mit der Schule verbunden, der Herd des Leidens ist. So war es in Breslau im März 1874, wo in einer Elementarschule, die besonders von Kindern aus einem benachbarten Waisenhause besucht wurde, Conjunctivitis ausbrach; daher wurde eine augenärztliche Commission eingesetzt, die sämmtliche Schulen wegen der „vermeintlichen egyptischen Augenentzündung" inspiciren musste. Ich untersuchte [96]) 5000 Schüler in Breslau und fand die leichtesten Catarrhe bei 378, folliculären Catarrh bei 270, höhere Grade desselben bei 28 und echte granulöse Entzündung nur bei 22, also nur bei vier pro mille. Auffallend war jedenfalls die grosse Zahl (698) abnormer Bindehäute $= 13^0/_0$; ich machte daher eine Gegenprobe in dem Dorfe Langenbielau in Schlesien, wo Niemand etwas von einer epidemischen Augenentzündung ahnte und kein Kind klagte. Dort fand ich unter 1000 Dorfschulkindern jene 4 Gruppen vertreten durch die Zahlen 54, 68, 1, 2, im Ganzen 125 $= 12^0/_0$, also ganz gleiche Verhältnisse wie in Breslau. Solche Conjunctivalleiden kommen also gewiss ganz latent im März vor; in anderen Jahreszeiten wurde nicht untersucht. Die Nachbarn der Granulösen waren übrigens nie erkrankt. — Dass wohl das Haus und nicht die Schule der Herd der Uebertragung sei, wird wahrscheinlich durch das wirklich epidemische Auftreten des Trachoms in Internaten, wo gemeinsame Waschbecken und Handtücher benützt wurden. Letzteres war z. B. der Fall gewesen im Jahre 1867 in der Breslauer Taubstummen-Anstalt [97]), in der von 111 Kindern 84 an Trachom erkrankten, die in der Anstalt wohnten, während von den Kindern, die nur den Unterricht besuchten, auch nicht ein einziges befallen war. Solche Epidemien sind oft recht hartnäckig; wir hatten zwei Jahre mit derselben zu kämpfen und mussten das Internat schliessen.

Auch in Karlsruhe, Freiburg und Constanz wurde im Sommer 1876 das häufige und ganz unschuldige Vorkommen von folliculärem Catarrh durch BECKER und MANZ [98]) nachgewiesen. MANZ untersuchte zu einer Zeit der völligen Beruhigung die Schulen in Freiburg i. Br. und fand bei 896 Knaben $1^0/_0$ Hyperämie, $4^0/_0$ Schwellung und $5^0/_0$ Follikel, Summa $10^0/_0$; bei 807 Mädchen $6^0/_0$

Hyperämie, $5^0/_0$ Schwellung und $11^0/_0$ Follikel, Summa $22^0/_0$. In einer anderen
Mädchenschule fand er $11^0/_0$ Follikel und in einer Volksschule $5^0/_0$ Follikel bei
den Knaben und $21^0/_0$ bei den Mädchen, während ich zwischen den Geschlechtern
in dieser Hinsicht keinen Unterschied nachweisen konnte. Nach mehreren Monaten
war der Zustand unverändert. Die Erkrankung ist n i c h t c o n t a g i ö s,
S c h l i e s s u n g d e r S c h u l e n n i c h t g e b o t e n; Heilung erfolgte spontan.
Dagegen sind Kinder mit wirklicher granulöser Entzündung nach MANZ von der
Schule auszuschliessen.

Andere Augenkrankheiten, als Myopie und vielleicht Conjunctivalleiden,
sind mit dem Schulbesuch nicht in Verbindung zu bringen. Man hat zwar viele
Tausende von Kindern auf F a r b e n b l i n d h e i t untersucht, diese Krankheit ist
aber angeboren, hat zur Schule ebensowenig Beziehung wie das Fehlen eines
Auges und ist durch Erziehung oder Uebung ebensowenig zu heilen. — Vergl. Artikel
F a r b e n b l i n d h e i t.

XIV. S c h u l k i n d e r - A u g e n u n d S c h u l a r z t.

Aus allen obigen Mittheilungen folgt, dass die Schule direct oder indirect
die Augen der Kinder schädigen kann, und dass es also dringend nöthig ist,
dass e i g e n e A e r z t e angestellt werden, die sich um die Beseitigung der hygienischen Missstände in den Anstalten zu bekümmern und für die Hygiene der
Kinder überhaupt zu sorgen haben.

Es ist merkwürdig, wie wenig bis vor Kurzem bei manchen S c h u l-
b e h ö r d e n die Wichtigkeit der Schüleraugen-Untersuchungen gekannt und gewürdigt
war; selbst jetzt, wo geradezu n i e d e r s c h m e t t e r n d e, s t a t i s t i s c h e B e w e i s e
für die Zunahme der Myopie in den oberen Classen in allen Ländern von den
berufensten Autoren vorliegen, findet man mitunter wundersame Bemerkungen.

Noch im Jahre 1878 bestritt der Decernent der Schulangelegenheiten im
Unterrichtsministerium im preussischen Abgeordnetenhause, dass die Untersuchungen
von Dr. NIEMANN in Magdeburg eine Zunahme der Myopie in den oberen Classen
ergeben hätten und behauptete, dass „die Sehschwäche" nicht mit den Classen
zugenommen habe.

Ich konnte den Nachweis [34]) führen, dass gerade in Magdeburg die
deutlichste Progression der Myopie in den beiden Gymnasien (s. oben Tabelle II)
sich gezeigt, und dass Niemand behauptet habe, dass die Sehschärfe in den
oberen Classen abnehme. Sehschärfe und Myopie sind eben zweierlei.

Wie schlimm es noch mit der Befolgung der hygienischen Forderungen
in praxi aussieht, beweist Folgendes:

Im Jahre 1866 hat eine Commission von Aerzten und Pädagogen eine
Anzahl Classen in den Breslauer Schulen als z u f i n s t e r bezeichnet; im Jahre
1880 wurde in denselben, o h n e d a s s e i n e V e r ä n d e r u n g v o r g e n o m m e n
w o r d e n, noch immer weiter Unterricht ertheilt. In Prima und Secunda des
Magdalenen- und Elisabeth-Gymnasiums, wo es so viele Myopen giebt (s. oben
Tabelle II), brannte im Jahre 1866 mehrere Stunden im Winter täglich das Gas
in offener Flamme ohne Schirm und Cylinder; trotz des Monitums der Commission
war noch im Jahre 1880 A l l e s u n v e r ä n d e r t. Fast 20 Jahre hat es gedauert,
bis Schirme und Glocke angeschafft wurden!

Auch WEBER hat die gleiche Erfahrung gemacht. „Es sind wohl zehn
„Jahre," sagt er, „dass eine Commission von Aerzten, zu der auch meine Wenig-
keit zu gehören die Ehre hatte, alle Darmstädter Schulen auf ihre sanitären Einrichtungen inspicirte; dass man aber daraus belehrende Veranlassung nahm, ist
mir nicht bekannt geworden, und ich habe davon bei meinem neuerlichen Besuche
der Schulen die Spur n i c h t bemerkt. Es scheint eben nur „schätzbares" Material

geblieben zu sein, dem hoffentlich meine heutigen Worte nicht als gleich schätzbar an die Seite gestellt werden."

Wenn man auch die neuen Anstalten besser zu bauen beginnt, immer wieder werden neue Generationen in die alten Schulhöhlen hineingezwungen. Wie viele unter den 60.000 Schulen Deutschlands giebt es, die nie ein ärztlicher Fuss betreten hat? Wie wenige Lehrer erinnern sich überhaupt, einen Arzt in ihrer Classe gesehen zu haben?!

Daher ist schon seit Jahren von verschiedenen Autoren, von FALK [68]), von BAGINSKY [70]), von VIRCHOW [99]) und in besonders scharfer Weise von ELLINGER [75]) die Anstellung besonderer Schulärzte empfohlen worden. Als ich in Danzig auf der Naturforscher-Versammlung 1880 meine Rede damit schloss, dass wir einen Schularzt brauchen, der, mit dictatorischer Gewalt ausgerüstet, alle hygienischen Anordnungen der Schulen zu ordnen habe, da opponirte der Oberbürgermeister v. Winter [100]) auf das schärfste gegen den dictatorischen Schularzt und meinte, man müsse lieber warten und sich bemühen, in immer weiteren Kreisen die Einsicht von der Nützlichkeit und Nothwendigkeit von Reformen zu verbreiten. Möge man dies bei kostspieligen und in ihren Endresultaten noch nicht Allen ganz einleuchtenden Unternehmungen immerhin thun, bei der Bekämpfung der M dürfen wir aber nicht mehr warten. Denn in Folge dieses Wartens sind seit fast 20 Jahren trotz beständiger Besprechung und Belehrung Tausende von Schülern nachgewiesenermassen wieder kurzsichtig geworden.

Und nicht blos immer neue Schüler werden myopisch, sondern auch auf ihre Nachkommen wird die Disposition zur M in vielen Fällen übertragen.

In solchen Angelegenheiten ist der Zwang das Beste. Impfzwang und Schulzwang haben wir; Schulgesundheitszwang müssen wir verlangen, da wir gezwungen werden, unsere Kinder in die Schule zu schicken.

Diese Ansicht gewinnt immer mehr Anhänger. Der Statthalter von Elsass-Lothringen, Feldmarschall v. Manteuffel, hat in höchst anerkennenswerther Weise eine ärztliche Commission aus den ersten Autoritäten der Universität, unter denen sich KUSSMAUL und LAQUEUR befanden, in Strassburg eingesetzt, welche die Frage der Ueberbürdung der Schüler sorgsam prüfte und ihre Erfahrungen über Schulhygiene in folgenden 24 vorzüglichen Schlusssätzen [191]) zusammenfasste:

1. Die Beschäftigung der Schüler in der Schule und für die Schule soll in der Woche betragen:

Während der Lebensjahre	Classe	Sitz-stunden	Singen	Turnen	Arbeits-stunden	Im Ganzen
7, 8	IX, VIII	18	$2/_2$	$4/_2 - 5/_2$	$6/_2$	$24 - 24^1/_2$
9	VII	20	$2/_2$	$4/_2 - 5/_2$	$5 - 6$	$28 - 29^1/_2$
10, 11	VI, V	24	2	$2 - 3$	8	$36 - 37$
12, 13, 14	IV, III	26	2	2	12	42
15 — 18	II, I	30	2	2	$12 - 18$	$46 - 52$

2. Zwischen je 2 Lehrstunden, auch am Nachmittage, finden je 10 Minuten Pause statt. Folgen mehr als zwei Lehrstunden auf einander, so ist zwischen der 2. und 3. eine Pause von 15 Minuten, zwischen der 4. und 5. eine solche von 20 Minuten zu machen.

3. Die Schulwoche wird von einem freien Nachmittag unterbrochen, von einem zweiten geendet.

4. Vom Vormittag zum Nachmittag desselben Tages dürfen keine Arbeiten aufgegeben werden. Der Sonntag ist von Schularbeiten ganz frei zu halten.

5. Die Herbstferien beginnen Anfang August und währen bis Mitte September. Während der Pfingst- und Weihnachtsferien sind keine Schularbeiten aufzugeben.

6. Die Einrichtung der Hitzferien ist zweckmässig und beizubehalten.

7. Die höchste zulässige Schülerzahl der einzelnen Classen ist nach der von PETTENKOFER aufgestellten Norm zu bemessen. (Jeder Schüler braucht nach PETTENKOFER in jeder Stunde die Zufuhr von 60 Cubikmeter Luft, wenn die Schulluft nicht mehr als das zulässige 1 pro mille Kohlensäure enthalten soll.)

8. Einschränkung in der Handhabung des Certirens, sowie Vermeidung der einseitigen Betonung der Extemporale-Leistungen und jeder Ueberanstrengung bei den Vorbereitungen für die Reifeprüfung wird empfohlen.

9. Die Lehrstunden, welche starke Anforderungen an Nachdenken und Gedächtniss stellen, sind auf den Vormittag zu verlegen.

10. Ausser den obligatorischen Turnstunden sind Schwimmübungen, Spiele im Freien, Ausflüge, Schlittschuhlauf dringend zu empfehlen. Den körperlichen Uebungen sind im Ganzen 8 Stunden wöchentlich zuzuwenden.

11. Bei Neubauten höherer Schulen sind die Classenzimmer, wenn sie weniger als 5 Meter breit sind, durch eine einzige zur Linken der Schüler gelegene Fensterreihe zu erleuchten; bei allen breiteren Zimmern ist die doppelseitige Beleuchtung einzurichten; ausnahmsweise kann auch vom Rücken der Schüler Licht einfallen.

12. Bei einseitiger Beleuchtung ist dafür Sorge zu tragen, dass die Classenzimmer ihr Licht von Ost, West oder auch Nord erhalten.

13. In den jetzt bestehenden Schulgebäuden ist die Benützung derjenigen Räume als Classenzimmer zu vermeiden, welche bei einseitiger Beleuchtung ihr Licht von Süd erhalten.

14. Wo die Zimmer nicht die genügende Lichtmenge erhalten, ist dieselbe durch Abschrägung der Fensternischen und durch Anbringung von neuen oberen Fensteröffnungen in den Pfeilern möglichst zu beschaffen.

15. Ungenügend beleuchtete Räume, besonders die in den Ecken viereckiger Höfe belegenen, dürfen nicht als Classenzimmer verwendet werden.

16. Jedes Schulzimmer ist mit Rollvorhängen und Vorrichtungen zu künstlicher Beleuchtung zu versehen.

17. Die Schulbänke sind so zu stellen, dass auf jeden Platz directes Licht des Himmels gelangen kann; bei breiten Pfeilern ist daher der von diesen beschattete Raum frei zu lassen.

18. In der Nähe der Schulgebäude sollen stark lichtreflectirende Flächen, weisse Mauern u. dergl. nicht geduldet werden.

19. Alle fehlerhaft construirten Subsellien ohne Ausnahme sind baldigst zu beseitigen und durch rationell construirte zu ersetzen. (Diese alten Subsellien, heisst es pag. 35 des Gutachtens, die schon der positiven Distanz wegen durchaus verwerflich sind, schleunigst zu beseitigen, halten wir für das dringendste Bedürfniss der Schulhygiene. Jedes Semester des längeren Zuwartens stiftet neuen Schaden. Es handelt sich hierbei keineswegs um grosse Geldopfer. Wir haben erfahren, dass die Ausstattung einer grossen Schule von 500 Schülern mit neuen Subsellien bester Construction in Strassburg mit einem Aufwande von 7500 Mark bestritten werden kann. Es würde also eine einmalige Ausgabe von höchstens 80.000 Mark genügen, um sämmtliche höhere Lehranstalten Elsass-Lothringens mit rationell construirten Subsellien zu versehen und damit eine der hauptsächlichsten, zur M führenden Schädlichkeit zu beseitigen.)

20. Die Schulbücher, Kartenwerke und Atlanten sind bezüglich des Druckes auf Buchstabengrösse, Schriftform, Approche und Durchschuss zu prüfen. Alle den oben angegebenen Anforderungen (welche sich mit den von mir in diesem Aufsatze vorgeschlagenen völlig decken) nicht entsprechenden Bücher u. s. w. sind allmälig aus der Schule zu entfernen.

21. Der Lehrplan ist thunlichst in der Weise einzurichten, dass in den Beschäftigungen der Schüler ein planmässiger Wechsel eintritt und besonders das Lesen während mehrerer auf einander folgenden Stunden vermieden wird.

22. Die kurzsichtigen Schüler sollen in den vordersten Reihen auf die bestbeleuchteten Plätze gesetzt und von allen die Augen angreifenden Arbeiten entbunden werden. Stigmographisches Zeichnen und feines Zeichnen von Karten oder geometrischen Figuren ist zu vermeiden.

23. Der Erlass von Normativbestimmungen für die bauliche Anlage, Einrichtung und Ausstattung auch der höheren Schulen wird empfohlen.

24. Entwürfe für Um- oder Neubau einer höheren Schule sind nach Massgabe solcher Normativbestimmungen von einem s a c h v e r s t ä n d i g e n Arzte, beziehungsweise Medicinalbeamten zu prüfen und zu begutachten." —

Kurz nach den Berathungen in Strassburg wurden im Grossherzogthum H e s s e n die Fragen der Augenhygiene in den Schulen amtlich erwogen. Geb. Rath ADOLF WEBER legte ein geistreiches, auf reicher eigener Erfahrung und Beobachtung basirtes, dem Ministerium zu Darmstadt schon im März 1881 erstattetes Referat den Berathungen einer Commission vor, welche aus dem M e d i c i n a l-C o l l e g i u m und 14 D i r e c t o r e n v o n h ö h e r e n S c h u l e n zusammengesetzt war. Diese Commission nahm die folgenden Thesen, die „einer gewissenhaften Erwägung hygienischer wie erziehlicher Bedürfnisse der Schule entsprungenen z e h n G e b o t e" WEBER'S (mit Ausnahme des achten) an:

„1. Mit Rücksicht auf die Nachtheile schlechter Beleuchtung haben, soweit Anbringen von Oberlicht nicht möglich, die Fenster in Kopfhöhe der aufrechtstehenden Schüler zu enden; für die schon vorhandenen Schulen sind dieselben bis zu dieser Höhe, an der Süd- und Westseite aber durchaus mit m a t t e r S c h e i b u n g zu versehen. Zeichen- und weibliche Handarbeitssäle verlangen dagegen unter jeder Bedingung O b e r l i c h t. Mit Rücksicht auf weitere, mit der Beleuchtungsfrage im Zusammenhang stehende Erfordernisse ist ausserdem eine Revision der S c h u l b a u g e s e t z e auf Grund der jetzt feststehenden hygienischen Principien dringend geboten.

2. Mit Rücksicht auf die erörterten Principien guter Schulbänke ist die Beschaffung von LICKROTH'schen Normalschulbänken mit 50 Cm. breiter Tischplatte anzuordnen, für Zeichen- und weibliche Arbeitssäle dieselben aber durch anderweitige Möbel zu ersetzen.

3. Mit Rücksicht auf die wechselnden Grössenverhältnisse der Schüler einer und derselben Classe hat die Vertheilung körpergemässer Subsellien nach den am Anfang jedes Semesters zu ermittelnden Körpermaassen zu geschehen.

4. Mit Rücksicht auf die Nothwendigkeit sattsamer Ventilation und auf die nachtheiligen Folgen langen Sitzens und einer unzureichenden Ausgleichung der hierdurch geschaffenen statischen Missverhältnisse durch freies Spiel ist der Unterricht auf je $^3/_4$ Stunden zu beschränken und die $^1/_4$stündige Pause durch geordnete Leibesübungen, Turnen, Exerciren etc auszufüllen.

5. Mit Rücksicht auf die nachtheiligen Folgen schlechter Haltung sind die Lehrer zu beauftragen, darüber zu wachen, dass ein Abstand des Auges von der Arbeit v o n m i n d e s t e n s 35 Cm. eingehalten wird, und die hierzu nöthige Beleuchtungsgrösse, welche nach geeigneten Probetafeln zu bestimmen ist, stets vorhanden sei.

6. Mit Rücksicht auf den Nachtheil schlechten Unterrichtsmaterials sind
alle den im Texte gegebenen Grundsätzen (fast völlig conform meinen Vorschlägen)
zuwiderlaufenden Drucksachen, ferner cartonirte Hefte, Tafeln, Zeichenmodelle, vor-
gedruckte Kartenschablonen, ebenso wie zu feine Nähvorlagen zu verbannen.

7. Mit Rücksicht auf den nachtheiligen Einfluss aller Naharbeit für Kinder
bis mindestens zum 10. Jahre und mit Rücksicht auf die Nothwendigkeit einer
strengeren geistigen Beschäftigung in diesem Alter ist eine totale Reform dieses
Unterrichts einzuleiten.

(8. Mit Rücksicht auf den geistigen, wie physischen Nachtheil der jetzt
geübten K a l l i g r a p h i e ist an Stelle derselben eine Rundschrift zu setzen.)

9. Mit Rücksicht auf die sehr schmale geistige Ausbeute ist das D i c t a t
g r u n d s ä t z l i c h z u v e r b i e t e n und nur für kürzeste Notizen zuzulassen.

10. Mit Rücksicht auf die Nothwendigkeit einer f o r t d a u e r n d e n ä r z t-
l i c h e n C o n t r o l e über die hygienischen Postulate der Schule ist ein Mitglied der
Obermedicinalbehörde mit ausreichenden administrativen und executiven Competenzen
auszustatten, eventuell ein b e s o n d e r e r A r z t dafür zu verpflichten." —

Die Frage „über die Nothwendigkeit der Einführung von S c h u l ä r z t e n
in allen Ländern und ihre Obliegenheiten" wurde 1882 auf dem internationalen
Congress für Hygiene in G e n f auf die Tagesordnung gesetzt. Dort wurden die
folgenden von mir aufgestellten Schlusssätze [100]) ohne Discussion angenommen:

1. Vor Allem ist eine umfassende s t a a t l i c h e h y g i e n i s c h e
R e v i s i o n aller jetzt benützten öffentlichen und privaten Schullocale schleunigst
nothwendig.

2. Der Staat ernennt einen Reichs- oder M i n i s t e r i a l - S c h u l a r z t,
welcher im Ministerium, und für jede Provinz (Canton, Departement) einen
R e g i e r u n g s - S c h u l a r z t, welcher im Regierungscollegium der Provinz Sitz
und Stimme haben muss.

3. Bei Beginn der hygienischen Reform muss der Regierungsschularzt
sämmtliche Schulen seiner Provinz revidiren und u n b a r m h e r z i g a l l e C l a s s e n
s c h l i e s s e n, welche zu f i n s t e r oder sonst der Gesundheit schädlich sind, falls
sich nicht sofort ausreichende Verbesserungen ausführen lassen.

4. Die Schule kann die Gesundheit schädigen, daher muss j e d e Schule
einen Schularzt haben.

5. Als Schularzt kann j e d e r p r a k t i s c h e A r z t von dem Schulvorstande
gewählt werden.

6. Der Schularzt muss S i t z u n d S t i m m e im Schulvorstande haben;
seine hygienischen Anordnungen müssen ausgeführt werden.

7. Stossen seine hygienischen Maassregeln auf Widerstand, so hat sich
der Schularzt an den Regierungsschularzt zu wenden, welcher die Schule eventuell
schliessen kann.

8. Demselben Schularzte sind niemals mehr als t a u s e n d Schulkinder
zu überweisen.

9. Der Schularzt muss bei Neubauten den B a u p l a t z und den B a u-
p l a n hygienisch begutachten und den N e u b a u hygienisch überwachen. Seinen
Anordnungen betreffs der Zahl, Lage und Grösse der Fenster, der Heiz- und
Ventilationseinrichtungen, der Closets, sowie der Subsellien muss Folge gegeben werden.

10. Der Schularzt muss bei Beginn jedes Semesters in jeder Classe alle
Kinder m e s s e n und sie an Subsellien placiren, die ihrer Grösse entsprechen.

11. Der Schularzt muss alljährlich die R e f r a c t i o n d e r A u g e n jedes
Schulkindes bestimmen.

12. Der Schularzt hat die Pflicht, in Zimmern, welche d u n k l e Plätze haben, die Zahl der Schüler zu beschränken, ferner S c h u l m o b i l i a r, welches den Schüler zum Krummsitzen zwingt, und S c h u l b ü c h e r, welche schlecht gedruckt sind, zu entfernen.

13. Der Schularzt hat das Recht, j e d e r Unterrichtsstunde beizuwohnen; er muss m i n d e s t e n s m o n a t l i c h e i n m a l alle Classenzimmer während des Unterrichtes besuchen und besonders auf die Beleuchtung, Ventilation und Heizung der Zimmer, sowie auf die Haltung der Kinder achten.

14. Der Schularzt muss bei der Aufstellung des L e h r p l a n e s zugezogen werden, damit Ueberbürdung vermieden werde.

15. Dem Schularzte muss jede a n s t e c k e n d e E r k r a n k u n g eines Schulkindes gemeldet werden. Er darf dasselbe erst wieder zum Schulbesuche zulassen, wenn er sich s e l b s t überzeugt hat, dass jede Gefahr der Ansteckung beseitigt ist, und dass die Bücher, Hefte und Kleider des Kindes gründlich d e s - i n f i c i r t worden sind.

16. Der Schularzt muss, wenn der v i e r t e T h e i l der Schüler von einer e p i d e m i s c h e n K r a n k h e i t befallen ist, die Classe schliessen.

17. Jeder Schularzt muss über alle hygienischen Vorkommnisse und namentlich über die Veränderungen der A u g e n der Schüler ein J o u r n a l führen und es alljährlich dem Regierungsschularzt einreichen.

18. Die Berichte der Regierungsschulärzte kommen an den Reichsschul-arzt, der alljährlich einen Gesammtüberblick über die Schulhygiene des Reiches veröffentlicht.

Der Wunsch, den schon JOHANN PETER FRANK im Jahre 1780 aussprach (System einer öffentl. med. Polizei, Bd. II, pag. 460), dass die Schulen ärztlich beaufsichtigt werden müssten, wurde seit dem Genfer Congress unter den Aerzten immer mehr rege. Freilich fand dieser Wunsch nicht immer Unterstützung bei den Behörden. So wird das Verhalten des B r e s l a u e r M a g i s t r a t s für die Geschichte der Schularztfrage stets denkwürdig bleiben. Hier hatten sich im Jahre 1886 57 Aerzte freiwillig angeboten, unentgeltlich als Schulärzte zu fungiren, sie wurden aber abgewiesen mit der nachstehenden köstlichen Motivirung[192]): „Nicht zum Wenigsten sind es p ä d a g o g i s c h e B e d e n k e n, die sich g e g e n eine ärztliche Schulaufsicht erheben, da durch dieselbe ein g e w i s s e s M i s s t r a u e n u n d V o r - u r t h e i l g e g e n d i e S c h u l e i n E l t e r n k r e i s e n geweckt und genährt werden könnte, unter welchen die Autorität derselben schwer leiden müsste; es würde nicht ausbleiben, dass der Schule so mancherlei S c h u l d u n d V e r s e h e n mit Unrecht zur Last gelegt werden würde, welches durch Schuld oder doch Mitschuld des Elternhauses veranlasst ist." Es ist hier nicht der Ort, diese Motivirung zu widerlegen, ich habe es in meinem Referate[192]) für den hygienischen Congress zu Wien 1887 ausführlich gethan und dort die Actenstücke vollkommen mitgetheilt. Im Jahre 1888 sah denn auch der Magistrat ein, dass er kein Misstrauen und kein Vorurtheil gegen die Schule wecken und nähren könne, wenn er einen Schul-arzt anstellte, freilich nur e i n e n — beschäftigten praktischen Arzt für 50.000 Schulkinder und für mehr als 900 Classen!

Unter den Aerzten auf dem VI. Internationalen hygienischen Congress zu Wien 1887 existirte keine Disharmonie darüber, dass überhaupt Schulärzte ange-stellt werden müssen, nur über Einzelheiten dieser Institution entspann sich eine Debatte, die einen ganzen Tag in Anspruch nahm, nachdem die Frage selbst durch Referate von WASSERFUHR[192]), NAPIAS[192]) und mir[192]) eingeleitet war.

Sowohl in meiner Schrift[193]) „Ueber die Nothwendigkeit der Einführung von Schulärzten" als in meinem ausführlichen Bericht[194]) „Ueber die Schularzt-debatte auf dem Wiener Congress" findet man Schilderungen der Institutionen von Schulärzten, die in Frankreich, Belgien, Schweden und Ungarn längst existiren. In diesen Ländern und namentlich in Ungarn ist eigentlich Alles schon eingeführt, was wir in Deutschland noch immer ersehnen, wie man aus den Mittheilungen von NAPIAS, DESGUIN, FODOR und ROSZAHEGYI auf dem Congresse erfuhr.

In Antwerpen sind 4 Schulärzte mit 1800 Frcs. angestellt. In Ungarn werden in speciellen Cursen Schulärzte herangebildet. In Paris sind seit 1879 114 Schulärzte thätig; sie werden auf 3 Jahre gewählt, erhalten jährlich 600 Frcs. und müssen alle 14 Tage die Classen ihres Kreises besuchen. In Lyon fungiren 8 Schulärzte, die je 1500 Frcs. erhalten; auch in Havre, Reims, Nancy und Amiens, sowie in Brüssel bewährt sich das Institut der Schulärzte.

Die Controverse in Wien betraf hauptsächlich die Frage, ob nur der Physicus oder auch jeder andere Arzt als Schularzt zuzulassen sei. Schliesslich nahm der Congress folgende Thesen an: „In jedem Schulaufsichtskörper muss ein Arzt Sitz und Stimme haben; die hygienische Schulaufsicht ist sachverständigen Aerzten anzuvertrauen, gleichviel ob sie beamtete Aerzte sind oder nicht."

In Betreff der Reglements für die Schulärzte in den verschiedenen Staaten muss ich aus Mangel an Raum auf meine obgenannten Brochuren verweisen.

Hoffen wir, dass bald auch in Deutschland und in Oesterreich das wohlthätige Institut von Schulärzten eingeführt werde, freilich nicht ein Arzt für 50.000 Kinder, sondern höchstens für 1000 Kinder, und nicht ein beschäftigter Praktiker oder Physicus, sondern ein dem Wohle der Jugend sich speciell widmender Schularzt!

Literatur: [1] James Ware, *Observations relative to the near and distant sight of different persons.* Philos. Transact. London 1813, I, pag. 31. — [2] H. Schürmayer, Handbuch der med. Polizei. Erlangen 1856, pag. 61. — [3] Prager Vierteljahrsschr. 1848, pag. 165. — [4] E. v. Jaeger, Ueber die Einstellung des dioptrischen Apparates im menschlichen Auge. Wien 1861, pag. 17. — [5] Rüte, Zeitschr. für Med., Chir. und Geburtsh. von Küchenmeister und Ploss. Leipzig 1866, V, pag. 233. — [6] H. Cohn, Untersuchungen der Augen von 10.000 Schulkindern nebst Vorschlägen zur Verbesserung der den Augen nachtheiligen Schuleinrichtungen. Eine ätiologische Studie. Leipzig 1867. — [7] Thilenius in Zehender's Vortrag über den Einfluss des Schulunterrichtes auf die Entstehung der Kurzsichtigkeit. Stuttgart 1880. — [8] Schultz in Rådogoerelse för elementar lärowerken i Upsala. Upsala 1870. — [9] H. Cohn, Die Augen der Schüler des Friedrich-Gymnasiums und ihre Veränderungen im Laufe von 1½ Jahren. Programm der Anstalt 1872; auch Nagel's Jahresbericht für Augenheilk. III, pag. 190. — [10] Erismann, Ein Beitrag zur Entwicklungsgeschichte der Myopie, gestützt auf die Untersuchung der Augen von 4358 Schülern. Archiv für Ophthalm. 1871, XVII, 1, pag. 1—79. — [11] Maklakoff, Sitzungsber. der phys.-med. Gesellsch. in Moskau (russisch). Auszüglich von Woinow in Nagel's Jahresber. für Augenheilk. 1871, II, pag. 419. — [12] H. Cohn, Refraction von 240 atropinisirten Dorfschulkindern. Graefe's Archiv. 1871, XVII, 2, pag. 305—330. — [13] Krüger, Untersuchung der Augen der Schüler des Frankfurter Gymnasiums. Jahresber. über die Verwaltung des Medicinalwesens von Frankf. a. M. 1873, XV, pag. 84—97. — [14] Hugo v. Hoffmann, Augenuntersuchung in vier Wiesbadener Schulen. Klin. Monatsbl. für Augenheilk. 1873, pag. 269—291. — [15] v. Reuss, Die Augen der Schüler des Leopoldstädter Gymnasium in Wien. Jahresber. der Anstalt. 1874. — [16] Ott und Ritzmann, Untersuchung der Augen der Gymnasiasten in Schaffhausen. Schweizer Correspondenzbl. 1874, Nr. 21, pag. 600 und Programm des Gymnasiums. 1873/74. — [17] A. Ott, Untersuchung der Augen der Realschüler in Schaffhausen. Correspondenzbl. für Schweizer Aerzte. 1874, pag. 583. — [18] Max Burgl, Beiträge zur Aetiologie der Kurzsichtigkeit. Bayer. ärztl. Intelligenzbl. 1874, pag. 26 — [19] Dor, Schule und Kurzsichtigkeit Bern 1874 Rectoratsrede. — [20] Max Conrad, Die Refraction von 3036 Augen von Schulkindern mit Rücksicht auf den Uebergang von *H* in *M.* Dissert. Königsberg 1874. — [21] Peter Callan, *Examination of coloured schoolchildrens eyes.* Amer. Journ. of Med. Sciences. 1875, LXIX, pag. 331—339. Auszüglich in Nagel's Jahresber. für Augenheilk. 1875. — [22] Scheiding, Untersuchungsresultate der Augen der Schüler an dem Gymnasium zu Erlangen. Dissert. Erlangen 1876. — [23] Oscar Koppe, Ophthalmoskopisch-ophthalmologische Untersuchungen aus dem Dorpater Gymnasium. Inaug.-Dissert. Dorpat 1876. — [24] Pflüger, Untersuchung der Augen der Luzerner Schuljugend. Archiv für Ophthalm. 1876, XXII, 4, pag. 63—117. — [25] A. v. Reuss, Beiträge zur Kenntniss der Refractionsänderungen im jugendlichen Auge. Archiv für Ophthalm. XXII, 1, pag. 211—281. — [26] E. G. Loring, *Are progressive myopia and conus due to hereditary praedisposition etc.* Transact. of the internat. med. congress. Philadelphia. Sept. 1876. — [27]) E. Emmert, Ueber Refractions- und Accommodationsverhältnisse des menschlichen Auges. Bern 1877, 68 S. Folio mit Tabellen; ferner: Ueber functionelle Störungen des menschlichen Auges etc. Bern 1877, 82 S. — [28]) L. Kotelmann, Die Augen der Gelehrtenschüler des Johanneums in Hamburg. Programm der Anstalt. 1877. — [29]) A. Classen, Untersuchung der Augen der Schüler der Realschule des Johanneums in Hamburg. Nagel's Jahresber. 1877, pag. 371. — [30]) O. Becker, Das Auge und die Schule. Vortrag. Auszug in Hirschberg's Centralbl. für Augenheilk. 1877, pag. 66. — [31]) und [32]) C. R. Agnew, Nearsightedness in the public schools. New-York med. Record. 1877, pag. 34. — [33]) Hasket Derby, Boston Med. and Surg. Journ. 1877, pag. 337. — [33a]) Bacon, Privatmittheilung an Dr. Randall. Amer. Journ. of the med. scienc. Juli 1885. — [33b]) Steven, Hartford Ev. Post. 20. March 1879, vergl. Randall. — [34]) Niemann in H. Cohn's Aufsatz: „Die Verwechslung von Sehschwäche und Kurzsichtigkeit im preuss. Abgeordnetenhause." Deutsche med. Wochenschr. 1877, Nr. 4. — [35]) Seggel, Bayer. ärztl. Intelligenzbl. 1878, pag. 33. — [36]) Dor, Étude sur l'hygiène oculaire au lycée de Lyon. Lyon méd. 1878. — [37]) M. Reich, Einiges über die Augen der Armenier und Georgier in den Schulen von Tiflis. v. Graefe's Archiv für Ophthalm. 1878, XXIV, 3, pag. 231. — [38]) G. Haenel, Kurzsichtigkeit in Dresdner Schulen. Sanitäre Verhältnisse und Einrichtungen Dresdens. Festschr. 1878. — [38a]) Burchardt, Ueber die Verhütung der Kurzsichtigkeit. Deutsche med Wochenschr. 1878, Nr. 1. — [39]) O. Just, Beiträge zur Statistik der Myopie und des Farbensinns. Archiv für Augenheilk. 1879, VIII, pag. 33. — [40]) Nicati. La myopie dans les écoles de Marseille. Gaz. hebd. 1879, pag. 695. — [41]) P. Smith, Short sight in relation to education. An adress delivered to the Birmingham teachers-association. Birmingham 2. Nov. 1880 Auszug in Hirschberg's Centralbl. für Augenheilk. 1880, pag. 507. — [41a]) Dennett, Report of examination of eyes of the pupils in Schools of Hyde Park. Mass. 1880. — [41b]) B. Beheim-Schwarzbach, Ueber das Vorkommen und die Behandlung von Augenkrankheiten in aussereuropäischen Ländern. Inaug.-Dissert. Würzburg. 1880; cf. Randall. — [41c]) Emmert, Auge und Schädel. Berlin 1880. — [41d]) Herzenstein, Mil. San. Journ. Nr. 11; cf. Randall. — [41e]) Schillbach, Jahresber. des Gymn. Jena 1879 und 1880. — [42]) E. Netoliczka, Untersuchungen über die Farbenblindheit und Kurzsichtigkeit. Graz 1879. 1880, 1881. Jahresber. der steiermärkischen Landes-Oberrealschule. 28, 29, 30. — [43]) Florschütz, Die Kurzsichtigkeit in den Coburger Schulen. Coburg 1880. — [44]) A. Weber, Ueber die Augenuntersuchungen in den höheren Schulen zu Darmstadt. Referat und Memorial, erstattet der grossherzogl. Ministerial-Abtheilung für Gesundheitspflege. März 1881. — [45]) H. Cohn, Bemerkungen zu Dr. Erismann's Untersuchungen der Augen der Schulkinder. v. Graefe's Archiv. 1871, XVII, 2, pag. 292—304. — [46]) Donders, Anomalien der Refraction und Accommodation. Deutsche Ausgabe von Becker. Wien 1866. — [47]) H. Cohn, Die Refraction von 240 atropinisirten Dorfschulkindern. v. Graefe's Archiv. 1871, XVII, 2, pag. 305—330. — [48]) Ott, Ueber die Beziehungen der Schule zur Entstehung von M. Schweizer Correspondenzbl. 1878, Nr. 15. — [49]) Gärtner in Gross' Aufsatz „Zur Schulgesundheitspflege". Deutsche Vierteljahrsschr. für öffentl. Gesundheitspflege. 1879, XI, pag. 441. — [50]) H. Cohn, Die Augen der Breslauer Studenten. Berliner klin. Wochenschr. 1867, Nr. 50. — [51]) Derselbe, Die Augen der Medicin-Studirenden. Eine Zuschrift an die k. k. Gesellsch. der Aerzte in Wien. Wiéner med. Wochenschr. 1881. — [52]) A. C. Collard, De oogen der studenten aan de Rijks-Universiteit te Utrecht. Proefschrift. Utrecht 1881. — [53]) Pristley Smith, Shortsight in relation to education. An adress delivered to the Birmingham teachers-association. Birmingham Nov. 1880. Auszüglich in Hirschberg's Centralbl. für Augenheilk. 1880, pag. 507. — [54]) J. Gayat, Notes sur l'hygiène oculaire dans les écoles et dans la ville de Lyon. Paris. Delahaye. 1874. — [55]) Pflüger, Klin. Monatsbl. für Augenheilk. 1875, pag. 324. — [56]) H. Derby, Transact. of the Amerc. Ophthalm. Soc. 1879, pag. 530. — [57]) Nagel's Jahresber. für Augenheilk. 1871. pag. 414. — [58]) v. Arlt, Ueber die Ursachen und die Entstehung der Kurzsichtigkeit. Wien 1876. — [59]) Loring, County med. soc. of New-York. Nov. 5. Med. Record. Nov. und New-York Med. Journ. Dec. Auszüglich in Nagel's Jahresber. für 1877, pag. 376. — [60]) Javal, L'hygiène de la vue dans les écoles rurales. Gaz. hebd. 1879, pag. 49 u. 481. — [61]) Nagel's Jahresber. für Augenheilk. für 1879, pag. 400. — [61a]) Fahner, Das Kind und der Schultisch. Zürich 1865. 2. Aufl. — [62]) H. Cohn, Die Schulhäuser und Schulbänke auf der Wiener Weltausstellung 1873. Breslau 1873. — [63]) Derselbe, Die Schulhygiene auf der Pariser Weltausstellung 1878. Breslau 1878. — [64]) Schreber, Aerztlicher Blick in das Schulwesen. Leipzig 1858, pag. 22. — [65]) Javal, Essay sur la physiologie de la lecture. Annal. d'oculistique. 1878 und 1879, LXXIX—LXXXII. — [66]) Zwez, Das Schulhaus und seine inneren Einrichtungen. 1864. — [67]) Varrentrapp, Deutsche Vierteljahrsschr. für öffentl. Gesundheitspflege. 1869. — [68]) F. Falk, Die sanitätspolizeiliche Ueberwachung höherer und niederer Schulen. Leipzig 1868. — [69]) Pappenheim, Handb. der Sanitätspolizei. Berlin 1859. — [70]) Baginsky, Handb. der Schulhygiene. Berlin 1877. (Das beste Lehrbuch) — [71]) Lang, Erfordernisse eines zweckmässigen Schulgebäudes. Braunschweig 1862. — [72]) Reclam, Deutsche Vierteljahrsschr. für Gesundheitspfl. 1870. — [73]) H. Cohn, Die Schulhäuser auf der Pariser Weltausstellung. Berliner klin. Wochenschr. 1867, Nr. 41. — [74]) Kleiber, Programm der Dorotheenstädtischen Knabenschule in Berlin. 1866 und 1867. — [75]) Ellinger, Der ärztliche Landes-Schulinspector, ein Sachwalter unserer misshandelten Schuljugend. Stuttgart

1877. — [76]) T o m é, Vortrag über Schulgesundheitspflege. Correspondenzbl. des niederrhein. Vereines. I, pag. 112. — [77]) G r o s s in Ellwangen, Grundzüge der Schulgesundheitspflege. Nördlingen 1878. — [78]) G u i l l a u m e, Gesundheitspflege in den Schulen. Aarau 1865, 3. Aufl. — [79]) E r a s m u s S c h w a b, Die österreichische Musterschule für Landgemeinden. Wien 1873. — [80]) F a n k h a u s e r, Ueber Schulgesundheitspflege. Bern 1880. — [81]) G r o s s, Med. Correspondenzbl. des Württembergischen ärztl. Vereines. XXXVI, Nr. 32, pag. 256. — [82]) H e r m a n n M e y e r, Die Mechanik des Sitzens mit Rücksicht auf die Schulbankfrage. Virchow's Archiv. 1867, XXXVIII, Heft 1. — [83]) S c h u b e r t, Ueber den Einfluss der rechtsschiefen Schrift auf das Auge des Schulkindes. Bayer. ärztl. Intelligenzbl. 1881, Nr. 6. — [84]) G r o s s, Die rechtsschiefe Schreibweise als Hauptursache der Scoliose und der Myopie. Stuttgart 1881. — [85]) H o r n e r, Deutsche Vierteljahrsschr. für öffentl. Gesundheitspflege. 1878, X, Heft 4. — [86]) Urtheile von Augenärzten über das Liniennetz-, Punktnetz- und Stickmusterzeichnen nach Dr. S t u h l m a n n's Methode. Herausgegeben von Hermann Graeber. Sep.-Abdr. aus der Zeitschr. des Vereines deutscher Zeichenlehrer. Aug. 1880, Heft 15. — [87]) H. C o h n, Schrift, Druck und überhandnehmende Kurzsichtigkeit. Rede, gehalten auf der Naturf.-Versamml. zu Danzig. 1880. Tagbl. Nr. 3. Mit 5 Tab. und Abbild. — [88]) G. J. B e e r, Das Auge. Wien 1813. — [89]) H. C o h n, Die Augen der Frauen. Vortrag. Breslau 1879. — [90]) v. A r l t, Die Pflege der Augen im gesunden und kranken Zustande. Prag 1865. — [91]) B l a s i u s, Die Schulen des Herzogthums Braunschweig. Deutsche Vierteljahrsschr. für öffentl. Gesundheitspflege. XIII, Heft 3. — [²2]) B u r c h a r d t, Eulenberg's Vierteljahrsschr. für gerichtl. Med. XXIX, Heft 2; auch kurzer Bericht über den Bescheid der wissenschaftl. Prüfungs-Deputation in der Berliner klin. Wochenschr. 1878, Nr. 41. — [93]) H. C o h n, Die Augen der Uhrmacher. Goldarbeiter, Juweliere und Lithographen. Centralbl. für Augenheilk. April 1877. — [94]) Erklärung der Rostocker Lehrer. Rostocker Ztg. 2., 4., 5. März 1880; auch in Z e h e n d e r's Schrift über den Einfluss des Schulunterrichtes auf die Entstehung der Kurzsichtigkeit. Stuttgart 1880. — [95]) Die Ueberbürdung der Schulkinder. Bericht des hygien. Congresses in Nürnberg. 1877. — [96]) H. C o h n, Bindehautkrankheiten unter 6000 Schulkindern. Centralbl. für Augenheilk. 1877, Mai-Heft. — [97]) D e r s e l b e, Ueber eine Epidemie von granulöser Augenentzündung in der Breslauer Taubstummenanstalt. Jubelschr. der Anstalt. 1869. — [98]) M a n z, Eine epidem. Bindehautkrankheit in der Schule. Berliner klin. Wochenschr. 1877, Nr. 36. — [99]) R. V i r c h o w, Rede im preuss. Abgeordnetenhause am 13. Dec. 1880, Sitzungsber., pag. 689. — [100]) v. W i n t e r, Tagebl. der Naturf.-Versamml. zu Danzig. 1880, Nr. 4, pag. 69. — [101]) H. v. R e u s s, Augenuntersuchungen an zwei Wiener Volksschulen. Wiener med. Presse. 1881, Nr. 7 und 8. — [102]) R e i c h, Centralbl. für Augenheilk. 1881, pag. 536. — [103]) R i s l e y, *Weak-Eyes in public schools of Philadelphia.* Trans. Penna. State Med. Soc. 1881, pag. 789. — [104]) A. W e s t p h a l, Jahresber. des Gymn. zu Schleiz. 1881, pag. 26. — [105]) D ü r r, Bericht der ophthalm. Gesellsch. zu Heidelberg. 1881 und Graefe's Archiv. XXIX, 1, pag. 103. — [106]) F o x, L. Webster. *Examination of Indians at the Gouvernment School in Carlisle, Pa.* Philad. med. Times. 1882, XII, pag. 346, 372. — [107]) O. P a u l s e n, Ueber die Entstehung des *Staphyloma posticum.* Graefe's Archiv. 1882, XXVIII, pag. 225. — [108]) L y d e r B o r t h e n, Klin. Monatsbl. 1882, XX, pag. 406. — [109]) P a u l S c h u b e r t, Ueber den Einfluss der Schiefschrift auf die Augen von Kindern. Münchner ärztl. Intelligenzbl. 1882, Nr. 21; Privatmittheilung an Dr. Randall. — [110]) P. F. R o b e r t s, *Examen da Vision practicado en las eculas publices de la Cuidad de Buenos Ayres.* 1882. — [111]) M i t t e n d o r f, Verhandl. des deutschen gesell. wissenschaftl. Vereins zu New-York. 1882, V, pag 30. — [112]) R e i c h, Centralbl. für Augenheilk. 1883, pag. 483; v. Graefe's Archiv. ⅔, pag. 73. — [113]) E. N o r d e n s o n, Annales d'oculistique, März—April 1883. — [114]) W. M a n z, Die Augen der Freiburger Schuljugend. Freiburg 1883. — [115]) B e r l i n und R e m b o l d, Untersuchungen über den Einfluss des Schreibens auf Auge und Körperhaltung des Schulkindes. Stuttgart 1883. — [116]) G ä r t n e r in Berlin und Rembold. 1883, pag. 46. — [117]) D e r b y H a s k e t, Transact. Amer. Ophth. Soc. 1883, III, pag. 456. — [118]) D o b r o w o l s k y, Wratsch. 1883. Nr. 6; Nagel's Jahresber. XIV, pag. 189. — [119]) D ü r r, Graefe's Archiv. 1883, XXIX, 1, pag. 103. — [120]) W. H a n s e n, Klin. Monatsbl. Mai 1883, XXI. — [121]) S c h t s c h e p o t j e f f, Tagebl. des Kasan ärztl. Vereins. 1883, Nr. 13; Nagel's Jahresber. XIV, pag. 579. — [122]) S c h a d o w, Klin. Monatsbl. 1883, XXI, pag. 150. — [123]) H a d l o w, *Shortsigt amongst Boys of the Greenwich Hosp. School.* Brit. Med. Journ. 5. May 1883; cf. Randall. Citirt nach Nagel's Jahresber. 1883, pag. 582. — [124]) M. T s c h e r n i n g, Graefe's Archiv für Ophthalm. 1883, XXIX, 1, pag. 201. — [125]) H e r s i n g, Aerztl. Gutachten über das Elementschulwesen Elsass-Lothringens. 1884, pag. 85. — [126]) H. S c h ä f e r, Centralbl. für Augenheilk. Mai 1884. — [127]) H e l l, cf. Zwingmann, 6. u. 7. Jahresber. der städt. höheren Mädchenschule in Ulm. 1884. — [128]) L o p a t i n, Centralbl. für Augenheilk. 1884, pag. 399 und 402. — [129]) A. H o f f m a n n, Ueber die Beziehungen der Refraction zu den Muskelverhältnissen auf Grund einer an den Augen der Schüler des Strassburger Lyceums ausgeführten Untersuchung. Inaug.-Dissert. Strassburg 1884. — [130]) v. H i p p e l, Welche Massregeln erfordert das häufige Vorkommen der Kurzsichtigkeit in den höheren Schulen? Akad. Festrede. Giessen 1884. Ferner Privatmittheilung über $M > 1$ im Gymnasium im Durchschnitt von 8 Jahren. — [131]) S e g g e l, Graefe's Archiv für Ophthalm. 1884, XXX, 2, pag. 69. — [132]) O. B e s e l i n, Archiv für Augenheilk. XIX, Heft 4. — [133]) H. v a n A n r o o y, *De Oogen der Studenten aan te Rjks-Universiteit te Leyden.* Inaug.-Dissert. Leyden 1884. — [134]) D e l C a r l o und A. P a r d i n i

Bollet. d'Oculistica. 8. April 1884, VI; cf. Randall. — [135]) M. Scellingo, Ibid. Heft 9 u. 11. — [136]) Masini. Ibid. VI, Heft 10. — [137]) G. Moyne, Ibid. Heft 12 u. 13. — [138]) P. Brignone, Ibid. 1884, VII, Heft 2 u. 3. — [139]) B. Alex. Randall, *A study of the Eyes of Medical Students*. Trans. Penna. State Med. Soc. 1885. Eine vorzügliche, wenn auch nicht vollständige Tabelle über das Vorkommen von Myopie in der Jugend lieferte auch Randall im Amer. Journ. of the Med. scienc. Juli 1885: *The refraction of the Human Eye*. In meiner Tabelle habe ich die mir nicht zugänglichen amerikanischen Quellen aus Randall's Tabelle aufgenommen. — [140]) Schleich, Privatmittheilung an Dr. Randall in dessen eben genannten Aufsatz. 1885. — [141]) Stilling, Archiv für Augenheilk. 1885, XV, pag. 133. — [142]) Schmidt-Rimpler, Zur Frage der Schulmyopie. Graefe's Archiv. 1885, XXXI, 4, pag. 115. (Eine sehr lesenswerthe Abhandlung.) — [143]) Weiss, Graefe's Archiv. XXXI, 3, pag. 239 und Bericht des ophthalm. Congresses zu Heidelberg. 1885, pag. 138. — [144]) Schwabe, Zehnter Jahresber. der Realschule zu Reudnitz, pag. 6. — [145]) Adamück, Nagel's Jahresber. 1885, pag. 490. — [146]) Schneller, Graefe's Archiv. 1886, XXXII, 3, pag. 245. (Sehr gründliche Studie.) — [147]) Erismann, Handb. d. Hygiene und Gewerbekrankh. Herausg. v. Pettenkofer u. Ziemssen. 1882, II, 2, pag. 30. — [148]) Davidson, Brit. Med. Journ. 1886, I, pag. 450. Citirt in Nagel's Jahresber. 1886. — [149]) Ulrich, Klin. Monatsbl. f. Augenheilk. 1885, pag. 433. — [150]) J. Stilling, Schädelbau und Kurzsichtigkeit. Eine anthropol. Unters. Wiesbaden 1888. — [151]) Schmidt-Rimpler, Discussion über Stilling's Vortr. auf dem internat. augenärztl. Congr. zu Heidelberg. 1888. Ferner Sitzber. d. Gesellsch. zur Beförd. d. Naturw. in Marburg. Jan. 1889, Nr. 1. — [152]) Horner, Ueber Brillen. 48. Neujahrsbl. zum Besten des Waisenhauses in Zürich für 1885. (Ein hochinteressanter Aufsatz.) — [153]) Schiess-Gemusaeus, Ueber Schule und Kurzsichtigkeit. Allgem. Schweizer Ztg. 1886. — [154]) Stilling, Unters. über die Entstehung der Kurzsichtigkeit. Wiesbaden 1887. — [155]) Förster, Vierteljahrsschr. für öffentl. Gesundheitspflege. 1884, XVI, Heft 3. — [156]) Maiweg, Bericht der ophthalm. Versamml. in Heidelberg 1883. — [157]) Ministère de l'instruction publique. Commission de l'hygiène scolaire. Paris. Imprimerie nationale. 1882. — [158]) Leonhard Weber, Ein neues Photometer. Central-Ztg. für Optik und Mechanik. 1883, Nr. 16 u. 17. Ferner Wiedemann's Annal. der Physik. 1883, XX, pag. 326; dann Elektro-techn. Zeitschr. April 1884. — [159]) H. Cohn, Tageslichtmessungen in Schulen. Deutsche med. Wochenschr. 1884, Nr. 38 und Compte rendu du Congrès international hygiènique à la Haye. 1884. Vergl. auch die englische und russische Ausgabe der Hygiene des Auges in den Schulen von H. Cohn. Birmingham 1886 und Pultawa 1887. — [160]) v. Hippel, „Welche Massregeln erfordert das häufige Vorkommen von Kurzsichtigkeit in den höheren Schulen?" Rectoratsrede. Giessen 1884. — [161]) Leonhard Weber, Raumwinkelmesser. Zeitschr. f. Instrumentenk. Oct.-Heft 1884. — [162]) Axel Key, *Redogörelse för de hygieniska Undersökningen, afgieven af Komiténs Ledamot*. Stockholm 1885. Deutsche Uebersetzung und Bearbeitung von Prof. Burgerstein im Druck befindlich. Hamburg 1889. — [163]) H. Cohn, Unters. über den Beleuchtungswerth der Lampenglocken. Wiesbaden 1885. — [164]) Javal, Revue d'hygiène. 1887, pag. 1045. — [165]) H. Cohn, Ueber künstl. Beleuchtung. Vortrag, gehalten auf der 10. Versamml. d. deutschen Vereins f. öffentl. Gesundheitspfl. zu Berlin 18. Mai 1883. Deutsche Vierteljahrsschr. für Gesundheitspfl. XV, 4. — [166]) Derselbe, Archiv für Augenheilk. 1879, VIII, pag. 408. — [167]) Weiss, Klin. Monatsbl. für Augenheilk. Sept. 1888. — [168]) Schubert, Ueber den heutigen Stand der Schiefschrifttrage. Berliner klin. Wochenschr. 1884, Nr. 44. — [169]) Berlin, Dr. Schubert und die Schiefschriftfrage. Ibid. 1885, Nr. 21. — [170]) Schubert, Antwort und Gegennung. Ibid. Nr. 26. — [171]) Derselbe, Ueber die Haltung des Kopfes beim Schreiben. Hierzu Schriftproben aus dem 8.—18. Jahrb. Graefe's Archiv. 1886, XXXII, Heft 1 und Bericht der Heidelb. ophthalm. Gesellsch. 1885. — [172]) Wilhelm Mayer, Die Lage des Heftes beim Schreiben. Friedreich's Bl. für gerichtl. Med. 1888, Heft 2. — [173]) Derselbe, Untersuchungen über die Anfänge der seitl. Wirbelsäuleverkrümmungen der Kinder, sowie über den Einfluss der Schreibweise auf dieselben. Bayer. ärztl. Intelligenzbl. 1882. — [174]) Hermann, Die rechtsschiefe Currentschrift. Monatsbl. für öffentl. Gesundheitspfl. 1887, Heft 8. — [175]) Staffel, Die Currentschrift. Centralbl. für Gesundheitspfl. 1884, Heft 2 u. 3. — [176]) Schneller, Ueber Lesen und Schreiben. Vortrag. Danzig 1884. — [177]) Ellinger, Die optischen Gesetze für Schrift und Schreiben. Berliner klin. Wochenschr. 1885, Nr. 37. — [178]) Königshöfer, Zur Mechanik der Handschrift. Ibid. 1883, Nr. 11. — [179]) Pflüger, Somatothetoskop und Kephalothetoskop. Bericht der Heidelb. ophthalm. Gesellsch. 1885. — [180]) Soennecken, Das deutsche Schriftwesen und die Nothwendigkeit seiner Reform. Bonn 1881. — [181]) Berlin, Graefe's Archiv. XXVIII, 2, pag. 258. — [182]) Schenk, Zur Aetiologie der Scoliose. Berlin 1885. — [183]) H. Cohn, Ueber weisse Kunststeintafeln zur Verhütung der Kurzsichtigkeit. Centralbl. für Augenheilk. Nov. 1882. — [184]) Derselbe, Ueber eiserne Schreibtafeln. Breslauer Gewerbebl. 1887, Nr. 3. — [185]) Steffan, Monatsbl. für Augenheilk. 1886, pag. 150. — [186]) Deutsche Vierteljahrsschr. für öffentl. Gesundheitspfl. 1882, XIV (citirt nach Steffan). — [187]) Pflüger, Kurzsichtigkeit und Erziehung. Wiesbaden 1887, pag. 33. — [188]) Schneller, Bericht, Tagebl. der Naturf.-Versamml. in Berlin. 1886, Nr. 9. — [189]) H. Cohn, Augen der Uhrmacher. Jahresber. der Verhandl. der schles. Gesellsch. 28. Juni 1885 und Tagebl. der Naturf.-Versamml. in Berlin. 1886, Nr. 9. — [190]) Derselbe, Compte rendu du Congrès periodique internat. d'hygiène. Genf 1882. — [191]) Aerztliches Gutachten über das höhere Schulwesen Elsass-Lothringens. Im Auftrage des kaiserl. Statthalters erstattet von einer med. Sachverständigen-Commission. Strassburg 1882. — [192]) Die ärztliche Ueberwachung der Schulen zur Verhütung der Verbreitung der ansteckenden Krankheiten und der Kurzsichtigkeit. Referate für den Wiener hygienischen Congress von Wasserfuhr, Napias und Cohn. Wien 1887. Verlag des Organis.-Comités des VI. internat. hygien. Congresses. Daselbst finden sich auch die Actenstücke über die „Freiwilligen Schulärzte in Breslau" und ihre Abweisung durch die städt. Schuldeputation abgedruckt. — [193]) H. Cohn, Ueber die Nothwendigkeit der Einführung von Schulärzten. Zeitschr. für Hygiene. 1886, I. Auch als Brochure erschienen. Leipzig 1886 (Veit). — [194]) Derselbe, Die Schularztdebatte auf dem internat. hygien. Congresse zu Wien. Ein Bericht. Zeitschr. für Schulgesundheitspflege. 1888. Beiheft. Auch als Brochure erschienen. Hamburg 1888 (Voss). — [195]) Derselbe, Einiges über Schulhygiene in Constantinopel. Zeitschr. für Schulgesundheitspflege. 1888. Lief. 1. — Sehr lesenswerth ist: Virchow, Ueber gewisse, die Gesundheit benachtheiligende Einflüsse der Schulen. Virchow's Archiv. 1869, XLVI.

Hermann Cohn.

Schuls, s. Tarasp.

Verzeichniss

der im siebzehnten Bande enthaltenen Artikel.

Anmerkung. Ein ausführliches Sachregister folgt am Schlusse des Werkes.

———◦◦◦⊰❀⊱◦◦◦———

Druck von Gottlieb Gistel & Comp., Wien, 1., Augustinerstrasse 12.